針灸治療大全

張文進・張彦麗・
張彦芳・張彦霞・張博──編著

相場美紀子・柴﨑瑛子・
鈴木聡・名越礼子・野口創・渡邊賢一──翻訳

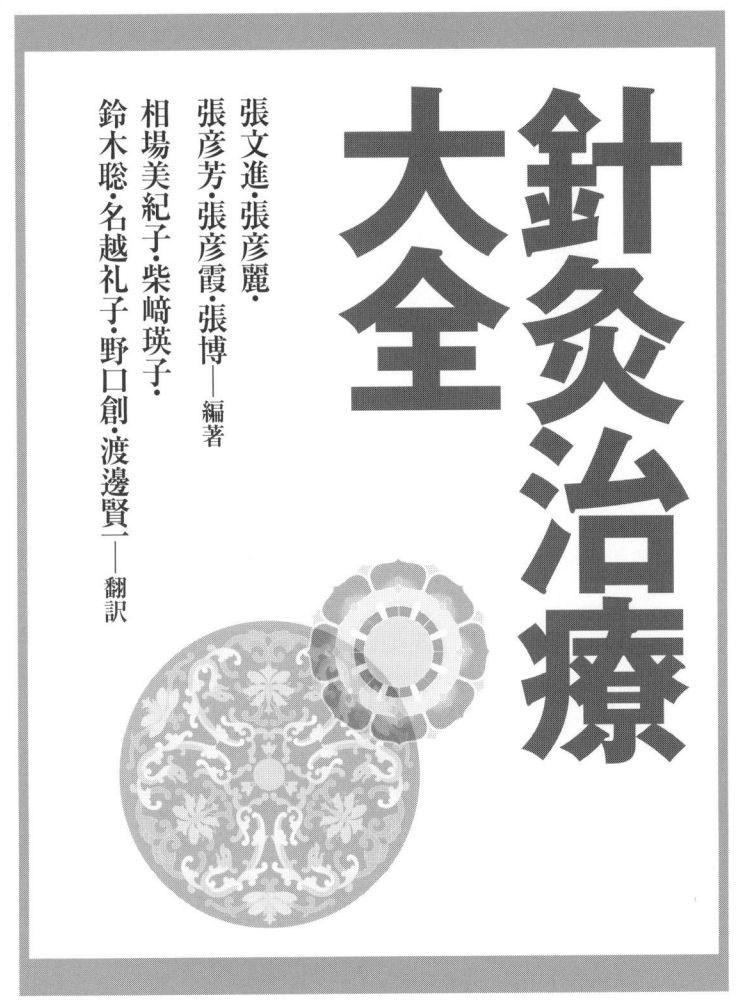

東洋学術出版社

原書：『五百病症針灸弁証論治験方』
　　　　河南科学技術出版社　2002 年
編著：張文進・張彦麗・張彦芳・張彦霞・張博

翻訳：柴﨑瑛子　　（序，まえがき，第 1 章 内科病症）
　　　相場美紀子　（第 2 章 外科病症）
　　　名越礼子　　（第 3 章 婦人科病症）
　　　鈴木　聡　　（第 4 章 小児科病症，第 5 章 男性科病症，
　　　　　　　　　　第 7 章 その他）
　　　野口　創　　（第 6 章 五官科病症
　　　　　　　　　　第 1 節 眼科病症・第 2 節 耳科病症
　　　渡邊賢一　　（第 6 章 五官科病症
　　　　　　　　　　第 3 節 鼻科病症・第 4 節 咽喉科病症・
　　　　　　　　　　第 5 節 口腔科病症・第 6 節 その他）

　　　装幀：山口方舟

序

　針灸が中国に誕生してからすでに4, 5千年の時が流れ，今では中国医学の貴重な財産として重要な位置を占めている。この40年余りというもの針灸学は空前の発展を遂げ，その臨床研究・実験研究・文献研究・針灸教育の深化・発展につれ，世界中の医学者の注目を集めている。おおまかな統計によれば，1975年から今に至るまで，120余カ国の千人単位の医師が相前後して中国を訪れ，針灸を学習しているという。そして彼らが帰国したのち，習得した理論・知識・操作技術を臨床実践することで，各国の医療保健事業におおいに寄与してきた。針灸医学は，これらの国の医学の一部としてすでに確立されているのである。

　1989年10月30日から11月3日まで，WHOはジュネーブにおいて国際標準針灸穴名科学組会議を招集したが，審議の結果WHOアジア地域の推薦する「標準針灸穴名方案」を「国際標準針灸穴名方案」として採択し，それによって針灸医学を全世界にさらに普及させ発展させるための道筋を示した。

　張文進先生は中医針灸の教学と臨床の第一線において長年活躍し，臨床に力を尽くし，適応症の範囲拡大に努力し，各分野における適応症の治療効果向上に努めてこられた。その適応症に関する厖大な治験例を収集整理したうえで編纂・出版された本書は，針灸に携わるものにとって，実践的な針灸処方を提供する貴重な参考書となるだろう。簡単ながら以上をもって序とさせていただきたいと思う。

　　　　　　　　　　　　　　1999年1月19日　中国中医研究院針灸研究所にて　王徳深

序

　内科・外科・婦人科・小児科・男性科・五官科などいずれの科の疾病に対しても，針灸治療の効果が迅速で良好であることは，歴代医学者の多くの貴重な経験によっても明らかである。

　ただ残念なことには，いくら治療効果が優れていても，古代から今に至るまでの医籍の中でその治療法が論じられたことはなかった。ある特定の著書がある特定の病症についての治療法を論じたとしても，弁証分型や補瀉法があいまいなのでは，追随のしようがないではないか。

　張文進先生は長年中医針灸の臨床と教学に携わってこられ，臨床経験が豊富で理論面でも卓越している。特に申し上げたいのは，先生が20年余りの間針灸の治療範囲を拡大するための研究に全精力を傾けてきたということである。どんな病症に対しても中薬治療と同じように厳密な弁証による選穴治療を施し，数多くの病人を治癒させることで，それまでの文献には記載されていなかった厖大な治療経験を蓄積してこられた。この『五百病症針灸弁証論治験方』は，歴代医学者の治療経験を先生が長年の臨床を通して検証・総括したうえで，針灸の治療範囲を拡大するために刻苦勉励してきた先生独自の研究の結晶を付け加えている。本書に収載された各科病症は合計で548種類あり，国内外を含めた書籍のなかでも現時点で最多となっており，空白となっていた2百余種の病症の針灸治療を補填している。各病症に対しては，病因病機，弁証，処方・手技，処方解説，治療効果の順に詳細かつ簡潔な説明が加えられている。

　すなわち本書は，学術的にも実用面でも非常に価値のある参考書であるといえ，本書が上梓されたことは，針灸の臨床・教学および科学研究に携わるものや，医学院の学生，自主学習する者達にとって，おおいに神益するものである。

1999年7月　河南省中医研究院にて　畢福高

まえがき

　内科・外科・婦人科・小児科・男性科・五官科などのさまざまな病症に対する針灸治療の効果はきわめて高いが，歴代の針灸文献で論じられているのは，それらの病症のうちのほんの一部に過ぎない。現在，高等中医院校の針灸専門教材である『針灸治療学』に収載されている病症はわずか 111 種類のみであり，現時点で収載数が最も多い『中国針灸治療学』でさえもわずか 270 種類余りである。またある特定の文献がある特定の病症に対する選穴を論じていたとしても，弁証分型があいまいで補瀉法がはっきりしないのでは，あまり実用的とはいえないだろう。

　20 世紀 60 年代末，辺鄙な農村だった筆者の故郷では，まだとても貧しく医師や医薬品にも事欠くありさまだったので，病気になってもお金がなくて治療を受けられなかったり治療が後手に回ったりしたものだった。筆者の母親は肺結核を患ったが，すぐに有効な治療を受けることができずに亡くなった。新婚間もない妻は慢性腎炎を患い，地方政府から救済の手をさしのべられたものの焼け石に水で，正規の薬物による治療を受けることができなかったために病状は日に日に悪化していった。当時の社会では「1 本の銀針で百病を治療する」ということが提唱されていたので，筆者にはいくらか針灸についての理解があったうえに苦境に立たされたことから，自らも針灸の臨床研究に携わり針灸学を習得しようと決意した。費用がかからないかわずかの費用だけで病気を治すことができるこのような療法を用いて，多くの病人，特に貧困のために治療が受けられない病人の病苦を取り除こうと決意したのである。そして筆者は 1969 年から針灸の臨床に携わり，大衆の疾病を治療するための無料の奉仕治療を始めた。満足できる治療効果をあげ，できるだけ多くの病人の病苦を取り除くために，古今の中医・針灸書籍を渉猟して研究し，歴代医学者の優れた点を取り入れながら，歴代文献にすでに治療法が記載されている疾病を治療すると同時に，治療範囲を広げるための研究に没頭し，まだ治療法が記載されていないどのような病症に対しても，中薬治療と同じように厳密に弁証し，病因・病変部位・関連する臓腑および経絡などをもとにして選穴処方するとともに，最適の補瀉法や置針時間等の探究に力を注いだ。臨床研究の結果は，はたして意図していたとおりのものであった。歴代文献に記載されていない病症は非常に多かったが，真摯に診断し正確に弁証をしたうえで治療をすれば，有効率はほぼ 100% であり，大多数の症例の治療効果は非常に高く，中薬や西洋薬で長年治らなかった難病でさえも治癒させることができた。無料のボランティア治療であるうえに治療効果も良かったために，訪れる病人は跡を絶たず，毎日延べ 30 人以上，ときには 60 人以上に達する日も多かった。1970～1992 年の 23 年間で，治療を受けた病人は合計で延べ約 30 万人以上に及んだ。臨床においては，治療法が記載されていない病症について特に注意を払い，時宜を逃さず治療するとともに観察分析した。ゆえあって診療室に来られない患者には，治療および観察を中断させないために，たとえ仕事が深夜に及んだとしても，またときには自らが病気になったときでさえも，患家を訪れ治療を続けた……20 年一日のごとくこのように針灸の臨床研究と治療範囲を拡大するための研究を重ねた結果，幾多の患者が治癒すると同時に，筆者自身も歴代文献に記載のない病症に

ついての大量の治療経験と教訓を得ることができた。1992年8月の初めまでの統計では，筆者が治療した病症は560余種に達し，そのうち治療法が記載されていない病症は200余種に及んでおり，大量の針灸処方を蓄積することができた。

このように，針灸で弁証論治治療をすれば優れた効果が得られるにもかかわらず，歴代文献には取り上げられていない病症は非常に多い。そのような状況下でも，針灸に携わる優秀な同僚たちは，「弁証論治」こそが中医の「神髄」であり，中薬治療においてもそうであり，針灸治療においても同様であることを知っており，治療法が記載されていない病症に遭遇したときには，中医の基準に従って厳密に弁証し，病因や病変部位の寒・熱・虚・実や関連臓腑・経絡をはっきりさせたうえで腧穴を選択し最適の方法で治療しているので，自然に高い効果が得られている。しかし大多数を占めるレベルのあまり高くない鍼灸師たちが治療法のない病症に出遭ったときには，打つ手がなく治療をあきらめているというのが現状である。これは，針灸によってできるだけ多くの患者の病苦を取り除きたいという目標を実現するうえでは，非常に大きな障害となっている。

このような状況を目の当たりにした筆者は，多くの病人，特に貧困な病人の病苦を取り除くために，自らの浅学をも顧みず，30年近く行ってきた各種病症に対する針灸治療の経験を整理することにした。本書の上梓が一石を投じ，針灸に携わる多くの同僚たちが治療範囲を拡大し各科病症に対する針灸治療，特に歴代文献に治療法がない病症に対する治療効果をさらに向上させるためにともに奮闘努力せんことを希望するものである。

本書は7つの章にわたって548種類の各科病症を収載しているが，そのうち内科は87種類，外科91種類，男性科17種類，婦人科152種類，小児科31種類，五官科166種類，その他が4種類である。各病症についてはまず主症を説明しているが，一部の病症についてはその西洋医学的病名や西洋医学のどの疾病に現れる病症かについても述べている。またごくまれには西洋医学的病名のみで収載されているものもある。主症のあとには，病因病機・弁証・処方・処方解説・治療効果を説明するとともに，症例を1～数例附記している。その他一部の病症については附注を加え，治療をする際の注意事項を述べている。

掲載されている各病症の処方は高い確率で効果が認められたものであり，その中には一般的な選穴，弁証選穴，毫針による補瀉法・置針時間，灸法，三稜針による施術法などに関する記述が含まれている。毫針の補・瀉・平補平瀉の操作方法，三稜針などの操作方法については，通常の伝統的な方法に準拠した。毫針による補法の操作方法としては，通常刺入して得気を得たのち軽く雀啄・捻転するという弱刺激を採用しており，抜針はすみやかに行い，抜針後はすぐに比較的乾いた消毒綿で針孔を数秒間押える。瀉法の操作方法としては，刺入して得気を得たのち，患者が耐えられる範囲内でできるだけ大きく・速く雀啄・捻転するという強刺激を与え，抜針時は針を揺らして針孔を大きくするが押えず，アルコール綿で針孔をさっと拭いて消毒するだけである。平補平瀉法の操作としては，雀啄・捻転の振幅や速さが中程度であり，つまり中程度の刺激を与えるものである。補法は虚証の治療に適し，瀉法は実証の治療に適し，虚実が不明確な一般的な病症には，平補平瀉法を使用する。置針時間に関しては，『黄帝内経』の「熱すればすなわち疾くする」「寒なればすなわちこれを留む」という原則にしたがい，臨床においては次のように行っている。実熱証・虚熱証に対しては，病因をもとに選穴した腧穴に持続的な行針（間欠的な行針でもよい）を数分間—通常は5分間前後行い抜針する。寒実証・虚寒証に対しては，30分前後あるいはそれよりさらに長い時間置針し，間欠的に行針を行う。寒熱がはっきりし

ない一般的な病症の場合は，20分前後置針して間欠的に行針を行う。筆者の観察の結果では，置針時間を掌握するかどうかも治療効果を高めるためのポイントの1つである。その他の注意事項として，灸法は温熱刺激に属し温陽散寒などの作用があり寒証に対して効果を発揮するので，寒実証・虚寒証に対しては刺針法の説明の後に灸法（艾炷灸か艾条灸）を加えている。灸法を加えれば，寒実証や虚寒証への治療効果を高めるのに役立つことは確実である。ただし医師あるいは患者が望まなかったり，さまざまな理由で灸ができなかったりする場合は，毫針のみで長く置針（30分間あるいはそれよりもさらに長く）するとよい。

　本書は，針灸の臨床・教学・研究に従事する同僚たちに参考資料を提供するものであり，また医学院の学生や自主勉強する人びとが針灸治療学を勉強する際の参考になるだろう。

　本書の編集過程においては，河南省南陽張仲景国医学院の指導者や多くの教師の方々の励ましやご支持をいただき，また時興善・張長安・王倫・楊金鎖等同志の方々にはお忙しいなか原稿の抄写に協力していただいた。また原稿の完成後には，針灸界の重鎮である元中国中医研究院院長で第2回世界針灸聯合会主席であり，現在の世界針灸聯合会終生名誉主席である王雪苔先生や，中国中医研究院針灸研究所所長で，世界針灸聯合会第5回主席であり，元世界針灸聯合会秘書長である鄧良月先生に，ご多忙にもかかわらず原稿を考査いただくとともに，ご親切にも本書のために題辞をお寄せいただいた。また中国中医研究院針灸研究所文献資料研究室主任である王徳深研究員には，講演先から帰国したばかりで休息する暇もなく疲労困憊のなか，原稿の考査をしていただくとともに，序文をお寄せいただいた。元河南省針灸学会会長であり河南中医研究院研究員である畢福高先生には，お忙しいなか本書のために序文をお書きいただいたうえに，近頃では重病をおして序文を補足していただいた。ここに各位に対して，衷心よりの感謝を献げたいと思う。

2002年春　河南省南陽張仲景国医学院にて　張文進

本書について

　本書は，張文進ら編著『五百病症針灸弁証論治験方』（河南科学技術出版社 2002 年刊）を底本として翻訳したものである。

　本書は 548 の病症（疾病と症状）を収載している。その内訳は，内科 87 種類，外科 91 種類，婦人科 152 種類，小児科 31 種類，男性科 17 種類，五官科 166 種類，その他 4 種類である。
　見出しとなる病症名については，原文の見出しが中医学用語の場合はそのまま残し，中国における西洋医学用語や一般的な用語の場合は日本語の西洋医学用語や相応の言葉に翻訳して掲載している。
　各病症についてはそれぞれ，概説，病因病機，弁証，処方・手技，処方解説，治療効果，症例，および一部の病症については注釈が示されている。

本書の手技について

　まえがきに著者・張文進氏の針灸手技に関する認識が説明されている。おおよその認識は以下のとおりであるが，詳細については本文を読む前にまえがきをご一読いただきたい。

操作方法
　補法：得気後，軽く提挿・捻転。弱刺激。抜針後，針孔を押える。
　瀉法：得気後，強く提挿・捻転。強刺激。抜針後，針孔を開く。
　平補平瀉法：得気後，中等度の力で提挿・捻転。中刺激。

置針時間
　熱証：持続的あるいは間欠的な行針を 5 分前後行った後，すぐに抜針する。
　寒証：30 分前後あるいはそれ以上置針し，間欠的に行針を行う。
　不熱不寒：20 分前後置針し，間欠的に行針を行う。

　本文中（　）で表記しているものは原文注であり，〔　〕で表記しているものは訳者注である。

目　次

序 …………………………………………………………………………… 王徳深　i
序 …………………………………………………………………………… 畢福高　ii
まえがき …………………………………………………………………………… iii
本書について ……………………………………………………………………… vi

第1章　内科病症

第1節　救急

1. 意識障害 …………………… 3
2. ショック …………………… 5
3. 呼吸不全 …………………… 6
4. 痧症 ………………………… 9
5. 熱中症（熱射病・日射病）… 9
6. 一酸化炭素中毒 …………… 12
7. 細菌性食中毒 ……………… 13
8. 溺水（できすい） ………… 15

第2節　外感病症

1. 感冒 ………………………… 17
2. 風温 ………………………… 19
3. 湿温 ………………………… 21
4. 暑温 ………………………… 23
5. 冒暑 ………………………… 25
6. 暑穢（しょわい） ………… 25
7. 秋燥 ………………………… 26
8. 痢疾 ………………………… 27
9. 霍乱 ………………………… 29
10. 瘧疾 ……………………… 30

第3節　肺系病症

1. 咳嗽 ………………………… 33
2. 哮証 ………………………… 35
3. 喘証 ………………………… 36
4. 肺癰 ………………………… 39
5. 肺脹 ………………………… 40
6. 肺痿 ………………………… 43
7. 肺結核 ……………………… 44

第4節　脾胃病症

- 1 嘔吐 …………………… 47
- 2 反胃 …………………… 48
- 3 吐酸 …………………… 50
- 4 胸焼け ………………… 51
- 5 痞満 …………………… 52
- 6 胃痛 …………………… 53
- 7 腹痛 …………………… 55
- 8 しゃっくり …………… 57
- 9 げっぷ ………………… 58
- 10 噎膈 …………………… 60
- 11 下痢 …………………… 62
- 12 便秘 …………………… 63
- 13 胃緩 …………………… 65
- 14 口の粘り ……………… 66
- 15 口中が甘い …………… 67

第5節　腎系病症

- 1 淋証 …………………… 69
- 2 癃閉 …………………… 71
- 3 関格 …………………… 73
- 4 腰痛・腰のだるさ（腰酸） … 75
- 5 遺尿・小便失禁 ……… 77
- 6 尿濁 …………………… 79

第6節　心系病症

- 1 動悸 …………………… 81
- 2 心痛 …………………… 83
- 3 不眠 …………………… 85
- 4 傾眠 …………………… 86
- 5 健忘症 ………………… 87
- 6 癲狂 …………………… 89
- 7 てんかん（癲癇）……… 90
- 8 痴呆 …………………… 92
- 9 百合病 ………………… 93

第7節　肝胆病症

- 1 黄疸 …………………… 95
- 2 萎黄 …………………… 96
- 3 臌脹 …………………… 97
- 4 痙病 …………………… 99
- 5 脇痛 …………………… 101
- 6 めまい（眩暈）………… 102
- 7 中風 …………………… 104
- 8 顫証 …………………… 106
- 9 疝気 …………………… 108

第8節　気・血・津液の病症

- 1 鬱証 …………………… 111
- 2 瘀証 …………………… 112

3	厥証	115
4	浮腫	117
5	汗証	120
6	痰飲	122
7	消渇	124
8	積聚	126
9	虚労	128
10	内傷発熱	130
11	痺れ（麻木）	132
12	喀血	134
13	吐血	135
14	下血	137
15	血尿	139
16	紫斑	141

第9節　経絡・四肢および体部の病症

1	痺証	143
2	坐骨神経痛	146
3	痿証	147
4	多発性神経炎	149
5	四肢および体幹部の疲労無力感	151
6	頭痛	153
7	脚気	155

第2章　外科病症

第1節　瘡瘍

1	癰・癰病	159
2	疔瘡	160
3	癤	163
4	蜂窩織炎	164
5	有頭疽	165
6	流注	167
7	無頭疽	168
8	走黄・内陥	170
9	瘰癧	172
10	流痰	173

第2節　瘻瘤

1	気瘤（きえい）	176
2	肉瘤（にくえい）	177
3	急性・亜急性甲状腺炎	178
4	皮膚神経線維腫	179
5	血瘤	180
6	下肢静脈瘤	181
7	骨瘤	182

第3節　皮膚病症

| 1 | 単純ヘルペス | 184 |
| 2 | 帯状疱疹 | 185 |

3	疣贅(ゆうぜい)	186
4	手白癬	187
5	足癬	188
6	牛皮癬	189
7	疥癬	190
8	膿痂疹	191
9	湿疹	193
10	接触性皮膚炎	194
11	薬物性皮膚炎	195
12	日光皮膚炎	197
13	おむつかぶれ	198
14	脂漏性皮膚炎	199
15	間擦疹	200
16	蕁麻疹	200
17	全身性皮膚瘙痒症	202
18	バラ色粃糠疹	203
19	汗疱疹	204
20	あせも	204
21	乾癬	205
22	白斑	207
23	円形脱毛症	208
24	須瘡	209

第4節　肛門の病症

1	肛門陰窩炎	210
2	裂肛（切れ痔）	211
3	痔	212
4	脱肛	213
5	肛門瘙痒	214
6	肛門周囲膿瘍	215

第5節　急性腹症

1	急性虫垂炎	217
2	急性イレウス	218
3	胆道蛔虫・胆石症	219
4	泌尿器系結石	221
5	急性膵炎	222

第6節　整形外科およびその他の外科病症

1	頸部挫傷	224
2	肩関節挫傷	224
3	肘挫傷	225
4	手関節部挫傷	225
5	指関節挫傷	226
6	股関節損傷	227
7	膝挫傷	227
8	足関節挫傷	228
9	アキレス腱損傷	228
10	足趾の損傷	229
11	腰部挫傷	230
12	顎関節損傷	230
13	その他の部位の損傷	231
14	外傷出血	231
15	負傷後の発熱	232
16	負傷後の意識不明状態	233
17	負傷後の萎縮・麻痺	234
18	外傷後のめまい	235

19	負傷後の健忘症状	236
20	負傷後の視聴覚障害	237
21	寝違え	238
22	肩関節周囲炎	239
23	棘上筋腱炎	240
24	上腕骨外上踝炎	241
25	ガングリオン	241
26	屈筋腱腱鞘炎	242
27	踵痛症	243
28	凍瘡	244
29	手足のあかぎれ	245

30	火傷	245
31	ハチ・サソリなどの毒虫による咬創	247
32	破傷風	248
33	下腿潰瘍	249
34	褥瘡	250
35	脱疽	251
36	血栓性静脈炎	252
37	レイノー病	254
38	肢端紅痛症	254
39	非化膿性肋軟骨炎	255

第3章　婦人科病症

第1節　月経期の病症

1	頻発月経	259
2	稀発月経	260
3	月経周期不順	262
4	過多月経	263
5	過少月経	264
6	月経期間延長	265
7	月経困難症	267
8	無月経	268
9	子宮出血	270
10	月経期の失神	272
11	月経期のひきつけ	273
12	月経期の精神異常	274
13	月経期の不眠	275
14	月経期のめまい	276
15	月経期の頭痛	277
16	月経期の痤瘡（にきび）	279
17	月経期の吐血・鼻出血	280

18	月経期の口内炎	281
19	月経期の失声症	282
20	月経期の腰痛・身体痛	283
21	月経期の乳房の脹り	285
22	月経期の腹脹	286
23	月経期の感冒	286
24	月経期の発熱	288
25	月経期の風疹	289
26	月経期の浮腫	290
27	月経期の下痢	291
28	月経期の血便	292
29	月経後の排尿異常感	293
30	中間期出血	295
31	閉経前後の諸症状	296
32	閉経後の出血	297
33	邪熱が子宮に入る	298

第2節　帯下および類帯下の病症

- 1 白色帯下（白帯） …… 300
- 2 黄色帯下（黄帯） …… 301
- 3 赤色帯下（赤帯） …… 302
- 4 五色帯 …… 303
- 5 白崩 …… 304
- 6 白淫 …… 305

第3節　妊娠中の病症

- 1 妊娠悪阻 …… 306
- 2 妊娠中の唾液分泌異常 …… 307
- 3 妊娠中のめまい …… 308
- 4 妊娠癇証 …… 309
- 5 胎気上逆 …… 310
- 6 妊娠中の失声 …… 311
- 7 妊娠中の口内炎 …… 312
- 8 妊娠中の心煩・動悸 …… 313
- 9 妊娠中の咳 …… 314
- 10 妊娠中の腹痛 …… 315
- 11 妊娠中の腰痛 …… 317
- 12 妊娠中の下肢のひきつれと痛み …… 317
- 13 妊娠中のむくみ …… 318
- 14 子満（しまん） …… 319
- 15 妊娠中の皮膚瘙痒 …… 320
- 16 妊娠中の便秘 …… 321
- 17 妊娠中の血便 …… 322
- 18 妊娠中の尿の渋りと痛み …… 322
- 19 妊娠中の血尿 …… 324
- 20 妊娠中の尿閉 …… 325
- 21 妊娠中の尿失禁 …… 325
- 22 妊娠中の貧血 …… 326
- 23 胎児発育遅延 …… 327
- 24 胎位異常 …… 328
- 25 切迫流産 …… 329
- 26 早期流産・後期流産 …… 331
- 27 習慣（性）流産 …… 332

第4節　分娩時および分娩後の病症

- 1 難産 …… 334
- 2 過強陣痛による失神 …… 335
- 3 分娩後の失神・ショック …… 335
- 4 分娩後の痙証 …… 336
- 5 分娩後のひきつれ（痙攣） …… 337
- 6 分娩後の胎盤遺残 …… 339
- 7 分娩後の出血多量（弛緩出血） …… 340
- 8 産褥期の悪露滞留 …… 341
- 9 産褥期の悪露継続 …… 342
- 10 産褥期の悪寒 …… 343
- 11 産褥期の発熱 …… 344
- 12 産褥期の悪寒発熱 …… 346
- 13 産褥期の寒熱往来 …… 348
- 14 産褥期の身体痛 …… 349
- 15 産褥期の頭痛 …… 350
- 16 産褥期の胃痛 …… 352
- 17 産褥期の腹痛 …… 353
- 18 産褥期の脇痛 …… 354
- 19 産褥期の腰痛 …… 356
- 20 産褥期の下腹部痛 …… 357

21	産褥期の踵骨痛 ………………… 358
22	産褥期の体の痺れ ……………… 359
23	産褥期の体や手足の震え ……… 360
24	産褥期の手足厥冷 ……………… 361
25	産褥期の精神異常 ……………… 362
26	産褥期の不眠 …………………… 364
27	産褥期の頭のふらつき ………… 365
28	産褥期の視力障害 ……………… 366
29	産褥期の耳鳴り・難聴 ………… 367
30	産褥期の口渇 …………………… 368
31	産褥期の脱毛 …………………… 369
32	産褥期の喘息 …………………… 370
33	産褥期の動悸 …………………… 371
34	産褥期の気血虚損・過労などによって生じる病症 ……………… 372
35	産褥期の自汗・寝汗 …………… 373
36	産褥期の頭部の発汗 …………… 375
37	産褥期の傷食（消化不良）…… 376
38	産褥期の嘔吐 …………………… 377
39	産褥期のしゃっくり（呃逆）… 379
40	産褥期のむくみ ………………… 380
41	産褥期の下痢 …………………… 382
42	産褥期の痢疾（急性腸疾患）… 383
43	産褥期の便秘 …………………… 385
44	産褥期の脱肛 …………………… 386
45	産褥期の排尿障害 ……………… 387
46	産褥期の頻尿・尿失禁 ………… 388
47	稽留流産・稽留分娩 …………… 389
48	過期産 …………………………… 390
49	無痛分娩 ………………………… 391
50	刺針による流産 ………………… 392
51	人工流産後の悪露流出の継続 … 393
52	産褥期の会陰部の疼痛・感染 … 394

第5節　乳房および乳房関連の病症

1	乳頭破砕 ………………………… 396
2	乳癰 ……………………………… 397
3	乳疽 ……………………………… 398
4	乳発 ……………………………… 399
5	乳癆 ……………………………… 400
6	乳癖 ……………………………… 402
7	乳癧 ……………………………… 403
8	乳漏による腫痛発作 …………… 404
9	乳衄 ……………………………… 405
10	乳泣 ……………………………… 406
11	産褥期の乳汁自然流出 ………… 407
12	産褥期の欠乳 …………………… 409
13	回乳 ……………………………… 410

第6節　外陰部の病症

1	陰挺（子宮下垂・子宮脱）…… 412
2	陰縮 ……………………………… 413
3	陰痒（外陰瘙痒症）…………… 414
4	陰痛 ……………………………… 415
5	陰瘡（外陰部潰瘍）…………… 417
6	膣部の乾燥・ざらつき ………… 418
7	外陰部の冷え …………………… 419
8	陰吹 ……………………………… 419

第7節　婦人科のその他の病症

1. 産前産後の顔面色素斑 ……… 422
2. 梅核気 ……………………… 423
3. 奔豚気（ほんとんき）……… 424
4. 臓躁 ………………………… 425
5. 骨盤疼痛 …………………… 427
6. 下腹部の冷え ……………… 429
7. 癥瘕（ちょうか）（腹腔内のしこり）……… 430
8. 不妊症 ……………………… 431
9. 夢交 ………………………… 433
10. 女性の性機能低下 ………… 435
11. 陰縦 ………………………… 436
12. 避妊リング挿入後の月経異常 … 437
13. 不妊手術後の腹痛 ………… 438

第4章　小児科病症

第1節　新生児の病症

1. 新生児の不啼 ……………… 443
2. 新生児の不乳 ……………… 444
3. 新生児の黄疸 ……………… 445
4. 新生児の丹毒 ……………… 446
5. 新生児の臍部疾患 ………… 447
6. 新生児のただれ目・目の充血 … 449

第2節　感染症

1. 小児の麻疹（はしか）……… 451
2. 小児の風疹 ………………… 453
3. 小児の水痘 ………………… 454
4. 小児麻痺 …………………… 455
5. 日本脳炎 …………………… 457
6. 小児の百日咳 ……………… 459
7. 夏季熱 ……………………… 461

第3節　小児科常見病症および雑病

1. 吐乳 ………………………… 464
2. 小児の下痢 ………………… 465
3. 小児の厭食 ………………… 467
4. 異食症 ……………………… 468
5. 積滞 ………………………… 469
6. 疳疾 ………………………… 470
7. 蛔虫病 ……………………… 472
8. 小児の手足の抽搐 ………… 473
9. 驚風 ………………………… 474
10. 夜泣き ……………………… 476
11. 夜驚・夢遊症 ……………… 477
12. 多動症 ……………………… 479
13. 小児のリウマチ性舞踏病 … 480
14. 夜尿症 ……………………… 481

xiv

| 15 | 小児の尿失禁 …………… 482 | 17 | 五軟 …………………… 484 |
| 16 | 五遅 ……………………… 483 | 18 | 五硬 …………………… 486 |

第5章　男性科病症

1	遺精 ……………………… 489	10	子痛（睾丸疼痛）……… 500
2	血精液症（血精）………… 490	11	房事頭痛 ……………… 501
3	不射精症（射精不能症）… 491	12	男性不妊症 …………… 502
4	早泄 ……………………… 493	13	子癰（しょう）………… 503
5	陽痿（勃起不全）………… 494	14	子痰 …………………… 505
6	陽強 ……………………… 495	15	嚢癰（のうよう）……… 506
7	縮陽 ……………………… 496	16	陰茎痰核 ……………… 507
8	縮睾 ……………………… 498	17	前立腺炎 ……………… 507
9	陰茎疼痛 ………………… 499		

第6章　五官科病症

第1節　眼科病症

1	麦粒腫・マイボーム腺炎 …… 513	13	流涙症 ………………… 525
2	霰粒腫 …………………… 514	14	慢性涙嚢炎の急性発症… 527
3	トラコーマ ……………… 515	15	急性涙嚢炎 …………… 528
4	眼瞼縁の炎症 …………… 516	16	眼角眼瞼結膜炎 ……… 529
5	眼角眼瞼炎 ……………… 517	17	翼状片 ………………… 530
6	眼瞼の炎症性水腫 ……… 518	18	初期の流行性角結膜炎… 531
7	眼瞼の非炎症性水腫 …… 519	19	流行性角結膜炎 ……… 532
8	眼瞼下垂 ………………… 520	20	眼球結膜充血 ………… 533
9	眼輪筋痙攣 ……………… 521	21	金疳（フリクテン性結膜炎）…… 534
10	結膜結石 ………………… 522	22	火疳（上強膜炎）……… 535
11	睫毛乱生（逆さまつげ）… 523	23	白膜侵睛 ……………… 536
12	目が開けられない ……… 524	24	白睛青藍 ……………… 537

25	白睛溢血	539
26	目痛不赤症	539
27	聚星障	540
28	角膜潰瘍	541
29	化膿性角膜炎	543
30	前房蓄膿	544
31	角膜穿孔・虹彩脱出	545
32	角膜実質炎	546
33	束状角膜炎	547
34	赤膜下垂・血翳包睛	548
35	角膜の瘢痕	549
36	瞳神緊小・瞳神乾缺	550
37	緑風内障（緑内障）	552
38	青風内障（緑内障）	554
39	老人性白内障	555
40	外傷性白内障	557
41	先天性白内障	557
42	硝子体混濁	558
43	特発性失明	560
44	視神経萎縮	561
45	網膜色素変性	563
46	色盲症	564
47	視定反動	565
48	白光自現症	566
49	瞳孔散大	568
50	毛様充血	569
51	眼球挫傷	570
52	化学的眼損傷	571
53	電気性眼炎	572
54	眼窩神経痛	573
55	目の痒み	574
56	羞明症	575
57	目やに	577
58	角膜軟化症	578
59	麻疹併発角結膜炎	579
60	妊娠中の眼科疾患	580
61	産後の眼科疾患	582
62	眼球突出	583
63	近視	584
64	遠視	585
65	斜視	586
66	複視	588
67	眼球振盪	589

第2節　耳科病症

1	耳癤・耳瘡	592
2	外耳湿疹	593
3	耳介仮性嚢胞	594
4	化膿性の耳介軟骨膜炎	595
5	耳脹・耳閉	596
6	膿耳	598
7	耳下の急性リンパ節炎	599
8	膿耳口眼喎斜	601
9	黄耳傷寒	602
10	耳鳴・耳聾	603
11	聾啞	605
12	メニエール病	606
13	耳の痒み	607
14	耳痛	609
15	外耳道乳頭腫	611

第3節　鼻科病症

1. 鼻疔 …… 612
2. 鼻前庭炎 …… 613
3. 急性鼻炎 …… 614
4. 慢性鼻炎 …… 615
5. 鼻槁 …… 616
6. アレルギー性鼻炎 …… 618
7. 急性・慢性副鼻腔炎 …… 619
8. 鼻部外傷 …… 621
9. 鼻出血 …… 622
10. 酒皶鼻(しゅさび) …… 624
11. 嗅覚減退 …… 624

第4節　咽喉科病症

1. 急性扁桃炎 …… 626
2. 慢性扁桃炎 …… 627
3. 急性単純性咽頭炎 …… 628
4. 風寒喉痺 …… 629
5. 慢性咽頭炎 …… 630
6. 喉癰(こうよう) …… 631
7. 舌扁桃炎 …… 633
8. 鼻咽頭部疼痛 …… 634
9. 咽頭角化症 …… 635
10. 萎縮性咽頭炎 …… 636
11. 潰瘍性アンギナ …… 637
12. 口蓋麻痺 …… 638
13. 梅核気 …… 639
14. 咽梗 …… 640
15. のどの乾燥 …… 642
16. 舌咽神経痛 …… 643
17. 咽喉頭結核 …… 644
18. 急性喉頭蓋炎 …… 646
19. 急性喉頭閉塞 …… 647
20. 急性喉頭炎 …… 649
21. 慢性喉頭炎 …… 650
22. 声帯結節 …… 651
23. 声帯麻痺 …… 652
24. ヒステリー性失声症 …… 654
25. 喉頭痙攣 …… 655
26. 喉頭感覚減退・喉頭感覚欠失 …… 657
27. 喉頭感覚過敏・喉頭感覚異常 …… 659

第5節　口腔科病症

1. 歯痛 …… 662
2. 齲歯歯痛 …… 663
3. 急性歯周膿瘍 …… 664
4. 智歯周囲炎 …… 666
5. 牙宣 …… 667
6. 牙漏腫痛 …… 668
7. 歯茎からの出血 …… 669
8. 歯肉腫痛 …… 671
9. 歯のぐらつき …… 672
10. 歯肉囊胞 …… 673
11. 歯遅 …… 674
12. 口噤 …… 675
13. 口腔内血腫 …… 676
14. 口瘡 …… 677

xvii

15	口糜	679
16	唇風	681
17	小児破傷風	682
18	唇瘡	684
19	口臭	684
20	口疳	685
21	口腔乾燥	686
22	舌痛	688
23	舌の痺れ	690

24	舌瘡	691
25	舌出血	692
26	吐舌	694
27	木舌	695
28	重舌	696
29	舌下嚢胞	697
30	舌萎	698
31	舌のこわばり	699
32	吃音	701

第6節　感覚器のその他の病症

1	顔面部の浮腫	703
2	化膿性耳下腺炎	704
3	流行性耳下腺炎	706
4	滞頤	707
5	顔面癰腫	709
6	顔面丹毒	710
7	顔面痙攣	711

8	顔面神経麻痺	713
9	肝斑	714
10	顔面疣贅	715
11	顔面痤瘡	716
12	習慣性顎関節脱臼	718
13	顎関節の疼痛と違和感	719
14	三叉神経痛	721

第7章　その他の病症

| 1 | 車酔い・船酔い | 725 |
| 2 | 禁煙 | 726 |

| 3 | 肥満症 | 727 |
| 4 | 薬物依存症 | 728 |

付録　十四経穴主治分布図 … 731
病症索引 … 737
経穴索引 … 749

第1章
内科病症

第1節 救急

1 意識障害

　意識障害とは，昏睡・人事不省を主症状とする病症である。西洋医学の急性伝染性および感染性疾患の過程で中毒反応が出現したときや，心臓および脳の虚血症候群・肺性脳症・肝性脳症・尿毒症・アシドーシス・熱中症・薬物および食物中毒などに現れる。

病因病機

　心は神明を主り，脳は清竅のありかである。意識障害は，さまざまな原因が心・脳に影響を与え，それらの機能が失調することによって発生する。
- 外感した季節の邪気が鬱積して熱に変わり，胃腸に鬱結して，腑実燥結となって，燥熱の気が上昇して神明を乱す。熱が心営に陥入したり，熱が営血を焼いたりすると，瘀と熱とが入り交じって清竅を塞ぐ。
- 飲食の不摂生から脾の運化機能が失調して，痰湿に塞がれたり，あるいは痰湿が鬱滞して熱に変わったりすると，痰湿あるいは痰熱が心竅を覆う。また脾の運化機能が失調すると，濁陰の邪が上昇して清空を犯し，意識がぼんやりする。あるいは湿熱に燻蒸されると，神明が乱される。
- 肝腎陰虚で水が木を潤すことができないと，肝陽が上亢して肝風を内動し，清竅を覆う。

　以上の原因で，邪気が強くなると，陰陽が逆乱して神明が覆われ，閉証になることが多い。また正気が虚して気血が消耗し，陰陽が衰退して互いに支え合うことができなくなると，清竅が滋養を得られなくなり，意識障害に陥るが，これは脱証に属する。また邪盛正虚で，内閉外脱のために意識障害に陥る場合もある。

弁証

　昏睡・人事不省を主症状とする。

閉証
- **熱結胃腸**：譫語・手足を動かして落ち着きがない・腹満・便秘・夕方の潮熱，舌苔黄燥か芒刺がある，脈実有力などの症状を伴う。
- **熱陥心営**：手が焼けるように熱い・譫語・斑疹・衄血・ときどき痙攣する・角弓反張，舌質紅絳・舌苔黄少津，脈滑数か細数。
- **瘀熱交阻**：狂ったように手足をばたつかせる・壮熱が出て夜に悪化する・少腹部全体の疼痛・唇や爪のチアノーゼ，舌質深絳色か暗紫色，脈沈実数などの症状を伴うことが多い。
- **痰湿壅阻**：意識がぼんやりする・昏睡と覚醒を繰り返す・咳嗽・喘息・痰や涎が多い・身熱不揚，舌苔厚膩，脈濡か滑。
- **痰鬱化熱**：痰が黄色く粘る，舌質紅・舌苔黄膩，脈滑数。
- **湿熱上蒸**：譫語・昏迷してときどき覚醒する・黄疸がしだいに悪化する・斑疹・衄血・腹部が太鼓のように脹満する，舌質絳・舌苔膩，脈弦数などの症状を伴う。
- **肝風を原因とするもの**：突然昏倒する・人事不省・半身不随・ときどきいびきをかく，舌質紅・舌苔黄少津，脈弦滑数。

脱証
- **亡陽**：顔面蒼白・冷や汗が止まらない・いびき・呼吸が弱い・手をぶらんとさせる・遺尿・四肢厥冷，脈微細で途切れそうである。
- **亡陰**：意識不明・煩躁・発熱・口の乾き・顔面紅潮・唇の乾燥・汗が熱い・四肢が温かい，舌質紅で乾燥している，脈細数無力。

処方・手技

【基本穴】水溝に瀉法。
　覚醒するまで行針を続ける。
閉証：基本穴に湧泉・十二井穴を加えて瀉法を施す。
- **熱結胃腸**：さらに大腸兪・天枢・上巨虚・内庭・支溝を加えて瀉法を施し，数分間行針を行い抜針する。また商陽・厲兌を加え，点刺して出血させる。
- **熱陥心営**：さらに神門・膈兪・三間・曲池・尺沢

第1章　内科病症

外関を加えて瀉法を施し，太渓に補法を施し，諸穴に数分間行針をして抜針する。
- ●瘀熱交阻：さらに膈兪・神門・行間を加えて瀉法を施し，数分間行針をして抜針する。また厲兌を加え，点刺して出血させる。
- ●痰湿壅阻：さらに中脘・豊隆を加えて瀉法を施し，20分間置針し，間欠的に行針を行う。
- ●痰鬱化熱：諸穴に数分間行針をして抜針する。
- ●湿熱上蒸：さらに三焦兪・陰陵泉・内庭・侠渓を加えて瀉法を施し，数分間行針をして抜針する。
- ●肝陽暴張：さらに百会・風池・太衝を加えて瀉法を施し，三陰交に補法を施し，数分間行針をして抜針する。

脱証
- ●亡陽：基本穴に神闕・関元・気海を加え，陽が回復して脱証が癒え病状が安定するまで，艾炷灸を施す。
- ●亡陰：基本穴に三陰交・太渓・復溜を加えて補法を施し，数分間行針をして抜針する。

処方解説

　水溝は督脈に属し，督脈は各陽経を監督して脳に入るので，これを取穴すれば，神機をコントロールし，昏睡から蘇生させることができる。このため，水溝は救急治療および意識障害治療の要穴である。湧泉は足の少陰腎経の井穴であり，十二井穴は手足の三陰三陽経の起点と終点である四肢末端の腧穴であるが，各穴は陰陽経が交差するところでもあるので，陰陽を調節する機能がある。また瀉法を施せば，開竅醒神の効果があり，すばやく抜針すれば清熱瀉火の作用がある。大腸兪・天枢・上巨虚は大腸の兪募穴および下合穴であり，いずれも腑熱を瀉し，大便を通じさせる。内庭は足の陽明胃経の榮穴であり，陽明経および胃腸の邪熱を清瀉する。支溝は手の少陽三焦経の腧穴であり，三焦の邪熱を清瀉して腑気を通じさせる。商陽は手の陽明大腸経の井穴であり，厲兌は足の陽明胃経の井穴であり，ともに胃腸の邪熱を清瀉する作用に優れている。しかも陽明経は多気多血の経であるので，両穴ともに気分と血分の邪熱を清瀉する作用がある。「心は血を主る」「営は血中の気となす」といわれるように，手の少陰心経の原穴である神門を取穴すれば，営分および血分の邪熱を清瀉するとともに，寧心安神をする。膈兪は血の会穴であり，営分および血分の熱毒を清瀉するとともに，活血化瘀をして熱と血が結び付くのを防ぐ。熱が強くなれば陰を損傷するので，足の少陰経の原穴である太渓を取穴して陰を補う。葉天士が「営に入れば透熱転気する」といっているように，手の陽明経の輸穴である三間と，合穴である曲池，手の太陰肺経の合穴である尺沢，手の少陽三焦経と陽維脈の交会穴である外関を取穴して清熱解毒をすれば，営分の邪熱が気分に転入し，外へ排出される。肝は血を蔵するので，足の厥陰経の榮穴である行間を取穴すれば，やはり血分の熱を清瀉する。中脘は胃の募穴であり，豊隆は足の陽明経の絡穴であるが，両穴ともに和胃化痰降濁の要穴であり，すばやく抜針すれば清熱化痰をする。三焦兪は三焦の背兪穴であり，三焦の湿熱を清瀉する。陰陵泉は足の太陰経の合穴であり，醒脾利湿清熱をする。侠渓は足の少陽経の榮穴であり，肝胆の湿熱を清瀉する作用が特に強い。百会は足の厥陰経と督脈の交会穴であり，風池は足の少陽経の腧穴であり，太衝は足の厥陰経の原穴であるが，いずれも平肝熄風作用がある。三陰交は足の三陰の交会穴であり，肝腎および脾胃の陰を補う。神闕・関元・気海は，回陽固脱をする。復溜にも，腎陰を補う効果がある。

治療効果

　本処方の意識障害に対する治療効果はたいへん優れており，通常の患者であれば，施術後数分から数10分以内に意識が戻る。

症例

患者：張○○，男児，3歳。
初診：1972年3月8日午前10時
所見：30分前に突然ひきつけを起こし，昏睡状態に陥った。熱は39.8℃あり，眼球が上を向き，角弓反張・牙関緊急・唇の乾燥・四肢厥冷・指紋のチアノーゼ・脈拍が速いなどの症状がみられる。
治療経過：上述の熱陥心営に対する処方を用いたところ，ひきつけがすぐに止まって覚醒し，30分後には熱もかなり下がった。毎日2回のペースで，原処方から水溝を除きさらに4回治療したところ，諸症状は消失し，治癒した。

注釈

①本病症はきわめて危険な症候であるので，針灸で

救急措置を行うと同時に，必要に応じて中西両医学のほかの救急治療を積極的に併用すべきである。
②意識が戻った後も，弁証論治による針灸治療を続け，残りの邪気を取り除かなければならない。また同時に，状況に応じて，必要であれば中西両医学のほかの治療法を併用し，善後策を講じなければならない。

2 ショック

ショックとは西洋医学の病名であり，感染・出血・脱水症・心機能不全・アレルギー・重症の創傷など，強烈な発病要因によって引き起こされる微小循環障害であり，生命に関わる重要器官への血流が不足し，組織の酸素が欠乏し，そこから代謝障害へと至ることを特徴とする。急性循環機能不全症候群である。その臨床症状は，血圧の低下・心拍数の増加・顔面蒼白・手足の厥冷・尿量減少・意識障害・脈細弱などであり，中医学の厥証・脱証，あるいはそのほかの疾病に出現する亡陰・亡陽の範疇に属する。

病因病機

ショックは，非常に多くの類型に分類される。
●感染性ショックと中毒性ショックは，おもに細菌の内毒素や外毒素などによって引き起こされ，敗血症・中毒性痢疾・中毒性肺炎・流行性出血熱・流行性脳炎・重症肝炎・ある種の外科感染症などの疾病によくみられる。
●心原性ショックは，心筋梗塞・重症の心筋炎・重症の不整脈などの疾病によくみられる。
●循環血液量減少性ショックは，外傷などを原因とする大量出血，嘔吐・下痢などによって引き起こされた体液の大量亡失や脱水症によくみられる。
●神経性ショックは，強烈な疼痛刺激・深刻な精神的損傷・脊髄麻酔などによくみられる。
●アレルギー性ショックは，ペニシリンや生物製剤などの感作薬物や感作物質に対するアレルギーによくみられる。

中医学では，次のように考える。
●邪毒が侵入して営血に陥入する。
●失血や体液の亡失などから気陰が消耗されたり，陰の損傷が陽に波及したり，陽の損傷が陰に波及したりする。
●激痛や恐怖など，さまざまな原因が臓腑機能に損傷を与え，気血の運行が阻害され，陰陽の気が循環しなくなり，さらには陰陽が離決して，本病症を発症させる。

弁証

ショックの一般的な症状は，表情に乏しい・皮膚が蒼白である・血圧低下・心拍数の増加・発汗・四肢の冷え・尿量減少や尿閉，脈微弱などである。

●毒熱熾盛・熱傷気陰：発熱・口が乾いて水を飲みたがる・唇や爪のチアノーゼ・ぐったりとして力がない・便秘・尿量減少して赤い，舌質紅・舌苔黄で少津，脈細数などの症状を伴う。
●毒熱熾盛・熱傷営血：発熱・意識がぼんやりする・声が低くて弱い・唇と爪のチアノーゼ・発疹・出血，舌質暗紫色で瘀斑がある，脈細数などの症状を伴う。
●陽気衰微：体の冷え・悪寒・食べものの味がわからない・口が渇かない・動悸・胸悶・頻呼吸，舌質淡・舌苔白，脈微で途切れそうになるなどの症状を伴う。さらに悪化して陽脱証になったものは，意識が朦朧として，大量の冷や汗が出る。
●陰血虧耗：陽厥は煩躁・不安感・唇とのどの乾燥・口渇して水を飲みたがる・顔色に艶がない・皮膚に皺が寄る，舌質紅か淡で少津，脈細数で無力などの症状がある。陰脱は皮膚が乾燥する，舌質紅で乾く，脈微細数などの症状がある。
●陰竭陽微・気滞血瘀：顔色が暗い・胸悶・息切れ・少気・懶言〔話すのがおっくうである〕・四肢厥逆・唇と爪のチアノーゼ，舌質暗紫色か瘀斑がある，脈細渋。

処方・手技

【基本穴】神闕・関元・気海に艾炷灸。水溝・素髎・内関に平補平瀉法。足三里に補法。

行針と施灸を続け，患者の意識および血圧が正常に戻り，四肢が温まって冷や汗が止まり，諸症状が消失して病状が安定した後，一定時間が経過してから治療を停止する。

上述の治療を進めると同時に，次のような施術を加える。
●毒熱熾盛・熱傷気陰：基本穴に，大椎・曲池・内

庭・支溝を加えて瀉法，三陰交・太渓を加えて補法を施し，諸穴に数分間行針をして抜針し，商陽・厲兌を加え，点刺して出血させる。
●毒熱熾盛・熱傷営血：基本穴に大椎・曲池・曲沢・神門・膈兪を加えて瀉法を施し，数分間行針をして抜針し，中衝・少衝を加え，点刺して出血させる。
●陰血虧耗（陽厥・陰脱）・陰竭陽微・気滞血瘀：基本穴に三陰交・太渓を加えて補法を施し，数分間行針をして抜針する。陰が尽きて陽が衰微し，気滞血瘀になったものには，さらに太衝・膈兪を加えて瀉法を施し，病状が安定し，唇や爪などの色が正常に戻るまで，行針を続ける。

処方解説

　水溝・素髎は督脈の腧穴であるが，督脈は諸陽経を監督して脳に入るので，これらを取穴すれば，回陽救逆・醒神蘇厥をする。内関は手の厥陰心包経の絡穴であり，心機能を回復させ，強心をする効果がある。現代の研究によって，以上の3穴が，低下した血圧を正常に戻すことが実証されている。足三里は全身強壮の要穴であり，健脾補中・益気扶正をする。神闕・関元・気海は，益気回陽固脱をする。大椎は督脈と諸陽の会穴であり，清熱解毒をし，解熱作用に優れている。曲池・商陽は手の陽明経の合穴と井穴であり，内庭・厲兌は足の陽明経の滎穴と井穴であるが，陽明経は多気多血の経であるので，これらを取穴すれば，陽明経および気分・血分の邪熱を清瀉する。また曲池は，病邪を裏から表へと追い出す。支溝は手の少陽三焦経の腧穴であり，三焦の邪熱を清瀉する。また腑気を瀉して大便を通じさせる作用があり，邪熱を下から排出させる。手の厥陰経の合穴である曲沢と，井穴である中衝，手の少陰経の原穴である神門と，井穴である少衝には，清心涼営の効果があり，これらが協調して作用することによって，心を強化し脈を回復させ，開竅醒脳寧神をする。膈兪は血の会穴であり，血分の邪熱を清瀉するとともに，活血化瘀の効果もある。三陰交は，肝腎および脾胃の陰を補う。太渓は腎陰を補う。足の厥陰肝経の原穴である太衝は，疏肝理気をするとともに，活血消瘀作用がある。

治療効果

　本処方のショックに対する治療効果はきわめて高く，通常の患者であれば，約30分間の治療で，ショック症状は消失する。

症例

患者：鄭○○，女性，42歳。
初診：1973年8月12日
所見：普段から気血が虚弱で，体が羸痩し，息切れと精神疲労がある。昨日食事が適切でなかったため，たびたび嘔吐し，水様便を下した。10分前，トイレで下痢をしたときに，昏倒して人事不省に陥った。顔面蒼白・流れるような冷や汗をかく・呼吸微弱・四肢が氷のように冷たいなどの症状があり，呼んでも応答がなく，脈は細微無力である。陽気が離脱しそうになっている。
治療経過：上記の処方を使用したところ，20分後，冷や汗が減少し，四肢の冷えが軽減した。30分後，冷や汗が止まり，四肢が温かくなって，意識が戻り，ほかの症状も消失した。その後，針を怖がったので，中薬・西洋薬で吐瀉を治療した。3日後に経過観察したが，すでに体は回復していた。

注釈

①ショックはたいへん危険な症候なので，針灸で救急治療すると同時に，できるだけ中西両医学のほかの治療法を併用して，総合的に治療しなければならない。例えば循環血液量減少性ショックには，血液量の補充に努めなければならない。アレルギー性ショックの場合は，抗アレルギー剤を投与するなどである。
②ショック症状消失後も，針灸による弁証論治を続け，病因を除去して治療効果を固める。必要に応じて，中西両医学のほかの治療法を併用して治療を進める。

3　呼吸不全

　呼吸不全とは，肺あるいは肺以外の疾病から引き起こされる呼吸機能の障害である。その結果，無酸素症になったり二酸化炭素貯留を併発したりし，そのために一連の生理機能障害や代謝障害を引き起こす総合的な病症である。おもに咳嗽・喘息・極度の乏力感・顔面部および四肢末梢のチアノーゼなどの

症状が現れ，重症であれば，表情が乏しい・嗜睡・意識朦朧などの症状が現れ，最後には昏睡状態に陥り死亡する。中医学の典籍にこの病名はないが，その発生，発展および転帰の状況から見て，咳喘・哮証・痰飲・水腫・血脈瘀阻・痰濁閉竅・肝風内動・陽微欲絶などに属するものと思われる。

病因病機

呼吸不全は，肺炎・無気肺・肺水腫・肺がん・慢性肺線維症・急性成人呼吸促迫症候群・慢性気管炎・肺気腫・気管支喘息・肺性心などの疾患の，重症段階に多発する。このほか流行性B型脳炎・化膿性脳炎・結核性髄膜炎・百日咳・脳腫瘍・頭蓋内出血・脳血管障害・中毒性痴疾など，多くの頭部疾患・中枢神経に影響を与える疾患・薬物中毒・外傷なども原因となって，呼吸不全が引き起こされる。

中医学の認識では，肺は気と呼吸を主り，気機が昇降出入するための中枢であり，外では皮毛に合するので，六淫の邪が表を襲撃すれば，まず肺が侵される。すると肺は宣降機能を失うので，咳喘が発生する。そして罹病期間が長くなると，肺気が虚損し，脾腎にまで影響を及ぼす。ところが脾は運化を主り生化の源であり，腎は納気を主るので，やはり呼吸に影響を与える。しかも肺は水道を通調し，脾は転輸を主り，腎は開闔を司るので，肺脾腎すべての臓が虚弱になれば，三焦の決瀆機能が失われるので，水湿が氾濫する。また脾が虚せば湿が集まって痰を生ずるので，痰濁が肺竅を塞いだり，痰濁が化熱して肺竅を塞いだりする。また心は営血を主り，肺は衛気を主って血脈をめぐらせるので，肺虚になって気虚気滞になれば，血脈が瘀阻し，その結果必ず心に影響を与える。すると心の血を主る機能が失われ，そのことがまた肺の呼吸機能に影響を与える。もしも温熱の邪毒が燃え上がり，それが長引いて治らなければ，気と陰の両方が損傷され，陰の損傷が陽にも及び，陽気が離脱しそうになる。また熱邪が強くなれば，肝風内動を引き起こす。瘀と熱と結び付いて血絡を焼けば，出血を起こす。

弁証

呼吸不全は，呼吸促迫・口を開け肩で息をする・唇と顔のチアノーゼ・痰が詰まり咳逆するなどを主症状とする。

● 腎気虚・外感風寒（肺機能不全呼吸道感染）：白い痰を喀出する・発熱・悪寒・澄んだ鼻水を流す・頭痛・身痛・足腰がだるい，舌質淡・舌苔薄白，脈浮緊などの症状を伴う。

● 風寒化熱・感受風熱（肺機能不全呼吸道感染の悪化）：発熱・口渇・黄色く粘った痰を喀出する・小便黄赤色・便秘，舌質紅・舌苔薄黄か黄膩，脈浮数か滑数などの症状を伴う。

● 肝風内動（呼吸不全，呼吸性アシドーシスと代謝性アルカローシスの合併症）：煩躁・譫語・支離滅裂なことを言う・手指（足指）の痙攣・全身痙攣，舌質暗・舌苔白膩か黄膩，脈弦細数などの症状を伴う。

● 痰濁閉竅（呼吸不全と肺性脳症の合併症）：のどに喘鳴音がする・澄んだ白い痰を喀出する・支離滅裂なことを言う・意識朦朧・嗜睡・半昏睡や昏睡・チアノーゼ，舌質暗紫色・舌苔白膩，脈滑などの症状を伴う。

● 痰熱閉竅（呼吸不全と肺性脳症の合併症）：黄色く粘った痰を喀出する，舌苔黄膩，脈滑数。

● 熱瘀傷絡：発熱・意識がぼんやりする・皮下に瘀血による紫斑が現れる・吐血・下血，舌質暗紫色・舌苔黄，脈細数などの症状を伴う。

● 脾腎陽虚・水気凌心（呼吸不全と心不全の合併症）：動悸・浮腫・尿量減少・四肢末梢のチアノーゼ，舌質淡紫色・舌苔白滑，脈沈弦か結代などの症状を伴う。

● 陽微欲絶（呼吸不全の重篤な段階）：呼吸が浅い・顔色が暗い・自汗・四肢厥冷・煩躁・不安感・表情が乏しい，舌質暗紫色，脈沈細無力か微で途切れそう。

処方・手技

【基本穴】定喘穴に瀉法抜火罐法。気舎・素髎・水溝・会陰に瀉法。太淵・復溜に補法。内関に平補平瀉法。呼吸不全が寛解するまで，行針を続ける。

● 腎気虚・外感風寒：基本穴に大椎・合谷・風門・列欠を加えて瀉法を施し，30分間置針して，間欠的に行針し，抜針後，艾炷灸か棒灸を加える。

● 風寒化熱・感受風熱：基本穴に大椎・合谷・曲池・尺沢を加えて瀉法を施す。便秘には，さらに支溝・上巨虚を加えて瀉法を施し，数分間行針をして抜針する。

● 肝風内動：基本穴に中衝・少衝・大敦を加え，点刺して出血させ，百会・太衝・陽陵泉を加えて瀉

法を施し，痙攣が止まるまで行針を続ける。
- ●痰濁閉竅：基本穴に中脘・豊隆・天突を加えて瀉法を施し，のどの喘鳴音が消失し呼吸不全が寛解するまで，行針を続ける。
- ●痰熱閉竅：基本穴に十二井穴・厲兌を加え，点刺して出血させる。
- ●熱瘀傷絡：基本穴に大椎・曲池・尺沢・曲沢・血海・膈兪を加えて瀉法を施し，数分間行針をして抜針し，十二井穴・厲兌・大敦を加え，点刺して出血させる。
- ●脾腎陽虚・水気凌心：基本穴に脾兪・腎兪・心兪・神門を加えて補法，陰陵泉・三焦兪を加えて瀉法を施し，30分間以上置針して間欠的に行針をし，抜針後，艾炷灸か棒灸を加える。
- ●陽微欲絶：基本穴に神闕・気海・関元を加えて艾炷灸を施し，足三里・百会を加えて補法を施し，棒灸を加え，呼吸不全が寛解し，病状が安定するまで施術を続ける。

処方解説

定喘穴は，止咳平喘をし喘息症状を寛解する要穴であり，瀉法を施したのち抜火罐法を加えれば，数分以内に喘息が止まることが多い。気舎は足の陽明経の腧穴であり，宗気を調節して呼吸を促す。水溝・素髎・会陰は，呼吸不全の症状改善にたいへん有効であるとともに，開竅して蘇生させ，昏睡に陥るのを予防する。報道によれば，実験的にショック状態においた動物に対してこれら数穴に刺激を与えれば，呼吸が停止したものはもとどおり呼吸を回復し，さらに呼吸が深くかつ速くなるだけでなく，血圧や心拍数を正常に戻すことができるという。したがって呼吸不全のための心血管機能異常や，突然の呼吸停止のために起きた突然の心停止にも適応する。太淵は手の太陰肺経の輸穴であり，土に属するが，「土を補えば金を生ずる」といわれるように，太淵は肺気を補う作用に優れ，肺機能の回復に有効である。内関は手の厥陰心包経の絡穴であり，心に作用して心機能を回復させ，呼吸不全による心機能の異常を防止するのに有効である。腎は気の根源であるので，足の少陰経の経穴である復溜を取穴し補腎納気をすれば，呼吸不全の寛解に有効である。大椎は諸陽経の交会穴で解表作用があり，瀉法で長時間置針し灸を加えれば散寒解表をし，瀉法ですばやく抜針すれば清熱解表をし，解熱効果に優れている。

肺と大腸とは表裏の関係にあり，肺は皮毛を主るので，手の陽明大腸経の原穴である合谷を取穴すれば，発汗解表をし，すばやく抜針すれば清熱解表効果がある。風門は風邪が侵入する門戸であり，足の太陽経の経気を疏通し，風寒を発散して解表をする。列欠は手の太陰経の絡穴であり，宣肺して咳を止めるとともに解表作用がある。曲池は手の陽明大腸経の合穴であるが，陽明経は多気多血の経であるので，これを取穴すれば，陽明気分の邪熱を清瀉し，血分の邪熱に対しても有効であり，また表証があるものには解表もする。尺沢は手の太陰肺経の合穴で水に属し，肺熱を清瀉して止咳平喘をする。支溝は三焦の邪熱を清瀉し，通便を促す作用に優れている。上巨虚は大腸の下合穴であり，胃腸を清瀉して便秘を通じさせる。手の厥陰心包経の井穴である中衝と，手の少陰心経の井穴である少衝は，ともに心火を清瀉して寧心安神をし，醒神蘇厥の効果がある。足の厥陰肝経の井穴である大敦と原穴である太衝は，肝火を清瀉して平肝熄風をする。陽陵泉は八会穴の1つである筋の会穴であり，筋絡を伸びやかにして痙攣を止める。中脘・豊隆は，瀉法で長時間置針すれば和胃消滞・化痰降濁をし，すばやく抜針すれば清熱作用がある。天突は化痰降逆をして止咳平喘をし，すばやく抜針すれば清熱効果が加わる。十二井穴・厲兌は，開竅醒神・清熱瀉火をする。曲沢は手の厥陰経の合穴であり，清心涼営をする。血海・膈兪は清熱涼血止血をするとともに，活血化瘀をする。脾兪は温中健脾をし，水湿を運化する。腎兪は温腎壮陽をし，腎臓が水を主る機能を回復させる。心の背兪穴である心兪と，手の少陰心経の原穴である神門は，心機能の回復を促進することによって，水気が心を凌犯しないようにする。陰陵泉は，醒脾温陽利水をする。三焦兪は三焦の気機を疏通し，温陽利水の効果に優れている。神闕・気海・関元は，益気扶正・回陽固脱をする。足三里は中気を温補するとともに，全身の強壮作用がある。百会は昇陽益気・醒脳蘇厥をする。

治療効果

本処方の呼吸不全に対する治療効果はきわめて高く，通常の患者であれば，30分程度の施術で，呼吸不全症状は寛解する。

症例

患者：魏○○，女性，64歳。
初診：1977年2月21日
所見：慢性気管支炎になって20年余りになるが，最近悪化した。咳嗽が激しく，咳がひどいときには小便を失禁し，澄んだ白い痰を大量に喀出する。また呼吸困難があり，口を開けて肩で息をし，仰向けになって寝ることができないので，昼夜うずくまったまますでに2日になる。ほかに食が進まない・腹脹・泥状便などの症状がある。30分前から突然支離滅裂なことを言い始め，それが断続的に発症する。また呼吸促迫・冷や汗が流れ落ちる・唇や顔が暗紫色である・のどの喘鳴，脈細弱無力などの症状がある。呼吸不全であり，脾腎陽虚に痰濁閉竅を伴ったものであると診断し，急いで上記の処方を使用した。
治療経過：10分後，大量の粘った痰を喀出し，呼吸がしだいに正常になっていった。15分後，唇と顔面部のチアノーゼが正常に戻り，冷や汗が止まり，意識も正常に戻り，ほかの症状も消失した。その後，針灸と中薬・西洋薬とを併用して数日間治療したところ，咳喘などの症状は再発しなくなった。

注釈

①呼吸不全は危険な病症であるので，針灸による救急治療を行うと同時に，できるだけ中西両医学のほかの治療を併用して，救急治療を行わなければならない。呼吸がすでに停止しているものに対しては，すぐに人工呼吸などの救急措置を行う。
②呼吸不全が寛解した後，さらに針灸弁証治療を進め，必要に応じて中西両医学のほかの治療を併用する。
③もしも呼吸停止から心停止に至った場合は，同時に心臓マッサージなどの救急措置を行う。

4 痧症

痧症とは，突然胃腸が脹悶・絞痛し，吐こうとしても吐けず，下そうとしても下せず，頭痛・頭のふらつき・四肢拘急などの症状が現れ，ひどくなると昏厥し，唇と爪がチアノーゼになり，肘窩部と膝窩部に青紫色の静脈が浮き出るなどの臨床症状を特徴とする急性症である。西洋医学の日射病・熱射病・急性胃腸炎・中毒性痢疾・亜硝酸塩中毒・好塩菌食中毒などの疾病で本病症が現れたときには，本病症の弁証論治を参考にすることができる。循環障害・水および電解質の代謝障害・心臓および脳の無酸素症が，本病症のおもな病理変化である。

病因病機

暑熱穢濁の邪毒を感受したり，不潔なものを飲食したりしたときに，体内に積滞があれば，内外の邪が結び付いて経脈に鬱滞し中焦を塞ぐので，胃腸が損傷されて気機が閉塞し，昇降に異常を来して発症する。

弁証

感受する邪によって，痧症には寒熱軽重の区別がある。

● **熱痧**：突然胃腸全体が痛む・吐こうとしても吐けない・下そうとしても下せない・口に酸っぱい腐敗臭がする・発熱・頭痛・四肢がだるい・四肢の拘急，舌質紅・舌苔黄，脈濡数。
● **寒痧**：突然腹部が脹痛する・押したり温めたりするのを喜ぶ・顔面蒼白・精神疲労・息切れ・悪心嘔吐・四肢厥冷して痺れる・唇が青い，舌質淡・舌苔白，脈弦緊か微弱。
● **絞腸痧**：突然腹中が絞痛する・吐こうとしても吐けない・下そうとしても下せない・煩悶・不安感・四肢が痺れて拘急するなどの症状が現れ，ひどくなると唇と爪がチアノーゼになり，四肢厥冷・発汗，脈実で伏などの症状がみられる。

処方・手技

【基本穴】まず曲沢・委中を叩打・押圧し，静脈や瘀血部が浮き出たら，両穴に三稜針で点刺して出血させ，続いて金津穴・玉液穴にも点刺して出血させる。その後，中脘・足三里・内関を取穴して瀉法を施し，痧症症状が寛解するまで行針を続ける。
頭のふらつき・頭痛には，百会・風池・太陽穴（瀉法）を加え，頭のふらつきと頭痛が消失するか明らかに軽減するまで，行針を続ける。昏厥には，水溝・湧泉を加えて瀉法を施し，患者が覚醒するまで行針を続ける。腓腹筋痙攣には，承山・陽陵

- ●熱痧：基本穴に大椎・曲池・合谷・内庭を加えて瀉法を施し，数分間行針をして抜針し，十宣穴・十二井穴・厲兌を加え，点刺して出血させる。
- ●寒痧：基本穴に神闕・気海・関元を加えて艾炷灸を施し，中脘・足三里・内関を加えて棒灸か温針を加える。

処方解説

　曲沢・委中は，悪血を除き痧毒を排泄する要穴である。金津穴・玉液穴にも痧毒を排泄する効果があり，乾嘔が止まらないときにも有効である。中脘は胃の募穴であるとともに六腑の会穴であり，足三里は足の陽明経の合穴であり，ともに胃腸を調整し，積滞を除き，昇清降濁をし，脾胃の運化機能を促進する。また灸を加えれば，温陽散寒作用が強まる。内関は手の厥陰経の絡穴であり，寛胸理気・和胃降逆をする。百会・風池・太陽穴はいずれも頭部の腧穴であり，頭部に作用して，頭のふらつきや頭痛などの病症に有効である。水溝・湧泉は，開竅醒神をする。承山・陽陵泉は舒筋活絡をし，腓腹筋痙攣治療の要穴である。大椎は諸陽経と督脈の交会穴であり，瀉火解毒退熱をする。曲池・合谷は手の陽明大腸経の合穴と原穴であり，内庭・厲兌は足の陽明経の滎穴と井穴であるが，陽明経は多気多血の経であるので，これらを取穴すれば，陽明気分の邪熱と血分の邪毒を清瀉する。十宣穴・十二井穴は清熱瀉火・開竅醒神をし，痧症治療の有効穴である。神闕・気海・関元は元気を補い，温陽散寒をする。

治療効果

　本処方の本病症に対する治療効果はきわめて高く，通常の患者であれば，30分前後の施術で，痧症症状は寛解し，約3回の治療で治癒する。

症例

患者：宋○○，男性，42歳。
初診：1976年8月2日
所見：近頃農繁期で，暑いなか労働をし，食事も不規則なうえに冷たいものばかりを飲んだために，極度の疲労状態にあった。30分前，突然頭のふらつきと頭痛が始まり，胃腸が脹悶して痛み，吐こうとしても吐けず，下そうとしても下せず，短時間昏厥した。ほかに顔面蒼白・息切れ・精神疲労・無汗などの症状があり，腹部を触診してみると冷たく，腹筋の緊張や反跳痛はない。また四肢が冷たく拘急して痺れる・肘窩部と膝窩部および頸部に青筋が浮き出ている・唇が青い，舌質紫，脈弦緊遅などの症状がみられる。寒痧症と診断し，上記の処方を使用した。

治療経過：施術後20分で，頭痛・胃腸の脹痛・四肢の拘急と痺れが消失した。30分後，四肢がしだいに温かくなり，顔と唇の色が正常に戻った。50分後，かすかな頭のふらつきがあり胃腸がやや脹悶する以外には，ほかの症状は消失した。翌日原処方に従いさらに1回施術したところ，諸症状は消失した。1カ月余り後に経過観察したが，治療終了後の再発はなかった。

5　熱中症（熱射病・日射病）

　夏の酷暑と高温によって引き起こされる高熱・発汗・頭のふらつき，さらには悪化したときの昏倒・痙攣などのことであり，中国では中暑・中熱・中暍という。本病症に昏倒・痙攣・四肢厥冷を伴うものは，暑癇・暑風・暑厥・暑痙・暑閉とも呼ばれる。中医学でいう中暑は，西洋医学の中暑と名称が同じであり，臨床症状も似ているので，互いの治療を参考にすることができる。

病因病機

　真夏の酷暑の時期，周囲の気温が高すぎて，暑熱や暑湿穢濁の気を感受すると，邪熱が内鬱して清竅を覆うので，昇降機能と気化作用に異常を来し，陰陽気血のバランスが失われて発症する。暑熱の気の性質は火と同じであるが，火の性質は炎上して急激に燃え上がり，伝変と拡大がきわめて速いので，中暑の発病は急激であり，伝変が速く，邪が心包に内陥しやすい。もともと虚弱である・気血不足・老人や幼児で体力が劣る・太っていて痰湿が多い・飢餓や疲労や睡眠不足で正気が虚している・臓腑機能が失調しているなどの人が邪を感受すると，発症しやすい。

弁証

本病症は，発病が急激である。
- ●中暑陽：高熱・悪寒・発汗・煩躁・口渇して水を大量に飲む・尿量減少して赤い，舌質紅で少津，脈洪大。
- ●中暑動風：高熱・発汗・胸悶・煩躁・突然昏倒する・意識不明・四肢の痙攣，舌質紅で少津，脈洪数か弦数。
- ●暑熱蒙心：高熱・発汗・胸悶・煩躁・突然昏倒する・人事不省・顔色が赤く汚れた感じがする，舌質紅絳，脈洪数。
- ●中暑陰：多くの場合，中暑陽証から転化し，暑熱によって気液が消耗されるので，最初は気陰両虚の症状が現れるが，気虚が顕著である。発熱して発汗するか体が冷えて発汗しない・精神疲労・胸と上腹部の痞悶・飲食減少・泥状便・息切れ・力が出ない，舌質淡・舌苔薄白，脈洪緩か沈遅などの症状がみられる。大量の発汗が止まらなかったり，頻繁に吐瀉したりして気陰の消耗が激しければ，病状はさらに悪化して，気陰両脱になる。すると顔面蒼白・煩躁・不安感・呼吸が浅く促迫する・脂汗・四肢厥逆などの症状が現れ，さらに重症になれば人事不省に陥り，脈が微細になって途切れそうになる。

処方・手技

- ●中暑陽：大椎・曲池・二間・内庭・外関・内関を取穴し，諸穴に瀉法を施し，数分間行針をして抜針し，商陽・厲兌を加え，点刺して出血させる。
- ●中暑動風：中暑陽の取穴に百会・太衝・陽陵泉を加えて瀉法を施し，数分間行針をして抜針し，意識不明のものには，さらに十宣穴・十二井穴を加え，点刺して出血させる。
- ●暑熱蒙心：中暑陽の取穴に十宣穴・十二井穴を加え，点刺して出血させ，労宮・水溝・湧泉を加えて瀉法を施し，患者が覚醒するまで行針を続ける。
- ●中暑陰：気陰両虚は三陰交・太渓に補法を施し，数分間行針をして抜針し，足三里・気海・関元に補法を施し，20分間置針し，間欠的に行針をする。気陰両脱は足三里・気海・関元に刺針後，艾炷灸か棒灸を加える。別に神闕に艾炷灸，命門に艾炷灸か棒灸を施し，水溝・素髎を加えて平補平瀉法を施し，患者の意識が覚醒し，煩躁と発汗が止まり，顔色と呼吸が正常に戻り，四肢が温まって，一定の時間が経過するまで，諸穴に施術を続ける。

処方解説

大椎は諸陽経と督脈との交会穴であり，清暑退熱効果に優れている。曲池・二間・商陽は手の陽明経の合穴・滎穴・井穴であり，内庭・厲兌は足の陽明経の滎穴と井穴であり，外関は手の少陽経の絡穴であり，これらを取穴すれば，暑熱を清瀉する効果がある。内関は清心寧神除煩をする。百会は足の厥陰経と督脈の交会穴であり，太衝は足の厥陰経の原穴であり，これらを取穴すればともに清熱平肝熄風をする。また百会は醒神作用が強い。陽陵泉は舒筋活絡をして痙攣を止める。十宣穴・十二井穴は，開竅醒神・清熱瀉火袪暑をする。労宮は心火を清瀉し，寧神除煩をするとともに，開竅醒神をする。水溝・湧泉は，開竅醒神の要穴である。三陰交は，肝腎および脾胃の陰を補う。太渓は腎陰を補う。足三里は健脾補中益気をし，全身強壮の要穴である。関元・気海は元気を補い，灸を加えれば回陽固脱の効果が強い。神闕の回陽固脱作用も優れている。命門は温腎壮強をし，真火を補う。素髎は神機を調整・制御し，醒神蘇厥をし，特に呼吸機能の回復に有効である。

治療効果

本処方の本病症に対する治療効果はきわめて高く，昏倒・痙攣がある患者は，施術後すぐに覚醒して痙攣が停止する。そのほかの中暑症状も，2～3回の治療ですべて消失し治癒する。

症例

患者：王〇〇，女性，23歳。

初診：1975年7月25日午後1時

所見：もともと体質が弱いのに，カンカン照りのなかを長時間労働をした。まず頭痛・頭のふらつき・目のかすみ・悪心・大汗・口渇・心煩・不安感・顔面紅潮などの症状が現れた。その後突然昏倒し，顔面蒼白になり，流れるような汗をかいた。皮膚は湿って冷たく，脈は細弱で数である。中暑の陰証と診断し，急いで上述の気陰両脱用の処方を使用した。

治療経過：数分後，患者は覚醒した。30分後，しだいに冷や汗が止まり，顔色が正常に戻った。50

分後，わずかに頭のふらつき・悪心・心煩を感じる以外は，ほかの症状は消失し，食事を摂ることができるようになった。針を恐るので，針灸治療をやめ，中薬で予後に対処したところ，翌日には諸症状が消失した。

6　一酸化炭素中毒

　一酸化炭素中毒は，俗称をガス中毒ともいう。軽度の中毒の場合，頭痛・めまい・悪心・嘔吐・動悸・四肢に力が入らないなどの症状が現れ，ひどくなれば短時間昏厥することもある。中・重度の場合は，昏迷・虚脱などの症状が現れ，さらにひどくなれば生命に危険が及ぶ場合もある。また患者が覚醒した後も，精神および神経などに後遺症が残る場合がある。

病因病機

　鉱山・冶金工業・化学工業など，特定の業種の生産過程で，一酸化炭素が発生することがある。またガス発生装置や家庭用ガスからも一酸化炭素が漏れると，空気中の一酸化炭素濃度が過度に高まる。すると一酸化炭素は気道を通って人体に侵入し，ヘモグロビンと結合して一連の反応を起こし，組織酸素欠乏症などの変化を引き起こし，中毒症状を発生させる。中医学では，口鼻から吸入された有毒な気が気血を逆乱させ，臓腑経絡の機能を失調させるために，精神に異常を来し，さまざまな症状を発生させるものと考えている。

弁証

　一酸化炭素中毒の程度は，空気中の一酸化炭素濃度と接触時間とによって左右される。また人体の健康状況（貧血の有無など）や労働強度などの要素とも関係してくる。

● 軽度の中毒：血液中の一酸化炭素ヘモグロビン含有量が10％〜20％の場合，頭痛・めまい・動悸・悪心・嘔吐・四肢に力が入らない・短時間の昏厥などの症状が現れ，新鮮な空気を吸入すれば，症状は急速に消失する。

● 中程度の中毒：血液中の一酸化炭素ヘモグロビン含有量が30％〜40％の場合，軽度の中毒症状が増悪するほかに，皮膚や粘膜がチェリーレッドになり，特に頬部・前胸部・大腿内側が顕著である。また昏迷や虚脱症状があるので，急いで救急措置を施し，新鮮な空気か高気圧酸素を吸入させれば，比較的速く覚醒し，数日以内に回復し，通常後遺症は残らない。

● 重度の中毒：血液中の一酸化炭素ヘモグロビン含有量が50％以上であり，患者は突然昏倒し，重篤なものは昏迷が数時間から数日間続く。高熱や驚厥〔激しい精神的刺激による失神〕が現れ，皮膚や粘膜は時としてチェリーレッドにならず蒼白やチアノーゼになり，四肢の皮膚に大きな水疱や血管神経性浮腫が現れることもある。またしばしば脳水腫・肺水腫・心筋損傷・不整脈・心ブロックなどを併発する。そして深い昏迷から覚醒した後は，一部の患者に神経衰弱や，幻視・幻聴・迫害妄想などの精神異常，振顫麻痺などの錐体外路症状，そのほか単麻痺・片麻痺・失語症・皮質性失明などの脳の病変，皮膚感覚喪失などの末梢神経炎症状などが現れることがある。

処方・手技

【基本穴】素髎・百会・風池・太陽穴・内関・気舎・足三里

● 中・重度の中毒で昏迷が現れたもの：基本穴に十宣穴・十二井穴・水溝・湧泉を加えて瀉法を施し，患者が覚醒し，頭痛・頭のふらつき・悪心・嘔吐などの中毒症状が消失するかほとんど消失するまで，行針を続ける。

● 虚脱で，顔面蒼白・流れるような冷や汗をかく・四肢厥冷・脈微で途切れそうなどの症状があるもの：顔色が好転し，冷や汗が止まり，四肢が温かくなり，虚脱症状が消失するまで，基本穴に補法か平補平瀉法を施し，艾炷灸か棒灸を加え，別に神闕を加えて艾炷灸，気海・関元を加えて補法・艾炷灸を施す。

　そのほか合併症や，振顫・麻痺・皮質性失明など，昏迷から覚醒した後に出現した病症にも，針灸治療を使用することができる。選穴は，振顫証や中風麻痺などを参考にするとともに，弁証論治に重点を置かなければならない。

処方解説

督脈は各陽経を監督して脳に入るので、督脈の素髎・百会・水溝を取穴すれば、醒脳調神作用があり、昏倒・頭痛・頭のふらつきなどの症状に有効である。また素髎・水溝は、呼吸機能や血圧を正常に保つために、特別な作用を発揮する。風池・太陽穴は頭部の局所穴であり、頭痛・めまいなどの症状を急速に寛解する。内関は手の厥陰心包経の絡穴であり、手の少陽三焦経に連絡しているので、これを取穴すれば心機能を調節して回復させ、寧心安神をするとともに、上・中・下焦の気機を疏通して、悪心・嘔吐を寛解させる作用に優れている。気舎は足の陽明経の腧穴であり、これを取穴すれば宗気を補益して呼吸を通じさせる。足三里は足の陽明胃経の合穴であり、脾胃を調節し、昇降機能を正常に戻し、悪心・嘔吐に有効である。しかも陽明経は多気多血の経であるので、これを取穴すれば全身の気血を疏通するが、全身の気血が調和すれば、生体機能の回復に有効である。また補法を施すか灸を加えれば、補中益気扶正をし、全身の強壮作用がある。十宣穴・十二井穴はともに四肢末端にあるが、四肢末端は多くの陰経と陽経が交差する場所であるので、これらを取穴すれば、陰陽を調節し、開竅醒神をする。湧泉も開竅醒神作用に優れている。神闕・気海・関元は、元気を補い、回陽固脱をする。

治療効果

本処方の本病症に対する治療効果は高く、軽度および中程度の中毒患者は、本処方を使用後20分前後で、意識が正常に戻る。重度の中毒患者は、本処方を使用すれば、中毒症状の速やかな消失を促すことができる。

症例

患者：斉〇〇、女性、46歳。
初診：1980年1月17日
所見：昨晩は寒かったので石炭ストーブで湯を沸かしながら暖をとり、特に厳重に戸締まりをした。明け方の4時、同室の2人に、頭のふらつき・頭痛・悪心・嘔吐・胸悶・息が詰まる・精神疲労・無力感・動くことができない・喋ることができないなどの症状が現れた。そこでガス中毒を疑い、急いで隣人を呼び寄せた。我々が到着した際、同室の男性患者は、壁にもたれながら扉を開いて我々を呼び入れたが、その時には、すでに諸症状がやや好転していた。しかし当患者はベッドに寝たまま起きあがることができず、呼吸が促迫していた。室内には煙が充満し、入ると息苦しさを感じたので、急いですべての扉と窓を全開し、軽度の中毒用の処方を使用した。
治療経過：10分後、頭痛・悪心・嘔吐などの症状は消失し、患者は起きあがって座り、問いかけに応じるようになった。30分後、起きて動くとかすかに頭のふらつきがある以外は、ほかの症状は消失した。その夜、経過観察を行ったが、治療後諸症状の再発はなく、すでに家事をしていた。

注釈

①一酸化炭素中毒は危険な病症の1つであるので、中毒になっているのを発見したら、患者をすぐに空気の新鮮な場所に移動させ、保温に注意し、救急治療を行う。また必要に応じて酸素吸入を行い、深刻な中毒患者には、できるだけ早く高圧室での治療を行えるよう条件を整える。
②呼吸不全の患者には、針灸の救急治療を行うと同時に、呼吸不全用の処方（「3．呼吸不全」の項(p.6)を参照）を使用し、必要に応じ人工呼吸を行う。また血圧が低下した場合は、すぐに針灸でショック治療（「2．ショック」の項 p.5)を参照）を行う。
③上述の処置のほかに、必要に応じ中薬・西洋薬や中西両医学の救急治療を併用する。
④重度の中毒患者で、覚醒後後遺症が残った場合は、針灸弁証論治を行う。弁証論治の方法については、精神病・振顫・失明など本書の別項表記に従う。

7 細菌性食中毒

細菌およびその毒素に汚染された食物を摂取することによって引き起こされる中毒性疾患の急性感染を、細菌性食中毒といい、中医学の霍乱・痧症・嘔吐・下痢の範疇に属する。

病因病機

中医学では、本病症は飲食による内傷および季節

第1章　内科病症

の邪気の外感から発生するものと考える。飲食物が不潔であったり、生ものや冷たいもの、瓜や果物ばかりを食べたり、腐敗し変質したものを誤って食べたり、あるいは疫毒・劇症伝染病・穢濁の気などを外感したりすれば、脾胃を損傷して昇降機能が失調し、清陽が上昇せず、かえって濁気が上逆するので、ひどくなれば精神をも犯し、さまざまな症状を発生させる。

弁証

悪心・嘔吐・上腹部の満悶・飲食減少・腹痛・下痢などを主症状とするが、体質や感受した邪気によって、証候が異なる。

- ●湿熱：下してもすっきりしない・激しい便意がある・大便が黄褐色である・便に悪臭がある・膿血が混じる・肛門の灼熱感・尿量減少して赤い・煩熱・口渇、舌苔黄膩、脈滑数か濡数。
- ●寒湿：腹痛拘急・水様便、ひどくなれば水のようになる。また粘液が混じる・頭重・体がだるい・尿量が多く澄んでいる・悪寒・発熱・頭痛・身痛、舌苔白膩、脈濡緩か浮濡緩などの症状が現れる。
- ●食滞：下痢をした後腹痛が軽減する・便に腐敗した卵のような悪臭がある、舌苔垢濁か厚膩、脈滑実。
- ●邪毒熾盛：突然に悪寒戦慄して高熱が出る・煩躁・不安感・激しい頭痛・動悸・頻呼吸・黄疸・腰痛・血尿などの症状があり、ひどくなれば痙攣して昏迷する。舌質紅・舌苔黄、脈数。

処方・手技

【基本穴】中脘・天枢・足三里・陰陵泉・内関
- ●湿熱：基本穴に大椎・曲池・内庭を加えて瀉法を施し、数分間行針をして抜針する。また商陽・厲兌を加え、点刺して出血させてもよい。
- ●寒湿：基本穴に瀉法を施し、30分間置針して間欠的に行針をし、抜針後、艾炷灸か棒灸を加える。悪寒・発熱などの表証があるものは、さらに大椎・合谷を加えて瀉法を施し、30分間置針して間欠的に行針をし、抜針後に艾炷灸か棒灸を加える。
- ●食滞：基本穴に瀉法を施し、20分間置針し、間欠的に行針をする。
- ●邪毒熾盛：基本穴に大椎・曲池・合谷・内庭を加え、頭痛が激しいものはさらに百会・風池・太陽穴を加え、動悸・頻呼吸には曲沢・神門を加え、黄疸には至陽・肝兪を加え、腰痛・血尿には膀胱兪・委中を加え、痙攣には太衝・陽陵泉を加え、諸穴に瀉法を施し、数分間行針をして抜針する。昏迷には、十宣穴・十二井穴を加え、点刺して出血させ、患者が覚醒するまで水溝・湧泉に瀉法を施し、行針を続ける。

処方解説

中脘は胃の募穴で六腑の会穴であり、足三里は足の陽明経の合穴であるので、これらを取穴すれば、和胃降逆・消積化滞をして脾胃を調節する。天枢は大腸の募穴であり、やはり胃腸を調節し消積化滞の効果がある。陰陵泉は足の太陰経の合穴であり、醒脾利湿をする。内関は手の厥陰心包経の絡穴であるが、手の厥陰経と手の少陽経は表裏の関係にあるので、これを取穴すれば中焦に作用して和胃降逆をし、それ以外にも寛胸理気・寧心安神効果がある。上述の諸穴は、すばやく抜針すれば清熱作用があり、長く置針し灸を加えれば温陽散寒効果が加わる。大椎は諸陽の会穴であり、瀉法ですばやく抜針すれば清熱解毒をし、長く置針し灸を加えれば温陽散寒解表をする。各種原因による発熱を治療するための要穴である。曲池・商陽は手の陽明経の合穴と井穴であり、内庭・厲兌は足の陽明経の滎穴と井穴であり、陽明経の邪熱と胃腸の湿熱を清瀉する。また陽明経は多気多血の経であるので、これを取穴すれば、気分および血分の邪熱や疫毒も清瀉する。合谷は手の陽明経の原穴であり、瀉法で長く置針し灸を加えれば祛風散寒・発汗解表をし、瀉法ですばやく抜針すれば、陽明経と気分および血分の邪熱を清瀉する作用に優れている。百会・風池・太陽穴は頭部の腧穴であり、頭痛・頭のふらつきに有効である。曲沢は手の厥陰経の合穴であり、神門は手の少陰経の原穴であり、心営の邪熱を清瀉し、寧心安神をし、心機能の回復に有効である。至陽と肝の背兪穴である肝兪は、肝火を清瀉し、肝機能を正常に戻し、黄疸を消す作用に優れている。膀胱兪は膀胱の背兪穴であり、委中は足の太陽穴経の合穴であり、膀胱の湿熱を清瀉し、腎と膀胱の機能を調節・回復させるので、腰痛と血尿に対しても有効である。太衝は肝火を清瀉し、平肝熄風をする。筋の会穴である陽陵泉は、舒筋活絡をして、痙攣を寛解させる。十宣穴・十二井穴は、清熱瀉火・祛邪除穢・開竅醒神をする。水溝・湧泉は開竅醒神をし、昏迷などを治療する要穴である。

治療効果

本処方の本病症に対する治療効果はたいへん高く，通常の患者であれば，施術後すぐに諸症状が寛解し，2～3回の治療で治癒する。

症例

患者：張〇〇，男性，52歳。
初診：1976年8月2日夕方
所見：正午宴会に参加して3時間後，同席者の多くがほとんど同時に発病した。悪心嘔吐が激しく，嘔吐物は胆汁のようであり，最後には血液混じりの粘液を吐いた。腹痛は耐えがたく，水様便を数回下した。ほかに肛門の灼熱感・小便が黄色い・頭のふらつき・頭痛・煩熱・口渇，舌苔黄膩，脈濡数などの症状がある。湿熱証であり，急いで上記の処方を使用した。
治療経過：刺針後10分で，悪心・嘔吐・腹痛・頭痛が止まった。その後下痢の回数が減少した。翌日の午前中に再診したところ，薄い泥状便・軽い腹張・軽い頭のふらつきなどの症状があったので，原処方を維持し刺針した。翌々日午前，第3診では，大便は正常に戻ったが，舌苔がやや黄膩であった。原処方で再度治療したところ，治癒した。

注釈

細菌性食中毒に対する針灸治療の効果はきわめて良好であるが，重度の中毒で驚厥・昏睡が現れたり，高熱が下がらないものには，中西両医学のほかの療法を併用する。

8 溺水（できすい）

溺水とは，人体が水没することによって，水が気道および肺を充満して塞ぎ，無酸素症・窒息・血流力学および血液生化学上の変化を引き起こした状態をいい，重篤になれば呼吸不全から心停止に至って死亡する。

病因病機

不注意・洪水災害・船の沈没・川や井戸への入水・自殺・水上作業中作業規則を守らなかったなどの原因で落水し，遊泳能力の欠如や何らかの原因で泳げなくなるなどによって発生する。誘発要因としては，次のようなものがある。
- 遊泳時間が長すぎたり過度の換気などから呼吸性アルカローシスが引き起こされ，手足の痙攣が発生する。重症であれば一時的な昏睡が発生して溺水を引き起こす。
- 肢体を動かしすぎたり冷水の刺激などで，痙攣が起きることによって発症する。
- 潜水時間が長すぎて，血液中の酸素飽和度が40％～60％に低下したために，頭のふらつき・頭痛・筋肉の無力感および協調機能と運動機能の障害が出現する。
- 心臓や脳血管の疾患があって遊泳に耐えられなかったり，遊泳時に疾病の発作が起きたりして，発症する。

溺水の基本病理変化は，急性の窒息によって引き起こされた無酸素状態と，そこから発生した循環機能不全と代謝性アシドーシスである。

弁証

- **軽度の溺水**：溺れかけて一時的に呼吸が遮られ，水の中でもがいたときに，少量の水分を吸入したり飲み込んだりして，反射性の無呼吸・血圧上昇・心拍数の増加が起きるが，意識ははっきりしている。
- **中程度の溺水**：溺れてから1～2分後，生体が無酸素状態に耐えきれず呼吸を開始し，水分が気道および食道から体内に入ることで，激しくむせかえり嘔吐する。このときにその喀出物や吐出物が吸入されることによって，さらに気道が塞がれたり，反射性の喉頭痙攣や声門の閉塞が起きたりして，窒息になる。意識が朦朧とし，呼吸が不規則になったり浅くなったりし，血圧が低下し始め，徐脈が現れ，反射が減退する。
- **重度の溺水**：溺れてから3～4分後，患者の顔面部がチアノーゼになって腫脹し，眼が充血し，鼻腔と口腔，気管に血液混じりの泡沫が充満し，煩躁・不安感・肢体が氷のように冷たいなどの症状が現れる。また痙攣・肺部に播種性湿性ラ音が聞かれる・心音が弱くなるか不整脈になる・心室細動があって心音が消失する・胃に水が溜まって胃拡張になり上腹部が膨張するなどの症状を伴うこ

ともある。ひどくなれば，通常呼吸がまず停止し，続いて心拍が停止し，瞳孔が散大する。これを臨床的な死亡とする。

処方・手技

溺水は一刻の猶予も許されない危険な病症であり，一分一秒を争って救急治療を行わなければならない。刺針に先立っては，以下のような措置を行う。

すぐに口腔や鼻腔内の砂や泥，泡沫を掻き出し，舌を引き出して，気道を確保する。次には，迅速に水を吐き出させる。方法は，患者を伏臥させ，腰腹部を高くして頭を下げさせ，手で背部を押して気道と胃の中の水を吐き出させる。もしもすでに呼吸が停止している場合は，すぐに人工呼吸を行い，条件が整えば気管挿管や酸素吸入を行う。心臓も停止している場合は，同時に心臓マッサージなどを行い，至急心拍の回復をはかる。

そして同時に，以下の処方を施す。十宣穴・十二井穴に点刺して出血させ，患者の呼吸と心臓の拍動が正常に戻り，意識が覚醒するまで，水溝・素髎・気舎・会陰・湧泉・太淵・内関・足三里・豊隆に瀉法を施し，行針を続ける。顔面蒼白で四肢が氷のように冷たく，血圧の上昇が遅れ，なかなか回復しない場合は，血圧と顔色が正常に戻り，四肢が暖まるまで，神闕・関元・気海を加えて艾炷灸か棒灸，百会を加えて棒灸を施す。

処方解説

十宣穴・十二井穴・水溝・素髎・会陰・湧泉は，いずれも開竅醒神をする。水溝・素髎はまた血圧を上昇させる。水溝・素髎・会陰は呼吸機能の回復を助ける。気舎は宗気を調整し，呼吸不全に有効である。太淵は手の太陰肺経の原穴であり，肺に作用して肺機能の回復に有効である。手の厥陰心包経の絡穴である内関は，心筋の血流を改善し，心拍数を調節し，心機能を回復させるとともに，血圧を調節・回復させる作用がある。足三里は足の陽明経の合穴であり，脾胃を調節し，胃腸機能を回復させるとともに，回陽九針穴の１つでもある。しかも陽明経は多気多血の経であるので，これを取穴すれば，全身の気血を調節し，全身機能の回復に有効である。豊隆は足の陽明経の絡穴であり，脾胃の調節機能に優れ，化痰降濁の要穴である。神闕・気海・関元は，益気固脱・回陽救逆をする。百会は昇陽益気・醒脳復蘇をする。

治療効果

本処方の本病症に対する治療効果は高く，通常の患者であれば，30分前後の施術で，呼吸・脈拍・意識などが正常に戻る。

症例

患者：張○○，男児，4歳。
初診：1975年5月17日
所見：遊んでいるときに，うっかりして池に落ちてしまい，数分後ようやく人に引き上げられた。患児は意識不明で呼吸が停止し，心拍がきわめて弱く，四肢が氷のように冷たく，全身の皮膚が暗紫色で，上腹部が明らかに膨らんでいた。
治療経過：急いで腹部を1人の肩に乗せ，頭を下げさせて背部を叩き，すぐに上記の処方を使用した。2分間行針をしたところ，肺と胃に溜まっていた大量の水が出，患児はむせた後，さらに口から大量の水っぽい涎を吐き出し，それとともに呼吸が回復した。さらに行針を続けたところ，10分後皮膚がしだいに黄白色になって赤みがさしてきた。患児に臥位をとらせて行針を続けたところ，30分後，四肢がしだいに温まり，泣き出した。6時間後，経過観察したが，軽い咳・食欲不振・眠い・無力感のほかは，すべて正常だった。

注釈

① 本病症の救急治療には，まず患者の気道を確保することに留意し，至急水を吐き出させなければならない。呼吸および心拍が停止しているものは，患者を確実に救うために，針治療と同時に人工呼吸と心臓マッサージを行うとともに，できる限り中西両医学のほかの治療などを併用する。
② 呼吸と心拍がほぼ回復したら，肺水腫や気管支痙攣などに対しても，針灸弁証論治を行う。

第2節

外感病症

1 感冒

　感冒は，傷風・冒風とも呼ばれ，風邪が人体に侵入することによって引き起こされる疾病である。臨床においては，頭痛・鼻づまり・鼻水・くしゃみ・悪寒・発熱・脈浮などを主症状とする。通常罹病期間は3～7日であり，全病程において伝変は少ない。病状が重く，一時期に広範囲に流行し，その多くの症候が類似している場合は，流行性感冒である。
　西洋医学でいう上気道感染は感冒の範疇に属し，インフルエンザは流行性感冒の範疇に属する。

病因病機

　本病症は，六淫や流行性ウイルスが肺衛皮毛を侵すことによって発生する。なかでも風は六淫の筆頭にあげられ，風邪が主因である。ただし季節によって，風はその時期の邪気と結びついて人体を損傷することが多い。冬であれば風寒，春であれば風熱が多く，夏であれば暑湿を伴い，秋は燥気を伴い，梅雨の季節は湿邪を伴うことが多い。ただし通常は風寒と風熱が最も多くみられる。もしも体質が弱く衛表が堅固でなければ，虚した体で邪を感受することになる。もともと陽虚であれば風寒を感受しやすく，陰虚であれば風熱・燥熱を感受しやすく，痰湿が多いものは外湿を感受しやすい。

弁証

　頭痛・鼻づまり・鼻水・くしゃみ・悪寒・発熱・脈浮を主症状とする。
● 風寒：悪寒が強く発熱が軽い・頭痛・無汗・四肢の関節が痛だるい・鼻づまり・声が低い・ときどき澄んだ鼻水が出る・のどの痒み・咳嗽・うすく白い痰を喀出する・口渇はないかあっても熱いものを飲みたがる，舌苔薄白で潤いがある，脈浮か浮緊。湿を伴うものは，身熱不揚・何かに包まれたような頭脹感がある・四肢および体幹部が重く痛だるいなどの症状を伴う。もともと脾の運化機能が弱く体内に湿が多いところに風寒を感受したものは，胸悶・悪心・納呆，舌苔膩などの症状を伴う。
● 風熱：発熱・軽い悪風寒・発汗・鼻づまり・濁った鼻水が出る・頭痛・黄色く粘った痰を喀出する・口が乾いて水を飲みたがる・のどの腫痛，舌苔薄黄，脈浮数。暑邪を伴うものは，発熱と発汗が続く・口渇・心煩・小便黄赤色，舌苔黄膩などの症状がみられる。
● 表寒裏熱：発熱・悪寒・無汗・頭痛・四肢および体幹部が痛だるい・鼻づまり・声が低い・のどの腫痛・粘った痰を喀出する，舌苔薄白か薄黄，脈浮数。
● 気虚・感受風寒：悪寒・発熱・熱の勢いは強くないがときどき悪寒がある・頭痛・鼻づまり・白い痰を喀出する・声が低く弱い・倦怠感・息切れ，舌質淡・舌苔薄白，脈浮無力。
● 陽虚・感受風寒：繰り返し悪寒が襲ってくる・発熱・無汗か自汗・発汗すると悪寒が増悪する・頭痛・関節の冷痛・顔色䀇白・声が低くて弱い・四肢厥冷，舌質淡胖・舌苔白潤，脈沈細無力。
● 血虚・感寒：悪寒・発熱・頭痛・無汗か汗は少ない・顔や唇や爪の色に艶がない・頭のふらつき・動悸，舌質淡・舌苔白，脈浮細無力か浮で結代。
● 陰虚・感受風熱：発熱・軽い悪風寒・無汗か微汗・頭痛・乾咳・少量の痰が出る・心煩・口とのどの乾燥・手掌部と足底部の熱，舌質紅・舌苔少，脈浮細数。

処方・手技

【基本穴】大椎・合谷・風門・列欠に瀉法。
● 風寒：基本穴に30分間置針し，間欠的に行針をする。抜針後，艾炷灸か棒灸を加える。風寒が湿邪を伴い皮毛に留まったものには，さらに外関を加えて瀉法を施し，30分間置針して間欠的に行針をし，抜針後，棒灸か艾炷灸を加える。脾胃に湿があり風寒表証を伴うものには，陰陵泉・三焦兪を加えて瀉法を施し，20分間置針し，間欠的

第1章　内科病症

に行針をする。
- ●風熱表証：基本穴に尺沢を加えて瀉法を施し，諸穴に数分間行針をして抜針し，少商を加え，点刺して出血させる。暑邪を伴うものには，曲池・神門・三焦兪を加えて瀉法を施し，諸穴に数分間行針をして抜針する。
- ●表寒内熱：基本穴に瀉法を施し，30分間置針し，間欠的に行針をする。抜針後，艾炷灸か棒灸を加える。別に尺沢・内庭を加えて瀉法を施し，数分間行針をして抜針し，少商・厲兌を加え，点刺して出血させる。
- ●気虚・感受風寒：基本穴に瀉法を施し，30分間置針し，間欠的に行針をする。抜針後，艾炷灸か棒灸を加える。別に気海・足三里を加えて補法を施し，20分間置針し，間欠的に行針をする。
- ●陽虚・感受風寒：基本穴に瀉法を施し，気海・関元・命門・復溜を加えて補法を施し，諸穴に30分間置針し，間欠的に行針をする。抜針後，艾炷灸か棒灸を加える。
- ●血虚・感寒：基本穴に瀉法を施し，足三里・三陰交・膈兪を加えて補法を施し，諸穴に30分間置針し，間欠的に行針をする。抜針後，艾炷灸か棒灸を加える。
- ●陰虚・感受風熱：基本穴に瀉法を施し，三陰交・太渓を加えて補法を施し，諸穴に数分間行針をして抜針する。

処方解説

大椎は諸陽の会穴であり，合谷は手の陽明大腸経の原穴であり，風門は足の太陽穴経の腧穴であり，いずれも祛風解表効果がある。また瀉法で長時間置針し灸を加えれば散寒作用があり，瀉法ですばやく抜針すれば清熱作用が加わる。列欠は手の太陰経の絡穴であり，宣肺解表止咳をし，瀉法で長時間置針し灸を加えれば肺寒を温めて散逸させ，瀉法ですばやく抜針すれば肺熱を清瀉する効果が加わる。外関は手の少陽三焦経と陽維脈の交会穴であるので，長時間置針し灸を加えれば散寒解表をするとともに，三焦および表裏内外の気機を疏通して湿邪を発散させる。陰陵泉は足の太陰経の合穴であり，醒脾利湿をする。三焦兪は三焦の背兪穴であり，瀉法で長時間置針すれば三焦の気機を疏通し，水道を通調して湿を除く。また瀉法ですばやく抜針すれば清熱作用があり，体内を塞ぐ暑湿邪熱を小便から排出する。

尺沢・少商は肺熱を清瀉するとともに，少商は利咽止痛効果が大きい。曲池は暑熱の邪を疏泄散逸させ，外へと追い出す。手の少陰心経の原穴である神門は，清心祛暑・寧神除煩をする。内庭・厲兌は，陽明経および脾胃の邪熱を清瀉する。気海・関元は元気を補い，灸を加えれば陽気を温補する作用に優れている。足三里は脾胃を健やかにして気血を生化し，全身強壮の要穴である。命門・復溜は腎陽を温め，真火を補う。三陰交は，補法で長時間置針すれば，脾胃を健やかにして気血を生化するとともに，肝血と腎精を補う。また補法ですばやく抜針すれば，肝腎および脾胃の陰を補う作用が中心になる。太渓は腎陰を補う。

治療効果

本処方の本病症に対する治療効果はきわめて高く，通常の患者であれば，約3回の治療で治癒する。

症例1

患者：田○○，男性，21歳。
初診：1981年3月9日
所見：腰と膝がだるい・不眠・多夢・遺精，舌質紅・舌苔少，脈細でやや数などの症状があったが，2クールの針治療で好転していた。昨日から発熱・軽い悪寒・軽い発汗・鼻づまり・濁った鼻水が出る・のどが乾燥して痛むなどの症状が始まった。陰虚で風寒を感受したのである。
治療経過：上記の処方を1回使用したところ，悪寒・発熱などの症状は好転したが，まだ鼻水が多い。そこで迎香・鼻通穴を加えて瀉法を施し，すばやく抜針し，さらに3回治療したところ，外感の諸症状は消失し，ほかの症状も明らかに軽減した。その後，太渓・三陰交・腎兪を加えて補法，神門・内関を加えて平補平瀉法を施し，諸穴に数分間行針をして抜針し，毎日1回のペースで，さらに10回余り治療したところ，もともとあった不眠や多夢などの症状もすべて消失した。

症例2

患者：楊○○，女性，37歳。
初診：1973年11月11日
所見：産後の出血が多く，体がなかなか回復しないところに，さらに風寒を感受した。悪寒が強い・発熱・無汗・頭痛・身痛・軽い咳・くしゃみ・鼻

づまり・顔色に艶がない・すぐに驚いては動悸がする・多夢，唇と舌質淡，脈浮細無力などの症状がある。血虚で風寒を感受したのである。

治療経過：上記の処方を使用したところ，1回でやや効果があった。2回目以降，悪寒・発熱と咳嗽は消失し，身痛も軽減したが，まだ驚いては動悸がし，澄んだ鼻水が止まらない。神門を加えて補法，迎香・鼻通穴を加え瀉法・棒灸を施し，さらに3回施術したところ，外感症状はすべて消失した。その後，原処方から合谷・外関・大椎を除き，神門を加えて補法を施し，さらに10回余り治療したところ，食事量がおおいに増加し，驚いて動悸がするようなことはなくなり，顔にしだいに赤みがさし，潤いが出てきた。

2 風温

　風温とは，風熱の病邪を感受することによって発症する，急性の外感熱病であり，一年中発生する可能性はあるが，冬と春に多い。初期には，発熱・軽い悪風寒・咳嗽・軽い口渇などの肺衛症状がみられることが多い。
　西洋医学の，インフルエンザ・急性気管支炎・大葉性肺炎・ウイルス性肺炎・流行性髄膜炎など，ある種の呼吸器系急性伝染病や感染性疾患は，本病症の弁証論治を参考にすることができる。

病因病機

　風熱病邪が本病症の発病原因であり，春に気候が温暖になったときに，もともと体が虚弱であれば，この邪を感受して発病しやすい。風温の病邪は，口鼻から侵入することが多い。肺衛は上部にあってまず攻撃を受けるところなので，本病症の初期には肺衛証が現れることが多い。肺は気を主って衛に属し，皮毛に合するが，正邪が争えば，肺気が鬱滞して宣通せず，皮毛腠理の開闔機能が失調するので，咳嗽・発熱・軽い悪風寒などの症状が現れる。もしも肺衛が治らなければ，裏に順伝して胃に至る場合と，心包に逆伝する場合とがある。邪熱が胃に入れば，陽明熱盛証か熱結腸腑証が出現し，心包に逆伝すれば，昏倒・譫妄などの症状が現れる。このほか疾病過程中には，邪熱が肺を壅いだり熱が血絡に入るなどの証が出現する。末期になって陰液が消耗すれば，肺胃陰傷証になることが多い。

弁証

- **邪襲肺衛**：発熱・軽い悪風寒・頭痛・無汗か発汗が少ない・咳嗽・胸悶・胸痛・のどが乾いたり痛んだりする・軽い口渇，舌辺と舌尖が紅い・舌苔薄白，脈浮数。
- **熱鬱胸膈**：発熱・心煩・心窩部の灼熱感・嘔逆・いてもたってもいられない，脈やや数。
- **熱熾胸膈で軽い腑実を伴う**：発熱・煩躁・不安感・胸膈部の灼熱感・唇とのどの乾燥・口渇・便秘，舌質紅・舌苔黄色か黄白色で潤いがない，脈滑数。
- **痰熱結胸**：顔面紅潮・発熱・口渇して冷たいものを飲みたがる・水を飲んでも口渇が消えない・水を飲むと嘔吐する・胸と上腹部の痞満・胸を押えても痛みはない・黄色く粘った痰を喀出する，舌苔黄滑，脈洪滑。
- **邪熱壅肺**：発熱・発汗・煩渇・咳喘・黄色く粘った痰を喀出する・胸悶・胸痛，舌質紅・舌苔黄，脈数。
- **陽明経熱**：壮熱・顔面紅潮・悪熱・大量の発汗・心煩・口渇して冷たいものを飲みたがる，舌苔黄燥，脈洪大か滑数。
- **陽明腑実**：夕方の潮熱・ときどき譫語する・便秘か水様便・腹部脹満・脹満部を押すと硬くて痛みがある・肛門の灼熱感，舌苔黄燥・ひどくなれば舌苔灰黒色で燥，脈沈有力。
- **熱灼営陰**：夜に熱が上がる・心煩・暴れる・ひどくなるとときどき譫語する・ぼんやりとした斑疹が出る・口渇はあまりひどくない，舌質紅絳・舌苔無，脈細数。
- **熱陥心包**：全身の灼熱感・昏倒して譫語したり人事不省に陥って喋れなかったりする・舌巻・四肢厥冷，舌質絳か紫で少津か芒刺がある，脈沈細数。
- **余熱未尽・肺胃津傷**：熱は高くないか平熱・乾咳・痰はないか少なくて粘る・口が乾いて口渇がある，舌質紅・舌苔少乏津，脈細。

処方・手技

【基本穴】大椎・曲池
- **邪襲肺衛**：基本穴に合谷・外関・列欠を加えて瀉

- ●熱鬱胸膈：基本穴に外関・内関・膈兪を加えて瀉法を施し，数分間行針をして抜針する。
- ●熱熾胸膈で軽い腑実を伴う：基本穴に合谷・内関・支溝・膈兪・天枢・大腸兪を加えて瀉法を施し，数分間行針をして抜針し，厲兌を加え，点刺して出血させる。
- ●痰熱結胸：基本穴に内関・中脘・豊隆を加えて瀉法を施し，数分間行針をして抜針する。
- ●邪熱壅肺：基本穴に合谷・尺沢・肺兪・胃兪を加えて瀉法を施し，数分間行針をして抜針し，少商・厲兌を加え，点刺して出血させる。
- ●陽明経熱：基本穴に二間・内庭・胃兪を加えて瀉法を施し，数分間行針をして抜針し，厲兌を加え，点刺して出血させる。
- ●陽明腑実：基本穴に大腸兪・天枢・上巨虚・支溝・内庭を加えて瀉法を施し，数分間行針をして抜針し，商陽・厲兌を加え，点刺して出血させる。
- ●熱灼営陰：基本穴に郄門・神門・曲沢・膈兪・二間・外関を加えて瀉法を施し，数分間行針をして抜針する。別に太渓・三陰交を加えて補法を施し，数分間行針をして抜針する。
- ●熱陥心包：基本穴に神門・少府・大陵・労宮・豊隆・太衝を加えて瀉法を施し，数分間行針をして抜針する。また十宣穴・十二井穴を加え，点刺して出血させ，水溝・湧泉を加えて瀉法を施し，患者が覚醒するまで行針を続ける。
- ●余熱未尽・肺胃津傷：基本穴に平補平瀉法を施し，肺兪・胃兪・三陰交を加えて補法を施し，諸穴に数分間行針をして抜針する。

処方解説

大椎は督脈と手足の各陽経との会穴であり，各経の邪熱を清瀉し，表証があるものには解表をし，発熱治療の要穴である。また平補平瀉法ですばやく抜針すれば，表裏内外の余熱を清瀉する。手の陽明経と手の太陰経は表裏の関係にあり，肺は衛に属して皮毛を主るので，手の陽明経の合穴である曲池を取穴すれば，肺衛の表証を治療し，肺熱証・陽明経熱証および腑実証にも効果がある。しかも陽明経は多気多血の経であるので，瀉法ですばやく抜針すれば，営分と血分の熱毒を清瀉する。平補平瀉法ですばやく抜針すれば，温病の表裏内外および気分・血分の余熱を清瀉する。陽維脈は陽と表を主るので，陽維脈と手の少陽の交会穴である外関を取穴すれば，三焦の鬱熱を清解・宣通し，透邪して表から追い出す。肺兪は肺の背兪穴であり，瀉法ですばやく抜針すれば肺熱を清瀉するとともに，宣肺解表・化痰止咳作用がある。補法ですばやく抜針すれば，肺陰を補う作用が中心になる。内関は手の厥陰心包経の絡穴であり，心胸部の邪熱を清瀉し，寛胸利膈・和胃降逆・寧神除煩をする。膈兪は寛胸利膈をし，胸膈部と血分の邪熱を清瀉するとともに，活血化瘀をする。支溝は三焦の気機を疏通するとともに，排便を促すための有効穴である。大腸兪・天枢は大腸の兪穴と募穴であり，腑熱を清瀉し便秘を通じさせる作用がたいへん強い。厲兌は足の陽明経の井穴であり，陽明経および胃腸の邪熱を清瀉する。中脘・豊隆は清熱化痰・和胃消滞をする。尺沢・少商は手の太陰経の合穴と井穴であり，ともに肺熱を清瀉する。胃兪は胃の背兪穴であり，瀉法ですばやく抜針すれば胃火を清瀉し，補法ですばやく抜針すれば胃の陰津を補うとともに，和胃安中扶正をする。滎穴は身熱を主るので，手の陽明経の滎穴である二間と足の陽明経の滎穴である内庭を取穴すれば，陽明経の熱証を治療するのに非常に適している。上巨虚は大腸の下合穴であり，商陽は手の陽明経の井穴であり，ともに腸熱を清瀉する。上巨虚は大便を通じさせる作用もある。手の少陰経の原穴である神門と手の厥陰経の郄穴である郄門，合穴である曲沢は，清心涼営・寧心安神をする。熱が営陰を焼くという証に対しては，足の少陰の原穴である太渓と足の三陰の交会穴である三陰交を取穴すれば，陰津を補う。葉天士が「営に入れば透熱転気する」と述べているように，熱が営陰を焼くという証に対しては，さらに手の陽明経の二間・合谷・曲池，および陽維脈と手の少陽経の交会穴である外関を取穴して清熱解毒し，病邪を気分に転入させ，外へ追い出す。手の少陰経の少府と手の厥陰経の大陵・労宮は，心熱を清瀉し涼営解毒をする作用がある。太衝は肝火を清瀉し，平肝熄風をする。十宣穴・十二井穴は清熱瀉火解毒・開竅醒神蘇厥をする。水溝・湧泉も開竅醒神の要穴である。

治療効果

本処方の本病症に対する治療効果はきわめて高く，通常の患者であれば，3～5回の治療で治癒する。

症例 1

患者：張○○，男性，28歳。
初診：1972年3月13日
所見：外感病で発熱・悪寒が始まってすでに数日が経ち，中薬治療も受けた。昨日から微熱が出始め，悪寒はなく，心胸部の煩熱・居ても立ってもいられない・ときどき嘔吐する，舌苔微黄，脈やや数などの症状がある。風温病の気分の軽症であり，熱が胸膈に鬱滞している。
治療経過：清宣疏透を目標にし，上記の処方を使用した。1回の針治療で，熱が下がり煩悶はなくなったが，まだ舌苔がやや黄色く，胸中に軽い窒息感があり，余熱がまだ除去しきれていない。原処方に従いもう1度施術した。2日後に経過観察したが，諸症状は消失して治癒し，その後の再発はなかった。

症例 2

患者：張○○，男児，3歳。
初診：1972年3月5日午前10時
所見：温邪が侵入し，発熱・頭痛があり，後頸部がこわばって痛む。すでに中薬・西洋薬による治療も行っている。家長が代わりに訴えるところによれば，3日前から，熱は昼間は比較的低いが，夜に高くなり，煩躁して泣き叫び，なかなか寝つかない。寝入れば寝言を言い続け，ときどき譫語し，うっすらと斑疹が出ている。舌質絳紅で乏津，脈細でやや数。指紋が紫色である。邪熱が営分に入っているので，急いで上記の処方を使用した。
治療経過：刺針後30分で，煩躁は止まり，すぐに寝つき，寝言もなくなった。午後4時に再診したところ，熱はやや下がり，譫語もなくなっていた。原処方を守り，もう1度刺針した。夜間に熱がかなり下がり，元気が出てきた。さらに1回刺針したところ，翌日の朝6時，熱はほとんど消失し，意識も正常に戻り，食欲が出てきた。その後，毎日2回刺針したところ，3日後にはすっかり熱が下がり，斑疹は消失し，起き出して遊べるようになった。刺針を1日1回に変え，残りの邪気を除去した。さらに10回余りの治療で，諸症状が消失し，食事も正常に戻り，しだいに健康を回復していった。

3 湿温

湿温とは，湿熱の邪気を感受することによって引き起こされる外感熱病である。おもな臨床症状は，発熱が続く・胸痞・体が重い，舌苔膩などである。疾病は中焦脾胃が中心であり，夏秋に多発する。

病因病機

もともと脾胃が虚弱だったり，飲食の不摂生により脾胃を損傷すると，運化機能が失調し，内湿が集まって停滞する。さらに夏秋の雨で湿度が高くなり気候が暑くなれば，人は湿熱に蒸されたような状態になる。すると外界の湿熱の邪が虚に乗じて入り，内湿と結合して本病症を醸成する。湿温病の発生する季節や症候，臨床上の特徴から見て，本病症には，西洋医学の夏のインフルエンザ・腸チフス・パラチフス・レプトスピラ症・流行性B型脳炎などの一部の類型，およびそのほか急性熱病で湿熱症状のあるものが含まれる。

弁証

● 湿遏衛陽：身熱不揚・悪寒・無汗・頭重感・胸痞・口渇はないかあっても水を飲みたがらない・筋肉の煩痛・四肢がだるい，舌苔白膩，脈濡。
● 気分証で湿が熱より強い：熱が上がったり下がったりする・午後に熱が高くなる・頭と体が重い・胸と上腹部の痞悶・腹脹・泥状便・口渇があっても水を飲みたがらない・尿量減少して混濁する，舌苔白膩か黄色が混じる，脈濡。
● 気分証で湿熱がともに強い：熱がしだいに高くなる・発汗するが治らない・意識が昏迷したり覚醒したりする・口渇するがあまり水を飲みたがらない・心煩・胸痞・悪心・嘔逆・黄疸・泥状便ですっきり出ない・尿量減少して赤い・白い水疱ができる，舌質紅・舌苔黄膩，脈滑数。
● 気分証で熱が湿より強い：壮熱・顔色が赤い・口渇して水を飲みたがる・大量の発汗・呼吸が荒い・上腹部の痞え・体が重い，舌苔黄色でわずかに膩，脈洪大。
● 気分証で湿熱が燥に変わった：壮熱・顔面紅潮・煩渇・大量の発汗・呼吸が荒い・潮熱・譫語・腹

満・便秘・舌苔黄厚焦燥, 脈沈実有力。
- **熱入営分**: 夜に熱が上がる・心煩・不安感・譫語したり意識不明で喋れなかったりする・手足の痙攣・うっすらと斑疹が出る, 舌質絳・舌苔少, 脈細数。
- **熱入血分**: 灼熱感・暴れる・突然の腹痛・鮮血を下血する・吐血・衄血。出血過多で脱証が出現したものは, 突然熱が下がる・顔面蒼白・頻呼吸・発汗・四肢の冷え, 舌質淡で艶がない, 脈微細で速いなどの症状が現れる。
- **湿温の後期で湿熱は除かれたが生体の虚損が回復せず陽気が損傷された**: 顔面と四肢の浮腫・精神疲労・形寒, 脈微無力などの症状が現れる。脾気虚弱では, 食が進まない・泥状便・倦怠感・力が出ないなどの症状が現れる。陰液が消耗すれば, 微熱がとれない・頬が紅い・盗汗・のどの乾き, 舌質紅・舌苔少などの症状が現れる。

処方・手技

【基本穴】大椎・曲池・肺兪・脾兪・陰陵泉・内関・中脘・三焦兪・膀胱兪
- **湿遏衛陽**: 基本穴に合谷・外関を加えて瀉法を施し, 20分間置針し, 間欠的に行針をする。
- **気分証で湿が熱より強い**: 基本穴に瀉法を施し, 10分間置針し, 間欠的に行針をする。
- **気分証で熱が湿より強い**: 基本穴に瀉法を施し, 二間・内庭を加えて瀉法を施し, 諸穴に数分間行針をして抜針し, 商陽・厲兌を加え, 点刺して出血させる。
- **気分証で湿熱が燥に変わった**: 基本穴から脾兪・三焦兪・膀胱兪・陰陵泉を除き, 天枢・大腸兪・上巨虚・支溝・内庭を加え, 諸穴に瀉法を施し, 数分間行針をして抜針し, 商陽・厲兌を加え, 点刺して出血させる。
- **熱入営分**: 大椎・曲池・外関・二間・郄門・神門・膈兪を加えて瀉法, 太渓を加えて補法を施し, 諸穴に数分間行針をして抜針する。ときどき譫語したり昏倒して喋れなかったりするものは, さらに十宣穴・十二井穴を加え, 点刺して出血させ, 水溝・湧泉を加えて瀉法を施し, 患者が覚醒するまで行針を続ける。痙攣には, 太衝・陽陵泉を加えて瀉法を施し, 数分間行針をして抜針し, 大敦を加え, 点刺して出血させる。
- **熱入血分**: 大椎・曲池・膈兪・神門・太衝を加えて瀉法を施し, 諸穴に数分間行針をして抜針し, 中衝・厲兌・大敦を加え, 点刺して出血させる。出血過多で脱証が現れたものは, 急いで神闕・気海・関元を加えて艾炷灸, 水溝を加えて平補平瀉法を施し, 脱証症状が消失するまで, 行針と施術を続け, その後さらに弁証論治する。
- **湿温病の後期で陽気が損傷した**: 脾兪・腎兪・命門・復溜を加えて補法を施し, 30分間置針し, 抜針後, 艾炷灸か棒灸を加える。脾気虚弱のものには, 脾兪・足三里・陰陵泉を加えて補法を施し, 20分間置針し, 間欠的に行針をする。陰液が消耗したものには, 三陰交・太渓を加えて補法を施し, 数分間行針をして抜針する。

処方解説

大椎は督脈と手足の各陽経との交会穴であり, 表邪を疏泄解散し, 瀉法ですばやく抜針すれば清熱作用が加わり, 湿温病の発熱を治療する要穴である。曲池は手の陽明大腸経の合穴であり, 解表効果がある。また陽明経は多気多血の経であるので, 気分・血分の邪熱を清瀉し, やはり湿温病の発熱を治療する要穴である。肺兪は肺気を宣降し水道を通調する。脾兪・陰陵泉は, 瀉法では醒脾運湿をし, 内関は寛胸理気をし, 中脘は和胃消滞をし, 三焦兪は上・中・下焦の気機を疏通して化湿し, 膀胱兪は膀胱の気機を調節して利湿し, これらの各穴が共同で作用することによって, 気機を宣暢し, 表裏の湿を内外に分解するという絶妙の働きをする。またすばやく抜針すれば, 清熱効果もある。湿遏衛陽証には, 手の陽明大腸経の原穴である合谷と, 手の少陽三焦経と陽維脈の交会穴である外関を取穴すれば, 表邪を疏泄解散させる作用を強化する。湿が熱より強いものは, 諸穴への置針時間を長くすれば, 化湿作用を強化することができる。『内経』に「熱すればすなわちこれを疾(はや)くす」という言葉があるが, 湿熱ともに強いものは, 諸穴からすばやく抜針すれば, 清熱作用が強まる。熱が湿より強いものは, 手の陽明経の滎穴である二間と井穴である商陽, 足の陽明経の滎穴である内庭と井穴である厲兌を加えれば, 清熱作用が強まる。湿熱が燥に変わったものと, 熱が営血に入ったものに脾兪・三焦兪・膀胱兪・陰陵泉に瀉法を施せば, 利湿利水をして燥熱を悪化させるので, 使用しない。湿熱化燥には, 天枢・大腸兪・上巨虚・支溝を加えて清熱通便をし, 急いで下して陰

を温存する。また「営に入れば透熱転気する」ので，大椎・曲池・二間・外関も取穴する。郄門・神門は，清心涼営・寧心安神をする。膈兪は清熱涼血をする。太渓は腎陰を補う。十宣穴・十二井穴は，開竅醒神・清熱瀉火をする。水溝・湧泉は，開竅醒神効果が強い。太衝・大敦は，肝火を清瀉し，平肝熄風をする。そして肝は血を蔵するので，これらを取穴すれば，血分の邪熱を清瀉することもできる。陽陵泉は，舒筋活絡をして痙攣を止める。神闕・気海・関元は，益気固脱をする。脾兪・足三里・陰陵泉は，補法では健脾益気をする。腎兪・命門・復溜は，温腎壮陽をし命門の火を補う。三陰交は足の三陰経の交会穴であり，肝腎および脾胃の陰を補う。

治療効果

　本処方の本病症に対する治療効果はきわめて高く，通常の患者であれば，3～5回の治療で治癒する。

症例

患者：張〇〇，男性，21歳。
初診：1978年7月21日午前9時
所見：午後の発熱と身熱不揚があり，中薬・西洋薬を数日間服用したが，治らない。頭が痛み何かに包まれたようである・全身がだるく軽い痛みがある・胸膈部がすっきりしない・食欲不振・ときどき悪心がある・顔色が淡黄色で艶がない・口が渇かない，舌苔白膩，脈濡でやや数などの症状がある。湿温病で，湿が熱よりも強い。
治療経過：上記の処方を1回使用したところ，午後の発熱は軽減し，頭痛・身痛・胸悶・悪心などの諸症状は明らかに好転した。3回目の治療後，まだ胸悶と飲食減少と白膩苔はあるが，ほかの症状は消失した。さらに4回治療したところ，諸症状は完全に消失した。10日余り後に経過観察したが，諸症状の再発はなかった。

4　暑温

　暑温とは，暑熱の病邪を感受することによって，夏に多発する急性熱病である。発熱が急激であり，伝変速度が速く，津気を消耗しやすいのが特徴である。西洋医学の夏カゼ・インフルエンザ・流行性B型脳炎・レプトスピラ症・熱射病・日射病などで，臨床症状が類似しているものは，本病症の弁証論治を参考にすることができる。

病因病機

　本病症は，人体の正気がもともと虚していたり過労したりすると，その虚に乗じて暑熱の邪が侵入することによって発病する。暑邪は火熱の気であり，伝変速度が速いので，人体に侵入すると，初期には気分証候が現れることが多い。また暑邪は性質が苛烈で，非常に津気を損傷しやすいので，疾病の過程で津気の消耗や津気の脱証が出現しやすい。また暑邪は炎熱の性質であり，心営に入りやすく，肝風を内動しやすいので，もしも気分の熱邪をすぐに清解できなければ，必ず気営（血）両燔・痰熱閉竅・風火相煽などの深刻な証候が出現する。また夏は湿度が高いので，暑温病が湿を感受して暑温挟湿証になることが多い。あるいは夏の熱いときには，人は涼をとったり冷たいものを飲んだりするので，暑温の病邪が寒邪とともに入り込み，暑温兼寒証を形成することがある。その臨床症状は，初期には衛気同病か衛表証に属することが多い。本病症の後期には，邪熱はしだいに除かれても津気が回復しないので，津気両虚証や，あるいは余邪が居残るという証候がみられることが多い。また疾病過程中，動風閉竅という変証が現れ，昏迷や痙攣が長く続けば，治癒した後も痰熱が心包に残って，竅機が通じなくなったり経絡を滞らせたりし，痴呆・失語症・耳聾・手足の拘攣や麻痺などという後遺症が残ることがある。

弁証

- ●**暑入陽明**：高熱・心煩・頭痛・頭のふらつき・大量の発汗・口渇・顔面紅潮・呼吸が荒い・背中の軽い悪寒，舌苔黄燥，脈洪大か洪大で芤。
- ●**暑傷肺絡**：体の灼熱感・煩渇・頭と目がぼやける・咳嗽・呼吸が荒い・突然喀血や衄血をする，舌質紅・舌苔黄，脈数。
- ●**暑熱動風**：体の灼熱感・四肢の痙攣などの症状があり，ひどくなれば，角弓反張・牙関緊急・意識不明・のどに痰が詰まる，脈弦数などの症状が現れる。
- ●**暑入血分**：灼熱感・暴れる・一面に斑疹が出て顔が黒紫色になる・吐血・衄血・昏倒・譫妄，舌質

第1章　内科病症

絳で芒刺がある。
- ●余邪未浄・痰瘀阻絡：微熱がとれない・動悸・煩躁・手足の震え・表情に乏しい・押し黙っているなどの症状があり、ひどくなると、失語症・失明・耳聾・手足の拘攣・四肢および体幹部の硬直などの症状が現れる。

処方・手技

【基本穴】大椎・曲池・二間・内庭
- ●暑入陽明：基本穴に瀉法を施し、胃兪・足三里・気海を加えて補法を施し、諸穴に数分間行針をして抜針し、商陽・厲兌を加え、点刺して出血させる。
- ●暑傷肺絡：基本穴に肺兪・孔最・膈兪・少府・行間を加えて瀉法を施し、数分間行針をして抜針し、厲兌・少衝・少商を加え、点刺して出血させる。
- ●暑熱動風：基本穴に少府・行間・陽陵泉・豊隆を加えて瀉法を施し、数分間行針をして抜針し、大敦を加え、点刺して出血させる。昏倒したものには、さらに十二井穴を加え、点刺して出血させ、水溝を加えて瀉法を施し、患者が覚醒するまで行針を続ける。
- ●暑入血分：基本穴に膈兪・少府・曲沢・行間を加えて瀉法を施し、数分間行針をして抜針する。昏倒したものには、さらに十宣穴・十二井穴・厲兌を加え、点刺して出血させ、水溝を加えて瀉法を施し、患者が覚醒するまで行針を続ける。
- ●余邪未浄・痰瘀阻絡：基本穴に平補平瀉法を施し、太渓・三陰交を加えて補法、太衝・外関から内関への透針・膈兪・大包・豊隆を加えて平補平瀉法を施し、諸穴に数分間行針をして抜針する。

処方解説

大椎は督脈と諸陽経との交会穴であり、清熱祛暑作用が強く、暑温発熱治療の要穴である。暑邪は陽明に入りやすいので、手の陽明大腸経の合穴である曲池と滎穴である二間、井穴である商陽、足の陽明胃経の滎穴である内庭と井穴である厲兌を取穴し、暑邪を清瀉する。また陽明経は多気多血の経であるので、上述の諸穴は気分および血分の暑熱を清瀉する作用に優れている。胃兪も胃腑と陽明経の熱を清瀉する。暑熱は気を損傷するので、足三里・気海を取穴して元気を補う。肺の背兪穴である肺兪、手の太陰経の郄穴である孔最と井穴である少商は、暑熱を清瀉し、肺気を粛降する。血の会穴である膈兪は、清熱涼血止血をする。心は血を主り、肝は血を蔵するので、手の少陰経の滎穴である少府と井穴である少衝、足の厥陰経の滎穴である行間を取穴すれば、清熱涼血・解毒止血作用を強化する。行間には、平肝熄風効果もある。陽陵泉は筋の会穴であり、舒筋活絡をして痙攣を止める。豊隆は、清熱滌痰化濁をする。大敦にも、肝火を清瀉し平肝熄風をする効果がある。十二井穴・十宣穴は、清熱瀉火祛暑をするとともに、開竅醒神をする。水溝は、開竅醒神をするときに、まっ先に選ぶ腧穴の1つである。曲沢は手の厥陰経の合穴であり、清心祛暑・涼血涼営の効果に優れている。外関は手の少陽三焦経の絡穴であり、陽維脈に通じ、三焦の気機をうまく疏調し、余邪を導いて表から追い出す。手の厥陰経の絡穴である内関は、陰維脈に通じているので、これを取穴すれば、厥陰経と陰維脈の経気を奮い立たせ、伏邪を裏から表へと外達しやすくする。脾の大絡は全身を網羅しているので、その絡穴である大包を取穴すれば、全身の血絡を疏通して瘀滞を取り除く。足の厥陰肝経の原穴である太衝は、清熱平肝をするとともに、理気化瘀をする。

症例

患者：楊〇〇，女性，41歳。
初診：1974年8月2日
所見：暑温病になって数日経つが、西洋薬を服用しても治らない。まだ発熱・体が重くてだるい・ときどき発汗する・心煩・口渇・食欲不振，脈虚細でやや数などの症状がある。暑熱が津気を損傷したのである。
治療経過：上記の処方を1回使用したところ、あまり効果がなかった。2回目、発熱およびそのほかの症状はすべて好転した。4回の針治療で諸症状は消失し、治癒した。

注釈

①暑温の重症者，特に暑熱動風や、暑邪が血分に入るという証で、痙攣・昏睡を起こしている場合は、針灸治療と同時に、できる限り中西両医学の総合治療を用い、救急措置を施す。
②津気欲脱や挟湿など、本病症の罹患過程で出現したそのほかの病症や、聾啞・失明などの後遺症は、本書の関連項目を参考にして選穴治療をするとよい。

5 冒暑

病因病機

暑熱および湿邪が肺衛を侵し，肺鬱不宣になって発病する。

弁証

悪寒・発熱・発汗・頭のふらつき・頭痛・咳嗽，舌苔薄でわずかに膩，脈濡か浮緩などの症状が現れる。

処方・手技

【基本穴】列欠・尺沢・肺兪・合谷・曲池・三焦兪・陰陵泉

諸穴に瀉法を施し，数分間行針をして抜針する。

処方解説

本病症の，悪寒・発熱・発汗・頭のふらつき・頭痛などの症状は，暑邪が表にあるための徴候である。また暑邪が肺を襲い，肺鬱不宣になれば，咳嗽が現れる。舌苔が薄くわずかに膩であるのは，暑熱がそれほどひどくなく，湿邪を伴っていることの徴候である。処方中の列欠・尺沢・肺兪は，清暑宣肺止咳をする。合谷・曲池は，清暑滌熱・透邪外出をする。三焦兪・陰陵泉は，清熱滌暑利湿をし，病邪を下から追い出す。

治療効果

本処方の本病症に対する治療効果はきわめて高く，通常の患者であれば，2, 3回の治療で治癒する。

症例

患者：劉〇〇，女性，28歳。
初診：1979年7月29日
所見：突然悪寒が発生し，38.6℃の発熱・悪風・発汗・頭脹・軽い頭痛・関節がだるい・口の乾き・咳嗽，舌苔薄白でやや膩，脈浮でやや数などの症状が現れた。冒暑の軽症であり，邪が上焦肺衛を侵している。
治療経過：上記の処方を使用したところ，頭痛・悪寒・悪風はすぐに止まり，関節のだるさは消失し，体温は37.3℃になった。原処方でもう1回針治療をした。翌日の再診では，発熱・咳嗽などの症状は完全に消失し治癒していた。

6 暑穢（しょわい）

病因病機

本病症は，暑い時期の不潔な気に侵されることによって発病する。

弁証

本病症のおもな症状は，皮膚の熱感・発汗・頭痛・頭脹・胸と上腹部の痞悶・煩躁・嘔吐などであり，ひどくなると昏倒と耳聾が現れ，口渇はあったりなかったりで，舌苔白膩か黄膩，脈浮数である。

処方・手技

【基本穴】合谷・曲池・外関・内関・風池・陰陵泉・中脘・豊隆・足三里

諸穴に瀉法を施し，数分間行針をして抜針する。口渇がはっきりせず白膩苔のものは，諸穴に20分間置針し，間欠的に行針をする。昏倒したものには，十宣穴・十二井穴を加え，点刺して出血させる。水溝・労宮・湧泉を加えて瀉法を施し，患者が覚醒するまで行針を続ける。

処方解説

合谷・曲池・大椎・外関・内関・風池・陰陵泉・中脘・豊隆・足三里は，諸穴が協調して作用することによって，祛暑辟穢・化湿滌濁をする。『黄帝内経』が「熱すればすなわちこれを疾くす」といっているように，暑熱が強く口渇・舌苔黄膩がみられるものには，諸穴に数分間行針をして抜針する。口渇がなく白膩苔のものは湿濁が強いので，化湿滌濁作用を強化するために，諸穴への置針時間を適宜延長する。十宣穴・十二井穴は，開竅醒神・清熱祛湿をする。水溝・労宮・湧泉は，開竅醒神作用に優れている。

治療効果

本処方の本病症に対する治療効果はきわめて高い。昏倒したものは刺針後すぐに覚醒することが多く，通常の患者であれば，約3回の治療で治癒する。

症例

患者：張○○，女性。
初診：1982年7月23日
所見：暑湿穢濁の気に蒸され，不注意でこれを感受した。38.2℃の発熱・発汗・軽い悪風寒・頭のふらつき・軽い頭痛・心煩・口渇・胸と上腹部の痞悶・悪心，舌質紅・舌苔黄膩，脈やや数などの症状がある。
治療経過：上記の処方を1回使用したところ，発熱・悪寒は消失し，ほかの症状も軽減した。毎日1回のペースで，さらに3回針治療したところ，諸症状は消失して治癒した。

注釈

昏倒したものに対しては，必要に応じ中西両医学のほかの治療法を併用して，救急治療を行う。

7 秋燥

秋燥とは，秋に燥邪を感受することによって発生する外感熱病であり，秋に多発するが，冬や春に発生することもある。本病症の特徴は，はじめ邪が肺衛にあるときは，のどの乾き・鼻の乾燥・咳嗽・少量の痰が出る・皮膚の乾燥などの症状が現れることである。しかし本病症は，通常は病状が軽く，伝変が少なく，完治しやすい。本病症には，西洋医学の通常の感冒・インフルエンザ・急性気管支炎などの疾病が含まれる。

病因病機

本病症は，秋の燥邪を感受することによって発症し，涼燥と温燥の2種類に分けられる。もしも晴れが続いて雨が降らず，秋の日差しが強く気候が温和であれば，温燥を感受することが多い。もしも晩秋でしだいに寒くなり，西風が厳しくなると，涼燥を感受することが多く，風燥ともいう。本病症の初期は，風温とよく似ているが，邪は肺衛にあり，必ず津気乾燥という症状が現れる。もしも肺衛の邪が除かれなければ，裏に内伝する。燥邪は津液を損傷しやすいので，いったん熱に変わって裏に入ると，津液の乾燥徴候はさらに顕著になる。燥熱が肺にあると，肺燥陰傷証を形成しやすく，燥熱が営血に入ると，絡が損傷して喀血するか，気血両燔証が現れる。

弁証

● 温燥襲肺：発熱・軽い悪風寒・皮膚の乾燥・発汗が少ない・頭痛・咳嗽・少量の粘った痰が出る・口渇・心煩・のどと唇と鼻孔が乾燥して熱い，舌苔薄白でわずかに燥・舌辺と舌尖が紅，脈浮数。
● 涼燥襲肺：悪寒が強く発熱が軽い・頭痛・皮膚の乾燥・無汗・鼻の乾き・鼻づまり・唇の乾燥・咳嗽・痰が少ない，舌苔薄白で少津・舌質正常。
● 燥熱傷肺：発熱・乾咳・無痰などの症状があり，ひどくなれば血液混じりの粘った痰が出る。気逆による喘息・胸脇部への牽引痛・心煩・口渇・のどの乾燥・鼻の乾燥・歯の乾燥，舌苔薄白で燥か薄黄で燥・舌辺と舌尖が紅赤などの症状が現れる。
● 肺燥絡傷腸熱：血液混じりの粘った痰を喀出する・胸脇部への牽引痛・腹部の灼熱感・大便乾結，舌質紅・舌苔薄黄燥・脈数。
● 肺胃陰傷：熱は下がっているか微熱がある，乾咳が止まらない，口・鼻・唇・のどの乾燥，大便が燥結して排便困難がある，舌質紅・舌苔少乏津，脈細でやや数。

処方・手技

【基本穴】大椎・曲池
● 燥傷肺衛：基本穴に合谷・列欠を加えて瀉法を施し，肺兪・三陰交・太渓を加えて補法を施す。温燥は，各穴に数分間行針をして抜針する。涼燥は，さらに三陰交・太渓を加えて数分間行針をして抜針し，ほかの穴に20分間置針し，間欠的に行針をする。
● 燥熱傷肺：基本穴に瀉法を施し，尺沢を加えて瀉法，肺兪・三陰交を加えて補法を施し，数分間行針をして抜針し，少商を加え，点刺して出血させる。肺燥絡傷腸熱には，さらに孔最・天枢・大腸兪・上巨虚を加えて瀉法を施し，数分間行針をして抜針し，厲兌を加え，点刺して出血させる。

●**肺胃陰傷**：基本穴に平補平瀉法を施し，肺兪・中府・胃兪・三陰交・足三里を加えて補法を施し，数分間行針をして抜針する。

処方解説

　大椎は瀉法ですばやく抜針すれば，諸経の熱を清瀉し，表証があるものには解表をする。また瀉法で長時間置針すれば，散寒解表をする。曲池・合谷は，手の陽明大腸経の合穴と原穴であり，瀉法か平補平瀉法ですばやく抜針すれば，清熱解表作用があり，瀉法で長時間置針すれば，散寒解表をする。列欠は宣肺解表をし，すばやく抜針すれば清熱作用が加わる。肺兪は肺の陰津を補い，三陰交は脾胃および肝腎の陰を補い，太渓は腎陰を補う。陰津が補われれば，燥証は軽減する。手の太陰経の合穴である尺沢・郄穴である孔最・井穴である少商は，肺熱を清瀉する。また孔最は，肺熱が絡を損傷し血を喀出するものに特に効果がある。天枢・大腸兪・上巨虚は，腸熱を清瀉して大便を通じさせる。厲兌は足の陽明経の井穴であり，胃腸の邪熱を清瀉する。肺の募穴である中府は，肺陰を補う。胃の背兪穴である胃兪と，足の陽明胃経の合穴である足三里は，ともに胃陰を補う効果がある。

治療効果

　本処方の本病症に対する治療効果はきわめて高く，通常の患者であれば，約3回の治療で治癒する。

症例

患者：鄭○○，女性，17歳。
初診：1981年9月29日
所見：発熱・軽い悪風寒・頭痛・鼻孔の乾燥・のどの乾燥と痛み・乾咳・無痰，舌尖部がわずかに紅い・舌苔薄白で乾燥，脈浮数などの症状がある。秋燥の表証である。
治療経過：上述の温燥証用の処方で1回治療したところ，悪寒・発熱は消え，頭痛は止まったが，乾咳とのどの痛みが残った。毎日1回のペースで，さらに3回治療をしたところ，諸症状は消失して治癒した。

8　痢疾

　痢疾とは，排便回数が増加し，裏急後重し，赤や白の膿血便を下すのが特徴の疾病である。本病症の症状の特徴は，急慢性細菌性赤痢・急慢性アメーバ性腸疾患・慢性非特異性潰瘍性大腸炎など，西洋医学の多くの疾病にみられる。そのほか慢性大腸炎・過敏性大腸炎・細菌性食中毒・腸の吸収機能障害などで，臨床症状が本病症の特徴と符合するものは，本病症の弁証治療を参考にすることができる。

病因病機

●暑湿・疫毒の邪が胃腸に侵入すると，気血が滞り，その気血が邪とぶつかって結合し，膿血に変わる。
●飲食が不摂生だったり，誤って不衛生なものを食べたりすると，湿熱が醸成され，腑気が塞がり，気血が凝滞して，膿血に変わる。
●生ものや冷たいものばかりを食べると，脾胃を損傷して脾虚になり，運化機能が働かなくなるので，水湿が停滞して中陽を縛り，その湿が寒化して気滞血瘀となり，腸内の腐濁の気とぶつかって，寒湿痢となる。
●もともと脾胃が虚しているところに寒湿の気を感受したり，熱痢で寒涼薬を飲み過ぎたりすると，陽気が損傷されて虚寒痢になる。
　以上の外感と飲食による損傷は常に影響しあうので，内外が呼応して発病することが多い。

弁証

　本病症は，腹痛・裏急後重・赤白の膿血を下すなどを主症状としており，夏秋に多発する。
●**湿熱痢**：初めは水様便であり，1，2日後赤白の膿血を下す。裏急後重・肛門の灼熱感・尿量減少して赤い，舌苔黄膩，脈濡数などの症状が現れる。表証を伴うものは，悪寒・発熱・頭痛，脈浮数などの症状がみられる。
●**疫毒痢**：発病が急激である・腹部の激痛・鮮紫色の膿血を下す・激しい裏急後重・壮熱・口渇・頭痛・煩躁などの症状が現れ，ひどくなると痙攣して昏倒する。舌質紅絳・舌苔黄燥，脈滑数。
●**寒湿痢**：腹痛拘急・赤よりも白い膿血が多い・ま

たはまっ白なゼラチン質である・裏急後重・食べものの味がわからない・上腹部の痞悶・頭や体が重くてだるい・口渇はない・小便が澄んで白い，舌質淡・舌苔白膩，脈濡緩。また悪寒・発熱・身痛・無汗・脈浮緊などの表証を伴うことがある。
- ●虚寒痢：下痢が長い間治らない・水様便を下す・便に白いゼラチン質が混じる・腹痛が続く・お腹を押したり温めたりするのを喜ぶ・食べものの味がわからない・口渇はない・飲食減少・精神疲労・悪寒，舌質淡・舌苔薄，脈虚細などの症状が現れ，脾胃の虚寒である。罹病期間が長引いて腎に波及し，命門の火が衰退したものは，腰や膝がだるい・四肢逆冷・滑脱などの症状を伴う。
- ●陰虚痢：赤や白の膿血を下す・または粘った鮮血を下す・臍腹部の灼熱痛・便意があっても出ない・飲食減少・心煩・口の乾き・夜に悪化する，舌質紅絳で少津，脈細数。
- ●禁口痢：下痢をしている間は，食べられないか，嘔吐して食べられない。

処方・手技

【基本穴】天枢・大腸兪・上巨虚

- ●湿熱痢：基本穴に曲池・内庭を加える。表証を伴うものは，さらに大椎・合谷を加えて瀉法を施し，数分間行針をして抜針する。
- ●疫毒痢：湿熱痢の配穴を基礎とし，さらに膈兪・曲沢・血海・内関を加えて瀉法を施し，数分間行針をして抜針する。昏倒したものには，十宣穴・十二井穴を加え，点刺して出血させる。水溝・湧泉を加えて瀉法を施し，患者が覚醒するまで行針を続ける。痙攣には，太衝・陽陵泉を加えて瀉法を施し，数分間行針をして抜針し，大敦を加え，点刺して出血させる。
- ●寒湿痢：基本穴に陰陵泉を加えて瀉法を施し，30分間置針し，間欠的に行針をする。抜針後，艾炷灸か棒灸を加える。また神闕に艾炷灸を加えてもよい。表証があるものは，さらに大椎・合谷を加えて瀉法を施し，30分間置針し，間欠的に行針をする。抜針後，艾炷灸か棒灸を加える。
- ●虚寒痢：脾胃虚寒は，基本穴に脾兪・胃兪・足三里を加える。腎虚は，基本穴に腎兪・命門・復溜を加えて補法を施し，30分間置針し，間欠的に行針をする。抜針後，艾炷灸か棒灸を加える。
- ●陰虚痢：基本穴に三陰交・太渓を加えて補法を施し，数分間行針をして抜針する。
- ●禁口痢：基本穴に中脘・内関を加える。実証には瀉法，虚証には平補平瀉法を施す。熱証には数分間行針をして抜針し，寒証には長時間置針して灸を加える。
- ●下痢が長引き脱肛になったもの：百会・長強を加えて補法を施し，30分間置針し，間欠的に行針をする。

処方解説

　天枢は大腸の募穴であり，大腸兪は大腸の背兪穴であり，上巨虚は大腸の下合穴であり，いずれも胃腸の気血を調整する。気が整えば滞った湿がめぐり，血が整えば血がめぐって痢疾が除かれる。またこれらに瀉法を施せば実を除き，補法を施せば補虚扶正をし，すばやく抜針すれば清熱作用があり，長く置針し灸を加えれば優れた温陽散寒作用が加わる。曲池は手の陽明経の合穴であり，内庭は足の陽明経の滎穴であり，胃腸の湿熱を清瀉する。また足の陽明経は多気多血の経であるので，両穴は血分の熱毒を清瀉する。大椎は諸陽の会穴であり，合谷は手の陽明経の原穴であり，ともに解表作用がある。瀉法ですばやく抜針すれば清熱解表をし，瀉法で長く置針すれば散寒解表をする。血の会穴である膈兪と，手の厥陰経の合穴である曲沢，足の太陰経の血海は，清熱涼血解毒をし，膈兪・血海はまた活血化瘀をする。手の厥陰経の絡穴である内関は，寧神除煩・寛胸理気・和胃降逆止嘔をし，すばやく抜針すれば心火を清瀉する。十宣穴・十二井穴・水溝・湧泉は，開竅醒神をする。十宣穴・十二井穴は，清熱瀉火解毒もする。太衝・大敦は，肝火を清瀉し，平肝熄風をする。陽陵泉は，舒筋活絡をして痙攣を止める。陰陵泉は，温中祛寒・醒脾化湿をする。神闕は温陽散寒をする。脾兪・胃兪・足三里は，中陽を温め脾胃を健やかにする。腎兪・命門・復溜は，温腎壮陽をし，命門の火を補う。三陰交は，肝腎および脾胃の陰を補う。太渓は腎陰を補う。中脘は胃の募穴であり，和胃降逆をして嘔吐を止める。百会は益気昇陽固脱をし，脱肛治療に効果のある腧穴である。長強は肛門括約筋の収縮能力を強化して，脱肛を治療する。

治療効果

　本処方の本病症に対する治療効果はきわめて高

く，実証であれば約5回，虚証であれば約20回の治療で治癒する。

症例1

患者：張○○，男性，30歳。
初診：1974年9月4日
所見：1カ月余り前から大便に膿血が混じり，ジャムのような色になり，腐敗臭がある。毎日6回前後の排便があり，軽い裏急後重がある。大便のスミア検査で赤痢アメーバ栄養型が発見された。心煩・口渇・小便が赤く出渋る・肛門の灼熱感，舌質紅・舌苔黄厚膩，脈濡でやや数などの症状がある。湿熱証である。
治療経過：上記の処方で3回治療したが効果がなく，4回目でやや軽減した。その後さらに10数回治療したところ，大便は正常に戻り，そのほかの症状もほとんど消失した。しかし治療停止後，数日でまた再発した。再び原処方で5回治療したところ，大便はまた正常になった。その後，舌と脈が正常になるまで，毎日1回，連続10回余り刺針した。数カ月後経過観察したが，疾病の再発はなかった。

症例2

患者：張○○，女児，3歳。
初診：1973年8月13日
所見：数時間前に突然高熱を発し，顔面紅潮，唇が乾き，泣き叫んで落ち着かない。10分前からひきつけと痙攣が始まった。急いで十二井穴・中衝に点刺して出血させ，水溝・太衝・曲池・陽陵泉に瀉法を施したところ，ひきつけと痙攣はすぐに止まった。しかし赤紫色の膿血を下し，発熱・煩躁・口渇して水を飲みたがる，舌質紅絳・舌苔黄燥，脈滑で著しい数・指紋のチアノーゼなどの症状がある。重症の疫毒痢であり，上記の処方を使用した。
治療経過：刺針時わずかに発汗し，30分後，熱勢がやや弱まり，煩躁しなくなった。2時間後，それ以上熱が上がらなくなり，意識が正常に戻った。さらに1回刺針したところ，しだいに下痢が減少し，熱が下がり，ほかの症状も好転した。8回の治療で，大便は正常に戻り，諸症状は消失した。さらに5回の治療で，残りの邪気を取り除いた。20日後，経過観察したが，再発はなかった。

9 霍乱

霍乱は発病が急で，突然吐瀉発作を起こし，腹部が痛んだり痛まなかったりするのを特徴とする疾病である。中医学の霍乱の範疇は広く，西洋医学のコレラ・エルトール型コレラ・急性胃腸炎・サルモネラ感染症・細菌性食中毒などに上述の症状が現れたときには，すべて本病症の範疇に属する。

病因病機

● 夏と秋の変わり目に，暑湿穢濁疫癘の気を感受したり，涼もうとして外で寝たりして寒湿が侵入し中焦を塞ぐと，脾胃が損傷されて昇降機能が働かなくなり，清濁がぶつかり合って，気機が逆乱する。
● 不潔なものを飲み食いしたり，生ものや冷たいものばかりを食べたり，暴飲暴食したりすると，脾胃を損傷し，清濁が入り交じって発病する。

上述の，季節の邪を感受するという要因と，飲食の不摂生という要因は，しばしば相互の原因となりあって発病する。

弁証

● **寒霍乱**：突然嘔吐と下痢が始まり，初めは薄い泥状便を下すが，やがて水様便か米のとぎ汁のような便を下す。匂いは強くなく，胸膈部の痞悶があり，腹痛はあったりなかったりする。四肢清冷，舌苔白膩，脈濡弱などの症状がある。またひどくなると，顔色が白い・形寒・四肢厥冷・倦怠感・力が出ない・筋脈の攣急・眼窩が落ちくぼむ・頭部の自汗などの症状が現れる。さらにひどくなると，流れるような大汗・四肢が氷のように冷たい・声がかれる・拘急・腓腹筋痙攣，脈沈細で途切れそうであるなどの症状が現れる。
● **熱霍乱**：頻繁に吐き下す・吐瀉物に腐敗臭がする・発熱・口渇・心煩・上腹部の煩悶・腹中絞痛・小便黄赤色，舌苔黄膩，脈濡数。ひどくなると，四肢がだるい・筋脈拘急などの症状が現れる。さらにひどくなると，発熱・発汗・顔と唇と爪が青い・手足厥逆，脈沈伏などの症状が現れる。
● **乾霍乱**：突然腹中が絞痛する・吐こうとしても吐けない・下そうとしても下せない・煩躁して悶え

る。ひどくなると，顔と唇が青い・頭部からの発汗が止まらない・四肢厥冷，脈沈伏などの症状が現れる。

処方・手技

【基本穴】中脘・天枢・足三里・内関
- 寒霍乱：基本穴に瀉法を施し，筋脈拘急や腓腹筋痙攣には，さらに陽陵泉・承山を加えて瀉法を施し，諸穴に30分間置針し，間欠的に行針をする。抜針後，艾炷灸か棒灸を加える。流れるような大汗をかき四肢厥冷するものには，神闕・気海・関元（艾炷灸）を加える。
- 熱霍乱：基本穴に大椎・曲池・二間・内庭・外関を加えて瀉法を施し，数分間行針をして抜針し，曲沢・委中・商陽・厲兌・関衝・少衝・中衝を加え，点刺して出血させる。
- 乾霍乱：まず羽毛か指で咽喉を刺激して嘔吐させ，それから十二井穴・十宣穴に点刺して出血させる。その後，基本穴に瀉法を施し，労宮・水溝・太衝・支溝・委中を加えて瀉法を施し，絞痛や煩躁・煩悶がなくなり，諸症状が好転するまで，諸穴に行針を続ける。

処方解説

中脘は胃の募穴で六腑の会穴であり，天枢は足の陽明経の腧穴で大腸の募穴であり，足三里は足の陽明経の合穴であり，いずれも胃腸の気機を調節し，昇降機能を正常に戻すとともに，化湿消滞作用がある。これらの腧穴に長時間置針して灸を加えれば温陽散寒効果があり，すばやく抜針すれば清熱作用があるので，寒・熱霍乱および乾霍乱のいずれにも使うことができる。内関は手の厥陰心包経の絡穴であり，寧神除煩・寛胸和胃をし，三焦の気機を調節する作用がある。陽陵泉は筋の会穴であり，舒筋活絡をして腓腹筋痙攣を治療する。承山も腓腹筋痙攣治療の有効穴である。神闕・気海・関元には，温陽散寒・回陽固脱作用がある。大椎は諸陽の会穴であり，清熱瀉火退熱をする。曲池・二間・商陽は，手の陽明経の合穴と榮穴と井穴であり，内庭・厲兌は足の陽明経の榮穴・井穴であり，これらを取穴すれば，陽明経および胃腸の邪熱を清瀉し，胃腸の機能を調節する。外関・関衝は手の少陽三焦経の絡穴と井穴であり，上・中・下焦の気機を疏通し，三焦の機能を回復させ，清熱化湿降濁をする。手の厥陰経の合穴である曲沢と，井穴である中衝，手の少陰経の井穴である少衝は，涼血解毒・寧神除煩をする。委中は清熱涼血解毒をし，霍乱の熱証治療の要穴でもある。十宣穴・十二井穴は，諸経の経気と陰陽を調節し，開竅醒神をする。手の厥陰経の榮穴である労宮と督脈の水溝は，醒神寧神をし，煩躁と煩悶に効果がある。足の厥陰経の原穴である太衝は疏肝理気をするが，気機が調和すれば，疾病は快方に向かう。手の少陽三焦経の支溝は，上・中・下焦の気機を調節し，腑気を通じさせる作用に優れている。

治療効果

本処方の本病症に対する治療効果はきわめて高く，胸と上腹部の煩悶・腓腹筋痙攣・四肢厥冷などの症状は施術後すぐに消失し，5回前後の治療で疾病は治癒する。

症例

患者：王〇〇，女性，45歳。
初診：1977年7月25日午後5時
所見：もともと痰熱が内伏していた。昼に病気の家畜の肉を食べ，30分後に心窩部の灼熱感を感じ，その後しだいに病状が悪化していった。異常な煩躁・腹部全体が脹満して激痛がある・吐こうとしても吐けず下そうとしても下せない・のどに物が詰まったような感じがある・額からの発汗・顔が青白い・四肢の冷え，舌質紅赤・舌苔黄厚膩，脈沈伏滑数有力などの症状がある。乾霍乱証である。
治療経過：上記の処方を使用し，指で咽喉部に触れたところ，すぐに大量の未消化物を吐き出し，すぐに腹痛が止まり，諸症状も明らかに好転した。夜になって微熱が出た。さらに1回治療したところ，熱が下がった。その後毎日1回のペースで，計9回治療したところ，舌脈は正常に戻り，諸症状の再発もない。

10 瘧疾

瘧疾とは，瘧邪を感受することによって引き起こされる，寒戦・壮熱・頭痛・発汗・間欠性発作を臨床上の特徴とする疾病であり，夏秋に多発する。西

洋医学のマラリアの多くは本病症の正瘧の範疇に属し，温瘧や寒瘧に類似するものもある。悪性のマラリアは瘴瘧の範疇に属し，胃腸型のマラリアは痢瘧の特徴がみられる。瘧疾をすぐに抑制できなかったり，長引いて貧血が出現したりすれば，労瘧になる。肝脾が腫れあがれば，瘧母になる。

病因病機

瘧邪が人体に侵入して半表半裏に潜伏すると，正気と争い，陰陽の間を移動して，一連の症状を発生させる。瘧邪が営衛とぶつかりあい，侵入して陰と争うと，陰盛陽虚となって悪寒・戦慄が発生する。反対に外に出て陽と争うと，陽盛陰虚となるので，壮熱・発汗が発生する。また瘧邪と営衛が離れると発作は停止し，再びぶつかりあうと再び発作を起こす。瘧疾の発作は，1日おきに1回が最も多い。一部には，邪が浅表部に潜伏して1日1回，深部に潜伏して2日おきに発生するものもある。瘧邪が長期間留まると，気血を消耗するので，疲れると発生するようになる。これが労瘧である。また瘧がなかなか治らず，血と痰が脇下に凝結すると，瘧母を形成する。

弁証

- **正瘧**：まずあくびが出て乏力感があり，次に悪寒戦慄する。その後高熱・頭痛・顔面紅潮・口渇して水を飲みたがるなどの症状が現れ，最後に全身から発汗して熱が下がり，これを間欠的に繰り返す。舌質紅・舌苔白または黄，脈弦。
- **温瘧**：寒症状よりも熱症状が多いか熱症状だけで寒症状がない。すっきり発汗しない・頭痛・口渇して水を飲みたがる・便秘・小便が赤い・関節が痛だるい，舌質紅・舌苔黄，脈弦数。
- **寒瘧**：熱症状が少なくて寒症状が多いか寒症状だけで熱症状がない。口が渇かない・胸脇痞満，舌苔白膩，脈弦遅などの症状がある。
- **瘴瘧**：熱瘴と冷瘴に分けられる。熱瘴は熱症状が強く寒症状がわずかであるか壮熱があって寒症状がない。頭痛・四肢および体幹部の煩悶疼痛・顔面紅潮・目の充血・胸悶・嘔吐・煩渇して水を飲みたがる・便秘・小便に熱感があり赤いなどの症状がある。ひどくなれば，昏倒して譫語し，舌質紅絳・舌苔黄膩か垢黒，脈洪数か弦数などの症状が現れる。冷瘴は寒症状が強く熱症状がわずかであるか寒症状だけで熱症状がない。嘔吐・下痢があり，ひどくなれば昏倒する。舌苔白厚膩，脈弦。
- **労瘧**：顔色萎黄・息切れ・懶言・飲食減少・倦怠感・力が出ない・痩せる・疲れると瘧疾が発生しやすい・寒熱往来，舌質淡・舌苔薄白，脈細無力。
- **瘧母**：瘧疾が長期間治らず，気機が鬱滞して血行不良になると，瘀血痰濁が左脇下に凝結し，しこりができる。

処方・手技

瘧疾を治療するには，発作の1～2時間前に刺針する。

【**基本穴**】陽池・外関・侠渓・大椎・間使・足三里

- **正瘧**：基本穴の足三里には補法，そのほかの穴には瀉法を施し，20分間置針し，間欠的に行針をする。
- **温瘧**：基本穴に曲池・内庭を加えて瀉法を施し，便秘にはさらに大腸兪・上巨虚を加えて瀉法を施し，熱盛陰傷には，三陰交・太渓を加えて補法を施す。諸穴に数分間行針をして抜針する。
- **寒瘧**：基本穴の足三里には補法，ほかの腧穴には瀉法を施し，諸穴に30分間置針し，間欠的に行針をする。抜針後，艾炷灸や棒灸を加える。寒症状が強いものには，中脘・合谷を加えて瀉法・棒灸を施し，脾兪を加えて補法・棒灸を施す。
- **瘴瘧**：熱瘴は温瘧用の処方で治療し，昏倒したものには，十宣穴・十二井穴を加え，点刺して出血させ，水溝・湧泉を加えて瀉法を施し，覚醒するまで行針を続ける。冷瘴は寒瘧用の処方で治療し，昏倒して喋れないものには，十宣穴・十二井穴・水溝・湧泉を加えて瀉法・棒灸を施し，患者が覚醒するまで行針を続ける。
- **労瘧**：基本穴の足三里には補法，ほかの腧穴には平補平瀉法を施し，気海・脾兪・肝兪・膈兪を加えて補法を施し，諸穴に20分間置針し，間欠的に行針をする。
- **瘧疾が長引いて脇下にしこりができたもの**：基本穴にさらに章門・痞根穴を加えて瀉法を施し，20分間置針し，間欠的に行針をする。

処方解説

「瘧は少陽に属する」ので，手の少陽経の原穴である陽池・手の少陽経と陽維脈の交会穴である外関・足の少陽経の滎穴である侠渓を取穴すれば，少

陽を和解させ，枢機〔枢とは少陽と少陰を指す〕をめぐらせて邪を達表させる。大椎は諸陽の会穴であり，陽気を宣発させることによって，邪気を外に追い出す力を助ける瘧治療の要穴である。手の厥陰経と手の少陽経は表裏の関係にあるので，手の厥陰経の経穴である間使を取穴すれば，厥陰経の経気を鼓舞することによって邪が深部に入り込むのを防ぐとともに，邪を追い出す作用が強まる。足三里は和胃扶正をすることによって，邪を追い立てて外に出させる。上述の諸穴は，すばやく抜針すれば清熱瀉火作用が加わるので，温瘧・熱瘧には，上述の諸穴を取穴し，抜針スピードを速くするとよい。また長時間置針して灸を加えれば温陽散寒作用が加わるので，寒瘧・冷瘧には，上述の諸穴に長時間置針して灸を加えるとよい。陽明経は多気多血の経であるので，手の陽明経の合穴である曲池と足の陽明経の滎穴である内庭を取穴すれば，気分と血分の邪熱を清瀉する。曲池はまた邪を導いて表に出す。大腸兪・上巨虚は腑熱を清瀉して大便を通じさせる。三陰交は肝腎および脾胃の陰を補い，太溪は腎陰を補うので，熱盛陰傷に適している。熱瘧で昏倒したものには，十宣穴・十二井穴・水溝・湧泉を取穴して開竅醒神をする。十宣穴・十二井穴には清熱瀉火解毒作用もある。寒瘧・冷瘧には，中脘（瀉法・棒灸），脾兪（補法・棒灸）を加えて健脾温中散寒をし，合谷（瀉法・棒灸）を加えて寒邪を外へ透達させて除去する。冷瘧で昏倒したものには，十宣穴・十二井穴・水溝・湧泉（瀉法・棒灸）を加え，温陽開竅醒神をする。気海は元気を補う。脾兪は補法で長く置針すれば，脾を健やかにして気血を生化する。肝兪は肝血を補う。血の会穴である膈兪は，補血養血をする。章門は脾の募穴で，五臓の会穴であり，これを取穴すれば，疏肝理気・活血化瘀をし，しこりを消す。痞根穴はしこりを治療するための有効穴である。

治療効果

治療のタイミングを的確に把握すれば，本処方の本病症に対する治療効果はきわめて高く，通常の患者であれば，1回の治療で，悪寒戦慄・高熱などの瘧疾発作は二度と発生しなくなる。

症例1

患者：張〇〇，男性，51歳。
初診：1972年8月10日
所見：まず悪寒戦慄した後，高熱が出て，その後発汗して熱が下がった。これをすでに2回繰り返しており，隔日に1回，必ず午後2時頃発作を起こす。瘧疾の多発時期であり，典型的な症状でもあり，瘧疾であることは疑いがない。
治療経過：3回目の発作の1時間半前に，上記の処方で1回治療した。5日後経過観察したが，治療後の再発はなかった。

症例2

患者：王〇〇，女性，24歳。
初診：1972年8月17日
所見：長い間の病気のために体が虚し，気血が不足しているところに，また瘧疾を患った。発作時刻は決まっておらず，すでに6回起きている。顔色萎黄・唇の色が薄い・爪が陥没している・頭のふらつき・目のくらみ・息切れ・力が出ないなどの症状がある。左の脇の下に腫塊が触れ，右脇の下に軽い圧痛がある。脈弦細無力。
治療経過：上述の労瘧用の処方を1回使用したところ，瘧は止まった。痞根穴・章門を加えて瀉法を施し，毎日1回のペースで，さらに20回余り針治療したところ，脇下のしこりと圧痛は消失し，悪寒発熱の発作も再発していない。食事量もかなり増え，諸症状は除かれ，しだいに健康を回復している。

注釈

①必ず発作の1～2時間前に施術し，邪の機先を制さなければならない。もしも施術が遅れれば，次回の瘧疾発作は抑えることができない。
②瘧疾発作が抑えられた後，効果を確実にするために3～5回治療を続け，残りの邪気を払拭し，再発を防止しなければならない。

第3節

肺系病症

1 咳嗽

咳嗽は，肺系の主要病症の1つであり，有声無痰のものを咳といい，有痰無声のものを嗽という。しかし，通常痰と声は同時に現れるので，咳嗽と併称することが多い。西洋医学でいう上気道感染・急慢性気管支炎・気管支拡張症・肺炎などの疾病に現れることが多い。

病因病機

外感あるいは内傷によって発症する。

外感
- 肺の衛外機能が減退あるいは失調したために，六淫の邪が口鼻から入ったり皮毛から感受したりして，肺の宣降機能が失われ，気道が通りにくくなり，肺気が上逆して発症する。

内傷
- 精神的刺激から肝が条達機能を失い，気鬱が火に変わり，気と火が経を伝って肺を犯す。
- 飲食物に損傷され，脾の運化機能が失調すると，痰濁が体内に発生し，それが上昇して肺を犯したり，痰濁が熱に変わって肺に鬱滞したりする。
- 肺病が長期間治らず，気陰を消耗し，肺の気を主る機能に異常を来すと，粛降機能が働かなくなり，気が上逆して咳を発生させる。

弁証

咳嗽を主症状とする。
- **外感風寒**：咳嗽の声が重い・のどの痒み・頻呼吸・稀く白い痰を喀出する。鼻づまり・水っぽい鼻水が出る・頭痛・四肢および体幹部がだるい・悪寒・発熱・無汗などの表証を伴う。舌質淡・舌苔薄白，脈浮緊。
- **風熱犯肺**：激しい咳嗽・痰がすっきり出ない・痰が粘ったり黄色くて粘ったりする・咳をすると汗が出る・のどが乾燥して痛む。黄色い鼻水・発熱・悪風・頭痛・口渇，舌質紅・舌苔黄，脈浮か浮滑などの症状を伴う。
- **風燥犯肺**：のどの痒み，乾咳，痰はないか少量で粘り糸を引き喀出しにくい，痰に糸状の血液が混じる，のどが乾いて痛む，唇と鼻の乾燥。初期に鼻づまり・発熱・軽い悪寒・頭痛などの表証を伴うことがある。舌質紅・舌苔薄白か薄黄で乏津，脈浮数か細数。
- **痰湿蘊肺**：繰り返し咳嗽発作が起きる・咳をする声が重く濁る・痰が多い・痰が粘るか大きな塊になる・痰の色は白か灰色・早朝や食後に咳嗽が激しくなる・胸と上腹部の痞悶・悪心・嘔吐・食が進まない・泥状便・倦怠感・力が出ない，舌苔白膩，脈濡滑。
- **痰熱鬱肺**：咳嗽・呼吸促迫・痰は粘って厚くなるか黄色くて粘る・痰をすっきり出せない・痰が熱くて生臭い・血痰を喀出する・胸脇脹満・発熱・顔面紅潮・口が乾いて水を飲みたがる・大便乾結，舌質紅・舌苔黄膩，脈滑数。
- **肝火犯肺**：しきりに咳逆する・痰が常にのどにひっかかって吐き出しにくい・痰は少量で粘る・痰が綿糸のようになる・胸脇脹痛・咳嗽時に牽引痛がある・口苦・のどの乾き・諸症状が精神的な変化によって増減する，舌苔薄黄で少津，脈弦数。
- **肺陰虧耗**：乾咳・短く咳き込む・痰は少量で白く粘る・痰に血液が混じる・口とのどの乾燥・午後の潮熱・手掌部と足底部の熱・盗汗・発病がゆっくりである・痩せる・精神疲労，舌質紅・舌苔少，脈細数。
- **肺気虚**：咳嗽の声が低く力がない・息切れ・痰の量が多く澄んでいる・悪風・自汗・カゼを引きやすい，舌質淡・舌苔薄白，脈弱無力。
- **陽虚**：咳嗽発作を繰り返す・痰涎が澄んでいる・めまい・動悸・排尿困難・悪寒・四肢逆冷，舌質淡・舌苔白滑，脈沈無力。

処方・手技

【基本穴】肺兪・中府
- 外感を原因とするもの：基本穴に列欠・大椎・風

門・合谷を加えて瀉法を施す。風寒は30分間置針し，間欠的に行針をする。抜針後，艾炷灸か棒灸を加える。風熱犯肺・風燥犯肺は，諸穴に数分間行針をして抜針する。のどの痛みには，少商を加え，点刺して出血させる。
- **痰湿蘊肺**：基本穴に尺沢・中脘・豊隆を加えて瀉法を施し，脾兪・足三里を加えて補法を施し，20分間置針し，間欠的に行針をする。
- **痰熱鬱肺**：基本穴に数分間行針をして抜針し，少商を加え，点刺して出血させる。便秘には，さらに天枢・上巨虚・支溝を加えて瀉法を施し，数分間行針をして抜針する。
- **肝火犯肺**：基本穴に尺沢・太衝・侠渓を加えて瀉法を施し，数分間行針をして抜針し，少商・大敦を加え，点刺して出血させる。
- **肺陰虧耗**：基本穴に三陰交・太渓を加えて補法を施し，数分間行針をして抜針する。
- **肺気虚**：基本穴に太淵・脾兪・足三里を加えて補法を施し，20分間置針し，間欠的に行針をする。
- **陽虚**：基本穴に腎兪・復溜を加えて補法を施し，諸穴に30分間置針し，間欠的に行針をする。抜針後，艾炷灸か棒灸を加える。

処方解説

肺兪は肺の背兪穴であり，中府は肺の募穴であり，ともに肺気を調節し，止咳化痰をする。また瀉法ですばやく抜針すれば肺熱を清瀉する作用が加わり，瀉法で長時間置針すれば肺寒を温めて散逸させる。また補法ですばやく抜針すれば肺陰を補い，補法で長時間置針すれば肺気を補い，補法で長時間置針し灸を加えれば，陽気を補う作用が強くなる。列欠は手の太陰経の絡穴であり，肺気を調節して咳嗽を止めるとともに，解表の効果もある。長時間置針して灸を加えれば散寒作用が加わり，風寒咳嗽に用いることができる。すばやく抜針すれば，清熱をして風熱・風燥咳嗽に最適である。大椎・風門・合谷はいずれも解表作用があり，長時間置針して灸を加えれば散寒解表をし，すばやく抜針すれば清熱解表をする。少商は肺熱を清瀉し，腫脹を消してのどを通じやすくする。尺沢は手の太陰経の合穴で水に属し，肺気を調節して咳を止め痰を除く作用が強いので，特に実証に適している。またすばやく抜針すれば肺熱を清瀉する作用が加わる。中脘は胃の募穴であり，豊隆は足の陽明経の絡穴であり，ともに脾胃を調節し，化痰降濁をし，すばやく抜針すれば和胃清熱化痰をする。脾兪・足三里は，脾の運化機能を健やかにして痰濁の発生を防ぐ。また脾胃は土に属し，土を補えば金が生じるので，肺気虚などの証に適している。天枢・上巨虚・支溝は腑熱を清瀉し，大便を通じさせる。足の厥陰経の原穴である太衝と井穴である大敦，足の少陽経の滎穴である侠渓は，いずれも肝火を清瀉する。三陰交は，肝腎および脾胃の陰を補う。太渓は腎陰を補う。太淵は手の太陰経の輸穴で土に属し，肺気を補う作用に優れている。腎兪は腎の背兪穴であり，復溜は足の少陰経の経穴であり，ともに温腎壮陽効果がある。

治療効果

本処方の本病症に対する治療効果はきわめて高く，通常は実証で3～5回，虚証で約15回の治療で治癒する。病症を繰り返すものにも，本処方は有効である。

症例1

患者：魏○○，女性，56歳。
初診：1976年3月25日
所見：長い間咳嗽を患い，すでに肺気が虚している。近頃また風温を患い，表証はすでにないが，肺中に痰熱が鬱積している。痩せて虚弱である・息切れ・自汗・声が低くて弱い・黄色く粘った痰を喀出する・ときどき痰に糸状の血液が混じる，舌質紅・舌苔黄，脈虚弱無力でやや数などの症状がある。
治療経過：上記の処方を3回使用したところ，痰は黄色くなくなり，脈が数でなくなり，自汗が止まった。5回目の治療後，咳嗽と息切れは明らかに軽減した。10回余りでほかの症状もすべてなくなり治癒した。

症例2

患者：王○○，女性，58歳。
初診：1978年7月28日
所見：長年肺結核を患い，長い間薬を服用した結果，病巣はすでに石灰化したが，依然潮熱・自汗・盗汗・飲食減少・乾咳・少量の痰が出る・息切れ・軽い喘息・のどと口の乾燥・倦怠感・力が出ない・痩せぎみ・歯が痛んでぐらつく，舌質紅・舌苔少，脈細無力でやや数などの症状がある。気陰ともに虚の証である。

第3節　肺系病症

治療経過：上述の，気虚証と陰虚証用の処方を合わせて4回治療したところ，歯痛とほかの症状がやや軽減した。20回余りの治療で，諸症状はほとんど消失し，食事量も大幅に増えた。2カ月後経過観察したが，諸症状は消失していた。

症例3

患者：張〇〇，男性，54歳。
初診：1978年5月9日
所見：風温の表証はすでになくなったが，咳喘は長く治療しているが治らない。激しい咳嗽・のどと口の乾燥・午後に顔がひどく熱くなる・手掌部と足底部の熱が強い・盗汗，舌質紅・舌苔黄色で乏津，脈細でやや数などの症状がある。肺熱傷陰証である。
治療経過：上記の処方を3回使用したところ，咳喘は明らかに軽減した。10回余りの治療で，諸症状は消失した。5カ月後経過観察したが，再発はなかった。

2　哮証

哮証とは，突発性の発作で，呼吸促迫・のどの喘鳴を臨床上の特徴とする病症である。西洋医学の気管支喘息・喘息性気管支炎および，そのほか肺気腫・気管支拡張症・慢性気管支炎・リウマチ性心疾患・好酸性白血球増多症などの疾病を原因として引き起こされた喘息症状で本病症と類似しているものは，本病症の弁証論治を参考にすることができる。

病因病機

● 外感した風寒や風熱の邪がすぐに表散されず肺に鬱積して肺気を塞ぐと，気が津液を散布できなくなり，津液が集まって痰を生じる。
● 生ものや冷たいもの，脂っこいものや甘いものばかりを食べていると，脾の運化機能が失調し，痰濁が体内に発生したり，痰が鬱滞して熱に変わったりする。
● もともと腎虚があったり，麻疹や百日咳があって咳嗽が長く続いたりすると，肺気を虚損し，気が津液を動かすことができず，痰飲が体内に発生する。

● 陰虚火盛で熱が津液を煮詰めると，痰熱が凝固する。

以上の諸要因によって宿痰が肺に潜伏しているところに，外感・飲食・情志・労倦などの要素が加わると，痰が気道を塞ぎ，肺気が上逆して発症する。

弁証

発作期

哮証は発作性であり，発作時刻に規則性はなく，冷哮と熱哮とに分けられる。

● **冷哮**：呼吸促迫・のどに水鳥の鳴き声のような喘鳴音がする・胸膈部が満悶して窒息感がある・稀薄な痰を喀出する・顔面蒼白か灰青色・口渇はないかあっても熱いものを飲みたがる，舌質淡・舌苔白滑，脈浮緊。初期に悪寒・発熱・無汗・頭痛・澄んだ鼻水を流すなどの風寒表証を伴うことがある。
● **熱哮**：呼吸が荒い・のどに喘鳴がある・痰が黄色く粘る・咳き込んでむせる・煩躁・胸悶・口渇して水を飲みたがる・便秘，舌質紅・舌苔黄膩，脈滑数。発熱・頭痛・発汗などの表証を伴うことがある。

寛解期

● **肺虚証**：自汗・悪風・カゼを引きやすい・声が低くて弱い，舌質淡・舌苔白，脈細弱か虚大。
● **脾虚証**：食が進まない・上腹部の痞悶・ときどき泥状便になる・倦怠感・力が出ない，舌質淡・舌苔薄膩，脈細軟。
● **腎虚証**：普段から息切れや呼吸促迫があるが，動くと特にひどくなる。耳鳴り・足腰がだるいなどの症状がある。腎陽虚は，顔面蒼白・悪寒・四肢逆冷，舌質淡で胖嫩・舌苔白，脈沈細などの症状を伴う。腎陰虚は，頬が紅い・潮熱，舌質紅・舌苔少，脈細数などの症状を伴う。

処方・手技

【基本穴】肺兪・天突・定喘穴・豊隆に瀉法。脾兪に補法。

発作期

発作期には上記の穴を選択し，表証があるものは，さらに大椎・合谷を加えて瀉法を施す。

● **冷哮**：30分間置針し，間欠的に行針をし，抜針後，艾炷灸か棒灸を加える。
● **熱哮**：基本穴に数分間行針をして抜針する。

冷哮・熱哮にかかわらず，置針中あるいは抜針後

35

第1章　内科病症

に，定喘穴・肺兪に抜火罐法を行えば，さらに治療効果が高まる。

寛解期
- **肺虚証**：肺兪・太淵に補法と棒灸を施す。
- **脾虚証**：脾兪・足三里に補法・棒灸を施す。
- **腎虚証**：基本穴に腎兪・復溜を加えて補法を施す。

陽虚は諸穴に30分間置針し，間欠的に行針をし，抜針後，艾炷灸か棒灸を加える。陰虚は数分間行針をして抜針する。

宿痰は除きにくいので，寛解期には扶正を行うと同時に，中脘・豊隆を加えて瀉法を施し，熱証には数分間行針をして抜針する。寒証には，諸穴に30分間置針し，間欠的に行針をし，抜針後，艾炷灸か棒灸を加える。

処方解説

肺兪は肺の背兪穴であり，瀉法を施せば肺気を調節して止咳平喘をする。天突は平喘降逆化痰をする。定喘穴は喘息を鎮める有効穴である。豊隆は化痰降濁をする。脾兪は脾の運化機能を健やかにし，痰濁の発生を防ぐ。大椎・合谷は祛風解表をする。諸穴に長時間置針をし灸を加えれば散寒作用が加わり，すばやく抜針すれば清熱作用が加わる。肺兪・太淵は，補法で長時間置針すれば肺気を補う。脾兪・足三里は脾胃を健やかにして中気を補う。腎兪・復溜はともに補腎作用があり，補法で長時間置針し灸を加えれば温腎壮陽をし，補法ですばやく抜針すれば腎陰を補う作用が中心になる。

治療効果

哮証の発作時に上記の処方を使用すれば，10分後には喘息が治まることが多く，10～20回の治療で症状は完全に消失する。病状を繰り返し，上記の証に属するものも，この処方が有効である。

症例1

患者：張○○，男性，25歳。
初診：1974年12月20日
所見：長年喘息を患い，冷えると発症しやすい。最近また再発し，喘鳴・喘息・軽い咳・呼吸困難・口を開け肩で息をする・仰向けに寝ることができない・痰は白くて稀薄である・飲食減少，舌質淡・舌苔白滑膩などの症状がある。
治療経過：上述の冷哮用の処方を使用したところ，咳喘はすぐに止まった。数時間後また喘息発作が起きたが，もう1度施術したところ，咳喘はまたすぐに止まった。原処方のままさらに数回施術したところ，再発しなくなった。2年後経過観察したが，咳喘はずっと再発していなかった。

症例2

患者：張○○，男性，69歳。
初診：1982年12月21日
所見：喘息が激しく，口を開いて肩で息をし，仰向けに寝ることができず，黄色い粘った痰を喀出する。X線写真から，食道がんが転移したために発症したものと診断した。中薬・西洋薬を服用したが，症状は寛解していない。舌質紅・舌苔黄厚膩，脈滑数。
治療経過：上述の熱哮証用の処方を使用したところ，喘息はすぐに止まった。数時間後また軽い喘息があったので，翌日も原処方にのっとって治療し，定喘穴は両側を取穴した。その後さらに数回治療したところ，喘息・喀痰などの症状は消失した。しかし数カ月後，食道がんで食事を摂ることができないために死亡した。

3　喘証

喘証は，呼吸困難・ひどくなると口を開けて肩で息をする・鼻翼煽動・仰向けに寝ることができないなどの症状を特徴とする。西洋医学の急慢性気管支炎・肺部感染・肺炎・肺気腫・慢性肺性心・心不全などの疾病の過程で出現する呼吸促迫・呼吸困難などは，本病症の弁証論治を参考にすることができる。

病因病機

- 皮毛は肺の合であり，肺は鼻に開竅しているため，六淫の邪が人体の肌表肺衛に侵入したり口鼻から入ったりすると，表衛が閉塞し，肺気が宣発機能や清粛機能を失うので，肺気が上逆して喘息が発生する。
- 表寒がまだ残っていて体内で熱に変わったり，肺熱がもともと強いところに寒邪が外束して熱が外に出られなくなったりすると，肺の宣降機能が失

われ，気逆して喘息になる。
- 脂っこいものや甘いもの，生ものや冷たいものばかりを食べると，脾の運化機能が損なわれ，痰濁が体内に発生して肺に上るので，肺気の昇降がうまくいかなくなり，喘息を発生させる。
- 湿痰が長い間鬱滞して熱に変わったり，もともと肺火が強く，痰が熱に蒸されたりすると，痰と火が結びついて清粛機能を遮るので，肺気が上逆する。
- 痰濁・痰熱と，風寒・風熱などの内外の邪が結びつくという複雑な状況も出現する。
- 情志失調で思い悩み，気が結滞して肺気が遮られたり，鬱積した怒りが肝を損傷して肝気が肺に上逆したりすると，肺気が粛降できないので，気逆して喘息になる。
- 長患いで肺が弱り，肺の気陰が不足すると，気を統轄するものがなくなる。
- 病気が長引いて肺から腎に波及したり，過労や房労から腎を損傷したりすると，根幹である腎が動揺して気を摂納することができなくなるので，肺からは気が出るばかりで入る気が少なくなり，逆気が上衝して喘息になる。
- 中気が虚弱になると，肺気を濡養することができない。
- このほかに，肺腎両方が虚すと，心気や心陽が衰えて血液を送り出す力がなくなったり，喘息の発汗で脱証になったりして，亡陰亡陽という危険な局面に至ることがある。

弁証

- **風寒襲肺**：喘咳・頻呼吸・胸脇脹悶・痰が多く稀薄で白い・口渇はないかあっても熱いものを飲みたがる。悪寒・発熱・頭痛・無汗，舌質淡・舌苔薄白滑，脈浮緊などの症状を伴うことがある。
- **表寒裏熱**：喘逆上気・鼻翼煽動・息が荒い・胸が脹満したり痛んだりする・粘った痰を喀出する・煩悶・口渇・形寒・発熱・頭痛・身痛・自汗か無汗，舌質紅・舌苔薄白か黄色，脈浮滑数。
- **痰濁阻肺**：喘息をすると胸部満悶して窒息しそうになる・大量の痰を喀出する・痰は白くて粘る・痰をうまく吐き出せない・納呆・悪心・嘔吐・口が粘って渇かない，舌苔白厚膩，脈滑。
- **痰熱鬱肺**：激しい喘咳・痰が多く黄色く粘る・胸中に煩熱があり脹痛する・発熱・発汗・口渇して冷たいものを飲みたがる・便秘・小便が赤い，舌苔黄膩，脈滑数。
- **肝気犯肺・肺気鬱閉**：喘息をして息が詰まる・胸悶・胸痛・のどが詰まったように感じる・喘鳴ははっきりしない・精神的な刺激があると発症する，舌苔薄白，脈弦。
- **心肝気鬱**：喘息して息苦しい・精神抑鬱・動悸・不眠，舌苔薄白，脈弦細。
- **肺気虚**：喘息・息切れ・咳をする声が低くて弱い・気怯〔虚弱あるいは驚慌状態〕・声が低い・自汗・悪風，舌苔薄白，脈細弱。
- **肺陰虚**：喘息をしてむせる・煩熱・口渇・のどの乾燥・頬が紅い・潮熱，舌質紅・舌苔少，脈細数。
- **腎気虚**：喘息が長期間に及ぶ・動くと増悪する・呼気が多く吸気が少ない・息が続かない・腰と膝がだるい・精神疲労・力が出ない，舌質淡・舌苔白，脈沈細無力。
- **腎陽虚**：腎気虚症状に悪寒・四肢逆冷・五更泄瀉などの症状を伴う。
- **腎陰虚**：喘息・息切れ・頬が紅い・潮熱・手掌部と足底部の熱，舌質紅・舌苔少，脈細数。
- **陽虚飲停・上凌心肺**：喘咳・動悸・四肢および体幹部の浮腫・尿量減少，舌質淡胖，脈沈細。
- **脱証**：激しい喘逆・口を開け肩で息をする・仰向けに寝ることができない・鼻翼煽動・呼吸促迫・喘鳴・動悸・煩躁・顔が青い・唇が紫色・玉のような汗をかく・四肢厥冷，脈浮大で根がないか途切れそうになるかはっきりしない。
- **気陰倶竭**：上記の症状に煩躁・内熱・口の乾き・頬が紅い・発汗して手が粘るなどの症状を伴う。

処方・手技

【基本穴】 肺兪・定喘穴
- **風寒襲肺**：基本穴に大椎・風門・合谷を加えて瀉法を施し，30分間置針，間欠的に行針をする。
- **表寒裏熱**：基本穴に尺沢・列欠を加えて瀉法を施し，数分間行針をして抜針する。また少商・厲兌を加え，点刺して出血させる。そのほかに大椎・風門・合谷を加えて瀉法を施し，30分間置針して間欠的に行針をし，抜針後，艾炷灸か棒灸を加える。
- **痰濁阻肺**：基本穴に天突・中脘・豊隆・尺沢を加えて瀉法を施し，20分間置針し，間欠的に行針をする。
- **痰熱鬱肺**：痰濁阻肺用の処方に数分間行針をして

抜針し，少商を加え，点刺して出血させる。便秘にはさらに大腸兪・上巨虚・支溝を加えて瀉法を施し，数分間行針をして抜針し，商陽・厲兌を加え，点刺して出血させる。
- ●肝気犯肺：基本穴に尺沢・太衝を加えて瀉法を施し，20分間置針し，間欠的に行針をする。心肝気鬱は，さらに心兪・通里を加えて瀉法を施し，20分間置針し，間欠的に行針をする。
- ●肺虚：基本穴の定喘穴に平補平瀉法，肺兪に補法を施す。肺気虚にはさらに太淵・足三里を加えて補法を施し，諸穴に20分間置針し，間欠的に行針をする。肺陰虚には尺沢を加えて平補平瀉法，三陰交・太渓を加えて補法を施し，諸穴に数分間行針をして抜針する。
- ●腎虚：基本穴の定喘穴に平補平瀉法，肺兪に補法を施し，腎兪・復溜を加えて補法を施す。腎気虚は，諸穴に20分間置針し，間欠的に行針をする。腎陽虚は，諸穴に30分間置針し，間欠的に行針をし，抜針後，艾炷灸や棒灸を加える。
- ●脱証：喘息・煩躁・発汗が止まり，顔や唇の色が正常に戻り，四肢が温まり，脱証の諸症状が消失するまで，定喘穴に瀉法，肺兪・心兪・腎兪・命門に補法，神闕に棒灸，気海に瀉法・棒灸，関元に補法・棒灸，内関・水溝・素髎に平補平瀉法の施術を続ける。
- ●気陰俱竭：基本穴に三陰交・太渓・復溜を加えて補法を施し，数分間行針をして抜針する。

病症が寒熱虚実のいずれに属そうとも，喘証をできるだけ速く寛解させるためには，定喘穴に針罐法を行うか，刺針後に抜火罐法を行うとよい。

処方解説

定喘穴は平喘の経験穴であり，平喘作用が強く，特に針罐を用いるか刺針後に抜火罐法を行うと，施術後10分ほどで喘証が寛解することが多い。肺兪は肺の背兪穴であり，肺気を調節して平喘止咳をする作用がある。また瀉法で長時間置針すれば肺寒を温めて散逸させ，瀉法ですばやく抜針すれば肺熱を清瀉し，補法で長時間置針すれば肺気を補い，補法ですばやく抜針すれば肺陰を補う。大椎・風門・合谷は散寒解表をし，風寒襲肺や表寒裏熱のものに対しては風寒表証を取り除く。尺沢・列欠・少商は，手の太陰経の合穴と絡穴・井穴であり，肺熱を清瀉する。厲兌も陽明気分の実熱を清瀉する。天突は，平喘降逆・化痰利咽の効果がある。中脘・豊隆は，化痰降濁の要穴である。これらの腧穴は，すばやく抜針すれば，清熱作用が加わる。大腸兪・上巨虚・支溝は，腑熱を清瀉して大便を通じさせる。商陽は手の陽明経の井穴であり，やはり大腸と陽明気分の邪熱を清瀉する。太衝は，疏肝理気をする。心兪・通里（瀉法）は，心経の鬱滞を疏通する。心兪は，補法で長時間置針し灸を加えれば，心の陽気を補うことができる。太淵は，肺気を補う作用に優れている。足三里は脾胃を健やかにして中気を補い，肺気の回復に有効である。三陰交は，肝腎および脾胃の陰を補う。太渓は腎陰を補う。腎兪・復溜は腎気を補う効果があり，長時間置針し灸を加えれば温腎壮陽をし，すばやく抜針すれば腎陰を補う作用が中心になる。三焦兪は三焦の気機を調節するとともに，水湿を除去する。陰陵泉は醒脾利水をする。脾兪は中陽を温め，脾胃を健やかにする。命門は腎陽を強くし，真火を補う。神闕・気海・関元は，益気固脱・回陽救逆をする。内関は心機能を回復・調節するとともに，血圧を回復させる作用がある。水溝・素髎は神機を制御し，救急の要穴であり，この両穴に呼吸と血圧をすみやかに正常に戻す作用があることが，実験研究によって証明されている。

症例1

患者：丁○○，男性，20歳。

初診：1980年11月4日

所見：数カ月前から喘息になり，咳嗽・稀薄な痰を喀出する・痰は白くて量が多いなどの症状があり，薬を服用して好転していた。数日前に不摂生な食事をしたため，諸症状がまた悪化した。喘息・咳嗽・稀薄な痰が非常に多い・胃腸が脹満して痛む・腐敗臭のあるげっぷが出る・呑酸，舌質淡・舌苔白滑厚膩，脈滑実有力などの症状がある。

治療経過：上述の痰湿蘊肺証用の処方を1回使用したところ，諸症状は軽減した。3回で，胃腸の脹満と疼痛が消失し，ほかの症状もかなり軽減した。10回余りで，諸症状は消失して治癒した。1年後経過観察したが，再発はしていなかった。

症例2

患者：張○○，女性，3歳。

初診：1971年2月2日

所見：発熱・悪寒・咳嗽・鼻水などの症状があり，

薬を服用して好転していた。しかし2日前からまた病状が悪化し，発熱・悪風・無汗・喘息・息切れ・鼻翼煽動，舌質紅・舌苔黄，脈浮滑数，指紋のチアノーゼなどの症状が現れた。

治療経過：上述の外寒裏熱用の処方を1回使用したところ，発熱・喘息など諸症状はいくらか軽減した。さらに4回治療したところ，発熱と鼻翼煽動は消失したが，まだ軽い喘咳が残った。原処方のままさらに10回余り治療したところ，諸症状は消失し治癒した。

症例3

患者：孫○○，女性，55歳。
初診：1971年12月5日
所見：長年咳喘を患っているが，治癒と再発を繰り返している。近頃不注意から風寒を感受し，悪寒がひどくなり，発熱・無汗・頭と後頸部がこわばって痛む・喘息・胸痞・咳をして水っぽい涎を吐く，舌苔白滑潤，脈浮緊緩滑などの症状が現れた。

治療経過：上述の外寒および内飲用の処方を使用したところ，10分後喘息が軽減し，抜火罐をしているときにわずかに発汗し，すぐに喘咳が止まり，悪寒・身痛も消失したようだった。数時間後，また軽い悪寒・発熱を感じ，身痛と軽い咳嗽が現れた。原処方のままもう1回施術したところ，悪寒・発熱・身痛は消失した。合谷を除き，さらに3回施術したところ，治癒した。数カ月後経過観察したが，再発はしていなかった。

4 肺癰

肺癰とは，肺の内部で癰腫膿瘍を形成する疾病であり，発熱・咳嗽・胸痛・生臭い痰を喀出する・ひどくなると膿血を喀出するなどを主症状とする。肺癰の臨床上の特徴から見て，西洋医学の肺膿瘍・化膿性肺炎・肺壊疽・気管支拡張症から併発した感染症など，各種原因による肺組織の化膿症は，本病症の弁証論治を参考にすることができる。そのうち肺膿瘍の臨床症状が，本病症に近似している。

病因病機

風熱の邪気が衛表を襲い，体内で肺気を遮ったり，風寒が肺を襲ってすぐに発散できず熱に変わったりすると，邪熱が肺を塞ぎ，肺脈が滞って血肉を腐敗させ，癰膿を醸成させる。正気が不足して衛外の守りがおろそかだったり，もともと痰熱が肺に鬱積していたり，脂っこいものや甘いものばかりを好んで食べ，体内の湿熱が強まったりすると，生体が外邪を感受しやすくなり，癰や化膿を形成する内因となる。そして膿瘍が破れると，大量の膿痰を喀出する。もしも邪毒がしだいになくなっていけば，病状はしだいに好転する。しかし熱邪に燻蒸されたり，病状が長引けば，気陰消耗症候が出現する。

弁証

本病症は，病状の発展段階によって，通常，初期・癰形成期・膿破潰期・回復期の4期に分けられる。

● 初期：悪寒・発熱・咳嗽・胸痛・咳をすると痛みがひどくなる・呼吸困難・喀痰が白くて粘った泡沫が混じる・痰の量がしだいに増加していく・口と鼻の乾燥，舌苔薄黄か薄白，脈浮滑数。

● 癰形成期：熱がしだいに高くなる・ときどき戦慄する・煩躁・発汗・咳嗽・頻呼吸・黄色く粘った膿痰か黄緑色の濁った痰を喀出する・痰が生臭い・胸部満悶して痛む・寝返りがうてない・口とのどの乾燥，舌質紅・舌苔黄膩，脈滑数か洪数。

● 膿破潰期：発熱・顔面紅潮・膿血の混じった痰か粥のような痰を大量に喀出する・痰が異常に生臭い・ときどき喀血する・ひどくなると喘息して仰向けに寝ることができない・胸中煩満して痛む・口渇して水を飲みたがる，舌質紅・舌苔黄膩，脈滑数。

● 回復期：熱がしだいに下がる・咳嗽がしだいに減少する・微熱・午後の潮熱・しだいに膿血を喀出しなくなる・痰がしだいに澄んでくる・しだいに元気が出てくる・飲食増加・胸脇部の鈍痛・息切れ・自汗・顔色に艶がない・痩せる・ときどき心煩する・口とのどの乾燥，舌質紅か淡紅・舌苔薄，脈細か細数無力。あるいは膿血混じりの痰がいつまでもとれず，痰が一度きれいになってもまた濁って臭くなり，病状は好転と悪化を繰り返し，なかなか治らないこともある。

処方・手技

【基本穴】肺兪・尺沢・孔最・大椎・身柱・霊台・曲池・膈兪・豊隆

- ●初期（表証）：基本穴に合谷を加えて瀉法を施し，数分間行針をして抜針する。また少商・商陽・厲兌を加え，点刺して出血させる。
- ●癰形成期および膿破潰期：基本穴に瀉法を施し，数分間行針をして抜針し，委中・少商・商陽・厲兌を加え，点刺して出血させる。咳喘が激しいものには，定喘穴を加えて瀉法を施し，抜火罐法を加える。
- ●回復期：基本穴に平補平瀉法を施し，脾兪・足三里・気海・関元を加えて補法を施し，20分間置針し，間欠的に行針をする。別に三陰交・復溜・太渓を加えて補法を施し，数分間行針をして抜針する。

処方解説

肺兪は肺の背兪穴であり，尺沢・孔最・少商は，手の太陰経の合穴・郄穴・井穴であり，いずれも肺熱を清瀉し，肺癰を消して疼痛を止める。孔最は，活血止痛作用と喀血を止める作用に優れている。大椎は諸陽の会穴であり，清熱瀉火解毒をし，解熱の要穴であり，表証のあるものには解表もする。督脈は諸陽を監督するので，身柱・霊台は陽邪を疏泄し清熱解毒をする作用が強く，両穴とも癰腫瘡毒治療の経験穴である。曲池・商陽は手の陽明経の合穴と井穴であるが，陽明経は多気多血の経であるとともに，手の太陰経と表裏の関係にあるので，これらを取穴すれば，気分と血分の熱毒を清瀉するとともに，肺に作用しやすいので肺癰に有効である。膈兪は血の会穴であり，血中の熱毒を清瀉するとともに，活血化瘀・散結消癰をする。豊隆は，清熱化痰の要穴である。合谷は清熱解表をする。厲兌は足の陽明経の井穴であり，気分と血分の熱毒を清瀉する。定喘穴は平喘止咳作用が強い。特に抜火罐法を加えると，施術後10分ほどで喘息が寛解する。回復期には諸穴への施術を平補平瀉法に変えれば，残りの邪気を除くとともに正気を損傷しないようにすることができる。脾兪・足三里は，脾胃を健やかにして気血を生化する。気海・関元は元気を補う。三陰交は肝腎および脾胃の陰を補う。復溜・太渓は腎陰を補うとともに，復溜は自汗・盗汗に有効である。

治療効果

本処方は本病症に対してある程度の効果がある。通常の患者では，約15回の治療で完治する。

症例

患者：張〇〇，男性，48歳。

初診：1976年4月6日

所見：1週間前から悪寒・発熱・咳嗽・胸痛が始まり，呼吸時に胸痛が増悪する。初め痰は澄んでいて少量だったが，しだいに増加していき，粘ってきた。西洋薬で治療したが，病症は軽減していない。胸の右側の痛みが強くなってきており，咳をすると胸痛がさらに顕著になり，熱は午後のほうが高い。舌苔黄厚，脈洪浮数滑。肺癰が疑われる。X線検査では，右側の肺葉に1片の陰影が見られ，早期の肺膿瘍と診断した。

治療経過：中薬・西洋薬と針治療を併用した。針治療は，癰形成期用の処方と初期用の処方を合わせて用いた。毎回置針している間は胸痛が消失したが，抜針後数時間で再び胸痛が悪化する。中薬・西洋薬は続けていたが，針治療を毎日2回行ったときには病症が明らかに軽減し，1回ではやや悪化した。たまたま針治療をしなかった日には，病状が明らかに悪化したので，その後必ず毎日2回針を打った。数日後，胸痛・喀痰などの症状はほとんど消失した。用事で外出し，2日間治療を中断したところ，胸痛が再発したので，その後も毎日2回刺針したところ，2日後諸症状はほとんど消失した。6日後，諸症状が消失したので，治療を毎日1回にし，さらに数回施術して終了した。数カ月後経過観察したが，病症の再発はなかった。

注釈

本病症で発熱などの症状が重い場合は，中西両医学のほかの療法を併用して，総合的に治療する。

5 肺脹

肺脹は，咳嗽・喘息などさまざまな慢性肺系疾患が発作を繰り返してなかなか治らないために，肺気

が脹満し収斂・粛降ができなくなったもので、そのために胸部膨満・胸部が脹悶して塞がりそうになる・痰涎が多くなる・咳嗽・呼吸促迫・動くと増悪するなどの症状が出現する。そして罹病期間が長く、好転と悪化を繰り返し、なかなか治りにくいのが特徴である。本病症の発生には、痰飲・咳嗽・喘証・哮証・動悸・水腫・厥脱などが深く関わっている。肺脹の臨床上の特徴から、西洋医学の慢性気管支炎と肺気腫の合併症・肺性心・老人性肺気腫などで、慢性の咳喘で胸悶・胸部膨満などの症状があるものは、本病症の弁証論治を参考にすることができる。肺性脳症については、肺脹の重篤な変証を参考に措置をするとよい。

病因病機

咳・喘・哮などの肺系慢性疾患がなかなか治らないと、肺虚になって本病症発症の基礎となる。

- 肺虚で衛外の守りがおろそかになると、六淫の外邪がそれに乗じて繰り返し襲いかかり、肺気の宣降機能が働かなくなり、昇降機能に異常を来して咳喘を発生させ、病状は日ごとに悪化していく。
- 肺が虚して子が母の気を消耗すると、脾の運化機能が失調し、肺脾両虚となる。
- 肺は気を主り、腎は納気を主るため、肺が虚して腎に波及すると、肺腎両虚になる。
- 肺と心脈とは通じており、肺気が心臓を助けて血脈を循環させるため、肺が虚して治節機能が働かなくなり、それが長引けば疾病が心にまで及ぶ。
- 心陽は命門の真火に根ざしているので、腎陽が振るわず、さらには心腎陽衰になると、喘脱〔喘証による虚脱〕などの危険な症候が出現する。

本病症の病理要素はおもに痰濁水飲であり、痰濁水飲が発生する原因は、肺が虚して津液をめぐらせることができない・脾が虚して運化転輸することができない・腎が虚して蒸発させられないなどである。痰濁水飲が貯留すればするほど、喘咳はますます治りにくくなる。そして痰濁がいっぱいになると、神竅を覆い塞ぐ。また痰濁の鬱滞が長引いて熱に変わると、肝風を内動する。あるいは痰濁や痰熱が肺を塞ぎ、それが長引けば、必ず気血の運行をも阻害して気血が瘀滞し、ついには痰と瘀が結びつく。結局本病症の標本虚実は、常に相互に絡み合い影響を与え合って、ついには邪盛正虚となり、多くの臓器に累を及ぼし、病症はさらに複雑になっていく。

弁証

- **痰濁壅肺**：咳逆・喘息・胸中脹満・仰向けに寝ることができない・痰の量が非常に多い・痰は白くて粘り泡沫が混じることがある・口が乾くが水を飲みたがらない・上腹部の痞悶・飲食減少・倦怠感・力が出ない，舌質淡・舌苔薄膩か濁膩，脈滑。風寒表証があるものは、悪寒・発熱・身痛・無汗，脈浮緊などの症状を伴う。
- **痰熱鬱肺**：咳逆・喘息・呼吸が荒い・胸中脹満・煩躁・不安感・痰が黄色く粘り喀出しにくい・口渇があるがあまり水を飲みたがらない・便秘・小便が赤い，舌質紅・舌苔黄膩，脈滑数。風熱表証があるか風寒が熱に変わったものは、発熱・軽い悪寒・少量の発汗，脈浮数などの症状を伴う。
- **肺腎気虚**：胸満・息切れ・ひどくなると口を開け肩で息をする・動くと喘息が悪化する・声が低くおどおどしている・泡のような白い痰を喀出する・形寒・自汗・顔色が暗い・顔面と眼瞼部の浮腫，舌質淡・舌苔白，脈沈弱。
- **肺腎陰虚**：胸満・喘息・咳嗽・痰が少ない・手掌部と足底部の熱・口とのどの乾燥，舌質紅・舌苔少，脈細でやや数。
- **脾腎陽虚水氾**：胸満・息が詰まる・呼気が多く吸気が少ない・動くと喘息が出る・澄んだ痰を喀出する・冷たい自汗がある・悪寒・四肢逆冷・小便を失禁したり尿量が減少したりする・食が進まない・泥状便，舌質淡胖嫩・舌苔白滑，脈微細。
- **寒痰内閉**：咳喘・顔色が青黒い・恍惚として意識がぼんやりする・のどが痰に塞がれて息が詰まる・ひどくなると舌巻になる・言葉がはっきりしない・四肢の冷え，舌苔白膩，六脈沈伏。
- **痰熱内閉**：咳喘・呼吸促迫・胸中脹満・煩躁・不安感・意識混濁・顔面紅潮・譫語・のどに粘液があるが出せない・ひどくなると舌がこわばって喋れない，舌質紅・舌苔黄膩。
- **痰熱内盛・熱極生風**：喘鳴・呼吸促迫・胸満・煩躁・筋肉痙攣・唇の震え・四肢の痙攣・譫語・唇のチアノーゼ，舌質暗紫色，脈弦滑数。
- **喘脱証**：呼吸促迫して大きくあえぐ・鼻頭の冷え・額に玉のような汗をかく・冷たい自汗がある・意識混濁・のどからいびきのような音がする・四肢厥冷，脈微で途切れそうになる。

処方・手技

【基本穴】定喘穴・肺兪・天突・膻中・豊隆・膈兪

- ●痰濁壅肺：基本穴に瀉法を施し，脾兪・足三里を加えて補法を施し，諸穴に20分間置針し，間欠的に行針をする。風寒表証があるものは，さらに大椎・合谷を加えて瀉法を施し，30分間置針して間欠的に行針をする。抜針後，艾炷灸か棒灸を加える。
- ●痰熱鬱肺：基本穴に尺沢・列欠を加え，便秘にはさらに上巨虚・支溝を加える。風熱表証があるか風寒が熱に変わったものは，基本穴に大椎・合谷を加えて瀉法を施し，数分間行針をして抜針し，少商を加え，点刺して出血させる。
- ●肺腎虧虚：基本穴の肺兪には補法，そのほかの穴には平補平瀉法を施し，腎兪・復溜・太渓を加えて補法を施す。気虚は，諸穴に20分間置針し，間欠的に行針をする。陰虚は，諸穴に数分間行針をして抜針する。
- ●脾腎陽虚：基本穴に平補平瀉法を施し，脾兪・足三里・腎兪・復溜・太渓を加えて補法を施し，諸穴に30分間置針し，間欠的に行針をする。抜針後，艾炷灸か棒灸を加える。
- ●寒痰内閉：基本穴に瀉法を施し，30分間置針し，間欠的に行針をする。抜針後，艾炷灸か棒灸を加え，十宣穴・十二井穴・水溝・湧泉を加えて瀉法・棒灸を施し，患者が覚醒し諸症状が寛解するまで施術を続ける。
- ●痰熱内閉：基本穴に瀉法を施し，数分間行針をして抜針する。十宣穴・十二井穴を加え点刺して出血させ，水溝・湧泉を加えて瀉法を施し，患者が覚醒して諸症状が寛解するまで，行針を続ける。痰熱内盛し熱が極まって風を生じたものには，さらに太衝を加えて瀉法を施し，数分間行針をして抜針する。また大敦を加え点刺して出血させ，陽陵泉を加えて瀉法を施し，痙攣が止まるまで行針を続ける。
- ●喘脱証：基本穴に平補平瀉法と棒灸を加え，神闕・気海・関元を加えて艾炷灸，水溝・湧泉・素髎・内関を加えて平補平瀉法・棒灸を施し，患者が覚醒し諸症状が寛解するまで施術を続ける。

処方解説

定喘穴・肺兪・天突・膻中は，肺気を調節し平喘止咳をする作用があり，いずれも肺機能の回復を助ける。肺兪は補法で長時間置針すれば肺気を補い，補法ですばやく抜針すれば肺陰を補う作用がある。豊隆は化痰降濁作用に秀で，瀉法あるいは平補平瀉法で長時間置針し灸を加えれば祛寒効果があり，瀉法あるいは平補平瀉法ですばやく抜針すれば清熱効果が加わる。膈兪は活血化瘀をし，豊隆などの腧穴との相乗作用により，肺脹証で痰と瘀が結びついたものには，一定の効果がある。また長時間置針し灸を加えれば散寒作用が加わり，すばやく抜針すれば清熱効果が加わる。脾兪・足三里は脾胃を健やかにして運化機能を促し，灸を加えれば温中散寒の効果が強まる。大椎・合谷は祛邪解表をし，長時間置針し灸を加えれば散寒作用が加わり，すばやく抜針すれば清熱効果が加わる。尺沢・列欠・少商は，肺熱を清瀉して止咳平喘をする。上巨虚・支溝は，清熱して排便を促す。腎兪・復溜・太渓は腎気を補い，長時間置針し灸を加えれば温腎壮陽作用が強まり，すばやく抜針すれば腎陰を補う。十宣穴・十二井穴は瀉法と棒灸を施せば，開竅醒神・回陽救逆をし，点刺して出血させれば，清熱瀉火・開竅醒神をする。水溝・湧泉は，おもに開竅醒神の効果がある。太衝・大敦は，肝火を清瀉し，平肝熄風をする。陽陵泉は舒筋活絡をして痙攣を止める。神闕・気海・関元は，益気回陽固脱をする。素髎は醒神回陽救逆の効果があり，特に呼吸機能の回復を促して呼吸不全を治療する効果が絶妙である。内関は心機能を調節し，また現代研究によれば血圧を正常に戻すので，喘脱の危険な症候の救急治療に用いることができる。

治療効果

本処方の本病症に対する治療効果は高く，通常の患者であれば，治療後症状はすぐに寛解する。本病症を繰り返すものにも，有効である。

症例

患者：劉〇〇，女性，63歳。
初診：1975年12月19日
所見：長年慢性気管支炎を患っており，X線写真では明らかな肺気腫である。ときどき咳喘が発生し，特に冬に発病しやすい。食が進まない・泥状便・呼気が多く吸気が少ない・動くと喘咳が増悪する・足腰がだるい・悪寒・四肢逆冷などの症状がある。数日前，風寒を感受して咳喘が再発し

た。悪寒・発熱・身痛・無汗・胸悶脹満・激しい咳喘・仰向けに寝ることができない・喀痰量が多い・痰は水っぽく泡沫が混じる・口が乾くが水を飲みたがらない，舌質淡・舌苔白滑，脈浮緊などの症状がある。脾腎陽虚であり，水湿が内停しているところに，風寒を感受し，寒と飲がぶつかりあい，上昇して肺を攻撃したのである。

治療経過：上記の処方を1回使用したところ，わずかに発汗があり，30分後，悪寒・発熱・身痛は消失し，咳喘もすぐに軽減した。翌日痰の量が減少し，胸悶脹満はやや軽減したが，まだ食欲がなく，大便も泥状であり，悪寒・四肢逆冷・脈微細などの症状があった。そこで上述の脾腎陽虚証用の処方を，毎日1回施術した。6回目の治療後，胸悶と咳喘は明らかに軽減し，痰の量も明らかに減少し，食事量が増加し，ほかの症状は消失した。さらに10回余りの治療で，咳喘・胸悶などの症状は消失した。数カ月後追跡調査したが，治療終了後，諸症状の再発はなかった。

6 肺痿

肺痿とは，肺葉が萎えることであり，肺臓の慢性虚損性疾患である。臨床においては，濁った唾や涎を喀出することをおもな症状としている。西洋医学の慢性気管支炎・気管支拡張症・慢性肺膿瘍の後期・肺線維症・無気肺・肺硬化症・珪肺症などで長い間治らず，唾や涎を喀出し本病症に類似しているものは，本病症の弁証論治を参考にすることができる。

病因病機

- 肺が乾燥して津液を損傷することで発症する。たとえば肺結核で咳をし続け，陰津を消耗して虚熱が体内を焼いたり，肺癰の熱毒が陰を薫蒸したり，そのほかの疾病が陰を損傷したり，誤治（汗・吐・下など）で津液を消失したりすると，熱が上焦を塞ぎ，肺津を焼いて涎に変えるので，肺が乾燥して陰が尽き，日ごとに萎えていく。
- 肺気の虚冷により発症する。たとえば大病や長患い，長い間の咳や喘息が気と陽を消耗したり，虚熱や肺痿の陰損が陽にまで及ぶと，肺が虚寒し，

気が津液を化生できず涎となるので，肺が滋養されず，萎えて働かなくなる。

弁証

- **虚熱**：濁った唾や涎を喀出する・唾や涎が粘って喀出しにくい・口とのどの乾燥・口渇して冷たいものを飲みたがる・痩せる・皮膚や毛髪が乾燥する，舌質紅・舌苔少乏津，脈細数。腎陰虚を伴うものは，腰や膝がだるい・遺精・頻尿などの症状を伴う。心陰虚を伴うものは，動悸・不眠・多夢・すぐに驚くなどの症状を伴う。
- **虚寒**：涎を喀出する・涎が澄んでいて量が多い・口が渇かない・息切れがして息ができない，舌質淡で潤いがある，脈虚弱無力。脾気虚弱を伴うものは，食が進まない・腹脹・泥状便などの症状を伴う。腎気不足を伴うものは，腰と膝がだるい・インポテンス・早漏・咳をすると遺尿をする・動くと息切れするなどの症状を伴う。
- **寒熱挟雑**：上述の虚熱証と虚寒証の症状が同時に現れる。

処方・手技

【基本穴】肺兪・中府・膏肓兪
- **虚熱**：基本穴に尺沢・魚際・三陰交を加える。腎陰虚を伴うものには，さらに腎兪・太渓を加え，心陰虚を伴うものには，心兪・少府を加え，諸穴に補法を施し，数分間行針をして抜針する。
- **虚寒**：基本穴に太淵・気海・関元を加える。脾気虚弱のものには，さらに脾兪・足三里を加える。腎気虚弱のものには，さらに命門・復溜を加え，諸穴に補法を施し，30分間置針し，間欠的に行針をする。抜針後，艾炷灸か棒灸を加える。
- **寒熱挟雑**：基本穴に補法を施し，20分間置針し，間欠的に行針をする。そのほかの諸穴は弁証にしたがって，刺針法・灸法・補瀉法・置針時間は，上記と同じにする。

処方解説

肺兪・中府は肺の背兪穴と募穴であり，肺臓機能を調節し回復させる。補法ですばやく抜針すれば肺陰を補う作用が中心になり，補法で長時間置針し灸を加えれば肺気を温補する効果がある。膏肓兪も気陰を補う効果があり，補法ですばやく抜針すれば虚熱を除く作用に優れ，補法で長時間置針し灸を加え

れば益気温陽作用に優れている。手の太陰肺経の合穴である尺沢・榮穴である魚際も，肺陰を補い，虚熱を除く。三陰交は肝腎および脾胃の陰を補って，間接的に肺陰を補う。腎兪・太渓は，腎陰を補う。心の背兪穴である心兪と手の少陰心経の榮穴である少府は，心陰を補い，心神を安らかにする。太淵は手の太陰経の輸（土）穴であり，肺気を補う効果が非常に強い。気海・関元はおおいに元気を補い，温陽扶正をする。脾兪・足三里は中陽を温め，脾胃を健やかにし，運化を促進して，全身の気血陰津の生化の源を維持する。命門は腎陽を補い，真火を養う。復溜も腎気を補い，温腎壮陽効果がある。寒熱挾雑証には，上述の諸穴を一緒に用い，気血陰陽両方を補うという目的を達成させる。

治療効果

本処方は本病症に対して一定の効果があり，通常は数回施術すれば，濁った唾や涎を喀出するなどの症状は軽減する。およそ30回の治療で，諸症状は消失して治癒する。再発の患者も，本処方が有効である。

症例

患者：孫〇〇，女性，63歳。
初診：1975年11月23日
所見：長年の咳嗽で正気が日ごとに虚していき，カゼを引きやすい。この頃咳嗽はひどくなく，澄んだ涎を大量に吐き，動くと喘息が出る。また顔色に艶がない・口が渇かない・形寒・四肢逆冷・飲食減少・ときどき腹脹がある・泥状便・腰と膝がだるい・ときどき小便を失禁する・咳をすると遺尿をする・精神疲労・倦怠感，舌質淡・舌苔白滑，脈虚弱などの症状がある。ほかの医師に肺痿と診断され，中薬を使用したがあまり効果がなく，針灸治療を求めてきた。脈象から判断して，肺気虚冷証であり，脾腎も虚している。
治療経過：上記の処方を2回使用したが，効果がない。3回目の治療後，涎が減少し，腹脹が軽減し，四肢が温まってきた。8回で涎が明らかに減少し，飲食量が増加し，腹脹・泥状便などの症状も軽減した。15回目の治療後，涎は止まり，ほかの症状もほとんど消失したが，活動時にまだ軽い喘息があり，ときどき小便を失禁する。数日間治療を止め，再び10回余り刺針したところ，諸症状は消失した。6カ月後経過観察したが，その後涎などの症状は再発していないとのことである。

7 肺結核

肺結核とは，結核菌が肺葉を侵食することによって起きる慢性衰弱性疾患であり，伝染性であり，咳嗽・喀血・潮熱・盗汗・羸痩などを主症状とする。肺結核は中国では肺癆と呼ばれ，肺以外の結核でも症状が本病症と同様のものであれば，本病症を参考にして弁証論治を進めることができる。

病因病機

結核菌の侵入が，本病症発生の根本的な原因である。各種先天的および後天的原因で，人体の正気が不足し疾病に対する抵抗力が低下すると，その虚に乗じて結核菌が肺臓に侵入し，肺葉を腐食させるので，肺は清粛機能を失い，咳嗽や喘息などの症状が現れ，肺絡を損傷して喀血などの症状を発生させる。本病症の病位は肺にあるが，そのほかの臓器にも影響を与える。
- 脾は肺の母であり，肺が虚して脾気を消耗すると，脾虚になって水穀精微を運化して肺に輸送することができなくなり，ついには肺脾同病になる。
- 腎は肺の子であり，肺が虚すと腎を滋養する源がなくなり，また腎が虚して相火が金を焼くと，肺腎両虚になる。
- 肺が虚して肝を制御できなくなり，腎が虚して肝を養うことができなくなると，肝火が亢進し，上逆して肺を侮る。
- 腎水が心火を鎮めることができないうえに肺虚が加わると，やはり心火が肺に乗じやすくなる。

結核菌は陰を損傷して熱を発生させやすいので，本病症の基本は陰虚である。しかし気陰両虚を招くこともあり，ひどくなれば陰損が陽に波及して，陰陽両虚という深刻な局面を出現させる。

弁証

- 陰虚肺熱：乾咳が出て痰が少ない・痰が少なくて喀出しにくい・痰に線状あるいは点状の血液が混じる・胸部煩悶して鈍痛がある・手掌部と足底部

の熱・夜間の盗汗・羸痩・皮膚がカラカラに乾く・鼻とのどの乾燥，舌辺と舌尖紅・舌苔少，脈細か細数。肺腎陰虚は，腰と膝がだるい・頭のふらつき・耳鳴り・遺精などの症状を伴う。心火の亢進を伴うものは，心煩・不眠などの症状を伴う。肝火が亢進したものは，イライラする・怒りっぽい・胸脇部の牽引痛・口苦などの症状を伴う。

● **気陰虧耗**：午後の潮熱・熱勢はあまり強くない・悪風・悪寒・自汗・息切れ・声が低い・食が進まない・腹脹・泥状便・精神疲労・力が出ない・顔色晄白・頬が紅い・喀痰は澄んで白くときどきピンクの血液が混じる，舌辺部に歯痕がある・舌苔薄白，脈細弱無力でときに数。

● **陰陽両虚**：咳逆・喘息・動くと増悪する・声がかれる・失声症・痰は泡状であることが多く暗淡色の血液が混じることがある・潮熱・盗汗・形寒・自汗・顔と眼瞼部の浮腫・動悸・息切れ・唇が暗紫色である・口や舌に瘡ができる・五更泄瀉・遺精・インポテンス・過少月経・無月経・大肉〔脚・腕・殿部などの厚い筋肉〕の脱落・四肢の冷え，舌質紅少津で光滑か淡胖で辺縁部に歯痕がある，脈微細数か虚大無力。

処方・手技

【基本穴】肺兪・中府・膏肓兪・足三里・三陰交・太渓・結核穴に補法。尺沢に平補平瀉法。

痰が多いものには豊隆を加えて平補平瀉法，喀血には孔最を加えて平補平瀉法，聾唖には照海を加えて平補平瀉法を施す。

● **陰虚肺熱**：基本穴に数分間行針をして抜針する。肺腎陰虚には，さらに腎兪・復溜を加えて補法を施す。心火の亢進を伴うものには，心兪を加えて補法，少府を加えて平補平瀉法を施す。肝火が亢進したものには，肝兪を加えて補法，行間を加えて平補平瀉法を施し，諸穴に数分間行針をして抜針する。

● **気陰虧耗**：基本穴に脾兪・胃兪・気海・関元を加えて補法を施し，20分間置針し，間欠的に行針をする。

● **陰陽両虚**：基本穴に脾兪・胃兪・気海・腎兪・関元・命門・復溜を加えて補法を施し，30分間置針して間欠的に行針をし，抜針後，艾炷灸か棒灸を加える。

処方解説

肺兪は肺の背兪穴であり，中府は肺の募穴であり，ともに肺に作用し，すばやく抜針すれば，肺陰を補って虚熱を除く効果がある。膏肓兪はさまざまな虚損を治療する要穴である。足三里は脾胃を健やかにして気血を生化し，土を補って金を生じさせる。三陰交は肝腎の精血を補い，脾の運化機能を健やかにして気血を生化する。太渓は腎陰を補う。結核穴は肺結核を治療する経験穴である。尺沢は肺熱を清瀉するとともに化痰止咳をする。豊隆は清熱化痰をする。孔最は肺熱を清瀉し，絡の損傷による喀血の特効穴である。照海は，益陰清熱・利咽開音をする。以上の諸穴が協調すれば，肺癆に優れた治療効果を発揮し，肺癆治療の基本処方となり，陰虚肺熱証には非常に効果がある。腎兪・復溜は，補法ですばやく抜針すれば腎陰を補い，長時間置針すれば精気を補い，長時間置針して灸を加えれば温腎壮陽をする。心兪・少府は，心陰を補い清心寧神をする。肝兪・行間は肝陰を補い清熱平肝をするとともに，疏肝理気の効果がある。脾兪・胃兪は脾胃を健やかにして中気を補い，運化を促進し，灸を加えれば温中祛寒の効果が加わる。気海・関元はおおいに元気を補い，灸を加えれば温陽作用がさらに強まる。命門は命火を補い，温腎壮陽をする。

治療効果

健康回復を促進する効果がある。

症例

患者：張〇〇，男性，51歳。

初診：1974年3月18日

所見：肺結核を患ってからすでに数年になる。長い間，骨蒸潮熱・自汗・盗汗・腰と膝がだるい・不眠・多夢・息切れ・力が出ない・腹脹・泥状便・飲食減少・下腿部の浮腫などの症状がある。2日前に風寒を感受してから悪寒が止まらず，鼻づまり・鼻水・発熱・無汗・頭痛・後頸部のこわばりなどの症状が現れた。陽虚陰虧のところに風寒を感受したものである。

治療経過：上記の陰陽両虚用の処方に合谷・外関を加えて瀉法・棒灸を施し1回治療したところ，やや効果があった。毎日2回のペースで，3回施術したところ，悪寒・発熱・身痛などの外感表証症

状は消失した。その後原処方から合谷・外関を除き、毎日1回のペースで10回余り治療して10日休み、また10回余り治療したところ、骨蒸潮熱・腹脹・泥状便・息切れ・力が出ないなどの症状はほとんど消失し、下肢の浮腫も消え、日ごとに健康を回復していった。

注釈

本病症に対しては、西洋薬のリミフォンなどのほうが中薬や針灸よりも効果があるので、針灸治療と同時に、西洋薬を併用する。

第4節

脾胃病症

1 嘔吐

　嘔吐とは，食物あるいは痰涎などが胃から上逆して出る病症である。先人は有声有物のものを嘔といい，有物無声を吐といい，無物有声を乾嘔といった。しかし嘔と吐とは同時に発生することが多く，一線を画することは難しいので，通常嘔吐と併称する。嘔吐は，西洋医学のさまざまな疾病に出現する。例えば急性胃炎・噴門痙攣・幽門痙攣・肝炎・膵炎・胆嚢炎や，ある種の急性伝染病や頭部疾患などである。このような疾病に嘔吐が現れたときには，本病症の弁証論治を参考にすることができる。

病因病機

- 六淫の邪や穢濁の気が胃腑を犯すと，胃の降濁機能が失調するので，水穀が気とともに上逆する。
- 不摂生な食事をすると，胃腑が損傷され，胃気が下降できず上逆する。
- 脾胃の運化機能が失調し痰飲が停滞すると，痰飲が上逆する。
- 思い悩んで脾を損傷すると，脾の運化機能が失調し，飲食物を運化することができず，胃の降濁作用が失われる。
- 情志が抑鬱され木鬱となると，肝気が横逆して胃を犯し，胃気が上逆する。
- さまざまな原因から中陽不振になると，脾胃が虚寒となって水穀を腐熟できず，胃の降濁機能が失調する。
- 病後であるなどの理由で胃陰不足になり，潤降作用が失われても，嘔吐を引き起こす。

弁証

- **外邪犯胃**：突然嘔吐する・発病が急激である。外寒は，悪寒・発熱・頭痛・無汗，舌苔薄白，脈浮緊などの症状を伴う。風熱は，発熱・悪風・頭痛・自汗，舌質紅・舌苔薄黄，脈浮数などの症状を伴う。暑湿（暑い季節に多い）は，発熱・発汗・口渇・心煩，舌質紅・舌苔黄膩，脈濡数などの症状を伴う。
- **食積停滞**：嘔吐物に酸っぱい腐敗臭がある・げっぷ・食欲不振・胃腸の脹満や疼痛・食べると痛みが悪化する・吐くとすっきりする・大便に悪臭がある・泥状便か便秘，舌苔厚膩，脈滑。食鬱が熱に変わったものは，口渇，舌苔黄厚，脈滑数などの症状がみられる。
- **痰飲内阻**：嘔吐物が水っぽい痰涎であることが多い・めまい・動悸・胸と上腹部の痞悶・食欲不振・腸鳴，舌苔白膩，脈滑。
- **肝気犯胃**：嘔吐・呑酸・頻繁にげっぷをする・胸脇部全体の痛み・煩悶・精神的刺激があると嘔吐と呑酸が悪化する，舌苔厚膩，脈弦。肝気が鬱滞して熱に変わったものは，口苦・のどの乾き・便秘・小便が赤い，舌質紅・舌苔黄，脈弦数などの症状を伴う。
- **脾胃虚寒**：飲食物に少しでも不注意があるとすぐに嘔吐する・吐いたり吐かなかったりする・飲食減少・消化不良・顔色に艶がない・倦怠感・力が出ない・口が乾くがあまり飲みたがらない・胸と上腹部の痞悶・暖められるのを喜ぶ・悪寒・四肢の冷え・泥状便，舌質淡・舌苔薄白，脈細弱。胃陰不足のものは，繰り返し嘔吐するが量は多くない・乾嘔のときもある・悪心・胃に焼けるような胸焼けがある・口とのどの乾燥・空腹なのに食べたくない，舌質紅・舌苔少乏津，脈細数などの症状がある。

処方・手技

【基本穴】中脘・内関・足三里

- **外邪犯胃**：基本穴に大椎・合谷を加えて瀉法を施す。風寒は，諸穴に30分間置針して間欠的に行針をし，抜針後，艾炷灸か棒灸を加える。風熱は，諸穴に数分間行針をして抜針する。暑湿は，さらに曲池・内庭・外関を加えて瀉法を施し，数分間行針をして抜針する。
- **食積停滞**：基本穴に下脘・天枢を加えて瀉法を施

し，20分間置針し，間欠的に行針をする。食鬱が熱に変わったものは，諸穴に数分間行針をして抜針し，厲兌を加え，点刺して出血させる。
●痰飲内阻：基本穴に豊隆・三焦兪・陰陵泉を加えて瀉法を施し，20分間置針し，間欠的に行針をする。痰飲が鬱滞して熱に変わったものは，諸穴に数分間行針をして抜針し，厲兌・大敦を加え，点刺して出血させる。
●脾胃虚寒：基本穴に脾兪・胃兪・陰陵泉を加え，諸穴に補法を施し，30分間置針して間欠的に行針をし，抜針後，艾炷灸か棒灸を加える。胃陰不足には上記の穴に胃兪・三陰交を加え，諸穴に補法を施し，数分間行針をして抜針する。

処方解説

中脘は胃の募穴であり，足三里は足の陽明経の合穴であり，ともに和胃降逆止嘔をする。手の厥陰経と手の少陽三焦経は表裏の関係にあるが，内関は手の厥陰経の絡穴であるので，これを取穴すれば中焦脾胃に作用して，やはり和胃降逆止嘔の効果がある。これらの諸穴に長時間置針し灸を加えれば，散寒作用が加わり，瀉法ですばやく抜針すれば清熱効果が加わる。中脘・足三里両穴は，補法で長時間置針し灸を加えれば，脾胃を健やかにし中陽を温める。補法ですばやく抜針すれば胃陰を補う。大椎・合谷は疏風解表をし，瀉法で長時間置針し灸を加えれば寒邪を温散する作用があり，瀉法ですばやく抜針すれば清熱祛暑をする。手の陽明経の合穴である曲池と，足の陽明経の滎穴である内庭は，陽明気分の邪熱を清瀉し，祛暑作用が強い。手の少陽経の絡穴である外関は，三焦の邪熱を清瀉し，祛暑化湿をする。下脘・天枢は和胃化滞をし，天枢はまた腑気を通じさせて積滞を下から排出させる。諸穴からすばやく抜針すれば清熱作用が加わり，食滞が熱に変わったものには最適である。厲兌も和胃化滞をし，胃腑の邪熱を清瀉する効果が高い。豊隆は化痰降濁の要穴である。三焦兪は三焦の気機を疏通し，水道を通じさせる。陰陵泉は瀉法では醒脾利湿をし，補法で長時間置針し灸を加えれば，健脾運湿をし，中陽を温補する。足の厥陰経の原穴である太衝と，足の少陽経の合穴である陽陵泉は，疏肝理気をし，肝気の横逆を抑える。またすばやく抜針すれば，肝経の鬱熱を清瀉する作用が加わる。大敦は肝熱を清瀉する作用が強い。脾兪・胃兪は，補法で長時間置針し灸を加

えれば，中陽を温め，脾胃を健やかにする。胃兪は，すばやく抜針すれば胃陰を補う。三陰交は肝腎および脾胃の陰を補う。

治療効果

本処方の本病症に対する治療効果はきわめて高く，実証では通常約3回，虚証では約15回の治療で治癒する。

症例 1

患者：呉○○，男性，38歳。
初診：1983年11月22日
所見：食事の不摂生のため，昨日から酸っぱい腐敗臭のするものを嘔吐し始め，胃部が脹満し，食欲不振があり，ときどき軽い腹痛がある。舌苔白厚，脈沈滑実。
治療経過：中焦に食滞があるので，上記の処方を2回使用したところ，嘔吐は止まり，諸症状は消失して治癒した。

症例 2

患者：王○○，男性，20歳。
初診：1982年3月17日
所見：乾嘔が止まらない・ときどき胃に灼熱痛がある・唇がからからに乾く・飲食減少，舌質紅赤・舌苔少，脈細数などの症状がある。
治療経過：上述の胃陰不足用の処方を3回使用したところ，乾嘔は止まり，胃の灼熱痛は消失し，ほかの症状も好転した。20回余りの治療で，諸症状は消失した。

2 反胃

反胃とは，胃腸が痞脹し，宿食が消化できず，朝食べれば夕方に吐き，夕方に食べれば朝に吐くなどを主症状とする病症である。西洋医学の胃および十二指腸憩室・十二指腸潰瘍・急慢性胃炎・胃粘膜脱・十二指腸閉塞・胃の腫瘍・胃神経症などで，およそ幽門部の痙攣・浮腫・狭窄を併発し，胃内容物排出遅延を引き起こし，上述の症状が現れたものは，本病症の弁証論治を参考にすることができる。

病因病機

- 飲食労倦・情志失調などの原因から脾胃の機能が失調すると，脾胃が虚寒となって水穀を腐熟できなくなり，飲食物が胃内に停滞して宿食となり，反胃を引き起こす。
- 大量に酒を飲んだり辛いものばかりを食べたりすると，鬱滞して熱に変わり，その邪熱が胃に留まるので，飲食物を消化できず，発症する。
- さまざまな原因から脾胃を損傷すると，水穀が精微には変わらず湿濁となり，それが蓄積すると痰を生じて胃を塞ぐので，胃腑の通過・下降機能が失調し，宿食が消化できずに発生する。

以上の脾胃虚寒・胃中積熱・痰濁阻胃などの原因がさらに1歩進展し，気虚・気滞・食滞・痰阻となり，それが長引いて血行不良となると，疾病が絡に入って瘀血が凝結する。あるいは転んだための損傷や手術の創傷などからも血瘀は発生し，やはり胃腑の通降機能が失調して反胃が発生する。

弁証

胃腸が脹満し，宿食が消化できず，朝食べれば夕方に吐き，夕方に食べれば朝に吐く。
- **脾胃虚寒**：宿食や澄んだ水を吐き，吐けばすっきりする。少食・泥状便・顔色に艶がない・四肢に力が入らない，舌質淡・舌苔白，脈細弱。腎陽虚弱で脾の温煦作用が失調したものは，顔色㿠白・めまい・耳鳴り・精神萎縮・腰と膝がだるい・手足の冷え，舌苔白滑，脈細無力などの症状を伴う。
- **胃中積熱**：顔面紅潮・心煩・口渇して冷たいものを飲みたがる・便秘・小便が赤い，舌質紅・舌苔黄膩，脈滑数。
- **痰濁阻胃**：胃腸脹満・食後に増悪する・水っぽい涎を吐く・めまい・動悸，舌苔白滑，脈弦滑。痰濁が鬱滞して熱に変わったものは，粘った痰を喀出する・心煩，舌質紅・舌苔黄膩，脈滑数。
- **血瘀積結**：上腹部にしこりがある・胃腸脹満・刺痛があって触られるのをいやがる・しこりは堅くて推しても動かない，舌質暗紅色か瘀点を伴う，脈弦渋。

処方・手技

【基本穴】中脘・内関・足三里・下脘・天枢・上巨虚
- **脾胃虚寒**：基本穴の足三里には補法，ほかの腧穴には平補平瀉法か補法を施す。さらに脾兪・胃兪・陰陵泉を加えて補法を施し，諸穴に30分間置針して間欠的に行針をし，抜針後，艾炷灸か棒灸を加える。腎陽虚弱を伴うものには，さらに腎兪・復溜・命門・気海・関元を加えて補法を施し，諸穴に30分間置針して間欠的に行針をし，抜針後，艾炷灸か棒灸を加える。
- **胃中積熱**：基本穴に内庭を加えて瀉法を施し，数分間行針をして抜針する。あるいはさらに厲兌を加え，点刺して出血させる。
- **痰濁阻胃**：基本穴に豊隆を加えて瀉法を施し，20分間置針し，間欠的に行針をする。鬱滞が長引いて熱に変わったものには，諸穴に数分間行針をして抜針する。
- **血瘀積結**：基本穴に章門・膈兪・痞根穴・三陰交を加えて瀉法を施し，20分間置針し，間欠的に行針をする。

処方解説

中脘・内関・足三里は，平補平瀉法か瀉法を施せば和胃降逆をし，補法では脾胃を健やかにして運化を促す。下脘・天枢・上巨虚は，宿食を推し流して下降させる。諸穴に長時間置針し灸を加えれば温陽散寒をし，すばやく抜針すれば清熱作用が加わる。脾兪・胃兪・陰陵泉は，脾胃を温める。腎兪・復溜・命門は，温腎壮陽をする。気海・関元は下元を温め，回陽救逆をする。足の陽明経の滎穴である内庭と，井穴である厲兌は，胃火を清瀉する作用が強い。豊隆は脾胃を調節し化痰降濁をする要穴であり，すばやく抜針すれば清熱作用が加わる。血の会穴である膈兪は，活血化瘀・散結消塊をする。五臓の会穴である章門と，足の太陰経の腧穴である三陰交は，瀉法を施せば，疏肝理気・活血化瘀消塊をする。痞根穴は，しこり治療の経験穴である。

治療効果

本処方の本病症に対する治療効果は高く，通常の患者であれば3〜5回の治療で，反胃症状は消失するか軽減する。再発したものも，本処方が有効である。

症例

患者：張○○，男性，22歳。
初診：1975年10月27日
所見：もともと慢性胃炎があり，ときどき胃痛を覚

え，嘔吐・腹脹があった。10日余り前から，朝食べれば夕方にもどし，夕方に食べれば朝吐くようになり，嘔吐物は未消化の食物や澄んだ水が多い。すべて吐き尽くせば，すっきりする。また食後の胃腸脹満・顔色に艶がない・泥状便・手足の冷え・四肢に力が入らない，舌質淡・舌苔白滑，脈沈細無力などの症状がある。脾胃虚寒証であり，上記の処方を使用した。

治療経過：1回では効果がなく，2回目の施術後，胃腸の脹満が軽減し，手足が温まってきた。5回で反胃および腹脹は消失した。毎日1回施術し，計15回の治療で，顔色が好転し，ほかの症状も消失し，反胃は再発しなくなった。数カ月後，カゼで来診したが，治療停止後再発はないという。

注釈

反胃証については，できるだけX線造影などで検査し，胃の悪性腫瘍である可能性を排除しておかなければならない。胃の悪性腫瘍による反胃は，針灸治療でも一時的に症状を軽減することはできるが，結局は完全な治癒には至らない。したがってもし胃の悪性腫瘍が原因であれば，条件が許す限り迅速に手術をしたり，中西両医学のほかの治療を併用するなどし，治療の時期を誤らないようにしなければならない。

3 吐酸

酸っぱい水が胃から溢れ出し，呑み込まずに吐き出してしまうものを吐酸，すぐに呑み込むものを呑酸という。ここで論じている呑酸・吐酸は，西洋医学の胃酸過多による胸焼け・吐酸と，ほぼ同じ意味である。胃潰瘍・十二指腸潰瘍・慢性胃炎・消化不良などの疾病によくみられる。

病因病機

- 飲食物の不摂生や，脂っこいものや甘いものを食べすぎるなどの原因から脾胃を損傷すると，体内に湿熱が発生する。
- 食物が消化できず，鬱滞して胸膈を塞ぐと，胃気が調和を失って発症する。
- 突然風寒を感受し，寒邪が胃を侵して胃陽が遮られると，湿濁が鬱滞して，酸を生じる。
- 生ものや冷たいものを食べすぎると，中陽が損傷され，寒邪が脾胃に停滞する。
- 鬱積した怒りが肝を損傷すると，肝気が鬱滞する。また気鬱が熱に変わり脾胃に乗じると，げっぷや呑酸が発生する。
- 労倦による内傷などの原因で脾胃が損傷され，食事量が減少して運化が遅れると，げっぷや吐酸が起きたり，澄んだ酸水を嘔吐したりする。

弁証

- **熱証**：ときどき吐酸をする・腐敗臭のあるげっぷをする・胃の脹悶・のどの乾燥・口苦・口渇・心煩・怒りっぽい・大便に悪臭がある・両脇の脹痛，舌質紅・舌苔黄厚，脈弦滑。
- **寒証**：ときどき吐酸をする・腐敗臭のあるげっぷをする・よく涎を垂らす・熱いものを好んで飲食する・泥状便・疲労倦怠感・力が出ない・四肢の冷え，舌質淡・舌苔薄白，脈沈遅。

処方・手技

【基本穴】中脘・梁門・足三里・内関

- **熱証**：基本穴に章門・太衝・陽陵泉を加えて瀉法を施し，数分間行針をして抜針する。
- **寒証**：基本穴に平補平瀉法を施し，脾兪・胃兪を加えて補法を施し，諸穴に30分間置針して間欠的に行針をし，抜針後，艾炷灸か棒灸を加える。
- **湿濁が残って白厚膩苔がとれないもの**：陰陵泉を加えて平補平瀉法・棒灸を施す。

処方解説

中脘は胃の募穴で六腑の会穴であり，梁門は足の陽明経の腧穴でしかも胃に近く，足三里は足の陽明経の合穴であるので，諸穴が胃に作用して，胃酸の分泌を調節し，消積化滞・和胃降逆をする。内関は，和胃降逆止嘔作用に優れている。以上の諸穴に瀉法を施しすばやく抜針すれば清熱をし，長時間置針し灸を加えれば温陽散寒をする。章門は五臓の会穴であり，太衝は足の厥陰経の原穴であり，陽陵泉は足の少陽胆経の合穴であり，いずれも肝火を清瀉するとともに，疏肝理気をして肝気の横逆を抑制する。また3穴を同時に使えば，熱証の吐酸に非常によく効く。脾兪・胃兪は温中散寒をし，運化を促進する。

陰陵泉は，醒脾利湿化濁をする。

治療効果

本処方の本病症に対する治療効果はきわめて高く，通常の患者であれば，3～5回の治療で治癒する。

症例

患者：魯○○，女性，26歳。
初診：1975年8月27日
所見：ときどき吐酸をし，西洋薬を服用して1度は寛解したが，5日前から再び悪化した。胃の脹悶・両脇の脹痛・イライラする・怒りっぽい・口苦・口の乾き・大便に悪臭がある，舌質紅・舌苔黄厚・脈弦滑数などの症状がある。肝鬱化熱証であり，胃の下降機能が失調している。
治療経過：上記の処方を1回使用したところ，脇痛は消失し，吐酸やほかの症状も軽減した。毎日1回施術し，計6回の治療で，吐酸・口苦などの症状は，完全に消失した。ところが治療停止後数日で，再び吐酸と脇痛が現れ，舌苔は黄色い。原処方のまま，さらに5回治療したところ，吐酸および諸症状は消失した。1カ月余り後に経過観察したが，吐酸などの症状は再発していなかった。

4 胸焼け

胸焼けとは，胃の中が空虚になり，ヒリヒリするようなしないような，空腹のようなそうでないような，痛いような痛くないような感覚と，胸膈部の灼熱感があり，何とも表現しようのない疾病である。西洋医学の慢性胃炎・胃神経症・胃および十二指腸の潰瘍などの疾病で，症状が本病症に似ているものは，本病症の弁証論治を参考にすることができる。

病因病機

- 辛いものや香りが強く乾いたもの，脂っこいものや甘いものなどを食べすぎると，それが中焦に積滞して痰湿が集まり，さらに痰湿が鬱滞して熱に変われば，痰熱が体内を混乱させて発症する。
- 憂鬱や怒りのために肝気が条達しなくなり，横逆して胃を犯す。すると肝胃不和となったり，それ

が長引いて肝胃に熱が鬱滞したりして，下降機能が失われて発症する。
- 病後胃気がまだ回復していないときに陰分が損傷されたり，生ものや冷たいものを食べすぎて脾陽を損傷したりすれば，胃が虚して気が上逆し，中宮をかき乱す。
- 考えすぎや過労で心脾を損傷したり，失血過多になったりすると，営血が不足するので，胃が潤いを得られず，心が滋養されずに発症する。

弁証

胸焼けを主症状とする。
- **胃熱**：悪心・吐酸・心煩・怒りっぽい・口渇して冷たいものを飲みたがる・多食・すぐ空腹になる・胸悶・痰が多い・便秘，舌質紅・舌苔は黄色くて乾いている，脈はおもに滑数。
- **胃気虚**：ときどき胸焼けがする・食べものの味がわからない・食後に膨満感がある・疲労感・力が出ない，舌質淡・舌苔白，脈虚無力。
- **胃陰不足**：ときどき胸が焼ける・口とのどの乾燥・食欲不振・空腹にはなるが食べようとしない・食後の膨満感・大便乾燥・舌質紅・舌苔少か無苔・脈細数。
- **血虚**：ときどき胸焼けがする・顔色に艶がない・唇と爪の色が薄い・頭のふらつき・動悸・多夢・記憶力減退，舌質淡・舌苔薄白，脈細弱。

処方・手技

【基本穴】中脘・胃兪・足三里
- **胃熱**：基本穴に内庭を加え，悪心・心煩・胸悶には内関を加え，痰が多いものには豊隆を加え，便秘には上巨虚を加える。諸穴に瀉法で数分間行針をして抜針し，厲兌を加え，点刺して出血させる。
- **胃気虚**：基本穴に補法を施し，20分間置針し，間欠的に行針をする。
- **胃陰不足**：基本穴に三陰交を加えて補法を施し，大便が乾燥しているものには，さらに上巨虚を加えて平補平瀉法を施し，諸穴に数分間行針をして抜針する。
- **血虚**：基本穴に膈兪・三陰交を加え，動悸・多夢にはさらに心兪・神門を加える。諸穴に補法を施し，20分間置針し，間欠的に行針をする。

処方解説

中脘・胃兪は胃の募穴と背兪穴であり，足三里は足の陽明経の合穴であり，いずれも胃に作用し，胃の機能を回復させる。また瀉法ですばやく抜針すれば胃熱を清瀉し，補法で長時間置針すれば脾胃を健やかにして気血生化の源を維持し，補法ですばやく抜針すれば胃陰を補い，虚熱を除く。内庭・豊隆・上巨虚・厲兌は胃熱を清瀉し，豊隆は化痰の効果もあり，上巨虚には便通を促す作用もある。三陰交は，補法ですばやく抜針すれば肝腎および脾胃の陰を補い，長時間置針すれば肝腎精血を補うとともに，脾の運化機能を健やかにする。膈兪は補血養血をする。心の背兪穴である心兪と，手の少陰経の原穴である神門は，心血を補い，心神を安らかにする。

治療効果

本処方の本病症に対する治療効果はきわめて高く，通常の患者であれば治療後すぐに胸焼けは消失し，実証では3～5回，虚証では約15回の治療で治癒する。

症例

患者：郭○○，女性，32歳。
初診：1976年4月19日
所見：胃に空虚感があり，空腹なようなそうでないような，ヒリヒリするようなしないような，痛いような痛くないような感じがして，名状しがたい心窩部の灼熱感があり，そんな状況が20日間余りも続いている。他院で西洋薬を服用させられたが，効果がない。口と舌の乾燥・空腹でも食べたくない・食後の膨満感・大便が乾結，舌質紅・舌苔少，脈細でやや数などの症状がある。胃陰不足証である。
治療経過：上記の処方を使用したところ，胸焼けはすぐに軽減した。毎日1回施術し，計8回の治療で，胸焼けと食後の膨満感は消失し，大便は正常に戻り，ほかの症状も軽減した。10回余りで，諸症状は消失した。3カ月後経過観察したが，治療停止後の再発はなかった。

5 痞満

痞満とは，心窩部が痞え，胸膈部が満悶する病症のことである。本病症は，西洋医学の慢性胃炎・胃神経症・消化不良などの疾病によくみられるが，そのほかの疾病の過程でも，痞満症状が現れたものは，本病症の弁証論治を参考にすることができる。

病因病機

- 傷寒の邪が肌表にあるときに，誤って下法を使用すると，邪気が虚に乗じて心下に凝結する。
- 傷寒の邪が表から裏へと入り，胸中や胃に入ると，本症が発生する。
- 飲食の不摂生により，中陽まで損傷すると，脾胃の運化・昇降機能に影響を与える。
- 脾胃が損なわれれば，水湿を運化することができず，痰濁が発生して中焦を塞ぎ，清陽が上昇できず濁飲が下降できないために発症する。
- 情志が安定せず，激しい怒りが肝を損傷すると，肝鬱気滞となり，気機が逆乱して，昇降機能が働かなくなる。
- もともと脾胃が虚弱である。
- 病後で中気が不足したり，誤って攻下剤を服用し中気まで損傷したりすると，脾胃の陽が微弱になって中寒となり，運化機能が働かなくなって発症する。

弁証

心下部が閉塞して通じず，胸膈部が満悶してすっきりしないという自覚症状があるが，外見は脹れたりすることはなく，満悶しても痛みがないというのが主症状である。

- **飲食停滞**：腐敗臭のあるげっぷをする・呑酸・腹満して触られるのを嫌がる・悪心・嘔吐・食欲不振，舌苔厚濁，脈滑実などの症状を伴う。
- **痰湿内阻**：頭と目のくらみ・胸悶・空腹感がない・痰涎を喀出する・体が重い・倦怠感，舌苔濁膩，脈滑などの症状を伴う。
- **肝鬱気滞**：嘆息・怒りっぽい・両脇肋部の脹悶や脹痛，舌苔薄白，脈弦などの症状を伴う。
- **脾胃虚寒**：ときどき痞満する・温めたり押えたり

すると喜ぶ・温めると寛解する・食欲不振・倦怠感・懶言〔話すのがおっくうである〕・息切れ・力が出ない・薄い泥状便・四肢の冷え，舌質淡・舌苔白，脈虚大無力か沈細無力。

処方・手技

【基本穴】膻中・中脘・内関・足三里
- 飲食停滞：基本穴に下脘・天枢を加えて瀉法を施し，20分間置針し，間欠的に行針をする。
- 痰湿内阻：基本穴に瀉法を施し，豊隆・陰陵泉を加えて瀉法，脾兪・胃兪を加えて補法を施し，諸穴に20分間置針し，間欠的に行針をする。
- 肝鬱気滞：基本穴に太衝・陽陵泉を加えて瀉法を施し，20分間置針し，間欠的に行針をする。
- 脾胃虚寒：基本穴に脾兪・胃兪・陰陵泉を加えて補法を施し，20分間置針して間欠的に行針をし，抜針後，艾炷灸か棒灸を加える。

処方解説

膻中は両乳頭を結んだ線の中点に位置し，気の会穴であり，寛胸理気の効果がある。中脘・足三里は脾胃の昇降機能を調節し，運化機能を促進するので，痞満に対しても有効である。内関は，寛胸和胃・利膈除満をする。下脘・天枢は消積化滞の効果があり，天枢は腑気を通じさせて食滞を下降させる。豊隆は，化痰降濁の要穴である。陰陵泉は，瀉法では醒脾利湿をし，補法では健脾化湿をする。脾兪・胃兪は，補法で長時間置針をすれば脾胃を健やかにして運化を助け，灸を加えれば寒邪を散逸させて中陽を温める。太衝・陽陵泉は疏肝理気をし，肝気の横逆を抑える。

治療効果

本処方の本病症に対する治療効果はきわめて高く，通常の患者であれば，治療後痞満はすぐに軽減し，実証では3〜5回，虚証では約10回の治療で治癒する。

症例1

患者：秦○○，女性，53歳。
初診：1976年5月30日
所見：家人と口げんかをして，10日余り前から心窩部が塞がり，胸膈部が満悶して具合が悪いという。両脇脹悶・ときどきため息をつく・心煩・怒りっぽい，舌苔薄白，脈弦などの症状がある。肝鬱気滞証である。
治療経過：上記の処方を使用し，10分間行針をしたところ，痞満はすぐに軽減した。毎日1回のペースで，さらに2回治療したところ，痞満とほかの症状は消失して治癒した。

症例2

患者：曽○○，男性，34歳。
初診：1979年11月15日
所見：胸と上腹部が塞がり，満悶してすでに1カ月余りになるが，中薬・西洋薬は効果がなく，好転と悪化を繰り返す。食欲不振・上腹部を温めたり抑えたりすると喜ぶ・薄い泥状便・疲労感・力が出ない，舌質淡・舌苔白，脈細弱無力などの症状がある。
治療経過：脾胃虚寒証用の処方を使用し，10分間置針したところ，痞満は軽減した。6回の治療で，痞満は消失し，大便は正常に戻った。さらに3回の治療で，治療を終了した。1年後経過観察したが，痞満などの症状は再発していなかった。

6 胃痛

胃痛は胃脘痛ともいい，胃部の疼痛を主症状とする。西洋医学の急慢性胃炎・胃および十二指腸の潰瘍・胃がん・胃神経症などで，上腹部の疼痛を主症状とするものは，本病症を参考にして弁証論治するとよい。

病因病機

- 生ものや冷たいものを食べすぎたり寒邪に襲われるなどして，寒邪が胃に入ると，寒は収引を主るので，胃気が不和になって発症する。
- 飲食の不摂生により，食積が停滞して，胃の下降機能が失調する。
- 脂っこいものや甘いもの，辛いものを食べすぎると，湿熱が中焦を塞ぐ。
- 思い悩んだり怒ったりして精神的にリラックスできないと，肝鬱気滞となり，疏泄機能が働かなくなり，横逆して胃を犯す。

- 肝気鬱が長期化して熱に変わると，肝胃の陰を焼く。
- 気滞が長引けば，血行が悪くなり，瘀滞して胃絡を塞ぐ。
- もともと脾胃が虚弱だったり，過労による内傷があったり，薬が不適切であったりしたために脾胃を損傷すると，中陽が働かなくなって，体内に寒が生じる。
- 脾胃の陰が消耗されると，胃腑が濡養を受けられなくなる。

弁証

上腹部の疼痛を主症状とする。
- 寒邪犯胃：突然の胃痛・疼痛が激しい・悪寒があり温められるのを喜ぶ・温めると疼痛が軽減する・口が渇かない・熱いものを飲みたがる，舌質淡・舌苔白，脈弦緊か弦遅。
- 胃熱：胃の灼熱痛・疼痛が急激である・悪熱があって冷たいものを好む・口渇して冷たいものを飲みたがる・食べてもすぐにお腹が減る・尿量減少して赤い・便秘，舌質紅・舌黄苔，脈滑数。
- 宿食停滞：胃部脹満・痛がって触られるのを嫌がる・腐敗臭のあるげっぷをする・呑酸・未消化物を嘔吐する・嘔吐すると疼痛が軽減する・食欲不振・悪食・大便に悪臭がある，舌苔厚膩，脈実か滑。
- 肝気犯胃：胸脇部と胃部の脹満や脹痛・しばしば突き上げられたような疼痛がある・遊走痛・ひどくなると精神状態によって疼痛が増減する・よくため息をつく・食が進まない・しゃっくり・げっぷ・呑酸・大便がすっきり出ない，舌苔白，脈弦。鬱が長期化し熱に変わったものは，イライラする・怒りっぽい・口苦・のどの乾き・便秘・小便が赤い，舌質紅・舌苔黄，脈弦数などの症状を伴う。
- 瘀血停滞：胃の刺痛あるいは切られるような痛み・固定痛・触られるのを嫌がる・大便が黒い・ひどくなると吐血する，舌質暗か瘀斑がある，脈渋。
- 脾胃気虚：胃の鈍痛・胃腸脹満・食後に増悪する・飲食減少・納呆・泥状便・顔色萎黄・瘦せる・精神疲労・力が出ない・倦怠感・懶言・声が低くて弱い・脱肛，舌質淡で辺縁部に歯痕がある・舌苔白，脈虚弱。脾胃虚寒は，悪寒があって暖めるのを喜ぶ・冷えると悪化する・四肢の冷え，舌苔白滑，脈遅などの症状を伴う。
- 胃陰虚：胃部に鈍い灼熱痛がある・疼痛が持続する・乾嘔・しゃっくり・手掌部と足底部の熱，舌質紅・舌苔少，脈細数。

処方・手技

【基本穴】中脘・足三里・内関

- 寒邪犯胃：基本穴に瀉法を施し，30分間置針して間欠的に行針をし，抜針後，艾炷灸か棒灸を加える。また疼痛が寛解するまで諸穴に行針を続けてもよい。中脘には抜火罐法を加えてもよい。
- 胃熱証：疼痛が寛解するまで基本穴に行針を続け，別に内庭を加えて瀉法を施す。便秘にはさらに上巨虚を加えて瀉法を施し，数分間行針をして抜針し，厲兌を加え，点刺して出血させる。
- 宿食停滞：基本穴に下脘・天枢を加えて瀉法を施し，20分間置針し，間欠的に行針をする。疼痛が寛解するまで諸穴に行針を続けてもよい。
- 肝気犯胃：基本穴に期門・章門・太衝・陽陵泉を加え，疼痛が寛解するまで諸穴に瀉法で行針を続ける。鬱が長期化し熱に変わったものには，さらに行間・内庭を加えて瀉法を施し，数分間行針をして抜針し，大敦・厲兌を加え，点刺して出血させる。
- 瘀血停滞：基本穴に膈兪・血海・三陰交を加えて瀉法を施し，諸穴に20分間置針し，間欠的に行針をする。
- 脾胃気虚：基本穴に脾兪・胃兪・陰陵泉を加えて補法を施し，20分間置針し，間欠的に行針をする。脾胃虚寒は，諸穴に30分間置針して間欠的に行針をし，抜針後，艾炷灸か棒灸を加える。
- 胃陰虚：基本穴に脾兪・胃兪・三陰交を加えて補法を施し，数分間行針をして抜針する。

処方解説

中脘・足三里・内関は和胃理気止痛をし，各穴に長時間置針し灸を加えれば温中散寒作用があり，すばやく抜針すれば清熱作用がある。中脘・足三里は，瀉法を施せば消積化滞の作用があり，補法で長時間置針すれば脾胃を健やかにして中気を補い，補法ですばやく抜針すれば胃陰を補う効果がある。内庭・上巨虚・厲兌は胃火を清瀉し，上巨虚はまた便秘を通じさせる。下脘・天枢は消積化滞をし，天枢は宿食を押し流して下から排出させる。期門・章門・太衝・陽陵泉は疏肝理気作用があり，すばやく抜針すれば肝火を清瀉する。行間・大敦も，肝火を清瀉する作

用が強い。膈兪・血海・三陰交は，瀉法では活血化瘀をし，三陰交は補法ですばやく抜針すれば，肝腎および脾胃の陰を補う。脾兪・胃兪・陰陵泉は，脾胃を健やかにして中気を補い，灸を加えれば温中散寒作用が強まる。脾兪・胃兪は，補法ですばやく抜針すれば脾胃の陰を補う。

治療効果

本処方の本病症に対する治療効果はきわめて高く，通常の患者であれば，施術後疼痛はすぐに寛解する。実証では3～5回，虚証では約30回の治療で治癒する。

症例1

患者：史〇〇，女性，60歳。
初診：1983年4月5日
所見：胃の痛みが強く，両脇にまで牽引して，呼吸をすると痛む。上腹部と脇部に灼熱感があり，イライラして怒りっぽい。同じような発作の既往歴があり，怒りや抑うつ感から誘発されることが多い。舌辺紅赤，脈弦でやや数。治療は肝火を清瀉し，和胃降逆をする。
治療経過：上記の処方を使用したところ，疼痛はすぐに止まった。翌日にもう1度治療したところ，諸症状は消失した。数日後経過観察したが，諸症状の再発はなかった。

症例2

患者：王〇〇，男性，52歳。
初診：1983年3月8日
所見：不注意で寒を感受し，胃の痛みが激しく，顔色が青白い・ときどき冷や汗が出る・胃部に手を当てると冷たい，舌質淡・舌苔白滑膩，脈弦緊遅などの症状がある。
治療経過：治療は，温胃散寒・和胃止痛を目標に，上記の処方を使用した。施術が終わらないうちに，疼痛が止まり，冷や汗がなくなり，顔色が潤い血の気がさしてきた。翌日に再診したときには，胃はときどき軽く痛み，澄んだ水を嘔吐するという。もう1度施術したところ，疼痛および諸症状は消失した。

症例3

患者：王〇〇，女性，48歳。

初診：1978年10月20日
所見：普段から脾胃の虚寒があってときどき胃痛があり，X線造影で慢性胃炎と診断された。昨日食事を不摂生にしたところ，胃痛が増悪した。食欲不振・胃腸脹満・腐敗臭のある酸っぱいものを嘔吐する・温めると疼痛が軽減する・冷やすと増悪する，舌質淡・舌苔白膩，脈沈遅無力などの症状がある。脾胃虚寒・食積停滞証である。
治療経過：上記の処方を使用したところ，疼痛はすぐに止まり，ほかの症状も軽減した。2回目の治療後，諸症状は消失したが，まだ舌苔が白膩であった。5回目の治療後，諸症状は再発しなくなり，舌苔も薄白になった。1カ月後経過観察したが，胃痛などの症状は再発していなかった。

7 腹痛

腹痛とは，胃部から下で，恥骨際から上の部位に発生する疼痛である。西洋医学の多くの疾病，例えば急性膵炎・胃腸痙攣・かんとん性ヘルニアの早期・神経性腹痛・消化不良性腹痛などは，本病症の弁証論治を参考にすることができる。急慢性胃炎・胃および十二指腸の潰瘍・急性胃腸炎・胆嚢炎・虫垂炎・胆道蛔虫症・慢性膀胱炎などの疾病によって引き起こされる腹痛については，本書の胃痛・脇痛・急性虫垂炎・蛔虫症・淋証などの弁証論治を参考にしてほしい。

病因病機

●寒湿暑熱の邪が腹中に侵入すると，脾胃の運化機能が失調し，邪が中焦に鬱滞して気機を滞らせるので，「通じざればすなわち痛む」という状態になる。
●飲食の不摂生により，食滞が体内に停滞する。
●脂っこいものや甘いもの，辛いものばかりを食べていると，湿熱が積滞して胃腸に鬱結する。
●生ものや冷たいものを食べすぎると，脾陽を遮り，脾胃の運化機能を阻害し，気機が伸びやかさを失う。
●鬱積した怒りが肝を損傷すると，木の条達機能が失調し，気血が鬱滞する。
●肝気が横逆して脾胃を犯すと，気機が滞る。

- 脾陽がもともと虚していると，運化機能が働かなくなる。
- 寒湿が停滞すると，しだいに脾陽が疲弊し，気血が不足して臓腑を温められなくなり，発症する。
- このほか，腹部の手術や転んだための損傷からも，気滞血瘀になり，脈絡が塞がって腹痛を引き起こす。

弁証

- 寒邪内阻：急激な腹痛・冷えると増悪する・温めると痛みが軽減する・口が渇かない・泥状便・小便は澄んでいる，舌質淡・舌苔白，脈沈緊。
- 実熱壅滞：腹部の痞満脹痛・触られるのを嫌がる・潮熱・便秘または泥状便ですっきり出ない・煩渇して水を飲みたがる・尿量減少して赤い，舌苔黄膩か黄燥か焦げたような黒，脈沈実有力か濡数。
- 飲食停滞：腹部の脹満疼痛・触られるのを嫌がる・腐敗臭のするげっぷをする・呑酸・食欲不振・嘔吐・悪心・痛みが強くなると便意を催す・排便すると痛みが軽減する，舌苔厚膩，脈滑有力。食滞が熱に変わったものは，舌苔黄膩，脈滑数が現れる。
- 気滞：腹痛・脹悶・遊走痛・少腹部までの牽引痛・げっぷをすると楽になる・精神状態によって痛みが増減する，舌苔白，脈弦。気鬱が熱に変わったものは，口苦・のどの乾き・便秘・小便が赤い，舌質紅・舌苔黄，脈弦数などの症状がみられる。
- 瘀血：固定痛・刺痛・しこりがあって痛む，舌質暗紫色か瘀斑がある，脈渋。
- 虚寒：腹痛が長く続く・間欠痛・痛いときには押えられるのを喜ぶ・温められるのを喜び冷えを嫌う・顔色に艶がない・空腹時や疲労時には増悪する・食後や休息後は軽減する・泥状便・精神疲労・力が出ない・悪寒・四肢逆冷，舌質淡・舌苔白，脈細無力。

処方・手技

【基本穴】中脘・天枢・足三里

- 寒邪内阻：基本穴に瀉法を施し，腹痛が寛解するまで行針を続け，抜針後，艾炷灸か棒灸を加える。
- 実熱壅滞：腹痛が寛解するまで基本穴に行針を続け，別に内庭を加えて瀉法を施す。便秘にはさらに上巨虚を加えて瀉法を施し，数分間行針をして抜針し，厲兌を加え，点刺して出血させる。
- 飲食停滞：基本穴に瀉法を施し，腹痛が寛解するまで行針を続ける。
- 気滞：基本穴に太衝・陽陵泉を加えて瀉法を施し，疼痛が寛解するまで行針を続ける。鬱が長引いて化熱したものには，別に行間を加えて瀉法を施し，数分間行針をして抜針し，大敦を加え，点刺して出血させる。
- 瘀血：基本穴に瀉法を施し，疼痛が寛解するまで行針を続ける。別に膈兪・血海・三陰交を加えて瀉法を施し，20分間置針し，間欠的に行針をする。
- 虚寒：基本穴に脾兪・胃兪・気海・関元を加えて補法を施し，30分間置針して間欠的に行針をする。抜針後，艾炷灸か棒灸を加える。

処方解説

中脘は胃の募穴で六腑の会穴であり，足三里は足の陽明経の合穴であり，天枢は足の陽明経の腧穴であり臍に近いので，いずれも腹部に作用し，胃腸を調節して消積化滞をする。以上の腧穴に長時間置針すれば温陽散寒作用が加わり，瀉法ですばやく抜針すれば胃腸の邪熱を清瀉する作用が加わる。また補法で長時間置針すれば脾胃を健やかにし，運化を促し，中陽を温め，寒邪を散逸させる。内庭・上巨虚・厲兌は，胃腸の邪熱を清瀉し，上巨虚には便通を促す効果もある。太衝・陽陵泉は疏肝理気をし，すばやく抜針すれば肝熱を清瀉する。大敦にも肝火を清瀉する作用がある。膈兪・血海・三陰交は，活血化瘀をする。脾兪・胃兪は，脾胃を健やかにして中陽を温める。気海・関元は元気を補い，回陽救逆をする。

治療効果

本処方の本病症に対する治療効果はきわめて高く，通常の患者であれば，施術後腹痛はすぐに寛解する。実証では2〜3回，虚証では約15回の治療で治癒する。

症例1

患者：趙〇〇，女性，18歳。
初診：1982年5月3日
所見：何日も前から，精神的抑うつがある。昨日から腹痛が始まったが，あちこち痛んで場所が一定せず，ときどき少腹部まで痛む。ほかに脹悶・ため息をつくとすっきりする・精神的抑うつがあると悪化するなどの症状がある。気滞証である。
治療経過：上記の処方を使用したところ，疼痛は

すぐに止まり，脹悶も軽減した。10時間余り後，再び疼痛が始まったので，原処方で数分間行針したところ，疼痛は止まって治癒した。

症例2

患者：馮〇〇，女性，18歳。
初診：1983年9月10日
所見：2時間前から腹痛が始まり，脹満して触られるのを嫌がる。また腐敗臭のするげっぷと呑酸があり，2日間食欲がなく吐きそうになる。排便後疼痛が軽減する。舌苔厚膩，脈滑実有力。食滞腹痛である。
治療経過：上記の処方を使用したところ，疼痛はすぐに止まった。翌日に再診したところ，腹部の脹満と食欲不振がまだあったが，ほかの症状は消失していた。再度原処方で治療したところ，治癒した。

8 しゃっくり

中国では呃逆と呼ぶ。気が上衝し，のどに続けざまにヒックヒックという音がして，自分では止められない病症のことであり，俗称をしゃっくりという。西洋医学では，本病症の原因を横隔膜の痙攣であると考えている。しかし中医学のいう呃逆は，横隔膜痙攣に限定されるものではない。臨床における胃腸神経症・胃炎・胃拡張・肝硬変の末期・脳血管疾患・尿毒症やそのほかの原因で起きる呃逆も，本病症の弁証論治を参考にすることができる。

病因病機

- 寒邪が胃に侵入したり，早食いや過食をしたり，生ものや冷たいものを食べすぎたり，寒涼薬を飲みすぎたりすると，胃陽を損傷し，胃の降下機能が失調する。
- 辛いものや熱いもの，炙ったり焼いたりしたものを食べすぎると，燥熱が強くなって陽明腑実となり，気が逆行して横隔膜を動かす。
- 怒りが肝を損傷して肝気が鬱滞すると，横逆して胃を犯し，胃の下降機能が失調する。また気鬱が火に変わり，津を焼いて痰を形成すると，気滞と痰濁が結びついて，昇降機能に異常を来す。
- 年を取って体力が弱ったり，長期間下痢をするなどの原因があると，脾腎の陽気が虚弱になって，胃気が衰弱するので，清気が上昇せず，濁気が下降しなくなる。
- 汗・吐・下法が強すぎたり，熱病で胃津を消耗したりすると，陰虚火旺となって胃腑が潤いを失い，下降機能が失調して発症する。

弁証

- **胃中寒冷**：しゃっくりの声が重くゆっくりしていて力がある・横隔膜や胃のあたりがすっきりしない・冷えると悪化する・暖めると軽減する・熱いものを飲みたがる・冷たいものを食べたがらない・口が渇かない，舌質淡・舌苔白，脈沈緩。
- **胃火上逆**：しゃっくりの声が大きく響き突き上げるようである・口渇があって冷たいものを飲みたがる・口臭・煩熱・便秘・小便が赤い，舌苔黄色か黄燥，脈滑数。
- **気滞痰阻**：しゃっくりが連続する・精神がリラックスしていないと誘発されたり悪化したりする・のどに痰がからむ・上腹部と脇部の脹満・悪心・げっぷ・頭のふらつき・目のくらみ・飲食減少・腸鳴・放屁，舌苔薄膩，脈弦滑。痰気が鬱結して化熱したものは，口苦・のどの乾き・イライラする・怒りっぽい・便秘・小便が赤い，舌質紅・舌苔黄膩，脈弦数などの症状を伴う。
- **脾陽虚**：しゃっくりの声が低くて弱く力がない・息切れ・顔面蒼白・澄んだ水を嘔吐する・胃腸不調・温められたり押されたりするのを喜ぶ・少食・疲れて眠くなる・泥状便・手足の冷え，舌質淡・舌苔白，脈沈細弱。腎陽虚のものは，腰と膝がだるい・五更泄瀉・インポテンス・早漏などの症状を伴う。
- **胃陰不足**：しゃっくりの声が短く断続的である・煩躁・不安感・食欲不振・食後膨満感がある・大便乾結・唇と舌の乾燥，舌質紅・舌苔少，脈細数。

処方・手技

【基本穴】中脘・内関・足三里・膈兪・膈（耳穴）
- **胃中寒冷**：基本穴に瀉法を施し，30分間置針して間欠的に行針をし，抜針後，艾炷灸か棒灸を加える。
- **胃火上逆**：基本穴に内庭を加え，便秘にはさらに上巨虚を加える。諸穴に瀉法を施し，数分間行針をして抜針し，厲兌を加え，点刺して出血させる。

- ●気滞痰阻：基本穴に太衝・期門・陽陵泉・豊隆を加えて20分間置針し，間欠的に行針をする。痰気が鬱結して化熱したものには，諸穴に瀉法を施し，数分間行針をして抜針し，大敦・厲兌を加え，点刺して出血させる。便秘には上巨虚を加えて瀉法を施し，数分間行針をして抜針する。
- ●脾陽虚：基本穴の中脘・足三里には補法，そのほかの腧穴には瀉法を施す。さらに脾兪・陰陵泉を加えて補法を施し，諸穴に30分間置針して間欠的に行針をし，抜針後，艾炷灸か棒灸を加える。腎陽虚を伴うものには，さらに腎兪・命門・復溜を加えて補法を施し，30分間置針して間欠的に行針をし，抜針後，艾炷灸か棒灸を加える。
- ●胃陰不足：諸穴に平補平瀉法を施し，胃兪・三陰交を加えて補法を施し，諸穴に数分間行針をして抜針する。

処方解説

　中脘・足三里は和胃降逆止呃をし，瀉法で長時間置針し灸を加えれば散寒の効果が加わり，瀉法ですばやく抜針すれば清熱作用が加わる。また補法で長時間置針し灸を加えれば脾胃を健やかにして中陽を補い，補法ですばやく抜針すれば胃陰を補う。耳穴の膈は呃逆に対しての治療効果が非常に高く，数分間の行針で呃逆がすぐに停止することが多い。内庭・上巨虚・厲兌は胃火を清瀉し，上巨虚には便通を促す効果もある。太衝・期門・陽陵泉は疏肝理気解鬱をし，すばやく抜針すれば鬱熱を清瀉する。大敦は肝火を清瀉する作用が強い。豊隆は脾胃を調節し，化痰降濁をし，すばやく抜針すれば清熱化痰をする。脾兪・陰陵泉は，脾胃を健やかにして運化を促し，中陽を温める。腎兪・命門・復溜は温腎壮陽をし，真火を補う。胃兪は胃陰を補う。三陰交は肝腎および脾胃の陰を補う。

治療効果

　本処方の本病症に対する治療効果はきわめて高く，通常は数分間の行針で呃逆は止まり，1～3回の治療で完治する。

症例1

患者：楊○○，女性，42歳。
初診：1974年8月10日
所見：この数日間しゃっくりが止まらず，中薬・西洋薬を服用したがあまり効果がない。しゃっくりの声は高くなく，断続的である。食が進まない・腹脹・胸と上腹部の痞悶・顔色萎黄・四肢に力が入らない，舌質淡・舌苔白，脈沈遅無力などの症状がある。中焦の虚寒証であり，胃の下降機能が失調している。
治療経過：上記の処方を1回使用したところ，しゃっくりはすぐに止まり，諸症状も軽減した。毎日1回のペースで，さらに数回治療したところ，諸症状は消失した。

症例2

患者：連○○，男性，31歳。
初診：1984年5月8日
所見：しゃっくりが止まらなくなってすでに3日になる。中薬・西洋薬を服用したが効果がない。食事にも支障を来し，しゃっくりの声が大きく響き，勢いよく突き上げてくる。ほかに口渇・口臭・冷たいものを飲みたがる・大便乾結・小便が黄色い，舌苔黄燥，脈滑数有力などの症状がある。胃火上逆証である。
治療経過：上記の処方を使用したところ，しゃっくりはすぐに止まり，翌日には気持ちよく排便することができ，ほかの症状も軽減した。原処方を毎日1回のペースで，さらに2回治療したところ，しゃっくりは再発しなくなり，諸症状も消失し，舌象・脈象ともに正常に戻った。1年後経過観察したが，しゃっくりは再発していなかった。

9　げっぷ

　げっぷとは，胃の中の濁気が上逆し，食道を通って口から排出される病症である。西洋医学の急慢性胃炎・胃神経症・消化不良などの疾病で，げっぷ症状が出現したものは，本病症の弁証論治を参考にすることができる。

病因病機

- ●風寒が襲い寒気が胃腑に入ると，胃の下降機能が失調して胃気が上逆し，発症する。
- ●飲食の不摂生により，宿食が中焦に滞留して脹満

し，気が上逆する。
- 脾胃が損傷されると，湿が集まって痰が生じるが，その痰が鬱滞して熱に変わると，胃気の調和が失われて発症する。
- 思い悩んだり怒ったりすると，肝の条達機能が失われ，肝気が横逆して胃を犯す。あるいは気鬱が長引いて熱に変わると，胃気が正常に下降することができなくなる。
- 病後で脾胃が虚弱になったり，もともと脾胃が虚していたりすると，運化する力がなくなり，昇降機能に異常を来し，虚気が上逆して発症する。

弁証

- 寒客于胃：げっぷをしてもすっきりしない・冷えると増悪する・温めると軽減する・胃のあたりが冷たい，舌質淡・舌苔白，脈弦緊。
- 食滞不化：頻繁にげっぷをする・げっぷが酸っぱく腐敗臭がある・食欲不振・腹部の膨満感・胸と上腹部の痞悶・悪心・嘔吐・腹痛・悪臭のする泥状便，舌苔白厚膩，脈滑。食滞が化熱したものは，便秘，舌苔黄厚膩，脈滑数などの症状がみられる。
- 胃中痰火：げっぷ・胸悶・痰涎を嘔吐する・粘った痰を喀出する・口渇・唇の乾き・便秘・小便が赤い，舌質紅・舌苔黄膩，脈滑数。
- 肝胃不和：ときどきげっぷをする・胸脇部の脹悶・げっぷをするとすっきりする・食が進まない・腹脹・精神が抑鬱されると誘発されたり悪化したりする，舌苔薄膩，脈弦。肝胃鬱熱には，口苦・のどの乾き・イライラする・怒りっぽい・便秘・小便が赤い，舌質紅・舌苔黄，脈弦数などの症状を伴う。
- 脾胃虚寒：間欠的なげっぷ・精神疲労・力が出ない・顔色に艶がない・食が進まない・腹脹・澄んだ水を嘔吐する・泥状便・四肢の冷え，舌質淡・舌苔白滑潤，脈遅緩無力。

処方・手技

【基本穴】中脘・足三里・内関
- 寒客于胃：基本穴に瀉法を施し，30分間置針して間欠的に行針をし，抜針後，艾炷灸か棒灸を加える。
- 食滞不化：基本穴に下脘・天枢を加えて瀉法を施し，20分間置針して間欠的に行針をする。食滞が化熱したものには，さらに内庭を加えて瀉法を施し，諸穴に数分間行針をして抜針し，厲兌を加え，点刺して出血させる。
- 胃中痰火：基本穴に豊隆・内庭を加えて瀉法を施し，便秘にはさらに上巨虚を加えて瀉法を施し，諸穴に数分間行針をして抜針し，厲兌を加え，点刺して出血させる。
- 肝胃不和：基本穴に太衝・陽陵泉を加えて瀉法を施し，20分間置針して間欠的に行針をする。肝胃鬱熱は，諸穴に数分間行針をして抜針し，大敦・厲兌を加え，点刺して出血させる。
- 脾胃虚寒：基本穴の内関には瀉法，中脘・足三里には補法を施し，さらに脾兪・胃兪・陰陵泉を加えて補法を施し，30分間置針して間欠的に行針をし，抜針後，艾炷灸か棒灸を加える。

処方解説

中脘・足三里・内関は，和胃降逆をしてげっぷを止める。また瀉法で長時間置針し灸を加えれば寒邪を温めて散逸させる作用があり，瀉法ですばやく抜針すれば清熱効果が加わる。中脘・足三里は瀉法では消積化滞をし，補法では脾胃を健やかにして運化を促す。下脘・天枢は，消積化滞の効果に優れ，天枢には便秘を解消する効果もある。内庭・上巨虚・厲兌は胃熱を清瀉し，上巨虚は便通を促す効果もある。豊隆は和胃化痰降濁をし，すばやく抜針すれば胃火痰熱を清瀉する。太衝・陽陵泉は疏肝理気をし，すばやく抜針すれば肝火を清瀉する作用が加わる。大敦は肝火を清瀉する作用が強い。脾兪・胃兪・陰陵泉は，脾胃を温める。

治療効果

本処方の本病症に対する治療効果はきわめて高く，通常の患者であれば，治療後にはげっぷが軽減し，3～5回の治療で治癒する。

症例1

患者：崔○○，女性，30歳。
初診：1982年10月6日
所見：近ごろ間欠的にげっぷが出る。げっぷの声が低くて弱い・顔色に艶がない・上腹部の痞悶脹満・飲食減少・ときどき悪心がある・水っぽい涎を嘔吐する・精神疲労・力が出ない・四肢の冷え，舌質淡・舌苔白滑膩，脈虚無力などの症状がある。脾胃虚寒証である。
治療経過：上記の処方を1回使用したところ，げっ

ぷは明らかに軽減した。翌日用事で治療をしなかったので，再びげっぷが悪化した。その翌日にまた原処方で治療したところ，げっぷやほかの症状は軽減した。毎日1回のペースで，さらに6回治療したところ，げっぷおよびほかの症状は消失した。20日余り後，カゼのために来診したが，げっぷなどの症状は再発していないとのことである。

症例2

患者：張〇〇，男性，42歳。
初診：1973年7月24日
所見：もともと陽盛だったところに，飲食物で内傷をしたため，急速に熱に変わった。酸っぱい腐敗臭のあるげっぷをする・胸脇部脹悶・上腹部の張り・食欲不振・悪心・大便乾結，舌質紅赤・舌苔黄厚膩，脈滑実などの症状がある。
治療経過：上述の食滞化熱用の処方を1回使用したところ，げっぷと悪心は消失し，気持ちよく排便し，ほかの症状は軽減した。2回目，諸症状は消失したが，舌苔はまだ黄色く厚かった。2日後，3回目の治療後，舌苔は正常に戻り，諸症状の再発はなくなった。

10 噎膈

噎とは，嚥下時に物が痞えてすんなり入らないことである。膈とは，閉塞して飲食物が呑み込めないか，食べてもすぐに吐き出す状態をいう。噎証は単独でも出現するが，膈証の前駆症状ともなるので，しばしば噎膈と併称される。本病症の臨床症状から，おおよそ西洋医学の食道がん・噴門がん・噴門痙攣・食道憩室・食道神経症・食道炎が含まれるものと思われる。

病因病機

- 思い悩んで脾を損傷すると，気が結滞して津液を散布することができなくなるので，津液が凝集して痰を形成する。すると気と痰が結びつき，逆上して下降しなくなる。
- 鬱積した怒りが肝を損傷し，木が旺盛になって土を克すと，液が集まって痰となり，痰と気が結びついて塞がる。
- 気の病が長引けば血に波及し，痰凝瘀阻現象が現れる。
- 辛いものや脂っこいもの，甘いものばかりを食べていると，湿熱が鬱結して火熱が津を損傷するので，食道が乾燥して通りが悪くなり，食べものが入りにくくなる。
- 寒気が胸膈部に入ると，塞いで通れなくする。
- 臓気が冷えて失調すると，飲食物を伝化できなくなる。
- 熱が脾胃に鬱結すると，津血が消耗乾燥し，それが長引けばのどを塞いで通らなくする。
- 房労で腎精が消耗し，陰液が涸れると，食道が乾いて飲食物を呑みこみにくくなる。
- 陰の損傷が陽に波及し命門の火が衰退すると，脾胃の温煦作用と運化機能が失調し，痰と瘀が結びついて食道を塞ぎ，噎膈を引き起こす。

弁証

- **痰気交阻**：嚥下しにくい・胸膈部の痞満・げっぷ・しゃっくり・のどの疼痛・痰涎や食物を嘔吐する・精神がリラックスすると軽減する，舌苔薄白膩，脈弦滑。
- **痰気交阻化熱**：口の中の乾燥・排便困難・小便が黄色い，舌質紅・舌苔薄黄膩，脈弦滑数。
- **津虧熱結**：のどが閉塞して痛む・水は飲みこめるが食物は入りにくい・胃中の灼熱感・冷たい水を飲みたがる・皮膚の乾燥・しだいに痩せてくる・口とのどの乾燥・大便乾結・五心煩熱・潮熱・盗汗，舌質紅で乾燥しているか亀紋がある，脈弦細数。
- **痰瘀内結**：のどの閉塞・胸膈部の疼痛・食物を呑み下せない・ひどくなると1滴の水でも入りにくくなる・食べるとすぐに嘔吐する・粘った痰が溢れ出て嘔吐する・大便が羊の糞のように堅くなる・吐出物が小豆汁のようである・顔色が暗くくすむ・羸痩・肌膚甲錯〔さめはだ〕，舌質紅かチアノーゼで少津，脈細渋。
- **気虚陽微**：呑みこめない状態が長期間続く・顔色晄白・涎が溢れ出て嘔吐する・腹部の脹満・顔面と足の浮腫・精神疲労・形寒・息切れ，舌質淡胖・舌苔白，脈細弱。

処方・手技

【基本穴】廉泉・天突・膻中・上脘・中脘・内関・

足三里・豊隆・太衝
- ●痰気交阻：基本穴に瀉法を施し，20分間置針し，間欠的に行針をする。
- ●痰気交阻化熱：基本穴に数分間行針をして抜針し，内庭を加えて瀉法を施す。便秘にはさらに支溝・上巨虚を加えて瀉法を施し，数分間行針をして抜針し，属兌・大敦を加え，点刺して出血させる。
- ●津虧熱結：基本穴に瀉法を施し，脾兪・腎兪・三陰交・太渓を加えて補法，大腸兪・上巨虚を加えて瀉法を施し，諸穴に数分間行針をして抜針する。
- ●痰瘀内結：基本穴に膈兪・血海・三陰交を加えて瀉法を施し，諸穴に数分間行針をして抜針する。
- ●気虚陽微：基本穴に平補平瀉法を施し，気海・関元・脾兪・胃兪・腎兪・命門を加えて補法を施し，諸穴に30分間置針して間欠的に行針をし，抜針後，艾炷灸か棒灸を加える。

処方解説

　廉泉・天突は，津液を生じさせて咽喉の通りをよくする。膻中は気の会穴であり，寛胸理気をする。上脘・中脘・内関・足三里は和胃降逆をし，噎膈および胃気不和・胃気上逆を治療する要穴である。豊隆は和胃化痰降濁をする。太衝は疏肝理気解鬱をする。以上の諸穴に瀉法を施しすばやく抜針すれば，清熱効果がある。内庭・上巨虚・属兌は，陽明気分の邪熱を清瀉し，血分の邪熱に対しても有効である。上巨虚は便秘を解消する。支溝は三焦の気機を疏通し，三焦の邪熱を清瀉するとともに，便秘を解消する。大敦は，肝火を清瀉する作用が強い。胃兪は，補法ですばやく抜針すれば胃陰を補い，補法で長時間置針し灸を加えれば脾胃を健やかにし，気血を補い，中陽を温める。腎兪・太渓は，補法ですばやく抜針すれば腎陰を補い，腎兪は補法で長時間置針し灸を加えれば温腎壮陽をする。三陰交は，補法ですばやく抜針すれば脾胃および肝腎の陰を補い，瀉法では活血化瘀をする。大腸兪は，大腸の燥熱を清瀉して排便を促す。膈兪・血海は，活血化瘀作用が強いうえに，清熱涼血をする。気海・関元は，下元を温める。脾兪は，脾胃を健やかにし，中陽を温める作用に優れている。命門は温腎壮陽をし，真火を補う。

治療効果

　本処方は，噎膈に対して一定の効果がある。がん患者でなければ，程度の差はあるが刺針後，噎膈症状はすぐに軽減し，15回前後の治療で治癒する。食道がん・噴門がんなどのがん患者に対しては，刺針後，噎膈症状はしばらく軽減するが，まもなくまた悪化し，結局は治らない。

症例1

- 患者：張〇〇，男性，41歳。
- 初診：1974年12月11日
- 所見：2年余り前からときどき物が呑みこみにくく，精神が抑うつしているときに悪化していたが，X線造影では異常がない。最近再発し，嚥下時に胸骨の裏側に灼熱痛があり，喉頭腔部の緊張・胸膈部の痞悶・口中の乾燥，舌質紅・舌苔白膩，脈弦滑などの症状がある。痰と気に塞がれ，その鬱滞が長引いて熱に変わったのである。
- 治療経過：上記の処方を1回使用したところ，諸症状は好転した。4回目の治療後，諸症状は消失した。さらに数回施術し，治療を終了した。数年後経過観察したが，再発はなかった。

症例2

- 患者：宋〇〇，男性，55歳。
- 初診：1972年8月28日
- 所見：嚥下困難がしだいに悪化し，お粥も呑みこみにくくなった。X線造影で，食道中段のがんと診断された。胸と上腹部の痞満・口中乾燥，舌質やや紅・舌苔薄膩でやや黄，脈弦細などの症状がある。痰と気に塞がれ，それが長引いて熱に変わったのである。
- 治療経過：上記の処方を1回使用したところ，その夜は饅頭や麺がすんなりと入った。20回余り後，嚥下困難はあまり顕著ではなくなった。しかしその後再び悪化し，患者がもうどのような治療も受けないことを決意し，結局死亡した。

注釈

　がんが疑われるものは，すぐにX線造影などの現代的な検査法で検査すべきである。そして診断が確定したときには，条件が許せば手術をしたり，放射線療法や化学療法など，中西両医学のほかの療法を併用するとよい。針灸療法だけに頼り，治療の時期を誤ってはならない。

11 下痢

下痢とは，排便回数が増加し，便の質が泥状であったり食物が未消化であったりし，ひどいときには水のように流れ出す病症である．本病症は中国では泄瀉と呼ばれ，例えば急慢性腸炎・腸結核・腸機能障害・過敏性結腸などのように，およそ消化器官に発生した，機能性あるいは器質性病変による下痢は，本病症の弁証論治を参考にすることができる．

病因病機

- 湿邪が中心であるが，そのほか寒邪・熱邪・暑邪などが侵入すると，脾胃が昇降機能と運化機能を失い，清濁を分けることができず，泄瀉を引き起こす．
- 食べすぎたり飲みすぎたりすると，食滞を運化できない．
- 脂っこいものや甘いものばかりを食べると，湿熱が体内に蓄積する．
- 生ものや冷たいもので不潔なものを誤って食べると，脾胃を損傷し，運化機能が働かなくなる．
- もともと脾気が虚しているところに，情志が失調すると，肝の疏泄機能が失調して横逆し，脾胃を犯し運化機能に異常を来す．
- 長期間規則正しい食事が摂れない・過労による内傷・長患いなどの原因から脾胃虚弱になると，運化機能が失調して湿が停滞し，清濁が分けられず入り混じって下る．
- 歳をとって体力が弱ったり，長い間病気だったりすると，腎陽が虚して命火が不足し，脾土を温煦することができず，運化機能に異常を来す．
- 泄瀉が長引くと，腸絡に血が瘀滞し，運化機能に異常を来して発症する．

弁証

- **寒湿**：澄んだ稀い便を下す・ひどくなれば水様便を下す・腹痛・腸鳴・食が進まない・上腹部の痞悶，舌苔白膩，脈濡緩．風寒表証を伴うものは，悪寒・発熱・頭痛・四肢および体幹部が痛だるい，舌苔薄白，脈浮などの症状を伴う．
- **湿熱（暑湿）**：激しい下痢・下してもすっきりしない・便が黄褐色である・便に悪臭がある・腹痛・煩渇・肛門の灼熱感・尿量減少して黄色い，舌苔黄膩，脈滑数か濡数．
- **食滞**：腹痛・腸鳴・未消化物を下す・下せば痛みが軽減する・酸っぱい腐敗臭のするげっぷが出る・食欲不振・上腹部と腹部全体の痞満，舌苔垢濁か厚膩，脈滑．
- **肝木乗脾**：抑うつや怒りや精神的緊張によって発生する下痢・胸脇部の脹悶・げっぷ・飲食減少，舌苔白，脈弦．
- **脾胃虚弱**：ときどき泥状便になる・消化不良・少し脂っこいものを食べるとすぐに排便回数が増える・飲食減少・食後の上腹部の満悶・顔色萎黄・精神疲労・倦怠感，舌質淡・舌苔白，脈細弱．脾胃虚寒のものは，腹部の冷え・温められるのを喜ぶ・悪寒などの症状を伴う．
- **腎陽虚衰**：明け方前に下痢をする・腹痛・腸鳴・下せば楽になる・腰と膝がだるい・形寒・四肢逆冷，舌質淡・舌苔白，脈沈細．
- **瘀阻腸絡**：下痢が長引く・下した後も残っている感じがする・腹部の刺痛・固定痛・押えると疼痛が増悪する・顔色が暗くくすむ・口が乾くがあまり水を飲みたがらない，舌質暗か瘀斑がある，脈弦か渋．

処方・手技

【基本穴】 天枢・上巨虚・足三里・陰陵泉

- **寒湿**：基本穴に瀉法を施し，30分間置針して間欠的に行針し，抜針後，艾炷灸か棒灸を加える．風寒表証を伴うものには，さらに大椎・合谷を加えて瀉法を施し，30分間置針して間欠的に行針をし，抜針後，艾炷灸か棒灸を加える．
- **湿熱（暑湿）**：基本穴に曲池・内庭を加えて瀉法を施し，数分間行針をして抜針し，商陽・厲兌を加え，点刺して出血させる．
- **食滞**：基本穴に下脘を加えて瀉法を施し，20分間置針して間欠的に行針をする．
- **肝木乗脾**：基本穴の足三里には補法，ほかの腧穴には瀉法を施し，さらに脾兪を加えて補法，肝兪・太衝・陽陵泉を加えて瀉法を施し，諸穴に20分間置針して間欠的に行針をする．
- **脾胃虚弱**：基本穴に脾兪・胃兪を加えて補法を施し，20分間置針して間欠的に行針をする．脾胃虚寒は，諸穴に30分間置針して間欠的に行針を

し，抜針後，艾炷灸か棒灸を加える。
- ●**腎陽虚衰**：基本穴に腎兪・命門・復溜を加えて補法を施し，30分間置針して間欠的に行針し，抜針後，艾炷灸か棒灸を加える。
- ●**瘀阻腸絡**：基本穴に膈兪・血海・三陰交を加えて瀉法を施す。脾虚証があるものは，陰陵泉・足三里を補法に改める。腎虚証があるものには，さらに腎兪・復溜を加えて補法を施し，諸穴に20分間置針し，間欠的に行針をする。

処方解説

天枢は大腸の募穴であり，上巨虚は大腸の下合穴であり，足三里は足の陽明経の合穴であり，いずれも胃腸機能を調節し，泄瀉と疼痛を止める。陰陵泉は足の太陰脾経の合穴であり，瀉法では醒脾利湿をし，補法では健脾化湿をする。諸穴からすばやく抜針すれば清熱効果があり，長時間置針し灸を加えれば温陽散寒作用が加わる。曲池・内庭・商陽・厲兌は，胃腸の湿熱・暑熱の邪を清瀉する。食滞証には諸穴に瀉法を施し，下脘を加えて瀉法を施し，消積化滞をする。脾兪・胃兪は脾胃を健やかにして運化を促進する効果があり，灸を加えれば中陽を温める効果が高い。肝兪・太衝・陽陵泉は，疏肝理気をして肝気の横逆を抑える。腎兪・命門・復溜は，腎陽と命火を補うことによって，脾土を温める。膈兪・血海・三陰交は，活血化瘀をする。

治療効果

本処方の本病症に対する治療効果はきわめて高く，通常の患者であれば，刺針後疼痛などの症状はすぐに寛解する。実証では約3回，虚証では約15回の治療で治癒する。

症例1

患者：陳○○，男性，19歳。
初診：1982年4月28日
所見：数年来大便が滑脱して止まらず，それが毎日1回から数回ある。中薬・西洋薬を服用すれば効果があるが，やめるとまた発症する。食が進まない・腹脹・腰と膝がだるい・下肢の冷え・精神疲労・倦怠感，舌質淡・舌苔白，脈沈遅無力などの症状がある。脾腎両虚証である。
治療経過：上記の処方を10回使用したところ，大便はほとんど正常に戻り，諸症状は軽減した。10日間余り治療を休んだ後，再び10回余り施術したところ，諸症状は消失した。半年後経過観察したが，再発はなかった。

症例2

患者：丁○○，男性，19歳。
初診：1983年8月4日
所見：2日前から激しい下痢で，便が黄褐色である・便に悪臭がある・ときどき腹痛がある・肛門の灼熱感・口渇して水を飲みたがる・小便黄赤色，舌苔黄膩，脈滑数などの症状がある。
治療経過：湿熱泄瀉と診断し，上記の処方を1回使用したところ，腹痛はすぐに止まった。翌日には泄瀉と口渇して水を飲みたがるなどの症状は，明らかに軽減した。原処方のままさらに2回治療したところ，泄瀉などの症状は消失し，舌苔が薄白に変わって治癒した。

12 便秘

便秘とは，大便が秘結して通じず，排便に時間がかかったり，排便しようとしても出しぶってすっきり出ないなどの病症である。西洋医学の常習性便秘・全身衰弱によりいきむ力が弱って起きる便秘・腸神経症・腸炎の回復期で腸の蠕動運動が弱まったために起きる便秘・直腸炎，裂肛，痔瘡など直腸や肛門疾患のために起きる便秘・薬物によって引き起こされる便秘・熱病に随伴する便秘などは，本病症の弁証論治を参考にすることができる。

病因病機

- ●もともと陽盛の体質だったり，辛いものや味の濃いものを食べて内熱が燃え上がったり，熱病で陰津を消耗したり，肺熱が大腸に移ったりすると，腸管が乾燥して発症する。
- ●くよくよと思い悩んだり，長時間座り続けたり，手術後に腸が癒着したり，腸管に寄生虫が寄生したり，肺気が下降しなくなって大腸の気機が鬱滞したりすると，伝導機能が働かなくなって糟粕が停滞し，気秘になる。
- ●年をとったための体力の衰え・産後や病後・発汗

や下痢のしすぎ・燥熱剤の飲み過ぎ・重労働での発汗のしすぎ・房労や過労などがあると，気血陰精津液が不足し，気虚となって大腸の伝導力が失われ，また陰津が損傷されれば腸管が乾燥するので，虚秘となる。
●生ものや冷たいものの飲み過ぎ・寒涼剤や苦寒剤の服用のしすぎなどで陽気を損傷したり，老化や長患いから真陽が不足したりすると，脾腎陽虚となって温煦作用が働かなくなり，津液を蒸化し腸管を温めて潤すことができなくなるので，陰寒が凝結して糟粕が停滞し，腸管に凝結して冷秘となる。

弁証

●**熱秘**：大便乾結・腹脹や腹痛・発熱・口の乾き・口臭・顔面紅潮・心煩・尿量減少して赤い，舌質紅・舌苔黄燥，脈滑数。
●**気秘**：便秘・あるいは便が乾燥していないのに排便困難になる・頻繁にげっぷをする・脇腹部の痞悶や脹痛・飲食減少，舌苔薄白，脈弦。気鬱が化熱したものには，口苦・のどの乾き，舌質紅・舌苔黄，脈弦数などの症状が現れる。
●**虚秘**：気虚証は，便意があっても力がなくいきむことができない・排便困難・大便は必ずしも乾燥していない・いきむと発汗して息切れがする・排便後疲労乏力感がある・顔色㿠白，舌質淡嫩・舌苔薄白，脈虚弱などの症状がある。血虚証は，便秘・頭のふらつき・目のくらみ・顔色に艶がない・動悸・健忘症，唇と舌の色が薄い，舌質白，脈細などの症状がある。陰虚証は，大便乾結するか羊の糞のようになったりする・痩せる・頬が紅い・潮熱・手掌部と足底部の熱・頭のふらつき・耳鳴り・腰と膝がだるい・動悸・不眠，舌質紅・舌苔少，脈細数。
●**冷秘**：大便は乾燥していたり乾燥していなかったりする・排便困難・腹部の冷痛・腰と脊背部が冷えて重い・顔色が青白い・温められるのを喜び冷えを嫌う・尿量が多く澄んでいる，舌質淡・舌苔白，脈沈遅。

処方・手技

【**基本穴**】天枢・大腸兪・上巨虚・支溝
●**熱秘**：基本穴に曲池・二間・内庭を加え，発熱にはさらに大椎を加え，諸穴に瀉法を施し，数分間行針をして抜針し，商陽・厲兌を加え，点刺して出血させる。
●**気秘**：基本穴に太衝・陽陵泉を加えて瀉法を施し，20分間置針して間欠的に行針をする。気鬱が化熱したものは，諸穴に数分間行針をして抜針し，大敦・厲兌を加え，点刺して出血させる。
●**虚秘**：気虚は，基本穴に平補平瀉法を施し，脾兪・胃兪・足三里を加えて補法を施す。肺気虚で長い間咳嗽や息切れなどの症状があるものは，さらに肺兪・太淵を加えて補法を施す。腎気虚で腰と膝のだるさなどの症状を伴うものは，腎兪・復溜を加えて補法を施し，各穴に20分間置針し，間欠的に行針をする。血虚は，基本穴に平補平瀉法を施し，脾兪・胃兪・足三里・三陰交・膈兪を加えて補法を施す。動悸・健忘症には，さらに心兪を加えて補法を施し，諸穴に20分間置針し，間欠的に行針をする。陰虚は，基本穴に平補平瀉法を施し，腎兪・三陰交・復溜・太渓を加えて補法を施し，諸穴に数分間行針をして抜針する。
●**冷秘**：諸穴に瀉法か平補平瀉法を施し，気海・関元・腎兪・命門・復溜を加えて補法を施し，諸穴に30分間置針して間欠的に行針をし，抜針後に艾炷灸か棒灸を加える。

処方解説

天枢は大腸の募穴であり，大腸兪は大腸の背兪穴であり，上巨虚は大腸の下合穴であり，いずれも大腸の気機を疏通し，伝導機能を回復させ，腑気を通じさせて便秘を治療する。支溝は三焦の気機を疏通させて大便を通じさせる。諸穴からすばやく抜針すれば腸腑の邪熱を清瀉し，長時間置針し灸を加えれば温陽散寒作用がある。曲池・二間・商陽は，手の陽明経の合穴・滎穴・井穴であり，内庭・厲兌は足の陽明経の滎穴・井穴であり，陽明経と胃腸の邪熱を清瀉する。大椎は督脈と各陽経との交会穴であり，各経の邪熱を清瀉して，解熱効果が高い。太衝・陽陵泉は疏肝理気をし，すばやく抜針すれば清熱作用がある。大敦は肝経の鬱熱を清瀉し，疏肝理気の効果もある。脾兪・胃兪・足三里は，脾胃を健やかにして気血を生化する。肺兪・太淵は肺気を補う。腎兪・復溜は腎気を補い，灸を加えれば腎陽を温める作用が強く，補法ですばやく抜針すれば腎陰を補う。三陰交は，補法で長時間置針すれば肝腎の精血を補って脾胃を健やかにし，補法ですばやく抜針すれば肝腎および脾胃の陰を補う作用が中心になる。膈

兪は補血養血をする。心兪は心血を補って，心神を安定させる。気海・関元は，下焦の元気を補う。命門は腎陽を温め，真火を増進させる。

治療効果

本処方の本病症に対する治療効果は高く，通常は実証で約3回，虚証で約20回の治療で治癒する。

症例1

患者：張○○，男性，43歳。
初診：1976年3月16日午前9時
所見：便秘・腹部脹満・痛がって触られるのを嫌がる・発熱・発汗・口臭・口渇・心煩・不安感・小便黄赤色，舌苔黄燥，脈滑でやや数などの症状がある。
治療経過：胃腸の積熱であり，上記の処方を使用した。1回目は効果がなかった。1時間後，上記の諸穴を再び両側に刺針したところ，しばらくして，大量の乾燥した便が出て，発熱・腹脹・腹痛はすぐに消失した。その後は原処方で片側にさらに3回刺針したところ，ほかの症状は消失し，舌象と脈象も正常に戻って治癒した。

症例2

患者：宋○○，女性，31歳。
初診：1976年6月22日
所見：しばしば便秘になるが，いつも精神状態に原因がある。3日前から便意はあるが排便できず，胸悶痞満・げっぷが止まらない，脈弦などの症状があり，舌質は正常である。気機が失調しているために腸の津液が行き渡らず，伝導機能に異常を来し，糟粕が停滞しているのである。治療は，理気行滞を行う。
治療経過：上記の処方を1回使用したところ，排便があり，ほかの症状も消失した。1カ月後経過観察したが，便秘の再発はなかった。

症例3

患者：孫○○，女性，45歳。
初診：1978年10月6日
所見：産後1カ月余り経つが，出産時には出血が多かった。大便が乾燥して出にくい。顔面蒼白・頭のふらつき・目のくらみ・動悸・不眠・唇と爪と舌の色が薄い，脈細無力などの症状がある。血虚のために潤いがなくなっている。
治療経過：上記の処方を2回使用したところ，大便がすっきりと出た。大腸兪などの腧穴を除き，隔日に1回のペースで，さらに10回余り治療したところ，諸症状はすべて除かれ，顔色もしだいに良くなった。数カ月後経過観察したが，便秘の再発はなかった。

13 胃緩

胃緩とは，さまざまな原因から中気が下陥し，脘腹痞満・胃痛・げっぷ・ゴロゴロ音がするなどの症状が出現し，脾胃虚弱を特徴とする病症である。本病症は臨床症状から見て，西洋医学の胃下垂に類似している。慢性萎縮性胃炎・胃神経症・各種慢性病に出現する胃腸機能障害などの病症で，胃緩症状に似ているものは，本病症の弁証論治を参考にすることができる。

病因病機

脾は上昇を主り胃は下降を主る。脾は燥を喜び湿を憎み，胃は潤いを喜び燥を憎む。脾は運化を主り胃は受納を主る。もしも脾胃の調和が失われると，脾胃の機能障害として，脾湿・胃燥・脾気下陥・胃気上逆・脾が運化できない・胃が受納できないなどの症状が現れる。またもしも飲食の不摂生・七情による内傷・過労などの原因で脾胃が失調すると，飲食減少・痩せる・筋肉が軟弱になるなどの症状が現れ，長期化すれば胃緩になる。そのほか先天不足や分娩後の腹壁の弛緩なども筋肉を軟化させ，胃緩を形成する。本病症は本来虚証であるが，長期化して病が絡に入ると，瘀血を停滞させて瘀血を伴った証候となる。また気滞や痰飲・痰熱を伴うこともある。

弁証

●脾虚気陥：顔色萎黄・精神疲労・倦怠感・息切れ・力が出ない・食欲不振・食後の上腹部と腹部全体の痞満・胃痛・腹部の下垂感・仰向けに寝ると軽減する・澄んだ水っぽい痰涎を嘔吐する・痩せる，舌質淡・舌苔白，脈細弱。
●脾胃虚寒：腹部を温めるのを喜び冷えるのを嫌が

る・四肢の冷えなどの症状を伴う。
- **気滞を伴う**：腹部が張って下垂する・げっぷ・脇肋部の脹満などの症状を伴う。
- **痰飲を伴う**：腸内をゴロゴロと水音がするなどの症状を伴う。
- **痰熱を伴う**：心下痞満・口が粘る・口苦,舌苔黄膩。
- **瘀血を伴う**：舌質暗紫色か瘀斑があるなどの症状を伴う。
- **胃陰不足を伴う**：頬がやや紅い・乾嘔・胃腸の灼熱感・大便乾結,舌質紅・舌苔少乏津,脈細数などの症状を伴う。

処方・手技

【基本穴】中脘・脾兪・足三里・提胃穴・気海

基本穴に補法を施し，20分間置針し，間欠的に行針をする。
- **脾胃虚寒**：基本穴に30分間置針して間欠的に行針をし，抜針後，艾炷灸か棒灸を加える。
- **気滞を伴う**：基本穴に太衝・陽陵泉を加えて平補平瀉法を施す。
- **痰飲を伴う**：基本穴に三焦兪・陰陵泉・豊隆を加えて瀉法を施す。
- **瘀血を伴う**：基本穴に膈兪・血海・三陰交を加えて瀉法を施し，諸穴に20分間置針し，間欠的に行針をする。
- **痰熱を伴う**：基本穴に豊隆・内庭を加えて瀉法を施し，数分間行針をして抜針する。
- **胃陰不足を伴う**：基本穴に胃兪・三陰交を加えて補法を施し，数分間行針をして抜針する。

処方解説

中脘は胃の募穴であり，脾兪は脾の背兪穴であり，足三里は足の陽明経の合穴であり，諸穴に補法で長時間置針すれば，脾胃を健やかにして中気を補う効果があり，中気下陥証にはきわめて効果がある。諸穴に長時間置針し灸を加えれば，中陽を温める作用が加わる。提胃穴も補中益気をし，胃下垂治療の経験穴であり，気海はおおいに元気を補う。両穴に長時間置針し灸を加えれば，温陽散寒作用が高まる。太衝・陽陵泉は，疏肝理気をする。三焦兪は三焦の気機を調節し，利水化湿をする。陰陵泉は醒脾利水化飲をする。膈兪・血海は，活血化瘀をする。三陰交は，瀉法で長時間置針すれば活血化瘀をし，補法ですばやく抜針すれば肝腎および脾胃の陰を補う。

豊隆・内庭は，清熱化痰をする。胃兪にも胃陰を補う作用がある。

治療効果

本処方の本病症に対する治療効果はきわめて高く，通常の患者であれば，30～50回の治療で治癒する。

症例

患者：程○○，女性，21歳。
初診：1986年7月15日
所見：1年余り前から腹部に下垂感があり，寝ていれば軽減あるいは消失し，手でお腹を持ち上げると気持ちがいい。X線造影では，胃小彎角切痕が腸骨稜を結んだ線よりも8cm下にあり，西洋医学的には中程度の胃下垂と診断された。痩せる・顔色萎黄・精神疲労・力が出ない・食欲不振・食後の脘腹痞満・げっぷ・澄んだ水っぽい痰涎を嘔吐する，舌質淡・舌苔白でやや膩，脈虚弱無力などの症状がある。脾虚気陥証である。
治療経過：上記の処方を3回使用したところ，げっぷ・嘔吐は軽減し，食欲も出てきたが，ほかの症状は変わりがない。10回余りの後に，下垂感や諸症状は明らかに好転した。1週間治療を中断し，再び10回余り施術したところ，下垂感はほとんど消失し，顔色も良くなり，食後に軽い腹脹が残ったが，ほかの症状は消失した。原処方で隔日に1回のペースで，合計40回余り治療したところ，諸症状は完全に消失した。

14 口の粘り

口の中がネバネバして不快な，一種の自覚症状である。

病因病機

- 湿熱を外感したり，脾胃を内傷したりすると，湿濁が除かれず，口や舌を塞いで発生する。
- 脾虚で涎を摂納することができないと，津液が回収されず，口の中に涎が流れこむ。
- 腎虚で固摂できず，水液が外泄すると，唾液の分

泌量が増加し，口の中が粘つく。

弁証

- **脾胃湿熱**：口の中が粘ってすっきりしない・胸と上腹部の痞悶・食が進まない・腹脹・身熱不揚・体が重い・倦怠感，舌質紅・舌苔黄膩，脈滑数。
- **脾虚**：口の中が粘る・味がわからない・涎が多い・食が進まない・腹脹・泥状便・疲労感・無力感，舌質淡，脈弱。
- **腎虚**：口の中が粘つく・しきりに粘った唾を吐く・耳鳴り・目のかすみ・腰と膝がだるい・精神疲労・少気，舌質淡・舌苔白，脈沈細か細数。

処方・手技

【基本穴】廉泉・合谷・内庭

- **脾胃湿熱**：基本穴に脾兪・胃兪・陰陵泉を加え，発熱にはさらに大椎・曲池を加える。諸穴に瀉法を施し，数分間行針をして抜針し，隠白・厲兌を加え，点刺して出血させる。
- **脾虚**：基本穴に脾兪・胃兪・足三里・陰陵泉を加えて補法を施し，20分間置針し，間欠的に行針をする。
- **腎虚**：基本穴に腎兪・復溜・太渓を加えて補法を施し，20分間置針し，間欠的に行針をする。口とのどの乾燥・手掌部と足底部の熱など虚熱証があるものには，諸穴に数分間行針をして抜針する。

処方解説

廉泉は患部の腧穴であり，祛邪活絡をして患部や周辺の病症を治療するので，口の粘りに対しても有効である。合谷は手の陽明経の原穴であり，内庭は足の陽明経の滎穴であり，ともに口に作用する。またすばやく抜針すれば清熱瀉火をし，口部の病症に有効であるので，口の粘りにも有効である。脾兪・胃兪・陰陵泉は，瀉法ですばやく抜針すれば脾胃の湿熱を清瀉し，補法で長時間置針すれば健脾益気をする。大椎・曲池は，清熱瀉火退熱をする。隠白・厲兌は，脾胃の湿熱を清瀉する作用が強い。足三里は，健脾扶正の要穴である。腎兪・復溜・太渓は，補法で長時間置針すれば腎気を補い，補法ですばやく抜針すれば腎陰を補う作用が中心になる。

治療効果

本処方の本病症に対する治療効果はきわめて高く，通常は実証で3～5回，虚証で約15回の治療で治癒する。

症例

患者：喬○○，女性，61歳。
初診：1977年10月13日
所見：数カ月前から，口の中が粘ってすっきりしない。飲食減少・ときどき軽い腹脹がある・ときどき泥状便になる・ときどき涎が多くなる・ときどき耳鳴りと目のくらみがある・足腰がだるい，舌質淡・舌苔白，脈虚細弱無力などの症状がある。
治療経過：脾腎気虚証であり，上記の処方を使用したところ，4回では効果がなかった。5回目の治療後，口の粘りが軽減し，腹脹が消失し，食事量もやや増加した。9回目，口の粘りが消失し，ほかの症状も軽減した。その後隔日に1回のペースで，さらに5回治療したところ，口の粘りは再発しなくなり，ほかの症状もすべて消失し治癒した。1年後経過観察したが，ずっと口の粘りの再発はなかった。

15 口中が甘い

口内に常に甘味を感じ，白湯を飲んでも甘味を感じる病症である。

病因病機

辛いものや味の濃いものを食べてそれが熱に変わったり，外感した邪熱が脾胃に鬱積したり，考え過ぎや過労，性行動を慎まないなどのさまざまな原因により脾陰が虧損したり，腎陰が不足したりすると，虚熱が上昇してかき乱し，発症する。

弁証

- **脾熱**：口の中が甘い・ときどき口渇と口臭がある・便秘・小便が赤い，舌質紅・舌苔黄，脈滑数。湿邪を伴うものは，口の中が甘くて粘る，舌苔多く厚膩などの症状がある。温病で湿熱が気分を塞いだものは，発熱・胸に小さな水疱ができるなどの症状を伴う。
- **脾陰虚**：口が甘い・口の乾き・食が進まない・精

神疲労・便秘・腹脹・唇が紅くて乾く，舌質紅・舌苔少乏津，脈細数。腎陰虚を伴うものは，腰と膝がだるい・耳鳴り・遺精などの症状を伴う。

処方・手技

【基本穴】廉泉・合谷・内庭

- ●**脾熱**：基本穴に脾兪・胃兪・血海を加え，諸穴に瀉法で数分間行針をして抜針し，隠白・厲兌を加え，点刺して出血させる。湿邪を伴うものには，さらに陰陵泉を加え，便秘には天枢・上巨虚を加え，諸穴に瀉法を施し，数分間行針をして抜針する。
- ●**脾陰虚**：基本穴に平補平瀉法を施し，脾兪・胃兪・三陰交を加えて補法を施し，諸穴に数分間行針をして抜針する。腎陰虚を伴うものには，さらに腎兪・復溜・太渓を加えて補法を施し，数分間行針をして抜針する。

処方解説

廉泉は患部の腧穴であり，舌に作用して味覚を調節する。合谷は手の陽明経の原穴であり，内庭は足の陽明経の滎穴であるが，陽明経は口歯をめぐるので，これらを取穴すれば口部に作用して，やはり味覚を変える効果がある。諸穴に瀉法を施しすばやく抜針すれば実熱を清瀉し，平補平瀉法ですばやく抜針すれば虚熱を清瀉する。脾兪は脾の背兪穴であり，血海・隠白は足の太陰経の腧穴であるが，瀉法を施すか点刺して出血させれば脾熱を清瀉し，脾兪は補法ですばやく抜針すれば脾陰を補う。胃兪は胃の背兪穴であり，内庭・厲兌は足の陽明経の滎穴と井穴であり，やはり脾胃の実熱を清瀉する効果がある。胃兪は補法ですばやく抜針すれば脾胃の陰を補う。陰陵泉は醒脾利湿をする。天枢・上巨虚は腑熱を瀉し，便秘を通じさせる。三陰交は脾胃および肝腎の陰を補う。腎兪・復溜・太渓は，腎陰を補う。

治療効果

本処方の本病症に対する治療効果はきわめて高く，実証では3〜5回，虚証では約15回の治療で治癒する。

症例

患者：周○○，女性，35歳。

初診：1978年8月23日

所見：口内に常に甘味を感じるようになってから1カ月余りが経つ。大便乾結・腹脹・飲食減少・精神疲労・力が出ない・唇が紅い・口の乾き，舌質紅・舌苔少，脈細数無力などの症状がある。脾陰虚証である。

治療経過：上記の処方を2回使用しても効果がなかったが，3回目の治療後，大便が通じ，腹脹が消失し，食事量がやや増加した。毎日1回のペースで，10回治療したところ，口が甘いという症状やほかの症状は消失し，治癒した。数カ月後経過観察したが，口の甘さやほかの症状は再発していなかった。

第5節 腎系病症

1 淋証

淋証とは，頻繁に小便をする・小便がポタポタと漏れ出して刺痛がある・残尿感・小腹拘急などを主症状とする病症である。西洋医学の腎盂腎炎・膀胱炎・泌尿器系の結石・腎結核・膀胱がん・乳糜尿など，ある種の泌尿器系疾患で上述の症状があるものは，本病症の弁証論治を参考にすることができる。

病因病機

外陰部を不潔にすると，湿熱穢濁の邪が侵入し，上昇して膀胱を犯す。脂っこいものや甘いもの，味の濃いものや粘ったもの，辛いものや熱いものを過食すると，脾の運化機能に異常を来し，湿が集まって熱を生じるので，湿熱が流入して膀胱の気化作用が働かなくなり，水道の通りが悪くなって発症する。
- 膀胱の熱が強く，熱が血絡を損傷して血を狂乱させると，血淋になる。
- 湿熱に煮詰められて尿液が凝集し石になると，石淋になる。
- 湿熱が停滞して絡脈を塞ぐと，乳糜が正常なルートをはずれ，尿と混じって膏淋になる。
- 鬱積した怒りが肝を損傷して肝気が鬱結すると，血流が悪くなる。あるいは気鬱が火に変わり，気と火が下焦に鬱滞すると，膀胱の気化作用が働かなくなり，気淋になる。
- 房労や多産などの原因で腎気を損傷すると，労淋になる。
- 腎虚で乳糜を摂納できないと，やはり膏淋になる。
- 腎陰虧損で虚火が血を狂乱させると，血淋になる。
- さまざまな原因から脾気が虚弱になって中気が下陥すると，労淋か気淋になる。

淋証の初期には邪実の証が多いが，長引けば実から虚に転化していく。もしもまだ邪気が残っていて，正気がすでに損傷されていれば，虚実挟雑証候が現れる。

弁証

- **熱淋**：頻尿・尿意は強いがすっきり出ない・ポタポタと漏れ出す・灼熱感・刺痛・臍中への牽引痛・腰が痛み触られるのを嫌がる・小便黄赤色・悪寒・発熱・口苦・悪心・嘔吐・便秘，舌苔黄膩，脈濡数。
- **血淋**：実証は，小便が真っ赤になるか暗紫色の血塊が混じる・頻尿・尿量減少・渋って出にくい・激しい灼熱痛・ひどくなると臍腹部までの牽引痛がある，舌尖紅・舌苔薄黄，脈数有力などの症状がある。虚証は，小便がピンク色になる・排尿時の疼痛と出しぶる感じは強くない・五心煩熱・腰と膝がだるい，舌質紅・舌苔少，脈細数などの症状がある。
- **気淋**：実証は，小便が出しぶる・ポタポタと漏れて切れが悪い・臍腹部の満悶・ひどくなると脹痛が現れる，舌苔薄白，脈沈弦などの症状がある。虚証は，頻尿・小便が澄んでいる・小便の切れが悪い・出しぶる感じは強くない・小腹部が脹満して下垂感がある・手で押えると痛みが寛解し押されるのを喜ぶ・労働に耐えられない・顔色晄白・少気・懶言，舌質淡，脈虚細無力などの症状がある。
- **石淋**：ときどき尿に石が混じる・小便が出しぶる・排尿が突然中断する・尿道が圧迫されて痛む・小腹拘急・腰腹部の耐え難い絞痛・尿に血液が混じる，舌質紅・舌苔黄，脈弦か弦数。なかなか石が出ず気虚を伴うものは，顔色に艶がない・精神萎縮・少気・力が出ない，舌質淡，脈細弱などの症状を伴う。陰虚を伴うものは，腰がだるく鈍痛がある・手掌部と足底部の熱・潮熱・盗汗，舌質紅・舌苔少，脈細数などの症状を伴う。
- **膏淋**：実証は，小便が米のとぎ汁のように混濁する・置いておくと綿状のものが沈殿する・尿に凝結した塊が混じる・血液が混じる・出しぶる・灼熱感を伴う刺痛，舌質紅・舌苔黄膩・脈濡数などの症状がある。虚証は，長引いてなかなか治らない・渋痛は強くない・ポタポタと脂のようなものが漏れる・痩せる・頭のふらつき・耳鳴り・腰と

膝がだるい，舌質淡・舌苔膩，脈細弱無力。
- **労淋**：小便はあまり赤くなく出しぶる感じも強くない・ポタポタと漏れて止まらない・疲れると発症したり悪化したりする・軽減と悪化を繰り返す・なかなか治りにくい。腎虚は，房労で悪化する・頭のふらつき・耳鳴り・腰と膝がだるいなどの症状がある。腎陰虚は，尿に熱感がある・五心煩熱，舌質紅・舌苔少，脈細数などの症状を伴う。腎気虚は，顔色㿠白・頻尿で尿量が多く澄んでいる，舌質淡・舌苔白，脈細か沈などの症状を伴う。腎陽虚は，悪寒・四肢の冷えなどの症状を伴う。心気心陰不足は，考え過ぎたり思い悩んだりすると悪化する・動悸・息切れ・不眠・多夢，舌尖紅・舌苔薄白，脈細弱か細数などの症状を伴う。脾虚は，疲れると病状が悪化する・小腹部が脹満して下垂感がある・少気・懶言・食が進まない・泥状便，舌質淡・舌苔白，脈虚弱などの症状を伴う。

処方・手技

【基本穴】膀胱兪・中極・陰陵泉

- **熱淋**：基本穴に三焦兪・水道を加え，悪寒・発熱があるものにはさらに大椎・外関を加え，便秘には支溝・上巨虚を加える。諸穴に瀉法を施し，数分間行針をして抜針し，至陰・委中を加え，点刺して出血させる。
- **血淋**：基本穴に膈兪・血海を加える。実証は，諸穴に瀉法を施し，数分間行針をして抜針し，委中・至陰を加え，点刺して出血させる。虚証は，諸穴に平補平瀉法を施し，腎兪・太渓・復溜・三陰交を加えて補法を施し，諸穴に数分間行針をして抜針する。
- **気淋**：実証は，基本穴に太衝・行間を加えて瀉法を施し，20分間置針して間欠的に行針をする。虚証は，基本穴に平補平瀉法を施し，脾兪・腎兪・足三里を加えて補法を施し，諸穴に20分間置針して間欠的に行針をする。
- **石淋**：基本穴に三焦兪・水道・太衝を加え，尿に血液が混じるものには，さらに膈兪・血海を加え，諸穴に瀉法を施し，数分間行針をして抜針し，委中・至陰を加え，点刺して出血させる。長期化して気虚を伴うものには，別に足三里・気海・関元を加えて補法を施し，20分間置針し，間欠的に行針をする。陰虚を伴うものには，別に三陰交・太渓を加えて補法を施し，数分間行針をして抜針する。
- **膏淋**：基本穴に，水分・三焦兪を加える。実証は，諸穴に瀉法を施し，数分間行針をして抜針し，委中・至陰を加え，点刺して出血させる。虚証は，諸穴に平補平瀉法を施し，別に腎兪・太渓・復溜・関元を加えて補法を施し，諸穴に20分間置針し，間欠的に行針をする。
- **労淋**：基本穴に平補平瀉法を施す。腎虚は，基本穴に腎兪・復溜・太渓を加えて補法を施す。腎陰虚は，諸穴に数分間行針をして抜針する。腎気虚は，諸穴に20分間置針し，間欠的に行針をする。腎陽虚は，諸穴に30分間置針して間欠的に行針をし，抜針後，艾炷灸か棒灸を加える。心気心陰不足は，基本穴に心兪・神門を加えて補法を施す。気虚傾向が強いものには，諸穴に20分間置針して間欠的に行針をする。陰虚傾向が強いものは，数分間行針をして抜針する。脾虚は，基本穴に脾兪・胃兪・足三里を加えて補法を施し，諸穴に20分間置針し，間欠的に行針をする。

処方解説

膀胱兪・中極は膀胱の兪募穴であり，膀胱の気機を疏通し，膀胱の気化機能を調節して正常に戻し，通淋除湿をする。またすばやく抜針すれば清熱作用がある。陰陵泉は醒脾利湿通淋をし，すばやく抜針すれば清熱除湿効果がある。熱淋には三焦兪・水道を加えて清熱利湿通淋作用を強化し，また石淋にこれらを使用すれば排石効果が強まる。大椎・外関は，清熱して邪を取り除き，悪寒・発熱を消失させる。支溝・上巨虚は，腑熱を清瀉して便通を促す。委中・至陰は足の太陽穴経の合穴と井穴であり，膀胱の気機を疏通し，清熱利尿通淋作用を強化する。膈兪・血海は，清熱涼血止血をする。腎兪・復溜・太渓は，補法ですばやく抜針すれば腎陰を補い，長時間置針すれば腎気を補い，灸を加えれば温腎壮陽効果を強化する。三陰交は，肝腎および脾胃の陰を補う。足の厥陰経の原穴である太衝と，滎穴である行間は，疏肝理気をする。脾兪・胃兪・足三里は，脾胃を健やかにして中気を補う。気海・関元は，おおいに元気を補う。水分は清濁を分ける。心兪・神門は，心気心陰を補う。

治療効果

本処方の本病症に対する治療効果はきわめて高く，通常，実証の患者では約10回，虚証の患者で

は20〜30回の治療で治癒する。

症例1

患者：張〇〇，男性，44歳。
初診：1978年4月6日
所見：淋病に罹ったことがあり，最近再発した。小便が出しぶり，ポタポタと漏れる。色は澄んでいて，少腹部が脹満してときどき痛む。3日前から西薬のテラマイシンを服用しているが，効果がない。脇肋部の脹悶・しきりにげっぷをする・精神状態によって病状が軽減したり悪化したりする，舌質淡・舌苔白，脈弦有力などの症状がある。
治療経過：気淋の実証であり，上記の処方を使用したところ，治療後少腹脹満と疼痛はすぐに止まり，小便が出しぶるなどの症状もそれとともに消失した。10日余り後に追跡調査したが，小便が漏れ出るなどの症状は再発していなかった。

症例2

患者：張〇〇，男性，28歳。
初診：1970年5月18日
所見：3日前から小便が赤く熱感と疼痛があり，ポタポタと漏れて，排尿回数は多いが量が少ない。心煩・不安感・口の乾き・口苦・口渇して水を飲みたがる・便秘，舌苔黄膩，脈濡数などの症状がある。
治療経過：熱淋証と診断し，上記の処方を使用した。刺針後灼熱感・疼痛・心煩はすぐに軽減し，翌日ほかの症状も軽減した。5回で小便が赤くて熱感と疼痛があるなどの症状は消失したが，舌苔はまだ黄膩であった。原処方でさらに2回治療し，余熱を清瀉した。数日後経過観察したが，再発はなかった。

2 癃閉

癃閉とは，尿量が減少してポタポタと漏れ出し，ひどくなれば尿閉になるなどを主症状とする疾患である。西洋医学の神経性尿閉・膀胱括約筋痙攣・尿路結石・尿路損傷・尿道狭窄・前立腺増殖症・尿路腫瘍・脊髄炎・尿毒症など，各種原因によって引き起こされる尿閉や無尿症は，本病症の弁証論治を参考にすることができる。

病因病機

- 中焦の湿熱が膀胱に流れ込んだり，腎熱が膀胱に移ったりすると，膀胱の気化作用が働かなくなって小便が通じなくなり，発症する。
- 肺は水の上源であるので，肺熱が旺盛になって粛降機能が失調すると，水道を通調することができず，膀胱に流れ込む。
- 過労で脾を損傷したり，飲食の不摂生などが原因で脾胃を損傷したりし，脾が虚して清気が上昇できなくなると，濁飲が下降できず，そのために小便が通じなくなる。
- 年をとって体力が衰えるなどの原因で腎陽が不足すると，膀胱の気化機能が働かなくなる。
- 下焦に熱が蓄積した状態が長引くと，津液を消耗して腎陰不足になり，「陰がなければ陽が化生できない」といわれる状態になり，癃閉を形成する。
- 七情による内傷で，肝気が鬱結して疏泄できないと，三焦の水液を運行する機能や気化機能にも影響を与え，水道の通調が阻害される。
- 瘀血が精を破壊したり，腫瘤が石になったりして尿路を塞ぐと，排尿しにくくなって発症する。

弁証

- **膀胱湿熱**：尿閉で小便がポタポタと漏れたり量がきわめて少なく赤くて灼熱感があったりする・小腹脹満・口渇するが水を飲みたがらない・口苦・口が粘る・大便がすっきり出ない，舌質紅・舌苔黄膩，脈数。
- **肺熱壅盛**：小便がポタポタ漏れて切れが悪い・咳嗽・のどの乾き・頻呼吸・黄色い痰を喀出する・煩渇して水を飲みたがる，舌質紅・舌苔薄黄，脈数。
- **肝鬱気滞**：尿閉か出てもすっきり出ない・肋腹部の脹満や脹痛・精神的抑鬱・ときどき嘆息をする，舌苔薄白，脈弦。肝気鬱結が化熱したものは，口苦・のどの乾き・便秘，舌質紅・舌苔黄，脈弦数などの症状が現れる。
- **尿路閉塞**：小便がポタポタと漏れるか線のように細い・尿閉・小腹部の脹満疼痛，舌質暗紫色か瘀斑がある，脈渋。
- **中気下陥**：尿量が少なくてすっきり出ない・ときどき尿意はあるが出ない・小腹部が脹満して下垂

感がある・精神疲労・力が出ない・食欲不振・泥状便・息切れ・声が低い，舌質淡・舌苔薄白，脈細弱。
- ●**腎陽虚衰**：尿閉またはポタポタと漏れて切れが悪い・排尿する力がない・顔色㿠白・腰と膝がだるい・悪寒・四肢逆冷，舌質淡・舌苔白，脈沈細で尺脈弱。
- ●**腎陰虧耗**：ときどき尿意はあるが出ない・腰と膝がだるい・口とのどの乾燥・潮熱・盗汗・手掌部と足底部の熱，舌質紅・舌苔少，脈細数。

処方・手技

【基本穴】中極・膀胱兪・三焦兪・陰陵泉
- ●**膀胱湿熱**：基本穴に瀉法を施し，数分間行針をして抜針し，委中・至陰を加え，点刺して出血させる。
- ●**肺熱壅盛**：基本穴に肺兪・尺沢を加えて瀉法を施し，数分間行針をして抜針し，少商・至陰を加え，点刺して出血させる。
- ●**肝鬱気滞**：基本穴に肝兪・太衝・陽陵泉を加えて瀉法を施し，20分間置針して間欠的に行針をする。肝鬱が化熱したものは，諸穴に数分間行針をして抜針し，大敦・至陰を加え，点刺して出血させる。
- ●**尿道閉塞**：基本穴に水道・膈兪・血海・三陰交を加えて瀉法を施し，諸穴に20分間置針して間欠的に行針をする。
- ●**中気下陥**：基本穴に平補平瀉法を施し，脾兪・胃兪・足三里・気海を加えて補法を施し，諸穴に20分間置針して間欠的に行針をする。
- ●**腎陽虚衰**：基本穴に平補平瀉法を施し，腎兪・命門・復溜を加えて補法を施し，諸穴に30分間置針して，間欠的に行針をする。
- ●**腎陰虧耗**：基本穴に平補平瀉法を施し，腎兪・三陰交・太渓を加えて補法を施し，諸穴に数分間行針をして抜針する。

処方解説

膀胱兪・中極は膀胱の兪募穴であり，膀胱の気機を疏通し，小便を通じさせる。三焦兪は三焦の気機を疏通し，水道を通じさせる。陰陵泉は醒脾利水をする。諸穴は，すばやく抜針すれば清熱作用があり，長時間置針し灸を加えれば陽を温める効果がある。委中・至陰は足の太陽穴経の合穴と井穴であり，膀胱の気機を疏通し，膀胱の熱を清利する。肺兪・尺沢・少商は，肺熱を清瀉する。肝兪・太衝・陽陵泉は疏肝理気解鬱をし，すばやく抜針すれば肝熱を清瀉する。大敦は肝熱を清瀉する作用が強い。水道は利尿作用を強化するとともに，患部およびその近隣取穴であり，結石などの阻害物に対して排石させたり行瘀散結をする効果がある。膈兪・血海・三陰交は活血化瘀散結をし，障害物を取り除く。脾兪・胃兪・足三里は，補中益気をする。気海は元気を補う。腎兪・命門・復溜は，長時間置針して灸を加えれば温腎壮陽をし，腎兪は補法ですばやく抜針すれば腎陰を補う。三陰交は，補法ですばやく抜針すれば，肝腎および脾胃の陰を補う。太渓は，腎陰を補う作用が強い。

治療効果

本処方の本病症に対する治療効果は高く，通常の患者であれば，治療後排尿があるか排尿がスムースになる。実証では3～5回，虚証では約10回の治療で治癒する。

症例1

患者：王〇〇，女性，24歳。
初診：1974年12月6日
所見：何日も前から咳嗽があり，黄色い痰を喀出する。ここ2日間は，強烈な尿意があるがすっきり出ず，常にポタポタと漏れている。小腹部の下垂感と脹満・しきりに咳嗽をする・のどが乾いて痛い・口渇して冷たいものを飲みたがる，舌質紅・舌苔薄黄，脈やや数で右寸脈洪滑有力などの症状がある。肺熱壅盛証であり，粛降機能が失調して水道を通調することができず，膀胱に下ったのである。
治療経過：上記の処方を1回使用したところ，やや小便の出が良くなり，咳嗽などの症状は好転した。毎日1回のペースで，さらに3回治療したところ，小便はスムースに出て，腹満・咳嗽などの症状は消失し，その後は再発していない。

症例2

患者：楊〇〇，女性，54歳。
初診：1977年1月9日
所見：昨日から小便が出そうとしても出なくなり，たまにポタポタと漏れ出すだけで，小腹部が脹満している。顔色㿠白で艶がない・足腰がだるくて力が入らない・精神疲労・倦怠感・四肢の冷え，

舌質淡胖嫩・舌苔白，脈沈細弱などの症状がある。

治療経過：腎陽虚のために州都である膀胱まで気化作用が及ばず癃閉になったのであり，急いで上記の処方を使用した。抜針後，大量の小便を排出し，小腹部の脹満はすぐに消失し，顔色も好転し，癃閉は発生しなくなった。数カ月後経過観察したが，癃閉はずっと再発していなかった。

注釈

もしも治療効果が芳しくなく，病状が切迫しているものは，導尿やほかの中西両医学の治療法を併用して治療を進める。

3　関格

尿閉を関といい，嘔吐が止まらないことを格といい，尿閉と嘔吐が同時に現れるものを関格という。西洋医学の慢性腎炎・慢性腎盂腎炎・糸球体動脈硬化性腎症・糖尿病性腎症・腎結核・肝腎症候群および多囊胞性腎などの先天性遺伝性疾患から派生する腎性尿毒症・腎および尿管の多発性結石・各種原因による尿閉，そのほかショック・圧挫傷・溺水・熱傷・敗血症などから引き起こされる急性腎不全などの泌尿器系疾患などで，およそ上述の症状が現れたものは，本病症を参考にして弁証論治を進めることができる。

病因病機

外邪の侵入や飲食の不摂生など，さまざまな原因から脾陽を損傷したり，酒色などの原因から腎陽が衰微したりすると，陽が湿を化生できずに水濁が発生し，濁邪が三焦を塞いで発症する。したがって，脾陽の虧損・腎陽の衰微が関格の本である。そして濁邪に塞がれて三焦の気がめぐらないために，上昇すると吐逆を発生させ，下降すると尿閉を発生させるというのが，関格の標である。その病変部位は腎と膀胱にあるが，腎が中心である。

弁証

臨床においては，嘔吐と尿閉という2大症状が出現するが，まず尿閉が先に現れ，それから嘔吐が発生する。

- ●**脾陽虚**：悪心・頻繁に嘔吐する・尿量減少・顔色に艶がない・唇と爪が蒼白である・少気・力が出ない・食が進まない・腹脹・浮腫・朝起きると顔面と眼瞼が浮腫している・午後には脚の浮腫が強くなる，舌質淡で辺縁部に歯痕がある・舌苔白，脈濡細。
- ●**腎陽虚**：悪心・嘔吐・尿量減少や尿閉・顔色㿠白か暗い・腰と膝がだるい・踵の痛み・四肢の冷え・腰から下の浮腫が強い・ひどくなると全身の浮腫が起こる・食欲不振，舌質淡で玉のように白い・舌苔薄白，脈沈細。
- ●**濁邪侵犯中焦・困脾**：顔色に艶がない・悪心・嘔吐・腹脹・食欲不振・精神疲労・力が出ない・四肢がだるくて重い，舌質淡胖で辺縁部に歯痕がある・舌苔厚膩白，脈沈細か濡細。
- ●**濁邪犯胃**：悪心・乾嘔・頻繁に嘔吐する・納呆・腹脹。寒化したものには，泥状便，舌質淡・舌苔白，脈濡細などの症状を伴う。熱化したものには，便秘，舌苔黄膩か乾燥，脈細数か弦数などの症状を伴う。
- ●**痰濁壅肺**：咳嗽・頻呼吸・のどに喘鳴音がする・呼吸低微・呼吸が緩慢だったり深かったりする・形寒・四肢逆冷・発汗が止まらない・皮膚が鮫肌になったり皺が寄って陥没したりする，舌質淡・舌苔薄，脈沈細か数。
- ●**邪陥心包**：昏睡・煩躁・譫語・鼻衄や皮膚の紫斑が現れる，舌質紅・舌苔焦黄，脈細数か結代。正気が邪に勝てず心陽が離脱しそうなものには，動悸・胸悶・頻呼吸で仰向けに寝ることができない・形寒・四肢逆冷・流れるような大量の発汗・体が硬直して失神する・尿閉，脈沈細で途切れそうか沈伏を伴う，などの症状が現れる。
- ●**濁邪が下焦を侵し肝風内動したもの**：尿閉・手指の震え・頭痛・皮膚の瘙痒感・煩躁・不安感・狂ったようになりひどくなると意識不明になって痙攣する，舌質紅く光って乾燥するか舌苔が黄色く乾燥し潤いがない・舌が震えるか舌巻，脈細弦数。
- ●**命門耗竭**：無尿か尿量減少・全身浮腫・顔色に血の気がない・頻呼吸で途切れる・四肢厥冷・口中に尿の味がしてしょっぱい，舌質淡で石のように白い・舌苔黒か灰色，脈沈細で途切れそう。

処方・手技

【基本穴】膀胱兪・中極・陰陵泉・中脘・内関・三焦兪に平補平瀉法。三陰交・足三里に補法。

● 脾陽虚：基本穴に脾兪・胃兪・章門を加えて補法を施し，諸穴に30分間置針して間欠的に行針をし，抜針後，艾炷灸か棒灸を加える。

● 腎陽虚：基本穴に気海・関元・腎兪・命門・復溜を加えて補法を施し，諸穴に30分間置針して間欠的に行針をし，抜針後，艾炷灸か棒灸を加える。

● 濁邪侵犯中焦・困脾・濁邪犯胃（寒化）：基本穴に30分間置針して間欠的に行針をし，抜針後，艾炷灸か棒灸を加える。濁邪が胃を犯して熱化したものには，別に天枢・大腸兪・上巨虚・支溝を加えて瀉法を施し，数分間行針をして抜針し，厲兌を加え，点刺して出血させる。

● 痰濁壅肺：基本穴に肺兪・尺沢・豊隆・天突・定喘穴を加えて瀉法，神闕を加えて艾炷灸，関元・気海を加えて補法・艾炷灸を施し，症状が寛解するまで施術する。

● 邪陥心包：基本穴に十宣穴・十二井穴・曲沢を加えて点刺して出血させ，水溝・湧泉を加えて瀉法を施し，患者が覚醒するまで行針を続ける。動悸・胸悶・頻呼吸で仰向けに寝られない・形寒・四肢逆冷・流れるような発汗・体が硬直して失神する，脈沈細で途切れそうか沈伏などの症状があるものは，神闕・気海・関元を加えて艾炷灸，内関・水溝を加えて瀉法・棒灸を施し，四肢が温まって発汗が止まり，諸症状が寛解し，病状が安定するまで施術する。

● 肝風内動：基本穴に肝兪・腎兪・太渓を加えて補法，太衝・陽陵泉・水溝・湧泉を加えて瀉法を施し，患者が覚醒し，痙攣が止まり四肢が温まるまで，行針を続ける。

● 命門耗竭：基本穴に神闕を加えて艾炷灸，気海・関元・腎兪・命門・復溜を加えて補法・棒灸，水溝・素髎を加えて瀉法を施し，患者の顔色が好転し，四肢が温まり，呼吸が安定するまで，行針と施術を続ける。

処方解説

中脘・内関は，和胃降逆止嘔をする。膀胱兪・中極は，膀胱の機能を調節して回復させ，利尿をする。三焦兪は，上・中・下焦の気機を疏通し，水道を通調する。陰陵泉は醒脾利湿をする。足三里は脾胃を健やかにし，正気を助ける。三陰交は，脾胃を健やかにし，肝腎を補う。諸穴に長時間置針し灸を加えれば温陽散寒作用があり，すばやく抜針すれば清熱効果が加わる。脾兪・章門・胃兪は，脾胃を健やかにし中陽を温める効果がある。気海・関元は，下焦を温め，回陽救逆・益気固脱をする。腎兪・命門・復溜は，補法で長時間置針し灸を加えれば腎陽を強化して真火を補い，補法ですばやく抜針すれば腎陰を補う。天枢・大腸兪・上巨虚・支溝は，胃腸の邪熱を清瀉し便秘を通じさせる作用に優れている。支溝はまた，上焦および下焦の気機を調節する。厲兌は，胃熱を清瀉する作用が強い。肺兪・尺沢は肺気を調節し，止咳平喘をする。豊隆は化痰降濁をする。天突・定喘穴にも，止咳平喘の効果がある。神闕も回陽固脱をする。十宣穴・十二井穴は，開竅醒神・清熱瀉火解毒をする。曲沢は心包の邪熱を清瀉する。水溝・湧泉にも開竅醒神作用がある。内関（瀉法・棒灸）は心気を調節し，心陽を温め，虚脱を防ぐ。肝兪は肝陰を補う。三陰交は，肝腎および脾胃の陰を補う。太渓は腎陰を補う。太衝・大敦は，肝火を清瀉し，肝風を鎮める。陽陵泉は舒筋活絡止搐をする。中衝・少衝は心火を清瀉するとともに，開竅醒神効果もある。

治療効果

本処方は本病症に対して一定の効果があり，昏倒し譫語するものは施術後意識が回復する。通常の患者であれば，数回の治療で関格症状は消失する。

症例

患者：王〇〇，女性，26歳。

初診：1975年8月5日

所見：長年慢性腎炎を患い，多くの病院で治療を受けたが治らず，最近悪化してきた。全身の浮腫があり，何日も前に治療を受けて消失したが，ほかの症状が軽減しない。数日来悪心嘔吐があり，尿量がきわめて少なく，昨日から排尿がなくなり嘔吐が悪化した。顔色が暗く艶がない・少気・無力感・唇と爪の色が薄い・食欲不振・腹部脹満・両脚がだるい・四肢の冷え，舌質淡・舌苔薄白，脈沈細無力などの症状がある。関格病であり，脾腎陽虚証であると診断した。

治療経過：上記の処方を使用したところ，悪心・嘔

吐はすぐに軽減し，抜針後少量の排尿が始まった。6日後，悪心・嘔吐は止まり，尿量と食欲は正常に戻り，四肢も温まってきた。その後毎日1回のペースで，20回余り治療したところ，ほかの症状はほとんど消失したが，臨床検査では，尿蛋白は＋＋＋で尿円柱は＋であった。数日間治療を中断した後，原処方から内関を除き，隔日に1回のペースで，さらに20回余り治療したところ，顔色が正常になり，体もしだいに健康になり，悪心・嘔吐は再発しなくなった。臨床検査では尿蛋白＋尿円柱＋であった。その後，中薬に変えて予後の改善をはかった。

注釈

関格は危険な証候に属するので，針灸治療と同時に，中西両医学のほかの治療法を併用するとよい。邪が上焦および下焦を侵す危険な証候に対しては，さらに中西両医学のほかの療法を併用して救急治療を行う。

4 腰痛・腰のだるさ（腰酸）

腰痛とは，腰部の疼痛を主症状とする病症である。腰酸とは，腰部に生じるだるくつらい感覚である。腰痛には常に腰酸を伴い，腰酸には必ずしも腰痛を伴わないが，両者とも腎と密接な関係にある。西洋医学の肥厚性脊髄硬膜炎・リウマチ様脊椎炎・結核性および化膿性脊椎炎などの脊椎の疾患，腸腰筋挫傷・線維筋痛症など脊椎周辺の軟部組織の疾患，脊髄圧迫症・急性脊髄炎など脊髄神経が刺激を受けることによって起きる疾患，腎炎・腎盂腎炎・腎結核・腎石症・腎下垂・水腎症・膿腎症・急性膵炎・子宮後傾・子宮後屈・慢性付属器炎・慢性前立腺炎などの内臓疾患など，内科・外科・整形外科・婦人科など各科の疾病には，いずれも腰痛や腰酸が出現することがある。これらの疾病で，腰痛や腰酸を主症状とするときには，本病症を参考に弁証論治を進めることができる。

病因病機

- ●冷たく湿った地面に寝起きしたり，汗をかいて風に当たったりするなどの原因から，風寒湿熱などの外邪が腰部に侵入すると，経脈が阻害され，気血の運行が滞って発症する。
- ●転んだり，姿勢が悪かったりすると，腰部に不自然な力がかかり，経脈を損傷する。
- ●長患いのために気血の運行が滞ると，瘀血が腰部に滞留する。
- ●長患いで体が衰弱したり，年をとって体力が衰えたり，房労などの原因から腎精が虚損すると，経脈を濡養することができず，腰痛が発生する。
- ●鬱積した怒りが肝を損傷して肝気が鬱滞すると，気が腰脇部に滞る。
- ●飲食不摂生や思い悩んだりして脾を損傷すると，運化機能が失調するので，湿が集まって痰を生じ，痰湿が腰部に流入して発症する。

弁証

- ●寒湿：腰部が冷痛して重い・曇りや雨の日や冷えたときなどに増悪する・寝返りがうてない・温めると軽減する，舌苔白膩，脈沈遅緩。
- ●風寒：腰が拘急して痛む・腰が冷える・温めると痛みが軽減する・脊背部や足腰までの牽引痛・悪寒・発熱，舌質淡・舌苔薄白，脈浮緊。
- ●湿熱：疼痛部に熱感がある・暑い日や雨の日に増悪する。尿量減少して赤い，黄膩苔，脈濡数か弦数。
- ●風熱：疼痛部が熱い・小便に熱感があり赤い・発熱・軽い発汗・口の乾き・口渇・咽喉が紅く腫れる，舌苔薄白，脈浮数。
- ●風湿：腰背部の拘急・重だるくて痛む・運動障害・顔面部と四肢の浮腫・発熱・悪風，舌苔薄膩，脈浮渋。
- ●脾湿・痰湿：腰が痛んで重い・顔色に艶がない・食が進まない・泥状便，舌苔白膩，脈滑か濡。
- ●肝鬱：脇部までの牽引痛・腰脇部の脹満・ときどき嘆息する・遊走痛・精神状態によって軽減したり悪化したりする，舌苔薄白，脈弦。肝鬱が化熱したものには，イライラする・怒りっぽい・口苦・のどの乾き・便秘・小便が赤い，舌質紅・舌苔黄，脈弦数などの症状を伴う。
- ●瘀血：外傷の既往歴がある・刺痛・固定痛があり触られるのを嫌がる・昼間は軽く夜に悪化する，

舌質暗紫色か紫斑がある，脈渋。
- ●**腎虚**：疼痛は強くなくだるさが中心である・脚や膝に力が入らない・疲れると悪化する・寝れば軽減する・発作を繰り返す。陽虚傾向が強いものは，顔色晄白・少腹部の拘急・手足の冷え，舌質淡・舌苔白，脈沈細などの症状を伴う。陰虚傾向が強いものは，心煩・不眠・口とのどの乾燥・顔面紅潮・手掌部と足底部の熱，舌質紅・舌苔少，脈細数などの症状を伴う。

処方・手技

【基本穴】腰陽関・委中・阿是穴・疼痛部位および周辺部の経穴や奇穴

- ●**寒湿**：基本穴に瀉法を施し，30分間置針し，間欠的に行針をする。抜針後，艾炷灸か棒灸を加え，阿是穴にも抜火罐を加える。
- ●**風寒（表証があるもの）**：基本穴に大椎・風門・合谷を加えて瀉法を施し，30分間置針し，間欠的に行針をする。抜針後，艾炷灸か棒灸を加え，阿是穴にも抜火罐を加える。
- ●**湿熱**：基本穴の委中は点刺して出血させ，そのほかの腧穴に瀉法を施し，数分間行針をして抜針する。
- ●**風熱（表証があるもの）**：基本穴に瀉法を施し，大椎・風門・合谷を加えて瀉法を施し，数分間行針をして抜針する。
- ●**風湿**：基本穴に大椎・風門・合谷・外関を加えて瀉法を施し，30分間置針し，間欠的に行針をする。阿是穴にも抜火罐を加える。
- ●**脾湿**：基本穴に瀉法か平補平瀉法を施し，陰陵泉を加えて瀉法か平補平瀉法を施す。痰湿腰痛のものには，さらに中脘・豊隆を加えて瀉法か平補平瀉法を施し，別に脾兪・足三里を加えて補法を施す。諸穴に20分間置針して間欠的に行針をする。
- ●**肝鬱**：基本穴に章門・太衝・陽陵泉を加えて瀉法を施し，20分間置針して間欠的に行針をする。肝鬱が化熱したものは，諸穴に数分間行針をして抜針し，大敦を加え，点刺して出血させる。
- ●**瘀血**：基本穴の阿是穴は点刺して出血させたあと抜火罐を加える。ほかの腧穴には瀉法を施し，膈兪・血海・三陰交を加えて瀉法を施し，諸穴に20分間置針し，間欠的に行針をする。
- ●**腎虚**：基本穴に平補平瀉法か補法を施し，腎兪・復溜・太渓を加えて補法を施す。陽虚傾向が強いものは，諸穴に30分間置針して間欠的に行針をし，抜針後，艾炷灸か棒灸を加える。陰虚傾向が強いものは，諸穴に数分間行針をして抜針する。虚寒か虚熱かはっきりしない腎精腎気の虧損証は，諸穴に20分間置針し，間欠的に行針をする。

処方解説

腧穴には周辺部を治療する作用があり，疼痛部位や周辺部の腧穴は，いずれも祛邪活絡止痛をして，疼痛を含め患部の病症を治療する。腰陽関も腰部の腧穴であるので，これを取穴する。腰部は足の太陽穴経の巡行部位であるので，足の太陽穴経の合穴である委中を取穴すれば腰部に作用し，各種原因による腰痛や腰酸に有効である。諸穴に長時間置針し灸を加えれば温陽散寒をし，すばやく抜針すれば清熱作用が加わる。委中に点刺して出血させれば清熱瀉火をし，活絡止痛効果も強まる。大椎・風門・合谷は祛風散邪解表をし，長時間置針し灸を加えれば散寒祛湿作用が加わり，すばやく抜針すれば清熱効果が加わる。外関は手の少陽経と陽維脈の交会穴であり，陽維脈は陽と表を主るので，これを取穴すれば祛風解表作用がある。また三焦の気機を疏通して化湿をするので，風湿表証に適している。陰陵泉は醒脾利湿をする。中脘・豊隆は和胃化痰降濁をする。脾兪・足三里は，脾胃を健やかにして運化を促す。章門・太衝・陽陵泉は疏肝理気をし，すばやく抜針すれば肝熱を清瀉する。大敦にも肝火を清瀉し疏肝理気をする効果がある。阿是穴に抜火罐を施せば，祛風散寒除湿・通経活絡作用を強化し，点刺して出血させたのち抜火罐を加えれば，祛瘀活絡効果が強まる。膈兪・血海・三陰交は活血化瘀をする。腎兪・復溜・太渓は，補法で長時間置針すれば腎精腎気を補い，灸を加えれば腎陽を補い真火を増加させる作用があり，すばやく抜針すれば腎陰を補う作用が中心になる。

治療効果

本処方の本病症に対する治療効果はきわめて高く，通常の患者であれば，刺針後腰痛や腰酸はすぐに軽減する。実証では3～5回，虚証では15～30回の治療で治癒する。病気が再発したものにも，本処方は有効である。

症例1

患者：許〇，男性，55歳。

初診：1982年10月22日
所見：腰痛が始まって20日余りになる。中薬を服用してやや効果があったが，やめると疼痛は元に戻る。局所に冷痛があり重い・寝返りをうてない・曇りや雨の日に増悪する・温めるとやや軽減する，舌質淡・舌苔白膩，脈沈緩などの症状がある。
治療経過：寒湿証であり，上記の処方を使用した。施術後，疼痛はすぐに軽減した。翌日に再度施術したところ，疼痛は消失した。数カ月後経過観察したが，腰痛はまだ再発していなかった。

症例2

患者：唐○○，女性，42歳。
初診：1983年4月3日
所見：物を持ち上げようと腰を曲げたとたん，突然腰痛が始まった。固定痛であり，触られるのをいやがり，寝返りがうてない。
治療経過：瘀血腰痛であり，上記の処方を使用したところ，疼痛はすぐに軽減した。毎日1回のペースで，さらに2回施術したところ，疼痛は完全に消失した。

症例3

患者：徐○○，男性，39歳。
初診：1980年6月17日
所見：精神的な抑うつがあり脇肋部が脹満してときどき痛んだが，3日前から腰痛が始まった。疼痛部位は一定せず，嘆息すると気持ちがいい。舌苔薄白，脈弦有力。
治療経過：肝鬱腰痛と診断し，上記の処方を使用した。刺針後，腰脇部の疼痛はすぐに止まった。翌日には腰に違和感があり，脇肋部がまだ脹悶していたので，原処方でもう1度施術した。1カ月後に経過観察したが，前回の治療以来腰痛およびそのほかの症状は消失し，再発していないとのことである。

5 遺尿・小便失禁

　遺尿とは，睡眠中に小便が自然に漏れ，目が醒めて初めてわかる病症である。小便失禁とは，覚醒状態において小便をコントロールすることができず，自然に排出される病症である。本病症には，小児あるいは成人の遺尿，西洋医学の神経機能障害や泌尿器系病変による小便失禁が含まれる。

病因病機

● 肺は気を主り，水道を通調して膀胱に運ぶので，肺が虚して治節機能が失調すると，膀胱の約束機能が働かなくなる。
● 脾は運化を主り，その機能は水液の転輸を主るので，もしも脾気が不足して中気が下陥すると，水液を制御できなくなる。
● 腎は水を主るので，腎と膀胱が虚冷すると，水液を温めることができない。
● 足の厥陰肝経と督脈は外生殖器を巡行するので，もしも督脈が虚衰して固摂機能が失われたり，肝気の不調で疏泄機能が働かなくなったりすると，膀胱の約束機能が働かなくなる。
● 心気心陰が虧損されると，小腸の伝送機能に異常を来し，あるいは心腎不交などが膀胱に影響すれば，膀胱の約束機能が働かなくなる。
● 各種原因から瘀血が生じて膀胱に蓄積すると，尿道を塞いで膀胱の約束機能が働かなくなり，発症する。

弁証

遺尿・小便失禁を主症状とする。
● 下焦虚冷：顔色㿠白・腰と膝がだるい・精神疲労・悪寒・四肢の冷え・尿量増加して澄んでいる，舌質淡・舌苔薄白，脈沈細無力などの症状を伴う。
● 肺気不足：息切れ・自汗・カゼを引きやすい・力のない咳嗽をする・咳嗽をすると小便を失禁する，舌質淡・舌苔白，脈虚弱などの症状を伴う。
● 脾気虚：食が進まない・腹脹・泥状便・ときどき小腹部が脹満して下垂感がある，舌質淡で辺縁部に歯痕がある，脈虚無力などの症状を伴う。
● 心気不足：動悸・怔忡・息切れ・自汗，脈虚などの症状を伴う。
● 心陰不足：動悸・怔忡・不眠・多夢・潮熱・盗汗・五心煩熱，舌質紅・舌苔少，脈細数などの症状を伴う。
● 腎陰不足で相火が亢進しているもの：腰と膝がだるい・潮熱・盗汗・五心煩熱などの症状を伴う。
● 腎督不足：頭のふらつき・目のかすみ・腰と膝が

だるくて痛い・脊背部がだるい・インポテンス・遺精、舌質淡・舌苔白、脈弦細無力などの症状を伴う。
- ●**湿熱下注**：頻尿・尿量減少して赤く灼熱感がある・ときどき遺尿をする・ポタポタと漏れる，舌質紅・舌苔黄膩、脈細滑数。
- ●**下焦蓄血**：小便がポタポタと漏れてすっきり出ない・小腹脹満して鈍痛がある・小腹部にしこりが触れる・遺尿、舌質暗か瘀斑がある・舌苔薄、脈渋。

処方・手技

【基本穴】中極・膀胱兪・三陰交
- ●**下焦虚冷**：基本穴に気海・関元・腎兪・命門・復溜を加えて補法を施し、30分間置針して間欠的に行針をし、抜針後、艾炷灸か棒灸を加える。
- ●**肺気不足**：基本穴に肺兪・太淵を加えて補法を施し、20分間置針し、間欠的に行針をする。
- ●**脾気虚**：基本穴に脾兪・胃兪・足三里を加えて補法を施し、20分間置針し、間欠的に行針をする。
- ●**心気不足・心陰不足**：基本穴に心兪・神門を加えて補法を施す。心気不足は、諸穴に20分間置針し、間欠的に行針をする。心陰不足は、諸穴に数分間行針をして抜針する。
- ●**湿熱下注**：基本穴に陰陵泉・水道・三焦兪を加えて瀉法を施し、復溜・太渓・腎兪を加えて補法を施し、諸穴に数分間行針をして抜針する。
- ●**下焦蓄血**：基本穴に膈兪・血海を加えて瀉法を施し、20分間置針し、間欠的に行針をする。

処方解説

膀胱兪・中極は膀胱の兪募穴であり、膀胱を疏通して膀胱の約束機能を回復させる。両穴は遺尿と小便失禁治療の要穴である。三陰交は足の三陰経の交会穴であるが、足の三陰経は外生殖器をめぐるとともに、足の少陰経と足の太陽穴膀胱経は表裏の関係にあるので、三陰交は膀胱にも作用し、遺尿・小便失禁治療の要穴である。諸穴は補法を施せば、虚証による遺尿・小便失禁に有効である。補法で長時間置針するか灸を加えれば、気虚・陽虚証に最適であり、補法ですばやく抜針すれば虚熱証に対する効果が高い。また瀉法で長時間置針すれば膀胱の気機を調節する機能が高まり、瀉法ですばやく抜針すれば湿熱を清瀉する。気海・関元は、下元を補う。腎兪・命門・復溜は、補法で長時間置針し灸を加えれば温腎壮陽をし、命火を補う。腎兪・復溜は、補法ですばやく抜針すれば腎陰を補う。肺兪・太淵は肺気を補う。脾兪・胃兪・足三里は、脾胃を健やかにし、中気を補う。心兪・神門は補心寧神効果があり、補法で長時間置針すれば心気心血を補う作用が強く、すばやく抜針すれば心陰を補って虚熱を取り除く。太渓は腎陰を補う。後渓は八脈交会穴の1つであり、督脈に通じているので、補法を施せば、督脈の虚を補う。陰陵泉は、醒脾清熱化湿をする。水道も清熱利水の効果がある。三焦兪は三焦の湿熱を清利する。膈兪・血海は、活血化瘀をする。

治療効果

本処方は本病症に対して一定の効果があり、通常、実証では約5回、虚証では30〜50回の治療で治癒する。

症例1

患者：曹○、女性、12歳。
初診：1983年8月13日
所見：長年遺尿があり、最近悪化した。ときどき動悸がある・意識がぼんやりする・腰と膝がだるく力が入らない・膝から下の冷え、舌質淡・舌苔白、脈細遅で尺脈がひどく弱いなどの症状がある。
治療経過：心腎陽気不足なので、上記の処方を使用した。3回で遺尿は止まったが、数日間治療を中断したところ、また1回遺尿をした。翌日再び施術をしたところ、遺尿はまた止まった。その後毎日1回のペースで、連続して10回余り施術し、治療を終了した。数カ月後経過観察したが、遺尿の再発はなかった。

症例2

患者：秦○○、男性、18歳。
初診：1981年9月3日
所見：この1カ月余りで、数回遺尿をした。この疾病の既往歴はない。尿に灼熱感がある・頻尿・小便黄赤色・腰痛、舌質紅・舌苔黄膩、脈滑数などの症状がある。
治療経過：湿熱下注証であり、上記の処方で治療した。1回目の治療後、尿の灼熱感と頻尿は軽減したが、その夜もう1度遺尿があった。その後原処方で毎日1回治療したところ、遺尿は再発しなくなった。5回目の治療後諸症状は消失し、治療を

終了した。数カ月後経過観察したが，遺尿および諸症状の再発はなかった。

6 尿濁

尿濁とは，小便が混濁して米のとぎ汁のように白くなるが，排尿時の尿道の疼痛がないことを特徴とする病症である。西洋医学の乳糜尿・リン酸塩尿，および泌尿器系の炎症・結石・腫瘍などで，本病症の症状があるものは，本病症を参考に弁証論治するとよい。

病因病機

- 飲食の不摂生やそのほかの原因で脾の運化機能に異常を来すと，湿が集まって熱を生じ，湿熱が膀胱に滲入する。あるいは病後湿熱がまだ抜けきらないで下焦に鬱結すると，清濁を分けることができずに発症する。また湿熱が絡を焼き，血が溢れ出せば，血液混じりの濁った尿になる。
- 飲食の不摂生や過労から脾気が損傷されると，中気が下陥して穀気が流れ落ちる。また脾気が虚して血を統摂できないと，血液混じりの尿濁が起きる。
- 年をとって体力が衰えたり，過労や房労などの原因で腎元が虚すと，固摂機能が働かなくなり，脂液が流れ落ちて尿濁を発生させる。腎陰が虧損し，虚火が絡を焼くと，血液混じりの尿濁を形成する。

弁証

小便が米のとぎ汁のように混濁したり，血液が混入して紅白の色が混在したりするが，尿道の渋痛がないのが主症状である。

- **湿熱内蘊**：胸と上腹部の痞悶・口渇・口が粘る，舌質紅・舌苔黄膩，脈濡数などの症状を伴う。
- **脾虚気陥**：尿濁は間欠的であり，顔色に艶がない・精神疲労・力が出ない・食が進まない・腹脹・小腹部の下垂感・泥状便・疲れたり脂っこいものや味の濃いものを食べすぎたときなどに発作が起きやすい，舌質淡・舌苔白，脈虚弱などの症状を伴う。
- **腎虚**：腰と膝がだるい・頭のふらつき・耳鳴りなどの症状を伴う。陽虚傾向の強いものには，形寒・四肢逆冷・五更泄瀉，舌質淡，脈沈細遅などの症状を伴う。腎陰虚のものには，のどの乾き・潮熱・手掌部と足底部の熱，舌質紅・舌苔少，脈細数を伴う。腎精腎気が虧損しているものには，虚熱や虚寒症状はない。

処方・手技

【基本穴】膀胱兪・中極・水分

血液が混じるものには血海・膈兪を加える。
- **湿熱内蘊**：基本穴に陰陵泉・三焦兪・水道を加えて瀉法を施し，数分間行針をして抜針する。
- **脾虚気陥**：基本穴に脾兪・胃兪・足三里を加えて補法を施し，20分間置針し，間欠的に行針をする。
- **腎虚**：基本穴に腎兪・復溜・太渓を加えて補法を施す。陰虚証は，数分間行針をして抜針する。陽虚証は，30分間置針して間欠的に行針をし，抜針後，艾炷灸か棒灸を加える。腎精腎気不足で虚熱虚寒症状がないものは，20分間置針し，間欠的に行針をする。

処方解説

膀胱兪・中極は膀胱の兪募穴であり，水分と組み合わせれば，膀胱の気化機能を調節し，清濁を泌別する。膈兪・血海は理血止血をする。諸穴に瀉法を施しすばやく抜針すれば，清熱利湿効果がある。陰陵泉は醒脾清熱利湿をする。三焦兪は三焦の湿熱を清瀉する。水道は清熱利湿作用に優れている。脾兪・胃兪・足三里は健脾益気をする。腎兪・復溜・太渓は，補法ですばやく抜針すれば腎陰を補って虚熱を除き，長時間置針をすれば腎精腎気を補い，灸を加えれば温腎壮陽作用が強まる。

治療効果

本処方の本病症に対する治療効果はきわめて高く，通常，実証では3〜5回，虚証では15〜30回の治療で治癒する。

症例

患者：李○○，男性，20歳。
初診：1982年3月6日
所見：普段から体質が悪いが，何日も前から，小便が混濁して米のとぎ汁のようであり，回数が多い。顔面蒼白・腰と膝がだるい・精神疲労・力が出ない，舌質淡・舌苔薄白，脈沈細無力で尺脈が特に

顕著であるなどの症状がある。尿濁であり，腎気不足証と診断した。

治療経過：上記の処方を1回使用したところ，効果はあまりはっきりしなかった。2回目の治療後，排尿回数が明らかに減少し，混濁が軽減した。その後毎日1回のペースで，10回余り治療したところ，小便は正常に戻り，諸症状は消失した。数カ月後経過観察したが，再発はなかった。

第6節 心系病症

1 動悸

　動悸とは，患者が心臓の拍動を自覚し，恐れや不安感に襲われて，自分ではどうしようもなくなったり，脈拍が乱れたりする証候であり，驚悸と怔忡が含まれる。驚悸は，精神的興奮や驚き，恐れや疲労に誘発されて間欠的に発生する病症であり，発作時以外は常人と変わらず，症状も軽い。怔忡とは，心臓がドキドキして不安感にかられ，わずかの疲労でも増悪する病症であり，病状は重い。驚悸が長期化すれば，怔忡に発展する。西洋医学の頻脈・徐脈・期外収縮・心房細動・心房粗動・房室ブロック・脚ブロック・洞結節不全症候群・早期興奮症候群・心不全・心筋炎・心膜炎・神経症の一部など，各種原因による心拍異常で動悸があるものは，本病症の弁証論治を参考にすることができる。

病因病機

- 普段から心虚で胆怯（臆病）な人が突然驚きや恐怖感を感じると，心神が動揺し，それがしだいに悪化して本病症を形成する。
- 考えすぎで心脾を損傷したり，病後の失調などで心血心陰が不足したりすると，心は滋養を受けられなくなる。
- 心臓は陽気によって拍動し，血液を送り出しているが，もしも心気が不足して心陽が不振になると，血脈の正常な運行を保持することができないので，心は滋養を得られない。
- 肝は心の母であるので，肝血肝陰が虧耗すると，肝陽が上亢して肝火が体内で燃え上がり，心神を騒がせる。
- 房労などの原因で腎陰まで損傷すると，水が火を制御することができないので，虚火が荒れ狂い，心神をかき乱す。
- さまざまな原因から脾腎陽虚になると，水液を蒸化することができなくなるので，水液が集まって飲になり，飲邪が上昇して心陽を拘束する。
- 火熱が体内に鬱積すると，津液を煮詰めて痰濁を発生させるが，痰濁が鬱滞して熱に変わると，心神を騒がせる。
- 痺証が発展するなどして心脈が瘀阻すると，動悸を引き起こす。

弁証

　驚悸・怔忡が主症状である。

- **心虚胆怯**：すぐに驚いたり恐がったりする・物音を恐がる・居ても立ってもいられない・あまり眠れず夢ばかり見て目が覚めやすい・飲食減少・納呆，舌苔薄白か正常，脈細数か弦細。
- **心血不足**：動悸・頭のふらつき・顔や唇や爪に艶がない・倦怠感・無力感，舌質淡紅，脈細。
- **心陰不足**：動悸・すぐに驚く・心煩・不眠・口の乾き・微熱・盗汗・五心煩熱，舌質紅で少津，脈細数。
- **心気不足**：動悸・息切れ・自汗・力が出ない・言葉に力がない，舌質淡・舌苔白，脈虚弱無力。心陽不足には，顔面蒼白・形寒・四肢逆冷，脈沈細数などの症状を伴う。
- **肝腎陰虚**：動悸・不眠・めまい・耳鳴り・イライラ・怒りっぽい・あまり眠れず夢ばかり見る・五心煩熱・潮熱・盗汗・腰と膝がだるい，舌質紅で少津，脈弦細数。
- **脾腎陽虚・水飲凌心**：動悸・めまい・倦怠感・懶言・悪心があって涎を吐く・口渇があるが水を飲みたがらない・胸と上腹部の痞満・排尿困難・泥状便・下肢の浮腫・腰痛や腰のだるさ・形寒・四肢逆冷，舌苔白滑，脈沈細遅か結代。
- **痰濁阻滞**：動悸・息切れ・心胸部の痞悶脹満・薄い痰が大量に出る・食が進まない・腹脹・悪心，舌苔薄白か滑膩，脈弦滑。痰濁が化熱したものには，口が乾いて粘る・痰が粘って喀出しにくい・心胸部の煩悶・便秘・小便が赤い，舌苔黄膩，脈弦滑数などの症状を伴う。
- **心血瘀阻**：動悸・不安感・胸悶・息切れ・喘息・ときどき心痛がある・形寒・四肢逆冷・唇と爪の

チアノーゼ，舌質暗か瘀点がある，脈渋か結代。

処方・手技

【基本穴】心兪・巨闕・内関・神門

- 心虚胆怯：基本穴に胆兪・丘墟を加えて補法を施し，20分間置針し，間欠的に行針をする。
- 心血不足：基本穴に膈兪・三陰交・脾兪・足三里を加えて補法を施し，20分間置針し，間欠的に行針をする。
- 心陰不足：基本穴に三陰交を加えて補法を施し，数分間行針をして抜針する。
- 心気不足：基本穴に気海・脾兪・足三里を加えて補法を施し，20分間置針し，間欠的に行針をする。心陽不足は，基本穴に30分間置針して間欠的に行針をし，抜針後，艾炷灸か棒灸を加える。
- 肝腎陰虚：基本穴の内関には平補平瀉法，ほかの腧穴には補法を施し，さらに肝兪・腎兪・三陰交・太溪を加えて補法を施し，諸穴に数分間行針をして抜針する。
- 脾腎陽虚・水飲凌心：基本穴に平補平瀉法か瀉法を施し，さらに脾兪・足三里・腎兪・命門・復溜を加えて補法，陰陵泉・三焦兪を加えて瀉法を施し，諸穴に30分間置針して間欠的に行針をし，抜針後，艾炷灸か棒灸を加える。
- 痰濁阻滞：基本穴に瀉法を施し，さらに中脘・豊隆を加えて瀉法，脾兪・足三里を加えて補法を施し，諸穴に20分間置針し，間欠的に行針をする。痰濁が化熱したものには，中脘・豊隆を加えて瀉法を施し，諸穴に数分間行針をして抜針する。便秘には支溝・上巨虚を加えて瀉法を施し，数分間行針をして抜針する。
- 心血瘀阻：基本穴に陰郄・郄門・膈兪・血海・三陰交を加えて瀉法を施し，20分間置針し，間欠的に行針をする。形寒・四肢逆冷は，30分間以上置針し，抜針後，艾炷灸か棒灸を加える。

処方解説

心兪は心の背兪穴であり，巨闕は心の募穴であり，神門は手の少陰心経の原穴であり，内関は手の厥陰経の絡穴であり，いずれも心に作用し，疏通心絡・寧心安神定驚作用がある。諸穴に補法で長く置針すれば心気心血を補い，補法で灸を加えれば心陽を温める。また補法ですばやく抜針すれば心陰を補って虚熱を除き，瀉法ですばやく抜針すれば心火を清瀉する。膈兪は補法では補血養血をし，瀉法では活血化瘀をする。三陰交は補法で長く置針すれば肝腎の精血を補って脾胃を健やかにし，補法ですばやく抜針すれば肝腎および脾胃の陰を補う作用が中心になり，瀉法では疏肝理気・活血化瘀をする。脾兪・足三里（補法）は，長く置針すれば脾胃を健やかにして気血を生化するための源を保持し，灸を加えれば中陽を温める作用が強くなる。気海はおおいに元気を補い，灸を加えれば特に回陽救逆効果がある。肝兪は肝陰を補う。腎兪・太溪は，補法ですばやく抜針すれば腎陰を補い，長く置針し灸を加えれば温腎壮陽をする。太衝は平肝潜陽をする。命門・復溜にも，腎陽を温め真火を補う作用がある。陰陵泉は醒脾利湿をする。三焦兪は三焦の気機を疏通し，水道を通利する。中脘・豊隆（瀉法）は，長く置針すれば和胃消滞・化痰降濁をし，すばやく抜針すれば清熱化痰をする。支溝は三焦の気機を疏通し，清熱して便通を促す。上巨虚は胃腸の邪熱を清瀉して，便通を促す。陰郄は手の少陰経の郄穴であり，郄門は手の厥陰経の郄穴であり，ともに心絡を疏通し，心脈の気血を調節する。血海にも活血化瘀作用がある。

治療効果

本処方の本病症に対する治療効果はきわめて高く，通常の患者であれば，施術後すぐに動悸は軽減するか消失し，約20回の治療で病症（器質的心疾患でないもの）は完治するか安定する。病症が再発したものにも，本処方は有効である。

症例1

患者：王〇〇，男性，20歳。
初診：1982年4月17日
所見：もともと虚弱体質だが，1カ月余り前から動悸と不安感があり，ビクビクしてすぐに驚く。寝付きが悪い・多夢・息切れ・自汗・倦怠感・力が出ない，舌質淡・舌苔白，脈弦細無力などの症状がある。心虚胆怯証であり，上記の処方を使用した。
治療経過：1回目の治療後，恐怖感は消失し，その夜はすぐに寝付くことができた。4回目の治療後，自汗が止まった。10回目，諸症状は消失した。3カ月後経過観察したが，再発はなかった。

症例2

患者：任〇〇，女性，38歳。

初診：1983年9月3日
所見：1年余り前から，動悸・怔忡・不眠・健忘症・頭のふらつき・目のくらみ・食欲不振・腹脹・泥状便・経血の色が薄く量が多い・ときどき顔面部が浮腫する・顔色萎黄・足部の軽い浮腫・だるくて眠い・力が出ない・息切れ・自汗，舌質淡で辺縁部に歯痕がある・舌苔白，脈細弱無力などの症状がある。心脾両虚証である。
治療経過：上記の処方を2回使用したところ，諸症状はやや軽減した。30回余りの治療で，顔色と精神状態が好転し，諸症状も消失して治癒した。

2 心痛

心痛とは，心臓自体の病気による損傷を原因として，膻中の部位や左胸部の疼痛を主要症状とする病症である。西洋医学の冠状動脈粥状硬化性心疾患・心筋梗塞から引き起こされる狭心症，そのほか心膜炎などの疾病から引き起こされる前胸部痛などで，臨床症状が本病症と符合するものは，本病症の弁証論治を参考にすることができる。

病因病機

- もともと陽虚の体質で心陽が不足しているところに，虚に乗じて陰寒の邪が侵入すると，寒が凝結して気が滞り，胸部の陽気を遮る。
- 飲食物の不摂生や心配事などを原因として脾胃が損傷されると，運化機能が失調し，湿が集まって痰となる。その痰が鬱滞して熱に変わり脈絡を塞ぐと，気血の循環が悪くなり，ひどくなれば痰と瘀が結びついて心脈を遮るので，「通ぜざればすなわち痛む」という状態になる。
- 鬱積した怒りが肝を損傷して肝鬱気滞や気滞血瘀になったり，気鬱が火に変わって津を焼き，痰を発生させたりすると，気滞や痰が脈絡を遮ったり，痰と瘀が結びついて心脈を遮ったりするので，「通じざればすなわち痛む」という状態になる。
- 年をとって体力が弱り，腎気腎陽が虚すと，心気不足や心陽不振になる。あるいは腎陰が虚すと，五臓の陰を滋養することができないので，心陽もまた虚し，気血の循環が悪くなる。また過労による内傷や長患いなどを原因として心気心血が不足すると，心が栄養を得られなくなる。心気虚が進展して心陽不足になると，拍動するための力がなくなり，気血が鬱滞して発症する。

弁証

膻中穴部および左胸部の疼痛を主症状とする。
- 陰寒凝滞：背中にまで響く胸悶・冷えると疼痛が増悪する・顔面蒼白・胸悶して息切れがする・動悸・喘息・悪寒・四肢逆冷，舌苔薄白，脈緊か沈細。
- 痰濁壅塞：口の粘り・悪心・食が進まない・泥状便・痰涎や粘った痰を喀出する，舌苔白膩か白滑，脈滑などの症状を伴う。痰鬱から熱に変わったものには，粘った黄色い痰を喀出する・心煩・口の乾き・大便乾結・心胸部の灼熱痛，舌苔黄膩，脈滑数などの症状を伴う。
- 気滞心胸：心胸部の満悶・繰り返し鈍痛に襲われる・遊走痛・げっぷ・嘆息・精神的抑鬱により誘発されたり悪化したりする，舌苔薄か薄膩，脈弦細。
- 心血瘀阻：心胸部の疼痛が強い・夜に悪化する・刺痛か絞痛・固定痛，舌質暗紫色，脈沈渋。
- 火邪熱結：心中の灼熱痛・口の乾き・煩躁・発熱・便秘，舌質紅・舌苔黄，脈弦数か滑数。
- 陽気虚衰：胸痛が背中まで響く・胸悶・息切れ・動悸・発汗・腰がだるい・力が出ない・顔面蒼白・唇と爪が白っぽいかチアノーゼ，舌質淡白か暗紫色，脈沈細か沈微で途切れそう。
- 心腎陰虚：胸悶・灼熱痛・動悸・心煩・不眠・多夢・潮熱・盗汗・頭のふらつき・耳鳴り・腰と膝がだるい，舌質紅で少苔か紫斑がある，脈細数か細渋。

処方・手技

【基本穴】膻中・内関・郄門・陰郄・心兪・厥陰兪・巨闕
- 陰寒凝滞：基本穴に瀉法を施し，30分間置針して間欠的に行針をし，抜針後，艾炷灸か棒灸を加える。
- 痰濁壅塞：基本穴に瀉法を施し，さらに中脘・豊隆を加えて瀉法，脾兪・足三里を加えて補法を施し，諸穴に20分間置針し，間欠的に行針をする。鬱滞して熱に変わったものは，諸穴に数分間行針をして抜針し，便秘にはさらに支溝・上巨虚を加えて瀉法を施し，数分間行針をして抜針し，厲兌

を加え，点刺して出血させる。
- ●**気滞心胸**：基本穴に肝兪・章門・太衝・陽陵泉を加えて瀉法を施し，20分間置針し，間欠的に行針をする。
- ●**心血瘀阻**：基本穴に膈兪・血海・三陰交を加えて瀉法を施し，20分間置針し，間欠的に行針をする。
- ●**火邪熱結**：基本穴に大椎・曲池を加えて瀉法を施し，便秘にはさらに支溝・上巨虚を加えて瀉法を施し，諸穴に数分間行針をして抜針する。邪熱が強いものには少衝・中衝を加え，点刺して出血させる。
- ●**陽気虚衰**：基本穴の内関・郄門・陰郄には平補平瀉法，ほかの腧穴には補法を施し，腎兪・命門・復溜・気海・関元を加えて補法を施し，諸穴に30分間置針して間欠的に行針をし，抜針後，艾炷灸か棒灸を加える。
- ●**心腎陰虚**：基本穴の内関・郄門・陰郄には平補平瀉法，ほかの腧穴には補法を施し，腎兪・三陰交・太渓を加えて補法を施し，諸穴に数分間行針をして抜針する。

処方解説

心兪・厥陰兪・巨闕・膻中は心と心包経の兪募穴であり，内関・郄門は手の厥陰心包経の絡穴と郄穴であり，陰郄は手の少陰経の郄穴であり，いずれも心に作用し，心機能を調節・回復させ，活絡化瘀止痛・寧心安神除煩をする。諸穴に瀉法で長く置針して灸を加えれば散寒作用が加わり，瀉法ですばやく抜針すれば清熱作用が加わり，補法ですばやく抜針すれば心陰を補う。中脘・豊隆は化痰降濁をし，すばやく抜針すれば清熱化痰をする。脾兪・足三里は脾胃を健やかにして運化を促進する。支溝は三焦の邪熱を瀉して便通を促す。上巨虚は胃腸の邪熱を清瀉して便通を促す。厲兌にも胃腸の邪熱を清瀉する作用がある。肝兪・章門・太衝・陽陵泉は疏肝理気をする。三陰交は補法ですばやく抜針すれば，肝腎および脾胃の陰を補い，膈兪・血海・三陰交は，瀉法では活血化瘀をする。大椎は諸陽の会であり，清熱解毒退熱作用に優れている。曲池も陽明経および気分と血分の邪熱を清泄する。少衝・中衝は，心経と心包経の邪熱を清瀉する。腎兪・命門・復溜（補法）は，長く置針して灸を加えれば，温腎壮陽をし，腎兪（補法）は，すばやく抜針すれば腎陰を補う。気海・関元は下焦の元気を温補する。太渓は腎陰を補う作用に優れている。

治療効果

本処方の本病症に対する治療効果はきわめて高く，通常の患者であれば，施術後疼痛はすぐに軽減するか消失する。数回から10回余りの治療で，症状は消失する。症状が再発したものにも，本処方が有効である。

症例1

患者：馬○○，女性，50歳。
初診：1983年4月22日
所見：2年前からときどき前胸部に息苦しさを覚え，刺すような締めつけられるような固定痛がある。動悸・怔忡・不眠・多夢・唇と爪および舌質が暗紫色，舌苔白，脈沈渋などの症状がある。心血瘀阻証である。
治療経過：上記の処方を1回使用したところ，諸症状は明らかに軽減した。10回目の治療後，諸症状は消失した。しかし治療を停止して10日後，諸症状が軽症ながら再発した。そこで再び10回余り治療し，症状は消失した。半年後経過観察したが，再発はなかった。しかももともと終日座ったり寝たりして休んでばかりいて自活できなかったのが，調査時には重労働に従事していた。

症例2

患者：呂○○，女性，45歳。
初診：1982年8月3日
所見：長年高血圧を患っているが，最近胸骨の裏が痛み，圧迫感がある。冷えると疼痛が増悪し，時には背中まで痛くなる。動悸・息切れ・軽い喘息・動くと悪化する・水っぽい痰を喀出する・四肢の冷え，舌質淡・舌苔白膩，脈虚細で寸脈が特に顕著であるなどの症状がある。心陽虧虚・痰濁閉阻証である。
治療経過：上記の心陽虧虚と痰濁閉阻用の処方を合用した。刺針後すぐに心痛と動悸は軽減した。原処方でさらに4回施術したところ，諸症状は消失した。3カ月後経過観察したが，再発はなかった。

3 不眠

中国では不寐あるいは失眠ともいい，常に正常な睡眠がとれないことを特徴とする病症である。西洋医学の神経衰弱・脳動脈硬化症・貧血・高血圧・肝炎・更年期症候群およびある種の精神病などで，不眠症状があるものは，本病症の弁証論治を参考にすることができる。

病因病機

- 考えすぎや過労から心脾を損傷すると，心の損傷によって神は居場所を失い，脾の損傷によって気血は生化の源が不足するので，心血が不足して発症する。
- 房労などの原因で腎陰まで損傷すると，水が火を制御できず，心陽だけが亢進する。
- 五志過極〔五種類の情志の活動が過度になること〕になると，心火が燃え上がり腎に下降することができないので，神志が不安定になる。
- 心陽が衰弱し，心火が下降して腎水を温めることができなくなると，やはり不眠を引き起こす。
- 精神が抑鬱されて肝の条達機能が失われると，気鬱が火に変わり，火熱が心を騒がせる。
- 陰虚で陽が亢進すると，心神に波及する。
- 心虚胆怯で決断力がないと，心神が安定しない。
- 飲食不摂生により，宿食が停滞すると，胃が不和になる。また脾の運化機能に異常を来すと，湿が集まって痰になり，その痰が鬱滞して熱に変わると，上昇して心神を騒がせる。

弁証

不眠を主症状とする。
- **肝火上擾**：イライラする・怒りっぽい・口苦・口の乾き・顔と目が赤い・便秘・小便が赤い，舌質紅・舌苔黄，脈弦細数。
- **痰熱内擾**：心煩して落ち着かない・口苦・口が粘る・頭重感・目のくらみ・悪心・胸悶・げっぷ・嘆息・痰が多い・便秘・小便が赤い，舌質紅・舌苔黄膩，脈滑数。
- **胃気不和**：上腹部と腹部全体の脹満や脹痛・悪心・嘔吐・腐敗臭のげっぷをする・呑酸・大便に異臭がある・腹部の脹痛，舌苔白厚，脈滑。鬱が化熱したものは，便秘，舌苔黄，脈滑数などの症状を伴う。
- **心脾両虚**：夢ばかり見てすぐに目が醒める・顔色に艶がない・動悸・健忘症・頭のふらつき・目のくらみ・精神疲労・四肢がだるい・食が進まない・腹脹，舌質淡・舌苔白，脈細弱。
- **心虚胆怯**：眠れず夢ばかり見る・すぐに驚いて目が醒める・動悸・すぐに驚く・倦怠感・息切れ・尿量が多く澄んでいる，舌質淡，脈弦細。
- **陰虚火旺**：心煩して眠れない・動悸・不安感・口とのどの乾燥・頭のふらつき・耳鳴り・腰と膝がだるい・潮熱・盗汗・五心煩熱，舌質紅・舌苔少，脈細数。

処方・手技

【基本穴】安眠穴・内関・神門

- **肝火上擾**：基本穴に肝兪・太衝・行間を加えて瀉法を施し，数分間行針をして抜針し，大敦を加え，点刺して出血させる。
- **痰熱内擾**：基本穴に中脘・豊隆を加える。便秘にはさらに支溝・上巨虚を加える。諸穴に瀉法を施し，数分間行針をして抜針し，厲兌を加え，点刺して出血させる。
- **胃気不和**：基本穴に胃兪・下脘・天枢・足三里を加えて瀉法を施し，20分間置針して間欠的に行針をする。鬱が化熱したものは，諸穴に数分間行針をして抜針し，厲兌を加え，点刺して出血させる。
- **心脾両虚**：基本穴の安眠穴・内関には平補平瀉法，神門には瀉法を施し，心兪・巨闕・脾兪・足三里を加えて補法を施し，20分間置針し，間欠的に行針をする。
- **心虚胆怯**：基本穴の安眠穴・内関には平補平瀉法，神門には補法を施し，心兪・胆兪・丘墟を加えて補法を施し，20分間置針して間欠的に行針をする。
- **陰虚火旺**：基本穴に平補平瀉法を施し，心兪・腎兪・三陰交・太渓を加えて補法を施し，肝陽上亢にはさらに百会・行間を加えて平補平瀉法を施し，諸穴に数分間行針をして抜針する。

処方解説

神門は手の少陰心経の原穴であり，内関は手の厥陰経の絡穴であり，ともに心に作用し，寧心安神を

して不眠を治療する。安眠穴は不眠治療の経験穴である。諸穴に瀉法を施しすばやく抜針すれば，清熱効果がある。神門は補法で長く置針すれば心気心血を補う。肝兪・太衝・行間・大敦は，肝火を清瀉する。中脘・豊隆は，瀉法ですばやく抜針すれば清熱化痰をする。支溝は三焦の邪熱を清瀉し，理気通便をする。上巨虚は胃腸の邪熱を清瀉して便通を促す。厲兌にも胃腸の邪熱を清瀉する作用がある。胃兪・下脘・天枢・足三里は，瀉法では和胃消積化滞をする。天枢には食滞を押し流して便通を促す効果もある。諸穴はすばやく抜針すれば，清熱効果がある。心兪・巨闕は心の兪募穴であり，補法で長く置針すれば心気心血を補って寧心安神をし，補法ですばやく抜針すれば心陰を補って寧心安神をする作用が中心になる。脾兪・足三里は，補法で長く置針すれば脾胃を健やかにし気血生化の源を守る。胆兪・丘墟は，胆気を補う。腎兪・三陰交・太渓は，腎陰を補い，三陰交には肝腎および脾胃の陰を補う効果もある。百会・行間は平肝潜陽をする。

治療効果

本処方の本病症に対する治療効果はきわめて高く，実証では約10回，虚証では約30回の治療で治癒する。ただし催眠薬への依存性がある患者は，多くの場合60回以上の治療で，ようやく治療効果を確かなものとすることができる。

症例1

患者：呂○○，女性，44歳。
初診：1990年12月5日
所見：不眠が始まってすでに6年が経つ。この4年間は催眠薬を服用しなければ寝付くことができず，薬の量がだんだん多くなり，1年前から毎晩安定剤を8錠以上服用しなければならない。心煩・不安感・手掌部と足底部の発熱・盗汗・口とのどの乾燥・ときどき口と舌がびらんする，舌質紅・舌苔少，脈細数などの症状がある。陰虚火旺証である。
治療経過：上記の処方を使用し，毎日1回のペースで，15回を1クールとし，各クールの間隔を5〜7日とした。第1クール終了後，明らかな好転があり，安定剤が毎晩2錠までに減少し，心煩などの症状も明らかに好転した。第2クール終了時には，催眠剤を用いなくても普通に眠ることができるようになり，ほかの症状も消失したので，治療を停止した。しかし停止後20日余りで不眠が再発し，症状と脈象が以前と同じになったので，原処方でさらに2クール治療したところ，治癒した。1年後経過観察したが，再発はなかった。

症例2

患者：沈○○，女性，19歳。
初診：1983年4月6日
所見：不眠が始まって20日余りになる。催眠剤を服用すれば眠れるが，やめるとまた再発する。心煩・口苦・頭重・目のくらみ・胸と上腹部の痞悶・悪心・げっぷ・痰が粘り喀出しにくい，舌質紅・舌苔黄膩，脈滑でやや数などの症状がある。痰熱内擾証である。
治療経過：上記の処方を使用したところ，1回で心煩・頭重・胸と上腹部の痞悶などの症状は軽減し，その日の夜は正常に眠ることができた。原処方を，毎日1回のペースで，さらに4回刺針して，治療効果を確実にした。その後の再発はない。

4 傾眠

昼夜を分かたず常に眠く，呼べば目覚めるが，またすぐに眠ってしまう病症である。西洋医学のナルコレプシー・神経症・ある種の精神病などの患者で傾眠症状が現れているものは，本病症の弁証論治を参考にすることができる。

病因病機

● 寒く湿ったところに長時間居たり，川を渡ったり雨に濡れたりすると，湿邪が表を縛り，陽気が行き渡らなくなる。
● 飲食の不摂生により脾胃を損傷し，湿邪が体内に発生すると，皮膚に充満して陽気を遮るので，湿邪が長い間陰に留まって発症する。
● 脾胃が虚弱で運化機能が働かないと，湿が集まって痰を生じ，痰濁に塞がれて陽気不振になる。
● 脾胃が虚弱であると，気血が発生源を失って虚し，発症する。
● 老化や長患いから腎気が衰弱すると，脾胃の陽気

が不足して体内に陰寒が発生する。
- 精血を失うと，まず腎陰が虚し，陰の損傷が陽にまで波及して陰陽両方が虚してしまう。
- 頭部外傷によって血脈が瘀滞したり，驚きや恐れ，気鬱などがあったりすると，気血が失調する。
- 長患いが絡に入ると，気血の循環が悪くなり，陽気が遮られて発症する。

弁証

傾眠を主症状とする。
- 湿邪困擾：頭冒感・日夜昏々と眠る・胸と上腹部の痞悶・食が進まない・悪心・四肢および体幹部が重い・浮腫，舌苔白滑，脈濡。
- 痰濁壅滞：精神萎縮・昼夜眠ってばかりいる・上腹部の満悶・痰が多い・肥満，舌苔厚，脈滑。
- 脾気虚：精神疲労・嗜睡・食後特に眠い・四肢がだるく力が入らない・顔色萎黄・飲食減少・泥状便，舌質淡・舌苔白，脈虚弱。
- 瘀血阻滞：頭のふらつき・頭痛・頭部に外傷の既往歴がある，舌質暗紫色か瘀斑がある，脈渋。

処方・手技

【基本穴】百会・大椎
- 湿邪困擾：基本穴に瀉法を施し，三焦兪・外関・陰陵泉を加えて瀉法，脾兪・足三里を加えて補法を施し，諸穴に20分間置針し，間欠的に行針をする。
- 痰濁壅滞：基本穴に瀉法を施し，中脘・豊隆を加えて瀉法，脾兪・足三里を加えて補法を施し，諸穴に20分間置針し，間欠的に行針をする。
- 脾腎陽虚：基本穴に脾兪・足三里・腎兪・命門・復溜を加えて補法を施し，30分間置針して間欠的に行針をし，抜針後，艾炷灸か棒灸を加える。
- 瘀血阻滞：基本穴に膈兪・血海・三陰交を加えて瀉法を施し，20分間置針し，間欠的に行針をする。

処方解説

百会・大椎は督脈に属するが，督脈は各陽経を監督し，「入りて脳に絡す」るので，これを取穴すれば，陽気を奮い立たせ，健脳醒脾をする。三焦兪・外関は，上・中・下焦および表裏内外の気機を疏通して化湿をする。湿邪が表にあるものには，解表もする。陰陵泉は醒脾利湿をする。脾兪・足三里は，脾胃を健やかにして運化を促し，長く置針し灸を加えれば中陽を温める作用が強まる。腎兪・命門・復溜は温腎壮陽をする。膈兪・血海・三陰交は，活血化瘀をする。

治療効果

本処方の本病症に対する治療効果はきわめて高く，実証では約10回，虚証では約30回の治療で治癒する。

症例

患者：王○○，女性，24歳。
初診：1974年8月22日
所見：常に眠いという状態がすでに数カ月間続いている。数年前浮腫を患ったが，最近では，味がわからない・口が渇かない・精神疲労・力が出ない・食が進まない・腹脹・腰と膝がだるい・ときどき五更泄瀉がある・四肢が氷のように冷たい・下肢の軽い浮腫，舌質淡胖・舌苔白滑，脈沈遅無力などの症状がある。陽気不足証である。
治療経過：上記の処方を20回余り使用したところ，傾眠およびほかの症状は消失した。20日後経過観察したが，再発はなかった。

5 健忘症

健忘とは記憶力の減退をいい，万事において忘れっぽくなる病症である。西洋医学の神経衰弱・脳動脈硬化症などの疾病で健忘症状が現れたものは，本病症の弁証論治を参考にすることができる。

病因病機

- 心は神明を主り，脾の志は思であるので，思慮が過ぎると心脾を虧損し，健忘症を引き起こす。
- 病後やそのほかの原因で腎陰が不足して心まで上昇できないと，心火が腎まで下降できないので，心腎不交となって発症する。
- 年をとって五臓が衰えると，心血が虚し，腎精が不足して髄海が空虚になるので，脳は栄養源を失い神明が鈍化する。
- 飲食物の不摂生で脾の運化機能が失われると，湿が集まって痰になり，痰が心竅を惑わせる。
- 瘀血が停滞したり，痰と瘀が遮ったりすると，心

神が不安定になり，健忘症になる。

弁証

健忘を主症状とする。
- **心脾両虚**：精神疲労・顔色に艶がない・声が低くおどおどしている・動悸・多夢・食が進まない・腹脹・泥状便・四肢に力が入らない，舌質淡で歯痕がある・舌苔薄白か白膩，脈細弱。
- **心腎不交**：頭のふらつき・耳鳴り・心煩・不眠・潮熱・盗汗・手掌部と足底部の熱・腰と膝がだるい・遺精，舌質紅・舌苔少，脈細数。
- **年をとって神気が衰えたもの**：意識が恍惚とする・体の衰弱・動悸・あまり眠れない・腰と膝がだるい・食が進まない・頻尿，舌質淡・舌苔薄白，脈細弱無力。
- **痰濁阻滞**：精神や意識が鈍感になる・言葉が出にくい・表情が鈍い・口が粘る・食が進まない・頭重・胸悶・喀痰，舌苔白膩，脈弦滑。
- **瘀血阻滞**：唇と爪が暗紫色になる，舌質暗か瘀斑がある・舌苔白膩，脈細渋。

処方・手技

【基本穴】百会・四神聡穴・風池
- **心脾両虚**：基本穴に心兪・神門・脾兪・足三里・三陰交を加えて補法を施し，20分間置針して間欠的に行針をする。
- **心腎不交**：基本穴に平補平瀉法を施し，少府・労宮を加えて平補平瀉法，心兪・神門・腎兪・三陰交・太渓を加えて補法を施し，諸穴に数分間行針をして抜針する。
- **年をとって神気が衰えたもの**：基本穴に心兪・神門・腎兪・復溜・太渓を加えて補法を施し，20分間置針し，間欠的に行針をする。
- **痰濁阻滞**：基本穴に瀉法を施し，中脘・豊隆を加えて瀉法，脾兪・足三里を加えて補法を施し，20分間置針し，間欠的に行針をする。
- **瘀血阻滞**：基本穴に膈兪・血海・三陰交を加えて瀉法を施し，20分間置針し，間欠的に行針をする。

処方解説

百会・四神聡穴・風池はいずれも頭部の腧穴で脳に近いので，脳の機能を調節・回復させる。諸穴はすばやく抜針すれば清熱作用が加わり，健忘症に有効である。心兪・神門は，補法で長く置針すれば心気心血を補い，補法ですばやく抜針すれば心陰を補い虚熱を除く。脾兪・足三里・三陰交は，補法で長く置針すれば脾胃を健やかにして気血を生化し，三陰交は補法ですばやく抜針すれば肝腎および脾胃の陰を補う。三陰交は，瀉法では活血化瘀をする。少府・労宮は心の虚熱を清瀉する。腎兪・太渓は，補法ですばやく抜針すれば腎陰を補い，補法で長く置針すれば腎精腎気を補う。復溜にも腎精腎気を補う作用がある。中脘・豊隆は化痰降濁をする。膈兪・血海は，活血化瘀作用に優れている。

治療効果

本処方の本病症に対する治療効果はきわめて高く，通常の患者であれば，約30回の治療で，健忘症状が軽減あるいは完治する。

症例1

患者：王〇〇，女性，31歳。
初診：1995年4月21日
所見：健忘症が悪化してから，すでに数カ月になる。耳鳴り・ときどき軽い頭のふらつきがある・腰と膝がだるい・心煩・不眠・手掌部と足底部の熱・大便乾結，舌質紅・舌苔少，脈細でやや微などの症状がある。心腎不交証である。
治療経過：上記の処方を3回使用したところ，睡眠は正常に戻り，耳鳴りと耳聾は消失し，ほかの症状も好転した。毎日1回のペースで，さらに10回余り施術したところ，諸症状は消失し，記憶力も明らかに好転した。

症例2

患者：謝〇〇，男性，21歳。
初診：1997年10月18日
所見：頭部を打撲して約15分間昏睡し，救急措置で覚醒したが，記憶力が大幅に減退した。頭痛・ときどき軽いめまいがある，舌質暗で瘀斑がある，脈渋などの症状がある。
治療経過：上記処方を使用したところ，頭痛はすぐに軽減した。3回目の治療後，頭痛は消失し，めまいは明らかに軽減し，記憶力が著しく向上した。20回余りの治療で，めまいは消失し，記憶力はほとんど正常に戻った。

6 癲狂

癲狂とは，精神に異常を来す疾患である。癲証は，沈黙・意識がぼんやりする・脈絡のないことを喋る・静かで喜ぶことが多いなどが特徴である。狂証は，騒がしくて落ち着きがない・興奮して暴れたり罵ったりする・動き回って怒りっぽいなどが特徴である。しかし両者を症状で明確に分離することはできず，また互いに転化し合うので，癲狂と併称する。西洋医学のある種の精神病は，本病症の弁証論治を参考にすることができる。

病因病機

- 鬱積した怒りが肝を損傷すると，肝の疏泄機能が失われ，気滞血瘀になる。また気鬱が火に変わったり，痰気が鬱結したりすると，心竅を塞いで発症する。
- 悩みや鬱積した怒りのために気機が通暢しないと，肝木が脾に乗じ，脾の運化機能が失調して痰濁が体内に発生する。すると気鬱と痰が結びついて癲証になる。
- 脾気が虚弱で昇降機能が失調すると，清濁を分けることができないので，濁陰が鬱結して痰になり，気虚痰結から癲証が発生する。
- 五志の火が宣泄されないと，液を煮詰めて痰を形成し，痰火が上昇して心竅を覆い，狂症を発生させる。
- 血瘀が脈絡に鬱滞すると，気血が脳髄に栄養を与えることができなくなるので，精神に異常を来して発症する。
- 考え過ぎから心脾を損傷すると，気血両虚となって，心に栄養が行き渡らなくなるので，発症する。

弁証

精神異常を主症状とする。

癲証

- 痰気鬱結：精神的抑鬱・表情が乏しい・意識がぼんやりする・ぶつぶつと独り言をいう・脈絡のないことを言う・喜んだり怒ったり感情の変化が激しい・激怒する・食欲不振，舌苔白膩，脈弦滑。
- 気虚痰結：感情の起伏があまりない・ぼんやりしている・目を見開いたままである・動かない・喋らない・ばか笑いをする・独り言をいう・幻視・幻聴・顔色萎黄・泥状便・小便は澄んでいる，舌質淡胖・舌苔白膩，脈滑か弱。
- 心脾両虚：顔面蒼白・恍惚とする・思慮に欠ける・意志力の減退・言葉に脈絡がない・ぼんやりしてひっくりかえる・泣き悲しむ・動悸・すぐに驚く・食が進まない・泥状便・四肢および体幹部の疲労，舌質淡胖で歯痕がある・舌苔薄白，脈細弱無力。

狂証

- 痰火擾心：発病が急激である・まずイライラして怒りっぽくなる・顔と目が赤い・頭痛・不眠・突然狂乱する・言葉が乱雑である・垣根を飛び越えたり屋根に登ったりする・物を壊したり人を傷つけたりする・異常に気力が高まる・高いところに登って歌を歌う・服を脱いで歩き回る・大声で罵り叫ぶ・人が見分けられない・食べない・眠らない・口渇して冷たいものを飲みたがる・便秘・小便が赤い，舌質紅絳・舌苔多く黄膩，脈弦滑数。
- 陰虚火旺：狂病が長引くと，病勢がしだいに衰えていき，精神が疲弊していく。よく喋る・すぐに驚く・ときどき狂乱する・焦慮して眠れない・痩せる・顔面紅潮・五心煩熱，舌質紅・舌苔少，脈細数。
- 気血凝滞：騒ぎ立てて落ち着きがない・怒りっぽい・よく喋る・ひどくなると高いところに登って歌を歌う・服を脱いで歩き回る・幻聴・幻視・ぼんやりする・あまり喋らない・顔色が暗くくすむ・げっぷ・嘆息・胸脇部の満悶・経血が暗紫色で塊が混じる，舌質暗紫色か瘀斑がある・舌苔薄白か薄黄，脈細弦か沈弦遅か弦数。

処方・手技

【基本穴】百会・風府・大椎・太衝・安眠穴・大陵・心兪・巨闕・神門・中脘・豊隆・水溝

癲証

- 痰気鬱結：基本穴に瀉法を施し，20分間置針し，間欠的に行針をする。
- 気虚痰結：基本穴に脾兪・足三里・気海・関元を加えて補法を施し，諸穴に20分間置針し，間欠的に行針をする。
- 心脾両虚：基本穴の心兪・巨闕・神門には補法を施し，ほかの腧穴には平補平瀉法か瀉法を施す。

脾兪・足三里・三陰交を加えて補法を施し，諸穴に20分間置針し，間欠的に行針をする。

狂証
基本穴に労宮・少府・支溝・上巨虚・内庭・行間を加えて瀉法を施し，数分間行針をして抜針し，十二井穴・厲兌・大敦を加え，点刺して出血させる。
- ●陰虚火旺：上記の穴に平補平瀉法を施し，腎兪・三陰交・復溜・太渓を加えて補法を施し，諸穴に数分間行針をして抜針する。
- ●気血凝滞：膈兪・血海・三陰交を加えて瀉法を施し，20分間置針し，間欠的に行針をする。

処方解説
癲狂証は痰濁や痰熱に原因があるので，中脘・豊隆を取穴して和胃化痰をする。水溝・百会・風府・大椎は督脈に属して脳に近く，しかも督脈は「入りて脳に絡す」ので，これを取穴すれば元神の府を調節し，その機能を正常に戻すことができる。いずれも本病症治療の有効穴である。水溝は開竅醒神作用がきわめて強い。太衝は瀉法で疏肝理気解鬱をする。安眠穴にも鎮静安神をし脳機能を調節する作用がある。大陵・心兪・巨闕・神門は寧心安神をし，心が神明を主る機能を回復させる。そのうち大陵は心包経の原穴であり，癲狂病を治療する「十三鬼穴」の1つである。上記の腧穴から瀉法ですばやく抜針すれば，清熱瀉火作用がある。心兪・巨闕・神門は，補法で長く置針すれば，心気心血を補う効果がある。中脘・豊隆は化痰降濁をし，すばやく抜針すれば清熱化痰をする。脾兪・足三里は脾胃を健やかにし，運化を促進することによって，気血生化の源を保持する。気海・関元は元気を補う。三陰交は，補法で長く置針すれば肝腎の精血を補って脾胃を健やかにし，補法ですばやく抜針すれば肝腎および脾胃の陰を補う作用が中心になり，瀉法で長く置針すれば疏肝理気解鬱・活血化瘀消滞をする。労宮・少府は心火を清瀉する。支溝は三焦の邪熱を清瀉する。上巨虚・内庭・厲兌は，胃腸の邪熱を清瀉する。行間・大敦は，肝火を清瀉する。十二井穴は，諸経の邪熱を清瀉する。支溝・上巨虚は，便秘を通じさせて邪熱を下から排出させる。腎兪・復溜・太渓は，補法では腎陰を補って虚火を降ろす。膈兪・血海は，活血化瘀作用に優れている。

治療効果
本処方の本病症に対する治療効果はきわめて高く，通常の患者であれば，数10回の治療で完治する。意識が正常になったあとに，さらに一定時間効果を固めるための治療を行い，再発を予防したほうがよい。再発した患者も，本処方の弁証論治が有効である。

症例
患者：李○○，男性，19歳。
初診：1982年9月21日朝3時
所見：10日余り前から，イライラして怒りっぽく，ときどきわけもなく同級生と言い争ったり，ときにはわけのわからないことをブツブツ言ったりし，終夜眠らず，口と目が真っ赤である。昨晩10時に突然狂乱し，乱雑な言葉で罵り叫び，物を壊したり人を傷つけたりし，高いところに登って歌を歌い，服を脱いで歩き回り，足洗用の洗面器の水を一気に飲み干し，異常に気力を発揮するので，大勢でも抑えることができない。癲狂と診断し，上記の処方で治療した。
治療経過：治療を開始したときは，まだ懸命に抵抗していたので，諸穴に数分間行針をして抜針した。安眠穴に10分間行針をしたところ，しだいに静かになり，20分間行針をすると，やがて雷のような鼾をかいて眠り始めた。午前10時まで眠り，目覚めた後の精神状態は一見常人のようであった。しかしまだ顔と目が赤い・大便乾燥して排便困難がある・小便黄赤色，舌質紅絳・舌苔黄膩，脈弦滑数などの症状があった。原処方で毎日1回施術し，10回余り治療したところ，舌脈は正常になり，諸症状は消失した。数年後経過観察したが，再発はなかった。

7 てんかん（癲癇）

てんかんとは，一種の発作性意識障害であり，その特徴は，発作時に意識がもうろうとし，ひどいときには突然昏倒し，わけがわからなくなり，両目は上を向き，口から涎を垂らし，四肢が痙攣し，豚や

羊のようなうなり声をあげるが、しばらくすると覚醒することである。原発性であれ症候性てんかんであれ、西洋医学でいうてんかんは、本病症の弁証論治を参考にすることができる。

病因病機

- 胎児のときに、母体が病気をしたり薬物に損傷されたり、あるいは突然驚いたり恐怖を感じたりして発育に影響を与えると、肝腎の陰血が不足して心気が毀損され、神明の居場所がなくなって発症する。
- 驚き・恐れ・鬱積した怒りなどのために臓腑の気機が逆乱すると、津が集まって痰になり、あるいは痰が鬱滞して熱を生じ、痰気が脳に上逆して発症する。
- 温病・脳の寄生虫症・頭蓋内の病変・頭の外傷などから臓腑機能に異常を来すと、蓄積した痰を触発して神機を閉塞し、発症する。
- 飲食の不摂生・脂っこいものや甘いものの食べすぎから痰を醸成し、あるいは痰が鬱滞し、火に変わって体内に潜伏蓄積し、さらに過労などの要因が加わると、気機が逆乱して蓄積した痰を触発して発症する。
- 房労が腎を損傷して腎陰が不足すると、脳髄が栄養を得られなくなる。あるいは水が木を潤せず、肝腎両方が虚すと、陽が亢進して風を発生させ、心神をかき乱す。また水が火を制御できないと、心火が強くなりすぎ、神明に異常を来して発症する。

弁証

本病症の始まりは急激であり、突然発病し、昏倒痙攣するが、しばらくすれば覚醒する。目覚めた後は普通の人と同じようであるが、繰り返し発作を起こす。通常発作開始から意識が戻るまでの時間は、5〜15分間であるが、ほんの数秒間突然意識を喪失する場合や、30分以上持続する場合もある。発作の間隔もまちまちであり、1日に数十回以上発作を起こす場合もあれば、数日、あるいは1カ月以上、長い場合では半年以上に1回という場合もある。

- 風痰閉阻：発作前はいつもめまい・胸と上腹部の痞悶・力が出ないなどの症状があり（はっきりした前兆がない場合もある）、発作時には突然昏倒し、意識不明になり、痙攣して涎を垂らし、金切り声をあげたり、大小便を失禁したりする。またごく短時間の意識障害やぼんやりするだけで痙攣しない場合もある。舌苔白膩、脈多弦滑。
- 痰火内盛：発作時は昏倒して痙攣し、涎を垂らす。普段はイライラし、口苦・のどの乾き・心煩・怒りっぽい・不眠・多夢・痰がすっきり喀出できない・便秘・小便が赤い、舌質紅・舌苔黄膩、脈弦滑数などの症状がある。
- 気血瘀阻：頭部に外傷を負ったことがある場合もある。頭痛、舌質暗紫色か紫斑がある、脈沈渋などの症状を伴う。
- 心腎虧虚：罹患歴が長い。精神疲労・力が出ない・動悸・健忘症・めまい・耳鳴り・腰と膝がだるい、舌苔多く薄膩、脈沈細弱。
- 脾虚痰盛：精神疲労・力が出ない・胸と上腹部の痞悶・食欲不振・悪心・嘔吐・大量の痰を喀出する・泥状便、舌質淡・舌苔白膩、脈濡滑か細弦滑などの症状を伴う。
- 肝腎陰虚：頻繁にてんかん発作が起きる・ぼんやりする・顔色が暗い・頭のふらつき・目のくらみ・両目が乾く・不眠・健忘症・足腰がだるい・大便が乾燥する・潮熱・盗汗・手掌部と足底部の熱、舌質紅・舌苔少、脈細数。

処方・手技

発作時には、急いで水溝・湧泉・百会・豊隆・行間・陽陵泉を取穴し、患者が覚醒し諸症状が寛解するまで、諸穴に瀉法で行針を続ける。発作症状が止まった後は、大椎・腰奇・鳩尾・中脘・豊隆・内関・神門・太衝を取穴し、昼間の発作には申脈を加え、夜の発作には照海を加える。

- 風痰閉阻：上記の諸穴に瀉法を施し、20分間置針し、間欠的に行針をする。
- 痰火内盛：上記の諸穴に内庭・少府・労宮を加え、便秘には支溝・上巨虚を加え、諸穴に瀉法を施し、数分間行針をして抜針する。また大敦・厲兌・少衝・中衝を加え、点刺して出血させる。
- 気滞血瘀：上記の諸穴に膈兪・血海・三陰交を加え、諸穴に瀉法を施し、20分間置針し、間欠的に行針をする。
- 脾虚痰盛：諸穴に瀉法を施し、脾兪・足三里を加えて補法を施し、20分間置針し、間欠的に行針をする。
- 肝腎陰虚：諸穴に平補平瀉法を施し、肝兪・三陰

交・腎兪・復溜・太渓を加えて補法を施し，数分間行針をして抜針する。

処方解説

水溝・湧泉は開竅醒神をし，意識障害治療の要穴であり，てんかん発作時の意識障害にも有効である。百会は頭頂部に位置し，醒神定志をし意識を回復させる効果がある。てんかん発作は痰との関係が強いので，豊隆を取穴して化痰降濁をする。足の厥陰経の榮穴である行間には，平肝熄風止搐の効果がある。筋の会穴である陽陵泉は，舒筋活絡止搐をする。大椎穴は督脈に属し諸陽の会であり，督脈は「入りて脳に絡す」ので，これを取穴すれば脳に作用し，元神の府の機能を回復させる。鳩尾・腰奇は，てんかん発作治療の有効穴である。中脘にも和胃消滞・化痰降濁の効果がある。内関・神門は寧心安神をする。太衝は疏肝理気解鬱をする。申脈は陽蹻脈に通じ，照海は陰蹻脈に通じており，てんかんが昼に発生したときには陽蹻脈を調節するとよいので，申脈を取穴する。また夜間に発生したときには陰蹻脈を調節するとよいので，照海を取穴する。諸穴はすばやく抜針すれば，清熱作用がある。内庭・厲兌は胃火を清瀉する。少府・少衝・労宮・中衝は，心火を清瀉して心神を安定させる。大敦は肝火を清瀉する作用が強い。支溝は三焦の邪熱を清瀉し，上巨虚は胃腸の邪熱を清瀉し，ともに便秘を通じさせる作用がある。膈兪・血海・三陰交は活血化瘀をし，三陰交は補法ですばやく抜針すれば，肝腎および脾胃の陰を補う作用がある。脾兪・足三里は，脾胃を健やかにし運化を促進する。肝兪は肝陰を補う。腎兪・復溜・太渓は腎陰を補う。

治療効果

本処方の本病症に対する治療効果は高い。発作時には，通常数分間行針をすれば，患者は覚醒する。50〜70回の治療で，てんかんは再発しなくなる。再発した患者にも，本処方の弁証治療が有効である。

症例

患者：余○○，女性，17歳。
初診：1981年9月14日
所見：数カ月前からときどきてんかん発作がある。よくあるのは，まず短時間恍惚とし，次に昏倒して人事不省に陥り，両目は上を向き，四肢が痙攣し，しばらくすると覚醒するというものである。心煩・不安感・口渇があるが水を飲みたがらない・黄色く粘った痰を喀出する・頭のふらつき・目のくらみ・ときどき乾嘔をする・少食・便秘，舌質紅赤・舌苔黄膩，脈数滑実などの症状を伴う。数分前にまた発作があった。痰火内盛証であり，急いで上記の処方を使用した。
治療経過：数分間行針をすると，痙攣は停止した。その後，毎日1回の治療をしたところ，2回目の治療後，大便が通じ，諸症状は明らかに軽減し，てんかんは再発しなくなった。計10回余りの治療で，諸症状は消失し，舌・脈象は正常に戻り，治癒した。数年後経過観察したが，てんかんはずっと再発していなかった。

8 痴呆

痴呆とは，知的機能の衰退を主症状とする，一種の意識障害である。西洋医学の先天性痴呆，および精神病の後に出現する痴呆や，老人性認知症などは，本病症の弁証論治を参考にすることができる。

病因病機

● 先天不足や，出産時の脳髄への損傷などから清竅に血が瘀滞して，発症する。
● 癲狂や癇証などが長引くと，気血が消耗され，痰が体内に蓄積される。
● 飲食の不摂生などの原因から脾胃が損傷されると，痰湿が清竅を塞いで発症する。
● 老人性認知症の多くは，長患いで気血が虚弱になったために，心神に異常を来したものである。
● 肝腎が不足して，脳髄を充たすことができずに発症する。

弁証

知能の低下を，おもな臨床症状とする。
● **先天不足**：幼い頃に発病する・発育奇形がある・言葉がはっきりしない・成長後も表情に乏しい・反応が鈍い・記憶力が悪い・言葉の意味がわからない・知能が明らかに常人よりも低下している，舌質淡か暗・舌苔薄白か白膩，脈細滑か細緩で尺

脈は細弱。
- ●脾虚痰阻：言葉数が少ない・あまり食べたり飲んだりしない・突然悲しんだり笑ったり歌ったりする・顔色に艶がない・泥状便・息切れ・力が出ない，舌質淡胖・舌苔白膩，脈細滑。痰鬱が化熱したものには，舌質紅・舌苔黄膩，脈滑細数などの症状を伴う。
- ●脾腎虧損：表情に乏しい・行動が緩慢である・言葉数が少ない・若いうちから衰えが激しい・頭のふらつき・耳鳴り・腰と膝がだるい。気虚傾向が強いものには，泥状便・精神疲労，舌質淡・舌苔薄白，脈細弱で尺脈が特に顕著などの症状を伴う。陰虚傾向が強いものには，潮熱・盗汗・口とのどが乾燥する，舌質紅・舌苔少，脈細数などの症状を伴う。
- ●気滞血瘀：知能の低下・出産時に損傷を受けたことがある・頭部外傷の既往歴がある，舌質暗紫色か瘀点がある・舌苔薄白，脈細弦か沈遅か渋。

処方・手技

【基本穴】百会・四神聡穴・風府・神門
- ●先天不足：基本穴に腎兪・三陰交・復溜・太渓を加えて補法を施し，20分間置針し，間欠的に行針をする。
- ●脾虚痰阻：基本穴に補法を施し，中脘・豊隆を加えて瀉法，脾兪・足三里・三陰交を加えて補法を施し，諸穴に20分間置針し，間欠的に行針をする。痰阻が化熱したものには，諸穴に数分間行針をして抜針する。
- ●脾腎虧損：基本穴に脾兪・足三里・三陰交・腎兪・復溜・太渓を加えて補法を施し，諸穴に20分間置針し，間欠的に行針をする。
- ●気滞血瘀：基本穴に膈兪・血海・三陰交を加えて瀉法を施し，20分間置針し，間欠的に行針をする。

処方解説

百会・四神聡穴・風府は頭部の腧穴であり，いずれも脳に作用し，脳の機能を調節・回復させ，痴呆に対して一定の効果がある。心は神明を主るが，神門は手の少陰経の原穴であるので，これを取穴すれば心に作用し，痴呆に対して一定の効果がある。諸穴はすばやく抜針すれば清熱作用がある。腎兪・復溜・太渓（補法）は，長く置針すれば腎の精気を補い，すばやく抜針すれば腎陰を補う効果がある。三陰交は補法で長く置針すれば肝腎の精血を補って脾胃を健やかにし，すばやく抜針すれば肝腎および脾胃の陰を補う作用が中心になり，瀉法で長く置針すれば疏肝理気・活血化瘀をする。中脘・豊隆は化痰降濁をし，すばやく抜針すれば清熱化痰をする。脾兪・足三里は健脾作用に優れている。膈兪・血海は活血化瘀をする。

治療効果

本処方は本病症に対して一定の効果がある。通常の患者であれば，数10回以上の治療で，知能レベルは一定の向上を見る。

症例

患者：馬〇〇，男性，17歳。
初診：1975年4月2日
所見：10歳以前，頭部に外傷を負った後，記憶力・判断力・計算力・理解力・見当識がすべて減退した。思考が緩慢かつ単純で，表情に乏しく，ぼんやりとした顔をし，忘れっぽく，すぐに恐がり，言葉数が少なく，ときどき頭痛があり，自活は困難である。舌体に瘀点がある・舌苔薄白，脈弦細。血瘀気滞証であるので，上記の処方を試みる。
治療経過：数回の治療では，効果がなかった。10回余りの治療で，頭痛が消失し，記憶力・理解力・判断力がいくらか向上した。毎日あるいは隔日に1回のペースで，15回を1クールとし，各クールの間隔を5～7日にした。さらに5クール治療したところ，知能は明らかに好転し，自活できるようになった。

9 百合病

百合病とは，意識が恍惚となって，寝ようとしても寝られず，歩こうとしても歩けず，食欲があったりなかったりし，口苦・小便が黄色い，脈数などをおもな臨床症状とする疾病である。西洋医学のヒステリー・神経症などの疾病で，上記のような症状があるものは，本病症の弁証論治を参考にすることができる。

病因病機

- 傷寒や温病の過程で，熱邪が強くなりすぎたり，間違って汗吐下法を行ったりすると，疾病がなくなっても陰虚が回復しなくなる。また病邪が気血を損傷したり病後の余熱が残っていたりすると，心肺を焼いて心肺陰虚となる。すると気血が失調して神明は主人を失い，百脈は栄養を得られないので，本病症を発生させる。
- 普段から心配事や精神的抑鬱があると，陰血が知らぬ間に消耗されて虚熱が体内に発生し，神気がよりどころを失って発症する。

弁証

意識が恍惚として不安感があり，じっと黙したまま，寝ようとしても寝られず，歩こうとしても歩けず，自分では冷えや発熱を感じるが実際には冷えも熱もなく，食欲はあったりなかったりし，名状しがたい状態である。また口苦・小便が黄色い，脈細弱か数などの症状を伴う。

- **陰虚内熱**：舌質紅・舌苔少などの心肺陰虚内熱症状を伴う。
- **心肺気虚**：自汗・力が出ない・息切れ，舌質淡か歯痕がある，脈虚弱で両寸脈が顕著であるなどの症状を伴う。
- **痰熱内擾**：頭の脹痛・心窩部の灼熱感・寝ていると不安である・顔面紅潮，舌尖紅・舌苔薄黄でやや膩，脈滑数などの症状を伴う。

処方・手技

【基本穴】心兪・巨闕・肺兪・中府・三陰交・復溜

- **陰虚内熱**：基本穴に補法を施し，大陵・少府・魚際を加えて平補平瀉法を施し，数分間行針をして抜針する。
- **心肺気虚**：基本穴に補法を施し，太淵・神門・足三里を加えて補法を施し，諸穴に20分間置針し，間欠的に行針をする。
- **痰熱内擾**：基本穴に瀉法を施し，さらに中脘・豊隆を加えて瀉法を施し，数分間行針をして抜針する。

処方解説

心兪・巨闕は心の兪募穴であり，補法ですばやく抜針すれば心陰を補い，長く置針すれば心気心血を補う。肺兪・中府は肺の兪募穴であり，補法ですばやく抜針すれば肺陰を補い，補法で長く置針すれば肺気を補う。三陰交は補法ですばやく抜針すれば肝腎および脾胃の陰を補い，補法で長く置針すれば肝腎の精血を補うとともに，脾胃を健やかにして気血生化の源を維持する。復溜は補法ですばやく抜針すれば腎陰を補い，補法で長く置針すれば腎気・腎精を補う。大陵・少府は心の虚熱を除き，寧心安神をする。魚際は肺の虚熱を除く。中脘・豊隆は，清熱化痰・和胃消滞をする。太淵にも肺気を補う効果がある。神門は心気心血を補い，寧心安神をする。足三里は脾胃を健やかにして中気を補い，全身強壮の要穴の1つである。

治療効果

本処方の本病症に対する治療効果はきわめて高く，通常の患者であれば，約10回の治療で治癒する。

症例

患者：王○○，女性，43歳。

初診：1975年3月12日

所見：長年精神的な抑うつがあり，そのために疾病が形成された。最近数カ月間，心煩・不安感・ぼんやりする・寝ようとしても寝られない・歩こうとしても歩けない・寡黙・ときどき悪寒発熱を感じるが検温すれば正常であるなどの症状がある。ときには食欲がなく，ときには非常に多飲多食である。また食欲があっても食べられないときもある。口苦・尿量減少して赤い，脈やや数などの症状がある。他院で百合病と診断され，中薬を服用したが効果がなかった。陰虚内熱証である。

治療経過：上記の処方を1回使用したが，効果がなかった。3回目で，精神状態がしだいに好転し，口苦・尿量が減少して赤いなどの症状も明らかに軽減した。毎日1回のペースで，さらに10回余り治療したところ，諸症状は消失し，すべてが正常に戻り，家事を切り盛りしている。

第7節

肝胆病症

1 黄疸

　黄疸は，体・目・小便が黄色くなることを主症状とする病症であり，なかでも目の黄染が本病症のおもな特徴である。本病症は，西洋医学の黄疸と概念はほぼ同じである。西洋医学のウイルス性肝炎・肝硬変・溶血性黄疸・胆嚢炎・胆石症・レプトスピラ症・敗血症などで黄疸が出現したものは，本病症の弁証論治を参考にすることができる。

病因病機

- 湿熱の邪が侵入して中焦を遮ると，脾胃の運化機能が失調して，肝の疏泄機能が失われ，胆汁が外に溢れ出して皮膚に浸透し，また下降したものは膀胱に流れる。もしも湿熱と時邪疫毒が人を損傷すると，病勢は急激で伝染性があり，熱毒が燃え上がって営血まで損傷するという重篤な証を引き起こす。
- 不衛生な食事や飲食の不摂生，あるいはお酒を飲みすぎるなどして脾胃を損傷すると，運化機能が働かなくなって，湿濁が体内に発生する。するとそれが鬱滞して熱に変わり，肝胆を薫蒸するので，胆汁が正常な軌道から外れ，皮膚に浸透する。
- もともと脾胃陽虚の体質であったり，病後で脾陽が損傷したりすると，湿が寒に従化し，寒湿が中焦を停滞させるので，胆汁が遮られ，皮膚に溢れ出す。
- 積聚が長い間消えないと，瘀血が胆道を塞ぎ，胆汁が外に溢れ出して発症する。

弁証

- **湿熱に表証を伴うもの**：黄疸の初期に現れる。目の黄染は軽度かはっきりしない・悪寒・発熱・頭重・身痛・疲労感・力が出ない・上腹部が満悶して空腹感がない・嘔吐・小便が黄色い，舌苔薄白か黄膩，脈浮弦か浮数。湿が熱よりも強いものは，体と目が黄色い・身熱不揚・頭重・体がだるい・口渇するがあまり飲みたがらない・胸と上腹部の痞満・食欲減退・悪心・嘔吐・腹脹・泥状便ですっきり出ない・尿量減少して黄色い，舌苔厚膩で黄色と白が混じる，脈弦滑か浮緩などの症状を伴う。熱が湿よりも強いものは，鮮明な黄色・発熱・口渇・口苦・心煩・悪心・嘔吐・食欲減退・上腹部と腹部全体の脹満・便秘・尿量減少して黄色い，舌質紅・舌苔黄膩か黄色で粗い，脈弦数などの症状を伴う。
- **熱毒熾盛**：発病が急激である・急激に悪化していく・高熱・煩渇・しきりに嘔吐する・上腹部と腹部全体の脹満・疼痛があって触られるのを嫌う・便秘・小便が赤い，舌辺紅赤・舌苔黄色で乾燥している，脈弦数か洪大。熱毒が内陥したものは，高熱・尿閉・衄血・下血・皮下に斑疹ができる・煩躁・不安感・意識が恍惚とする・ひどくなれば意識不明になり譫語する・痙攣，舌質紅絳・舌苔穢濁，脈弦細数などの症状を伴う。
- **寒湿阻滞**：黄疸の色が暗い・味がわからない・口渇はない・精神疲労・悪寒・上腹部と腹部全体の脹悶・食欲減退・泥状便，舌質淡胖・舌苔白膩，脈沈細遅。
- **肝鬱脾虚**：黄疸の色が薄い・脇肋部の鈍痛・上腹部と腹部全体の脹満・食欲不振・四肢および体幹部がだるい・泥状便・動悸・息切れ，舌質淡・舌苔薄，脈弦細か濡細。
- **肝鬱血瘀**：黄疸が長引く・体と目が暗い黄色になる・顔色が暗黒色である・季肋部にしこりがあり脹痛する・皮膚に赤い筋が浮かぶ，舌質暗紫色か紫斑がある，脈弦渋か細渋。

処方・手技

- **【基本穴】** 肝兪・胆兪・陽陵泉・太衝・至陽・陰陵泉・足三里・中脘・内関
- **湿熱に表証を伴うもの**：基本穴に大椎・曲池・合谷を加えて瀉法を施し，数分間行針をして抜針す

る。湿が熱より強いものには，諸穴に瀉法を施し，発熱には大椎を加えて瀉法を施し，10分間置針し，間欠的に行針をする。熱が湿より強いものには，上記の穴に瀉法を施し，便秘には支溝・上巨虚を加えて瀉法を施し，発熱には大椎を加えて瀉法を施し，諸穴に数分間行針をして抜針する。

●熱毒熾盛：基本穴に大椎・曲池・支溝・上巨虚・内庭・俠渓を加えて瀉法を施し，数分間行針をして抜針し，厲兌・大敦を加え，点刺して出血させる。熱毒内陥し尿閉になったものには，さらに水道を加え，点刺して出血させ，鼻血・下血・皮下出血には，膈兪・血海を加えて瀉法を施し，諸穴に数分間行針をして抜針する。昏倒・痙攣には，さらに十二井穴・十宣穴を加え，点刺して出血させ，水溝・湧泉を加えて瀉法を施し，患者が覚醒して痙攣が止まるまで行針を続ける。

●寒湿阻滞：基本穴に瀉法を施し，30分間置針して間欠的に行針をし，抜針後，艾炷灸か棒灸を加える。

●肝鬱脾虚：基本穴の陰陵泉・足三里・中脘には補法，ほかの腧穴には平補平瀉法を施し，脾兪・胃兪・三陰交を加えて補法を施し，諸穴に20分間置針し，間欠的に行針をする。

●肝鬱血瘀：基本穴に章門・痞根穴・膈兪・血海・三陰交を加えて瀉法を施し，20分間置針して，間欠的に行針をする。

処方解説

肝兪・胆兪・太衝・陽陵泉・至陽は，いずれも肝胆の疏泄機能を調節し，利胆化湿をし，黄疸治療の要穴である。陰陵泉は，瀉法では醒脾利湿をし，補法では健脾化湿をする。足三里・中脘は和胃消滞をし，補法では脾胃を健やかにして気血を生化する。内関は和胃降逆止嘔・寧心安神除煩をする。諸穴はすばやく抜針すれば清熱作用が加わり，長く置針し灸を加えれば温陽散寒をする。大椎・曲池・合谷は，いずれも表邪を疏解して解熱をする作用がある。大椎・曲池は，湿毒・熱毒による発熱に対しても，すぐれた解熱作用を発揮する。支溝・上巨虚は，清熱通便をする。内庭・厲兌は，脾胃の湿熱を清瀉する。俠渓・大敦は，肝胆の湿熱を清瀉する。水道は清熱利湿して排尿を促す。膈兪・血海は，瀉法ですばやく抜針すれば清熱涼血をし，瀉法で長く置針すれば活血化瘀が中心になる。十二井穴・十宣穴・水溝・湧泉は開竅醒神をし，十二井穴・十宣穴は清熱瀉火

解毒の作用に優れている。太衝は瀉法ですばやく抜針し，大敦は点刺して出血すれば，清熱平肝熄風作用がある。陽陵泉は舒筋活絡止痙をする。三陰交は，補法では脾胃を健やかにして肝腎を補う。瀉法では疏肝理気・活血化瘀をする。章門は五臓を調和するとともに，疏肝利気・化瘀散結消塊効果がある。痞根穴は癥塊治療の経験穴である。

治療効果

本処方は，本病症に対して一定の効果がある。特に非ウイルス性肝炎による黄疸に対しては治療効果が高く，通常の患者では，10〜20回の治療で黄疸が消失する。

症例

患者：張○○，男性，12歳。
初診：1975年7月3日
所見：数日前，突然黄疸が発生した。体も目もすべてみかんのように黄色くなり，微熱がある。中薬数剤を服用したが，治らない。心煩・口渇・食欲不振・悪心・上腹部と腹部全体の脹満・大便乾結・小便黄赤色，舌質紅・舌苔黄膩，脈滑でやや数などの症状がある。熱が湿よりも強い。
治療経過：上記の処方を使用した。1回で，悪心・嘔吐・心煩・腹脹は軽減し，熱が下がり，便通があった。3回で，体と目の黄染とほかの症状は明らかに軽減した。毎日1回施術し，7回で黄疸は完全に消失し，食欲が正常に戻り，ほかの症状もほとんど消失した。原処方でさらに3回施術し，治療を終了した。1カ月後経過観察したが，黄疸および諸症状の再発はなかった。さらに数カ月後経過観察したが，黄疸の再発はなく，飲食も正常で，健康であった。

2 萎黄

萎黄とは，全身の皮膚が淡黄色になってかさつき，光沢がなくなる病症である。西洋医学の各種原因による貧血は，本病症の弁証論治を参考にすることができる。

病因病機

- 寄生虫症や食滞があると，脾胃が虚弱になって，気血が減少する。
- 失血過多や，大病や長患いの後などは，気血が消耗して発症する。

弁証

全身の皮膚が淡黄色になってかさつき，光沢がなくなるが，小便は正常に排出され黄色くない。めまい・耳鳴り・動悸・健忘症・不眠・多夢・倦怠感・力が出ない・泥状便，舌質淡・舌苔薄白，脈濡細か細弱などの症状が現れる。本病症は黄疸と同じものではなく，おもな鑑別点は両目が黄色くないことである。寄生虫や食滞が原因のものは，虫積証か食滞証である。あるいは大量出血や長患いの既往歴がある場合もある。

処方・手技

【基本穴】脾兪・足三里・三陰交・膈兪・中脘・胃兪

動悸には，心兪・神門を加えて補法を施し，20分間置針し，間欠的に行針をする。寄生虫には，諸穴に補法を施し，百虫窩穴・大横を加えて瀉法を施し，20分間置針し，間欠的に行針をする。

処方解説

脾兪・足三里・三陰交・中脘・胃兪は，いずれも脾胃を健やかにして気血を生化する。膈兪は補血養血をする。心兪・神門は，心気心血を補い，寧心安神をする。百虫窩穴・大横は安蛔駆虫をする。

治療効果

本処方の本病症に対する治療効果はきわめて高く，通常の患者であれば，30～50回の治療で治癒する。

症例

患者：張○○，男性，56歳。
初診：1976年4月3日
所見：全身の皮膚が黄色くなり，かさついて光沢がなくなってから1年余りになる。両目は黄色くなく，小便は正常で，食欲減退・泥状便・動悸・頭のふらつき・倦怠感・力が出ない，舌質淡・舌苔薄白，脈細弱などの症状がある。脾胃虚弱で，気血不足である。
治療経過：上記の処方を2回使用したところ，食欲がやや戻った。隔日に1回施術し，5回目で，大便が正常になり，元気が出てきた。引き続き隔日に1回施術したところ，20回目で，しだいに顔に赤みがさして潤い，諸症状も消失し治癒した。

3 臌脹

臌脹は腹部が太鼓のように膨れあがることからこの名が付いた。腹部が膨れあがる・皮膚が青白い・ひどくなれば腹部皮膚上に青筋が浮き上がる・四肢の浮腫はないかあっても軽いなどの症状が現れるのが特徴である。西洋医学の肝硬変による腹水・結核性腹膜炎による腹水・腹腔腫瘍の後の腹水・フィラリア症乳糜腹水・慢性収縮性心膜炎による腹水・ネフローゼ症候群による腹水などは，本病症の弁証論治を参考にすることができる。

病因病機

- 脂っこいものや甘いもの，味の濃いものを食べすぎたり，酒を飲みすぎたりすると，湿濁の気が中焦に鬱結する。あるいは湿濁が熱に変わって脾胃を損傷すると，気機が遮られて水湿が滞留する。
- 心配事や怒りで肝脾を損傷すると，肝の疏泄機能が失調して気機が停滞する。すると肝木が脾に乗じ，脾は運化機能を失うので，水湿が体内に停滞する。またそれが長引いて気から血に波及すれば，脈絡が瘀滞し，気・血・水が鬱結して発症する。
- 住血吸虫に感染して虫毒が経隧を塞ぐと，脈絡が通じなくなって肝脾を内傷するので，気滞血瘀から癥積を形成し，水湿が停滞して発症する。
- 黄疸が長引き，湿熱や寒湿が鬱滞すると，気滞血瘀となって肝脾を損傷する。あるいは癥積がなかなか治らないと，やはり気滞血瘀となって水湿が除けず，発症する。
- 長患いが治らず脾腎が損傷されると，脾の損傷からは水湿の運化に異常を来し，一方腎陽虚では水液を温めることができないので，水湿が内停する。
- 長患いから肝腎陰虚になると，陰の損傷が陽に波及するので，気血の運行が滞り，水湿が停滞して

発症する。

弁証

腹部の膨張を主症状とする。

- ●気滞湿阻：腹部脹満して押しても堅くない・季肋部が痞脹したり痛んだりする・食後に脹満が増悪する・げっぷ・放屁すると脹満が軽減する・飲食減少・尿量減少・すっきり排便できない，舌苔白膩，脈弦。
- ●寒湿凝滞：腹部脹満して押すと水を入れた袋のようである・ひどくなると顔面に軽い浮腫が現れる・下肢の浮腫・上腹部と腹部全体の痞脹・温めると寛解する・精神疲労・体が重い・頭重・悪寒・動くのがおっくうである・尿量減少・泥状便，舌苔白膩滑，脈濡緩か弦遅。
- ●湿熱蘊結：腹部脹満して堅く触られるのを嫌がる・上腹部と腹部全体の硬直・顔色が黄色く汚れた感じになる・口苦・煩熱・小便が赤く出渋る・便秘あるいは泥状便で汚濁する・皮膚と目が黄色い，舌辺と舌尖が紅・舌苔黄膩か灰黒色が混じる，脈弦数。
- ●肝脾血瘀：腹部脹満して堅い・季肋部にしこりができたり痛んだりする・腹部に静脈が怒脹する・頸や胸部に血管性母斑や赤い筋が出る・顔色が暗黒色になる・口が乾くが水を飲みたがらない・大便が黒い，舌質暗紫色か瘀斑がある，脈細渋か芤。
- ●脾虚湿困：腹部脹満・泥状便・腸鳴・顔色萎黄・飲食減少・精神疲労・力が出ない，舌質淡胖で舌辺に歯痕がある・舌苔薄膩，脈沈弱。
- ●脾腎陽虚：腹部脹満・日が暮れると増悪する・顔色が萎黄だったり㿠白だったり暗かったりする・飲食減少・精神疲労・悪寒・腰と膝がだるい・下肢の軽い浮腫・四肢の冷え・尿量減少・泥状便や虚秘，舌質淡胖か淡で歯痕がある・舌苔白滑，脈沈細無力。
- ●肝腎陰虚：腹部脹満して堅い・青筋が浮き出る・痩せる・顔色が暗い・頬が紅い・潮熱・顔色が暗黒色である・心煩・不安感・口とのどの乾燥・ときどき歯や鼻から出血する・尿量減少して赤い・大便乾結，舌質紅・舌苔少乏津，脈弦細数。

処方・手技

【基本穴】 水分・三焦兪・水道・陰陵泉

- ●気滞湿阻：基本穴に期門・太衝を加えて20分間置針し，間欠的に行針をする。
- ●寒湿凝滞：基本穴に瀉法を施し，30分間置針して間欠的に行針をし，抜針後，艾炷灸か棒灸を加える。
- ●湿熱蘊結：基本穴に期門・太衝・支溝・上巨虚・内庭を加えて瀉法を施し，数分間行針をして抜針し，大敦・厲兌を加え，点刺して出血させる。
- ●肝脾血瘀：基本穴に肝兪・章門・太衝・血海・三陰交を加えて瀉法を施し，20分間置針し，間欠的に行針をする。
- ●脾虚湿困：基本穴に平補平瀉法か瀉法を施し，脾兪・足三里を加えて補法を施し，20分間置針し，間欠的に行針をする。
- ●脾腎陽虚：基本穴に平補平瀉法を施し，脾兪・足三里・腎兪・命門・復溜・関元を加えて補法を施し，諸穴に30分間置針して間欠的に行針をし，抜針後，艾炷灸か棒灸を加える。
- ●肝腎陰虚：基本穴に平補平瀉法を施し，肝兪・腎兪・三陰交・太渓を加えて補法を施し，諸穴に数分間行針をして抜針する。

処方解説

水分・水道はともに腹部の腧穴であり，腹部に作用して臓腑機能を調節するので，腹部脹満などの症状に対して寛解作用がある。また化湿利水をすることによって腹水を取り除く要穴である。三焦兪は三焦の気機を疏通して，水道を通利する。陰陵泉は醒脾利水をする。諸穴は長く置針して灸を加えれば温陽散寒の効果があり，すばやく抜針すれば清熱作用が加わる。期門・太衝は疏肝理気をし，すばやく抜針すれば肝経の湿熱を清瀉する。支溝は三焦の湿熱を清瀉し，三焦の気機を疏通するとともに，便通を促す作用がある。上巨虚は胃腸の湿熱を清瀉して便通を促す。大敦は，肝経の湿熱を清瀉する作用に優れている。厲兌にも脾胃の湿熱を清瀉する効果がある。肝兪・章門・血海・三陰交は，瀉法では活血化瘀をする。肝兪は，補法ですばやく抜針すれば肝陰を補う。三陰交は，補法ですばやく抜針すれば，肝腎および脾胃の陰を補う。脾兪・足三里は，補法で長く置針すれば脾胃を健やかにして運化を促し，灸を加えれば中陽を温める作用が強い。腎兪・命門・復溜は，補法で長く置針し灸を加えれば腎陽と真火を補う。腎兪は補法ですばやく抜針すれば，腎陰を補う。太渓は，腎陰を補う作用に優れている。

治療効果

本処方は本病症に対して一定の効果があり，通常の患者であれば，15～30回の治療で，腹水は消失する。病症が再発したものにも，本処方は有効である。

症例

患者：孫○○，男性，52歳。
初診：1974年8月8日
所見：長年肝硬変を患ってきたが，数カ月前から腹部に浮腫が起きて臌脹し，堅くなってきた。最近は便秘で小便が赤く熱感があって出にくく，心煩と口渇があるが，水を飲みたがらない。舌質紅赤・舌苔黄膩，脈沈有力でやや数。湿熱蘊結証である。
治療経過：上記の処方を1回使用したところ，小便の出が少しよくなった。2回目の治療後，排便があり，腹部の脹満が軽減した。4回目の治療後，大量の排尿があった。10回余りで，膨張および諸症状は消失した。数カ月後経過観察したが，臌脹および諸症状の再発はなく，肉体労働に従事していた。

4 痙病

痙病は，項背部の硬直・四肢の痙攣・ひどくなれば角弓反張するなどを，おもな臨床症状とする病症である。西洋医学の流行性髄膜炎・流行性B型脳炎・各種病因によって引き起こされる髄膜炎・脳血管障害・脳腫瘍・脳寄生虫症などによって発生した痙攣，および各種原因によって引き起こされた高熱・驚厥などは，本病症を参考に弁証論治を進めるとよい。

病因病機

- 風寒湿邪が人体に侵入して経脈を塞ぐと，気血の運行が悪くなり，筋脈が拘急して発症する。
- 熱邪を外感すると，邪熱が燃え上がって肝風を巻き起こし，風と火が煽動し合う。あるいは熱邪が陽明に鬱結すると，胃津が奪われて，筋脈が拘急する。熱邪がさらに深部の営血に入って心包を犯すと，神明が逆乱して発症する。
- 病気が長い間治らないと，気血が消耗して血行が悪くなり，瘀血に遮られて筋脈が栄養を得られなくなる。
- 脾が虚して運化することができないと，水湿が集まって痰を形成する。あるいは肝火が津液を煮詰めたり，肺気が宣通できず津液を焼いて痰を形成したりすると，痰濁に遮られて，筋脈が栄養を得られなくなる。
- 長患いや失血，あるいは過剰な汗下法などが原因となり，気血両方が損傷し，筋脈が濡養を得られず発症する。

弁証

項背部の硬直・四肢の痙攣・ひどくなると角弓反張するなどが，主症状である。

- 風寒湿邪阻滞：頭痛・項背部の硬直・悪寒・発熱・無汗あるいは発汗・四肢および体幹部が重だるい・口噤して喋れない・四肢の痙攣，舌苔薄白か白膩，脈浮緊。
- 肝経熱盛：高熱・口噤・歯ぎしり・手足をばたつかせるなどの症状があり，ひどくなれば項背部の硬直・四肢の痙攣・角弓反張などが現れる。舌質絳・舌苔少，脈弦細数。
- 陽明熱盛：肝経熱盛症状に，壮熱・口渇して冷たいものを飲みたがる・腹満・便秘，舌質紅・舌苔黄色で粗い，脈弦滑数などの症状を伴う。
- 心営熱盛：肝経熱盛症状に，高熱・昏倒・譫語，舌質絳・舌苔少，脈細数などの症状を伴う。
- 瘀血内阻：頭部の刺痛・固定痛，舌質暗紫色か瘀斑がある，脈細渋。
- 痰濁阻滞：頭が痛んで目がくらむ・胸と上腹部の満悶・痰涎を嘔吐する，舌苔白膩，脈滑か弦滑。痰濁が化熱したものは，便秘・小便が赤い，舌苔黄膩，脈滑数などの症状を伴う。
- 気血虧虚：頭のふらつき・目のくらみ・息切れ・自汗・精神疲労・力が出ない，舌質淡紅，脈弦細。

処方・手技

【基本穴】印堂穴・百会・風府・大椎・太衝・筋縮・陽陵泉・崑崙

- 風寒湿邪阻滞：基本穴に外関・合谷を加えて瀉法を施し，30分間置針して間欠的に行針をし，抜針後，艾炷灸か棒灸を加える。また痙症状が消失するまで行針を続けてもよい。
- 肝経熱盛：基本穴に行間を加え，諸穴に瀉法を施

し，症状が寛解するまで行針を続け，大敦・足竅陰を加え，点刺して出血させる。
- ●陽明熱盛：基本穴に天枢・上巨虚・内庭・曲池・二間を加えて瀉法を施し，症状が寛解するまで行針を続け，商陽・厲兌を加え，点刺して出血させる。
- ●心営熱盛：基本穴に十二井穴・十宣穴・曲沢を加え点刺して出血させ，別に労宮・少府・水溝・湧泉を加え，諸穴に瀉法を施し，主症状が寛解するまで行針を続ける。
- ●瘀血内阻：基本穴に膈兪・血海・三陰交を加えて瀉法を施し，主症状が寛解するまで行針を続ける。
- ●痰濁阻滞：基本穴に中脘・豊隆を加えて瀉法を施し，主症状が寛解するまで行針を続ける。痰鬱が化熱したものには，さらに内庭・上巨虚を加えて瀉法を施し，数分間行針をして抜針し，厲兌を加え，点刺して出血させる。
- ●気血虧虚：基本穴に平補平瀉法を施し，脾兪・足三里・関元・気海・膈兪・三陰交・太渓・復溜を加えて補法を施し，主症状が寛解するまで諸穴に行針を続ける。

処方解説

本病症の原因は，元神の府の機能失調との関係が深い。印堂穴・百会・風府は頭部に位置して督脈に属するが，督脈は「入りて脳に絡す」ので，これらを取穴すれば脳機能を調節・回復させ，本病症に有効である。大椎は督脈と諸陽経との交会穴であり，やはり上述のような作用があるので，発熱のあるものに対しては優れた解熱作用を発揮する。また本病症は総じて肝風との関係が強いので，足の厥陰経の原穴である太衝を取穴して平肝熄風をする。筋縮・陽陵泉は，舒筋活絡止搐をする。崑崙も舒筋活絡をし，太陽穴経の経気を疏通するので，項背部の硬直や角弓反張を治療する要穴である。諸穴は，長く置針して灸を加えれば温陽散寒・祛風除湿作用が加わり，すばやく抜針すれば清熱作用が加わる。外関・合谷は，瀉法で長く置針して灸を加えれば，祛風解表・散寒除湿をする。大敦・足竅陰・行間は，肝火を清瀉し，平肝熄風をする。商陽・厲兌・天枢・上巨虚・内庭・曲池・二間は，いずれも陽明の邪熱を清瀉し，天枢・上巨虚はまた，便秘を通じさせる。十二井穴・十宣穴は，開竅醒神・清熱瀉火をする。曲沢・労宮・少府は，心営の熱毒を清瀉する。水溝・湧泉は，開竅醒神の要穴である。膈兪・三陰交・血海は，瀉法では活血化瘀をする。膈兪は補法では補血養血をする。三陰交は，補法では脾胃を健やかにし肝腎を補う。中脘・豊隆は化痰降濁をし，すばやく抜針すれば清熱作用が加わる。脾兪・足三里は，脾胃を健やかにして気血を生化する。気海・関元は，おおいに元気を補う。太渓・復溜は，腎気腎精を補う。

治療効果

本処方の本病症に対する治療効果はきわめて高く，通常の患者であれば，施術後数分で主症状は寛解する。そして数回の治療で，諸症状はすべて消失する。痙病の再発者にも，本処方は有効である。

症例1

患者：郭○○，女性，29歳。
初診：1976年8月5日
所見：もともと体質が弱く，顔色萎黄，動悸・息切れ・頭のふらつき・耳鳴りがあるが，昨晩から頻繁に吐瀉するようになった。30分前から突然項背部が硬直し，四肢が痙攣し始めた。問いかけにも答えることができず，顔面蒼白で，手足が冷たく，脈は弦細無力である。急いで上述の気血虧虚証用の処方を使用した。
治療経過：10分後，項背部の硬直と四肢の痙攣は停止した。20分後，手足が温まってきて，意識が正常に戻ったが，まだ動悸・息切れ・疲労感・力が出ない・無力感が残った。そこで中薬・西洋薬に切り替えて，吐瀉を治療した。数カ月後経過観察したが，項背部の硬直と四肢の痙攣は再発していなかった。

症例2

患者：張○○，男性，19歳。
初診：1971年4月25日
所見：強い精神的ショックを受けてから，精神的抑鬱を感じるようになり，煩躁・不安感・ひどく怒りっぽい・終夜眠れない・顔面と目が真っ赤である・大便乾結・小便が黄色い，舌辺紅・舌苔黄，脈弦実でやや数などの症状が出現した。そして夜明けから目の違和感が始まり，譫語が止まらなくなり，30分前からは，突然四肢および体幹部の硬直と痙攣が始まった。肝鬱から火に変わり，上昇して心神を騒がせ，下降しては庚金〔大腸〕を焼き，ついには熱が極限にまで達して風を発生さ

せたのである。
治療経過：上述の，肝経熱盛用と陽明熱盛用の処方を合用したところ，痙攣はすぐに止まり，目の違和感がとれ，言葉が正常になり，1時間後には眠りについた。さらに1回治療したところ，排便が順調になり，意識が正常に戻り，諸症状は消失した。10年後追跡調査したが，再発はなかった。

5 脇痛

脇痛とは，片側あるいは両側の脇肋部の疼痛を主症状とする病症である。西洋医学の急性肝炎・慢性肝炎・肝硬変・肝臓の寄生虫症・肝膿瘍・肝がん・急性胆嚢炎・胆道蛔虫症・肋間神経痛などで，脇痛を主症状とするものは，本病症の弁証論治を参考にすることができる。

病因病機

- 怒りや抑鬱感から肝気が鬱結したり，肝鬱が熱に変わったりすると，気が鬱滞して通じなくなり発症する。あるいは気滞が長引いて血流が悪くなったり，脇肋部に外傷を受けて瘀血が停留したりすれば，脇絡を塞ぐ。
- 飲食の不摂生などが原因で脾の運化機能が損なわれると，湿が集まって熱を生じ，湿熱が中焦に鬱滞するので，肝脾の気機が鬱滞して通じなくなる。あるいは湿熱の邪が肝胆に侵入すると，肝胆の疏泄条達機能が失調して発症する。
- 長患いで体力が虚したり，過労や房労，あるいは各種原因によって失血したりすると，精血が虧虚し，肝血肝陰が不足するので，脈絡が栄養を得られず，発症する。

弁証

脇肋部の疼痛を主症状とする。
- **肝気鬱結**：脇肋部の脹痛・遊走痛・精神状態によって疼痛が増減する・胸悶・頻繁にげっぷをする，舌苔薄白，脈弦。肝鬱が化熱したものは，脇部の灼熱痛・イライラする・怒りっぽい・口苦・のどの乾き・便秘・小便が赤い，舌質紅・舌苔黄，脈弦数などの症状を伴う。肝胆の湿熱では，脇痛が強い・灼熱痛・悪心・嘔吐・脂っこいものを食べたがらない・発熱・体と目が黄色くなる，舌苔黄膩などの症状を伴う。
- **気滞血瘀**：疼痛が持続する・刺痛・固定痛・夜に増悪する・季肋部にしこりが触れる，舌質暗紫色か瘀斑がある，脈弦か沈渋。
- **肝血不足**：脇部の鈍痛・疼痛が長引く・頭のふらつき・目のくらみ・唇と爪に艶がない・指の爪が陥没する，舌質淡・舌苔薄，脈弦細。肝陰不足には，脇部の灼熱痛・イライラする・多夢・潮熱・盗汗・手掌部と足底部の熱・大便乾燥・小便が赤い，舌質紅・舌苔少，脈弦細数などの症状を伴う。

処方・手技

【基本穴】期門・章門・太衝・陽陵泉
- **肝気鬱結**：基本穴に瀉法を施し，20分間置針し，間欠的に行針をする。気鬱が化熱したものには，行間を加えて瀉法を施し，数分間行針をして抜針し，大敦を加え，点刺して出血させる。肝胆の湿熱には，肝兪・胆兪・侠渓・陰陵泉・三焦兪を加えて瀉法を施し，数分間行針をして抜針し，大敦・足竅陰を加え，点刺して出血させる。
- **気滞血瘀**：基本穴に膈兪・血海・三陰交を加えて瀉法を施し，20分間置針し，間欠的に行針をする。
- **肝血不足**：基本穴に肝兪・三陰交・膈兪を加えて補法を施し，20分間置針し，間欠的に行針をする。肝陰不足には，三陰交・肝兪を加えて補法を施し，数分間行針をして抜針する。

処方解説

期門・章門は脇肋部局所の腧穴であるので，患部に作用して脇痛を治療する。太衝は足の厥陰経の原穴であり，陽陵泉は足の少陽経の合穴であるが，肝胆経は脇肋部を巡行するので，これらを取穴すれば，患部に作用して患部の疼痛を治療する。以上の腧穴は，瀉法では疏肝理気をし，瀉法ですばやく抜針すれば肝火および肝胆の湿熱を清瀉する作用が加わる。行間・大敦は，肝火および肝経の湿熱を清瀉する。肝兪・胆兪・侠渓・足竅陰は，肝胆の湿熱を清瀉する。肝兪は，補法で長く置針すれば肝血を補い，補法ですばやく抜針すれば肝陰を補う。陰陵泉は醒脾清熱利湿をする。三焦兪は三焦の湿熱を清利する。膈兪・血海・三陰交は，瀉法では活血化瘀をする。膈兪は補法で長く置針すれば，補血養血をす

る。三陰交は補法で長く置針すれば肝腎精血を補うとともに脾胃を健やかにし，補法ですばやく抜針すれば肝腎および脾胃の陰を補う作用が中心になる。

治療効果

本処方の本病症に対する治療効果はきわめて高く，通常の患者であれば，施術後脇痛は軽減するか消失する。実証では約7回，虚証では30〜50回の治療で，治癒する。

症例1

患者：史○○，女性，59歳。
初診：1981年4月24日
所見：数年前から，頭のふらつき・耳鳴り・両目が乾燥して渋る・頬がときどき紅潮する・ときどき盗汗するなどの症状がある。近頃では，それらの症状以外に，脇肋部に鈍痛がある。舌質紅・舌苔少，脈細弦数。肝陰不足証である。
治療経過：上記の処方を使用したところ，刺針後脇痛はすぐに止まった。数回の治療で，頭のふらつきと耳鳴りは軽減した。毎日1回施術し，計10回余り治療したところで，脇痛は再発しなくなり，諸症状も消失して治癒した。

症例2

患者：尚○○，男性，20歳。
初診：1983年3月24日
所見：数日前から両脇部が脹悶し，ときどき痛みが走り，頻繁にげっぷをする。舌質淡・舌苔薄白，脈弦有力。肝気鬱結証であり，上記の処方を使用した。
治療経過：行針をして10分余りで，脹悶と疼痛は止まった。翌日また脇肋部の脹悶を感じたので，原処方でもう1度治療したところ，治癒した。半年後経過観察したが，脇痛の再発はなかった。

6 めまい（眩暈）

眩とは目のかすみであり，暈とは頭がふらふらすることである。両者は常に同時に現れるので，眩暈と併称する。めまいは，西洋医学のさまざまな疾病にみられる。メニエール病・内耳炎・薬物中毒による内耳障害・体位性めまい・動揺病・前庭神経炎などの耳疾患を原因とするめまい，アテローム性脳動脈硬化症・高血圧性脳症・椎骨脳底動脈循環不全症・ある種の頭蓋内占有性病変・感染性疾患・アレルギー性疾患・癲癇などの脳疾患を原因とするめまい，高血圧・低血圧・貧血・発作性頻拍症・房室ブロックなどそのほかの原因によるめまい，および中毒性のめまい・眼性めまい・頭部外傷後のめまい・神経症などで，めまいを主症状とするものは，本病症の弁証論治を参考にすることができる。

病因病機

● 憂鬱や怒りから肝が条達できなければ，肝気が鬱結して火に変わり，陰を損傷して風陽を巻きあげ，上昇して頭や目を混乱させる。あるいは房労などの原因から腎陰を損傷し，水が木を潤せなくなれば，肝陽が上亢して肝風が起こり，発症する。

● 先天不足や房労・老化などから腎精が虧損されると，髄海が不足する。

● 過労や心配事・飲食の不摂生などから脾胃を損傷し，気血が生化できなかったり，長患いで気血を消耗したり，失血後気が血とともに消耗されると，気虚で清陽が上昇せず，血虚で肝が栄養を得られないので，虚風が巻きあがってめまいを発生させる。

● 飲食の不摂生などから脾胃を損傷し，運化機能に異常を来すと，水湿が内停し，湿が集まって痰を形成する。あるいは肺気が不足すると，水津が輸送されないので，津液が集まって痰を発生させる。また腎虚で化気行水ができないと，水が溢れて痰になる。また肝気が鬱結し，気鬱から湿が停滞して痰が発生すると，痰が経絡を塞ぐので，清陽が上昇できず，清竅が栄養を得られなくなる。あるいは痰鬱が火に変わると，痰火が上昇して清竅を乱し，発症する。

● 転んで外傷を負ったり，長患いで気血の循環が悪くなったりすると，瘀血が停滞して経脈を塞ぐので，気血が頭や目に栄養を与えられなくなる。あるいは瘀血が胸中に停滞すると，心竅を塞いで心神が揺り動かされ不安定になる。また産後悪露が排出されないと，血が瘀滞して気が上逆し，気血がともに上昇して心神を乱し，清竅をかき乱してめまいを発生させる。

弁証

めまいを主症状とする。
- **肝陽上亢**：めまい・耳鳴り・頭の脹痛・不眠・多夢・イライラする・怒りっぽい・顔と目が赤い・口苦・のどの乾き・便秘・小便黄赤色，舌質紅・舌苔黄，脈弦数。肝腎陰虚による肝陽上亢は，腰と膝がだるい・手掌部と足底部の熱・健忘症・遺精，舌質紅・舌苔少，脈弦細数などの症状を伴う。肝陽が極限まで達し風に変わったものは，めまいがして倒れそうになる・割れるような頭痛・四肢および体幹部の震え・うまく歩けないなどの症状を伴う。
- **気血虧虚**：疲れるとめまいが発生しやすい・動くと増悪する・息切れ・力が出ない・顔色萎黄であまり艶がない・声が低くて弱い・動悸・多夢・精神疲労・食が進まない・泥状便，舌質淡嫩で舌辺に歯痕がある・舌苔薄白か白厚，脈細弱。脾陽虚衰は，悪寒・四肢逆冷などの症状を伴う。
- **腎精不足**：精神萎縮・腰と膝がだるい・耳鳴り・脱毛，脈沈細。陰虚傾向の強いものは，頬が紅い・潮熱・口とのどの乾燥・五心煩熱，舌質紅・舌苔少，脈細数などの症状を伴う。陽虚傾向が強いものは，顔色が㿠白か暗黒色である・形寒・四肢逆冷，舌質淡嫩・舌苔白，脈遅などの症状を伴う。
- **痰濁中阻**：何かをかぶっているかのように頭が重い・胸と上腹部の痞悶・悪心・涎を嘔吐する・少食・傾眠，舌苔白膩，脈滑か弦滑。陽虚で化水できず寒飲が内停し，上逆して心を犯したものは，心火逆満・動悸・怔忡などの症状を伴う。痰濁の鬱滞が長引いて火に変わり，痰火が上部をかき乱したものは，頭と目の脹痛・口苦・心煩・便秘・小便が赤い，舌苔黄膩，脈弦滑数などの症状を伴う。痰濁に肝陽上擾を伴うものは，頭痛・耳鳴り・顔面紅潮・怒りっぽい・脇肋部の疼痛，脈弦滑か弦滑数などの症状を伴う。
- **瘀血阻絡**：頭痛・顔と唇が暗紫色になる，舌質暗か瘀斑がある，脈弦渋か細渋。

処方・手技

【基本穴】百会・風池・頭維
- **肝陽上亢**：基本穴に太衝・行間を加え，便秘には支溝・上巨虚を加え，諸穴に瀉法を施し，数分間行針をして抜針し，大敦を加え，点刺して出血させる。肝腎陰虚で水が木を潤せず肝陽上亢したものには，さらに肝兪・三陰交・腎兪・太渓を加えて補法を施し，数分間行針をして抜針する。肝陽上亢が極まって風に変わったものは，中風の前兆なので特に注意しなければならない。上記の処方を毎日2回以上刺針し，必要であれば中西両医学のほかの療法を併用する。
- **気血虧虚**：基本穴に脾兪・足三里・三陰交・膈兪・関元・気海を加えて補法を施し，20分間置針し，間欠的に行針をする。脾陽虚衰には，諸穴に30分間置針して間欠的に行針をし，抜針後，艾炷灸か棒灸を加える。
- **腎精不足**：基本穴に腎兪・復溜・太渓を加えて補法を施し，20分間置針し，間欠的に行針をする。陰虚傾向が強いものには，さらに行間を加えて平補平瀉法を施し，諸穴に数分間行針をして抜針する。陽虚傾向が強いものには，さらに命門を加えて補法を施し，諸穴に30分間置針して間欠的に行針をし，抜針後，艾炷灸か棒灸を加える。
- **痰濁中阻**：基本穴に瀉法を施し，上脘・豊隆を加えて瀉法，脾兪・足三里を加えて補法を施し，諸穴に20分間置針し，間欠的に行針をする。寒飲内停し上逆して心を犯したものには，さらに陰陵泉・三焦兪・内関を加えて瀉法を施し，諸穴に30分間置針して間欠的に行針をし，抜針後，艾炷灸か棒灸を加える。痰濁の鬱滞が長引いて火に変わり，痰火が上擾したものには，基本穴に内庭・行間・中脘・豊隆を加えて瀉法を施し，数分間行針をして抜針し，厲兌・大敦を加え，点刺して出血させる。便秘にはさらに支溝・上巨虚を加えて瀉法を施し，数分間行針をして抜針する。
- **瘀血阻絡**：基本穴に，膈兪・血海・三陰交を加えて瀉法を施し，20分間置針し，間欠的に行針をする。

処方解説

百会・風池はともに頭部に位置して周辺部を治療する作用があるので，めまい治療の要穴である。足の厥陰肝経は頭頂部に上って百会で督脈と交会し，風池は足の少陽経の腧穴であるので，両穴に瀉法を施しすばやく抜針すれば平肝熄風作用がある。百会は補法で長く置針し灸を加えれば，昇陽益気効果がある。頭維は足の少陽経と足の陽明経の会穴で額部に位置しているので，やはりめまい治療の要穴で

ある。太衝・行間・大敦は，肝火を清瀉し，平肝潜陽熄風をする。支溝は三焦の邪熱を清瀉し，上巨虚は胃腸の邪熱を清瀉し，両穴はともに便秘を通じさせる効果がある。肝兪は補法ですばやく抜針すれば肝陰を補う。三陰交は，補法で長く置針すれば肝腎の精血を補うとともに脾胃を健やかにし，補法ですばやく抜針すれば肝腎および脾胃の陰を補う作用が中心になり，瀉法では活血化瘀をする。腎兪・復溜・太渓は，補法ですばやく抜針すれば腎陰を補い，長く置針すれば腎気腎精を補い，灸を加えれば温腎壮陽作用が強くなる。脾兪・足三里は脾胃を健やかにし，運化を促して気血を生化し，灸を加えれば中陽を温める作用が強くなる。膈兪は，補法では補血養血をし，瀉法では活血化瘀をする。関元・気海は，元気を補う。命門は腎陽を温め，真火を補う。陰陵泉は脾陽を温め，醒脾利湿をする。中脘・豊隆は和胃化痰降濁をし，すばやく抜針すれば和胃清熱化痰をする。三焦兪は三焦の気機を疏通し，利水化飲をする。内関は，和胃降逆・寧心安神をする。内庭・厲兌は，痰熱胃火を清瀉する作用を強化する。血海は，瀉法では活血化瘀作用に優れている。

治療効果

本処方の本病症に対する治療効果は，きわめて高い。通常の患者であれば，施術後すぐにめまいは軽減する。実証では3〜5回，虚証では15〜30回の治療で治癒する。

症例1

患者：賈○，男性，21歳。
初診：1982年10月26日
所見：何日も前から少し胃の具合が悪く，摂食量が減少し，ときどき腹部が脹満し，体が重くだるかった。数時間前から突然めまいが発生して，天地がぐるぐると回り始め，悪心と嘔吐がある。めまいは目を閉じれば少し軽減する。舌質淡・舌苔白滑膩，脈沈弦滑。痰濁中阻証である。
治療経過：上記の処方を1回使用したところ，めまいはすぐに止まり，諸症状も軽減した。さらに3回刺針したところ，舌脈は正常に戻り，諸症状も消失して治癒した。半年後追跡調査したが，再発はなかった。

症例2

患者：許○○，男性，58歳。
初診：1984年9月11日
所見：長年高血圧を患ってきたが，近頃めまいがひどくなり，ときどき頭脹がある。ほかに耳鳴り・イライラする・怒りっぽい・不眠・多夢・口苦・のどの乾き・腰と膝がだるい・小便黄赤色などの症状がある。またときどき言語障害があったり，うまく歩けないことがある。舌質紅・舌苔少，脈弦細数。腎陰不足・肝陽上亢証である。
治療経過：上記の処方を1回使用したところ，めまいなどの症状は軽減した。3回目でめまいは停止し，ほかの症状も軽減した。計10回余りの治療で，めまいは再発しなくなり，ほかの症状も消失して治癒した。3カ月後経過観察したが，めまいは再発していなかった。

7 中風

中風病は，突然昏倒し，人事不省に陥り，口眼喎斜・半身不随・言語障害を伴うか，あるいは口眼喎斜と言語障害のみが出現する疾患である。西洋医学の高血圧性脳出血・脳血栓症・脳塞栓症・脳血管攣縮などの疾病およびその後遺症は，本病症の弁証論治を参考にすることができる。

病因病機

- 年をとって体力が衰えたり，過度に思い悩んだりすると，下半身で陰が虧虚するために，肝陽が上亢して風が起き，気血が上逆して元神を覆う。
- 飲食の不摂生などから脾の運化機能が失調すると，湿が集まって痰を生じたり，痰が鬱滞して熱に変わったりし，経絡を塞ぎ，清竅を覆う。
- もともと肝陽が旺盛で，横逆して脾を犯すと，脾の運化機能が失調し，痰濁が発生する。あるいは肝火が燃え上がり，液を焼いて痰を形成すると，肝風が痰火を伴って経絡を走り，清竅を覆う。
- 五志過極となって心火が急激に燃え上がったり，もともと陰虚の体質で水が木を潤せないところに，情志によって損傷され，肝陽が暴動して心火を誘

発したりすると，風火が煽動しあって，気血が上逆し，心神が犯される。
● 気血が不足し，脈絡が空虚になったところに乗じて風邪が入り，経絡に中ると，気血が遮られ，肌肉筋脈が濡養を得られなくなる。
● 形が強く気が衰え，もともと痰湿が多いところに，外風が痰湿を誘導して経絡を塞ぐと，口眼喎斜になる。

弁証

中風病には，中経絡と中臓腑の2種類がある。

中経絡

おもな症状は，手足の痺れ・皮膚の痺れ・突然の半身不随・口眼喎斜・口から涎を流す・言語障害などである。
● 絡脈空虚・風邪入中：脈浮弦か弦細。
● 肝腎陰虚・風陽上擾：普段から頭のふらつき・頭痛・耳鳴り・不眠・多夢・腰と膝がだるいなどの症状がある場合が多く，突然上述の中経絡症状が出現する。舌質紅・舌苔少，脈弦細数か弦細。
● 痰熱腑実・風痰上擾：突然上述の中経絡症状が出現し，頭のふらつきか頭痛・痰が多い・大便乾燥か便秘，舌苔黄か黄膩，脈多弦滑などの症状を伴う。

中臓腑

突然昏倒し，人事不省に陥る。閉証と脱証の2種類がある。
● 閉証：突然昏倒する・人事不省・牙関緊急・口噤・両手を固く握りしめる・便秘・尿閉・四肢および体幹部の硬直痙攣。陽閉は，顔面紅潮・発熱・口臭・息が荒い・手足をばたつかせて落ち着かない，舌苔黄膩，脈弦滑数などの症状を伴う。陰閉は，顔色が白い・唇の色が暗い・静かに寝ている・痰涎が多い・四肢の冷え，舌苔白膩，脈沈滑か沈滑緩などの症状を伴う。
● 脱証：突然昏倒する・人事不省・目を閉じ口を開ける・鼾・呼吸が微弱である・手をだらりとさせる・大小便失禁・冷や汗が止まらない・四肢が麻痺し氷のように冷たい，舌質淡で痿，脈微で途切れそう。

処方・手技

中経絡

百会・四神聡穴・風府・風池・頭針の運動区健側を取穴する。上下肢不随のものは，別に患側上肢の肩髃・肩髎・肩井・肩貞・八邪穴などを取穴し，曲池から少海・外関から内関・合谷から後渓へ透刺し，下肢の環跳・風市・足三里・八風穴などを取穴し，陽陵泉から陰陵泉・条口から承山・懸鍾から三陰交・崑崙から太渓へ透刺する。口眼喎斜には患側取穴を中心にし，太陽穴・四白・迎香などを取穴し，頬車から地倉・陽白から魚腰穴へ透刺する。言語障害には，瘂門・廉泉・通里・湧泉などを取穴する。
● 絡脈空虚・風邪入中（まだ悪寒・発熱などの表証があるもの）：上記の穴に大椎・風門・合谷を加え，諸穴に瀉法を施し，20分間置針し，間欠的に行針をする。悪寒が強く発熱が軽いもの，熱象のないものには，抜針後，艾炷灸と棒灸を加える。
● 肝腎陰虚・風陽上擾：上記の穴に瀉法か平補平瀉法を施し，肝兪・三陰交・腎兪・太渓を加えて補法，太衝・行間を加えて瀉法を施し，諸穴に数分間行針をして抜針する。
● 痰熱腑実・風痰上擾：上記の穴に中脘・豊隆・支溝・上巨虚・内庭・太衝・行間を加えて瀉法を施し，数分間行針をして抜針し，商陽・厲兌・大敦を加え，点刺して出血させる。

中臓腑

● 閉証：陽閉は，十二井穴・十宣穴に点刺して出血させ，百会・風池・太衝・行間・豊隆・労宮を加えて瀉法を施し，数分間行針をして抜針する。また水溝・湧泉に瀉法を施し，患者が覚醒するまで行針を続ける。陰閉は，諸穴に瀉法と棒灸を施し，患者が覚醒し病状がほぼ安定するまで行針を続ける。
● 脱証：神闕・気海・関元・命門・足三里に艾炷灸，百会に平補平瀉法・棒灸を施し，患者が覚醒し，冷や汗が止まって四肢が温まり，病状が安定するまで施術を続ける。

処方解説

中風病は西洋医学の脳血管障害に属するが，百会・四神聡穴・風府・風池および頭針の運動区は，いずれも頭部の腧穴で頭部に作用するので，これらを取穴する。そのほか肩髎・肩髃・肩井・環跳など，半身不随・口眼喎斜・言語障害を治療するための選穴は，いずれも祛風除邪・通経活絡などの作用があり，これらに灸を加えれば温経通絡作用が強まり，すばやく抜針すれば清熱作用が加わる。大椎・

風門・合谷は祛風解表をし，風邪が中って表証があるものには最適である。諸穴に灸を加えれば散寒解表作用が強まる。肝兪は肝陰を補う。三陰交は肝腎および脾胃の陰を補う。腎兪・太渓は腎陰を補う。太衝・行間・百会・風池は，瀉法か平補平瀉法ですばやく抜針すれば平肝熄風作用がある。中脘・豊隆は，清熱化痰・和胃消滞をする。支溝は三焦の邪熱を清瀉して，便通を促す。上巨虚は胃腸の邪熱を清瀉して，便通を促す。大敦にも清熱平肝熄風の効果がある。商陽・厲兌は，胃腸の邪熱を清瀉する作用に優れている。十二井穴・十宣穴は，清熱瀉火・開竅醒神をする。労宮は清心開竅をする。水溝・湧泉も，開竅醒神の要穴である。陰閉には，諸穴に瀉法と棒灸を施せば，温陽開竅・滌痰熄風の効果がある。神闕・気海・関元は，回陽固脱をする。命門は腎陽と真火を補う。足三里は中気を温める。百会は，平補平瀉法と棒灸を施せば，益気回陽の効果がある。

治療効果

本処方の本病症に対する治療効果は高い。中臓腑証では，施術後約30分で，多くが覚醒し病状が安定に向かう。中経絡証では，15～50回の治療で，四肢および体幹部の運動機能などが正常に戻ることが多く，ほとんどが正常になるかある程度好転する。

症例1

患者：呉○○，女性，68歳。
初診：1973年8月14日
所見：長年高血圧を患っている。1時間前に，突然昏倒して人事不省に陥った。牙関緊急・両手を固く握りしめる・顔色が真っ赤である・息に悪臭がある・手足をばたつかせて落ち着かない，脈弦勁数などの症状がある。陽閉証である。
治療経過：上記の処方を1回使用したところ，意識がやや戻り，呼べば反応する。数時間後再度刺針すると，意識がはっきりしたが，右側に麻痺の後遺症が残った。針を恐がるので，薬物に切り替えて麻痺を治療した。

症例2

患者：張○○，男性，58歳。
初診：1975年7月18日
所見：朝起きたときに呼びかけても応えず，押しても動かず，牙関緊急し，両手を固く握りしめていたので，家人が急いで救急治療を求めてきた。顔面蒼白・唇が暗紫色である・のどに喘鳴音がある・四肢の冷え，脈沈滑でやや遅などの症状がある。陰閉の重症であり，急いで上記の処方を使用した。
治療経過：水溝に40分間行針を続けたところ，牙関緊急が解け始めた。痰涎を数口喀出した後，意識がはっきりし，しだいに四肢が温まり，喘鳴が消失し，顔色が回復してきた。しかし左に半身不随の後遺症が残った。その後針と薬を併用して数カ月間治療したところ，麻痺もしだいに好転した。

症例3

患者：樊○○，男性，68歳。
初診：1983年6月8日
所見：普段から血圧が高めで，常にめまい・頭痛があり，ときどき耳鳴がして，不眠・多夢・口とのどの乾燥・腰と膝がだるいなどの症状がある。数日前，突然左側の手足が重くなって痺れ，続いて左半身が動かなくなって口眼喎斜になり，舌がこわばって話せなくなった。舌質紅・舌苔少，脈弦細数。肝腎陰虚・風陽上擾証である。
治療経過：上記の処方を使用したところ，頭痛とめまいはすぐに軽減した。5回目に，左下肢が動くようになったが，立つことはできない。8回目で，言葉が正常になり，口眼喎斜は好転し，左手に物が持てるようになったうえに，自力で立って歩けるようになり，ほかの症状も消失した。20回余りで，左半身の運動機能はほとんど正常に戻り，自活ができるようになった。

8　顫証

顫証とは，頭部あるいは四肢の動揺・震えをおもな臨床症状とする病症である。西洋医学の，パーキンソン病・舞踏病・アテトーシスなど，ある種の錐体外路系疾患による不随意運動などは，本病症の弁証論治を参考にすることができる。

病因病機

- 肝は蔵血を主り，腎は蔵精を主るが，年をとって腎が虧虚したり，あるいは長患いなどのために精血が不足したりして水が木を潤せなくなると，風陽が内動して筋脈が栄養を得られなくなり，本病症が発生する。
- 過労や飲食の不摂生，考えすぎによる内傷などのために，心脾が損傷して気血が不足すると，四肢末端にまで栄養を行き渡らせることができなくなる。
- 五志過極になれば，木火が強くなりすぎ，上昇して頭面部を揺るがす。脾は四肢の本であり，四肢は脾によって主られるので，木火が脾を克すと，四肢が震える。また木が旺盛になって脾を克すと，脾の運化機能に異常を来し，湿が集まって痰になり，痰鬱から熱を発生させ，風痰邪熱が経絡を遮るので，やはり顫証が発生する。

弁証

本病症は，頭部および四肢の顫動・揺動を主症状とする。

- **肝腎精血不足**：めまい・耳鳴りや耳聾・腰と膝がだるい・四肢の痺れ・老人ではぼんやりしたり健忘症になったりする・筋脈拘急・動作がのろい，舌質淡・舌苔白，脈弦細か沈細などの症状を伴う。陰虚傾向が強いものは，口とのどの乾燥・潮熱・盗汗・手掌部と足底部の熱・大便乾燥・小便が赤い，舌質紅・舌苔少，脈弦細数などの症状を伴う。陽虚傾向が強いものは，悪寒・四肢逆冷，舌質淡胖・舌苔白，脈沈細遅無力などの症状を伴う。
- **気血両虚**：顔や唇や爪に艶がない・頭のふらつき・目のかすみ・精神疲労・息切れ・力が出ない・動悸・多夢，舌質淡・舌苔白，脈細弱などの症状を伴う。長患いが治らず血瘀を伴うものは，舌質暗か瘀斑がある，脈渋などの症状を伴う。
- **痰熱動風**：胸と上腹部の痞悶・めまい・口の中が粘る・黄色い痰を喀出する・便秘・小便が赤い，舌苔黄膩，脈弦滑数。

処方・手技

【基本穴】百会・風池・頭針の運動区および舞踏震顫控制区（片側性の震えには反対側に刺針し，両側性の震えには両側に刺針する）・太衝・陽陵泉

- **肝腎精血不足**：基本穴に平補平瀉法を施し，肝兪・三陰交・腎兪・復溜・太渓を加えて補法を施し，諸穴に20分間置針し，間欠的に行針をする。陰虚傾向の強いものは，諸穴に数分間行針をして抜針する。陽虚傾向の強いものには，さらに命門・気海・関元を加えて補法を施し，諸穴に30分間置針して間欠的に行針をし，抜針後，艾炷灸か棒灸を加える。
- **気血両虚**：基本穴に平補平瀉法を施し，脾兪・足三里・三陰交・気海・関元・膈兪を加えて補法を施し，諸穴に20分間置針し，間欠的に行針をする。
- **痰熱動風**：基本穴に中脘・豊隆・内庭・行間を加え，便秘にはさらに支溝・上巨虚を加え，諸穴に数分間行針をして抜針し，厲兌・大敦を加え，点刺して出血させる。
- **瘀証**：基本穴に膈兪・血海・三陰交を加えて瀉法を施し，20分間置針し，間欠的に行針をする。

処方解説

百会・風池・頭針の運動区および舞踏震顫控制区はいずれも頭部にあり，脳機能を調節し回復させる。百会・風池は平肝熄風の要穴でもあり，すばやく抜針すれば清熱作用があるので，本病症に有効である。太衝は足の厥陰肝経の原穴であり，やはり平肝熄風作用がある。陽陵泉は筋の会穴であり，舒筋活絡をして，震え症状を寛解する。肝兪は，補法で長く置針するか灸を加えれば肝血を補い，すばやく抜針すれば肝陰を補う。三陰交は，長く置針し灸を加えれば肝腎を補うとともに脾胃を健やかにし，すばやく抜針すれば肝腎および脾胃の陰を補う作用が中心になり，瀉法では疏肝理気・活血化瘀をする。腎兪・復溜・太渓は，長く置針すれば腎精・腎気を補い，灸を加えれば腎陽を温める作用が強まり，すばやく抜針すれば腎陰を補って虚熱を除く。脾兪・足三里は，脾胃を健やかにして気血を生化する。気海・関元は元気を補う。膈兪は，補法では補血養血をし，瀉法では活血化瘀をする。中脘・豊隆は，清熱化痰・和胃消滞をする。内庭・厲兌は，胃熱を清瀉する。行間・大敦も，肝熱を清瀉し平肝熄風をする効果がある。支溝は三焦の邪熱を清瀉するとともに便秘を通じさせる。上巨虚は胃腸の邪熱を清瀉して便通を促す。血海は，活血化瘀作用に優れている。

治療効果

本処方は，本病症に対して一定の効果がある。数カ月間連続治療をすれば，早期で軽症のものは完治するが，後期で重症の者はそれぞれ程度の差はあるが，寛解軽減する。再発者にも，本処方は有効である。

症例

患者：高○○，男性，68歳。
初診：1972年6月29日
所見：長年高血圧を患ってきたが，2カ月前から両手が震え始め，思うように動かなくなってきた。細かい動作ができにくくなり，やがて箸で食事をするのも困難になってきた。ときどき頭のふらつき・耳鳴りがあり，不眠・多夢・手掌部と足底部の熱・イライラする・不安感・足腰がだるい，舌質紅・舌苔少，脈弦細でやや数などの症状がある。肝腎陰虚証である。
治療経過：上記の処方を2回使用したが効果がなかった。3回目，両手の震え・頭のふらつき・耳鳴りは軽減したが，ほかの症状は変化がない。毎日1回のペースで，さらに10回余り治療したところ，両手の震えと諸症状が消失した。半年後経過観察したが，血圧はまだ高めでときどきめまいと耳鳴りがあり，長い間薬物治療を続けているが，両手の震えは再発していなかった。

9 疝気

疝気とは，睾丸・陰嚢が腫脹疼痛したり，少腹部まで疼痛が牽引する疾病である。本病症には，西洋医学の間接鼠径ヘルニア・急性あるいは慢性の副睾丸炎・睾丸炎・睾丸腫瘍・鞘膜水瘤・フィラリアによる陰嚢水腫などが含まれ，およそ睾丸の腫痛・陰嚢の腫痛，あるいは少腹部への牽引痛をおもな臨床症状とする疾患は，本病症を参考にして弁証論治を進めることができる。

病因病機

- もともと陽虚の体質であったり，長い間湿気の多い場所に住んでいたりすると，寒湿の邪が肝腎の脈に侵入して，発症する。
- 寒湿の邪が長く鬱滞して熱に変わったり，もともと湿熱があるところにさらに外寒を感受したりすると，湿熱の邪が外泄できず，肝経と任脈に流れこんで発症する。
- 精神的に抑鬱され，怒り泣き叫ぶと，肝の条達機能が失われ，気機に伸びやかさがなくなり，陰嚢や睾丸に流れこむ。
- 先天不足や発育不全，あるいは過労になったり重いものを持ち上げたりすると，中気が下陥し，少腹部が下垂する。
- 飲食の不摂生により脾の運化機能が失調すると，湿が集まって痰になり，その痰湿が長く滞留すると下焦に流入し，鬱結して肝経と任脈に流れこんで発症する。

臨床においては，寒湿凝滞と気虚下陥が同時に現れたり，気滞と湿熱が同時にみられるなどの複雑な状況もある。疝気は治療が遅れて長引けば，病邪が血絡にまで深く入り込み，瘀血凝聚証を引き起こす。

弁証

睾丸の腫脹・陰嚢の腫脹疼痛あるいは少腹部への牽引痛を主症状とする。臨床上，寒疝・水疝・気疝・狐疝・㿗疝などに分類される。

- **寒疝**：寒実証は，陰嚢が冷たく腫れて硬くなる・ひどくなれば石のように硬くなる・睾丸に引きつれたような痛みがある・悪寒があって温められるのを喜ぶ，舌質淡・舌苔白，脈沈弦か遅などの症状がある。虚寒証は，陰嚢が腫脹して冷たい・触ってみると硬くない・睾丸までの牽引痛・腹中が切れるように痛む・精神疲労・力が出ない・顔色に艶がない・形寒・四肢逆冷・手足の痺れ，舌質淡・舌苔白，脈沈細無力か遅などの症状がある。
- **水疝**：寒湿証は，陰嚢の腫脹・下垂感があって痛む・水晶玉のようになる・陰嚢部が湿っぽい・少腹部を押すと水音がする・尿量減少，舌苔白滑，脈弦緊などの症状がある。湿熱証は，陰嚢が赤く腫れあがって熱痛がある・皮膚がただれて破れ黄色い液体が流出する・発熱・尿量減少して赤かったり灼熱感があったりする，舌質紅・舌苔黄膩，脈弦数などの症状がある。
- **気疝**：気滞証は，陰嚢が腫脹して痛むが腫脹が中心である・少腹部が硬くなる・脇肋部の脹悶や脹痛・げっぷ・嘆息，舌質淡・舌苔薄白，脈弦な

第7節　肝胆病症

どの症状がある。気鬱化火は，イライラする・怒りっぽい・口苦・のどの乾き・便秘・小便が赤い，舌質紅・舌苔黄，脈弦数などの症状がある。気虚証は，陰嚢腫脹して痛みが強い・疲れると発生しやすい・少腹部に下垂感がある・顔色に艶がない・精神疲労・力が出ない・息切れ・自汗・尿量減少して白く出渋る，舌質淡で辺縁部に歯痕がある・舌苔薄白，脈弱無力などの症状がある。
- 狐疝：ときどき陰嚢が腫脹する・陰嚢内の腫脹が上がったり下がったりする・寝れば腹中に入り立つと陰嚢に出てくる・脹痛。
- 㿗疝：痰湿瘀結は，陰嚢が大きく腫れあがる・硬くて重く下垂感がある・痺れて痛くも痒くもない・四肢が重くだるい，舌質暗紫色か瘀斑がある・舌苔白膩，脈沈弦か滑などの症状がある。痰熱瘀結は，陰嚢が大きく腫れあがって灼熱感がある・硬くて重く下垂感がある・紅く腫れて痒みと疼痛がある・大便乾燥・小便が赤い，舌質紅紫か瘀斑がある・舌苔黄膩，脈滑数か弦数などの症状がある。

処方・手技

【基本穴】関元・三陰交・太衝・大敦
- 寒疝：寒実証は，基本穴に瀉法を施し，30分間置針して間欠的に行針をし，抜針後，艾炷灸か棒灸を加える。虚寒証は，基本穴に肝兪・腎兪・復溜・太渓・命門を加えて補法を施し，30分間置針して間欠的に行針をし，抜針後，艾炷灸か棒灸を加える。
- 水疝：寒湿証は，基本穴に陰陵泉・三焦兪・水道を加えて瀉法を施し，30分間置針して間欠的に行針をし，抜針後，艾炷灸か棒灸を加える。湿熱証は，基本穴に瀉法を施し，数分間行針をして抜針し，厲兌・隠白を加え，点刺して出血させる。発熱にはさらに大椎・曲池・内庭を加えて瀉法を施し，諸穴に数分間行針をして抜針する。
- 気疝：気滞証は，基本穴に瀉法を施し，20分間置針し，間欠的に行針をする。気鬱化火は，基本穴に数分間行針をして抜針し，大敦への手技を変更して点刺して出血させれば，治療効果がさらに高まる。気虚証は，基本穴に脾兪・足三里・気海を加えて補法を施し，20分間置針し，間欠的に行針をする。
- 狐疝：基本穴に平補平瀉法を施し，20分間置針し，間欠的に行針をする。長引いて気虚になったものは，基本穴に脾兪・足三里・気海を加えて補法を施し，20分間置針し，間欠的に行針をする。陰寒内盛は，基本穴に30分間置針して間欠的に行針をし，抜針後，艾炷灸か棒灸を加える。
- 㿗疝：痰湿瘀結は，基本穴に中脘・豊隆・膈兪・血海・三陰交を加えて瀉法を施し，20分間置針し，間欠的に行針をする。痰熱瘀結は，基本穴に数分間行針をして抜針し，大敦への手技を変更し，点刺して出血させればさらによい。

処方解説

　疝気病は足の厥陰経および任脈との関係が深いので，足の三陰経と任脈との交会穴である関元と，足の三陰経の交会穴である三陰交と，足の厥陰経の原穴である太衝・井穴である大敦を取穴すれば，任脈と足の厥陰経の経気を調節する。また灸を加えれば温陽散寒化湿作用を強化し，すばやく抜針すれば清熱作用が加わり，補法で長く置針すれば精気を補う。このようにして任脈と足の厥陰経の機能を正常に戻すので，さまざまな疝気を治療できるのである。肝兪は肝血を補い，灸を加えれば肝寒を温めて散逸させる。腎兪・復溜・太渓は，温腎壮陽をして真火を補う。陰陵泉は醒脾利湿をする。三焦兪は三焦の気機を疏通し，水道を通利する。水道穴は水道を通利し，灸を加えれば散寒をする。諸穴はすばやく抜針すれば清熱作用が加わる。大椎は清熱解熱の要穴である。曲池・内庭・厲兌・隠白は，清熱利湿作用に優れている。脾兪・足三里は，脾胃を健やかにして中気を補う。気海は元気を補う。中脘・豊隆は和胃化痰降濁をし，すばやく抜針すれば和胃清熱化痰をする。膈兪・血海は瀉法では活血化瘀をし，すばやく抜針すれば清熱涼血・活血化瘀をする。

治療効果

　本処方の本病症に対する治療効果は高く，通常，実証の患者では約10回，虚証では約30回の治療で治癒する。病症が再発したものにも本処方は有効である。

症例1

患者：賈〇〇，男性，61歳。
初診：1974年10月8日
所見：腸ヘルニアに罹ってから10年余りになり，

治ったり再発したりを繰り返し，寒邪を感受すると発作が特にひどい。昨日また再発し，陰嚢の右側が拳大に腫れあがり，お腹に戻らない。患部が紅紫色になって冷痛と下垂感があり，少腹拘急し，悪寒があって暖められるのを喜ぶ。舌質淡・舌苔白，脈沈弦緊有力。寒疝証であるので，上記の処方を使用した。

治療経過：施術後10分で少腹部の拘急が消失し，疼痛が明らかに軽減した。30分後，少腹部が元どおり軟らかくなり，疼痛が消失し，本人に腫脹したところを持ち上げさせると，すぐに腹内に納まり，陰嚢の状態はしだいに正常に戻った。10日後経過観察したが，疝痛は再発していなかった。

症例 2

患者：張〇〇，男性，51歳。
初診：1975年8月21日

所見：腸ヘルニアが昨日再発し，陰嚢の右側が大きく腫れあがり，硬く冷たくなって疼痛が少腹部にまで牽引する。顔色に艶がない・頭のふらつき・目のくらみ・腰と膝がだるい・手足の冷え・指の爪が陥没している，舌質淡・舌苔白，脈弦細無力でやや遅などの症状がある。肝腎不足のうえに，寒邪を感受したものである。

治療経過：上述の虚寒証用の処方を使用したところ，疼痛はすぐに止まり，腫脹した部分を軽く持ち上げさせると，すんなりと腹腔内に納まった。さらに数回施術したところ，諸症状は消失した。数カ月後経過観察したが，再発はなかった。

第8節

気・血・津液の病症

1 鬱証

鬱証とは，情志の失調や気機の鬱滞から発生し，精神的な抑うつ感・情緒不安定・胸部満悶・脇肋部の脹痛・すぐに怒ったり泣いたりする・のどに異物が痞えたように感じるなどを主要症状とする疾病である。西洋医学の神経症，特に神経衰弱・ヒステリー，および更年期症候群や反応性精神病などで，上述のような臨床症状が現れたときには，本病症の弁証論治を参考にすることができる。

病因病機

- 心配事や怒りから肝の条達機能が失われ，気機が滞ると，肝気が鬱結して気鬱になる。
- 気は血の牽引者であるので，気がめぐれば血もめぐり，気が滞れば血も滞る。もしも気鬱が長引くと血にも影響を与え，血行が悪くなって瘀血が滞り，血鬱を形成する。
- 気鬱が長引いて火に変化し，肝火が燃え上がると，火鬱を形成する。
- 気が滞ると津液の運行も悪くなり，凝集して痰を形成すれば，痰鬱になる。
- 鬱滞が長引いて陰血を消耗すると，肝陰不足になる。
- 悩みや心配事で精神が緊張状態にあると，脾気を鬱結させる。
- 肝気が鬱結して横逆し脾に乗ずると，脾の運化機能が失調して水穀を消化できなくなるので，食積を形成して食鬱になる。
- 水湿が内停すると，湿鬱を形成する。
- 水湿が凝集して痰濁になると，痰鬱を形成する。
- 鬱が長引いて脾を損傷すると，摂食量が減少して気血の生化が不足し，心脾両虚になる。
- 物事が思い通りにゆかず，悩みや悲しみなどの精神的ストレスがあると，心まで損傷し，心気心血が不足する。
- 心陰が虧損され，心火が燃え上がって心神を守ることができなくなると，精神が錯乱する。そうなれば「心動ずればすなわち五臓六腑みな揺らぐ」ので，心の病変がそのほかの臓腑に影響を与える。

弁証

- **肝気鬱結**：精神的抑うつ・情緒不安定・胸脇部の満悶や脹痛・遊走痛・げっぷ・嘆息・上腹部の満悶・食が進まない・大便不調，舌苔薄白膩，脈弦。気鬱化火では，胸脇部の脹満や灼熱痛・イライラする・怒りっぽい・口苦・のどの乾き・耳鳴り・目の充血・胸焼け・呑酸・便秘・小便黄赤色，舌質紅・舌苔黄，脈弦数などの症状がある。血行鬱滞では，精神的抑うつ・イライラする・不安感・不眠・健忘症・頭痛・胸脇部の刺痛・体の一部が冷たくなったり発熱したりする，舌質暗紫色か瘀斑がある，脈弦か渋などの症状がある。
- **痰気鬱結**：精神的抑うつ・脇肋部の脹痛・胸と上腹部の痞悶・のどに物が痞えた感じがあり吐き出そうとしても吐き出せず呑みこもうとしても呑みこめない，舌苔白膩，脈弦滑。痰気鬱結化熱では，口が苦くて粘る・大便乾結，舌苔黄膩，脈滑数などの症状を伴う。
- **肝陰虧虚**：めまい・耳鳴り・目が乾いてまぶしい・物がはっきり見えない・頭痛・イライラする・怒りっぽい・顔と目が紅い・筋肉の瘈瘲跳動・四肢および体幹部の痺れ，舌質紅・舌苔少乏津，脈弦細数。
- **心陰虧虚**：動悸・健忘症・不眠・多夢・潮熱・盗汗・口とのどの乾き，舌質紅少津，脈細数。
- **心脾両虚**：顔と唇に艶がない・考えすぎて疑り深い・頭のふらつき・動悸・不眠・多夢・精神疲労・健忘症・食が進まない・腹脹・泥状便，舌質淡・舌苔薄白，脈細弱。
- **心神錯乱**：意識が恍惚とする・精神的不安定・疑り深い・すぐに驚く・悲嘆にくれてはよく泣く・罵り叫ぶ・ときどきあくびをする・手足をひっきりなしに動かす，舌質淡，脈弦。

処方・手技

【基本穴】太衝・内関

- ●肝気鬱結：基本穴に期門・陽陵泉を加えて瀉法を施し，20分間置針し，間欠的に行針をする。気鬱化火には，さらに行間を加え，数分間行針をして抜針し，大敦を加え，点刺して出血させる。便秘には別に上巨虚・支溝を加えて瀉法を施し，血行瘀滞には別に期門・膈兪・血海・三陰交を加えて瀉法を施し，20分間置針し，間欠的に行針をする。
- ●痰気鬱結：基本穴に中脘・豊隆を加え，のどに物が痞えたように感じる場合はさらに天突を加え，諸穴に瀉法を施し，20分間置針し，間欠的に行針をする。痰気鬱結化熱は，諸穴に数分間行針をして抜針し，便秘にはさらに上巨虚・支溝を加えて瀉法を施し，数分間行針をして抜針し，厲兌を加え，点刺して出血させる。
- ●肝陰虧虚：基本穴に平補平瀉法を施し，肝兪・三陰交・腎兪・太渓を加えて補法を施し，数分間行針をして抜針する。
- ●心陰虧虚：基本穴に，心兪・巨闕・神門・三陰交を加えて補法を施し，数分間行針をして抜針する。
- ●心脾両虚：基本穴に心兪・神門・脾兪・足三里・三陰交を加えて補法を施し，20分間置針し，間欠的に行針をする。
- ●心神錯乱：基本穴に平補平瀉法を施し，心兪・巨闕・神門・三陰交を加えて補法を施し，諸穴に20分間置針し，間欠的に行針をする。

処方解説

鬱証は総じて肝気の鬱結に関係しているので，足の厥陰肝経の原穴である太衝を取穴して，疏肝理気解鬱をする。内関は手の厥陰心包経の絡穴であるので，これを取穴すれば心包および三焦の機能を疏通し，寛胸理気解鬱をするとともに，寧心安神除煩作用がある。上述の両穴は，すばやく抜針すれば清熱作用が加わる。期門・陽陵泉は疏肝理気をし，すばやく抜針すれば肝胆の鬱熱を清瀉する。行間・大敦は肝火を清瀉する作用に優れているとともに，疏肝理気解鬱効果もある。上巨虚は胃腸の邪熱を清瀉して便通を促す。支溝は三焦の邪熱を清瀉して便通を促す。膈兪・血海・三陰交は，瀉法では活血化瘀をする。三陰交は補法ですばやく抜針すれば肝腎および脾胃の陰を補い，補法で長く置針すれば肝腎の精血を補うとともに，脾胃を健やかにして気血を生化する。中脘・豊隆は化痰降濁をし，天突は化痰利咽をし，諸穴はすばやく抜針すれば清熱作用が加わる。肝兪は肝陰を補う。腎兪・太渓は腎陰を補い，肝陰の回復を促す。心兪・巨闕・神門は，補法ですばやく抜針すれば心陰を補い，補法で長く置針すれば心気心血を補い，諸穴とも寧心安神除煩作用に優れている。

治療効果

本処方の本病症に対する治療効果はきわめて高く，通常の患者であれば，刺針後症状がある程度寛解し，実証では3～5回，虚証では15～30回の治療で治癒する。

症例

患者：段○○，女性，47歳。

初診：1982年9月22日

所見：数カ月前から脇肋部が脹悶し，ときどき刺痛がある。また上腹部と腹部全体が痞悶して脹満し，しきりにげっぷをし，呑酸・苦い胃液を吐く・消化不良・便に酸っぱい腐敗臭がする・口苦・のどの乾き，舌質紅赤で瘀斑がある・舌苔黄厚滑膩，脈弦滑数などの症状がある。病症を分析したところ，肝気が鬱結して脾に乗じ，脾胃の昇降機能が失調したために，湿が鬱滞して痰を生じ，それが熱に変化し，気滞血瘀になって発病したものである。

治療経過：上述の気鬱化熱・血行瘀滞・痰気鬱結化熱証用の処方を合用し，2回治療したところ，諸症状は軽減した。10回目の治療後，諸症状は消失して治癒した。半年後に追跡調査したが，諸症状の再発はなかった。

2 瘀証

瘀証とは，血液循環が悪くなって，瘀積凝滞したり，経から離れた血液が体内に停滞したりするために発生する，さまざまな病症の総称である。西洋医学の冠状動脈性心疾患・心筋梗塞・閉塞性脳血管疾患・慢性気管炎および肺性心・肝脾腫・慢性肝炎・

肝硬変・過敏性結腸炎・慢性腎炎・リウマチ性関節炎および慢性関節リウマチ・腫瘍・糖尿病・強皮症・統合失調症など，さまざまな系統のさまざまな疾病で，その罹病過程において瘀証症状が出現したときには，本病症を参考にして弁証論治を進めるとよい。

病因病機

- 外傷による損傷が血絡にまで及ぶと，血液の通り道が塞がり，瘀血が蓄積する。
- 各種原因による出血の後，経から離れた血液が体外に排出されないと，体内に瘀滞する。
- 出血治療の際に，止渋薬や寒涼薬を使いすぎると，経から離れた血液が凝滞して体外に排出できなくなり，まだ経から離れていない血液も鬱滞して発症する。
- 情志による内傷から気滞や気虚になると，気が滞ることによって血行も悪くなり，血瘀になる。また気が虚すと血液を押し出す力がなくなるので，やはり血瘀を引き起こす。
- 血が寒に遭うと凝結するので，寒邪を感受しても血脈瘀阻を引き起こす。
- 温熱の邪が津血を焼くと，血は凝結して瘀滞し，また津液は消耗して血を乗せて運べなくなるので，やはり瘀証になる。

弁証

瘀証の臨床症状は，疼痛がもっとも多い。その特徴は，部位が固定している・なかなか治らなかったり発作を繰り返したりする・刺痛や絞痛が多い・触られるのを嫌がるなどである。

○瘀血の全身症状：血脈が瘀滞して青紫色の腫脹や疼痛・紅斑結節，赤い血絡が出現することが多く，あるいは皮膚が荒れてひどい場合には肌膚甲錯したり，あるいは体内で凝結して癥積やしこりを形成したりする。

○舌象：舌質紫色か紅紫色の瘀点や瘀斑がある。

○脈象：渋脈が瘀証の典型的な脈象であり，弦・沈・結脈もみられる。

○病歴：瘀証の患者は，以前に外傷・出血・月経出産に関わる既往歴がある場合が多く，これらの疾患から瘀血を形成しやすい。

○瘀証の診断：以上の症状・徴候・舌象・脈象・既往歴は，重要な参考資料である。それとは別に，さらに病性・病位などにもとづいて，証候を鑑別すべきである。

- **寒凝血瘀**：悪寒・四肢の冷え，舌質淡・舌苔白，脈遅などの症状を伴う。心脈に瘀阻したものは，心胸部の痺悶・ときどき刺痛がある・肩背部までの牽引痛・温めると軽減するなどの症状を伴う。瘀が経絡を塞いだものは，筋肉，筋骨，関節などが痛んで痺れ重くなる・屈伸不利・温めると痛みが軽減するなどの症状を伴う。瘀が血脈を閉ざしたものは，患肢の疼痛，痺れ，力が入らない・患部の皮膚が蒼白になる・温められるのを喜ぶ・悪寒などの症状を伴い，下肢の血脈が閉ざされたときには，間欠性跛行がみられる。
- **熱盛血瘀**：壮熱・口渇・頭痛・煩躁・昏倒する・譫語・皮膚に斑点が出る・鼻血・下血，舌苔黄，脈数などの症状を伴う。瘀と熱が下焦で結合したものは，発熱・少腹部が脹痛して堅い・多尿・大便が黒い・狂乱する，脈沈実などの症状を伴う。
- **血瘀から癰を形成したもの**：発熱・煩渇・病変部位の腫脹，灼熱感，疼痛・ひどくなると患部が化膿する，舌質紅・舌苔黄，脈数などの症状を伴う。
- **頭顔面部の血瘀**：頭面部の疼痛・脱毛・健忘症・めまいなどの症状を伴う。
- **胸脇部の血瘀**：胸脇部の疼痛を伴う。
- **血瘀から積を形成したもの**：腹中にしこりができる。
- **少腹部の血瘀**：淋濁・尿量減少・ひどくなると尿閉になるなどの症状を伴う。
- **気虚血瘀**：精神疲労・力が出ない・動悸・息切れ・動くと悪化する・食が進まない・飲食減少・顔面浮腫，舌質淡，脈緩弱などの症状を伴う。
- **血虚血瘀**：頭のふらつき・目のかすみ・動悸・不安感・顔色萎黄，舌質淡，脈細などの症状を伴う。
- **陰虚血瘀**：微熱・潮熱・手掌部と足底部の熱・痩せる・両目が乾いて渋る，舌苔少乏津，脈細数などの症状を伴う。
- **陽虚血瘀**：倦怠感・力が出ない・温められるのを喜ぶ・悪寒・顔色が青白い・四肢の冷えなどの症状を伴う。

処方・手技

【基本穴】膈兪・血海・三陰交

- **寒凝血瘀**：基本穴に瀉法を施し，30分間置針して間欠的に行針をし，抜針後，艾炷灸か棒灸を加える。瘀が心脈を塞いだものには，陰郄・郄門を加え，瘀が経絡を遮っているものには，病変部位

第 1 章　内科病症

およびその周辺の経穴・奇穴・阿是穴を加え，瘀が血脈を閉ざしているものには，太淵と，患部あるいは周辺の経穴・奇穴を加え，諸穴に瀉法を施し，30分間置針し，抜針後，艾炷灸か棒灸を加える。

●**熱盛血瘀**：基本穴に大椎・曲池・内庭・曲沢を加えて瀉法を施し，数分間行針をして抜針する。昏倒と譫語には，さらに十二井穴・十宣穴を加え，点刺して出血させ，水溝・湧泉を加えて瀉法を施し，患者が覚醒するまで行針を続ける。瘀と熱が下焦で結合したものには，大椎・太衝・関元・大腸兪・上巨虚・内庭を加えて瀉法を施し，数分間行針をして抜針する。

●**血瘀から癰を形成したもの**：基本穴に霊台・大椎を加えて瀉法を施し，数分間行針をして抜針し，曲沢・委中を加え，点刺して出血させる。別に癰腫の部位によって，そこを巡行する経脈の井穴に点刺して出血させる。

●**頭顔面部の血瘀**：基本穴に大椎・風池から風池への透刺を加え，諸穴に瀉法を施し，20分間置針し，間欠的に行針をする。

●**胸脇部の血瘀**：基本穴に膻中・内関・太衝を加えて瀉法を施し，20分間置針し，間欠的に行針をする。

●**血瘀から積を形成したもの**：基本穴に章門・痞根穴を加えて瀉法を施し，20分間置針し，間欠的に行針をする。

●**気虚血瘀**：基本穴に瀉法を施し，脾兪・足三里・気海を加えて補法を施し，諸穴に20分間置針し，間欠的に行針をする。

●**血虚血瘀**：基本穴に瀉法を施し，脾兪・足三里・肝兪を加えて補法を施し，動悸と不眠にはさらに心兪を加えて補法を施し，20分間置針し，間欠的に行針をする。

●**陰虚血瘀**：基本穴に膈兪・血海を加えて瀉法，腎兪・復溜・太渓を加えて補法を施し，諸穴に数分間行針をして抜針する。

●**陽虚血瘀**：基本穴に瀉法を施し，命門・腎兪・気海・関元を加えて補法を施し，諸穴に30分間置針して間欠的に行針をし，抜針後，艾炷灸か棒灸を加える。

処方解説

膈兪・血海・三陰交は，いずれも活血化瘀の要穴である。諸穴に長く置針して灸を加えれば，温陽散寒作用が加わる。陰郄は手の少陰経の郄穴であり，郄門は手の厥陰経の郄穴であり，ともに心絡を疏通して活血消瘀をし，灸を加えれば心絡を温めて通じさせる作用に優れている。どの腧穴にもその周辺部を治療する作用があり，通経活絡をして局所の気血を調節するので，経絡および血脈が瘀のために塞がっているものは，病変部とその周辺の腧穴を取穴して治療する。諸穴に灸を加えれば，温陽散寒・通経活絡作用が強まる。大椎は諸陽の会であり，瀉法ですばやく抜針すれば清熱瀉火退熱作用に優れ，表証のあるものには，解表もする。陽明経は多気多血の経であるので，手の陽明経の合穴である曲池と足の陽明経の滎穴である内庭を取穴すれば，気分および血分の邪熱を清瀉する。曲沢は心営の熱毒を清瀉する。十二井穴・十宣穴は清熱瀉火・開竅醒神をする。水溝・湧泉は開竅醒神作用に優れている。肝は蔵血を主るので，足の厥陰経の原穴である太衝は，下焦の気機を疏通するとともに，血熱を清瀉し，活血化瘀をする。大腸兪・上巨虚・内庭は，熱を瀉し腑を通じさせて，瘀熱を下から排出させる。関元は瀉法ですばやく抜針すれば，下焦の気機を調節して清熱祛邪をし，補法で長く置針して灸を加えれば，下焦の元気を温めて補う。霊台は瀉火解毒をし，癰腫治療の有効穴である。「諸痛痒瘡は，皆心に属す」ので，曲沢を取穴すれば，心火を瀉して癰腫を治療する。委中は血中の熱毒を清瀉する。各井穴は，点刺して出血させれば，その経脈の熱毒を清瀉する。頭顔面部の瘀血に大椎を取穴するのは，大椎が諸陽の会穴だからであり，頭顔面部各部に作用する。風池から風池への透刺も，頭顔面部の病症に有効である。膻中は両乳頭の間に位置して胸部に作用するので，胸部の血瘀には最適である。内関は手の厥陰経の絡穴で胸部に作用するので，胸部の病症にきわめて有効である。足の厥陰経は脇肋部を循行するので，脇部の瘀血には，足の厥陰経の原穴である太衝を取穴する。章門・痞根穴は，ともに化瘀消塊をし，痞塊治療の要穴である。脾兪・足三里は，脾胃を健やかにして気血を生化するので，気虚および血虚の血瘀に対して取穴する。気海は元気を補い，灸を加えれば特に下元を温補する作用に優れている。肝兪は肝血を補う。心兪は心血を補って，心神を安らかにする。三陰交は補法ですばやく抜針すれば，肝腎および脾胃の陰を補う。腎兪・復溜・太渓は，補法ですばやく抜針すれば，腎陰を補う。腎兪は補

法で長く置針して灸を加えれば，温腎壮陽をする。命門は腎陽を強くし，真火を補う。

治療効果

本処方の本病症に対する治療効果はきわめて高く，通常の患者であれば，施術後疼痛などの症状は軽減し，実証では5〜7回，虚証では約30回の治療で治癒する。血瘀から積を形成したものは，数10回の治療でしこりが軽減あるいは消失する。

症例1

患者：趙〇〇，男性，18歳。
初診：1983年3月24日
所見：1年余り頭痛が続き，軽減したり悪化したりしている。もともとは頭部全体の疼痛だったが，数カ月前から痛みが両側の太陽穴部に固定するようになり，脹痛とときどき刺痛がある。舌質暗紫色・舌苔白，脈沈渋。痛みが長期化して絡に入ったもので，血が瘀滞して通じなくなっている。
治療経過：上述の血瘀用の処方を2回使用したところ，頭痛は消失した。太陽穴を加え，瀉法でさらに2回刺針した。3カ月後経過観察したが，再発はなかった。

症例2

患者：張〇〇，男性，42歳。
初診：1976年3月28日
所見：人と殴り合い，鈍器で頭部を叩かれ，1度意識を喪失した。気がつくと，頭痛と頭のふらつきがひどく，左眼瞼部が青紫色に腫れあがり，白目に数カ所出血点があった。
治療経過：上述の頭顔面部の瘀血用の処方を採用し，毎日1回施術した。6回目の治療後，頭痛・頭のふらつきと眼瞼部の腫脹が消失し，治癒した。

症例3

患者：田〇〇，男性，58歳。
初診：1981年9月8日
所見：もともと気虚の体質であり，脾の運化機能が弱い。息切れ・自汗・疲労感・力が出ない・無力感・顔色に艶がない・ときどき軽い腹脹がある・ときどき食指が痺れるなどの症状がある。昨日突然右半身が不随になり，言葉がうまく喋れなくなった。舌質淡で舌上に瘀斑がある・舌苔白，脈虚渋。

治療経過：上述の瘀阻経絡と血瘀証用の処方を数回合用したところ，諸症状は軽減した。10回目の治療後，運動機能がめざましく好転した。20回余りの治療で，右半身の機能は完全に回復し，言語も正常になった。5年後経過観察したが，患者は正常な人と変わらなかった。

3 厥証

厥証とは，突然昏倒して人事不省に陥り，あるいは四肢が逆冷するなどを主要症状とする病症である。発病後，通常は短時間のうちに覚醒し，覚醒後は片麻痺・失語症・口眼喎斜などの後遺症はみられない。西洋医学のショック・熱中症・低血糖性昏睡および精神的疾患などで，厥証症状が現れたものは，本病症の弁証論治を参考にすることができる。

病因病機

- 厳寒の季節に寒邪を感受したり，酷暑の季節に暑邪を感受したり，そのほか六淫や穢悪の邪が侵入したりすると，気機が逆乱し，陰陽の気が正しく循環しなくなり，発症する。
- 精神的に抑うつされて肝気が鬱結したり，鬱が火に変わったりすると，肝気が上逆する。あるいは激しく怒って気血ともに上昇すれば，陰陽が循環しなくなる。また普段から精神的ストレスに弱いうえに，突然大きな物音を聞くなどの外界からの強烈な刺激を受ければ，昏厥を起こす。
- もともと元気が虚しているうえに，激しい飢餓感を味わったり，過労や睡眠不足になったり，気血が密かに消耗されて中気が下陥し，脳の髄海が栄養を得られなくなったり，暴飲暴食をして飲食物が胸膈に停滞し，上へも下へも通じなくなり，陰陽昇降が遮られたりすると，発症する。
- 大量の発汗や嘔吐，下痢などをして，気が津とともに脱落したり，創傷や産後の大量失血で気が血とともに脱落したりすると，神明が主人を失う。あるいは創傷・気滞・血瘀疼痛などのために気機が逆乱すると，発症する。
- 形体は強いが気が弱い人が脂っこいものや甘いものばかりを食べると，脾胃が損傷されて運化機能

第1章　内科病症

が失調し，湿が集まって痰になり，その痰が中焦を塞ぐので，気機が通じなくなって清陽が遮られ，発症する。
● さまざまな原因から瘀血が体内に発生して，経絡や心竅を塞ぐと，営衛が不通になり，陰陽気血が循環しなくなって発症する。

弁証

突然昏倒して人事不省に陥り，四肢が逆冷するのを主要症状とする。
● 寒厥：顔色が青い・丸くうずくまって寝る・暖められるのを喜ぶ・悪寒・腹痛・口は渇かない・水様便，舌苔白滑，脈沈遅などの症状を伴う。
● 熱厥：顔面紅潮・発熱・口渇して冷たいものを飲みたがる，舌質紅・舌苔黄，脈沈遅。
● 気厥：実証は，体格が良く，突然の強い精神的な刺激によって誘発される。上記の症状以外に，牙関噤急・両手を握りしめる・呼吸が荒い，舌苔薄白，脈沈か沈弦などの症状を伴う。虚証は，めまい・昏倒・顔面蒼白・発汗・四肢逆冷・呼吸微弱，舌質淡・舌苔白，脈沈微弱などの症状を伴う。
● 血厥：実証は，牙関緊急・顔と唇のチアノーゼ，舌質紅か暗紫色，脈多沈弦などの症状を伴う。虚証は，突然昏倒する・顔面蒼白・唇に艶がない・眼が落ちくぼみ口を開ける・自汗・皮膚が冷たい・呼吸微弱・四肢の震え，舌質淡，脈芤か細数無力などの症状がある。
● 食厥：暴飲暴食をした後に発症することが多い・突然昏倒する・上腹部および腹部全体の脹満・窒息感，舌苔厚膩，脈滑実。
● 暑厥：蒸し暑い気候や環境に置かれたとき，まず頭のふらつき・頭痛・発熱・胸悶・顔面紅潮が現れ，続いて突然失神したり，譫妄したりする。舌質紅で乾燥，脈洪数か虚弦数。
● 中悪：地中の穴や深い井戸，有毒ガスが充満しているところなど，不潔あるいは特殊な環境に入ったときに，突然失神したり，鳥肌が立ち，顔色が青黒くなり，精神的に不安定になり，譫語や牙関緊急が現れたりする。
● 色厥：男女が性交中に発生する昏厥である。

処方・手技

【基本穴】水溝・内関
● 寒厥：基本穴に足三里を加えて諸穴に瀉法と棒灸を施し，神闕を加えて艾炷灸を施し，患者が覚醒し病状が安定するまで，行針と施術を続ける。
● 気厥：実証は，基本穴に膻中・太衝・陽陵泉を加えて瀉法を施し，患者が覚醒するまで行針を続ける。虚証は，基本穴に脾兪・足三里・気海・関元を加えて諸穴に補法と棒灸を施し，患者が覚醒するまで施術を続ける。
● 血厥：実証は，基本穴に膈兪・血海・三陰交を加えて瀉法を施し，患者が覚醒するまで行針を続ける。虚証は，基本穴に脾兪・足三里・膈兪・三陰交を加えて補法を施し，患者が覚醒するまで行針を続ける。
● 食厥：基本穴に中脘・下脘・天枢・足三里を加えて瀉法を施し，患者が覚醒するまで行針を続ける。
● 暑厥：まず十二井穴・十宣穴・曲沢・委兌に点刺して出血させ，大椎・曲池・内庭・内関に瀉法を施し，数分間行針をして抜針し，さらに水溝・湧泉を加えて瀉法を施し，患者が覚醒し諸症状が寛解するまで行針を続ける。
● 色厥：基本穴に腎兪・復溜・太渓・気海・関元を加えて補法を施し，患者が覚醒するまで行針を続ける。

処方解説

水溝は督脈に属するが，督脈は諸陽を総監督し，「入りて脳に絡す」ので，これを取穴すれば，精神活動を奮い立たせ，醒脳開竅をする。内関は手の厥陰心包経の絡穴であるが，心包は心の外衛であり，心に代わって邪気を感受したり，心に代わって命令を下したりする。そして心は神明を主るとともに，手の少陽三焦経と表裏の関係にあるので，内関を取穴すれば，心が神明を主る機能を回復させるとともに，上・中・下焦および表裏内外の気機を調節し，生体機能の回復を促進する。神闕は温中散寒・回陽救逆をする。足三里は瀉法と棒灸を施せば，脾胃を調節し，温陽散寒をする。また陽明経は多気多血の経であり，足三里は足の陽明経の合穴で，気分・血分の寒邪を温めて散逸させるので，寒厥に最適である。膻中は気の会穴であり，理気作用がある。太衝・陽陵泉は，ともに疏肝理気解鬱をする。脾兪・足三里は，脾胃を健やかにして気血を生化する。関元・気海は，下元を温めて補う。膈兪・血海・三陰交は，瀉法では活血化瘀をする。膈兪は補法では補血養血をする。三陰交は補法では，肝腎の精血を補う

とともに，脾胃を健やかにする。中脘・下脘・天枢は，いずれも消食化滞の効果があり，天枢は便通を促し，食滞を押し流して下降させる。十二井穴・十宣穴・商陽・厲兌は，いずれも開竅醒神・清心瀉火をする。曲沢は清心涼営をする。大椎・曲池・内庭は，清熱祛暑退熱をする。湧泉は，開竅醒神作用に優れている。腎兪・復溜・太渓は，補腎固本をする。

治療効果

本処方の本病症に対する治療効果はきわめて高く，通常の患者であれば，施術後すぐに覚醒する。実証では1〜2回，虚証では約15回の治療で，ほかの症状が消失する。

症例

患者：宋〇〇，女性，25歳。
初診：1974年8月6日
所見：もともと気虚の体質で，産後の悪露が出きっていないところに下痢になり，1日10数回の排便があったために，しだいに体を支えることができなくなり，突然昏倒した。頭のふらつき・目のくらみ・顔面蒼白・呼吸困難・油のような冷や汗が出る・四肢が氷のように冷たい，舌質淡で瘀斑がある・舌苔薄白，脈細微で途切れそうであるなどの症状がある。気厥の虚証である。
治療経過：急いで上記の処方を使用した。30分後，冷や汗が止まり，しだいに四肢が温まってきて，顔色が好転し，意識が正常に戻った。少腹部を押えてみるとしこりがあるので，原処方に膈兪（瀉法・棒灸）を加え，毎日1回のペースで，さらに4回施術したところ，諸症状は消失した。

4　浮腫

体内に水液が貯留し，皮膚に氾濫して，眼瞼部・頭面部・四肢・腹背部，ひどくなれば全身に浮腫を引き起こすことを臨床上の特徴とする病症である。西洋医学の急慢性糸球体腎炎・ネフローゼ症候群・うっ血性心不全・内分泌障害および栄養障害などの疾患で浮腫が出現したものは，本病症の弁証論治を参考にすることができる。

病因病機

- 肺は水の上源であるが，もしも風邪が侵入して肺の宣通機能が失調すると，水道を通調して水を膀胱に降ろすことができなくなるので，風が水を遮ってぶつかり合い，皮膚に溢れ出す。
- 痰熱が肺を塞いだり肺気が虚寒になったりすると，肺は水道を通調する機能を失い，水液の代謝機能に支障を来すので，水が皮膚に溢れ出して発症する。
- 湿地に長い間住むと，水湿の気が体内に侵入し，痺証になる。そしてもし痺証が治らず繰り返し外邪を感受すると，臓気と争って損傷させ，化気行水をすることができなくなるので，やはり浮腫を発生させる。
- 皮膚の癰瘡瘍毒がまだ完全に抜けきらずに脾肺に行くと，水液代謝が遮られて皮膚に溢れる。
- 飲食の不摂生や過労から脾気を虚損したり，さらに悪化して脾陽が不足したりすると，運化機能が失調して水湿が停滞し，皮膚に氾濫する。
- 湿が鬱滞して熱に変わり，湿熱が長く居座ると，脾胃の昇清降濁機能が失われるので，三焦が滞って水道が通じなくなり，発症する。
- 房労によって腎気が消耗し，腎陽が衰えて化気行水ができなくなると，膀胱の気化機能が失調して開闔できなくなるので，水液が停滞して浮腫を形成する。
- 肝は疏泄と蔵血を主るが，肝気が鬱結すると，血と水が瘀滞して，浮腫に発展する。
- 心気は宗脈を貫くが，心気が不足したり心陽不振になると，心血が瘀滞して気がめぐらなくなり，水は気を化生することができなくなるので，やはり浮腫が発生する。

弁証

肺水
- **風邪遏肺**：まず眼瞼部と顔面部が浮腫し，それから全身に拡がっていく。悪寒・発熱・咳嗽・頭痛・咽喉部が紅く腫れて痛む，舌苔薄白，脈浮か浮数などの症状を伴う。
- **痰熱壅肺**：頭顔面部と四肢あるいは全身の浮腫・発熱・口渇・胸悶・呼吸促迫・黄色い痰を喀出する・便秘・小便が赤い，舌質紅・舌苔黄，脈滑数。
- **肺気虚寒**：頭顔面部や四肢の浮腫・顔面蒼白・力

のない咳をする・澄んだ水っぽい痰を喀出する・息切れ・自汗・形寒・悪寒，舌質淡・舌苔白，脈虚細。

脾水
- ●脾胃気虚：頭顔面部や四肢の浮腫・顔色に艶がない・倦怠感・力が出ない・食が進まない・腹脹・泥状便，舌質淡・舌苔白，脈緩弱。
- ●脾陽不足：さらに悪寒・四肢逆冷，舌質淡胖嫩・舌苔白滑，脈沈緩などの症状を伴う。

心水
- ●心気虚弱：下肢や全身の浮腫・動悸・怔忡・息切れ・力が出ない・胸中が塞がって苦悶する，舌質淡・舌苔薄白，脈細弱か結代。
- ●心陽不振：心気虚弱の症状のほかに，形寒・四肢逆冷・咳喘して上逆する・全身の腫脹などの症状を伴う。心陽虚が重篤になると，流れるような大汗・四肢厥冷・脈微で途切れそうになるなどの症状が現れる。
- ●心血瘀阻：下肢や全身の浮腫・息切れ・咳喘・上腹部および腹部全体の脹悶疼痛・脇の下にしこりができる・唇のチアノーゼ，舌質暗か瘀斑がある，脈結代。

肝水
- ●気滞水停：四肢や全身の浮腫・脇肋部全体の痛み・上腹部および腹部全体の痞満・げっぷ・嘆息・飲食減少・尿量減少，舌質淡・舌苔白，脈弦。

腎水
- ●膀胱停水：頭顔面部や全身の浮腫・煩渇して水を飲む・水を飲むとすぐに吐き出す・臍下に拍動が触れる・排尿困難・頭痛発熱などの表証，舌苔白，脈浮。
- ●下焦湿熱：頭顔面部と両足の浮腫。悪化すれば，全身の浮腫・身熱不揚・煩熱・口渇・小便が赤く出渋ったり黄色く混濁したりする，舌苔白黄，脈数などの症状が現れる。
- ●腎陽不足：全身の浮腫・排尿困難・腰と膝がだるい・悪寒・四肢逆冷，舌質淡嫩，脈沈弱遅。
- ●湿毒浸淫：眼瞼部の浮腫・浮腫がしだいに全身に拡がる・排尿困難・体に瘡瘍が発生しひどくなるとただれる・悪風・発熱，舌質紅・舌苔薄黄，脈浮数か滑数。
- ●三焦湿熱壅盛：下焦湿熱証の脈象・症状のほかに，胸と上腹部の痞悶などの症状が現れる。

脾腎両方の陽気が虚しているという例も臨床上よくみられる。

- ●腎陽の衰えが長期化し，腎陰虚になったもの：浮腫発作を繰り返し，腰と膝がだるい・口とのどが乾燥する・五心煩熱，舌質紅，脈細数などの症状が現れる。
- ●腎陰不足・肝陽上亢：頭のふらつき・頭痛・心煩・不眠・空中を歩いているようで足に力が入らない・四肢がかすかに震える，脈弦などの症状を伴う。
- ●腎気虚が極限まで達し中陽が衰退して濁邪が上逆したもの：腫満して治らなかったり，浮腫が引いた後に，表情が乏しい・意気消沈・嗜睡・頭のふらつき・頭痛・顔色に艶がない・悪心・痰涎を嘔吐する・胸悶・四肢逆冷・尿量減少か無尿・口の中に尿の味がする・ひどくなると昏睡する，舌質淡・舌苔膩，脈細弱などの症状が現れる。

処方・手技

【基本穴】陰陵泉・三焦兪・水分・水道・膀胱兪・中極

肺水
- ●風邪遏肺：基本穴に肺兪・列欠・大椎・合谷を加えて瀉法を施し，数分間行針をして抜針する。
- ●痰熱壅肺：基本穴に肺兪・尺沢・豊隆を加えて瀉法を施し，数分間行針をして抜針し，少商を加え，点刺して出血させる。
- ●肺気虚寒：基本穴に平補平瀉法を施し，肺兪・中府・太淵・足三里を加えて補法を施し，各穴に30分間置針して間欠的に行針をし，抜針後，艾炷灸か棒灸を加える。

脾水
- ●脾胃気虚：基本穴に平補平瀉法を施し，脾兪・胃兪・足三里・中脘を加えて補法を施し，各穴に20分間置針し，間欠的に行針をする。
- ●脾陽不足：基本穴に30分間置針して間欠的に行針をし，抜針後，艾炷灸か棒灸を加える。

心水
- ●心気不足：基本穴に平補平瀉法を施し，心兪・巨闕・神門を加えて補法を施し，諸穴に20分間置針し，間欠的に行針をする。
- ●心陽不足：基本穴に30分間置針して間欠的に行針をし，抜針後，艾炷灸か棒灸を加える。重篤な心陽虚衰で流れるような汗をかき，四肢が厥冷しているものには，さらに神闕を加えて艾炷灸，気

海・関元を加えて補法・棒灸を施す。
- ●心血瘀阻：基本穴に陰郄・郄門・膈兪・血海・三陰交を加えて瀉法を施し，20分間置針し，間欠的に行針をする。

肝水
- ●気滞水停：基本穴に肝兪・期門・太衝・陽陵泉を加えて瀉法を施し，20分間置針し，間欠的に行針をする。

腎水
- ●膀胱停水：基本穴に瀉法を施し，頭痛・発熱などの表証があるものには，さらに大椎・風池・合谷・風門を加えて瀉法を施し，諸穴に20分間置針し，間欠的に行針をする。
- ●下焦の湿熱で発熱しているもの：基本穴に大椎・外関を加えて瀉法を施し，諸穴に数分間行針をして抜針する。
- ●腎陽不足：基本穴に平補平瀉法を施し，腎兪・命門・復溜・太渓を加えて補法を施し，諸穴に30分間置針して間欠的に行針をし，抜針後，艾炷灸か棒灸を加える。
- ●湿毒浸淫：基本穴に霊台・大椎・曲沢を加え，諸穴に瀉法を施し，数分間行針をして抜針する。
- ●三焦湿熱壅盛：下焦湿熱用の処方を基礎とし，さらに外関から内関への透刺を加えて瀉法を施し，数分間行針をして抜針する。
- ●脾腎とも陽気が虚しているもの：上述の脾陽不足と腎陽不足用の処方を合用する。
- ●陽の損傷が陰に波及し腎陰虚が中心になったもの：基本穴に平補平瀉法を施し，腎兪・復溜・太渓を加えて補法を施し，諸穴に数分間行針をして抜針する。腎陰不足で肝陽が上亢したものには，さらに肝兪・三陰交を加えて補法，太衝・行間を加えて平補平瀉法を施し，数分間行針をして抜針する。
- ●腎気虚が極限に達し中陽が衰退し湿濁が上逆したもの：基本穴に瀉法を施し，腎兪・命門・復溜・太渓・脾兪・足三里を加えて補法，中脘・豊隆・内関を加えて瀉法を施し，諸穴に30分間置針し，間欠的に行針をする。昏睡には，さらに水溝・湧泉・十二井穴を加えて瀉法を施し，患者が覚醒するまで行針を続ける。

処方解説

陰陵泉は醒脾化湿利尿をする。三焦兪は三焦の気機を疏通して，水道を通利する。水分は清濁を分別し，治水の要穴である。水道は水道の通りをよくし，小便を通じさせる。膀胱兪・中極は，膀胱の気化作用を調節し，利尿作用に優れている。諸穴は長く置針し灸を加えれば温陽利水効果を強化し，すばやく抜針すれば清熱作用が加わる。肺兪・列欠は肺気を調節し，水道を通調する機能を回復させる。また瀉法ですばやく抜針すれば肺熱を清瀉する。肺兪は補法で長く置針し灸を加えれば，肺気を温めて補う。大椎・合谷は，疏風清熱解表をする。尺沢・少商にも，肺熱を清瀉する作用がある。豊隆は清熱化痰をする。中府・太淵は，肺気を温めて補う。足三里は補中益気をし，肺気の回復を助ける。脾兪・胃兪・中脘は，脾胃を健やかにして中気を補い，諸穴に灸を加えれば中陽を温める作用が強まる。心兪・巨闕・神門は，補法で長く置針すれば心気心血を補い，灸を加えれば心陽を温めて補う作用が強まる。神闕・気海・関元は，下元を温め回陽固脱をする。陰郄・郄門は心絡を疏通し，活血消滞をする。膈兪・血海・三陰交は瀉法では活血化瘀をし，三陰交は補法ですばやく抜針すれば，肝腎および脾胃の陰を補う。肝兪・期門・太衝・陽陵泉は，瀉法では疏肝理気をし，肝兪は補法ですばやく抜針すれば肝陰を補う。風池・風門にも，清熱解表作用がある。外関は三焦の気機を疏通し，三焦の邪熱を清瀉するとともに，解表退熱をする。腎兪・命門・復溜・太渓は，補法で灸を加えれば腎陽を温めて補い，補法ですばやく抜針すれば腎陰を補う作用が中心になる。霊台は清熱解毒をし，癰瘡瘡毒治療の要穴である。曲沢は心火を清瀉し，熱毒を除く。内関は寛胸理気・和胃降逆をし，すばやく抜針すれば心火を清瀉する作用がある。太衝・行間は，平補平瀉法はすばやく抜針すれば清熱平肝潜陽をする。中脘・豊隆は，瀉法で長く置針すれば，和胃消滞・化痰降濁をする。水溝・湧泉・十二井穴は，開竅醒神をする。

治療効果

本処方の本病症に対する治療効果はきわめて高く，実証では約10回，虚証では30～50回の治療で，完治する。水腫が再発したものにも，本処方は有効である。

症例1

患者：王○○，女性，23歳。

第1章　内科病症

初診：1972年11月5日
所見：2日前に眼瞼部が腫脹し始め，しだいに浮腫が全身に拡がってきた。また四肢および体幹部がだるくて重い・発熱・軽い悪風寒・咽喉の腫痛・排尿困難，舌尖紅赤・舌苔薄白，脈浮でやや数などの症状を伴っている。肺水であり，風邪が肺を塞いでいるので，上記の処方を使用した。
治療経過：1回刺針をしたところ，発熱・悪寒は軽減し，小便が少し通じるようになった。3回目の施術後，発熱・悪寒は消失し，小便が通じ，浮腫は軽減し，ほかの症状もみな好転した。原処方でさらに10回余り治療したところ，浮腫は消失し，ほかの症状もすべてなくなった。

症例2

患者：楊○○，男性，37歳。
初診：1982年7月21日
所見：慢性腎炎は長い間再発していなかったが，最近再発した。眼瞼部，顔面部が浮腫し，しだいに全身に拡がっていった。排尿困難・微熱・軽い咳・発汗・悪風，舌質淡・舌苔白滑，脈浮緩などの症状がある。風水表虚証である。
治療経過：上記の処方を1回使用したところ，発熱・悪風は消失し，小便はやや出が良くなり，浮腫の勢いが弱まった。2回目の施術後，浮腫は明らかに好転し，咳嗽は停止した。10回余りの施術で，浮腫は消失し，ほかの症状もすべてなくなった。半年後追跡調査したが，再発はなかった。

5　汗証

汗証とは，人体の陰陽失調・営衛不和・腠理の開闔不利などから発生する，汗液が外泄される病症である。西洋医学のさまざまな疾病および伝染病のうち，甲状腺機能亢進・自律神経機能障害・リウマチ熱・低血糖・結核病・虚脱・ショックおよび伝染病の発熱期と回復期などで，上記の症状が出現したものは，本病症の弁証論治を参考にすることができる。

病因病機

- 肺は気を主って衛に属するので，肺気が不足すると，肌表が荒くなって腠理の守りがおろそかになり，自汗が発生する。
- 風邪が表虚の体に侵入すると，湿邪が皮膚に滞留するので，やはり営衛が不和になり，衛外をコントロールできなくなって汗が出る。
- 風寒が裏に入って熱に変わったり，風温・暑熱が侵入して肺の熱が燃え上がったり，肺胃の熱が強かったり，津が損傷されて腸が乾燥したりすると，津液を蒸発させて大量の発汗を引き起こす。
- 飲食の不摂生により，胃腸に熱が鬱積し，津を外に追い出すことによって発症する。
- 飲食の不摂生や湿邪を外感したりして脾胃を損傷し，脾の運化機能に異常を来すと，湿が集まって熱を生じ，湿熱が肌表を燻蒸するので，自汗が発生する。それが頭から蒸発すれば頭から発汗し，四肢末節に達すると手足から発汗する。肝胆に鬱積すると胆汁が汗とともに浸みだし，黄色い汗となる。また湿熱が長い間鬱積すると，陰血まで損傷し，盗汗になる。
- 考えすぎや房労などの原因で陰精を消耗すると，体内に虚火が発生し，陰津がかき乱されて盗汗が起きる。
- 心配のしすぎなどで心神が乱されると，陰が陽を制御できず，興奮するたびに発汗しやすくなる。
- 長患いや重病になると，正気が消耗して陽気が衰弱し，肺気虚・心気虚・心陽虚・脾気虚・脾陽虚・腎陽虚のいずれの場合にも，津液の固摂機能が低下し，いわゆる「斂陰できない」ために，汗液がみだりに外泄してしまい，ひどくなると亡陽という変証が発生して絶汗に至る。
- このほか高熱・急激な下痢による陰の枯渇・陰陽離決からも，亡陽汗脱という変証を引き起こす。
- 急性の熱病を治療できなかったり，治療過誤をしたり，正気がもともと虚していて病邪が気分からなかなか出て行かず，正邪が争ったりすると，戦汗になる。

弁証

自汗（動いても動かなくても，覚醒時に発汗するもの）

- **営衛不和**：発汗して悪風する・微熱・頭痛・全身が痛だるい，舌苔薄白，脈浮緩。
- **肺脾気虚**：発汗して悪風する・動くと悪化する・顔色に艶がない・慢性の咳喘・声に力がない・カ

ゼを引きやすい・食が進まない・腹脹・泥状便，舌苔薄白，脈弱。
- **裏熱蒸迫**：だらだらと汗をかく・頭からだけ発汗したり手足に汗が多くなったりする・発熱・顔面紅潮・口渇して冷たいものを飲みたがる・煩躁・不安感，舌質紅・舌苔黄，脈洪大。
- **肺熱が強く黄色い痰を喀出し津が損傷されて腸が乾燥しているもの**：大便乾結，脈滑実などの症状が現れる。

盗汗（睡眠時に発汗し，起きた後は汗が止まるもの）
- **心血不足**：動悸・多夢・息切れ・精神疲労・顔と唇に艶がない，舌質淡・舌苔薄白，脈細などの症状を伴う。
- **陰虚火旺**：虚性の咳喘が長く続く・不眠・心煩・眠るとすぐに発汗する・痩せる・骨蒸潮熱・手掌部と足底部の熱，舌質紅・舌苔少乏津，脈細数。
- **黄汗**（発熱して発汗し，その汗が柏の汁のように黄色くて衣服を染めるもの）：口が乾くが水を飲みたがらない・小便が黄色い，舌苔黄膩，脈沈滑か滑数。
- **戦汗**：急性熱病中に，発熱・口渇・手足をばたつかせて落ち着きがないなどの症状が現れ，突然全身が戦慄したあと発汗するものであり，脈はやや数。
- **絶汗**：危険な病症であり，突然流れるような大汗をかいたり油のような汗をかき，呼吸微弱・四肢厥冷，舌巻・舌苔薄黄で乏津，脈微で途切れそうか虚大無力になるなどの症状が現れる。

処方・手技

【基本穴】肺兪・合谷・陰郄

自汗
- **営衛不和**：基本穴に大椎・風門・肝兪を加えて平補平瀉法を施す。肝兪は数分間行針をして抜針し，そのほかの穴は30分間置針して間欠的に行針をし，抜針後，艾炷灸か棒灸を加える。
- **肺脾気虚**：基本穴に中府・太淵・脾兪・足三里を加えて補法を施し，20分間置針し，間欠的に行針をする。
- **裏熱蒸迫**：胃熱には，基本穴に内庭を加えて瀉法を施し，数分間行針をして抜針し，厲兌を加え，点刺して出血させる。肺熱には，さらに尺沢・魚際を加え，諸穴に瀉法を施し，数分間行針をして抜針し，さらに少商を加え，点刺して出血させる。津が損傷して腸が乾燥し，便秘になったものには，別に支溝・上巨虚を加えて瀉法を施し，数分間行針をして抜針する。

盗汗
- **心血不足**：基本穴に心兪・巨闕・神門・膈兪・三陰交を加えて補法を施し，20分間置針し，間欠的に行針をする。
- **陰虚火旺**：基本穴に平補平瀉法を施し，少府・労宮を加えて平補平瀉法，腎兪・太渓・復溜・三陰交を加えて補法を施し，諸穴に数分間行針をして抜針する。
- **黄汗**：基本穴に瀉法を施し，陰陵泉・三焦兪・肝兪・胆兪・行間・侠渓を加えて瀉法を施し，数分間行針をして抜針し，隠白・厲兌・大敦・足竅陰を加え，点刺して出血させる。
- **戦汗**：基本穴に足三里を加えて平補平瀉法を施し，20分間置針し，間欠的に行針をする。
- **絶汗**：基本穴に補法と棒灸を施し，気海・関元を加えて補法・棒灸，神闕を加えて艾炷灸を施す。

処方解説

肺は気を主って衛に属し，毛竅の開闔を司るので，肺の背兪穴である肺兪を取穴すれば，肺機能を調節し，毛竅を司る機能を正常に戻して汗を止める。合谷は手の陽明大腸経の原穴であり，手の陽明経と手の太陰経は表裏の関係にあるので，合谷を取穴すればやはり毛竅に作用して汗を止める。汗は心液であり，陰郄は手の少陰心経の郄穴であるので，心気を調節して斂汗する。諸穴に補法を施し，長く置針すれば補気効果があり，すばやく抜針すれば清熱作用が加わる。大椎は祛風解表退熱をし，風門は膀胱の経気を疏通して解表をする。肝は蔵血をして「営は血中の気」であるので，肝兪を取穴すれば，斂陰和営の効果がある。そして表邪が除かれ営衛が調和すれば，営衛不和を原因とする自汗は自然に止まる。肺兪・中府・太淵は，補法で長く置針すれば肺気を補い，肺兪は瀉法ですばやく抜針すれば肺熱を清瀉する。脾兪・足三里は脾胃を健やかにし，中気を補う。内庭・厲兌は胃火を瀉す。尺沢・魚際・少商は，肺熱を清瀉する。支溝は三焦の邪熱を清瀉するとともに，便通を促す作用がある。上巨虚は腸熱を清瀉して便通を促す。心兪・巨闕・神門は，心気心血を補う。膈兪は補血養血をする。三陰交は補法で長く置針すれば，肝腎の精血を補うとともに脾胃を健やかにし，補法ですばやく抜針すれば肝腎および脾胃

第1章　内科病症

の陰を補う作用が中心になる。少府・労宮は清心寧神をする。腎兪・復溜・太渓は腎陰を補い，復溜には汗を止める効果もある。陰陵泉は醒脾清熱利湿をする。三焦兪は三焦の湿熱を清利する。肝兪・胆兪・行間・大敦・俠渓・足竅陰は，瀉法を施すか点刺して出血させれば，肝胆の湿熱を清利する。隠白・厲兌は，脾胃の湿熱を清瀉する作用を強化する。戦汗には，足三里に平補平瀉法を施し，人体の正気を奮い起こすことによって邪を外に追い出す。気海・関元・神闕は，元気を補い，回陽固脱をする。

治療効果

　本処方の本病症に対する治療効果は高く，実証では3～5回，虚証では約15回の治療で治癒する。

症例1

患者：宋〇〇，女性，52歳。
初診：1974年12月3日
所見：盗汗がひどい。寝付くとすぐに発汗し，必ず寝間着を濡らす。足腰がだるい・耳鳴りが止まらない・頭のふらつき・目のくらみ・痩せる・五心煩熱・ときどき不眠になる，舌質紅・舌苔少，脈細数などの症状がある。陰虚火旺証である。
治療経過：上記の処方を5回使用したところ，盗汗は止まり，諸症状も好転した。20回目で，諸症状は消失し，盗汗は再発しなくなった。

症例2

患者：王〇〇，男性，29歳。
初診：1981年12月25日
所見：数カ月前から盗汗がひどくなり，五心煩熱，舌質紅・舌苔少，脈細数などの症状を伴う。中薬を服用してやや効果があったが，数日前からまた悪化した。
治療経過：上述の陰虚火旺証用の処方を3回使用したところ，盗汗および煩熱は明らかに軽減した。10回余りの施術で，盗汗および諸症状は消失した。3カ月後経過観察したが，盗汗などの症状は再発していなかった。

症例3

患者：魏〇〇，女性，57歳。
初診：1978年12月23日
所見：数カ月前から汗が止まらず，動くとさらに悪化する。中薬・西洋薬による治療はあまり効果がない。カゼを引きやすい・飲食減少・ときどき泥状便になる・発汗後ときどき悪風がある，舌質淡・舌苔白，脈虚弱無力などの症状がある。肺脾気虚証である。
治療経過：上記の処方を10回余り使用したところ，汗は止まり，ほかの症状も消失した。2カ月後経過観察したが，再発はなかった。

6　痰飲

　痰飲とは，体内において水液が循環異常を起こし，特定の部位に停滞蓄積する病症である。西洋医学の滲出性胸膜炎・慢性気管支炎・気管支喘息・胃腸機能障害・不完全幽門閉塞・腸閉塞などの疾病で，特定の段階において本病症の臨床症状が現れたものは，本病症の弁証論治を参考にすることができる。

病因病機

- 寒冷で高湿の気候であったり，湿地に寝起きしたり，雨に当たる，川を渡るなどして寒湿の邪が陽気を損傷したりすると，中陽が縛られて運化機能が働かなくなるので，水湿が停滞して発症する。
- 冷たい水を飲みすぎたり，生ものや冷たいものばかりを食べたりすると，陽気が遮られて脾の運化機能に異常を来すので，湿が集まって飲になる。
- 考えすぎや過労から脾を損傷すると，中陽の運化機能が失われるので，水が停滞して飲になる。
- 房労から腎を損傷したり，年をとって腎陽が不足したりすると，化気することができないので，水が集まって飲になる。

弁証

- **飲留胃腸**：胃中に振水音がしたり腸がゴロゴロと鳴ったりする・上腹部および腹部全体の脹満疼痛・下痢・下した後も胃腸が脹満する，舌苔白膩，脈沈弦有力。飲が熱化し，穢濁とぶつかり合って陽明壅実証を形成したものは，便秘でガスが出ない・口とのどの乾燥，舌苔黄膩，脈象に数脈が加わるなどの症状を伴う。
- **飲停胸脇**（懸飲ともいう）：胸脇部特に季肋部の

脹悶疼痛・唾を喀出したり呼吸や転側をしたときに疼痛が増悪する・息切れ・呼吸促迫，舌苔白滑，脈沈弦．
● 飲犯胸肺：咳喘・胸満・呼吸困難・仰向けに寝ることができない・白沫の多い痰を大量に喀出する・顔面部と眼瞼部の浮腫，舌苔白膩，脈弦緊．初期には，悪寒・身痛，脈浮などの表証を伴う．飲が鬱滞して化熱したものは，発熱はしても悪寒がないか往来寒熱をする・口苦・のどの乾き，舌苔薄黄，脈弦数などの症状がある．熱が長引いて陰を損傷したものは，少量の粘った痰を喀出する・口とのどの乾燥・午後の潮熱・頬が紅い・盗汗・手掌部と足底部の熱・痩せる・胸脇部の悶痛，舌質紅・舌苔少，脈細数などの症状を伴う．
● 飲溢四肢：四肢が重だるかったり関節が痛んだりする・ひどくなると四肢がわずかに浮腫する・口渇はない・咳喘・白沫の多い痰が出る，舌苔白滑膩，脈弦緊．悪寒・頭痛・無汗・脈浮などの風寒表証を伴うことがある．
● 脾陽虚：胸脇支満・心下痞満・胃中に振水音がある・胃部を温められるのを喜び冷やすのを嫌う・背部の冷え・飲食減少・泥状便・水を飲みたがらないか少量の温かいものを飲む・飲むと吐きやすい・澄んだ痰涎を大量に嘔吐する・頭のふらつき・目のくらみ，舌苔白滑，脈弦細滑．
● 腎陽虚：臍下の拍動・動悸・息切れ・悪寒・四肢逆冷・少腹部の拘急と痺れ・排尿困難，舌質淡で胖大・舌苔白膩，脈沈細弱．

処方・手技

【基本穴】陰陵泉・三焦兪・外関・水分
● 飲留胃腸：基本穴に足三里・天枢・上巨虚を加えて瀉法を施し，20分間置針し，間欠的に行針をする．飲が熱化したものには，さらに内庭を加えて瀉法を施し，数分間行針をして抜針し，厲兌・関衝を加え，点刺して出血させる．
● 飲停胸脇：基本穴に期門・膻中・太衝・陽陵泉を加えて瀉法を施し，20分間置針し，間欠的に行針をする．
● 飲犯胸肺：基本穴に膻中・肺兪・中府・尺沢・列欠・豊隆を加えて瀉法を施し，20分間置針し，間欠的に行針をする．風寒表証があるものには，さらに大椎・合谷を加えて瀉法を施し，30分間置針して間欠的に行針をし，抜針後，艾炷灸か棒灸を加える．飲が鬱滞して化熱したものは，基本穴に数分間行針をして抜針する．熱が強く陰を損傷し陰虚内熱になったものは，基本穴に平補平瀉法を施し，尺沢を加えて平補平瀉法，肺兪・中府・腎兪・三陰交・復溜・太渓を加えて補法を施し，数分間行針をして抜針する．
● 飲溢四肢：基本穴に瀉法を施し，大椎・外関・合谷を加え，別に四肢局所の腧穴を加える．例えば上肢には曲池から少海・合谷から後渓への透針を加え，下肢には陽陵泉から陰陵泉・条口から承山・懸鍾から三陰交・崑崙から太渓への透針を加える．咳喘には肺兪・尺沢を加え，痰が多いものにはさらに豊隆を加え，諸穴に瀉法を施し，20分間置針して間欠的に行針をし，抜針後，艾炷灸か棒灸を加える．
● 脾胃陽虚：基本穴に平補平瀉法を施し，脾兪・胃兪・足三里・三陰交を加えて補法を施し，諸穴に30分間置針して間欠的に行針をし，抜針後，艾炷灸か棒灸を加える．
● 腎陽虚：基本穴に平補平瀉法を施し，腎兪・命門・復溜・太渓・気海・関元を加えて補法を施し，諸穴に30分間置針して間欠的に行針をし，抜針後，艾炷灸か棒灸を加える．

処方解説

　陰陵泉は醒脾利湿化飲をする．三焦兪・外関は三焦の気機を疎通し，水道を通利して飲を除く．飲邪が表にあるものは，外関に解表作用があるので，外関を取穴して表から邪を除く．水分は清濁を分別し，痰飲病治療の有効穴である．諸穴は，長く置針すれば温陽化飲効果が強まり，すばやく抜針すれば清熱作用が加わる．天枢は大腸の募穴であり，足三里は足の陽明経の合穴であり，上巨虚は大腸の下合穴であるが，いずれも胃腸の機能を調節して化湿降濁をするので，飲が胃腸に停滞したものに最適である．諸穴は，すばやく抜針すれば，清熱作用が加わる．上巨虚には便秘を通じさせる作用もある．内庭・厲兌は，ともに胃火を清瀉する．関衝には，三焦の邪熱を清瀉する効果がある．膻中は気の会穴であり，寛胸理気をする．また止咳平喘の作用もある．期門・太衝・陽陵泉は，疏肝理気をする．肺兪・中府・尺沢・列欠は，瀉法で長く置針すれば肺気を調節して止咳平喘をし，瀉法ですばやく抜針すれば肺熱を清瀉する作用が加わる．肺兪・中府は，補法ですばや

く抜針すれば肺陰を補う。豊隆は和胃消滞・化痰降濁をし，すばやく抜針すれば清熱和胃化痰をする。大椎・合谷は，瀉法で長く置針し灸を加えれば祛風散寒・発汗解表をして飲を除き，すばやく抜針すれば清熱瀉火退熱をする。腎兪・復溜・太渓は，補法ですばやく抜針すれば腎陰を補い，長く置針し灸を加えれば腎陽を温めて補う。三陰交は，補法ですばやく抜針すれば肝腎および脾胃の陰を補い，補法で長く置針し灸を加えれば温陽健脾をし，肝腎の精血を補う。飲が四肢に溢れているものには，四肢にある腧穴を取穴すれば，経気を調節し，化湿除飲をする。脾兪・胃兪・足三里は，脾胃を健やかにし，中陽を温める。命門は温腎壮陽作用に優れている。気海・関元は，下元を温めて補う。

治療効果

本処方の本病症に対する治療効果はきわめて高く，実証では約15回，虚証では約30回の治療で治癒する。

症例

患者：王○○，女性，25歳。
初診：1975年4月8日
所見：左季肋部に疼痛があり，咳嗽や呼吸をしたり，寝返りを打ったり，側臥したりすると，疼痛が増悪する。X線透視により，滲出性胸膜炎と診断された。息切れ・呼吸促迫，舌質淡・舌苔白滑，脈沈弦などの症状がある。懸飲証である。
治療経過：上記の処方を1回使用したところ，すぐに疼痛が止まった。数時間後，疼痛がもとに戻ったので，再び刺針したところ，また疼痛が止まった。4回目の施術後，疼痛はまだあったが，ごく弱いものになった。10回余りの治療で，疼痛は消失した。治療を停止して10日余り，疼痛は再発していないが，左季肋部に違和感がある。さらに10回余り治療したところ，諸症状は完全に消失した。2カ月後X線透視をしたが，胸膜腔に停留していた液体は消失していた。

7 消渇

消渇とは，多飲・多食・多尿・痩せる・尿の混濁・尿に甘い匂いがするなどを特徴とする病症である。本病症は西洋医学の糖尿病と酷似しており，西洋医学の尿崩症も本病症の特徴を一部共有しており，本病症を参考にして弁証論治を進めることができる。

病因病機

- 脂っこいものや甘いもの，味の濃いものを食べすぎて脾胃を損傷すると，運化機能が働かなくなり，体内に熱が蓄積して燥に変わり，水穀や液を消耗し，津液が損傷されるので，臓腑が濡養を得られなくなり発症する。
- 長期にわたる精神的ストレスから気機が鬱結し，それが悪化して火に変わると，肺胃の津液を焼いて発症する。
- もともと陰虚の体質であったり，房労が過度になったりすると，陰精を消耗して陰虚火旺となり，それが肺胃を燻蒸するので，消渇を発生させる。

以上を総合すれば，本病症の本は陰虚で，燥熱が標であり，両者が互いに原因となり，燥熱が強くなればなるほど陰がますます虚し，陰が虚せば虚すほど燥熱が強くなる。しかも陰虚燥熱には，常に変証が百出する。例えば腎陰が虚損すれば肝を潤すことができないので，肝腎ともに虚となる。営陰が焼かれれば脈絡が瘀阻して毒を蓄積させ，膿を形成する。また本病症が長引けば，陰の損傷が陽にまで波及し，気陰両傷や陰陽両虚が現れ，ひどくなれば腎陽の衰退や陰竭陽亡という危険な証候を出現させる。

弁証

- **肺熱津傷**：煩渇・多飲・口と舌の乾燥・頻尿・多尿，舌辺と舌尖紅・舌苔薄黄，脈洪数。
- **胃熱熾盛**：多食・すぐに空腹になる・痩せる・大便乾結，舌苔黄，脈滑実有力。
- **腎陰虧損**：頭のふらつき・耳鳴り・頻尿・多尿・尿が脂のように混濁する・尿が甘い・口とのどの乾燥・皮膚の乾燥，舌質紅・舌苔少，脈沈細数。陰陽両虚は，頻尿・尿が脂のように混濁する・ひどくなると水を飲むたびに排尿がある・顔色が暗

黒色である・口とのどの乾燥・腰と膝がだるい・インポテンス・早漏・形寒・悪寒・四肢の冷え・手掌部と足底部の熱，舌質淡・舌苔白く乾燥，脈沈細無力などの症状を伴う。腎陰虧損し肝が潤わず肝腎の精血が耳や目にまで届かないものは，白内障・夜盲症・耳聾などの病症を伴う。燥熱内結し毒が鬱積して膿になったものは，瘡・疔・癰・疽などの病症を伴う。陰の損傷が陽に波及し，水湿が貯留して皮膚に溢れ出せば，浮腫が発生する。陰津が枯渇して虚陽浮越したものは，顔面紅潮・頭痛・悪心・煩躁・呼吸が深くて長い・唇と舌が乾燥して紅いなどの症状を伴う。陰竭陽亡は，昏迷・四肢厥冷・流れるような大汗をかく，脈微で途切れそうになるなどの症状を伴う。

処方・手技

【基本穴】膵兪穴・三焦兪・外関・少府

諸穴に平補平瀉法を施す。

- 肺熱津傷：基本穴に尺沢を加えて瀉法，魚際を加えて平補平瀉法，肺兪を加えて補法を施し，諸穴に数分間行針をして抜針し，少商を加え，点刺して出血させる。
- 胃熱熾盛：基本穴に天枢・上巨虚・内庭を加えて瀉法，胃兪を加えて補法を施し，諸穴に数分間行針をして抜針し，隠白・厲兌を加え，点刺して出血させる。
- 腎陰虧損：基本穴に腎兪・復溜・太渓を加えて補法を施し，諸穴に数分間行針をして抜針する。陰陽両虚には，さらに命門・気海・関元を加えて補法を施し，30分間置針して間欠的に行針をし，抜針後，艾炷灸か棒灸を加える。肝腎両虚で目の疾患や耳聾があるものには，腎陰虧損用の処方を基礎にし，さらに肝兪・三陰交を加えて補法を施す。目の疾患には，さらに晴明・承泣を加えて補法を施し，耳聾には耳門・翳風を加えて平補平瀉法を施し，諸穴に数分間行針をして抜針する。瘡疔・癰疽には，別に瘡疔や癰疽がある部位をめぐる経脈の郄穴を加えて瀉法を施し，数分間行針をして抜針する。同時に井穴を加え，点刺して出血させ，霊台・大椎・曲池を加えて瀉法を施し，数分間行針をして抜針する。陰の損傷が陽にまで波及し水腫が現れたものには，さらに水分・陰陵泉・水道を加えて瀉法を施し，30分間置針して間欠的に行針をし，抜針後，艾炷灸か棒灸を加える。陰津が枯渇して虚陽が浮越したものには，腎陰虧損用の処方を基礎とし，内関を加えて平補平瀉法を施し，数分間行針をして抜針する。陰竭陽亡には，別に神闕を加えて艾炷灸，気海・関元を加えて補法・棒灸，水溝を加えて瀉法を施し，患者が覚醒し危険な兆候がなくなるまで，諸穴に施術を続ける。

処方解説

膵兪穴は消渇治療の経験穴であり，消渇の患者にどんな証が現れていても効果がある。三焦兪は三焦の背兪穴であり，外関は手の少陽経の絡穴であるが，上消・中消・下消のいずれにも使用することができる。諸穴は，すばやく抜針すれば清熱作用がある。肺熱津傷には，尺沢・魚際・少商を取穴して肺熱を清瀉する。肺兪は肺陰を補い，別に少府を取穴すれば，心火を清瀉し肺熱の除去に有利である。天枢・上巨虚・内庭・厲兌・隠白は，胃火を清瀉する。天枢・上巨虚は，腸熱を清瀉し，便秘を通じさせる。胃兪は胃陰を補う。腎兪・復溜・太渓は，腎陰を補う。命門は腎陽を温め，真火を補う。気海・関元は下元を温めて回陽固脱をする。肝兪は肝陰を補う。三陰交は，肝腎および脾胃の陰を補う。睛明・承泣は活絡明目をし，眼病治療の要穴である。耳門・翳風は耳周辺の腧穴であり，耳聾など耳の疾患を治療する。霊台・大椎・曲池は，清熱瀉火解毒をし，瘡疔・癰疽を治療する。そのうちの霊台は，瘡疔・癰疽に対して特別な効果を発揮する。さらに瘡疔・癰疽ができた部位をめぐる経脈の郄穴と井穴を取穴すれば，関連部位に作用し，瀉火解毒・活血消瘀をし，各部位の瘡疔・癰疽の完治を促す。水分・陰陵泉は利水消腫をし，水腫治療の要穴である。内関は和胃降逆止嘔・寧心安神除煩をする。神闕にも回陽固脱作用がある。

治療効果

本処方は本病症に対して一定の効果を発揮し，通常の患者であれば，数10回の治療で，各種自覚症状は消失する。病症が再発したものにも，本処方は有効である。

症例

患者：張○○，男性，58歳。

初診：1976年12月8日

所見：長年消渇を患って冷たいものを飲みたがり，

寛解したり悪化したりを繰り返しているが，最近また発病した。煩渇してひどいときにはお湯を沸かすのが間にあわず，また沸かしてもぬるくなるまで待ちきれずすぐに飲みたがるので，いつも井戸水を飲んでいる。ときには一度に数杯の水を飲んでも煩渇が解消できない。ほかの病院で消渇であるとして中薬を投薬され効果があったが，投薬を停止するとまた消渇が再発した。小便は頻繁で量が多く，水を飲むたびに排尿することが多い。色は混濁して黄色い。食事量が非常に多い・食べてもすぐに空腹になる・痩せる，舌質紅・舌苔少乏津，脈滑数などの症状がある。肺胃燥熱証であり，腎陰も虚しているので，上記の処方を使用した。

治療経過：1回の治療では効果がなかった。2回目の治療後，煩渇が軽減し，水の摂取量が減少し，それにつれて排尿回数が減少した。毎日1回施術し，10回余りの治療で，飢餓感，舌質紅・舌苔少，脈やや数などの症状を除いて，ほかの症状は消失した。数日間治療を中断した後，さらに10回余り治療したところ，舌脈は正常に戻り，諸症状も消失した。数カ月後経過観察したが，渇飲などの症状は再発していなかった。

8 積聚

積聚とは，腹腔内にしこりや脹満や疼痛が発生する病症である。積は有形で移動せず，疼痛部位が固定しており，血分の疾病に属し，臓病である。聚は無形で集まったり散逸したりと一定せず，痛みに固定した場所がなく，気分に属し，腑病である。西洋医学の腹部の腫瘍・肝脾腫・増殖性結核・胃腸機能障害・不完全腸閉塞などの疾病で，積聚に類似した証候が出現したときには，本病症の弁証論治を参考にすることができる。

病因病機

●精神的抑うつや怒りから肝気が鬱結して肝脾の気機が鬱滞すると，次には血行や経脈の通りが悪くなり，脈絡が瘀阻する。そしてそれが長引けば，凝結してしこりを形成する。
●飲食の不摂生やお酒の飲みすぎをしたり，脂っこいものや甘いものや味の濃いものばかりを食べたりして脾胃を損傷すると，脾の運化機能が失調し，湿濁が体内に停滞し，それが凝結して痰を形成する。すると痰濁が鬱滞して気血の運行が失調し，血脈が瘀阻して，気・血・痰がぶつかり結合して発症する。
●寒湿・湿熱の邪毒などの外邪が人体に侵入して出て行かないと，経絡臓腑の調和が乱れ，気血の運行が悪くなり，体内に痰濁が発生する。それが長引けば，積聚を形成する。

弁証

聚証

●**肝気鬱滞**：腹部に気が集まったり散逸したりし，あちこち入り込んでは脹痛を引き起こす。また胃部と脇との間にときどき違和感がある。舌苔薄白，脈弦。気鬱から化熱したものは，イライラする・怒りっぽい・口苦・のどの乾き・便秘・小便が赤い，舌質紅・舌苔黄，脈弦数などの症状がある。
●**食滞痰阻**：腹脹や腹痛・ときどき腹部にひも状のものが隆起する・強く押すと脹痛が増悪する・飲食減少・泥状便で悪臭がある，舌苔白膩，脈弦滑。鬱滞が長引いて化熱したものは，口が苦くて粘る・便秘・小便黄赤色，舌質紅・舌苔黄膩，脈弦滑数。

積証

●**気滞血阻**：しこりが柔らかく動かない・脹痛，舌質暗か紫斑がある・舌苔薄白，脈弦か渋。鬱滞が化熱したものは，口苦・のどの乾き・便秘・小便が赤い，脈数などの症状を伴う。
●**瘀血内結**：しこりが硬くはっきりしていて痛み，移動しない・ときどき刺痛がある・顔と唇の色が暗い・飲食減少・力が出ない，舌質暗紫色か瘀点がある・舌苔薄白，脈渋。
●**痰瘀阻滞**：胸と上腹部の痞悶・悪心・喀痰，舌苔白厚，脈に滑象を伴う。鬱滞が化熱したものは，口が苦くて粘る，舌苔黄膩，脈に数象を伴うなどの症状がある。
●**正虚瘀結**：しこりが硬い・疼痛がしだいに激しくなる。気血虚傾向が強いものは，顔色萎黄・飲食が大幅に減少する・疲労感・力が出ない・無力感，舌質淡紫色・舌苔薄白，または舌苔無で光舌，脈弦細無力などの症状を伴う。陽気虚傾向が強いものは，悪寒・四肢逆冷，脈遅などの症状を伴う。

陰虚内熱傾向が強いものは，口とのどの乾燥・潮熱・盗汗・手掌部と足底部の熱，舌質紅・舌苔少か苔無，脈細数などの症状を伴う。

処方・手技

【基本穴】痞根穴・積聚部周辺の腧穴・章門・期門・太衝

聚証
- ●肝気鬱滞：基本穴に瀉法を施し，20分間置針し，間欠的に行針をする。気鬱が化熱したものは，数分間行針をして抜針し，大敦を加え，点刺して出血させる。
- ●食滞痰阻：基本穴に中脘・下脘・天枢・豊隆を加えて瀉法を施し，20分間置針し，間欠的に行針をする。鬱滞が化熱したものには，さらに内庭を加える。便秘には，別に支溝・上巨虚を加え，各穴に瀉法を施し，数分間行針をして抜針し，厲兌を加え，点刺して出血させる。

積証
- ●気滞血瘀・瘀血内結：基本穴に肝兪・膈兪・血海を加える。
- ●痰瘀阻滞：基本穴に中脘・豊隆を加え，諸穴に瀉法を施し，20分間置針し，間欠的に行針をする。鬱滞が長引いて化熱したものは，諸穴に数分間行針をして抜針し，大敦を加え，点刺して出血させる。便秘には，別に支溝・上巨虚を加えて瀉法を施し，数分間行針をして抜針する。
- ●正虚瘀結：気血不足および陽虚傾向が強いものには，基本穴に瀉法を施し，膈兪・血海を加えて瀉法，脾兪・足三里・三陰交・気海・関元・命門・腎兪を加えて補法を施し，諸穴に30分間置針して間欠的に行針をし，抜針後，艾炷灸か棒灸を加える。陰虚内熱傾向の強いものには，基本穴に瀉法を施し，腎兪・三陰交・太渓を加えて補法を施し，諸穴に数分間行針をして抜針する。

処方解説

痞根穴は積聚治療の要穴である。積聚部局所の腧穴は，いずれも化瘀消滞・散結消痞をする。章門は五臓の会穴で脾の募穴であり，期門は肝の募穴であり，太衝は足の厥陰肝経の原穴であるが，いずれも疏肝理気活血をし，積聚の消去を助ける。諸穴はすばやく抜針すれば，清熱作用が加わる。中脘・下脘・天枢・豊隆は，いずれも和胃消滞効果がある。天枢には便を押し流して通じさせる作用もある。豊隆は化痰降濁作用に優れている。諸穴はすばやく抜針すれば，清熱効果が加わる。内庭・上巨虚・厲兌は，脾胃の邪熱を清瀉する作用に優れている。上巨虚は便秘を通じさせる。支溝は三焦の気機を疏通し，三焦の邪熱を清瀉して便秘を通じさせる。肝兪は疏肝理気化瘀効果を強化し，すばやく抜針すれば清熱効果が加わる。大敦は，肝火と血熱を清瀉する。膈兪・血海は，活血化瘀の要穴である。脾兪・足三里は，補法では脾胃を健やかにして気血を生化する。三陰交は，補法で長く置針すれば脾胃を健やかにして肝腎を補い，すばやく抜針すれば肝腎および脾胃の陰を補う作用が中心になる。気海・関元は，元気を補う。命門・腎兪は，補法で長く置針し灸を加えれば温腎壮陽をする。腎兪は補法ですばやく抜針すれば，腎陰を補う。太渓は腎陰を補う作用に優れている。

治療効果

本処方の聚証に対する治療効果はきわめて高く，通常は数回の針治療で治癒する。積証に対しても一定の治療効果があり，通常の患者であれば，数10回の治療で，自覚症状は完全に消失し，しこりもある程度の縮小か明らかな軽減，あるいは消失をするが，しこりの縮小がはっきりしない場合もある。

症例1

患者：段〇，男性，20歳。
初診：1982年10月2日
所見：右季肋部に鈍痛があり，ときどき腹部が軽く脹満する。右季肋部にしこりが触れるが，あまり硬くはない。舌質瘀斑がある・舌苔白潤，脈弦。肝鬱気滞証であり，上腹部に血瘀がある。
治療経過：上記の処方を数回使用したところ，疼痛の自覚症状は消失した。脾兪・足三里（補法）を加え，さらに10回余り施術したところ，諸症状は消失したようである。10日間余り中断し，隔日に1回のペースで，さらに10回余り施術したところ，脇の下のしこりとそれを触れたときの疼痛は消失し，体もしだいに健康を回復していった。

症例2

患者：孫〇〇，男性，48歳。
初診：1977年4月1日
所見：右脇肋骨の下2cmのところにしこりが触れ

て，鈍痛があり，ときどき刺痛になる。頭のふらつき・目のくらみ・軽い動悸・息切れ・力が出ない・精神疲労・自汗・食が進まない・腹脹，舌質暗紫色・舌苔白，脈弦細無力などの症状がある。積証の気血不足である。
- 治療経過：上記の処方を10回使用したところ，疼痛の自覚症状は消失し，諸症状は軽減した。20回目の治療後，触れたときの疼痛は消失した。30回余りの後，肋骨の下のしこりが触れなくなり，ほかの症状もすべてなくなった。半年後経過観察したが，諸症状は再発しておらず，元気に溢れ，正常のようだった。

9 虚労

虚労とは，臓腑の虚損・気血陰陽不足を主要病機とする，さまざまな慢性的衰弱証候の総称である。西洋医学の自己免疫機能低下・代謝障害・内分泌腺自体の機能障害・造血機能障害・栄養欠乏症・神経機能低下や過度の抑制（非保護性）による疾病，およびそのほかの器官や系統の機能減退性疾患などを含むさまざまな疾病で，およそ慢性の機能減退や虚性興奮をおもな臨床症状とする病症は，本病症を参考に弁証論治を進めるとよい。

病因病機

- 両親の体が虚している・遺伝的欠陥・胎児の時期に栄養が不足していた・出生後の食事が適切でなかった・栄養不良などの状態が長く続くと，虚労になる。
- 憂鬱や考えすぎ，ひどく思い悩むなどして心脾を損傷したり，早婚や多産や房労で腎を損傷するなどすると，五臓が虚損して発症する。
- 暴飲暴食，酒浸りや偏食などで脾胃を損傷すると，気血を充分に生化できないために発症する。
- 大病のあと臓気が損傷したり，熱病が長引いて気陰が消耗したり，寒病が長引いて気陽が損傷したり，瘀血ができたために新しい血を生み出せなかったり，病後の療養ができずに正気が回復不可能なほど虚損したりすると，しだいに虚労が形成されていく。

虚労の病理的性質は，おもに気・血・陰・陽の虧損であり，病位はおもに五臓である。ただし気虚で血を生化できなかったり，血虚で気を生化できなかったり，陰虚が陽にまで波及したり，陽の損傷が陰にまで波及したりと，病状はしだいに複雑になっていく。

弁証

心臓虚損
- 心気虚：動悸・息切れ・自汗・力が出ない・顔色晄白，舌質淡・舌苔白，脈虚弱か脈大無力か結代。
- 心陽虚：形寒・四肢逆冷・心胸部の満悶や心痛などの症状を伴う。
- 心血虚：動悸・心煩・あまり眠れない・多夢・すぐに驚きやすい・健忘症・頭のふらつき・目のかすみ・顔面蒼白・唇と爪の色が薄い，舌質淡・舌苔白，脈細弱。
- 心陰虚：心血虚証の症状のほかに，顔面紅潮・潮熱・盗汗・口とのどの乾燥・手掌部と足底部の熱・口や舌に瘡ができる，舌質紅・舌苔少，脈細数などの症状を伴う。

肝臓虚損
- 肝気虚：脇肋部の鈍痛・疲れると発生しやすい・精神疲労・力が出ない・納呆・腹脹・泥状便・顔色がくすんで萎黄になったり晄白で艶がなかったりする，舌質淡・舌苔白，脈虚細弦。
- 肝陽虚：肝気虚症状のほかに，悪寒・四肢逆冷，舌体胖大，脈遅などの症状を伴う。
- 肝血虚：頭のふらつき・目のくらみ・不眠・多夢・筋肉が痛だるい・顔と唇と爪に艶がない，舌質淡・舌苔白，脈細。
- 肝陰虚：めまい・頭痛・目が乾いて渋る・イライラする・怒りっぽい・心煩・不眠・頭面部がかっと熱くなる・口とのどの乾燥，舌質紅・舌苔少，脈弦細数。

脾臓虚損
- 脾気虚：顔色萎黄・倦怠感・力が出ない・食が進まない・泥状便・食後の上腹部および腹部全体の脹満・排便する力がない・発熱・微熱が持続する・下血・鼻血・崩漏・月経過多，舌質淡か歯痕がある・舌苔薄白，脈虚弱。
- 脾陽虚：脾気虚症状のほかに，悪寒・四肢逆冷・腸鳴・腹痛・水様便を下したり腹中が冷たく感じたりする・暖められたり押えられたりするのを喜

ぶ・浮腫，舌質淡嫩・舌苔白，脈沈細か沈弱などの症状を伴う。虚火が浮上したものは，発熱・心煩・歯痛・のどの痛み・歯茎からの出血・鼻血，舌質淡白で胖嫩などの症状を伴う。
- ●脾陰虚：食欲不振・食後の膨満感・乾嘔・しゃっくり・口と唇の乾燥・口が乾くが水を飲みたがらない・痩せる・手足の煩熱・大便乾結，舌質紅・舌苔少，脈濡か細数。

肺臓虚損
- ●肺気虚：顔色㿠白・息切れ・懶言・喘息・痰を喀出する力がない・声が低くて弱い・カゼを引きやすい・形寒・四肢逆冷，舌質淡・舌苔薄白，脈虚弱か細弱無力。
- ●肺陰虚：咳嗽・痰はないか少なくて粘る・ときどき痰に血が混じる・口と唇の乾燥・潮熱・盗汗・手掌部と足底部の熱・便秘，舌質紅・舌苔少乏津，脈細数。

腎臓虚損
- ●腎気虚：顔色㿠白で艶がない・頭のふらつき・耳鳴り・足腰がだるい・排尿困難，舌質淡・舌苔白，脈沈細。
- ●腎陽虚：上記の症状以外に，悪寒・四肢逆冷・腰脊部の冷痛・泥状便などの症状を伴う。
- ●腎精虧損：頭のふらつき・目のくらみ・耳鳴り・耳聾・腰と膝がだるい・両足が萎える・無月経・不妊・精液の減少。
- ●腎陰虧損：口とのどの乾燥・骨蒸潮熱・盗汗・不眠・手掌部と足底部の熱，舌質紅・舌苔少，脈細数などの症状を伴う。

処方・手技

【基本穴】足三里・三陰交に補法。

心臓虚損

基本穴に心兪・巨闕・神門を加えて補法を施す。
- ●心気虚および心血虚：諸穴に20分間置針し，間欠的に行針をする。
- ●心血虚：諸穴に膈兪を加えて補法を施し，20分間置針し，間欠的に行針をする。
- ●心陽虚：諸穴に30分間置針し，間欠的に行針をし，抜針後，艾炷灸か棒灸を加える。
- ●心陰虚：諸穴に数分間行針をして抜針し，さらに少府を加えて平補平瀉法を施し，数分間行針して抜針する。

肝臓虚損

基本穴に肝兪・腎兪を加えて補法を施す。
- ●肝気・肝血不足：諸穴に20分間置針し，間欠的に行針をする。
- ●肝血不足：諸穴に膈兪を加えて補法を施し，20分間置針し，間欠的に行針をする。
- ●肝陽不足：諸穴に30分間置針し，間欠的に行針をし，抜針後，艾炷灸か棒灸を加える。
- ●肝陰不足：諸穴に行間を加えて平補平瀉法を施し，諸穴に数分間行針をして抜針する。

脾臓虚損

基本穴に脾兪・胃兪・章門・中脘を加えて補法を施す。
- ●脾気虚：諸穴に20分間置針し，間欠的に行針をする。
- ●脾陽虚：諸穴に30分間置針し，間欠的に行針をし，抜針後，艾炷灸か棒灸を加える。
- ●脾陰虚：諸穴に内庭を加えて平補平瀉法を施し，諸穴に数分間行針をして抜針する。

肺臓虚損

基本穴に肺兪・中府を加えて補法を施す。
- ●肺気虚：諸穴に太淵を加えて補法を施し，諸穴に20分間置針して間欠的に行針をし，抜針後，艾炷灸か棒灸を加えてもよい。
- ●肺陰虚：諸穴に魚際・尺沢を加えて平補平瀉法を施し，諸穴に数分間行針をして抜針する。

腎臓虚損

基本穴に腎兪・復溜・太渓を加えて補法を施す。
- ●腎気虚・腎精虚：諸穴に20分間置針し，間欠的に行針をする。
- ●腎陽虚：諸穴に命門・関元・気海を加えて補法を施し，諸穴に30分間置針して間欠的に行針をし，抜針後，艾炷灸か棒灸を加える。
- ●腎陰虚：諸穴に数分間行針をして抜針する。

処方解説

脾胃は後天の本であり，「土は万物を生ず」るので，どの臓腑の虚損であろうと，また気虚・血虚・陰虚・陽虚のいずれであろうと，足の陽明経の合穴である足三里と，足の太陰経の腧穴である三陰交を選択する。両穴とも補法を施し，長く置針すれば脾胃を健やかにして気血を生化し，三陰交には肝腎を補う作用もある。また両穴に灸を加えれば温陽作用を強化し，すばやく抜針すれば清熱効果が加わる。心兪・巨闕・神門は，補法で長く置針すれば心気心

血を補って寧心安神をする。灸を加えれば，心陽を温める作用に優れている。すばやく抜針すれば，心陰を補って虚熱を除く。膈兪は補血養血をする。少府は心熱を清瀉する。肝兪は，補法で長く置針すれば肝気肝血を補い，灸を加えれば肝陽を温める作用を強化し，すばやく抜針すれば肝陰を補う作用が中心になる。腎兪は，補法で長く置針すれば腎の精気を補い，灸を加えれば温腎壮陽をし，すばやく抜針すれば腎陰を補う。肝は血を蔵し，腎は精を蔵し，精血は互いに生化しあうので，肝臓が虚損したときにも腎兪を配穴する。行間は肝の虚熱を除き，平肝潜陽をする。脾兪・胃兪・章門・中脘は，補法で長く置針すれば脾胃を健やかにして中気を補い，灸を加えれば中陽を温補する作用に優れ，すばやく抜針すれば脾胃の陰を補う作用が中心になる。内庭は脾胃の虚熱を清瀉する。肺兪・中府は，補法で長く置針すれば肺気を補い，すばやく抜針すれば肺陰を補って虚熱を除く。太淵は肺気を補う作用に優れている。魚際・尺沢は，肺の虚熱を除く。復溜・太渓は，補法で長く置針すれば腎気腎精を補い，灸を加えれば腎陽を温めて補い，すばやく抜針すれば腎陰を補う作用が中心になる。命門には腎陽と命火を補う効果がある。気海・関元は，下焦の元気を温めて補う。

治療効果

本処方の本病症に対する治療効果は高く，通常の患者であれば，30～50回の治療で治癒する。病症が再発したものにも，本処方は有効である。

症例

患者：王〇〇，女性，58歳。
初診：1978年7月28日
所見：長年肺結核を患い，長期間薬を服用しており，病巣がすでに石灰化している。依然，潮熱・自汗・盗汗・飲食減少・乾咳・少量の痰・息切れ・軽い喘息・口とのどの乾燥・倦怠感・力が出ない・痩せ気味である・歯が痛んでぐらつく，舌質紅・舌苔少，脈細無力でやや数などの症状がある。肺気肺陰ともに虚している。
治療経過：上記の処方を4回使用したところ，諸症状は軽減した。20回余りの後，諸症状はほとんど消失し，摂食量が大幅に増加した。2カ月後経過観察したが，諸症状の再発はなく，健康であった。

10 内傷発熱

内傷発熱とは，内傷を病因とし，臓腑の機能失調・気血陰陽の虧虚を基本病機とする発熱である。その多くは微熱であるが，ときには高熱の場合もあり，また発熱や五心煩熱の自覚症状があるのに体温の上昇を認めない場合もある。西洋医学の機能性微熱・血液疾患・結合組織疾患・結核病・腫瘍・慢性感染性疾患・内分泌疾患などによって引き起こされる発熱，およびある種の原因不明の発熱，あるいは発熱症状に類似したものは，本病症の弁証論治を参考にすることができる。

病因病機

- もともと陰虚の体質であったり，熱病が長期化して陰を消耗したり，温燥薬を誤用して陰を損傷したりすると，水が火を制御することができず，陽気が一方的に強まって発症する。
- 長患いで心肝血虚になったり，脾虚で血を生化できなかったり，各種原因による失血過多などがあると，陰血が不足して陽を収斂することができなくなる。
- 過労や飲食の不摂生，長患いで養生できなかったなどの原因があると，脾胃が虚弱になって中気が不足するので，虚陽が外越する。
- 気虚で衛外の守りがおろそかになると，営衛の調和が乱される。
- もともと陽虚の体質であったり，寒証が長引いて陽を損傷するなどで，脾腎陽虚になり，陰寒が体内で強くなると，虚陽が外に浮越して発症する。
- 怒りや抑鬱感から気鬱になり，それが火に変わると，肝火が体内で強くなり，陰精を消耗して発熱を起こす。
- 気虚・気滞・経脈に寒邪が凝結する・熱邪に焼かれる・転んで怪我をするなどの原因から瘀血が内結すると，気血が失調し，営衛が塞がれて発症する。
- 飲食物の不摂生などの原因から脾を損傷すると，運化機能に異常を来し，水湿が停滞する。それが長引けば熱に変わって発症する。

弁証

- **陰虚発熱**：午後あるいは夜間に発熱する・口とのどの乾燥・頬が紅い・盗汗・骨蒸潮熱・手掌部と足底部の熱・心煩して落ち着かない・不眠・多夢・大便乾結・小便黄赤色，舌質紅・舌苔少，脈細数。
- **血虚発熱**：微熱の場合が多い・顔色に艶がない・頭のふらつき・目のくらみ・倦怠感・力が出ない・動悸・多夢，舌質淡，脈細弱。
- **気虚発熱**：疲れると発熱が発生したり増悪したりする・息切れ・自汗・倦怠感・懶言・カゼを引きやすい・食が進まない・泥状便，舌質淡・舌苔薄白，脈虚弱無力。
- **陽虚発熱**：発熱して厚着をしたがる・形寒・悪寒・四肢の冷え・腰と膝がだるい・頭のふらつき・嗜臥，舌体胖で歯痕がある・舌質淡・舌苔白潤，脈沈細か浮大無力。
- **気鬱発熱**：多くが微熱か潮熱である・精神的変化によって熱が上下する・精神的抑鬱感・怒りっぽい・胸脇部の脹悶・げっぷ・嘆息・口が苦くて乾く・便秘・小便が赤い，舌質紅・舌苔黄，脈弦数。
- **瘀血発熱**：多くは午後か夜に発熱する・体の局所に発熱を感じる・体幹部や四肢に固定痛やしこりがある・口とのどの乾燥・水で口をすすぐだけで飲みたがらない・顔色が暗い・皮膚が荒れてひどくなると肌膚甲錯になる，舌質暗紫色か瘀点がある，脈弦か渋。
- **湿鬱発熱**：微熱・午後に熱が上がる・体が重い・胸悶・食が進まない・悪心・嘔吐・口が渇かない・水を飲むとすぐに嘔吐する・泥状便になるか粘ってすっきり出ない，舌苔白膩か黄膩，脈濡でやや数。

処方・手技

【基本穴】大椎

陰虚・血虚・気虚・陽虚発熱には平補平瀉法を施し，気鬱・瘀血・湿鬱発熱には瀉法を施す。

- **陰虚発熱**：基本穴に腎兪・三陰交・復溜・太渓を加えて補法を施し，心陰虚にはさらに心兪を加えて補法，少府を加えて平補平瀉法を施し，肝陰虚には肝兪を加えて補法，行間を加えて平補平瀉法を施し，脾胃陰虚には脾兪・胃兪を加えて補法，内庭を加えて平補平瀉法を施し，肺陰不足には，肺兪を加えて補法，魚際を加えて平補平瀉法を施し，数分間行針をして抜針する。
- **血虚発熱**：基本穴に膈兪・三陰交・脾兪・足三里・心兪・肝兪を加えて補法を施し，諸穴に20分間置針し，間欠的に行針をする。
- **気虚発熱**：基本穴に脾兪・足三里・気海・関元を加えて補法を施し，諸穴に20分間置針し，間欠的に行針をする。
- **陽虚発熱**：基本穴に腎兪・命門・気海・関元・脾兪・足三里を加えて補法を施し，諸穴に30分間置針して間欠的に行針をし，抜針後，艾炷灸か棒灸を加える。
- **気鬱発熱**：基本穴に肝兪・太衝・行間・陽陵泉・侠渓を加えて瀉法を施し，諸穴に数分間行針をして抜針し，大敦・足竅陰を加え，点刺して出血させる。
- **瘀血発熱**：基本穴に膈兪・血海・三陰交を加えて瀉法を施し，20分間置針し，間欠的に行針をする。
- **湿鬱発熱**：基本穴に陰陵泉・三焦兪・外関を加えて瀉法を施し，諸穴に数分間行針をして抜針する。

処方解説

大椎は手足の諸陽経と督脈との交会穴であり，各経の経気を調節し，各種原因による高熱や微熱に対し高い退熱作用を発揮する。実証には瀉法を施せば祛邪作用を強化し，虚証には平補平瀉法を施せば退熱しながらも正気を損傷しない。またすばやく抜針すれば清熱作用が加わり，長く置針して灸を加えれば陽を温める効果がある。腎兪・復溜・太渓（補法）は，すばやく抜針すれば腎陰を補う。腎兪は補法で長く置針すれば温腎壮陽をする。心兪は補法ですばやく抜針すれば心陰を補い，補法で長く置針すれば心血を補って心神を安らかにする作用が中心になる。少府は心の虚熱を除く。肝兪は，補法ですばやく抜針すれば肝陰を補い，補法で長く置針すれば肝血を補い，瀉法ですばやく抜針すれば疏肝解鬱をして肝火を清瀉する。行間は肝の虚熱を除き，瀉法ですばやく抜針すれば疏肝解鬱をし，肝火を清瀉する作用がある。脾兪・胃兪（補法）は，すばやく抜針すれば脾胃の陰を補い，補法で長く置針すれば脾胃を健やかにして中気を補い，灸を加えれば中陽を温補する作用が強まる。内庭は平補平瀉法では，脾胃の虚熱を清瀉する。肺兪は肺陰を補い，魚際は肺の虚熱を清瀉する。膈兪は，補法で長く置針すれば補血養血をし，瀉法では活血化瘀をする。三陰交は，

補法では肝腎の精血を補って脾胃を健やかにし、瀉法では疏肝理気・活血化瘀をする。気海・関元は、補法で長く置針すれば下焦の元気を補い、灸を加えれば下元を温補する作用に優れている。命門は腎陽を温めて補う。太衝・大敦・陽陵泉・侠渓・足竅陰は、疏肝理気解鬱をし、肝胆の鬱熱を清瀉する効果がある。血海は、活血化瘀作用に優れている。陰陵泉は醒脾清熱利湿をする。三焦兪・外関は、三焦の気機を疏通し、三焦の邪熱を清瀉し、水道を通じさせて利湿をする。

治療効果

本処方の本病症に対する治療効果は高く、通常、実証では数回、虚証では15～30回の治療で治癒する。

症例1

患者：王○○，男性，20歳。
初診：1981年12月10日
所見：何日も前から午後に潮熱が出て、ほかの病院で中薬・西洋薬による治療を受けたが、治らない。発熱すると暑がって衣服をはだける・顔面部が焼けるように熱い・手掌部と足底部の熱感・耳鳴り・ときどき耳に軽い疼痛がある・盗汗・心煩・不眠・夜間にのどが痛む・ときどき歯痛がある・腰と膝がだるい、舌質紅・舌苔少、脈細でやや数などの症状がある。陰虚発熱証である。
治療経過：上記の処方を3回使用したところ、耳の痛みは消失したが、のどの痛みは軽減せず、ほかの症状は軽減した。さらに3回治療したところ、のどの痛みも消失し、ほかの症状も明らかに軽減した。20回目の治療後、諸症状はすべて除かれた。数カ月後追跡調査したが、再発はなかった。

症例2

患者：張○○，男性，61歳。
初診：1970年9月20日
所見：長い間咳喘の持病があり、動くと増悪する。澄んだ水っぽい痰を喀出する・腹部の冷え・五更泄瀉・四肢厥冷などの症状がある。たまたま外邪を感受し、発汗しすぎたために、異常な煩躁が起こっており、口渇して水を飲むのだが、すぐに吐き出してしまう。顔色が真っ赤で、熱があるのだが衣服や布団を着たがる。舌体胖・舌質淡・舌苔白滑、脈沈微で触れにくい。四診合参した結果、虚陽外浮証と診断した。
治療経過：上述の陽虚発熱用の処方で治療した。翌日、諸症状は明らかに軽減した。原処方でさらに1回施術したところ、発熱・煩躁は消失した。毎日1回施術し、10回目で、諸症状は消失した。発熱の再発はない。

11 痺れ（麻木）

皮膚や四肢および体幹部が痺れたり、ひどくなると痛痒などの感覚がまったくなくなる疾患である。西洋医学の、慢性関節リウマチ・結節性多発動脈炎・強皮症などのさまざまな結合組織疾患、脚気などの栄養障害、糖尿病・甲状腺機能低下・先端巨大症などの代謝および内分泌障害、そのほか急慢性感染・腫瘍などの疾患、疾病の過程で発生した多発性神経炎の末梢神経障害、大動脈弓症候群・閉塞性血栓血管炎などの末梢血管の病変、高血圧による脳血管病変などで、およそ四肢および体幹部の痺れが出現したものは、本病症の弁証論治を参考にすることができる。

病因病機

- 飲食物や過労から脾胃を損傷して中気が不足したり、房労で腎気を虧損したりすると、気虚となって衛外の守りがおろそかになり、外邪が侵入しやすくなる。また気虚で血液を押し出す力がないと、気血が経脈や皮膚を温煦したり濡養したりすることができないので、本病症が発生する。
- もともと血虚の体質であったり、失血したり、長患いから血虚になったりすると、脈絡が空虚になって、皮膚や被毛が栄養を得られない。
- 風寒湿の邪が肌表経絡に侵入すると、気血の運行が阻害されて発症する。
- 各種原因から痰と瘀が經隧関節に膠着すると、気血の流通を遮って発症する。

弁証

麻とは、皮膚や筋肉が痺れることであり、痛くも痒くもなく、まるで蟻が這い回っているようである。木とは、皮膚が木のように鈍感になることであり、

両者はしばしば同時に出現する。
- ●**気虚失運**：手足が痺れて虫が這うような感覚がある・自汗・悪風・顔色㿠白・息切れ・力が出ない・倦怠感・懶言・カゼを引きやすい・食が進まない・泥状便，舌質淡胖大で辺縁部に歯痕がある・舌苔薄白，脈弱。
- ●**血虚不栄**：手足の痺れ・顔や唇や爪に艶がない・瘦せる・頭のふらつき・目のくらみ・動悸・多夢，舌質淡，脈細。
- ●**風湿痺阻**（風寒湿証の症状が現れているもの）：長期にわたり関節や筋肉に疼痛や痺れや重苦しさがある・曇りや雨の日に増悪する・発作性激痛・患部に悪寒があり温められるのを喜ぶ，舌質淡・舌苔薄白か白膩，脈沈遅。風寒湿が長く鬱滞して化熱したり湿熱の邪が絡に入ったりしたものは，患部の腫脹灼熱感や疼痛や痺れがある，舌質紅・舌苔黄膩，脈濡数か滑数などの症状を伴う。
- ●**痰瘀阻滞**：長期にわたる痺れがある・患部が固定している・皮膚感覚がまったくない，舌質暗紫色か瘀斑がある・舌苔滑か膩，脈沈滑か沈渋。痰瘀が長く鬱滞して熱に変わったものは，患部の発熱，舌質紅・舌苔黄，脈数などの症状を伴う。

処方・手技

【**基本穴**】患部の腧穴

　例えば手部の痺れには，合谷から後渓への透刺・八邪穴などを選択し，足部の痺れには，懸鍾から三陰交・公孫から湧泉への透刺・解渓・八風穴などを選択する。

- ●**気虚失運**：基本穴に脾兪・足三里・気海・関元を加えて補法を施し，20分間置針し，間欠的に行針をする。
- ●**血虚不栄**：基本穴に脾兪・足三里・膈兪・三陰交を加えて補法を施し，20分間置針し，間欠的に行針をする。
- ●**風湿痺阻**：基本穴に膈兪・血海・三陰交・陰陵泉を加えて瀉法を施し，風寒湿証には，30分間置針して間欠的に行針をし，抜針後，艾炷灸か棒灸を加える。風寒湿の鬱滞が長引いて化熱したり湿熱が侵入したりしたものには，諸穴に数分間行針をして抜針し，さらに曲池・内庭を加えて瀉法を施し，数分間行針をして抜針する。また病変部をめぐる経脈の井穴を加え，点刺して出血させる。
- ●**痰瘀阻滞**：基本穴に中脘・豊隆・膈兪・血海・三陰交を加えて瀉法を施し，20分間置針し，間欠的に行針をする。熱象がないものには，諸穴に抜針後，艾炷灸か棒灸を加える。痰瘀の鬱滞が長引いて化熱したものには，諸穴に数分間行針をして抜針し，病変部をめぐる経脈の井穴を加え，点刺して出血させる。

処方解説

　腧穴にはみな周辺部を治療する作用があるので，まず痺れている部位周辺の腧穴を選択すれば，通経活絡をし，患部の気血を調節するので，痺れに対して有効である。脾兪・足三里は，脾胃を健やかにして気血を生化する。気海・関元は補気の要穴である。膈兪は，補法で長く置針すれば補血養血をし，瀉法で長く置針すれば活血化瘀をし，灸を加えれば瘀滞を温めて解消する作用が強まり，瀉法ですばやく抜針すれば活血化瘀・清熱涼血をする。三陰交は，補法では脾胃を健やかにし肝腎を補って精血を生化し，瀉法では活血化瘀をし，灸を加えれば温経作用が加わり，瀉法ですばやく抜針すれば清熱化湿をする。血海にも活血化瘀作用があり，長く置針し灸を加えれば祛風散寒除湿作用が加わり，すばやく抜針すれば清熱涼血効果が加わる。「風を治するにはまず血を治し，血行れば風おのずから滅す」るので，風湿痺阻による痺れには，上述の諸穴を取穴して，活血化瘀をする。陰陵泉は醒脾利湿をし，長く置針して灸を加えれば温陽散寒作用が加わり，すばやく抜針すれば清熱化湿作用が中心になる。陽明経は多気多血の経であるので，手の陽明経の合穴である曲池と足の陽明経の滎穴である内庭を取穴すれば，気血を調和する作用を発揮する。またすばやく抜針すれば気分および血分の邪熱を清瀉し，湿熱証には最適である。病変部位をめぐる経脈の井穴に点刺して出血させれば，通経活絡消瘀作用を強化し，関連経脈の鬱熱をも清瀉する。中脘・豊隆は和胃化痰をし，すばやく抜針すれば清熱化痰をする。

治療効果

　本処方の本病症に対する治療効果はきわめて高く，通常の患者であれば，10数回から数10回の治療で治癒する。

症例 1

患者：田〇〇，女性，58歳。

初診：1983年10月7日

所見：手足の痺れが1カ月余りも続き，特に手が顕著である。痺れているところには虫が這うような感覚があり，顔色に艶がない・息切れ・力が出ない・倦怠感・嗜臥・カゼを引きやすい・自汗・悪風・食欲不振・泥状便，舌質淡で舌辺に歯痕がある・舌苔薄白，脈虚弱無力などの症状がある。気虚失運証であり，上記の処方を使用した。

治療経過：4回治療したが，効果がなかった。5回目の治療後，痺れが軽減し，虫が這うような感覚は消失し，元気が出て，自汗と悪風も停止したが，ほかの症状はもとどおりであった。10回目の治療後，痺れは消失した。治療を停止して数日後，またときどき軽い痺れが現れ，舌脈は上述と同じであった。原処方でさらに3回治療したところ，痺れは消失した。さらに6回治療して，舌脈は正常に戻り，諸症状も現れなくなった。半年後経過観察したが，手足の痺れは再発していなかった。

症例2

患者：王○○，女性，31歳。

初診：1976年12月1日

所見：20日余り前から両手が痺れて重く，手指がうまく屈伸できず，天気が悪かったり寒かったりすると悪化し，温めると痺れと重い感じが軽減する。舌質淡・舌苔白膩，脈沈弦。風湿痺阻証である。

治療経過：上記の処方を使用したところ，抜針後痺れと沈重感が少し軽減し，屈伸もややスムースになった。3回目，痺れは明らかに軽減し，自由に屈伸できるようになった。7回目，痺れなどの症状は消失し，治療を終了した。数年後に出会ったが，痺れは再発していないとのことであった。

12　喀血

咳嗽をすることによって，血液が肺から気道を通って排出されるもので，鮮紅色の血液に泡沫が混じるものや，痰と血液が一緒に出てくるもの，あるいは痰に血液が混じるものなどがあるが，そのすべてを中国では咳血という。西洋医学では，咳血は喀血といい，肺結核・気管支拡張症・肺炎・肺がんなどの肺部疾患や，そのほか心血管疾患・血液疾患などによくみられる。咳嗽症状が現れたものは，本病症を参考にして弁証論治を進めるとよい。

病因病機

●風寒が肺を襲い，肺気の宣通機能が失われると，咳嗽が肺絡を損傷する。
●風・熱・燥・火などの外邪が肺を襲い，肺気の宣通粛降機能が失われると，上逆して咳となり，咳が血絡を損傷したり，熱が肺絡を焼いたりする。
●思いのままにならず，肝気が横逆したり，肝気が鬱結して火に変わったりすると，肝火が上逆して肺を犯し，肺絡を焼く。
●長患いから肺陰が不足し，虚火が体内で燃え上がると，肺絡を焼く。
●腎水が不足して肺を潤すことができないと，水が不足して火が強まり，肺金を焼く。
●過労や飲食物の不摂生，あるいはそのほかの原因が人体の正気を消耗すると，気が虚して血をコントロールすることができなくなるので，血が経脈からはずれ，肺絡から溢れ出して発症する。

弁証

●風寒犯肺：初期には悪寒・発熱・頭痛・無汗・鼻づまりがあり，澄んだ水っぽい痰を喀出するが，しだいに咳嗽が悪化すると，痰に血液が混じる。舌質淡・舌苔白，脈浮か浮緊。
●風熱犯肺：初期には発熱・悪寒・頭痛・のどの痛み・口渇がある。黄色い痰を喀出し，痰に鮮紅色の血液が混じる。舌苔薄黄，脈浮数。
●燥熱犯肺：発熱・咳嗽・少量の痰が出る・痰に血液が混じる・鼻とのどの乾燥・口渇・心煩，舌苔薄白で乾燥している，脈浮数。
●肝火犯肺：血液混じりの痰や血液だけを喀出し，血液は鮮紅色である。頭痛・めまい・口が苦くて乾く・煩躁・怒りっぽい・便秘・小便が赤い，舌質紅・舌苔薄黄，脈弦数。
●陰虚火旺：乾咳・痰が少ない・痰に血液が混じったり繰り返し咳血したりする・口とのどの乾燥・潮熱・盗汗・頭のふらつき・耳鳴り・腰と膝がだるい，舌質紅・舌苔少，脈細数。
●気不摂血：咳はあったりなかったりする・痰に血液が混じったり血液だけをを喀出したりする・鼻血・下血・顔色に艶がない・めまい・耳鳴り・息

切れ・自汗，舌質淡・舌苔薄白，脈虚細か芤。

処方・手技

【基本穴】肺兪・孔最
- **風寒犯肺**：基本穴に大椎・合谷・列欠を加えて瀉法を施し，30分間置針し，間欠的に行針をする。風寒表証がまだあるものには，大椎・合谷を加え，抜針後，艾炷灸か棒灸を施す。
- **風熱犯肺・燥熱犯肺**：基本穴に大椎・曲池・合谷・尺沢・魚際を加えて瀉法を施し，数分間行針をして抜針し，少商を加え，点刺して出血させる。
- **肝火犯肺**：基本穴に肝兪・太衝・行間を加える。便秘には，さらに支溝・上巨虚を加えて瀉法を施し，数分間行針をして抜針し，大敦を加え，点刺して出血させる。
- **陰虚火旺**：基本穴の肺兪には補法，孔最には平補平瀉法を施し，尺沢・魚際を加えて平補平瀉法，腎兪・太渓・三陰交を加えて補法を施し，諸穴に数分間行針をして抜針する。
- **気不摂血**：基本穴に太淵・脾兪・足三里・気海・関元を加えて補法を施し，30分間置針し，間欠的に行針をする。

処方解説

肺兪は肺の背兪穴であり，肺気を調節し，肺絡の機能を正常に戻し，咳嗽および喀血を止める。また瀉法で長く置針すれば宣肺散寒効果が加わり，瀉法ですばやく抜針すれば清熱粛肺をし，補法ですばやく抜針すれば肺陰を補う効果が加わり，補法で長く置針すれば肺気を補う。孔最は手の太陰経の郄穴であり，肺絡を調節して喀血を止める作用に優れている。また瀉法あるいは平補平瀉法ですばやく抜針すれば肺熱や虚熱を清瀉する作用があり，補法で長く置針すれば肺気を補う作用が加わる。大椎・合谷は祛邪解表をする。列欠は宣肺止咳をし，ある程度の解表作用もある。曲池は清熱解表作用に優れている。尺沢・魚際・少商は，肺熱を清瀉し，咳嗽を止める。肝兪・太衝・行間・大敦は，肝火を清瀉する。支溝は三焦の邪熱を清瀉し，理気通腑をする。上巨虚は胃腸の邪熱を清瀉するとともに，便通を促す。腎兪・太渓は腎陰を補う。三陰交は，肝腎および脾胃の陰を補う。太淵は肺気を補う。脾兪・足三里は，脾胃を健やかにして中気を補う。気海・関元は，下焦の元気を補う。

治療効果

本処方の本病症に対する治療効果はきわめて高く，通常，実証では約3回，虚証では約10回の治療で治癒する。

症例1

患者：王〇〇，女性，54歳。
初診：1977年4月24日
所見：長年咳嗽を患い，軽減したり悪化したり，治ったり再発したりを繰り返している。最近また再発し，X線透視で慢性気管支炎と診断された。乾咳・痰が少ない・痰に血液が混じる・痩せる・腰と膝がだるい・咽喉が乾燥して痛む・五心煩熱・潮熱・盗汗，舌質紅・舌苔少，脈細でやや数などの症状がある。陰虚火旺証である。
治療経過：上記の処方を5回使用したところ，痰に紅いものが見られなくなり，ほかの症状も軽減した。20回目の治療後，咳嗽などの症状は消失した。5カ月後経過観察したが，喀血などの症状は再発していなかった。

症例2

患者：白〇〇，男性，20歳。
初診：1981年9月20日
所見：温燥の邪を感受してから数日経つが，悪寒・発熱はすでになくなった。咳嗽・少量の痰・痰に血液が混じる・のどの乾き・口渇，舌質紅・舌苔少乏津などの症状がある。燥邪が肺金を損傷したのである。
治療経過：上記の処方を2回使用したところ，痰に血液が混じらなくなり，咳嗽・口渇などの症状は軽減した。5回の治療で，諸症状は消失して治癒した。10日余り後に道で出会ったが，再発はないとのことであった。

13 吐血

吐血とは，血液が胃および食道から口を通って吐き出されるか，あるいは嘔吐される病症である。吐血は，おもに西洋医学の上位消化管出血，なかでも

胃，十二指腸潰瘍による出血・肝硬変を原因とする食道静脈瘤，胃底静脈瘤の破裂などに最も多くみられる。そのほか食道炎・急慢性胃炎・胃粘膜脱や，血液疾患・尿毒症・ストレス性潰瘍などのある種の全身性疾患なども，吐血を引き起こす。以上の疾病で吐血が出現したときには，本病症の弁証論治を参考にすることができる。

病因病機

- 暑熱の邪を感受したり，風寒が裏に入って熱に変わったりすると，熱が営血を損傷して気血が沸騰するので，血が胃気とともに上逆し，発症する。
- 辛いものや焼いたり炙ったりしたものばかりを食べたり，脂っこいものや甘いものを食べすぎたりすると，燥熱や湿熱が鬱結して胃火が燃え上がり，その火が胃絡をかき乱して焼くので，血が胃気とともに上逆する。
- 怒りや抑うつから肝気が鬱結して火に変わると，肝火が胃を犯して胃絡を損傷し，血を上昇させる。
- 過労から脾胃を損傷したり，長患いから脾虚になったりすると，脾気が虚弱になって血をコントロールすることができなくなるので，血液が外に溢れ出し，上逆して発症する。
- もともと脾胃が虚弱なうえに，寒邪を感受したり冷たいものを飲んだりすると，寒邪が中宮に鬱滞して脾胃が虚寒になり，血液をコントロールすることができずに発症する。
- 気滞血瘀になったり，長患いが絡に入ったりすると，瘀血に塞がれて血行が悪くなり，血が経を循環できなくなって発症する。

弁証

- **熱傷営血**：鮮紅色の血液を嘔吐する・発熱・煩躁・顔色と唇が真っ赤になる・大便が乾燥する・小便が赤い，舌質紅絳，脈洪大。
- **胃中積熱**：紅色か暗紫色の血液を嘔吐する・血液に食物の残滓が混じる・上腹部および腹部全体の脹満疼痛・口渇・口臭・便秘，舌質紅・舌苔黄燥，脈滑数。
- **湿熱傷胃**：紅色の血液を大量に嘔吐する・血液が暗紫色で血塊が混じる・悪心・嘔逆・食欲不振・上腹部および腹部全体の煩悶や脹痛・口が苦くて粘い・小便が赤い・便がすっきり出ないか便秘，舌質紅・舌苔黄膩，脈濡数。
- **肝火犯胃**：紅色か紫色を帯びた血液を嘔吐する・口苦・のどの乾き・上腹部と脇部の脹満や灼熱脹痛・煩躁・怒りっぽい・不眠・多夢・便秘・小便が赤い，舌質紅・舌苔黄，脈弦数。
- **積滞傷胃**：紅色の血液を嘔吐する・血液に未消化物が混じる・上腹部の脹満や脹痛・腐敗臭のするげっぷをする・呑酸・便がすっきり出ない，舌苔厚膩，脈滑。
- **瘀阻胃絡**：暗紫色の血液を嘔吐する・胃痛・針で刺すようなあるいは刀で切るような痛みがある・固定痛で触られるのを嫌がる，舌質暗紫色か瘀斑がある，脈渋。
- **寒鬱中宮**：薄い紫色の血液を嘔吐する・泥状便で色が黒い・胃の鈍痛・澄んだ胃液を大量に嘔吐する・飲食減少・口が渇かないか熱いものを飲みたがる・形寒・悪寒・ひどくなると手足が冷える，舌質淡，脈虚弱。
- **陰虚火旺**：紅色の血液を嘔吐する・胃の鈍痛・潮熱・盗汗・口とのどの乾燥・煩躁・不安感・めまい・耳鳴り・不眠・多夢・大便乾結，舌質紅・舌苔少，脈細数。
- **中気不足**：紅色の血液を嘔吐する・胃が痛んだり治ったりをいつまでも繰り返す・痛いときには押されるのを喜ぶ・疲れると悪化する・精神疲労・力が出ない・息切れ・懶言・悪寒・四肢逆冷・顔色に艶がない，舌質淡・舌苔薄白，脈虚弱。

処方・手技

【基本穴】中脘・足三里・梁丘・血海・隠白

- **熱傷営血**：基本穴に大椎・曲池・曲沢・少府を加えて瀉法を施し，数分間行針をして抜針し，少衝・厲兌・中衝を加え，点刺して出血させる。
- **胃中積熱**：基本穴に胃兪・内庭を加え，便秘にはさらに上巨虚を加え，諸穴に瀉法を施し，数分間行針をして抜針し，厲兌を加え，点刺して出血させる。
- **湿熱傷胃**：基本穴に陰陵泉・三焦兪を加える。便秘には，さらに上巨虚・支溝を加える。諸穴に瀉法を施し，数分間行針をして抜針し，厲兌を加え，点刺して出血させる。
- **肝火犯胃**：基本穴に内庭・太衝・行間を加え，便秘にはさらに支溝・上巨虚を加え，諸穴に瀉法を施し，数分間行針をして抜針し，厲兌・大敦・足竅陰を加え，点刺して出血させる。

- ●積滞傷胃：基本穴に下脘・天枢を加えて瀉法を施し，20分間置針し，間欠的に行針をする。
- ●瘀阻胃絡：基本穴に膈兪・三陰交を加えて瀉法を施し，20分間置針し，間欠的に行針をする。
- ●寒鬱中宮：基本穴に脾兪・胃兪・陰陵泉を加えて補法を施し，30分間置針して間欠的に行針をし，抜針後，艾炷灸か棒灸を加える。
- ●陰虚火旺：基本穴に平補平瀉法を施し，内庭・少府を加えて平補平瀉法，胃兪・腎兪・三陰交・太渓を加えて補法を施し，数分間行針をして抜針する。
- ●中気不足：基本穴に脾兪・胃兪を加えて補法を施し，20分間置針し，間欠的に行針をする。

処方解説

中脘は胃の募穴であり，足三里は足の陽明経の合穴であり，梁丘は足の陽明経の郄穴であり，いずれも胃に作用して，胃絡の機能を調節・回復させて止血するとともに，和胃降逆止嘔をする。脾と胃とは表裏の関係にあるので，足の太陰脾経の血海と隠白を取穴すれば，やはり胃に作用して，調血理血をし，血症に対して特別な治療効果を発揮する。諸穴は，瀉法か平補平瀉法ですばやく抜針すれば清熱作用が加わり，補法で長く置針すれば補中益気効果が加わり，灸を加えれば温陽散寒効果が加わる。大椎は清熱解毒退熱をする。曲池は，気分・血分および陽明胃腸の邪熱を清瀉する。曲沢・少府・少衝・中衝は，心火および営血の熱を清瀉する。厲兌は胃火を清瀉する。胃兪・内庭・上巨虚は，瀉法ですばやく抜針すれば胃熱を清瀉する効果がある。上巨虚は腸熱を清瀉して便通を促す。胃兪は，補法で長く置針すれば補中益気をし，灸を加えれば温中散寒作用があり，補法ですばやく抜針すれば胃陰を補う。陰陵泉は，瀉法ですばやく抜針すれば醒脾清熱利湿をし，補法で長く置針し灸を加えれば温中健脾をする。三焦兪は三焦の湿熱を清利する。支溝は三焦の邪熱を清瀉し，理気通腑をする。太衝・行間・大敦・足竅陰は，疏肝解鬱をして，肝火を清瀉する。下脘・天枢は和胃消滞をする。膈兪と三陰交は，瀉法では活血化瘀をする。三陰交は，補法ですばやく抜針すれば肝腎および脾胃の陰を補う。脾兪は，補法で長く置針すれば脾胃を健やかにして中気を補い，灸を加えれば温中散寒作用に優れている。腎兪・太渓は腎陰を補う。

治療効果

本処方の本病症に対する治療効果は高く，通常，実証では3～5回，虚証では約10回の治療で治癒する。

症例

患者：王〇〇，女性，47歳。
初診：1987年9月11日
所見：もともと胃の冷痛という既往歴があり，X線造影で胃潰瘍と診断されたことがある。最近胃の冷痛が再発し，酸っぱい水を大量に嘔吐する。また最近2回吐血したが，どちらも1，2口分の出血で止まり，吐血は鮮血ではない。倦怠感・力が出ない・四肢の冷え・水様便，舌質淡・舌苔白，脈沈弦遅無力などの症状がある。寒鬱中宮証である。
治療経過：上記の処方を1回使用したところ，諸症状は明らかに好転した。毎日1回のペースで，さらに3回施術したところ，その後吐血は起こらず，諸症状も消失して治癒した。

注釈

重篤な吐血の場合，必要に応じ中西両医学のほかの療法を併用して治療を行い，失血過多のために危険な状態に陥らないようにしなければならない。

14　下血

血液が大便から出たり，血液と便が混ざり合って出たり，排便の前後に出血したり，あるいは単純に血液だけが出るものを，下血という。西洋医学の胃腸管の炎症・潰瘍・ポリープ・腫瘍，ある種の急性伝染病・血液疾患・腸管の寄生虫症・中毒・ビタミン欠乏症などの疾病で，下血症状が出現したときには，本病症の弁証論治を参考にすることができる。

病因病機

- ●辛いものや味の濃いものを食べすぎて熱が胃に蓄積したり，外邪を感受してそれが熱に変わって胃をかき乱したりすると，胃絡を損傷して血液を外に溢れさせるので，それが大腸から滲出して発症

- ●悩みや怒りから肝気が鬱結すると，気滞血瘀となって血行が悪くなり，それが長引けば絡が破損されて血が溢れ出し，下降して大腸に滲出する。
- ●湿熱の邪が侵入したり，飲食物を不摂生にしたりすると，脾の運化機能が失調し，湿が集まって熱を発生させるので，湿熱が腸管に鬱結して腸管の脈絡を損傷し，血液が外に溢れ出す。
- ●もともと脾胃が虚弱な体質であったり，過労や飲食の不摂生などで脾胃を損傷したりすると，脾気が衰え，気が血をコントロールできなくなる。またそれがひどくなれば陽気が虚弱になって脾胃が虚寒し，血がよりどころを失って脈道をはずれ，腸管に溢れ出して発症する。

弁証

- ●胃中積熱：下血が黒紫色である・上腹部の脹悶灼熱痛・煩躁・口渇して冷たいものを飲みたがる・便秘，舌質紅・舌苔黄燥，脈滑数か弦数。
- ●肝胃鬱熱：下血が暗紫色や黒色である・ときどき鮮紅色の下血がある・上腹部と脇部の脹痛や灼熱痛・口苦・のどの乾き・イライラする・怒りっぽい・飲食減少，舌質紅・舌苔薄黄，脈弦数。
- ●気滞血瘀：下血が暗紫色である・上腹部および腹部全体の脹痛・季肋部にしこりがある・顔色が暗くくすむ，舌質暗紫色か瘀斑がある，脈弦細か渋。
- ●熱毒内結：下血が鮮紅色である・口が乾いて口渇がある・腹痛・肛門の灼熱感・便秘をするかすっきり出ない，舌質紅・舌苔黄，脈滑数。
- ●湿熱蘊蒸：排便とともに下血する・血液は鮮紅色ではなく小豆汁のような黒紫色である・腹部の不快感・胸膈部の脹悶・悪心・嘔吐・飲食減少，舌苔黄膩，脈濡数。
- ●中気不足：下血が暗紫色か黒紫色である・顔色に艶がない・頭のふらつき・目のくらみ・息切れ・力が出ない・飲食減少・上腹部および腹部全体の不快感，舌質淡，脈細緩無力。
- ●脾胃虚寒：下血が黒か暗紫色である・上腹部および腹部全体の鈍痛・押されたり暖められたりするのを喜ぶ・食が進まない・腹脹・泥状便・悪寒・四肢逆冷，舌質淡で舌辺に歯痕がある・舌苔薄白，脈細緩無力。

処方・手技

【基本穴】中脘・天枢・上巨虚・膈兪・血海・隠白
- ●胃中積熱：基本穴に内庭・足三里を加えて瀉法を施し，数分間行針をして抜針し，厲兌を加え，点刺して出血させる。
- ●肝胃鬱熱：基本穴に太衝・行間・内庭を加えて瀉法を施し，数分間行針をして抜針し，大敦・厲兌を加え，点刺して出血させる。
- ●気滞血瘀：基本穴に太衝・三陰交を加えて瀉法を施し，20分間置針し，間欠的に行針をする。
- ●熱毒内結：基本穴に曲池・二間・内庭・支溝を加えて瀉法を施し，数分間行針をして抜針し，商陽・厲兌を加え，点刺して出血させる。
- ●湿熱蘊蒸：基本穴に陰陵泉・三焦兪・支溝を加えて瀉法を施し，数分間行針をして抜針し，厲兌を加え，点刺して出血させる。
- ●中気不足：基本穴に脾兪・足三里を加えて補法を施し，20分間置針し，間欠的に行針をする。
- ●脾胃虚寒：基本穴に補法を施し，30分間置針して間欠的に行針をし，抜針後，艾炷灸か棒灸を加える。

処方解説

中脘は胃の募穴であるとともに六腑の会穴であり，天枢は足の陽明経の経穴であるとともに大腸の募穴であり，上巨虚は足の陽明経に属して大腸の下合穴であるので，ともに胃腸脈絡の機能を調節して正常に戻し，止血をする。脾と胃は表裏の関係にあるので，足の太陰経の腧穴である血海と井穴である隠白を取穴すれば，ともに胃腸に作用して，胃腸脈絡の機能を調節して正常に戻し，止血をする。諸穴は，瀉法ですばやく抜針すれば清熱作用があり，補法で長く置針すれば正気を補う効果があり，灸を加えれば温陽散寒効果がある。内庭・足三里・厲兌は，瀉法では胃中の積熱を清瀉する。太衝・行間・大敦は肝火を清瀉し，また疏肝理気の効果もある。三陰交は，瀉法では活血化瘀をする。陽明経は多気多血の経であるので，手の陽明経の合穴である曲池と榮穴である二間，井穴である商陽を取穴すれば，陽明経および気分・血分の邪熱を清瀉する。支溝は三焦の邪熱を清瀉するとともに，理気通便作用がある。陰陵泉は醒脾清熱利湿をする。三焦兪は三焦の気機を疏通して利湿をする。脾兪・足三里は，補法で長く置針すれば補中益気をし，灸を加えれば

温陽作用を強化する。

治療効果

本処方の本病症に対する治療効果はきわめて高く，通常実証では約3回，虚証では約15回の治療で治癒する。

症例1

患者：張〇〇，男性，49歳。
初診：1975年4月22日
所見：突然噴き出すような下血が始まった。血は鮮紅色であり，口が乾いて少し苦い・脇と上腹部の脹悶・心煩・怒りっぽい・飲食減退，舌質紅・舌苔黄，脈弦数などの症状がある。肝胃鬱熱証である。
治療経過：上記の処方を1回使用したところ，下血は止まった。毎日1回のペースで，さらに数回治療したところ，諸症状は消失し，舌脈は正常に戻り，下血は再発しなくなった。

症例2

患者：張〇〇，男性，49歳。
初診：1977年10月21日
所見：2日間排便とともに下血があった。色は暗紫色であり，中薬・西洋薬を服用したが治らなかった。飲食減少・上腹部および腹部全体の鈍痛・痛いときには押されたり暖められたりするのを喜ぶ・泥状便・悪寒・四肢逆冷，舌質淡・舌苔薄白，脈細弱無力でやや遅などの症状がある。脾胃虚寒証である。
治療経過：上記の処方を使用したところ，疼痛はすぐに止まり，四肢もしだいに温まってきたが，ほかの症状はもとのままである。2回目の治療後，下血と泥状便は停止した。毎日1回のペースで，さらに3回施術したところ，下血は再発しなくなり，諸症状も消失して治癒した。1カ月余り後に経過観察したが，下血などの症状は再発していなかった。

15　血尿

血尿とは，小便に血液が混じるか，ひどいときには血塊が混じる病症である。古代のいわゆる血尿は，通常肉眼的血尿を指したが，現在では出血量が少なく，尿の色に明確な差異がなく，顕微鏡によって初めて検出することのできる，いわゆる顕微血尿についても，血尿の範疇に含める。西洋医学の尿路感染症・腎結核・糸球体腎炎・泌尿器系腫瘍，および血液疾患・結合組織疾患・心血管疾患などの全身疾患などで，血尿が現れたものは，本病症の弁証論治を参考にすることができる。

病因病機

● 外邪が太陽穴経脈に侵入し，それが鬱滞して熱に変わり，伝経して裏に入ると，熱が膀胱に鬱結して膀胱の血絡が損傷される。
● 邪が陽明に入ると，陽明経の熱が下降して膀胱を圧迫し，発症する。
● 風熱・熱毒の邪が営血を侵すと，火毒が体内を塞ぐので，腎と膀胱の絡が損傷され，血が水道に溢れて発症する。もしも火毒が血を圧迫すると，病が臓腑にまで波及する場合が多く，そうすれば衄血と下血とを伴う。
● 房労などの原因で腎陰にまで損傷が及ぶと，陰虚となって内熱を生じ，虚火が腎と膀胱の血絡を焼く。
● 悩み事などの情志から内傷すると，心陰を消耗して心火が強くなり，その熱が小腸に移って血の流れをかき乱す。
● 癆病が腎に達し腎陰が虧損されて陰虚火旺となったり，考えすぎや過労から心脾を損傷して脾気虚弱になったりすると，血をコントロールすることができなくなるので，血液が経をめぐらなくなる。
● 房労などの原因から腎気を損傷したり，腎陽が虧虚し下元が空虚になったりすると，固摂することができなくなって封蔵機能が働かなくなるので，血液が狂乱する。
● 精神的抑うつや飲食の不摂生などから，気機が滞って瘀血が下焦の腎と膀胱に凝結し，それが長引くと，絡が破損して血が溢れ，膀胱に滲入して発症する。

弁証

● **熱迫膀胱**：小便に鮮紅色の血液が混じり，初期には悪寒・発熱がみられることが多い。全身の関節がだるい・口渇して水を飲みたがる・少腹部の脹

満・腰が痛だるい，舌質紅・舌苔黄，脈数。
- ●火毒迫血：初期には悪寒・発熱がみられることが多い。高熱・口渇して水を飲みたがる・頭のふらつき・頭痛・関節が痛だるい・煩躁・口の乾き・精神疲労・力が出ない・尿血が鮮紅色である・衄血・下血・皮膚に紫斑ができる，舌質紅・舌苔黄膩，脈弦数。
- ●心火内盛：小便に熱感があって赤い・小便に鮮紅色の血液が混じる・心煩・不眠・顔面紅潮・口渇・口や舌に瘡ができる，舌尖紅，脈数。
- ●陰虚火旺：小便が赤く血が混じる・頭のふらつき・目のくらみ・口とのどの乾燥・耳鳴り・耳聾・腰と膝がだるい，舌質紅・舌苔少，脈細数。
- ●癆傷気陰：尿血が鮮紅色である・頻尿・腰脊部が痛だるい・潮熱・盗汗・顔面紅潮するか顔色に艶がない・口とのどの乾燥・手足の灼熱感，舌質淡紅・舌苔薄白，脈細数。
- ●脾不統血：尿血が淡紅色である・顔色萎黄で艶がない・食が進まない・腹脹・泥状便・倦怠感・力が出ない，舌質淡・舌苔白，脈細弱。脾陽不足は，悪寒・四肢逆冷などの症状を伴う。
- ●腎気不固：尿血の色が薄い・頭のふらつき・耳鳴り・精神倦怠・腰と膝がだるい，舌質淡・舌苔白，脈沈細無力。腎陽不足は，悪寒・四肢の冷えなどの症状を伴う。
- ●気滞血瘀：血尿の色が暗い・小腹部に刺痛があり触られるのを嫌がる・疼痛部にしこりが触れる，舌質暗紫色か瘀点がある・舌苔薄白，脈細渋か沈細。

処方・手技

【基本穴】膀胱兪・中極・膈兪・血海・三陰交

- ●熱迫膀胱（熱迫膀胱の初期で悪寒発熱などの表証があるもの）：基本穴に大椎・風門・合谷を加えて瀉法を施し，数分間行針をして抜針する。
- ●火毒迫血：基本穴に大椎・曲池・内庭・少府を加えて瀉法を施し，数分間行針をして抜針し，曲沢・委中・少衝・大敦・厲兌・商陽を加え，点刺して出血させる。
- ●心火内盛：基本穴に瀉法を施し，少府・労宮・小海・心兪を加えて瀉法を施し，諸穴に数分間行針をして抜針し，少衝・少沢を加え，点刺して出血させる。
- ●陰虚火旺：基本穴に平補平瀉法を施し，行間を加えて平補平瀉法，腎兪・三陰交・太渓を加えて補法を施し，諸穴に数分間行針をして抜針する。
- ●癆傷気陰：基本穴の三陰交には補法，ほかの腧穴には平補平瀉法を施し，百労穴・膏肓兪・肺兪・腎兪・太渓を加えて補法を施し，諸穴に数分間行針をして抜針する。また気海・関元・足三里を加えて補法を施し，20分間置針し，間欠的に行針をする。
- ●脾不統血：基本穴に脾兪・胃兪・陰陵泉・足三里を加えて補法を施し，20分間置針し，間欠的に行針をする。脾陽不足は，諸穴に30分間置針して間欠的に行針をし，抜針後，艾炷灸か棒灸を加える。
- ●腎気不固：基本穴に腎兪・復溜・太渓・気海・関元を加えて補法を施し，20分間置針し，間欠的に行針をする。腎陽不足は，さらに命門を加えて補法を施し，諸穴に30分間置針して間欠的に行針をし，抜針後，艾炷灸か棒灸を加える。
- ●気滞血瘀：基本穴に太衝を加えて瀉法を施し，20分間置針し，間欠的に行針をする。

処方解説

膀胱兪・中極は膀胱の兪募穴であり，三陰交は足の三陰経の交会穴であり，いずれも腎と膀胱に作用し，腎と膀胱の機能を調節して回復させ，血尿を止める。諸穴は，瀉法か平補平瀉法ですばやく抜針すれば清熱作用が加わり，補法で長く置針すれば腎と膀胱の気を補い，灸を加えれば陽気を温補する作用が強まる。血の会穴である膈兪と足の太陰経の血海は，理血止血をし血証治療の要穴であり，瀉法か平補平瀉法ですばやく抜針すれば清熱涼血止血作用に優れている。三陰交は，補法ですばやく抜針すれば肝腎および脾胃の陰を補う。大椎・風門・合谷は，祛風解表退熱をする。陽明経は多気多血の経であるので，手の陽明経の合穴である曲池と井穴である商陽，足の陽明経の滎穴である内庭と井穴である厲兌を取穴すれば，気分および血分の火毒を清瀉する。少府・曲沢・少衝・中衝は，心火を清瀉する。大敦は，肝火と血熱を清瀉する。少府・労宮は，平補平瀉法では心の虚熱を除く。小海・少沢は，小腸の熱を清瀉する。行間は肝の虚熱を除く。腎兪・復溜・太渓は，補法ですばやく抜針すれば腎陰を補い，補法で長く置針すれば腎気を補い，灸を加えれば温腎壮陽をする。百労穴は癆病治療の要穴である。膏肓兪は気陰を補う。肺兪は肺陰を補う。気海・関元は下元を補い，灸を加えれば温補作用が強まる。足三

里は，脾胃を健やかにして気血を生化する。脾兪・胃兪・陰陵泉はともに健脾益気をし，灸を加えれば中陽を温補する作用がさらに強化される。命門も腎陽を温めて真火を補う。太衝は，疏肝理気・活血化瘀をする。膈兪・血海・三陰交（瀉法）は，長く置針すればおもに活血化瘀作用がある。

治療効果

本処方の本病症に対する治療効果はきわめて高く，通常，実証では3～5回，虚証では約15回の治療で治癒する。

症例1

患者：丁〇〇，男性，19歳。
初診：1982年9月28日
所見：小便に血が混じるようになって数日が経つ。西洋薬を服用したが効果がない。頭のふらつき・耳鳴り・腰と膝がだるい・口とのどの乾燥・手掌部と足底部の熱・潮熱・盗汗・ときどき遺精をする，舌質紅・舌苔少，脈細数などの症状がある。陰虚火旺証である。
治療経過：上記の処方を2回使用したが，効果がなかった。3回目の治療後，血尿が止まり，潮熱・盗汗・頭のふらつき・耳鳴りは軽減したが，ほかの症状はもとのままである。毎日1回のペースで，さらに8回治療したところ，諸症状は消失し，血尿は再発しなくなったので，治療を停止した。20日余り後に経過観察したが，血尿および諸症状は再発していなかった。

症例2

患者：蔡〇〇，男性，23歳。
初診：1982年4月18日
所見：尿血が鮮紅色である・少腹部の脹満拘急・小便に灼熱感がある・尿道口がびらんして軽い疼痛がある，舌質紅・舌苔黄膩，脈滑数などの症状がある。湿熱が膀胱に蘊結している。
治療経過：上記の処方を1回使用したところ，血尿は停止した。さらに数回施術したところ，諸症状は消失して治癒した。

16 紫斑

紫斑とは，血液が皮膚に溢れ出て，皮膚が点状あるいは斑状に青紫色になるのが特徴の疾病である。外感・内傷ともに本病症を発生させる。外感によるものは，風温・湿温などの治療を参考にしてもらい，ここでは，内傷による紫斑についてのみ論じていきたい。内科雑病の範疇に属する紫斑は，おもに西洋医学の原発性血小板減少性紫斑病・アレルギー性紫斑病・感染性血小板減少性紫斑病・肝疾患および薬物や，化学的および物理的要素によって引き起こされた血小板減少性紫斑病・ある種の血液疾患に現れる皮下出血などにみられる。以上の疾病で紫斑が現れたものは，本病症を参考にして弁証論治を進めるとよい。

病因病機

- 外邪が侵入して熱毒を醸成したり，飲食物や情志や過労などの原因から臓腑を損傷して陰陽が失調し，陽気が強まって熱毒を生じさせたりすると，血脈を焼いて，血熱が暴走するので，皮膚腠理で脈外に溢れ出して発症する。
- 飲食物や過労，情志などの原因から臓腑を損傷し，胃陰や腎精が不足すると，虚火が燃え上がって火熱が血脈を焼き，血液が皮膚に溢れ出す。
- 飲食の不摂生などから脾気が虧虚し，血液をコントロールすることができなくなると，血液が皮膚に溢れ出て発症する。

弁証

- **熱盛迫血**：皮膚に紅紫色の瘀点や瘀斑が現れる。紫斑の形態や大小は一定せず，ときには紫斑同士が融合して大きくなる。鼻血・歯茎からの出血・血尿・下血・発熱・口渇・便秘・小便黄赤色，舌質紅・舌苔黄，脈弦数か滑数。
- **陰虚火旺**：皮膚の瘀斑は紅か紅紫色である。歯茎からの出血・鼻血・めまい・耳鳴り・潮熱・盗汗・心煩・不眠・腰と膝がだるい・手掌部と足底部の熱，舌質紅・舌苔少，脈細数。
- **気不摂血**：瘀斑は薄い暗紫色で，出たり消えたりし，疲労時に悪化し，発作を繰り返す。頭のふら

つき・目のくらみ・顔面蒼白か萎黄・動悸・息切れ・倦怠感・力が出ない，舌質淡・舌苔薄白，脈弱。

処方・手技

【基本穴】 血海・膈兪・三陰交・曲池

- ●**熱盛迫血**：基本穴に大椎・二間・内庭・支溝・上巨虚を加えて瀉法を施し，数分間行針をして抜針し，商陽・厲兌・大敦を加え，刺して出血させる。
- ●**陰虚火旺**：三陰交には補法，ほかの腧穴には平補平瀉法を施し，行間・内庭・少府を加えて平補平瀉法，腎兪・太渓を加えて補法を施し，諸穴に数分間行針をして抜針する。
- ●**気不摂血**：基本穴に脾兪・胃兪・足三里・気海を加えて補法を施し，20分間置針し，間欠的に行針をする。

処方解説

脾は血を統摂し，筋肉と四肢を主るので，足の太陰経の血海・三陰交を取穴し，血の会穴である膈兪を組み合わせれば，諸穴の共同作用で，気血を調節して紫斑に対して著しい効果を発揮する。陽明経は多気多血の経であるので，手の陽明経の合穴である曲池を取穴すれば，気血を調節して紫斑に対して有効である。諸穴は，瀉法ですばやく抜針すれば，清熱涼血効果が加わる。大椎は手足の諸陽経と督脈との交会穴であるので，これを取穴すれば各経の邪熱を清瀉し，表証があるものには解表をするとともに，退熱作用に優れている。手の陽明経の榮穴である二間と井穴である商陽，および足の陽明経の上巨虚と榮穴である内庭，井穴である厲兌は，いずれも陽明気分および血分の熱毒を清瀉する。上巨虚はまた腑熱を清瀉して通便を促す。三陰交は，補法ですばやく抜針すれば，肝腎および脾胃の陰を補う。行間は清熱平肝潜陽をする。少府は心火を清瀉し，心神を安定させる。腎兪・太渓は腎陰を補う。脾兪・胃兪・足三里は，脾胃を健やかにして中気を補う。気海は下焦の元気を補う。

治療効果

本処方の本病症に対する治療効果はきわめて高く，実証では約7回，虚証では15～30回の治療で治癒する。

症例

患者：王〇〇，女性，24歳。

初診：1974年5月6日

所見：全身の皮膚に大量の出血点が現れ，下肢が特に多く，さらに増えそうな勢いである。出血斑の色は紅紫色で，舌質は紅絳，口と鼻が乾燥し，ほかの症状はない。熱盛迫血証である。

治療経過：上記の処方で，毎日2回施術した。1回目の治療後，出血点の増加は止まった。2回目の治療後，出血斑は消え始めた。10回余りの後，出血斑はすべて消え，諸症状も消失して治癒した。

第9節 経絡・四肢および体部の病症

1 痺証

　痺証とは、風・寒・湿・熱などの邪を感受することによって発生する、筋肉、筋骨、関節の疼痛・痺れ・重苦しさ・運動制限、ひいては関節の腫脹などをおもな臨床症状とする病症である。西洋医学のリウマチ熱・リウマチ性関節炎・慢性関節リウマチ・坐骨神経痛、強直性脊椎炎、頸椎症、踵骨棘、カシン・ベック病などの骨硬化性疾患、そのほか閉塞性血栓性血管炎・強皮症・ブルセラ症・結節性紅斑・結節性脈管炎・全身性エリテマトーデス・多発性筋炎などの疾病で、その罹病過程で本病症に類似した臨床症状が出現したときには、本病症の弁証論治を参考にすることができる。

病因病機

- 長く厳寒の地に居たり、野外に野宿したり、湿っぽいところに住んだり、寝ながら風に当たったり、雨に濡れたり、川を渡ったりなどが原因で風寒湿邪が侵入したり、あるいは風寒湿が鬱滞して熱に変わったり、風湿熱の邪が侵入して筋骨血脈に留まったりすると、気血の循環が悪くなり、経絡が遮られて発症する。
- 長患いのために気血の循環が悪くなったり、血絡を損傷して瘀血が停滞したり、湿が凝固して痰になったりすると、痰と瘀が結びついて経絡を閉ざし、関節深くにまで入り込んで発症する。
- もともと気血不足の体質だったり、もともと陽虚や陰虚の体質だったりしたうえに、虚に乗じて外邪が侵入すると、発症する。

　通常初期には邪実が中心であり、病位は四肢および体部の皮肉経絡にある。そのうち風邪が優勢なものが行痺であり、寒邪が優勢なものが痛痺、湿邪が優勢なものが着痺、熱邪が優勢なものが熱痺である。長期化すれば正虚邪恋や虚実挟雑になるものが多く、病位は深化して筋骨か臓腑になる。

弁証

　四肢および体部の関節の疼痛・だるさ・痺れ・重苦しさ・運動制限を主症状とする。

- **行痺**：四肢および体部の関節や筋肉の疼痛とだるさがあり、疼痛は遊走性で一箇所に留まらない。初期には悪風や発熱などの表証を伴うことが多い。舌苔薄白，脈浮緩。
- **痛痺**：四肢および体部の関節の激痛・固定痛・患部に発赤や熱感はない・冷えると増悪する・温めると疼痛が軽減する・患部に常に冷感がある・日中は軽減し夜に悪化する，舌質淡・舌苔白，脈弦緊。
- **着痺**：固定痛・強い重苦しさを伴う・皮膚の痺れ・患部の腫脹・温めたり押したりするとやや寛解する，舌質淡・舌苔白膩，脈濡緩。
- **熱痺**：四肢および体部の関節の疼痛・疼痛部が紅く腫れ上がって灼熱感がある・腫脹と疼痛が激しい・筋脈拘急・発熱・口渇・心煩・冷やすと喜ぶ・悪熱，舌質紅・舌苔黄燥，脈滑数。
- **頑痺（痺証が長期化して瘀血痰濁に遮られたもの）**：関節の硬直変形・患部が暗黒色になる・激痛・屈伸できない・痛みとともに痺れがある。風寒湿証を伴うものは、患部の冷え・冷えると増悪する・温めると寛解する，舌質淡・舌苔白膩，脈遅緩などの症状を伴う。湿熱証を伴うものは、患部が紅く腫れて発熱する・口渇・心煩・小便黄赤色，舌苔黄膩，脈数などの症状を伴う。
- **虚痺**：通常長引いてなかなか治らない場合に発生する。気血虚痺は、関節が痛だるい・軽減したり悪化したりする・顔色萎黄で艶がない・頭のふらつき・動悸・息切れ・力が入らない・痩せる・食が進まない・泥状便，舌質淡・舌苔白，脈濡弱か細微などの症状がある。陽虚痺は、関節痛・強い冷感がある・筋肉の萎縮・顔色晄白・腰と膝がだるい・尿量が多い・泥状便・五更泄瀉・形寒・四肢逆冷，舌体胖・舌苔淡，脈沈細弱などの症状がある。陰虚痺は、患部が紅く腫れ上がって灼熱感がある・関節痛・筋脈拘急・痩せる・頭のふらつき・耳鳴り・口とのどの乾燥・心煩・不眠・潮熱・

盗汗・腰と膝がだるい・大便が乾燥する・小便が黄色い，舌質紅・舌苔少，脈細数などの症状がある。

処方・手技

【基本穴】患部の腧穴や周辺部の腧穴および阿是穴

例えば肩部の疼痛には，肩髃・肩髎・肩貞・患部の圧痛点を選択し，膝部の疼痛には内膝眼穴・外膝眼穴・鶴頂・梁丘などを選択する。そのほかに大杼・懸鍾・陽陵泉を加える。実証には瀉法，虚証には平補平瀉法を施す。

- ●行痺：基本穴に膈兪・血海を加えて瀉法を施す。
- ●痛痺：基本穴に腎兪・命門を加えて補法を施す。
- ●着痺：基本穴に三焦兪・陰陵泉を加えて瀉法を施す。

行痺・痛痺・着痺には，諸穴に30分間置針して間欠的に行針をし，抜針後，艾炷灸か棒灸を加え，阿是穴に抜針後，抜火罐を加える。

- ●熱痺：基本穴に大椎・曲池・内庭を加えて瀉法を施し，諸穴に数分間行針をして抜針し，別に病変部を巡行する経脈の井穴を加え，点刺して出血させる。
- ●頑痺で瘀血阻滞に属するもの：基本穴に膈兪・三陰交・血海を加えて瀉法を施し，痰凝にはさらに中脘・豊隆を加えて瀉法を施す。風寒証を伴うものは，諸穴に30分間置針して間欠的に行針をし，抜針後，艾炷灸か棒灸を加え，患部付近の阿是穴に刺針後，抜火罐を加える。湿熱証を伴うものは，諸穴に数分間行針をして抜針し，別に病変部を巡行する経脈の井穴を加え，点刺して出血させる。
- ●虚痺：気血虚痺は，基本穴に脾兪・足三里・気海・関元・膈兪・三陰交を加えて補法を施し，諸穴に20分間置針し，間欠的に行針をする。陽虚痺は，基本穴に腎兪・命門・気海・関元・復溜・太渓を加えて補法を施し，諸穴に30分間置針して間欠的に行針をし，抜針後，艾炷灸か棒灸を加える。陰虚痺は，基本穴に腎兪・三陰交・復溜・太渓を加えて補法を施し，諸穴に数分間行針をして抜針する。

処方解説

どの腧穴にも，その周辺部を治療する作用があり，通経活絡・祛邪止痛などの作用があるので，痺証には病変部局所や周辺部の腧穴を取穴する。痺証は筋骨の病変に属するので，通常骨の会穴である大杼・髄の会穴である懸鍾・筋の会穴である陽陵泉を加え

る。以上の諸穴は，長く置針し灸を加えれば温陽散寒・祛風除湿作用が強化され，すばやく抜針すれば清熱作用が加わる。「風を治療するにはまず血を治療する。血がめぐれば風は自然に消滅する」といわれるように，行痺で風邪が優勢なものには，膈兪・血海を加えて，活血行血をする。痛痺は寒邪が優勢なので，腎兪・命門などの腧穴を加え，温腎壮陽をして真火を補うことによって，散寒作用を強化する。三焦兪・陰陵泉は，利湿化湿作用を強化する。抜火罐は，祛風散寒除湿・通経活絡作用を強化する。大椎は諸陽の会であり，各経の邪熱を清瀉するので，発熱があるものに対しては退熱作用を発揮する。曲池・内庭は，陽明気分および血分の邪熱を清瀉する。病変部位をめぐる経脈の井穴は，その経脈の湿熱を清瀉する。三陰交は，瀉法で長く置針すれば活血化瘀効果とともに醒脾除湿作用があり，瀉法で灸を加えれば散寒作用に優れ，補法で長く置針すれば肝腎の精血を補うとともに脾胃を健やかにし，補法ですばやく抜針すれば肝腎および脾胃の陰を補う作用が中心になる。中脘・豊隆（瀉法）は，長く置針し灸を加えれば化痰降濁祛寒をし，すばやく抜針すれば化痰清熱をする。脾兪・足三里は，脾胃を健やかにして気血を補う。気海・関元（補法）は，長く置針すれば元気を補い，灸を加えれば温陽作用に優れている。膈兪は，補法で長く置針すれば補血養血をする。腎兪・復溜・太渓（補法）は，長く置針すれば温腎壮陽をし，すばやく抜針すれば腎陰を補う。命門にも腎陽と真火を補う効果がある。

治療効果

本処方の本病症に対する治療効果はきわめて高く，通常，罹患してから日が浅く実証のものは約10回，期間が長く虚証を伴うものは約30～50回の治療で治癒する。

症例1

患者：楊○○，女性，17歳。
初診：1980年9月14日
所見：10数日前から全身の多くの関節が痛む。遊走痛・悪風・悪寒・微熱，舌質淡・舌苔薄白でやや膩などの症状がある。1度薬を服用して好転したが，服用を中止すると，諸症状がもとに戻った。行痺の初期であり，上記の処方を使用した。
治療経過：1回目，悪風・悪寒・発熱は止まり，疼

痛も大幅に軽減した。6回の施術で，疼痛はほとんど消失した。さらに数回連続して施術し，残りの邪を取り除いた。1年後経過観察したが，治療停止後諸症状はずっと再発していなかった。

症例2

患者：張〇〇，女性，13歳。

初診：1978年8月25日

所見：何日も前から発熱・発汗し，肘・手・膝・足の関節が紅く腫れ上がって痛む。西洋薬を服用し，熱は下がったが，関節が紅く腫れ上がって熱痛するのはもとのままであり，屈伸しにくい。舌質紅・舌苔黄膩，脈滑数。湿熱証である。

治療経過：上記の処方を5回使用したところ，諸症状は明らかに軽減した。10回余りの後，諸症状はほとんど消失した。数日間治療を中断し，さらに10回余り施術して残りの邪気を除去した。数年後経過観察したが，再発はなかった。

症例3

患者：孫〇〇，男性，52歳。

初診：1984年9月1日

所見：2年前から頸椎部にときどき痛みがあり，運動制限がある。また左肩が痛んで痺れ，たまにめまいがある。めまいがひどいときには悪心を伴い，吐きそうになる。多くの病院で頸椎症と診断され，薬を用いればしばらく寛解するが，薬をやめるとまた悪化する。この数日前からまた悪化した。痛みは刺痛のことが多く，ときにはズキズキと痛み，固定痛であり，夜に増悪する。舌質暗紫色で瘀斑がある・舌苔白膩，脈渋。痰瘀阻滞証である。

治療経過：上記の処方を2回使用したが，効果がない。3回目の治療後，頸椎と左肩の疼痛は消失したが，まだときどき左肩に痺れがあり，舌質はまだ暗紫色である。数日間治療を中断し，さらに10回余り施術したところ，諸症状は消失した。半年後経過観察したが，再発はなかった。

症例4

患者：恵〇〇，男性，51歳。

初診：1990年9月2日

所見：3年前，腰部X線写真で，腰椎骨の硬化がわかった。腰仙部にときどきだるさと脹痛があり，ひどいときには転側することができず，ときには下肢が痛だるくなって痺れる。薬を服用すれば軽減するが，やめるとまた悪化する。20日前，諸症状が再発し，立ち上がることが困難になった。患部が冷たく，曇りや雨の日や冷えた時に増悪し，温めると軽減する。だるさと脹痛があり，腰仙部の皮膚が痺れている。舌質暗で瘀点がある・舌苔白膩，脈濡緩。

治療経過：上記の風寒湿痺用の処方を使用したところ，だるさと脹痛はすぐに軽減し，抜針後，歩いたり腰を曲げたりできるようになった。毎日1回のペースで，さらに10回余り治療したところ，諸症状は消失し，平常通り仕事をすることができるようになった。

症例5

患者：許〇〇，女性，59歳。

初診：1983年9月15日

所見：左足踵がときどき痛むので，3年前にX線撮影をしたところ，踵部の骨が硬化していた。6日前，踵の疼痛が悪化して歩くことが難しくなったので西洋薬を用いたところ，疼痛は軽減したが薬をやめるとまた悪化した。頭のふらつき・耳鳴り・目の乾き・心煩・不眠・口とのどの乾燥・腰と膝がだるい・手掌部と足底部の熱，舌質紅・舌苔少，脈細でやや数などの症状がある。肝腎陰虚証であり，上記の処方を使用した。

治療経過：1回目の治療後，疼痛はすぐに軽減した。5回目の治療後，疼痛はほとんど消失し，ほかの症状も軽減した。毎日1回のペースで，10回余り治療したところ，疼痛およびそのほかの症状も消失した。4カ月後出会ったが，治療終了後，踵の痛みは再発していないとのことであった。

症例6

患者：劉〇〇，女性，20歳。

初診：1993年5月11日

所見：慢性関節リウマチになって8年になる。数カ所の大病院で治療してもらったが，治っていない。全身の関節が痛んで硬直し，歩くことができない。手首と手指関節の腫脹と変形がひどく，服を着たりご飯を食べたりするのにも家人の手を借りている。温めると疼痛がやや軽減する・顔色が白っぽく艶がない・自汗・力が出ない・精神倦怠・腰と膝がだるい，舌質淡・舌苔薄白，脈沈細弱無力な

どの症状がある。陽気虚衰証である。
治療経過：上記の処方を10回余り使用したところ，疼痛はやや軽減し，上下肢の運動制限は好転した。毎日1回のペースで，10回余り治療したところ，疼痛は明らかに軽減して歩けるようになり，肘・手首・手指の動きも明らかに好転して，物を持てるようになった。50回余りの後，関節の疼痛はほとんど消失し，関節の腫脹は明らかに軽減し，立ったり歩いたりに困難はなく，洗顔や食事，服を着るのに，他人の助けを必要としなくなった。60回余りの治療で，家事を切り回せるようになった。

2 坐骨神経痛

　坐骨神経痛は，西洋医学の病名であり，中医学の「痺証」の範疇に属する。しかしよく見受けられる疾病でもあり，一般の関節疼痛などの痺証と比較して，非常に特徴があるので，痺証とは分けて西洋医学病名を使用した。本病症は，坐骨神経の分布域である腰腿部の疼痛を主症状とする。

病因病機

- もともと虚弱な体質で腠理が空疎なうえに，生活の不摂生から風寒湿や湿熱の邪が侵入し，邪が経絡に留まって正気が遮られると，気血が凝滞して通じなくなるので痛む。
- 寒のために血が凝滞したり，外傷から瘀血になったり，長患いで気血の循環が悪くなって瘀血になったりすると，経脈を塞いで発症する。
- 腰は腎の府であり，膝は筋の府であるので，肝血腎精が不足すると，筋脈は濡養を得ることができず，やはり本病症を発生させる。

弁証

　片側性の疼痛が多く，発病は急激であるが，ゆっくりと発病する場合もある。疼痛の多くは腰仙部・殿部から始まり，大腿後側・下腿外側および足背外側へと放散する。「針で刺す」「刀で切る」「感電する」ような感覚があり，持続的あるいは間欠的に痛み，腰を曲げる・咳嗽・くしゃみ・排便などのときに増悪する。患側の下肢を軽く曲げるか健側を下にして寝ると疼痛が軽減する。また患者は疼痛を軽減するために，常に独特の姿勢を保っている。患側殿部および大腿後部の筋群の筋緊張は減退することが多く，筋肉は弛緩する。筋肉が萎縮することもあり，患側のアキレス腱反射が減弱あるいは消失し，下腿外側あるいは足背の痛覚が過敏になったり減退したりする。坐骨神経の各圧痛点の圧痛が陽性になり，ラセーグ徴候など坐骨神経伸展試験が陽性になる。また患側下肢の体温が低下したり，軽い発汗があったり，足指の爪が薄くなって光沢がなくなったりと，自律神経の損傷や，栄養障害症状が現れる。

- **風寒湿侵襲経絡**：拘急・疼痛・患部の冷え・悪寒・温めるのを喜ぶ・夜間や天気の悪い日には増悪する，舌質淡・舌苔白，脈弦緊。
- **風熱・湿熱**：患肢の灼熱感・温めると痛みが増悪する，舌質紅・舌苔黄，脈数。
- **気滞血瘀**：固定痛・押すと痛みがひどくなる・夜になると痛みがひどい，舌質暗紫色，脈多弦渋か沈渋。
- **肝腎虧損**：頭のふらつき・耳鳴り・顔色に艶がない・腰と膝がだるい・腰と背中が曲がる・筋肉の萎縮・痺れ，舌質淡・舌苔白，脈沈細などの症状を伴う。腎陽虚では，悪寒・四肢逆冷などの症状を伴う。腎陰虚では，口とのどの乾燥・五心煩熱・潮熱・盗汗，舌質紅・舌苔少，脈細数などの症状を伴う。

処方・手技

【基本穴】腰部第2～5夾脊穴・仙骨部第1～4夾脊穴・八髎穴・秩辺・白環兪・承扶・殷門・委中・承山・崑崙・環跳・陽陵泉・懸鍾・丘墟・阿是穴

- **風寒湿侵襲経絡**：基本穴に瀉法を施し，30分間置針して間欠的に行針をし，抜針後，艾炷灸か棒灸を加えるか抜火罐を加える。
- **風熱・湿熱**：基本穴に瀉法を施し，数分間行針をして抜針する。
- **気滞血瘀**：基本穴に太衝・血海・三陰交・膈兪を加えて瀉法を施し，20分間置針し，間欠的に行針をする。
- **肝腎虧損・精血不足**：基本穴に平補平瀉法を施し，肝兪・腎兪・太渓・三陰交を加えて補法を施し，諸穴に20分間置針し，間欠的に行針をする。腎陽虚傾向の強いものには，諸穴に30分間置針

して間欠的に行針をし，抜針後，艾炷灸か棒灸を加える。陰虚傾向の強いものは，諸穴に数分間行針をして抜針する。

処方解説

腰仙部夾脊穴・八髎穴・秩辺・白環兪・承扶・殷門・委中・承山・崑崙・環跳・陽陵泉・懸鍾・丘墟・阿是穴は，患部および循経選穴であり，坐骨神経の疼痛部に作用し，祛邪活絡止痛作用を発揮する。諸穴からすばやく抜針すれば清熱作用が加わり，長く置針し灸か抜火罐を加えれば祛風散寒除湿作用が強まる。太衝は足の厥陰肝経の原穴であるが，肝は血を蔵するので，これを取穴すれば疏肝理気・活血化瘀をする。血海・三陰交・膈兪（瀉法）は，いずれも活血化瘀効果がある。肝兪（補法）は，長く置針し灸を加えれば肝血を補い，すばやく抜針すれば肝陰を補う。腎兪・太渓は，長く置針すれば腎の精気を補い，灸を加えれば腎陽を温めて補い，すばやく抜針すれば腎陰を補う作用が中心になる。三陰交（補法）は，長く置針すれば脾胃を健やかにして運化を促し，肝腎の精血を補い，すばやく抜針すれば肝腎および脾胃の陰を補う作用が中心になる。

治療効果

本処方の本病症に対する治療効果はきわめて高く，通常，実証では約15回，虚証では30〜50回の治療で治癒する。

症例1

患者：李〇〇，男性，48歳。
初診：1985年12月23日
所見：腰仙部・殿部・右下肢後側および下腿外側から足背部外側にかけて痛みがあり，発症からすでに1カ月余りになる。刀で切るような，電撃のような痛みがあって拘急が強く，夜間や冷えたときに増悪し，温めると軽減する。坐骨神経の分布域で上述の疼痛部を押すと，多くの圧痛点があり，ラセーグ徴候は陽性である。舌質淡・舌苔薄白，脈弦緊。風寒が侵入したのである。
治療経過：上記の処方を1回使用したところ，疼痛はすぐに軽減した。原処方のまま毎日1回のペースで，さらに5回治療したところ，疼痛は消失した。さらに原処方のまま，隔日に1回のペースで，さらに10回余り治療すると，痛みは起こらなくなった。数カ月後経過観察したが，再発はなかった。

症例2

患者：王〇〇，女性，35歳。
初診：1984年1月4日
所見：1カ月余り前，まず仙骨部と殿部左側に疼痛が発生し，続いて左大腿後側・膝窩・下腿後側および外側がすべて痛むようになった。持続性の疼痛で発作的に激化し，電撃様の痛みで，咳嗽・くしゃみ・運動時に増悪する。疼痛部は冷えており，押すと気持ちよく，温めると痛みが軽減する。ときどき耳鳴りがする・顔色に艶がない・腰と膝がだるい・五更泄瀉が1年余り続いている，舌質淡嫩・舌苔白，脈沈細無力などの症状がある。肝腎虧損・腎陽不足証である。
治療経過：上記の処方を数回使用したところ，疼痛および諸症状は好転した。20回目の治療後，大便は正常に戻り，疼痛は消失し，諸症状は明らかに好転した。30回余りの治療で，諸症状は消失し，疼痛は再発しなくなった。数カ月後経過観察したが，治療終了後，疼痛および諸症状は再発していなかった。

注釈

①腰部椎間板ヘルニアが原因のものは，必要に応じて牽引や推拿療法を併用する。
②疼痛が激しいものは，針灸治療と同時に，数日間寝て休息をとらせる。その際には硬い板の上に寝させるのが最もよい。また中薬・西洋薬を併用して治療をしてもよい。

3 痿証

痿証とは，四肢の筋脈が弛緩し，手足が萎えて力が入らなくなる病症である。西洋医学の多発性神経炎・急性脊髄炎・進行性筋萎縮症・重症筋無力症・筋ジストロフィ・周期性四肢麻痺・ヒステリー性麻痺，およびそのほか中枢神経系の感染症が併発した末梢性麻痺の後遺症など，臨床症状が本病症と類似するものは，本病症の弁証論治を参考にすることが

第1章　内科病症

できる。

病因病機

- 温熱の毒邪を感受して高熱がなかなか下がらなかったり，病後邪熱が抜けきらなかったりすると，肺津が消耗され，水が虧損されて火が強くなるため，肺は津液を輸送して五臓を潤すことができなくなる。また肺熱が津を損傷し，それが胃に波及して胃火が燃え上がり，脾胃の陰津が虧損されると，四肢の筋脈が栄養を得られなくなるため，手足が萎えて発症する。
- 長患いで体が虚したり，あるいは房労などが原因となって肝腎の精血が不足すると，筋骨経脈が濡養を得られなくなる。
- もともと脾胃が虚弱だったり，長患いのために虚したりすると，中気が不足して受納・運化・輸送の機能が失調するので，気血津液を生化するための源泉が不足して臓腑や四肢を濡養できなくなる。すると筋骨は栄養を得られないので，関節がうまく動かなくなり，筋肉が痩せて発症する。
- 長い間湿地に居たり，雨に濡れたり川を渡ったりすると，湿邪が経脈にしみ込み，営衛の運行が遮られ，鬱滞して熱を発生させる。それが長引けば気血の循環が悪くなり，筋脈筋肉が濡養を得られなくなって弛緩し，発症する。
- 産後の悪露が完全に排出されずに腰と膝に流入したり，転んで怪我をしたりすると，血液が瘀滞して流れず，四肢の筋脈が栄養を得られなくなるので，痿証になる。

弁証

- **肺熱津傷**：最初発熱し，その後突然四肢が萎えて動かなくなる。皮膚の乾燥・心煩・口渇・むせる・少量の痰・のどの通りが悪い・大便乾燥・尿量減少して黄色い，舌質紅・舌苔黄，脈細数。肺胃津傷は，食欲減退・口とのどの乾燥などの症状を伴う。
- **肝腎虧損・精血不足**：発病が緩慢で下肢が萎えて力が入らなくなり，ひどくなると脚の筋肉が萎縮していく。腰と膝がだるい・長く立っていられない・めまい・耳鳴り・脱毛・遺精・遺尿，舌質淡・舌苔白，脈沈細。陰虚傾向の強いものは，口とのどの乾燥・手掌部と足底部の熱，舌質紅・舌苔少，脈細数などの症状を伴う。陽虚傾向の強いものは，悪寒・四肢の冷え，舌質淡で胖嫩，脈沈細遅などの症状を伴う。
- **脾胃虚弱**：四肢が萎えて力が入らず，ひどくなると萎縮する。食が進まない・腹脹・泥状便・精神疲労・息切れ・顔色萎黄，舌質淡・舌苔白，脈細弱。脾胃虚寒は，悪寒・四肢逆冷などの症状を伴う。
- **湿熱浸淫**：四肢がしだいに萎えて力が入らなくなるが，下肢に発生することが多い。軽い浮腫・手を当てると微熱がある・痺れ・頑固な痒み・体がだるくて重い・発熱・胸と上腹部の痞悶・尿量減少して赤く熱痛がある，舌苔黄膩，脈濡数。
- **瘀阻脈絡**：四肢が萎える・手足の痺れ・四肢に青筋が浮き出る・引きつれて痛む・痛点がある・唇の色が暗い，舌質暗紫色か瘀点がある，脈渋。

処方・手技

【基本穴】上肢の痿証：頸部第5～胸部第3の夾脊穴・肩髃・肩髎・肩貞・曲池から少海への透刺・外関から内関への透刺・合谷から後渓への透刺。下肢の痿証：腰仙部の夾脊穴・環跳・風市・伏兎・足三里・解渓・陽陵泉から陰陵泉への透刺・懸鍾から三陰交への透刺。

- **肺熱津傷**：基本穴に瀉法を施し，肺兪を加えて補法，尺沢・魚際を加えて瀉法を施し，肺胃津傷には，さらに胃兪を加えて補法，内庭を加えて瀉法を施し，諸穴に数分間行針をして抜針し，少商を加え，点刺して出血させる。
- **肝腎虧損・精血不足**：基本穴に肝兪・三陰交・腎兪・復溜・太渓を加えて補法を施し，20分間置針し，間欠的に行針をする。陰虚傾向の強いものは，諸穴に数分間行針をして抜針する。陽虚傾向の強いものは，諸穴に30分間置針して間欠的に行針をし，抜針後，艾炷灸か棒灸を加える。
- **脾胃虚弱**：基本穴に脾兪・胃兪・三陰交・足三里を加えて補法を施し，20分間置針し，間欠的に行針をする。脾胃虚寒は，諸穴に30分間置針し，間欠的に行針をし，抜針後，艾炷灸か棒灸を加える。
- **湿熱浸淫**：基本穴に三焦兪・陰陵泉・内庭を加え，発熱にはさらに大椎を加え，諸穴に瀉法を施し，数分間行針をして抜針し，隠白・厲兌を加え，点刺して出血させる。
- **瘀阻脈絡**：基本穴に膈兪・血海・三陰交を加えて瀉法を施し，20分間置針し，間欠的に行針をする。

処方解説

　頸椎5番から胸椎3番までの夾脊穴・肩髃などの上肢腧穴と，腰仙部夾脊穴および環跳などの下肢患部周辺の選穴は，上肢あるいは下肢の気血を疏通し，血液循環を改善するので，痿証に有効である。諸穴に瀉法を施しすばやく抜針すれば清熱作用が加わり，補法で長く置針し灸を加えれば陽気を温補して経脈を温通する作用が加わる。肺兪は肺の陰津を補い，尺沢・魚際・少商は，肺熱を清瀉し，肺の津液を散布する機能を回復させるのに有効である。胃兪は，補法では胃陰を補い，長く置針すれば脾胃を健やかにして中気を補い，灸を加えれば中陽を温補する作用に優れている。内庭は胃熱を清瀉する。肝兪は，補法で長く置針し灸を加えれば肝血を補い，補法ですばやく抜針すれば肝陰を補う。三陰交は，補法で長く置針すれば肝腎の精血を補い，灸を加えれば肝腎の陽気を温めて補う。また補法ですばやく抜針すれば肝腎および脾胃の陰を補う作用が中心になり，瀉法で長く置針すれば活血化瘀・疏肝理気をする。腎兪・復溜・太渓（補法）は，腎の精気を補い，灸を加えれば温腎壮陽をし，補法ですばやく抜針すれば腎陰を補う。脾兪・足三里（補法）は，長く置針すれば脾胃を健やかにして気血生化の源を保ち，灸を加えれば中陽を温補する作用が加わる。三焦兪は三焦の気機を疏通し，清熱利湿をする。陰陵泉・隠白・厲兌は，脾胃の湿熱を清瀉する。膈兪・血海は，活血化瘀をする。

治療効果

　本処方の本病症に対する治療効果はきわめて高く，実証では約30回，虚証では約60回の治療で治癒する。

症例

患者：李○○，女性，4歳。
初診：1983年4月29日
所見：飲食減少・ときどき泥状便がある・顔色萎黄・精神疲労・倦怠感などの症状があり，しだいに下肢の筋肉が萎縮し，立っていられなくなった。舌質淡・舌苔薄白，脈細弱。脾胃虚弱・気血不足である。
治療経過：上記の処方を数回使用したが，効果がない。10回余りの治療で，食事量が増加し，大便が正常に戻り，元気が出てきた。20回余りの治療で，筋肉の萎縮は軽減し，歩けるようになった。30回余りの治療で，諸症状は消失し，顔色も潤って血色が戻り，正常に歩けるようになり，下肢の検査でも異常はみられなかった。

4 多発性神経炎

　多発性神経炎は末梢神経炎ともいい，対称性の四肢末端の知覚障害を主症状とする疾患である。ときに弛緩性麻痺と栄養機能障害を伴う。その初期症状である四肢および体幹部の疼痛と痺れは「着痺」と相似しているが，末期の知覚減退と運動機能障害および筋肉の萎縮などは通常「痿証」の範疇に帰属させられるので，むしろ西洋医学的病名によって本項目を表記することとする。

病因病機

　西洋医学の認識によれば，感染・中毒・損傷・栄養不良・代謝障害のいずれもが本病症を引き起こしうるが，インフルエンザ・水痘・帯状疱疹・耳下腺炎・傷寒・ジフテリアなどのウィルスや，細菌感染，鉛・ヒ素・アルコール・二酸化炭素など有機化合物中毒や，スルファミン・ニトロフラゾンなどの薬物中毒などによる神経への侵害が最もよくみられる。それに対し中医学では，当該病症の病因病機を次のように考えている。
●温熱の邪が肺を侵して焼き，津液が消耗されて，筋脈が濡養を失う。
●湿熱の病邪が浸淫し，筋脈の気血の循環が阻害される。
●もともと陽虚や肺腎気虚の体質で寒湿の邪を感受し，寒湿が経脈を滞らせたり，寒湿が居座って出て行かなかったりすると，肺腎陽衰という危険な症候に陥る。
●脾胃が虚弱で運化機能が働かないと，水穀の精微が筋肉や四肢を濡養することができない。
●長患いなどの原因で肝腎が虧損すると，筋脈が栄養を得られず，発症する。

弁証

本病症の発病以前に，感冒・下痢などの上気道あるいは腸の感染歴があるか，冷える・湿邪を受ける・川を渡るなどの経験があり，その1～3週間後に急激に発病することが多い。初めは四肢の末梢性麻痺が突然出現するが，通常は下肢から始まり，急速に体幹部や上肢へと拡がっていく。また四肢末梢の痺れ・灼熱感・痛だるさ・蟻走感などの症状を伴い，長短の手袋や靴下を着けているような知覚減退が現れる。多くの患者は発病後3～15日以内にピークを迎え，程度の差はあるが四肢に弛緩性麻痺と末梢筋肉の萎縮が起こる。重症者には嗄声・嚥下困難・食事をするとむせるなどの延髄麻痺症状が現れる。もしも胸部を締め付けるような感覚や呼吸困難などが出現した場合，それは呼吸筋の麻痺症状で，きわめて重篤な症候であり，生命に危険が及ぶ可能性もある。発病10日目以降は髄液の蛋白が増加するが，細胞数が正常であるのが，本病症の特徴の1つである。やがて急性期が過ぎると，症状はしだいに好転してくる。これを回復期というが，この時期の主要な症状は四肢の麻痺や痺れであり，それが数日から数週間に及び，通常1～6カ月以内にしだいに回復してくる。

- **肺熱傷津**：初期には鼻づまり・のどの痛み・発熱・咳嗽・心煩・口渇・皮膚の乾燥・手足からの発汗・小便が黄色い・便秘，舌質紅・舌苔黄，脈数などの症状を伴う。
- **湿熱浸淫**：胸悶・口渇するが水を飲みたがらない・泥状便・尿量減少して赤い，舌苔黄膩，脈弦滑数などの症状を伴う。
- **脾胃虚弱**：顔色萎黄で艶がない・食が進まない・腹脹・泥状便・手足の腫脹，舌質淡で舌辺に歯痕がある・舌苔白，脈細無力。
- **肝腎虧損・精血不足**：目が乾燥してかすむ・頭のふらつき・耳鳴り・顔色に艶がない・腰と膝がだるい，脈沈細などの症状を伴う。陽虚傾向の強いものは，四肢の冷えなどの症状を伴う。陰虚傾向の強いものは，潮熱・盗汗・手掌部と足底部の熱，舌質紅・舌苔少，脈細数などの症状を伴う。
- **肺腎気虚・寒湿下注**：呼吸が停滞する・声が嗄れて力がない・手足の冷えなどの症状を伴う。重症で肺腎陽虚があり，気虚で脱証に陥りそうなものは，四肢からしきりに冷や汗が出る・胸を締め付けるような感覚があるなどの症状があり，さらに悪化すると，呼吸困難・のどに喘鳴音がする・瞬きができない・唇と爪のチアノーゼ・四肢厥冷，舌質淡か淡紫色・舌苔薄白か白膩，脈沈遅か沈伏などの症状が現れる。

処方・手技

【基本穴】上肢：肩髃・曲池から少海への透刺・合谷から後渓への透刺・外関から内関への透刺・八邪穴など。
　下肢：髀関・足三里・条口から承山への透刺・解渓・環跳・陽陵泉から陰陵泉への透刺・懸鍾・八風穴など。

- **肺熱津傷**：基本穴に尺沢・魚際を加え，嗄声・食べるとむせるなどの症状には，風府・瘂門を加え，便秘には支溝・上巨虚を加え，諸穴に瀉法を施し，数分間行針をして抜針し，少商を加え，点刺して出血させる。
- **湿熱浸淫**：基本穴に三焦兪・陰陵泉を加えて瀉法を施し，数分間行針をして抜針する。
- **脾胃虚弱**：基本穴に平補平瀉法を施し，脾兪・胃兪・足三里を加えて補法を施し，諸穴に20分間置針し，間欠的に行針をする。
- **肝腎虧損**：基本穴に平補平瀉法を施し，肝兪・腎兪・太渓・三陰交を加えて補法を施し，精血不足で虚寒・虚熱症状がないものは，諸穴に20分間置針し，間欠的に行針をする。陽虚傾向の強いものは，諸穴に30分間置針し，間欠的に行針をする。陰虚傾向の強いものは，諸穴に数分間行針をして抜針する。
- **肺腎気虚・寒湿下注**：基本穴に平補平瀉法と棒灸を施し，肺兪・中府・太淵・腎兪・復溜を加えて補法を施し，30分間置針して間欠的に行針をし，抜針後，艾炷灸か棒灸を加える。腎陽虚衰・気虚で脱証に陥りそうなものには，別に水溝・素髎・会陰・天突・定喘穴・内関・豊隆を加えて瀉法・棒灸，百会・気海・関元・足三里・命門を加えて補法・棒灸を施し，冷や汗が止まり，呼吸および唇と爪の色が正常に戻り，四肢が温まり，危険な状態を脱し，病状が安定するまで，施術を続ける。

処方解説

肩髃・曲池から少海への透刺・合谷から後渓への透刺・外関から内関への透刺・八邪穴・髀関・足三

里・条口から承山への透刺・解渓・環跳・陽陵泉から陰陵泉への透刺・懸鍾・八風穴などは，上肢および下肢の患部取穴であり，袪邪活絡をして気血を調和させ，上肢および下肢の運動機能を回復させる作用がある。嗄声・嚥下困難・食事をするとむせるという症状は，延髄麻痺が原因であるが，風府・瘂門は延髄部に位置して延髄機能を調節回復させるので，諸症状を寛解させる。尺沢・魚際・少商は，肺熱を清瀉する。支溝は三焦の気機を疏通し，三焦の邪熱を清瀉するとともに，便通を促す効果がある。上巨虚は胃腸の邪熱を清瀉し，便秘を通じさせる作用にも優れている。三焦兪は三焦の湿熱を清瀉する。陰陵泉は醒脾清熱利湿をする。脾兪・胃兪・足三里は，脾胃を健やかにして運化を促し，気血を生化する。肝兪は，長く置針し灸を加えれば肝血を補い，すばやく抜針すれば肝陰を補う。腎兪・太渓は，長く置針すれば腎の精気を補い，灸を加えれば温腎壮陽をし，すばやく抜針すれば腎陰を補って虚熱を除く。肺兪・中府・太淵は肺気を補い，灸を加えれば温補作用が強まる。水溝・素髎・会陰は，いずれも神機を調節して呼吸機能を増強するので，呼吸不全治療の要穴である。また血圧を上昇させ，ショック・虚脱を防止する作用があり，灸を加えれば回陽固脱作用に優れている。天突・定喘穴には平喘効果があり，呼吸困難を寛解する。内関は寛胸理気をし，胸膈に作用して，呼吸機能の回復を促す。また心に作用して心機能を調節し，正常に戻す。豊隆は化痰降濁をする。百会は昇陽益気・醒脳をする。気海・関元は，元気を補い回陽固脱をする。命門は腎陽と真火を補う。

治療効果

本処方の本病症に対する治療効果はきわめて高く，実証では約15回，虚証では約30回の治療で治癒する。

症例

患者：李○○，男性，41歳。
初診：1984年7月22日
所見：半月前に発病した。最初下肢に力が入らなくなり，左右足関節から下に軽い痛だるさを感じ，ときどき針で刺すような痛みと蟻走感が現れるようになった。数日後，手首から先に違和感を覚えて物を握ることができなくなり，手足の知覚が明らかに減退し，軽い発熱があった。その後病症はしだいに悪化し，頭を挙げることが困難になり，声がしゃがれ，物を食べるとむせるようになった。ある病院で多発性神経炎と診断され，薬を服用して少し効果があったが，その後また悪化した。来診時はまだ歩くことができず，両手とも物を握ることができなかった。手足に痛だるさと痺れがあって手袋や靴下を着けているような感覚があり，口渇はあるが水を飲みたがらず，胸と上腹部の痞悶・小便黄赤色・泥状便，舌苔黄膩，脈滑でやや数などの症状があった。湿熱浸淫証である。
治療経過：上記の処方を1回使用したが，効果がなかった。2回目の治療後，むせるという症状は軽減したが，ほかの症状はもとのままである。毎日1回施術し，5回治療したところ，諸症状は明らかに軽減し，自力で歩けるようになった。10回余りの治療で，諸症状は消失し，舌苔と脈象も正常に戻ったので，さらに数回施術して治療を終了した。1カ月余り後に経過観察したが，諸症状の再発はなく，通常の生産労働に従事していた。

注釈

本病症で，呼吸筋麻痺や延髄の呼吸中枢の損傷から起こる呼吸困難が出現したものは，きわめて危険な症候であるので，本処方で救急治療を行うと同時に，中西両医学のほかの治療法をできる限り併用し，治療の遅延によって危険な状況に陥るような事態を防止しなければならない。

5 四肢および体幹部の疲労無力感

本病症は，四肢および体幹部の疲労と無力感を主症状とし，通常はそのほかの顕著な異常を認めない病症である。

病因病機

● 先天不足から，体質が劣るために発症する。
● 後天的な栄養状態が悪かったり，長患いのために体質が悪くなったり，一時的な過剰労働を行ったりすると，精気が異常に消耗され，一時的に体力

の回復が遅れて発症する。

弁証

基本的にはそのほかの異常はなく，ただ四肢および体幹部が疲れて力が入らないだけである。

- 先天不足のものの多くは，出生後は発育が悪く，幼年期・少年期・青年期，場合によっては中年・老年期まで，体質があまりよくなく，四肢および体幹部の疲れや無力感を感じやすいが，そのほかの異常はない。
- 後天的に栄養状態が悪かったり，長患いのために体質が悪くなったものは，出生時の体質はよかったのだが，その後の保育が適当でなかったり長患いなどで体質が悪くなったもので，四肢および体幹部の疲れや無力感を感じやすい。一時的な過剰労働のために発症したものは，普段は健康で精力も正常であるが，肉体あるいは精神労働が長時間かつ過度に続いたり，運動や娯楽時間が長すぎたりすると発生し，一定時間休養をとれば，四肢および体幹部の疲労は消失する。

処方・手技

【基本穴】合谷・足三里・三陰交

基本穴に補法を施す。先天不足によって発症したものには，さらに復溜・太渓を加えて補法を施し，諸穴に20分間置針し，間欠的に行針をする。

処方解説

肺は気を主り，手の陽明大腸経と手の太陰肺経は表裏の関係にある。合谷は手の陽明大腸経の原穴であるので，合谷を取穴すれば優れた補気作用を発揮する。脾胃は後天の本であり，気血生化の源であるが，足三里は足の陽明経の合穴であるので，これを取穴すれば脾胃を健やかにして気血を生化する。三陰交は足の三陰経の交会穴であり，脾胃を健やかにして気血を生化するとともに，肝血・腎精を補う。上述の諸穴が協調することによって，正気が補われ，精血がしだいに充実してゆき，体質が強健さを取り戻し，疲労や無力感などの症状は自然に消失する。先天不足のものには，復溜・太渓を加えて腎気・腎精を補えば，体質を改善して強健にするための強力な助けになる。一時的な過剰労働によって発症したものは，もともと体は健康で，精血や正気は本来虚していないので，本処方を使用すれば，正気は自ずから急速に回復する。臨床研究によれば，上述の諸穴に補法で数分間行針をすれば，「疲労」のために「相対的抑制」状態に置かれた機能を急速に「興奮」させることができ，それによって四肢および体幹部の疲労・無力感という自覚症状が急速に消失することが，実証されている。

治療効果

本処方の本病症に対する治療効果はきわめて高く，通常の患者であれば，刺針後四肢および体幹部の疲労・無力感という症状はすぐに好転あるいは消失することが多い。体質が劣るために発症したものは，刺針して四肢および体幹部の疲労や無力感が好転あるいは消失しても，一定期間が過ぎれば，再びもとどおり疲労・無力感を感じるようになるので，10回から数10回施術を続け，治療効果を固めなければならない。

症例 1

患者：張〇〇，男性，29歳。
初診：1977年6月3日
所見：普段体は健康だったが，麦の収穫で忙しく，労働過剰になり，四肢および体幹部の疲労と無力感を感じるようになったので，仕事を休んで針治療を求めてきた。
治療経過：上記の処方を使用したところ，抜針後すぐに精力が充実してきた。その後数日間，数回施術してみたが，抜針後はいつも疲労が消失し，精力が異常なほど充実した。

症例 2

患者：王〇〇，女性，27歳。
初診：1970年6月22日
所見：長患いのために体質が悪くなり，数日前から四肢および体幹部の疲労・無力感を感じるようになった。ほかに症状はなく，舌質・舌苔および脈象は正常である。
治療経過：上記の処方を使用したところ，抜針後すぐに元気が出てきた。毎日1回のペースで，さらに10回余り治療したところ，四肢および体幹部の疲労・無力感という症状は起こらなくなったので，治療を終了した。

6 頭痛

頭痛とは，頭部の疼痛を主症状とする病症である。西洋医学の内科・外科・神経科・精神科・五官科など各科の多くの疾病に，頭痛は出現する。内科では伝染性および感染性の発熱疾患・高血圧・頭蓋内疾病・神経症・片頭痛などの疾病にみられる。上述の疾病で，頭痛を主症状とするものは，本病症を参考に弁証論治を進めるとよい。

病因病機

- 不摂生な生活をしたり，風に当たったまま寝たりすると，風寒湿熱などの外邪が経絡に侵入し，上昇して頭頂部を侵すので，清陽の気が遮られ，気血の流れが悪くなって絡道を遮り，頭痛を引き起こす。
- 内傷頭痛は，肝・脾・腎3臓との関係で発生する。
- 肝を原因とするものは，情志が損傷されて肝の疏泄機能が失われ，鬱滞が火に変わって清空を騒がせ発症する。あるいは火の勢いが強いために陰を損傷し，肝が濡養を得られなかったり，腎水が不足して木を潤せなかったりすると，肝陽が上亢して清竅を混乱させる。
- 脾を原因とするものは，飲食の不摂生や過労から脾胃が虚弱になり，気血の生化不足になって，脳髄脈絡に栄養を与えられなくなったり，あるいは脾の運化機能が失調して体内に痰湿が発生し，清竅を塞いで清陽を遮ったりして，発症する。
- 腎を原因とするものは，先天不足や房労過多，あるいは加齢や長患いなどの原因で，腎精が虧損し，脳髄が空虚になって発症する。

弁証

- ●風寒頭痛：後頸部や背部までへの牽引痛・悪風・悪寒・常に何かをかぶりたがる・風に当たると増悪する・口渇はない，舌質淡・舌苔薄白，脈浮か浮緊。
- ●風熱頭痛：頭の脹痛・ひどくなると割れるように痛む・発熱・悪風・顔と目が紅い・口渇があって水を飲みたがる・便秘・小便が赤い，舌質紅・舌苔黄，脈浮数。
- ●風湿頭痛：頭を包まれたような感覚のある頭痛・四肢および体幹部が重くてだるい・胸悶・納呆・排尿困難・泥状便，舌苔白膩，脈濡。
- ●肝陽頭痛：頭痛・めまい・顔と目が紅い・口苦・のどの乾き・心煩・怒りっぽい・脇痛，舌質紅・舌苔薄黄，脈弦数。肝腎陰虚で肝陽偏亢したものは，頭痛は朝には軽く夕方には重くなる・腰と膝がだるい，舌苔少か無で乏津，脈細などの症状を伴う。
- ●気虚頭痛：弱い頭痛が起きたり止まったりしながらずっと続く・疲れると悪化する・顔色に艶がない・息切れ・力が出ない・倦怠感・食が進まない，舌質淡・舌苔白，脈虚弱。
- ●血虚頭痛：痛みはあまり強くない・めまい・顔色萎黄・動悸・怔忡・精神疲労・多夢，舌質淡・舌苔薄白，脈細。
- ●腎虚頭痛・精気不足：頭痛時，頭の中に空虚感がある・めまい・腰と膝がだるい・精神疲労・力が出ない，舌質淡・舌苔白，脈沈細。陰虚傾向の強いものは，潮熱・盗汗・手掌部と足底部の熱，舌質紅・舌苔少，脈細数などの症状を伴う。陽虚傾向の強いものは，悪寒・四肢逆冷などの症状を伴う。
- ●痰濁頭痛：頭痛・めまい・胸と上腹部の痞悶・納呆・悪心・痰涎を吐く，舌苔白膩，脈滑か弦滑。痰濁の鬱滞が長引き熱に変わったものは，口苦・のどの乾き・排便困難，舌苔黄膩，脈滑数などの症状を伴う。
- ●瘀血頭痛：いつまでも治らない・固定痛・錐で刺すような痛み・頭部に外傷を負ったことがある，舌質暗紫色か瘀斑がある・舌苔薄白，脈渋か細渋。

処方・手技

【基本穴】疼痛が前額部にあるものは上星・陽白・頭維を取穴し，側頭部は率谷・太陽穴，後頭部は風池・風府，頭頂部は百会・四神聡穴を取穴する。疼痛がどこにある場合でも，大椎および患部および周辺の阿是穴を取穴する。

- ●外感によるもの：基本穴に風門・合谷・外関を加えて瀉法を施す。風寒風湿証には，諸穴に30分間置針して間欠的に行針をし，抜針後，艾炷灸か棒灸を加える。風熱証には，さらに曲池を加えて瀉法を施し，便秘には支溝・上巨虚を加えて瀉法を施し，諸穴に数分間行針をして抜針する。
- ●肝陽頭痛：基本穴に太衝・行間を加えて瀉法を施

し，数分間行針をして抜針し，大敦を加え，点刺して出血させる。肝腎陰虚で肝陽上亢したものには，さらに肝兪・三陰交・腎兪・復溜・太渓を加えて補法を施し，数分間行針をして抜針する。
- **気虚頭痛**：基本穴に平補平瀉法を施し，脾兪・足三里・気海・関元を加えて補法を施し，諸穴に20分間置針し，間欠的に行針をする。
- **血虚頭痛**：基本穴に平補平瀉法を施し，脾兪・三陰交・膈兪を加えて補法を施し，諸穴に20分間置針し，間欠的に行針をする。
- **腎虚頭痛**：基本穴に平補平瀉法を施し，腎兪・復溜・太渓を加えて補法を施し，精気不足は諸穴に20分間置針し，間欠的に行針をする。陰虚傾向の強いものは，数分間行針をして抜針する。陽虚傾向の強いものは，諸穴に30分間置針して間欠的に行針をし，抜針後，艾炷灸か棒灸を加える。
- **痰濁頭痛**：基本穴に中脘・豊隆を加えて瀉法を施し，20分間置針し，間欠的に行針をする。痰濁の鬱滞が長引いて熱に変わったものは，諸穴に数分間行針をして抜針し，排便困難には，さらに支溝・上巨虚を加えて瀉法を施し，数分間行針をして抜針する。
- **瘀血頭痛**：基本穴に膈兪・血海・三陰交を加えて瀉法を施し，20分間置針し，間欠的に行針をする。

処方解説

　腧穴にはいずれも周辺部を治療する作用があるので，疼痛部位の腧穴および阿是穴は，いずれも通絡祛邪をして患部の病症を治療するとともに，止痛作用にも優れている。大椎は手足の諸陽経と督脈との交会穴であり，大椎を取穴すれば頭部全体に作用するので，どの部位の疼痛であっても，これを取穴する。諸穴に瀉法で長く置針し灸を加えれば，温陽散寒および化湿作用が強くなる。諸穴からすばやく抜針すれば，清熱作用が加わる。風門・外関・合谷には祛風散表作用があり，長く置針し灸を加えれば散寒作用が加わり，すばやく抜針すれば清熱効果が加わる。曲池は，清熱解表作用に優れている。支溝・上巨虚には，腑熱を瀉痛し，便秘を通じさせる効果がある。太衝・行間・大敦は，清熱平肝潜陽をする。肝兪は肝陰を補う。三陰交は，補法ですばやく抜針すれば肝腎および脾胃の陰を補い，補法で長く置針すれば肝腎の精血を補って脾胃を健やかにし，瀉法では疏肝理気・活血化瘀をする。腎兪・復溜・太渓は，補法ですばやく抜針すれば腎陰を補い，長く置針すれば腎気腎精を補い，灸を加えれば温腎壮陽をする。中脘・豊隆は和胃消滞・化痰降濁をし，すばやく抜針すれば清熱化痰をする。脾兪・足三里は，脾胃を健やかにして気血を生化する。気海・関元は元気を補う。膈兪は補法で長く置針すれば補血養血をし，瀉法では活血化瘀をする。血海にも活血化瘀作用がある。

治療効果

　本処方の本病症に対する治療効果はきわめて高く，通常の患者であれば，施術中に頭痛が寛解し，実証では数回，虚証では数10回の治療で治癒する。

症例1

患者：趙〇〇，女性，52歳。
初診：1982年11月19日
所見：頭頂部の冷痛が始まってからすでに数カ月が経つが，冷えると増悪し，温めると軽減する。舌質淡・舌苔白。風寒が厥陰経脈を侵したのである。
治療経過：上述の風寒証用の処方を使用したところ，1回でやや効果があった。4回連続で治療したところ，疼痛は消失した。数カ月後経過観察したが，再発はなかった。

症例2

患者：宋〇〇，女性，68歳。
初診：1976年11月18日
所見：頭痛が2カ月あまり続いており，薬を服用すると軽減するが，薬をやめるとまた疼痛が始まる。疲れると悪化する・息切れ・力が出ない・カゼを引きやすい・倦怠感・飲食減少，舌質淡・舌苔白，脈虚無力などの症状がある。気虚頭痛である。
治療経過：上記の処方を1回使用したところ，頭痛はすぐに止まったが，その夜はまた疼痛がもとに戻った。翌日原処方で施術したところ，疼痛はすぐに止まり，食事量が少し増えた。その後毎日1回のペースで，計10回余り施術したところ，頭痛は起こらなくなり，諸症状も消失して治癒した。

症例3

患者：喬〇〇，女性，39歳。
初診：1995年4月6日
所見：ときどき頭痛が発生し，痛みが激しいときに

は悪心・嘔吐がある。昨日もまた発生した。疼痛・めまい・胸と上腹部の痞悶・食欲不振・悪心・やや泥状便，舌苔白膩，脈滑などの症状がある。脾の運化機能が失調し，痰濁が中焦を遮ったのである。

治療経過：上記の処方を1回使用したところ，頭痛と悪心はすぐに止まった。毎日1回のペースで，さらに4回治療したところ，諸症状は消失し，頭痛は再発しなくなった。

7 脚気

　脚気とは，両脚が軟弱無力になり，下腿部が腫脹硬直したり，腫脹はしないが軟弱になって痺れたりし，悪化すれば心臓が激しく動悸を打ち，さらに悪化すれば生命にも危険が及ぶことを特徴とする病症である。脚から発病することから，脚気とも名付けられ，両脚が弛緩して不随になることから「緩風」とも呼ばれ，脚が軟弱無力になることから「脚弱」「軟脚病」とも名付けられている。また発病原因が湿邪が積聚し気血が壅滞することであることが多いので，壅疾ともいわれる。本病症は，湿脚気と乾脚気の2種類に分けられるが，外科疾患の脚湿気とは違う疾病である。外科でいう脚湿気は俗称であり，古くは臭田螺といい，また俗語では香港脚ともいい，西洋医学でいう足部白癬であり，病原性糸状真菌によって引き起こされる。本病症は，おもに西洋医学でいうビタミンB_1欠乏による脚気病である。このほか栄養不良・多発性神経炎などで，上述の症候のある疾患は，本病症を参考に弁証論治を進めるとよい。

病因病機

- 湿った不潔な場所に長居をしたり，湿った土の上に寝起きしたり，雨に濡れたり川を渡ったりすると，水湿穢濁の気が皮肉に侵入し，湿毒を醸成して経絡を塞ぎ，気血が遮られて発症する。もしも正虚邪盛であるところに湿邪が侵入すると，両大腿部や少腹に腫満が現れ，重症では邪毒が臓腑にまで侵入して気逆・喘息・動悸・嘔吐などの症状が出現する。
- 酒の飲みすぎなどで脾胃を損傷して運化機能が働かなくなり，湿が集まって熱に変わると，湿熱が下注して発症する。また偏食が激しく，白米や小麦粉食品ばかりを食べて野菜不足になると，脾胃の機能が低下し，脾虚から湿が発生して，両脚に下注する。
- もともと脾胃に疾患があり，飲食減少・泥状便・嘔吐などを原因として陰精がひどく消耗すると，一時的に生化の源を補充することが困難になり，脾虚から湿を生じ，その湿が経脈に停滞して気血の流れを悪化させ，発症する。
- 病後の失調などが原因で腎精を損傷すると，湿邪が侵入しやすくなり，そのために両脚が軟弱無力となる。また腎疾患が脾に及び，運化機能が働かなくなって精微が補充されないと，水湿が発生しやすくなり，それが下注して発症する。

弁証

　本病症は通常，湿脚気・乾脚気・脚気衝心などの症候に分類される。

- **湿脚気**：湿邪蘊積では，足脛部が腫脹して重い・軟弱無力になり痺れる・動きにくくなる・排尿困難・形寒・四肢逆冷・悪寒・発熱，舌苔白膩，脈濡緩などの症状がある。湿鬱化熱すれば，足脛部の腫脹・灼熱感があり冷やすのを喜ぶ・小便が黄色い，舌苔黄膩，脈濡数などの症状がある。
- **乾脚気**：熱毒傷陰では，両足は腫脹しない・脛部がしだいに痩せていく・皮膚の乾燥・引きつれて痛む・便秘・尿量減少して赤い，舌質紅・舌苔少乏津，脈弦数などの症状がある。陽虚寒盛では，両脚は腫脹しない・脛部の冷え・頑固な痺れと疼痛・飲食減少・腹痛・下痢・少腹部の痺れ，舌質淡・舌苔白，脈沈細などの症状がある。
- **脚気衝心**：湿濁衝心では，呼吸促迫・鼻翼呼吸・唇が紫色になる・口が渇かない・顔色が暗い・動悸・心煩・嘔吐・食べられない・ひどくなれば意識朦朧とする・言語錯乱，舌質胖・舌苔白，脈沈細などの症状がある。熱毒衝心では，激しい動悸・喘息・鼻翼呼吸・煩躁・口渇・ひどくなると意識朦朧とする・言語錯乱，舌質絳で少津，脈細数などの症状がある。

処方・手技

【基本穴】足三里・条口から承山への透刺・懸鍾から三陰交への透刺・崑崙から太渓への透刺・八風

穴・解渓
- ●湿脚気：基本穴に三焦兪・陰陵泉を加え，悪寒・発熱には，さらに大椎・合谷・外関を加え，諸穴に瀉法を施す。湿邪蘊積は，諸穴に20分間置針して間欠的に行針をし，抜針後，艾炷灸か棒灸を加える。湿熱証は，諸穴に数分間行針をして抜針し，隠白・厲兌を加え，点刺して出血させる。
- ●乾脚気：熱毒傷陰は，基本穴に平補平瀉法を施し，腎兪・復溜・太渓を加えて補法を施し，便秘には，さらに天枢・上巨虚を加えて平補平瀉法を施し，諸穴に数分間行針をして抜針する。陽虚寒盛は，基本穴に30分間置針して間欠的に行針をし，抜針後，艾炷灸か棒灸を加える。
- ●脚気衝心：湿濁衝心は，基本穴に定喘穴・膻中・尺沢・中脘・内関・労宮・湧泉を加えて瀉法を施し，諸症状が寛解するまで行針を続ける。熱毒衝心は，まず十二井穴・十宣穴に点刺して出血させ，さらに基本穴に瀉法を施し，定喘穴・膻中・尺沢・内関を加えて瀉法を施し，諸症状が寛解するまで諸穴に行針を続ける。

処方解説

　足三里・条口から承山への透刺・懸鍾から三陰交への透刺・崑崙から太渓への透刺・解渓・八風穴は，足脛部患部の腧穴であり，いずれも患部に作用して，脚気による足脛部の腫脹や痺れなどの症状に有効である。諸穴は，瀉法で長く置針し灸を加えれば温通経絡・散寒除湿をし，瀉法ですばやく抜針すれば清熱作用が加わる。三焦兪は三焦の気機を調節して化湿し，陰陵泉は醒脾利湿をし，両穴とも瀉法ですばやく抜針すれば清熱利湿をする。大椎・合谷・外関は，瀉法で長く置針し灸を加えれば温陽散寒解表をし，瀉法ですばやく抜針すれば清熱解表をする。隠白・厲兌は，脾胃の湿熱を清瀉する。腎兪・復溜・太渓（補法）は，すばやく抜針すれば腎陰を補って虚熱を除き，補法で長く置針し灸を加えれば温腎壮陽・散寒をする。天枢（補法）・上巨虚（平補平瀉法）は，すばやく抜針すれば胃腸の邪熱を清瀉して通便を促し，長く置針し灸を加えれば温陽散寒をして腹痛・下痢などの症状に非常に効果的である。定喘穴・膻中・尺沢は，肺気を調節して呼吸促迫を寛解し，諸穴から瀉法ですばやく抜針すれば清熱作用が加わる。中脘は和胃降逆止嘔をする。内関・労宮は寧心安神をし，意識障害には労宮が開竅醒神作用を発揮する。湧泉は，開竅醒神作用に優れている。十二井穴・十宣穴は，清熱瀉火・開竅醒神をする。

治療効果

　本処方の本病症に対する治療効果はきわめて高く，通常の患者であれば，約30回の治療で治癒する。

症例

患者：張〇〇，男性，56歳。
初診：1973年8月17日
所見：脚気を患ってからすでに数カ月になり，1度中薬治療を行って効果があったが，服用を中止すると再び悪化した。足脛部が腫脹して重い・軽い痺れ・軟弱無力・軽い排尿困難，舌苔白膩，脈濡緩などの症状がある。湿邪蘊積証である。
治療経過：上記の処方を数回使用したが，効果がなかった。10回余りで足脛部の腫脹と痺れが明らかに軽減し，20回余りで腫脹と痺れおよび諸症状は消失して治癒した。数カ月後経過観察したが，足脛部の腫脹や痺れなどの症状は再発していなかった。

注釈

　ビタミンB_1欠乏症のものは，針灸治療と同時に，適宜ビタミンB_1を補充するか，食事療法を併用して，患者に野菜や果物などのビタミンB_1を多く含む食品を食べさせる。脚気衝心には，本処方を使用すると同時に，中西両医学のほかの療法を併用して治療を進める。

第2章
外科病症

第1節

癤瘍

1 癤・癤病

癤は，その病因によって熱癤・暑癤・湿熱癤などの名称に分けられる。そのうち芯のあるものを石癤といい，芯のないものを軟癤という。癤腫の数が多く，再発する場合は癤病とされる。癤と癤病は，西洋医学でいう単一あるいは複数の毛嚢およびその皮脂腺または汗腺の急性化膿性炎症である。

病因病機

- 癤の多くは，気候の暑さや炎天下などで暑熱毒邪を受けて生じる場合と，暑湿熱毒が肌膚を蘊蒸して，あせもが生じ，繰り返し掻きむしることで皮膚が損傷し，邪毒に感染して生じる場合がある。
- 体質が虚弱なものは，皮毛腠理不固に加えて，上記の原因でより発症しやすくなる。
- 癤病は辛いものや味の濃いものを暴飲暴食して内鬱湿熱となり，風邪を繰り返し受けることで皮膚に蘊阻されて生じる場合が多い。また陰虚内熱により毒に感染して生じる場合もある。

弁証

暑癤の初期症状はまず患部の皮膚が赤くなり，翌日から腫れて痛み出すことが多い。腫脹の範囲は3センチ前後で芯は比較的浅い。芯のある癤はクリーム色の膿芯があり，しだいに痛みが激しくなって自然に破裂する。クリーム色の膿液が流れ出ると痛みも徐々に軽減する。芯のない癤は高く盛り上がり3～5日で膿ができる。膿ができるとブヨブヨするが自然に破裂することはなく，切開すると黄色く粘り気のある膿が大量に出て2～3日で傷口が塞がる。一般的に，軽症は単独で発生して全身症状がない。熱毒が重度の場合は全身に数個から多くて数十個の癤が生じ，全身の不快感・発熱とのどの渇き・便秘・小便が赤い，舌苔黄，脈数などの症状がみられる。癤病は再発を繰り返し，完治しない状態が長期間続き，癤腫の数は比較的多く数個から数十個にのぼる。青年に多くみられ，季節を問わず発症する。好発部位は背部・殿部などであるが，全身に散発してここが治ったかと思えばそこにできるという場合もある。または数週間にわたり一定の間隔で再発する場合もある。

癤病は内鬱湿火で風邪をさらに受ける証の場合，便秘・小便が赤い，舌苔黄膩，脈滑数であることが多い。陰虚内熱の場合は常に口腔が乾燥して骨蒸潮熱，あるいは消渇，または大便が乾燥して硬い，舌質紅・舌苔少，脈細数などの症状がある。

処方・手技

【基本穴】霊台・大椎・合谷・内庭・外関・曲沢・膈兪

基本穴に瀉法を施す。数分間行針を行ってから抜針し，委中を加え，点刺して出血させる。顔面の癤には商陽と厲兌を加え，点刺して出血させる。側頭部に生じた場合は関衝・足竅陰を加え，点刺して出血させる。腰背部の癤には至陰を加え，点刺して出血させる。その他いかなる部位に癤が生じてもすべて走行する経絡の井穴を加え，点刺して出血させるか，さらに関連する経絡の郄穴を加える。顔面の場合は手足の陽明経の郄穴である温溜・梁丘を加えて瀉法を施し，数分間行針を行ってから抜針する。便秘症状がある場合は上巨虚を加えて瀉法を施し，数分間行針を行ってから抜針する。陰虚内熱証では，さらに三陰交・太渓を加えて補法を施し，行針を数分間行ってから抜針する。膿になっている場合は三稜針で癤膿の中心にある皮膚をかき破って膿液を排出してもよい。または鈹針（剣頭針ともいう。おもに癰膿を切開して除去する場合に用いられる）か手術用メスで切開排膿して消毒処置を行う。

処方解説

督脈はすべての陽経を調整することから，霊台・大椎を取穴して諸経の邪毒鬱火を清瀉する。霊台は特に癤癰といった腫瘍の治療穴である。陽明経は多気多血の経絡で，暑邪の侵入で陽明が犯される場合

が多く，気分・血分の邪熱を瀉し，陽明を清瀉して暑熱を除くために，手の陽明大腸経の原穴である合谷，足の陽明胃経の滎穴である内庭を選択する。外関は手の少陽三焦経の絡穴であり，上・中・下焦に作用して表裏内外の気機を通じさせ，湿を利化して熱を清す。「諸癰痒瘡，皆属於心」〔癰や痒みを伴う瘡はすべて心に属す〕，「暑気通於心」〔暑気は心に通ずる〕というように，心包経は心の外衛であることから，手の厥陰心包経の合穴である曲沢を取穴して心火を清瀉する。膈俞は血会であり，瀉法ですばやく抜針すると清熱涼血して解毒が可能となり，かつ活血化瘀〔血の循環をよくする〕，散結祛滞〔血滞を改善して循環をよくする〕の作用で癤腫の消散に有効である。足の太陽穴膀胱経の合穴である委中もまた血中の熱毒を瀉して暑熱を清解する。十二経絡の井穴はいずれも関連する経絡の熱毒を清瀉して，関連する経絡が走行する部位にある癤腫の治療に有効である。また陽明経は顔面を走行し，少陽経は側頭部，足の太陽穴膀胱経は腰背部を走行しているため，顔面の癤腫には手の陽明大腸経の井穴である商陽および足の陽明胃経の井穴である厲兌を用いる。側頭部の癤腫には手の少陽三焦経の井穴である関衝および足の少陽胆経の井穴である足竅陰を，腰背部の癤腫には足の太陽穴膀胱経の井穴である至陰を加える。他の部位に生じた癤腫には，該当箇所を走行する経絡の井穴を使うと，いずれも関連部位に対して理気消滞・清熱解毒・消腫止痛などの作用が働いて本病症を治療する。郄穴は各経絡の経気が集まる腧穴である。すぐれた理気消滞止痛作用があるため，全身の各部位に生じた癤腫に対して関連する経絡の郄穴を加える。例えば顔面の癤腫には手の陽明大腸経の郄穴である温溜および足の陽明胃経の郄穴である梁丘などを選択する。上巨虚は大腸経の下合穴で瀉熱通便の作用がある。三陰交は足の三陰経の交会穴であり肝腎および脾胃の陰を補益する。足の少陰腎経の原穴である太渓は腎陰を補益する。膿は三稜針で癤腫の中心をかき破って除去するか，メスで切開してできるだけ早急に邪毒を排出すると早期治癒につながる。

治療効果

　本処方は本病症に対して効果的である。膿ができていない場合，通常，約5回の治療で消散する。膿ができている場合は腫脹部分を縮小させて治癒を促す。

症例

患者：任〇，女性，19歳。
初診：1984年8月13日
所見：顔面左側に紅潮が生じ，直径約3センチの塊になった。赤く腫れて痛みがあり，突出しているが芯は浅く，押すと移動する。口渇して軽い煩燥がある。小便黄赤色，舌苔黄。
治療経過：暑熱を受けて発症したと診断して上記の治療を1回行ったところ，心煩はただちに止まり翌日には顔面の吹き出物もかなり縮小して症状が軽減した。毎日1回，初回と同じ治療を3回行ったところ，吹き出物は消失して治癒した。

注釈

①本病症の治療中，邪毒の拡散を防ぐために癤腫を押圧したり衝撃を与えてはならない。
②本病症で発熱などがある場合は重症である。必要に応じて西洋医学などの治療方法を適用すること。
③膿がある場合は徹底的に除去する。除去後は消毒用綿花を生理食塩水に浸して（冷やしてから）患部を消毒する。その後消毒ガーゼで患部を保護する。必要に応じて中医学や西洋医学の外用薬を塗布する。

2　疔瘡

　疔瘡は急性化膿性感染を含み，さまざまな性質がみられ，発症部位で名称が異なる。顔面の場合，部位に応じて眉心疔・眉棱疔・眼胞疔・顴疔・頬車疔・鼻疔・水溝疔・虎須疔（水溝の両側に生じる）・鎖口疔（口角に生じる）・唇疔（口唇に生じる）・承漿疔などと呼ばれる。顔面に生じたものは小さいが根が深く，釘のように硬い特徴がある。手足にできたものは手足部疔瘡と呼ばれる。なかでも指の先端にできたものは蛇頭疔，指甲では蛇眼疔，中指節の場合は魚の腹のように膨れた姿から蛇腹疔と呼ばれる。指の付け根にできたものはY疔，指甲の付け根では蛇背疔，手掌は托盤疔，足底中央は足底疔と呼ばれる。赤い線状のものは紅糸疔，皮肉が急速に壊

死して剝げ落ちるものは爛疔，疫毒に接触して感染した場合は疫疔と呼ばれる。

病因病機

- 過度の美食などによる火毒内生・火熱の気の感受・皮膚の損傷による感染・刺し傷や虫刺されにより毒邪で肌膚が薀蒸される・疲労による疾患で筋脈が損傷されて気血凝滞により生じる。
- 托盤疔はその多くが手の少陰心経および手の厥陰心包経が火毒熾盛の状態になって生じる。
- 足底疔は多くが湿熱下注による。
- 紅糸疔は手足の疔や足癬びらんが生じることが多く，毒邪が上流して経絡に達する。
- 爛疔もまた湿熱火毒が原因することが多く，熱勝肉腐・毒邪熾盛のため入営・入血しやすく走黄になりやすい。
- 疫疔は病気の家畜に接触して発生する。西洋医学では，炭疽菌桿菌が人体の皮膚に侵入して引き起こされる「皮膚炭疽」とみなされる。

弁証

- **顔面の疔瘡**：初期に顔面上に粟粒様の膿点ができ，ときに痒みやしびれを伴う。後にしだいに赤く腫れて熱を伴う痛感が生じる。硬くて根が深く釘状を呈する。重症になると悪寒発熱など全身症状がみられる。発病から5～7日目は中期とし，赤く腫れて疼痛は激しくなり膿疱が破裂する。あるいは発熱・口渇・便秘・小便が赤い，舌苔薄膩あるいは黄膩，脈弦滑数などの症状を伴う。発病から7～10日で後期となり，腫脹は限界に達し，頂点は柔らかく膿疱の破裂が生じる。壊死組織から膿が排出されると身熱は減退し，腫脹消失，痛みも止まり快方に向かう。
- **手足の疔瘡**：はじめ腫脹と痛感があるが芯はなく，特に蛇眼疔の初期は指甲の片側の辺縁がやや赤く腫れて痛みがある。通常2，3日で膿になるが適切な治療をしないと反対側や指の下まで広がり，爪周囲炎や爪下膿腫などが形成される。蛇頭疔の初期は指端に痛みや痒みが生じ，続いて刺すような痛みになり，熱をもった腫脹は悪化して手指末節は蛇の頭のように腫れ，化膿すると拍動性の痛みを生じる。膿は黄色く粘度が高く，排膿すると痛みは徐々に消失して治癒する。蛇腹疔は患部の指全体が円柱状に赤く腫れて関節の屈伸に支障を来す。7～10日で膿となり，排膿すると症状はしだいに軽減する。托盤疔の初期は手掌が腫れ上がり手背の腫れがより目立つ。激痛や紅糸疔を併発することもある。また悪寒発熱・頭痛，舌苔黄，脈数などの症状がみられる。足底疔ははじめ足底が痛く，着地できなくなり触れると硬く，3～5日すると拍動性の疼痛が生じる。重症では腫脹が足背にまで及ぶ，あるいは悪寒発熱などの全身症状を伴う。
- **赤糸疔**：多くは手足の疔部あるいは皮膚の破損部位に近接した箇所に生じる。まず局所が赤く腫れて熱を伴う痛みを感じる。ついで上肢あるいは下肢の腫脹に近い箇所から一筋の赤い線が体幹の方向に生じる。肘・腋・鼠径部などのリンパ結節に常に痛みがある。または悪寒発熱・頭痛・全身に力が入らない，舌苔黄，脈数などの全身症状が認められる。軽症なら1～2週間で治癒するが，重症になると，1カ所が治癒する前に別の箇所で発症する，2，3カ所で連なって発生する，患肢に索状の腫脹と圧痛が生じるが赤糸は認められない，あるいは塊が消えず化膿するといった症状がみられる。
- **爛疔**：初期は患肢が重く感じられ，ついでちぎれるような疼痛が出現する。患部の皮膚は大きな水腫となり，表面は張って光沢があり，押圧すると凹み，なかなか元に戻らず，水腫はすぐに拡がる。顔色は暗紅色。発病後1～2日すると痛みも増大する。局所の皮膚上に小さな水疱ができてすぐいくつもの大きな水疱ができる。ついで患部の中央の皮肉が腐って凹形を呈する。周囲の皮膚は黒ずんだ紫に転じ，押えると薄茶色で混濁した薄い液体が傷口から流れ出す。液体は悪臭がして気泡も混じる。ついで腐肉の大きな塊が落ちて，傷口は日増しに拡大する。高熱・悪寒戦慄・頭痛・煩燥・昏倒・譫語などがみられることが多い。舌質紅あるいは紅絳・舌苔黄あるいは焦糙，脈洪滑数，あるいはほかの湿熱火盛および燔灼営血の症状がみられる。
- **疫疔**：頭顔面部，首および上肢に好発する。最初，皮膚に小さな赤い斑点ができる。痒みはあるが無痛のことが多く，形状は蚊や蚤に刺された痕に似ており，全身に微熱が生じ，ついで2日目に局所の紅斑上に黄色い液体を内包する水疱が形成される。水疱の周囲は膿で膨張しているが，すぐに乾

燥して暗紅色ないしは黒色に壊死する。壊死した組織の周囲には灰緑色の小水疱が形成される。この水疱は中心が陥凹して臍のような形状を呈している。このときしだいに高熱となり，舌苔黄，脈数など顕著な全身症状がみられる。後期（10～14日後）になると中央の腐肉と正常な皮膚の分離が始まるか，あるいは少量の膿汁が流れる。腫脹の状態はしだいに限局的になり，身熱もしだいに減退して腐肉も剝離していく。大半が3～4週間で治癒する。

処方・手技

【基本穴】霊台・大椎・合谷・内庭・外関・曲沢・膈兪

基本穴に瀉法を施す。持続して数分間行針してから抜針し，委中を加え，点刺して出血させる。部位に関係なく，いずれも患部を走行する経絡の井穴を加え，点刺して出血させる。このほか，患部を走行する経絡の郄穴を加えて瀉法を施し，数分間行針してから抜針する。例えば，托盤疔には別途中衝・少衝を加え，点刺して出血させ，郄門・陰郄を加えて瀉法を施し，数分間行針してから抜針する。紅糸疔は消毒後に患部に沿って0.5～1寸間隔で三稜針を用いて点刺する。深さは0.1～0.2寸がよく，1カ所につき2～3滴出血させる。爛疔にはさらに陰陵泉を加えて瀉法を施し，数分間行針してから抜針する。いずれも熱燔営血証による昏倒・譫語が出現した場合，労宮を加えて数分間行針してから抜針し，十宣穴・十二井穴を加え，点刺して出血させる。水溝・湧泉を加えて瀉法を施し，意識が戻り譫語が停止するまで行針する。舌質紅絳・舌苔黄焦燥の場合は，いずれも三陰交・太渓を加えて補法を施し，数分間行針後に抜針する。

処方解説

霊台・大椎・合谷・内庭・外関・曲沢・膈兪・委中，および疔瘡の種類や発症部位を問わず患部を走行する経絡の井穴・郄穴を取穴する理由は，いずれも「1．癤・癤病」の項（p.159）の処方解説を参照のこと。紅糸疔で紅糸に沿って点刺して出血させると，清瀉毒血の作用が強化され，迅速に治癒できる。陰陵泉は醒脾・清熱利湿の作用がある。労宮は清心瀉火・醒神寧志の作用がある。十宣穴・十二井穴は開竅醒神の作用があり，清熱瀉火・解毒の効果もある。

水溝・湧泉を取穴する目的は主として開竅醒神である。三陰交は肝腎および脾胃の陰を補益することができる。太渓は腎陰を補益する。

治療効果

本処方は本病症に対して顕著な効果があり，一般に，10回以内の治療で治癒し，膿疱が破裂した場合は刺針をすれば膿の排出・癒合を促す。

症例

患者：郭〇〇，女性，28歳。
初診：1976年9月27日
所見：数日前から右手に托盤疔ができた。手掌の腫脹が突出しており，手背にも腫れがある。激痛があることから西洋薬を数日間服用したが，効果がないばかりか頭痛・発熱があり，わずかに悪寒もみられる。昨日より右前腕内側から体幹部に向かって赤い筋が生じた。食欲不振，舌質紅・舌苔黄，脈滑数の症状がみられた。
治療経過：上記の処方を1回行ったところ，患部の痛みは軽減して，頭痛と悪寒も消失した。翌日には体温も平熱に戻り，前腕内側の赤い筋も消失し，手掌の腫脹も顕著に軽減した。のちに上記の処方で托盤疔の治療を毎日1回，合計7回治療したところ，手掌と手背の腫脹・疼痛は消失して治癒した。

注釈

①本病症は早期の切開や針による局所接触，また膿の排出は禁忌である。これは邪毒が拡散して走黄になるのを避けるためである。
②発熱など全身症状が深刻または走黄の場合，あるいは局所の症状が深刻な場合，中西両医学のほかの治療法を取り入れた総合治療を行い，走黄にいたっては救急治療を行わなければならない。走黄症の針治療は「8．走黄・内陥」の項（p.170）を参照のこと。
③爛疔で膿があるものは鈎型の針で縦に複数の切口を作って，早期のうちに瘡を徹底して除去する手術を行い，壊死組織および血液といった不良組織を切除し，膿瘍腔を消毒して排膿を徹底する。術後の処置は「1．癤・癤病」の項（p.159）の注釈を参照するか，患部に中医学や西洋医学の外用薬を塗布してもよい。
④爛疔・疫疔の患者は厳重に隔離する。患者に用い

たガーゼ類は焼却処分し，使用器具は厳重に消毒しなければならない。

3 癰

癰とは，体表に生じる一種の化膿性疾患である。本病症は短期間で発症する。患部は柔らかく光沢があり，芯がないが赤く腫れて痛みを伴う。範囲は9〜12センチに及び，腫脹・化膿・自潰・収斂しやすい。通常，筋骨を損傷せず，内陥しにくい。発症部位によって名称が異なる。頭部にできたものは頂癰，頸部は頸癰，腰部では腰癰，上腹部は中脘癰，臍は臍癰，下腹部では腹皮癰・少腹癰，肩にできたものは肩癰，腋下は腋癰，大腿では大腿癰，膝窩の場合は委中癰などの呼称がある。

病因病機

- 外感六淫の邪が人体に侵入して肌表を塞ぎ，気血が凝滞し，邪が火と化して，火熱の邪で肉が腐敗して膿が生じる。
- 過度の美食で脾胃の運化機能が低下して湿濁が内生し，積滞して火と化し，邪気が肌腠に留まり癰が生じる。
- 外傷により皮肉が損なわれ，脈絡が阻害される。
- 邪毒が繰り返し侵入して長期間鬱滞することで火と化し，肌が腐り肉が損傷して生じる場合がある。

なかでも頸癰の多くは，風温風熱を受けて少陽・陽明の経絡を痰や熱が塞ぐ。あるいは肝胃火毒により痰が生じて上攻した結果，発症する。腋癰は肝脾の血熱や怒りによる気鬱で生じる。臍癰は多くが心経の火毒および脾経の湿熱が小腸に流れ込み臍に生じる。

弁証

本病症は皮肉の間に腫脹の塊が突然生じて始まる。光沢があり柔らかで芯はなく，表面が赤い。あるいははじめ皮膚の色は変化しないが化膿すると赤くなり，熱を帯びて疼痛を感じるようになる。しだいに大きく硬くなる。軽症の場合，全身症状はない。重症になると，悪寒発熱・頭痛・口渇・悪心，舌苔薄膩，脈滑数などの症状がみられる。膿は発病から7〜10日後に形成されるが，このとき腫脹はしだいに大きくなり，痛みも増す。あるいはチクチク刺すように痛み，触れると中心が軟らかくブヨブヨしている場合，膿は成熟している。あるいは発熱が続き，便秘・血尿，舌苔黄膩などの全身症状がみられる。腫脹が自潰すると粘り気のある黄色い膿液が出る。外傷血瘀では多くに赤紫色の血の塊がみられる。虚弱体質の場合，顔色に艶がない・四肢無力・精神疲労，舌苔薄，脈細などの症状もみられる。

処方・手技

【基本穴】霊台・大椎・合谷・内庭・外関・曲沢・膈兪・豊隆

基本穴に瀉法を施す。数分間行針してから抜針し，委中を加え，点刺して出血させる。このほか，癰の部位を走行する経絡の井穴を加え，点刺して出血させ，郄穴を加えて瀉法を施し，数分間行針してから抜針する。頸癰で肝胃の火毒によって痰を生じて上攻するものや，腋癰で肝脾血熱に怒りによる気鬱を兼ねるものに口苦・のどの乾き・脈弦などの症状があれば，行間・隠白を加えて瀉法を施し，数分間行針して抜針し，大敦・厲兌を加え，点刺して出血させる。臍癰で心経の火毒・脾経の湿熱が小腸に入り込み，心煩・口渇・小便が赤いなどの症状があれば，陰郄・陰陵泉を加えて瀉法を施し，数分間行針してから抜針し，さらに少衝・隠白を加え，点刺して出血させる。化膿している場合は，上記の処方と同時に，鈹針で切開し排膿する。

処方解説

霊台・大椎・合谷・内庭・外関・曲沢・膈兪・委中，そして関連する経絡の井穴や郄穴を選択する理由は，いずれも「1．癤・癤病」の項（p.159）の処方解説を参照のこと。いずれの腧穴も主として瀉火清熱解毒・活血散瘀・消腫止痛などの作用がある。豊隆は胃の調子を整え，熱痰を治療する。行間は足の厥陰肝経の滎穴，大敦は足の厥陰肝経の井穴だが，これらを取穴すると肝経の火毒が清瀉され，疏肝理気解鬱が可能となる。陰郄は手の少陰心経の郄穴，少衝は手の少陰心経の井穴として心火を清瀉できる。陰陵泉と隠白はそれぞれ足の太陰脾経の合穴と井穴であり，脾経を活性化して湿邪を小便から排出して清熱する作用がある。

治療効果

本処方は本病症に対して顕著な効果がある。膿がなければ，通常は5回の治療で治癒する。膿がある場合も排膿が促進され早期治癒に向かう。

症例

患者：楊○○，女性，41歳。
初診：1978年8月22日
所見：左顎下の首筋に吹き出物ができた。鶏卵より小さく，最初腫脹があったが，皮膚の色は変わらず灼熱痛がある。2日後，硬くなって表面の色が赤くなり，熱感や痛みも激しくなった。同時に悪寒発熱・頭痛・口渇・軽い口苦などの症状が生じた。舌苔黄膩，脈弦滑数。肝胃の火毒が痰となって疏通を傷害して発生したとして頸癰と診断。
治療経過：上記の処方を1回行ったところ，頭痛と悪寒がたちどころに止まった。患部の熱感や疼痛もただちに軽減した。2日目になると赤い腫れと痛みも顕著に治まった。1日2回の治療を行い，4日後に腫脹は消え，そのほかの症状も消失して治癒した。

注釈

①癰がある部位を押すのは禁忌。
②全身症状が重度の場合，中西両医学のほかの治療法を併用してもよい。
③排膿は徹底的に行う。症状が長期化しないよう，また癒合に影響しないようにする。排膿後の切開部の処理については「1．癤・癤病」の項（p.159）を参考にすること。

4　蜂窩織炎

蜂窩織炎とは，手の甲あるいは足の甲に熱をもち，痛みを伴う赤い腫脹ができ，化膿・潰瘍・びらんを主症状とする疾患である。西洋医学でいう，皮下組織・筋膜下の筋肉層の急性びまん性化膿性炎症であり，中国では手足発背とも呼ばれる。

病因病機

蜂窩織炎は，ときには外傷による感染から発症する。また手に発生するものの多くは風火湿熱が結集する。足に発生するものは湿熱が下注して気血が凝滞して発症する。

弁証

●初期：患部に熱感と疼痛のあるびまん性腫脹が生じる。境界は不鮮明で活動が制限される。あるいは悪寒発熱を伴う，舌苔黄，脈数などの症状がみられる。
●化膿期：5〜10日で化膿する。このとき腫脹の中央が突出し，赤紫色を呈し，灼熱感はさらに激しくなる。鳥のくちばしで突かれるような激痛があり，発熱などの全身症状も激しくなる。
●自潰期：膿疱が破裂するとき，皮膚は湿ってびらんがみられ，膿液は白色ないし黄色で，血液が混じることもある。

膿疱が破裂すると全身症状は軽減し，膿液も徐々に減少して治癒する。2, 3週間過ぎても随所に腫脹がみられ，膿液が希薄で臭う場合は骨に影響していることが多い。

処方・手技

【基本穴】霊台・大椎・合谷・内庭・外関・曲沢・膈兪

基本穴に瀉法を施す。数分間行針を行ってから委中を加え，点刺して出血させる。手の蜂窩織炎には，八邪穴・十二井穴を加え，点刺して出血させる。足の蜂窩織炎には，八風穴・隠白・大敦・厲兌・足竅陰・至陰を加え，点刺して出血させる。また陰陵泉を加えて瀉法を施し，数分間行針してから抜針する。

処方解説

霊台・大椎・合谷・内庭・外関・曲沢・膈兪・委中には，清熱解毒・和営化瘀・消腫止痛などの作用がある。どの腧穴にも近隣部を治療する作用があるが，八邪穴・十二井穴は手の腧穴，八風穴・隠白・大敦・厲兌・足竅陰・至陰は足の腧穴であり，点刺して出血させれば，火熱の清除と解毒・消脹・止痛などに作用する。足の太陰脾経の合穴である陰陵泉は，脾の働きを強化して醒脾利湿の働きがある。

治療効果

本処方は本病症に対して顕著な効果があり，膿がなければ，通常は約5回で治癒できる。

症例

患者：黄〇〇，女性，20歳。
初診：1982年9月18日
所見：右足背に軽いかすり傷ができ，そこから邪が入り込み，比較的狭い範囲に発赤・腫脹・熱感・疼痛が生じた。1，2日後，足の甲全体が腫れ上がり，活動に支障を来した。軽度の悪寒発熱・食欲低下がある。テトラサイクリンを服用したところ，腫れが悪化して歩けなくなった。舌苔黄膩，脈滑数。
治療経過：前述の処方を1回行ったところ，翌日，発赤・腫脹・熱感・疼痛が明らかに減少した。1日2回，計5回の治療で足背の腫脹と疼痛およびそのほかの症状が消失して治癒した。

注釈

①発熱など全身症状が重度の場合，中西両医学の治療法を併用してもよい。
②膿がある場合，鈹針で切開除去してよいが膿の排出に気をつけること。局所の処理は「1．癤・癤病」の項（p.159）の注釈を参照のこと。

5 有頭疽

有頭疽とは，肌肉の間に生じる急性化膿性疾患である。発症部位によって名称も異なる。後頸部にできたものは脳疽といい，なかでも後頸部の正中，瘂門にできたものを俗に対口疽といい，風池にできたものは偏口疽という。背部にできたものは背疽，俗に搭疽ともいい，なかでも上背部にできたものを上搭疽，下背部にできたものを下搭疽という。胸部の膻中にできたものは膻中疽という。下腹部にできたものは少腹疽という。本病症は西洋医学でいう癰に相当する。

病因病機

- 情志が内傷して気鬱が火と化す，腎水が損なわれて火邪が体内で盛んになる，飲食により脾が損傷し湿熱火毒が内生するなどで，臓腑に貯まった毒が皮膚に集まり，営衛の不和・気血の凝滞・経絡の滞りを起こして発症する。
- 外感風温・湿熱邪毒・気血の運行異常・毒邪の凝集により生じる。
- 臓腑に毒が溜まり外邪を受けるなどの原因が相互に関係して生じる。
- 気血虚弱な体質で，日頃から邪を排出するのが難しいと，邪毒が体内に滞留して引き起こされる。
- 陰虚火旺で病状が悪化して長引き，治癒しにくい場合，または逆証になった場合，重症になると疽毒が内陥して発症する。邪毒の程度が重いと，透膿不暢となり，内陥の変証が出現しやすい。

弁証

本病症は中高年層に多くみられ，最初は患部に粟粒大の膿点があって中央が盛り上がった吹き出物ができる。痛みと痒みを伴う。徐々に大きくなって膿点も複数に増えていくと，発赤・腫脹・熱感・疼痛が激しくなる。また悪寒発熱・頭痛が生じることもあり，舌苔は多くが白膩あるいは黄膩で，脈は多くが滑数あるいは洪数の状態が約1週間続く。自潰期になると膿点はしだいに腐って蜂の巣状になり，患部は激しく痛み，あるいは壮熱・口渇・便秘・小便が赤いなどの症状がみられる。膿毒が流出したり腐敗した組織が剥落すると，全身症状が徐々に軽減，消失する。傷口が塞がる時期になると膿も少なくなり，新しい組織が生じて癒合する。本病症の期間は約1カ月間で，膿疱が破れるのは発病後2～3週間目，傷口が塞がるのは4週間目である。

- **陰虚毒盛**：瘡型が平坦で，根がはっきりしない・くすんだ紫色・膿ができにくい・腐肉が剥落しにくい・膿疱が潰れたときに膿が少ないあるいは血液を伴う・口唇の乾燥・便秘・小便が赤い，舌質紅・舌苔黄あるいは苔少，脈細数などの症状がある。

- **気血両虚・体虚毒滞**：瘡型が平坦で，根がはっきりしない・どす黒い・化膿が緩慢・腐肉が剥落しにくい・膿液は透明でサラサラしているか灰緑色・傷口が穴になりやすい・微熱・下痢・頻尿・

口渇があるが水分を摂取したくない・顔色に艶がない・精神疲労・力が出ない，舌質淡・舌苔白膩，脈細数で無力などの症状がある。
●疔毒内陥：症状が変化するうちに，昏倒・譫語・呼吸が荒くなる・斑ができる・悪心・嘔吐などの症状を伴う。

| 処方・手技 |

【基本穴】霊台・大椎・合谷・内庭・外関・曲沢・膈兪

基本穴に瀉法を施す。数分間行針し，委中を加え，点刺して出血させる。このほか，有頭疔の発生部位に応じて，患部を走行する経絡の井穴を加え，点刺して出血させ，郄穴を加えて瀉法を施し，数分間行針してから抜針する。さらに患部に関係する腧穴を加え，点刺して出血させるか，あるいは瀉法で数分間行針してから抜針する。例えば，瘂門に生じた有頭疔には，上星を加え，点刺して出血させ，後渓を加えて瀉法を施し，数分間行針してから抜針する。膻中の有頭疔には，手の厥陰心包経の井穴である中衝を加え，点刺して出血させ，郄穴である郄門を加えて瀉法を施し，数分間行針してから抜針する。気血両虚・体虚毒滞の場合は，足三里・三陰交・太渓を加えて補法を施し，置針して20分間間欠的に行針する。疔毒の邪気が突然，表層の部位から裏に入って病状が悪化して昏倒・譫語がみられる場合，十宣穴・十二井穴を加え，点刺して出血させ，さらに水溝・内関を加えて瀉法を施し，嘔吐や悪心が止まり，意識が戻るまで行針する。膿が生じている場合は上記の処方に加えて，鈹針で患部を十字に切開して膿を排出させる。

| 処方解説 |

霊台・大椎・合谷・内庭・外関・曲沢・膈兪・委中には，いずれも清熱解毒・和営化瘀・消腫止痛の働きがある。有頭疔の発症部位にもとづき，走行する経絡の井穴・郄穴および関連する腧穴に点刺して出血させたり，瀉法で行針を行うことも，経絡の熱毒を清瀉して腫脹を消散や止痛といった作用がある。三陰交に補法を施しすばやく抜針すると，肝腎や脾胃の陰を補益し，補法で長く置針すると肝腎の精血を補益して脾の作用を高められる。太渓は腎陰を補益する。足三里は足の陽明胃経の合穴で，脾胃の働きを高め，気血を生化し，生気の働きを高めて邪毒の排出に有利に作用する。十宣穴・十二井穴・水溝はいずれも意識を覚醒させる。十宣穴と十二井穴はいずれも清熱瀉火し，各臓腑に蓄積された邪毒を緩和させる作用がある。内関は心火営熱を清瀉し，精神の安定そして胃の逆流・嘔吐に効果がある。

| 治療効果 |

本処方は本病症に対して効果がある。通常，実証には約10回，虚証には約20回の治療で治癒する。

| 症例 |

患者：張○○，男性，42歳。
初診：1977年8月21日
所見：後頸部に吹き出物が1つできた。中央に粟粒状の膿点がみられ，痒みや痛みがある。腫脹はしだいに拡大して瘂門および両風池の周囲にも同様の隆起が生じ，膿点も増えていった。痛みも増して，悪寒・発熱・頭痛・口渇，舌苔黄膩，脈滑でわずかに数などの症状がみられた。
治療経過：上記の処方を用いたところ，頭痛と悪寒はすぐに止まったが，ほかは変化がなかった。3日後，腫脹はかなり軽減して発熱も治まった。毎日1回，計10回の治療後，腫脹は消散して患部の膿点もかさぶたとなり治癒した。

| 注釈 |

①発熱など全身症状が重度の場合，必要に応じて中西両医学のそのほかの治療法を取り入れる。疔毒の邪気が突然，表層の部位から裏に入って病状が悪化した場合は特に中西両医学のほかの治療法による救急措置を取らなければならない。
②腐肉が塞がり，膿液が蓄積して排出しにくい場合，切開してできるだけ膿液を出し切る。切開後の処理については「1．癤・癤病」の項（p.159）を参考にして，必要に応じて中医学や西洋医学の外用薬を塗布する。
③消渇（西洋医学でいう糖尿病）の患者には弁証を行い，腧穴を選択して糖尿病の治療をする。

6 流注

　流注とは，筋肉の深部に生じる転移性の多発性膿瘍である。その特徴は，びまん性の腫脹・疼痛・皮膚の色は普段と同じ・四肢体幹の筋肉が厚い部位に好発する・転移しやすく治癒する前に別の箇所でも生じる。

病因病機

　正気不足は本病症が発生する重要な因子である。
- 正虚あるいは暑湿が侵入して営衛に停滞する。
- 疔・瘡・癰といったできものが治らず，毒気が体内に分散する。
- 産後の瘀血の停滞および打ち身・捻挫により瘀血が溜まり熱となり，毒邪が全身の各所に流出すると，滞りができるが消失せず，経絡が阻害されて気血が凝滞して発症する。

弁証

　最初は四肢近端あるいは体幹の1カ所ないしは複数カ所で筋肉痛・腫脹が生じる。皮膚の色は変わらないか，やや赤くなったり，熱を帯びることもある。2, 3日後，腫脹の熱痛が顕著になり，触れることができるほどになる。また，悪寒・戦慄・高熱・頭痛・体の痛み・食欲不振などの全身症状がみられることも多々ある。暑湿による場合，のどが渇くが水を大量には飲みたくない・胸悶，舌苔白膩，脈滑数などの症状がみられる。疔瘡などによる場合，多くは，のどが渇き水を飲みたがる，舌苔黄膩，脈洪数などの症状がある。産後あるいは打ち身・捻挫による場合，全身症状は顕著ではない・微熱がある，舌苔薄膩・舌の上に多数の瘀斑，脈濡渋などの症状がみられることが多い。膿が生じる段階になると，腫脹はさらに大きくなり，痛みも増す。くちばしで突かれるような疼痛を感じることもある。発症から約2週間が経過すると，中央がやや赤く柔らかになり，強く押すと痛みが激しくなり，あるいは押すと揺動することもある。また高熱が続き，口渇があり水を飲みたがる，舌苔黄膩，脈滑数あるいは洪数などの症状がある。膿疱が潰れた後は，黄色く粘り気のある膿液が流れ出し，痛みや身熱が徐々に消失してしだいに元気が回復する。2週間後，膿疱はなくなり傷口は癒合する。正虚邪恋の場合，往々にして治癒しないうちに別の場所で発症することがある。壮熱が退かず，体重が減少して，顔色に艶がなく，脈は虚数となる。昏倒・譫語・胸脇の疼痛・血痰などの症状がある場合，毒が臓腑に届いて内臓に転移性の膿瘍が生じる。流注が腸骨窩にある場合，最初患側が痙攣し，2, 3日後に大腿に屈曲拘縮を起こし，伸展できず歩行ができなくなる。ただし膝関節の屈伸はできる。7～10日経つと腸骨窩に楕円形の腫脹が認められる。約1週間で膿疱になり，膿疱が潰れてから20日前後で癒合する。ただし癒合直後は大腿が屈曲して歩行できず，1～2カ月後ようやく正常レベルに回復する。

処方・手技

【基本穴】霊台・大椎・合谷・外関・曲沢・膈兪・足三里

　足三里のみ補法，それ以外の基本穴すべてに対して瀉法を施す。各穴に数分間行針を行ってから抜針し，委中を加え，点刺して出血させる。腰・殿部および大腿の後側に発生した流注に対しては，金門を加えて瀉法を施し，数分間行針してから抜針し，至陰を加え，点刺して出血させる。殿部にできた場合は足竅陰を加え，点刺して出血させる。腸骨窩の流注には，梁丘・地機・中都を加えて瀉法を施し，数分間行針してから抜針して，厲兌・隠白・太敦を加え，点刺して出血させる。そのほかの部位にできた場合は，発生部位に走行する経絡の郄穴を加えて瀉法を施し，数分間行針してから抜針し，同様に井穴を加え，点刺して出血させる。このほか，暑湿による流注には，陰陵泉を加えて瀉法を施し，数分間行針してから抜針する。瘀血による場合は三陰交を加えて瀉法を施し，産後の瘀血にはさらに中極を加えて瀉法を施し，数分間行針してから抜針する。昏倒・譫語には十二井穴を加え，点刺して出血させ，水溝を加えて瀉法を施し，意識が戻るまで行針を続ける。毒が臓腑に回った場合，関連する経絡の郄穴を加えて瀉法を施し，数分間行針して抜針し，同じく井穴を加え，点刺して出血させる。膿疱になっている場合，針治療と並行して三稜針で膿疱を切開して除去する。

処方解説

　霊台・大椎・合谷・外関・曲沢・膈兪・委中は，同時に用いることで清熱解毒・消滞散結に作用する。足三里は脾の働きを高め，気血を生化して，抵抗力を高め，毒邪の拡散を防ぐ。足の太陽穴膀胱経は腰殿部および大腿の後側を走行する。足の少陽経は殿部を走行しているため，腰殿部および大腿後側に生じた流注には足の太陽穴経の郄穴である金門，井穴である至陰，殿部に生じた流注には足の少陽経の井穴である足竅陰を取穴する。足の陽明胃経・足の太陰脾経・足の厥陰肝経は腸骨窩を走行するため，腸骨窩の流注には足の陽明胃経の郄穴である梁丘および井穴の厲兌，足の太陰脾経の郄穴である地機および井穴の隠白，足の厥陰肝経の郄穴である中都と井穴である大敦を取穴する。そのほかの部位に生じた流注には，当該箇所を走行する経絡の郄穴と井穴を取穴すると，いずれも患部に作用して清熱解毒・活血化瘀の効果が望める。陰陵泉は脾の運化機能を高める作用・清熱作用があり，暑湿の邪を取り除く。三陰交には活血化瘀作用があり，中極・三陰交を併用すると，特に胞宮に作用する。調気化瘀して，産後の瘀血にたいへんよい。十二井穴は清熱瀉火・開竅醒神することができる。水溝には主として精神を覚醒する働きがある。毒が臓腑に回った場合，関連する経絡の郄穴・井穴を選択すると，清熱解毒・活絡化瘀・消腫散結となり，治癒に向かわせる。

治療効果

　本処方は本病症に効果的で，通常，約30回の治療で流注は消失する。また，排毒して人体の正気を回復する。人体の正気と免疫力が回復すれば流注は再発しない。

症例

患者：張○○，男性，22歳。
初診：1976年8月11日
所見：1カ月ほど前に腰前面左側にびまん性の腫脹が1つできて痛みを感じた。当初は皮膚の色は変化がなかったが，のちに灼熱痛となり赤くなった。切開して膿を除去して治癒したが，今度は左側の殿部に同様の吹き出物が1つできた。これも化膿して切開した。2日前，腰部の右側にまた新たに吹き出物が1つできた。腫脹があり痛みがあるが皮膚の色は通常と変わらず，悪寒・戦慄・頭脹・頭痛・胸および上腹部の煩悶・のどが渇くが水を欲しがらない，舌苔黄膩，脈滑数などの症状がみられた。暑湿が侵入して流注になったものである。
治療経過：上記の処方を1回行ったところ，悪寒・発熱・頭痛は消失して，ほかの症状も軽減した。毎日1回の割合で針治療を10数回行ったところ，腫脹および諸症状は消失した。数カ月後に経過観察したが再発していなかった。

注釈

①発熱など全身症状が重度の場合，特に毒が臓腑に回った場合は，早急に中西両医学のほかの治療法を併用しなければならない。
②膿を生じている場合，排膿を徹底的に行う。切開排膿後の処理については「1．癤・癤病」の項（p.159）の注釈②を参考にすること。
③流注の腫脹が消散するか傷口が癒合した後，一定期間できるだけ針治療を継続しなければらならない。取穴は上記と同様でよく，手技を平補平瀉法に改め，残存する邪を排除し，正気を扶助して流注の再発を防ぐ。

7　無頭疽

　無頭疽とは，骨や関節に生じた一種の急性化膿性疾患である。常見症では附骨疽・環跳疽などがある。はじめは芯のない腫脹で皮膚の色は変わらないが，消失・破裂・収斂しにくい。西洋医学でいう化膿性骨髄炎・急性化膿性股関節炎などに相当する。

病因病機

　本病症は正虚邪実に属する。湿熱が体内で盛んになる，あるいは疔瘡の走黄・有頭疽の内陥など，毒邪が筋骨の深部に入り込む場合や，外邪が虚に乗じて入り込み，経絡を阻害して気血凝滞を引き起こす場合，または特に骨などの外傷により，瘀血が内阻化熱，あるいは外邪を繰り返し受けて筋骨が凝滞して生じる場合などがある。

弁証

　附骨疽は長骨の骨幹端に好発し，初期には悪寒・戦慄・高熱がみられ，患部の色は白く，びまん性の腫脹が生じ，骨まで痛みを感じる。一両日中に活動できなくなる。ついで皮膚が赤く熱をもつようになる。病変した骨端には深部圧痛と叩打痛があり，高熱・煩躁・昏倒・譫語などの症状がある場合，邪気が突然，表層の部位から裏に入って病状が悪化する状態が生じている。膿疱になるのは発症から約20日後で，患部が赤く，骨の腫脹が顕著であり，身熱が下がらない状態が続く。自潰後，膿液は最初粘り気があるが後に薄くなる。これは病が筋骨に生じているため，自潰後は常に骨質が破壊され，膿がダラダラと流れて傷口が塞がりにくく，瘻孔ができやすいためである。重度になると骨細胞が死滅して慢性化する。病状は再発し，瘡口は陥凹して周囲に色素沈着が生じて数年間続く。小さな腐骨は自然に排出され，大きな腐骨は手術によって取り除かなければ瘡口は癒合しない。ただし癒合後は通常，患肢の活動に影響しない。

　環跳疽は環跳穴（股関節）に生じ，最初股関節に鈍痛を感じ，屈伸ができず活動が制限され，殿部が外に突き出して大腿がやや外転する姿勢を取る。膿疱ができると関節は屈曲し，腫脹は股上や大腿に及び，膿疱が潰れて骨に損傷があると，関節の変形・硬直・活動不能あるいは脱臼が生じる。そのほかの随伴症状は初期・膿形成期・膿疱破裂期ともに附骨疽と同様である。

処方・手技

【基本穴】霊台・大椎・合谷・内庭・外関・曲沢・膈兪・足三里

　足三里のみ補法，それ以外の腧穴にはすべて瀉法を施す。数分間行針してから抜針し，委中を加え，点刺して出血させる。下肢に生じた附骨疽には，陽陵泉から陰陵泉への透刺・条口から承山への透刺を加えて瀉法を施し，数分間行針してから抜針する。環跳疽には，外丘を加えて瀉法を施し，数分間行針してから抜針し，足竅陰を加え，点刺して出血させる。邪気が突然，表層の部位から裏に入って病状が悪化した場合には，十二井穴を加え，点刺して出血させ，水溝を加えて瀉法を施し，意識が回復するまで行針を続ける。膿疱がすでにできているときは，上記の処方と並行して三稜針で切開して膿を除去する。慢性化して腐骨がある場合は，腐骨を取り除かなければならない。自潰後の気血虚に対しては，基本穴の足三里には補法を施し，ほかの腧穴には平補平瀉法を施し，数分間行針してから抜針する。

処方解説

　霊台・大椎・合谷・内庭・外関・曲沢・膈兪・委中を組み合わせて応用してよく，清熱瀉火解毒・活血行滞・化瘀散結し，腫脹を抑えて痛みを止める。足三里は脾胃の働きを高め正気を助ける。陽陵泉から陰陵泉への透刺・条口から承山への透刺は下肢の各所に作用し，清熱解毒・活血行滞し，腫脹を抑えて痛みを止める。足の少陽胆経は股関節部を走行し，環跳疽はこの経絡上にあることから，環跳疽の患者には足の少陽胆経の郄穴である外丘，井穴である足竅陰を取穴して治療を行う。十二井穴・水溝・湧泉はいずれも意識を覚醒させる。十二井穴はさらに清熱瀉火・精神安定に作用する。いずれの腧穴にも平補平瀉法を施すことで，残存する邪が除去されて正気の損傷を回避できる。

治療効果

　本処方は本病症に対して顕著な効果があり，初期の患者に対しては10～30回の治療で治癒する。

症例

患者：秦○○，女性，41歳。

初診：1975年5月19日

所見：まず悪寒と高熱が生じ，右股関節深部の筋骨が痛み出して屈伸しにくくなったが，皮膚の色は変わりがなかった。やがて疼痛が激しくなり，殿部が突出して右側の大腿が若干外転し，患部の皮膚は微熱程度だったのが灼熱感が生じ始めた。腫脹は徐々に上下に拡張していったが，皮膚の色は依然として明らかな変化はみられなかった。舌苔黄膩，脈滑やや数。

治療経過：上記の脈証から環跳疽と診断し，上記の処方で治療を1回行ったところ，痛みが即座に軽減し，翌日には諸症状がやや軽減した。3回の治療で諸症状が大幅に軽減した。毎日1回の治療を20数回行ったところ，腫脹・疼痛および諸症状が消失した。右下肢の運動機能も回復して治癒した。

第2章 外科病症

注釈

①発熱など全身症状が比較的重度の場合，特に内陥症が現れているものには，早急に中西両医学のほかの治療法を併用する。
②膿疱になっている場合，膿液が浸透して骨を損傷しないよう，早期に切開してドレナージを勧める。手術後，患部の処理については「1．癰・癤病」の項（p.159）の注釈②を参考のこと。ドレナージには注意を払い，瘡口が正常に癒合するよう，患部に中医学や西洋医学の外用薬を塗布するのが望ましい。
③腐骨あるいは手で触れると揺動する腐骨がある場合は，取り除く。傷口の癒合を考慮して，手術後は中医学や西洋医学の外用薬を塗布する。

8 走黄・内陥

走黄と内陥は，いずれも陽証瘡瘍の過程で毒邪が拡散する危険な証候である。

病因病機

走黄は，疔毒が盛んなうえ治療が不適切・不十分なために，毒勢を制御できなかったり，圧迫あるいは早期に切開したため邪毒が分散したり，灸など火を用いた治療を誤用して毒が内攻し，あるいは辛いもの・熱いもの・生魚など刺激のある食物の過食で疔毒が分散するなどして，火毒が入営入血し臓腑に行き着く病症である。

内陥の根本的な原因は正虚にあり，火陥・乾陥・虚陥に分かれる。火陥の場合，陰液不足で火毒が盛んになり，これに加えて傷口を圧迫したり，不適切な治療をすると，正気が邪気に勝てず，毒邪が突然，表層の部位から深部の営分に入る。乾陥の多くは，気血両虚で正気が邪気に勝てず，膿を排出できず，ますます虚して毒が盛んになり，内閉外脱の状態になる。虚陥になると，毒邪は衰えているものの，正気は大きなダメージを受けており脾腎虧虚の状態で，生化無源・陰陽両竭・余邪走窜・内陥入営となる。

弁証

走黄

走黄は通常顔面の疔瘡に多くみられる。患部の頂点が突然黒く陥凹し，膿はないが急速に周囲に拡散していく。皮膚は黒味がかった赤で境界は不明瞭だが激痛があり，震えと高熱，舌質深紅，脈は洪数あるいは弦滑数などの症状がみられる。

- ●熱入心営：昏倒・譫語・煩躁不安・発疹などの症状がみられる。
- ●火毒伝肺：胸悶・息切れ・咳嗽・喀血・声がかすれる。
- ●火毒伝肝：角弓反張・四肢の痙攣。
- ●火毒伝脾：上腹部の煩悶・悪心嘔吐，便秘ないしは下痢，湿熱交蒸の場合は黄疸がみられる。
- ●壮火傷腎気：失禁などの症状がみられる。

内陥

内陥は，邪気が突然表層の部位から裏に入って病状が悪化するものである。

- ●火陥：多くが毒の盛んな時期に生じ，できもののかさは高くなく，根が不安定で，沈んだ紫色を呈する。表面は乾燥して膿はない。患部には灼熱痛があり，壮熱と口渇・煩躁不安・便秘・昏倒・譫語を伴い，脇がときおり痛む。舌質絳紅・舌苔黄膩あるいは黄色でザラザラしており，脈は洪数・滑数・弦数のいずれかである。
- ●乾陥：多くが膿疱の破裂する時期にみられ，傷口は平坦で，分散しており中央にびらんがあり，乾燥している。膿は量が少なくて膿液の色は薄い。発熱・悪寒・食が進まない・精神疲労・脇の痛み・自汗・息切れ・昏倒・譫語，舌質淡紅・舌苔黄膩，脈虚数といった症状がみられる。または体温が上がらない・四肢逆冷・泥状便・頻尿，舌質淡・舌苔灰膩，脈沈細などの症状がある。
- ●虚陥：多くが終末期にみられ，患部の状態はすでに回復に向かっており，腐肉も尽きて膿液は薄いか緑色である。新たな組織は形成されておらず鏡面状で光沢がある。痛みや痒みを感じない・食が進まない・泥状便・精神疲労・力が出ない・自汗・四肢逆冷，舌質淡紅・舌苔薄白，脈沈細あるいは虚大で無力。重症になると，昏迷・厥脱し，この場合は脾腎陽虚の証である。もし鏡面舌で，口舌がびらんし，舌質深紅，脈細数である場合は陰傷胃敗に属する。

処方・手技

【基本穴】霊台・大椎・合谷・内庭・外関・曲沢・膈兪

基本穴に瀉法を施す。数分間行針してから抜針し，委中を加え，点刺して出血させる。別に発症箇所を走行する経絡の郄穴を加えて瀉法を施し，数分間行針してから，井穴を加え，点刺して出血させる。

走黄

● 熱入心営：基本穴に労宮・少府を加えて瀉法を施し，数分間行針してから抜針する。さらに十宣穴・十二井穴を加え，点刺して出血させ，水溝・湧泉を加えて瀉法を施し，患者の意識が戻るまで行針する。

● 火毒伝肺：基本穴に尺沢・肺兪を加えて瀉法を施し，数分間行針してから抜針し，少商を加え，点刺して出血させる。

● 火毒伝肝：基本穴に太衝・陽陵泉を加えて瀉法を施し，数分間行針してから抜針し，大敦を加え，点刺して出血させる。

● 火毒伝脾：基本穴に地機を加えて瀉法を施し，数分間行針してから抜針し，隠白・厲兌を加え，点刺して出血させる。

● 壮火傷腎気：基本穴に金門・太渓を加えて瀉法を施し，数分間行針してから抜針し，至陰を加え，点刺して出血させる。

内陥

内陥証には，上記の走黄証の処方を基本にする。

● 火陥：基本穴に三陰交・太渓を加えて補法を施し，数分間行針してから抜針する。

● 乾陥：基本処方のほかに足三里・三陰交を加えて補法を施し，置針して 20 分間間欠的に行針する。

● 虚陥：脾腎陽虚証の場合，脾兪・腎兪・足三里・三陰交を加えて補法を施し，置針して，30 分間間欠的に行針する。陰虚胃敗証には，上記の各穴を数分間行針してから抜針する。

処方解説

霊台・大椎・合谷・内庭・外関・曲沢・膈兪・委中および発症箇所を走行する経絡の郄穴・井穴を組み合わせて併用すると，清熱瀉火・活血化瘀・散結消滞の作用があり，瘡瘍の治療に効果がある。労宮は手の厥陰心包経の滎穴であり，少府は手の少陰心経の兪穴で，清心涼営の作用がある。十二井穴・水溝・湧泉は意識を覚醒させる。さらに十二井穴は清瀉火熱邪毒に作用する。尺沢は手の太陰肺経の合穴で，少商はその井穴である。肺兪は肺の背部兪穴で，肺に回った火毒を清瀉できる。太衝・陽陵泉・大敦は肝経の熱毒を清瀉し，肝の働きを整え，熄風止搐する。地機・隠白・厲兌は脾胃の熱毒を清瀉する。金門と至陰はすでに腎と膀胱経に回った邪熱を清瀉する。太渓は腎陰を補益する作用がある。三陰交に補法を施しすばやく抜針すれば肝腎および脾胃の陰を補益することができ，長く置針すれば陽気を補益するため脾胃を強めることができる。足三里と脾兪に長時間置針すると，脾胃の陽気を補益し，すばやく抜針すれば脾胃の陰を補益することができる。腎兪に長時間置針すると腎の精気を補益し，すばやく抜針するのは補陰を目的とする。

治療効果

本処方は本病症に顕著な効果がある。通常，即効性があり，昏倒・譫語などの症状がある場合，刺針後に意識が回復する。そのほかの症状も約 10 回の治療で正常になる。

症例

患者：張○○，男児，10 歳。

初診：1976 年 8 月 26 日

所見：顔面の左側に粟粒状の膿点が 1 個できた。痛みと痒みがある。形状は小さいが根が深く，悪寒と発熱も感じる。患部の腫脹はしだいに大きくなり，痛みも強まり，発熱・口渇もみられる。家人が事情がよくわからず膿を出したところ，瘡の先端が陥没して，患部の皮膚が黒ずんだ。腫脹は左耳の先端にまで急速に拡大していった。熱も上がって頭痛と心煩も感じられる。30 分前に突然昏倒し譫語が始まった。舌質紅絳・舌苔黄糙，脈洪数。

治療経過：走黄の邪が心営に入ったものであり，急遽上記の処方を用いた。10 分後，患者の意識は正常な状態に戻った。頭痛と心煩も消失した。母親にアルコールで身体を拭くよう指示したところ 1 時間後に体温が下がり，翌朝腫脹の状態は大幅に軽減した。1 日 2 回，計 10 回の針治療後，諸症状は消失して治癒した。

注釈

① 本病症は危険な急性疾患であり，病態把握を誤っ

て不幸な予後とならないよう，本処方を使用すると同時に，中西両医学のほかの治療法を併用しなければならない。
②走黄・内陥といった重篤な症状が小康状態になってから，最初に発症した病巣が完全に治癒するまでさらに踏み込んで弁証論治を続けなければならない。

9 瘰癧

瘰癧とは，頸部などのリンパ管に生じた慢性化膿性疾患で，癧子頸，老鼠瘡などとも呼ばれ，西洋医学のリンパ管結核などに相当する。

病因病機

●本病症は情志不遂・肝気鬱結・肝木乗脾・脾失健運・痰熱内生・痰火上昇により頸項部に発生する。
●肝鬱化火または下爍腎陰あるいは肺腎陰虚・水虧火旺・肺津不布により津が灼焼されて痰となり，痰火が凝結して形成される。
●熱盛で肉が腐り膿疱ができ，膿液が溢れて気血虧損証となる。

弁証

本病症は頸部両側・耳の前後・鎖骨上窩・腋窩などに好発する。
●初期：局所のリンパ結節が杏の種ほどの大きさで，数は1個ないし複数・皮膚の色は変化しない・押えると硬く移動する・熱や痛みはない・脇痛・げっぷ・食が進まない・泥状便，舌苔白膩など肝鬱脾虚・痰濁停滞などの症状がみられる。
●化膿期：結節はしだいに大きくなるか互いに融合して塊になる。触れても動かずしだいに痛くなる。あるいは口が苦くのどが乾燥したり，舌苔黄膩，脈弦滑数など肝鬱化火・痰火内停の症状がみられる。皮膚の色が赤黒くなり，触れると微熱があり，揺動感がある場合はすでに化膿している。
●自潰期：膿液は薄く，ポタポタと流れ出て止まらず不純物を伴うことが多い。傷口は灰白色で周囲は黒紫色をしている。しばらくすると瘻管が形成され，潮熱・盗汗・舌質紅・舌苔少，脈細数など

陰虚火旺の症状がみられる。肺陰虚証を伴う場合には，乾咳・少痰・血痰が混じるなどの症状がみられる。顔や唇の色に艶がない・頭のふらつき・目のくらみ・精神疲労・力が出ない・食が進まない・泥状便などの気血不足の証がみられることもある。

処方・手技

【基本穴】霊台・大椎・合谷・内庭・外関・曲沢・膈兪・太衝・豊隆・足三里

足三里のみ補法を施し，そのほかは瀉法を施す。瘰癧の初期で熱象がない場合，各穴に20分間置針して，間欠的に行針する。長期化して化熱した場合は，各穴の補瀉は同様だが，行針を数分間持続させてから抜針する。火爍腎陰あるいは膿疱破裂後で陰虚火旺の証では，さらに三陰交・太溪を加えて補法を施し，数分間行針してから抜針する。肺陰虚の場合はさらに肺兪・魚際を加えて補法を施し，数分間行針してから抜針する。膿疱破裂後に気血不足の場合，基本穴の足三里には補法を施し，ほかの各穴には平補平瀉法を施す。あるいは三陰交・脾兪を加えて補法を施し，20分間置針し，間欠的に行針する。このほか，瘰癧の初期や膿疱破裂の別を問わず，いずれも瘰癧の芯が紅潮するまで棒灸か艾炷灸を行う。または痛感のある箇所には痛みを感じなくなるまで，無痛の箇所はわずかに痛みを感じるまで施灸してもよい。

処方解説

霊台は瘡毒あるいは結腫の治療穴である。頸項部は陽経がめぐるところであり，陽経と督脈は大椎で交わることから，大椎は各部分に作用する。合谷は手の陽明大腸経の合穴で，内庭は足の陽明胃経の榮穴，外関は手の少陽三焦経の絡穴など諸経が頸部をめぐっており，それらの経絡を使えば病変部位にも作用する。曲沢は手の厥陰心包経の合穴だが，手の厥陰心包経は腋窩をめぐり腋に作用する。上記の諸穴は，いずれも経絡を活性化して結節を散じ，スピーディーな行針によって清熱瀉火解毒の効果が望める。膈兪は活血化瘀・散結消腫が見込めるが，すばやく抜針すると涼血解毒により効果的である。太衝は肝の理気を疎通して鬱滞を解くが，すばやく抜針すると肝火の清瀉により効果的である。豊隆は胃を和らげ痰を化すが，すばやく抜針すると熱痰の清化

により効果的である。足三里は脾胃を丈夫にして痰濁を生成させないが，すばやく抜針すると肝火の清瀉により効果的である。三陰交を補ってからすばやく抜針すると肝腎および脾胃の陰を補益でき，置針すると肝腎の精血を補益して脾胃を元気にして気血を生じることができる。太渓は腎陰を補益する。肺兪と魚際は肺陰を補益する。脾兪は脾胃を元気にして，運化を促進する。瘰癧に灸をすると，局所の気血が通じて消散を促進できる。すでに膿ができている場合は，早く潰せる。膿を潰した後に灸をすると傷口の癒合が早まる。

治療効果

本処方は本病症に対し，漢方薬を服用するよりも効果的である。通常，患者は約50回の治療で治癒する。

症例

患者：鄭××，女性，45歳。
初診：1976年5月12日
所見：肺結核を患っていたが治癒している。2カ月前に頸項部の両側に杏の種大のしこりが多数できた。押すと堅くて動くが熱や痛みはなく，皮膚の色も変化がなかった。しこりはしだいに増えて，一部はしこり同士がくっついて塊になり，しだいに痛みを伴うようになった。空咳が出る，喉の乾き，潮熱骨蒸，舌紅苔少，脈細数。瘰癧で肺腎陰虚証と診断する。上記の処方を数回行ったが効果がなかった。5回目以降，局所の痛感が消失する自覚が出て，他の症状も好転した。十数回目の治療後から腫瘍塊が明らかに小さくなり，他の症状もなくなった。十数日あまり治療を停止したところ，局所の腫瘍塊はさらに縮小し，他の症状もみられなかった。さらに同処方で1日ごと，20数回の施術後，局所の腫瘍塊がなくなった。半年後に追跡調査したが，腫瘍塊および他の症状はみられなかった。

注釈

①全身症状が顕著な場合，必要に応じて中西両医学の抗結核治療を行う。
②膿ができてしまっている場合，切開して膿を除去してもよいが，十分に膿を出し切ること。処置後は「1．癤・癤病」の項（p.159）の注釈②を参考にするか，中医学や西洋医学の外用薬を適宜塗布してもよい。

10 流痰

流痰とは，骨と関節の間に生じる慢性化膿性疾患である。発病部位や形態によって名称が異なる。例えば，脊椎にできた場合は亀背痰，腰椎両側の場合は腎兪虚痰，寛骨関節の場合は環跳関または附骨痰，膝の場合は鶴膝痰，踝は穿拐痰，手指の関節は蜣螂蛀（フンコロガシ様膨張）などと呼ばれる。本疾患は西洋医学の骨関節結核に相当する。

病因病機

腎は骨を主る。腎精の充足はすなわち骨が強固で外邪が侵入しにくい。先天の不足または房事不摂生などで腎精を損なうと骨が軟弱で弱くなるが，さらに飲食で脾が損なわれると，痰濁が内部で生じて本疾患を発症する。病変の過程で鬱久が熱に化す，または陰液を消耗すると，陰虚火旺の証になる。症状が長期間続く場合は，元気が損なわれて気血両虚の症状が出てくる。

弁証

本疾患は小児や青年に多い。脊椎・膝・寛骨・踝・肩・肘・腕・指などの関節間に生じる。病状の進行は緩慢で化膿も緩慢だが，膿が潰れると収斂しにくい。全病状に到達するまで数年かかる。

- ●初期：腎虚寒痰が凝集した証に属する。症状としては患部がジワジワと痛む。局所の皮膚は正常で赤みや熱はない。続いて関節の活動制限がみられ，運動時に痛みが増すが休憩すると痛みは軽くなる。全身症状が不明瞭，または時折寒熱が少々ある程度である。
- ●中期：発病から数カ月で中期となるが，原発部位や新たに発症した箇所の関節がしだいに腫れて痛みが強まる。運動障害の程度が強まる。身熱は，朝は軽度で夕方になると重くなるがこれは寒化為熱であり，膿形成のステージに移行する。
- ●膿形成期：すでに膿ができている場合，病変関節付近に赤い色の箇所があり，指で押すと反応があ

173

る。膿を潰した傷口に薄い液体が流れる，つまむと綿くずのような感触がある。時間が経ったものは陥没して周辺の皮膚が暗紫色をしており，瘻管になりやすく傷口が塞がりにくい。四肢の関節に病変がある場合，関節の腫脹・周辺筋肉の委縮が起こり，関節はゴツゴツして曲げ伸ばしがしにくい。頸椎に病変がある場合，頸部の回旋に制限が出る。頭部は常に前傾して頸部が短くなる。胸椎に病変がある場合，背骨が外に飛び出てラクダのような背中となる。常に両手を脇にあてがいながら歩行する。腰椎に病変がある場合，腰部が板のようにまっすぐになり，腰をかがめて物を拾えないことが多い。寛骨に病変がある場合で，患部に艶がない・心悸・不眠・寒がる，舌質淡・舌苔白，脈細弱といった症状がみられる場合は，気血両欠の証である。潮熱・盗汗・口や喉が乾燥している，舌質紅・舌苔少，脈細数といった症状がみられる場合は，陰虚火旺の証に属する。

処方・手技

【基本穴】腎兪・命門・肝兪・脾兪に補法。豊隆・大椎・霊台に瀉法。

● 初期：基本穴を用いる。肘に病変がある場合は，曲池から少海への透刺・小海を加えて瀉法を施す。膝に病変がある場合は，内膝眼穴・外膝眼穴・鶴頂・委中を加えて瀉法を施す。頸椎，胸椎，腰椎に病変がある場合，それぞれ頸部夾脊穴，胸部夾脊穴，腰部夾脊穴を加えて瀉法を施す。寛骨関節に病変がある場合は，環跳・居髎を加えて瀉法を施す。他の箇所の病変には，局所や至近の兪穴を加えて瀉法を施す。いずれも30分間置鍼して間欠的に行鍼する。刺鍼後に知熱灸か棒灸を施す。

● 中期：寒化為熱には，基本穴に数分間行鍼してから抜鍼する。

● 膿形成期：すでに膿ができている場合，本方を用いると同時に，切開して膿を出し切らなければならない。膿を潰してから気血両虚証の場合，基本穴の補法はそのままで，瀉法を平補平瀉に変え，さらに足三里・三陰交・太渓を加えて補法を施す。いずれも20分間置鍼して間欠的に行鍼する。陰虚火旺の場合，諸穴に数分間行鍼してから抜鍼する。

処方解説

腎兪・命門への補法と長時間の置鍼と施灸は，腎精を益し腎陽を壮して陰寒を散じる。素早く抜鍼するのは陰精を補益するためである。肝兪への補法と長時間の置鍼と施灸は肝血を補い，素早く抜鍼すると肝陰を補益する。脾兪に補法と施灸をすると，健脾の作用で気血を生じる。また，温中散寒となる。すばやく抜鍼すると脾胃の陰を補益する。豊隆への瀉法と施灸は温化寒痰の効果，すばやく抜鍼すると清熱化痰が望める。霊台と大椎は督脈に属して，通陽・解毒・散滞の作用がある。特に霊台は腫瘍の経験穴で長時間置鍼して施灸を加えると寒を散じ，すばやく抜鍼すると清熱瀉火の作用が望める。他の病変部位および近隣への選穴については，例えば曲池から少海への透刺・尺沢・内膝眼穴・外膝眼穴・鶴頂・委中・夾脊穴・環跳などはいずれも病変部位に作用して，活絡散結や消腫止痛の効果がある。長時間の置鍼と施灸は病邪駆逐・消瘡止痛，さらに正気の損傷を防ぐ。いずれの経穴もすばやく抜鍼すると，虚熱を散じる作用がより期待できる。足三里と三陰交への補法と長時間の置鍼は，脾胃を健やかにして気血を生み出せる。すばやい抜鍼は脾胃の陰を補益するのが狙いである。三陰交は肝腎の補益にさらに効果的である。太渓への補法と長時間の置鍼は腎の精気を補益して，すばやく抜鍼するのは腎陰の補益が目的である。

治療効果

本処方の本病症に対する治療効果は漢方薬服用よりも効果があり，数カ月の治療で快癒できる。

症例

患者：張××，男性，56歳。
初診：1976年6月28日
所見：肺結核の既往があるが，現在治癒している。肺結核罹患時に右膝にジクジクとしただる痛さがあったが，患部の皮膚はいつもと変わりなく，赤みや熱はなかった。関節制限が日増しに強くなって，膿を潰したら薄い膿液が流れた。つまむと綿くずのような感触がした。西洋医学の医師から結核性関節炎と診断され，治療によって治癒した。2カ月にわたって左膝にジクジクとしただる痛さが生じたが，患部の皮膚はいつもと変わりなく，赤みや熱はなかったものの，関節の活動制限があり動かすと痛む。右膝と同じような症状である。流痰の初期と診断して上記の処方を数回行っ

たが効果がなく，十数回後にわずかに効果がみられた。毎日1回，15回で1クールとして合計4クール行ったところ，諸症状は消失して関節の活動も正常に戻って治癒した。

注釈

①針灸治療と同時に，中薬と西洋薬の服用が理想的である。

②すでに膿ができている場合は針灸治療と同時に，切開して膿を出し切らなければならない。切開後の処置については，「1．癤・癤病」の項（p.159）の注釈②を参照のこと。中薬と西洋薬の薬物をできるかぎり塗布すること。

③瘻管ができている場合，中西両医学のほかの方法で治療してもよい。

第2節 瘻瘤

1 気瘻（きえい）

　気瘻とは，頸部にできる腫瘍で，腫塊は柔らかく無痛で，感情の喜怒に応じて大きくなったり小さくなったりする瘻である。西洋医学でいう単純性甲状腺腫および部分的な甲状腺腫に相当する。

病因病機

　本疾患の病因は一つが水土，もう一つは憂いや怒り（ストレス）である。通常，飲料水や食品から得られるヨードの摂取不足に，悩みや怒りが加わって情緒不安定となり，肝鬱脾虚となって臓腑の調和が乱れる。または肝腎不足・気機鬱結・気血凝結となって頸部肝経の絡す所に滞留する。

弁証

　山間部や水中のヨード分が不足している地域で多くみられる。思春期に好発し，男性より女性に多くみられる。特に妊婦・授乳期の女性によくみられる。頸部に境界不鮮明のびまん性の腫瘍ができ，無痛，腫れの状態は徐々に悪化する。皮膚の色は正常で表皮を押すと広がって柔らかい。腫れの度合いが過ぎると下垂し，腫脹が大きくなって気管を圧迫する場合もある。軽症では激しい運動時に呼吸困難を来すが，重症では安静時でも喘鳴がある。反回神経が圧迫されると声がかすれ，深部大静脈が圧迫されると頸胸部の表在静脈が顕著に怒脹する。びまん性腫瘍以外，大きさの異なる結節が1つないしは複数みられることがある。嚥下動作をすると結節は上下に移動し，胸脇のひきつれ感や疼痛を伴う。怒りっぽく，ため息が出る。精神状態が落ち着いているときはこれらの症状は軽減するが，抑鬱時は悪化する。

- ●肝鬱脾虚：食が進まない，腹部膨張，泥状便，四肢疲労，顔色に艶がない，舌質淡・舌苔白，脈弱無力。
- ●肝鬱腎虚：腰や膝がだるく，めまいや耳鳴りがある。
- ●陽虚に偏向：精神疲労で四肢の冷えを伴い，舌質淡・舌苔白，脈沈無力といった症状がみられる。
- ●陰虚に偏向：口腔やのどの乾燥，舌質紅・舌苔少，脈弦細数などの症状がみられる。

処方・手技

【基本穴】廉泉・扶突・天突・梁丘・温溜・豊隆・太衝

　いずれも補法あるいは平補平瀉法を施す。

- ●肝鬱脾虚：脾兪・足三里を加えて補法を施し，20分間置針し，間欠的に行針する。
- ●肝鬱腎虚：腎兪・三陰交・太渓を加えて補法を施す。
- ●陽虚に偏向：基本穴に30分間置針し，間欠的に行針した後，棒灸あるいは艾炷灸を施す。
- ●陰虚に偏向：基本穴を数分間行針後，抜針する。

処方解説

　廉泉・扶突・天突はいずれも頸部局所の兪穴であり，いずれも経絡を活性化して鬱滞を除き，結節を散じて腫瘍を消して局所の症状を治療する作用がある。陽明経は多気多血の経絡であり，かつ手足の陽明経は頸部をめぐることから，手の陽明大腸経の郄穴である温溜，足の陽明胃経の郄穴である梁丘，絡穴の豊隆を取ることによって結節が散じて腫瘍が消えて本病症を治療できる。豊隆は化痰降濁に効果がある。本病症と肝鬱は関係があり，足の厥陰肝経の原穴である太衝を取ると疎肝解鬱・理気活絡となる。上記の諸穴に平補平瀉法を用いる際は正気の損傷に注意する。脾兪・足三里は脾の運行を活性化して，正気を助ける。腎兪・太渓への置針と施灸は腎の精気を益し，陽気を興し，すみやかに抜針すると腎陰を補益する。三陰交への置針と施灸は脾胃を健康にして，肝腎の精血を補益し，速やかに抜針するとおもに肝腎および脾胃の陰を補益する。

治療効果

　本処方は本病症に対して効果的である。初期段階で瘻が比較的小さい場合，30回から50回の治療で消失または顕著に軽減する。

症例

患者：孫××，女性，16歳。
初診：1974年9月16日
所見：去年から頸部にびまん性腫瘍がある。西洋医学では単純性甲状腺腫と診断され，ヨード化合物を服用したところ一度は好転したが，数カ月後に再発した。腫脹部は境界が不鮮明で押しても硬くはなく，無痛で皮膚の色も正常である。胸脇にひきつれ感，抑鬱があり怒りっぽい，ため息が止まらない，食欲不振，腹部膨満感，泥状便，顔色に艶がない，舌質淡・舌苔白，脈細弦。気瘻で，肝鬱脾虚証と診断する。上記の処方を数回行ったところ，胸脇のひきつれ感，腹部膨満感と泥状便が軽減した。治療10数回で，頸部の腫脹がやや減退，同処方を毎日1回実施して合計50数回で頸部の腫塊は消失して治癒した。

注釈

ヨード欠乏によって発症した場合は，本処方と並行してヨード化合物を服用して治療してもよい。

2 肉瘻（にくえい）

瘻病の腫瘤が限局性で柔軟で弾力がある場合，肉瘻と呼ぶ。西洋医学の甲状腺腫および甲状腺腫による甲状腺機能亢進状態に相当する。

病因病機

本病症は多くが情志抑鬱，肝の失調と関係する。肝木は土を侮り，脾が運化機能を失って湿が集まって痰となり，痰気鬱結の状態になる。そして痰気が凝滞して停滞したものが生じて喉頭隆起部に留まると本病症が発症する。病変の過程で肝鬱化火・陰虚肝旺・胃火内熾・胃熱脾弱など複雑な状態が生じうる。

弁証

本病症は男性より女性に多発し，40歳以下に多くみられる。患者の喉頭隆起部の正中付近に腫瘤が1つあり，半球形あるいは卵形をしていることが多い。境界は鮮明で表面に滑らかさがある。柔らかで弾力があり，押しても痛みはない。押すと動き，嚥下の動作をすると上下に移動する。肥大化は緩慢である。腫瘤が肥大すると嚥下困難・呼吸困難・声のかすれなど圧迫症状がみられる。

- **肝気鬱結**：胸脇部の脹悶・怒りっぽい・げっぷ，舌苔薄，脈弦などの症状がみられる。
- **肝鬱化火**：頭のふらつき・耳鳴り・イライラする・心煩・口苦・のどの乾き・便秘・小便が赤い，舌質紅・舌苔黄，脈弦数といった症状がみられる。胃火熾盛もみられる場合，口渇・多飲・善飢といった症状がある。
- **肝腎陰虚**：両目の乾き・頭のふらつき・耳鳴り・腰や膝がだるい・潮熱・盗汗，舌質紅・舌苔少，脈細数といった症状がみられる。
- **脾虚**：食欲不振・腹部膨満・泥状便・顔色萎黄などの症状がみられる。
- **痰濁内停**：胃の痞え，舌苔膩などの症状があり，痰濁化熱では舌質は紅，舌苔は黄膩，脈は数に変化する。
- **痰瘀凝結**：腫瘤は硬く，ときに刺すような痛みがあり，舌は暗紅あるいは瘀斑がある，脈渋などがみられる。

処方・手技

【基本穴】廉泉・扶突・水突・天突・温溜・梁丘・豊隆・太衝

- **肝気鬱結**：基本穴に20分間置針し，間欠的に行針する。
- **肝鬱化火**：基本穴に数分間行針してから抜針し，さらに大敦を加え，点刺して出血させる。胃火もある場合は，さらに厲兌を加え，点刺して出血させる。
- **肝腎陰虚**：基本穴に平補平瀉法を施し，肝兪・腎兪・三陰交を加えて補法を施す。各穴いずれにも行針を数分間行ってから抜針するが，陰虚陽亢にはさらに行間を加えて平補平瀉法を施し，数分間行針してから抜針する。
- **脾虚**：基本穴に脾兪と足三里を加えて補法を施し，20分間置針して間欠的に行針する。
- **痰濁内停**：基本穴に中脘を加えて瀉法を施し，20分間置針して間欠的に行針する。痰濁化熱は，各穴に行針を数分間行ってから抜針する。
- **痰瘀凝結**：基本穴に中脘・膈兪・血海を加えて瀉法を施し，20分間置針して間欠的に行針する。

処方解説

廉泉・扶突・水突・天突・温溜・梁丘・豊隆・太衝を取穴する理由については，「1．気瘤」の項（p.176）の処方解説を参照のこと。各穴とも抜針をすばやく行うと清熱作用が高まる。大敦には肝火を清瀉する働きがある。足の陽明胃経の井穴である厲兌は胃火を清瀉する。肝兪は肝陰を補益する。腎兪・太渓は腎陰を補益する。三陰交は脾胃・肝腎の陰を補益する。行間は清熱平肝潜陽の作用がある。脾兪・足三里は脾胃の運化を促進する。中脘・豊隆は和胃消滞・化痰降濁の作用があり，すばやく抜針すると清熱化痰することができる。膈兪・血海は活血化瘀消滞の作用がある。

治療効果

本処方は本病症に対して一定の治療効果がある。本処方で60回程度の治療を行うと，腫瘤は消失あるいは小さくなる。そのほか随伴症状も数回から10数回の治療で軽減あるいは消失する。

症例

患者：李××，女性，39歳。
初診：1974年8月21日
所見：喉頭軟骨隆起部に半球状で境界が鮮明な腫瘤が1つある。押圧しても無痛・柔軟で移動する。表面は滑らかで，嚥下の動作をすると上下に移動する。数カ月間に腫瘤は肥大化して，同時に頭のふらつき・耳鳴り・両目が乾燥してかすむ・頬が赤い・潮熱・手の震え・まぶたの痙攣・煩躁不安・腰や膝がだるい・夜間の盗汗，舌質紅・舌苔少，脈弦細数などの症状がみられた。
治療経過：陰虚陽亢証に属する肉瘤と診断して，上記の手技を数回実施したところ，腫瘤は小さくならないが，ほかの症状は明らかに軽減した。10数回の治療後，腫瘤はやや小さくなり，ほかの症状は消失した。上記の手技のとおりに50数回施術したところ，腫瘤は基本的に消失し，ほかの症状も再発していない。

注釈

腫瘤が大きい場合，針治療と同時に中西両医学の薬物療法を行ってもよい。針治療を連続3カ月以上行うか，あるいは中西両医学の薬物治療を併用して3カ月間続けても塊が小さくならない場合，手術を検討してもよい。

3 急性・亜急性甲状腺炎

急性・亜急性甲状腺炎は，喉頭軟骨隆起部両側に突然生じる腫瘤で，熱をもち痛みがあるものを中国では瘿癰と呼ぶ。

病因病機

風温・風熱外邪の肺胃への侵襲，肝胃の鬱火や熱毒の上昇，あるいは痰濁蘊結により気血凝滞の状態となって発症する。

弁証

本病症の多くは中年女性にみられ，呼吸道炎症・感冒・のどの痛みなどの既往歴があることが多い。本病症は頸部に腫塊が出現し，対称的でびまん性に肥大する。硬く，境界は不鮮明で，皮膚の色に変化はないが，圧痛・灼熱感がわずかにある。頸部を動かしたり嚥下すると痛みが増す。

- **表証が治癒していない**：発熱・悪寒，脈浮数がある。
- **熱鬱肺経**：息切れ・声のかすれ・嚥下痛・咳などの症状がある。
- **胃経蘊熱**：口渇があり水分を摂取する・便秘，舌質紅・舌苔黄などの症状がある。陰液が損傷している場合は，舌質紅・舌苔少，脈細数である。
- **邪熱と痰瘀が結合**：腫脹が長期化して軽減しにくい状態になっており，舌苔黄膩で舌質紫暗あるいは瘀斑がみられる。

処方・手技

【基本穴】廉泉・扶突・水突・天突・温溜・梁丘・霊台

すべて瀉法を施す。数分間行針してから抜針する。

- **表証が治癒していない**：基本穴に大椎・風池・合谷を加えて瀉法を施し，数分間行針してから抜針する。
- **熱鬱肺経**：基本穴に尺沢を加えて瀉法を施し，数分間行針してから抜針して，少商を加え，点刺し

て出血させる。
- ●胃経薀熱：基本穴に上巨虚・内庭を加えて瀉法を施し，数分間行針したあと抜針し，厲兌を加え，点刺して出血させる。陰液がすでに損傷している場合は，さらに三陰交・太渓を加えて補法を施し，数分間行針してから抜針する。
- ●邪熱と瘀痰が結合：基本穴に中脘・豊隆・血海・膈兪を加えて瀉法を施し，数分間行針後，抜針する。

処方解説

廉泉・扶突・水突・天突は患部腧穴であり，いずれも清熱解毒し，経絡を活性化して邪を取り除き，腫れを軽減させて痛みを止める。温溜は手の陽明大腸経の郄穴，梁丘は足の陽明胃経の郄穴であり，手足の陽明経は頸部を走行しているため，これらの腧穴を選ぶことで清熱解毒・活血消腫し，本病症を治療できるのである。霊台は癰腫治療の経験穴である。大椎は陽経の会穴，風池は陽維脈と足の少陽経の交会穴，合谷は手の陽明大腸経の原穴であり，いずれも風を取り除き，清熱解表の作用がある。尺沢・少商は肺経の鬱熱を清瀉する。内庭・上巨虚・厲兌は胃経の薀熱を清瀉し，上巨虚は通便にも効果がある。三陰交は肝腎および脾胃の陰を補益する。太渓は腎陰を補益できる。中脘・豊隆は胃を和らげ停滞を緩和して，痰熱を清化する。血海・膈兪は血液の循環を活性化して，血を冷まして清熱する作用がある。

治療効果

本処方は本病症の治療に効果的であり，通常，本処方を約10回施術すれば治癒する。

症例

患者：李××，女性，38歳。
初診：1975年3月26日
所見：数日前から頸部の両側に腫瘤ができた。びまん性で患部に微熱がある。固くて境界は不鮮明，皮膚の色は通常と変わらないが圧痛があり，動作・嚥下時に痛みが増す。発熱・悪寒・のどが乾いて痛むといった随伴症状がみられる。西洋薬を服用しても腫瘤は縮小せず，発熱・悪寒がいったん治まるが，服薬を止めると再び発熱が起こり，悪寒ではなく悪熱を呈し，口渇・便秘・舌質紅・舌苔黄，脈滑数などの症状がみられる。邪毒が陽明にある癭癰と診断。

治療経過：上記の胃経薀熱証で用いた処方を10回施術したところ，排便がスムーズになり，身熱も退いて，ほかの症状もやや軽減した。毎日1回，計7回の針治療で腫瘤およびほかの症状は消失して治癒した。

注釈

身熱などの症状が顕著な場合，必要に応じて中西両医学のほかの治療を併用してもよい。

4　皮膚神経線維腫

皮膚神経線維腫は，気が皮膚腠理の間に凝集して生じる多発性腫瘍である。中国では気瘤と呼ばれる。

病因病機

肺気損傷・衛外失固・腠理不密・寒邪の侵襲・気結によって腫瘍が生じる。または長期間の心労により肺気鬱滞し，衛気の疏通が悪くなり，腠理の間に気が結滞して生じる。

弁証

腫瘍は体幹・頭部・顔面あるいは四肢に発症する。皮膚が隆起するが生長は緩慢で，大小さまざまである。小さいものは豆粒大，大きいものでは鶏卵程度だが拳くらいの大きさになることもある。表面は滑らかで柔軟，色は変化しないが色素沈着がみられることもある。指で押すと平らになるが手を離すと元に戻る。痛みはないが喜び・怒りの感情によって消失・悪化する。

処方・手技

【基本穴】腫瘤の中央・患部そのほかの腧穴（例えば，風市周辺の一定範囲に生じた腫瘤には風市を，伏兎周辺の一定範囲に生じた腫瘤には伏兎を取穴する）・肺兪・列欠・外関・太衝

いずれも瀉法を施す。腫瘤の生じた部位に応じて，患部に走行する経絡の郄穴（大腿外側あるいは風市周辺に生じた腫瘤には外丘，腰背部の腫瘤に対しては金門を選択するといった具合）を加えて瀉法を施す。いずれも20分間置針し，間欠的に行針して，

抜針後に棒灸あるいは艾炷灸を行う。肺気損傷・衛気不固には，足三里を加えて補法を施し，20分間置針して間欠的に行針する。

処方解説

腫瘤の中央あるいは患部のそのほかの腧穴に瀉法をすると，患部に作用して行気散結の効果が得られる。肺は気を主り，皮毛に合する。肺兪は肺の背部兪穴であり，列欠は手の太陰肺経の絡穴であるため，皮膚に作用し，気機を整え，本病症を治すことができる。外関は手少陽三焦経の絡穴で，上・中・下焦および表裏の内外に作用し，全身の気機を疏通し，腫瘍を消失させる。太衝は足の厥陰肝経の原穴であり，疏肝理気解鬱できることから本病症に対しても効果がある。腫瘤の生じた部位を通る経脈の郄穴，例えば外丘や金門などを取穴すれば関連部位に作用して気の疏通・解鬱・散結などに奏効する。いずれの腧穴も置針および施灸で寒邪を除去し，気を疏通させることができる。足三里は脾胃を強くして正気を助ける。肺は「金」に属し，脾胃は「土」に属し，「土」は「金」を生むことから，肺にも作用して衛外の働きを強化するのである。

治療効果

本処方は本病症に有効であり，通常，20～30回の施術で治癒する。再発した場合も本処方は有効である。

症例

患者：孫××，男性，52歳。
初診：1977年9月
所見：背部および大腿外側の皮膚に塊ができて数カ月になる。体表に突出して半球形で大きさは鶏卵大になっている。皮膚の色は正常と変わらないが表面が滑らかである。手で押すと柔らかく，弾力がある。痛みなし，ほかに異常もない。
治療経過：上記の処方を数回施術すると腫瘤はやや縮小した。毎日1回，計30回の針治療で消失した。

5 血瘤

血瘤とは，体表の血絡が拡張し，縦横に集まってできる腫瘤である。西洋医学でいう毛細血管腫と海綿状血管腫に相当する。

病因病機

● 本病症は心火妄動などが原因で，血が追い立てられて絡が影響を受け，血行が正常な状態を失い，脈絡が縦横に拡張して集まってできる。
● 肝経鬱火・腎中伏火によって血中の熱邪が盛んになって起こる。

弁証

毛細血管腫は，表層部の毛細血管の拡張・屈曲によって生じる。出生時にすでにあり，全身の皮膚に現れるが，顔面部が中心となる。血管腫は赤黒くて平坦あるいは隆起しており，大きさは不揃いで，小さなものは数ミリから数センチ程度，大きくなると10数センチになる。海綿状血管腫は多くが皮膚粘膜下にみられ，四肢や胸部に多発する。おもに静脈からなり，赤黒い色ないしは黒紫色である。粟粒から拳大までの大きさがあり，柔らかく，無拍動，無雑音。心煩・不眠・のどの乾き・口渇・口苦・耳鳴り，舌質紅などの随伴症状もみられる。

処方・手技

【基本穴】曲沢・太衝・三陰交・膈兪・血瘤周辺の腧穴・血瘤発生部位を走行する経絡の郄穴

いずれも瀉法を施し，数分間行針してから抜針する。血瘤発生部位を走行する経絡の井穴を加え，点刺して出血させる。このほか大敦を加え，点刺して出血させる。

処方解説

心は血脈を主る。心包は心の外衛であるため手の厥陰心包経の合穴である曲沢を取ることで清心涼血・散瘀通脈が期待できる。肝は血を蔵する。ゆえに足の厥陰肝経の原穴である太衝および井穴の大敦を取穴すると肝経の鬱火を清瀉し，かつ理気活血が可能となる。三陰交は足に走行する3つの陰経の交

第2節　瘤瘤

会穴であり，この腧穴を取穴すると腎中の伏火，肝経の鬱火および脾経の邪熱を清瀉でき，かつそのおもな効能は陰血を主ることなので，化瘀の作用もある。膈兪は血の会穴であり，涼血化瘀にもなる。血瘤に近接する腧穴および血瘤の発生部位に走行する経絡の郄穴と井穴はそれぞれ血瘤患部に働きかけ，清熱活絡・消瘀の作用がある。

治療効果

本処方は本病症に対して一定の効果がある。患者に対して本治療を数クール実施すると，血瘤はある程度縮小し，色も薄くなっていく。

症例

患者：宋××，女児，3歳。
初診：1978年6月3日
所見：出生時に前額の左側に血瘤が1個みられた。形状は不規則で，直径は約3センチ，赤黒く，やや突出している。西洋医学では毛細血管腫と診断された。
治療経過：上記の処方を数回行ったが効果がなく，10数回の治療でやや縮小した。40数回後，血瘤の直径は1.5センチ前後にまで小さくなり，皮膚の隆起も平らになって薄紫に変色して，すでに外見に影響が及ばない状態になった。

注釈

比較的大きな血瘤で針灸治療の効果が芳しくない場合，手術による切開や中西両医学のほかの治療を検討してもよい。

6　下肢静脈瘤

下肢静脈瘤は，体表の静脈が怒張・蛇行してできる病変であり，中国では筋瘤と呼ばれる。

病因病機

長時間の立ち姿勢で負担がかかったり，妊娠などが原因で血流が下半身で滞ったりすると，血脈が拡張・充満して発生する。あるいは労働後に血脈が充満したり，雨にぬれて寒湿が侵襲するなどして，血瘀脈絡・血脈彎曲が生じる。あるいは肝火血燥，筋脈の痙攣で発生する。

弁証

本病症は，中年以上に多くみられ，青筋が隆々とミミズのように集まって静脈瘤を形成する。柔軟だが熱鬱により硬くなる。慢性化すると血瘀気滞で皮膚が萎縮してどす黒くなる。湿疹や（下腿）潰瘍がみられることがある。通常，長時間にわたる立ち姿勢や歩行の後，下肢が重く張り，ジワジワ痺れるような感覚を自覚する。軽いむくみ・疲れやすいなどの症状もみられる。

- ●寒湿侵襲・血瘀脈絡：患部が冷たく，温めると気持ちがよい。舌質淡・舌苔白膩，脈濡。
- ●肝火血燥：口苦・のどの乾き，舌質紅・舌苔黄，脈弦数。

処方・手技

【基本穴】血海・膈兪・静脈瘤患部の腧穴・静脈瘤がある箇所を走行する経絡の郄穴
いずれも瀉法を施す。
- ●寒温侵襲：基本穴に陰陵泉・三焦兪を加えて瀉法を施す。いずれも30分間置針して間欠的に行針し，針の後に艾炷灸あるいは棒灸を加えてもよい。
- ●肝火血燥：基本穴に太衝・三陰交を加え，太衝に瀉法，三陰交に補法を施し，数分間行針してから抜針し，大敦を加え，点刺して出血させる。

処方解説

血海は足の太陰脾経の腧穴であり，下肢に位置し，舒筋活絡・活血化瘀・消腫散結の作用がある。膈兪も活血化瘀・消腫散結により本病症を治療する。静脈瘤局所の腧穴・静脈瘤の部位を走行する経脈の郄穴もすべて患部に作用し，舒筋活絡・活血化瘀・消腫散結によって本病症を治療できる。上記の各穴に置針と施灸をすると散寒除湿の作用があり，すばやく抜針すると清熱涼血が期待できる。陰陵泉は醒脾利湿の作用がある。三焦兪は上・中・下焦の気機を調え，利湿散寒に働く。太衝と大敦は清瀉肝火に作用する。三陰交は補陰潤燥の効果がある。

治療効果

本処方は本病症に効果的であり，軽症の場合は本処方を30〜50回施術すると治癒ないしはかなり

軽減する。重症でも症状の寛解あるいは病症を軽減できる。

症例

患者：張××，男性，46歳。
初診：1991年9月16日
所見：半年前から両下腿部内側および後部に青筋ができた。皮膚から隆起しており，静脈瘤を形成している。なかにはかなり隆起した静脈瘤もみられる。長時間立ち通しでいると，下肢が重だるくなる。両下肢はぬくもりがなく，雨や寒い日はだるさや痺れが強くなる。舌質淡・舌苔白滑。
治療経過：静脈瘤と診断して，上記の寒凝血瘀に対する処方を用いた。数回の治療後，下肢にぬくもりが感じられるようになり，だるさや痺れが軽減した。施術50回で青筋や静脈瘤が基本的に消失し，歩行や起立時の不快感もなくなった。

注釈

軽度の静脈瘤への刺針はより効果的である。重症の場合，針治療は期待が薄く，わずかに症状が軽減するにすぎず，手術を検討してもよい。

7　骨瘤

骨瘤とは，骨組織が限局的に肥大してできた腫瘍である。本項ではおもに骨組織の良性腫瘍について述べる。

病因病機

腎は骨を主る。労倦房欲が腎を損傷すると，腎火が長期間鬱滞して，気滞血瘀となって本病症に至る。または先天的な栄養障害などにより骨が空虚になったところに外傷が加わると気滞血瘀痰凝が生じる。

弁証

骨瘤は硬く弾力性がある。境界は鮮明で，基底部が骨とつながって動かない。患者の容態は通常良好で疼痛も少ない。
●腎火鬱滞：腰や膝がだるい・口やのどの乾き・骨蒸潮熱，舌質赤・舌苔少あるいは舌瘀斑，脈細数。
●骨骼空虚・血瘀凝滞：舌暗紫・舌苔白厚膩。

処方・手技

【基本穴】骨瘤の患部腧穴・大杼・血海・膈兪・太衝に瀉法。腎兪・三陰交・懸鍾に補法。
●腎火鬱滞・気滞血瘀：基本穴に数分間行針をしてから抜針する。
●骨骼空虚・血瘀痰滞：基本穴に中脘と豊隆を加えて瀉法を施し，20分間置針して，間欠的に行針する。

処方解説

骨瘤の患部腧穴は患部の気血の疏通を改善し，化瘀消滞する。大杼は骨の会穴で，骨の疾患に有効である。血海と膈兪は活血化瘀の作用がある。太衝には疏肝と理気活血の作用がある。上記のいずれの腧穴もすばやく抜針することで清熱作用がある。腎兪と太渓はすばやく抜針すると補益腎陰し，置針すると腎の精気を補益する。三陰交からすばやく抜針すると脾胃および肝腎の陰を補益し，置針すると脾胃を強化してかつ肝腎の精血を補益する。懸鍾は髄の会穴で，髄海を補い骨骼を強化する。中脘・豊隆は和胃消滞・化痰降濁となる。

治療効果

本処方は本病症に対して一定の顕著な効果があり，ただちに痛みの軽減などに作用する。本処方で治療後，骨瘤がある程度縮小する場合もある。

症例1

患者：魯××，女性，20歳。
初診：1976年2月18日
所見：数年来，右足背部に腫瘍ができている。高く盛り上がって，押すと石のように硬い。境界は鮮明で基底部と骨が接着している。腰や膝がだるい。舌に瘀点・苔白膩。骨瘤と診断した。証は腎虚骨骼空虚・血瘀痰凝に属する。
治療経過：上記の処方を数日に1回施術し，治療数回で針治療を止めた。1カ月以上経って骨瘤は徐々に消失した。1年後，同じ箇所に骨瘤が再発したが，大きくはなく，数回の針治療で徐々に消失した。以来，10数年が経過したが，骨瘤の再発はしていないと聞いた。

症例2

患者：楊××，男性，56歳。
初診：1991年9月2日
所見：若い頃から虚弱体質で，数年前に左足にけがをした。腫れと痛みは徐々に消えたが，1年後，けがをした箇所がひどく盛り上がり，石のように硬くなった。基底部と正常な骨が接着しており，歩行時に患部が痛い。患部はどす黒く，疲労や雨天の影響で痛みが強くなる。腰や膝がだるい・耳鳴り・頭のふらつき・口やのどの乾き・手足心熱，舌質紅で瘀斑。骨瘤で，腎火鬱遏・気滞血瘀と診断した。
治療経過：上記の処方を数回施術したところ，患部の痛みや諸症状が顕著に軽減した。10数回の施術で患部の痛みは消失して色も正常に戻った。針治療を止めて10数日後から再度治療を10数回行ったところ，腫脹は徐々に消失し，患部の痛みも再発していない。1年後，経過観察をしたが再発していない。

注釈

本処方は骨瘤の症状緩和に著効をみるが，腫脹の生長が速いあるいは消痩・貧血などの随伴症状がある場合，悪性腫瘍の可能性がある。病状の進展を食い止め，予後が悪くならないよう，早急に手術を行うか中西両医学のほかの方法で治療しなければならない。

第3節 皮膚病症

1 単純ヘルペス

単純ヘルペスは，高熱時や高熱の後，あるいは胃腸の機能が乱れている場合や，月経中，度重なる過労といった状況で生じる一種の皮膚病で，中国では熱瘡と呼ばれる。

病因病機

外部から風熱毒邪を受け，邪毒が肺と胃の2つの経絡を阻害して皮膚を薀蒸する。あるいは，肝胆湿熱が下注するか，脾胃の運化機能が低下して熱が集まって上部を蒸す状態になって発生する。また熱が盛んで津液を損傷して，陰虚内熱の状態になって繰り返し発生する場合もある。

弁証

発生前に患部に灼熱感・痛痒感または不快感がある。最初，患部の紅斑に水疱が生じる。疱液ははじめ透明だが2～3日後に混濁する。自潰後にはびらんがみられる。4～5日後にはかさぶたになり，かさぶたが剥落して治癒となる。剥落痕は色素がやや沈着している。

- ●**風熱が盛ん**：口唇や鼻孔周辺，頬や眼の周りに多発する。刺すような痛み，発熱悪寒を伴い，舌苔薄白あるいは薄黄，脈浮数などの症状がみられる。邪熱が肺に入ると，咳や黄色い痰を吐くなどの症状がみられる。陽明の熱が盛んな場合は，発熱するが悪寒はなく，口渇・冷たいものを欲するなどの症状がみられる。
- ●**肝胆湿熱下注**：陰部に多く発生し，胸肋部の灼熱感・脹痛を伴う。また納呆・腹部膨満・口苦・悪心・大便不調・尿は量が減少して赤い，あるいは寒熱往来，ときに発熱のみで，舌質紅・舌苔黄膩，脈弦数などの症状がみられる。脾の運化が失調して，熱が集まって上部を蒸す場合は，口が粘り口臭がある，舌質紅・舌苔黄膩，脈滑数などの症状がみられる。
- ●**陰虚内熱**：口やのどが乾燥して，骨蒸潮熱・手足心熱，舌質紅・舌苔少，脈細数などの症状がみられる。

処方・手技

口唇・鼻孔の周囲，頬および眼の周りに生じたものには，合谷・内庭に瀉法を施し，数分間行針してから抜針し，商陽・厲兌を加え，点刺して出血させる。

外陰部に発生した場合は，太衝・三陰交に瀉法を施し，数分間行針してから抜針する。このほか，ヘルペス患部を避けた近接部位の腧穴，例えば口唇および鼻孔周辺に発生した場合は迎香・地倉・水溝，頬では頬車，外陰部では曲骨・会陰などを加え，いずれも瀉法を施し，数分間行針してから抜針する。

- ●**外感風熱で表証が残っている**：大椎・風池・外関を加えて瀉法を施し，数分間行針してから抜針する。肺熱証には，さらに尺沢を加えて瀉法を施し，数分間行針してから抜針する。また少商を加え，点刺して出血させる。陽明の熱が盛んな場合は，さらに曲池を加えて瀉法を施し，数分間行針してから抜針する。
- ●**肝胆湿熱下注**：行間・侠渓を加えて瀉法を施し，数分間行針してから抜針し，大敦・足竅陰を加え，点刺して出血させる。脾胃の機能が低下し，熱が集まって上部を蒸す場合には，さらに大都を加えて瀉法を施し，数分間行針してから抜針する。
- ●**陰虚内熱**：三陰交・太渓を加えて補法を施し，いずれの腧穴も数分間行針してから抜針する。

処方解説

陽明経は顔面を走行するため，口唇の周囲・鼻孔の周囲・頬や眼の周囲に発生する病変には，手の陽明大腸経の原穴である合谷，井穴である商陽，足の陽明胃経の滎穴である内庭，井穴である厲兌はいずれも上記の部位に作用して，清瀉熱毒により病変を治癒できる。さらに，合谷には解表作用がある。足の厥陰肝経は外陰を走行しており，そのため足の厥陰肝経の原穴である太衝および足の三陰経の交会穴

第3節 皮膚病症

である三陰交を選ぶことで外陰部の病変の改善をみる。すばやく抜針すると清熱瀉火の効果がさらに高まる。三陰交は補法ですばやく抜針して肝腎および脾胃の陰を補益する。ヘルペスに近接する腧穴，例えば口唇および鼻孔周辺の地倉・迎香・水溝などは，いずれも病変部に作用して清熱解毒・活絡消滞によってヘルペスを治癒する作用がある。大椎・風池・外関に瀉法を行い，すばやく抜針すると風を除去して清熱解表が期待できる。尺沢と少商は清瀉肺熱である。手の陽明大腸経の合穴である曲池は陽明の邪熱を清瀉する。行間・侠渓・大敦・足竅陰は肝胆の邪熱を清瀉する作用がある。大都は足の太陰脾経の滎穴として，脾胃の積熱を清瀉する。太渓は腎陰を補益する。

治療効果

本処方は本病症に対して顕著な効果があり，通常，約3回の治療で治癒する。

症例

患者：黄××，女性，20歳。
初診：1982年3月24日
所見：外感発熱が発症して2日が経過した。服薬すると身熱は下がるが，投薬を止めると再び発熱する。口唇および鼻孔周辺に紅斑が多数あり，紅斑の上には小さな水疱ができている。灼熱痛があり，悪寒はないが，咳・口渇があり冷たい水を飲む，舌質紅・舌苔黄，脈数などの症状がみられる。外邪が内部に入り込み，肺胃の熱が盛んになったと考えられる。
治療経過：上記の処方を1回行ったところ，熱が下がって平熱に戻り，ヘルペスやほかの症状も軽減した。毎日1回，さらに針治療を2回行ったところ，ヘルペスはかさぶたとなり，ほかの症状も消失して治癒した。

2 帯状疱疹

帯状疱疹は，中国では蛇串瘡と呼ばれ，別名蛇丹・火帯瘡などと呼ばれる。皮膚表面の水疱と灼熱痛を伴う急性ヘルペス性皮膚炎である。

病因病機

抑うつ・心労・情志内傷・肝気鬱結が長期化して火と化し，肝経の火毒が皮膚に溢れて発症する。または，脾の運化が正常に行われず，蘊湿が熱と化し，湿熱が皮膚に現れる。あるいは老齢で体力が衰え，血虚肝旺で邪毒に感染すると，気血が凝滞して発症する。

弁証

皮疹発生の前に微熱・倦怠感がみられる。本病症では患部に帯状に刺すような痛みがあり，皮疹の発生に前後して痛みが現れるようになる。最初は多くが帯状の赤い皮疹がみられ，たちまち緑豆から大豆大の水疱に変わる。水疱は三々五々玉を連ねたように，1箇所あるいは数箇所にわたって帯状に連なる。水疱群がない箇所の皮膚は正常である。水疱内の液体は最初透明だが，5, 6日経つと混濁する。重症になると瘀点・血疱ひいては壊死が生じる。軽症では皮膚の紅潮がみられるだけで水疱は生じない。腰脇・胸・顔面・大腿内側などの箇所まで及ぶことがあるが，正中線をまたぐことはない。顔面に発生した場合の病状は比較的重く，全眼球炎・潰瘍性角膜炎による失明の可能性があるので特に注意しなければならない。本病症は2～4週間にわたり，治癒後まれに再発する場合がある。

- **肝経火毒**：多くが頭部・顔面・胸脇に発生する。せっかち・怒りっぽくなる・口苦・のどの乾き，舌質紅・舌苔黄，脈弦数などの症状がみられる。
- **脾経湿熱**：病変部位の多くが腹部や大腿部で，上腹部の痞悶・納呆・嘔吐・小便黄赤色・泥状便・体が重くだるい，舌質紅・舌苔膩，脈濡数などの症状がみられる。
- **気滞血瘀**：多くが老人で，舌は暗い紫か瘀斑がみられる。皮疹が消失しても痛みが続くことがある。また気血不足を伴う場合は顔色や唇の色に艶がなく，脈は細弱で無力である。

処方・手技

【基本穴】患部を避けて周辺の近接する腧穴を選ぶ。
　すべて瀉法。頭部・顔面の場合は合谷・内庭を加えて瀉法を施す。胸脇には内関・陽陵泉を加えて瀉法を施す。大腿内側には三陰交を加えて瀉法を施す。いずれも数分間行針してから抜針する。

- ●肝経火毒：太衝を加えて瀉法を施し，数分間行針した後抜針して，さらに大敦と足竅陰を加え，点刺して出血させる。
- ●脾経湿熱：脾兪を加えて補法，陰陵泉を加えて瀉法を施し，数分間行針してから抜針し，さらに隠白を加え，点刺して出血させる。
- ●気滞血瘀：太衝・血海・膈兪を加えて瀉法を施し，20分間置針しながら，間欠的に行針する。気血が不足している場合は，さらに足三里・三陰交を加えて補法を施し，20分間置針して間欠的に行針する。

処方解説

あらゆる腧穴には近治作用があるので，患部付近の腧穴を選ぶと，祛邪解毒・活絡止痛などの作用で局所の病症を治療できる。陽明経は顔面部を走行しているので手の陽明大腸経の原穴である合谷と足の陽明胃経の滎穴である内庭を選ぶと，顔面の治療が可能である。内関は手の厥陰心包経の絡穴で，心包は胸中に位置しているので胸脇にも作用する。さらに厥陰経と少陽経は表裏をなしており，足の少陽経は胸肋部を循行しているため，内関を取穴すれば胸肋部にも作用するのである。足の少陽経の合穴である陽陵泉は胸脇の症状に特に効果的である。足の三陰経は大腿内側を走行している。三陰交は足の三陰経の交会穴であり，大腿内側に作用して当該部の病変を治療できる。三陰交への補法はすなわち肝腎の精血を補益し，脾を助ける働きがある。上記の腧穴からすばやく抜針すると清熱解毒の作用が強化される。太衝・大敦・足竅陰は肝胆の邪熱を清瀉する。脾兪は脾胃を強化して運化を促進する。陰陵泉は醒脾・清熱利湿の作用がある。隠白は脾胃の湿熱を清瀉する。太衝への瀉法は活血化瘀作用がある。血海と膈兪にも活血化瘀作用がある。足三里は脾胃を強化して気血を生化し，全身への強壮作用にことのほか効果的である。

治療効果

本処方は本病症に対して効果的で，通常，7回ほどの治療で治癒する。老齢虚弱で気滞血瘀証の場合，本処方を約20回施術すれば治癒が可能である。

症例

患者：楚××，女性，56歳。

初診：1988年9月13日

所見：左の胸肋部に赤い皮疹ができ，やがて緑豆程度の水疱が3～5個ほど集まって発生した。肋間神経の走行に沿って帯状に並んでいる。情志が抑うつしたり，イライラすると，皮疹に沿って激痛や痛みが走る。また，胸悶・げっぷ・顔色に艶がない・精神疲労・力が出ない，舌質淡瘀斑，脈弦細などの症状がみられる。気血不足と気滞血瘀証と診断した。

治療経過：上記の処方を使用したところ，痛みはすぐに止まった。毎日1回，計15回の治療で治癒した。数年後，追跡調査したところ，針治療を止めても再発していなかった。

3 疣贅（ゆうぜい）

疣贅は，別名疣目・鼠乳・千筋箭と呼ばれ，西洋医学ではウイルス性皮膚疾患とされている。通常，尋常性疣贅，扁平疣贅，伝染性軟属腫などと呼ばれる。

病因病機

風熱の邪が皮膚に伝わる，怒りで肝火が生じる，血虚で肝が筋気を栄養できないことなどが原因で，気血凝滞が生じて発症する。

弁証

尋常性疣贅の好発部位は若年層の上肢・顔面・頭皮であり，米粒からエンドウ豆大の角質が増生した突起である。表面はザラザラしており，境界は鮮明で，少ないときは1，2個だが多くなると数10個にのぼり，複数集まって生じる場合もあり，親疣贅が治癒すると周囲にできた子疣贅が消失・脱落する。扁平疣贅は若年層の顔面・手の甲・前腕に生じることが多く，針先やごま粒大で皮膚表面よりやや盛り上がり，境界は鮮明で，色は薄茶色・灰色または正常で，拡散状ないしは線状に分布している。自然に消失する場合もあるが，再発する場合もある。伝染性軟属腫は小児や若年層の体幹・顔面・頸に好発し，ある程度伝染する。最初，針先大の小さな皮疹ができ，しだいに拡大してエンドウ豆ほどになる。数は不定でしだいに増えて散在・密集する。融合せず半

球状に隆起して蝋のような光沢で真珠のような外観である。中央には臍窩があり，中から乳白色の小体（軟属腫小体）が出てくる。
- ●風熱邪毒：最初は舌苔薄白か薄黄，脈浮か浮数である。
- ●肝火：イライラして怒りっぽい・頭のふらつき・頭痛・口苦・のどの乾き・便秘・小便が赤い，舌の辺縁が赤い・舌苔黄，脈弦数などの症状がみられる。
- ●肝血不足：めまい・耳鳴り・顔面や唇や爪の色に艶がない・爪の陥没・視力低下・夜盲・四肢のしびれ・手足のふるえ・筋肉の痙攣・経血の量は少なく色は薄く，場合によっては閉経，舌質淡・舌苔白，脈弦細といった症状がみられる。

処方・手技

疣贅が大きい場合は毫針で頂点中央を基底部まで垂直に刺し，強刺激を与えて少量の血を出す。疣贅のある箇所・付近の腧穴および患部を走行する経絡の郄穴を取穴する。例えば顔面の場合，手の陽明大腸経の郄穴である温溜や足の陽明胃経の郄穴の梁丘などを用いる。
- ●風熱邪毒：風池・大椎・外関・合谷の各穴に瀉法を施し，数分間行針してから抜針する。
- ●肝火：太衝を加えて瀉法を施し，数分間行針してから抜針し，大敦・足竅陰を加え，点刺して出血させる。
- ●肝血不足：上記の腧穴に平補平瀉法を施し，さらに肝兪・三陰交を加えて補法を施し，20分間置針して，間欠的に行針する。

処方解説

毫針で頂点中央から直刺して強刺激を与えて少量の血を出すと，患部へ強く作用して，活絡祛邪となって疣贅の消退・脱落を促す。顔の場合の腧穴や手の陽明大腸経の郄穴である温溜や足の陽明胃経の郄穴である梁丘など，疣贅のある箇所・付近の腧穴および患部を走行する経絡の郄穴を用いると，疣贅が枯れて消失し，脱落が進む。いずれも瀉法ですばやく抜針すると清熱解毒作用がさらに働く。風池は陽維脈と足少陽胆経の交会穴である。大椎は手足の陽経と督脈の交会穴，外関は陽維脈と手の少陽経の交会穴，合谷は手の陽明経の原穴で，いずれも瀉法ですばやく抜針すると清熱の解毒解表となる。

足の厥陰肝経の原穴である太衝，井穴である大敦は肝火を清瀉する。肝胆は表裏の関係にあるため，足の少陽経の井穴である足竅陰もまた肝火を清除する働きがある。肝兪は肝血を補益する。三陰交は肝腎の精血を補益するため，脾胃の働きを強めるうえで効果的である。

治療効果

本処方は本病症に効果的で，通常，約20回の治療で治癒する。

症例

患者：孫××，女性，20歳。
初診：1988年11月26日
所見：1カ月以上顔面に滑らかな扁平形の皮疹がある。針先や米粒ほどの大きさで，色は正常，分散しているものもあれば複数密集しているものもある。やや痒みがあり，ある医院で扁平疣贅と診断された。顔色に艶がない・精神疲労・力が出ない・めまい・耳鳴り・物がかすんで見える・経血の量は少なく色も淡い，舌質淡・舌苔白，脈弦細。肝血不足・気血凝滞証に属する。
治療経過：上記の処方を5回行ったところ，疣贅は大幅に減り，10数回の治療後，疣贅やほかの症状は消失して治癒した。

4 手白癬

手白癬は，中国では鵞掌風・掌心風といい，手掌がガチョウの水かきのようにひび割れすることからこの名がついた。

病因病機

湿熱邪毒を外感するか，あるいは相互接触による邪毒の感染や湿脚気の伝染により発症する。慢性化すると気血虧虚となり，皮膚を潤せず乾燥してひび割れ，ガチョウの水かきのようになる。

弁証

病変の多くは指端部および手掌部に生じ，爪甲にまで及ぶと灰指甲を形成する。さらに手背や手首に

まで影響を及ぼす。通常，水疱型・びらん型・鱗屑型の3タイプに分かれる。
- ●水疱型：まず患部に水疱ができる。分散している場合もあるが密集する場合もある。しばらくすると水疱が破れ，白い皮が剝がれて中心部分が治癒する。その後続けて周囲に水疱が生じ，手背や手首にまで及んで，境界がはっきりした円形・楕円形あるいは不規則な斑状となる。水疱の多くは紅潮ないしは剝落する。
- ●びらん型：多くが紅潮した斑状で，境界が鮮明だがびらんが湿っているか白い皮がささくれ立っている。重症になると手指がやや腫脹する。ひっかくことにより化膿してリンパ管炎ができ，リンパ結節が腫れて痛み出す。
- ●鱗屑型：患部が剝落して，皮膚が肥厚して夏であってもあかぎれができて痛む。冬はさらにひどくなり，化膿による腫れ痛みが生じる。

本病症は再発する可能性があり，治癒しない場合は数年にわたり長引き，重症になると手掌や手指に弾力性が失われ，屈伸しにくくなる。

処方・手技

【基本穴】合谷から後渓への透刺・八邪穴・労宮・少府

いずれも瀉法。数分間行針してから抜針する。
- ●水疱型とびらん型：基本穴に血海・陰陵泉・外関を加えて瀉法を施し，数分間行針してから抜針する。
- ●気血不足で皮膚が肥厚してひび割れが生じている：基本穴に三陰交・足三里を加えて補法を施し，数分間行針後，抜針する。

処方解説

合谷・後渓・八邪穴・労宮・少府はいずれも患部に近接する腧穴であり，どの腧穴にも近接部位を治療する作用があることから，上記の諸穴は清熱祛邪・活絡祛風・止痒止痛により本病症を治療できる。血海と陰陵泉には醒脾利湿，血海には活血化瘀の作用がある。外関は手の経穴として作用し，かつ手の少陽三焦経の絡穴であるので，上・中・下焦の気機を疏通して，水の流れを通して湿を取り除く効果が望める。三陰交は陰血を補益し，皮膚に潤いを与えることから，ひび割れや，表皮の落屑を自然に止めることができる。足三里は脾胃を強化して陰血を盛んにする。

治療効果

本処方は本病症に効果的で，通常，約15～30回の治療で症状がほぼ消失する。再発した場合も本処方が効果的である。

症例

患者：林××，女性，29歳。
初診：1988年10月29日
所見：数年来，両手掌にときおり鱗屑が生じる。皮膚が肥厚してザラザラしている。痒みもときどきあり，裂けたり痛んだりする。夏はやや軽快し，冬に悪化する。最近再び悪化してきて，裂けて痛み，ときどき痒みもあり，手掌の弾力性がまったくなく屈伸しにくい状態である。複数の病院で手白癬と診断されたが，中西両医学による薬物治療では効果がはかばかしくなかった。
治療経過：上記の落屑型の処方を適用したところ，疼痛と痒みが軽減した。毎日1回，計20数回の治療で諸症状が消失した。数年後経過観察をしたが再発していないということだった。

5 足癬

足癬は西洋医学の病名で，中医学では湿脚気・臭田螺・田螺疱・脚椏痒爛とも呼ばれる。足指付け根のびらん性液と独特の臭気が特徴である。

病因病機

長期にわたる湿地での生活や液体に浸かることから，湿毒に感染する。あるいは食生活が原因で脾胃の湿熱が下注して生じることもある。また公衆足湯，スリッパの共用などの相互感染も原因となる。慢性化して陰血が不足したり，あるいは陰血不足の人が邪毒を受けた場合，表皮が乾燥・ひび割れ・落屑しやすくなる。

弁証

本病症は成人に多くみられ，小児の発症は少ない。夏・秋は重症で，春や冬は軽症である。ゴム靴・スポーツシューズ・ビニール靴を着用していると発症

しやすい。
- ●水疱型：最初，皮下に小さな水疱ができて瘙痒感がある。数日後，水疱の多くは吸収されて，代わりに白い皮が生じる。水疱から膿疱に転じるケースもある。この場合，周囲は赤くなって患部に灼熱痛が生じる。水疱が円形あるいは環状の境界が鮮明な褐色斑に発展した場合，患部の皮膚は厚くなって深いしわができ，冬になるとひび割れしやすくなる。
- ●びらん型：足の指間が湿気て浸出液が多いが，のちに白い皮で覆われる。激しい痒みを伴うことが多く，表皮を取り除くと基底層は鮮紅色をしている。
- ●鱗屑型：足の踵や足趾側面に生じることが多く，足底の土踏まず内・外側縁，足趾基部に生じることもある。患部の鱗屑は剥落し続け，角質層が厚くなっていく。老齢の病人に多くみられる。

臨床的には上述のような水疱型・びらん型・鱗屑型の3つに分類されるが，何種類か同時に生じることもある。なかでも水疱型とびらん型は下腿丹毒・急性リンパ管炎・足踵化膿へと進行することがある。腫脹は足底や足の甲などに及び，悪寒発熱・頭痛などの全身症状がみられる場合もある。

処方・手技

【基本穴】解渓・丘墟・内庭・太衝・八風穴

いずれも瀉法を施す。水疱型とびらん型には陰陵泉を加えて瀉法を施す。うち，熱象があり患部に熱があって，小便が黄赤色で舌質紅・舌苔黄の場合は，各穴を数分間行針してから抜針する。熱象がない場合で小便の色が澄み，舌苔白滑の場合は，各穴に20分間置針して間欠的に行針する。鱗屑型には，三陰交・足三里を加えて補法を施し，各穴を数分間行針してから抜針する。丹毒および急性リンパ管炎を併発した場合，各穴に数分間行針をしてから抜針する。さらに丹毒や急性リンパ管炎などの発生部位を走行する郄穴を加えて瀉法を施し，数分間行針後，抜針し，井穴を加え，点刺して出血させる。急性リンパ管炎には，線状の発赤に沿って0.5～1寸おきに三稜針で点刺して，一刺しごとに1～2滴瀉血する。悪寒発熱がある場合，さらに大椎・外関・曲池を加えて瀉法を施し，数分間行針してから抜針する。

処方解説

解渓・丘墟・内庭・太衝・八風穴は，足指および患部に近接する腧穴であり祛邪解毒の作用により，本病症を治療する。陰陵泉は醒脾利湿の作用がある。いずれの腧穴もすばやく抜針すると清熱の作用がある。三陰交は陰血を補益する。足三里は脾胃を強化して陰血を盛んにする。関連する郄穴および井穴もまたその経絡が走行する箇所に作用して，清熱解毒・消腫止痛に働きかける。そして関連部位の丹毒や急性リンパ管炎などが速やかに寛解し，足の皮膚にも効果的である。急性リンパ管炎に直接三稜針で瀉血をすると，毒血が排出されて急激に治癒する。大椎は督脈と諸陽経の交会穴であり，外関は手の少陽経と陽維脈の交会穴，曲池は手の陽明経の合穴であり，いずれも解表・調和営衛・清熱解毒などの作用があり，悪寒・発熱・頭痛などの症状で用いるとすこぶる効果的である。

治療効果

本処方は本病症に効果的で，通常，水疱型とびらん型は約20回，鱗屑型は約50回の治療で症状がほぼ消失する。再発した場合も本処方が効果的である。

症例

- **患者**：黄××，女性，20歳。
- **初診**：1980年10月18日
- **所見**：1カ月以上前から，両足趾の間がびらんし，浸出液が大量に出て強い瘙痒感がある。宿舎に同じ症状を経験した同級生が2名おり，再発を繰り返している。患部はときに白い皮で覆われることもある。上記の既往歴と症状から西洋医に足癬と診断された。投薬するといくらか効果があるが，止めると悪化する。浸出液が多く患部に痒みがあり，舌苔白滑のほかに症状はない。
- **治療経過**：上記のびらん型の処方で2回治療したところ，浸出液はなくなり痒みも軽減した。5回の治療を行い，毎日1回，計10数回の治療後，かさぶたは剥落して治癒した。1年後に追跡調査をしたが，針治療停止後も足癬は再発していなかった。

6 牛皮癬

牛皮癬は，攝領瘡などと呼ばれ，患部の皮膚が肥

厚して硬くなり，牛の首の皮のようになる特徴をもつ一種の皮膚病である。

病因病機

最初は，風湿熱の邪が皮膚を阻害することや，衣服の襟など機械的刺激により発症することが多く，慢性化すると陰血が不足して皮膚に潤いが失われる。血虚肝旺・憂思悩怒・情緒不安定や過度の緊張などがあるときに発症しやすく，再発も多い。好発部位は頸部・上眼瞼・肘窩・膝窩・会陰・大腿内側などである。

弁証

本病症は最初，患部に凝集傾向のある扁平皮疹が出現する。皮膚の色は正常か褐色がかっており，表面はすべすべして乾燥している。ついで皮疹が融合してしだいに拡大していく。皮膚は乾燥・肥厚して玉ねぎ状になり，剥落する。ひどい痒みがあって夜は痒みが増す。情緒が不安定なときは痒さが激しくなり，病状は長期化して数年にも及ぶことがあり，再発しやすい。
- ●風湿熱：患部に肥厚した皮疹ができる以外に，皮膚がびらんして紅潮したり，血が固まってできたかさぶたもみられる。舌苔薄黄あるいは黄膩，脈弦数。
- ●血虚風燥：長期化し，患部の皮膚が肥厚・乾燥して落屑をみる。牛皮のようである。舌苔薄，脈濡細。
- ●血虚肝旺：血虚風燥の症状以外にせっかちで怒りっぽい状態が多くみられ，喜怒哀楽で病状が軽くなったり重くなったりする，または頭のふらつき・頭痛，脈弦などの症状がみられる。

処方・手技

【基本穴】患部の中央に向け四方から1本ずつ瀉法を行う。患部およびその周辺に近接する腧穴に瀉法を行い，患部を走行する経絡の郄穴にも瀉法を行う。
- ●風湿熱：基本穴に百虫窩穴・陰陵泉を加えて瀉法を施し，数分間行針してから抜針する。
- ●血虚風燥・血虚肝旺：基本穴に三陰交と膈兪を加えて補法を施し，数分間行針してから抜針する。肝が盛んな場合は，さらに太衝を加えて平補平瀉法を施し，数分間行針してから抜針する。

処方解説

皮膚患部周囲から患部の中心に向けての透刺，皮膚患部・周辺の近接する腧穴および患部を走行する経絡の郄穴への刺針は，活血通絡・祛風除邪によって本病症を治療する。百虫窩穴・陰陵泉は祛風化湿して清熱する。三陰交は肝腎および脾胃の陰を補益する。膈兪は補血養血・清熱涼血の作用がある。太衝は平肝潜陽で清熱する。

治療効果

本処方は本病症に効果的である。通常，約50回の治療で治癒が可能である。

症例

患者：張××，男性，46歳。
初診：1982年9月11日
所見：牛皮癬になって1年以上になる。多くの病院で治療を受け，何度も好転したが薬を止めるとたちまち悪化する。左下腿外側の皮膚にある直径6センチの患部がときおり痒くなる。基底の皮膚は鮮紅色で鱗屑が多く，剥がれやすい。舌質紅・舌苔薄，脈濡細。
治療経過：上記の血虚風燥証の処方で10回治療を行った。鱗屑は明らかに減少して痒みも軽減した。20数回の治療後，皮膚の損傷は格段に縮小した。治療が40回を越える頃には皮膚の損傷もしだいに消失して，残った患部の色素異常も軽減した。数カ月後，患部の皮膚の色つやは正常に戻った。

7 疥癬

疥癬は，一種の疥癬虫による接触性伝染皮膚疾患である。中国では疥瘡と呼ばれる。

病因病機

患者が使用したのち消毒されていない衣服や道具の使用，皮膚への直接接触，疥癬虫など寄生動物からの伝染，あるいは風湿熱の邪毒が皮膚を侵して発生する。

弁証

本病症の好発部位は，指の股・肘関節屈側・腋窩前縁・女性の乳房の下・下腹部・外陰部・殿部の溝・大腿内側など，皮膚がしわになる箇所である。最初，針先大の皮疹ないしは水疱ができる。灰白色・黒色・通常の皮膚の色で長さ約5ミリのトンネルが形成することもあり，疥癬虫はしばしばこのトンネルの一端に潜んでいる。強烈な痒みがあり，温めるとより悪化，あるいは夜間に悪化する。治療が遅れると長期化し，全身に掻き痕・かさぶた・黒色斑点，なかには膿疱もみられることがある。針先で水疱を破壊あるいはトンネルの一端に見える灰白色の箇所を破壊して除去し，光に当てると，キラキラして動く小さな白いものが見えるが，それが疥癬虫である。

処方・手技

【基本穴】丘疹や水疱あるいは瘙痒のある箇所および付近の腧穴・病変部位を走行する経絡の郄穴・百虫窩穴・血海・風市・曲池・外関

いずれも瀉法を施す。舌質と舌苔が正常でそのほか熱証の症状がない場合は，いずれも20分間の置針をして間欠的に行針する。小便が黄色でそのほか熱証の症状がある場合は，数分間行針してから抜針する。湿象が顕著で舌苔黄滑あるいは黄膩などには，陰陵泉を加えて瀉法を施し，数分間行針してから抜針する。

処方解説

いずれの腧穴にも患部周辺の一定範囲の病症を治療する作用がある。そのため，患部およびその付近の腧穴を選ぶのである。皮膚損傷のある患部を走行する経絡の郄穴は，皮膚の損傷部にも作用して，祛風活絡・除邪止痒の効果がある。祛風殺虫による痒み止めには百虫窩穴がより強く働く。風市は祛風止痒の作用があり，全身の痒みを治療するうえで有効な腧穴である。血海は行血活血の働きがあり，「血行れば，風自ずから滅す」といわれるように，痒みを止める。曲池は手の陽明大腸経の合穴で，陽明経は多気多血の経絡であり，この経絡を選ぶことで営衛気血の調和が可能となり，祛邪止痒の作用も期待できる。外関は手の少陽三焦経の絡穴で，かつ手の少陽経と陽維脈の交会穴でもある。そのため，上・中・下焦および表裏内外の気機を整え，祛風化湿などの目的を果たす。『黄帝内経』に「熱するは則ちこれを疾くす」とあるように，各穴をすばやく抜針すると清熱作用がある。陰陵泉には醒脾利湿の効果がある。

治療効果

本処方は本病症に効果的である。針治療後，痒みはただちに軽減し，約30回の治療で治癒する場合もある。

症例

患者：張××，男性，16歳。
初診：1978年8月21日
所見：長期間，疥癬患者と接触してから，両手の指間・肘屈側および鼠径部に針先ほどの大きさの皮疹と水疱が大量に1カ月以上発生している。耐え難い痒さで，温めたときや夜間にはさらに悪化して，睡眠が妨げられる。別の病院で疥癬と診断され，服薬するとわずかに効き目があるが薬を止めるとたちまち悪化する。
治療経過：上記の処方を用いたところ，痒みは止まった。数時間後また痒くなり出したが，針治療により止まった。このあと，毎日1回の治療を20数回行ったところ，水疱と皮疹はしだいに減少して，瘙痒も大幅に減少した。30数回の治療後，水疱と皮疹は消失し，皮膚に艶が出てしだいに正常な状態に戻り，瘙痒は再発していない。数カ月後に追跡調査をしたが，再発していなかった。

注釈

針による痒み止めの作用は強力であるが，早急に根治できない場合もある。したがって針治療と同時に，必要に応じて5～20％の硫黄軟膏，一掃光あるいは雄黄膏などの外用薬を使用するといったように，中西両医学のほかの治療を併用してもよい。

8 膿痂疹

膿痂疹は，化膿性伝染性皮膚病の一種で，中国では膿疱瘡・黄水瘡・滴膿瘡・天疱瘡などとも呼ばれる。

病因病機

夏から秋の期間の非常に暑い時期に，暑湿熱毒が侵襲して，皮膚を燻蒸して発症する。虚弱体質の小児の場合，皮膚が柔らかなうえに汗が多く体質が湿に偏っており，暑邪湿邪の侵襲を受けるとさらに発症しやすい。また小児同士の感染も多い。再発を繰り返し，邪毒が正気を傷つけ，湿困脾陽になると，脾気虚弱の証が出現する。

弁証

本病症の好発部位は，頭部・顔面・四肢などの露出部位であり，全身へ蔓延することもある。最初，散在する紅斑あるいは水疱は緑豆あるいはエンドウ豆ほどの大きさである。疱液は最初は透明だが急速に膿疱に転じる。最初から膿疱の場合もある。疱壁は薄く破れやすい。破れた後は紅潮したびらんが露出して黄色い液体が流れる。その後艶がかった黄色や灰色がかった黄色いかさぶたができる。かさぶたは融合し，あるものは中央が治癒して辺縁が拡張して環状を呈する。痒みがあり，近接するリンパ結節に腫痛が生じる。症状は一般に約1週間続き，数カ月に及ぶ場合もある。

- ●**湿熱**：膿疱が密集して周辺が赤くなり，破れた面は鮮紅色をし，発熱・口の乾きあるいは口渇・便秘・小便が赤い，舌質紅・舌苔黄膩，脈濡数などの症状がみられる。
- ●**脾虚**：膿疱が薄く白か黄みがかっていて，周辺は赤く湿っておらず，破れた面は鮮やかさのない淡紅色で，顔色萎黄かあるいは眺白・食が進まない・腹脹・泥状便，舌質淡・舌苔白，脈弱緩などの症状がある。

本病症で重症な場合，急性腎炎・敗血症などを併発することがある。

処方・手技

【基本穴】膿疱部位を走行する経絡の郄穴・膿疱付近の腧穴・霊台・外関

- ●**湿熱**：基本穴に瀉法を施し，陰陵泉・内庭・曲池を加えて瀉法を施す。どの腧穴も数分間行針してから抜針する。さらに患部を走行する経絡の井穴を加え，点刺して出血させてもよい。
- ●**脾虚**：基本穴に平補平瀉法を施し，さらに脾兪・足三里を加えて補法，陰陵泉を加えて平補平瀉法を施し，20分間置針をして，間欠的に行針する。高熱の場合は，さらに大椎を加えて瀉法を施し，便秘には，上巨虚・支溝を加えて瀉法を施し，いずれも数分間行針してから抜針する。

そのほか併発する症状がある場合は，弁証に応じて関連穴を選び，適宜針灸治療を行う。

処方解説

膿疱部位を走行する経絡の郄穴および近接する腧穴は，いずれも膿疱局所に作用して祛邪解毒作用により本病症を治療する。霊台は瘡瘍膿毒に効果的な腧穴である。外関は手の少陽三焦経の絡穴として，また手の少陽経と陽維脈の交会穴であるので，上・中・下焦および表裏内外の気機を整え，祛邪・化湿によい作用を及ぼす。本病症は湿と関係があり，そのためこうした腧穴を取穴すると非常によい。各穴に瀉法を行い，すばやく抜針すると清熱解毒の作用が強化される。平補平瀉法は正気を損傷するおそれがない。陰陵泉への瀉法とすみやかな抜針は，醒脾清熱の作用がある。足の陽明胃経の榮穴である内庭および手の陽明大腸経の合穴である曲池は，清暑泄熱に対して効果的である。患部を走行する経絡の井穴もまた清熱解毒の働きを強化する。脾兪・足三里は健脾益気して水湿を運化する。陰陵泉への平補平瀉法と置針は醒脾化湿を可能にする。大椎は宣陽清熱し，熱を下げる効果がある。上巨虚と支溝は便秘に効果的である。

治療効果

本処方は本病症に対して非常に効果的で，通常，湿熱証には約5回，脾気虚には約15回の治療で治癒できる。

症例

患者：李××，女性，12歳。

初診：1974年8月14日

所見：両頬・口唇周辺および頸部の先端に紅斑ができ，すぐさま膿疱に転じた。周囲は赤くなっている（紅暈）。疱壁はたいへん薄く，破れると鮮紅色のびらんから黄色い液体が流れ，かさぶたができた。痒み・発熱・口渇・便秘・小便が赤い，舌苔黄膩，脈象濡でわずかに数。かつて類似した病症をもつ患者と直接接触したことがある。膿痂疹であるのは明らかで，湿熱証に属する。

治療経過：上記の処方を毎日1回行った。5回目の治療後，諸症状は消失してかさぶたが剥落して治癒した。1カ月あまりしてから追跡調査をしたところ，針治療のあと再発していないということだった。

注釈

膿痂疹が深刻で範囲が広いか，あるいは発熱などの全身症状が深刻な場合，中西両医学のほかの治療方法と併用してもよい。急性腎炎・膿毒敗血症・肺炎などを併発した場合，弁証にもとづく取穴と適切な針灸治療を実施するほか，中西両医学のほかの治療方法と併用しなければならない。

9 湿疹

湿疹は，多形性の損傷を有し，びまん性分布を呈し，痒みがあり，対称性に発症する皮膚疾患である。乳房に生じたものは乳頭風，臍では臍瘡，陰嚢は陰嚢風あるいは綉球風など発生部位で名称が変わる。中国では湿瘡と呼ばれる。

病因病機

本病症は急性・亜急性・慢性の3種類に分けられる。急性と亜急性の多くは風・湿・熱が皮膚に乗じて発症する。慢性の多くは血虚風燥あるいは脾胃虚弱の運化失調によるものである。さらに先天的・遺伝的素因による。また魚・エビ・カニ・肉を食べたり，花粉・粉塵・動物の毛に接触したり，かんしゃく・精神的緊張・過度の疲労・情緒不安定なども関係する場合がある。

弁証

- **急性湿疹**：発症が急速で，全身のあらゆる部位に対称に生じる。四肢（特に肘窩や膝窩）・顔面・生殖器・肛門などに多い。最初，患部は紅潮して，腫れ・痒みがあり，紅潮は境界が不鮮明である。続いて紅潮した部位あるいは周辺の健康な皮膚に，小さな丘疹・丘状疱疹・水疱が密集して生じる。瘙痒感が非常に強く，水疱を抓破して滲出液が出るとびらん状を呈し，漿液が溢れてかさぶたを形成する。水疱が膿疱になると，胸悶・納呆・大便乾結・小便黄赤色，舌苔黄膩などの症状が現れ，脈は滑数など湿熱証の脈象を呈したり，あるいは舌質絳紅で脈細数など血熱証の脈象を呈したり，悪寒・発熱，舌質紅・舌苔白あるいは薄黄，脈浮数など風熱証の脈象になるなどの症状がみられる。
- **亜急性湿疹**：急性湿疹から移行する場合が多く，症状は比較的緩和される。急性の紅腫滲出液が軽減し始めると，患部に紅斑や鱗屑が出現し，一部の炎症が減退傾向に向かう。倦怠感・力が出ない・食欲不振・泥状便・顔色萎黄，舌質淡・舌苔白膩，脈濡滑あるいは濡細無力など脾虚湿阻証の脈象が現れる。
- **慢性湿疹**：多くは急性と亜急性湿疹に由来するか，再三の再発で形成されるが，症状の進行が緩慢な場合もある。その特徴としては，患部の皮膚が厚くなり，触ると硬く，表面はざらついている。皮膚のきめが粗くなり苔癬様の変化がみられ，常に鱗屑がある。暗い赤あるいは暗褐色をしており，びらんと滲出液も伴う。不定期に痒みがあり，症状は数カ月から数年間続く。痩せ，舌質淡・舌苔薄，脈濡細など血虚風燥証の脈象がみられる。

処方・手技

【基本穴】 百虫窩穴・風市・湿疹の発生部位に近接する腧穴

上記以外に湿疹の発生箇所に応じ患部を走行する腧穴の郄穴，例えば鼻孔および口唇周辺の場合は迎香・頬車および手の陽明大腸経の郄穴である温溜と足の陽明胃経の郄穴である梁丘，耳の場合は率谷・翳名および手の少陽三焦経の郄穴である会宗や足の少陽胆経の郄穴である外丘，乳房では乳根・梁丘，臍では天枢・水分・梁丘，陰部では曲骨・会陰および足の厥陰肝経の郄穴である中都，膝窩では委上・承筋および足の太陽穴膀胱経の郄穴である金門などを取穴して加える。

- **湿熱**：基本穴に瀉法を施し，陰陵泉・三焦兪を加えて瀉法を施す。
- **血熱**：基本穴に血海・膈兪・曲沢を加えて瀉法を施す。
- **風熱**：基本穴に大椎・合谷・曲池を加えて瀉法を施し，いずれも数分間行針してから抜針する。
- **脾虚湿阻**：基本穴に瀉法あるいは平補平瀉法を

施し，さらに脾兪・足三里を加えて補法，陰陵泉・三焦兪を加えて瀉法を施し，20分間置針して，間欠的に行針する。
- ●血虚風燥：基本穴に膈兪・三陰交を加えて補法を施し，各穴に数分間行針してから抜針する。痒みで眠れない場合には，安眠穴・曲沢を加えて瀉法を施し，数分間行針してから抜針する。腰や膝がだるい場合には，腎兪・太渓を加えて補法を施し，20分間置針して，間欠的に行針する。下肢に発症して静脈が浮き出て，患部の皮膚に色素沈着がみられる場合は，湿邪下注・気滞血瘀と関係があり，膈兪・血海を加えて瀉法を施す。熱象がある場合は，数分間行針してから抜針する。熱象がない場合は，20分間置針して間欠的に行針する。

処方解説

百虫窩穴と風市はいずれも祛風除邪止痒の作用がある。湿疹付近・周囲の腧穴および患部を走行する経絡の郄穴はいずれも患部に作用し，風を取り除き痒みを止めて本病症を治療する効果がある。いずれの腧穴もすばやく抜針すると清熱を兼ねる。陰陵泉は醒脾清熱利湿の作用がある。三焦兪や外関は三焦の気機を整え，清熱化湿する。血海・膈兪に瀉法を施すと活血化瘀の作用があり，すばやく抜針すると清熱涼血作用を兼ねる。膈兪に補法を施すと，補血養血の効能がある。大椎・合谷・曲池は清熱祛風して解表の作用がある。脾兪と足三里は脾胃の働きを強化する。三陰交は脾胃の働きを強化し，肝腎を益し，陰血不足証に有効である。安眠穴と曲沢は安神寧志が望める。腎兪と太渓はすばやく抜針すれば腎陰を補益し，置針すれば腎精と腎気を補益する。

治療効果

本処方は本病症に効果的である。急性期は約10回，慢性期に対しては約30～50回の治療で治癒できる。

症例

患者：段××，男性，20歳。
初診：1988年8月27日
所見：まず陰嚢に痒みが生じ，紅斑・丘疹，そして水疱が現れてきた。水疱は密集しており，潰れると小さなびらんができて滲出液も大量で，下着を濡らすほどである。50日前に類似の症状がみられ，西洋医から陰嚢湿疹と診断された。中薬・西洋薬を過去何回か服薬したところ，予後は順調だったが，服薬を止めると数日後に再発した。胸と上腹部の煩悶・大便乾結・小便に熱感があり赤い，舌質紅・舌苔黄膩，脈滑数などの症状を伴う。湿熱の邪が皮膚まで溢れているとして，上記の処方を用いて治療した。
治療経過：最初の針治療で痒みが軽減し，翌日は快便だった。3回目の治療で滲出液も止まった。毎日1回，計7回の針治療で諸症状は消失して治癒した。

10 接触性皮膚炎

接触性皮膚炎とは，皮膚や粘膜が外界の何らかの物質に接触して生じる一種の皮膚炎である。中医学では，漆による場合は漆瘡，膏薬による場合は膏薬風など，接触物によって本病症は名称が異なる。

病因病機

先天的アレルギー物質に接触すると，邪毒が皮膚に侵入して，鬱して熱と化し，邪熱と気血が相互に関係し合って発症する。ここで指摘すべきは「先天的アレルギー」は本病症の内因なので，同じ物質に触れても発症する人としない人がいる点である。病症が慢性化すると陰血が消耗されて，患部の皮膚が乾燥して苔癬様に変化する。

弁証

漆や膏薬などに接触，通常は数時間から数日後に発症する。露出部分や接触箇所に多くみられる。紅斑・腫脹・丘疹・水疱・びらんなどが生じるが，皮疹は一般に境界が鮮明で接触箇所に限られる。眼瞼・包皮・陰嚢など柔らかな部位では限局性の水腫が生じ，境界は不鮮明である。重症になると皮疹は接触した箇所に留まらず，ほかの場所にも伝播する。長期接触あるいは再発が繰り返されると，慢性化して乾燥・剝落が生じ，苔癬様に変化する。患者は程度の差こそあるが痒みと灼熱感を訴える。重症になると痛感も伴い，悪寒・発熱・頭痛・便秘・夜間不眠，舌質紅・舌苔黄膩，脈浮数などの症状がみられる。

処方・手技

【基本穴】百虫窩穴・風市・曲池・外関・損傷箇所周囲の腧穴・患部を走行する経絡の郄穴

悪寒発熱がある場合は大椎・合谷、頭痛には風池・百会・太陽穴・阿是穴、便秘には上巨虚・支溝、不眠には安眠穴・神門を加える。いずれも瀉法を施し、数分間行針してから抜針する。患部の皮膚に乾燥・剝落・苔癬様の変化が生じた場合は、さらに足三里と三陰交を加えて補法を施し、数分間行針してから抜針する。脈弦数には、さらに太衝を加えて瀉法を施し、数分間行針してから抜針して、大敦を加え、点刺して出血させる。

処方解説

百虫窩穴と風市は祛風止痒の要穴である。曲池は手の陽明大腸経の合穴である。陽明経は多気多血の経絡であり、これを選ぶと営衛の気血を調和し、また祛風止痒の作用がある。外関は手の少陽三焦経の絡穴であり、陽維脈と手の少陽経の交会穴である。この腧穴を取穴すると表裏内外の気機を疏通して正常な状態に戻し、祛風止痒の働きがある。患部周囲の腧穴および患部を走行する経絡の郄穴は、患部に対して作用し、祛風除邪・活絡消滞・止痛止痒の作用がある。いずれの腧穴もすばやく抜針すると清熱解毒によく作用する。大椎・合谷は祛風解表・解熱の効果がある。風池・百会・太陽穴は頭部の腧穴であり頭痛を抑える。上巨虚と支溝は便秘に効果的である。安眠穴と神門は清熱安神の腧穴である。三陰交は陰血を補益する。足三里は脾胃を強化して陰血を盛んにし皮膚を潤す効果が期待できる。太衝と大敦は清熱平肝・潜陽熄風に効果がある。

治療効果

本処方は本病症に効果的である。通常、急性期は3～5回の治療で治癒できる。

症例

患者：白××、女性、50歳。
初診：1980年9月18日
所見：両膝に痛みがあり、医者に膏薬を貼るよう指示されたが、痛みが治まらないどころか患部が腫れ上がって痒くなった。そして大量の丘疹ができ、それらが融合して面状になった。最初、皮疹は膏薬を添付した箇所だけだったが、やがて下腿まで拡大した。痒さもしだいに強くなり、不眠・頭痛、舌質紅・舌苔黄、脈弦やや数などの症状がある。

治療経過：上記の処方を1回行ったところ、頭痛と痒みが止まった。毎日1回の針治療を3回施術したところ、丘疹や痒みといった諸症状は消失して治癒した。

注釈

本病症の治療においては原因を明らかにすることが重要である。針治療の過程で原因物質にこれ以上接触しないよう、残留刺激物を取り除くとよい結果につながる。

11 薬物性皮膚炎

薬物性皮膚炎は、薬疹とも呼ばれ、さまざまなルート（服用・吸入・注射・塞栓剤・皮膚吸収など、ただしおもに内服と注射による）を通じて薬物が人体に入り込んで起こる皮膚と粘膜の急性炎症反応である。本病症は中医学の中薬毒のカテゴリーに属する。

病因病機

先天性アレルギーで毒邪が内部に侵入して発症する。あるいは風熱の邪が腠理を侵襲したり、湿熱が皮膚を薀蒸することが原因となる。毒邪が長く留まると火と化し、血熱が妄行して皮膚表面に溢れ出る。毒邪熾盛・気血両燔で営血に入り、内は臓腑を攻め、外は皮膚を損傷する。慢性疾患により気陰が損傷すると、気陰両傷あるいは脾胃虚弱などの証となる。本病症を誘発する西洋薬にはスルファミン類・止痛解熱剤・抗生物質・バルビタール系睡眠薬などがある。中薬では蟾酥・水銀を含む練り薬などがある。

弁証

本病症は多様で複雑である。薬物アレルギーの既往歴があると本病症の診断確定に決定的な根拠になる。そのため、たとえば投薬を止めると症状が徐々に消えるが再び服用すると再発する全過程など、疑わしい薬物と皮疹の関係を把握する必要がある。本病症には一定の潜伏期間がある。初回の投薬では

4～20日以内に発病，複数回の投薬では24時間以内に発病する。皮疹は対称性あるいは広範囲に分布するのが一般的で，蕁麻疹型・多形紅斑型・麻疹型・猩紅熱型・固定紅斑型・剝離性皮膚炎型・大疱性表皮剝離型および湿疹型などがある。蕁麻疹型は蕁麻疹（癮疹）と似ており，四肢・体幹に分散する。重症になると口唇・包皮および喉頭に血管神経性の水腫が生じる。麻疹あるいは猩紅熱型の皮疹は鮮紅色で，針先から米粒大の皮疹あるいは紅斑丘疹が点在または密集して発生する。体幹が主で四肢に広がり，痒みがある。多形紅斑型は，豆粒から硬貨大の円形ないしは楕円形の軽い水腫の赤紫色の斑疹が生じる。辺縁の色素は薄く，中央は濃いめである。重症になると水疱が生じ，境界は鮮明で，口腔・唇の周辺・外生殖器・四肢末端などに分布して，痒みがある。固定紅斑型は，毎回同じ箇所に発生する。再発回数が増えるにつれて皮疹の範囲は拡大し，新たに発生箇所が増えていく。皮疹は円形か楕円形で水腫性の紫紅色斑であり，水疱が生じる場合もある。陰部・口角など皮膚と粘膜の境界に多くみられる。ついで四肢が多く，消失時に黒紫色の色素沈着を残す。剝離性皮膚炎型の初期症状は多くが麻疹あるいは猩紅熱皮疹が現れ，ついで全身の皮膚が紅潮・腫脹して大量の剝落が生じる。乾脱の場合は剝離時に手足の表皮が広範囲に脱落する。重症になると手足の毛や爪も剝落する。湿脱の場合は水疱および広範囲わたるびらんがみられる。大疱性表皮剝離型は発病が急速で，皮疹が1～4日で全身に拡大する。最初，鮮紅色あるいは暗赤色の斑疹が急速に大量出現し，また水疱や大疱も現れ，広範囲で剝離して表皮が脱落壊死する。火傷と形状が似ており，表皮は擦れやすく，紅潮した大きなびらんが露出し，口腔や眼の結膜まで剝離することがある。

- **風熱**：皮疹の多くは膨疹で，上半身に多く，熱感と痒み・悪寒・発熱・頭痛・鼻づまり・咳，舌苔薄黄，脈浮数などの症状を伴う。蕁麻疹型・猩紅熱型の多くもこの証に該当する。
- **湿熱**：皮膚が腫脹して紅潮し，水疱がびらんとなり，下半身に集中する。胸悶・納呆・便秘・泥状便・尿量が減少する，舌苔白膩あるいは黄膩，脈滑数などの症状を伴う。湿疹皮膚炎型の多くがこの証に該当する。
- **血熱**：皮膚あるいは粘膜に紅斑が生じ，色は鮮やかで血疱・水疱がみられる。口の乾き・便秘・小便が赤い，舌紅苔薄，脈弦細数などの症状を伴う。固定性紅斑型の多くはこの証に属する。
- **火毒熾盛**：全身の皮膚損傷が広範囲にわたり，腫脹紅潮あるいは大疱や血疱が生じ，深刻な全身症状ないしは内臓障害を伴うことが多い。悪寒・戦慄・高熱・激しい渇き，舌質紅絳・舌苔黄膩，脈弦滑洪数，さらに昏倒・譫語・黄疸などの症状が出る場合もある。大疱性表皮剝落型・剝落性皮膚炎の多くがこの証に属する。
- **気陰両傷**：薬疹後に大きな剝落があり，粘膜が剝落する。精神疲労・力が出ない・食が進まない・泥状便・口や唇の乾燥・水分を欲しがる，舌紅苔少，脈細数などの症状がみられる。

処方・手技

【**基本穴**】百虫窩穴・風市・曲池・外関・皮膚損傷周囲の腧穴および患部を走行する経絡の郄穴

各穴に瀉法を施す。

- **風熱**：基本穴に大椎と合谷を加えて瀉法を施す。
- **湿熱**：基本穴に三焦兪と陰陵泉を加えて瀉法を施す。
- **血熱**：基本穴に膈兪と血海を加えて瀉法を施し，いずれも数分間行針してから抜針する。
- **火毒熾盛・気血両燔・脾胃虚弱**：基本穴に大椎・郄門・少府・膈兪・内庭を加えて瀉法，太渓を加えて補法を施し，いずれも数分間行針してから抜針する。昏倒・譫語などの症状があれば，十宣穴・十二井穴を加え，点刺して出血させ，水溝を加えて瀉法を施し，患者の意識が回復するまで行針する。
- **気陰両傷・脾胃虚弱**：基本穴を平補平瀉法を施し，数分間行針してから抜針し，さらに脾兪・足三里を加えて補法を施し，20分間置針して間欠的に行針し，さらに三陰交・太渓を加えて補法を施し，数分間行針してから抜針する。

処方解説

百虫窩穴・風市・曲池・外関・皮膚損傷周囲の腧穴および患部を走行する経絡の郄穴を取穴する理由は接触性皮膚炎と同じなので，「10．接触性皮膚炎」の項（p.194）を参照のこと。大椎と合谷はいずれも疏風清熱により解表して風熱証を治療する。三焦兪は上・中・下焦の気機を疏通して清熱利湿に働く。陰陵泉は醒脾・清熱利湿の作用がある。膈兪・血海は清熱涼血かつ化瘀の効果がある。「心は血を主る」「営は血中の気となす」ことから，手の厥陰

心包経の郄穴である郄門および手少陰心経の滎穴である少府を選択して清心涼営とする。足の陽明胃経の滎穴である内庭は，陽明気分の邪熱を清瀉する。十宣穴・十二井穴は清熱瀉火し，精神を覚醒させる。水溝はおもに醒神寧志に優れた効果がある。脾兪と足三里は脾胃を強化し，中気を補う。三陰交は肝腎および脾胃の気を補益する。太渓は腎陰を補益する働きをもつ。

治療効果

本処方は本病症に効果的である。通常，約10回の治療で治癒する。

症例

患者：秦××，女性，42歳。
初診：1976年11月2日
所見：数日前にのどが痛くてスルファミンを服用したところ，発疹が生じた。鮮紅色で大きさは針先から米粒程度，体幹から四肢にかけて密集して発生している箇所もある。灼熱感と痒みがある。詳しく問診すると，スルファミンを服用するたびに同様の皮疹が発生していることがわかった。悪寒・微熱・頭痛・のどの痛み，舌苔薄黄，脈浮やや数。薬物性皮膚炎で，風熱表証と診断して，上記の処方で施術する。
治療経過：1回目の治療で頭痛が止まり，痒みが軽減した。翌日になると悪寒・発熱が消失して皮疹が減少した。上記の処方で毎日1回，2回の針治療を行ったところ，皮疹および諸症状は消失して治癒した。

注釈

①針治療中はアレルゲンになるとおぼしき薬物の使用は一切中止する。
②皮疹が重症で，大疱性表皮剝落型あるいは剝落性皮膚炎型の場合，あるいは発熱など全身症状がある場合は，針治療と並行して中西両医学のほかの治療法を併用してもよい。

12 日光皮膚炎

日光皮膚炎は，強い日差しを受け，露出した皮膚に紅斑・水腫あるいは水疱などのダメージが生じる。中医学では日晒瘡などと呼ぶ。

病因病機

先天性アレルギーがあるか，皮毛腠理が弱いところに，風熱を感受し，熱邪が外部に排出できず，肌膚に鬱滞して発症する。

弁証

皮膚が強い日射しを受けて数時間後，顔面・頸・耳・上肢・胸部・背部など露出部位に紅腫が生じ，灼熱感・痒み・刺すような痛みなどが生じる。知覚過敏となり，着衣が擦れるとがまんできないほどの灼熱痛がある。重症になると水疱が生じる。軽症では1～2日で消失するが，皮が剝けて短期間だが色素沈着斑が残る。水疱になった場合は，1週間以上経過してからかさぶたとなり治癒する。

処方・手技

【基本穴】曲池・血海・内庭・皮膚損傷部の腧穴および患部を走行する経絡の郄穴

各穴に瀉法を施し，数分間行針してから抜針する。患部を走行する経絡の井穴を加え，点刺して出血させる。

処方解説

陽明経は多気多血の経絡であるので，手の陽明大腸経の合穴である曲池，足の陽明胃経の滎穴である内庭は気血営衛に作用し，清熱涼血の効果がある。また暑熱の邪は陽明を犯しやすく，この2穴を選ぶと清瀉暑熱にたいへん効果的である。脾は血を統し，肌肉を主るが，血海は足の太陰脾経の経穴であるので，清熱涼血と行血消滞・消腫止痛の作用がある。患部の腧穴および患部を走行する経絡の郄穴と井穴はいずれも患部に作用し，清熱解毒・消滞止痛止痒の作用がある。

治療効果

本処方は本病症に非常に効果的で，治療後，灼熱痛や痒みなどの症状が即座に軽減する。水疱が生じていない場合は通常は1回の治療で治癒する。水疱がある場合でも約3回の治療で治癒できる。

症例

患者：李××，女性，61歳。

初診：1975年8月14日

所見：普段は強い日差しを受けることはないが，昨日長時間にわたり炎天下に晒されて，両上肢の露出部分が赤く腫れて灼熱痛が生じた。翌日になると水疱が多数できていて，灼熱痛でがまんできない。微熱・心煩・口の乾燥，舌質紅，脈浮数。

治療経過：上記の処方を1回行うと，灼熱痛はすぐに軽減した。翌日，微熱などの症状が消失した。毫針で水疱を透刺し，水疱内の液体を流出させた。上記の処方で毎日1回，2回治療を行ったところ，諸症状は完全に消失して治癒した。

13 おむつかぶれ

おつむかぶれはおむつ紅斑，乳児殿部紅斑とも呼ばれ，おむつが接触する部位に生じる限局性皮膚炎である。中医学の文献には「涇尻瘡」「猴子疳」などの記載がみられる。

病因病機

乳児の皮膚は柔らかく，おむつがごわついているところに，尿が触れた状態で長時間放置しておくと発症する。

弁証

乳児のおむつが接触する部位，特に陰嚢・外陰部・会陰・大腿内側・殿部などの箇所に，大きな紅斑がみられる。境界は鮮明で，手で押すと赤色は消えるが力を抜くとたちまち元に戻る。重症になると水疱・びらん・滲出液などが認められる。湿邪が盛んで熱象がない場合，尿量が多く澄んでいる，舌質正常・舌苔白または白滑などの症状がみられる。湿鬱化熱になると小便黄赤色，舌質紅・舌苔黄あるいは黄膩，指紋が青紫になるなどの症状になる。

処方・手技

【基本穴】陰陵泉・三陰交・水泉・曲泉・外丘

各穴に平補平瀉法を施す。湿邪が盛んな場合はいずれも20分間置針して，間欠的に行針する。湿鬱化熱は，いずれも数分間行針してから抜針する。

処方解説

陰陵泉は醒脾利湿の作用がある。足の三陰経は大腿内側の陰部を走行するため，足の太陰脾経の腧穴・足の三陰経の交会穴である三陰交および足の少陰腎経の郄穴である水泉，足の厥陰肝経の合穴である曲泉を選択すれば，いずれも患部に利湿祛邪の作用があり，本病症に対して有効である。いずれの腧穴もすばやく抜針すると清熱作用がより高まる。

治療効果

本処方は本病症に効果的である。通常，3〜5回の治療で治癒できる。

症例

患者：張××，男児，生後7カ月。

初診：1978年8月22日

所見：まず，陰嚢・会陰・殿部および大腿内側に大きな紅斑が生じ，その後水疱がわずかにできた。水疱が潰れるとびらんし，滲出液が生じた。患部の範囲はまさにおむつの接触箇所と重なる。小便黄赤色，舌質紅・舌苔黄膩。

治療経過：湿熱証に属するおむつかぶれと診断して，上記の処方を1回行ったところ，滲出液は減少した。2回目の治療後びらんした箇所はほとんどかさぶたになった。毎日1回，計4回の針治療で全治した。

注釈

針治療と並行して，柔らかい材質おむつに変えること，こまめに取り替えておむつが乾燥している状態を保つよう指示する。びらんがひどい場合は中医学や西洋医学の外用薬を併用してもよい。

14 脂漏性皮膚炎

脂漏性皮膚炎は，中医学では面遊風の範疇に属する。

病因病機

味が濃いもの，刺激物・酒類の暴飲暴食により，脾胃の運化が失調して湿が集まり，熱を生じて，皮膚が薀蒸されて生じる。あるいは陰虚血燥になるか，湿熱が皮膚を阻害して生じる。

弁証

本病症は青少年に多く，肥満した乳児も発症することがある。緩慢で急性発作を伴うことがある。病変はおもに眉・顔面・耳の前後・首筋・背部・腋窩などで，常に頭皮から下に拡散する。重症になると全身に生じる。皮膚の損傷は多様である。乾性型は大小不均一な斑疹が生じ，基底部は薄紅色で上部はびまん性の粉を吹いて乾燥した鱗屑が生じる。頭部の場合は鱗屑が何層にも重なり，毛根部が枯れて頭髪が抜ける。湿性型は多くが紅斑・びらんで，油脂性の鱗屑とかさぶたがみられ，常に臭気を伴う。耳の後や鼻に生じた場合しわができる。眉に生じた場合は掻抓したり切れたりして眉毛が薄くなる。重症になると全身に湿疹様の状態がみられる。バラ色粃糠疹型は円形・楕円形ないしは不規則な形をした紅色斑が生じ，油脂性の鱗屑がみられ，中心の皮膚は正常なこともあるが，おもに胸や背中・肩甲骨周辺・鼠径部にみられる。びらんすると湿性型と類似した所見が認められると同時に耳郭内に油脂性の鱗屑が生じる。乾性型は口やのどの乾き・胸悶・口苦・食欲不振・便秘・泥状便・小便黄赤色・潮熱心煩，舌質紅，脈細などの症状がみられる。湿性型は舌苔黄膩などの症状がみられる。

処方・手技

【基本穴】陰陵泉・外関・曲池・患部および付近の腧穴・患部を走行している経絡の郄穴

頭部に生じた場合は，百会・風池・率谷を加えてもよい。眉弓に生じた場合は，攢竹から魚腰穴や糸竹空への透刺を加えてもよい。鼻唇溝の場合には鼻通穴・迎香を加えてもよい。耳の前後の場合には聴会や翳風などを加えてもよい。湿性型およびバラ色粃糠疹でびらん・滲出液がみられる場合，各穴に瀉法を行い，数分間行針してから抜針する。乾性型には上記の腧穴に平補平瀉法を施す以外に，三陰交・太渓・足三里を加えて補法を施し，数分間行針してから抜針する。

処方解説

陰陵泉は醒脾利湿・清熱の作用がある。外関は上・中・下焦および内外の気機を疏通して，清熱利湿により邪をとり除く。曲池は営衛気血を調和して解表が可能となり，薀熱を肌から排出する働きがある。患部を走行する経絡の郄穴および患部の腧穴はいずれも病変部分に作用して，活絡清熱により邪をとり除いて本病症を治療する。三陰交は肝腎および脾胃の陰を補益する。太渓は腎陰を補益する。足三里は脾胃を活性化して陰津を増やす。

治療効果

本処方は本病症に効果的である。通常，約50回の治療で治癒できる。再発しても本処方を使用すると効果がある。

症例

患者：張××，男性，18歳。

初診：1976年9月6日

所見：最初，頭部に大きさの不揃いな斑疹ができた。底は薄紅色で上は乾燥して粉をふいた大量のふけがあり，毛髪に潤いがなく脱毛する。病変は眉弓や鼻唇溝・首筋・腋窩・背部などに拡がって，わずかに痒みがある。西洋医学の脂漏性皮膚炎と診断された。治療すると若干好転するが，服薬を止めると病症はかえってひどくなった。五心煩熱・小便に熱感があり赤い，舌質紅・舌苔黄膩，脈細でやや数を伴う。

治療経過：10回の治療で諸症状が明らかに減少した。30数回の治療後，皮膚の損傷と諸症状は消失して治癒した。半年後の追跡調査では症状は再発していなかった。

15 間擦疹

間擦疹は，擦爛紅斑とも呼ばれ，中医学の文献には汗淅瘡などの記載がみられる。

病因病機

本病症は皮膚のひだが摩擦し合う，汗に濡れる，長期間入浴しないことなどが原因で皮膚がふやけて発症する。

弁証

本病症の好発部位は陰部・鼠径部・乳房下部・頸部などである。最初，患部が紅潮・充血して紅斑が生じる。その面積は皮膚のひだの大きさに比例する。患部は湿潤あるいはびらんや滲出液があり，痒みや灼熱痛がある。活動時は灼熱痛が強くなる。

処方・手技

【基本穴】陰陵泉・三焦兪・患部周辺および近接する腧穴・患部を走行する経絡の郄穴（陰部の場合は三陰交・水泉・曲泉，鼠径部および乳房下部の場合は梁丘など）

各穴に瀉法を施す。尿量が多く澄んでいて，舌苔ともに正常で熱象がない場合，各穴に20分間置針して間欠的に行針する。小便黄赤色，舌質紅・舌苔黄などの症状がある場合は，数分間行針してから抜針する。

処方解説

陰陵泉は醒脾利湿の作用がある。三焦兪は上・中・下焦の気機を疏通して利湿する作用がある。患部周辺の腧穴および患部を走行する経絡の郄穴はいずれも患部に作用して，祛邪解毒・活絡止痛により本病症を治療する。各穴からすばやく抜針すると清熱の作用も兼ねる。

治療効果

本処方は本病症に効果的である。通常，約3回の治療で治癒できる。

症例

患者：張××，男性，28歳。
初診：1977年8月20日
所見：数日間にわたり長時間歩いて大量に汗が流れたあと，会陰から鼠径部にかけて灼熱痛が生じ，動かすとさらに痛みが強くなった。患部には紅潮と充血，そして紅斑がいくつかみられた。局所は湿潤して浸出液が出ていた。
治療経過：上記の処方を1回施術したところ，灼熱痛はたちまち軽減した。翌日，充血・滲出液および灼熱痛は消失した。再度同じ治療を1回行った。これ以降，灼熱痛は再発していない。

16 蕁麻疹

蕁麻疹は，膨疹と瘙痒感を主症状とする一種のアレルギー性皮膚疾患で，中国では癮疹・風疹・赤白遊風・風丹とも呼ばれる。俗に風水疙瘩・風疹塊・風膜などと呼ばれる。

病因病機

- 風寒や風熱の邪が皮膚表面に侵襲して営衛不和が生じる。先天性アレルギーによる，味の濃いもの・魚介・エビ・カニ・卵などの摂取あるいは腸管の寄生虫などが原因で，胃腸不和が生じ湿熱内生して皮膚表面に滞る。
- 情志がすぐれないなどが原因となり，心火過旺して，血分蘊熱・血熱生風となる。
- あるいは瘀血が経絡を阻害して，営衛の気が不和となる。
- あるいは慢性疾患などが原因で気血不足となり，血虚生風となる。
- 気虚衛外不固で，風邪が虚に乗じて侵襲する。
- 脾胃虚寒で正常な運化ができなくなるか，あるいは風寒が侵襲して裏に凝結する。
- さらには女性の月経不順あるいは出産後に体調を崩して，営衛が調和を失い発症するケースなどが考えられる。

弁証

突然皮膚に大小さまざまな膨疹が生じる。ゴマ粒大もあればエンドウ豆やクルミほどの大きさから，手掌ほどの大きさになるものもある。数や範囲は掻破によって増加・拡大する。またそれぞれ結合してリング状や地図状などさまざまな形を呈することがある。消失は速く痕跡を留めない。1日のうちに何度も発作を繰り返す。非常に痒くなることもある。消化器粘膜が侵犯されると腹痛・下痢・悪心・嘔吐などの症状が現れる。咽喉部が侵犯されると呼吸困難が生じる。症状の長短はさまざまで，急性なら1週間前後で治癒するが，慢性になると発作を再発して数カ月ひいては数年に及ぶ。

- ●風寒の侵襲：膨疹は白く，寒さにより増悪し，温めると軽減する。悪寒・発熱，舌質淡・舌苔薄白，脈浮緊。
- ●風熱の侵襲：膨疹は赤色で，熱で増悪し，冷やすと軽減する。手で押えると強い熱感がある。また悪寒・発熱，舌苔薄黄，脈浮数などの症状を伴う。
- ●腸胃実熱：腹部の疼痛・便秘・下痢・悪心・嘔吐，舌苔黄膩，脈滑数などの症状を伴う。
- ●血熱：まず皮膚に灼熱感と刺すような痒みが生じ，掻くと膨疹あるいは爪痕が隆起する。心煩して落ち着かない・口が乾いて水分を欲する，舌質紅絳，脈弦滑数などの症状を伴う。
- ●血瘀：皮疹は暗赤色で，舌黒紫または瘀斑，脈細渋などの症状を伴う。
- ●気血不足：病状が長期化し，疲れると悪化し，精神疲労・力が出ない・顔面や唇や爪に艶がない・頭のふらつき・動悸，舌質淡，脈細弱無力などの症状を伴う。
- ●脾胃虚寒：形寒・四肢逆冷・食欲不振・腹部脹満・泥状便・倦怠感・精神疲労，舌質淡・歯痕・舌苔白，脈沈細緩などの症状を伴う。
- ●衝任不調：月経の数日前から発疹がみられ，月経後に徐々に軽減ないしは消失し，反復して起こるものは，膨疹は尾骶・下腹部および大腿内側に多く，脈はおもに弦細を呈する。

処方・手技

【基本穴】百虫窩穴・曲池・外関・列欠・膨疹が密集する箇所の腧穴および膨疹が密集する箇所を走行する経絡の郄穴

- ●外邪の侵入：基本穴に瀉法を施し，大椎・合谷を加えて瀉法を施す。
- ●風寒の侵襲：基本穴に30分間の置針をして間欠的に行針後，艾炷灸または棒灸を加える。
- ●風熱の侵襲：基本穴に数分間行針を続け抜針する。
- ●胃腸実熱：基本穴に瀉法を施し，さらに天枢・上巨虚を加えて瀉法を施し，各穴に数分間行針を続けて抜針する。
- ●血熱：基本穴に瀉法を施し，さらに血海・膈兪を加えて瀉法を施し，数分間行針してから抜針する。
- ●血瘀：血熱証と同様の腧穴を選択するが，いずれも瀉法を施し，20分間置針して間欠的に行針する。
- ●気血不足：基本穴に平補平瀉法を施し，足三里・三陰交・気海・膈兪を加えて補法を施し，20分間置針し，間欠的に行針する。
- ●脾胃虚寒：基本穴に平補平瀉法を施し，脾兪・胃兪・足三里・三陰交を加えて補法を施し，30分間置針し，間欠的に行針後，艾炷灸または棒灸を加える。
- ●衝任不調：基本穴と中極・陰交に平補平瀉法を施し，三陰交を加えて補法，太衝を加えて瀉法を施し，いずれも20分間置針して間欠的に行針する。

処方解説

百虫窩穴は祛風止痒の要穴である。曲池は営衛気血を調和して祛風止痒の作用をもつ。表証の場合は解表にさらに効果的であり，腸胃を通降する作用もある。外関は上・中・下焦および表裏内外の気機を疏調し，祛風除邪により痒みを止めるのを助ける。また表証の場合は解表にも作用する。肺は皮毛を主り，列欠は手の太陰肺経の絡穴である。したがってこの腧穴を取穴すると宣肺解表し，毛穴を開く作用があり，本病症に有効である。各穴からすばやく抜針すると清熱作用も兼ねる。長時間の置針に灸を加えると散寒の効果にも働く。大椎と合谷は解表祛風し，長時間の置針に灸を加えると散寒の効果も兼ねる。すばやく抜針すると清熱作用もあり，風熱が侵襲した場合にも適用される。天枢と上巨虚は消積化滞し，胃腸の実熱を清瀉する作用があり便秘に効果的である。血海と膈兪から瀉法ですばやく抜針すると清熱涼血の作用があり，瀉法で長時間置針すると活血化瘀が中心になり，膈兪の補法は補血効果がある。足三里や三陰交は脾胃を強化して気血を生み出す。長時間の置針は活血化瘀のためであり，膈兪へ

の補法は補血の効果がある。足三里と三陰交は脾胃を強化して気血を生化する。長時間の置針に灸を加えると散寒にも効果的である。気海は元気を補益することができる。脾兪と胃兪もまた温中健脾と散寒作用をもつ。中極は任脈と足の三陰経の交会穴だが衝脈と足の三陰経の関係は密接であり，そのためこの腧穴を取穴すると衝脈と任脈を調整できる。三陰交は任脈と衝脈の交会穴なので，衝脈と任脈の調節にたいへん効果的である。太衝は足の厥陰肝経の原穴で，疏肝解鬱・活血化瘀そして経気の調和に作用して，任脈と衝脈の機能回復に有利に働く。

治療効果

本処方は本病症に効果的である。通常，針治療後に痒みが軽減する。実証の場合は3～5回，虚証は20～30回の治療で治癒できる。

症例

患者：秦××，女性，41歳。
初診：1978年12月28日
所見：3日前，全身に膨疹が生じた。小さいものはエンドウ豆程度，大きいものはクルミ程の大きさで，搔破すると地図状につながる。痒くてたまらない。膨疹は白く，冷えると悪化するが温めると軽減する。消失後は痕跡が残らない。軽度の悪寒と発熱・汗が出ず喘ぐ・頭痛・口の渇きはない，舌質淡・舌苔薄白，脈浮緊。
治療経過：風寒証と診断して，上記の処方を用いたところ，20分後にわずかに発汗があり，悪寒・頭痛・喘ぎが止まり，痒みが軽減した。1時間後膨疹の大部分が消失し，翌日にはすべて消失して，ほかの症状もなくなり治癒した。数カ月後に追跡調査を行ったが再発していなかった。

17 全身性皮膚瘙痒症

全身性皮膚瘙痒症は，まず皮膚の激しい瘙痒感が生じ，搔破後に爪痕・かさぶた・皮膚肥厚・苔癬様の皮膚損傷などがみられる一種の皮膚疾患である。中国では風瘙痒・痒風と呼ばれる。

病因病機

- 風熱血熱が皮膚に蓄積され，疏泄失調の状態にある。
- 血虚肝旺で生風生燥となり，皮膚が栄養されず発症する。

弁証

間欠的に繰り返す激しい痒みがあり，夜間は特に激しくなる。耐えがたい痒みで激しい搔破により皮膚から血が滲むこともある。痒さの時間は短いと数分間だが数時間に及ぶ場合もある。当初，皮膚に損傷はないが過度に搔くと爪痕・かさぶた・色素沈着・湿疹・苔癬様の皮膚損傷などが生じる。

- **風熱血熱**：若年者に多く，初めて罹患する場合がほとんどで，温めると痒みが増すが冷やすと軽減する。口渇・心煩，舌質紅・舌苔薄黄，脈滑あるいは滑数などの症状を伴う。
- **血虚肝旺**：老年で体力が弱い人に多くみられ，長期化する。皮膚には肥厚あるいは苔癬様の変化がみられ，感情の起伏によって発作や瘙痒が増悪する。舌質紅・舌苔薄，脈細数あるいは弦細数。

処方・手技

【基本穴】百虫窩穴・風市・血海・曲池・外関
- **風熱血熱**：基本穴に大椎・合谷・膈兪を加えて瀉法を施し，数分間行針してから抜針する。
- **血虚肝旺**：基本穴に平補平瀉法を施し，三陰交・膈兪に補法，風池・太衝に平補平瀉法を施し，いずれも数分間行針してから抜針する。

処方解説

百虫窩穴と風市は祛風止痒の要穴である。先賢は「風邪を治すには先ず血を治し，血行けば，風自ずから滅す」と述べたように，血海は営血を調和するため，この腧穴を取穴すると非常によい。曲池は営衛気血を調和し，かつ祛風解表の作用もある。外関は上・中・下焦および表裏内外の気機を疏通し，邪の除去に効果的で，解表祛風作用は非常に高い。各穴からすばやく抜針すると清熱により効果的である。大椎と合谷は風熱を散じる。膈兪への瀉法とすばやい抜針は清熱涼血と活血化瘀が期待できる。補法はすなわち補血養血の作用がある。三陰交は肝腎を補益しかつ健脾して陰血を盛んにする。風池と太衝はいずれも平肝潜陽熄風の作用があり，また風池

は表面に潜伏する風邪を散じる。

治療効果

本処方は本病症に効果的である。風熱・血熱証は3〜5回，血虚肝旺証は約20回の治療で治癒できる。

症例

患者：張××，男性，26歳。
初診：1978年4月8日
所見：数日来，全身が痒い。激しい痒みで夜間はさらに増悪する。温めると痒みは増悪して，搔破が止まらず全身に搔破痕やかさぶたができている。微熱・悪風・口渇・のどの痛み，舌質紅絳・舌苔薄黄，脈滑数。
治療経過：風熱血熱証と診断して上記の治療を1回行ったところ，微熱・悪風とのどの痛みなどは消失，痒みは軽減した。毎日1回，計3回の針治療で痒みは完全に消失して，諸症状もなくなった。数カ月後の追跡調査で，針治療後も痒みは再発していなかった。

18　バラ色粃糠疹

バラ色粃糠疹は，皮膚に斑疹が生じ，籾殻や糠のような角質の落屑が生じ，周囲が薄紅のバラ色になる急性皮膚疾患の一種である。中国では風熱瘡・風癬・血疕と呼ばれる。

病因病機

風熱の邪を受けて腠理が閉塞し，体内で熱の陰液損傷により生じた血熱化燥が皮膚に反映する。

弁証

皮膚の損傷は爪ほどの大きさのバラ色紅斑から始まり，しだいに硬貨大ほどになる。中心は薄茶色の小さな鱗屑が発生して，原発斑（初発疹）あるいは母斑と呼ばれる。1〜2週間後，体幹や四肢（ただし，頭顔面部に生じることはない）などに段階的にさまざまな形態で狭い範囲内で紅斑（子斑）がみられるが，これも急速に大きくなる。この後，母斑の色はしだいに薄くなり，ちりめん皺が寄る。斑疹の色は鮮やかな赤・カーキ色・灰褐色などさまざまで，胸部では肋間神経の走行に沿って出現する。表面には小さな鱗屑が付着している。本病症は，程度は異なるが痒みがあり，最初は発熱・頭痛・のどの痛み・全身の不快感，舌質紅・舌苔薄白，脈滑数など全身症状を伴う場合が多い。

処方・手技

【基本穴】曲池・大椎・百虫窩穴・血海・患部の腧穴および患部を走行する経絡の郄穴・三陰交

三陰交のみ補法，あとはすべて瀉法を施し，いずれも数分間行針してから抜針する。

処方解説

曲池は営衛気血を調和し，清瀉邪熱により邪を排出する。大椎は陽経の会穴で，風熱を疏散する効果がある。百虫窩穴は清熱祛風止痒の作用がある。血海は涼血和営の腧穴である。患部局所の腧穴および患部を走行する経絡の郄穴はいずれも清熱祛邪・活絡消滞の作用により，本病症を治療できる。三陰交は肝腎の陰を補益し脾を強化して陰血を盛んにし，皮膚に潤いを与える。

治療効果

本処方は本病症に効果的である。通常，約15回の治療で治癒できる。

症例

患者：張××，男性，16歳。
初診：1978年3月22日
所見：背中の上方に爪ぐらいの大きさのバラ色をした紅斑が生じた。瘙痒感がある。斑疹はしだいに硬貨大まで大きくなり，中心には小さな鱗屑がみられる。10日以上経過して，体幹や四肢に爪くらいの大きさの鮮紅色や灰褐色の斑疹が生じた。胸部の斑疹は肋間神経の走行に沿って分布している。微熱・頭痛・のどの痛み，舌質紅・舌苔薄白，脈滑やや数。
治療経過：上記の治療を1回行ったところ，痒みが軽減して発熱・頭痛などの症状は消失した。毎日1回，計10数回ほどの治療で，斑疹および諸症状はすべて消失して治癒した。数カ月後の追跡調査，針治療後も痒みは再発していなかった。

19 汗疱疹

汗疱疹は，暑い季節に手掌や足底に生じる疱疹である。

病因病機

脾虚湿盛に加えて夏の高温多湿で，湿邪が皮膚に鬱して生じる。

弁証

多くは夏季に発症する。手掌と足底に多く生じ，左右対称に分布する。皮疹は米粒から緑豆ほどの大きさの水疱であり，疱壁は厚く自然に潰れない。乾燥すると剥落する。本病症は程度の差はあるが痒みと灼熱感があり，通常2～4週間で治癒する。

処方・手技

【基本穴】脾兪・足三里・陰陵泉・三焦兪

脾兪・足三里には補法，陰陵泉・三焦兪には瀉法を施す。手掌に生じた場合は，内関から外関，合谷から後渓への透刺を加えて瀉法を施す。足底の場合は，公孫から湧泉，太渓から崑崙への透刺を加えて瀉法を施す。尿が澄んで白い，舌苔白滑の場合は，各穴に20分間置針して，間欠的に行針する。湿鬱化熱して小便が黄赤色になり，舌苔黄膩の場合は，各穴を数分間持続的に行針し，抜針する。

処方解説

脾兪・足三里は脾胃を強化して水湿を運化する。陰陵泉は醒脾利湿の作用がある。三焦兪は上・中・下焦の気機を疏通して化湿する。内関・外関・合谷・後渓・公孫・湧泉・太渓・崑崙などの患部に近接する腧穴は，手掌や足底に作用して，袪風活絡・化湿袪邪により患部の病症を治癒する。湿邪が盛んで熱象がない場合は長時間置針すると除湿作用が高まる。各穴からすばやく抜針すると清熱作用がある。

治療効果

本処方は本病症に効果的である。通常，針治療後に痒み・灼熱感が軽減する。約7回の治療で改善する。

症例

患者：張××，男性，32歳。
初診：1978年7月6日
所見：両手掌と両足底に米粒から緑豆大の水疱ができて数日になるが，非常に痒くて耐えられない。ここ3年間，夏になるとこのような水疱ができて，ある病院で汗疱疹と診断されて中薬を服用したが治癒しなかった。1カ月以上食が進まない・腹部脹満・小便黄赤色，舌苔黄膩，脈濡やや数などの症状がみられる。
治療経過：脾虚湿盛・薀積化熱証に属するとして，上記の処方を1回用いたところ，痒みと灼熱感はただちに軽減した。毎日1回，計6回の針治療で諸症状が消失し，一部落屑して治癒した。1カ月ほどしてから追跡調査をしたが，再発していなかった。

20 あせも

あせもは中国では痱子・紅粟疹と呼ばれ，汗腺の周囲および汗孔の急性炎症反応であり，中医学の古典文献に記載されている痤痱病に類似している。

病因病機

夏の薀湿した天候のなかで暑邪を繰り返し受けると，皮膚が薫蒸されて毛穴が閉じて汗が出にくくなる。こうして汗が皮膚に滞留して発症する。

弁証

夏季に多発し，乳幼児，肥満して汗かきの人，虚弱な人あるいは高熱の病人はことさら発症しやすい。好発部位は頸・胸・背中などで小児の頭部および女性の乳房なども発生しやすい箇所である。最初，皮膚が紅潮して色斑ができる。次に針先大から粟粒大の丘疹や丘疱ないしは小さな水疱が密集して左右対称に分布する。刺すような痒みと灼熱感があり，天気が暑くなると数も多くなるが，涼しくなると消失する。高熱や大量に汗をかく病人には，大きさは針先ほどで壁が薄く透き通った透明な小さな水疱ができる。これを白痱（白色疿疹）と呼ぶ。体幹に多く生じて自覚症状がないが，潰れやすく乾燥すると

鱗屑がわずかに出る。本病症は膿痂疹や癤など搔破による2次感染を起こすことがある。

処方・手技

【基本穴】曲池・合谷・内庭・外関・血海・陰陵泉・患部周辺の腧穴および患部を走行する経絡の郄穴

各穴に瀉法を施す。数分間行針してから抜針する。

処方解説

曲池と合谷はそれぞれ手の陽明大腸経の合穴と原穴であり、これらは清瀉暑熱の働きがあり、毛穴を開いて邪を外に出す働きがある。暑熱の邪は陽明を犯しやすく、そのため足の陽明胃経の滎穴である内庭を選ぶと清瀉暑熱の作用が強化される。外関は上・中・下焦の気機を疏通して化湿する。また暑熱の邪を散じて外に出す効果がある。血海と陰陵泉は醒脾・利湿清熱に働く。血海はさらに涼血化瘀の作用があり、皮疹の消散を助ける。皮膚の損傷箇所周辺の腧穴および患部を走行する経絡の郄穴はいずれも患部に作用して、清熱化湿・祛風止痒・活絡消滞により本病症を治療する。

治療効果

本処方は本病症に効果的である。通常、針治療後に刺すような痒さや灼熱感がたちまち軽減され、3～5回の治療で治癒できる。

症例

患者：王××、女性、26歳。
初診：1978年8月19日
所見：ある暑い日、湿気が高く通気が悪い部屋で過ごした。病気で体が弱っており、扇風機をかけられなかった。数日後、頸部・胸・背中・腋窩・四肢に小さいものは針先程度、大きいものは粟粒ほどの丘疹が密集して出現し、異常に痒い。あせもと診断して上記の処方で治療した。
治療経過：初回は痒みおよび灼熱感が即座に軽減した。毎日1回、針治療を3回行ったところ、丘疹および痒みは消失した。10日以上経過して腋窩・胸・腹部および背中で似たような丘疹が密集して生じた。痒みは前回と同様であった。再度上記の針治療を3回行ったところ丘疹と痒みは消失した。これ以降再発していない。

21 乾癬

乾癬は、皮膚の紅斑上に多層の銀白色の乾燥した鱗屑が繰り返し出現する一種の再発性皮膚疾患で、中国では白疕(はくひ)・松花癬・銀屑病と呼ばれる。

病因病機

本病症は営血虧損・生風生燥により皮膚が栄養されず発症することが多い。
- 初めは風寒・風熱の邪の侵襲、あるいは湿熱の蘊積によって、営衛失調・気血不暢となり皮膚表面が阻害されるか、慢性疾患で気血が消耗して皮膚が栄養されないため生じることが多い。
- 営血不足・気血不暢によって瘀となり、皮膚の表面を阻む。
- 肝腎虧損・衝任失調・営血虧損による。
- 治療や養生が不適切なところに毒邪を受け、風寒化熱・湿邪化燥から燥熱が毒となり、熱毒が営血に流れ込んだ結果、臓腑に内攻して気血両燔がみられるようになる。

弁証

本病症は尋常型・関節型・膿疱型・紅皮型に分類される。

尋常型

本病症にはこの型が最も多く、四肢の伸側・頭髪の生え際・尾骶骨などの箇所に好発する。皮疹は初期米粒から大豆ほどの大きさで赤色丘疹ないしは斑丘疹で、やがて拡大して雫・貨幣・環状・地図・牡蛎の殻のような形に融合して、その上にぶ厚い銀白色に光る鱗屑が堆積する。鱗屑は剝がれやすく薄紅色の半透明の膜が露出する。さらに剝ぐと櫛状で露の滴のような出血がみられる。以上が本病症の特徴である。足や指の爪にできた場合、陥没して指ぬきのようになるか凹凸が生じて黄色に変色して肥厚し、爪床と爪甲が分離して、遊離した部分がささくれ立つか潰れる。顔面に生じた場合、皮疹は小さく紅斑を呈する。口腔粘膜上では灰白色の環状斑が生じる。亀頭では滑らかで乾燥した紅斑が生じ、表面には細かく薄く白い鱗屑がある。下腿前面は長年にわたる皮膚のダメージで浸潤・肥厚がみられ、苔癬様変化

も伴う。腋窩・鼠径部・女性の乳房の付け根など屈曲する箇所は，浸潤やひび割れが生じる場合もある。頭皮の皮疹は暗赤色をしており，灰白色の比較的厚い鱗屑で覆われる。頭髪をたばねても脱毛しない。通常，冬に悪化や再発が多く，夏は軽減ないしは消失する。ただし夏にも発症し，冬でも全治する場合がある。慢性化するとこの限りではなく，年中症状がみられる。本病症の進行期間中は新しい皮疹が途切れず現れ，拡大する。鱗屑も増えて皮疹の周囲は赤くなる。安定期になると病状は落ち着く。減退期は浸潤が徐々に消失し，皮疹は平坦になり，縮小する。鱗屑は消失して皮疹の周辺は白く縁取られ，徐々に正常な状態に戻る。

関節型

乾癬の皮疹のほかに，例えば発熱・関節の腫脹や疼痛など風湿性関節炎（リウマチ）の症状が生じる。こうした症状は往々にして皮膚症状の状態に比例する。

膿疱型

多くが手掌・足趾・関節の近くに発生する。皮疹は紅斑の上に粟粒大の膿疱が生じるが，10～14日で消失するとまた新しい膿疱が生じる。重症になると膿疱は全身の皮膚に発生し，発熱や関節痛などの随伴症状がみられようになる。

紅皮型

皮膚にびまん性の紅潮が生じたり，紫紅色になったりし，場合によっては腫脹や浸潤そして大量の落屑が生じる。一部の皮膚は正常だが手掌や足底部が角質化し，爪が厚くなり，数カ月以上長期化する。

以上のいくつかの型は併発あるいは転化しながら発生する。

- ●**風熱血熱**：皮膚が損傷を増え続け，赤い篩状の出血箇所があり，熱感を伴う痒みがある。夏は増悪し，便秘・小便が赤い，舌質紅・舌苔薄黄，脈浮数あるいは滑数などの症状がみられる。
- ●**風寒**：小児および初期の症例でよくみられる。皮膚損傷部の紅斑が不鮮明で，冬に増悪ないしは再発することが多く，夏は軽減ないしは消失する。痒みはひどくないが，寒さを厭う・関節がだるい，舌質淡・舌苔白などの症状がみられる。
- ●**湿熱蘊積**：紅斑・びらん・痒み・膿疱がみられ，雨の時期は増悪する。胸悶・納呆・下肢が重い・帯下の量が多く黄色い，舌苔黄膩，脈濡滑などの症状がみられる。
- ●**火毒熾盛**：紅皮型あるいは膿疱型に属し，皮膚は紅色あるいは暗紅色となる。ひどくなるとやや腫脹，あるいは小膿疱が密集し，皮膚は灼熱感を伴う。あるいは壮熱・口渇・大便乾燥・小便が赤い，舌質紅絳，脈弦滑数などの症状がみられる。
- ●**血瘀**：病状が長期化し，皮膚の損傷部は黒紫色になるか色素沈着があり，鱗屑は比較的厚く，舌暗ないしは瘀斑，脈渋などの症状がみられる。
- ●**血虚風燥**：乾燥した皮膚・苔癬様の損傷・ひびわれ・疼痛・頭のふらつき・めまい・顔や唇の色に艶がない，舌質淡・舌苔薄，脈濡細などの症状がみられる。
- ●**肝腎不足**：多くに，腰や膝がだるい・頭のふらつき・耳鳴り・インポテンス・遺精・月経不調などの所見がみられるが，舌質淡・舌苔白，脈沈細であれば精血不足証である。口苦・のどの乾き・潮熱・盗汗・手足心熱，舌質紅・舌苔少，脈細数であれば肝腎陰虚である。

処方・手技

患部に膿疱・びらん・ひび割れがある場合，その付近の腧穴に瀉法を施す。膿疱・びらん・ひび割れがない場合，皮膚針で紅潮ないしはわずかに血が滲む程度まで患部を刺激してもよい。また，患部を走行する経絡の郄穴を加え，瀉法または平補平瀉法を施す。関節型には，痛みがある関節局所および付近の腧穴を加え，瀉法または平補平瀉法を施す。

- ●**風熱血熱**：基本穴に大椎・曲池・合谷・外関・血海を加えて瀉法を施し，数分間行針してから抜針する。
- ●**風寒**：基本穴に大椎・曲池・合谷・外関を加えて瀉法を施し，30分間置針して間欠的に行針し，刺針後に艾炷灸または棒灸を施す。
- ●**湿熱**：基本穴に三焦兪・陰陵泉・血海を加えて瀉法を施し，数分間行針してから抜針する。
- ●**火毒熾盛**：上記の風熱血熱証で用いた処方に加えて，内庭・郄門・膈兪を加えて瀉法を施し，数分間行針してから抜針する。
- ●**血瘀**：基本穴に血海・膈兪・曲池を加えて瀉法を施し，20分間置針して間欠的に行針する。
- ●**血虚風燥**：上記の風熱血熱証で用いた腧穴に瀉法または平補平瀉法を施し，さらに足三里・三陰交・膈兪を加えて補法を施し，数分間行針してから抜針する。
- ●**肝腎不足**：各穴に平補平瀉法を施し，肝兪・三

陰交・腎兪・太渓を加えて補法を施す。精血不足の場合は，20分間置針をして間欠的に行針する。肝腎陰虚の場合は，数分間行針してから抜針する。

処方解説

皮膚患部を皮膚針で叩く治療，そして付近の腧穴や患部を走行する経絡の郄穴，および関節型の疼痛のある関節付近の腧穴への治療はいずれも病変部に作用し，祛風除邪・活絡消滞などの効果がある。各穴をすばやく抜針すると清熱作用を兼ねる。長く置針し灸を加えると温陽散寒の効果もある。大椎・曲池・外関・合谷にはいずれも祛風解表除邪作用があり，すばやく抜針すると清熱作用を兼ね，灸を加えると散寒の効果もある。血海に瀉法を行いすばやく抜針すると，清熱涼血・化瘀消滞となり，長時間の置針は主として活血化瘀の効果がある。三焦兪は三焦湿熱を清利する。陰陵泉は醒脾清熱利湿の作用がある。内庭は陽明気分の邪熱を清瀉する。郄門は清心涼営である。膈兪に瀉法を行いすばやく抜針すると清熱涼血し，瀉法で長時間の置針をすると，活血化瘀し，補法はすなわち補血養血となる。足三里や三陰交に補法を行って長時間置針をすると，脾胃を強化して気血を生み出し，三陰交に補法を行いすばやく抜針すると，肝腎や脾胃の陰を補益するのに効果的である。肝兪に補法をして長く置針すると肝血を補う。補法をしてすばやく抜針するのは主として肝陰を補益するためである。腎兪と太渓に補法をして置針をすると腎精腎気を補益し，すばやく抜針すると腎陰を補い虚熱を清する。

治療効果

本処方は本病症に効果的である。通常，30〜50回の治療で治癒できる。

症例

患者：劉××，女性，20歳。
初診：1990年9月16日
所見：1年前に右足内側に円形の皮膚損傷ができた。表面には銀白色の鱗屑が幾重にも重なっている。鱗屑を取り除くと薄紅色の半透明の膜があり，さらに薄皮を剝ぐと篩状に出血した。中薬・西洋薬で治療を行ったところ，軽減することもあるが投薬を止めると悪化した。最近はさらに悪化して，皮膚の損傷は広がる一方である。鱗屑も多く，痒みがあり，熱を受けると痒みはさらに強くなる。便秘・小便が赤い，舌質紅絳・舌苔薄黄，脈滑数。
治療経過：上記の風熱血熱証の処方で数回治療したところ，諸症状が消失して，皮膚の損傷も軽減した。10日ほど針治療を中止してから隔日1回で針治療を15回行ったところ，患部の皮膚が正常に戻り治癒した。

注釈

火毒熾盛で壮熱などがある場合，必要に応じて中西両医学のほかの治療方法を併用する必要がある。

22 白斑

白斑は，中国では白癜風・白駁風と呼ばれ，皮膚の色素が脱色して限局性の白色斑が生じる病症である。

病因病機

● 七情内傷・肝気鬱結・気血不暢のうえに，風邪を感受し風邪が皮膚に止まり発症する。
● あるいは風湿の邪が皮膚に止まり，気血が失調して血が皮膚を栄養できず発症する。

弁証

本病症は若年層に好発する。随所に生じるが，顔面・頸・手の甲に特に多くみられ，しばしば左右対称に生じる。白斑の数や大きさはさまざまで，境界が鮮明である。円形・楕円形または不規則な形状をした白色斑で，表面は滑らかで周囲の皮膚と同じように平らであるが周囲の皮膚の色素は深く白斑中央部分に褐色・淡黒色・淡紅色の斑丘疹がある。一般に自覚症状はない。病状が進行するとまれに軽い痒みがある。皮膚の状態は変わらない。

● **肝気鬱結・気血不暢**：抑うつ・怒りっぽい・舌暗あるいは瘀斑・脈弦あるいは渋などの症状がみられる。
● **風湿搏結**：舌苔白滑あるいは白膩などの所見がみられる。

処方・手技

　患部を皮膚針で血が滲まない程度まで叩く。通常3〜5分ほど叩くとよい。さらに，患部を走行する経絡の郄穴・膈兪・外関を加えて平補平瀉法，三陰交を加えて補法を施す。
- 肝気鬱結・気血不暢：上記の施術に肝兪・太衝を加えて平補平瀉法を施す。
- 風湿搏結：上記の施術に陰陵泉・血海を加えて平補平瀉法を施し，いずれも20分間置針して，間欠的に行針する。

処方解説

　患部を皮膚針で叩くと祛風除邪で患部の気血を疏通する。患部を走行する経絡の郄穴はいずれも患部に作用し，活絡消滞や患部の気血を疏通する作用がある。膈兪は活血化瘀の要穴である。外関は上・中・下焦および表裏内外の気機を疏通し，かつ化湿を助ける。三陰交は脾胃を強化して気血を盛んにし，全身を栄養する。太衝は疏肝理気し，また活血消滞の効果がある。肝兪は肝の背部兪穴であり疏肝理気・解鬱活血の効果に優れている。陰陵泉と血海は醒脾化湿に作用し，血海はさらに活血の効果がある。

治療効果

　本処方の本病症に対する効果はまずまずで，60回以上の治療で，白斑は縮小・軽減あるいは消失する。

症例

患者：張××，男性，18歳。
初診：1978年4月6日
所見：右後頸部の足の太陽穴経の走行部位および左手首後側に白斑ができて数年が経つ。表面はすべすべしており，周囲の色素はやや沈着しているが，痛みや痒みはない。最近，白斑が大きくなっている感じがある。数年来，抑うつ・怒りやすい・胸脇脹悶・ときおりため息をつく・身体の各所で刺すような痛みが生じることがある，舌質紫黒，脈細渋などの症状がみられる。
治療経過：上記の肝気鬱滞・気血不暢証に用いる処方で10数回施術したが効果がない。10日以上針治療を中止して，隔日1回，20以上の針治療を行ったところ，患部の色がしだいに濃くなり，正常になって治癒した。

23　円形脱毛症

　円形脱毛症は，頭部に突発的に発生する非炎症性の限局的脱毛であり，中国では斑禿・油風・円形脱髪と呼ばれ，俗に鬼舐頭・鬼剃頭などともいう。

病因病機

　多くが肝腎虧損に起因し，陰血不足・血虚により気に随って皮膚を栄養できなくなり，毛穴が開いたところに虚に乗じて風邪が侵入し，風盛血燥となって頭髪が栄養されず発症する。

弁証

　本病症は突然発症する。患部の頭髪は急速に抜け落ち，円形ないしは不規則な形となる。大きさは爪や硬貨ほどの大きさ，あるいはそれよりも大きくなり，数もさまざまである。重症になると頭髪すべてが抜け落ち，さらに眉毛・髭・腋毛・陰毛まで抜ける。頭のふらつき・目のくらみ・耳鳴り・動悸・腰や膝がだるい，舌質淡，脈細などの症状を伴う。陰虚内熱に偏ると，五心煩熱・潮熱・盗汗，舌質紅・舌苔少，脈細数などの症状がみられる。回復時の患部には新たに髪や毛が生えるが，最初は多くが細くて柔らかく，赤毛か灰白色で，日が経つにつれて硬く黒くなり，健康な頭髪と変わらなくなる。

処方・手技

　脱毛箇所を皮膚針で軽く数分間，皮膚が紅潮するまで叩く。また脱毛箇所の周囲に沿って脱毛箇所の中心に向けて透刺して平補平瀉法を施し，足三里・肝兪・三陰交・腎兪・太渓・膈兪を加えて補法を施す。精血不足で熱象がない場合は，各穴に20分間置針し，間欠的に行針する。陰虚内熱に傾いている場合は，各穴を数分間行針してから抜針する。

処方解説

　皮膚針で脱毛箇所を叩く，あるいは脱毛箇所の周囲から中心にかけての透刺は，祛風除邪し，患部の血液循環を強化して，気血が十分に脱毛部分の皮膚や毛根を潤して，正常な機能を取り戻して毛髪が再生できるようにさせる。足三里と三陰交は脾胃を強

化して気血を盛んにする。三陰交はさらに肝腎を補益する働きに優れ，すばやく抜針すると清熱に効果的である。腎兪と太渓を補法で置針すると腎精腎気を補益して，すばやく抜針すると腎陰を補益して，清降虚熱に作用する。膈兪への補法は補血養血作用があり，すばやく抜針すると血中の虚熱を清す効果がある。

治療効果

本処方は本病症に効果的で，通常，本処方で約30回の治療で治癒できる。

症例

患者：郭××，女性，21歳。
初診：1975年9月24日
所見：数日前から斑状に頭髪が抜け落ちる。脱毛箇所は円形・楕円形あるいは不規則な形をしており，表面はスベスベで，やや光沢がある。数カ月前から動悸・不眠・潮熱・盗汗・頭のふらつき・耳鳴り・腰や膝がだるい，舌質紅・舌苔少，脈細やや数などの症状がある。
治療経過：上記の陰虚内熱証で用いた処方を毎日1回施術した。30数回後，脱毛箇所から頭髪が徐々に生え出し，最初は薄黄色で細かった頭髪も数カ月後には徐々に太く黒い毛に変わっていった。

24 須瘡

須瘡は，中医学の古典文献に記載されている燕窩瘡や羊胡子のことであり，化膿性ブドウ球菌が引き起こす口髭・顎髭部位の慢性毛囊炎である。

病因病機

多くが脾胃の湿熱蘊積により皮膚が上蒸される，または外毒を受けて生じる。

弁証

本病症は主として男性の髭が生えている部位，上唇から顎に多く発症する。最初，粟粒大の丘疹ないしは緑豆大の膿疱ができ，患部の皮膚は赤くなり，中央に貫く髭は簡単に抜ける。膿が出てかさぶたになると融合し，痒み・灼熱感・疼痛が生じる。本病症はかさぶたが剥がれ落ちると治癒する。ただし再発もしやすい。

処方・手技

皮膚損傷部分を避けて，近接する迎香・頬車などの腧穴を選び，合谷・陰陵泉・血海・内庭を加えて瀉法を施し，数分間行針してから抜針する。商陽・隠白・厲兌を加え，点刺して出血させる。

処方解説

腧穴には周囲を治療する作用があり，皮膚患部付近の腧穴は患部の病症を治療し，清熱解毒・祛風除邪に働く。合谷と商陽は手の陽明大腸経の原穴および井穴であり，内庭と厲兌は足の陽明経の滎穴と井穴である。陽明経は口唇周辺を走行しているため，これらの腧穴を使用すると患部に作用し，祛風活絡・清熱解毒にも作用して本病症を治療する。陰陵泉と血海は醒脾と利湿清熱を可能にし，血海はさらに涼血と化瘀消滯の効果がある。

治療効果

本処方は本病症に効果的で，通常，約15回の治療で治癒できる。

症例

患者：薛××，男性，32歳。
初診：1980年10月15日
所見：数カ月前から上唇，顎から口角周辺の髭に丘疹や膿疱が絶え間なく発生し，しばしば融合して，膿液が出ている。かさぶたが取れて治っても再発する。ひどい場合には痒みや痛みがあり，灼熱感を覚えることもある。他の病院で須瘡と診断され，服薬して症状は一度は好転したが薬を止めるとまた悪化した。
治療経過：上記の処方をアレンジして治療したところ，3回目に明らかに好転した。毎日1回，計10数回の治療後，皮膚損傷部はすべてかさぶたになって治癒した。数年後カゼで来院した際に，針治療以降，須瘡は再発していないと報告を受けた。

第4節 肛門の病症

1 肛門陰窩炎

肛門陰窩炎は，直腸陰窩炎ともいう。肛門歯状線上部の直腸陰窩すなわち肛門陰窩，および肛門乳頭部の炎症性病変を指し，中医学では臓毒〔痢疾・血便・肛門周囲膿瘍〕のカテゴリーに属する。

病因病機

極度に刺激の強い食べものの摂取，大量の飲酒あるいは虫積の発作などで，湿熱が体内で発生して腸や肛門に下がる，老齢で体力が低下して陰虚腸燥の状態になる，あるいは長期にわたる下痢で気が損なわれて毒に感染して発症する場合などがある。

弁証

肛門に痛みがあり，排便時に増悪する。排便困難あるいは痒みや灼熱感がある。症状が重くなると，大便に粘液・膿血が付着して膿瘍が生じる。
- **湿熱下注**：小便に熱感があり赤い・大便がすっきり出ない・大便乾結，舌苔黄膩，脈滑数。
- **陰虚燥熱**：大便乾結・潮熱〔消耗熱〕・のどの乾き，舌質紅・舌苔少，脈細数。
- **長期間の下痢で気が損なわれ邪毒を受ける**：舌質淡，脈虚弱無力などの症状がみられる。

処方・手技

【基本穴】長強・大腸兪・上巨虚
- **湿熱下注**：基本穴に陰陵泉・三焦兪を加えて瀉法を施し，数分間行針して抜針する。さらに商陽・厲兌を加え，点刺して出血させる。
- **陰虚腸燥**：基本穴に平補平瀉法を施し，三陰交・太渓を加えて補法を施し，数分間行針したのち抜針する。
- **長期間の下痢で気が損なわれ邪毒を受けている状態**：基本穴に瀉法を施し，数分間行針してから抜針する。さらに足三里・気海を加えて補法を施し，20分間置針しながら間欠的に行針し，霊台を加え，点刺して出血させる。

処方解説

長強は肛門部の兪穴である。経絡の滞りを解消して流れを活発にし，邪毒を除去して腫れや痛みを消失させることで本病症を治療する。大腸兪は大腸の背兪穴，上巨虚は手の陽明経の下合穴で，いずれも肛門部に働きかけ，邪毒を取り除き，停滞をなくして痛みを止める作用がある。すばやく抜針すると清熱瀉火の効果が高まる。陰陵泉は脾の働きを高め，湿や熱に効果がある。三焦兪は三焦の気機を整え，清熱利湿する。商陽・厲兌は清瀉の作用を高め，胃腸の邪熱を除去する。三陰交は肝腎と脾胃の陰を補益する。太渓は腎陰に作用して，陰津を充足させて陰虚による腸燥がもたらす諸症状を改善する。足三里は脾胃の働きを高め，中気を補う。気海は元気を補うのに強力な腧穴で，正気が満たされれば，邪気を取り除きやすくなる。霊台は督脈に属するが，督脈は肛門部を走行していることから，肛門部に働きかけやすく，肛門部の腫毒（化膿性感染）の治療に効果的である。

治療効果

本処方は本病症の治療に対して優れた効果がある。実証に対しては通常は7回，虚証では15回ほどの治療で治癒する。

症例

患者：張〇〇，男性，55歳。

初診：1978年4月22日

所見：20日間以上，肛門に灼熱感と疼痛があり，排便時に強まる。大便はやや乾燥して，排便しにくく，ときおり痒みがある。ここ数日間，大便に粘液と膿血がみられる。某医院で肛門陰窩炎と診断され，西洋薬を服用しているが効果がない。舌苔黄膩，脈滑やや数。

治療経過：上記の湿熱下注証の処方で治療を行った。初回で諸症状が即座に軽減した。治療を3日間中

断したところ，症状が再発した。初診から4日後に最初の処方で治療を1回行ったが，翌日になると症状は明らかに軽減した。毎日1回の治療を5回続けたところ，諸症状は完全に消失して治癒した。

2 裂肛（切れ痔）

裂肛とは，肛門管上皮全層に亀裂が生じ，紡錘形の潰瘍が形成される疾患である。

病因病機

- 多くが陰虚津乏あるいは血熱腸燥により大便が硬くなり，排便時にいきむことで肛門の皮膚に亀裂が生じる。
- 邪毒に感染してしだいに紡錘形潰瘍を形成する。
- 肛門管の痙攣や狭窄によって肛門管が緊張したり，肛門疥癬あるいは肛門陰窩感染に続発することもある。

一般に，便秘は裂肛の発症や再発のおもな原因といわれる。

弁証

本病症は，切石位の6，12時の箇所に好発する。主症状は便秘・周期的な疼痛と出血である。患者は排便時の疼痛を恐れて排便したがらず，便秘が悪化すると裂肛も悪化する悪循環が生じる。便意を催すと肛門が弛緩して疼痛が始まり，排便で糞便が肛門を刺激して切り裂くような激しい痛みを生ずるが，数分後に軽減する。続いて肛門括約筋の痙攣で収縮が起こり，患者は再び激痛を感じる。この痛みは数時間続くが，最終的に括約筋の痙攣が消失して痛みも緩和して行く。排便時に便血が生じる場合，鮮血で，量は多くないが常に糞便の表面に付着している。重症になると排便後少量の出血がみられる。

- **熱血腸燥**：口渇があって水分を多く取る，舌質紅・舌苔黄燥，脈滑数などの症状がみられる。
- **陰虚津乏**：潮熱〔消耗熱〕・のどの乾き，舌質紅・舌苔少，脈細数などの症状がみられる。

処方・手技

【基本穴】長強・大腸兪・上巨虚

- **血熱腸燥**：基本穴に瀉法を施し，さらに血海・膈兪を加えて瀉法，三陰交を加えて補法を施す。各穴に数分間行針してから抜針し，さらに商陽・厲兌を加え，点刺して出血させる。
- **陰虚津乏**：基本穴に平補平瀉法を施し，三陰交・太渓を加えて補法を施し，各穴に数分間行針してから抜針する。

処方解説

長強は肛門近接部にある腧穴で，袪邪解毒・解痙止痛の作用で本病症を治療する。大腸兪は大腸の背兪穴，上巨虚は手の陽明大腸経の下合穴であり，これらの腧穴を用いると，胃腸を整え，熱を清泄して大便が通じるようになり，肛門部の痙攣と疼痛を止める効果がある。血海と膈兪は熱を清泄して血を冷まし，瘀血の停滞による疼痛を抑える効果がある。三陰交は脾胃および肝腎の陰を補益し，陰津を回復させ硬くなった便を排出させやすくする。商陽は手の陽明大腸経の井穴であり，厲兌は足の陽明胃経の井穴だが，清瀉腸熱の働きを強化する。太渓は補益腎陰で，三陰交などの腧穴と併用すると，増水行舟〔水位が上昇すると船が運航しやすくなるように，体内の水分を増やして循環を高める治療法〕的な作用が期待できる。

治療効果

本処方は本病症に対して優れた治療効果がある。一般に，約5回の治療で疼痛などの症状が消失する。症状が再発する場合にも本処方は効果的である。

症例

患者：賈〇〇，男，54歳。
初診：1978年4月11日
所見：数年来の裂肛。中薬・西洋薬で長期間治療を受けたが完治しない。排便時に異常なほどの激痛があり耐え切れない。また，多量の下血が生じるため，下剤を常時服用している。ときおり潮熱〔消耗熱〕，口やのどの乾燥などの症状がみられる。舌質紅・舌苔少，脈細稍数。
治療経過：上述の陰虚津乏証の治療を3回行ったところ，諸症状に改善がみられ，明らかに疼痛が軽減した。毎日1回の治療を10数回行った後，排便時の疼痛などの症状が消失した。さらに針治療後治療を停止した。半年後の追跡調査では，裂肛による

疼痛などの症状は再発していないことがわかった。

注釈

陳旧性の裂肛では，外痔核・肛門管狭窄などの症状がある場合，必要に応じて外科手術なども検討する。

3 痔

痔とは，直腸末端の粘膜下と肛門管皮膚下の静脈叢が拡張・屈曲して形成される柔らかな静脈瘤で，痔瘡・痔核・痔病・痔疾などとも呼ばれる。

病因病機

- 長期間の便秘，排便時のいきみによって起こる。
- 食生活の乱れ・辛いものの食べすぎなどにより，湿熱および燥熱が内生し，大腸に下りて起こる。
- 座ったまま，あるいは立ったまま長時間を過ごす，重い荷物の運搬，激しいスポーツ，妊娠，出産の疲れ，あるいは長期間の下痢，あるいは激しい咳などの原因により，肛門周囲の静脈が切れることで生じる。
- 肛門が切れて日が経つと生じる。
- 内傷七情や外部から風湿燥熱を受けるなどの理由で，肛門や腸の気血のバランスが崩れて，血液が瘀積し，血絡が縦横に交錯して，鬱滞することにより発症する。

弁証

痔瘡は内痔核・外痔核・混合痔などに分けられる。内痔核では初期は痔核が少なく，粘膜は大小さまざまな結節状で柔らかく鮮紅色をしている。排便時に擦れてシャーッと勢いよく出血するか，血がポタポタとしたたり落ちるが，無痛で脱肛もない。痔核はしだいに肥大化すると，排便時に，肛門の外に出るが自然に戻る。重度になると痔核は大きく粘膜も分厚くなり，色もやや灰白色に変わる。排便の際に痔核が肛門から出ると，平臥位や温湿布を使わないと戻らない。脱出した痔核が戻らない場合，嵌頓や感染が原因となって激痛・腫脹・潰爛・壊死などが生じる。内痔核で出血を繰り返す場合，気血不足証になる可能性がある。外痔核は肛門外で皮膚・皮下組織が増生し，徐々に肥大化しながら硬くなり，光沢を帯びるようになる。おもな臨床所見としては，墜脹感と異物感がみられ，通常疼痛はない。炎症が偶発的に発生しても，ときおり疼痛はあるが，出血はない。内痔核・外痔核の症状がともにみられる場合は混合痔と呼ぶ。

- **風邪挟熱**：排便前後のいずれかに鮮血の下血がみられ，勢いよく多量に出る場合もあれば，したたり落ちる場合もある。舌質紅・舌苔薄黄，脈数がみられる。
- **湿熱下注**：痔核の腫痛が比較的重度・下血が汚濁している，舌質紅・舌苔黄膩，脈弦滑あるいは滑数などの症状がみられる。
- **気虚**：痔核が脱出して戻らない・肛門の下墜感・飲食減少・力が出ない・息切れ・懶言〔話すのがおっくうである〕，舌質淡・舌苔白，脈弱無力などの症状がみられる。
- **血虚**：便血の色が薄い・頭のふらつき・動悸・顔色に艶がない・口唇や爪の色が薄い，脈細などの症状がみられる。
- **燥熱実証**：肛門部の腫脹や疼痛・便秘・腹部の膨満感があり触ると疼痛がある・口渇があって水を飲みたがる，舌質紅・舌苔黄燥，脈数で力強いなどの症状がみられる。
- **血虚腸燥**：大便がすっきり出ない・腹満があるが触っても嫌がらない・動悸・頭のふらつき，舌質淡・舌苔薄，脈細無力などの症状がみられる。
- **陰虚腸燥**：大便がすっきりしない・潮熱〔消耗熱〕・盗汗，舌質紅・舌苔少，脈細数などの症状がみられる。

処方・手技

【基本穴】長強・白環兪・承山

- **風邪挟熱**：基本穴に合谷・血海を加えて瀉法を施し，数分間行針ののち抜針する。
- **湿熱下注**：基本穴に三焦兪・陰陵泉・内庭を加えてそれぞれ瀉法を施し，数分間行針ののち抜針する。
- **気虚**：基本穴に平補平瀉法を施し，さらに百会・気海・足三里を加えて補法を施し，20分間置針して間欠的に行針する。
- **血虚**：基本穴に平補平瀉法を施し，さらに三陰交・膈兪を加えて補法を施し，各穴に20分間置針して間欠的に行針する。血虚腸燥には，さらに

天枢・大腸兪・上巨虚を加えて平補平瀉法を施し，数分間行針して抜針する。
- ●気血両虚：上述の気虚と血虚証を治療する処方を合わせて用いる。
- ●燥熱実証：基本穴に天枢・大腸兪・上巨虚を加えて瀉法を施し，数分間行針を続けて抜針し，さらに商陽と厲兌を加え，点刺して出血させる。
- ●陰虚腸燥：基本穴に天枢・大腸兪・上巨虚を加えて平補平瀉法を施し，さらに三陰交と太渓を加えて補法を施し，各穴に数分間行針してから抜針する。

処方解説

長強・白環兪は患部に近接する腧穴でともに肛門部に作用し，活絡散瘀・消腫止痛により本病症を治療する。承山は足の太陽穴膀胱経の腧穴で，その経別がふくらはぎから膝の裏に至り肛門に入ることから，経験的に肛門疾患の治療穴としてよく用いられる。各穴からすばやく抜針すると清熱の効果も兼ねる。合谷は手の陽明大腸経の原穴で肛門に作用し，かつ祛風清熱の効果がある。血海は清熱涼血・活血・化瘀消滞する。三焦兪は三焦の湿熱を清利する。陰陵泉は醒脾・利湿清熱する。内庭は脾胃の湿熱を清瀉する。百会は昇陽益気する。気海は元気をよく補う。足三里は脾胃を強化して中気を補う。三陰交を補法で長時間置針すると，脾胃の働きを促進して，肝腎の精血を補益する。補法を施してすばやく抜針するのは，肝腎および脾胃の陰の補益が主たる目的である。膈兪は補血養血する。天枢は大腸の募穴，大腸兪は大腸の背兪穴，上巨虚は手の陽明大腸経の下合穴であり，いずれも大腸や肛門に作用して，腸熱を清して便秘を軽減させる。商陽・厲兌は陽明胃経の邪熱を清瀉する作用がある。太渓は腎陰を補益して虚火を鎮める。

治療効果

本処方は本病症に対して効果的で，腫痛・下血・便秘などの症状をすばやく寛解させる。痔疾患の初期であれば本処方で約30回治療すると全快する。重症の場合，完治は難しく再発も懸念される。再発した場合にも本処方は効果がある。

4 脱肛

脱肛とは，直腸粘膜，直腸壁全層またはS字結腸が下部移動して，肛門から外に脱出する一種の病症である。

病因病機

長期の下痢・女性の多産・児童の先天不足などが原因となり，気血不足・気虚下陥で固摂ができなくなり発症する。また便秘や痔核などの疾患で湿熱が直腸に鬱し，局所の腫脹やしぶり腹が生じ，排便時にいきみすぎた結果，発症する。

弁証

早期の場合は排便時に直腸の粘膜が脱出するが，排便後に自然に戻る。病状が進行すると，咳・歩行・力を入れてしゃがむなどの動作で脱出して容易に戻らなくなり，手を使ったり横になって休息すると元に戻せる。乾燥した便のときは粘膜が擦れて少量の出血があり，戻らない場合は粘膜下が充血して水腫ないしはびらんが生じ，血性粘液が流れることもある。また肛門の周囲の皮膚を刺激するため痒みが生じ，患者は排便で残便感・不快感がある。さらに下腹部が痛み，ときおり腰から鼠径部にかけてだるく，脹満感を覚える。上記の症状に加えて顔色萎黄か蒼白になる・精神疲労・力が出ない・頭のふらつき・動悸・息切れ・懶言，舌質淡・舌苔白，脈弱で無力といった所見がみられる場合，虚証に属する。下痢疾患の急性期や痔瘡の炎症時にみられ，排便前から肛門が下がっている自覚があり，急に便意をもよおし，力の限りいきんだ結果直腸が下がり，局所の紅腫・灼熱感・痒み，舌苔黄膩，脈滑数などの症状を伴う場合は実証に属する。

処方・手技

【基本穴】長強・白環兪・大腸兪・承山

虚証の場合は基本穴に平補平瀉法を施し，百会・気海・足三里を加えて補法を施し，20～30分間置針をして間欠的に行針する。実証の場合は基本穴に曲池・上巨虚・陰陵泉を加えて瀉法を施し，数分間行針してから抜針する。

処方解説

長強・白環兪は肛門近くに位置し，肛門に作用して活絡祛邪し，肛門括約筋の働きを調整・強化して本病症を治療する。大腸兪も肛門付近にあり，かつ大腸の背兪穴である。そのため肛門に作用して痔核に効果的である。承山も経験的に肛門疾患の治療によく用いられる腧穴である。百会は益気回陽し，引き上げたり，まとめ上げるといった働きがある。気虚下陥証に用いると非常によい。気海は全身の気を補い，回陽固脱の作用がある。足三里は脾胃を強化して中気を補う。曲池は手の陽明大腸経の合穴で，大腸の気機を疏通して大腸の邪熱を清瀉する。上巨虚は大腸の下合穴で，胃腸を疏通して，清熱化湿し，大便を通じさせる作用がある。陰陵泉は醒脾・清熱利湿の作用がある。

治療効果

本処方は本病症に対して優れた治療効果がある。実証の場合は約5回，虚証は30〜50回の治療で治癒する。

症例

患者：張××，男性，56歳。
初診：1978年8月29日
所見：脱肛して数年になるが，ここ数カ月間悪化している。毎回排便後，脱肛が自然には戻らず，咳や力を使う動作をしても脱肛する。必ず手で戻すか，横になって休息しなければ戻らない。顔色萎黄・痩せ・息切れ・自汗・頭のふらつき・動悸・倦怠感・力が出ない，舌質淡・舌苔白，脈弱無力。
治療経過：上記の虚証の治療を10数回行ったところ，脱出物は自然に戻るようになり，ほかの症状も軽減した。30数回後，排便時にいきんでも脱肛しなくなり，ほかの症状も消失した。そのまま40数回治療したが，諸症状は消失して脱肛は再発していない。半年後，追跡調査をしたが，再発していなかった。

5 肛門瘙痒

肛門瘙痒とは，肛門の瘙痒を主訴とする病症である。

病因病機

肛門瘙痒とは，湿熱下注で肛門の皮膚を阻んで生じる。痔核・痔ろう・直腸ポリープの粘液分泌などによる場合や蟯虫による場合もある。

弁証

肛門周辺の一定範囲に痒みが生じる。痒みは間隔を置いて生じるが夜間は特に激しい。摩擦や湿り気でも突然痒くなる。原発性の皮膚の損傷がないか検査する。また肛門周囲の皮膚を長期間搔抓しているうちに皮膚が肥厚して苔癬様に硬化する。

処方・手技

【基本穴】長強・白環兪・大腸兪・承山・百虫窩穴

湿熱が顕著な場合は，基本穴に三焦兪と陰陵泉を加え瀉法を施し，数分間行針してから抜針する。熱が盛んな場合は，さらに商陽・厲兌を加え，点刺して出血させる。

処方解説

長強・白環兪・大腸兪・承山はいずれも肛門に作用して祛風除邪し，痒みを止める作用があり，すばやく抜針すると清熱の作用が高まる。百虫窩穴は祛風化湿し，痒みを止める要穴で，さらに駆虫作用がある。三焦兪は三焦の湿熱を清利する。陰陵泉は醒脾・清熱利湿する。商陽・厲兌は胃腸の邪熱を清瀉する作用を強化する。

治療効果

本処方は本病症に対して優れた治療効果がある。一般に，刺針後瘙痒はすぐに寛解し，約5回の治療で治癒する。症状が再発した場合にも本処方は効果的である。

症例

患者：張××，男性，19歳。

初診：1978 年 8 月 23 日
所見：肛門が痒い日が続き，検査をしたが，特に異常はなかった。大便がすっきり出ない・小便黄赤色，舌苔黄膩。
治療経過：湿熱下注証に属するとして，上記の処方を用いたところ，痒みが軽減した。毎日 1 回，計 5 回の治療で痒みは止まり，ほかの症状も消失して治癒した。

6 肛門周囲膿瘍

　肛門周囲膿瘍とは，肛門直腸周辺間隙内に発生する急性化膿性疾患である。

病因病機

- 油分の多い食べものや甘い食べものを好み，湿熱が内生して大腸に下注し，肛門周囲に薀積して起こる。
- 肛門が破損して毒に感染して気血凝滞が生じて起こる。
- 肺脾虚弱や腎虚によって「水を主る」ことができなくなり，水液の代謝が失調して，湿が集まり熱を生じ，湿熱が下注して発症する。

弁証

　肛門周囲の腫脹・疼痛を主訴とする。
- 実証：局所に限局性の腫れ物ができ，赤く灼熱痛がある。5〜7 日で膿になり，全身の不調・寒熱往来・便秘・小便が赤い，舌苔黄膩，脈弦滑数。膿が潰れるとクリーム色ないしは黄色で混濁した膿液が出て悪臭がする。瘡口は突起して硬い。
- 虚証：局所にできた限局性の腫れ物は平坦で，皮膚が暗赤色かまたは赤くなく，痛みの程度は軽く，局所の発熱はない。全身の発熱はないかあっても微熱程度。
- 肺気虚：息切れ・懶言・力のない咳，舌質淡・舌苔白，脈弱無力。
- 肺陰虚：咳・喀血・潮熱・盗汗，舌質紅・舌苔少。
- 脾虚：食が進まない・腹部の膨満感・薄い泥状便，舌質淡・舌苔白・歯痕，脈緩。
- 腎虚：腰や下半身がだるい・耳鳴り・難聴。陽虚傾向の場合は四肢の冷えがみられる。舌体は胖嫩，舌質淡・舌苔白。陰虚傾向は潮熱・盗汗，舌質紅・舌苔少などの症状がみられる。

　虚証の場合は 10〜20 日で膿になる。

処方・手技

【基本穴】長強・白環兪・大腸兪・承山・上巨虚・陰陵泉・血海・霊台
　各穴に瀉法を施す。
- 悪寒発熱が顕著：基本穴に大椎・曲池を加えて瀉法を施し，数分間行針後に抜針する。
- 肺虚：基本穴に肺兪・中府を加えて補法を施す。気虚のものは，20 分間置針して間欠的に行針する。陰虚のものは，数分間行針してから抜針する。
- 脾虚：基本穴に脾兪・足三里を加えて補法を施し，いずれも 20 分間置針をして間欠的に行針する。
- 腎虚：基本穴に腎兪・太渓を加えて補法を施し，陽虚のものは，各穴に 20 分置針する。陰虚のものには各穴を数分間行針してから抜針する。

処方解説

　長強・白環兪・大腸兪は肛門付近の腧穴，また大腸兪は大腸の背兪穴であり，肛門周辺に作用して，祛邪解毒・消腫止痛などの働きがある。承山もまた肛門周辺の疾患を治療する要穴である。上巨虚は大腸の下合穴として肛門周囲の疾患に有効であり，また結滞を通すことができ，清熱利湿により邪を下から出す。陰陵泉と血海は醒脾利湿の作用がある。血海はさらに活血化瘀と消滞散結の作用があり，すばやく抜針すると清熱・涼血解毒の働きをする。霊台は癰疽の腫毒を治療する経験的要穴である。大椎は諸陽の会穴，曲池は手の陽明経の合穴で，これら 2 つの腧穴は清熱解毒・瀉火退熱によい。肺兪と中府は兪募配穴であり，長時間の置針は肺気を補益して，すばやく抜針すると肺陰を補益する。脾兪と足三里は脾胃を強化し，運化を促進して気血を生化する。腎兪と太渓への補法そして長時間の置針は腎の精気を補益して，すばやく抜針すると，腎陰を補って虚熱を清める作用がある。

治療効果

　本処方は本病症に対して効果的であり，膿がなければ 10 回ほどの治療で症状が消えて治癒する。化膿している場合あるいは膿が潰れている場合は，癒

合を早めることができる。

症例

患者：呉××，女性，62歳。
初診：1978年9月14日
所見：肛門の左側に腫れ物が1つできた。赤く腫れて灼熱痛がある。限局的に盛り上がり，悪寒・発熱が交互に訪れる。西洋薬を2日間服用して寒熱は治まったが，ほかの症状に変化がない。便が硬く，排便困難で，便通時の痛みが我慢できないほどである。尿量減少して赤い，舌苔黄膩，脈弦滑やや数。
治療経過：上記の湿熱証の処方〔実証〕で1回治療を行ったところ，便通が順調になり，腫痛も軽減した。毎日1回，合計9回の針治療を行い，腫れ物およびそのほかの症状は消失して治癒した。

注釈

①本病症は，膿が生じやすく膿疱も潰れやすい。膿疱が潰れた後も自然に収斂しにくく，瘻孔となる可能性がある。したがって，できる限り中西両医学の治療方法を併用して治療に当たらなければならない。とりわけ，悪寒・発熱などの症状があり重症な場合は，中薬・西洋薬を併用して治療すること。

②すでに膿が生じている場合は，膿の発生箇所，深浅および病状の進行に応じて切開法・瘻孔切開法を一度実施するか，数回に分けて手術を行う。手術の切開口は放射状とし，十分な長さを取って排膿し，瘻管が発生しないように処置すること。

第5節 急性腹症

1 急性虫垂炎

急性虫垂炎は，腸管に発生する癰腫で，中医では腸癰と呼ばれ，急性虫垂炎およびその合併症に相当する。

病因病機

- 寒温不適により六淫の邪を外感して，気機が滞り，大腸の気血が瘀滞して生じる。
- 食生活の乱れにより，湿熱あるいは痰熱が内蘊し，腸管の気血が失調して瘀となり癰を形成する。
- 食後，転倒して負傷したりむやみに動いたため，気滞血瘀となり熱が化して癰を生じる。
- 情志失調によって肝気が鬱結し，脾の運化機能を招き，気血痰瘀となり阻滞して発症する。

弁証

本病症は最初，臍の周囲ないし上腹部に疼痛があり，数時間から数日して，疼痛は右の下腹部に移る。疼痛は多くが最初軽く周期的だが，しだいに痛みが増して持続的になり，間隔も短くなる。疼痛で右の寛骨関節が屈曲した状態になり，跛行をする患者もいる。右下腹部の天枢付近のマックバーネー点に圧痛がみられる。発症から1～2日後，患部に反跳圧痛が出現する。重症だと腹筋が緊張する。腹筋全体が緊張しているときは膿瘍が潰れていることが多い。発病中期に右下腹部を深く押えると腫塊に触れ多くの患者に悪心・嘔吐・食欲減退がみられる。初期には軽度の発熱があり，発熱は日に日に顕著となる。

- **気滞血瘀**：初期に多く，腹痛は周期的に生じるか，持続的に痛んだり発作の間隔が短くなる。圧痛は比較的軽く，反跳痛はない。右下腹部の腹筋の緊張が不明瞭で発熱も比較的軽微である。大便乾結・小便がやや黄色い，舌苔白厚膩，脈弦滑またはやや数。
- **蘊熱**：膿の生成期の症状で持続性の疼痛が徐々に激しくなり，右下腹部に明らかな圧痛があって押えられるのを嫌がり，圧痛の範囲はしだいに大きくなって反跳痛が顕著になる。ただし右下腹部のみ腹筋の緊張が強くなり，右下腹部に腫塊が触診できる。壮熱が下がらない・納呆・悪心嘔吐・便秘・下痢・尿量減少して赤い，舌苔黄膩，脈洪数または滑数。
- **毒熱壅盛**：多くは膿疱が潰れる時期にみられ，腹部全体の圧痛・押えられるのを嫌がる・反跳痛・持続的な高熱・ときに譫語・痞，満，燥，実といった腸結腑実証が出現しやすい。肌膚甲錯〔さめはだ〕・両目が落ちくぼむ・口腔や口唇の乾燥，舌苔黄燥，脈細数の場合は，熱盛傷陰の証である。精神疲労・四肢逆冷・自汗，舌質淡・舌苔薄白，脈沈細といった所見があれば，陰損及陽の現れである。

処方・手技

【基本穴】天枢・上巨虚・闌尾穴・血海・霊台

発熱がある場合は大椎，曲池，便秘には支溝・大腸兪，吐き気には中脘・内関，毒熱壅盛証には膈兪・曲沢，湿熱が盛んな場合は三焦兪・陰陵泉を加えて，各穴に瀉法を施し，数分間行針してから抜針する。その後，商陽・厲兌を加え，点刺して出血させる。

熱盛傷陰には，三陰交・太渓を加えて補法を施し，数分間行針してから抜針する。陰の損傷が陽に及んだ場合は，脾兪・胃兪・命門・腎兪・足三里・気海・関元を加えて補法を施し，30分間置針して，間欠的に行針する。その後，四肢が温まり汗が止まるまで艾炷灸あるいは棒灸を施し，再度弁証して上記の処方にて治療する。

処方解説

天枢は大腸の募穴，上巨虚は手の陽明大腸経の下合穴であり，これらを選択すると大腸の気機を調整し，清熱導滞・通便散結の作用がある。闌尾穴は腸癰の経験穴である。血海は清熱・涼血解毒・活血・化瘀散結の作用がある。霊台は清熱解毒・消腫散結

の作用があり，一切の癰腫を治療する経験穴である。大椎は諸陽の会として諸経の邪熱を清瀉し，高熱には特に効果がある。曲池は手の陽明大腸経の合穴であり，腸熱を清瀉し，気分・血分の邪熱に対して用いる。支溝は三焦の邪熱を清瀉し，三焦の気機を疏調し，便通を瀉下する。上巨虚は胃腸の邪熱を清瀉し便通をつける。中脘・内関は和胃降逆止嘔に働く。膈兪もまた清熱涼血・化瘀散結の作用がある。曲沢は清心涼営の働きがあり，癰腫の消散を助ける。三焦兪・陰陵泉は清熱利湿作用が比較的高い。商陽・厲兌は胃腸および陽明の邪熱を清瀉する作用を強化する。三陰交は肝腎および脾胃の陰を補益する。太渓は腎陰を補益する。脾兪・胃兪・足三里は健脾益気・温補中陽の作用がある。命門と腎兪は温腎壮陽に働く。気海・関元は元気を補益し，回陽救逆（亡陽証の治療）の働きがある。

治療効果

本処方は本病症に対して効果がある。初期の場合は針治療後，腹痛がただちに軽減，ないしは消失する。約7回の治療で完治する。

症例

患者：宋××，男性，40歳。
初診：1977年5月3日
所見：上腹部の激痛から数時間後，痛みが右下腹部のマックバーネー点周辺に転移した。痛みは持続的で，ときどき発作的に増悪する。患部に圧痛があり，腹筋に軽度の緊張がみられ，わずかな反跳痛も認められる。体温37.6度。食欲なし・軽度の悪心・大便乾結・小便がやや黄色い，舌苔膩やや黄，脈弦滑やや数。
治療経過：腸癰の初期であり，上記の処方を取り急ぎ用いた。針治療後に痛みはただちに軽減し，悪心が止まった。数時間後，便通があり，体温が正常に戻った。毎日2回，合計12回の針治療で腹痛および他の症状すべてが消失して治癒した。数日後に確認したところ，再発はしていなかった。

注釈

針治療と平行して，厳密に観察をする。針治療後1～2日経過しても症状が好転しない場合，ただちに中西両医学のほかの治療法などを併用しなければならない。必要に応じて手術を行う。

2 急性イレウス

急性イレウスは，中医学文献にある腸結などに近く，腸内の内容物が正常に腸管から出られない状態を主訴とする。

病因病機

不規則な食生活・過労・寒邪凝滞・湿邪中阻・熱邪鬱閉・瘀血留滞・燥屎内結などにより腸管の気機が滞り，疏通に支障を来して八方塞がりとなり発症する。西洋医学では，本病症は蛔虫・食物・糞便・結石・重積・狭窄性疾患・腹腔ないし腸壁の腫瘍や神経機能の失調によって生じる腸の麻痺・痙攣などで発症すると考えられている。

弁証

本病症は間隔を空けて生じる激しい腹痛・嘔吐・腹脹・便秘・ガスが出ないなどを主症状とする。腹部に膨張した腸の捻転・腸の蠕動音がする。触診すると痛みのある箇所に腫塊があり，叩くと鼓音がし，腸の鳴る高い音も聞き取れるが，麻痺性の急性イレウスでは腸鳴音が完全に消失する。レントゲンで診断する。立位時に液面像を見ることができる。

●**気滞**：早期より単純性機械性イレウスと早期麻痺性イレウスがみられる。腹痛（周期的あるいは持続的な脹痛）・腹脹・悪心嘔吐・排便および放屁がない・腸鳴の亢進あるいは消失，舌苔薄白あるいは膩，脈弦などの症状がみられる。

●**瘀結**：早期より絞扼性イレウスと，腸管の血行障害によるそのほかの急性イレウスがみられる。激しい腹痛がみられ，腹部に腸の形がわかり，やや膨張し，はっきりとした固定痛・反跳痛と軽度の腹筋の緊張があり，腫塊に触れる。腸鳴は亢進し，水音や金属音がする。大便や放屁はない・嘔吐・胸悶・息切れ・発熱などの症状を伴い，小便黄赤色，舌質紅あるいは絳紫・舌苔黄膩，脈洪数あるいは弦数などの症状がみられる。

●**疽結**：後期になると絞扼性イレウス・腸壊死がみられ，びまん性腹膜炎によるそのほかのイレウスや中毒性腸麻痺などがある。上腹部の脹痛・痞満，腹部の圧痛・反跳痛と腹筋の緊張，腸鳴は減弱あ

るいは消失，激しい嘔吐，肛門から血の混じった液体を排出する，発熱，煩躁，口舌の乾燥，舌苔厚膩，脈沈細あるいは数などの症状がみられる。

処方・手技

【基本穴】天枢・大腸兪・上巨虚・下巨虚・支溝・内関

各穴に瀉法を行う。
- 気滞：基本穴に20分間置針をして間欠的に行針する。
- 瘀結：基本穴に血海・膈兪・三陰交を加えて瀉法を施し，数分間行針してから抜針し，商陽・厲兌を加え，点刺して出血させる。発熱がある場合には，大椎・曲池を加えて瀉法を施し，数分間行針してから抜針する。
- 疽結：上記の瘀結証の処方に霊台を加えて瀉法を施し，数分間行針してから抜針し，曲沢を加え，点刺して出血させる。

処方解説

　天枢と大腸兪は大腸の募穴と背部兪穴であり，上巨虚は手の陽明大腸経の下合穴である。下巨虚は手の太陽穴小腸経の下合穴で，各穴を同時に使うと大腸と小腸の気機を調整して，通便・行滞・散結する。支溝は三焦の気機を疏通して，便が通り停滞していたガスが出るようになる。内関は寛胸理気・和胃降逆に作用する。各穴からすばやく抜針すると清熱の作用を兼ねる。血海・膈兪・三陰交は活血・化瘀散結と清熱涼血による解毒作用がある。商陽と厲兌は手足の陽明経の井穴で，陽明経および胃腸の邪熱を清瀉する作用がある。大椎は諸陽の会穴で，清熱瀉火により熱を下げる効果がある。陽明経は多気多血の経絡で，手の陽明大腸経の合穴である曲池は，大腸および気分・血分の熱毒を清瀉する。霊台は一切の癰疽腫毒を治療する経験穴である。曲沢は清心・涼営解毒し，癰疽に対して効果がある。

治療効果

　本処方は本病症に対して顕著な効果がある。患者によっては本処方による治療後，数時間で梗塞が解かれる。そのほかの患者でも本方を用いることで梗塞の解除を助けることができ，本病症の寛解・治癒に有益である。

症例

患者：李××，女性，24歳。
初診：1977年9月7日
所見：持続性の腹痛が1日以上続き，中薬・西洋薬を服用したが効果がなかった。痛みは徐々に重くなり，悪心・嘔吐・便秘・ガスが出ない・腹部が脹満している感じがする・腹部を見ると腸の蠕動波が確認でき，軽い圧痛と反跳圧痛がある。小便がやや黄色い，舌質紅・舌苔黄膩，脈滑やや数。体温38.1度。腹筋の緊張はさほどひどくない。
治療経過：上記の瘀結証の処方で治療したところ，痛みはただちに軽減してガスが出た。5時間後に再度針治療を行うと排便があり，腹痛およびその他症状も消失して治癒した。

注釈

①必要に応じて中西両医学の薬を併用してもよい。
②針治療や投薬で効果がないときは，手術を検討しなければならない。

3 胆道蛔虫・胆石症

　胆道蛔虫は蛔虫が胆道に入り込むことで生じる急性腹症で，胆石症は結石が胆道を塞ぐことで生じる病症である。

病因病機

- 胆道蛔虫の病因病機は，臓寒胃熱・臓腑機能の乱れ・蛔虫の逆行により，気機が塞がれて起こる。
- 胆石症は怒りや悩みおよび食生活の乱れなどが原因となって脾の運化を主る機能が低下し，湿濁内生に加えて肝鬱化熱・湿熱蘊結の状態が長期間続いて発症する。

弁証

胆道蛔虫

　上腹部のみぞおちに突然締め付けられるような痛みが生じる。えぐられるような，張り裂けるような痛みがあり，強烈な痛みのあまり叫び声を上げることもある。みぞおち下の右側深部に圧痛がある。通

常，腹筋の緊張はないが，悪心と嘔吐を伴う。蛔虫が胆道から出ると疼痛は突如和らぐが，発作は繰り返し生じる。蛔虫の全身が胆嚢に入り込むと疼痛は持続性の脹痛となり，蛔虫が胆道を塞ぐと胆汁などの排出や細菌の流入に影響を与える。閉塞性黄疸あるいは胆嚢炎などを合併して，寒戦や高熱などが生じる。本病症は蛔虫の既往歴があり，ときに顔面に虫斑がみられる。多くは舌苔白膩，脈弦緊ないしは伏。化熱の後で熱象が顕著な場合は，口苦・のどの乾き，舌苔黄膩，脈多くは弦滑で数などの症状がみられる。顕微鏡で便に蛔虫の卵が確認できる。

胆石症

急激に発症する。上腹部および右脇に締め付けられるような痛みが生じ，右背部に放散痛がある。激痛で寝床でのた打ち回り，冷や汗が大量に流れる。悪心・嘔吐を伴う。レントゲン，胆嚢造影またはエコー検査で結石の存在を確認できる。気滞証では，げっぷ・ため息・食少・腹脹，舌質淡・舌苔薄白，脈弦などの症状がみられる。

● 湿熱：多くが発熱あるいは寒熱往来・口苦・のどの乾き・眼や体がミカンのように黄色い・小便が黄色い・便秘・便がすっきり出ない・脇腹の圧痛・腹筋の緊張，舌質紅・舌苔黄膩，脈弦滑または弦数などの症状がみられる。

● 火毒：激痛が続き治まらない・痛みが腹部全体に拡がる・腹筋の緊張・圧痛・押すと嫌がる・高熱あるいは寒戦を伴う高熱・黄疸・口唇の乾燥・便秘・小便が赤い・皮膚に瘀斑・鼻や歯茎からの出血・昏倒・譫語，舌質紅絳・舌苔厚黄糙，脈弦滑数などの症状がみられる。

胆道蛔虫と胆石症は激痛の際，いずれも冷や汗が大量に流れて，四肢厥冷になる。

処方・手技

【基本穴】日月・胆嚢穴・陽陵泉・内関・足三里

胆道蛔虫

基本穴に百虫窩穴・迎香から四白への透刺を加えて瀉法を施し，痛みが寛解するまで数分間行針する。熱象に対しては，大敦・足竅陰を加え，点刺して出血させる。

胆石症

基本穴に瀉法を施し，痛みが和らぐまで行針する。

● 湿熱：基本穴に三焦兪・陰陵泉・俠渓を加えて瀉法を施す。

● 火毒：基本穴に血海・膈兪・曲沢を加えて瀉法を施す。発熱がある場合は，大椎・外関を加えて瀉法を施し，便秘には，上巨虚を加えて瀉法を施し，数分間行針してから抜針し，大敦・足竅陰・厲兌を加え，点刺して出血させる。昏倒・譫語がある場合は，十二井穴・十宣穴を加え，点刺して出血させ，さらに水溝・湧泉を加えて瀉法を施し，患者の意識が回復するまで行針を続ける。大量の冷や汗が出る・四肢厥冷などには，神闕・気海・関元を加えて艾炷灸を施す。

処方解説

日月は胆経の募穴，陽陵泉は足の少陽胆経の合穴，胆嚢穴は胆嚢疾患の経験穴であり，各穴を合わせて用いれば，胆気を疏調でき，胆道蛔虫・胆石症，そのほかの胆嚢・胆道疾患に効果がある。内関・足三里はいずれも理気和胃・降逆止嘔ができる。各穴に瀉法を施しすばやく抜針すると清熱の効果が得られる。安蛔駆虫のために百虫窩穴・迎香から四白への透刺をする。太敦・足竅陰は肝胆の湿熱を清瀉し，また疏肝理気止痛の作用がある。三焦兪・陰陵泉・俠渓を組み合わせると，湿熱の清瀉作用が増強する。血海・膈兪は清熱涼血解毒する。曲沢は清心涼営解毒する。大椎・外関は宣陽瀉火・解毒退熱をし，外関には少陽経の経気を疏調する。上巨虚・厲兌は陽明胃腸の邪熱を清瀉し，上巨虚は便秘を通す作用に優れている。十二井穴・十宣穴・水溝・湧泉は開竅醒神をし，十二井穴・十宣穴は清熱瀉火解毒に優れる。神闕・気海・関元は益気回陽固脱の効果がある。

治療効果

本処方は本病症に対して一定の治療効果がある。行針後，ただちに疼痛が軽減ないしは消失する。胆道蛔虫の場合は，約5回の治療で治癒する。胆石症は約10回の治療で全症状が消失する。ただし，胆道蛔虫に効果がない場合もある。胆石が比較的大きいと，胆石が排除できず再発することがある。

症例1

患者：張××，女性，18歳。
初診：1977年10月8日
所見：まず腹痛が生じ，蛔虫1匹を吐き出した。数時間後，みぞおちの右側に鋭い激痛が走った。痛みは間隔を置いて生じるが，患者は痛さのあまり

暴れ回って泣き叫び，大汗をかく。発作が落ち着くと平常の状態に戻る。みぞおちの右側の深部に圧痛があるが，腹筋の緊張はない。舌苔白膩，脈弦緊。

治療経過：胆道蛔虫と診断して，上記の処方を適用した。行針して数分後，痛みは止まった。数時間後，また痛みが起きたので針治療を行ったところ，痛みはたちまち消失した。当日の晩に便から数匹の蛔虫が認められた。その後，痛みは再発していない。

症例2

患者：宋××，女性，56歳。
初診：1978年11月20日
所見：胆石症の既往があり，発作を繰り返している。昨日からまた痛み出し，右の上腹部に間隔を置いて締め付けられるような疼痛があり，痛みは右背部に向けて放散する。患部の腹筋は緊張して圧痛が認められる。悪心・嘔吐・口苦・のどの乾き・寒熱往来・便秘・小便が赤い，舌苔黄膩，脈弦やや数。
治療経過：胆石症と診断して，上記の湿熱証の処方で治療したところ，激痛がただちに止まった。数時間後，わずかに痛むが，そのほかの症状に変化はなかった。そこで同処方でもう1回治療すると，翌日には悪寒・発熱は消失し，痛みは再発せず，そのほかの症状も軽減した。10数回の針治療を行ったところ，諸症状が消失したので治療を中止した。数カ月後に用事で患者に会ったときに，針治療を止めてから胆石症の疼痛および諸症状はないと聞かされた。

注釈

胆道蛔虫と胆石症に対して，刺針は止痛効果にたいへん優れている。刺針治療を行うときにはきちんと観察し，必要なときには薬物治療も行うべきである。刺針・薬物治療で効果のない場合は，手術治療も検討しなければならない。

4 泌尿器系結石

泌尿器系結石には，腎結石・輸尿管結石・膀胱結石および尿道結石がある。中医の石淋・砂淋・血淋のカテゴリーに属する。

病因病機

腎虚で気化不利となると，湿熱が下焦に蓄積し，尿液が煎熬されて砂石になる。小さなものは砂淋，大きなものは石淋と呼ばれる。邪熱や砂石が血絡を損傷すれば，血淋になる。結石が阻塞して気機不暢となれば疼痛などの症状が出現する。

弁証

腰部あるいは側腹部の締め付けるような強烈な痛みと，外陰部や大腿への放散痛を主訴とする。疼痛時は顔面蒼白・悪心・嘔吐・冷や汗などの症状がみられる。痛みの後には血尿が出る。腎臓の位置する部位に叩打痛があれば，腎盂および輸尿管結石を示す。排尿が突然中断しても体位を変えると再び排尿ができる場合は，膀胱結石である。尿道結石であれば陰部から肛門にかけて触診すると硬い塊と痛みが認められる。レントゲン検査で95％以上の結石が確認できる。

- ●**湿熱下注**：尿に砂が混じる・排尿困難・尿道の圧迫痛・下腹部がひきつる，舌質紅・舌苔薄あるいは黄膩，脈弦あるいは弦数。
- ●**気虚**：慢性化して砂石が排出されず，顔色に艶がない・精神疲労・少気・力が出ない，舌質淡・歯痕などの所見がある。
- ●**陰虚内熱**：腰や膝がだるく鈍痛がある・手足心熱，舌質紅・舌苔少，脈細数。

処方・手技

【基本穴】中極・膀胱兪・横骨・八髎穴

- ●**湿熱下注**：基本穴に陰陵泉と三焦兪を加えて瀉法を施し，数分間行針してから抜針する。
- ●**気虚**：基本穴に瀉法あるいは平補平瀉法を施し，さらに気海・関元・足三里を加えて補法を施し，20分間置針をして，間欠的に行針する。
- ●**陰虚**：基本穴に瀉法あるいは平補平瀉法を施し，さらに腎兪・太渓・三陰交を加えて補法を施し，数分間行針してから抜針する。

血尿には，さらに血海と膈兪を加えて平補平瀉法を施し，数分間行針してから抜針する。

処方解説

中極は膀胱の募穴，膀胱兪は膀胱経の背部兪穴である。横骨・八髎穴はいずれも膀胱付近の腧穴で，各穴の協調作用により，膀胱の気機を疏通し，その気化機能を回復させて排尿により砂石の排出に有利に働く。いずれもすばやく抜針すると清熱の効果がある。陰陵泉は醒脾・清熱利湿の作用がある。三焦兪は三焦の気機を疏通して，清熱利湿の効果がある。気海と関元は元気を補益する。足三里は脾胃を強化して中気を補う。腎兪と太渓は腎陰を補益する。三陰交は肝腎および脾胃の陰を補益する。血海・膈兪は清熱作用で涼血・止血する。

治療効果

本処方は本病症に対し一定の治療効果がある。結石が小さい場合は，本処方での治療後に結石が排出されて治癒する。結石が多くて排出されない場合，本処方を行うと止痛作用がある。一般に，疼痛は針治療後に軽減するか消失する。

症例

患者：張××，男性，28歳。
初診：1979年5月9日
所見：腰・下腹部に締め付けるような痛みや膨張感を伴う刺痛が生じる。排尿がしばしば中断するが，体位を変えると排尿できる。レントゲンで泌尿器系結石と診断され，中薬・西洋薬を服用したが効果がなかった。昨日から痛みが増悪した。排尿痛があり，尿には血が混じっている。舌質紅・舌苔黄膩，脈弦やや数。
治療経過：上記の湿熱証の処方で治療を1回行ったところ痛みは止まった。毎日1回，合計6回の針治療を行ったが，痛みは一度も生じることなく，そのほかの症状も消失して治癒した。半年後に再会した際，針治療を止めてから諸症状が再発していないと言われた。

注釈

結石が大き目の場合，中西両医学のほかの治療法などを併用してもよい。

5 急性膵炎

中医学では急性膵炎に対して特定の記述がなく，脾心痛・肝胃不和・結胸・膈痛などに類似の症状が散見される。

病因病機

情志不暢・不規則な食生活・蛔虫の潜伏，あるいは風寒湿邪を外感するなどが原因で肝胆脾胃の機能が乱れ，昇降作用が失調して，気滞湿阻・瘀凝不通・鬱久化熱・湿熱内阻により生じる。熱邪熾盛となれば血絡が損傷され，陰の損傷が陽に及ぶと正虚邪陥となって虚脱が生じる。

弁証

上腹部または上腹部の左右に突然痛みが生じる。横臥時に帯状の痛みが生じて両腰や背部に放散痛が生じる場合もある。痛みは鈍痛・穿痛・刀で切られるような痛みあるいは締め付けられるような痛みなどその程度や状態はさまざまで，持続的で間隔を置いて増強する。悪心・嘔吐・梗塞性黄疸・腹脹がみられ，最初は上腹部の圧痛は不明瞭だがしだいに顕著となり，反跳痛や腹筋の緊張がみられる場合もある。初期の体温は平熱だが，2～3日経つと体温が上昇する。重症になると初期からショック症状が出現する。本病症を診断するにはアミラーゼ測定が確実である。

●**肝脾気滞**：胆道の蛔虫が引き起こす膵炎ないしは軽い急性浮腫性膵炎に多くみられる。症状としては，周期性の激痛がみられ，鎮静期にも鈍痛があり，横臥時に軽い圧痛がある。筋肉の緊張なし・発熱ないかあるいは微熱，舌苔薄白で膩，脈弦あるいは弦細。

●**肝脾湿熱**：多くが胆道疾患から併発した膵炎である。所見としては，突然の脹痛・押すと嫌がる・持続的な鈍痛が周期的に増悪していく・締め付けられるような痛みがあり，右腰や右肩に放散して，横臥すると圧痛がある・軽度の筋緊張・発熱はあるが悪寒はない・口苦・のどの乾き・悪心・嘔吐・のどが渇くが水分を摂りたくない・頭のふらつき・胸悶・黄疸・小便黄赤色，舌質紅・舌苔多

くは黄膩，脈弦数あるいは弦滑などの症状がある。
- **脾胃実熱**：急性の出血性ないしは重度の浮腫性膵炎に多くみられる。症状としては，激しい脹痛・押すと嫌がる・痛みが周期的に増悪する・刀で切られるような痛みが飲食後に増悪する・腹脹・腸麻痺・腹脹・高熱ないしは寒戦を伴う高熱・嘔吐を繰り返す・嘔吐後にも腹痛があり軽減しない・口の乾燥・便秘・小便が赤い，舌質紅・舌苔多くは黄燥，脈洪数か弦数などがある。重症になると突然の顔面蒼白・大量の冷や汗・四肢厥冷など陽気欲脱の症状が出現する。

処方・手技

【基本穴】上脘・章門・腹部の阿是穴・梁丘・血海・太衝・膵区（耳穴）

- **肝脾気滞**：基本穴に瀉法を施し，20分間置針をして間欠的に行針する。
- **肝脾湿熱**：基本穴に三焦兪・陰陵泉を加えて瀉法を施し，数分間行針してから抜針して，さらに大敦と隠白を加え，点刺して出血させる。
- **脾胃実熱**：基本穴に上巨虚・内庭を加え，悪心や嘔吐がある場合は，さらに内関・中脘，発熱がひどい場合は，大椎・曲池を加えて各穴に瀉法を施し，数分間行針してから抜針し，さらに隠白・厲兌を加え，点刺して出血させる。

陽気欲脱の場合には，ただちに神闕に艾炷灸〔艾炷灸は日本では透熱灸に相当する。神闕は臍に当たるため，この場合，知熱灸か隔物灸のどちらかと考えられる〕を加え，さらに関元・気海にそれぞれ補法と棒灸を施して，陽回脱固を待ってから，再度上記の弁証に応じて治療を行う。

処方解説

上脘・章門・腹部の阿是穴はいずれも理気祛邪により，上腹部に作用して本病症を治療する。章門は五臓の会穴，脾の募穴，足の厥陰肝経の絡穴として，肝脾を疏調して五臓を調和する作用に優れている。梁丘は足の陽明胃経の郄穴であり，足の陽明経は上腹部を走行している。したがってこれを取穴すれば，上腹部に作用して気血を調整し，脾胃の機能を調節できる。血海は足の太陰脾経の腧穴であり，脾胃を調節して活血化瘀によい。太衝は疏肝理気解鬱の作用をもつ。耳穴の膵区は膵臓に作用して，膵臓疾患に有効である。各穴からすばやく抜針すると清熱作用にさらに効果的である。三焦兪は三焦の気機を疏通して，清熱利湿の作用がある。陰陵泉と隠白は醒脾・清熱利湿の効果がある。大敦は肝の湿熱を清瀉するうえに，疏肝理気の効果がある。上巨虚・内庭・厲兌は胃火を清瀉し，上巨虚はさらに腸熱を清して，排便を可能にする。内関と中脘は和胃降逆により吐き気を止める。大椎と曲池は諸経の熱毒を清瀉して熱を下げるため，発熱がある場合に最適である。神闕・関元・気海は気を益して回陽固脱に効果がある。

治療効果

本処方は本病症に対して一定の治療効果があり，通常，針治療後に患者の疼痛はただちに軽減する。初期であれば約10回の治療で治癒する。

症例

患者：曹××，女性，46歳。
初診：1977年10月26日
所見：突然上腹部に疼痛が生じ，急性膵炎との診断を受け，西洋薬を2日間服用したところわずかに効果がみられた。上腹部に間隔を置いて疼痛が生じ，締め付けるような痛みが生じる場合もある。横臥時に圧痛・腹筋に軽度の緊張・体温38.6度・胸悶・嘔吐・口苦・のどの乾き・のどが渇くが水分を摂りたくない・小便が黄色い，舌苔黄膩，脈弦滑数。肝脾湿熱証に属する。
治療経過：上記の処方を用いたところ，疼痛などの症状がたちまち顕著に軽減した。翌日には体温が平熱に戻った。毎日2回，計10数回の治療を行ったところ，諸症状は完全に消失し，舌苔や脈象も正常な状態になって治癒した。

注釈

本病症は針灸治療の適応症である。ただし針灸治療の際は詳細に観察して，必要に応じて適宜中西両医学のほかの治療方法との併用をすること。状況によっては手術も検討しなければならない。

第6節 整形外科およびその他の外科病症

1 頸部挫傷

本項では，捻挫などが原因で生じた頸部軟部組織の損傷について示す。

病因病機

突発的に過度な頸部の捻転・前屈・後屈，あるいは鈍器による頸部への打撃などが原因で，局所の脈絡が損傷を受けて気血瘀滞となり，発症する場合が多い。

弁証

負傷歴があり，患者の頸部や頸部片側に疼痛がある。頸部に運動制限がある。疼痛部位に筋肉の痙攣・局所的な腫脹や圧痛が認められる。

処方・手技

【基本穴】風池・大椎・頸部夾脊穴・阿是穴

いずれも瀉法を施し，20分間置針をして間欠的に行針する。刺針後に吸玉（吸角）を加えてもよい。発症から日数が経過している場合は，刺針後に艾炷灸または棒灸を加えてもよい。

処方解説

上記の腧穴はいずれも患部やその付近の腧穴であり，いずれも通経活絡・散瘀消滞・止痛作用で損傷部の組織の修復を促す。さらに灸や吸玉（吸角）で温経活絡・化瘀止痛の作用を強化する。

治療効果

本処方は本病症に対して効果的である。通常，針治療後に患者の疼痛はただちに軽減する。3〜5回の治療で治癒する。

症例

患者：杜××，男性，36歳。
初診：1984年9月3日
所見：不注意から頸部を損傷して2日経つ。跌打丸という中成薬を服用し膏薬も併用したが無効だった。頸部を左右に動かせない。片側に軽い腫脹と圧痛がある。レントゲンでは異常なし。
治療経過：上記の処方を使用したところ，頸部を動かした際に生じていた疼痛がただちに軽減した。同じ処方を2回行ったが，頸部の活動は正常に戻り，疼痛が消失して治癒した。

注釈

本病症については上肢の痺れなど，神経症状の有無に注意しなければならない。必要に応じてレントゲンで頸椎骨折や脱臼の可能性を排除する。頸椎骨折や脱臼がある場合は，まず整復処置を行う。その後，治癒促進のために本処方を併用する。

2 肩関節挫傷

本項では，肩関節の軟部組織の損傷について示す。

病因病機

肩関節の過度な捻転，重いものによって打撲するなどの原因で，関節包および筋膜の損傷や裂傷が生じて気血瘀阻の状態となって発症する。

弁証

はっきりした外傷歴があり，肩部の局所に腫脹・疼痛・肩関節の運動障害がみられる。

処方・手技

【基本穴】阿是穴・肩髃・肩貞・肩髎

基本穴に瀉法を施し，20分間置針して間欠的に行針する。刺針後に吸玉（吸角）を加えてもよい。損傷してから日数が経過しているか，または再発した場合は，刺針後に艾炷灸あるいは棒灸を加えてもよい。

処方解説

各穴はいずれも患部や患部付近の腧穴で，通経活絡・化瘀止痛によって損傷組織の修復などの作用を促進する。各穴に吸玉（吸角）および灸を追加すると温経化瘀・止痛が強化される。

治療効果

本処方は本病症に対して効果的である。通常，針治療後に患者の疼痛はただちに軽減し，3～5回の治療で治癒する。

症例

患者：趙××，女性，49歳。
初診：1978年11月6日
所見：右肩を打撲して3日経つ。中薬・西洋薬を服用したが効果がはっきりしない。患部は青紫色に腫脹しており，右上肢挙上時に疼痛が増悪する。
治療経過：上記の処方で施術を1回行ったところ，翌日には腫脹と挙上時に生じる疼痛が明らかに軽減した。同じ処方で毎日1回施術し，2回の治療で腫脹および活動時の疼痛が消失して治癒した。

注釈

重度の損傷の場合は，骨折および脱臼の可能性を排除するために，十分に検査すること。骨折や脱臼の場合は，整復処置後であれば針灸治療を受けてもよい。

3　肘挫傷

本項では，肘の軟部組織の損傷について示す。

病因病機

肘関節の過度な外転や伸展，転倒，暴力による打撲で，肘関節側副靭帯・筋肉・腱などが損傷して気血瘀滞の状態となって発症する。

弁証

明らかな外傷歴があり，患部の腫脹・疼痛があり，活動機能が障害される。重症になると青紫色の瘀斑が出現する。

処方・手技

【基本穴】曲池から少海への透刺・尺沢・小海・手三里・阿是穴

基本穴に瀉法を施し，20分間置針をして間欠的に行針する。あるいは刺針後に吸玉（吸角）を行ってもよい。損傷してから日数が経過している場合は，刺針後に艾炷灸あるいは棒灸を加えてもよい。

処方解説

上記の各穴は患部およびその周囲の腧穴であり，通経活絡・散瘀止痛によって損傷組織の修復などの作用を促進する。各穴に灸あるいは吸玉（吸角）を追加すると温経化瘀・止痛などの作用が強まる。

治療効果

本処方は本病症に対して効果的である。通常，針治療後に患者の疼痛はただちに軽減する。3～5回の治療で治癒する。

症例

患者：程××，男性，20歳。
初診：1985年4月22日
所見：不注意で転倒して右肘を打撲した。患部が青紫色に腫脹して激しく痛む。
治療経過：上記の処方で治療を1回行ったところ，翌日には腫脹と疼痛が激減した。3回の治療で腫脹と疼痛が消失して，屈伸も自由にできるようになり治癒した。

注釈

十分に検査を行う。重度の損傷の場合は骨折および脱臼の可能性を排除するため，必要な場合はレントゲン撮影をしなければならない。骨折や脱臼であれば，十分な処置をしなければ針灸治療を行ってはならない。

4　手関節部挫傷

本項では，手関節の軟部組織の損傷について示す。

病因病機

転倒の際に手掌を地面につけて着地したり，あるいは手関節の過度な背屈・屈曲および回旋で手関節部の筋脈が損傷し，気血瘀阻の状態となって発症する。

弁証

負傷後に手関節部の腫痛，あるいはだるくて力が入らず，活動機能に障害が生じる。

処方・手技

【基本穴】陽渓・陽池・養老・外関・内関・阿是穴

基本穴に瀉法を施し，20分間置針をして間欠的に行針する。負傷してから日数が経過している場合は，艾炷灸あるいは棒灸を加えてもよい。

処方解説

上記の各穴は患部およびその周囲の腧穴であり，経絡を通じさせ，瘀血を散らして痛みを止め，損傷組織の修復などの作用を促進する。

治療効果

本処方は本病症に対して効果的である。通常，3～5回の治療で治癒する。

症例

患者：林××，男性，20歳。

初診：1988年9月26日

所見：バスケット競技中に不注意から右手関節を負傷して3日になる。患部が腫脹して，手関節掌側に顕著な腫脹と紫色のあざがみられ，ときおり耐え切れないほどの痛みがある。

治療経過：上記の処方で1回治療を行ったところ，疼痛はただちに軽減した。3回の針治療で疼痛・腫脹および青紫色のあざが消失して治癒した。

注釈

損傷が深刻な場合は，レントゲンで骨折・脱臼を確認する。骨折や脱臼の場合は，適切な整復処置をしてから針灸治療を行う。

5 指関節挫傷

本項では，指節間関節の軟部組織の損傷について示す。

病因病機

つき指・挟み指・過度の伸展・屈曲・捻転などが原因で，指節間関節の筋脈が損傷して，気血瘀滞により発症する。

弁証

遠位指節間関節・近位指節間関節ともに受傷の可能性がある。受傷後，関節の疼痛と腫脹が生じる。屈伸時に痛みは増悪するか，屈伸不可の状態になる。

処方・手技

【基本穴】阿是穴

阿是穴以外に，第1指を損傷した場合は魚際・少商，第2指には合谷・商陽，第3指には労宮・中衝，第4指には外関・関衝，第5指には後渓・少衝・少沢を加え，それぞれ瀉法を施し，20分間置針して間欠的に行針をする。損傷してから日数が経過している場合は，艾炷灸あるいは棒灸を加えてもよい。

処方解説

上記の各穴は患部およびその周囲の腧穴あるいは循経腧穴であり，経絡を通じさせ，瘀血を散らして痛みを止め，損傷組織の修復などの作用を促進する。灸を加えると活血通絡の働きが強化される。

治療効果

本処方は本病症に対して効果的である。通常，3～5回の治療で治癒する。

症例

患者：徐××，男性，20歳。

初診：1988年3月22日

所見：テニスをしているときに左中指近位指節間関節を損傷した。損傷後から耐えられないほどの痛みが生じ，翌日，腫脹と疼痛がさらに強くなり，中指の屈伸ができなくなった。

治療経過：上記の処方を4回行ったところ，腫脹と疼痛は消失して治癒した。

注釈

損傷が深刻な場合は，レントゲン撮影をして骨折・脱臼を確認する。骨折や脱臼の場合は早期に全快させるためにも適切な処置をしてから針灸治療を行う。

6 股関節損傷

本項では，股関節部の軟部組織の損傷について示す。

病因病機

転倒や打撲，あるいは股関節が過度に外内転・屈伸するなどで，患部の筋脈が損傷して気血瘀滞の状態となって発症する。

弁証

外傷後に患部に疼痛・腫脹・機能障害が出現する。運動時に股関節を各方向に動かすと疼痛が増悪し，跛行・足を引きずる・骨盤傾斜など，患肢を保護する姿勢をとる。また患側の鼠径部に圧痛や軽い腫脹がみられたり，大腿骨大転子後部に圧痛が生じる場合がある。

処方・手技

【基本穴】環跳・髀関・阿是穴

基本穴に瀉法を施し，20分間置針をして間欠的に行針する。刺針後に吸玉（吸角）を加えてもよい。発症から日数が経過しているが治癒していない場合は，艾炷灸あるいは棒灸を行ってもよい。

処方解説

上記の各穴は患部およびその周囲の腧穴であり，通経活絡・化瘀止痛によって損傷組織の修復などの作用を促進する。各穴に吸玉（吸角）や灸を行うと通経活絡・化瘀止痛の作用が強化される。

治療効果

本処方は本病症に対して効果的である。通常，約7回の治療で治癒する。

症例

患者：傳××，男性，26歳。
初診：1987年5月15日
所見：運動時に左股関節部を負傷して3日になる。患部がやや腫れており，股関節の外内転・屈伸時に激痛が生じて歩行困難の状態である。
治療経過：上記の処方を1回施術すると，疼痛が顕著に軽減した。同じ処方で6回針治療を行ったところ，歩行が正常になり，腫脹や疼痛も完全に消失して治癒した。

注釈

損傷が深刻な場合は，レントゲン撮影をして骨折・脱臼を確認する。骨折や脱臼の場合は，整復後に針灸治療を行わなければならない。

7 膝挫傷

本項では，膝関節の軟部組織の損傷について示す。

病因病機

打撲・重いものに圧迫される・転倒などが原因で膝関節の筋脈が損傷し，局所が気血瘀滞の状態になる。

弁証

明らかな外傷歴がある。患側の膝部に腫脹・疼痛ないしは瘀斑が認められ，運動機能障害が生じる。

処方・手技

【基本穴】内膝眼穴・外膝眼穴・委中・血海・梁丘・陽陵泉から陰陵泉への透刺・阿是穴

基本穴に瀉法を施し，20分間置針をして間欠的に行針する。刺針後に吸玉（吸角）を加えてもよい。発症から日数が経過しているが治癒していない場合は，艾炷灸あるいは棒灸を行ってもよい。

処方解説

上記の各穴は患部およびその周囲の腧穴であり，通経活絡・化瘀止痛によって損傷組織の修復などの作用を促進する。

治療効果

本処方は本病症に対して効果的である。通常，約7回の治療で完治する。

症例

患者：邵××，男性，20歳。
初診：1984年11月13日
所見：球技中に転倒して右膝を負傷した。患部が腫脹して，膝窩に青紫の瘀斑がみられる。疼痛で屈伸できず，誰かに支えてもらって何とか歩行ができる状態である。
治療経過：上記の処方を行ったところ，抜針後ただちに疼痛が大幅に減少した。毎日1回，さらに6回の針治療で患部の腫脹と疼痛が消失し，膝の運動機能も正常になって治癒した。

注釈

損傷が深刻な場合は，レントゲンで骨折および膝関節と膝蓋骨の脱臼を確認する。骨折や脱臼の場合は，整復後に針灸治療をするとさらによい。

8　足関節挫傷

本項では，足関節の軟部組織の損傷について示す。

病因病機

でこぼこした道を歩く・階段の昇降・車に乗るなどさまざまな原因で足関節部の筋脈を損傷して，気血瘀滞となって起こる。

弁証

受傷後，足関節に腫脹・疼痛・活動制限が出現して，歩行不能または歩行困難となる。内反位で損傷した場合，外踝下方に腫脹が生じて圧痛が顕著となり，内反時に疼痛がさらに増悪する。外反位で損傷した場合，内踝下方に腫脹が生じて圧痛が顕著で外反するとさらに痛くなる。

処方・手技

【基本穴】阿是穴・三陰交

外踝の腫脹と疼痛には丘墟・申脈・崑崙，内踝の腫脹と疼痛には中封・照海・太渓，足関節前部の腫脹と疼痛には解渓をそれぞれ加え，いずれも瀉法を施し，20分間置針をして間欠的に行針する。発症から日数が経過しているが治癒していないか，再発した場合は，艾炷灸あるいは棒灸を加えてもよい。

処方解説

三陰交は活血化瘀の作用がある。また，近部取穴としても本病症に有効である。他の各穴も患部局所の腧穴として通経活絡・化瘀止痛によって損傷組織の修復などの作用を促進する。

治療効果

本処方は本病症に対してたいへん効果的である。通常，3〜5回の治療で完治する。

症例

患者：林××，女性，20歳。
初診：1983年5月4日
所見：左足関節を負傷して3日になる。患部の腫脹と疼痛に加えて青紫色の瘀斑もみられる。歩行不能。純紅花油を塗布して跌打丸を服用したが効果がなかった。
治療経過：本処方を1回施術したが効果がなかった。同じ処方で7回の針治療を行ったところ，腫脹と疼痛が消失して治癒した。

注釈

損傷が深刻な場合は，レントゲン撮影をして骨折・脱臼がないか確認する。骨折や脱臼の場合は，整復後に針灸治療を行うこと。

9　アキレス腱損傷

アキレス腱損傷は，アキレス腱の損傷を指すが，

断裂していない状態や一部裂傷したものに限定される。

病因病機

激しいスポーツや労働で，下腿三頭筋が突然収縮してアキレス腱に強い負荷が加わるか，あるいは衝突や打撲による損傷で患部に気血瘀滞が生じる。

弁証

顕著な外傷歴がある。外傷後の患部に腫脹や疼痛ないしは瘀斑がみられ，活動時に疼痛が増悪する。

処方・手技

【基本穴】崑崙から太渓への透刺・阿是穴

基本穴に瀉法を施し，20分間置針をして間欠的に行針する。

処方解説

各穴はいずれも通経活絡・化瘀止痛によって，損傷組織の修復などの作用を促進する。

治療効果

本処方は本病症に対して非常に効果的である。通常，3〜5回の治療で完治する。

症例

患者：馮××，男性，21歳。
初診：1986年9月18日
所見：バスケット競技中，はずみで左アキレス腱を蹴られて負傷した。患部に腫脹と疼痛があり，歩行に不便を来す。
治療経過：上記の処方を1回行ったところ，諸症状が明らかに軽減した。さらに針治療を1回行うと腫脹と疼痛は消失して治癒した。

注釈

アキレス腱が完全に断裂した場合は，早期に縫合しなければならない。組織の修復を促進する意味で，縫合後は本処方を適用してもよい。

10 足趾の損傷

本項では，足趾の軟部組織の損傷について示す。

病因病機

物にぶつかったり，落下による圧迫を受けるなどして足指の筋脈が損傷して気血瘀滞の状態となって発症する。

弁証

負傷した足趾に腫脹や疼痛が生じて活動や歩行時に痛みが激しくなる。

処方・手技

【基本穴】阿是穴

阿是穴以外に，第1趾を負傷した場合は公孫・太衝・大敦・隠白，第2趾は内庭・厲兌，第3趾は内庭・気端穴（中指先端に位置する），第4趾は侠渓・足竅陰，第5趾は足通谷・至陰を加える。また患部を走行するそのほかの腧穴を加えてもよい。いずれも瀉法を施すが，20分間置針をして間欠的に行針してもよい。

処方解説

上記の各穴は，患部，その付近の腧穴および患部を走行する経絡の腧穴であるが，いずれも通経活絡・化瘀止痛によって損傷組織の修復などの作用を促進する。

治療効果

本処方は本病症に対して非常に効果がある。通常，3〜5回の治療で完治する。

症例

患者：程××，男性，21歳。
初診：1989年9月22日
所見：ジョギング中に不注意で左足の第1趾を打撲した。腫脹と疼痛，患部の瘀斑がみられ，歩行困難である。
治療経過：上記の処方を1回行ったところ，腫脹・疼痛は軽減した。毎日1回，計3回の治療で腫脹

は消失して治癒した。

11 腰部挫傷

本項では，腰部の軟部組織の損傷について示す。

病因病機

本病症はその多くが，物品の運搬時に力を入れすぎた・何かにぶつかった・転倒・過度に腰を彎曲あるいは捻転などが原因で，局所の筋脈を損傷して気血瘀阻となって発症する。

弁証

負傷後に激しい腰痛が出て，休憩すると軽減するが痛みは消失しない。腰をまっすぐにできない・歩行困難・力を入れて咳をすると疼痛が増悪する。動くことで腰に激痛が走らないよう，患者は常に両手で腰を支えている。検査をすると腰部が硬直しており，前後屈および回旋に活動制限がみられ，患部に圧痛が生じる場合もある。一部の患者において股関節を屈曲すると大殿筋に痙攣が生じ，また，骨盤を動かすと腰部の筋肉や靭帯にストレスが加わり下肢に反射性疼痛が生じる場合がある。下肢伸展挙上テスト（SLR）は陽性だがブラガードテストは陰性なので，神経根圧迫による下肢痛と鑑別ができる。

処方・手技

【基本穴】阿是穴・三焦兪・腰仙部周囲の腧穴・委中

基本穴に瀉法を施し，20分間置針をして間欠的に行針する。阿是穴および腰仙部周囲の腧穴には刺針後，吸玉（吸角）を追加してもよい。

処方解説

阿是穴と腰仙部周囲の腧穴は近部取穴，委中は循経取穴として，いずれも疼痛部に作用し，通経活絡・散瘀止痛によって損傷組織の修復作用を促進する。

治療効果

本処方は本病症に対して非常に効果的である。通常，3〜5回の治療で完治する。

症例

患者：龔××，男性，39歳。
初診：1985年10月24日
所見：不適切な姿勢で物を持ったところ，腰部に突然痛みが生じた。両側とも痛むが特に右側が顕著である。数時間後痛みがしだいに激しくなって体幹の前後屈や回旋ができなくなった。咳・くしゃみ・歩行の際に疼痛が増悪する。検査では腰部に硬直と圧痛がみられた。
治療経過：上記の処方を施術して抜針し，吸玉（吸角）を施すと，疼痛は完全に消失し，活動も正常に戻った。数時間後，再び微痛が生じた。翌日，同じ処方で1回治療したところ，疼痛は消失して治癒した。

注釈

重度の場合は十分に検査をしなければならない。脊柱側彎・腎臓障害などの重篤な症状がある場合，中西両医学のほかの治療法を併用しなければならない。

12 顎関節損傷

本項では，骨折や脱臼のない顎関節部の外傷について示す。

病因病機

暴力を受けたことなどが原因で生じる。

弁証

軽度の場合は顎関節に痛みあるいは青紫色の腫脹が生じる。重症では口の開閉が困難になり，咀嚼不能となる。

処方・手技

【基本穴】阿是穴・頬車・下関・温溜・梁丘

基本穴に瀉法を施し，20分間置針をして間欠的に行針する。

処方解説

阿是穴・頬車・下関は患部局所の腧穴であり，通経活絡・散瘀止痛の作用がある。温溜は手の陽明大腸経の郄穴，梁丘は足の陽明胃経の郄穴である。陽明経は顔面を走行しており，病変部に作用して活血化瘀・通絡止痛の働きをする。

治療効果

本処方は本病症に対して非常に効果的である。通常，約10回の治療で完治する。

症例

患者：唐××，男性，24歳。
初診：1990年9月2日
所見：爆破の衝撃で転倒して右側顎関節を負傷して10数日が経過した。中薬・西洋薬による治療の経過がはかばかしくない。患部が腫脹し，口の開閉が困難で食事支障を来している。
治療経過：上記の処方で治療を1回行ったところ，口の開閉がしやすくなった。毎日1回，計10数回の針治療で口の開閉が正常になって治癒した。

13 その他の部位の損傷

本項では，前述した各部位以外の軟部組織損傷について示す。

病因病機

転倒・打撲などで局所の脈絡が損傷して気血瘀滞になる。

弁証

外傷後，患部に腫脹や青紫色の腫脹・疼痛・圧痛が生じて，動くと疼痛が増悪する。

処方・手技

患部局所・付近の腧穴・阿是穴，また患部を走行する経絡の郄穴および合穴などを選択する。背部を損傷した場合は，足の太陽穴膀胱経が走行する背部損傷部分の腧穴および足の太陽穴膀胱経の合穴である委中，郄穴の金門などを選び，瀉法を施し，20分間置針をして間欠的に行針する。阿是穴など患部局所の腧穴に刺針をした後に吸玉（吸角）を行ってもよい。

処方解説

各穴にはすべて通経活絡・化瘀止痛・損傷した患部組織の修復促進などの作用があり，吸玉（吸角）を行うと，活血止痛作用を強化する。

治療効果

本処方は本病症に対して非常に効果的である。通常，3〜5回の治療で完治する。

症例

患者：邱××，男性，27歳。
初診：1986年10月21日
所見：走り幅跳びをした際にはずみで足背正中を損傷した。腫脹・青紫の瘀斑・疼痛・歩行不能。
治療経過：上記の取穴原則にもとづき，附陽・患部圧痛点・梁丘・足三里を選択した。抜針後，腫脹と疼痛がただちに軽減した。3回の針治療で腫脹は消失して治癒した。

14 外傷出血

病因病機

直接または間接的に強い外力が人体に加わり，脈絡が破損して生じる。

弁証

損傷後に傷口から流血が生じる。出血の速度はさまざまで，緩慢もしくは傷口から血が滲む程度の場合もあれば，重度の鼻出血のように噴出する場合もある。出血しても表皮が破損しなければ血腫となり，患部が青紫色に腫脹して疼痛を生じることがある。頭皮の血腫は中央がブヨブヨしている。出血量が多い場合，顔色に艶がない・頭のふらつき・目のかすみ・動悸・息切れ・少気・懶言，舌質淡・舌苔白，脈細弱などの気血虚証の症状がみられる。大量出血

では，顔色に艶がない・珠のような汗が流れる・表情が乏しいなどの症状が現れ，重症では，意識が朦朧とする・眼を閉じて口は開けたまま・失禁・脈微で途切れそうなど虚脱の危険所見がみられる。

処方・手技

刺針で止血するには，損傷部付近の腧穴，損傷部を走行する経絡の滎穴を取穴して瀉法を施し，出血が止まるまで行針する。鼻孔を損傷して鼻出血が生じた場合は，迎香・二間を選ぶ。側頭部の損傷には率谷・液門・俠溪などを選ぶ。出血が止まり気虚証の場合は，脾兪・足三里・三陰交・膈兪を取穴して補法を施し，20分間置針をして間欠的に行針する。出血があり虚脱証の場合は，ただちに水溝に平補平瀉法を施し，諸症状が好転するまで，神闕・気海・関元・百会に艾炷灸あるいは棒灸を行う。

処方解説

損傷部付近の腧穴や損傷部を走行する経絡の滎穴を選ぶと，損傷部分に作用して患部の血管を収縮させ迅速に止血できる。脾兪・足三里・三陰交は脾胃を強化して気血を盛んにする。膈兪は補血養血の作用がある。水溝は醒神復蘇の効果がある。神闕・気海・関元・百会は益気固脱・回陽救逆にたいへん効果的である。

治療効果

本処方は本病症に対して非常に効果的である。通常，治療後すぐ止血できる。

症例

患者：陳××，男性，19歳。
初診：1982年9月18日
所見：不注意から鼻を打撲して出血が止まらない。
治療経過：急いで上記の処方で治療し，数分間行針を続けたところ，出血は止まり治癒した。

注釈

出血が著しい場合，可能な限り中西両医学のほかの治療法などを併用して治療しなければならない。出血過多で虚脱証がみられる場合は，中西両医学の総合救急措置を積極的に用いて救急治療を実施しなければならない。

15 負傷後の発熱

負傷後の発熱は，負傷後に正常範囲以上の高熱が生じるか，身熱の自覚があるが体温は高くない病症を指す。

病因病機

● 脈絡が破裂して，経脈を離れた血が体内に堆積し，壅遏積聚して，鬱して発熱する。
● 皮膚が破損して邪毒が人体に侵入する。
● 出血過多で気血不足となり，陰血虧虚となる。
● 虚陽外越により発症する。

弁証

● 瘀血発熱：多くが負傷から24時間後に発症する。患部の顕著な腫脹と激しい疼痛があり，体温は38〜39度，または身熱の自覚があるが体温は高くない場合が多い。悪寒はない・心煩・不眠・口渇・口苦，舌瘀斑，脈弦数または滑数。
● 邪毒が侵入して表証がある：悪寒・発熱・全身の不快感，舌苔白またはやや黄，脈浮数。
● 毒邪壅鬱化熱：患部が紅潮して腫脹し，灼熱痛が生じるか化膿する。負傷部位の腫痛が増すと，体温の上昇・口渇・大汗・煩躁などの症状がみられる。
● 陽明実熱：便秘や脈洪大などの症状がみられる。
● 湿熱邪毒壅盛：身熱・口渇があるが水分を欲しない・胸部および上腹部の満悶・悪心嘔吐・泥状便，舌苔黄膩，脈滑数あるいは濡数などの症状がみられる。
● 熱入営血：高熱・昏倒・譫語・夜間に増悪する・煩躁不安・斑疹，舌質紅絳か暗紫色，脈細数か滑数。
● 火毒傷肝：脇痛・黄疸・痙攣。
● 火毒傷腎：尿量減少して黄色い・排尿痛・排尿困難・腰痛。
● 気血不足で発熱がある：頭のふらつき・目のくらみ・物がぼやけて見える・四肢および体幹部の麻痺・倦怠感・嗜臥・顔色に艶がない，舌質淡・舌苔白，脈虚細または芤。
● 陰血虧虚：骨蒸潮熱，舌質紅・舌苔少，脈細数であることが多い。

処方・手技

【基本穴】大椎・曲池・損傷部分あるいは付近の腧穴・損傷部分を走行する経絡の滎穴
- 瘀血発熱：基本穴に血海・膈兪を加えて瀉法を施し，数分間行針してから抜針する。
- 邪毒が侵入して表証がある・毒邪壅鬱化熱：基本穴に外関・合谷を加えて瀉法を施し，数分間行針してから抜針する。
- 陽明実熱：基本穴に上巨虚・内庭を加えて瀉法を施し，数分間行針してから抜針する。さらに厲兌・商陽を加え，点刺して出血させる。
- 湿熱邪毒壅盛：上記の陽明実熱証の処方を基本に，三焦兪・陰陵泉を加えて瀉法を施し，数分間行針してから抜針する。
- 熱入営血：上記の瘀血発熱の処方を基本に，郄門・神門を加えて瀉法を施し，数分間行針してから抜針する。さらに中衝を加え，点刺して出血させる。昏倒の場合は，さらに水溝・湧泉を加えて瀉法を施し，患者の意識が回復するまで行針する。
- 火毒傷肝：基本穴に太衝と侠渓を加えて瀉法を施し，数分間行針してから抜針し，大敦を加え，点刺して出血させる。
- 火毒傷腎：基本穴に腎兪を加えて補法，膀胱兪・中極を加えて瀉法を施し，数分間行針してから抜針して，さらに至陰を加え，点刺して出血させる。
- 気血不足で発熱がある：基本穴に平補平瀉法を施し，足三里・気海を加えて補法を施し，20分間置針をして間欠的に行針する。
- 陰血虧損：基本穴に平補平瀉法を施し，三陰交と太渓を加えて補法を施し，数分間行針してから抜針する。

処方解説

大椎・曲池は清熱解熱の効果があり，発熱を治療する要穴である。表証には表邪を散じてたいへん効果的である。損傷部分の腧穴および損傷部分を走行する経絡の滎穴はいずれも損傷患部に働き，祛邪活絡・化瘀止痛などの作用がある。滎穴は身熱証の解熱にたいへん効果的である。血海・膈兪はいずれも清熱涼血により解毒に働き，活血化瘀によって消滞作用がある。外関・合谷はともに祛風解表の効果がある。上巨虚・内庭・厲兌・商陽はいずれも陽明の邪熱を清瀉する。上巨虚は便秘解消に効果的である。三焦兪は上・中・下焦の気機を整え，清熱利湿の作用がある。陰陵泉は醒脾清熱による利湿の作用をもつ。郄門・神門・中衝は清心・涼営瀉熱に働き，中衝は開竅醒神により作用する。水溝・湧泉は開竅醒神の働きがある。太衝・侠渓・大敦は肝経の火毒を瀉す。腎兪は腎陰を益して邪毒による腎の損傷を防ぐ。膀胱兪・中極・至陰はいずれも下焦の邪熱を清瀉する。足三里は脾胃を強化して気血を盛んにする。気海は元気を，三陰交は肝腎および脾胃の陰を，太渓は腎陰をそれぞれ補益する。

治療効果

本処方は本病症に対して効果的である。通常，瘀血発熱と邪毒発熱には約5回，気血虧虚による発熱には約10回の治療で治癒する。

症例

患者：李××，女性，18歳。
初診：1971年11月23日
所見：不注意で左足を物にぶつけた。足背部が青紫色に腫脹してたいへんな痛みがあり，歩行できない。当日晩から38.3度の発熱が生じている。不眠。
治療経過：本処方を1回施術したところ，腫痛が軽減して体温が正常に戻った。毎日1回，2回目の針治療で発熱の再発はなくなり，腫痛が大幅に減少して歩けるようになった。従来の処方で合計6回の針治療を行い，腫痛は消失して治癒した。

注釈

発熱および諸症状が重篤な場合，必要に応じて中西両医学のほかの治療法と併用する。

16 負傷後の意識不明状態

本項では，負傷後に引き起こされる意識障害について示す。

病因病機

- 高所からの転落あるいは外傷により脳震盪を生じ，気血錯乱・心竅壅閉の状態となる。
- 瘀が頭蓋内に停滞し，元神が損傷され，心神が衝

撃を受ける。
- 瘀血が肺に入り込んで気機が阻害され，清気不入・濁気不出となり，宗気が生成されず発症する。
- 大量出血で血が心を養えず，神魂散失の状態となる。

弁証

軽度では意識障害があり人の識別ができない程度であるが，重症になると人事不省・知覚障害が発生する。
- 気閉昏厥：負傷後およそ 30 分以内に覚醒し，意識回復後は頭痛・頭のふらつき・悪心・嘔吐などの諸症状がみられるが，再び昏厥に陥ることはない。
- 瘀滞昏迷：頭痛・嘔吐・煩躁・譫語・意識混濁・四肢および体幹部の麻痺などの症状がみられ，覚醒する場合もあるが再び意識不明となる。二便失禁・瞳孔散大する場合もある。
- 瘀血乗肺：呼吸が速くなる・脈弦渋あるいは弦数。
- 血虚昏厥：意識がぼんやりする・顔面口唇および爪が蒼白で血の気がない・倦怠感・呼吸微弱・二便失禁・眼を閉じて口を開ける・四肢厥冷・舌質淡・口唇の乾燥・脈細微無力などの所見が現れる。

処方・手技

- 気閉昏厥：内関・太衝・陽陵泉を取穴し，瀉法を施す。
- 瘀滞昏厥：気閉昏厥に対する処方にさらに血海・膈兪を加えて瀉法を施す。
- 血虚昏厥：足三里・三陰交に補法，神闕に艾炷灸，関元・気海・百会に補法と棒灸を施す。

このほか，各証の昏睡状態に対しては，水溝・湧泉に瀉法を加え，患者の意識が回復するまで行針する。

処方解説

内関は寛胸理気の作用がある。太衝と陽陵泉は疏肝理気の働きをする。血海と膈兪は活血・化瘀消滞，足三里は補中益気で脾を強化する。三陰交は肝腎の精血を補益して脾胃を強化する。神闕・気海・関元は益気固脱・回陽救逆の作用がある。百会は益気して昇陽固脱し，かつ意識を回復させる作用がある。水溝と湧泉はおもに意識覚醒に用いるが，昇圧などの作用もある。

治療効果

本処方は本病症に対してたいへん効果的である。通常，数分から 10 分間の施術で意識が回復する。

症例

患者：鄭××，女性，46 歳。
初診：1976 年 10 月 13 日
所見：殴り合いで頭頂部を打たれ，即座に昏厥状態・人事不省になった。診察時すでに昏厥してから 10 分ほど経過していた。ときおりげっぷをし，頭頂部に血腫の突起があり，わずかに血が滲む。脈弦でやや数。
治療経過：早速上記の気閉昏厥証で適用される処方を用いたところ，数分後，患者の意識が回復した。その後，薬物治療にて患部の血腫を治療した。

17 負傷後の萎縮・麻痺

負傷後の萎縮とは，おもに負傷で筋脈が廃用して筋肉が瘦せて無力になり運動機能に障害が生じる状態を指す。麻痺とは，肢体の触覚・痛覚・温度覚に障害が生じる状態を指す。

病因病機

負傷後，瘀血が経絡に阻滞する，あるいは骨折や脱臼，あるいは腰椎の椎間板ヘルニアにより経絡が圧迫・阻滞して発症する。また，損傷時の大量出血で気血を消耗して，気血が経絡を栄養できなくなったり，負傷後の萎縮や関節の強直，あるいは周囲の神経の断裂などにより発症する。

弁証

萎縮の主症状は運動機能障害，麻痺は感覚障害である。
- 経絡瘀阻：多くが負傷部位の腫脹と疼痛あるいは瘀斑を伴う。
- 気血虚虧：少気・懶言・自汗・力が出ない・顔面蒼白ないしは萎黄・動悸・頭のふらつき，舌質淡嫩，脈細弱。

周辺の神経が断裂した場合は，断裂した神経の支配領域に萎縮や麻痺が生じる。

処方・手技

　萎縮や麻痺は患部腧穴をおもに刺針する。例えば上肢の萎縮・麻痺には，肩髃・肩貞・曲池から少海への透刺・外関から内関への透刺・合谷から後渓への透刺などを用いる。下肢の萎縮・麻痺には，環跳・髀関・委中・陽陵泉から陰陵泉への透刺・解渓などを用いる。
- **経絡瘀阻**：上記の腧穴に血海・膈兪を加えて瀉法を施し，20分間置針をして間欠的に行針する。
- **気血不足**：上記の腧穴に平補平瀉法を施し，脾兪・胃兪・足三里・三陰交を加えて補法を施し，20分間置針をして間欠的に行針する。または各穴に刺針後，艾炷灸あるいは棒灸を行う。

　針灸治療後に各穴に吸玉（吸角）を行ってもよい。

処方解説

　萎縮や麻痺がある患部の腧穴はいずれも通経活絡，患部の気血を疏通して，損傷部分の修復とその機能回復を促進する作用がある。血海・膈兪は活血化瘀の効果を強める。脾兪・胃兪・三陰交は脾胃を強化して気血を盛んにする。いずれの腧穴にも灸を加えると経絡を温通する作用が増す。吸玉（吸角）を加えると通経活血・消瘀の作用が増す。

治療効果

　本処方は本病症に対して中薬・西洋薬を服用するよりも効果がある。通常，10〜10数回の治療で治癒する。

症例

- **患者**：趙××，女性，46歳。
- **初診**：1978年4月22日
- **所見**：重症を負って右上腕を骨折。骨折は治癒したが，右上肢に萎縮と麻痺が残り，ときおり上腕に激痛が走る。舌瘀斑，脈渋，その他異常なし。
- **治療経過**：経脈瘀阻と診断して，上記の処方で数回施術したところ，疼痛は基本的に消失した。隔日1回の針治療を30回行ったところ，疼痛は再発せず，萎縮と麻痺もなくなった。

注釈

　重症の場合，まず骨折や脱臼の有無を確認しなければならない。上記の状況では，まず整復を行うまでは本処方で治療をしてはならない。

18　外傷後のめまい

　本項では，外傷で生じるめまいについて示す。

病因病機

- 外傷によって頭部の脈絡が瘀阻され，気血失和・清竅失養により発症する。
- 瘀滞化火となって陰が損傷され，風陽が昇動し，清竅を上擾する。
- 負傷後に気血が消耗して虚して戻らない状態となり，気虚で清陽が行き渡らず血虚となり，脳が栄養されない。
- 気血不足が長期化して腎の精が消耗して，髄海不足により発症する。

弁証

　本病症は，めまいを主症状とし，軽度では眼を閉じて休憩すると軽減する。重症になると目を閉じても軽減せず，悪心・嘔吐などの症状がみられる。
- **頭部の損傷**：頭痛を伴う・頭部に外傷や腫れ物がある，舌質紫暗あるいは紫斑。
- **瘀滞化火・肝陽上亢**：性格はイライラしやすく怒りっぽい・疲労や怒りでふらつき・痛みが増悪する・顔面紅潮・睡眠時間が短い・多夢・口苦・のどの乾き，舌質紅・舌苔黄，脈弦数などの症状がみられる。
- **気血虚虧**：過労でめまいが増悪する。顔面蒼白あるいは萎黄・口唇や爪に艶がない・動悸・不眠・神経疲労・倦怠感，舌質淡，脈細弱無力。
- **腎精不足**：耳鳴り・健忘・腰と膝がだるい，舌質淡・舌苔白，脈沈細などの症状を伴うことが多い。陰虚の傾向には，舌質紅・舌苔少，脈細数，潮熱・盗汗・手足心熱などの症状がみられる。陽虚の傾向のある場合には，舌体胖嫩・舌質淡・舌苔白，脈沈細あるいは遅，四肢の冷え・寒冷を嫌うなどの症状がみられる。

処方・手技

【基本穴】百会・風池・太陽穴

悪心・嘔吐があれば内関を加える。頭痛があればさらに頭部の阿是穴を加える。
- ●瘀阻脈絡：基本穴に血海・膈兪を加えて瀉法を施し，20分間置針をして間欠的に行針する。
- ●瘀滞化火・肝陽上亢：基本穴に太衝を加えて瀉法あるいは平補平瀉法を施し，さらに三陰交・太渓を加えて補法を施し，数分間行針してから抜針する。
- ●気血虚虧：基本穴に平補平瀉法あるいは補法を施し，さらに脾兪・足三里・三陰交・膈兪を加えて補法を施し，20分間置針をして間欠的に行針する。
- ●腎精不足：基本穴に平補平瀉法あるいは補法を施し，さらに腎兪・太渓を加えて補法を施す。陰虚の傾向のある場合は，数分間行針してから抜針する。陽虚の傾向のある場合には，30分間置針をして間欠的に行針し，刺針後に艾炷灸あるいは棒灸を施す。

処方解説

百会・風池・太陽穴はいずれも頭部腧穴で頭目を覚醒して，めまいを止める作用がある。内関は和胃降逆により嘔吐を止める。頭部阿是穴は活血通絡により止痛の働きをする。血海と膈兪への瀉法は活血化瘀し，すばやく抜針すると清熱涼血の作用が加わる。膈兪への補法は補血養血の作用がある。太衝には清熱平肝・潜陽熄風の作用がある。三陰交に補法を行いすばやく抜針すると，肝腎および脾胃の陰を補益し，補法を施し長く置針すれば脾胃を強化して，生化気血および補益肝腎に作用する。太渓に補法を施してすばやく抜針すれば腎陰を補益し，長く置針して灸を加えればおもに腎の陽気を補益する。脾兪と足三里には脾胃を強化して気血を盛んにする作用がある。腎兪からすばやく抜針すると腎陰を補益し，長時間の置針と灸は腎陽を温補する。

治療効果

本処方は本病症にたいへん効果がある。通常，針治療後すぐにめまいが軽減し，軽症なら約5回，重症は約30回の治療で治癒する。

症例

患者：曹××，女性，47歳。
初診：1977年8月9日
所見：殴り合いで頭部を負傷して，そのまま人事不省となった。10数分後意識が回復したがめまいがひどく，頭部左側に鶏卵大の血腫が生じた。中薬・西洋薬を服用すると血腫の痛みがやや軽減したが，めまいはそのままだった。
治療経過：上記の瘀阻脈絡で適用される処方で治療したところ，めまいはただちに軽減した。毎日1回，計10数回の治療でめまいが止まり，血腫が消失して治癒した。

19 負傷後の健忘症状

本項では，負傷後の記憶力減退を主症状とする病症について示す。

病因病機

- ●頭部内の負傷で瘀血が清竅を蔽阻して起こる。
- ●重症で失血過多・治療ミス，あるいは療養が不適当で気血虚虧となり，清竅が失養して起こる。
- ●骨や骨髄を損傷して腎精虚となって発症する。

弁証

- ●瘀阻清竅：多くが頭の内部に損傷がある。損傷後最近の出来事を忘れやすくなるか，または負傷前後の状況を記憶できなくなり，比較的古いことは鮮明に記憶している。
- ●気血瘀滞：頭のふらつき・頭痛・煩躁不安・脇肋の脹痛・心胸痞悶，舌暗紫か瘀斑がみられる。
- ●気血不足：健忘症状以外に，多くが四肢および体幹部の倦怠感・顔色萎黄・筋肉が痩せる・動悸・息切れ，舌質淡・舌苔白，脈細弱無力などの症状を伴う。
- ●腎精虧損：多くが健忘・頭のふらつき・耳鳴り・難聴・腰や膝がだるいなどの症状を伴う。陰虚の傾向がある場合は，潮熱・心煩，舌質紅・舌苔少，脈細数などの症状がみられる。陽虚の傾向がある場合は，四肢の冷え，舌体胖嫩・舌質淡，脈沈細あるいは遅といった症状がみられる。

処方・手技

【基本穴】百会・四神聡穴
- ●瘀阻清竅：基本穴に血海・膈兪を加えて瀉法を施し，20分間置針して間欠的に行針する。

- ●気滞血瘀：基本穴に太衝・内関を加えて瀉法を施し，20分間置針して間欠的に行針する。
- ●気血不足：基本穴に脾兪・足三里・三陰交・膈兪を加えて補法を施し，20分間置針して間欠的に行針する。
- ●腎精虧損：基本穴に腎兪・太渓を加えて補法を施す。陰虚の傾向のある場合は，各穴に数分間行針してから抜針する。陽虚の傾向のある場合は，各穴に30分間置針して間欠的に行針し，刺針後に艾炷灸あるいは棒灸を加える。

処方解説

百会と四神聡穴は頭部腧穴としていずれも醒脳健脳の作用があり，記憶力の回復と向上を図る。血海と膈兪への瀉法は，ともに活血化瘀となる。膈兪への補法は補血養血の効果がある。太衝は疏肝理気し，かつ活血化瘀の作用がある。内関は寛胸理気・寧神除煩・和胃降逆の作用がある。脾兪・足三里・三陰交は脾胃を強化して気血を盛んにする。腎兪と太渓への補法と速やかな抜針は腎陰を補益する。長時間の置針は主として温腎壮陽の作用がある。

治療効果

本処方は本病症に対して効果的で，通常，10〜30回の治療で治癒する。

症例

患者：宋××，女性，42歳。
初診：1976年8月12日
所見：けんかをして頭部を負傷後，軽度の意識障害となった。20分後に意識を回復したが，これ以降重度の健忘症となった。ときおり頭痛があり，悩み・怒り・抑うつ・胸脇の脹満感およびげっぷなどの症状がみられる。服薬したが効果なし。舌瘀斑，脈弦で有力。
治療経過：上記の気滞血瘀証の処方で3回治療した。頭痛と胸脇の脹満感が消失し，ほかの症状も好転した。毎日1回，計20数回の針治療で記憶力が正常になり，ほかの症状も消失して治癒した。

20 負傷後の視聴覚障害

本項では，負傷後の視聴覚障害について示す。

病因病機

- ●損傷後に瘀血が耳目に蓄積して気血失和の状態になって起こる。
- ●損傷による出血過多で気血不足となり，耳目が栄養されず発症する。
- ●損傷後，長い時間が経ったり，固摂機能が失調して，肝腎の精血が虧損し耳目が濡養されず発症する。

弁証

- ●瘀血阻絡：耳の外傷後に聴力が低下あるいは消失する。あるいは耳鳴り・患部に青紫色の腫脹や疼痛などの症状を伴う。眼を負傷した場合は視力低下や失明が生じる。あるいは結膜の充血・黒目の部分のトラコーマパンヌスあるいは白いひも状の混濁が生じ，視界が赤くなる・眼球の腫痛・光を嫌う・落涙するなどの症状が現れる。
- ●気血不足：耳鳴り・かすみ眼・頭のふらつき・動悸・少気・懶言・顔面蒼白あるいは萎黄，舌質淡，脈拍が細弱。
- ●肝腎虧損：頭や目がふらつく・耳鳴り・腰や膝がだるい。陰虚の傾向のある場合はさらに骨蒸潮熱，舌質紅・舌苔少，脈細数などの症状がみられ，腎陽不足ではさらに四肢の冷え，舌体胖嫩・舌質淡，脈沈細弱遅などの症状がみられる。

処方・手技

【基本穴】聴覚障害：耳門・聴宮・聴会・翳風・外関
　視覚障害：睛明・承泣・太陽穴
- ●瘀血阻絡：基本穴に血海・膈兪を加え，睛明・承泣以外の腧穴には瀉法を施し，20分間置針をして間欠的に行針する。
- ●気血不足：基本穴に平補平瀉法または補法を施し，さらに脾兪・足三里・膈兪を加えて補法を施し，各穴に20分間置針をして間欠的に行針する。
- ●肝腎虧損：基本穴に平補平瀉法または補法を施し，さらに肝兪・三陰交・腎兪・太渓を加えて補法を

施す。陰虚の傾向のある場合は，各穴に数分間行針を行ってから抜針する。腎陽不足の傾向のある場合は，30分間置針をして間欠的に行針し，刺針後は艾炷灸あるいは棒灸を行う。

処方解説

耳門・聴宮・聴会・翳風は耳の腧穴，睛明・承泣・太陽穴は眼周囲の腧穴として，患部に作用して患部病症を治療する。少陽経は耳を走行するので，手の少陽三焦経の絡穴である外関を取穴すると耳に作用して，通経活絡などの作用で外傷による聴覚低下を治療する。血海と膈兪に瀉法を行うと活血化瘀の働きがあり，膈兪への補法は補血養血の作用がある。脾兪と足三里は脾胃を強化して気血を盛んにする。肝兪に補法を行いすばやく抜針すると肝陰を補養する。長時間の置針に灸を加えると肝血を補養する。三陰交に補法をしてすばやく抜針すると腎陰を補益し，長時間の置針に灸を加えると，腎陽を温補する作用がある。

治療効果

本処方は本病症に対して効果的で，通常，軽症には約10回，重症には30回以上の治療で，聴力・視力が回復する。

症例1

患者：程××，男性，20歳。
初診：1981年10月18日
所見：不注意から右耳を打撲した。患部が青紫色に腫脹し，聴力が大幅に低下し，耳鳴りもある。
治療経過：上記の瘀血阻絡の処方で針治療を4回行ったところ，耳鳴りが消失して聴力が正常に戻って治癒した。

症例2

患者：姜××，男性，18歳。
初診：1984年6月28日
所見：殴り合いをして右目を負傷した。上下眼瞼が青紫色に腫脹して，白目が充血している。視力が大幅に低下した。
治療経過：上記の瘀血阻絡の処方で針治療を3回行ったところ，諸症状が好転した。12回の針治療で青紫色の腫脹が消失し，視力も正常になって治癒した。

注釈

外傷性鼓膜穿孔・眼球破裂あるいは眼窩骨折など重症の場合，針治療と平行して中西両医学のほかの治療法などを併用する。

21 寝違え

寝違えは，中国では失枕あるいは落枕とも呼ばれ，成人に多くみられる。頸項部の痛みや運動制限を主症状とする。

病因病機

● 睡眠時の枕の高さや硬さが不適切か，睡眠時の姿勢が悪く，頸に負荷がかかり筋脈が過度の緊張状態となって静力学的損傷が生じる。
● 風寒が侵襲して気血が凝滞し，経絡痺阻となって発症する。

弁証

睡眠後に頸部に疼痛が出現する。頭は患側に歪曲して回旋や前後屈に制限があり，頸項部の筋肉に常に圧痛がある。風寒の侵襲を伴う場合は，冷気で疼痛は増悪して，温めると軽減する。あるいは悪寒・発熱・頭痛などの症状がみられる。

処方・手技

【基本穴】風池・頸部の圧痛がある夾脊穴・落枕穴・懸鍾・阿是穴

基本穴に瀉法を施し，20分間置針をして間欠的に行針する。また頸部の疼痛がほぼ消失するまで持続的に行針する。風寒が侵襲した場合は，合谷・大椎・風門を加えて瀉法を施し，30分間置針をして間欠的に行針する。刺針後は艾炷灸あるいは棒灸を施すか，阿是穴に吸玉（吸角）を加えてもよい。

処方解説

風池・頸部の圧痛がある夾脊穴・阿是穴は患部およびその付近の腧穴として，祛邪・通経活絡・化瘀止痛の作用がある。落枕穴は本病症の経験穴である。懸鍾は足の少陽胆経の腧穴で，足の少陽胆経は頸部

を走行しているため，頸部に作用して通経止痛の作用がある。懸鍾は本病の経験穴でもある。大椎・風門・合谷はいずれも疏風散寒解表の作用がある。

治療効果

本処方は本病症に対してたいへん効果的で，通常，針治療後に疼痛がただちに緩和され，1～3回の施術で治癒することが多い。

症例

患者：龔××，女性，20歳。
初診：1981年12月25日
所見：早朝目覚めると頸部右側に疼痛を感じた。左右の回旋ができない。側屈や前後屈をすると痛みが増悪する。温めると痛みがやや緩和される。やや悪寒がある。舌質正常・舌苔白，脈弦。落枕と診断する。
治療経過：上記の風寒侵襲証に適用する処方で治療を1回行ったところ，疼痛は消失して頸部の活動が自在になった。しかし数時間後にわずかに痛みを感じたため，翌日，同じ処方で1回治療したところ治癒した。

22 肩関節周囲炎

肩関節周囲炎は，漏肩風・肩凝風・肩凝症・凍結肩などとも呼ばれる。肩部の疼痛・活動制限を主症状とする。

病因病機

- 睡眠中に体を冷やし，風寒湿邪の侵襲を受けて，経気痺阻になる。
- 気血虧損あるいは腎気不足で衛外不固となり，外邪が侵入しやすくなって発症する。
- 外傷が原因で，患部に気血不和が生じて誘発される。

弁証

- **明らかな外傷歴がない**：最初疼痛は軽微だが，肩部の疼痛は徐々に激しくなる。肩関節の外展・外旋などの活動機能が制限される。肩の痛みは雨天・寒冷時に増悪するが，温めると痛みが軽減する。

- **外傷性**：肩関節の活動機能はなかなか回復せず，痛みが長引き治癒しないどころか悪化する場合もある。舌暗紫あるいは瘀斑。肩の検査では特に腫脹はなく，肩の前後や外側に圧痛がある。片方の手で肩甲骨下角を触れ，もう片方の手で肩を外展すると肩甲骨は上肢の動きに合わせて外に向くが，これは肩関節の拘縮を表す。重症になると肩の筋肉が萎縮するが，特に三角筋の萎縮が顕著である。痛みも強く，夜間は増悪する。
- **気血不足**：顔面蒼白あるいは萎黄・頭のふらつき・動悸・息切れ・力が出ない，舌質淡，脈細弱無力などの症状がみられる。
- **腎気不足**：頭のふらつき・耳鳴り・難聴・腰や膝がだるい・脈沈細などの症状がみられる。

処方・手技

【基本穴】肩井・肩貞・肩髃・抬肩穴・臂臑・患部圧痛点

疼痛が比較的強い場合は瀉法，弱い場合は平補平瀉法を施す。雨天で増悪する場合は，三焦兪・陰陵泉を加える。

- **外傷性**：基本穴に血海・膈兪を加えて30分間置針をして間欠的に行針し，刺針後は艾炷灸あるいは棒灸，または吸玉（吸角）でもよい。
- **気血不足**：基本穴に脾兪・足三里・三陰交を加えて補法を施す。
- **腎気不足**：基本穴に腎兪・三陰交・太渓を加えて補法を施し，20分間置針をして間欠的に行針し，刺針後は艾炷灸あるいは棒灸を施す。

処方解説

肩井・肩貞・肩髃・抬肩穴・臂臑・患部圧痛点は患部腧穴として，祛邪活絡・消瘀止痛により病症を治療する。三焦兪と陰陵泉はいずれも化湿利湿を助ける。血海と膈兪は祛邪活絡により止痛作用を強化する。脾兪・足三里・三陰交は脾胃を強化して気血を盛んにする。三陰交は肝腎を補益する機能がある。腎兪と太渓は腎の精気を補益して固本扶正する。

治療効果

本処方は本病症に対して効果的で，通常，約30回の治療で治癒する。

症例

患者：陳××，女性，53歳。
初診：1988年12月23日
所見：数カ月来右肩に疼痛がある。痛みはしだいに強くなり，外転・外旋が制限され，手を頭部に持って行くことが難しい。患部が冷えており，雨天や寒くなると痛みが増す。夜間痛があるが温めると軽減する。顔色萎黄・頭のふらつき・動悸・倦怠感・力が出ない，舌質淡・舌苔白，脈細弱無力。
治療経過：上記の気血不足・風寒湿侵襲証の処方で3回施術したところ，疼痛が大幅に減少した。毎日1回，計20数回の施術で諸症状が消失して治癒した。

注釈

本処方で治療を行うと同時に他動的運動を行い，機能トレーニングを十分行うとさらに効果的である。

23 棘上筋腱炎

棘上筋は肩甲棘上窩を始点として肩峰下を通り，上腕骨大結節の外上方に付着する。棘上筋腱炎は棘上筋腱の非化膿性炎症を指す。

病因病機

肩を90度外展すると肩峰下の滑液包が肩峰下面に完全に入り込み，棘上筋腱が摩擦しやすくなり，長い間の損傷で慢性炎症となる。棘上筋が粗くなって，石灰化する場合もある。棘上筋腱が一部断裂したり，急性肩部筋肉損傷で棘上筋腱が退化して本病症が出現することもある。以上から，本病症は反復損傷が主因となるが，加えて風寒湿邪が侵襲して経絡痹阻で発症する。

弁証

病状が緩慢に進行する場合が多い。肩に徐々に疼痛が生じて，力を入れて外展すると疼痛が顕著となる。動作を速めると患部にクリック音が生じる。患者の肩外展60度未満では痛みは軽度だが，他動的に60～120度外展すると疼痛は増悪し，挙上120度以上になると疼痛は軽減する。また肩関節周囲炎とは異なり，挙上姿勢を続けられるのが本病症の特徴である。本病症では上腕骨大結節部分あるいは棘上部に圧痛点がある。石灰化するとレントゲンで患部の石灰化が認められる。風寒湿邪が侵襲した証では，雨天や寒くなると症状が増悪するが温めると軽減する。

棘上筋腱炎と肩峰下滑液包炎は異なり，後者は肩峰下から三角筋にかけて圧痛と疼き，重症になるとやや腫れる。慢性化すると患部の筋肉が萎縮し，外展や外旋などの動作ができなくなる。また上腕二頭筋長頭筋腱鞘炎の場合は，発症が緩慢で徐々に悪化していく。上腕骨結節間溝を中心に疼痛や圧痛が強くあり，上腕二頭筋を抵抗に逆らって屈曲させると痛みが増悪し，長期化すると機能障害や筋肉の萎縮が現れる。以上3疾患の鑑別には注意する。肩峰下滑液包炎と上腕二頭筋長頭筋腱鞘炎の2病症にも，本処方は効果的である。

処方・手技

【基本穴】肩井・巨骨・肩貞・秉風・患部圧痛点

基本穴に瀉法を施し，20分間置針をして間欠的に行針後，艾炷灸または棒灸を加える。あるいは圧痛部分に刺針後，吸玉（吸角）を加えてもよい。

処方解説

各穴はいずれも患部腧穴で，祛邪・通経活絡により本病症を治療する。

治療効果

本処方は本病症に効果的であり，通常，約30回の治療で完治する。

症例

患者：許××，男性，56歳。
初診：1985年9月20日
所見：半年来，少し速い動きをすると左の肩が痛む。疼痛はしだいに増悪しており，力を入れて外展するときに顕著である。
治療経過：左肩後棘上部に顕著な圧痛があり，棘上筋腱炎と診断して上記の処方で1回治療を行ったところ，疼痛がただちに減少した。30数回針治療を行ったところ，諸症状は消失して治癒した。数年後に経過観察をしたが，左肩の疼痛は再発し

ていない。

注釈

肩峰下滑液包炎や上腕二頭筋長頭筋腱鞘炎も，本処方で治療すると効果的である。

24 上腕骨外上踝炎

上腕骨外上踝炎は，上腕骨橈骨滑液包炎・上腕骨外踝骨膜炎とも呼ばれ，テニス選手に多く，テニス肘と呼ばれる。

病因病機

本病症は長期間の疲労が原因である。手関節伸筋の起始部が繰り返し刺激を受けると，起始部に亀裂が生じて慢性的に炎症化する。また局所滑膜の肥厚なども本病症でみられる病変である。内因として，虚弱体質・気血虚虧・血が筋を栄養できなくなることが挙げられる。風寒湿邪が侵襲する場合もある。

弁証

発病は緩慢で，最初は疲労すると肘外側に疼痛が生じる。慢性化してしだいに増悪すると，少し動かすだけで痛みが生じ，力が入らない。ひいては疼痛が上腕や前腕に放散して上肢の活動が制限される。ただし，安静時はこのような症状が生じないことが多い。患部の検査では紅腫がないことが多いが，重度になると患部の微熱・顕著な圧痛がみられ，慢性化すると筋肉の萎縮がみられることもある。肘関節の屈伸や回旋などの機能は正常だが，抵抗に逆らって腕関節を背伸屈，前腕を回旋しようとすると患部に疼痛が生じる。

- 気血不足：顔面や口唇の色に艶がない・頭のふらつき・動悸・倦怠感・力が出ない，舌質淡，脈細弱などの症状がみられる。
- 風寒湿の侵襲：雨天や寒冷時に増悪するが，温めると軽減するなどの症状がみられる。

処方・手技

【基本穴】肘髎・曲池・手三里・四瀆・圧痛点

基本穴に瀉法を施し，20分間置針をして間欠的に行針する。

- 気血不足：基本穴に脾兪・足三里・三陰交を加えて補法を施し，20分間置針をして間欠的に行針する。
- 風寒湿の侵襲：刺針後に艾炷灸あるいは棒灸を加える。

処方解説

肘髎・曲池・手三里・四瀆・圧痛点は患部およびその付近の腧穴で，いずれも祛邪活絡・消滞止痛の作用がある。脾兪・足三里・三陰交に補法を行うと，脾胃を強化して気血を盛んにする。各穴に置針と灸を行うと，祛風活絡・散寒除湿の作用が強化される。

治療効果

本処方は本病症に効果的であり，通常，約20回の治療で治癒する。

症例

患者：王××，女性，36歳。
初診：1978年6月23日
所見：数カ月前から左上腕骨外上踝が痛い。初期は疲れると痛むだけであったが，徐々に痛みが強くなり，少し動かすだけで肘に強い痛みを感じるようになった。手関節を背屈，前腕を回旋後の動作時が最も顕著で上腕へ放散痛が生じる。西洋医学の左上腕骨外上踝炎と診断を受けて西洋薬を服用して効果はあったが，服用を止めると同じように痛む。
治療経過：上記の処方で数回治療を行ったところ，痛みは明らかに減少した。同じ処方で10数回治療をしたところ，疼痛は消失した。針治療を中止してから10数日後にまたわずかに痛むようになったが，同じ処方で10数回治療して治癒した。数年後，追跡調査をしたところ，同じ症状は一度も再発していなかった。

25 ガングリオン

ガングリオンは，関節あるいは腱鞘内に生じる嚢性腫瘍で，筋聚・筋結・筋瘤などとも呼ばれる。

病因病機

本病症の多くは，過労あるいは外傷による気血瘀滞により発症する。

弁証

患者に顕著な外傷歴がない状況で嚢性腫瘍が発生することが多い。普通，手首や手背に発生するが，まれに前腕・手腕の掌側・踝の前方・足背などに生じる場合もある。表面は滑らかで皮膚の色は変わらない。皮膚との癒着はなく，患部の温度は正常である。腫瘍の基底部は固定しているかまたは動くこともある。ゴムのように硬いかブヨブヨとした感触がある。圧痛はないか，あるいは軽微。膝窩に生じた場合，膝を伸ばすと鶏卵大になる。膝を曲げると奥に入り込んで触診しにくくなる。自然に消滅するものもあるが，時間がかかる。

処方・手技

三稜針で腫脹を突き刺し，抜針後に患部周辺を押し潰し，内容物を出す，または皮下に入れる。その後，毫針3～5本で周囲から嚢腫の基底部に向かって囲むように刺針する。さらに嚢腫部分を走行する経絡の郄穴（手関節背側正中の場合は手の少陽三焦経の郄穴である会宗，手関節橈側には手の陽明大腸経の郄穴である温溜などを選択する）を取穴して瀉法を施し，20分間置針をして間欠的に行針する。

処方解説

嚢腫に三稜針と毫針で刺針すると祛邪活絡・消滞散結の作用がある。ガングリオン付近を走行する経絡の郄穴もまた，ガングリオンに通経活絡・消瘀散結の作用で本病症を治療する。

治療効果

本処方は本病症に効果的であり，通常は数回の治療後，一定期間針治療を休止した後に治癒する。

症例

患者：馬××，男性，19歳。
初診：1984年5月13日
所見：数ヵ月前に右手関節背側正中に棗大の腫れ物ができて，表皮から突出している。ブヨブヨとした感触があり，表面は滑らかで皮膚の色に変化はない。患部の温度は平熱で，押えるとわずかに疼痛がある。
治療経過：手関節腱鞘嚢腫と診断して上記の処方を3回施術したところ，基本的に腫れ物は消失した。同じ処方で4回治療を行ってから針治療を中止した。3年後の追跡調査では嚢腫は再発していなかった。

26 屈筋腱腱鞘炎

屈筋腱腱鞘炎は，弾撥指（ばね指）とも呼ばれ，拇指が最も多く，ついで示指，中指にも生じる。まれに複数の指に同時に発症する場合がある。

病因病機

中手骨頭と中手指節関節掌側横紋および腱鞘により骨線維管が形成され，長拇指屈筋腱および深指屈筋・浅指屈筋腱がそれぞれの管内を通過する。該当部分の過度の運動により血が筋を栄養できなくなる・涼を受けて気血凝滞となる・屈伸の反復による屈筋腱と骨線維管の摩擦などによって発症する。力を入れて硬いものを握ると，骨線維管が硬いものと中手骨頭に圧迫されて限局性の充血と水腫を生じて線維管が変性して管内が狭窄する。圧迫を受けて細くなった指屈筋腱は両端がひょうたん状に膨れ，屈指時は筋腱の膨張した部分が狭くなった線維管を通過するため，ばね指になる。

弁証

患指が屈伸できず，力を入れて屈伸すると痛む。重症になると指を屈曲しても健側の手で元に戻さないとまっすぐにならず，ばね指が生じる。早朝起床時や仕事の後に症状は増悪する。動かしたり温湿布をすると症状は軽減する。検査をすると中手骨先端の掌側面に，圧痛と米粒大の結節が認められる。この結節を圧迫し，患者に屈伸の動作をさせると顕著な疼痛が生じ，弾くような感覚はここから生じていることがわかる。

処方・手技

関連する結節・圧痛点，そして患部を走行する経

絡の郄穴を選ぶ。例えば第1指の場合は手の太陰肺経の郄穴である孔最，第2指は手の陽明大腸経の郄穴である温溜，第3指は手の厥陰心包経の郄穴である郄門などを取穴する。

各穴に瀉法を施し，30分間置針をして，間欠的に行針する。刺針後に艾炷灸あるいは棒灸を加える。

処方解説

結節・圧痛点および関係する経絡の郄穴への刺針は，いずれも通経活絡・化瘀・消滞散結により痛みが止まり，本病症を治療する。

治療効果

本処方は本病症に効果的であり，通常，20～30回の治療で治癒する。

症例

患者：曹××，女性，58歳。
初診：1989年12月8日
所見：1カ月ほど右拇指が屈伸できない。健側の手で支えるとまっすぐ伸ばせるが，ばね指が出現する。検査の際に患指の中手骨手掌面に結節が触れ，顕著な圧痛点があり，ばね指がここから生じていることがわかる。
治療経過：拇指屈筋腱腱鞘炎と診断して，上記の処方を2回施術したところ，ただちに症状が軽減した。隔日1回，計20数回の治療で全快した。

27 踵痛症

踵痛症とは，踵の痛みを主症状とする病症を指す。

病因病機

- 長時間歩き回る・駆け回る・過度の跳躍などが原因で踵を損傷して，気血瘀滞となって発症する。
- 腎は腰脚を主るため，慢性疾患などが原因で腎精・腎気が虧損すると本病症が出現する。

弁証

踵の疼痛を主症状とする。
- **気血瘀滞**：外傷による場合は顕著な損傷歴があり，疼痛は左右どちらか一方であることが多い。過度の歩行，長時間の立姿勢または激しいスポーツで誘発され，踵に腫脹が生じることもある。
- **腎虚**：左右の踵に疼痛がみられることが多い。腰や膝がだるい・頭のふらつき・耳鳴りなどの随伴症状がみられる。陰虚傾向では，骨蒸潮熱が多い。また患部に軽度の熱感と腫脹が生じる。舌質紅・舌苔少，脈細数。陽虚傾向では，足の冷え，舌質淡・舌体胖嫩，脈沈細無力などの症状がみられる。

処方・手技

【基本穴】崑崙から太渓への透刺・患部の圧痛点
- **気血瘀滞**：基本穴に血海・三陰交・膈兪を加えて瀉法を施し，20分間置針して間欠的に行針する。
- **腎虚**：基本穴に腎兪と復溜を加えて補法を施す。陰虚による場合は，各穴を数分間行針してから抜針する。陽気虚による場合は，30分間置針して間欠的に行針する。刺針後，艾炷灸あるいは棒灸を加える。

処方解説

崑崙から太渓への透刺および患部圧痛点には，患部の経気を疏通して祛邪止痛の働きがある。太渓に瀉法を行うのは，おもに通経活絡のためである。補法は腎を補う作用がある。すばやく抜針すると腎陰を補益する。長時間の置針と灸は腎陽を温補する。血海・膈兪は活血化瘀・消滞をする。復溜・腎兪に補法を施し，すばやく抜針すると腎陽を補益する作用があり，長く置針し灸を加えれば腎陽を温補する効果がある。

治療効果

本処方は本病症にたいへん効果的であり，通常，外傷による発症では約10回，腎虚による発症では20～30回の治療で治癒する。

症例

患者：楊××，女性，58歳。
初診：1988年4月9日
所見：右足の踵が数日来痛い。起床して立ち上がったときの痛みが強い。歩行時に痛みは軽減するが，歩きすぎるとまた痛みが増して，ときに刺痛が生じる。腰や膝がだるい・四肢の冷え，舌体胖で瘀斑・舌質淡・舌苔白，脈沈細渋。腎陽不足・瘀血

阻滞と診断する。

治療経過：上記の気滞血瘀および腎陽不足に適用する処方で，疼痛はただちに軽減した。15回の治療後，諸症状は消失して治癒した。数年後に再会した際に，足の踵の痛みは再発していないと言われた。

28 凍瘡

凍瘡〔しもやけ〕は，人体が寒冷の侵襲を受けて患部の血脈が凝滞し，皮膚筋肉が損傷する疾患を指す。

病因病機

寒冷が侵襲して，人体局所の気血運行が滞り，気血瘀滞となって発症する。先天的な虚弱体質あるいは栄養不良，手足に大量の汗をかく，運動不足の場合は特に凍瘡を生じやすい。

弁証

耳輪・耳垂・手指・手甲・足趾背部・鼻の先端部など露出部分に好発する。軽症の場合，まず損傷部位の皮膚が蒼白になり，ついで紅潮する。灼熱痛と瘙痒または痺れ感がある。重度になると，損傷部位の皮膚が灰白色，暗紅色ないしは紫色になり，大小の水疱がみられて激痛がある。患部感覚の消失，ついでびらんの出現，水疱が潰れると通常1～2カ月かけて傷口が塞がり，気候が温かくなるとかさぶたとなって治癒する。重症になると，水疱の潰れる範囲が広く，皮膚の損傷が皮下組織に及び，筋肉や骨まで損傷が及ぶ場合がある。乾燥して黒色の壊死が生じ，患部の感覚および運動機能は完全に喪失する。ついで感染が生じた場合，寒戦・高熱などの症状が随伴する。

処方・手技

耳の凍瘡には，耳門・聴会・翳風，顔面の凍瘡には迎香・頬車・顴髎，手の凍瘡には合谷から後渓への透刺・八邪穴，足の凍瘡には懸鍾から三陰交への透刺・解渓，そのほかの凍瘡にはいずれも損傷部付近の腧穴・損傷部分を走行する経絡の郄穴を選ぶ。瀉法あるいは平補平瀉法のいずれかで行針する。ほかに，足三里・復溜を加えて補法を施す。各穴に30分間置針して間欠的に行針する。刺針後，艾炷灸あるいは棒灸を加える。

水疱がある場合，本処方を適用すると同時に，水疱に刺入し（皮を破らないこと）内容液を排出して，消毒用アルコールで処理する。重症の場合は消毒薬を貼付する。（水疱が）潰れたら塩水で消毒して，傷口を洗浄するか，抗菌消炎薬ないしは凍瘡用外用薬を貼付する。

処方解説

耳門・聴会・翳風・迎香・頬車・顴髎・合谷から後渓への透刺・八邪穴・八風穴・懸鍾から三陰交への透刺・解渓は凍瘡付近の経穴である。そのほか，凍瘡付近の腧穴も含めていずれも通経活絡・気血の調和・散結消腫・止痛の作用がある。凍瘡部分を走行する経絡の郄穴にも同様の作用があり，いずれも関連部位に用いる。各穴への置針と灸は，温陽散寒・活血の作用がある。足三里は中陽を温補し，脾胃を強化して気血を盛んにする。復溜は腎の精気を温補し，陽気精血を充足させて快方に導く。

治療効果

本処方は本病症にたいへん効果的であり，通常，約10回の治療で完治する。

症例

患者：陳××，女性。
初診：1985年1月8日
所見：数年来，毎年寒くなると凍瘡ができる。10日前，寒くて両手が凍えてまた凍瘡ができた。両手甲が赤紫に腫れて，物を掴むのに不便である。温めると痒みが生じる。掻くとひどく痛い。薬物治療を数日間続けたが効果がない。
治療経過：上記の処方を3回用いたところ，赤紫色の腫脹が著しく軽減した。さらに施術を5回行ったところ，腫脹は消失して治癒した。数カ月後の追跡調査では，針治療を止めてから一度天気が非常に寒くなったにもかかわらず，凍瘡にはなっていなかった。

29 手足のあかぎれ

病因病機

にわかに寒冷・風燥に襲われて発症する。これに加えて汗が少なく摩擦が多い・損傷・水に浸っていたなどが原因で、血脈が阻滞し、皮膚の栄養が損なわれると、皮膚がしだいに乾燥して発症する。

弁証

工場労働者・農業従事者・主婦などに多い。好発部位は手・足の外側および踵などの部分である。患部の皮膚が乾燥し、長さや深さがさまざまな亀裂が生じ、あかぎれが深いと出血して、疼痛が生じる。本病症は晩秋から冬にかけて長期間にわたり発症する。春になると自然に治癒するが、治らない場合もある。

処方・手技

手背のあかぎれには八邪穴・陽池など、手掌では合谷から後渓への透刺・大陵・労宮・少府など、拇指では魚際、足外側では京骨・束骨などを取穴する。踵には太渓から崑崙への透刺を行う。また損傷部分を走行する経絡の郄穴を選んでもよい。いずれも平補平瀉法で20分間の置針をして、間欠的に行針する。ほかに、三陰交を加えて補法を施し、数分間行針を行ってから抜針する。

処方解説

八邪穴・陽池・合谷・後渓・大陵・労宮・少府・魚際・京骨・束骨・太渓・崑崙などはいずれも患部または患部付近の腧穴で、関連する部位に作用して通経活絡し、患部の気血を疏通して皮膚に潤いと栄養を与えて本病症を治療する。患部を走行する経絡の郄穴もまた関連部位に作用して上記と同様の作用がある。三陰交は肝腎および脾胃の陰を補益して、陰血を補い皮膚に潤いと栄養を与え、あかぎれの治癒を容易にする。

治療効果

本処方は本病症に効果的であり、通常、約10回の治療で治癒する。

症例

患者：張××、男性、52歳。
初診：1978年1月29日
所見：両手にあかぎれができた。手背と示指橈側などに深い亀裂ができ、ときおり出血して、異常なほどの痛みが生じる。
治療経過：上記の処方を1回施術したところ、疼痛はただちに軽減した。毎日1回、計5回の針治療で亀裂が癒合して疼痛が消失した。

注釈

治療期間中はアルカリ石鹸で患部を洗浄しないこと。重症の場合は治療効果を高めるために、針治療と並行して患部にワセリンやグリセリンなどを塗布して皮膚を保護してもよい。

30 火傷

火炎・熱水・蒸気・高温の油・その他高温の液体、および光線・放射能・電気エネルギーなどの接触で体表に生じた損傷を火傷と呼ぶ。

病因病機

熱湯・火炎など上記の因子が体表に作用して皮膚を損傷する。熱毒が陰液を損傷し、さらに内側に入り込んで臓腑機能をかく乱するなど重篤な病変を引き起こす。

弁証

火傷は深度によって1～3度に分類される。

第1度は、真皮の毛細血管が拡張・充血して皮膚に紅斑が生じる。軽い浮腫と灼熱痛がみられ、通常数日内に表皮が自然に脱落して治癒する。

第2度は、血漿が血管から滲出して、表皮と真皮の間で水疱を形成する。軽度2度は真皮浅層に留まり、水疱の基底部分は赤色をしている。同時に皮下組織にも明らかに水腫があり、1～2週間内に癒合し、痕跡を止めないが灰白色の色素沈着が生じる場合がある。重度2度は真皮深層にまで及び、表皮が

脱落して基底部分は蒼白で，中央部分には赤い小斑点がまばらにみられる。創傷面が乾燥すると，皮膚内に微細な血管網がみられる場合がある。患部感覚は鈍麻し，創傷面は3〜4週間内に癒合するが軽度の瘢痕が残る場合がある。

第3度は，皮膚全層に火傷が及び，皮下組織や筋肉，骨まで及ぶ場合もある。創傷面の癒合には，一般に皮膚移植が必要となり，顕著な瘢痕が残る。

火傷の部位や面積はさまざまである。火傷の程度は深度と部位以外に，火傷の面積などとも密接に関係する。臨床上は，軽・中・重・厳重・特重など数種類に分類されるが，ここでは割愛する。重度の火傷には全身症状が出現する。

- ●火熱傷津：発熱・口の乾き・水分を飲みたがる・便秘・小便が赤い・口唇が赤く乾燥している，舌質紅乾燥・舌苔黄糙または舌光無苔，脈洪数または弦細数。
- ●火毒内陥：壮熱煩渇・躁動不安，舌質絳で起刺〔乳頭が毛羽立った状態〕，脈弦数。
- ●陰傷陽脱：体温が上昇しない・呼吸が弱い・表情が乏しい・意識がぼんやりする・嗜眠・言語不明瞭・大量の発汗・四肢厥冷，舌質紅絳あるいは暗紫色で表面が滑らかで無苔あるいは苔灰黒色，脈微で絶えそう，あるいは伏。
- ●気血両傷：微熱あるいは発熱しない・体の痩せ・顔色に艶がない・精心疲労・力が出ない・自汗・盗汗，舌体胖嫩・舌質淡紅・舌苔薄白，脈虚細または濡緩。
- ●脾胃虚弱：陰虚傾向では口舌にびらんが生じ，口が乾燥して津液が少なく，げっぷ・しゃっくり，舌質紅・舌苔少，脈弦細，気虚傾向のあるものでは，納呆・飲食減少・腹脹・泥状便，舌体胖・舌質淡・舌苔薄白，脈細弱などの症状がみられる。

処方・手技

通常の火傷であれば負傷後，本処方を用いてよい。石灰など化学物質による火傷であれば，患部に付着した石灰粉など化学物質をただちに除去しなければならない。水道水か精製水で患部を洗浄してから本処方を施術する。火傷の周囲の腧穴，火傷部位を走行する経絡の郄穴・滎穴・井穴を取穴する。例えば，顔面の火傷に対しては損傷していない他の部分の腧穴以外に，別途，足の陽明胃経の郄穴である梁丘・滎穴である内庭・井穴の厲兌および手の陽明大腸経の郄穴である温溜・滎穴の二間・井穴の商陽を取穴して，各穴に瀉法を施し，数分間行針してから，井穴を加え，点刺して出血させてもよい。

- ●火熱傷津：大椎・曲池・内庭・血海・膈兪に瀉法，三陰交・太渓に補法を施す。いずれも数分間行針してから抜針して，商陽・厲兌を加え，点刺して出血させる。
- ●火毒内陥：さらに曲沢・十宣穴・十二井穴を加え，点刺して出血させ，昏倒している場合はさらに水溝・湧泉に瀉法を施し，患者の意識が回復するまで行針する。
- ●陰傷陽脱：三陰交を加えて瀉法，太渓を加えて補法を施し，数分間行針してから抜針して，関元・気海を加えて補法・艾炷灸，神闕を加えて棒灸を施し，陽回脱固の状態になるまで行針する。
- ●気血両虚：気海・膈兪・足三里・三陰交を加えて補法を施し，20分間置針し，間欠的に行針する。
- ●脾胃虚弱：脾兪・胃兪・足三里・三陰交を加えて補法を施す。陰虚傾向には，各穴を数分間行針してから抜針する。気虚傾向には，各穴を20分間置針して間欠的に行針する。

処方解説

火傷付近の腧穴および火傷の部位を走行する経絡の郄穴・滎穴・井穴はそれぞれ火傷の部分に作用して，祛邪清熱・活絡消腫・止痛といった働きで，治癒を促進する。大椎は清熱解毒・解熱の要穴である。陽明経は多気多血の経絡であるため，手の陽明経の合穴である曲池・井穴である商陽および足の陽明胃経の滎穴である内庭・井穴の厲兌は気分と血分の熱毒を清瀉する。血海と膈兪は，清熱涼血解毒の働きがあり，活血消滞・化瘀をもたらす。膈兪への補法は補血養血の作用がある。三陰交に補法をしてすばやく抜針すると，肝腎および脾胃の陰を補益する。補法と長時間の置針は肝腎の精血を補益，かつ脾胃を強化する。太渓は腎陰を補益する。曲沢は清心涼営・寧心安神に働く。十宣穴と十二井穴は清熱瀉火解毒して開竅醒神の作用がある。水溝と湧泉も開竅醒神の作用がある。関元・気海・神闕は益気・回陽固脱の働きをする。足三里・脾兪・胃兪を補法ですばやく抜針すれば脾胃の陰を補益し，長時間の置針は脾胃を強化して中気を補う。

治療効果

本処方は本病症に効果的であり，軽度であれば数回の治療で治癒する。

症例

患者：郭××，女性，30歳。
初診：1976年12月18日
所見：不注意で高温の油が顔面の左側にはねて火傷した。水疱は高く隆起して，灼熱痛がある。
治療経過：アルコール消毒後，毫針で水疱を破って内容液を排出した後に上記の処方で施術した。施術後，痛みはただちに軽減した。毎日1回，計3回の治療で水疱は乾いて表皮が脱落して治癒した。

注釈

①針治療期間中，創傷面を清潔に保ち感染防止に注意しなければならない。
②重度の火傷は針治療と同時に中西両医学のほかの治療法などを併用しなければならない。

31 ハチ・サソリなどの毒虫による咬創

病因病機

不注意からハチ・サソリなどの毒虫に咬まれて，毒液が体内に入って発症する。

弁証

軽度の場合，咬創部分に灼熱痛・激痛・腫脹が生じるだけに止まる。重度になると，頭痛・悪心・嘔吐など全身症状がみられ，ひきつけや昏睡状態が出現する場合もある。

処方・手技

ハチ・サソリによる負傷はまず毒針を抜き，傷口の毒液を可能な限り絞り出すか，さらに吸玉（吸角）で傷口の毒液を出す。その後，まず咬創周辺の腧穴を取穴する。例えば頬を咬まれたのであれば頬車を取穴する。また咬創を走行する経脈の郄穴・滎穴・井穴を取穴する。例えば顔面を咬まれたのであれば，咬創部位を走行する経絡である手の陽明経の郄穴である温溜・滎穴である二間・井穴の商陽および足の陽明経の郄穴である梁丘・滎穴である内庭・井穴である厲兌などである。頭痛があれば，疼痛のある部分の腧穴および阿是穴を加える。悪心と嘔吐があれば内関，ひきつけや昏睡状態には，水溝・湧泉を加えて症状が寛解するか消失するまで行針する。

処方解説

咬創部位の周囲腧穴および咬創部位を走行する経絡の郄穴・滎穴・井穴などは，いずれも祛邪解毒・活絡止痛の作用がある。頭痛には疼痛のある部位の腧穴および阿是穴を選ぶと活絡止痛の作用がある。内関は和胃降逆止嘔かつ寧心安神除煩の効果がある。水溝と湧泉には開竅醒神・鎮驚蘇厥の作用がある。

治療効果

本処方は本病症にたいへん効果的であり，通常，針治療後に疼痛などの症状がすぐに軽減あるいは消失する。

症例

患者：孫××，女性，49歳。
初診：1977年8月2日
所見：不注意でサソリに咬まれた。患部がわずかに腫れて，非常に痛む。悪心・煩躁があり，鎮静剤を服用したが痛みは変わらず，眠れない。
治療経過：上記の処方を適用して数分間行針を行ったところ痛みは止まった。抜針して20分後に再び疼痛が生じたが，前よりは軽くなった。同じ処方で再度施術したところ，数分後に痛みが止まった。置針して間欠的に行針し，1時間後入眠したので抜針した。翌朝起床後には患部の腫脹は消失して，痛みも生じなかった。

注釈

毒蛇に咬まれた場合は，必ず中西両医学のほかの救急治療を用いたうえで針治療を併用する。

32 破傷風

破傷風は，外傷により邪毒（破傷風桿菌）が傷口を経由して体内に侵入して発症する一種の筋肉間代性痙攣と緊張性収縮を特徴とする急性疾患であり，傷痙・金瘡痙とも呼ばれる。

病因病機

開放性創傷により，腠理不密となり，風邪が虚に乗じて侵入して表から裏に及び，邪が経絡に入って臓腑を内侵して内風が生じて発症する。

弁証

本病症の潜伏期間は24時間～60日で，平均8～14日間である。潜伏期間が短いほど病状は重くなり，予後も悪くなる。前駆期には主として，頭のふらつき・頭痛・咀嚼に力が入らない・反射亢進・筋肉の引き攣り感・傷口の痛み・癒ができるが膿は生じない・周囲の皮膚の色は暗赤色をしている・煩躁不安などといった症状がみられる。

発作期は筋肉の硬直性痙攣が生じるが，おもな所見としては開口困難・牙関緊急・「苦笑い」の表情・頸項の緊張・頭部を後方にやや伸張させてうなずく動作ができない・角弓反張・排尿困難・尿閉・呼吸困難・窒息などがある。光線・大声・軽微な接触・水を飲むなど，微かな刺激で激しい痙攣・手足のひきつけが誘発される。発作は数秒間から数分間続き，発作間隔の長さは決まっていない。発作と発作の間にも絶えず緊張性の収縮がみられる。体温は40度を超え，脈浮で弦数。意識は一般に明瞭であるが，昏倒・大汗，脈沈，暴れるなどの症状があれば重篤状態である。

処方・手技

【基本穴】水溝・百会・風府・大椎・後渓・委中・太衝・陽陵泉・豊隆

牙関緊急がみられる場合には，下関・地倉・合谷，排尿困難あるいは尿閉には中極・膀胱兪，呼吸困難には肺兪・定喘穴を加え，いずれも瀉法を施し，痙攣などの症状が消失するまで行針する。その後，24～48時間か，それ以上置針する。置針の間，痙攣発作が出現するたびに，発作症状が消えるまで行針を繰り返す。症状が落ち着いたら数日間針治療を中止する。発熱がある場合は，十宣穴と十二井穴を加え，点刺して出血させる。昏倒や大汗などの重篤な症状がある場合は，関元・気海・足三里を加えて補法と棒灸，神闕を加えて艾炷灸を施し，症状が寛解して病状が安定するまで施術する。

処方解説

本病症の邪毒は多くが陽経を犯す。特に督脈と太陽穴経が最も多いため，水溝・百会・大椎・後渓を取穴して督脈を疏通する。そのうち水溝は開竅醒神の作用も兼ねる。百会は平熄肝風，大椎は瀉火退熱し，後渓は太陽穴経の経気を疏通する。委中は足の太陽穴経の合穴で，後頸部や背部のこわばりに即効性がある。太衝には平熄肝風の作用がある。陽陵泉は肝胆の経気を疏通して，筋を緩めて経絡を活性化してひきつけを止める。豊隆は化痰降濁の効果がある。下関・地倉・合谷は陽明経の経気を疏通して口元を緩める。中極と膀胱兪は，膀胱の気機を疏通して水道を通利する。肺兪と定喘穴は肺気を調整して呼吸困難を寛解させる。十宣穴と十二井穴は諸経の熱毒を清瀉して醒神開竅の効果がある。関元・気海・神闕は元気を補益して回陽固脱する。足三里への補法は脾胃を強化して益気し，全身を強壮にする。

治療効果

本処方は本病症に一定の効果があり，通常，針治療後に痙攣やひきつけがただちに寛解する。

症例

患者：張××，女児，生後8日目。

初診：1973年11月29日

所見：旧式の分娩方法のため臍部の消毒が不十分だった。出生から6日目より授乳困難・牙関緊急・「苦笑い」の表情・頸項のこわばり・頭をやや後屈している・角弓反張といった所見がみられた。数時間前から，間隔を置いてひきつけが始まる。ひきつけ時によだれを垂らし口から白い泡を吹いた。光の刺激や軽微な音にすぐ反応して，ひきつけ発作が生じる。

治療経過：破傷風と診断して上記の処方を施術したところ，数分後にひきつけは止まった。数時間後ひきつけが再発したので，上記の処方を行うと再

び止まった。以後，毎日数回針治療を行い，毎回60分以上置針をした。数日後，ひきつけは生じることなく，授乳も順調になって治癒した。さらに数日間針治療を行ってから治療を停止した。

注釈

本病症は重篤疾患の一種であるため針治療と同時に厳密に観察を行い，必要に応じてただちに中西両医学のほかの治療法を併用しなければならない。あるいは破傷風であると診断したらすぐ中西両医学のほかの治療法を併用して，積極的に救急治療を実施しなければならない。症状が消失しても数日間継続して十分に治療しなければならない。

33 下腿潰瘍

下腿潰瘍は，下腿の3分の1のところ，脛骨前縁両側に生じる皮膚の慢性潰瘍であり，褲口瘡・袴口瘡・褲口毒・裙辺瘡・老爛脚者と呼ばれる。

病因病機

- 長期間の立位・加重・過労で気血を損傷するか，そのほかの原因で中気が下陥して絡脈が失暢し，患部の気血が失調して瘀血が溜まり皮膚が栄養されなくなる。
- 虫刺されや湿疹などで患部の皮膚を損傷するか，あるいは湿熱下注などで発症する。

弁証

本病症の好発部位は下腿3分の1，内外踝上端で，特に内踝に多い。初期はまず痒みが生じてから痛み出し，あるいは痒みと痛みが同時に生じる。赤くなってびまん性に腫脹し，やがて潰れて潰瘍が形成される。治療過誤などが原因で創傷面が長期間癒合せず，数年間治癒しないことがある。

- 湿熱下注：最初，創傷面は悪臭のある膿液があり，鮮やかな赤色をしている。周囲は赤く，灼熱感がある。水疱はびらん状になる，疼痛・小便黄赤色，舌苔黄膩，脈滑数などの症状がみられる。
- 気血不足・中気下陥：潰瘍が治癒しない・創傷面が陥没する・青筋・夕方腫脹して朝になると消える・創傷面は灰白色・膿液は薄い灰色または緑がかっている・顔面眺白あるいは萎黄・泥状便・食が進まない・腹張・息切れ・力が出ない，舌質淡・舌苔薄白，脈細弱がみられる。

処方・手技

潰瘍周辺の腧穴，足の太陰脾経および足の陽明胃経・足の少陽胆経の関連腧穴を選ぶ。例えば陰陵泉・陽陵泉・足三里・解渓・公孫など。このほか血海・霊台を取穴する。

- 湿熱下注：三焦兪を加えて瀉法を施し，数分間行針してから抜針して，さらに隠白・厲兌・足竅陰を加え，点刺して出血させる。
- 気血不足・中気下陥：上記の腧穴に平補平瀉法を施し，三焦兪を加えて平補平瀉法，脾兪・足三里を加えて補法を施し，20分間置針して間欠的に行針する。

処方解説

潰瘍の周囲腧穴，陰陵泉・陽陵泉・足三里・解渓・公孫など足の陽明経，足の太陰経および足の少陽経にはいずれも潰瘍による損傷部分に作用して，袪邪解毒・化瘀消滞・患部気血の疏通をして，創傷面の癒合を促進する働きがある。血海は活血化瘀・醒脾化湿・解毒の効果があり，すばやく抜針すると清熱涼血にさらに効果的である。霊台はすべての瘡瘍・腫毒を治療する要穴である。三焦兪に瀉法をしてすばやく抜針すると三焦の気機を疏通し，清熱利湿の作用があり，平補平瀉法を施して長時間置針することは化湿を目的としている。隠白・厲兌・足竅陰は諸経の熱毒を清瀉する。脾兪と足三里は脾胃を強化して中気を補い，気血を生化して扶正によって袪邪を利する働きをする。

治療効果

本処方は本病症に効果があり，通常，初期で湿熱証に属する場合は約30回，後期で気血不足・中気下陥証には60回以上の治療で治癒する。

症例

患者：曹××，女性，49歳。
初診：1978年9月16日
所見：左下腿下3分の1の脛骨前縁両側に慢性潰瘍ができて5カ月になる。別の病院で下腿の慢性

潰瘍用の漢方治療を受けて効果があったが，服薬を中止すると増悪した。瘡口は陥没し創傷面は蒼白で，瘡の周辺の皮膚は暗紫色で膿液が生じている。患肢は夕方腫れるが朝は消失している。顔色萎黄・少気・力が出ない・腹張・泥状便，舌体胖・歯痕・舌苔白やや膩，脈細弱無力。

治療経過：上記の気血不足・中気下陥証で用いる処方で数回施術したが効果がみられなかった。10数回の治療後，創傷面および諸症状がわずかに軽減した。30数回の治療後，創傷面および諸症状が明らかに好転した。60回の後，創傷面がかさぶたとなって癒合し，ほかの症状も消失した。

注釈

針治療と同時に，創傷面を清潔に保って汚れないようにする。必要に応じて中医学や西洋医学の外用薬を併用する。

34　褥瘡

長時間の座位や臥位で身体が圧迫・摩擦されて，瘡を生じる症状を褥瘡と呼び，席瘡とも呼ばれる。

病因病機

慢性疾患で気血大虧となり，さらに長期間寝たきりで体の一部が長時間圧迫されて気血の運行が滞り皮膚が栄養されず，さらに皮膚に摩擦が加わって損傷し，毒に感染して発症する。

弁証

最初，皮膚が暗赤色となって，ついで表面が破損してただれる。周囲の皮膚は平らに潰れ腫瘍となり，長期間収斂せず疼痛がある。精神疲労・顔色に艶がないなど気血不足の症状を伴う。中央の腐肉と健康な皮肉が分離し少量の膿液が流れ出て，周囲の腫脹がしだいに限局性になると予後は良好である。腐肉が蔓延して流出物が糊状で，周囲の皮肉が空洞になると予後は悪い。

処方・手技

【基本穴】褥瘡周囲の腧穴に瀉法か平補平瀉法。褥瘡部分を走行する経絡の郄穴・血海・霊台に瀉法。気海・足三里・三陰交に補法。

各穴に20分間置針をして間欠的に行針する。熱毒を感受し，発熱・患部の灼熱感，舌質紅，脈数がみられる場合は，基本穴に大椎・曲池・内庭を加えて瀉法を施し，数分間行針してから抜針し，さらに褥瘡部位を走行する経絡の井穴を加え，点刺して出血させる。

処方解説

褥瘡周囲の腧穴，褥瘡部位を走行する経絡の郄穴はいずれも褥瘡部分に作用して，通経活絡・活血消滞・消腫止痛に働く。血海は活血化瘀・消滞散結の作用がある。霊台はすべての瘡腫を治療する要穴である。気海は元気を補益する。足三里は脾胃を強化して気血を盛んにする。三陰交は脾胃を強化して，肝腎を益する。各穴からすばやく抜針すると清熱に効果的である。大椎は清熱解毒の要穴で，解熱作用にたいへん優れている。曲池と内庭は気分と血分の熱毒を清瀉する。褥瘡部位を走行する経絡の井穴への点刺出血は，清熱解毒作用を強化する。

治療効果

本処方は本病症にたいへん効果があり，通常，約30回の治療で治癒する。

症例

患者：呉××，女性，62歳。

初診：1978年8月2日

所見：中風麻痺で1年以上が経過するが，自分で寝返りできない。数カ月前から，仙骨・寛骨の隆起した2カ所の皮膚が暗赤色になり，皮膚が破損して潰瘍が生じた。中央の腐肉と正常な皮肉が分離して少量の膿液が流出し，患部に灼熱痛がある。別の病院で褥瘡と診断され，中西両医学による治療も効果がないばかりか，潰瘍が拡張する勢いである。

治療経過：本処方で治療を数回実施したところ，膿液の滲出は止まって潰瘍もわずかに縮小した。10数回の治療後，潰瘍面が明らかに縮小した。30数回の治療で患部の潰瘍は消失してかさぶたとなって癒合した。数カ月後に追跡調査をしたが，褥瘡は一度も発生していない。

注釈

本処方で治療を行うと同時に，より十分なケアを行って，定期的に患者の体位交換を実施しなければならない。重度の褥瘡には，針治療と並行して中西両医学のほかの治療法を併用する。

35 脱疽

脱疽は，手足の指の末端の疼痛および手指・足趾の脱落を主症状とする疾患で，脱骨疽などと呼ばれる。西洋医学ではバージャー病・閉塞性動脈硬化症・糖尿病性壊疽などと呼ばれるが，いずれも脱疽のカテゴリーに属する。

病因病機

脾腎の陽気不足や肝腎の精血虧損で四肢を温養できないか，あるいは寒湿の邪を受けて経絡が閉塞して気血凝滞となり，四肢が栄養されず発症する。西洋医学でいうバージャー病は，長年の喫煙・精神的ストレス・機械的外傷などの要因も関係する説がある。病変において，最初に寒湿の兆候がみられる。寒湿が長期間続くと化熱して熱証に転じ，さらに熱盛傷陰の症状が出現する。また気血凝滞で実に属する状態や，肝腎不足・脾虚陽虚・気血両虚といった虚証に属する症状がみられる。

弁証

本病症は40歳以下の男性に多い。喫煙習慣がある患者が多く，寒冷の季節に発病しやすい。最初，患部（手指・足趾）の痺れや，冷え・歩行時に下腿がだるく張る・疲れやすいといった症状が現れる。ついで肢体末端に疼痛が生じ，移動性静脈炎あるいは間歇性跛行・足背動脈の拍動の減弱または消失・患部皮膚が蒼白あるいは青紫色になるなどの症状を伴い，重症の場合は患部が脱落する。

- ●**寒湿**：顔色が暗く艶がない・温かい状態を好み寒さを嫌がる・患肢は重くだるさが顕著・ひきつり・痙攣・触診すると氷のように冷たい，舌体胖・舌質淡・舌苔白膩，脈沈緊遅あるいは沈緩。
- ●**虚寒**：さらに神経疲労などの虚象がみられる。脾陽不足は食が進まない・腹脹・泥状便などの症状がみられる。腎陽不足は腰や膝がだるい・インポテンスなどの症状があり，脈沈細遅で無力。
- ●**血瘀**：患肢の栄養障害期に相当し，患肢が赤黒・赤紫あるいは青紫で，下垂するとさらに顕著になり，挙上すると蒼白になる。さらに皮膚や筋肉が萎縮する・足趾の爪が厚くなって足背は脱毛する・患肢は持続的に自発痛があり夜間は特に顕著となる，舌質暗紫あるいは瘀斑・舌苔多くは薄白，脈沈細で渋などの症状がみられる。
- ●**熱毒**：皮膚が赤黒く腫脹しており黄疱がみられる。徐々に筋肉が萎縮して乾性壊死の状態を呈する。潰れるとびらんとなって湿性壊死を形成する。創傷面は不鮮明・火傷のような激痛・発熱・口の乾き・便秘・小便が赤い，舌質紅・舌苔黄，脈洪数などの症状がみられる。熱盛傷陰は，潮熱・盗汗，舌質紅・舌苔少，脈沈細で数などの症状を伴う。
- ●**気血両虚**：顔色萎黄・体が痩せる・精神疲労・倦怠感・動悸・息切れ・患肢の筋肉萎縮・皮膚が乾燥して角質が剥落する・足趾の爪が乾燥して肥厚する・壊死した組織が脱落しても創傷の進行は緩慢で肉芽は赤黒いか淡く不鮮明，舌質淡，脈沈細弱。

処方・手技

本病症は下肢に多く発症する。

【基本穴】下肢の場合：解渓・丘墟・崑崙・太衝・懸鍾から三陰交への透刺・八風穴（通常は患側足部の腧穴を取ることが多い）。

手指の場合：合谷から後渓への透刺・外関から内関への透刺・八邪穴。

ほかに血海・膈兪・霊台などを取穴する。

- ●**寒湿**：基本穴に三焦兪と陰陵泉を加えて瀉法を施し，30分間置針をして間欠的に行針する。刺針後に艾炷灸と棒灸を加える。
- ●**虚寒**：基本穴に平補平瀉法を施し，脾陽不足の場合は，脾兪と足三里を加えて補法を施す。腎陽不足には，腎兪・命門・志室を加えて補法を施し，30分間置針をして間欠的に行針する。刺針後に艾炷灸と棒灸を加える。
- ●**血瘀**：基本穴に瀉法を施し，20分間置針をして間欠的に行針する。
- ●**熱毒**：基本穴に大椎と曲池を加えて瀉法を施し，数分間行針してから抜針，さらに曲沢・委中を加え，点刺して出血させる。熱盛傷陰の場合には，

さらに復溜・太渓を加えて補法を施し，数分間行針してから抜針する。
●気血両虚：基本穴に平補平瀉法を施し，脾兪・足三里・気海を加えて補法を施し，20分間置針をして間欠的に行針する。

処方解説

合谷から後渓への透刺・解渓・崑崙・太衝など手足の各穴は，いずれも患部の気血を疏通し，通経活絡・化瘀消滞・祛邪止痛の作用がある。長時間の置針は温陽散寒に働き，すばやく抜針すると清熱解毒の作用が高まる。血海と膈兪は活血化瘀・消滞の作用があり，すばやく抜針すると清熱涼血・解毒作用がさらに高まる。霊台は瘰癧・疽腫の経験穴であり，脱疽のうち熱毒証に属するものにたいへん効果がある。三焦兪は三焦の気機を疏通して利湿の働きをする。灸を加えると温陽散寒の効果がある。陰陵泉は温中醒脾・化湿の作用がある。脾兪と足三里は，温中健脾・生化気血の働きをする。腎兪・命門・志室は腎陽を温補して命火を補益する。大椎は諸陽の会穴で，清熱解毒・解熱の作用にたいへん優れている。曲池は陽明経および気分と血分の邪熱を清瀉する。曲沢は清心涼営・解毒の作用がある。委中は清熱涼血・解毒の作用がある。復溜と太渓は腎陰を補益する。気海は元気を補益する。

治療効果

本処方は本病症に対して一定の治療効果がある。早期患者は数10回以上の治療で完治する。末期患者の治癒にも効果がある。疼痛などの症状がただちに寛解あるいは一定期間内に消失して損傷部分の癒合を促進する。

症例

患者：庄××，男性，29歳。
初診：1984年11月28日
所見：左足趾が長い間麻痺しており，冷えている。歩行時に下腿がだるくなることがあり，疲れやすい。半年前から足趾の痛みがひどくなり，下腿に引きつれ感がある。歩行時にしばしば下腿がひどく痛み，筋肉が引き攣り，跛行するもしくは歩行を停止せざるを得なくなるが，休憩すると痛みはしだいに消失する。ただし，歩行を再開するとまた発作が生じる。足背動脈（趺陽脈）の拍動が消失・患肢が氷のように冷たい・皮膚が蒼白のときがある・顔色萎黄・ときおり腹脹がある・泥状便・腰や膝がだるい，舌質淡・舌苔白膩，脈沈細無力。

治療経過：虚寒証に属する早期脱疽と診断して，上記の処方を施術したが効果がみられなかった。10数回後，諸症状が軽減した。30数回の治療後に，足の痺れ・冷え・痛み・跛行などの症状が消失して治癒した。数年後の追跡調査では，針治療を中止してから再発していなかった。

注釈

本病症は深刻で，組織の壊死や四肢関節の脱落が生じた場合，針灸治療と同時に中西両医学のほかの治療法を併用する。創傷面を保護して感染しないよう注意しなければならない。

36 血栓性静脈炎

血栓性静脈炎は，静脈壁内部に発生した炎症性の変化であると同時に，静脈血栓を伴う血管疾患を指す。表在静脈に生じたものは表在性血栓性静脈炎と呼ばれ，四肢などによくみられる。深部静脈に生じると深部静脈血栓症と呼ばれ，多くが下肢に生じる。本病症は中医学文献に記載されている悪脈などに類似する。

病因病機

血栓性静脈炎は，抗生物質などの刺激性溶液，高張ブドウ糖などの高張溶液など，静脈内注射の刺激性溶液といった化学物質による損傷や，機械性の損傷で発症する。感染性疾患に続発する可能性もある。
中医学では，本病症は湿熱の邪が外部から侵入して，気血が瘀滞し，脈絡が阻塞されて不通となって発症すると考えられている。深部静脈血栓症は手術後や産後，もしくは外傷が原因で血脈瘀滞となる。あるいは長期間の病臥で気を損傷して気虚瘀滞となって発症する。

弁証

表在性血栓性静脈炎
表在性血栓性静脈炎の急性期の症状としては，患

第6節　整形外科およびその他の外科病症

部静脈に疼痛・腫脹がみられ，静脈の走行に沿って1本の硬い索状物に触れ，顕著な圧痛がある。また周囲の皮膚に紅斑が生じ，なかには浮腫もみられ，1～3週間後に徐々に消失する。全身の不快感や発熱などの症状を伴う場合もある。慢性の場合は，索状物が長期間存在する。

- ●湿熱：舌苔黄膩，脈濡数あるいは弦数などの症状がみられる。
- ●瘀阻：患部の腫脹，舌暗紫または紫斑，脈渋などの症状がみられる。

深部静脈血栓症

深部静脈血栓症は，四肢の疼痛・歩行時に疼痛が増悪する・患肢の腫脹・静脈血栓部に常に圧痛がある・足背と内外踝に常に浮腫がみられる。大腿静脈血栓性静脈炎は，内転筋管・腸骨窩・下腿深部に圧痛があり，下腿および足踝部に軽度の浮腫が出現し，患肢の静脈圧は健側より高い。腸骨大腿静脈血栓性静脈炎は左側の発病率が右側より高く，病状の進行が急速である。発熱・数時間内に殿部以下の下肢全体に疼痛が自覚される・顕著な浮腫・皮膚が白色または青紫色になる・大腿管内側に顕著な圧痛・大腿内側および同側下腹壁表在静脈が拡張し患肢が太くなる。

- ●湿熱瘀滞：重度の発熱・激痛・顕著な圧痛・四肢が腫脹し押さえると陥凹する，舌質紅・瘀斑・舌苔薄黄または黄膩，脈弦数または滑数などの症状がみられる。
- ●気虚瘀滞：精神疲労・患肢の腫脹が長期化し朝は軽いが夜に重くなる・軽度の脹痛・下肢が重く無力または下肢の冷え，舌苔薄白または薄膩，脈濡細または沈緩，腰や脚がだるいなど腎気や腎陽の不足といった症状がみられる。

処方・手技

【基本穴】腫脹・圧痛・形態や色つやの変化などがある病変部やその付近の腧穴，阿是穴および患部を走行する経絡の郄穴，太淵，血海，膈兪に瀉法。

- ●湿熱の邪の侵襲：基本穴に三焦兪・陰陵泉を加えて瀉法を施し，発熱には，さらに大椎・曲池・内庭を加えて瀉法を施し，数分間行針してから抜針する。また病変部位を走行する経絡の井穴を加え，点刺して出血させてもよい。
- ●気虚瘀滞：基本穴に気海・関元・足三里を加えて補法を施す。明らかに脾虚である場合は，さら

に脾兪を加えて補法を施す。腎気と腎陽が不足している場合は，さらに腎兪と復溜を加えて補法を施す。いずれの腧穴も20～30分間置針をして間欠的に行針する。刺針後に艾炷灸あるいは棒灸を加える。

処方解説

病変部・付近の腧穴・阿是穴および患部を走行する経絡の郄穴や井穴などは，いずれも病変部位に作用して，通経活絡・化瘀行滞・消腫止痛によって本病症を治療する。太淵は八会穴の1つであり，脈の会穴である。脈の病症を治療するため本病症にも効果がある。血海と膈兪は，活血化瘀・消滞散結の作用がある。各穴をすばやく抜針するといずれも清熱作用があり，関連する井穴に点刺して出血させると清熱作用がさらに高まる。大椎は諸陽の会穴である。清熱瀉火・解熱作用にたいへん優れている。曲池と内庭は陽明経および気分と血分の熱を清瀉する。三焦兪は三焦の湿熱を清瀉する。陰陵泉は醒脾利湿・清熱の働きをする。気海と関元は元気を補益する。足三里と脾兪は脾胃を強化して，中気を補う。腎兪と復溜は腎気腎精を補益する。各穴に灸を加えると温陽の作用がある。

治療効果

本処方は本病症に対してたいへん効果がある。急性期は約10回，虚証および慢性の場合は30～60回の治療で治癒する。

症例

患者：王××，女性，32歳。

初診：1978年8月22日

所見：右下腿および足背静脈に多数の疼痛箇所があり，患部に硬い索状物を触れる。顕著な圧痛があり，周囲の皮膚に紅斑とわずかな腫脹がみられ，手を触れると微熱を認める。ある病院で表在性血栓性静脈炎と診断された。体温38.2度。排尿時の灼熱感・口渇があるが水はたくさん飲まない，舌苔黄膩，脈濡やや数。

治療経過：上記の湿熱の邪の侵襲に用いる処方で1回治療したところ，身熱および諸症状が顕著に軽減した。2回目の治療後，体温が平熱に戻った。毎日1回，計4回の針治療で諸症状が消失して治癒した。

37 レイノー病

レイノー病は，四肢末端に生じる一種の血管性疾患である。多くが四肢末端の動脈に発作性痙攣が生じて，皮膚が虚血状態となって発症する。中医学の「四肢逆冷」の範疇に属する。

病因病機

多くは脾腎陽虚により気血が不足するか，あるいは外邪を受けて陽気が不足して，四肢が温煦されずに発症する。

弁証

本病症は緩慢に進行する。通常，寒冷を受けてから，特に手足が低温物に接触した後に生じるため，冬に多発する。発作時，手足の皮膚が白くなり，ついでチアノーゼが発生する。しばしば指先から手全体に，あるいは足趾から足全体に波及する。患部は，冷え・痺れ・針で刺すような痛み・手指が硬直して自在に屈伸できない・橈骨動脈の脈動は正常であるなどの症状がある。発作は数分から1時間以上続き，自然に寛解する。皮膚は紅潮して灼熱感や刺痛感を伴うが正常な色つやに戻る。患部を温めたり擦ったりすると発作は止まる。

本病症は手に多く，往々にして左右対称に発症する。下肢は比較的少ない。発作の休止期は，手足の冷えの感覚以外に症状はみられない。重度になると，手足の栄養障害を伴い，指先の変形や杵状指，爪の変形ひいては指先の壊死が生じる場合がある。気血不足証の場合は，顔色に艶がない・息切れ・力が出ない，舌質淡・舌苔白，脈沈細無力などの症状がみられる。脾腎陽虚証がみられる場合は，腹脹・泥状便・膝や腰がだるいなどの症状が認められる。

処方・手技

- 手に発症した場合：外関から内関への透刺・合谷から後渓への透刺・八邪穴。
- 足に発症した場合：条口から承山への透刺・懸鍾から三陰交への透刺・解渓・八風穴。

各穴に平補平瀉法を施し，さらに脾兪・足三里・腎兪・復溜・気海・関元を加えて補法を施し，30分間置針をして間欠的に行針し，刺針の後で艾炷灸あるいは棒灸を加える。

処方解説

外関から内関への透刺・合谷から後渓への透刺・八邪穴・条口から承山への透刺・懸鍾から三陰交への透刺・解渓・八風穴は，いずれも通経活絡・調和気血・温陽散寒し，手足の病症を治療することができるので，本病症に効果的である。脾兪と足三里は温中健脾して気血を盛んにする。腎兪と復溜は温陽補腎をする。気海と関元は温補下元・回陽救逆をする。

治療効果

本処方は本病症に対してたいへん効果がある。通常，約20回の治療で治癒する。

症例

患者：崔××，女性，21歳。
初診：1978年12月28日
所見：1カ月以上前から両手が寒さや冷水を受けると蒼白になってチアノーゼが生じる。発作時は局所が氷のように冷たくなり，痺れや刺すような痛みがある。発作は毎回20分ほど続き，ついで皮膚の紅潮・灼熱痛・刺すような痛みなどの症状を感じるが，発作が終わると皮膚の色は正常に戻る。発症したばかりの頃は数日に1回の発作だったが，1日10数回になった。顔面㿠白・食が進まない・泥状便・腰や膝がだるい・精神疲労・力が出ない，舌体胖嫩・舌質淡・舌苔薄白，脈沈細無力。
治療経過：上記の処方で3回施術したところ，毎日の発作回数が顕著に減少し，さらに発作の程度も軽くなって諸症状が好転した。10回の治療後，諸症状は消失して治癒した。3年後，偶然に再会したときに針治療を中止してから再発していないと告げられた。

38 肢端紅痛症

肢端紅痛症は，症例数は少ないが血管性皮膚病の一種である。臨床的特徴は中医学の湿熱羈絆などに

類する。中国では紅斑肢痛症と呼ばれる。

病因病機

多くが脾の運化失調によって湿熱が内生し、蘊積成毒となるか、あるいは温毒が侵襲して、血分有熱となって、経絡不暢・気血凝滞となって発症する。

弁証

若年層に好発する。足は最も発生しやすく、ついで手に生じる。重症になると全身に及ぶ。一側の場合もあれば左右両側同時に生じる場合もある。発症時に患部は赤くなって灼熱痛が生じ、軽い腫脹もみられる。また陥没性の浮腫が生じることもある。皮膚温度はふだんより2～3度高く、顕著な発熱や激痛がみられる。患部を温めたり、立位や運動などで増悪する。休憩・冷湿布あるいは患肢を高くするなどの措置を講じると症状が軽減あるいは消失する。本病症の多くは夜間に発作が生じ、数分から数時間に及ぶ。舌質暗紫あるいは紫斑・舌苔多くは薄黄、脈濡渋また弦脈の場合もある。

処方・手技

- 下肢に発症した場合：陽陵泉から陰陵泉への透刺・条口から承山への透刺・懸鍾から三陰交への透刺・解渓・八風穴。
- 上肢に発症した場合：曲池から少海への透刺・外関から内関への透刺・合谷から後渓への透刺・八邪穴。

ほかに、大椎・血海・膈兪を取穴して各穴に瀉法を施し、数分間行針してから抜針する。下肢に発症した場合は、隠白・大敦・厲兌・足竅陰・至陰、上肢に発症した場合は、十宣穴・十二井穴を加え、点刺して出血させる。

処方解説

陽陵泉から陰陵泉への透刺・条口から承山への透刺・懸鍾から三陰交への透刺・解渓・八風穴・曲池から少海への透刺・外関から内関への透刺・合谷から後渓への透刺・八邪穴は、下肢と上肢の患部・近部取穴であり、患部に作用して通経活絡・清熱解毒・消腫止痛などの作用があり、本病症を治療する。大椎は諸陽経の交会穴で、清熱瀉火・解毒作用にたいへん効果的である。血海と膈兪は、清熱涼血・解毒・活血化瘀・消腫の働きがある。隠白・大敦・厲兌・足竅陰・至陰・十宣穴・十二井穴は、清熱瀉火・解毒・通経活絡・止痛の作用がある。

治療効果

本処方は本病症にたいへん効果的であり、通常、10～30回の治療で治癒する。

症例

患者：李××、男性、39歳。
初診：1976年7月16日
所見：14日前から両足の皮膚がときおり紅潮して、軽い腫脹がみられるようになった。押すと軽い陥凹が生じ、患部に触れると熱感がある。発汗・灼熱痛・患部が熱を受けたり長時間起立姿勢が続くと症状が増悪する・休憩や冷湿布あるいは患肢を高くするなどの措置で症状が軽減あるいは消失する。西洋医学の肢端紅痛症と診断され、服薬で一時は症状が軽減したが、服薬を止めると病状が再発した。舌体瘀斑・舌質紅・舌苔薄黄微膩、脈滑数。
治療経過：上記の処方を適用したところ、疼痛はすぐに軽減した。翌日には諸症状が軽減した。毎日1回施術し、4回目の治療後、疼痛などの症状が消失した。さらに針治療を7回行ったが、諸症状は再発していない。数年後に偶然再会したが、針治療を中止後、同様の症状は一度も再発していないとのことだった。

39 非化膿性肋軟骨炎

非化膿性肋軟骨炎とは、肋軟骨部の非化膿性炎症を指す。

病因病機

肝気不暢・重いものを持って気が上逆する・過度に力を入れるなどして気滞血瘀となって発症する。

弁証

本病症は、若年層や女性に多く生じる。好発部位は胸骨に近い肋骨部で、特に第2～4肋軟骨によく生じる。両側に発生し、所見としては、患部に腫塊ができる・皮膚の色は正常・疼痛などがあり、増悪

すると疼痛で上肢の挙上ができなくなり，顕著な圧痛もみられる。疼痛が消失後も腫塊は長期間残り，過労によって痛みが再発する場合もある。また脇肋脹悶，舌体瘀斑・舌質暗・舌苔白，脈弦あるいは渋などの症状がみられる。

処方・手技

【基本穴】患部腧穴・阿是穴・期門・章門・陽陵泉・血海・膈兪

基本穴に瀉法を施す。20分間置針して間欠的に行針する。患部腧穴と阿是穴には抜針後，吸玉（吸角）を加える。

処方解説

患部腧穴と阿是穴は，患部の気血を疏通して，化瘀消滞・散結止痛に作用する。肝は血を蔵するために，足の厥陰経の期門と章門は疏肝理気解鬱の作用を果たし，活血消滞・散結にも効果がある。血海と膈兪は活血化瘀・消滞の要穴である。

治療効果

本処方は本病症にたいへん効果的であり，通常，約20回の治療で治癒する。

症例

患者：李××，女性，33歳。
初診：1977年8月
所見：半年前から胸骨左第3，4肋軟骨の辺りが痛む。疼痛は弱いときもあれば強いときもあるが徐々に強くなって，過労すると特に痛む。患部がやや隆起しており，皮膚の色は正常であるが，圧痛があり押されるのを嫌がる。ある病院で非化膿性肋軟骨炎と診断され，治療をして一時は好転したが，投薬を止めて1カ月ほど経つと再発した。舌体紫斑・舌質暗・舌苔白，脈渋。
治療経過：上記の処方を3回施術したところ，疼痛が顕著に軽減した。10数回の治療後，患部の腫塊は消失して疼痛も発生していない。数年後，偶然に再会した際，針治療を中止してから再発していないと告げられた。

第3章
婦人科病症

第1節

月経期の病症

1　頻発月経

　月経には，正常な周期・月経期間・経血の量・経血の色・経血の質がある。月経の初日から次の月経の来る前日までの期間を月経周期といい，通常は28日である。月経の持続期間を月経期といい，通常は3〜7日である。月経の量すなわち経血の量については，初日は少なく，2，3日目は多く，4日目以後はしだいに少なくなり，全体の量は50〜200ccである。経血の色については，正常な月経であれば，はじめは色がやや薄いが，しだいに濃くなり，最後は再び薄くなりピンク色になる。月経の質とは経血の粘稠度などを指し，正常な月経ならサラサラでもネバネバでもなく，凝固もせず，血塊もなく，特別な臭気もない。

　月経周期が短縮し月経が早めに来るものを，頻発月経といい，（そのほか月経が遅く来る場合も同様であるが）しばしば同時に経血量・経血の色・経血の質にも相応の変化がみられる。本病症は，中国では，月経先期・経期超前・経行先期・経早などとも呼ばれる。

病因病機

●本病症は，飲食の不摂生などのために脾胃を損傷し，中気虚弱となり，脾胃が統轄する力を失うことによって起こるか，あるいは脾の損傷が腎に及び，腎気も衰弱し，衝脈・任脈が損なわれ，月経のコントロールが失調するために起こる。
●もともと体質が陽盛〔機能旺盛〕か，陽を助長するような辛いものを食べすぎ，衝脈や任脈に熱がこもってしまったり，あるいは怒りが鬱滞して肝を損傷し，肝火が旺盛になりすぎ，下半身の血海〔子宮〕に影響して，血を下行させてしまったりすることによって起こることもある。
●もともと体質が陰虚か，長い罹病期間のために陰〔臓腑の機能活動を促進する物質的基礎〕を損傷したり，失血によって陰を損傷するなどのために，水が不足し火が旺盛となって，熱が衝脈・任脈に入り，血海が安寧を失い月経が早まって始まる。

弁証

月経周期が7日以上短縮することを主症状とする。
●脾気虚：経血の量は増加することが多く，色は薄く質はサラッとしている。あるいは下腹部が空虚で下墜感がある。精神疲労・倦怠感・食が進まない・泥状便，舌質淡・舌辺にときに歯痕，脈細弱で無力。脾の損傷が腎に及ぶものは，上記のほかに腰や膝がだるいなどの症状がある。
●陽盛血熱：経血の量は多く，色は深紅か紫，質は粘稠。心胸の煩悶・顔面紅潮・口の乾き・尿量減少して赤い・大便燥結，舌質紅・舌苔黄，脈数。肝鬱血熱のものは，月経の来潮は早いが，量は多かったり少なかったり，色は紫紅で血塊がある。下腹部あるいは乳房に脹痛あるいは胸悶脇脹がある・心煩・怒りっぽい・口苦・のどの乾き，舌質紅・舌苔薄黄，脈弦数などの症状がある。
●虚熱：経血の量は少なかったり多かったりで，色は紅，質は粘り気がある。頬の紅潮・潮熱・手足心熱，舌質紅・舌苔少，脈細数。

処方・手技

【基本穴】中極・次髎
●脾気虚：基本穴に平補平瀉法を施し，さらに脾兪・足三里を加えて補法を施し，各穴に20分間置針し，間欠的に行針を行う。脾の損傷が腎に及ぶものには，腎兪・復溜を加え，それぞれ補法を施し，20分置間針し，間欠的に行針を行う。
●陽盛血熱・肝鬱血熱：基本穴に血海・膈兪を加え，陽盛血熱のものには曲池・内庭，肝鬱血熱のものには期門・太衝を加えて，各穴に瀉法を施し，数分間行針を行ってから抜針する。さらに陽盛血熱のものには厲兌，肝鬱血熱のものには大敦を加え，それぞれ点刺して出血させるとよい。煩躁のあるものには大陵・少府，便秘のあるものには上巨虚・支溝，乳房に脹痛のあるものには乳根をそ

れぞれ加えて瀉法を施し，数分間行針を行ってから抜針する。
- ●**虚熱**：基本穴に平補平瀉法を施し，さらに腎兪・太渓・三陰交を加えて補法を施し，各穴に数分間行針を行ってから抜針する。

処方解説

　月経は，衝脈・任脈および肝・脾・腎の3臓の機能と密接に関係している。中極は任脈に属し下腹部に位置しており，足の三陰と任脈との交会穴である。衝脈もまた下腹部に起こっているので，中極に取穴すると月経をうまく調節する効果がある。次髎は尾骶骨の部位にあり，月経調節の経験穴である。脾兪は脾の背兪穴，足三里は足の陽明胃経の合穴であり，いずれも健脾・補中益気の効能がある。腎兪は腎の背兪穴，復溜は足の少陰腎経の兪穴であり，いずれも腎気を補益することができる。『黄帝内経』では，「熱するはすなわちこれを疾くし」といっている。血海は足の太陰脾経の兪穴で「脾は血を統轄」しており，膈兪は血の会穴であるから，この2穴を取穴するときにはすばやく抜針すると，いずれも清熱涼血することができる。また血瘀証のものなら化瘀することもできる。陽明経は多気多血の経脈であり，曲池は手の陽明大腸経の合穴，内庭・厲兌は足の陽明胃経の滎穴・井穴であるから，これらを取穴すると，陽明経の気分・血分に入った邪熱を清瀉することができる。期門は肝の募穴，太衝は足の厥陰肝経の原穴，大敦は足の厥陰肝経の井穴であるから，これらを取穴すると，肝経の鬱熱を清瀉することができる。大陵は手の厥陰心包経の原穴であり，少府は手の少陰心経の滎穴であるから，いずれも清心寧神〔熱邪が心包に入ったものを治療し，精神を安寧にする〕して煩躁を取り除く効能がある。上巨虚は，胃腸の邪熱を清瀉し便通をつける働きがある。支溝は三焦の邪熱を清瀉し理気通腑〔行気解鬱して便通を促す〕する作用も優れている。乳根は乳房の局所兪穴であり，局所の気血を疏通・調整するので，乳房の脹痛に対して良好な効果がある。腎兪・太渓に補法を施してすばやく抜針すれば，腎陰を補益することができる。三陰交は足の三陰の交会穴であり，肝腎および脾胃の陰を補益して虚熱を取り除くことができる。

治療効果

　本処方は，本病症に対し非常に優れた治療効果をもっている。一般に，10～15回の治療で月経周期はすぐに正常に戻る。

症例

患者：黄○○，女性，19歳。
初診：1981年5月12日
所見：月経周期はすでに数カ月短縮しており，月経が終わってから15日足らずで次の月経が来潮するようになっている。経血の量は多めで，質は粘り気があり，色は濃い赤である。長い間，家庭内がゴタゴタしていて，精神的に憂うつな気分だった。ときにげっぷが出る・胸脇や乳房に脹痛・心煩・怒りっぽい・口苦・のどの乾き・ときに頭のふらつきと頭痛・小便黄赤色・大便乾結，舌辺紅赤・舌苔薄黄，脈弦やや数。
治療経過：肝鬱血熱証に属するので，上述の処方を使用した。初回で，通じが良くなり，胸脇と乳房の脹痛が軽減した。8回の治療で諸症状がなくなったので治療を終えたが，その後月経周期は正常に戻っている。

注釈

　本病症は中間期出血と鑑別する必要がある。中間期出血の弁証論治は「30. 中間期出血」の項（p.295）を参照して行うべきである。

2　稀発月経

　稀発月経は，中国では，月経後期・経行後期・経期錯後・経遅などとも呼ばれており，月経周期が7日以上遅延するものを指す。ただし，たまたま1回だけ遅れて次はいつも通り来るものや，思春期の初潮後あるいは更年期になってからの月経の遅れなどは，その他の症状がなければ，通常は病態とはみなさない。

病因病機

- ●冷たいものの食べすぎや，寒邪に外感することで，

血が寒邪によって凝集し運行が渋滞し，血海〔子宮〕が時期になっても満たされないために起こる。
- もともと体質が陽虚だったり，罹病期間が長いために陽が損傷されたりして，陽虚陰盛となり臓腑が温養されず，血の生化と運行に影響し，血海が時期に応じて満たされなくなる。
- 罹病期間が長い・乳汁の分泌過多・長期にわたる慢性的失血・脾虚による運化機能の失調などにより，営血が不足して起こる。
- 悩みや怒りあるいは抑うつのために気の条達〔多方面に通じること〕がうまくいかず，気滞のために血の運行が阻害されて，衝脈・任脈が塞がれ，血海が正常に満たされなくなる。
- 痰湿が内部に溜まって塞がり，気血の運行が障害されて起こるものもある。

弁証

月経が遅れることを主症状とする。
- 血寒：経血の量は少なく，色は黒ずんでいて血塊がある。下腹部が冷えて痛むが温めれば軽減する・悪寒・手足が冷たい，舌質淡・舌苔白，脈沈緊。
- 虚寒：経血の量は少なく，色は薄く，質はサラッとしている。下腹部に隠痛〔痛みの程度は軽いが，痛みが現れたり消えたりする〕があるが温めたり押えたりすると軽減する・腰がだるい・力が出ない・尿量が多く澄んでいる・あるいは泥状便・手足は温まらない，舌質淡・舌苔白，脈沈遅細弱で無力。
- 血虚：経血の量は少なく，色は薄く，血塊はほとんどない。顔色に艶がなく蒼白か萎黄である・頭のふらつき・動悸・唇や爪の色は薄い，舌質淡紅，脈細。
- 気滞：経血の量は少なく，色は黒ずんだ紅色で，少し血塊がある。下腹部が脹る・あるいは胸脇や乳房にやや脹痛，舌苔白，脈弦。
- 痰湿内阻：経血の色は薄いが粘り気がある。白帯下が多い・肥満・胸悶・上腹部の脹満・痰が多いが薄い・精神疲労・動悸・息切れ，舌苔白膩，脈滑。

処方・手技

【基本穴】中極・次髎
- 血寒：基本穴に膈兪・血海を加えて瀉法を施し，30分間置針し，間欠的に行針を行う。刺針後に，艾炷灸あるいは棒灸を加える。
- 虚寒：基本穴に関元・脾兪・足三里・腎兪・命門を加えて補法を施し，30分間置針し，間欠的に行針を行う。刺針後に，艾炷灸あるいは棒灸を加える。
- 血虚：基本穴に膈兪・脾兪・足三里・三陰交を加えて補法を施し，20分間置針し，間欠的に行針を行う。
- 気滞：基本穴に期門・太衝を加えて瀉法を施し，20分間置針し，間欠的に行針を行う。
- 痰湿内阻：基本穴に中脘・豊隆・三焦兪・陰陵泉を加えて瀉法を施し，さらに脾兪・足三里に補法を施して，20分間置針し，間欠的に行針を行う。

処方解説

中極・次髎の取穴の理由については，「1．頻発月経」の項（p.259）で述べてあるが，この2穴は，月経病およびそのほかの婦人科病症の要穴である。膈兪と血海に瀉法を行い，しばらく置針して灸を加えると，血中の寒邪を温散することができ，そのうえ活血化瘀・消滞の効能もある。膈兪の補法は補血養血の作用がある。関元は下焦を補益し益気温陽をすることができる。脾兪・足三里は，健脾益気・温中散寒の働きがある。腎兪・命門には，温腎壮陽をして真火〔腎陽〕を補益する働きがある。三陰交には，脾胃を強化して気血を産生する効能があり，さらに肝腎を補益することができる。期門・太衝は，疏肝理気・解鬱消滞の働きがある。中脘は胃の募穴であり六腑の会穴，豊隆は足の陽明胃経の絡穴であり，ともに和胃消滞・化瘀降濁の効能がある。三焦兪は三焦の背兪穴であり，三焦の気機〔臓腑・器官の機能活動〕を疏通・調整して利湿することができる。陰陵泉は足の太陰経の合穴であり，醒脾利湿〔脾気を健運して湿を除く〕をすることができる。

治療効果

本処方は，本病症に対し非常に優れた治療効果をもっている。実証のものであればおよそ15回，虚証のものであればおよそ30回の治療で治癒することができる。

症例

患者：鄭〇〇，女性，21歳。
初診：1981年3月11日
所見：ここ数カ月，月経が遅れており，たいてい

は10日余り以上の遅れだが，30日余り遅れることもある。経血の量は少なく，色は黒ずんでいて，細かい血塊がある。下腹部に冷感がある・悪寒・手足の冷え，舌質淡・舌苔白，脈沈遅弦緊である。患者の言うところによると，数カ月前に寒いのに冷たいものを飲んだが，そのときちょうど月経期間中で，その後に発症したという。

治療経過：上述の血寒に対する処方を用いて，3回治療したところ，下腹部および手足は温かくなり，悪寒の症状も消失した。さらに3回治療して月経が来潮し，色・量とも正常であった。この後，数カ月で月経周期は正常に戻った。1年後の経過観察では，月経周期・経血の量・色・質ともに正常になっている。

3 月経周期不順

月経周期不順は，中国では，月経先後無定期・経水先後無定期・経乱などと呼ばれ，月経周期の短縮と遅延がいずれも7日以上のものを指す。

病因病機

- さまざまな原因から，腎気が虚弱になり，衝脈・任脈が失調して，血海〔子宮〕の血液貯蔵機能の異常を来す。
- 脾虚のために運化機能が正常に働かなくなり，気血が失調する。
- 精神的な抑うつや，怒りの感情から肝が損傷され，疏泄〔疏通・排泄〕の働きが阻害され気血が失調する。
- 瘀血が子宮に凝滞し，衝脈・任脈が失調し，血海の血液貯蔵機能が正常に働かなくなって起こる。

弁証

月経周期が不順で，早く来たり，遅れたりすることを主症状とする。

- 腎虚：経血の量は少なく，色は薄く，質はサラッとしている。顔色は黒ずんでいる・頭のふらつき・耳鳴り・腰や膝がだるい・頻尿で色は澄んでいる，舌質淡・舌苔薄，脈沈無力で尺部が顕著である。
- 脾虚：経血の量は多かったり少なかったりで，色は薄く，質はサラッとしている。食が進まない，泥状便・精神疲労・倦怠感・手足に力が入らない，舌辺に歯痕・舌質淡・舌苔白，脈細虚緩。
- 肝鬱：月経血が順調に下行せず，経血の量は多かったり少なかったりで，色は紅紫，あるいは血塊がある。胸脇や乳房および下腹部に脹痛・飲食減少・上腹部の煩悶・ため息が出る・げっぷ，舌苔薄白，脈弦。
- 瘀血：経血の量は多かったり少なかったりで，色は紫暗。下腹部に疼痛があり押えると痛みは増す，舌質紫暗あるいは瘀点，脈渋。

処方・手技

【基本穴】中極・次髎
- 腎虚：基本穴に関元・腎兪・復溜を加えて補法を施し，20分間置針し，間欠的に行針を行う。
- 脾虚：基本穴に脾兪・足三里・三陰交を加えて補法を施し，20分間置針し，間欠的に行針を行う。
- 肝鬱：基本穴に期門・太衝を加えて瀉法を施し，20分間置針し，間欠的に行針を行う。食事量が減少し，上腹部が煩悶するものには，さらに中脘・足三里に瀉法を施し，20分間置針し，間欠的に行針を行う。
- 瘀血：基本穴に膈兪・血海を加えて瀉法を施し，20分間置針し，間欠的に行針を行う。

処方解説

中極・次髎は月経を調整する要穴である。関元は下元〔元気が下焦に保持されている部分〕を補益し，腎気の回復を促す。腎兪・復溜は腎の精気を補益する。脾兪・足三里・三陰交は健脾益気をする。三陰交は足の三陰経に作用するので，さらに肝腎を補益することができ，月経を調整する効能が優れている。期門・太衝は疏肝理気・解鬱の効能がある。膈兪・血海は活血化瘀をすることができる。

治療効果

本処方は，本病症に対し非常に優れた治療効果をもっている。一般に，実証であればおよそ10回，虚証であればおよそ30回の治療で治癒することができる。

症例1

患者：段○○，女性，18歳。

初診：1980年4月16日
所見：月経周期が不順になって，すでに1年余りになり，中薬・西洋薬で治療を行ったが効果がない。経血の量は多かったり少なかったりで，細かい血塊がみられることもある。乳房・胸脇の脹悶・疼痛があり，ときにため息が出る。舌質淡・舌苔白，脈弦。
治療経過：上述の肝鬱に対する処方を用いて3回治療を行うと，脇痛と乳房の脹痛の症状は軽減した。その後9回の治療で，脇痛と乳房の脹痛などの症状はいずれも消失し，その後，月経周期は正常に回復した。

症例2

患者：楚○○，女性，20歳。
初診：1982年10月22日
所見：ここ5カ月，月経周期が不順で，今回は40日余り経つのにまだ来潮しない。経血の量は多くなく，色は黒ずんでいて血塊がある。下腹部に疼痛があり押えると痛みが増す。舌質紫斑，脈渋。
治療経過：上述の血瘀に対する処方を用いて5回治療すると，月経が始まって，経血の色・量ともに正常に回復した。半年後に経過観察をしたが，月経周期・経血の色・質・量などはいずれもずっと正常であった。

4 過多月経

過多月経とは，中国では，月経過多・経水過多とも呼ばれ，月経周期は正常だが経血の量が明らかに増加しているもの，あるいは月経期間が長引いて，その結果，総量が増加するものである。

病因病機

- さまざまな原因から，脾気が不足し，気虚のために血を統摂できない，衝脈・任脈が損なわれ血を統摂できないなどの病態になり，そのため経血の量が増加したり，月経期間が延長して経血の量が増加するようになる。
- もともとの体質が陽盛である，五志〔怒喜思憂恐〕の活動の失調から生じる機能亢進状態，辛い食品の食べすぎといった原因によって，血分に熱が鬱結し，熱が衝脈・任脈を損ない，血の妄行を促進する。
- 腎陰の虧損により，虚熱が内生し，血熱が妄行する。
- 長期の血の鬱滞や人工流産・早産などのために，瘀血が衝脈・任脈に蓄積し，瘀滞が取れないために新血が経脈に入ることができずに起こる。

弁証

月経周期は正常で，経血の量が明らかに増加しているが，時期がくれば自然に停止するというのが本病症の診断の要点である。本病症は，頻発月経・稀発月経などと同様にみることができる。

- 気虚：経血の色は薄い紅，質はサラッとしている。顔色は青白い・息切れ・口をきくのがおっくう・手足に力が入らない・自汗・畏冷・下腹部は空虚で下墜感がある・動悸や激しい心悸亢進，舌質淡・舌苔薄白，脈虚弱。
- 血熱：経血の色は鮮紅，質は粘稠，少し細かい血塊がある。顔面紅潮・唇は乾燥・口渇・心煩・夜間睡眠時の不安感・便秘・小便が赤い，舌質紅・舌苔黄，脈滑数。
- 血瘀：経血の色は紫黒で血塊がある，ときには出血し続ける。下腹部に疼痛があり押えると痛みが増す。舌質紫暗あるいは瘀点がある，脈渋。
- 腎陰虚：経血の色は深紅。頭のふらつき・耳鳴り・潮熱・寝汗・心煩・不眠・腰や膝がだるい・小便が黄色い，舌質紅・舌苔少乏津，脈細数。

処方・手技

【基本穴】中極・次髎
- 気虚：基本穴に脾兪・足三里・気海を加えて補法を施し，20分間置針し，間欠的に行針を行う。その後，隠白に艾炷灸あるいは棒灸を加える。
- 血熱および血瘀：基本穴に血海・膈兪・期門を加えて瀉法を施す。血熱で夜間睡眠時に不安感のあるものには，さらに少府・安眠穴〔奇穴。翳風と風池を結ぶ線の中点〕を加えて瀉法を施す。便秘のあるものには，上巨虚・支溝を加えて瀉法を施す。各穴に数分間行針を行ってから抜針する。血瘀のものには，各穴に20分間置針し，間欠的に行針を行う。
- 腎陰虚：基本穴に平補平瀉法を施し，さらに腎兪・太渓・三陰交を加えて補法を施し，各穴に数分間行針を行ってから抜針する。

第３章　婦人科病症

処方解説

中極・次髎は月経病治療の要穴であり，月経を正常に回復させることができる。脾兪・足三里・隠白は健脾益気をして統血機能を回復させることができる。隠白は益気・摂血〔血を統摂すること〕の作用に優れており，気虚による月経過多および気虚による各種の出血を治療する経験穴である。気海は元気を補益することができる。血海・膈兪・期門の瀉法は，すばやく抜針すると清熱涼血をし，しばらく置針すると，おもに活血化瘀の作用を引き出す。少府は清心寧神をする。安眠穴は鎮静安神をする。上巨虚は陽明気分の邪熱を清瀉し，支溝は三焦の邪熱を清瀉する。この２穴はいずれも便秘を解消する効能がある。腎兪・太渓は腎陰を補益する。三陰交は肝腎および脾胃の陰を補益することができる。

治療効果

本処方は，本病症に対し非常に優れた治療効果をもっている。一般に，本処方による治療を数回行うことで治癒する。

症例

患者：王〇〇，女性，32歳。
初診：1982年８月２日
所見：過多月経が，すでに８カ月になる。今回は量が特に多く，月経が始まって５日も経つが，量は依然として減らない。下腹部に墜痛〔上から下へ墜落するような感じを伴う痛み〕・顔色は青白い・食が進まない・腹脹・ときどき泥状便になる・息切れ・力が出ない・精神疲労・倦怠感，舌辺に歯痕・舌質淡・舌苔白，脈弱で無力。
治療経過：上述の気虚に対する処方を１回行うと，数時間後には経血の量が明らかに減少した。原処方に従って２回施術すると，月経はきれいに終わった。５カ月後に経過観察をすると，針治療後は経血の量および月経周期はずっと正常であった。

5　過少月経

過少月経とは，中国では月経過少・経水渋少とも呼ばれ，月経周期は基本的に正常だが，経血の量が明らかに減少しているもの，あるいは月経期間が短縮し，２日にもならないために量も少ないというものである。

病因病機

● もともと体質が血虚であるか，大病や長期の罹病のため血虚となっていたり，脾虚のために化源〔生命活動の基本物質が生じる源〕が不足し，血海が充実しないなどのために起こる。
● 生まれつき不足しているか何かの原因で腎精が不足し，それに加えて陽虚のために温化できず血行が悪くなって起こる。
● 寒邪が子宮に入り込み，血が寒凝する。
● 気滞血瘀のために胞脈〔子宮に分布する絡脈〕が阻滞されて，血行が悪くなる。
● 脾が運化機能を失い，痰湿が生じて集まり，経脈を阻滞して血行が悪くなる。

弁証

経血の量が少ないことを主症状とする。
● 血虚：月経はほんの少し出血しただけで終わってしまい，経血の色は薄く血塊はない。頭のふらつき・目のくらみ・動悸や激しい心悸亢進・顔面や唇や爪に艶がない・下腹部が空虚で下墜感がある・食が進まない・泥状便，舌質淡・舌苔白，脈細。
● 腎気・腎精不足：経血の色は薄い紅あるいは暗紅で，質はサラッとしている。腰や膝がだるい・頭のふらつき・耳鳴り・夜間尿が多い。腎陽不足のものは，さらに悪寒がして手足が冷たく，舌質淡・舌苔白，脈沈細弱あるいは遅を伴う。
● 寒凝血滞：経血の色は暗紅。下腹部は冷えて痛み，温まれば痛みは軽減する。悪寒がして手足が冷える，舌質淡・舌苔白，脈沈緊あるいは遅。
● 気滞血瘀：月経はすっきりしない。胸脇・乳房・下腹部に脹痛および刺痛があり，下腹部は押えると痛みが増す。脘悶がありすっきりしない・ため息・げっぷ，舌質暗あるいは紫斑，脈弦あるいは渋。
● 痰湿阻滞：経血の色は淡紅で，質は痰のような粘りがある。体は太っている・胸悶し吐き気がある・ときに帯下が多く粘りがある，舌質淡・舌苔白膩，脈滑。

処方・手技

【基本穴】中極・次髎

- ●血虚：基本穴に膈兪・三陰交・脾兪・足三里を加えて補法を施し，20分間置針し，間欠的に行針を行う。動悸や激しい心悸亢進のものには，さらに心兪・神門に補法を施し，20分間置針し，間欠的に行針を行う。
- ●腎気・腎精不足：基本穴に腎兪・復溜を加えて補法を施し，20分間置針し，間欠的に行針を行う。腎陽不足のものには，さらに命門・関元に補法を施し，各穴に30分間置針し，間欠的に行針を行う。刺針後に艾炷灸か棒灸を加える。
- ●寒凝血滞：基本穴に血海・膈兪を加えて瀉法を施し，30分間置針し，間欠的に行針を行う。刺針後に艾炷灸か棒灸を加える。
- ●気滞血瘀：寒凝血滞の選穴のほかに，さらに期門・太衝を加え，各穴に瀉法を施し，20分間置針し，間欠的に行針を行う。
- ●痰湿阻滞：基本穴に中脘・豊隆・三焦兪・陰陵泉を加えて瀉法を施し，20分間置針し，間欠的に行針を行う。

処方解説

中極・次髎は月経病治療の要穴であり，過少月経にも効果がある。膈兪は血の会穴であり，補法により補血・養血をすることができる。三陰交・脾兪・足三里は，いずれも脾胃を強化して気血を産生することができる。心兪は心の背兪穴であり，神門は手の少陰心経の原穴であり，いずれも心血を補い，心神〔精神〕を安寧にすることができる。腎兪・復溜は腎の精気を補益することができ，灸を加えることで腎陽を温補する作用を強化できる。命門は命火〔命門の火，すなわち腎陽〕を補い腎陽を強壮にする。関元は下元〔元気が保持されている下焦部分〕を補益し，温陽して正気を助ける。血海・膈兪に瀉法を施し，しばらく置針すれば活血化瘀の効能があり，これに灸を加えれば血中の寒邪を温散する作用がでる。期門・太衝は疏肝理気・解鬱の効能がある。中脘・豊隆には脾胃を調整し，化痰降濁をする作用がある。三焦兪は，三焦の気機を疏通・調整して湿を取り除く。陰陵泉には醒脾利湿の効能がある。

治療効果

本処方は，本病症に対し非常に優れた治療効果をもっている。実証であればおよそ10回，虚証であればおよそ30回の治療で治癒する。

症例

患者：陳○○，女性，29歳。

初診：1984年4月13日

所見：ここ数カ月，過少月経である。ちょうど月経時に当たっても，その量はきわめて少ない。胸脇や下腹部に脹痛（ときに刺痛）・下腹部は押えると痛みが増す・げっぷが頻繁に出る，舌質紫暗で瘀斑がある，脈渋。

治療経過：上述の気滞血瘀に対する処方を用いたところ，胸脇および下腹部の疼痛はたちどころに軽減した。1日1回，大量の血塊が排出された後，さらに2回針治療を行って治療を終えた。数カ月後に経過観察を行ったところ，経血の量・質・色ともに正常であった。

6 月経期間延長

月経周期は基本的に正常であるが，月経の期間が7日以上，ひどい場合は15日ぐらいかかってやっと終わるものを，月経期間延長という。中国では，経期延長・経事延長などとも呼ばれる。1カ月ずっと終わらない場合は，漏下〔持続性の子宮出血〕という。

病因病機

- ●出産後，寒が血室〔子宮〕に入り，月経血が凝滞し順調に下降しなくなって起こる。
- ●気滞血瘀のために胞脈〔子宮に分布する絡脈〕が阻害され，新血が経脈に戻れなくなる。
- ●さまざまな原因によって，陰虚内熱となり，熱が衝脈・任脈を混乱させ，血海〔子宮〕が作動しなくなる。
- ●もともと体質が気虚であったり，罹病期間が長いために気を損ない，衝脈・任脈が機能せず，月経血が統摂できなくなる。

- 月経中や出産のときに，湿熱に侵襲され，血海がかき乱されて起こる。

弁証

本病症は，月経期間が延長するのが主症状であり，月経は 7 日以上継続し，ひどければ半月前後にもなる。

- **寒凝血瘀・気滞血瘀**：いずれも経血の量は少なく，色は紫暗で血塊がある。下腹部が痛み押えると痛みが増す，舌質紫暗あるいは紫斑。寒凝血瘀のものは，寒さに中ったことがあり，下腹部や手足に冷えがみられ，脈遅渋。気滞血瘀のものは，さらに精神的な抑うつ状態があり，怒りっぽい・ため息・げっぷ・胸脇や乳房の脹痛や刺痛，脈弦渋。
- **陰虚内熱**：経血の量は少なく色は紅で，質は粘稠。口やのどの乾き・頬の紅潮・潮熱・手足心熱，舌質紅少津・舌苔少あるいは無苔，脈細数。
- **気虚**：月経は少しずつあってすっきり終わらず，経血の色は薄くサラッとしている。顔色は青白い・息切れ・力が出ない・食が進まない・泥状便・下腹部は空虚で下墜感がある，舌質淡・舌苔薄白，脈濡細で無力。
- **湿熱**：月経血が少しずつ出ていて長期にわたり，量は少なく粘稠で，色は暗くて臭いがある。腰はだるくて脹痛がある・ときに身熱，舌質紅・舌苔黄膩，脈濡数。

処方・手技

【基本穴】中極・次髎

- **寒凝血瘀・気滞血瘀**：基本穴に血海・膈兪を加える。気滞血瘀のものには，さらに期門・太衝を加えて瀉法を施し，30 分間置針し，間欠的に行針を行う。寒凝血瘀には，刺針後に艾炷灸あるいは棒灸を加える。
- **陰虚内熱**：基本穴に平補平瀉法を施し，さらに腎兪・太渓・三陰交を加えて補法を施し，各穴に数分間行針を行ってから抜針する。
- **気虚**：基本穴に気海・脾兪・足三里を加えて補法を施し，20 分間置針し，間欠的に行針を行い，状況によっては，さらに隠白を加え，艾炷灸あるいは棒灸を行う。
- **湿熱**：基本穴に三焦兪・陰陵泉を加えて瀉法を施し，数分間行針を行ってから抜針する。なお隠白・厲兌を加え，点刺して出血させてもよい。

処方解説

中極・次髎は月経病治療の要穴であり，月経期間延長に対しても有効である。血海・膈兪はいずれも活血化瘀の働きがあり，灸を加えれば温陽散寒の効能がいっそう強化される。期門・太衝は疏肝理気をするので，瘀滞の消散に有効である。腎兪・太渓には腎水を増補し，虚火〔腎陰不足から来る熱〕を降ろすことができる。三陰交は肝腎および脾胃の陰を補益することができる。気海は元気を補益する。脾兪・足三里は健脾益気をすることによって，血の統摂の働きを回復させる。隠白の艾炷灸あるいは棒灸は温陽益気・健脾摂血をすることができ，また点刺して出血させることによって脾胃の湿熱を清瀉することができる。三焦兪は，三焦の気機を疏通・調整し清熱化湿する。陰陵泉は脾を調整して清熱利湿する。厲兌には脾胃の湿熱を清瀉する作用がある。

治療効果

本処方は，本病症に対し非常に優れた治療効果をもっている。一般に，数回の治療で治癒することができる。

症例

患者：馮〇〇，女性，22 歳。

初診：1984 年 8 月 25 日

所見：前回の月経が延長して，10 日以上経ってようやく終わった。今回も月経が始まってすでに 9 日になるのに，まだ終わらない。経血は鮮紅色で，量は少なく，質は粘り気がある。以前から口やのどが乾燥し，頭のふらつき・頭の微痛があり，耳鳴り・難聴・頬の紅潮・潮熱・腰や膝がだるい，舌質紅・舌苔少，脈細やや数などの症状がある。

治療経過：上述の陰虚内熱に対する処方を 1 回用いると，月経は止まり，頭のふらつき・頭痛・耳鳴り・潮熱などの症状も軽減した。原処方に従って 10 回ほど針治療を行うと，諸症状は消失した。数カ月後に感冒のために来院したが，針治療を終えてから月経期間は正常に戻り，およそ 4 日ぐらいになっているということであった。

7 月経困難症

　ちょうど月経時あるいは月経の前後に，周期性の下腹部痛や腰痛が起こり，ときに激しい痛みがあるものを月経困難症という。中国では，痛経あるいは経行腹痛とも呼ばれている。

病因病機

- 感情の抑うつ・怒り・気滞血瘀などにより，月経血の運行が順調にいかなくなり，子宮に分布する絡脈が阻害され通じなくなって痛む。
- 雨に当たったり，水中に入ったり，なまものや冷たいものを飲食したりしたために，風冷寒湿の邪が衝脈・任脈に入り込んで，月経血が凝滞してしまう。
- 生来陽虚の体質で，陰寒が内盛し，衝脈・任脈が虚寒となり，血が停滞してめぐらなくなる。
- 湿熱の邪が衝脈・任脈に流れ込み，子宮を内包してしまったために気血が阻滞される。
- 脾胃虚弱などのために気血がともに虚となり，衝脈・任脈が不足し，血海が空虚となり，子宮を取り巻く絡脈が栄養されなくなり，さらに気虚のために無力となって，血滞して起こる。
- 生まれつき虚弱などの原因のために，肝腎虧損・精血不足となっているのに，月経が始まるといっそう精血が虚損するので，子宮に栄養が行き渡らなくなって起こる。

弁証

　本病症は，月経期間中あるいは月経前後の疼痛を主症状とする。

- **気滞血瘀**：月経の数日前から始まったり，月経期間中，下腹部に脹痛・刺痛があり押えると痛みは増し，胸脇や乳房の疼痛を伴うこともある。経血はすっきり出ず，色は紫暗で血塊があり，血塊が排出されると痛みは緩和され，月経が終わるとすぐに痛みは消失する。舌質紫暗あるいは瘀点があり，脈弦あるいは渋。
- **寒湿凝滞**：月経予定日の数日前から始まったり，月経期間中に下腹部に冷痛があり，温めると痛みは軽減するが，押えると痛みはひどくなる。悪寒して手足は冷える。経血の量は少なく，色は暗黒で血塊がある。舌質淡あるいは瘀点がある・舌苔白膩，脈沈緊あるいは遅。
- **陽虚内寒**：月経期間中あるいは月経後に下腹部に冷痛があり，温めたり押えたりすると痛みは軽減する。経血の量は少なく，色は薄墨色。精神疲労・力が出ない・腰や膝がだるい，舌質淡・舌苔白潤，脈沈で無力。
- **湿熱**：下腹部に疼痛があり，押えると痛みが増し，灼熱感がある。腰仙部の脹痛・微熱が出たり下がったりする・口苦して粘る・排便が不快・小便黄赤色・帯下は黄色で粘り気がある・経血の色は暗紅で質は粘り気があり血塊がある，舌質紅・舌苔黄膩，脈弦数あるいは濡数。
- **気血虚弱**：月経期間中あるいは月経後の数日内に下腹部に鈍痛があり，あるいは下腹部や陰部が空虚で下墜感があり，押えると和らぐ。精神疲労・力が出ない・顔や唇や爪に艶がない・食が進まない・腹脹・泥状便。経血の量は少なく，色は薄くサラッとしている。舌質淡・舌苔白，脈細弱で無力。
- **肝腎虧損**：月経期間中あるいは月経後に下腹部に鈍痛があり，頭のふらつき・耳鳴り・腰や膝がだるいなどの症状がある。経血量は少ない。精血不足で熱象がないものは，経血の色が薄墨色で，質は薄い。舌質淡・舌苔白，脈沈細。陰虚内熱のものは，口やのどの乾燥・潮熱・寝汗，舌質紅・舌苔少，脈細数などの症状がある。

処方・手技

【基本穴】中極・八髎穴

- **気滞血瘀**：基本穴に期門・太衝・血海・膈兪を加えて瀉法を施し，20分間置針し，間欠的に行針を行う。
- **寒湿凝滞**：基本穴に三焦兪・陰陵泉・地機を加えて瀉法を施し，30分間置針し，間欠的に行針を行う。刺針後に艾炷灸か棒灸を加える。
- **陽虚内寒**：基本穴に腎兪・命門・気海・関元を加えて補法を施し，30分間置針し，間欠的に行針を行う。刺針後に艾炷灸か棒灸を加える。
- **湿熱**：基本穴に三焦兪・陰陵泉を加えて瀉法を施し，数分間行針を行ってから抜針する。さらに隠白・厲兌を加え，点刺して出血させる。
- **気血虚弱**：基本穴に脾兪・足三里・三陰交・膈兪を加えて補法を施し，20分間置針し，間欠的に

行針を行う。
- ●**肝腎虧損**：基本穴に肝兪・腎兪・太渓・三陰交を加えて補法を施す。精血不足のものには，20分間置針し，間欠的に行針を行う。陰虚内熱のものには，数分間行針を行い抜針する。

処方解説

　中極・八髎穴は，月経病治療の要穴であり，月経困難症にも優れた効果がある。期門・太衝は，疏肝理気をすることができる。血海・膈兪に瀉法を施すと，活血化瘀をすることができる。膈兪の補法は補血養血の作用がある。三焦兪は，三焦の気機を疏通・調整して化湿〔祛湿〕し，陰陵泉は醒脾利湿〔脾気を健運して祛湿する〕するので，この2穴に灸を加えることによって，温陽散寒の作用を兼ねることになり，またすばやく抜針すると清熱の効果も引き出せる。地機は足の太陰脾経の郄穴であり，醒脾利湿・温散寒邪の効果もあるので，気血を調整する作用が特に優れており，月経を調整して痛みを取るための要穴である。隠白・厲兌は，脾胃の湿熱を清瀉する作用を強化することができる。腎兪・命門は，腎陽を強壮し真火〔腎陽〕を補益し寒邪を取り除く。気海・関元は益気温陽の働きがある。脾兪・足三里・三陰交は，脾胃を強健にし気血を産生する。肝兪に補法を施し，しばらく置針すると肝血を補益し，すばやく抜針すると主として肝陰を補益する。腎兪・太渓に補法を施し，しばらく置針すると腎の精気を補益し，すばやく抜針すると主として腎陰を補益し虚熱を取る効果が出る。三陰交に補法を施し，すばやく抜針すると，主として肝腎と脾胃の陰を補益する作用がある。

治療効果

　本処方は，本病症に対して非常に優れた治療効果をもっている。一般に，施術後，痛みはすぐに軽減するか消失する。実証であればおよそ10回，虚証であればおよそ30回の治療で治癒する。

症例

患者：王○○，女性，20歳。
初診：1988年12月2日
所見：月経困難症がすでに1年余り続いており，今回は特に痛みがひどい。下腹部と手足が冷たくなり，冷えると痛みはさらにひどくなり，温めると少し緩和される。経血の量は少なく，色は薄墨色。舌体胖・舌質淡・舌苔白滑やや膩，脈沈遅で無力。患者は1年余り，経常的に頭のふらつき・耳鳴り・精神疲労・力が出ない・腰や膝がだるいなどの症状がある。今回は，月経の始まる前日に寒さに中(あた)り冷たいものを飲んだ。
治療経過：上述の陽虚内寒と寒湿凝滞の両方の処方を併用したところ，痛みはただちに消失したが，数時間後に再び少し痛みが出た。その後，陽虚内寒の処方だけを用いて，1日1回，10回の治療で諸症状はすべて消失した。半年後に経過観察を行ったが，治療終了後に痛みの再発はない。

8　無月経

　18歳以上の女性で，まだ初潮を迎えないもの，あるいは月経は来潮したが，その後3カ月以上中断しているものを無月経という。中国では，閉経と呼ばれる。授乳期や閉経前後，あるいは初潮後のある時期に月経が来ない現象が起こるもの，また生活環境の変化のために1，2カ月月経が来ないことがあるが，その他の症状がないものなどは疾病とはみなさない。

病因病機

- ●さまざまな原因から肝腎虧損となり，腎精〔腎臓の生殖の精〕が充実せず，肝血が少ないために衝脈・任脈が不十分となり，月経の源が不足して起こる。
- ●もともと体質が陰虚であるか，失血のために陰を損傷したなどのために，血海〔衝脈〕が涸渇して起こる。
- ●腎陽がもともと虚で，陽虚が内寒を生じ虚寒凝滞して起こる。
- ●脾胃虚弱やそのほかの原因のために気血が不足し，衝脈・任脈がおおいに虚し，血海が空虚になり下るべき血がない。
- ●抑うつ・怒りのために臓腑機能が不調となり，気滞血瘀となる。
- ●出産時に子宮が開き，風冷の寒邪が侵襲したか，体内が寒冷に傷つき，冷えを生じ，血が凝滞した。

●熱邪が陰血を煮詰めて血瘀となり，経血が下行しなくなる。あるいは脾が健運の機能を失い，湿が集まって痰を形成したり，肥満のために痰湿が内盛したために，経絡を阻滞し，衝脈・任脈が失調して起こる。

弁証

月経が来潮しないことを主症状とする。
- ●**肝腎虧損**：しばしばめまいや耳鳴りを伴う・腰や膝がだるい・脈沈細。陽虚傾向のあるものは，性欲減退・悪寒して手足が冷える・尿量が多く澄んでいるなどの症状がある。陰虚傾向のあるものは，口やのどの乾燥・五心煩熱，舌質紅・舌苔少などの症状がある。
- ●**気血不足**：顔や唇や爪に艶がない・めまい・動悸・精神疲労・力が出ない，あるいは食が進まない・泥状便などの症状もみられる。舌質淡・舌苔白，脈細弱で無力。
- ●**気滞**：抑うつ・よく怒る・胸脇や乳房および下腹部の脹満や疼痛・ため息，舌苔薄，脈弦。
- ●**血瘀**：下腹部に痛みがあり押えると痛みが増す・皮膚がカサカサしている，舌質紫暗あるいは紫斑がある，脈渋。
- ●**寒湿凝滞**：下腹部に冷痛があり温めると軽減する。形寒・手足の冷え，舌質淡・舌苔白，脈沈緊。
- ●**熱邪煎熬**：心煩・不眠・便秘・小便が赤い，舌質紅・舌苔黄，脈弦細数。
- ●**痰湿阻滞**：肥満のものが多い・体が重い・倦怠感・胸脇の脹満・煩悶，痰や涎を吐く・帯下は白くて量が多い，舌苔白膩，脈滑あるいは濡緩。

処方・手技

【基本穴】中極・八髎穴
- ●**肝腎虧損**：基本穴に肝兪・腎兪・太渓・三陰交を加えて補法を施す。精血不足で虚寒・虚熱のないものには，20分間置針し，間欠的に行針を行う。陽虚の傾向のあるものには，30分間置針し，間欠的に行針を行う。刺針後に艾炷灸あるいは棒灸を加える。陰虚の傾向のあるものには，各穴に数分間行針を行ってから抜針する。
- ●**気血不足**：基本穴に脾兪・足三里・三陰交・膈兪を加えて補法を施し，20分間置針し，間欠的に行針を行う。
- ●**気滞**：基本穴に期門・太衝を加えて瀉法を施し，20分間置針し，間欠的に行針を行う。
- ●**血瘀**：基本穴に期門・太衝・血海・膈兪・三陰交を加えて瀉法を施し，20分間置針し，間欠的に行針を行う。
- ●**寒湿凝滞**：基本穴に三焦兪・陰陵泉・地機を加えて瀉法を施し，30分間置針し，間欠的に行針を行う。刺針後に艾炷灸あるいは棒灸を加える。
- ●**熱邪煎熬**：基本穴に少府・太衝・上巨虚・支溝を加えて瀉法を施し，数分間行針を行ってから，抜針する。
- ●**痰湿阻滞**：基本穴に中脘・豊隆・三焦兪・陰陵泉を加えて瀉法を施し，20分間置針し，間欠的に行針を行う。

処方解説

中極・八髎穴は月経病治療の要穴であり，無月経にも効果がある。肝兪はしばらく置針し，状況によって灸を加えることにより，肝血を補益することができ，すばやく抜針することによって，肝陰を補益する。腎兪・太渓はしばらく置針することにより，腎の精気を補益することができ，灸を加えることによって，温腎壮陽の作用を強化することができる。またすばやく抜針することにより，腎陰を補益する。三陰交に補法を施し，しばらく置針し，状況によって灸を加えることにより，脾の運化作用を強化し，肝腎の精血を補益する効果を引き出せる。またすばやく抜針することによって，肝腎および脾胃の陰を補益する。瀉法は疏肝理気・活血化瘀をすることができる。脾兪・足三里は脾胃を強化し，気血を産生する。膈兪の補法は補血養血し，瀉法は活血化瘀をする。期門・太衝は疏肝理気をする。血海もまた活血化瘀の効能がある。三焦兪は三焦の気機を疏通・調整し，化湿する。陰陵泉・地機は脾気を健運し，脾の湿による運化機能失調を治す。地機はまた活血調経の作用に優れている。いずれの腧穴も，灸を加えることにより，温陽散寒の効能を強化することができる。少府は心火を清瀉し，寧神除煩をする。上巨虚は陽明の邪熱を清瀉し，支溝は三焦の気機を疏通・調整し，三焦の邪熱を清瀉する。これらの2穴はいずれも便通を改善する作用がある。中脘・豊隆は和胃消滞・化痰降濁をすることができる。

治療効果

本病症に対する本処方の治療効果は非常に優れて

いる。一般に，実証のものであればおよそ10回，虚証のものであればおよそ30回の治療で治癒する。

症例1

患者：程○○，女性，21歳。
初診：1981年9月22日
所見：無月経となって5カ月になる。下腹部に刺痛があり，押えると痛みは増す。舌質紫暗・瘀点がある，脈渋。
治療経過：上述の血瘀に対する処方を用いて，7回治療を行ったところ，月経は再び来潮したが，経血の色は暗で血塊がある。さらに月経が終わるまで5回治療して，治療を終了した。3カ月後に追跡調査したが，治療終了後月経はずっと正常に来潮している。

症例2

患者：紀○○，女性，20歳。
初診：1984年3月4日
所見：過少月経であったが，しだいになくなってすでに3カ月になる。体は痩せている・顔色萎黄・体がだるくて力が出ない・食が進まない・泥状便・唇や爪に艶がない・頭のふらつき・動悸，舌質淡・舌苔白，脈細弱で無力。
治療経過：気血不足によるものである。上述の処方を10回余り行うと，月経は来潮したが，経血の量は少なく，色も薄い。そのまま原処方通りに，さらに20回余り治療を行うと，頭のふらつき・動悸・食が進まない・泥状便などの症状は消失した。数カ月後に追跡調査を行ったが，月経は正常で，その他の症状も再発していなかった。

9 子宮出血

子宮出血とは，月経期に関係なく，激しく出血して止まらないか，あるいはダラダラと出血して終らないものをいう。中国では，崩漏（ほうろう）と呼ばれており，前者は崩中あるいは経崩，後者は漏下あるいは経漏といわれ，両者が交互に現れるものを崩漏という。

病因病機

- 季節性・流行性の病邪を感受したり，陽を助長するような辛い食品を食べすぎたりして，実熱を引き起こし，熱が衝脈・任脈に入り込み，血海〔子宮〕を撹乱し，血が妄行して起こる。
- 抑うつや怒りが肝を傷つけ，肝が疏泄の機能を失い，気滞血瘀となるか，鬱火が内盛したために血熱が妄行する。
- 月経期・産後に残りの血液を排出しきらず，そこに寒邪を受け，寒邪凝滞となり，衝脈・任脈に瘀血が阻滞し，血が経脈に収まらなくなる。
- 飲食あるいは過労などの原因により，脾気を損傷し，気虚のため血を統摂することができず，衝脈・任脈が機能を失い，経血をコントロールすることができなくなる。
- 腎気虧損のため，蔵血の力がなくなり，衝脈・任脈が機能を失う。
- もともと体が陰虚であったり，罹病期間が長かったりして，陰を損傷し，水虚火旺となり，血海を撹乱して起こる。

弁証

月経期に関係なく出血が起こり，量は多く激しいか，量は少ないがダラダラと終わらないことを主症状とする。

- **実熱血熱**：経血の色は深紅で，質は粘り気がある。口渇・心煩・発熱・便秘・小便が赤い，舌質紅・舌苔黄，脈数。
- **肝鬱**：経血の色は鮮紅あるいは暗紅。胸脇・乳房および下腹部に脹痛があり，怒り・抑うつが激しく，舌苔白，脈弦。気滞血瘀のものは，舌質紫暗あるいは瘀斑があるなどの症状がみられる。
- **肝鬱化火**：上述の肝鬱の症状のほかに，口苦・のどの乾き・便秘・小便が赤い，舌質紅・舌苔黄，脈弦数がみられる。
- **寒凝血瘀**：経血の色は紫暗で血塊がある。悪寒し手足が冷える，舌質紫暗あるいは瘀斑がある，脈沈緊遅。
- **脾気虚**：経血の色は薄く，質はサラッとしている。あるいは顔や手足にむくみがある・食が進まない・腹脹・泥状便・倦怠感・力が出ない，舌質淡・舌辺に歯痕がある・舌苔白，脈細弱。
- **腎虚**：頭のふらつき・耳鳴り・腰や膝がだるい・

精神疲労・力が出ない。陽虚傾向のものは，経血の色は淡紅・顔面㿠白あるいは黒ずんでいる・尿量が多く澄んでいる・泥状便・悪寒し手足が冷える，舌質淡・舌体胖嫩・舌苔薄白，脈沈細で無力。陰虚傾向のものは，経血の色は鮮紅で，質は粘稠，五心煩熱，舌質紅・舌苔少，脈細数。

処方・手技

【基本穴】中極・八髎穴
- **実熱血熱**：基本穴に少府・上巨虚・内庭・支溝・血海・膈兪を加えて瀉法を施し，数分間行針を行ってから抜針する。さらに隠白・厲兌を加え，点刺して出血させる。
- **肝鬱**：基本穴に期門・太衝を加え，気滞血瘀のものにはさらに血海・膈兪を加えて，各穴に瀉法を施し，20分間置針し，間欠的に行針を行う。
- **肝鬱化火**：基本穴に期門・太衝を加えて瀉法を施し，数分間行針を行ってから抜針する。さらに大敦を加え，点刺して出血させる。便秘のものには，さらに上巨虚・支溝を加えて瀉法を施し，数分間行針を行ってから抜針する。
- **寒凝血瘀**：基本穴に血海・膈兪を加えて瀉法を施し，30分間置針し，間欠的に行針を行い，刺針後に艾炷灸あるいは棒灸を加える。
- **脾気虚**：基本穴に脾兪・足三里・隠白を加えて補法を施し，30分間置針し，間欠的に行針を行い，刺針後，隠白に艾炷灸あるいは棒灸を加える。
- **腎虚**：基本穴に腎兪・復溜・三陰交を加えて補法を施す。陽虚傾向のものには，さらに命門を加えて補法を施し，いずれも30分間置針し，間欠的に行針を行い，刺針後に艾炷灸あるいは棒灸を加える。陰虚傾向のものには，数分間行針を行ってから抜針する。

処方解説

中極・八髎穴は月経病治療の要穴であり，崩漏にも効果がある。少府は清心涼営〔涼血〕・瀉熱除煩をする。上巨虚・内庭・厲兌は陽明の気分の邪熱を清瀉することができ，上巨虚には，便通をよくする効能がある。支溝は三焦の邪熱を清瀉し，また便通をよくする作用もある。血海・膈兪に瀉法を施しすばやく抜針すれば，清熱涼血〔血分の熱邪を取る〕し，瀉法を施してしばらく置針すれば，活血化瘀をし，灸を加えれば，血中の寒邪を温散する作用が強化される。隠白は崩漏治療の経験穴であり，点刺出血には，清熱の作用がある。補法を施し，しばらく置針しておけば，主として健脾益気をして血を統轄する効能が出る。期門・太衝は疏肝理気・解鬱をし，すばやく抜針することで，肝火を清瀉することができる。大敦は肝火を清瀉し疏肝解鬱の力を強化することができる。脾兪・足三里は健脾益気をして，血を統摂する作用に優れている。腎兪・復溜に補法を施し，しばらく置針し灸を加えることによって，腎陽を温養し強壮することができ，すばやく抜針することによって，腎陰を補益することができる。三陰交に補法を施し，しばらく置針し灸を加えることによって，肝腎の精血を補益し脾胃を強化することができ，すばやく抜針することによって，主として肝腎および脾胃の陰を補益することができる。命門は腎陽を温養・強壮することができる。

治療効果

本病症に対する本処方の治療効果はたいへん優れており，一般に，2～3回の治療で出血はただちに止まるか，あるいは明らかに軽減する。およそ7回の治療で通常は治癒する。

症例

患者：宋〇〇，女性，39歳。
初診：1976年4月25日
所見：月経がダラダラと止まらず，すでに1カ月以上になる。出血の色は薄く質はサラッとしている。顔色萎黄・唇や爪に艶がない・息切れ・自汗・頭のふらつき・動悸・体がだるい・力が出ない・ときに脱肛が起こる・食が進まない・腹脹・ときどき泥状便，舌質淡・舌辺に歯痕・舌苔白，脈細弱で無力。
治療経過：上述の脾気虚に対する処方を1回行うと，腹脹・泥状便の症状は明らかに軽減した。3回で出血は止まった。原処方をそのまま用いて20回治療すると，顔色はしだいに生気を取り戻し，諸症状も消失した。出血は再発していない。

注釈

崩漏による出血がひどくて止まらず，本処方による治療を行っても出血の勢いが軽減しないものは，必要に応じて，中西両医学のほかの治療法を取り入れて治療を行うべきである。

10 月経期の失神

月経期失神とは，月経のたびに，突然失神し，しばらくするとすぐに気がつき，後遺症のないものをいう。中国では，経行昏厥と呼ばれる。

病因病機

- 平素から気血虚弱で，経血量が多く，出血過多のために陽気虚脱になっている。月経期間中の過労のため気が損傷され，気虚下陥〔脾気虚により臓器が下垂する病症〕となり，脾胃の陽気不足のために運化機能が減弱して起こる。
- 月経時にひどく怒り，子宮の機能が障害されて気逆となり，清竅〔目・耳・口・鼻〕が塞がれる。
- もともと体質が痰湿過多で，月経時に子宮の機能が失調して上逆し，痰が上昇して，清竅を塞いで起こる。

弁証

月経期に失神することを主症状とする。
- 気血虚弱：月経期にめまいがして失神する・目がくぼみ口を開ける・顔面蒼白・唇や爪に艶がない・呼吸は微弱・自汗・皮膚が冷たい・手足の震え，舌質淡・舌苔白，脈沈微。
- 気逆：突然倒れて失神し，牙関緊急〔歯をくいしばり，口をきつく結んで開けられない症状〕し，両手を握り締め，呼吸は荒く，手足厥冷することもある。舌苔薄白，脈伏あるいは沈弦。気逆のため血が逆上し，瘀血が頭部をかき乱すものは，突然失神し，牙関緊急する。顔は赤く唇は紫・経血に血塊が混じる・経血はすっきり出ない・下腹部に疼痛があり押えると痛みが増す，舌質紫暗あるいは瘀斑がある・舌苔薄，脈弦緊あるいは沈弦。
- 痰濁上蒙：月経時に失神し，のどの中で痰がゴロゴロ鳴り，涎を吐き，呼吸不全となることもある。舌苔白膩，脈弦滑。

処方・手技

【基本穴】中極・水溝・湧泉
- 気血虚弱：基本穴に平補平瀉法を施し，さらに足三里・三陰交を加えて補法を施して棒灸を行い，神闕・気海・関元・隠白に艾炷灸を行う。患者が意識を回復して正常になり，顔色も回復し，失神前の状態になるまで施術する。
- 気逆：基本穴に太衝・陽陵泉を加える。気逆のため血が逆上し，瘀血が頭部をかき乱すものには，さらに血海・膈兪・三陰交を加え，各穴に瀉法を施し，患者の意識が回復するまで行う。
- 痰濁上蒙：基本穴に中脘・豊隆・陰陵泉を加えて瀉法を施し，さらに脾兪を加えて補法を施し，行針を行い，患者の意識が回復したら停止する。

処方解説

中極は月経病治療の要穴である。水溝・湧泉は，開竅醒神〔心竅が塞がれて，意識不明になったものを治療する〕・回陽救逆〔亡陽を治療する〕の作用がある。足三里・三陰交に補法を施し，しばらく置針することによって，脾胃を強化し気血を産生することができる。三陰交の瀉法は，活血化瘀の作用がある。百会は昇陽益気・醒脳寧神する。神闕・気海・関元はいずれも益気して回陽固脱〔陽気衰虚を治療する〕をする効能がある。隠白は健脾益気し，血を統摂して止血する。太衝・陽陵泉は疏肝理気をして，肝気の上逆を抑制する。血海・膈兪は活血化瘀をする。中脘・豊隆は和胃消滞・化痰降濁をする。陰陵泉は醒脾利湿〔脾気を健蓮して利湿する〕をする。脾兪は脾の運化機能を強化し，痰濁・湿邪が生成しないようにすることができる。

治療効果

本処方は，本病症に対する治療効果がたいへん優れており，治療後，患者はただちに意識を取り戻し，正常に戻る。そのほかの症状もおよそ20回の治療で消失し治癒する。

症例

患者：周〇〇，女性，42歳。
初診：1979年4月8日
所見：先月，月経が来潮したときに失神した。今回，前日に月経が始まったが，20分前に再び突然失

神した。経血の量は多く，色は薄くてサラッとしている。顔面㿠白・目は閉じて口は開いている・汗が出て止まらない・手足は温まらない，舌質淡・舌苔白，脈細弱で無力。

治療経過：上述の気血虚弱による気随血脱〔出血性ショック〕として，その処方を用いた。30分後，意識を取り戻し，顔色も失神前の状態に回復し，汗も止まり，手足も温かくなった。この処方から神闕を除き，さらに20回施術すると，体はしだいに回復した。半年後，感冒のために来院したが，月経時の失神は再発していないと語った。

11 月経期のひきつけ

本病症は月経期になると，しばしば全身あるいは手足のひきつけが起こり，月経が終わると治るもので，中国では，経行抽搐と呼ばれる。

病因病機

- さまざまな原因により，陰血虧損となっているところに，月経によってますます陰血が虚損し，筋脈が栄養されなくなる。
- 肝気鬱結から風を生じ，脾の運化機能の失調から痰濁が内に生じ，肝風が痰を挟み絡脈をかき乱すことによって，清竅が機能しなくなるために起こる。

弁証

月経時の全身あるいは手足のひきつけを主症状とする。

- **血虚**：月経時に全身あるいは手足の痺れやひきつけを起こすが，たいていは軽微なもので，不随意であり，経血の量は少なく，色は薄い。動悸・頭のふらつき・唇や爪に艶がない・精神疲労・力が出ない，舌質淡・舌苔白，脈細弱あるいは弦細。
- **肝風挟痰**：月経期のひきつけが頻繁に起こり，胸部や上腹部が痞えて重苦しい・悪心・嘔吐・頭のふらつき・めまい，舌質淡・舌苔白膩，脈弦滑。鬱滞して化熱するものは，胸部・上腹部の煩悶・口苦して粘る・便秘・小便が赤い，舌質やや紅・舌苔やや黄，脈数などの症状がある。

処方・手技

【基本穴】中極・次髎・太衝・陽陵泉
- **血虚**：基本穴に平補平瀉法を施し，さらに脾兪・足三里・三陰交・膈兪を加えて補法を施し，20分間置針し，間欠的に行針を行う。
- **肝風挟痰**：基本穴に瀉法を施し，さらに脾兪を加えて補法，中脘・豊隆を加えて瀉法を施し，20分間置針し，間欠的に行針を行う。鬱滞して化熱するものには，各穴に数分間行針を行った後，抜針する。便秘のあるものには，さらに上巨虚・大腸兪・支溝を加えて瀉法を施し，数分間行針を行った後，抜針する。

処方解説

中極・次髎は月経病治療の要穴である。太衝は平肝熄風してひきつけを止めることができ，すばやく抜針することによって，肝経の鬱火を清瀉する効能を兼ねる。陽陵泉は筋の会穴であり，舒筋活絡してひきつけを止める作用に優れている。脾兪・足三里・三陰交は脾胃を強化し，気血を産生して，筋の絡脈を濡養する。膈兪は補血養血する。中脘・豊隆は和胃消滞・化痰降濁をすることができ，すばやく抜針することによって，清熱化痰もできる。上巨虚・大腸兪は胃腸の邪熱を清瀉し，便通を改善することができる。支溝は三焦の邪熱を清瀉し，同時に便通をつける効能もある。

治療効果

本病症に対する本処方の治療効果はたいへん優れており，行針を行った後，ただちにひきつけは止まる。実証のものであれば，数回，虚証のものであれば，15～20回の治療でそのほかの症状もただちに消失する。

症例

患者：王〇〇，女性，41歳。
初診：1978年8月24日
所見：2カ月来，月経のたびに，ひきつけを起こしている。今回，ちょうど月経のときに，またひきつけが起きた。家人が言うには，患者はこのところ，考え込んで抑うつの状態で，ため息ばかりついており，胸部や上腹部が痞えて重苦しい・悪心・嘔吐などの症状がある。すぐに診察すると，

第3章　婦人科病症

患者は手足がひきつっており，のどの中で痰がゴロゴロ鳴っている。舌苔白膩，脈弦滑。

治療経過：肝風が痰を挟むために起こったものと診断して，上述の処方を用いると，ひきつけはただちに止まった。数時間後ひきつけが再度起こったので，原処方をそのまま用いると，ひきつけは再びすぐに止まった。1日1回，6回の針治療を行うと，ひきつけは発症しなくなり，そのほかの症状も治まった。数カ月後に追跡調査を行ったところ，治療を終えてから，何回か月経が来潮しているが，月経時のひきつけはずっと再発していない。

注釈

本病症はてんかんとの鑑別をする必要がある。

12 月経期の精神異常

毎月の月経が来ると，その前後あるいは月経期間に，イライラや怒りっぽい，あるいはそのほかの異常な感情が起こるものを，月経期精神異常という。中国では経行精神異常と呼ばれる。

病因病機

- 感情の抑うつ・肝気の不調により，肝木が機能亢進状態になり，頭部をかき乱し，精神・意識活動が失調する。
- 肝木が旺盛なために脾土を克し，そのため脾の運化機能が失調し，気血不足となり，心神を栄養できなくなる。
- そのほかの原因から心血不足になり，月経期になって陰血がさらに虚となり，心・脳を栄養できなくなり，精神・意識活動が失調する。
- 脾の運化が正常に機能しなくなり，湿が溜まり，痰が形成され，月経期になって衝脈の気が上逆し，痰濁がこれに従って上昇し，清竅を塞ぐ。
- 痰が鬱結して化熱し，痰火が上部をかき乱すか，肝火が痰を挟み，熱が頭部をかき乱して起こる。

弁証

- **肝気鬱結**：精神が異常となり，抑うつ状態となり楽しまず，情緒不安定・胸脇脹悶，舌苔薄白，脈弦などの症状がみられる。肝鬱化火するものは，情緒激動し，イライラして怒りっぽく，あるいは異常に騒いで落ち着かず，舌辺は紅赤・舌苔黄，脈弦数などの症状がある。
- **心血不足**：月経期あるいは月経後に，悲しくて泣きたくなり，精神はぼんやりし，心悸亢進し，つじつまの合わないことを言ったり，ブツブツと独り言を言ったりし，ときには黙ってしまい，就寝時には不安感がある。舌質淡・舌苔白，脈細弱。
- **痰濁蒙竅**：頭がぼんやりして何かに包まれたようである・痰や涎を吐く・倦怠感があり眠りたい・ときどき悲しくて泣く・黙ってしまう・つじつまの合わないことを言う・誰かれかまわず疑いをかける，舌体胖・舌質淡・舌苔白膩，脈濡滑。痰鬱化火し痰火が頭部をかき乱すものは，頭痛・めまい・異常に騒いで眠れない・顔面紅潮・目の充血・心胸部煩悶・便秘・小便が赤い，舌質紅あるいは絳・舌苔黄厚膩，脈弦大滑数などの症状がある。

処方・手技

【基本穴】中極・次髎・神門・大陵

- **肝気鬱結**：基本穴に太衝・期門を加えて瀉法を施し，20分間置針し，間欠的に行針を行う。肝鬱化火するものは，各穴に数分間行針を行った後，抜針し，さらに大敦を加え，点刺して出血させる。
- **心血不足**：基本穴に心兪・足三里・三陰交を加えて補法を施し，20分間置針し，間欠的に行針を行う。
- **痰濁蒙竅**：基本穴に瀉法を行い，さらに中脘・豊隆を加えて瀉法，脾兪を加えて補法を施し，20分間置針し，間欠的に行針を行う。痰鬱化熱するものは，各穴に数分間行針を行った後，抜針し，さらに厲兌を加え，点刺して出血させる。便秘しているものには，さらに上巨虚・支溝を加えて瀉法を施し，数分間行針を行った後，抜針する。

処方解説

中極・次髎は月経病治療の要穴である。神門は手の少陰心経の原穴，大陵は手の厥陰心包経の原穴であり，いずれも意識を調節し，寛胸理気・寧神除煩などの作用がある。また，すばやく抜針することによって，清熱の効能を引き出せる。太衝・期門は疏肝理気して鬱結を取り除き，すばやく抜針することによって，さらに肝火を清瀉する効能も引き出せる。

大敦は肝火を清瀉する作用を強化することができる。心兪は心血を補益し，精神を落ち着かせる。足三里・三陰交は脾胃を強化し，気血産生の源を確保する。中脘・豊隆は和胃消滞・化痰降濁の働きがあり，すばやく抜針することによって，清熱化痰する。脾兪は健脾し運化作用を強めて痰濁を取り除く。厲兌・上巨虚は胃腸の邪熱を清瀉し，さらに上巨虚には便通をつける効能もある。支溝は三焦の邪熱を清瀉し，さらに便通をよくする作用ももっている。

治療効果

本病症に対する本処方の治療効果はたいへん優れている。一般に，実証のものであればおよそ5回，虚証のものであれば，10回の治療で治癒することができる。

症例

患者：王〇〇，女性，38歳。
初診：1977年7月26日
所見：数カ月来，月経のたびに，異常な感情になる。ときには悲しくて泣きたくなり，つじつまの合わないことを言い，ぼんやりして，動悸がして眠れず，顔や唇や爪に艶がなく，経血の量は少なく，色は薄く質はサラッとしている。舌質淡・舌苔薄白，脈細弦。
治療経過：上述の心血不足に対する処方を用いて3回治療を行うと，感情は正常に戻り，ほかの症状も軽減した。原処方に従って1日1回治療し，15回行うと，諸症状は消失し，顔色も好転した。7日休んで，隔日に1回とし，第2クールを行っている間に，月経が来たが，感情の異常は起こらなかった。その後，諸症状および感情の異常はずっと再発していない。顔色もしだいにピンク色になり潤いが出てきた。

13　月経期の不眠

本病症は，月経のたびに眠れなくて不安になり，月経が終わると数日後には睡眠は正常に戻るものである。中国では，経行不寐（ふび）と呼ばれる。

病因病機

- 産後の陰血虧損によって，心火偏盛となる。
- 肝気鬱結し，時間が経って化火となり，心肝火旺となる。
- 月経前に思い煩うことが多く，心脾を労傷して起こったりすることがある。

ただし，本病症は，衝脈・任脈とも関係があるので，衝脈・任脈の失調があって，そのうえに上述の原因があれば，本病が発症する。また月経のたびに発症する疾病の場合は，いずれも衝脈・任脈と関係がある。

弁証

- 陰虚火旺：不眠で夢をよく見る・五心煩熱・口とのどが乾燥する・経血は量が多くはじめは紅色である，舌質紅・舌苔少，脈細数。
- 心肝火旺：月経前はたいてい一晩中眠れない・頭のふらつき・頭痛・イライラして心煩する・乳房に脹痛がある・小便黄赤色・便秘，舌質紅・舌苔黄，脈弦あるいは弦数。
- 心脾両虚：月経期は夜間不安・動悸・夢をよく見る・経血の量は少なく色は薄い・頭のふらつき・目のくらみ・食が進まない・腹脹・泥状便・精神疲労・力が出ない・顔色に艶がない，舌質淡・舌苔薄白，脈細弱。

処方・手技

【基本穴】中極・次髎・安眠穴・内関
- 陰虚火旺：基本穴に平補平瀉法を施し，さらに神門・腎兪・太渓・三陰交を加えて補法を施し，各穴に数分間行針を行ってから，抜針する。
- 心肝火旺：基本穴に少府・太衝を加えて瀉法を施し，数分間行針を行ってから抜針する。さらに少衝・大敦を加え，点刺して出血させる。便秘するものには，さらに支溝・大腸兪・上巨虚を加えて瀉法を施し，数分間行針を行ってから抜針する。
- 心脾両虚：基本穴に心兪・神門・脾兪・足三里・三陰交を加えて補法を施し，20分間置針し，間欠的に行針を行う。

処方解説

中極・次髎は月経を調節し，月経関連の病症を治療する要穴である。安眠穴は不眠症治療の要穴であり，精神を安定させる作用がある。内関は心包経の

絡穴であり，寧心安神〔精神的不安・動悸・不眠などを治療する〕の作用に優れており，すばやく抜針することによって，心包に入った熱邪を清瀉することができる。神門は心陰を補益し，虚熱を清瀉する。腎兪・太渓は腎陰を補益する。三陰交に補法を施し，すばやく抜針することによって，肝腎および脾胃の陰を補益し，また補法を施してからしばらく置針することによって，肝腎の精血〔精と血〕を補益し脾胃を強化することができる。少府・少衝は手の少陰心経の滎穴および井穴であり，心包の熱を除いて精神を安定させる。太衝・大敦は足の厥陰肝経の原穴および井穴であり，肝火を清瀉する。支溝は三焦の気機を疏通・調整し，熱を除いて便通をつける。大腸兪は大腸の背兪穴であり，上巨虚は大腸の下合穴である。これらはいずれも大腸の熱を除き，便通をよくする作用がある。心兪に補法を施し，しばらく置針することによって，心気心血を補益し，寧心安神をすることができる。脾兪・足三里は脾胃を強化し気血を産生する。

治療効果

本処方の本病症に対する治療効果はたいへん優れている。一般に，月経の始まる5日ぐらい前から治療を開始し，月経が終わった後，数日間続ける。このような治療を2～3月経周期行えば，治癒する。

症例

患者：李〇〇，女性，18歳。
初診：1980年10月21日
所見：本人の語るところによると，この1年来，月経のたびに不眠となり，ひどいときは一晩中眠れない。心煩不安となり，イライラして怒りっぽく，季肋部にときどき脹悶があり，口苦・のどの乾きがあり，舌辺および舌尖がびらんして疼痛することもある。不眠は情緒不安定のときによりひどくなる。ここ数カ月はとりわけひどい。顔面の紅潮・目が赤い・便秘・小便が赤い，舌質紅・舌苔黄，脈弦数で有力。肝鬱化熱・心肝火盛によるものである。
治療経過：上述の処方を用いて1回治療を行うと，便通がよくなり，イライラと舌痛もやや減ったが，そのほかの症状は変わりがなかった。3回目の治療後，睡眠はもとに戻り，舌苔は白となり，脈は弦だが数でなくなり，そのほかの症状も基本的に消失した。合計5回の治療で，睡眠は正常に戻り，そのほかの症状も消失した。半年後追跡調査を行ったが，針治療を終えてから，月経期の不眠は再発していない。

14 月経期のめまい

本病症は，月経期あるいは月経の前後になるとめまいが起こり，月経が終わるとしだいに消失するもので，中国では，経行眩暈と呼ばれる。

病因病機

● 平素から気血不足で，月経期には気血がいっそう虚となり，頭部を栄養できなくなって発生する。
● 肝腎虧損・精血不足のため，月経期になって精血がさらに不足し，陰虚陽亢となって発症する。
● 脾虚のため運化機能が失調し，水湿が停滞して痰となり，月経期に脾虚がいっそうひどくなって，清陽〔体内の軽清昇発の気〕が上昇せず，痰湿が清竅を撹乱して起こる。

弁証

月経期にめまいが発生することを主症状とする。
● **気血不足**：経血の量は少なく，色は薄く質はサラッとしている。顔色萎黄あるいは㿠白・唇や爪に艶がない・動悸・息切れ・自汗・力が出ない，舌質淡・舌苔白，脈細弱。
● **肝腎虧損**：めまい・耳鳴り・腰や膝がだるい。精血不足で虚熱症状や虚寒証がないものは舌質淡・舌苔白，脈沈細である。
● **陰虚陽亢**：潮熱・体の深部の発熱・口やのどの乾燥，舌質紅・舌苔少，脈細弦数がある。陽虚傾向のあるものには，悪寒・手足の冷え，舌体胖嫩・舌質淡，脈沈細で無力あるいは遅などの症状がみられる。
● **脾虚挟痰**：頭のふらつき・頭が重く腫れぼったい・胸悶がひどい・食が進まない・腹脹・泥状便・精神的な倦怠感，舌苔白膩，脈滑あるいは虚弱で無力。

処方・手技

【基本穴】中極・次髎・百会・風池

- 気血不足：基本穴に脾兪・足三里・三陰交・気海・膈兪を加えて補法を施し，20分間置針し，間欠的に行針を行う。
- 肝腎虧損：基本穴に肝兪・腎兪・太渓・三陰交を加えて補法を施し，20分間置針し，間欠的に行針を行う。陽虚傾向のあるものには，各穴に補法を施し，30分間置針し，間欠的に行針を行い，刺針後に艾炷灸あるいは棒灸を加える。
- 陰虚陽亢：基本穴に平補平瀉法を施し，行間を加えて平補平瀉法，さらに肝兪・腎兪・太渓・三陰交を加えて補法を施し，数分間行針を行ってから抜針する。
- 脾虚挟痰：基本穴に平補平瀉法あるいは瀉法を施し，脾兪・足三里を加えて補法，中脘・豊隆を加えて瀉法をそれぞれ施し，各穴に20分間置針し，間欠的に行針を行う。

処方解説

中極・次髎は月経病および月経関連の病症を治療する要穴である。百会・風池は頭部の腧穴であり，精神の昏迷を治療し，頭をはっきりさせ，目を開竅させることができるので，めまいなどの症状に効果がある。脾兪・足三里・三陰交に補法を施し，しばらく置針することによって，脾胃を強化し，運化機能を促進し，気血を産生することができる。三陰交に補法を施し，すばやく抜針することによって，肝腎および脾胃の陰を補益することができる。気海は元気を補益する。膈兪は補血養血をする。肝兪に補法を施し，しばらく置針するか，あるいは灸を加えることによって，肝血を補益し，また補法を施してすばやく抜針することによって，肝陰を補益する。腎兪・太渓に補法を施し，しばらく置針することによって，腎の精気を補益する。また灸を加えることによって，温腎壮陽の作用を引き出せる。補法を行ってすばやく抜針すると，腎陰の補益が主となる。行間はすばやく抜針することによって，清熱・平肝・潜陽〔陰虚で肝陽上亢するものを治療する〕をする。中脘・豊隆は和胃消滞・化痰降濁をする。

治療効果

本病症に対する本処方の治療効果はたいへん優れている。一般に，行針を行った後，患者はすぐにめまいが軽減し，15～30回の治療で治癒する。

症例

患者：李○○，女性，20歳。
初診：1976年4月6日
所見：数カ月来，月経のたびにめまいを覚え，月経が終わるとしだいにめまいはしなくなる。今回月経が始まると，再びめまいが起こった。両目は乾燥して，ざらつく感じがし，潮熱・寝汗があり，イライラして不安感がある。手足心熱，舌質紅・舌苔少，脈弦細数。
治療経過：上述の陰虚陽亢に対する処方を用いると，ただちにめまいは軽減した。さらに3回治療すると，めまいは治まり，そのほかの諸症状も明らかに軽減した。原処方に従って，さらに10回余り治療を行うと，諸症状は消失した。1年余り後に，ほかの病気で来院したときに，針治療を終えてから月経期のめまいは再発していないと語った。

15　月経期の頭痛

本病症は，月経のたびにあるいは月経の前後に，頭痛が発生するもので，月経が終わると頭痛はしだいに消失する。中国では，経行頭痛と呼ばれる。

病因病機

- 脾の運化機能が失調するなどの原因によって，気血不足となる。
- 脾虚のため運化機能が失調し，月経時に気血が衝脈・任脈に下注し，そのため脾虚がますますひどくなって，痰湿が内生し，頭部をかき乱し，軽清の陽気を阻滞する。
- 肝腎虧損のため，月経時に月経血が衝脈・任脈に下注し，精血がますます虚となり，脳に栄養が行かなくなったり，陰虚陽亢となって，清竅をかき乱すようになる。
- 抑うつや怒りなどのため，肝気鬱滞して化火となり，月経時に衝脈の気が旺盛となり，衝脈の気が上逆して起こる。
- 肝気鬱結して，血行が悪くなり，瘀血が内に留ま

り，脈絡が不通になって起こる。
- 寒湿が胞脈を傷つけ，血が寒凝して，衝脈・任脈が阻滞され，血行が悪くなり，月経時に頭部の経脈の気が不通となって起こる。

弁証

頭痛が月経のちょうど終わるときに起こるものは多くは虚証であり，月経前か月経がちょうど始まるときに起こるものは多くが実証である。

- **気血虚弱**：月経時あるいは月経後に頭や目がぼんやりした感じがあって痛み，経血の色は薄く質はサラッとしている。頭のふらつき・目のくらみ・顔や唇や爪に艶がない・動悸・力が出ない。脾虚を兼ねるものは，食が進まない・腹脹・泥状便，舌質淡・舌苔白，脈細弱で無力などの症状がある。
- **痰湿**：頭痛がして頭が重い・経血は粘り気がある・悪心・吐き気・胸部や上腹部の膨満感・煩悶・帯下の量は多く粘り気がある・手足が重い，舌苔白膩，脈弦滑，ときに食が進まない・腹脹・泥状便。
- **肝腎精血不足**：頭がぼんやりして痛む・頭のふらつき・耳鳴り・物がぼんやり見える・顔色に艶がない・疲労感がある・力が出ない・腰や膝がだるい・経血の量は少なく質はサラッとしている，舌質淡・舌苔白，脈細。陰虚陽亢のものは，舌質紅・舌苔少，脈弦細数，経血は鮮紅・潮熱・寝汗・口やのどの乾燥・心煩・怒りっぽいなどの症状がみられる。
- **肝火**：月経前あるいは月経時に頭痛・頭痛は激しい・頭のふらつき・目のくらみ・イライラして怒りっぽい・口苦・のどの乾き・便秘・小便が赤い，舌質紅・舌苔黄，脈弦数。
- **気滞血瘀**：経血はすっきり出ず，暗紅で血塊がある。胸脇・乳房および下腹部に脹痛あるいは刺痛・下腹部は押えるとよけいに痛む，舌質暗あるいは紫斑・脈弦あるいは渋。
- **寒湿凝滞**：下腹部に冷痛〔冷感を伴う痛み〕・悪寒・手足の冷え・経血の色は暗・血塊がある・舌質淡・紫暗あるいは紫斑がある・脈沈緊遅あるいは渋遅。

処方・手技

【基本穴】中極・次髎・頭痛部の局所腧穴および阿是穴

- **気血虚弱**：基本穴に平補平瀉法を施し，さらに気海・脾兪・足三里・三陰交・膈兪を加え，いずれも補法を施し，20分間置針し，間欠的に行針を行う。
- **痰湿**：基本穴に瀉法を施し，さらに中脘・豊隆・三焦兪・陰陵泉を加えて瀉法，脾兪・足三里を加えて補法を施し，いずれも20分間置針し，間欠的に行針を行う。
- **肝腎精血不足**：基本穴に平補平瀉法を施し，さらに肝兪・腎兪・太渓・三陰交を加えて補法を施し，20分間置針し，間欠的に行針を行う。陰虚陽亢のものは，各穴に数分間行針を行ってから抜針する。さらに，百会・風池・太衝を加えて平補平瀉法を施し，数分間行針を行ってから抜針する。
- **肝火**：基本穴に期門・太衝を加えて瀉法を施し，数分間行針を行ってから抜針し，さらに大敦を加え，点刺して出血させる。
- **気滞血瘀**：基本穴に期門・太衝・血海・膈兪を加えて瀉法を施し，20分間置針し，間欠的に行針を行う。
- **寒湿凝滞**：基本穴に三焦兪・陰陵泉・期門・太衝・血海・膈兪を加えて瀉法を施し，30分間置針し，間欠的に行針を行い，その後艾炷灸あるいは棒灸を加える。

処方解説

中極・次髎は月経病および月経関連の病症を治療するための要穴である。頭痛部の局所腧穴と阿是穴は，いずれも近治作用があり，祛邪活絡して局所の疼痛を治療することができる。気海は元気を補益する。脾兪・足三里・三陰交はいずれも脾胃を強化し，運化機能を促進し，気血を産生することができる。三陰交に補法を施して，しばらく置針することによって，肝腎の精血を補益することができる。三陰交に補法を施して，すばやく抜針すると，脾胃および肝腎の陰を補うことが主になる。膈兪の補法は補血養血をし，瀉法をしてしばらく置針したり灸を加えたりすれば，活血化瘀をすることができる。中脘・豊隆は和胃消滞・化痰降濁をすることができる。三焦兪は三焦の機能活動を疏通・調整し，化湿する。陰陵泉は醒脾利湿をする。肝兪に補法をしてしばらく置針すれば，肝血を補益し，すばやく抜針すれば，肝陰を補益し，虚熱を取り除く。腎兪・太渓に補法をしてしばらく置針すれば，腎の精気を補益し，補

法をしてすばやく抜針すれば，腎陰を補益する。百会は足の厥陰肝経と督脈の交会穴であり，風池は足の少陽経の腧穴であり，いずれも頭部にあって，平肝潜陽〔陰虚で肝陽上亢を治療する〕をするので，頭痛などの症状を治療することができる。太衝・期門・大敦は肝火を清瀉し，疏肝理気をするが，さらに活血化瘀に対してもある程度の作用がある。血海は活血化瘀の作用に優れている。これらの各穴に灸を加えることによって，温陽散寒・化湿の働きがいっそう引き出される。

治療効果

本病症に対する本処方の治療効果はたいへん優れている。一般に，行針を行った後，頭痛はただちに消失するかあるいは明らかに軽減する。実証のものならおよそ5回の治療で，虚証のものなら15～30回の治療で治癒する。

症例1

患者：周○○，女性，22歳。
初診：1983年4月11日
所見：5カ月来，月経のたびに頭痛がする。頻発月経，経血の色は鮮紅。顔面紅潮・口やのどの乾燥・手足心熱，舌質紅・舌苔少，脈弦細数。
治療経過：上述の陰虚陽亢に対する処方を用いると，頭痛はただちに軽減した。原処方に従って，10回余り治療すると，諸症状は完全に消失した。半年後に追跡調査したが，針治療後に月経時頭痛は再発していない。

症例2

患者：楊○○，女性，18歳。
初診：1988年9月18日
所見：数カ月来，月経の数日前になると頭痛が始まり，月経がすっかり終わると頭痛は自然に止まる。今回月経の前になると，また痛みが始まった。抑うつ・怒りの気持ちがある・ときどきため息・季肋部および下腹部に脹痛・経血の色は紫・血塊がある，舌上に紫斑，脈渋。
治療経過：上述の気滞血瘀に対する処方を用いると，頭痛はただちに止まった。1日1回，4回の治療を行ったところ，頭痛は発症せず，そのほかの症状も消失した。4カ月後に追跡調査したが，針治療後に月経時の頭痛は再発していない。

16 月経期の痤瘡（にきび）

本病症は，月経前になると顔面に痤瘡ができ，月経が終わると消退する。思春期の女性によくみられるものである。

病因病機

- 衝脈・任脈の失調のうえに，肺経の風熱が顔面を薫蒸する。
- 脂っこいもの・甘いもの・味の濃いものなどを食べすぎて，脾胃および肝胆に湿熱が蓄積し，顔面に薫蒸する。
- 陰虚内熱のために，陽熱が上昇し，顔面部の皮膚に鬱積するなどして起こる。

弁証

月経のたびに，顔面部に針の先ぐらいの大きさの丘疹状の突起が現れ，潰すと乳白色の粉状のものが出る。治った後に，しばらく色素沈着が残ったり，軽度の陥没状の瘢痕が残ったりする。皮膚疹は月経後には自然に消退するか，あるいは明らかに軽減する。

- **脾胃および肝経湿熱**：頻発月経，経血の量は多く紅色。皮膚疹は丘疹となるか，あるいは膿疱を伴ったり，小さい癤となったりする。便通は不快・小便は熱感があり赤い・帯下は黄色，舌質紅・舌苔黄膩，脈弦数。
- **肺経風熱**：ときに乾いた咳がある・痰は少なく口は乾く・ときに喉痛，舌尖紅・舌苔薄黄，脈はときに数がみられる。
- **陰虚内熱**：潮熱・寝汗・口やのどの乾燥・便は乾燥して硬い・小便黄赤色・頭のふらつき・耳鳴り，舌質紅・舌苔少，脈細数。

処方・手技

【基本穴】中極・次髎・印堂穴・陽白・四白・頰車・合谷・内庭

- **脾胃および肝経湿熱**：基本穴に血海・陰陵泉・上巨虚・太衝を加えて瀉法を施し，数分間行針を行ってから抜針する。さらに隠白・厲兌・大敦を加え，点刺して出血させる。
- **肺経風熱**：基本穴に尺沢・列欠を加えて瀉法を施

第3章　婦人科病症

し，数分間行針を行ってから抜針する。さらに少商・商陽・厲兌を加え，点刺して出血させる。
●陰虚内熱：基本穴に平補平瀉法あるいは瀉法を施し，さらに三陰交・腎兪・太渓を加えて補法を施し，行間・風池を加えて平補平瀉法を施し，数分間行針を行ってから抜針する。膿疱や癤ができているものには，さらに霊台を加えて瀉法を施し，数分間行針を行ってから抜針するか，あるいは点刺して出血させる。なお厳格な消毒をして，三稜針で膿疱あるいは癤の表皮を破って膿汁を出すか，あるいは癤を点刺して少量の血を出させるとよい。

処方解説

中極・次髎は月経病および月経関連の病症を治療するときの要穴である。印堂穴・陽白・四白・頬車は顔面部の患部腧穴であり，清熱祛邪・活絡消滞・化瘀散結をすることができる。合谷・商陽は手の陽明経の原穴と井穴，内庭・厲兌は足の陽明経の滎穴と井穴であり，陽明経は顔面部を循行しているので，これらの腧穴は顔面部に作用し，活絡消滞・化瘀散結・清熱解毒などの効能がある。血海・陰陵泉・隠白は足の太陰脾経の腧穴であり，上巨虚は足の陽明経の腧穴・大腸の下合穴なので，これらを取穴すれば脾胃の湿熱を清瀉することができる。上巨虚はまた，腸熱を取り，通じをよくして邪熱を下から排出させることができる。太衝・大敦は肝経の湿熱を清瀉する。尺沢・列欠・少商は肺経の風熱を清瀉する。列欠は手の太陰経の絡穴であり，とりわけ顔面部によく作用する。三陰交は脾胃および肝腎の陰を補益することができる。腎兪・太渓は腎陰を補益する。行間は足の厥陰経の滎穴，風池は足の少陽経の腧穴であり，いずれも平肝潜陽〔陰虚で肝陽上亢を治療する法〕の効能がある。霊台は膿毒や癤を治療するときの経験穴である。膿疱は，破って膿毒を排出させれば治りやすい。癤は点刺して毒血を少し放出させれば，迅速に消散させることができる。

治療効果

本病症に対する本処方の治療効果は，中薬を服用するよりもよい。一般に皮膚疹が発生する数日前から針治療を開始し，月経が終わって数日後までを1クールとする。4クール続けて治療を行えば，治癒する。再発を繰り返すものも本処方を用いれば効果がある。

症例

患者：馮○○，女性，18歳。
初診：1982年2月20日
所見：1年以上にわたって，月経が来ると，顔面部に皮膚疹が発生する。針の先ぐらいの大きさの毛嚢性の皮膚疹で，白色の粉状のものを搾り出すことができる。始めは少ないが，しだいに多くなり，ときに小さい癤がみられることもあり，押えると痛い。口苦・のどの乾燥・のどが渇いて飲みたがる・小便黄赤色，舌苔黄膩，脈弦滑数。脾胃および肝経の湿熱によるものである。
治療経過：上述の処方を5回行うと，小さい癤は消失した。次の月経のときに，事情があって治療しなかったが，癤は発生せず，皮膚疹も明らかに減少した。さらに1カ月後，経期が近づき皮膚疹がまだ発生していないときに，上述の処方で月経終了の数日後まで治療を行った。そのときの月経期には皮膚疹は発生しなかった。1年以上経って追跡調査をしたが，治療後再発はしていない。

17　月経期の吐血・鼻出血

本病症は，月経期間中あるいは月経の前後に，規則的に吐血あるいは鼻出血が起こるものである。たいていは経血量が少ないか，無月経であることが多く，月経が逆行したかのようであるので，代償性月経ともいわれる。中国では，経行吐衄（とじく）・倒経・逆経などと呼ばれる。

病因病機

●肝は血を蔵し，血海〔ここでは肝が血液を貯蔵し調節する機能を指す〕を主管し，衝脈は肝に近い。そのため，もし感情の抑うつあるいは怒りが肝を傷つけ，肝鬱化火となり，火熱が上逆し，さらに加えて月経時で衝脈が充満していれば，衝脈の気が肝火に従って上逆し，血絡を焼灼し，吐血・鼻出血を引き起こすことがある。
●さまざまな原因から，肺腎陰虚となり，虚熱が内生し，月経時に衝脈の気が旺盛になっていると，気火上逆し，経血が秩序を失って起こる。

弁証

月経期あるいは月経の前後になると，鼻出血・吐血が起こり，月経が終わると吐血も鼻出血も止まることを主症状とする。
- **肝経鬱火**：吐血・鼻出血の量は多く，質は粘っこく色は鮮紅。ときに頻発月経があり，経血量が少ないか無月経のこともある。イライラして怒りっぽい・口苦・のどの乾き・頭痛・めまい・脇の脹痛灼熱感・ときに便秘がある・小便は熱感があり赤い，舌苔黄，脈弦数。
- **肺腎陰虚**：頻発月経あるいは無月経を伴い，口やのどの乾燥・潮熱・寝汗・心煩・不眠，舌質紅・舌苔少，脈細数などの症状がある。肺陰虚のものは，咳があって気逆などの症状を兼ねることが多い。腎陰虚のものは，頭のふらつき・耳鳴り・腰や膝がだるいなどの症状を兼ねることが多い。

処方・手技

【基本穴】中極・太衝・気衝・合谷・内関・血海
- **肝経鬱火**：基本穴に行間・期門を加え，便秘のあるものにはさらに支溝・上巨虚を加え，いずれも瀉法を施し，数分間行針を行ってから抜針する。さらに大敦を加え，点刺して出血させる。
- **肺腎陰虚**：基本穴に平補平瀉法を施し，肺陰虚のものには，肺兪を加えて補法，孔最を加えて平補平瀉法を施す。腎陰虚のものには，腎兪・太渓を加えて補法を施し，数分間行針を行ってから抜針する。

処方解説

中極を取穴する理由については，「1．頻発月経」の項（p.259）の処方解説を参照のこと。太衝に瀉法を施し，すばやく抜針することによって，肝火を清瀉し，肝気を下ろし，上逆を抑えることができる。気衝は「衝脈の起こるところ」とされており，衝脈の気の上逆を抑える効能がある。手の陽明大腸経は鼻の周囲を循行しているので，手の陽明大腸経の原穴である合谷を取ることによって，鼻に作用させて，吐血・鼻出血を治療することができる。合谷はまた，胞脈〔子宮に分布している脈絡〕に作用して，月経を調整する効能がある。また合谷は妊婦には禁針であり，そのことも合谷に子宮への作用があることを説明するものといえる。内関は和胃降逆・清心除煩をすることができる。血海は清熱涼血・活血調経を

することができる。行間・期門・大敦は肝経の鬱火を清瀉する作用を強化することができる。肺兪は肺陰を補益する。孔最は肺経の虚熱を清瀉し，同時に吐血・鼻出血を治療する経験穴である。腎兪・太渓は腎陰を補益し虚火を降ろすことができる。

治療効果

本病症に対する本処方の治療効果は比較的優れている。一般に，針治療後，鼻出血・吐血はただちに軽減するか消失する。実証のものであればおよそ10回，虚証のものであればおよそ30回の治療で治癒する。

症例

患者：李〇〇，女性，18歳。
初診：1976年9月18日
所見：3カ月来，月経のたびに鼻出血が起こり，出血量は多く，色は鮮紅である。数カ月来，イライラして怒りっぽく，胸脇および乳房の脹痛・口苦・のどの乾き・めまい・耳鳴り・便秘・小便が赤い，舌質紅・舌苔黄，脈弦やや数などの症状がある。
治療経過：肝経の鬱火によるものの処方を1回行うと，出血，胸脇および乳房の脹痛はただちに軽減した。1日1回，6回の針治療で，諸症状は消失した。数カ月後追跡調査を行ったが，治療後月経期の出血は再発していない。

18 月経期の口内炎

本病症は，月経直前あるいは月経期になると，口内や舌にびらんが生じるもので，中国では，経行口糜（こうび）と呼ばれる。

病因病機

- もともと体質が陰虚であったり，熱病後で津液が損耗し陰が損傷を受けているなどにより，月経時に陰がますます虚となり，虚火が内盛する。
- 辛いものや脂っこいもの，味の濃いものなどを食べすぎたために，脾胃の湿熱が内に蓄積するか，胃熱が薫蒸する。
- さまざまな原因によって心火が内に蓄積し，月経

時に血が下ると，火熱が経脈に従って上炎し，口や舌の粘膜を灼焼するなどして起こる。

弁証

月経前あるいは月経時に口や舌にびらんを生じることを主症状とする。
- 陰虚火旺：口やのどの乾燥・骨蒸潮熱・小便黄赤色，舌質紅・舌苔少，脈細数。
- 脾胃湿熱：経血の量は多く，質は粘っこい。歯肉の腫れ・口臭・泥状便・小便黄赤色・ときに肛門に灼熱感がある，舌苔黄膩，脈濡数。
- 胃熱薫蒸：口渇がひどく水をしきりに飲む・便秘・小便が赤い，舌苔黄燥，脈滑実。
- 心火内盛：心中煩熱を伴い，不眠・夢をよく見る・尿量減少して赤いか灼熱感と疼痛がある，舌質紅・舌苔黄，脈数。

処方・手技

【基本穴】中極・次髎・廉泉・地倉・合谷
- 陰虚火旺：基本穴に平補平瀉法を施し，三陰交・太渓を加えて補法を施し，各穴に数分間行針を行ってから抜針する。
- 脾胃湿熱：基本穴に陰陵泉・内庭を加えて瀉法を施し，数分間行針を行ってから抜針する。さらに隠白・厲兌を加え，点刺して出血させる。
- 胃熱薫蒸：基本穴に内庭を加えて瀉法を施し，便秘のものにはさらに上巨虚・大腸兪・支溝を加えて瀉法を施し，数分間行針を行ってから抜針する。
- 心火内盛：基本穴に労宮を加えて瀉法を施し，数分間行針を行ってから抜針する。さらに曲沢・中衝・少衝を加え，点刺して出血させる。

処方解説

中極・次髎を取穴する意義については，「1．頻発月経」の項（p.259）を参照のこと。廉泉・地倉は患部である口や舌の近くにある腧穴であり，口や舌に作用し，清熱祛邪・止痛をして本病を治療することができる。手の陽明大腸経は口腔部を循行しているので，手の陽明大腸経の原穴である合谷を取穴することによって，この部位に作用して，本病を治療することができる。三陰交は肝腎と脾胃の陰を補益して虚火〔真陰の虧損によって起こる発熱〕を降ろすことができる。太渓は腎陰を補益することができる。陰陵泉・内庭・隠白・厲兌・上巨虚は，脾胃の湿熱および実熱を清瀉することができる。上巨虚には，便通をつける効能もある。大腸兪は腸熱を清瀉し便通をよくすることができる。支溝は三焦の邪熱を清瀉し，便通をつける作用がある。手の厥陰心包経の榮穴である労宮，合穴である曲沢，井穴である中衝および手の少陰心経の井穴である少衝は，いずれも心火を清瀉し，寧神除煩をすることができる。

治療効果

本病症に対する本処方の治療効果はたいへん優れている。一般に，実証のものであればおよそ10回，虚証のものであればおよそ30回の治療で治癒する。

症例

患者：王〇〇，女性，32歳。
初診：1978年9月16日
所見：数カ月来，月経が来潮するたびに，口内炎が発生しており，手足心熱・腰や膝がだるい・頭のふらつき・耳鳴り・口やのどの乾燥などの症状がある。月経が終わると，口内炎はしだいに治り，そのほかの症状も軽減する。今回月経が始まると，再び口内炎が発生し，そのほかの諸症状もひどくなった。同時に歯肉の腫脹・疼痛・出血，心中煩熱・不眠・夢をよく見る・小便に熱感があり赤いなどの症状を伴う。舌質紅・舌苔少・口中および舌上に生じた発疹の周縁が赤い，脈細やや数。
治療経過：上述の陰虚火旺および心火内盛に対する処方を併用して用いると，翌日には心煩などの症状は，明らかに軽減した。1日1回，計5回の治療で，月経が終わると，口内炎は治癒し，心煩などの症状は基本的に消失した。その後，陰虚火旺の処方から，廉泉・地倉を除いて，さらに20回治療を行ったところ，諸症状は完全に消失した。数カ月後の追跡調査によると，針治療の後，月経時口内炎は再発していない。

19 月経期の失声症

本病症は，月経の前後あるいは月経期に声が出なくなり，月経が終わると自然に回復するものである。中国では，経行音瘖・経行音啞・経行失音などと呼

病因病機

- さまざまな原因によって、肺腎陰虚・肝腎陰虚あるいは木火刑金〔木火は肝火、金は肺。肝火が旺盛になりすぎると、肺金を損傷して、肺の病を重くする〕となっているところに、月経時に陰津がますます虚となり、上昇できず、咽喉が湿潤されなくなる。
- 脾肺気虚となっているところに、月経時に気血が下降し、その気がますます虚となり、肺気が宣発粛降〔肺気を通じさせ、降下させる〕をすることができず、発声機能が失調する。

弁証

月経期あるいは月経後に声が嗄れたり、出なくなったりすることを主症とする。
- **肺腎陰虚**：のどの乾き・空咳・痰は少ない・腰や膝がだるい・潮熱・寝汗・虚熱があって胸中煩熱があって眠れない、舌質紅・舌苔少、脈細数。
- **肝腎陰虚**：のどの乾き・両目が乾いてカサカサする・腰や膝がだるい・頭のふらつき・耳鳴り・潮熱・遺精、舌質紅・舌苔少、脈弦細数。
- **肝木旺盛**：イライラして怒りっぽい・口苦・のどの乾きなどの症状を伴う。
- **肺脾気虚**：食が進まず腹脹する・息切れ・自汗・カゼを引きやすい、脈虚で無力など。

処方・手技

【基本穴】中極・次髎・廉泉・魚際に平補平瀉法。
- **肺腎陰虚**：基本穴に肺兪・中府・腎兪・太渓を加えて補法を施す。
- **肝腎陰虚**：肺腎陰虚の処方に肝兪・三陰交を加えて補法を施す。
- **肝木旺盛**：肝腎陰虚の処方に太衝を加えて平補平瀉法を施し、数分間行針を行ってから抜針する。
- **肺脾気虚**：基本穴に肺兪・太淵・脾兪・足三里を加えて補法を施し、20分間置針し、間欠的に行針を行う。

処方解説

中極・次髎の取穴の理由については、「1．頻発月経」の項（p.259）を参照のこと。廉泉は咽喉局所腧穴であり、のどをよく通し、発声を促す効能がある。魚際は手の太陰肺経の榮穴であり、手の太陰肺経は上昇してのどの部位に行くので、やはりのどをよく通し発声を促す作用がある。これらの各穴を用いてすばやく抜針すると、さらに虚熱を取る作用が出る。肺兪・中府は肺陰を補益する。腎兪・太渓は腎陰を補益する。肝兪は肝陰を補益する。三陰交は肝腎および脾胃の陰を補益する。太衝は肝火を清瀉し、平肝潜陽して、肝火を抑えることができる。肺兪・太淵に補法を施し、しばらく置針することによって、肺気を補益することができる。脾兪・足三里は胃の働きを整え、中気を補う。

治療効果

本病症に対する本処方の治療効果はたいへん優れている。一般に、およそ30回の治療で治癒する。

症例

患者：王○○、女性、41歳。
初診：1977年4月8日
所見：月経のたびに声が出なくなって4カ月になり、今回は特にひどい。のどは乾燥し、少し咳があるが痰はない。潮熱・寝汗・腰や膝がだるい、舌質紅・舌苔少、脈細微数。肺腎陰虚によるものである。
治療経過：上述の処方を用いて5回治療を行うと、声はもとに戻り、そのほかの症状も軽減した。原処方に従って、1日1回治療し、15回治療した後、数日休んで、再び10回治療を行ったところで月経が来たが、声が出なくなる症状は再発しなかった。

20 月経期の腰痛・身体痛

本病症は、月経の前後あるいは月経期に腰痛・身体痛が起こり、月経が終わると痛みは消失するもので、中国では、経行腰身痛と呼ばれる。

病因病機

- 大病をしたり、罹病期間が長かったりして、気血不足の状態となっている。
- さまざまな原因によって腎精虧損となって、月経時に精血が衝脈・任脈に入り、ますます虚の状態

がひどくなり，筋脈が栄養されなくなる。
- 月経期に寒湿を感受し，気血の運行が阻害される。
- そのほかの原因によって，気血が瘀滞して，通じなくなって痛む。

弁証

月経時の腰痛・身体痛を主症状とする。
- 気血不足：月経時あるいは月経後に体および腰部が痛む。経血の量は少なく，色は薄くサラッとしている。顔や唇や爪に艶がない・頭のふらつき・動悸・体がだるく力が出ない，舌質淡紅・舌苔白，脈細弱で無力。
- 腎精不足：腰や膝がだるい・頭のふらつき・耳鳴り，舌質淡・舌苔白，脈沈細。腎陽不足の傾向のものは，手足が冷えるなどの症状がある。腎陰不足の傾向のものは，舌質紅・舌苔少，潮熱・寝汗・口やのどの乾燥などの症状を兼ねることもある。
- 寒湿：痛みは寒いと強くなり，温かくすると軽減する。手足が冷える・経血の量は少なく色は黒ずんでいる，舌質淡・舌苔白，脈沈緊あるいは遅。
- 血瘀：経血の色は黒ずんでいて血塊がある。腰や体にときに刺痛がある，舌質紫暗あるいは紫斑がある，脈渋。

処方・手技

【基本穴】中極・次髎

腰部に痛みのあるものは，局所の腧穴および阿是穴・委中を加え，肩関節に痛みがあるものは，肩髃・肩髎・肩貞を加え，肘部に痛みのあるものは，曲池から少海・小海に透刺し，膝部に痛みのあるものは，鶴頂穴〔奇穴。膝蓋骨上縁中点のやや上方の陥凹部〕・犢鼻・内膝眼穴を加える。そのほかどの部位の痛みに対しても，いずれも局所・近隣の適当な腧穴を加える。
- 気血不足：基本穴に平補平瀉法を施し，脾兪・足三里・三陰交・膈兪を加えて補法を施し，各穴に20分間置針して，間欠的に行針を行う。
- 腎精不足：基本穴に平補平瀉法を施し，腎兪・太渓を加えて補法を施し，各穴に20分間置針して，間欠的に行針を行う。腎陽虚のものには，30分間置針し，断続的に行針を行い，刺針後に，艾炷灸あるいは棒灸を加える。腎陰不足のものは，各穴に数分間行針を行ってから抜針する。
- 寒湿：基本穴に外関・陰陵泉を加えて瀉法を施し，30分間置針し，間欠的に行針を行う。刺針後に艾炷灸あるいは棒灸を加える。
- 血瘀：基本穴に血海・膈兪を加えて瀉法を施し，20分間置針して，間欠的に行針を行う。

処方解説

中極・次髎の取穴の意義については，「1．頻発月経」の項（p.259）を参照のこと。腰部の局所の腧穴および阿是穴・委中・肩髃・肩髎・肩貞・曲池から少海あるいは小海への透刺・鶴頂穴・犢鼻・内膝眼穴およびその他の局所や近隣の選穴あるいは循経選穴などは，いずれも通経活絡・止痛などの作用があり，関連部位の痛みなどの病症を治療することができる。脾兪・足三里・三陰交は，いずれも脾胃を強化し，気血を産生することができる。膈兪の補法は補血養血する。腎兪・太渓にしばらく置針しておくと，腎精・腎気を補益することができる。また灸を加えることによって，腎陽を温補する作用が強化され，すばやい抜針は主として腎陰の補益となる。手の少陽三焦経の絡穴である外関は，陽維脈に通じており，上・中・下焦の気機を疏通・調整して化湿し，同時に解表散湿して邪を取り除くことができる。陰陵泉は醒脾利湿をすることができる。またしばらく置針して灸を加えることによって，寒湿を温散する効能を強化することができる。血海・膈兪の瀉法は活血化瘀の効能にたいへん優れている。

治療効果

本病症に対する本処方の治療効果はたいへん優れている。一般に，およそ20回の治療で治癒する。

症例

患者：王〇〇，女性，29歳。

初診：1976年5月6日

所見：数カ月来，月経のたびに体が痛み，月経が終わると痛みはしだいに治る。今回も月経が始まって再び身体痛が起こった。経血の量は少なく色は薄い。頭がクラクラしてめまいがする・顔や唇や爪に艶がない・動悸・力が出ない・手足の痺れ，舌質淡・舌苔白，脈細で無力。気血不足によるものである。

治療経過：上述の処方を1回行うと，身体痛は軽減した。5回の治療で，身体痛は消失し，そのほかの症状も軽減した。10回余り行うと，顔や唇や

爪がしだいにピンク色になり潤いが出てきて，諸症状も消失した。半年後に追跡調査したが，その後月経時に身体痛は再発していない。

21 月経期の乳房の脹り

本病症は，月経の前後あるいは月経期に乳房が脹ったり，乳頭が脹って痒みがあり痛むが，月経が終わるとしだいに消失するもので，中国では，経行乳脹と呼ばれる。

病因病機

- 乳頭は肝に属し，乳房は胃に属す。衝脈は陽明に従い，肝に附く。怒りは肝を傷り，肝は条達を失う。月経時に陰血が衝脈・任脈に入り，乳房の絡脈の気血が活性を失うと，本病症が起こる。
- もともと肝腎虚損の体質であるか，罹病期間が長くて血や津液を損耗していて，月経時に陰血がますます虚となると，肝腎の精血不足となって，乳房の絡脈が栄養されなくなって起こる。

弁証

- 肝気鬱結：たいていは月経前に乳房が脹って痒くなって痛みが起こる。脹痛はひどく，ときには乳房が脹ってしこりができる。胸脇脹悶・精神的な抑うつがあるときはいっそう激しくなる・ときどきため息をつく，舌苔白，脈弦。肝鬱化火となれば，舌苔は黄，舌質は紅となり，同時に口苦・のどの乾き・ときに便秘・小便が赤いなどの症状がみられる。
- 肝腎の精血不足：月経期あるいは月経後に両乳房が脹る・腰や膝がだるい・頭のふらつき・耳鳴り・耳が塞がれるような感覚がある・目がチカチカする，舌質淡・舌苔白，脈沈細。陰虚内熱のものは，口やのどの乾燥・潮熱・寝汗，舌質紅・舌苔少，脈細数などの症状がある。

処方・手技

【基本穴】中極・次髎・乳根・少沢・太衝
- 肝気鬱結：基本穴に期門・陽陵泉を加えて瀉法を施し，20分間置針して，間欠的に行針を行う。

肝鬱化火になれば，各穴に数分間行針を行ってから抜針し，大敦を加え，点刺して出血させる。便秘があるものには，上巨虚・支溝を加えて瀉法を施し，数分間行針を行ってから抜針する。
- 肝腎の精血不足：基本穴に平補平瀉法を施し，肝兪・腎兪・太渓・三陰交を加えて補法を施し，20分間置針して，間欠的に行針を行う。肝腎陰虚のものは，各穴に数分間行針を行ってから抜針する。

処方解説

中極・次髎の取穴の理由については，「1. 頻発月経」の項（p.259）を参照のこと。乳根は乳房の局所腧穴であり，乳房部の気血を疏通・調整して局所の病症を治療することができる。少沢も乳房の絡脈を疏通させる作用があり，乳房の病症を治療する経験穴である。乳頭は肝に属しているので，足の厥陰肝経の原穴である太衝を取穴して肝気を疏通・調整すると，乳房部に作用して乳房の病症を治療することができる。またすばやく抜針することで，肝火を清瀉する効能も出てくる。期門は乳房の近隣の腧穴で，疏肝理気の作用があり，すばやく抜針することによって，肝火を清瀉する効能が出る。陽陵泉は足の少陽胆経の合穴であり，肝胆は表裏をなしているので，これを取穴することによって肝に作用し，疏肝理気をすることができる。またすばやく抜針することによって，肝火を清瀉する作用がいっそう発揮される。大敦は肝火を清瀉する作用を強化することができる。上巨虚は陽明経の邪熱を清瀉し，便通をよくすることができる。支溝は三焦の邪熱を清瀉し，三焦の気機を疏通・調整して，便秘を解消する。肝兪・腎兪・太渓・三陰交に補法を施して，しばらく置針することによって，肝腎の精血を補益することができる。またすばやく抜針することで，主として肝腎の陰を補益することになる。

治療効果

本病症に対する本処方の治療効果はたいへん優れている。一般に，治療後乳房の脹りはすぐに軽減し，肝気鬱結のものはおよそ10回，肝腎虧損のものはおよそ30回の治療で治癒する。

症例

患者：辛〇〇，女性，30歳。
初診：1984年5月1日

所見：数カ月来，月経が来るたびに，乳房の脹りを感じる。押えると痛み，しこりを触れる。1年ほど前から感情が抑うつ状態で，よく怒り，季肋部の脹悶・疼痛があり，ため息をつくと和らぐ。今回月経が来るとまた乳房の脹りが起こった。口苦・のどの乾き・イライラして眠れない・便秘・小便が赤い・舌辺紅赤・舌苔黄・脈弦やや数。

治療経過：上述の肝鬱化火に対する処方を用いたところ，治療後に乳房および季肋部の脹痛はすぐに軽減した。翌日排便があった。4回の治療で諸症状は消失した。4カ月後に追跡調査をしたが，その後月経期の乳房の脹りは再発していない。

22 月経期の腹脹

本病症は，月経期間あるいは月経の前後に腹脹があり，普段は腹脹を感じないもので，中国では，経行腹脹と呼ばれる。

病因病機

- もともと体質が肝気鬱結であるため，月経前や月経期に気血壅滞〔鬱滞〕となる。
- もともと体質が気虚であるのに，経血が下行することによってますます虚がひどくなって，気虚下陥〔脾気虚により臓器が下垂する病症〕となる。

弁証

- 気滞：月経前あるいは月経期に下腹部が脹って不快である・乳房あるいは胸脇の脹悶・月経は遅れるか早まる，舌質淡・舌苔白，脈弦。
- 気虚：月経期あるいは月経後に下腹部に脹りを感じ，ときに下墜感があり，経血の量は多く色は薄い。顔面㿠白・精神疲労・力が出ない・食が進まない・泥状便，舌体胖・舌質淡・舌苔白，脈細弱で無力。陽虚のものであれば，悪寒・手足の冷えなどの症状がみられる。

処方・手技

【基本穴】中極・次髎・気海

- 気滞：基本穴に太衝・期門を加えて瀉法を施し，20分間置針し，間欠的に行針を行う。
- 気虚：基本穴に脾兪・足三里・関元・腎兪を加えて補法を施し，20分間置針し，間欠的に行針を行う。陽虚のものは，各穴に30分間置針し，間欠的に行針を行い，刺針後に艾炷灸あるいは棒灸を加える。

処方解説

中極・次髎の取穴の理由については，「1．頻発月経」の項（p.259）を参照のこと。気海の瀉法は下焦の気機を疏通・調整し，補法は元気を補益する。しばらく置針し灸を加えることによって温陽益気をする。太衝・期門は疏肝理気・解鬱をすることができる。脾兪・足三里は脾胃を強化し，中気を補益する。関元も益気回陽の作用がある。腎兪は腎気を補益する。

治療効果

本病症に対する本処方の治療効果はたいへん優れている。一般に，治療後，腹脹はすぐに軽減する。実証のものはおよそ10回，虚証のものはおよそ30回の治療で治癒する。

症例

患者：凌〇〇，女性，31歳。
初診：1984年10月16日
所見：1年ぐらい前から，月経あるいは月経後になると，腹脹を覚え，下腹部に下墜感があり，顔面㿠白・艶がない・痩せる・力が出ない・食が進まない・泥状便・腰や膝がだるい・稀発月経・経血の色は薄く質はサラッとしている・手足が温まらない，舌体胖嫩・舌質淡・舌苔白・滑潤，脈細虚で無力などの症状がある。
治療経過：上述の陽虚に対する処方を10回行うと，月経期の腹脹およびそのほかの症状はしだいに消失した。半年後の追跡調査で，月経期の腹脹およびそのほかの症状は再発していない。

23 月経期の感冒

本病症は，月経が来る時期になると感冒を発症しやすくなるものをいう。月経期の感冒は，普段の感

冒とは異なるので，ここに紹介する。

病因病機

- 月経がちょうど終わったとき，あるいはちょうど月経が来たときに，外邪を感受し，血室〔子宮〕が空虚となっていると，病邪は虚の隙をねらって侵入し，人体を侵襲する。
- 血が胞宮〔子宮〕において凝結する。

弁証

ちょうど月経期で，月経が多かったり少なかったり突然中断したりし，あるいは月経がちょうど終わったときなどに外感病の証候が現れるものである。

- **外感風寒**：発熱は軽度・悪寒は重い・頭痛・手足の痛み・ときに少し吐く，舌質淡・舌苔白，脈浮弦緊。
- **外感風熱**：熱は重い・悪寒は軽い・のどの痛み，舌苔微黄，脈浮数。
- **邪熱が少陽に内陥し，血が胞宮に結び，瘀血が内停**：瘧の症状のように寒熱往来する・口苦・乾嘔・食べたくない・ときに胸脇満悶や脹痛がある・下腹部が硬くて痛む。
- **心営熱盛**：夜に体の灼熱感がひどい・ときに譫語(せんご)や妄言がある・心煩・不眠，舌質絳・乾燥，脈細数。

処方・手技

【基本穴】中極・次髎・期門

- **外感風寒**：基本穴に大椎・合谷・風池を加えて瀉法を施し，30分間置針し，間欠的に行針を行い，その後艾炷灸あるいは棒灸を加える。
- **外感風熱**：取穴は外感風寒に対するものと同じで，いずれも瀉法を施し，数分間行針を行ってから，抜針する。
- **邪熱が少陽に内陥し，血が胞宮に結び，瘀血が内停**：外感風熱に対する処方を基準にして，さらに外関から内関への透刺を加えて瀉法を施し，陽陵泉を加えて瀉法を施し，数分間行針を行ってから，抜針する。また足三里を加えて補法を施し，20分間置針し，間欠的に行針を行う。
- **心営熱盛**：風熱に対する処方を基準にして，さらに少府・曲沢を加えて瀉法を施し，数分間行針を行ってから抜針する。十宣穴〔奇穴。手の十指の先端，爪から1分のところ〕を加え，点刺して出血させる。

処方解説

中極・次髎の取穴については，「1．頻発月経」の項（p.259）の処方を参照のこと。肝は血を蔵し，衝脈は肝に附く。月経は肝と衝脈に緊密に関係し合っている。そのため肝の募穴である期門を取穴することによって，疏肝理気・活血化瘀（しばらく置針し，灸を加えることによって散寒し，すばやく抜針することによって瀉熱をすることができる）をし，月経を調節して月経の疾患を治療する。張仲景は本穴のみを用いて，熱が血室に入ったものを治療したが，このことからも本病症に対して優れた治療効果のあることがわかる。大椎は諸陽の会穴であり，合谷は手の陽明経の原穴，風池は陽維脈と足の少陽胆経の交会穴であるので，これらはいずれも祛風解表の効能がある。またしばらく置針し灸を加えることによって散寒し，すばやく抜針することによって瀉熱をすることができる。邪熱が少陽に内陥したものについては，上述の腧穴に瀉法を施し，すばやく抜針することによって，主として清熱祛邪の作用を引き出している。外関は手の少陽三焦経の絡穴，陽陵泉は足の少陽胆経の合穴であるので，これらを取穴することによって，少陽を和解することができる。内関は寛胸理気・和胃降逆をし，同時に寧心安神をして除煩することができる。足三里は脾胃を強化して運化を促進し，正気を扶助することができる。手の少陰心経の滎穴である少府および手の厥陰心包経の合穴である曲沢は，いずれも清心涼営〔熱邪が心包に入ったのを清熱する〕・寧心安神をすることができる。十宣穴は清熱瀉火・開竅醒神の作用がある。

治療効果

本病症に対する本処方の治療効果はたいへん優れている。一般に，治療後すぐに症状が軽減したように感じ，およそ3回の治療で治癒することができる。

症例

患者：胡〇〇，女性，38歳。
初診：1984年12月29日
所見：月経が来たその日に外邪を感受し，月経が中断し，悪寒・発熱・頭痛・身体痛が出た。西洋薬を服用していったんは熱が下がった。2日前から寒熱往来を感じる。胸脇満悶・食が進まない・口苦・のどの乾き，舌質紅・舌苔黄，脈弦。

第3章　婦人科病症

治療経過：上述の邪熱が少陽に内陥したものに対する処方を1回用いると，寒熱往来は止まった。原処方に従って1日1回，3回治療を行うと，月経は再び正常に始まり，諸症状も消失して治癒した。

24 月経期の発熱

本病症は，月経期および月経の前後に発熱し，月経が終わるとしだいに熱が下がるもので，中国では，経行発熱と呼ばれる。

病因病機

- 月経期に外邪を感受し，気血阻滞・営衛不和となって起こる。
- もともと体質が陽盛であるか，あるいは脂っこいものや辛いもの・味の濃いものなどを食べすぎて熱を生じるか，あるいは肝鬱化火となり，熱が衝脈・任脈に入るなどのときに月経期になると，衝脈の気が旺盛になるために，気火偏盛となって起こる。
- 房事過多・過労などさまざまな原因によって，肝腎陰虚となっているところに，月経期および月経後に陰血がますます虚となり，陰虚から内熱を生じる。
- 疲労や罹病期間が長いなどの原因によって，気血が損耗しているところに，月経のために血が失われて，気がますます虚となり，営衛失調となる。
- さまざまな原因で瘀血が胞中に滞留し，瘀滞して化熱していると，月経時に血海が充満し，瘀熱が内部で鬱し，気血営衛が失調する。

弁証

- **外感発熱**：月経時に，発熱・悪風・寒がる・頭頂部の強い痛み・身体痛・腰がだるい，舌質淡紅，脈浮緩などの症状がある。
- **血熱内盛**：月経期あるいは月経前に，身熱・煩の紅潮・口が乾燥し飲みたがる・心煩・不眠・便秘・小便が赤い，舌質紅・舌苔黄，脈滑数などの症状がある。肝鬱化火して，熱が衝脈・任脈に入るものは，上述の諸症状のほかに，イライラして怒りっぽい・口苦・のどの乾き・季肋部の痛みと灼熱感，脈弦数などの症状がみられる。
- **肝腎陰虚**：月経期あるいは月経後に，潮熱・両頬の紅潮・煩燥・不眠・両目が乾いてざらつく・口やのどの乾燥，舌質紅・舌苔少，脈細数などの症状がある。
- **気血不足**：月経期あるいは月経後に，発熱・自汗・息切れ・顔や唇や爪に艶がない・頭のふらつき・動悸・精神疲労・力が出ない，舌質淡・舌苔白，脈細弱虚緩などの症状がある。
- **瘀熱阻滞**：月経前あるいは月経期に，発熱・月経血は紫暗・血塊がある・下腹部の疼痛・押えるとさらに痛む，舌質紫暗あるいは瘀点がある，脈沈弦数などの症状がある。

処方・手技

【基本穴】中極・次髎・大椎

- **外感発熱**：基本穴に外関・合谷・風池を加えて瀉法を施し，20分間置針し，間欠的に行針を行う。悪寒がひどく発熱が軽いものは，各穴に30分間置針し，間欠的に行針を行い，刺針後，艾炷灸あるいは棒灸を加える。
- **血熱内盛**：基本穴に血海・膈兪・上巨虚・支溝・内庭・少府を加えて瀉法を施し，数分間行針を行ってから抜針する。厲兌を加え，点刺して出血させる。肝鬱化火して，熱が衝脈・任脈に入るものには，さらに期門・太渓を加えて瀉法を施し，数分間行針を行ってから抜針し，大敦を加え，点刺して出血させる。
- **肝腎陰虚**：基本穴に平補平瀉法を施し，肝兪・腎兪・太渓・三陰交を加えて補法を施し，数分間行針を行ってから抜針する。
- **気血不足**：基本穴に平補平瀉法を施し，気海・脾兪・足三里を加えて補法を施し，20分間置針し，間欠的に行針を行う。
- **瘀熱阻滞**：基本穴に膈兪・気海・三陰交を加えて瀉法を施し，数分間行針を行ってから抜針する。

処方解説

中極・次髎の取穴の理由については，「1．頻発月経」の項（p.259）の処方を参照のこと。大椎・合谷・外関・風池はいずれも祛風解表することができ，灸を加えることによって，温散寒邪の作用を強化することができる。大椎は諸陽の会穴であり，各種の発熱に対する解熱の作用に優れている。血海・

膈兪に瀉法を施し，すばやく抜針することによって，清熱涼血をし活血する。陽明経は多気多血の経脈であり，上巨虚・内庭・厲兌はいずれも足の陽明胃経の腧穴であるので，気分・血分の邪熱を清瀉することができる。上巨虚はさらに便秘を通じさせる作用がある。支溝は上・中・下焦の邪熱を清瀉し，便通をよくする効能がある。少府は心火を清瀉し，寧心除煩をする。期門・太衝・大敦はいずれも疏肝理気をし，肝経の鬱熱を清瀉する。期門は涼血・活血の効能に優れており，張仲景は本穴のみで熱が血室に入ったものを治療した。肝兪は肝陰を補益する。腎兪・太渓は腎陰を補益する。三陰交に補法を施して，すばやく抜針することによって，肝腎および脾胃の陰を補益することができる。また瀉法を施して，すばやく抜針することによって，活血化瘀・清熱涼血をする。気海は一身の気を補益する。脾兪・足三里は脾胃を強化して気血を産生する。

治療効果

本処方の本病症に対する治療効果はたいへん優れている。実証のものであればおよそ5回，虚証のものであればおよそ30回の治療で治癒する。

症例

患者：朱〇〇，女性，19歳。
初診：1984年5月14日
所見：ここ1年ぐらい感情が抑うつ状態で，この数カ月来，月経時に発熱している。月経はすっきりしない・イライラして怒りっぽい・胸脇・乳房および下腹部の脹痛が現れたりなくなったりする・口苦・のどの乾き・便秘・小便は熱感があり赤い，舌質紅・舌苔黄，脈弦やや数。肝鬱化火のため，熱が衝脈・任脈に入ったものである。
治療経過：上述の処方を4回用いると，諸症状は消失した。5カ月後に追跡調査をすると，その後月経時の発熱およびその他の症状も再発していなかった。

25 月経期の風疹

本病症は，月経期間になると，全身の皮膚に突起状の風疹あるいは赤い発疹が現れ，かゆみは尋常でないが，月経が終わるとしだいに治る。中国では，経行風疹あるいは経行風疹塊と呼ばれる。

病因病機

- もともと体質が血虚であるか，罹病期間が長いなどのために，陰血不足となっていて，月経時に陰血がますます虚となるか，あるいは外風を感受して起こる。
- 体質が陽盛肝旺であるか，あるいは辛いものを食べすぎて助陽化火となり，血分に熱が蓄積し，月経時に気血がともに虚となり，風邪が虚に乗じて侵入し，熱と結びついて風疹を発症させる。
- 月経血が瘀血を挟んで内に溜まり，気機が働かないために疏泄ができなくなって起こる。

弁証

- **血虚のものが外風を感受**：月経期に全身に風疹が頻発し，痒みが止まらない。経血の色は薄く量は少ない・顔色萎黄・唇や爪に艶がない・動悸・息切れ・頭のふらつき・めまい・精神疲労・力が出ない，舌質淡・舌苔薄白，脈細弱。
- **血熱風熱**：月経前あるいは月経期に全身に赤い風疹が現れ，痒みは耐え難い。風あるいは熱を受けるといっそう悪化する。経血の量は多く，色は鮮紅で，質は濃くて粘り気がある。心煩・不眠・口の乾きあるいは口が苦い・口が渇いて冷たいものを飲みたがる・便秘・小便黄赤色，舌質紅・舌苔黄，脈滑数あるいは弦数。
- **血瘀**：月経時に風疹が現れ，皮膚疹に瘀斑を伴うこともあり，押えると痛む。経血の量は少なくてすっきりせず，色は暗色で血塊がある。下腹部の疼痛・押えるとよけいに痛む，舌質紫暗あるいは瘀斑がある，脈細弦あるいは渋。

処方・手技

【基本穴】中極・次髎・百虫窩穴〔奇穴。大腿内側，血海の直上1寸〕・風市・曲池

- **血虚のものが外風を感受**：基本穴に平補平瀉法を施し，足三里・三陰交・膈兪を加えて補法を施し，20分間置針し，間欠的に行針を行う。
- **血熱風熱**：基本穴に血海・膈兪・大椎・合谷・外関を加えて瀉法を施し，行針を行ってから抜針し，厲兌を加え，点刺して出血させる。心煩・不

眠のあるものにはさらに少府を加えて瀉法を施す。便秘のものには上巨虚・支溝を加えて瀉法を施し，数分間行針を行ってから抜針する。
- ●**血瘀**：基本穴に血海・膈兪を加えて瀉法を施し，20分間置針し，間欠的に行針を行う。

処方解説

中極・次髎の取穴については，「1．頻発月経」の項（p.259）の処方を参照のこと。百虫窩穴・風市は祛風止痒の経験穴である。陽明経は多気多血の経であり，曲池は手の陽明大腸経の合穴なので，これを取ることによって，気血を調和することができ，さらに祛風止痒して邪を外に払い出す効能がある。足三里・三陰交は脾胃を強化し，気血を産生することができる。膈兪の補法は補血養血をすることができ，瀉法を行ってすばやく抜針すると，清熱涼血・活血となり，瀉法を行ってしばらく置針すれば，主として活血化瘀の作用が出る。大椎・合谷・外関は祛風清熱・解表透邪の効能がある。少府は心火を清瀉し，寧心除煩する。上巨虚・厲兌は陽明の気分の邪熱を清瀉する。上巨虚は便秘を通じさせる作用にとりわけ優れている。支溝は上・中・下焦の邪熱を清瀉し，便秘を通じさせる効能もある。

治療効果

本病症に対する本処方の治療効果はたいへん優れている。一般に，虚証のものであればおよそ30回，実証のものであればおよそ10回の治療で治癒できる。

症例

患者：秦○○，女性，46歳。
初診：1976年5月3日
所見：3カ月来，月経になるとすぐに風疹を発症し，月経が終わると風疹は消失する。今回の月経でもまた風疹が発症した。発疹の色は紅色で，痒みがひどく，口渇し飲みたがる・心煩・不安感・便秘・小便が赤い，舌質紅・舌苔黄，脈滑やや数などの症状がある。
治療経過：上述の血熱風熱に対する処方を用いると，治療後すぐに痒みは軽減し，心煩も消失した。翌日すっきりと排便した。原処方に従って，1日1回，さらに5回の治療を行うと，風疹および諸症状は消失して治癒した。3カ月後に追跡調査したが，月経時の風疹は再発していない。

26　月経期の浮腫

本病症は，月経の前後，あるいはちょうど月経期に顔面や手足に浮腫が生じるもので，中国では，経行浮腫と呼ばれる。

病因病機

- ●疲労や思いわずらいが多すぎるなどの原因によって，脾胃が損傷されているところに，月経時には気血が衝脈・任脈に下るので，脾胃がますます虚となり，運化機能が失調し，水湿不化となり，皮膚に氾濫するようになる。
- ●感情が抑うつ状態になって，肝の条達機能が失調し，気機が不活性となり，血行が阻害され，月経がきちんと下りず，停滞して浮腫となる。

弁証

月経期の前後あるいは月経期に顔面や手足に浮腫が起こることを主症とする。
- ●**脾虚**：顔面や手足の浮腫・指で押えると凹む・経血の量は少なく色は薄い・顔色萎黄・食が進まず腹脹する・ときどき泥状便になる・精神疲労・倦怠感・尿量減少。脾陽虚によるものは，手足が温まらず，舌質淡・舌辺に歯痕・舌苔白，脈細緩で無力。
- ●**腎虚**：浮腫は特に下肢がひどい・押えると陥凹して戻らない・稀発月経で量は少ない・経血の色は薄いか黒ずんでいる・腰や膝がだるい・泥状便。陽虚のものは，手足の冷えなどの症状がみられ，舌体胖・舌質淡・舌苔白，脈沈細で無力。
- ●**気滞血瘀**：胸脇や乳房あるいは下腹部に脹痛・よく怒る・ため息をつく，舌質暗あるいは紫斑がみられる・舌苔薄白，脈弦あるいは渋。

処方・手技

【基本穴】中極・次髎・三焦兪・陰陵泉。顔や目に浮腫のあるものは合谷を加える。
- ●**脾虚**：基本穴に平補平瀉法を施し，脾兪・足三里を加えて補法を施し，20分間置針し，間欠的に行針を行う。陽虚を伴うものは，各穴に30分間置針し，間欠的に行針を行い，刺針後に艾炷灸あ

るいは棒灸を加える。
- **腎虚**：基本穴に平補平瀉法を施し，腎兪・復溜を加えて補法を施し，20分間置針し，間欠的に行針を行う。陽虚を伴うものは，各穴に30分間置針し，間欠的に行針を行い，刺針後に艾炷灸あるいは棒灸を加える。
- **気滞血瘀**：基本穴に太衝・期門・血海・膈兪を加えて瀉法を施し，20分間置針し，間欠的に行針を行う。

処方解説

中極・次髎の取穴の理由については，「1．頻発月経」の項（p.259）を参照のこと。三焦兪は三焦の気機を疏通・調整して利湿消腫をすることができる。陰陵泉は醒脾利湿〔脾の運化機能を回復させて湿を取り除く〕をして消腫する。脾兪・足三里は脾胃を強化して水湿の運化を促す。また灸を加えることによって温中化湿の作用を強化することができる。腎兪・復溜は腎気を補益し，水分代謝機能を回復させる。また灸を加えることによって，温腎壮陽の作用を強化することができる。太衝・期門は疏肝理気して解鬱する。血海・膈兪は活血化瘀をすることができる。

治療効果

本病症に対する本処方の治療効果はたいへん優れている。脾腎陽虚のものなら，およそ30回，気滞血瘀のものなら，およそ10回の治療で治癒する。

症例

患者：鄭〇〇，女性，21歳。
初診：1984年10月14日
所見：1年以上前から，経血の量が少なく，色は薄く質はサラッとしており，顔色萎黄・ときどき腹脹を覚える・泥状便・倦怠感・腰や膝がだるい・頭のふらつき・耳鳴りなどの症状がある。数カ月前から，月経になると顔や眼部や手足に浮腫が現れる。舌体胖・舌質淡・舌苔薄白潤，脈沈細で無力。脾腎ともに虚である。
治療経過：上述の脾虚と腎虚に対する両方の処方を用い，10回余り治療を行ったところ，諸症状は明らかに軽減した。10日余り休んで，再び15回治療すると，月経時の浮腫はもう起こらず，そのほかの症状も消失した。半年後に追跡調査をしたが，月経時の浮腫は再発していない。

27　月経期の下痢

本病症は，月経前後あるいは月経期になると下痢が起こるもので，中国では，経行泄瀉・経行而瀉などと呼ばれる。

病因病機

- もともと体質が脾虚で，月経時に気血が血海〔子宮〕に下るため，脾気がますます虚となり，運化機能が失調して起こる。
- 脾虚肝鬱のため，肝木が脾土に乗じ，脾の運化機能が失調して起こる。
- さまざまな原因によって，腎気不足となり，命門の火が衰弱し〔脾の運化機能の根源がなくなるので，水穀を消化できなくなる〕，月経時に気血が下るため，腎気がますます不足となって，脾の温煦作用が失われて起こる。

弁証

月経時の下痢を主症状とする。
- **脾虚**：経血の量は多く色は薄くサラッとしている・泥状便・食が進まず腹脹する・精神的な倦怠感・力が出ない・ときに顔や眼部に浮腫。脾陽虚のものは，手足の冷え・悪寒があり，舌質淡あるいは舌辺に歯痕・舌苔白，脈濡緩。肝木乗脾のものは，感情の抑うつ状態がみられたり，怒りっぽくため息をついたりする。さらに胸脇や乳房の脹悶・疼痛あるいは遊走痛・腹痛が起こるとすぐに下痢をする，脈弦などの症状がみられる。
- **腎虚**：経血の色は薄くサラッとしている・明け方に下痢をする・腰や膝がだるい・頭のふらつき・耳鳴り・悪寒・手足の冷え，舌質淡・舌苔白，脈沈細で無力あるいは遅を兼ねる。

処方・手技

【基本穴】中極・次髎・天枢・足三里
- **脾虚**：基本穴に脾兪を加えて補法を施し，20分間置針し，間欠的に行針を行う。脾陽虚のものは，各穴に30分間置針し，間欠的に行針を行い，刺

針後に艾炷灸あるいは棒灸を加える。肝木乗脾のものには、別に期門・太衝・陽陵泉を加えて瀉法を施し、20分間置針し、間欠的に行針を行う。
- ●腎虚：基本穴に腎兪・命門・復溜を加えて補法を施し、30分間置針し、間欠的に行針を行い、刺針後に艾炷灸あるいは棒灸を加える。

処方解説

中極・次髎の取穴の理由については、「1．頻発月経」の項（p.259）を参照のこと。天枢は大腸の募穴であり、胃腸を調整して下痢を止める作用に優れている。足三里・脾兪は健脾益気をして、運化機能を促進し、下痢を止めることができる。各穴にしばらく置針することによって、温陽止瀉の効能を強化することができる。肝の募穴である期門と原穴である太衝および足の少陽胆経の合穴である陽陵泉は、いずれも疏肝理気をして、肝木の横逆を抑制する。腎兪・命門・復溜はいずれも温腎壮陽をして、命門の火〔腎陽・先天の真火〕を補益することができる。

治療効果

本病症に対する本処方の治療効果はたいへん優れている。一般に、およそ20回の治療で治癒させることができる。

症例

患者：陳〇〇，女性，21歳。
初診：1981年10月22日
所見：半年以上前から、月経のたびに下痢をし、月経が終わると下痢も止まる。経血の量は多く色は薄くて、下痢のときは眼瞼がややむくむ。顔色萎黄・ときどき食が進まず腹脹する・倦怠感・力が出ない、舌質淡・舌辺に歯痕・舌苔白，脈弱緩。
治療経過：上述の脾虚に対する処方を3回用いると、月経が終わって下痢も止まった。原処方に従って、さらに15回治療を行うと、食事量も増え、腹脹は消失し、気分も好転した。その後顔色もしだいにピンク色になり潤いが出てきて、月経時の下痢は再発していない。

28　月経期の血便

本病症は、月経前あるいは月経時になると排便時に下血があり、経血量が減少するもので、中国では、経行便血・錯経などと呼ばれる。

病因病機

- ●辛いものや味の濃いものなどを食べすぎて、臓中に熱が溜まり、熱が血絡を損傷して起こる。
- ●思い煩ったり、悩んだり、怒ったりして、肝気鬱結し、気鬱化火となり、火が血絡を損傷する。
- ●気滞血瘀となり、肝脈が瘀結し、長く続くと肝脈が破損し出血し、腸道に下る。
- ●脾胃虚弱のため、気が血を統摂できない。

このような原因はいずれも下血を引き起こすが、月経前や月経期に下血が起こるのは、その他に衝脈・任脈の失調と関連がある。

弁証

排便時の下血が月経と関連しており、月経前や月経時にいつも血便となり、月経が終わると出血も止まる。

- ●胃中積熱：血の色は紫暗あるいは紫黒。口渇・冷たいものを飲みたがる・上腹部の脹悶と痛み・灼熱感を伴う・排便はすっきりしない、舌苔黄燥，脈多くは滑数。
- ●肝胃鬱熱：血の色は紫暗あるいは黒色、あるいは鮮紅。上腹部・脇の脹痛・口苦・のどの乾き・心煩・怒りっぽい、舌質紅・舌苔薄黄，脈弦数。
- ●気滞血瘀：血便は紫暗・脇腹ときに張る・刺痛・顔色は暗く活性がない、舌質紫暗，脈細あるいは渋。
- ●湿熱蘊蒸：血の色は鮮やかではなく、小豆の汁のような紫黒色のこともある。胸膈脹悶・食事量は減少，舌苔黄膩，脈濡数。
- ●脾胃虚弱・気不摂血〔気が血を統摂できない〕：血の色は紫暗あるいは紫黒。上腹部に不快感があるかシクシクと痛む・食が進まない・下痢・四肢がだるく力が出ない、舌質淡・ときに舌辺に歯痕，脈細緩で無力。

処方・手技

【基本穴】 中極・次髎・大腸兪・長強

- ●胃中積熱：基本穴に内庭を加えて瀉法を施し，数分間行針を行ってから抜針し，厲兌を加え，点刺して出血させる。
- ●肝胃鬱熱：胃中積熱に対する処方を行い，さらに太衝を加えて瀉法を施し，数分間行針を行ってから抜針し，大敦を加え，点刺して出血させる。
- ●気滞血瘀：基本穴に太衝・血海・三陰交・膈兪を加えて瀉法を施し，20分間置針し，間欠的に行針を行う。
- ●湿熱蘊蒸：基本穴に三焦兪・陰陵泉を加えて瀉法を施し，数分間行針を行ってから抜針する。
- ●脾胃虚弱・気不摂血：基本穴に脾兪・足三里・隠白を加えて補法を施し，30分間置針し，間欠的に行針を行い，刺針後に艾炷灸あるいは棒灸を加える。

処方解説

中極・次髎の配穴は，衝脈・任脈および胞宮の気血を調整するので，月経関連の疾病の治療には，いずれも良い効果がある。大腸兪は腸管の働きを調節して，腸管の疾病を治療するので，血便に対しても効果がある。長強は血便治療の経験穴である。内庭・厲兌は胃熱を清瀉することができる。太衝に瀉法を行い，すばやく抜針し，大敦に点刺して出血させると，疏肝解鬱・清瀉肝火をすることができる。太衝に瀉法を行い，しばらく置針すると，主として疏肝理気・活血化瘀の効能を引き出せる。血海・三陰交・膈兪への瀉法は，いずれも活血化瘀の作用がある。三焦兪・陰陵泉は清熱利湿をする。脾兪・足三里・隠白は健脾益気して，血を統轄する。とりわけ隠白はこの種の効能に優れている。

治療効果

本処方は本病症に対して良好な作用がある。血便が始まる3～5日前から治療を開始して，月経および血便がいずれも止まって数日後に治療を終える。これを3月経周期しっかり行えば，通常は治癒することができる。

症例

患者：陳〇〇，女性，19歳。
初診：1981年4月15日
所見：月経前と月経時になると，排便時に下血する。すでに1年近くなり，医者にかかって中薬や西洋薬による治療を行ったが，効果はない。血の色は紫黒で，上腹部・腹部にときにシクシクとした痛みがある。食事量は減少・食後および夜間に腹脹があり不快・やや下痢便・顔色に艶がない・息切れ・力が出ない，舌質淡，脈細弱で無力。衝脈・任脈の失調で，脾虚のために血を統轄できないことによるものである。
治療経過：上述の処方により，1月経周期の間治療を行ったが，事情があって治療を中止した。その後，3月経周期の間，血便は再発しなかった。しかしその後，月経前と月経時の血便が再発し，諸症状も以前と同じになった。そのため原処方に従って，3周期の間，しっかり治療を行ったところ，治療期間中は血便の再発は起こらず，その後治療を終えた。数年後に追跡調査をしたところ，血便はずっと再発していなかった。

29 月経後の排尿異常感

本病症は月経後に，尿意急迫・頻尿・排尿障害・排尿痛などが現れることを主症とするものである。

病因病機

- ●湿熱蘊結して膀胱の気化機能が失調するために，水道〔体内をめぐる水の経路〕の働きが悪くなる。
- ●感情の鬱滞や怒りのために肝が損傷され，肝気が疏泄の機能を失い，血が順調に流れなくなり，脈絡が瘀阻される。
- ●気鬱化火となり，火気が下焦に鬱して，膀胱の気化機能が失調する。
- ●心火が小腸に下り，熱が血絡を損傷し，血を妄行させて起こる。
- ●脾虚のため中気不足となるか，腎気・腎陰の虧損などがあって，月経後にその虚がますますひどくなり，膀胱の気化機能に影響し，水道の働きが悪くなる。

第3章　婦人科病症

弁証

　本病症は，月経後に尿意急迫・頻尿・排尿障害・排尿痛などが起こることを主症とする。
- ●脾気虚：食が進まず腹脹する・ときに下痢便，舌質淡・舌辺に歯痕，脈弱。
- ●腎気虚：排尿痛は顕著ではない・下腹部が下墜するように脹る・残尿がある・腰や膝がだるい・顔面眈白・頭のふらつき・耳鳴り，舌質淡・舌苔白，脈虚細で無力。腎陰虚のものは，口やのどの乾燥・腰や膝がだるい・手足心熱，舌質紅・舌苔少，脈細数。
- ●湿熱証：小便黄赤色・灼熱感・刺痛，舌質紅・舌苔黄膩，脈濡数。
- ●気鬱：臍腹部の膨満と煩悶・ひどければ脹痛が耐えがたい，舌苔薄白，脈沈弦。気鬱化火するものは，舌質紅・舌苔黄，脈弦数，口苦・のどの乾き・イライラして怒りっぽいなどの症状を伴う。
- ●心火下移小腸・熱傷膀胱〔心火が小腸に下り，熱が膀胱を損傷する〕：心煩・不眠・口内炎，舌質紅・舌苔黄，脈滑数。

処方・手技

【基本穴】中極・次髎・三焦兪・陰陵泉・三陰交・膀胱兪
- ●脾気虚：基本穴に補法を施すか，あるいは平補平瀉法を施し，脾兪・胃兪・足三里を加えて補法を施し，20分間置針し，間欠的に行針を行う。
- ●腎虚：基本穴に補法あるいは平補平瀉法を施し，腎兪・復溜・太渓を加えて補法を施す。腎陰虚のものは，数分間行針を行ってから抜針する。腎気虚のものは，20分間置針し，間欠的に行針を行う。
- ●湿熱証：基本穴に瀉法を施し，数分間行針を行ってから抜針する。
- ●気鬱：基本穴に肝兪・期門・中封・太衝を加えて瀉法を施し，20分間置針し，間欠的に行針を行う。気鬱化熱のものは，数分間行針を行ってから抜針する。
- ●心火下移小腸・熱傷膀胱：基本穴に少府・下巨虚・小腸兪を加えて瀉法を施し，数分間行針を行ってから抜針する。さらに少衝・少沢を加え，点刺して出血させる。

処方解説

　中極・次髎は，月経病および泌尿器・生殖器系統の疾患を治療する要穴である。いずれも膀胱および下焦の気機を調節し，排尿障害などの病症を治療することができる。三焦兪は三焦の背兪穴であり，膀胱兪は膀胱の背兪穴，三陰交は足の三陰経の交会穴，陰陵泉は足の太陰脾経の合穴である。これら各穴に平補平瀉法あるいは瀉法を行い，しばらく置針することによって，利湿・排尿改善の効能が出る。またすばやく抜針することによって，清熱することができる。各穴に補法を施すことによって，肝・脾・腎・膀胱の諸臓腑を補益する作用も出る。脾兪・胃兪・足三里は脾胃を強化し，中気を補う。腎兪・復溜・太渓に補法を施し，すばやく抜針することによって，腎陰を補益することができる。またしばらく置針すれば，腎気を補益する効能が出る。肝兪・期門・中封・太衝に瀉法を施し，しばらく置針すると，疏肝理気をするし，すばやく抜針すると，肝火を清瀉することができる。少府・少衝は手の少陰心経の榮穴・井穴であり，心火を清瀉する。下巨虚は小腸の下合穴，小腸兪は小腸の背兪穴，少沢は手の太陽穴小腸経の井穴であり，いずれも小腸の邪熱を清瀉することができる。

治療効果

　本処方は，本病症に対して良好な治療効果がある。一般に，治療後，患者はただちに排尿痛や尿意急迫などの不快感が減少する。実証のものであれば3～5回，虚証のものであればおよそ15回の治療で，治癒する。

症例

患者：秦○○，女性，18歳。
初診：1982年4月3日
所見：半年以上前から，月経後に尿意急迫・頻尿があり，排尿痛も少しある。小便黄赤色・頭のふらつき・耳鳴り・両目が乾いて渋る・口苦・のどの乾き・腰や膝がだるい・手足心熱，舌質紅・舌苔少，脈細数。腎陰虚損によるものである。
治療経過：上述の処方を用いると，治療後，尿意急迫・排尿痛はただちに好転した。3回の治療で，尿意急迫・排尿痛・頭のふらつき・耳鳴りの症状は消失した。1日1回，続けて10数回治療を行

うと，諸症状は消失して治癒した。半年後追跡調査したが，諸症状は再発していなかった。

30 中間期出血

中間期出血とは，月経周期の中間で出血があり，規則性に起こるもので，中国では，経間期出血と呼ばれる。

病因病機

- 房事や多産などの疲労が原因で腎陰不足となっているところに，月経と月経の間で，情動が沸き，陽気の衝撃が起こって，陰絡を損傷し，衝脈・任脈が損なわれるために，出血する。
- 脾の運化機能が失調し，湿が溜まって熱を生じ，情動が起こったときに，陽気が内動し，内熱を動かし，熱が衝脈・任脈を損なうために起こる。
- 何回かの出産で瘀血が溜まり，胞脈〔子宮に分布する脈絡〕を阻害する，あるいは感情の抑うつのために気滞血瘀となっていて，情動が起こったときに，陽気が内動し，瘀滞をかき乱すために，胞絡を損傷して出血するようになる。

弁証

月経と月経の間で，情動が起こったときに出血し，2～3日続く。出血量は通常の経血量よりは少ないが，周期性がある。また基礎体温が低温から高温に移行するときに出血するということも本病症の診断基準になる。
- 腎陰虚：経血の量は少ないか，あるいはやや多く，色は紅で血塊はない。腹痛はあまりない・頭のふらつき・耳鳴り・腰や膝がだるい・潮熱・不眠，舌質紅・舌苔少，脈弦細数。
- 湿熱：経血の量は少ないときもあれば，多いときもあるが，色は紅で質は粘っこいが血塊はないか，血の混じった帯下のようである。全身が重い・胸悶煩燥・あまり食が進まない・尿量減少して赤い，舌質紅・舌苔黄膩，脈弦滑数。
- 血瘀：経血の量は少ないときもあれば，多いときもあるが，色は紫で血塊がある。胸悶煩燥・下腹部の脹痛や刺痛，舌質紫暗で紫斑がある場合もある，脈弦細か渋。

処方・手技

【基本穴】中極・次髎・三陰交
- 腎陰虚：基本穴に腎兪・太渓を加えて補法を施し，数分間行針を行ってから抜針する。
- 湿熱：基本穴に瀉法を施し，三焦兪・陰陵泉に瀉法，脾兪に補法を施し，各穴に数分間行針を行ってから，抜針する。
- 血瘀：基本穴に太衝・血海・地機・膈兪を加えて瀉法を施し，20分間置針し，間欠的に行針を行う。

処方解説

中極・次髎の取穴の理由については，「1．頻発月経」の項（p.259）を参照のこと。腎兪・太渓は，腎陰を補益する。三陰交は足の三陰の交会穴であり，衝脈・任脈を調整する作用に優れている。また瀉法を行ってから，すばやく抜針することによって，清熱利湿をし，瀉法を行ってから，しばらく置針することによって，理気・活血化瘀をし，補法を行ってから，すばやく抜針することによって，肝腎および脾胃の陰を補益する。三焦兪は三焦の気機を疏通・調整し，利湿清熱をする。陰陵泉は醒脾利湿・清熱をすることができる。脾兪は脾の運化機能を強め，水湿から来る疾患を治す。太衝は疏肝理気・活血行血をする。血海・地機・膈兪は活血化瘀をし，地機はとりわけ月経を調節する効能に優れている。

治療効果

本病症に対する本処方の治療効果はたいへん優れている。一般に，腎陰虚のものであればおよそ30回，湿熱および血瘀によるものであればおよそ10回の治療で治癒する。

症例

患者：魏○○，女性，20歳。
初診：1983年9月22日
所見：中間期出血がすでに3ヵ月になる。経血の量は少なく，質は粘り気がある。頭が何かをかぶったように重い・手足が重い・胸や上腹部の煩悶・尿量減少して赤い，舌質紅・舌苔黄膩，脈滑数。
治療経過：上述の湿熱証に対する処方を用いて，4回治療を行うと，出血は止まった。10回余りの治療で，そのほかの症状も消失した。その後中間

期出血は再発していない。

31 閉経前後の諸症状

　45〜52歳ぐらいの女性で，閉経期前後に，閉経に関連する証候が若干現れるものがある。およそ1年半から数年続くが，長いものもあれば短いものもある。症状の軽重もそれぞれで，重いものは生活や仕事に差し支えることもある。中国では，絶経前後諸証あるいは経断前後諸証などと呼ばれる。

病因病機

- 閉経期前後には，腎気がしだいに衰え，衝脈・任脈が虚弱になり，腎の精気もしだいに枯渇してきて，月経がまさに終わろうとしており，生殖能力が下降あるいは消失する。これは女性の正常な生理的変化であるが，なかにはもともとの体質の違いや生活環境の影響によって，陰陽の気の平衡が失われ，臓腑の気血が協調できず，一連の重い証候が現れることがある。このような場合はよく注意して，適切な治療を行うべきである。
- もともと体質が陰虚で，さまざまな原因によって腎陰虧損となり，心腎不交〔心陽と腎陰の生理関係が失調した病変〕となる。
- 肝腎陰虚から肝陽上亢となる。
- もともと体質が陽虚だったなどの原因があって，腎陽不足となるか，あるいは脾腎陽虚となる。
- 腎精虧損が長引いて陽に及んだり，陽虚が長引いて陰に及んだりして，陰陽両虚となる。
- 過渡の思い煩いのために，心脾を損傷しているところに，閉経で腎気虚弱となり，臓腑が栄養されず，心脾がますます虚となる。
- 精神的な抑うつあるいは鬱積した怒りが肝を傷め，肝気鬱滞あるいは肝鬱化火となる。

弁証

- **腎陰虚**：閉経期前後に，めまい・耳鳴り・潮熱・寝汗・腰や膝がだるい・口やのどの乾燥・便の乾燥・便秘・尿量減少して黄色い・頻発月経や不順・経血の色は鮮紅で量は少なかったり多かったりする，舌質紅・舌苔少，脈細数などの症状が現れる。心腎不交のものには，心煩・不眠などの症状がみられる。肝腎陰虚のため肝陽偏亢となるものには，両目が乾燥して渋る・顔面が熱い・頭痛・イライラして怒りっぽい，口苦，脈弦などの症状がみられる。
- **腎陽虚**：経血の量が多い・大量出血がある・色は薄いか黒っぽい・顔面が黒ずんでいる・精神的な萎縮・腰がだるく手足が冷える・下痢・夜間尿が多い・頻尿・失禁・帯下はサラッとしている，舌体胖嫩・舌質淡・舌苔薄白，脈沈細で無力。脾陽虚を伴うものは，さらに食が進まず腹脹するなどの症状がある。陰陽両虚のものは，上述の陰虚あるいは陽虚症状がみられる。
- **心脾両虚**：顔や唇や爪に艶がない・頭のふらつき・動悸・就眠時の不安感・健忘・夢をよく見る・食が進まず腹脹する・下痢・精神疲労・力が出ない，舌質淡・舌苔白，脈虚弱。
- **肝気鬱結**：精神的な抑うつ・よく怒る・ときどきため息をつく・胸脇脹悶・乳房あるいは下腹部の脹悶あるいは脹痛・諸症状が気分の変化によって軽減したり増大したりする，舌質淡・舌苔白，脈弦。肝鬱化火となっているものは，頭のふらつき・頭痛・口苦・のどの乾き，胸脇の灼熱感・便秘・小便黄赤色，舌質紅・舌苔黄，脈弦数などの症状がある。

処方・手技

【基本穴】中極・次髎

- **腎陰虚**：基本穴に腎兪・太渓を加えて補法を施し，数分間行針を行ってから抜針する。心腎不交のものには，さらに少府・大陵を加えて平補平瀉法を施し，数分間行針を行ってから抜針する。肝腎陰虚から肝陽偏亢となるものには，肝兪・三陰交を加えて補法，太衝・風池を加えて平補平瀉法を施し，数分間行針を行ってから抜針する。
- **腎陽虚**：基本穴に腎兪・命門・関元を加えて補法を施し，30分間置針し，間欠的に行針を行い，刺針後に艾炷灸あるいは棒灸を加える。脾陽虚を伴うものには，脾兪・足三里を加えて補法を施し，30分間置針し，間欠的に行針を行い，刺針後に艾炷灸あるいは棒灸を加える。陰陽両虚によるものには，上述の陰虚あるいは陽虚に対する処方を合わせて用いる。
- **心脾両虚**：基本穴に心兪・神門・脾兪・足三里

加えて補法を施し，20分間置針し，間欠的に行針を行う。
- ●肝気鬱結：基本穴に期門・太衝・陽陵泉を加えて瀉法を施し，20分間置針し，間欠的に行針を行う。肝鬱化火となっているものには，各穴に数分間行針を行ってから抜針する。その後，大敦を加え，点刺して出血させる。便秘のあるものには，さらに上巨虚・大腸兪・支溝に瀉法を施し，数分間行針を行ってから抜針する。

処方解説

中極・次髎の取穴の理由については，「1．頻発月経」の項（p.259）を参照のこと。腎兪・太渓に補法を施し，すばやく抜針することによって，腎陰を補益する。腎兪にしばらく置針し灸を加えることによって，温腎壮陽して腎の精気を補益する。少府・大陵は心火を清瀉し，寧心安神をする。肝兪は肝陰を補益する。三陰交は肝腎および脾胃の陰を補益する。太衝・風池は平肝潜陽〔陰虚で肝陽上亢するものを治療する方法〕をする。命門は命門の火〔腎陽〕を補益して強壮する。関元は下焦の元気を補益し，腎陽の回復を促進する。脾兪・足三里は脾胃の陽を温中・壮健する。心兪・神門は心気・心血を補益し，寧心安神をする。期門・太衝・陽陵泉は疏肝理気をして解鬱する。すばやく抜針することによって，さらに肝火を清瀉する効能が出る。大敦は肝火の清瀉を強化する効能がある。上巨虚・大腸兪は胃腸の邪熱を清瀉し，便通をつける。支溝は上・中・下焦の気機を疏通・調整し，清熱して便通をつける。

治療効果

本病症に対する本処方の治療効果は比較的よい。一般に，虚証のものであればおよそ30回，実証のものであればおよそ10回の治療で，症状は軽減するか消失する。症状が繰り返し起こるものにも，本処方は効果がある。

症例

患者：楊○○，女性，49歳。
初診：1978年8月26日
所見：1年以上前から月経不順で，経血の量も多かったり少なかったりして，ときには何カ月も月経が来ないこともある。めまい・耳鳴り・顔面のほてり・口苦・のどの乾き・骨蒸潮熱〔体の深部から出てくる潮熱〕・イライラ・不安・腰や膝がだるい，舌質紅・舌苔少，脈弦細数。
治療経過：上述の心腎不交および肝腎陰虚から肝陽偏亢となったものの処方を合わせて用いた。数回の治療の後に，諸症状は明らかに軽減した。10数回治療すると，諸症状は基本的に消失した。治療を終了して10日余り経って，諸症状がまた起こったが，以前より軽微であった。そのまま原処方に従って，1日1回，10回余り治療すると，諸症状はまた消失した。数カ月後に追跡調査したところ，月経は依然として不順で，多かったり少なかったりであったが，そのほかの症状は発生していなかった。

32 閉経後の出血

本病症は，50歳以上の女性で，閉経後1年以上経って，再び出血のあるもので，中国では，絶経後下血，あるいは老年経断復来などと呼ばれる。

病因病機

- ●さまざまな原因によって，臓腑が虚弱になり，肝が蔵血機能を失い，脾が血の統轄をしなくなる。
- ●房事過多などによって腎虚肝旺となり，相火妄動〔腎の虚火が上炎して生ずる病変〕して，血が妄行する。

弁証

- ●肝脾虚弱：閉経後に出血が起こり，少量だが止まらない。頭のふらつき・目がかすみ物がはっきり見えない・顔や唇や爪に艶がない・両目は乾燥して渋る・顔面や目がむくむ・食が進まず腹脹する・下痢・息切れ・力が出ない・精神疲労・倦怠感，舌質淡・舌苔薄白，脈緩弱。
- ●腎虚肝旺：閉経後に出血が起こり，経血の量は少なく，色は紅，あるいは少量で止まらない。頭のふらつき・耳鳴り・口やのどの乾燥・心煩・怒りっぽい・頬の紅潮・潮熱・腰や膝がだるい，舌質紅・舌苔少，脈細数あるいは弦細数。

第3章　婦人科病症

処方・手技

【基本穴】中極・次髎
- 肝脾虚弱：基本穴に肝兪・脾兪・三陰交・足三里を加えて補法を施し，20分間置針し，断続的に行針を行い，隠白を加えて艾炷灸を行う。
- 腎虚肝旺：基本穴に平補平瀉法を施し，さらに腎兪・太渓・三陰交を加えて補法，太衝・風池を加えて平補平瀉法を施し，各穴に数分間行針を行ってから，抜針する。

処方解説

中極・次髎の取穴の意義については，「1．頻発月経」の項（p.259）を参照のこと。肝兪は肝血を補益する。脾兪・三陰交・足三里・隠白は脾胃を強化して，気血を産生し，また脾が血を統轄する効能を回復することができる。三陰交に補法を施し，すばやく抜針することによって，肝腎および脾胃の陰を補益することができる。腎兪・太渓は腎陰を補益し，虚火を降ろす。太衝は相火を清瀉・降下させ，平肝熄風〔肝が病因で出現する亢進・緊張状態を緩和する法〕をする。風池にも清熱と平肝熄風の効能がある。

治療効果

本病症に対する本処方の治療効果はたいへん優れている。一般に，上述の処方による治療を30回ぐらい行えば，治癒する。

症例

患者：孫〇〇，女性，52歳。
初診：1977年8月28日
所見：閉経してすでに2年になるが，ここ数カ月再び出血があり，少量だが止まらない。経血の色は鮮紅・頭のふらつき・目のくらみ・耳鳴り・顔面のほてり・イライラして不安・口苦・のどの乾き・潮熱・寝汗・腰や膝がだるい，舌質紅・舌苔少，脈弦細数。
治療経過：上述の腎虚肝旺に対する処方を用いて，10数回治療を行ったところ，出血は止まり，諸症状も消失した。数カ月後に追跡調査をしたが，出血は再発していなかった。

33　邪熱が子宮に入る

本病症は，月経の前後あるいは月経期，あるいは産後の悪露が出きっていないうちに，邪熱が血室〔子宮〕に入り，血と結びつくか，あるいは月経期ではないのに，熱のために月経となり，悪感・発熱があり，瘧のように寒熱症状が現れ，昼間ははっきりしているが，夕方になるとうわごとを言い，胸脇・下腹部に満痛〔膨満感を伴う痛み〕などの一連の症状が出るもので，中国では，熱入血室と呼ばれる。

病因病機

- 月経期や産後に正気不足となり，邪熱が虚に乗じて血室に入り，正気と争って，少陽の働きが支障を来す。
- 邪熱が虚に乗じて血室に入り，裏で経血あるいは悪露と結びつき，肝経・衝脈・任脈を瘀滞させる。
- 正気不足のときに，邪熱が虚に乗じて血室に入って膨張し，上は心営〔心臓の血流運行作用〕を犯し，下は血行を圧迫する。

弁証

- 少陽邪鬱：経血あるいは悪露が出たり止まったりし，量は多いかあるいは少量でいつまでも止まらず，色は紫暗で血塊がある。下腹部に脹満・疼痛があり，押えると痛みが増す。瘧のような寒熱往来・胸脇脹満，舌質は黒ずみ瘀斑がある・舌苔薄黄，脈弦数。
- 瘀熱裏結：経血あるいは悪露が急に止まるか，出血の色が紫暗で血塊がある。胸脇や下腹部の脹満・疼痛，押えると痛みが増す，舌質紫暗，脈渋あるいは弦数。
- 心営邪熱：経血あるいは悪露が出たり止まったりし，吐血や出血があり，量は多く，色は鮮紅で小血塊がある。高熱・煩躁・昼間は軽く夜に重い・意識障害・譫語・口渇するが飲みたくない，舌質絳・舌苔少，脈多くは細数。

処方・手技

【基本穴】期門・太衝・膈兪・三陰交・大腸兪・上巨虚・中極・足三里

数分間行針してから，抜針する。足三里以外の7穴には瀉法，足三里には補法をそれぞれ施し，30分間置針し，間欠的に行針を行う。
- ●少陽邪鬱：基本穴に陽陵泉・外関・侠渓・内関を加えて瀉法を施し，数分間行針を行ってから，抜針する。
- ●心営邪熱：基本穴に郄門・神門・曲沢・二間・曲池・外関を加えて瀉法を施し，さらに太渓に補法を施して，各穴に数分間行針を行ってから抜針する。意識障害のあるものには，十宣穴・十二井穴〔少商・商陽・中衝・関衝・少衝・少沢の左右12穴〕を加え，点刺して出血させる。さらに水溝・湧泉に瀉法を施し，患者が覚醒するまで行針する。

処方解説

熱が子宮に入る病症は，ほとんどが血中に熱があることと関連している。肝は血を蔵しており，肝は衝脈・任脈・血室〔子宮〕と深く関わっているので，肝の募穴である期門を取穴することによって，疏肝理気をして，血中の熱邪を清瀉することができる。そのため張仲景は期門1穴で熱が子宮に入ったものを治療した。太衝は足の厥陰肝経の原穴，膈兪は血の会穴，三陰交は足の三陰経の交会穴なので，これらを取穴することによって，清熱涼血・活血化瘀の作用を引き出すことができる。大腸の背兪穴である大腸兪，大腸の下合穴である上巨虚，足の陽明胃経の滎穴である内庭は，腑気を通じさせ，瘀熱を下し，排出させることができる。中極は血室に作用し，衝脈・任脈を調節し，月経を調整して，泌尿・生殖器系統を治療する要穴である。足三里は補中益気して正気を扶助することができる。少陽の邪が鬱したものの治療は，少陽の和解が主となるので，足の少陽経の合穴である陽陵泉，陽維脈と手の少陽の交会穴である外関が，少陽の邪を排出し，鬱滞を解除することができる。侠渓は少陽の鬱熱を清瀉することができる。内関は寛胸理気〔感情の抑うつによって生じる気滞を治療する法〕・清心寧神をすることができる。手の厥陰心包経の郄穴である郄門，合穴である曲沢および手の少陰心経の原穴である神門は，いずれも清心涼営・寧心安神をする。葉天士は，「営に入ったものは，なお透熱して転気すべし」と述べているが，手の陽明経の滎穴である二間，合穴である曲池および陽維脈と手の少陽経の交会穴である外関は清熱解毒をして，営分の邪を気分に転出させて排出させる。熱が営陰を焼灼するものには，足の少陰腎経の原穴である太渓を取穴して益陰をする。十宣穴・十二井穴は，清熱瀉火をして，陰陽を調節し，開竅醒神〔熱が心竅を塞ぐために意識障害となったものを治療する法〕をする。水溝・湧泉は開竅醒神をして，意識障害などの病症を治療する要穴である。

治療効果

本処方の本病症に対する治療効果はたいへん優れている。意識障害のある患者はしばしば治療後ただちに蘇生する。一般に，3～5回の治療で，治癒する。

症例

患者：徐○○，女性，19歳。

初診：1983年4月19日

所見：悪感・発熱がすでに4～5日になり，ほかの医院で中薬や西洋薬による治療を受けたが治らなかった。月経が来たが，経血の量は多く，色は黒ずんで血塊がある。下腹部が脹満し，疼痛があって押えると痛みが増す。昨日から瘧のように寒熱往来が始まり，胸脇に脹満感がある。舌質暗・瘀斑がある・舌苔薄黄，脈弦数。熱が血室に入ったものである。

治療経過：上述の少陽の邪が鬱したものに対する処方を用いて1回治療を行うと，胸脇および下腹部の脹満・疼痛はただちに減少し，その夜には寒熱も治まった。原処方に従って，1日1回，3回治療すると，月経は終わり，諸症状は完全に消失した。10日余り後に，追跡調査したが，患者はすべて正常であった。

第2節 帯下および類帯下の病症

1 白色帯下（白帯）

白色帯下〔白帯下〕とは，女性の腟から白色の卵白状の粘液が流出する病症である。中国では白帯という。

病因病機

- 飲食・思い煩いなどの原因によって脾を損傷するか，あるいは肝鬱気滞によって脾の運化機能が失調し，湿邪が停滞し，下って帯脈に入るために起こる。
- 脾の運化機能が失調し，湿が集積して痰となり，痰湿が帯脈に入る。
- 風冷寒湿が胞絡〔子宮上に分布している脈絡〕に侵入する。
- 房事過多などの原因によって腎虚となり，帯脈が弱るために起こる。

弁証

帯下の色が白いことを主症状とする。

- **脾虚**：帯下は希薄で臭いはない。顔面晄白あるいは萎黄・食が進まない・腹脹・泥状便・精神疲労・力が出ない，舌体胖・舌辺に歯痕・舌質淡・舌苔白滑，脈緩弱。脾陽虚によるものは，たいていは手足が温まらず，脈遅などの症状がある。肝鬱気滞を伴うものは，精神的な抑うつ・胸脇脹悶・疼痛・ときどきため息をつく，脈弦を兼ねるなどの症状がある。痰湿のものは，帯下は痰のように粘り気がある。痰が多い・悪心・精神疲労・倦怠感・胸部や上腹部に痞悶，舌質淡・舌苔白膩，脈多くは弦滑などがみられる。
- **風冷寒湿の侵襲**：帯下の量は多く，サラッとしている。顔色が青白い・下腹部および尾骶部に冷えあるいは冷痛がある・尿量が多く澄んでいる，舌質淡・舌苔白，脈沈遅あるいは沈緊。
- **腎虚**：帯下はサラッとしていて，いつまでも止まらない。頭のふらつき・耳鳴り・顔面晄白・腰や膝がだるい・五更泄瀉・精神的な倦怠感，舌質淡・舌苔白，脈沈細。腎陽不足によるものは，手足の冷えがみられ，脈遅で無力などの症状がある。

処方・手技

【基本穴】帯脈・中極・次髎・陰陵泉

- **脾虚**：基本穴に平補平瀉法を施し，脾兪・足三里・三陰交を加えて補法を施し，各穴に20分間置針し，間欠的に行針を行う。脾陽虚のものは，30分間置針し，間欠的に行針を行い，刺針後に艾炷灸あるいは棒灸を加える。肝鬱気滞を伴うものには，太衝・陽陵泉を加えて瀉法を施し，20分間置針し，間欠的に行針を行う。
- **風冷寒湿の侵襲**：基本穴に三焦兪を加えて瀉法を施し，30分間置針し，間欠的に行針を行い，刺針後に艾炷灸あるいは棒灸を加える。
- **腎虚**：基本穴に腎兪・関元・復溜を加えて補法を施し，20分間置針し，間欠的に行針を行う。腎陽虚のものには，さらに命門を加えて補法を施し，30分間置針し，間欠的に行針を行い，刺針後に艾炷灸あるいは棒灸を加える。

処方解説

本病症はおもに湿邪が任脈・帯脈に影響を及ぼし，そのため帯脈が正常に働かなくなり，任脈が安定しなくなって起こるものである。そのため帯脈と足の少陽胆経の交会穴である帯脈穴および任脈の経穴であり膀胱の募穴である中極を取穴して，帯脈と任脈を調整する。次髎は膀胱の気化を調節して利湿するが，帯下病を治療する経験穴でもある。陰陵泉は醒脾化湿〔脾の運化機能を促進して湿の停滞を取り除く〕する。各穴にしばらく置針し，灸を加えることによって，温陽散寒して化湿する作用を強化することができる。脾兪・足三里・三陰交は脾の運化機能を強化し，水湿を取り除く。灸を加えることによって，温補中陽する作用を強化することができる。太衝・陽陵泉は疏肝理気・解鬱して，肝木を抑制し，脾を克さないようにさせる。三焦兪は三焦の気機を

疏通・調整し，温陽化湿をする。腎兪・復溜は腎気・腎精を補益し，灸を加えることによって，壮陽益火・散寒化湿の効能を引き出す。関元は下焦の元気を補益し，温陽固脱〔陽気を温通して帯下を治療する〕をするので，帯下病治療の経験穴の1つにもなっている。命門は温腎壮陽の作用に優れている。

治療効果

本病症に対する本処方の治療効果はたいへん優れている。虚証のものであればおよそ30回，実証のものであればおよそ10回の治療で治癒する。

症例

患者：陳○○，女性，26歳。

初診：1984年9月14日

所見：数カ月来，白帯下が非常に多い。質はサラッとしていて，顔色萎黄・精神的な倦怠感・食が進まず腹脹する・薄い泥状便，舌体胖・舌辺に歯痕・舌質淡・舌苔白，脈弱緩。

治療経過：上述の脾虚に対する処方を用いて，10回余り治療をすると，帯下の量は明らかに減少し，諸症状も明らかに軽減した。10日余り休んで，再び原処方に従って10回余り治療を行うと，白帯下は止まり，諸症状も消失して治癒した。

注釈

本病症は，白濁・白崩・白淫と鑑別する必要がある。白濁は尿道から流出する白色・汚濁の分泌物である。白帯下は腟から流出する分泌物である。白崩・白淫の弁証論治については後述する〔「5．白崩」(p.304)，「6．白淫」(p.305)〕。

2 黄色帯下（黄帯）

本病症は，帯下の色が黄色いものをいう。西洋医学でいう腟炎・子宮頸管炎・急性骨盤内炎症などの疾病によくみられる。中国では黄帯という。

病因病機

● 脾虚のために運化機能が失調し，湿が溜まって熱を生じ，湿熱が下注して起こる。

● 生活上の不注意や不摂生があり，湿毒を感受し，帯脈に流入して起こる。

弁証

● 脾虚湿熱：帯下の色は黄色で，膿のように粘り気があり，臭いがある。陰部が痒い・小便が赤い・顔面萎黄・食が進まず腹脹する・精神的な倦怠感，舌苔黄膩，脈滑数。

● 湿毒下注：帯下の多くは黄色で膿のように粘り気がある。陰部が痒い・臭いがある・腟外口の腫痛・灼熱感・身熱・口苦・便秘・小便黄赤色・排尿痛，舌質紅・舌苔黄膩，脈滑数。

処方・手技

【基本穴】帯脈・中極・次髎・陰陵泉

● 脾虚湿熱：基本穴に瀉法を施し，数分間行針をしてから抜針する。脾兪・足三里を加えて補法を施し，20分間置針し，間欠的に行針を行う。

● 湿毒下注：基本穴に三焦兪・血海を加えて瀉法を施し，数分間行針を行ってから抜針する。隠白・厲兌・大敦を加え，点刺して出血させる。身熱のあるものには，さらに大椎・内庭を加えて瀉法を施し，便秘するものには，上巨虚・支溝を加えて瀉法を施し，数分間行針を行ってから抜針する。

処方解説

帯脈・中極・次髎・陰陵泉の取穴の理由については，「1．白色帯下（白帯）」の項（p.300）を参照のこと。各穴からすばやく抜針することで，清熱瀉火・解毒の作用を強化することができる。脾兪・足三里は脾胃を強化し運化機能を促進して，水湿を生成しにくくする。三焦兪は三焦の気機を疏通・調整し，清熱利湿をする。血海は醒脾利湿をすると同時に，清熱涼血・活血の効能もある。隠白・厲兌は脾胃の湿熱を清瀉する。大敦は肝経の湿熱を清瀉する。大椎は諸陽経の邪熱を清瀉するため，身熱を退かせる作用に優れている。内庭は陽明を清瀉し，身熱を退かせる。上巨虚は脾胃を清瀉し，便通をつける。支溝は三焦の邪熱を清瀉して，便通をつける。

治療効果

本病症に対する本処方の治療効果はたいへん優れている。一般に，およそ15回の治療で治癒する。

症例

患者：王〇〇，女性，27歳。
初診：1986年8月26日
所見：入浴時に不潔だったため，10日余り前から，黄色の帯下があり，量は多く，粘り気がある。異常なほど臭く，陰部には腫痛・灼熱感がある，小便に熱感があり赤く，排尿時に少し痛む。身熱・口苦・便秘，舌質紅・舌苔黄膩，脈滑やや数。
治療経過：上述の湿毒下注に対する処方を用いて，2回治療を行うと，身熱は明らかに軽減し，便通もあった。3回の治療で，帯下およびそのほかの症状も軽減した。1日1回，合計10回余りの治療で，帯下およびそのほかの症状は完全に消失して治癒した。

3 赤色帯下（赤帯）

赤色帯下とは，腟から赤い〔非血性の〕粘っこい分泌物が流出するもので，臭みを伴うものもある。中国では，赤帯と呼ばれる。

病因病機

- 湿熱あるいは熱毒を感受するか，湿熱内蘊〔内に滞留する〕となって，任脈・帯脈に注入し，血絡が損傷される。
- 長い間の鬱滞から化火し，心肝火旺となり，熱が下焦に移り，絡脈を灼傷する。
- もともと体質が陰虚内熱であったものが，熱が任脈・帯脈に注入し，脈絡を損傷する。
- 瘀血が下焦に凝集し，長い間に化熱し，血絡にまで及ぶ。
- 罹病期間が長いために気を傷り，気虚となり，血を統轄できなくなって起こる。

弁証

- **湿熱下注・熱毒証**：醬油のような赤い帯下で，粘り気があり生臭い。少量の帯下が出続けて不快・小便に熱感があり赤い・便秘，舌質紅・舌苔黄膩。熱毒によるものは，高熱・口渇などの症状を伴う。
- **心肝火盛**：心火が盛んなものは，心煩・不眠などの症状を伴う。肝火が盛んなものは，イライラ・怒りっぽい・口苦・のどの乾き，脈は弦を兼ねるなどの症状を伴う。
- **陰虚火旺**：帯下の色は赤く，粘り気があり臭い。めまい・耳鳴り・口やのどの乾燥・潮熱・寝汗・心煩・夢をよく見るなどの症状を伴う。あるいは腰や膝がだるい・便秘・頻発月経を伴うこともある。舌質紅・舌苔少，脈細数。
- **瘀血阻絡**：赤色の帯下が出続け，色は黒ずんでいて粘り気があり臭う。下腹部に疼痛があり押えると痛みが増す。下腹部内にしこりがある。舌質紫暗あるいは瘀点がある，脈渋。
- **気虚不固**：赤色の帯下が長い間止まらない・量は少なく，色は薄くサラッとしている。顔面晄白で艶がない・倦怠感・力が出ない・息切れ・自汗・下腹部に空虚な下墜感があるなどの症状を伴うこともある。食が進まず腹脹する・薄い泥状便，舌質淡・舌苔白，脈虚弱で無力。

処方・手技

【基本穴】 帯脈・中極・次髎・血海・膈兪

- **湿熱下注・熱毒証**：基本穴に陰陵泉・三焦兪を加え，便秘のものには，大腸兪・上巨虚・支溝を加え，熱毒によるもので高熱があれば，大椎・曲池を加える。
- **心肝火盛**：心火が盛んなものには基本穴に少府・曲沢を加え，肝火が盛んなものには太衝を加えて各穴に瀉法を施し，数分間行針を行ってから抜針する。さらに隠白・厲兌・大敦を加え，点刺して出血させる。
- **陰虚火旺**：基本穴に平補平瀉法を施し，腎兪・太渓・三陰交を加えて補法，行間を加えて平補平瀉法を施し，数分間行針を行ってから抜針する。便秘のあるものには，さらに大腸兪・上巨虚を加えて平補平瀉法を施し，数分間行針を行ってから抜針する。
- **瘀血阻絡**：熱がないものには基本穴に太衝・三陰交を加えて瀉法を施し，20分間置針し，間欠的に行針を行う。熱のあるものは，基本穴に数分間行針を行ってから抜針する。
- **気虚不固**：基本穴に関元・脾兪・足三里を加えて補法を施し，20分間置針し，間欠的に行針を行い，隠白を加えて艾炷灸を行う。

処方解説

帯脈・中極・次髎の取穴の理由については，「1. 白色帯下（白帯）」の項（p.300）を参照のこと。血海・膈兪の瀉法は，活血化瘀をすることができる。平補平瀉法は調血・止血をして瘀血を滞留させないようにする。すばやく抜針することで，清熱作用を引き出す。補法は補血養血の効能がある。陰陵泉は醒脾利湿をして清熱する。三焦兪は三焦の気機を疏通・調整し，清熱利湿をする。大腸兪・上巨虚・支溝は清熱して便通をつける。大椎・曲池は清熱解毒をして，身熱を退かせる効能に優れている。少府・曲沢は心火を清瀉し，寧心除煩をする。太衝に瀉法を施して，すばやく抜針し，大敦に点刺して出血させると，肝経の湿熱あるいは実熱を清瀉する。太衝に瀉法を施し，しばらく置針すると，おもに疏肝理気をして活血させる作用が出る。隠白・厲兌は，脾胃の実熱あるいは湿熱を清瀉する。隠白の艾炷灸は，脾気を補益し，血を統轄する効能を回復させる。腎兪・太渓は腎陰を補益する。三陰交に補法を施し，すばやく抜針することによって，肝腎および脾胃の陰を補益し，虚火を降ろす。瀉法には活血化瘀の作用があり，すばやく抜針することで清熱涼血の効能を兼ねるようになる。行間は肝熱を清瀉し，平肝潜陽をする。関元は元気を補益する。脾兪・足三里は健脾益気の作用に優れている。

治療効果

本病症に対する本処方の治療効果はたいへん優れている。実証のものであればおよそ10回，虚証のものであればおよそ30回の治療で治癒する。

症例

患者：沈〇〇，女性，29歳。
初診：1984年9月21日
所見：赤色の帯下が数日続いている。色は醤油のようで，粘り気があり生臭い。陰部には痒みがある。煩熱・口の乾き・下腹部に痛み・便通はすっきりしない・尿量減少して赤い，舌苔黄膩，脈滑数。
治療経過：上述の湿熱下注に対する処方を1回用いると，煩熱・下腹部の痛みは大幅に軽減し，そのほかの症状もやや軽減した。3回の治療で，赤色の帯下および煩熱・下腹部の痛みなどの症状は消失し，そのほかの症状も明らかに軽減した。原処方に従って，1日1回，さらに10回余りの治療を行うと，赤色の帯下は下りなくなり，諸症状も消失した。

4 五色帯

五色帯とは，さまざまな色の帯下のことで，腟からの分泌物に青・赤・黄・白・黒などさまざまな色が混ざっており，嫌な臭いがするものである。

病因病機

多くは，湿熱の毒邪が子宮に侵入し，熱毒内蘊し，その状態が続いたため内部がただれて発症する。

弁証

帯下はさまざまな色が入り交じっており，膿のように粘り気があり，異常な臭いがする。口苦・胸悶・食が進まず腹脹する・小便黄赤色・便秘，舌苔黄膩，脈滑数。

処方・手技

【基本穴】帯脈・中極・次髎・陰陵泉・三焦兪・血海・膈兪・太衝

基本穴に瀉法を施し，数分間行針を行ってから抜針する。さらに隠白・大敦・厲兌を加え，点刺して出血させる。食が進まず腹脹するなど，脾虚のあるものには，脾兪・足三里を加えて補法を施し，20分間置針し，間欠的に行針を行う。便秘のものには，上巨虚・支溝を加えて瀉法を施し，数分間行針を行ってから抜針する。

処方解説

「3．赤色帯下（赤帯）」の項（p.302）の処方を参照のこと。

治療効果

本病症に対する本処方の治療効果はたいへん優れている。一般に，およそ10回の治療で治癒する。

症例

患者：胡〇〇，女，38歳。

初診：1988年8月25日
所見：さまざまな色の帯下が10日余りあってから，月経が来たが，月経が終わってからも治らない。さまざまな色が入り交じっており，胸部や上腹部の煩悶・食が進まない・ときに腹脹・便通もすっきりしない・ときに便秘・小便に熱感があり赤い・口中が乾いて苦い・口渇があるが多くは飲まない，舌質紅・舌苔黄膩，脈滑やや数などの症状がある。

治療経過：上述の処方を1回用いると，気持ちよく便通があって，小便の熱感と胸部や上腹部の煩悶は消失し，そのほかの症状も軽減した。原処方に従って，1日1回，合計10回の治療を行うと，帯下およびそのほかの症状は消失した。さらに数回治療して，治療を終えた。数カ月後に追跡調査をしたが，その後帯下病は再発していない。

5　白崩

本病症は，腟から白色の米のとぎ汁のような，あるいは澄んで透明な分泌物を流出するもので，量が多くて崩落するように流出することから白崩という。本病症は白帯下より重症である。

病因病機

本病症は，さまざまな原因によって，損傷が脾腎あるいは肝腎に及び，任脈・帯脈が安定しなくなって起こる。

弁証

本病症は，白帯下の重症のものに属し，色は白く，量は多く，臭いがないのが特徴である。
●脾腎陽虚：多くは，顔面晄白・頭のふらつき・耳鳴り・精神疲労・力が出ない・食が進まない・腹脹・下痢・明け方に下痢をする・腰や膝がだるい・手足が温まらない，舌体胖嫩あるいは舌辺に歯痕・舌質淡・舌苔白滑，脈沈細遅などの症状がある。
●肝腎精血不足：頭のふらつき・目がかすみ，ものがはっきり見えない・腰や膝がだるい・精神疲労・倦怠感，舌質淡・舌苔白，脈沈細で無力などの症状を兼ねるものが多い。腎陰虚を兼ねるものは，舌質紅・舌苔少，脈細数がみられ，あるいは潮熱・寝汗などの症状を伴うこともある。

処方・手技

【基本穴】帯脈・中極・次髎・陰陵泉・三焦兪
●脾腎陽虚：基本穴に脾兪・足三里・腎兪・復溜を加えて補法を施し，30分間置針し，間欠的に行針を行う。刺針後に艾炷灸あるいは棒灸を加える。
●肝腎精血不足：基本穴に肝兪・腎兪・復溜・三陰交を加えて補法を施し，20分間置針し，間欠的に行針を行う。陰虚傾向のものは，各穴に数分間行針を行ってから抜針する。

処方解説

帯脈・中極・次髎・陰陵泉・三焦兪の取穴の理由については，「1．白色帯下（白帯）」の項（p.300）を参照のこと。脾兪・足三里は脾胃を強化し，中焦の陽気を温め，運化機能を促進することができる。腎兪・復溜にしばらく置針し，灸を加えることによって，温腎壮陽をし，すばやく抜針することによって，主として腎陰を補益することができる。肝兪にしばらく置針することによって，肝血を補益し，すばやく抜針することによって，肝陰を補益する。三陰交にしばらく置針することによって，脾胃を強化し，おもに肝腎の精血を補益する。また，すばやく抜針することによって，おもに肝腎および脾胃の陰を補益する作用が出てくる。

治療効果

本病症に対する本処方の治療効果はたいへん優れている。一般に，数回の治療で効果が現れ，およそ30回の治療で治癒する。

症例

患者：王〇〇，女性，25歳。
初診：1978年2月18日
所見：数日前から，腟から米のとぎ汁のようなものが流出しており，まるで崩落するような勢いである。流出物は無臭。数カ月来，顔面晄白・食が進まず腹脹する・ときどき泥状便になる・腰や膝がだるい・手足の冷え，舌体胖・舌質淡・舌苔白滑，脈沈細無力でやや遅。白崩と診断する。脾腎陽虚によるものである。
治療経過：上述の処方を1回用いると，白崩は明ら

かに減少した。5回の治療で白崩は基本的に消失し、そのほかの症状も軽減した。原処方に従って、1日1回、さらに20回余り治療を行うと、白崩は下りなくなり、諸症状も消失して治癒した。数カ月後に追跡調査したが、諸症状は再発しておらず、治癒した。

6 白淫

本病症は、女性が夜間に性交する夢を見て、膣から白色あるいは黄色の分泌物を流出するものである。

病因病機

- 思いがつのるのに、欲情が遂げられず、肝鬱化火となり、下焦を損傷する。
- 房事過多により、肝腎を損傷し、任脈・帯脈が平穏を失って起こる。

弁証

夜、性交する夢を見て、膣から白色あるいは黄色の分泌物を流出することを主症状とする。
- **鬱火**：性格が抑うつ的・イライラし怒りっぽい・身熱・口苦・小便黄赤色・便秘、舌質紅・舌苔黄、脈弦数。鬱火によって陰を損傷したものは、口やのどの乾燥などの症状がみられる。
- **腎陰不足**：頭のふらつき・耳鳴り・腰や膝がだるい・頬の紅潮・潮熱・心煩・不眠、舌質紅・舌苔少、脈沈細数。

処方・手技

【基本穴】帯脈・中極・次髎
- **鬱火**：基本穴に太衝・少府を加えて瀉法を施し、数分間行針を行ってから抜針する。便秘のあるものには、さらに大腸兪・上巨虚・支溝を加えて瀉法を施し、数分間行針を行ってから抜針する。鬱火によって陰を損傷したものには、さらに三陰交・太渓を加えて補法を施し、数分間行針を行ってから抜針する。
- **腎陰不足**：基本穴に腎兪・復溜を加えて補法を施し、数分間行針を行ってから抜針する。

処方解説

「3．赤色帯下（赤帯）」の項 (p.302) を参照のこと。

治療効果

本病症に対する本処方の治療効果はたいへん優れている。一般に、実証のものであればおよそ10回、虚証のものであればおよそ30回の治療で治癒する。

症例

患者：劉〇〇，女性，29歳。
初診：1978年4月23日
所見：夢をよく見る・不眠・常に性交する夢を見る・目覚めてから大量の白帯下様のものが流出しているのに気がつく。長い間、頭のふらつき・頭痛・口苦・のどの乾き・イライラ・不安・小便黄赤色・便秘、舌質紅・舌苔黄，脈弦やや数などの症状がある。
治療経過：上述の鬱火に対する処方を用いて、2回治療を行うと、イライラ・頭のふらつき・頭痛は明らかに軽減し、排便も気持ちよくできた。数回の治療で、白淫・イライラ・頭のふらつき・頭痛などの症状は消失し、そのほかの症状も明らかに軽減した。原処方に従って、10回余り治療を行うと、白淫はその後ずっと発生せず、そのほかの症状もすべて消失した。数カ月後に追跡調査をしたが、白淫の症状は再発していなかった。

第3節 妊娠中の病症

1 妊娠悪阻

本病症は，妊娠中に現れる悪心・嘔吐，あるいは食べるとすぐに吐くなどの症状をいう。

病因病機

- 受胎後，経血が出ないため衝脈の気が盛んになるが，衝脈は陽明に従属しているため，もしも脾胃気虚あるいは陰虚であれば，衝脈の気が上逆して胃を犯し，胃が和降機能を失うために発症する。
- 脾虚のために湿を生じ，湿が集まって痰を生じ，痰濁の気が上逆する。悪阻がひどいものは陰津虧損となり，正気が損傷され，気陰両虚となることもある。
- もともと体質が肝旺であるか，怒りのために肝を損傷し，肝木偏旺となっているところに，妊娠によって陰血が下に集まって胎児を養うため，肝木がますます旺盛になり胃に乗じ，胃が和降機能を失って起こる。

弁証

最初に既往歴，症状および検査によって妊娠を確定する必要がある。妊娠中に悪心・嘔吐，酸味のものを食べたがるなどの症状のあるものを妊娠悪阻とする。

- **脾胃気虚**：多くは澄んだ涎を吐く・食べものの味がわからない・精神疲労・横になりたがる・食が進まない・腹脹・泥状便，舌質淡・舌辺に歯痕・舌苔白潤，脈緩滑で無力。脾陽虚によるものは，上腹部を温めると心地がよい・手足の冷えなどの症状がある。
- **痰湿阻滞**：痰涎を吐く・胸部や上腹部の痞悶，舌苔白膩。痰湿によって熱を生じているものは，胸部や上腹部の煩悶・口の乾き・口渇・便秘・小便黄赤色，舌質紅・舌苔黄膩，脈滑数。
- **胃陰不足**：嘔吐が続き，乾嘔の場合もある。しゃっくり・口唇の乾燥・心煩・胃がムカムカする・上腹部の灼熱感・飲食減少・大便乾結，舌質紅・舌苔少，脈細数。
- **気陰両虚**：激しい嘔吐・口の乾き・唇の乾燥・痩せる・目が落ち窪む・尿量減少・大便乾結・息切れ・力が出ない，舌質光紅，脈細弱で無力。
- **肝胃不和**：酸っぱい液や苦い液を吐く。胸満・脇痛・ため息・げっぷ，舌質淡・舌苔白，脈多くは弦滑。鬱が長引いて熱化したものは，舌質は紅，舌苔は黄に転じ，脈も数に転じる。イライラする・怒りっぽい・口苦・のどの乾き・脇肋部の灼熱感・便秘・小便黄赤色などの症状を伴う。

処方・手技

【基本穴】 中脘・内関

- **脾胃気虚**：基本穴に平補平瀉法を施し，脾兪・胃兪・足三里・三陰交を加えて補法を施し，20分間置針し，間欠的に行針を行う。脾陽虚のあるものは，各穴に30分間置針し，間欠的に行針を行い，刺針後に艾炷灸あるいは棒灸を加える。
- **痰湿阻滞**：基本穴に豊隆・陰陵泉を加えて瀉法を施し，20分間置針し，間欠的に行針を行う。痰湿により化熱しているものは，取穴・補瀉の方法は痰湿に対するものと同様にして，各穴に数分間行針を行ってから抜針する。便秘のあるものには，さらに上巨虚・支溝を加えて瀉法を施し，数分間行針を行ってから抜針する。
- **胃陰不足**：選穴と補瀉の方法は，脾胃気虚に対するものと同様にして，数分間行針を行ってから抜針する。大便乾結のあるものには，さらに上巨虚・支溝を加えて平補平瀉法を施し，数分間行針を行ってから抜針する。
- **気陰両虚**：取穴および補瀉の方法は，脾胃気虚に対するものと同様にし，脾兪・胃兪・三陰交に数分間行針を行ってから抜針する。そのほかの腧穴は，20分間置針し，間欠的に行針を行う。
- **肝胃不和**：基本穴に期門・太衝を加えて瀉法を施し，20分間置針し，間欠的に行針を行う。鬱が続いて化熱したものは，数分間行針を行ってから

抜針する。便秘のあるものには，さらに上巨虚・支溝を加えて瀉法を施し，数分間行針を行ってから抜針する。

処方解説

中脘は胃の募穴であり，和胃降逆をして嘔吐を止めることができる。手の少陽三焦経と手の厥陰心包経は表裏の関係にあり，内関は手の厥陰心包経の絡穴であることから，中焦の脾胃に作用して和胃降逆をさせることができる。そのほかに寛胸利膈〔疏肝理気をして，胸中を通じさせる〕・寧心安神の作用もある。脾兪・胃兪・足三里・三陰交に補法を施し，しばらく置針すると，脾胃を強化し，中気を補い，運化機能を促進することができる。灸を加えると温補中陽の作用を強化し，すばやく抜針すると清熱作用を兼ねさせることができる。陰陵泉は醒脾利湿〔脾気を健運し運化機能を高めて湿を取る〕をするが，すばやく抜針すると清熱作用を兼ねるようになる。上巨虚は腸胃を清瀉し便通をつける。支溝は三焦の邪熱を清瀉し，やはり便通をつける効能がある。期門・太衝は，疏肝理気をし肝気の横逆を抑制する。また，すばやく抜針すると肝火を清瀉することもできる。

治療効果

本処方は，本病症に対し非常に優れた治療効果をもっている。一般に，針治療後には悪心・嘔吐はただちに止まる。虚証はおよそ20回，実証はおよそ10回の治療で治癒する。

症例

患者：孫○○，女性，28歳。
初診：1979年3月
所見：妊娠中の嘔吐が続き，中薬や西洋薬を服用するといくらか効果はあるが，薬を止めるとまたもとのように嘔吐する。吐瀉物は澄んだ涎のような水液である。食べものの味がわからない・食が進まない・腹脹・泥状便・倦怠感・力が出ない，舌質淡・舌辺に歯痕・舌苔白滑，脈緩弱で無力。
治療経過：上述の脾胃気虚の処方を用いると，嘔吐はただちに止まったが，治療を終えて数時間経つと，再び悪心があり吐き気を覚えた。翌日，原処方に従って治療を行うと，悪心はすぐに消失した。数回治療すると，悪心は止まった。原処方に従って，1日1回，合計10回余り治療を行うと，そのほかの症状も消失して治癒した。

2 妊娠中の唾液分泌異常

本病症は，妊娠初期に唾液の分泌が多くなり，涎が知らない間に口中に溢れて流出するか，あるいはたえず涎を吐いているという症状のある病症である。中国では妊娠多涎と呼ばれる。

病因病機

●脾胃気虚あるいは虚寒であると，受胎後，気血は下半身に集まって胎児を養うので，脾胃はますます虚して，脾の運化機能が失調し，水湿が中焦に留まって溜まる。さらに衝脈は陽明に従属しているので，受胎後は衝脈の気が比較的旺盛になっており，その気が上逆すると，胃気虚であるため昇降のバランスがくずれ，水湿を挟んで顔面部に溢れるので，涎が多くなる。
●腎は水を主っているので，腎陽不足になると水を管轄する機能が失調し，さらに脾の運化機能も失調するので，水湿は上部に溢れやすくなる。

弁証

口中の涎が絶えず流出しており，ときにひどくなり，ときに止まることを主症状とする。
●脾胃気虚：顔色萎黄・食が進まない・泥状便・倦怠感・力が出ない，舌質淡・舌辺に歯痕・舌苔薄白あるいは白滑，脈弱で無力。脾胃陽虚のものは，口や鼻が冷える・手足が温まらないなどの症状がみられる。
●腎陽不足：腰や膝がだるい・五更泄瀉・歯がグラグラして抜ける・頻尿で夜間尿が多い，脈沈遅など。

処方・手技

【基本穴】廉泉・頬車
●脾胃気虚：基本穴に脾兪・胃兪・足三里・陰陵泉を加えて補法を施し，20分間置針し，間欠的に行針を行う。脾胃虚寒のものは，各穴に30分間置針し，間欠的に行針を行い，刺針後に艾炷灸あ

るいは棒灸を加える。
- ●**腎陽不足**：基本穴に腎兪・復溜・命門を加えて補法を施し，30分間置針し，間欠的に行針を行い，刺針後に艾炷灸あるいは棒灸を加える。

処方解説

廉泉・頬車は患部取穴であり，唾液の分泌を抑制して涎の量を減少させることができる。脾兪・胃兪・足三里・陰陵泉は健脾益気をして運化機能を回復させることができる。陰陵泉は化湿利湿の作用が特に優れている。各穴に灸を加えると，温陽化湿の効能を強化させることができる。腎兪・復溜・命門は腎陽を補い真火を補益し，水液代謝の働きを回復させる。

治療効果

本処方は，本病症に対し非常に優れた治療効果をもっている。一般に，およそ15回の治療で治癒する。

症例1

患者：姜○○，女性，24歳。
初診：1975年12月21日
所見：妊娠して1カ月ぐらいして，口中に唾液が多くなり，知らない間に涎が口外に溢れ出るようになり，不快きわまりない。食が進まない・腹がときどき脹る・ときどき下痢をする・眠たくて力が出ない，舌質淡・舌辺に歯痕・舌苔白，脈弱で無力。
治療経過：上述の脾胃虚弱に対する処方を用いて2回治療を行うと，唾液の分泌は明らかに減少した。原処方に従って，1日1回，合計10回の治療で涎を吐くことはなくなり，便も正常になり腹脹も消失した。数カ月後の経過観察においても，症状の再発はみられなかった。

症例2

患者：趙○○，女性，23歳。
初診：1979年3月29日
所見：妊娠3カ月，唾液が多くなって1カ月余りになる。腹脹・ときに悪心・腹痛・腰がだるい・倦怠感・力が出ない・頻尿で夜間に多い・手足が温まらない，舌質淡・舌苔白滑，脈沈細。脾腎陽虚による。
治療経過：上述の処方を数回用いて治療したが効果がなく，10回余り行った後に，唾液が減少し，手足も温まってきて，腹脹・腹痛の症状も消失し，そのほかの症状も軽減した。針治療を終えて5日すると，唾液が再び増加してきた。そのまま原処方に従って，1日1回，6回の治療をすると涎は止まり，その後，数回の治療で諸症状も消失した。

3 妊娠中のめまい

本病症は，妊娠中期・末期に，頭のふらつき・目のくらみが現れるものをいう。中国では子暈・子眩とも呼ばれる。

病因病機

- ●もともと体質が肝腎陰虚であると，受胎後に陰血が胎児を養うために集まるので，陰血がますます虚して肝陽上亢となって起こる。
- ●脾虚のため運化機能が失調し，営血が不足し，同時に水湿が停滞し，精血の輸送に障害が起こっていると，妊娠後に精血がますます虚して，肝が栄養されなくなり，肝陽が頭部を撹乱するために生じる。

弁証

本病症は，頭のふらつき・目のくらみが主症状であり，妊娠期の中・末期に多発する。血圧は高めで，むくみがあることもあり，尿検査で蛋白が出ることもある。
- ●**陰虚肝旺**：動悸・夢をよく見るなどの症状を伴うことが多く，不眠・驚きやすい・顔面紅潮・腰や膝がだるい・手足の煩熱，舌質紅・舌苔少，脈弦細数などの症状がある。
- ●**脾虚肝旺**：顔面や手足がむくむ・頭のふらつき・頭が重い・食が進まない・腹脹・泥状便・胸脇脹満・ため息・げっぷ・抑うつ感・よく怒る，舌苔厚膩，脈弦滑。症状が長引いて化熱したものは，舌質は紅に，舌苔は黄に，脈は数に転じ，口苦・のどの乾き・イライラする・不安などの症状がみられる。

処方・手技

【基本穴】 百会・風池に平補平瀉法。

- **陰虚肝旺**：基本穴に太衝・三陰交・太渓を加え、太衝に平補平瀉法、三陰交・太渓に補法を施し、各穴に数分間行針してから抜針する。
- **脾虚肝旺**：基本穴に脾兪・足三里・三陰交・太衝を加え、脾兪・足三里・三陰交に補法、太衝に平補平瀉法を施し、20分間置針し、間欠的に行針を行う。長引いて化熱したものは、各穴に数分間行針を行ってから抜針する。

処方解説

百会・風池はいずれも頭部の腧穴であり、百会は足の厥陰肝経と督脈の交会穴、風池は足の少陽胆経の腧穴で、この2穴はいずれも平肝潜陽〔陰虚で肝陽上亢するものを治療する法〕・醒頭明目などの作用があるので、めまいに対する治療効果はたいへん良い。太衝は足の厥陰肝経の原穴であり、平肝潜陽・熄風〔内風を治す〕の効能が優れている。これらの腧穴はすばやく抜針すると清熱作用を発揮する。三陰交に補法を施しすばやく抜針すると、肝腎の陰液を補益する。しばらく置針すると、主として脾胃を強化し運化機能を促す効能を発揮する。太渓は腎陰を補益する。脾兪・足三里に補法を施し、しばらく置針すると、脾胃を強化し運化機能を促進する。すばやく抜針すれば脾胃の陰液を補益する作用を引き出せる。

治療効果

本処方は、本病症に対し非常に優れた治療効果をもっている。一般に、治療後めまいはすぐに軽減し、15〜30回の治療で治癒する。

症例

患者：馬〇〇，女性，28歳。
初診：1978年5月11日
所見：妊娠6カ月になっているが、この1カ月、頭のふらつき・目のくらみを感じるようになり、ここ3日ほどはひどくなっている。顔面紅潮・耳鳴りが止まらない・口やのどが乾燥・五心煩熱・イライラする・不眠・腰や膝がだるい・大便乾結・小便に熱感がある、舌質紅・舌苔少、脈弦細やや数。
治療経過：上述の陰虚肝旺の処方を用いると、めまいはただちに軽減し、その日は正常に眠りについた。3回の治療で、めまいとそのほかの症状は明らかに軽減した。原処方に従って、1日1回、15回の治療によって、めまいと諸症状は消失した。1カ月後に経過観察をすると、めまいは再発していなかった。

注釈

本病症は、しばしば妊娠癇証の前駆症状のことがあるので、よく注意して、適時に有効な治療を行うべきである。

4 妊娠癇証

妊娠末期あるいは出産時、ときには分娩直後にめまいがして失神し、手足が痙攣し、全身が硬直し、両目が上を向く。しばらくして覚醒するが、覚醒後再び発生するものや、ひどいときには覚醒しないものもあり、これを妊娠癇証といい、子癇とも呼ばれる。

病因病機

- 体質がもともと陰虚のものが妊娠をすると、陰血が胎児を養うために肝を養うことができず、肝陽が上亢して心火が偏盛し、風火がいっそう激しくなって起こる。
- 陰虚熱盛のために津液が痰となるか、あるいは脾虚湿盛のために津液が痰となって、痰と火が互いに燃え、熱が極まって風を生じ顔面部で耳目を塞ぐために起こる。

弁証

本病症は、出産前、出産時あるいは出産後のいずれにも起こる可能性がある。出産前の発病が多いが、しばしば程度の異なるめまいの既往歴がある。

- **陰虚陽亢・肝風内動**：妊娠末期にみられる。めまい・頭痛・口やのどの乾燥・骨蒸潮熱・イライラする・怒りっぽい・心煩・不安感・突発的な顔面や口角および四肢の筋肉の痙攣・牙関緊急し、ひどければ失神する、舌質紅・舌苔少あるいは薄黄、脈弦細数あるいは弦滑数など。
- **痰火上擾**：多くは突然失神する。顔面や口角およ

び四肢の筋肉の痙攣・牙関緊急・呼吸が粗い・痰鳴，舌質紅・舌苔黄膩，脈弦滑数。

本病症は，1～数分間で回復して正常となるが，昏迷状態が続くものもある。

処方・手技

【基本穴】水溝・湧泉・陽陵泉

発作時には，ただちに水溝・湧泉に刺針し，瀉法あるいは平補平瀉法を施す。行針を行い，患者が覚醒したら止める。陽陵泉に瀉法を施し，行針を行い，患者の痙攣が治まったら止める。

●陰虚陽亢・肝風内動：基本穴に三陰交・太渓・百会・風池・行間を加え，三陰交・太渓に補法，百会・風池・行間に平補平瀉法をそれぞれ施す。心煩・不安感のあるものには，さらに少府・労宮を加えて瀉法を施し，各穴に数分間行針を行ってから抜針する。

●痰火上擾：基本穴に中脘・豊隆・太衝・少府・労宮を加え，便秘のあるものには，さらに上巨虚・支溝を加えて各穴に瀉法を施し，数分間行針を行ってから抜針する。また少衝・中衝・厲兌・大敦を加え，点刺して出血させる。

妊娠癇証の発作症状が消失したら，基本穴を除き，陰虚陽亢・痰火上擾などの証に応じて，諸症状が消失するまで弁証論治を行うべきである。

処方解説

水溝・湧泉には開竅醒神〔邪が心竅を塞ぎ精神昏迷などになったものを治療する法〕の効能がある。陽陵泉は筋の会穴であり，筋の絡脈を緩め痙攣を治めることができる。三陰交は，肝腎および脾胃の陰を補益することができる。太渓は腎陰を補う。百会・風池および足の厥陰肝経の榮穴である行間は，いずれも平肝潜陽をして熄風する。少府・労宮および少衝・中衝は，いずれも心火を清瀉し寧心除煩をする。あとの3穴には開竅醒神の作用もある。中脘・豊隆は和胃消滞・清熱化痰をする。太衝・大敦は肝火を清瀉し平肝熄風をする。上巨虚・厲兌は陽明経および胃の邪熱を清瀉し，上巨虚は便通をつけることができる。支溝は三焦の邪熱を清瀉し便通をつけることができる。

治療効果

本処方は，本病症に対し非常に優れた治療効果を

もっている。一般に，針治療後，患者はただちに意識を回復して正常になる。陰虚陽亢であればおよそ30回，痰火であればおよそ15回の治療で妊娠癇証の発作は治まる。

症例

患者：傅○○，女性，31歳。
初診：1977年10月5日
所見：出産が近づいていたが，この2カ月，3回失神・痙攣の発作を起こし，毎回およそ数分間続く。診察の10分前に，再び失神・痙攣の発作を起こした。牙関緊急，脈弦細数。ここ2カ月，いつも頭のふらつきや目のかすみ，ときに潮熱がある。心煩・不眠・イライラする・怒りっぽい。
治療経過：妊娠癇証と診断し，ただちに上述の陰虚内熱・肝風内動に対する処方を用いた。数分後，患者は意識が回復して正常になった。その後，水溝・湧泉・陽陵泉を除き，1日1回，合計20回の治療を行うと諸症状は消失した。

注釈

妊娠癇証の発作が頻繁だったり，あるいは失神・痙攣の時間が長いものは，産婦と胎児の生命に危険が及ぶ可能性があるので，十分に注意して，必要なときには中薬や西洋薬を組み合わせたり，そのほかの治療方法を取り入れて救急治療を行うべきである。

5 胎気上逆

妊娠期間に胸脇脹満となり，ひどければ呼吸促迫・煩躁・不安などが現れるものを胎気上逆といい，子懸，胎上逼心などとも呼ばれる。

病因病機

● もともと体質が陰虚で，妊娠後，腎精が胎児を養うために腎陰がますます虚して，肝が栄養されなくなり，肝木が脾に乗じられ，気機〔臓腑の機能活動〕の昇降が失調して起こる。
● 抑うつと怒りの感情が気逆を引き起こし，その結果発生する。

弁証

本病症の病位は胸部・上腹部にあり，発作時には何かが胸膈部に痞えるような感じがあり胸腹脹満の異常感を覚える。あるいは呼吸促迫し，座っていても寝ていても落ち着かず，食が進まなくなる，舌質淡・舌苔薄白あるいは薄膩，脈弦滑などの症状がある。陰虚内熱のはっきりしているものは，舌質紅・舌苔薄黄膩，脈弦細滑数である。また頬の紅潮・潮熱・口やのどの乾燥・腰や膝がだるいなどの症状を伴う。

処方・手技

【基本穴】膻中・中脘・期門・太衝・内関に瀉法。足三里・三陰交に補法。

基本穴に20分間置針し，間欠的に行針を行う。陰虚内熱のはっきりしているものには，さらに太渓を加えて補法，少府を加えて平補平瀉法を施し，各穴にいずれも数分間行針を行ってから抜針する。

処方解説

膻中は八会穴の1つ気の会穴であり，これを取穴すると，理気寛胸・平喘降逆をすることができる。中脘は六腑の会穴であり，胃の募穴なので，理気和胃をすると同時に消滞化痰をする効能がある。期門・太衝は疏肝理気をして降逆する。内関は寛胸和胃・寧神除煩をする。足三里・三陰交は脾胃を強化し運化機能を促進する。各穴からすばやく抜針すれば清熱作用を引き出す。三陰交に補法を施しすばやく抜針すると，肝腎および脾胃の陰を補益することができる。太渓は腎陰を補益する。少府は清心瀉熱・寧心安神をする。

治療効果

本処方は，本病症に対し非常に優れた治療効果をもっている。一般に，治療後すぐに諸症状の明らかな軽減あるいは消失がみられ，およそ10回の治療で治癒することができる。

症例

患者：周〇〇，女性，33歳。
初診：1976年7月19日
所見：前回の妊娠末期に胎気上逆があった。今回妊娠7カ月になっているが，再び胎気上逆が起こった。ときに胸腹脹満を覚える・呼吸促迫・横になっていられない・煩躁，不安，頬の紅潮・潮熱・両目が乾燥してシバシバする・頭のふらつき・耳鳴り・口やのどの乾燥，舌質紅・舌苔少，脈弦細数。
治療経過：上述の陰虚内熱に対する処方を用いると，諸症状はただちに明らかに軽減した。3回目の治療後，胸部や上腹部の脹満・呼吸促迫・煩躁などの症状は消失した。原処方から膻中・中脘・期門を除き，1日1回，合計20回余りの治療で，そのほかの症状もいずれもしだいに消失して治癒した。

6 妊娠中の失声

本病症は，妊娠により，声がかすれたり，ひどければ声が出なくなるもので，中国では妊娠失音あるいは子瘖と呼ばれる。

病因病機

●声と肺・腎とは密接な関係にある〔五行の五役では声は肺に配当される。また，腎は耳に開竅し声を聞く〕。声は肺から出るが，根は腎にある。もしもともと肺腎の陰液が不足している体質のものであれば，妊娠末期に胎児を養うために血が集中してしまうと，陰津がますます虚して頭部を養うことができなくなる。あるいは肺腎気虚となることもあり，いずれの場合も失声を引き起こす。
●胎気が実しすぎて気機が滞ったり，あるいは心胃火盛となって中焦に留まるため，陰津が上昇できなくなり，舌本が栄養されなくなる。

弁証

本病症は妊娠末期にみられることが多い。突然失声するか，あるいは声が細くなる・かすれるなどを症状とする。

●**肺腎陰虚**：咽喉の乾燥・頭のふらつき・耳鳴り・潮熱・寝汗・心煩・不眠・腰や膝がだるい・大便乾結・尿量減少して赤い，舌質紅・舌苔少，脈細数。
●**肺腎気虚**：頭のふらつき・耳鳴り・腰や膝がだるい・精神疲労・息切れ・自汗，舌質淡・舌苔白，脈虚弱で無力。
●**気実**：身体は壮実・顔色は平常・胸部や上腹部が

脹満・のどに痰がある，舌苔薄膩，脈弦滑。
- ●**心脾火盛**：多くは顔面が紅潮して目が赤い・口が渇き飲みたがる・口内炎・心煩・不安感・便秘・小便黄赤色，舌質紅で潤いがない・舌苔黄，脈滑数で有力。

処方・手技

【基本穴】廉泉・天突・魚際
- ●**肺腎陰虚**：基本穴に平補平瀉法，肺兪・腎兪・照海に補法を施し，数分間行針をしてから抜針する。
- ●**肺腎気虚**：基本穴に20分間置針し，間欠的に行針を行う。
- ●**気実**：基本穴に期門・太衝・中脘・内関を加えて瀉法を施し，20分間置針し，間欠的に行針を行う。
- ●**心脾火盛**：基本穴に少府・労宮・内庭・上巨虚・支溝を加えて瀉法を施し，数分間行針を行ってから抜針する。少衝・中衝・厲兌を加え，点刺して出血させる。

処方解説

廉泉・天突は咽喉部の腧穴であり，調気開音の作用があるので，本病症の治療によく用いられる。のどは肺の門であるから，手の太陰肺経の滎穴である魚際にも調気開音の効能がある。各穴からすばやく抜針すれば，清熱作用を発揮する。肺兪に補法を施し，すばやく抜針すると肺陰を補益し，しばらく置針すると肺気を補益する。腎兪・照海に補法を施し，すばやく抜針すると腎陰を補益し，しばらく置針すると腎気を補益する。期門・太衝は疏肝理気をする。中脘は六腑の会穴であり胃の募穴であるから，理気の効能に優れており，かつ化痰消滞もできる。内関は手の厥陰心包経の絡穴であり，手の厥陰心包経は手の少陽三焦経と表裏の関係にあるので，これを取穴すると上・中・下焦に作用することができ，理気寛胸・和胃降逆などの作用も発揮する。少府・労宮・少衝・中衝は心火を清瀉し寧神除煩をすることができる。内庭・上巨虚・厲兌は胃火を清瀉し，上巨虚はさらに便秘を解消することができる。支溝は三焦の邪熱を清瀉し，同時に便通をつける作用もある。

治療効果

本処方は，本病症に対し非常に優れた治療効果をもっている。虚証であればおよそ30回，実証であれば5～10回の治療で治癒することができる。

症例

患者：王〇〇，女性，31歳。
初診：1977年3月18日
所見：妊娠7カ月になってから，声のかすれが3回起こっている。今回のかすれが起こってすでに1カ月以上になる。ここ数日，しだいにひどくなっており，声を出せなくなった。息切れ・自汗・精神疲労・力が出ない・軽い咳・腰や膝がだるい・下肢の浮腫・ときに五更泄瀉，舌体胖嫩・舌質淡・舌苔白滑，脈虚弱で無力。
治療経過：上述の肺腎気虚に対する処方を用いて3回治療をすると，諸症状は好転し，10回で発声は正常に戻り，そのほかの症状も明らかに好転した。原処方に従って，毎日1回，20回余りで諸症状は消失して治癒した。

7　妊娠中の口内炎

本病症は，妊娠中に発生する口内炎で，中国では妊娠口瘡あるいは妊娠口腔潰瘍などと呼ばれる。

病因病機

- ●体質がもともと陰虚内熱のものは，妊娠すると陰血が胎児を養うために集中するので，陰血がますます虚して，心火上炎となるために起こる。
- ●辛いものを食べすぎて熱を助長してしまい，脾胃に熱が溜まり，顔面部に熏蒸して起こる。

弁証

妊娠中に口内炎が生じることを主症状とする。
- ●**陰虚内熱**：頬の紅潮・潮熱・手足心熱・大便乾結・口やのどの乾燥・心煩・不眠・あるいは小便黄赤色・腰や膝がだるい，舌質紅・舌苔少，脈細滑数。
- ●**脾胃積熱**：口が渇き飲みたがる・大便乾結・小便に熱感があり赤い，舌質紅・舌苔黄燥，脈滑数。

処方・手技

【基本穴】地倉・廉泉
- ●**陰虚内熱**：基本穴に平補平瀉法を施し，さらに三陰交・太渓・少府・労宮を加え，三陰交・太渓に

補法，少府・労宮に平補平瀉法を施す。大便乾結となっているものには，上巨虚・支溝を加えて平補平瀉法を施し，数分間行針を行ってから抜針する。
●脾胃積熱：基本穴に上巨虚・内庭・支溝を加えて瀉法を施し，数分間行針を行ってから抜針する。隠白・厲兌を加え，点刺して出血させる。

処方解説

地倉・廉泉は口・舌部の腧穴であり，いずれも清熱化滞・消腫止痛をして口内炎を治療することができる。三陰交・太渓は，陰津を補益し虚火を降ろすことができる。少府・労宮は心火を清瀉し，寧神除煩をする。上巨虚は陽明の邪熱を清瀉し，支溝は三焦の邪熱を清瀉する。この2穴にはいずれも便通をつける効能がある。内庭・隠白・厲兌は脾胃積熱を清瀉することができる。

治療効果

本処方は，本病症に対し非常に優れた治療効果をもっている。一般に，実証であればおよそ10回，虚証であればおよそ20回の治療で治癒する。

症例1

患者：李〇〇，女性，28歳。
初診：1979年4月2日。
所見：妊娠6カ月，口内炎が生じて1カ月以上になる。滋陰降火の中薬を服用し，効果があったが，薬を止めると再び口内炎が発生した。頬の紅潮・潮熱・手足心熱・腰や膝がだるい・大便乾結，舌質紅・舌苔少，脈細やや数。
治療経過：上述の陰虚内熱に対する処方を1回行うと，翌日には排便があり，合計20回余りの治療で，そのほかの症状も消失して治癒した。数カ月後に経過観察したが，再発していなかった。

症例2

患者：劉〇〇，女性，24歳。
初診：1977年8月15日。
所見：妊娠4カ月，口内炎ができ，便秘にもなって6日経つ。薬を服用すると排便はあったが，薬を止めて2日後には再び便秘となり，口内炎は治らない。口が渇き水を飲みたがる，舌苔黄燥，脈滑数。
治療経過：上述の脾胃積熱に対する処方を1回行うと，翌日には排便があり，口内炎も明らかに軽減した。原処方に従って3回治療を行うと，口内炎もそのほかの症状も消失して治癒した。

8 妊娠中の心煩・動悸

本病症は，妊娠中に心煩・動悸が現れるものである。中国では，妊娠心煩あるいは子煩などと呼ばれる。

病因病機

●体質がもともと陰虚のものが，受胎後に陰血が胎児を養うために集中し心火を省みないため，心火が偏亢して熱が心胸をかき乱す。
●痰飲が停滞しているものが，受胎後に陽気偏盛となり，陽盛によって出た熱が痰と結びつき，それが上昇して心をかき乱す。
●肝鬱気滞のものが，鬱が長引いて化火となり，肝火上逆して心神に損傷を及ぼす。
●体質がもともと気血不足のものが，受胎後に陰血が胎児を養うために集中し，心が栄養されなくなって起こる。
●心陽不振あるいは陽気不足のために，血行を推動させる力がなく，血瘀の状態となって起こる。

弁証

妊娠後の心煩・動悸を主症状とする。
●陰虚内熱：心中煩悶・座っていても寝ていても落ち着かない・不眠・夢をよく見る・午後の潮熱・手足心熱・口やのどの乾燥・尿量減少して赤い，舌質紅・舌苔少，脈細数。
●痰火：頭のふらつきあるいは頭痛・黄痰を吐く・口が乾き粘る・悪心・嘔吐・胸部や上腹部の脹満・煩悶・便秘・小便が赤い，舌質紅・舌苔黄膩，脈滑数。
●肝鬱化火：イライラする・怒りっぽい・精神的な抑うつ・胸脇脹満・口苦・のどの乾き・便秘・小便が赤い，舌辺紅赤・舌苔薄黄，脈弦数。
●気血不足：動悸がして落ち着かない・座っていても寝ていても不安・よく驚き怖がる・息切れ・精神疲労・仕事による疲労・憂慮や思案が激しい・顔や唇や爪に艶がない，舌質淡・舌苔白，脈細弱あるいは細数。

●心陽不振：動悸がひどい・形寒・手足の冷え・喘咳のために横になって寝られない・浮腫・冷や汗が止まらない。舌体胖・舌質淡・舌苔白滑，脈微で途切れそう。瘀阻を伴うものは，舌質紫暗あるいは紫斑，脈細渋で結代。

処方・手技

【基本穴】神門・内関

- ●陰虚内熱：基本穴に平補平瀉法を施し，太渓・三陰交を加えて補法を施し，大便乾結しているものには，さらに上巨虚・支溝を加えて平補平瀉法を施し，数分間行針を行ってから抜針する。
- ●痰火：基本穴に中脘・豊隆を加え，便秘のものにはさらに上巨虚・支溝を加えて，各穴に瀉法を施し，数分間行針を行ってから抜針する。
- ●肝鬱化火：基本穴に期門・太衝を加え，便秘のあるものには，さらに上巨虚・支溝を加え，各穴に瀉法を施し，数分間行針を行ってから抜針する。さらに大敦を加え，点刺して出血させる。
- ●気血不足：基本穴に脾兪・足三里・三陰交・膈兪を加えて補法を施し，20分間置針して，間欠的に行針を行う。
- ●心陽不足：基本穴に心兪・巨闕を加えて補法を施し，30分間置針し，間欠的に行針を行う。刺針後に艾炷灸あるいは棒灸を加える。心血瘀阻のあるものには，さらに陰郄・郄門・膈兪を加えて瀉法を施し，30分間置針して，間欠的に行針を行う。

処方解説

神門は手の少陰心経の原穴，内関は手の厥陰心包経の絡穴であり，いずれも心に作用して寧心除煩・安神止悸をして，心気・心血を補益することができる。また，すばやく抜針すると心火を清瀉する効能も兼ねる。補法を施して，しばらく置針し灸を加えれば，さらに心陽を奮い立たせる作用も出てくる。太渓は腎陰を補益する。三陰交に補法を施し，すばやく抜針すると，肝腎および脾胃の陰を補益し虚火を降ろす。しばらく置針すると，主として脾胃を強化し気血を産生する作用が出る。中脘・豊隆は和胃消滞して痰火を清瀉する。上巨虚は胃腸の邪熱を清瀉し，支溝は三焦の邪熱を清瀉し，この2穴はいずれも便通をつけるのに良い効果がある。期門・太衝・大敦は，疏肝理気をして肝火を清瀉する。脾兪・足三里にも，脾胃を強化し気血を産生する作用がある。

膈兪に補法を施ししばらく置針すると，補血養血ができる。瀉法を施ししばらく置針すると，活血化瘀をする。心兪・巨闕は兪募配穴〔臓腑の病変のときに，その臓腑の背兪穴と募穴を組み合わせて取穴する方法〕となっており，補法を施してしばらく置針し灸を加えれば，心気・心血を補益し心陽を奮い立たせる。陰郄は手の少陰心経の郄穴，郄門は手の厥陰心包経の郄穴であり，いずれも心に作用し，心の絡脈・気血を疏通・調整する効能がたいへん大きい。

治療効果

本処方は，本病症に対し非常に優れた治療効果をもっている。一般に，治療後，心煩・動悸はただちに軽減するか消失する。虚証であればおよそ30回，実証であればおよそ10回の治療で治癒する。

症例

患者：楊○○，女性，28歳。

初診：1978年12月22日

所見：すでに妊娠5カ月であるが，心煩・動悸がしだいにひどくなった。座っていても寝ていても不安・不眠・夢をよく見る・頭のふらつき・めまい・耳鳴り・ときに聞こえない・午後の潮熱・手足心熱・便秘・小便は熱感があり赤い，舌質紅・舌苔少，脈細やや数。

治療経過：上述の陰虚内熱に対する処方を1回用いると，心煩・動悸はただちに軽減し，翌日にはすっきりと排便した。3回の治療で心煩・動悸は明らかに軽減し，そのほかの症状もやや減少した。原処方に従って20回余り治療すると，心煩・動悸およびそのほかの症状は消失して治癒した。

---

9 妊娠中の咳

本病症は，妊娠中に咳が止まらないもので，中国では，妊娠咳嗽，あるいは子嗽と呼ばれる。

病因病機

●体質がもともと陰虚で肺陰不足のものは，受胎後に陰血が胎児を養うために集中するので，肺陰がますます虚して，陰虚内熱となって肺が潤いを失

って起こる。
- 脾胃虚弱のために水湿を運化する機能が失調し、湿邪が集まって痰飲となり、気機を阻害し昇降が失調して起こる。
- 体質がもともと陽盛のものが、受胎後に陰血が胎児を養うために陽熱がますます盛んになり、火が肺金に乗じて津液を煮詰めて痰を生成し、肺を塞ぎ、肺が宣発・粛降の機能を失調して起こる。
- 腎気不足のため、腎が納気〔呼吸は肺が主るが、根は腎にある〕できなくなって起こる。

弁証

妊娠中の咳を主症状とする。
- 陰虚肺燥：多くは乾咳・痰はないか少ない・痰中に血が混じる・口やのどの乾燥・潮熱・寝汗、舌質紅・舌苔少、脈細数。
- 痰飲内停：咳で痰涎を吐く・胸部や上腹部の痞悶・食が進まない・腹脹・泥状便・精神疲労・倦怠感・顔面に艶がない、舌質淡・舌体胖嫩・舌苔白滑あるいは白膩。
- 痰火犯肺：咳による痰は黄色く粘稠・顔面紅潮・口渇・便秘・小便が黄色い、舌質紅・舌苔黄膩、脈滑数。

処方・手技

【基本穴】肺兪・中府
- 陰虚肺燥：基本穴に補法を施し、三陰交・太渓を加えて補法、尺沢を加えて平補平瀉法を施し、数分間行針を行ってから抜針する。
- 痰飲内停：基本穴に瀉法を施し、中脘・豊隆・三焦兪・陰陵泉を加えて瀉法、脾兪を加えて補法を施し、20分間置針し、間欠的に行針を行う。
- 痰火犯肺：基本穴に中脘・豊隆を加え、便秘のものには、さらに上巨虚・支溝を加え、各穴に瀉法を施し、数分間行針を行ってから抜針する。

処方解説

肺兪・中府は兪募配穴であり、肺気を調整して咳を止める。補法を施しすばやく抜針すれば、肺陰を補益でき、瀉法を施してすばやく抜針すれば、肺熱を清瀉する作用が比較的よく出る。三陰交は肝腎および脾胃の陰を補益することができ、太渓は腎陰を補益し肺燥を潤化する。尺沢に平補平瀉法を行うと肺の虚熱を冷ます。中脘・豊隆は和胃消滞・化痰降濁をし、すばやく抜針すると熱痰を清化する。三焦兪は、上・中・下焦の気機を疏通・調整し利湿化飲をする。陰陵泉は醒脾利湿して飲を取り除く。脾兪は脾の運化機能を強化して化湿する。上巨虚は陽明の邪熱を清瀉し、便秘を解消する。支溝は三焦の邪熱を清瀉し、腸の働きを良くして通じをつける。

治療効果

本処方は、本病症に対し非常に優れた治療効果をもっている。一般に、虚証であればおよそ30回、実証であればおよそ10回の治療で治癒する。

症例

患者：崔○○、女性、26歳。
初診：1978年6月22日
所見：妊娠6カ月、咳がしだいに出てきた。これまでの2回の妊娠中にも、同じような咳があった。乾咳・痰は少ない・口やのどの乾燥・頬の紅潮・潮熱・ときに寝汗、舌質紅で潤いがない・舌苔少、脈細やや数。
治療経過：上述の陰虚肺燥に対する処方を数回行うと、咳および諸症状は軽減した。20回余り治療すると、乾咳およびそのほかの症状も消失した。数カ月後に経過観察すると、治療後に咳の再発はみられなかった。

10 妊娠中の腹痛

本病症は、妊娠期間に発生する下腹部痛で、中国では、妊娠腹痛または胞阻などと呼ばれる。

病因病機

- もともと体質が気血不足のものが、受胎後に血が胎児を養うために集中し、陰血がますます虚して、気血が運行する力がなくなり、胞脈が栄養されなくなって起こる。
- もともと体質が陽虚のものが、受胎後に胞脈が温煦されなくなり、気血の運行が順調に行かなくなって起こる。
- 妊娠によって胎児を養うために血が集中するので、肝血が虚の傾向になり、そのうえ感情的に発散さ

れないでいると，肝気が条達の力を失って，血海〔衝脈〕の気血が失調して胞脈阻滞となり起こる。

弁証

本病症は，妊娠中に発生する下腹部の疼痛を主症状とする疾患である。そのほかに，胎動不安〔妊娠中に急に胎児が動き，腹痛や下墜感があり，ひどければ小量の出血がある症状〕・流産・早産などの疾患でも腹痛が起きるので，詳細に鑑別しなければならない。

- ●血虚：下腹部がシクシクと痛み，押えると痛みは軽減する。頭のふらつき・目のくらみ・顔や唇や爪に艶がない・動悸・不眠，舌質淡・舌苔薄白，脈細滑弱。
- ●虚寒：下腹部が冷えて痛み，温めると痛みは軽減し，寒さに遭うと悪化する。形寒・手足の冷え・顔面㿠白・食が進まない・泥状便，舌質淡・舌苔白，脈沈細で無力あるいは遅を伴う。
- ●気鬱：下腹部および胸脇の脹満や疼痛あるいは遊走痛・ため息・げっぷ・抑うつ感・よく怒る，舌質淡・舌苔白，脈弦滑。鬱から化熱すると，舌辺が紅になり，舌苔薄黄，脈弦滑数・胸脇あるいは下腹部に灼熱感・イライラする・怒りっぽい・口苦・のどの乾き・便秘・小便黄赤色。

処方・手技

【基本穴】足三里・太衝

- ●血虚：基本穴に脾兪・膈兪を加えて補法を施し，20分間置針し，間欠的に行針を行う。
- ●虚寒：基本穴に30分間置針し，間欠的に行針を行い，その後に艾炷灸あるいは棒灸を加える。
- ●気鬱：基本穴に期門・陽陵泉を加えて瀉法を施し，20分間置針し，間欠的に行針を行うか，あるいは痛みが寛解するまで行針を行う。鬱から化熱したものは，各穴に数分間行針を行ってから抜針し，大敦を加え，点刺して出血させる。便秘のあるものには，さらに上巨虚・支溝を加えて瀉法を施し，数分間行針を行ってから抜針する。

処方解説

衝脈は下腹部から起こり陽明に従属しており，足の陽明胃経は下腹部を循行しているので，足三里を取穴すると下腹部に作用させることができ，妊娠中の腹痛に有効である。足三里への補法は，脾胃を強化し気血を増加させる効能もある。すばやく抜針すれば鬱火を清瀉する作用を兼ねる。足の厥陰肝経もまた下腹部を循行しており，そのため足の厥陰肝経の原穴である太衝もまた下腹部に作用させることができる。太衝に補法を施せば，補血養血をすることができる。瀉法を施せば，疏肝理気をして解鬱する作用がある。すばやく抜針すれば肝経の鬱熱を清瀉する効能を兼ねる。脾兪は脾胃を強化し気血を産生する。膈兪は補血作用にたいへん優れている。各穴に灸を加えると，温陽散寒の作用を強化することができる。期門は肝の募穴，陽陵泉は足の少陽胆経の合穴であり，足の少陽胆経と足の厥陰肝経は互いに表裏の関係にあるので，これらを取穴すると疏肝理気をして解鬱をもたらすことができる。また，すばやく抜針すれば，いずれも肝火を清瀉する作用が出てくる。大敦は肝火を清瀉する作用を強化できる。上巨虚は陽明大腸の熱を清瀉し，支溝は三焦の鬱火を清瀉する。この2穴にはいずれも便秘を解消する効能がある。

治療効果

本処方は，本病症に対し非常に優れた治療効果をもっている。一般に，治療後痛みはただちに軽減するか消失する。5～10回の治療で治癒する。

症例

患者：劉○○，女性，29歳。

初診：1978年11月12日

所見：妊娠7カ月。このところ夫との間がうまくいかず，感情的に抑うつ状態で，ときに怒りがこみ上げてきて，その後に下腹部に痛みが起こる。中薬や西洋薬を服用したが効果はない。悩みや怒りあるいは抑うつの状態になると，すぐに腹痛が起こり，胸脇および乳房が脹悶し，ときどきため息をつく。舌質淡・舌苔白，脈弦滑。

治療経過：上述の気鬱に対する処方を用いると，痛みはすぐに止まった。翌日は治療をしなかった。翌々日に再び突発的に下腹部の痛みが起こり，そのほかの症状も同じであった。原処方に従って，再び治療を行い数分間行針してから抜針すると，痛みはまた止まった。その後1日1回，さらに3回治療を行うと，諸症状はすべて消失して治癒した。

11 妊娠中の腰痛

本病症は，妊娠中に腰部に痛みのあるもので，中国では妊娠腰痛と呼ばれる。

病因病機

- 腰は腎の府とされており，もともと体質が腎虚であると，受胎後に腎の精気が胎児を養うために，ますます虚がひどくなり腰痛が起こる。
- 妊娠中に風寒湿の諸邪が侵入して経気が阻害される。
- 過労になったり，転んだり捻ったりして脈絡が損傷され，瘀血阻滞となって起こる。

弁証

妊娠後の腰部の痛みを主症状とする。

- 腎虚：両膝がだるくて力が入らない・頭のふらつき・耳鳴り・精神疲労・倦怠感，舌質淡・舌苔白，脈沈細で無力。陽虚の傾向のものは，手足の厥冷などの症状を伴う。陰虚の傾向のものは，舌質紅・舌苔少，脈細数，頬の紅潮・潮熱・手足心熱・口やのどの乾燥・大便乾結などの症状もみられる。
- 風寒湿邪の侵襲：痛みは雨の日や曇りの日にひどくなり，温めると軽減する。舌質淡・舌苔白滑あるいは白膩，脈多くは沈緊，弦緊。
- 瘀血阻滞：多くはきつい労働をしたり，転んだり捻ったりした経緯があり，局所に腫脹や青あざや刺痛がある。舌質紫暗あるいは紫斑，脈沈弦あるいは渋。

処方・手技

【基本穴】阿是穴・疼痛局所の腧穴・委中

- 腎虚：基本穴に平補平瀉法を施し，さらに腎兪・太渓を加えて補法を施す。腎精不足のものは，各穴に20分間置針し，間欠的に行針を行う。陽虚傾向のものは，各穴に30分間置針し，間欠的に行針を行い，刺針後に艾炷灸あるいは棒灸を加える。陰虚傾向のものは，各穴に数分間行針を行ってから抜針する。
- 風寒湿邪の侵襲：基本穴に瀉法を施し，30分間置針し，間欠的に行針を行い，刺針後に艾炷灸あるいは棒灸を加える。湿邪の盛んなものには，さらに陰陵泉を加えて瀉法を施し，30分間置針し，間欠的に行針を行い，刺針後に艾炷灸あるいは棒灸を加える。
- 瘀血阻滞：基本穴に膈兪・血海を加えて瀉法を施し，20分間置針し，間欠的に行針を行う。風寒湿邪の侵襲によるものと，瘀血阻滞によるものには，刺針後に吸角法を加えてもよい。

処方解説

患部腧穴・阿是穴・委中はいずれも活絡祛邪をして止痛することができる。しばらく置針してから灸を加えれば，温陽散寒の作用を強化することができる。腎兪・太渓は腎の精気を補益し，灸を加えると腎陽を温補する作用を強化できる。また，すばやく抜針すれば虚熱を降ろすことができる。陰陵泉は醒脾利湿・散寒祛邪をする。膈兪・血海は活血化瘀をする。吸角法は，祛風散寒・除湿・化瘀通絡の作用にたいへん優れている。

治療効果

本処方は，本症状に対し非常に優れた治療効果をもっている。一般に，実証であればおよそ10回，虚証であればおよそ20回の治療で治癒する。

症例

患者：郭○○，女性，36歳。
初診：1977年4月6日
所見：妊娠3カ月後に腰痛が始まった。痛みはとてもひどいというほどではない。頭のふらつき・耳鳴り・両膝がだるくて力が入らない・精神疲労・倦怠感を伴い，舌体胖・舌質淡・舌苔白潤，脈沈細で無力。
治療経過：上述の腎精不足に対する処方を用いて3回治療すると，痛みはやや軽減した。20回余りの治療で，腰痛および諸症状は消失して治癒した。

12 妊娠中の下肢のひきつれと痛み

本病症は，妊娠末期に下腿や足の部分がひきつれ

て痛むもので，中国では，妊娠下肢抽痛と呼ばれる。

病因病機

肝は血を蔵し，筋を主る。受胎によって胎児を養うために血が集中し，血虚となり，筋が養われなくなる。さらに妊娠末期になると，胎児はしだいに大きくなるので，下肢の気血の運行に影響が出て起こる。

弁証

妊娠末期に下腿あるいは足部の筋肉にひきつれが起こり，引っ張られて痛む。ひどければ痛みは大腿部や殿部にまで及び，歩行にも不便となる。夜間や睡眠時にひどくなることもあり，顔や唇や爪に艶がなくなることもある。舌質淡・舌苔薄白，脈細。陰虚内熱の傾向のものは，症状はおよそ同様で，ほかに頬の紅潮・潮熱・口やのどの乾燥・動悸・めまい・腰や膝がだるい，舌質紅・舌苔少，脈細数などの症状がみられる。陽虚の傾向のあるものや，寒邪を感受したものは，悪寒・手足の冷えや，寒邪を受けると重症化するなどの症状がみられる。

処方・手技

【基本穴】肝兪・足三里・三陰交に補法。陽陵泉から陰陵泉への透刺・太衝・解渓・丘墟に平補平瀉法。

熱象および寒象のないものは，基本穴に20分間置針し，間欠的に行針を行う。陰虚傾向のものは，基本穴に数分間行針を行ってから抜針する。陽虚傾向のものや，寒邪を感受したものは，基本穴に30分間置針し，間欠的に行針を行い，刺針後に，艾炷灸あるいは棒灸を加える。

処方解説

肝兪は肝血を補益する。足三里は脾胃を強化し陰血産生の源を活性化する。三陰交は肝腎を補益し脾胃を強化する。基本穴からすばやく抜針すれば，益陰清熱の作用を出せる。しばらく置針して灸を加えると，陽気を補益する効能が出る。陽陵泉・陰陵泉・太衝・解渓・丘墟などは患部の腧穴であり，いずれも舒筋活絡して拘急・ひきつれと痛みの症状を寛解させることができる。

治療効果

本処方は，本病症に対し非常に優れた治療効果をもっている。一般に，治療後ただちにひきつれは寛解し，およそ20回の治療で治癒する。

症例

患者：王〇〇，女性，38歳。
初診：1976年12月。
所見：妊娠7カ月。最近，両足および下腿の筋肉がひきつれて痛み，中薬を何回か服用したが治らない。ひきつれは夜間にひどく，また寒いとひどくなる。顔や唇や爪に艶がない・爪が陥凹している・頭のふらつき・目のかすみ，舌質淡・舌苔白，脈細で無力。診察時，ちょうどひきつれと痛みがひどかった。
治療経過：上述の，陽虚の傾向があり寒邪を感受したものに対する処方を用いると，ひきつれと痛みはすぐに止まった。原処方に従って，1日1回，10回余り治療すると，ひきつれと痛みは止まり，そのほかの症状もやや好転がみられた。さらに数回治療を行うと，治療終了時には諸症状はしだいに消失し，ひきつれて痛む症状は再発しなかった。

13 妊娠中のむくみ

本病症は，妊娠期間に顔面・四肢あるいは全身にむくみが出現するもので，中国では，妊娠腫脹と呼ばれる。むくみの出る部位と程度によって，中医学の文献では，子気・子腫・皺脚・脆脚などの名称がある。妊娠7，8カ月以降で，足部だけに軽いむくみがあって，その他に異常がなければ，妊娠末期によくある現象なので，とりたてて治療の必要はない。産後にむくみは自然に消える。

病因病機

- 脾虚のために運化機能が失調して，水湿が停滞し浅層の筋肉や皮膚に溢れて起こる。
- もともと体質が腎虚のものが，受胎後に胎児を養うために血が集中し，腎陽の働きが阻害され，水分代謝が不調になって水分が溢れてむくみとなる。
- 肝鬱気滞のものが，受胎後に胎児が発育していくので，気機の昇降が阻害されて起こる。

弁証

手足や顔・目などのむくみを主症状とする。
- **脾虚**：皮膚の色は淡い黄色か㿠白で，皮膚が薄く光っている。食べものの味がわからない・倦怠感・力が出ない・食が進まない・腹脹・泥状便，舌体胖・舌辺に歯痕・舌質淡・舌苔薄白あるいは薄膩，脈滑で無力。脾陽不足のものは，手足が温まらないなどの症状を伴う。
- **腎虚**：顔面・手足がむくみ，特に下肢がひどく，押えると指の痕がつく。頭のふらつき・耳鳴り・腰や膝がだるい・四肢厥冷，舌質嫩・舌苔白潤，脈沈細で無力。
- **気滞**：手足がむくみ，押えても指の痕はつかない。ため息・げっぷ・抑うつ・怒りの感情が激しい，舌質淡・舌苔白，脈多くは弦滑。

処方・手技

【基本穴】三焦兪・陰陵泉
- **脾虚**：基本穴に平補平瀉法を施し，さらに脾兪・足三里を加えて補法を施し，各穴に20分間置針し，間欠的に行針を行う。脾陽不足のものは，各穴に30分間置針し，間欠的に行針を行い，刺針後に艾炷灸あるいは棒灸を加える。
- **腎虚**：基本穴に平補平瀉法を施し，さらに腎兪・復溜を加えて補法を施し，各穴に30分間置針し，間欠的に行針を行い，刺針後に，艾炷灸あるいは棒灸を加える。
- **気滞**：基本穴に期門・太衝・陽陵泉を加えて瀉法を施し，20分間置針し，間欠的に行針を行う。

処方解説

三焦兪は，上・中・下焦の気機を調節し利湿消腫をすることができる。陰陵泉は醒脾利湿をして消腫する。脾兪・足三里は，脾の運化機能を強化して水湿を取り除く。腎兪・復溜は腎陽を温補して水分代謝の機能を復活させる。期門・太衝・陽陵泉はいずれも疏肝理気をして解鬱する作用があり，気がめぐれば水湿は自然と解消される。

治療効果

本処方は，本病症に対し非常に優れた治療効果をもっている。一般に，脾虚・腎虚によるものであればおよそ30回，気滞によるものであればおよそ10回の治療で治癒する。

症例

- **患者**：崔○○，女性，26歳。
- **初診**：1978年11月22日
- **所見**：妊娠6カ月。最近になって，顔や目，手足にむくみが出てきて，日ごとにひどくなってきた。顔色萎黄・食事量は減少・腹脹・泥状便・倦怠感・横になりたがる，舌質淡・舌辺に歯痕・舌苔白滑，脈濡緩で無力。
- **治療経過**：上述の脾虚に対する処方を10回用いると，腹脹・泥状便は明らかに好転した。1日1回，15回の治療でむくみは消失し，諸症状は基本的に消失した。数日間休んで，再び10回余り治療を行うと，諸症状は完全に消失しむくみは再発していない。

14 子満（しまん）

妊娠5，6カ月で腹部が異常に膨らみ，胎児の周囲に水分が溜まり，胸膈脹満し，ひどければ呼吸困難になり横になることもできないものを，子満という。中国では，胎中蓄水・胎水・胎水腫満などとも呼ばれる。西洋医学の羊水過多と類似している。

病因病機

- 脾腎がもともと虚であるところに，受胎によって胎児を養うために血が集中して，正気がいっそう虚して，脾虚のために水湿の運化機能が働かず，腎虚のために水をコントロールできなくなって起こる。
- 脾腎陽虚のために命門の火〔腎陽〕が衰微し，温化できなくなり寒湿内停となり，水湿が貯留して子宮に蓄積する。

弁証

妊娠中期に腹部が異常に増大し，明らかに妊娠経過中の正常域を越えていて，腹部の皮膚表面がつっぱり光沢がある・脹満の自覚がある・ひどければ呼吸困難のため横になることができない・動きにくい・尿量減少ひどければ排尿困難になる・腹部触

診で明らかな液体の振動感がある・胎位ははっきりせず胎児の心音は遠いか聞き取れないなどの症状がある。必要なら，超音波検査をしなければならない。
- **脾腎気虚**：食事量は減少・食べものの味がわからない・泥状便・腰や手足がだるい，舌質淡・舌辺に歯痕・舌苔白滑膩。
- **脾腎陽虚・命門の火の衰微**：顔面㿠白・悪寒・手足の冷え，脈沈細で無力あるいは遅を伴う。

処方・手技

【基本穴】三焦兪・陰陵泉に瀉法あるいは平補平瀉法。脾兪・足三里・腎兪・復溜・太渓・命門に補法。
- **脾腎気虚**：基本穴に20分間置針し，間欠的に行針を行う。
- **脾腎陽虚**：基本穴に30分間置針し，間欠的に行針を行い，刺針後に艾炷灸あるいは棒灸を加える。

処方解説

三焦兪は三焦の背兪穴であり，上・中・下焦の気機を疏通・調整して水湿を通利させる。陰陵泉は足の太陰脾経の合穴であり，醒脾利水をすることができる。脾兪は脾の背兪穴，足三里は足の陽明胃経の合穴であるので，いずれも脾胃を強化し運化機能を促進し，水湿を排除して正常にすることができる。腎兪は腎の背兪穴，復溜・太渓は足の少陰腎経の経穴であるので，いずれも腎気を補益し，水分代謝の効能を復活させることができる。各穴に灸を加えれば温陽の効果ももたらす。命門は温腎壮陽・命火補益の要穴である。

治療効果

本処方は，本病症に対し優れた治療効果をもっている。一般に，およそ30回の治療で治癒する。

症例

患者：楊〇〇，女性，28歳。
初診：1977年8月24日
所見：妊娠5カ月。腹部が異常に大きくなり，西洋医から羊水過多と診断された。食が進まない・腹脹・五更泄瀉・腰や膝がだるい・精神疲労・力が出ない・倦怠感・眠りたい・尿量減少，舌体胖・舌質淡・舌苔白滑，脈沈細で無力。
治療経過：上述の脾腎陽虚に対する処方を3回用いると，腹脹は軽減し，五更泄瀉は止まり，精神的にも好転した。原処方に従って，1日1回，30回治療すると，腹部の大きさは正常になり，そのほかの症状も消失した。数カ月後の経過観察によると，順調に男の子を出産していた。

注釈

本病症は，胎児が奇形である可能性があるので，超音波断層撮影による検査を併用する。

15 妊娠中の皮膚瘙痒

本病症は，妊娠に関連する皮膚瘙痒症である。分娩後に皮膚瘙痒は自然に消失する。

病因病機

- 平素から湿熱が内にあって，受胎後に胎児を養うため血が集中し，血虚が湿を挟むようになって起こる。
- もともと体質が血虚あるいは陰精不足のものが，生風化燥となって起こる。

弁証

本病症は，妊娠期間の皮膚瘙痒を主症状とする。
- **湿熱**：全身の皮膚が痒く，熱を受けたり，夜になると悪化する。食事量が減少・手足が疲れてだるい・口が乾くが飲みたくない・便秘・小便黄赤色，舌質紅・舌苔黄膩，脈弦滑数。
- **血虚**：全身の皮膚が乾燥して痒い。あちこちに引っかき傷があり，落屑がみられる。顔や唇や爪に艶がない・夢をよく見る・不眠・動悸・息切れ・頭のふらつき・目のかすみ・精神疲労・力が出ない・腰や膝がだるい，舌質淡・舌苔薄白，脈細滑。陰虚内熱を伴うものは，舌質紅・舌苔少，脈数を伴い，頬の紅潮・潮熱・大便乾結・小便黄赤色などの症状がみられることがある。

処方・手技

【基本穴】百虫窩穴・血海・風市・曲池
- **湿熱**：基本穴に三焦兪・陰陵泉を加え，便秘のものには，さらに上巨虚・支溝を加え，各穴に瀉法を施し，数分間行針を行ってから抜針する。

●**血虚**：基本穴に平補平瀉法を施し，さらに脾兪・足三里・膈兪を加えて補法を施し，各穴に20分間置針し，間欠的に行針を行う。陰虚内熱がはっきりしているものには，別に三陰交・太渓を加えて補法を施し，大便乾結のあるものには，さらに上巨虚・支溝を加えて平補平瀉法を施し，各穴に数分間行針を行ってから抜針する。

処方解説

百虫窩穴・風市は祛風止痒の要穴である。「風を治すにはまず血を治す，血行けば風は自ずから消滅する」といわれるが，血海は活血行血をするので瘙痒に対しても効果がある。陽明経は多気多血の経であり，曲池は手の陽明大腸経の合穴であるので，調気活血をすることができ祛風止痒の効能も良い。基本穴ですばやく抜針すれば清熱をすることができる。三焦兪は三焦の気機を疏通・調整し清熱利湿することができる。陰陵泉は醒脾清熱をして利湿する。上巨虚は胃腸の湿熱を清瀉し便秘を解消することができる。支溝は三焦の邪熱を清瀉し便通をつける。脾兪・足三里は脾胃を強化し気血を産生する。また補法を施してすばやく抜針すると，脾胃の陰を補益する。膈兪に補法を施し，しばらく置針すると補血養血し，すばやく抜針すると虚熱を取り除く。三陰交は主として肝腎および脾胃の陰を補益する。太渓は腎陰を補益する。

治療効果

本処方は，本病症に対し非常に優れた治療効果をもっている。一般に，針治療後ただちに瘙痒感は軽減し，実証であればおよそ10回，虚証であればおよそ30回の治療で治癒する。

症例

患者：楊〇〇，女性，28歳。
初診：1977年10月6日
所見：妊娠5カ月。全身が痒くなって1カ月以上になる。前2回の妊娠でも，中期以降に似たような全身瘙痒の既往歴がある。皮膚の落屑・顔や唇や爪に艶がない・頭のふらつき・動悸・精神疲労・力が出ない，舌質淡・舌苔白，脈細弱。
治療経過：上述の血虚の処方を用いると，痒みはただちに軽減した。原処方に従って合計20回の治療を行うと，痒みは止まり，顔色も好転し，その

ほかの症状も消失して治癒した。

16 妊娠中の便秘

本病症は，妊娠期間に大便秘結となり通じがなくなるもので，中国では，妊娠便秘と呼ばれる。

病因病機

体質がもともと陰虚のものが，受胎によって胎児を養うために血が集中すると，陰血がますます虚して，虚熱が内に生じ大腸を焼灼し，津液が乾燥して枯渇するために起こる。

弁証

妊娠して便秘となり，数日間も排便しないもので，口やのどの乾燥・潮熱・寝汗・手足心熱・不眠・夢をよく見る・頭のふらつき・耳鳴り・腰や膝がだるい，舌質紅・舌苔少，脈細数などがみられる。

処方・手技

【基本穴】上巨虚・支溝に平補平瀉法。三陰交・太渓に補法。

頭のふらつきのひどいものには風池・百会，耳鳴りのひどいものには翳風・聴会，不眠・夢をよく見るなどの症状がひどいものには，少府・大陵をそれぞれ加えて，平補平瀉法を施す。各穴に数分間行針してから抜針する。

処方解説

上巨虚・支溝は便秘を解消することができる。三陰交・太渓は，補陰することによって潤燥する。風池・百会には平肝潜陽〔陰虚で肝陽上亢のものを治療する法〕などの作用があり，醒頭明目の作用にも優れている。翳風・聴会には開竅して耳の通りを良くする作用があり，耳鳴りや難聴に有効である。少府・大陵は清心安神をする。

治療効果

本処方は本病症に対し非常に優れた治療効果をもっている。一般に，1回から数回の治療で排便があり，およそ20回の治療を行うと，諸症状はいず

れも消失して治癒する。

症例

患者：杜○○，女性，22歳。
初診：1978年11月22日
所見：妊娠のたびに便秘になる。今回は妊娠4カ月目だが，すでに1カ月以上便秘をしていて，中薬や西洋薬による治療を受けると，効果はあるが薬を止めると便秘が再発する。頭のふらつき・耳鳴り・口やのどの乾燥・両目が乾いてシバシバする・潮熱・寝汗・腰や膝がだるい・舌質紅で潤いがない，舌苔少，脈細やや数。
治療経過：上述の処方を1回用いると，翌日にはすっきりと排便があり，頭のふらつき・耳鳴りも軽減した。原処方に従って，1日1回，20回余り治療を行うと，頭のふらつき・耳鳴りなどの症状は消失し，便秘も再発していない。

17　妊娠中の血便

本病症は，妊娠期間中の下血を主症状とするもので，中国では，妊娠便血と呼ばれる。

病因病機

本病症は，もともと体質が脾気不足であることによるものが多い。脾が血を統轄することができず，血が経脈をめぐらなくなり腸中に溢れて起こる。

弁証

妊娠期間に血便があり，血は鮮紅色。顔色に艶がない・精神疲労・力が出ない・食が進まない・腹脹，舌質淡・舌苔薄膩，脈細で無力。腎気虚を伴うものは，腰や膝がだるい・頭のふらつき・耳鳴りなどの症状を伴うことが多い。本病症は，痔核・裂肛などの出血と鑑別する必要がある。

処方・手技

【基本穴】脾兪・足三里・三陰交・上巨虚
　腎虚を伴うものには，腎兪・復溜を加え，各穴に補法を施し，20分間置針して，間欠的に行針を行う。また隠白を加え，艾炷灸あるいは棒灸を行う。

処方解説

脾兪・足三里・三陰交・上巨虚・隠白はいずれも健脾益気をするので統血機能を回復することができる。腎兪・復溜は腎気・腎精を補益することができる。

治療効果

本処方は，本病症に対し非常に優れた治療効果をもっている。一般に，数回の治療で効果がある。およそ20回治療を行うと治癒する。

症例

患者：楊○○，女性，25歳。
初診：1977年12月14日
所見：妊娠8カ月。20日間余り血便がある。顔面晄白・艶がない・息切れ・力が出ない・食が進まない・腹脹・泥状便，舌質淡・舌体胖・舌辺に歯痕・舌苔白潤，脈虚緩で無力。
治療経過：上述の処方を3回用いると，出血は止まり，そのほかの症状も軽減した。原処方に従って，1日1回，20回余り治療を行うと諸症状は消失し，出血もまだ再発していない。

18　妊娠中の尿の渋りと痛み

本病症は，妊娠期間に現れる頻尿・尿意急迫・尿量が減少し渋り，排尿痛があるなどの症状で，中国では，妊娠小便淋痛，または子淋とも呼ばれる。

病因病機

● もともと体質が陽盛のものや，陽を助長するような辛い食品を食べすぎたりすると，受胎後に胎児を養うために陰血が集中し，陰が陽を助けられなくなり，心火偏亢となる。そしてその心火が下って小腸に行き，膀胱まで入り津液を焼灼する。

● さまざまな原因により湿熱内蘊となり，その湿熱が下って膀胱に入る。

● もともと体質が陰虚のものが，妊娠して陰血がますます虚すと，陰虚火旺となってその火が下って

膀胱に行く。
● 気虚のため膀胱の気機が失調して起こる。

弁証

本病症は，妊娠中に尿が渋り，排尿痛があることを主症状とする。

● 心火偏亢：尿量減少し黄色い・排尿しにくく排尿痛がひどい・顔面紅潮・心煩・口や舌に口内炎，舌質紅・舌苔黄あるいは苔少，脈滑数。
● 湿熱下注：尿量減少し黄色い・顔面は煤けたような黄色・胃の受納機能が滞り胸悶する・口が乾くが飲みたくない・便秘，舌質紅・舌苔黄膩，脈弦滑数。
● 陰虚火旺：尿量減少して黄色い・頭のふらつき・耳鳴り・頬の紅潮・潮熱・手足心熱・心煩・不眠・腰や膝がだるい・大便乾結，舌質紅・舌苔少，脈細滑数。
● 気虚：尿意はあるが出ない・尿意を我慢しようと思っても止められず排尿後に痛みがある・尿量は減らない・小便は白あるいは薄黄色。顔面晄白・倦怠感・力が出ない・食が進まない・腹脹，舌質淡・舌苔白，脈虚弱で無力。

処方・手技

【基本穴】中極・膀胱兪に平補平瀉法。

● 心火偏亢：基本穴に少府・労宮を加えて瀉法を施し，口内炎があればさらに廉泉を加えて瀉法を施し，便秘のものには上巨虚・支溝を加えて瀉法を施し，各穴に数分間行針を行ってから抜針する。さらに少衝・中衝を加え，点刺して出血させる。
● 湿熱下注：基本穴に三焦兪・陰陵泉を加えて瀉法を施し，便秘のものには，さらに上巨虚・支溝を加えて瀉法を施し，各穴に数分間行針を行ってから抜針する。
● 陰虚火旺：基本穴に三陰交・太渓・少府・労宮・行間を加え，三陰交・太渓に補法，少府・労宮・行間に平補平瀉法をそれぞれ施す。大便乾結のものには，さらに上巨虚・支溝を加えて平補平瀉法を施し，各穴に数分間行針を行ってから抜針する。
● 気虚：基本穴に脾兪・足三里・気海を加えて補法を施し，各穴に20分間置針し，間欠的に行針を行う。

処方解説

中極は膀胱の募穴であり，膀胱兪は膀胱の背兪穴で，いずれも膀胱の気機を調整・通利し，排尿を順調にして痛みを止める。また，すばやく抜針すれば清熱作用を引き出すので，本病症を治療することができる。少府・少衝・労宮・中衝は心火を清瀉する。上巨虚は，胃腸の邪熱を清瀉し便通をつける。支溝は三焦の気機を通利・調整し，三焦の邪熱を清瀉して便秘を解消する。三焦兪は三焦の湿熱を除く。陰陵泉は醒脾利湿して清熱する。三陰交は肝腎および脾胃の陰を補益する。太渓は腎陰を補益する。行間は肝火を降ろして清瀉し平肝潜陽をする作用がある。足の厥陰肝経は陰部および下腹部を循行しているので，これは本病症にとってとりわけ効果がある。脾兪・足三里は健脾益気をする。気海は元気を補益する効能にたいへん優れている。

治療効果

本処方は，本病症に対し非常に優れた治療効果をもっている。一般に，治療後にただちに症状は軽減する。実証であればおよそ10回，虚証であればおよそ30回の治療で治癒する。

症例

患者：劉〇〇，女性，29歳。
初診：1978年6月23日
所見：妊娠5カ月目。ここ10数日間，尿が渋り痛む。西洋薬を服用すると症状は消えるが，薬を止めると症状はぶり返し，さらにひどくなる。前回の妊娠でも中期に同じような症状があった。頬の紅潮・潮熱・頭のふらつき・耳鳴り・心煩・不眠・腰や膝がだるい・大便乾結，舌質紅・舌苔少，脈細滑数。妊娠小便淋病で，陰虚火旺によるものと診断した。
治療経過：上述の処方を用いると，翌日には尿の渋りと痛みおよび諸症状は軽減した。原処方に従って，1日1回，15回の治療を行ったところ，尿の渋りとそのほかの症状はいずれも消失した。

注釈

中極・膀胱兪は下腹部・腰部に位置しているので，胎児を傷つけたり流産させたりしないために，瀉法を用いてはならない。ただし，平補平瀉法で膀胱の

19 妊娠中の血尿

本病症は、妊娠期間に現れる血尿で、中国では妊娠尿血と呼ばれる。

病因病機

- 心火が内盛し下半身に行くために、下焦の熱が旺盛となり脈絡が損傷を受けて起こる。
- もともと体質が陰虚のものが、妊娠によって陰血が胎児を養うために陰がますます虚して、陰虚火旺になって膀胱の血絡を灼傷する。
- 平素から気血不足のものが、妊娠によって気血が胎児を養うために、気虚がますますひどくなり統血する力もなく、血が経脈を循行しなくなって起こる。

弁証

尿中に血が混じるが、排尿痛はないか、あってもそれほどはっきりしていないものを主症状とする。尿中に血が混じり、尿の渋りと痛みがあるものは、血淋と呼ばれる。

- 心火下移・下焦熱盛〔心火が下半身に行き、下焦の熱が盛んになる〕：小便黄赤色で尿血は鮮紅色・心煩・不眠・顔面紅潮・口渇・口内炎、舌質紅・舌苔黄、脈滑数。
- 陰虚火旺：尿量減少し血が混じる・頭のふらつき・耳鳴り・頬の紅潮・潮熱・手足心熱・心煩・夢をよく見る・腰や膝がだるい、舌質紅・舌苔少、脈細数。
- 気虚：罹病期間が長く尿血は薄い・顔に艶がない・倦怠感・力が出ない・息切れ・自汗・食が進まない・腹脹・薄い泥状便、舌質淡・舌苔薄白、脈細弱で無力。

処方・手技

【基本穴】血海・中極・膀胱兪に平補平瀉法。

- 心火下移・下焦熱盛：基本穴に少府・労宮・膈兪を加えて瀉法を施し、便秘のものには上巨虚・支溝を加えて瀉法を施す。数分間行針を行ってから抜針し、さらに少衝・中衝を加え、点刺して出血させる。
- 陰虚火旺：基本穴に三陰交・太渓・少府・労宮・行間を加え、三陰交・太渓に補法、少府・労宮・行間に平補平瀉法を施し、各穴に数分間行針を行ってから抜針する。
- 気虚：基本穴に脾兪・足三里・気海を加えて補法を施し、20分置針をし、間欠的に行針を行う。隠白を加えて艾炷灸を行う。

処方解説

血海・膈兪は調血止血をすることができ、また瘀血を残さない。すばやく抜針すれば清熱涼血の作用を兼ねる。隠白は健脾益気をして血を統轄することができる。そのほかの取穴の意義については、「18. 妊娠中の尿の渋りと痛み」の項（p.322）の処方解説を参考のこと。

治療効果

本処方は、本病症に対し優れた治療効果をもっている。一般に、実証であればおよそ10回、虚証であればおよそ30回の治療で治癒する。

症例

患者：銭○○、女性、31歳。

初診：1978年9月11日

所見：妊娠6カ月目。ここ数日、血尿が発生している。前2回の妊娠でも中期に同じような血尿が起こった。小便はやや熱感があるが、渋りと痛みはない。尿血は鮮紅色・頭のふらつき・耳鳴り・口やのどの乾燥・頬の紅潮・潮熱・手足心熱・腰や膝がだるい、舌質紅・舌苔少、脈細滑数。

治療経過：上述の陰虚火旺の処方を1回用いると、血尿および頭のふらつき・耳鳴り・潮熱などの症状はやや軽減した。10回の治療で血尿は止まり、そのほかの症状も明らかに軽減した。原処方に従って10回余り治療すると、諸症状も消失して治癒した。

注釈

「18. 妊娠中の尿の渋りと痛み」の項（p.322）の注釈を参照のこと。

20 妊娠中の尿閉

本病症は，妊娠期間に尿閉になるもので，ひどければ下腹部が脹って拘急し痛む。中国では，妊娠小便不通，また転胞・胞転・胎圧膀胱などと呼ばれる。

病因病機

- もともと体質が中気不足あるいは腎気虧損のものが，妊娠して胎児がしだいに大きくなってくると，気虚によって胎児を持ち上げる力がないため，胎児が重さで下がり膀胱を圧迫する。
- 湿熱内蘊があって，日が経つにつれて下焦に移動して，膀胱の化気行水に障害が及んで起こる。

弁証

本病症は妊娠中に尿閉が起こり，ひどければ下腹部が脹って拘急し痛むものである。本病症は子淋〔妊娠中の尿の渋りと痛み〕とは異なる。子淋は頻尿で尿の出が悪く，痛みがあるというものである。

- 気虚：顔色㿠白・艶がない・精神疲労・倦怠感・息切れ・しゃべりたくない・食が進まない・腹脹・泥状便あるいは排便がすっきりしない，舌体胖・舌質淡・舌苔薄白，脈緩細滑で無力。
- 腎虚：頭のふらつき・耳鳴りを伴う。顔色は暗いか㿠白・腰や膝がだるい・悪寒・手足の冷え，舌質淡・舌苔薄潤，脈沈細滑。
- 湿熱下注：尿量減少し黄色い・しだいに尿閉になる・顔色萎黄・頭重・めまい・胸部や上腹部の痞悶・口が苦く粘る・大便乾結，舌質紅・舌苔黄膩，脈滑数。

処方・手技

【基本穴】中極・膀胱兪
- 気虚：基本穴に脾兪・足三里・気海を加えて補法を施し，20分間置針し，間欠的に行針を行う。
- 腎虚：基本穴に腎兪・気海・復溜を加えて補法を施し，20分間置針し，間欠的に行針を行う。腎陽虚で悪寒・手足の冷えのあるものには，各穴に30分間置針し，間欠的に行針を行う。刺針後，艾炷灸あるいは棒灸を加える。
- 湿熱下注：基本穴に平補平瀉法を施し，さらに三焦兪・陰陵泉を加えて瀉法を施す。大便乾結があるものには，さらに上巨虚・支溝を加えて瀉法を施し，数分間行針を行ってから抜針する。

処方解説

中極・膀胱兪・脾兪・足三里・三焦兪・陰陵泉・上巨虚・支溝の取穴の意義については，「18. 妊娠中の尿の渋りと痛み」の項（p.322）を参照のこと。腎兪・復溜は腎気を補益し，灸を加えれば腎陽を温補する作用を強化することができる。気海は下焦の元気を補益し，腎気の回復を促し，しばらく置針し灸を加えれば陽気を温補する作用を強化することもできる。

治療効果

本処方は，本病症に対し非常に優れた治療効果をもっている。一般に，1回の治療で効果があり，およそ10回の治療で治癒する。

症例

患者：宋○○，女性，29歳。
初診：1977年11月28日
所見：妊娠7カ月目。数日前から尿閉が起こった。頭のふらつき・耳鳴り・腰や膝がだるい・倦怠感・精神疲労・手足が温まらない・歯がグラグラする・口渇はない，舌質淡・舌体胖・舌苔白潤，脈沈細で尺部が特にはっきりしている。
治療経過：上述の腎虚に対する処方を用いると，すぐに排尿した。原処方に従って，1日1回，10回余り治療すると諸症状はしだいに消失し，尿閉は再発していない。

21 妊娠中の尿失禁

本病症は，妊娠末期に尿が自覚なしに漏れるもので，中国では，妊娠小便失禁，あるいは妊娠尿失禁，

妊娠尿出などと呼ばれる。

病因病機

肺・脾・腎の虧損によることが多い。胎児が膀胱を圧迫し，気虚のために膀胱が抑制できなくなって起こる。

弁証

妊娠末期に腹部が下墜するような感じで脹満し尿が漏れる。精神疲労・倦怠感・息切れ・自汗・力が出ない・しゃべりたくない・食が進まない・腹脹・薄い泥状便・頭のふらつき・耳鳴り・腰や膝がだるい・手足が温まらない，舌質淡・舌苔薄白，脈虚弱あるいは沈細で無力。

処方・手技

【基本穴】中極・膀胱兪・気海・関元・脾兪・腎兪・足三里・三陰交・復溜

基本穴に補法を施す。20～30分間置針し，間欠的に行針を行う。刺針後に艾炷灸あるいは棒灸を加える。

処方解説

中極・膀胱兪は兪募配穴で，膀胱の抑制機能を増強・回復することができる。気海・関元は下焦の元気を補益する。脾兪・足三里・三陰交は脾胃を強め，中気を補う。腎兪・復溜は腎気を補益する。

治療効果

本処方は，本病症に対し優れた治療効果をもっている。一般に，1回の治療で効果があり，およそ20回の治療で治癒する。

症例

患者：馬○○，女性，26歳。
初診：1977年5月11日
所見：妊娠7カ月目。30日間余りにわたって尿失禁があり，この10日間余りはしだいにひどくなっている。頭のふらつき・耳鳴り・食が進まない・腹脹・ときどき泥状便になる・腰や膝がだるい・手足が温まらない，舌質淡・舌体胖嫩・舌苔白潤，脈沈細で無力。
治療経過：上述の処方を1回用いたが無効であった。2回目以後に尿失禁はやや好転した。原処方に従って20回余り治療を行うと，尿失禁およびそのほかの症状も消失し治癒した。

22 妊娠中の貧血

本病症は，妊娠期間にヘモグロビン濃度が10g以下に低下し，頭のふらつき・動悸・顔面蒼白などの貧血症状が出るものをいう。

病因病機

● もともと体質が脾虚であるのに，妊娠末期になって嘔吐などが加わって，脾胃がひどく損傷され血の生成の源が不足する。
● もともと体質が腎虚であるのに，妊娠して胎児の発育のために腎精が必要とされ，腎精がいっそう不足して精虚すなわち血が少なくなるという状態におちいる。
● 妊娠期間に出血があったり，痔などが原因となって出血過多になったりして，陰血が損耗して起こる。

弁証

妊娠期間にヘモグロビン濃度が10g以下に低下し，顔面は蒼白あるいは萎黄・頭のふらつき・動悸・唇や爪の色が薄い・精神疲労・倦怠感などの症状がある。
● 脾虚：食事量が減少・泥状便，舌質淡・舌辺に歯痕・舌苔薄白膩，脈細滑で無力。
● 腎虚：腰や膝がだるくて痛む・頭のふらつき・耳鳴りなど。脾腎陽虚によるものは，手足が温まらない・悪寒などの症状を伴う。
● 持続的な出血・痔やそのほかの原因による出血過多：顔面は蒼白あるいは萎黄・頭のふらつき・動悸・息切れ・力が出ない，舌質淡・舌苔薄白，脈細弱。

処方・手技

【基本穴】心兪・膈兪・肝兪・脾兪・胃兪・足三里
頭のふらつきには百会・風池を加え，動悸には神門・内関を加え，各穴に補法を施し，20分間置針し，間欠的に行針を行う。
● 腎虚：基本穴に腎兪・復溜・太渓を加えて補法を

施し，20分間置針し，間欠的に行針を行う。脾腎陽虚のものは，各穴に30分間置針し，間欠的に行針を行い，刺針後に艾炷灸あるいは棒灸を加える。
- ●持続的な出血・痔やそのほかの原因による出血過多：子宮出血であれば，基本穴による治療を行うと同時に，子宮出血治療の処方を行う。痔出血のものには，基本穴による治療を行うと同時に，痔の治療を行う。つまり上巨虚・二白穴〔掌側腕横紋から上に4寸，橈側腕屈筋腱の両側にそれぞれ取穴する。片方の腕に2穴〕・承山に平補平瀉法を行い，20分間置針し，間欠的に行針を行う。

処方解説

心は血を主り，膈兪は血の会穴であり，肝は血を蔵する。そのため心兪・膈兪・肝兪に補法を施せば，いずれも補血養血の作用があり，さらに心兪は寧心安神の作用がある。脾兪・胃兪・足三里は脾胃を強化し気血を産生することができる。百会・風池はいずれも頭部腧穴であり，これらを取穴すると患部に作用させることができるので，頭のふらつきに有効である。神門は手の少陰心経の原穴であり，内関は手の厥陰心包経の絡穴であるので，これらを取穴すると補心寧神をすることができる。腎兪・復溜はいずれも腎気を補益する作用があり，各穴に置針し灸を加えれば温陽の効能が特に引き出される。上巨虚・二白・承山は痔疾患に対して有効である。貧血が痔出血によるものであれば，痔が治癒すれば出血は止まるので，これは原因に対する治療となる。

治療効果

本処方は，本病症に対し非常に優れた治療効果をもっている。一般に，治療後に頭のふらつき・動悸などの症状はただちに軽減する。30〜50回の治療で貧血は治癒する。

症例

患者：宋○○，女性，28歳。
初診：1976年7月24日
所見：妊娠5カ月目。顔色萎黄，ときに頭のふらつき・目のくらみがある。動悸・息切れ・精神疲労・力が出ない・腹脹・泥状便・異常な痩せ，舌質淡・舌辺に歯痕・舌苔白，脈虚細。
治療経過：上述の脾虚に対する処方を1回行うと，動悸はただちに軽減した。原処方に従って，1日1回，15回治療を行うと，顔色は好転し諸症状もいずれも軽減した。7日間休んで，再び15回治療を行うと，顔色は赤みを帯び潤いが出てきて，諸症状は消失して治癒した。

23 胎児発育遅延

本病症は，母体の中で胎児の成長・発育が遅れるもので，腹部および子宮体が妊娠経過中の通常の大きさより明らかに小さいが，検診では胎児が生存しているものをいう。中国では胎痿不長と呼ばれる。

病因病機

- ●妊婦がもともと体質が虚弱か，あるいは慢性疾患をもっているもので，気血虧損のため胎児を養うことができない。あるいは途中で出血があって，胎児を養うことができないなどのため胎児が大きくならない。
- ●生まれつき体質的に資質不足で脾腎虚損であるか，妊娠中の房事や労働のために腎を損傷したか，あるいは妊娠中の飲食の不摂生のために脾を損傷したなどのために，生命の根源が生成されにくくなり，胎児の栄養が不足して起こる。

弁証

妊娠中期以降に，子宮および腹部が妊娠経過中の通常の大きさより明らかに小さいが，検診では胎児が生存しているもので，胎児心拍・胎動はあるが，微弱である。超音波断層撮影によって胎児の生存が確認できる。
- ●気血虚弱：身体虚弱・顔色萎黄かあるいは蒼白・頭のふらつき・目のくらみ・動悸・息切れ・言語に力がなく呼吸は微弱・しゃべりたくない，舌質淡・舌体嫩・舌苔薄白，脈細弱で無力。
- ●脾腎虚損：食が進まない・泥状便・腰や膝がだるい，舌質淡・舌苔白，脈沈細で無力。脾腎陽虚によるものは，さらに形寒・悪寒・手足が温まらないなどの症状がある。

処方・手技

【基本穴】心兪・肝兪・膈兪・脾兪・胃兪・足三里

基本穴に補法。20分間置針し，間欠的に行針を行う。

- ●脾腎虚損：基本穴に腎兪・復溜・太渓を加え，頭のふらつきのあるものにはさらに百会・風池を加え，動悸のあるものには神門を加え，各穴に補法を施し，20分間置針し，間欠的に行針を行う。脾腎陽虚によるものは，各穴に30分間置針し，間欠的に行針を行い，刺針後に艾炷灸あるいは棒灸を加える。

処方解説

心は血を主り，肝は血を蔵する。また膈兪は血の会穴であるので，心兪・膈兪・肝兪に補法を施すと補血養血の作用が出る。胃兪・足三里は脾胃を強化し，気血産生の源を充足させる。百会・風池は頭部の腧穴であり，これを取穴することによって頭のふらつきの症状を寛解させる。神門は寧心安神をして心気・心血を補益する。腎兪・復溜・太渓は腎精を補益するので，精・血が互いに化生し，精が充足すれば血も充足する。胎元〔胚体〕は母体の中で，気によって満たされており，血によって養われているので，気血が充足すれば，胚体も自然に成長する。

治療効果

本処方は，本病症に対し一定の治療効果をもっている。上述の処方により30〜50回治療を行うと，母体の気血虚弱・脾腎虚損は回復し，胎元は滋養を得て正常に成長・発育するようになる。

症例

患者：宋○○，女性，22歳。

初診：1975年11月。

所見：妊娠5カ月目。腹部が妊娠経過中の通常の大きさより明らかに小さいが，胎動はあり，妊婦健診によると胎児心拍は存在している。顔面蒼白・頭のふらつき・動悸・息切れ・力が出ない・痩せ，舌質淡・舌苔白，脈細弱。気血不足により胎元が栄養されない。

治療経過：上述の処方を15回用いると，動悸・頭のふらつきなどの症状はしだいに消失し，顔色もしだいに好転した。数日休んで再び20回治療を行うと，顔面はしだいに赤みを帯び潤いも出てきて，諸症状は消失した。妊婦健診でも，子宮および腹部の大きさは基本的に妊娠経過中の通常の大きさに相応しており，胎児心拍・胎動も正常であった。数カ月後に男児を出産したが，少し痩せているものの基本的に正常であった。

24　胎位異常

本病症は，妊娠7カ月以上で，妊婦の骨盤および胎児は正常であるが，胎児の位置が異常であるものである。よく見られるものは，斜位・横位・骨盤位・足位などである。

病因病機

- ●飲食の不節制や過労などによって脾気を損傷したり，あるいはそのほかの原因によって気血不足となったりして，胎児が栄養されず胎気〔胎児が母体内で受ける精気〕が調和されなくなる。
- ●さまざまな原因によって腎陰が不足し，肝陽上亢となり，衝脈・任脈が栄養されず胎気が調和されなくなる。
- ●感情的な抑うつによって肝気が横逆し，胞脈が阻害され胎気が調和されなくなる。

弁証

産前の検診や超音波断層撮影などによって胎位の異常が発見される。

- ●気血不足：顔色は蒼白あるいは萎黄・息切れ・しゃべりたくない・倦怠感・力が出ない・動悸や激しい心悸亢進・食が進まない・腹脹・泥状便，舌質淡・舌苔白，脈細弱あるいは細滑。
- ●腎陰不足：頭のふらつき・耳鳴り・口やのどの乾燥・潮熱・寝汗・手足心熱，舌質紅・舌苔少，脈細数。
- ●肝鬱気滞：季肋部や乳房の脹悶あるいは脹痛・ため息・げっぷ，舌苔白，脈弦。肝鬱化火のものは，舌質紅・舌苔黄になり，脈数を伴う。口苦・のどの乾き・イライラする・不安・便秘・小便が赤いなどの症状を兼ねる。

処方・手技

【基本穴】至陰

腹部を緩めて，艾炷灸あるいは棒灸を1回に20分程度行う。

- ●気血不足：基本穴に脾兪・膈兪・足三里を加えて補法を施し，20分間置針し，間欠的に行針を行う。
- ●腎陰不足：基本穴に復溜・太渓を加えて補法を施し，数分間行針を行ってから抜針する。
- ●肝鬱気滞：基本穴に期門・陽陵泉・太衝を加え，期門・陽陵泉に瀉法，太衝には平補平瀉法を施し，20分間置針し，間欠的に行針を行う。肝鬱化火となっているものは，各穴に数分間行針を行ってから抜針する。また大敦を加え，点刺して出血させる。

処方解説

至陰には胎位矯正の作用があり，胎位の異常を治療する経験穴である。脾兪・足三里は脾胃を強化し，気血の産生を促進することができる。膈兪は補血養血をする。復溜・太渓は腎陰を補益する。期門・太衝・陽陵泉は疏肝理気をし，すばやく抜針すれば鬱熱を清瀉することができる。大敦は肝経の鬱火を清瀉する作用を強化できる。

治療効果

本処方は，本病症に対し優れた治療効果をもっている。一般に，およそ15回の治療で胎児の位置は正常に戻る。

症例

患者：劉○○，女性，26歳。
初診：1978年4月16日
所見：妊娠8カ月目。産前の検診時に，胎児の位置が斜位であることが判明した。中薬をいくらか服用したが治らなかった。顔色萎黄・動悸・息切れ・食が進まない・腹脹・ときどき泥状便になる・倦怠感・力が出ない・唇や爪に艶がない，舌体胖・舌辺に歯痕・舌質淡・舌苔白，脈細弱。
治療経過：上述の気血不足に対する処方を用いて10回余り治療を行うと，胎児の位置は正常に戻り，動悸・息切れなどの症状もしだいに消失して，その後順調に女児を出産した。

25 切迫流産

本病症は，妊娠中に腟から少量の出血があり，出たり止まったりするか，あるいは常に少しずつ出血して，腰のだるさや腹痛などがないものである。中国では，胎漏・漏胎・胞漏などと呼ばれ，妊娠中に突然下墜感の伴う胎動があり，腰がだるく腹痛があり，あるいは腟から少量の出血があるものを胎動不安と呼ぶ。胎漏と胎動不安は，しばしば流産の前兆として現れる。

病因病機

- ●脾胃虚弱あるいはさまざまな原因によって気血が不足すると，胎元の営養も不足し胎気が固まらず起こる。
- ●もともと体質が腎虚であるか，そのほかの原因によって腎気を損傷すると，腎虚のため衝脈・任脈が損なわれ，胎児が母体とのつながりを失い，胎元が固まらず起こる。
- ●もともと体質が陽盛であるか，感情の抑うつが結して熱となったり，あるいは外感による邪熱・陰虚内熱などのため血熱となり，熱が衝脈・任脈を乱し，胎気を損傷して起こる。
- ●気滞血瘀のため胞宮〔子宮〕が瘀阻され，栄養障害となり，胎元が固まらず起こる。
- ●妊婦が転倒などによって外傷を受けたり，薬石・毒物を服用したりして，衝脈・任脈を損ない，胎元が固まらず起こる。

弁証

検査および臨床症状によって，まず妊娠の有無を判定し，さらに胎児が生存しているかどうかを確認する。もし胎児が生存していれば，さらにそのほかの臨床症状を合わせて診断し，はじめて確定する。

- ●腎陽不足：胎漏・胎動不安という主症状以外に，少量の出血があり色は薄い黒で，顔面眺白・腰や膝がだるい・頭のふらつき・耳鳴り・頻尿で夜間に多くひどければ尿失禁する，舌質淡・舌苔白，脈沈細無力で尺脈において顕著などの症状がある。腎陽不足のものは，手足が温まらない，脈遅などの症状を伴う。

- ●気血虚弱：出血量は少なく，色は薄く質はサラッとしている。顔や唇や爪に艶がない・動悸・息切れ・精神疲労・力が出ない，舌質淡・舌苔白，脈細弱。
- ●陽盛血熱：出血は鮮紅色・心煩・不眠・便秘・小便黄赤色，舌質紅・舌苔黄，脈滑数。
- ●肝鬱化火：口苦・のどの乾き・頭痛・めまい・イライラする・怒りっぽい，脈は弦を伴うことが多い。
- ●陰虚内熱・熱盛傷陰：潮熱・心煩・口やのどの乾燥・大便乾結・小便減少して黄色い，舌質紅・舌苔少，脈細数。
- ●気鬱：精神的な抑うつ，胸脇あるいは乳房の脹痛・ときにため息をつきたがる・げっぷ・食事量が少ない，舌質淡・舌苔白，脈は弦滑が多い。
- ●血瘀：舌質紫暗あるいは紫斑がある・外傷歴があることもある。

処方・手技

【基本穴】肝兪・関元・三陰交に補法。

- ●腎虚：基本穴に太渓・復溜を加えて補法を施し，20分間置針し，間欠的に行針を行う。腎陽不足のものは，各穴に30分間置針し，間欠的に行針を行い，刺針後に艾炷灸あるいは棒灸を加える。陰虚内熱のものは，各穴に数分間行針を行ってから抜針する。大便乾結のあるものには，さらに上巨虚・支溝を加えて平補平瀉法を施し，心煩・不眠のあるものには，少府・大陵を加えて平補平瀉法を施し，数分間行針を行ってから抜針する。
- ●気血虚弱：基本穴に脾兪・足三里・膈兪を加えて補法を施し，20分間置針し，間欠的に行針を行う。
- ●陽盛血熱：基本穴に血海・膈兪・内庭・上巨虚・支溝を加えて瀉法を施し，各穴に数分間行針を行ってから抜針する。肝鬱化火のため熱が衝脈・任脈を乱すものには，さらに太衝を加えて瀉法を施し，数分間行針を行ってから抜針する。そのうえで大敦を加え，点刺して出血させる。
- ●気鬱：基本穴に期門・太衝を加えて瀉法を施し，20分間置針し，間欠的に行針を行う。
- ●血瘀：基本穴に血海・膈兪を加えて瀉法を施し，20分間置針し，間欠的に行針を行う。

処方解説

胎元のもとは陰血である。肝と衝脈・任脈とは密接な関係にあり，胎元は衝脈・任脈によって固摂されている。そのため肝兪に補法を施すと肝血・肝陰を補益し，切迫流産に対して安定をもたらす。足の三陰経と任脈は関元で交会しており，衝脈・任脈とも密接な関係にあって，また関元は下腹部に位置しているので，関元を取穴すると胞宮に作用し，胎元の安定をはかることができる。三陰交は足の三陰経の交会穴であり，また足の三陰経は衝脈・任脈とも密接な関係にあるので，胞宮に作用しやすく，補法を施せば胎元を安定させる作用も出る。基本穴にしばらく置針し，灸を加えることによって，温陽作用を兼ねることができ，すばやく抜針することによって，益陰清熱をすることができる。太渓・復溜にしばらく置針すると腎の精気を補益し，灸を加えれば温腎壮陽の作用を強化することができる。またすばやく抜針すればおもに腎陰を補益することができる。上巨虚は，胃腸の邪熱を清瀉し便通をつける。支溝は三焦の気機を疏通・調整して三焦の邪熱を清瀉し，通じをつける作用がある。脾兪・足三里は脾胃を強化し気血を産生する。膈兪に補法を施し，しばらく置針すれば補血・養血をすることになり，瀉法を施してしばらく置針すれば活血化瘀をすることになる。また瀉法を施してすばやく抜針すると，活血化瘀の作用だけでなく清熱涼血をすることにもなる。血海に瀉法を施すと活血化瘀をすることになるし，すばやく抜針すると清熱涼血の効能を兼ねるようになる。内庭は陽明の邪熱を清瀉する効能に優れている。太衝に瀉法を施しすばやく抜針し，大敦に点刺出血をすると肝経の鬱火を清瀉する。太衝に瀉法を施ししばらく置針すると，疏肝理気をして解鬱をする。期門にも疏肝理気の作用がある。

治療効果

本処方は，本病症に対し非常に優れた治療効果をもっている。一般に，およそ10回の治療で治癒する。

症例

患者：朱〇〇，女性，24歳。
初診：1977年12月8日
所見：妊娠3カ月目。2日前に突然腟からの出血があり，中薬を服用したが効果はなかった。出血量は多くはなく，色は薄く質はサラッとしている。顔色萎黄・精神疲労・力が出ない・息切れ・自汗・食が進まない・泥状便，舌質淡・舌苔白，脈細弱で無力。気血不足のために，胎元が栄養されなく

なった。

治療経過：上述の気血不足に対する処方を3回用いると，出血は止まった。原処方に従って10回治療を行うと，食事量も増加し顔色も好転し，諸症状は消失して治癒した。

注釈

三陰交および関元などの下腹部・腰部・仙骨部の腧穴は，歴代の医家が堕胎や陣痛誘導などのために用いることがたいへん多かったので，一般には敬遠される。しかし，古人はまた，「故あれば殞することなく，また殞することなきなり」〔然るべき原則があれば，損傷することはなく，また（母体も）損傷することはない〕という説を示している。用薬だけでなく，針灸についてもまた同様である。三陰交を用いて堕胎をさせるメカニズムは，瀉法を用いることにある。陰血が瀉されて虚となり，胎元に栄養が行かなくなって誘発されるのである。本処方における三陰交の用い方は，瀉法ではなく補法である。関元も補法を用いる。瀉法を用いなければ，損傷が陰血・正気に及ぶことはなく，堕胎の恐れはまったくない。かえって胎元を安定させる効能がある。

26 早期流産・後期流産

早期流産・後期流産は，切迫流産が発展して起こるものである。また，切迫流産の段階を経ないで，直接，早期流産・後期流産に至るものもある。

中国では，妊娠12週以内の妊娠初期に，胎児が未熟なうちに自然に流れるものを堕胎という。妊娠12～28週以内〔日本では妊娠12周以降22週未満の流産を後期流産，22週以降を死産と定義している〕で，胎児がすでに形成されていて自然に産出されるものを小産・半産ともいう。西洋医学では，前者は早期流産，後者は後期流産に相当する。

病因病機

- もともと体質が気血不足か，あるいは腎気虚弱のものが，胎元が栄養されなくなり胎元が固まらず流産する。
- 転倒・房事などによって胎元を損傷して起こる。
- 七情によって傷つけられ気機がのびやかにならず，瘀血が胞宮のうちに溜まって起こる。
- 熱病・温虐〔内に伏邪があり，夏季に暑熱を受けて発生する瘧疾の1つ〕の邪毒が内に侵入し，瘀血を挟んで熱と化し，胞宮に滞留し胎元を損傷して流産する。

弁証

妊娠初期に腟からの出血があり，色は暗紅色で血塊を含む。下腹部が下墜するように脹り，腰は折れるように痛む。胎児（胚芽）の一部が排出されるか，子宮口まで出て留まっているなどがあれば早期流産である。妊娠4～7カ月で，下腹部にひとしきり激しい痛みがあり，腟が下墜するように脹り，便意のような感覚があって羊水が溢出し，続いて多量の出血，ひどければ大出血があれば，後期流産の徴候である。

- 気血不足：上述の症状のほかに，顔や唇や爪に艶がない・動悸・息切れ，舌質淡・舌苔白，脈虚弦などの症状がある。
- 気滞血瘀：出血時にひとしきり腹痛があり，押えると痛みが増す。血塊を含み，出血後は痛みが軽減する。舌質紫暗あるいは紫斑，脈弦渋。
- 熱毒瘀阻：出血に臭みがあり血塊を含む。腹痛があり押えると痛みが増す・悪寒発熱，舌質暗紅あるいは瘀斑・舌苔黄膩，脈数。

処方・手技

【基本穴】合谷・三陰交に瀉法。

- 気血不足：基本穴に関元・足三里を加えて補法を施す。腎気不足のものには復溜・太渓を加えて補法を施し，動悸・息切れのあるものには神門・内関を加えて補法を施し，各穴に30分間置針し，間欠的に行針を行う。
- 気滞血瘀：基本穴に太衝・血海・膈兪を加えて瀉法を施し，20分以上置針し，間欠的に行針を行う。
- 熱毒瘀阻：基本穴に20分以上置針し，間欠的に行針を行い，さらに太衝・血海・膈兪・大椎・外関・曲池・内庭を加えて瀉法を施し，数分間行針を行ってから抜針する。大敦・厲兌を加え，点刺して出血させる。

処方解説

本病症の治療原則は，すでに胎元の流出する勢い

があって止めることは難しいので，胎児を断念して母体を保護することが主となる。胎元は母体内にあって，陰血によって滋養されているので，処方としては，合谷を取穴して益気作用を働かせる。これを「気が有余であれば，すなわち火である」という。さらに，三陰交に瀉法を施して活血破瘀〔腹中の瘀血を除く〕をすることで，血を抑えて気を旺盛にし，陰陽を失調させて，胎元に栄養が行かないようにして胎児を流出させる働きを促す。関元は元気を補益し陽気を回復させる。足三里は脾胃を強化し気血を産生する。復溜・太渓は腎の精気を補益し，神門・内関に補法を施せば，心気・心血を補益し寧心安神をすることができる。気血不足および腎虚によるものにこれを行うと，正気を扶助し虚脱を防ぐことができる。太衝は疏肝理気をして解鬱する。またすばやく抜針すれば肝火を清瀉する作用を兼ねることができる。血海・膈兪は活血化瘀をし，すばやく抜針すればさらに清熱涼血をする。大椎は陽経の邪熱を清瀉し瀉火解毒をして，身熱を治療する効能に優れている。外関は三焦の邪熱を清瀉する。曲池・内庭・厲兌は陽明の気分の熱を清瀉する。大敦は肝火の清瀉を強化し平肝潜陽の作用を引き出す。

治療効果

本処方は，本病症に対し優れた治療効果をもっている。一般に，本処方の治療によって，すみやかに胎児および瘀血を排出させることができる。

症例

患者：宋○○，女性，28歳。
初診：1977年10月15日
所見：妊娠3カ月目。12日に膣から出血があり，西洋医から〔切迫〕流産と診断された。中薬・西洋薬によって胎児を保存する治療を行ったが，出血はしだいに増加し，色は紅く血塊を含み，下腹部の下墜するような脹満感もしだいにひどくなった。患者はもともと体質が虚しており，顔色萎黄である。ときに頭のふらつき・動悸・食が進まない・腹脹・腰や膝がだるい，舌質淡・舌苔白，脈沈細で無力。
治療経過：上述の気血不足および腎虚の処方を合わせて用いると，数時間後には胎児が排出された。その後，出血はしだいに止まり治癒した。

注釈

①早期流産・後期流産は西洋医学では，進行流産・不全流産あるいは稽留流産の範疇に含まれ，胎児を保全することは難しく流産は免れないので，本処方を使用するのがよい。
②本処方の治療効果がはかばかしくなく，出血がひどい場合は，中西両医学のほかの治療法を組み合わせ，搔爬術あるいは分娩誘発術などによって胎児を排出させ，産科処置を行うべきである。

27 習慣（性）流産

流産が連続3回以上起こったものを習慣（性）流産という。中国では，滑胎または数堕胎と呼ばれる。

病因病機

- 気血虚弱，衝脈・任脈の経気不足などにより，胎児を保持できなくなって起こる。
- 腎陰虧損のため内熱が生じて胎児を損傷する。
- 腎気腎陽の不足のため命門の火が衰弱し，衝脈・任脈の経気不足となり，胎元が固まらず流産する。

弁証

本病症は，たびたび妊娠するが流産を繰り返すということを主症状とする。一般に，妊娠3カ月以内に発生する。

- **気血不足**：顔や唇や爪に艶がない・頭のふらつき・動悸・精神疲労・力が出ない・息切れ・自汗・食が進まない・腹脹・泥状便，舌質淡・舌苔白，脈細弱で無力。
- **腎虚**：頭のふらつき・耳鳴り・腰や膝がだるい。陰虚内熱のものは，口やのどの乾燥・心煩・夢をよく見る・頬の紅潮・潮熱・大便乾結・小便が黄色い，舌質紅・舌苔少，脈細数などの症状を伴う。腎陽不足のものは，顔面㿠白・精神疲労・倦怠感・尿量が多く澄んでいる・夜間尿が多い・五更泄瀉・下腹部および手足が温まらない，舌体胖・舌質淡・舌苔白潤，脈沈細で無力などの症状を伴う。

処方・手技

【基本穴】肝兪・関元・三陰交

- ●気血不足：基本穴に脾兪・足三里・膈兪を加えて補法を施し、20分間置針し、間欠的に行針を行う。
- ●腎虚：基本穴に太渓・復溜を加えて補法を施し、腎陽不足のものは、各穴に30分間置針し、間欠的に行針を行う。刺針後に灸を加える。腎陰不足のものは、各穴に数分間行針を行ってから抜針する。心煩して夢をよく見るものには、さらに少府・大陵を加えて平補平瀉法を施し、数分間行針を行ってから抜針する。大便乾結のあるものには、上巨虚・支溝を加えて平補平瀉法を施し、数分間行針を行ってから抜針する。

処方解説

「25. 切迫流産」の項（p.329）を参照のこと。

治療効果

本処方は、本病症に対し優れた治療効果をもっている。一般に、30回以上の治療によって治癒する。

症例

患者：楊○○，女性，27歳。

初診：1977年11月8日

所見：3年間に4回妊娠し、いずれも妊娠3カ月目までに自然流産している。今回妊娠3カ月目であるが、2日前に腟からの出血が始まり、これまでの4回の自然流産の初期症状に似ている。顔色に艶がない・頭のふらつき・耳鳴り・動悸・息切れ・ときどき泥状便になる・腰や膝がだるい・手足が温まらない、舌体胖・舌質淡・舌苔白潤、脈沈細で無力。

治療経過：上述の気血不足と腎陽虚に対する処方を用いた。2回治療をしただけで出血は止まった。原処方に従って、1日1回、合計20回治療を行うと、そのほかの症状は消失した。半年後に経過観察すると、針灸治療の後、体はしだいに正常に回復し、順調に男児を出産した。

第4節 分娩時および分娩後の病症

1 難産

臨月になって分娩するとき，胎児が順調に分娩できないものを難産という。古くは産難ということもあった。

病因病機

- 妊婦の正気不足，あるいは分娩時にいきむのが早すぎて気力を損耗してしまう，または前期破水あるいは早期破水などによって津液が枯渇して起こる。
- 分娩時に緊張しすぎて不安や恐れに襲われる，あるいは分娩前にのんびりしすぎて，気血の運行に支障を来す。
- 寒邪を感受して寒凝血滞となり気機がめぐらない。

弁証

分娩時間が長すぎて，なかなかはかどらないか，あるいはまったく進展しないことを主症状とする。

- **気血不足**：子宮収縮が微弱で，収縮の時間が短く，収縮の間隔が長すぎる。あるいは出血量が多く，色は薄い。顔面蒼白あるいは萎黄・動悸・息切れ・精神疲労・力が出ない，舌質淡・舌苔薄，脈虚大で無力あるいは沈細弱。
- **気滞血瘀**：分娩時に腰や腹部が激しく痛み，子宮収縮が強く，収縮の間隔が一定でない。出血の色が暗紅で血塊がある。精神的な緊張・顔色が紫暗色・胸脇脹悶・上腹部の苦悶があり吐き気がある，舌質暗紅あるいは瘀斑・舌苔は正常あるいは膩，脈弦あるいは渋。
- **寒凝血滞・気機不利**：悪寒・手足の冷えなどの症状を伴う。

処方・手技

【基本穴】三陰交に瀉法。合谷に補法。

- **気血不足**：基本穴に気海・関元・足三里を加えて補法を施し，20分間以上置針し，間欠的に行針を行う。
- **気滞血瘀**：基本穴に期門・太衝・陽陵泉・支溝・膈兪・血海を加えて瀉法を施し，20分間置針し，間欠的に行針を行う。
- **寒凝血滞・気機不利**：基本穴に刺針した後，さらに艾炷灸あるいは棒灸を加える。

処方解説

三陰交に瀉法，合谷に補法を施すのは，陣痛・分娩を促進する古人の経験方である。合谷を補うことによって補気をする。すなわち「気が有余であれば，すなわち火である」ということで，陰陽の失調によって胎元に栄養を行かせず下墜させる方法を用いて，陣痛の目的を達し，胎児の分娩を導く。気海・関元は元気をおおいに補う。足三里は補中健脾をして気血を補益する効能にたいへん優れている。期門・太衝・陽陵泉は疏肝理気をする。支溝は上・中・下焦の気機を疏通・調整する。膈兪・血海は活血化瘀をする。各穴に灸を加えれば，温陽散寒の作用を強化することができる。

治療効果

本処方は，本病症に対し優れた治療効果をもっている。一般に，施術後数時間で胎児は分娩される。

症例

患者：楊〇〇，女性，29歳。

初診：1976年4月22日

所見：臨月になり出産することになったが，分娩の進行が遅れ，30時間経っても胎児が出てこない。子宮収縮はきわめて微弱であり，収縮の時間は短く収縮の間隔が長い。出血も量が多くなり色は薄い。顔や唇や爪に艶がない・頭のふらつき・動悸，舌質淡・舌苔白，脈細弱で無力。

治療経過：上述の気血不足に対する処方を用いると，30分後には子宮収縮が強まり，収縮の時間も長くなり，数時間後に順調に女児を出産した。

注釈

本処方による治療を行っても，分娩の進行が依然として緩慢であれば，必要に応じて適宜，中西両医学のほかの治療法を組み合わせて治療を行うべきである。手術などの方法をとることによって，母子の健康に大きな危害が及ばないようにしなければならない。

2 過強陣痛による失神

分娩時に痛みがあまりにひどくて耐えられず，叫び声をあげるのは正常だが，本病症は痛みがひどくて失神してしまう。

病因病機

はじめての分娩であったり，産婦の体格に比べて胎児が大きいため胎児が産道を通過しにくいか，産道が過度に拡張するか，あるいは産婦が分娩に対して過度に恐れたり緊張したりして，気血阻滞・陰陽失調となって起こる。

弁証

分娩時に痛みが耐えがたく，牙関緊急・顔色が青紫になる・冷や汗が出る・手足が厥冷する・意識不明などの症状が現れる。

処方・手技

【基本穴】水溝・合谷・三陰交・足三里・太衝

基本穴に瀉法を施す。行針を行い，痛みが寛解し，意識および顔色が回復し，手足が少し温まってきたら，行針を止める。冷や汗が止まらないものには，神闕・気海・関元に汗が止まるまで灸を加える。

処方解説

水溝は開竅醒神をすることができる。合谷・三陰交は子宮に作用し，子宮収縮を調節する作用のあることが西洋医学の研究でも実証されており，分娩時の痛みを寛解させることができる。そのほかに陣痛を促進して分娩を促す効能もある。足三里は足の陽明胃経の合穴であり，足の陽明胃経は下腹部を循行しているので下腹部に作用し，すべての腹痛に対して寛解させる作用があり，分娩による下腹部の激痛にも効果がある。太衝は足の厥陰肝経の原穴であり，疏肝理気・活絡止痛の作用がある。また足の厥陰肝経は陰部および下腹部を循行しているので，分娩によって生じる陰部および下腹部の激痛に対しても良い効果がある。神闕・気海・関元はいずれも益気止汗・回陽固脱の作用がある。

治療効果

本処方を約10分間行うと，激痛はただちに寛解し，意識は回復し，諸症状は消失する。本処方は激痛・失神を繰り返すものにも効果がある。

症例

患者：王〇〇，女性，26歳。
初診：1976年11月18日
所見：分娩時に激痛のため失神して10分経つ。顔色が青紫・牙関緊急・両手を握り締め手足が厥冷する・呼吸促迫・意識不明，脈沈緊やや数。
治療経過：上述の処方を用いて，10分間行針を行うと，意識および顔色はしだいに回復し，諸症状も消失した。30分後に無事に女児を出産した。

注釈

本処方を用いても失神が好転しないものには，中西両医学の治療方法を組み合わせて救急治療を行い，治療時期を逃して患者の生命を危険にさらさないようにしなければならない。

3 分娩後の失神・ショック

本病症は，分娩後に突然失神あるいはショックを起こし，牙関緊急・意識不明となるもので，分娩後の血暈〔血分に病変のあるめまい・失神〕は危篤症候である。

病因病機

●もともと体質が気血虚弱であり，分娩による出血過多のため陽気虚脱となる。

●分娩時に寒邪を受け，血が寒凝となり瘀滞してめぐらず，血瘀気逆となり心神をかき乱すために起こる。

弁証

- **血虚気脱**：分娩による失血過多のため突然ショック状態になり，顔や唇や爪に艶がなく，動悸・煩悶して，しばらくして意識不明になる。目を閉じ口を開ける・冷や汗がダラダラ出る・手足は温まらない，舌質淡・舌苔白，脈微で今にも絶えそう・あるいは脈浮大虚。
- **瘀阻気閉**：意識昏迷・顔色は紫暗・牙関緊急・両手を握り締める・呼吸促迫・悪露滞留あるいは量が少ない・子宮収縮時に下腹部を押えると痛みが増す・心下急満・胸悶・嘔吐，舌質紫暗あるいは紫塊がある，脈渋。
- **寒凝血瘀**：下腹部・手足の冷えなどの症状がある。

処方・手技

【基本穴】水溝・湧泉
- **血虚気脱**：基本穴に平補平瀉法を施す。さらに足三里・三陰交・復溜を加えて補法を施し，行針を行う。さらに神闕を加えて艾炷灸，気海・関元を加えて補法を施し，しばらく置針し，刺針後，艾炷灸を加える。患者の意識が回復するまで行う。
- **瘀阻気閉**：基本穴に内関・太衝・血海・膈兪・中極を加えて瀉法を施し，患者の意識が回復するまで行針を行う。
- **寒凝血瘀**：基本穴に刺針の後，艾炷灸あるいは棒灸を加える。

処方解説

水溝・湧泉はいずれも救急の要穴であり醒神蘇厥をすることができる。足三里・三陰交は脾胃を強化し正気を扶助する。復溜は腎精を補い真気を強固にする。神闕・気海・関元はいずれも元気を補益し回陽固脱をする作用がある。内関は寛胸理気・和胃降逆をする。太衝は疏肝理気をして血をめぐらせる。血海・膈兪はおもに活血化瘀の効能がある。中極は下焦の気機を調節してめぐらせ化瘀消滞などに作用する。各穴に灸を加えれば温陽散寒の作用を強化する。

治療効果

本処方は，本病症に対し非常に優れた治療効果をもっている。一般に，本処方の治療を行って数十分以内に意識は回復し正常になる。

症例

患者：楊○○，女性，27歳。
初診：1978年8月21日
所見：気血がもともと虚していて，顔・唇・爪に艶がなく，ときに動悸・息切れがあり，妊娠末期にそれらの症状がしだいにひどくなった。順調に男児を出産したが，10分後に突然頭のふらつき・目のかすみ・動悸・息切れがひどくなり，しばらくして意識不明になった。冷や汗がダラダラと出て，目を閉じ口を開け，手足は冷え，顔面蒼白。舌質淡・舌苔白，脈微で今にも絶えそう。
治療経過：上述の血虚気脱に対する処方を用い，数分すると患者の意識はしだいに回復し，冷や汗も止まり手足もやや温かくなった。その後，中薬による血虚の治療を行い，1カ月後には顔色に赤みと潤いが出てきて，血虚による諸症状もしだいに消失した。

注釈

上述の処方を使用してもかんばしくないものには，中西両医学の治療法を組み合わせて治療を行い，病状が重篤になるまで治療を遅らせることのないようにしなければならない。

4　分娩後の痙証

分娩後に，項背部の強直・手足の痙攣，ひどければ牙関緊急・角弓反張が発生するものを分娩後の痙証といい，中国では産後発痙とも呼ばれる。

病因病機

- 分娩時の失血によって津液を損傷し陰血不足となり，筋脈を潤し栄養を与えることができない。
- 分娩時の不注意により局所を損傷し，邪毒が虚に乗じて経絡に入り込んで起こる。

弁証

分娩後,急に痙攣が起こることを主症状とする。
- ●陰血虧損:分娩後の出血過多によることが多い。痙攣の発症のほか,顔色は蒼白あるいは萎黄,舌質淡・舌苔白,脈は虚細が多いなどの症状がある。陰虚内熱がはっきりしているものは,舌質紅・舌苔少,脈は弦細数が多いなどの症状がある。
- ●邪毒の感染:頭項部がひどく痛む・発熱・悪寒,舌質は正常・舌苔薄白,脈浮弦。熱邪が偏盛するものは,舌質紅・舌苔黄,脈弦数,あるいは口苦・口渇などの症状を伴う。

処方・手技

【基本穴】太衝・陽陵泉・風府・合谷
- ●陰血虧損:基本穴に痙攣症状が止まるまで瀉法を施す。さらに三陰交・太渓・膈兪を加えて補法を施し,20分間置針し,間欠的に行針を行う。陰虚内熱がはっきりしているものは,上述の追加した各穴に,数分間行針を行ってから抜針する。
- ●邪毒の感染:基本穴に瀉法を施し,痙攣が止まるまで行針を行う。さらに大椎・外関・曲池を加えて瀉法を施し,20分間置針し,間欠的に行針を行う。邪熱の偏盛するものには,上述の追加した各穴に,数分間行針を行ってから抜針する。さらに十二井穴・十宣穴・大敦を加え,点刺して出血させる。

処方解説

陽陵泉は筋の会穴であり,肝は筋を主る。したがって陽陵泉および足の厥陰肝経の原穴である太衝を取穴することによって,舒筋活絡をすることができるので本病症に有効である。各穴からすばやく抜針すれば,清熱作用を引き出すことができる。太衝は平肝熄風の働きがとりわけ良い。風府は督脈の経気を疏通・調整して袪風除邪をすることによって,項背部の強直・角弓反張などの症状を治療するのにたいへん効果がある。合谷は陽明経の経気を疏通・調整し牙関緊急を緩め,また外邪に侵襲されたものには外邪を疏散することもできる。上述の各穴からすばやく抜針すれば,いずれも清熱作用を兼ねる。三陰交・太渓は陰血・腎精を補益し,すばやく抜針すれば,おもに益陰清熱をする。膈兪は補血養血をし,すばやく抜針すれば,血中の熱を清瀉することもできる。大椎・外関・曲池はいずれも外邪を疏散し,またすばやく抜針すれば,清熱作用を引き出すこともできる。十二井穴・十宣穴・大敦はいずれも清熱瀉火をして解毒をする働きに優れている。また昏倒するものに対しても開竅醒神することができ,大敦は平肝熄風の作用にも優れている。

治療効果

本処方は,本病症に対し非常に優れた治療効果をもっている。一般に,治療後,痙攣症状はただちに寛解し,数回の治療で治癒する。ただし,西洋医学でいう産褥性破傷風に対しては治療効果は良いとはいえず,症状を寛解できるだけである。

症例

患者:袁○○,女性,26歳。
初診:1976年8月14日
所見:分娩後の失血過多から突然痙攣を発症し,牙関緊急・後頸部の強直・手足の痙攣などが起こった。顔や唇や爪に艶がない,舌質紅・舌苔白,脈細で無力。
治療経過:上述の陰血虧損に対する処方を用いると,痙攣の諸症状はただちに消失した。原処方から太衝・陽陵泉・風府・合谷を除いて,さらに10回余り治療を行うと,顔色はしだいに好転し,その後,痙攣症状の発作はみられなかった。

注釈

本処方を用いても治療効果がかんばしくない場合には,中西両医学の治療方法を取り入れて治療を行うべきである。本病症が,西洋医学でいう産褥性破傷風に属するものであるなら,できるだけ早急に西洋医学の方法によって救急治療を行わなければならない。針灸治療は比較的長い期間を必要とするので,同時に看護をしっかり行わなければならず,音・光・熱などの刺激を避け,創傷や窒息などを防止しなければならない。

5 分娩後のひきつれ(痙攣)

本病症は,分娩後に,手足がひきつったり痙攣し

たりするもので，鶏の爪のようになり，あるいは痛みで伸ばせなくなることもある。中国では産後鶏爪風または産後拘攣とも呼ばれる。

病因病機

- もともと体質が気血不足であるところに，分娩後の失血過多が加わって肝血不足となり，筋脈が栄養されなくなって起こる。
- さらに出産後の早すぎる仕事復帰が重なったり，生活上の不注意から風寒の邪気が侵襲し，邪が経絡を阻害し，筋脈が栄養されなくなって起こる。

弁証

- 気血不足：分娩後に手足がひきつって痙攣を起こし，鶏の爪のようになり屈伸できず，手指で物を持つことができない。ひどければ全身に縄で縛られたような感覚や痛みが起こる。頭のふらつき・目のくらみ・疲労感・力が出ない，舌質淡・舌苔薄白，脈沈細で無力。
- 風寒の侵襲：軽い悪風寒があり，温めると，ひきつれ・痙攣が軽減する。

処方・手技

【基本穴】中極・関元・気海・脾兪・足三里・三陰交・肝兪・膈兪に補法。筋縮・外関から内関への透刺・合谷から後渓への透刺・陽陵泉に平補平瀉法。
- 気血不足：基本穴にしばらく置針し，間欠的に行針を行うか，行針を行い，痙攣が寛解したら止める。
- 風寒の侵襲：基本穴に大椎・風門・合谷を加えて瀉法を施し，30分間置針し，間欠的に行針を行う。刺針後，艾炷灸あるいは棒灸を加える。ひきつれ・痙攣のひどいものには，百会・風池・太衝を加えて瀉法を施し，30分間置針し，間欠的に行針を行う。

処方解説

中極は衝脈・任脈を調節し，衝脈・任脈の機能を回復し，産後の病気を治療する要穴である。関元・気海は元気を補益する。脾兪・足三里・三陰交は脾胃を強化し気血を産生する。三陰交は肝血・腎精を補益することもできる。肝兪は肝血を補う。膈兪は血の会穴であり，補血養血の作用に優れている。筋縮・陽陵泉は筋脈・絡脈を緩め，ひきつれ・痙攣を止めることができる。外関から内関への透刺，合谷から後渓への透刺はいずれも舒筋活絡をして，手足のひきつれ・痙攣に対して良好な効果をもたらす。外関・合谷には祛風散寒をして解表する作用もある。大椎・風門も祛風散寒をして解表する効能がある。百会は足の厥陰肝経と督脈の交会穴，風池は足の少陽胆経の腧穴，太衝は足の厥陰肝経の原穴であり，いずれも平肝熄風をすることができる。

治療効果

本処方は，本病症に対し非常に優れた治療効果をもっている。一般に，行針を行うとすぐにひきつれ・痙攣は寛解し，治療を何回かしっかり行えば治癒する。

症例1

患者：周○○，女性，29歳。
初診：1976年10月5日
所見：体質が非常に弱く，ときに頭のふらつき・動悸がある。分娩時の出血が比較的多かったため，分娩後数時間で手指の拘急が起こり，屈伸が不自由になり，物を持つことができなくなった。顔や唇や爪は色が薄く艶がない・頭のふらつき・目のくらみ・動悸・息切れ，舌質淡・舌苔白，脈細弱で無力。気血不足のため筋脈に栄養が行かなくなった。
治療経過：上述の処方を用いると，刺針の後，ひきつれ・痙攣はすぐに止まった。1日1回，さらに6回の治療を行うと諸症状は消失した。数カ月後に経過観察をしたが，手指のひきつれ・痙攣は再発しておらず，体も健康であった。

症例2

患者：許○○，女性，25歳。
初診：1976年2月19日
所見：分娩後3日目に，突然，手指の拘急と痛みが起こり，屈伸が不自由になり物を持つことができなくなった。軽い悪風寒があり，温かくすると手指の痛みは軽減する。軽い頭のふらつき・目のくらみがある。舌質淡，脈浮緊。分娩後の血虚によるもので，風寒を感受したことによる。
治療経過：上述の処方を用いると，手指のひきつれ・痙攣はただちに止まり痛みも軽減した。数時間後，再びひきつれ・痙攣が発生したので，再度施術をするとひきつれ・痙攣はすぐに止まった。

その後，毎日1回，3回施術するとひきつれ・痙攣と痛みは起こらなくなった。

6 分娩後の胎盤遺残

本病症は，胎児が分娩された後，胎盤が30分経っても排出されないもので，中国では胞衣不下または息胞とも呼ばれる。

病因病機

- 平素から体質が虚弱だったものが，分娩時に出血することで体質がさらに虚して，気虚無力となって胎盤を排出できなくなって起こる。
- 分娩後の瘀血が内で阻まれ，胎盤が滞留して排出しなくなる。
- 分娩時に寒を感受し，寒凝血瘀となって起こる。

弁証

分娩後に胎盤が排出されないことを主症状とする。
- 気虚：下腹部が少し脹り，押えても痛くなく，しこりはあるが硬くはない。悪露の色は薄い・唇や爪や顔色に艶がない・頭のふらつき・目のくらみ・動悸・息切れ・倦怠感・力が出ない・自汗がみられることもある，舌質淡・舌苔白，脈虚細で無力。
- 血瘀：下腹部が痛み，押えると痛みが増し，硬いしこりがある。悪露は多くなく色は黒ずんで塊がある，舌質紫暗あるいは紫斑，脈沈弦あるいは沈渋。
- 寒凝血瘀：上述の血瘀による症状のほかに，下腹部の冷えあるいは冷えを伴った痛みがあり，痛みは温めると軽減する。手足は温まらない，舌苔白滑，脈遅を伴う。

処方・手技

【基本穴】合谷に補法。三陰交に瀉法。中極・次髎に平補平瀉法。
- 気虚：基本穴に気海・関元・足三里を加えて補法を施し，20分間置針し，間欠的に行針を行う。刺針の後，艾炷灸あるいは棒灸を加える。
- 血瘀：基本穴に血海・膈兪・三陰交・太衝を加えて瀉法を施し，20分間置針し，間欠的に行針を行う。
- 寒凝血瘀：各穴に刺針の後，艾炷灸あるいは棒灸を加える。また関元・気海に艾炷灸を加えてもよい。

処方解説

合谷に補法，三陰交に瀉法を施すと，胎盤を排出する効能を発揮する。その作用機序は「1．難産」の項（p.334）の処方解説を参照のこと。この2穴は胎盤遺残にも良い効果がある。中極・次髎は子宮の近位にあるので，本病症の治療にも有効である。気海・関元・足三里は，いずれも益気をして胎盤を動かす作用があるため，胎盤をすみやかに排出させることができる。血海・膈兪・三陰交・太衝はおもに活血化瘀・散結消滞の作用があり，灸を加えれば温陽散寒の作用を強化する。

治療効果

本処方は，本病症に対し非常に優れた治療効果をもっている。一般に，本処方によって治療を行うと，胎盤は1時間以内に排出される。

症例

患者：王〇〇，女性，26歳。

初診：1979年3月22日

所見：平素から体質が虚弱であったが，胎児を分娩して1時間近くになっても胎盤が排出されない。出血は比較的多く，下腹部は押えるとしこりがあるが硬くはない。顔や唇や爪に艶がない・頭のふらつき・目のかすみ・動悸・息切れ・冷や汗が止まらない，舌質淡・舌苔白，脈細弱で無力。気虚無力のために胎盤が動かない。

治療経過：上述の処方を用いて30分後に冷や汗が止まり，約40分後に胎盤は排出された。その後，中薬に切り替えて調補すること1カ月余りで，顔色もしだいにピンク色になり潤いも出てきて，頭のふらつき・動悸などの症状もしだいに消失した。

注釈

本処方を用いた後，子宮付近の下腹部をマッサージして子宮収縮を促すとよい。本処方を用いた後，胎盤が排出されないものは，子宮収縮剤を注射するか，あるいは中西両医学の方法によって治療を行い，必要に応じて胎盤用手剥離術を行うべきである。もし癒着胎盤となっているなら，子宮全摘手術を考慮しなければならない。

7 分娩後の出血多量（弛緩出血）

　本病症は，胎盤排出後，24時間以内に出血量が400mL〔日本では500mL以上〕を超えるもので，中国では産後出血と呼ばれる。24時間以後も大量の出血があるものを，中国では晩期産後出血という。

病因病機

- 平素から体が弱く気虚であったものが，分娩時の出血により気虚の度合いがますますひどくなり，血を統轄できなくなって起こる。
- 瘀血内阻や寒凝胞宮のため瘀血が除かれず，血が経脈から溢れ出して起こる。
- 分娩時の産道の損傷がひどい。
- 分娩後の胎盤遺残などによって起こる。

弁証

分娩後の出血が多いことを主症状とする。
- **産道の損傷**：分娩後に出血が続き，色は鮮紅色である。健診によって産道の損傷がみつかる。
- **胎盤遺残**：胎盤が排出されると，多量の出血はまもなく止まる。
- **気虚**：分娩後に激しく出血し，色は薄くサラッとしている。頭のふらつき・目のかすみ・顔面蒼白・動悸・息切れ・倦怠感・精神疲労・自汗・力が出ない・手足が温まらない，舌質淡・舌苔薄白，脈細微で無力。
- **血瘀**：血の色は紫暗で血塊がある。下腹部が痛み，押えると痛みが増す。舌質紫暗あるいは紫斑，脈渋。寒凝血瘀によるものは，下腹部が冷えるか冷えを伴った痛みがあり，痛みは温めると軽減する。手足は温まらない，舌質暗淡・舌苔白滑，脈多くは沈緊あるいは遅を兼ねる。

処方・手技

【基本穴】中極・次髎

- **気虚**：基本穴に気海・関元・脾兪・足三里を加えて補法を施し，20分間以上置針し，間欠的に行針を行う。刺針の後，艾炷灸あるいは棒灸を加え，さらに隠白を加え艾炷灸あるいは棒灸を行う。
- **血瘀**：基本穴に血海・膈兪・三陰交・太衝を加えて瀉法を施し，20分間置針し，間欠的に行針を行う。寒凝血瘀によるものには，各穴に30分間以上置針し，間欠的に行針を行い，刺針の後，艾炷灸あるいは棒灸を加える。

処方解説

　中極・次髎は子宮局所の腧穴であるため，患部に作用させて本病症を治療する。関元・気海は下焦の元気を補益し，血を統轄して止血する。脾兪・足三里・隠白は健脾益気・摂血止血をする。血海・膈兪・三陰交・太衝は，おもに活血化瘀・消滞の働きをする。瘀血が取り除かれ，血が経脈に戻り気血の運行が正常に戻れば，瘀血によって起こった出血はおのずと止まる。各穴に灸を加えれば，温陽散寒の作用を強化することができる。

治療効果

　本処方は，本病症に対し非常に優れた治療効果をもっている。一般に，本処方による治療を行った後は，出血はすみやかに軽減し，1回あるいは数回の治療で治癒する。

症例

患者：宋○○，女性，28歳。
初診：1979年3月24日
所見：分娩後に出血し，量が多い。下腹部が痛み，押えると痛みが増し，硬いしこりを触れる。出血の色は黒ずんでいて血塊がある。舌質紫暗で瘀斑がある・舌苔薄白，脈沈渋。
治療経過：上述の血瘀に対する処方を用いると，腹痛はただちに軽減した。20分後には，いくつか血塊が排出されて出血は止まった。翌日もう1回針治療を行って治療を終えた。その後，出血は再発しておらず，すべてが正常で分娩後の異常はない。

注釈

　本処方による治療で効果がないときは，適宜，中西両医学のほかの治療法を組み合わせて救急治療を行うべきである。時機を逸して危険な状態にならないようにしなければならない。

8 産褥期の悪露滞留

本病症は，産褥期に悪露が滞留し，排出できないか，排出量がきわめて少ないものをいう。中国では産後悪露不下と呼ばれる。

病因病機

- 脾胃虚弱，あるいはそのほかの原因によって気血不足となっているか，分娩時の出血過多などによって，排出させるだけの血が不足している。
- 瘀血内阻による。
- 分娩時あるいは分娩後に寒邪を感受し，血が寒凝となり瘀滞して排出できない。
- 感情の発揚が不調で肝気鬱結となり，悪露が滞留し排出されない。

弁証

産褥期の悪露は，通常は20日以内に完全に排出される。産褥期に悪露が排出されないか，あるいはわずかに排出されるだけであったり，わずかに排出されてその後，排出されず，そのうえそのほかの不快な症状がみられれば，病態といえる。

- **気血不足**：悪露の滞留・下腹部の脹痛はない・顔や唇や爪に艶がない・頭のふらつき・耳鳴り・動悸・息切れ・倦怠感・力が出ない，舌質淡・舌苔薄白，脈細弱で無力。
- **血瘀内阻**：悪露が滞留するかわずかしか排出されない・色は紫で血塊がある。下腹部が痛み，押すと痛みが増す。舌質紫暗で瘀斑がある，脈渋。
- **寒凝血滞**：下腹部および手足に冷えがあるか下腹部に冷痛があり，温めると痛みは軽減し冷えると悪化する。舌苔白滑，脈は遅を兼ねる。
- **肝鬱気滞**：悪露が滞留するか排出されてもわずかで不快。下腹部の脹り・胸脇や乳房の脹満あるいは痛み・ときにげっぷ・ため息，舌苔薄，脈弦。肝鬱化火となれば，舌質紅・舌苔黄，脈弦数，口苦・のどの乾き・イライラする・怒りっぽい・便秘・小便が赤いなどの症状がみられる。

処方・手技

【基本穴】中極・次髎

- **気血不足**：基本穴に脾兪・足三里・三陰交・膈兪を加えて補法を施し，20分間置針し，間欠的に行針を行う。
- **瘀血内阻**：基本穴に血海・膈兪・三陰交・太衝を加えて瀉法を施し，20分間置針し，間欠的に行針を行う。
- **寒凝血滞**：基本穴に30分間置針し，間欠的に行針を行い，刺針の後，艾炷灸あるいは棒灸を加える。さらに関元・気海に艾炷灸を加える。
- **肝鬱気滞**：基本穴に期門・太衝・陽陵泉を加えて瀉法を施し，20分間置針し，間欠的に行針を行う。肝鬱化火のものは，各穴に行針を行ってから抜針する。あるいはさらに大敦を加え，点刺して出血させる。

処方解説

中極・次髎は子宮局所の近隣腧穴であり，子宮の気血を調節し，祛邪・化瘀消滞をして子宮の病症を治療するので，産褥期の悪露滞留に対しても良い効果がある。しばらく置針して灸を加えれば散寒作用を発揮する。すばやく抜針すれば清熱の効能が出る。脾兪・足三里・三陰交は，脾胃を強化し気血を産生する。三陰交に瀉法を施すと，活血化瘀をして消滞する作用がある。膈兪に補法を施すと補血養血をする。瀉法を施すと活血化瘀をする。灸を加えると温陽散寒の作用を兼ねる。血海・太衝はいずれも活血化瘀をし，灸を加えると温陽散寒の作用を兼ねる。太衝は疏肝理気の効能に優れている。すばやく抜針すると肝火を清瀉する作用を兼ねる。関元・気海は温陽散寒をする。期門・陽陵泉は疏肝理気をし，すばやく抜針すると肝火を清瀉する作用を兼ねる。大敦はおもに肝火を清瀉する効能がある。

治療効果

本処方は，本病症に対し非常に優れた治療効果をもっている。一般に，1回あるいは数回の治療で治癒する。

症例

患者：郭○○，女性，32歳。
初診：1976年2月8日
所見：分娩後3日経って悪露が滞留し，下腹部に冷えを伴った痛みがあり，押えると痛みが増す。手足は温まらない・泥状便，舌質紫暗で紫斑がある・舌苔白滑，脈遅渋。

治療経過：上述の寒凝血滞に対する処方を用いると，痛みはただちに止まり，翌日には悪露が排出された。さらにもう1回治療をして治療を終了した。1カ月余り後，経過観察をすると，患者は諸症状も消失してすべて正常であった。

9 産褥期の悪露継続

本病症は，産褥期に悪露の排出が20日間以上続き，少しずつだが止まらないものをいう。中国では産後悪露不絶，または悪露不尽あるいは悪露不止などと呼ばれる。

病因病機

- 体質がもともと虚弱で正気不足であるものが，分娩時の失血によって気を損耗し，正気がますます虚して気虚下陥となって，衝脈・任脈が堅固とならず血の統轄ができなくなる。
- 平素から陰虚のものが，分娩時の失血によって陰を損傷し，陰液がいっそう虚して陰虚内熱となる。
- 産褥期に辛熱温燥の薬を服用しすぎて，内熱が旺盛になるか，熱毒を感受したか，あるいは肝鬱化熱をするなどによって，衝脈・任脈が熱によって乱され，血が止まらなくなる。
- 産褥期の瘀血内阻あるいは寒凝瘀阻が衝脈・任脈に影響し，経脈から血が溢れ出す。

弁証

時期を過ぎても悪露が止まらないか，あるいは量が多く，いつまでも続くことを主症状とする。
- 気虚：悪露の色は薄くサラッとして臭気がない・下腹部は空虚で下墜感がある・顔面㿠白・艶がない・精神疲労・倦怠感・息切れ・しゃべりたくない，舌質淡・舌苔白，脈緩弱で無力。
- 陰虚内熱：悪露の色は深紅で質は粘る・口やのどの乾燥・頰の紅潮・潮熱・手足心熱，舌質紅・舌苔少，脈細数。
- 内熱旺盛・熱毒感受・肝鬱化熱により熱が衝脈・任脈を乱す：悪露の量は多く色は紫で質は粘り臭気がある・顔面紅潮・口の乾き・冷たいものを飲みたがる・便秘・小便黄赤色，舌質紅・舌苔黄，

脈多くは弦数。肝鬱化熱の場合の多くは，脇痛・口苦・イライラする・怒りっぽいなどの症状がある。
- 血瘀：悪露が少しずつ出続け，渋滞して不快で，色は紫で血塊がある。下腹部が痛み，押えると痛みが増す。舌質紫暗あるいは紫斑がある，脈沈弦あるいは渋。寒凝瘀阻の場合の多くは，下腹部および手足が温まらず，下腹部を温めると心地よい。あるいは下腹部に痛みがあり温めると軽減する。舌苔白滑，脈は遅を伴う。

処方・手技

【基本穴】中極・次髎
- 気虚：基本穴に気海・関元・脾兪・足三里・隠白を加えて補法を施し，20分間置針し，間欠的に行針を行う。刺針の後，艾炷灸あるいは棒灸を加える。
- 陰虚内熱：基本穴に平補平瀉法を施し，さらに三陰交・太渓を加えて補法を施し，各穴に数分間行針を行ってから抜針する。
- 内熱旺盛・熱毒感受・肝鬱化熱により熱が衝脈・任脈を乱す：基本穴に血海・膈兪・内庭を加え，便秘があれば支溝・上巨虚を加えて瀉法を施し，数分間行針を行ってから抜針する。さらに隠白・厲兌を加え，点刺して出血させる。肝鬱化熱のものには，そのほかに期門・太衝を加えて瀉法を施し，数分間行針を行ってから抜針する。さらに大敦を加え，点刺して出血させる。
- 血瘀：基本穴に膈兪・血海・三陰交を加えて瀉法を施し，20分間置針し，間欠的に行針を行う。寒凝瘀滞のものには，各穴に30分間置針し，間欠的に行針を行い，刺針の後，艾炷灸あるいは棒灸を加える。

処方解説

中極・次髎は子宮の局所および近隣の腧穴であり，子宮の気血を調節するので，子宮の病症を治療することができる。そのため産褥期の悪露継続に対しても有効である。すばやく抜針すれば清熱作用を兼ね，しばらく置針し灸を加えれば温陽散寒の効能を兼ねる。気海・関元は元気を補益する。脾兪・足三里・隠白に補法を施し，しばらく置針し灸を加えれば，健脾益気をして血を統轄することができる。三陰交に補法を施し，すばやく抜針すれば肝腎および脾胃の陰を補益する。瀉法を施せば活血化瘀をし，

灸を加えれば散寒作用を兼ねる。太渓は腎陰を補益する。血海・膈兪は活血化瘀をして消滞する。すばやく抜針すれば清熱・涼血・解毒の効能を兼ね，しばらく置針し灸を加えれば温陽散寒の作用を兼ねる。脾は統血をし，陽明経は多気多血の経脈であることから，足の太陰脾経の井穴である隠白，足の陽明胃経の腧穴である上巨虚，榮穴である内庭，井穴である厲兌を取穴し，瀉法を施しすばやく抜針するかあるいは点刺して出血させれば，気分血分の邪熱を清瀉することができる。上巨虚はさらに便秘を通じさせ，邪熱を排出させる。支溝は上・中・下焦の邪熱を清瀉し，大腸を通じさせ瀉下させる効能がある。期門・太衝・大敦はいずれも疏肝理気をし，肝経の鬱熱を清瀉することができる。

治療効果

本処方は，本病症に対し非常に優れた治療効果をもっている。一般に，およそ10回の治療で治癒する。

症例

患者：王○○，女性，28歳。
初診：1978年12月4日
所見：分娩後20日以上経つのに，依然として悪露が止まらず排出が続いている。色は淡紅色でサラッとしていて臭いはない。顔面㿠白・食が進まない・腹脹・ときどき泥状便になる・精神疲労・力が出ない・自汗・息切れ，舌体胖大・舌辺に歯痕，舌質淡・舌苔白やや膩，脈虚弱で無力。
治療経過：上述の気虚に対する処方を3回用いると，悪露は止まり，そのほかの症状も軽減した。原処方に従って，1日1回，合計10回余りの治療で諸症状は消失し治癒した。

10 産褥期の悪寒

分娩の過程で，過度の疲労と失血によって衛気を虚損して，産褥期に少量の汗が常に出たり，軽い悪寒が起こるが，正常な生理現象の範囲内である。これらの症状は臓腑の気血の働きが回復すればしだいに消失するものであることから治療の必要はない。

しかし，なかには産褥期の悪寒がひどく，なかなか治らないものもあり，これを産後悪寒という。

病因病機

● 分娩後の失血によって気を損耗し，全身の脈が空虚となり，陽気が体表に発散されない。
● もともと体質が腎虚であったものが，分娩後にますます虚して，陽気不足のため温煦されずに起こる。

弁証

● 気血虧損：悪寒・手足の冷え・顔色萎黄・唇や爪に艶がない・精神疲労・力が出ない・悪露の色は薄くサラッとしている，舌質淡・舌苔薄白，脈細弱で無力。
● 腎陽不足：産褥期の悪寒・手足の冷え・ひどければ酷暑の夏でも厚い衣服を着なければならない・腰がだるく足に力が入らない・頻尿で夜間尿が多い，舌質淡・舌体胖大・舌苔薄白，脈沈細で無力あるいは遅。

処方・手技

【基本穴】気海・関元・中極・中脘・脾兪・胃兪・足三里・三陰交・膈兪
● 気血虧損：基本穴に補法を施す。20分間置針し，間欠的に行針を行う。刺針の後，艾炷灸あるいは棒灸を加える。また神闕に艾炷灸を加える。
● 腎陽不足：基本穴に腎兪・復溜・命門を加えて補法を施し，30分間置針し，間欠的に行針を行い，刺針の後，艾炷灸あるいは棒灸を加える。

処方解説

気海・関元・中極はいずれも元気を補益し回陽救逆の効能があり，衝脈・任脈の機能を調節し回復することもできるため，産褥期の病症を治療するのに適している。中脘・脾兪・胃兪・三陰交はいずれも脾胃を強化し気血を産生することのできる腧穴である。三陰交にはさらに肝血・腎精を補益する効能がある。膈兪は血の会穴であり補血養血をする。腎兪・復溜・命門は温腎壮陽をして真火を補益する。

治療効果

本処方は，本病症に対し非常に優れた治療効果をもっている。一般に患者は治療中にただちに悪寒が軽減する。およそ10回の治療で治癒する。

症例

患者：王○○，女性，25歳。
初診：1975年9月26日
所見：分娩後すぐにひどい悪寒を感じ，厚着をしても冷えを感じる。出産の1年以上前から，頭のふらつき・耳鳴りがあり，腰や膝がだるい・疲れ・無力感・ときどき明け方に下痢する・舌体胖大，舌質淡・舌苔白潤，脈沈細などの症状がある。腎陽不足による。
治療経過：上述の処方を用いると，施術後，悪寒はすぐに明らかに軽減した。原処方に従って，1日1回，7回の治療で下痢は止まり悪寒も消失し，そのほかの症状も軽減した。15回の治療で諸症状は基本的に消失し，悪寒は再発していない。

11 産褥期の発熱

産褥期に発熱があり，そのほかの症状も伴うものを産褥期の発熱という。ただし，分娩後1，2日は陰血が虚して陽気が浮上しやすいため，軽微な発熱はよくみられる。そのほかの症状がなければ，正常な生理現象と考えてよい。

病因病機

- 分娩後に体が虚しているところに風寒暑熱の侵襲を受け，営衛不和となり邪毒が虚に乗じて子宮に侵入し，正邪が互いに争うようになり起こる。
- 分娩時や分娩後の出血過多によって陰血がはなはだしく虚して，陽気が安定せず，陽気が外に浮上してしまうか，あるいは陰虚のため内熱が生じて起こる。
- 分娩後の悪露が排出しきらず，瘀血が停滞し気機を阻害し，営衛が失調して起こる。
- 産褥期の気血不足から，脾の運化機能が回復していないうちに飲食の不摂生があって，脾の運化機能が働かなくなり食滞を起こして発熱する。
- 産褥期に，乳房の絡脈が順調でなかったり塞がれたりして，乳汁が出なくなって蘊結して発熱する。
- 邪毒に感染し熱毒が旺盛になると，伝変が迅速になるので，病状が重篤なものはただちに営血に入る可能性があり，熱が心包に陥入するか，あるいは虚脱などの症状を現す。

弁証

産褥期の発熱を主症状とする。

- **外感**（まだ表証に留まり悪寒を伴う）：風熱によるものは，悪寒は軽いが発熱は重い・のどの痛み・口渇，舌苔薄黄あるいは薄白で津液が少ない，脈浮数などの症状がある。風寒によるものは，発熱は軽いが悪寒は重い・頭痛・無汗・全身の疼痛・鼻づまりや鼻水，舌質淡・舌苔薄白，脈浮あるいは浮緊などの症状がある。暑熱を感受したことによる気津両傷では，分娩時がちょうど酷暑の季節で，身熱・多汗・口渇・心煩・倦怠感・言葉に力がなく呼吸は微弱，舌質紅・少津，脈虚数などの症状がある。
- **邪入少陽**〔邪が半表半裏に入る〕：寒熱往来・口苦・のどの乾き・心煩・しきりに嘔吐する，脈弦。
- **感染邪毒**〔邪毒の感染〕：高熱・悪寒戦慄・下腹部が痛み，押えると痛みが増す。悪露の量は多かったり少なかったりし，色は敗醬〔おみなえし〕のような紫暗でひどい臭気がある。煩躁・口渇・便秘・小便黄赤色，舌質紅・舌苔黄，脈数で有力。
- **熱入心包**〔熱邪が心包に入る〕：高熱・煩躁・意識不明・うわごと，舌質紅絳，脈細数。
- **虚脱**：身熱が急速に下降・顔面は蒼白・冷や汗が止まらない・意識昏迷・手足厥冷。
- **血虚陽浮**：微熱・自汗・頭のふらつき・目のくらみ・動悸・不眠・手足の痺れ，舌質淡紅・舌苔薄白，脈虚微数。
- **陰虚内熱**：午後に熱がひどい・両頬紅潮・口やのどの乾燥・大便乾結・小便黄赤色，舌質紅・舌苔少，脈多くは細数。
- **血瘀**：悪寒発熱がときどき起こり，悪露が排出されないか排出されてもわずかで，色は紫暗で血塊がある。下腹部が痛み，押えると痛みが増す。口は乾くが飲みたくない，舌質紫暗あるいは紫斑，脈弦あるいは渋。
- **脾虚食滞**：微熱が出たり下がったりする。上腹部の脹悶・食が進まない・呑酸・げっぷ・排便はすっきりしない，舌苔厚膩，脈濡滑。
- **乳汁蘊積**〔乳汁の滞留〕：乳房の脹痛あるいは痛みが両脇および腋にまで放散する。乳房中にしこりがあり，乳汁が出ない。舌苔多くは薄膩，脈数。

処方・手技

【基本穴】中極・次髎に平補平瀉法。大椎に瀉法。
- ●外感：外感によるものはいずれも，基本穴に風池・合谷・外関を加えて瀉法を施す。風熱・暑熱のものは，各穴に数分間行針を行ってから抜針する。暑熱のものには，さらに三陰交を加えて補法，少府を加えて瀉法を施し，数分間行針を行ってから抜針する。暑熱傷気のものには，さらに足三里・気海を加えて補法を施し，20分間置針し，間欠的に行針を行う。風寒のものは，各穴に30分間置針し，間欠的に行針を行う。刺針の後，艾炷灸あるいは棒灸を加える。
- ●邪入少陽：風熱に対する処方を基礎に，さらに内関・陽陵泉を加えて瀉法を施し，数分間行針を行ってから抜針し，足三里を加えて補法を施し，20分間置針し，間欠的に行針を行う。
- ●感染邪毒：基本穴に曲池・上巨虚・内庭・支溝・外関・血海・膈兪を加えて瀉法を施し，数分間行針を行ってから抜針する。さらに厲兌を加え，点刺して出血させる。
- ●熱入営血：基本穴に労宮・少府を加えて瀉法を施し，数分間行針を行ってから抜針する。
- ●熱入心包：熱入営血に対する処方を基礎にして，さらに十二井穴・十宣穴を加え，点刺して出血させる。また水溝・湧泉に瀉法を施し，患者が覚醒するまで行針を行う。
- ●血虚陽浮：基本穴に足三里・三陰交・膈兪・気海・関元を加えて補法を施し，各穴に20分間置針し，間欠的に行針を行う。
- ●陰虚内熱：基本穴に三陰交・太渓を加えて補法を施し，各穴に数分間行針を行ってから抜針する。
- ●血瘀：基本穴に血海・膈兪・太衝を加えて瀉法を施し，各穴に20分間置針し，間欠的に行針を行う。
- ●脾虚食滞：基本穴に脾兪・足三里・中脘・下脘を加えて脾兪・足三里に補法，中脘・下脘に瀉法を施し，各穴に20分間置針し，間欠的に行針を行う。
- ●乳汁蘊積：基本穴に乳根・少沢を加えて瀉法を施し，各穴に数分間行針を行ってから抜針する。

処方解説

　中極・次髎は，衝脈・任脈および子宮の気血を疎通・調整し祛邪消滞をして，子宮の病症を治療することができる。これらは産褥期の病症に対して常用される。両穴からすばやく抜針すれば清熱の効能がある。大椎は発熱を治療する経験穴であり，外感内傷などのさまざまな原因によって引き起こされた発熱に対して，いずれも効果がある。すばやく抜針すれば清熱解毒の効用を兼ね，しばらく置針し灸を加えると散寒の作用を兼ねる。風池・合谷・外関はいずれも祛風解表をして，すばやく抜針すれば清熱解毒および祛暑の作用を発揮する。またしばらく置針し灸を加えると，散寒の効能を兼ねる。手の少陽三焦経の絡穴である外関には，さらに少陽を和解する作用がある。三陰交に補法を行うと，肝腎を補益し，脾の運化機能を促進して陰津を生じさせることができる。「暑気は心に通じる」ことから，手の少陰心経の滎穴である少府は，清心祛暑・寧心除煩をすることができる。足三里は脾胃を強化し中気を補う。気海・関元は元気を補益する作用に優れている。内関は寛胸理気・和胃止嘔をする。陽陵泉は清熱瀉火・和解少陽の効能がある。曲池・上巨虚・内庭・厲兌は陽明の気分および血分の熱毒を清瀉し，上巨虚はさらに便秘を通じさせる効能がある。支溝は，上・中・下焦および表裏内外の熱毒を清瀉し，大腸の熱を除去して通じを良くする効能がある。血海・膈兪に，瀉法を施すと活血化瘀をすることができ，すばやく抜針することで涼血解毒をする。膈兪に補法を施すことによって補血養血ができる。労宮・少府は清心涼営・瀉熱解毒をする。十二井穴・十宣穴・水溝・湧泉は開竅醒神をし，十二井穴・十宣穴は清熱瀉火の効能に優れている。太渓は腎陰を補益し虚火を降ろす。太衝は疏肝理気・活血行血をする。脾兪は脾胃を強化し運化を促進する。中脘・下脘は消積化滞をする。乳根・少沢は乳房の絡脈を疏通させる作用に優れており，乳汁が滞留して起こった発熱に対してとりわけよく効く。

治療効果

　本処方は，本病症に対し優れた治療効果をもっている。実証のものであればおよそ5回，虚証のものであればおよそ20回の治療で治癒する。

症例

患者：銭〇〇，女性，32歳。
初診：1978年5月3日
所見：産褥期の発熱がすでに10日以上続いており，中薬・西洋薬による治療でも効果はない。発熱

38℃前後・顔や唇や爪に艶がない・頭のふらつき・動悸・自汗・息切れ・倦怠感・精神的な疲れ，舌質淡・舌苔白，脈虚やや数。
治療経過：上述の血虚陽浮に対する処方を1回用いたが効果がなかった。2回目の治療後，発熱・頭のふらつき・動悸・自汗などの症状は明らかに軽減した。原処方に従って，1日1回治療を行い，4回目の治療後に発熱の症状は消失した。20回余りの治療後，そのほかの症状も消失し身熱はずっと再発していない。

12 産褥期の悪寒発熱

本病症は，産婦が産褥期に発熱すると同時に寒けを感じるもので，衣服を重ねても，暖を取っても寒けが引かない。

病因病機

- 分娩時の失血によって気を損耗し，正気不足となり，六淫の邪が虚に乗じて侵襲し，衛陽が鬱して衛気が発散できなくなって悪寒となる。
- 体内の正気が邪気と争い体表に鬱して，外表に出られなくなって発熱する。
- 悪寒発熱は外感表証の主症状であり，古人は，「悪寒発熱があれば，表証がある」といっている。

弁証

産褥期の悪寒発熱を主症状とする。
- 外感：風寒表実のものは，悪寒がひどく発熱は軽い・頭痛・身体痛・無汗・舌質淡・舌苔白，脈浮緊などの症状があり，冬に多発する。風寒表虚のものは，悪寒発熱・発汗・悪風・頭部および後頸部のこわばりと痛み・くしゃみ・乾嘔，舌苔薄白，脈浮緩などの症状がある。
- 風熱証：発熱は重く，悪寒は軽い。軽い発汗・頭痛・のどの発赤あるいは痛み・口の乾きあるいは咳，舌苔薄白あるいは薄黄，脈浮数。
- 風寒湿が表に客し裏熱を伴う：悪寒発熱・体が疲れて重い・頭が包まれるように脹る・関節の疼痛，舌苔白膩，脈濡数。暑邪に寒湿を伴うものは，悪寒発熱・体がひきつれる・頭痛・無汗，舌苔多

くは膩などの症状がみられる。暑湿によって傷られ表証を伴うものは，発熱・軽い悪風寒・無汗あるいは発汗するがすっきりしない・頭痛・顔面紅潮・口渇・心煩・胸悶・吐き気あるいは下痢，舌質紅・舌苔白やや膩，脈多くは浮で濡数などの症状がみられる。
- 湿温（湿が裏にあって阻滞し，衛気の疏通を阻む）：悪寒発熱・身熱不揚・午後に熱がひどい・頭や体が重く痛む・胸悶・食が進まない・顔色が薄い黄色，舌苔白膩，脈濡緩。晩夏の雨季に多発する。
- 燥邪：温燥が肺衛を損傷したものは，軽い悪風寒・発熱は重い・頭痛・少汗・咳・痰は少なく粘る・鼻やのどが乾燥する・口渇，舌質紅・舌苔白，右脈が数大などの症状がある。秋に多発する。涼燥が肺衛を損傷したものは，悪寒は重く発熱は軽い・軽い頭痛・無汗・咳・痰は少なく薄い・のどの乾き・唇の乾燥，舌苔白乾などの症状がある。秋に多発する。
- 伏暑〔夏季に暑湿の邪を受け，すぐに発病せず体内に伏し，秋になってから発病する〕：悪寒発熱・頭痛・無汗・心煩・口渇・尿量減少して赤い・胸悶，舌苔膩，脈濡数。発病は比較的急で冬に多発する。
- 冬温：初期には悪寒は軽く，発熱は重い。頭痛・無汗・口渇・咳・気逆，舌苔薄黄，脈数。冬に多発する。

処方・手技

【基本穴】中極に平補平瀉法。大椎・合谷に瀉法。
- 外感：風寒表実のものは，基本穴に風門・肺兪・復溜・足三里を加え，風門・肺兪に瀉法，復溜・足三里に平補平瀉法を施し，各穴に30分間置針し，間欠的に行針を行う。刺針の後，艾炷灸あるいは棒灸を加える。風寒表虚のものは，基本穴に風門・肺兪・復溜・足三里を加えて平補平瀉法を施し，各穴に刺針の後，灸を加える。また肝兪を加えて平補平瀉法を行い，数分間行針を行ってから抜針する。
- 風熱表証：基本穴に曲池・外関・風池・肺兪を加えて瀉法を施し，各穴に数分間行針を行ってから抜針し，少商を加え，点刺して出血させる。
- 風寒湿が表に客し裏熱を伴う：基本穴に外関・曲池を加えて瀉法を施し，30分間置針し，間欠的

に行針を行う。刺針の後，灸を加え，さらに厲兌を加え，点刺して出血させ，陽輔を加えて瀉法を施し，数分間行針を行ってから抜針する。
- ●暑邪に寒湿を伴う：風寒表実に対する処方を用いるほか，寒熱表証が除かれているかどうか再度弁証論治を行う。暑湿によって傷られ表証が解けないものには，曲池・神門・内関・足三里・三焦兪を加えて瀉法を施し，各穴に数分間行針を行ってから抜針する。
- ●湿温：基本穴に外関・肺兪・脾兪・内関・中脘・三焦兪・膀胱兪・陰陵泉を加えて瀉法を施し，各穴に10分間置針し，間欠的に行針を行う。熱傾向のあるものは，数分間行針を行ってから抜針する。
- ●燥邪：温燥のものは，基本穴に曲池・列欠・肺兪・三陰交を加え，曲池・列欠に瀉法，肺兪・三陰交に補法を施し，数分間行針を行ってから抜針する。涼燥のものは，基本穴に曲池・列欠を加えて瀉法を施し，各穴に30分間置針し，間欠的に行針を行う。さらに肺兪を加えて補法を施し，数分間行針を行ってから抜針する。

処方解説

中極は，衝脈・任脈の機能を調節・回復し，産褥期の病症を治療する要穴である。大椎はすべての発熱を治療する要穴である。また解表作用もあるので，表証の発熱を治療するのにも有効である。瀉法を施してしばらく置針し，灸を加えると散寒解表をし，すばやく抜針すれば清熱解表・祛暑をする。足の太陽穴の経脈は営衛を統轄し，おもに一身の表を主っており，外の守りを固めている。また督脈は諸陽経を総督しているので，外感の風寒表実証のものには，風門に瀉法と棒灸を施すと，合谷の宣陽解表を補助することができる。肺兪に瀉法と棒灸を行うと，宣肺理肺・止咳平喘をする。足の少陰腎経と足の太陽穴膀胱経は表裏の関係にあり，復溜は足の少陰腎経の腧穴であることから，これを用いると膀胱の経気を調節して，温陽発汗・解表祛邪の作用を強化することができる。また固本扶正をして病邪の侵入を防ぐ。足三里は足の陽明胃経の合穴であり，これに平補平瀉法と棒灸を行うと，胃気を整え嘔逆などの症状を治療し，また正気を扶助し邪を排出させる利点がある。外感の風寒表虚証のものには，風門・肺兪を取穴し，平補平瀉法を用い瀉法を用いないが，これは肺と膀胱の経気を軽く調整するのが目的である。毛穴を疏通し軽く解表する。復溜・足三里を取穴するのは，外感の風寒表実を原因とするものに用いるのと同じ意味となる。肝は血を蔵するので，肝兪を取穴すると斂陰和営〔発汗などを抑えて陰気を収斂し営気を整える〕の効能がある。風熱によるものには，曲池を加えると，表邪を疏散する力が強まり温熱邪毒を清解する。陽維脈は陽・表を主っており，風池は足の少陽と陽維脈との交会穴で，外関は手の少陽と陽維脈との交会穴であるので，これらを取穴すると清熱解表をすることができる。肺兪に瀉法を施し，すばやく抜針すれば清熱理肺をする。少商は清熱し利咽止痛をする。風寒湿が表に客し裏熱を伴うものには，外関・曲池・大椎に瀉法と棒灸を行い，合谷の宣陽解表を補助し，風寒湿の邪を汗とともに解除する。厲兌・陽輔は，陽明および少陽の蘊熱を清瀉する。暑湿に傷られてまだ表証が残っているものには，曲池を加え，合谷の疏散暑邪を助け，外から解表する。神門は清心祛暑・寧心除煩をする。内関は寛胸理気・和胃降逆をし，神門の清心祛暑を助ける。三焦兪は三焦の気機を疏通・調理し，水道を通利し，内に溜まった暑湿の邪熱を尿によって排出させる。足三里は胃腸を調理し清熱利湿をする。湿が裏にあって阻滞し，衛気の疏通を阻むものには，外関を加え表邪の疏散作用を強化する。肺兪を取穴して肺気を宣降・通調し，三焦兪は三焦の気機を疏通・調整し，水道を通利する。膀胱兪・陰陵泉は利湿作用を強化する。熱象がそれほどひどくないものには，10分間置針し理気・除湿の作用を強化する。熱象が重いものには，各穴からすばやく抜針する方法を用いて，清熱作用を強化する。燥が肺衛を損傷した温燥のものには，曲池を加え，合谷の解表・清熱・透邪〔表邪を透達し，外感表証を治療する〕を助ける。列欠は清熱・宣肺・止咳をする。肺兪・三陰交は陰津を補益する。燥が肺衛を損傷した涼燥によるものには，曲池を加えて，合谷の散寒解表を助け，列欠によって宣肺・散寒・止咳をする。肺兪は肺陰を補益し清肺潤燥をする。

治療効果

本処方は，本病症に対し非常に優れた治療効果をもっている。一般に，およそ1～5回の治療で治癒する。

症例1

患者：郭○○，女性，24歳。

初診：1978年12月29日
所見：分娩後4日目に，突然，悪寒発熱が起こり，体温38.1℃・軽い発汗・悪風・頭痛・後頸部のこわばり・くしゃみを連発する・鼻水，舌質淡・舌苔薄白，脈浮緩などの症状が現れた。外感の風寒表虚である。
治療経過：上述の外感の風寒表虚に対する処方を用いると，頭痛・後頸部のこわばりはただちに治り，8時間後には体温は37.6℃に下がり，悪寒は明らかに軽減した。原処方に従って，さらに1回治療をし，翌朝診察すると，体温は36.8℃になっており，諸症状もすべて消失して治癒した。数日後に経過観察をすると，健康を回復していた。

症例2

患者：李〇〇，女性，29歳。
初診：1979年3月1日
所見：分娩後10日余りして，突然，悪寒発熱が起こった。悪寒は軽いが発熱は38.8℃。頭痛・軽い咳・やや口渇・鼻づまり，舌苔薄白，脈浮数。産褥期に風熱を感受したことによる。
治療経過：上述の風熱に対する処方を1回用いると，頭痛はすぐに止まり，6時間後には体温も37.6℃に下がった。再度針治療を行うと，翌朝には悪寒発熱・頭痛などの症状はすべて消失して治癒した。

13 産褥期の寒熱往来

本病症は，産褥期に発熱と悪寒が交互に現れるもので，発熱のときには熱だけあって悪寒はない，悪寒のときには寒けだけあって熱は感じない。悪寒発熱のように寒熱が同時に起こるものとは異なる。『医宗金鑑』などでいう，「急に寒くなったり熱くなったりする」「寒熱は瘧に似ている」などがこの範疇に入る。

病因病機

- 分娩後に気血を虚損したことによる陰陽失調・営衛不調などから起こる。
- 悪露が排出されず古血が瘀滞する・飲食物の停滞などの原因によって，少陽の枢機〔陽気が表裏の間を出入りする機能〕が順調にいかなくなったり，あるいは産褥期の虚弱のため邪が少陽に入る。
- 温熱鬱阻による。
- 産褥期に瘧を発症する。

弁証

産褥期の寒熱往来を主症状とする。
- **分娩後に気血を虧損したことによる陰陽不和・営衛失調**：顔色萎黄・唇や爪に艶がない・息切れ・自汗・頭のふらつき・動悸，舌質淡・舌苔白，脈虚細で無力。
- **産褥期の瘀血内停**：悪露が排出されないか，あるいは排出されても少ない。下腹部が痛み，押えると痛みが増す。舌質紫暗あるいは瘀斑がある。食滞を兼ねるものは，上腹部の脹満あるいは痛み・食欲不振・下痢をし臭いがある・消化不良，舌苔厚膩などの症状がある。
- **邪入少陽〔邪が少陽に入る〕**：寒熱往来・胸脇苦満・心煩・たびたび吐く・食欲不振・口苦・のどの乾き・目のくらみ，舌苔薄黄あるいは薄白，脈弦あるいは弦数。
- **湿熱鬱阻**：瘧のような寒熱往来・口渇・心煩・胸悶・腹脹・吐き気・身熱。午後に重く夜間にとりわけひどく，夜が明けると汗が出て諸症状はやや軽減する。ただし胸腹部の灼熱感は残る。舌苔黄白で膩，脈弦数。
- **産褥期に瘧を発症**：寒熱往来の発作を繰り返し起こすか，あるいは不定期に発症する。まず悪寒があってひどくなれば戦慄し，それから壮熱が出て，最後に汗が全身に出て，熱が退くと体が冷える。裂けるような頭痛・全身の力が出ない・手足や体の痛み・口渇ししきりに飲む，脈弦。

処方・手技

【基本穴】中極に平補平瀉法。足三里に補法。陽陵泉・外関・侠渓・大椎に瀉法。
- **分娩後に気血を虧損したことによる陰陽不和・営衛失調**：基本穴に脾兪・三陰交・気海・関元・膈兪を加えて補法を施し，20分間置針し，間欠的に行針を行う。
- **産褥期の瘀血内停**：基本穴に血海・膈兪・三陰交を加えて瀉法を施し，20分間置針し，間欠的に行針を行う。食滞を伴うものには，中脘・下脘・

天枢を加えて瀉法を施し，20分間置針し，間欠的に行針を行う。
- ●邪入少陽：基本穴に内関・足三里を加え，内関に瀉法，足三里に補法を施し，20分間置針し，間欠的に行針を行う。そのほかの腧穴には数分間行針してから抜針する。
- ●湿熱鬱阻：基本穴に肺兪・脾兪・内関・中脘・三焦兪・膀胱兪・陰陵泉を加えて瀉法を施し，各穴に数分間行針を行ってから抜針する。
- ●産褥期に瘧を発症：発作の起こる1〜2時間前に刺針し，間使に瀉法を加え，20分間置針し，間欠的に行針を行う。

処方解説

中極は衝脈・任脈の機能を回復し，産褥期の病症を治療する要穴である。足三里は脾胃を強化し気血を産生する。陽陵泉・侠渓は足の少陽経の合穴および滎穴であり，外関は陽維脈と手の少陽経の交会穴であるので，これらを取穴することで，少陽経の鬱滞を疏通・解除し，少陽の邪熱を排除することができる。大椎は陽を疏通させて邪熱を排除するので，身熱を治療するための要穴であり，寒熱往来に対しても有効である。脾兪・三陰交に補法を施すことによって，脾胃を強化し気血を産生する。瀉法を施してすばやく抜針すれば，醒脾利湿〔脾の運化機能を回復して湿を取り除く〕をして清熱する。気海・関元は元気を補益する。膈兪に補法を施すと補血養血をし，瀉法を施すと活血化瘀になる。血海は活血化瘀の作用にも優れている。中脘・下脘・天枢は，胃腸を調理し食滞を消化させる。内関は寛胸和胃をして嘔吐を止める。また清心寧神をして除煩をする。肺兪は肺気を宣降して通調する。三焦兪は上・中・下焦の気機を疏通・調理し，三焦の湿熱を取り除く。膀胱兪・陰陵泉は清熱利湿の作用を強化する。各穴にすばやく抜針する方法を用いると，清熱作用が非常に高まる。各穴に大椎・間使を配穴すると，瘧を治療する効能がたいへん良い。発作の起こる1〜2時間前に針治療を行うと，瘧を治療する作用がとりわけ良くなる。

治療効果

本処方は，本病症に対し非常に優れた治療効果をもっている。一般に，3〜5回の治療で治癒する。

症例

患者：劉○○，女性，24歳。
初診：1976年3月24日
所見：分娩時の出血が多量で，分娩後数時間で，ときに寒けをときに熱を感じるようになった。顔色に艶がなく，唇や爪の色は薄く，頭のふらつき・動悸・息切れ・自汗・言葉に力がない，舌質淡・舌苔白，脈細弱で無力などの症状がある。気血を虧損したことによって陰陽失調・営衛不和となったことによる。
治療経過：上述の処方を用いると，頭のふらつき・動悸はただちに軽減し，寒熱往来は3時間後に止まった。翌日，原処方に従って再度治療を行った。その後，陽陵泉・外関・侠渓を除いて3回治療を行うと，諸症状は明らかに好転したので治療を終えた。10日余り後に経過観察を行うと，最初の治療後から寒熱往来は再発していない。

14 産褥期の身体痛

本病症は，産褥期に発生する身体の疼痛であり，中国では産後身痛といわれる。本病症は分娩と関係があるので，痺証などの身体痛と同じものもあるが，異なるものもある。

病因病機

- ●分娩時の失血過多によって，筋脈・関節が滋養されなくなるために起こる。
- ●分娩後の気血両虚から営衛失調となり，腠理が堅固にならず，虚に乗じて風寒湿邪が侵入し，経絡・関節に滞留することから起こる。
- ●瘀血が停滞し脈絡を阻滞するためであり，通じなければ痛む。

弁証

- ●血虚：全身に疼痛があり，手足や体がだるく痛み痺れがある。顔や唇や爪に艶がない・皮膚に艶がない・頭のふらつき・動悸・息切れ・しゃべりたくない・自汗・力が出ない，舌質淡・舌苔白，脈細で無力。

- ●風寒湿の侵襲：全身の骨や関節に疼痛があり，屈伸困難で痛みはあちこちにある。手足や体が腫脹し，痺れがひどく，温めると軽減し，冷えたり雨の日にはいっそう悪化する。舌質淡・舌苔薄白あるいは白滑，脈細緩あるいは細弦。
- ●血瘀：全身の骨や関節に疼痛があり，屈伸困難で押えると痛みはひどくなる。悪露の量は少なくすっきりしない。色は紫暗で塊がある。下腹部の疼痛があり押えると痛みが増す。舌質紫暗あるいは瘀斑がある，脈渋。

処方・手技

【基本穴】中極・次髎・疼痛部および近隣の腧穴

脊椎部の疼痛には夾脊穴を取穴する。肩部の疼痛には肩髃・肩髎・肩貞・肩井を取穴する。肘部の疼痛には曲池から少海への透刺・小海・尺沢・手三里を用いる。手関節の疼痛には外関から内関への透刺・陽渓・陽池・大陵・神門を用いる。寛骨部の疼痛には環跳を取穴する。膝部の疼痛には鶴頂・委中・内膝眼穴・外膝眼穴などを取穴する。そのほかに疼痛のある部位には，いずれも阿是穴を取穴する。

- ●血虚：基本穴に平補平瀉法，さらに足三里・三陰交・膈兪・心兪を加えて補法を施し，気虚のあるものには，さらに気海・関元に補法を施し，各穴に20分間置針し，間欠的に行針を行う。
- ●風寒湿の侵襲：基本穴に風府・大椎・合谷・外関・陰陵泉を加えて瀉法を施し，30分間置針し，間欠的に行針を行う。刺針の後，艾炷灸あるいは棒灸を加える。
- ●血瘀：基本穴に血海・膈兪・三陰交を加えて瀉法を施し，20分間置針し，間欠的に行針を行う。

処方解説

中極・次髎は産褥期の病症を治療する要穴である。疼痛部の腧穴および近隣穴（阿是穴を含む）はいずれも患部の経気を疏通・調整し，祛邪活絡をして止痛する。各穴にしばらく置針し灸を加えれば，祛風散寒・除湿の作用を強化することができる。足三里・三陰交は脾胃を強化し気血を産生する。三陰交に瀉法を施すと活血化瘀をする。膈兪に補法を施すと補血養血をする。また瀉法を施すと活血化瘀の効能がある。心兪は心気・心血を補益し寧心安神をする。気海・関元は元気を補益する作用に優れている。風府・大椎・合谷・外関はいずれも祛風除湿して散

寒し活絡止痛するもので，いずれも解表して邪を外に排出する効能をもっている。陰陵泉は醒脾利湿をする。血海は活血化瘀をし，また健脾化湿をする。

治療効果

本処方は，本病症に対し非常に優れた治療効果をもっている。一般に，本処方を用いると疼痛はただちに軽減する。実証であれば数回，虚証であればおよそ20回の治療で治癒する。

症例

患者：楊○○，女性，26歳。
初診：1976年8月4日
所見：分娩後に全身の疼痛が起こり，すでに10日になる。他医の指示で中薬を服用したが，数日経っても好転しない。痛みはそれほどひどくないが，手足や体はだるく力が入らず，ときに手指の痺れを感じる。頭のふらつき・目のかすみ・自汗・動悸・動くと息切れする・顔や唇に艶がない，舌質淡・舌苔白，脈細弱で無力。気血不足による。
治療経過：上述の気虚および血虚に対する処方を組み合わせて用いた。2回の治療後，身体痛および頭のふらつき・動悸などの症状は軽減した。原処方に従って1日1回治療した。5回目の治療で，身体痛・動悸は消失し顔色も好転したが，さらに針治療を継続した。10日余りの後，顔面はしだいに赤みを帯び潤いも出てきた。身体痛も再発しておらず，そのほかの症状も消失して治癒した。

15 産褥期の頭痛

本病症は，産褥期の頭痛を主症状とするもので，中国では産後頭痛と呼ばれる。

病因病機

- ●平素から気血不足で，分娩後に気血がますます虚して，血が脳を栄養できなくなる。
- ●もともと体質が腎虚で，分娩後に腎虚がますます悪化して，髄が栄養されなくなる。
- ●産褥期に体が虚しているところに風邪が侵襲する。
- ●産褥期の瘀血が絡脈に入り，脳絡の気血阻滞・不

和となる。

弁証

産褥期の頭痛を主症状とする。
- **気血不足**：頭部の空痛〔手で痛むところを押えると寛解する痛み〕・顔や唇や爪に艶がない・動悸・力が出ない・自汗・息切れ，舌質淡・舌苔白，脈細弱で無力。
- **腎精虧損**：頭部の空痛・腰や膝がだるい・精神疲労・力が出ない，舌質淡・舌苔白，脈沈細。陽虚傾向のものには，悪寒・手足の冷えがみられ，脈は遅を伴うこともある。陰虚傾向のものには，舌質紅・舌苔少，脈細数，頬の紅潮・潮熱・心煩・不眠・便秘・小便が赤いなどの症状がみられる。
- **風邪侵襲**：風寒証では，頭痛は温めると軽減し，寒さに遭うとひどくなる。悪寒発熱・口は渇かない，舌質淡・舌苔薄白，脈浮緊。風熱証では，頭痛は冷やすと心地よい・発熱がひどく悪寒は軽い・咽痛，舌苔薄白で潤いがないかあるいは薄黄，脈浮数などの症状がある。
- **血瘀証**：産褥期の頭痛は，刃物で切られるような痛みか，あるいは耐え難い刺痛である。悪露はすっきり出ない・下腹部が痛み押えると痛みが増す，舌質紫暗あるいは紫斑，脈弦あるいは渋。

処方・手技

【基本穴】中極・大椎

前額部の疼痛には上星・陽白・合谷，側頭部痛には太陽穴・率谷・外関，頭頂部の疼痛には百会・四神聡穴〔百会の前後左右それぞれ1寸の部位で，4穴〕・太衝，後頭部痛には風府・風池・崑崙を取穴する。
- **気血不足**：基本穴に補法あるいは平補平瀉法を施し，さらに脾兪・足三里・三陰交・膈兪・気海を加えて補法を施し，20分間置針し，間欠的に行針を行う。
- **腎精虧損**：基本穴に補法あるいは平補平瀉法を施し，さらに腎兪・太渓を加えて補法を施す。精気不足で悪寒発熱がはっきりしないものには，各穴に20分間置針し，間欠的に行針を行う。陽虚傾向のものには，さらに命門に補法を施し，各穴に30分間置針し，間欠的に行針を行う。刺針の後，艾炷灸あるいは棒灸を加える。陰虚の傾向があり，心煩・不眠があるものにはさらに少府・大陵を加えて平補平瀉法を施し，便秘のあるものには上巨虚・支溝を加えて平補平瀉法を施し，各穴に数分間行針を行ってから抜針する。
- **風邪の侵襲**：基本穴に風門・合谷・外関を加えて瀉法を施す。風熱証は，各穴に数分間行針を行ってから抜針する。咽痛があれば廉泉・魚際を加えて瀉法を施し，数分間行針を行ってから抜針する。風寒証は，各穴に30分間置針し，間欠的に行針を行う。刺針の後，艾炷灸あるいは棒灸を加える。
- **血瘀証**：基本穴に血海・三陰交・膈兪を加えて瀉法を施し，20分間置針し，間欠的に行針を行う。

処方解説

上星・陽白・太陽穴・率谷・百会・四神聡穴・風府・風池は，いずれも頭部にあり，活絡止痛をして患部の病症を治療する。合谷・外関・太衝・崑崙はいずれも循経取穴であり，前額部・側頭部・頭頂部・後頭部にそれぞれ作用し，活絡止痛の作用もある。産褥期の病症は下焦と子宮の気血を調理する必要があるので，足の三陰と任脈の交会穴である中極を取穴する。大椎は諸陽の会であり，諸陽経は頭の各部を循行しているので，これらは頭部の各部位の疼痛に対していずれも効果がある。脾兪・足三里・三陰交に補法を施すと，脾胃を強化し気血を産生することができる。三陰交に瀉法を施すと活血化瘀をする。膈兪に補法を施すと補血養血をし，瀉法は活血化瘀をする。気海は元気を補益する。腎兪・太渓は腎の精気を補益し，しばらく置針し灸を加えれば，温腎壮陽をする。すばやく抜針すると腎陰を補益する。命門は温腎壮陽の作用がある。少府・大陵は清心寧神をして除煩する。上巨虚・支溝は，大腸の気を通じさせ便秘を治療する。風門・合谷・外関に瀉法を行うと疏風解表をし，すばやく抜針すれば，清熱を兼ね，しばらく置針して灸を加えれば，散寒の効能を兼ねる。廉泉・魚際は清熱利咽をして止痛する。血海も活血化瘀の作用がある。

治療効果

本処方は，本病症に対し非常に優れた治療効果をもっている。一般に，本処方を用いると，頭痛はただちに軽減するか消失する。ある程度時間が経っても痛みが残っている患者は，再度本処方を用いると，痛みはただちに軽減するか消失する。一般に，実証であればおよそ3回，虚証であればおよそ15回の治療で治癒する。

症例

患者：孫〇〇，女性，28歳。
初診：1976年8月21日
所見：分娩後4日経つ。頭痛は激しくないものの止まらず，空痛がある。疲労・力が出ない・腰や膝がだるい・手足が冷える・冷えを嫌う・体温36.8℃，舌質淡・舌苔白，脈沈細で無力しかも尺脈で顕著。腎精虧損で陽虚の傾向がある。
治療経過：上述の処方を用い命門に灸を多壮すえると，手足はすぐに温かくなり頭痛は止まった。翌日，再び頭痛があったが，手足にはすでに冷えはなく，そのほかの症状もやや減少していた。原処方に従って再度治療を行うと，頭痛はまたすぐに止まった。その後，頭痛は再発していない。頭部の腧穴を除いて，腎兪・太渓・命門を取穴し，補法を加え，棒灸を行った。7回の治療をしっかり行うと諸症状は消失した。1カ月余り後に経過観察をしたところ，針治療を終了した後，頭痛およびそのほかの症状は再発していない。

16 産褥期の胃痛

本病症は，産褥期に胃痛が起こることを主症状とするものである。

病因病機

- もともと体質が脾胃虚弱であったものが，分娩後に気血を損耗し脾胃の虚がひどくなる。
- 脾胃虚寒のため中陽が働かず，脈絡が温養されなくなり虚寒の胃痛となる。
- 脾胃の陰分が不足しており，胃が濡養されないため陰虚の胃痛となる。
- 産褥期に悩みや怒りの感情のため気鬱となり肝を傷め，肝の疏泄機能が失調し，肝気が横逆して胃を攻め胃の気機が塞がれるか，気鬱のため化火するか，あるいは気滞血瘀となって起こる。
- 産褥期の悪露が排出されないか，あるいは排出が不十分で，血瘀気滞となり胃に影響する。
- 産褥期に虚弱となっているところに，外寒が侵入するか，あるいは冷たいものやなまものを食べすぎるなどによって，寒邪が中焦に積滞する。
- 食積停滞によって胃気が失調する。

弁証

産褥期の上腹部の痛みを主症状とする。

- **脾胃気虚**：胃痛は出たり消えたりし，上腹部の脹満があり，特に食後に悪化する。食が進まない・顔色萎黄・倦怠感・しゃべりたくない・言葉が低くて細い・精神疲労・力が出ない・脱肛，舌質淡・舌苔白，脈虚弱。
- **脾胃虚寒**：悪寒・手足の冷えを伴い，上腹部の痛みは温めると寛解するが冷やすと悪化する。脈遅で無力。
- **脾胃陰虚**：上腹部に灼熱感のある痛みが出たり消えたりしながら，絶えず持続する。乾嘔・しゃっくり・手足心熱・潮熱・寝汗，舌質紅・舌苔少，脈細数。
- **寒邪犯胃**：上腹部の胃痛発作・悪寒・暖を好む・温めると痛みは軽減する・口は渇かない・温かい物を飲みたがる，舌質淡・舌苔白，脈弦緊。
- **宿食停滞**：上腹部の脹満・押えると痛みが増す・げっぷ・呑酸・不消化物を嘔吐し，吐いた後は痛みが軽減する。食欲不振あるいは食べたくない・便は臭いがありすっきりしない，舌苔厚膩，脈滑実。
- **胃熱証**：上腹部に灼熱感を伴う痛みがあり，痛みは急迫する。悪熱・冷たいものを好む・口渇・冷たいものを飲みたがる・食べても満腹にならない・便秘・尿量減少して赤い，舌質紅・舌苔黄，脈滑数。
- **肝気犯胃**：胸脇や上腹部が脹満し，殴られたような激痛が走り，遊走性で，感情の変化によって増減する。ため息をよくつく・飲食減少・食が進まない・げっぷ・呑酸・排便はすっきりしない，舌苔白，脈弦。肝胃鬱熱のものは，煩躁・怒りっぽい・口苦・のどの乾き，舌質紅・舌苔黄，脈弦数などの症状がみられる。
- **瘀血証**：悪露は排出されないか排出が不十分・下腹部が痛み，押えると痛みが増す・上腹部に固定痛がある・刺痛・押えると痛みが増す，舌質は黒ずむかあるいは瘀点がある，脈渋。

処方・手技

【基本穴】中極・中脘・足三里・内関
- **脾胃虚弱**：基本穴に脾兪・胃兪・三陰交を加えて

補法を施し，気虚のものは20分間置針し，間欠的に行針を行う。虚寒のものは，30分間置針し，間欠的に行針を行い，刺針の後，艾炷灸あるいは棒灸を加える。陰虚のものは，各穴に補法を施し，数分間行針を行ってから抜針する。
- 寒邪犯胃：基本穴に瀉法を施し，30分間置針し，間欠的に行針を行い，刺針の後，艾炷灸あるいは棒灸を加える。
- 宿食停滞：基本穴に下脘・天枢を加えて瀉法を施し，20分間置針し，間欠的に行針を行う。
- 胃熱証：基本穴に上巨虚・内庭を加えて瀉法を施し，数分間行針を行ってから抜針する。さらに厲兌を加え，点刺して出血させる。
- 肝気犯胃：基本穴に肝兪・期門・太衝・陽陵泉を加えて瀉法を施し，20分間置針し，間欠的に行針を行う。肝胃鬱熱のものには，各穴に数分間行針を行ってから抜針する。また大敦・厲兌を加え，点刺して出血させる。
- 瘀血証：基本穴に膈兪・三陰交・血海・太衝を加えて瀉法を施し，20分間置針し，間欠的に行針を行う。

処方解説

中脘は，衝脈・任脈の機能を調節・回復させ，産褥期の病症を治療する要穴である。中脘は胃の募穴であり，六腑の会穴である。足三里は足の陽明胃経の合穴であるので，これらはいずれも上腹部に作用し，上腹部の疼痛を治療する。補法を施してしばらく置針すれば，脾胃を強化し運化機能を促進する。しばらく置針して灸を加えると，温陽散寒の作用を兼ねる。補法を施してすばやく抜針すれば脾胃の陰を補益することができる。瀉法を施してしばらく置針すると，和胃化滞をし，瀉法を施してすばやく抜針すれば清熱して和胃化滞をする。内関は手の厥陰心包経の絡穴であり，手の厥陰心包経と手の少陽三焦経は表裏の関係にあるので，内関を取穴すると，中焦脾胃に作用し和胃止痛などをする。脾兪・胃兪・三陰交はいずれも脾胃を強化する作用があり，補法を施してしばらく置針すると，中気を補益する。補法を施してしばらく置針し，灸を加えると温陽散寒の効能を兼ねる。補法を施してすばやく抜針すれば脾胃の陰を補益する。三陰交に補法を施すと，肝腎を補益することもできる。三陰交に瀉法を施すと，疏肝理気・活血化瘀をすることができる。下脘・天枢は食滞を消化することができる。上巨虚・内庭・厲兌は胃熱を清瀉する。上巨虚は便通をつけるのにとりわけ有効である。肝兪は肝の背兪穴，期門は肝の募穴，太衝は足の厥陰肝経の原穴，陽陵泉は足の少陽胆経の合穴であり，これらの腧穴はいずれも疏肝理気をして肝気の横逆を抑制する。すばやく抜針すれば肝火を清瀉する作用がある。大敦は肝火を清瀉する作用にたいへん優れている。膈兪・血海は，活血化瘀をして瘀血を治療する要穴である。

治療効果

本処方は，本病症に対し非常に優れた治療効果をもっている。一般に，施術後ただちに疼痛は軽減する。実証であればおよそ5回，虚証であればおよそ15回の治療で治癒する。

症例

患者：曽○○，女性，29歳。
初診：1975年8月14日。
所見：分娩後数日して，2日間上腹部に痛みが出たり消えたり，押えると痛みは軽減する。食後に悪化し，やや脹満感がある。顔色萎黄・倦怠感・しゃべりたくない・自汗・力が出ない，舌質淡・舌辺に歯痕・舌苔白，脈虚弱で無力。脾胃気虚による。
治療経過：上述の処方を1回用いると，針を刺して10分後には痛みは消えた。翌日再び少し痛みがあったが，刺針をするとすぐに痛みは止まり，そのほかの症状も軽減した。1日1回，3回治療をすると，痛みは起こらず，食事量も増え，精神的にも好転し，そのほかの症状も消失した。10日余り後に経過観察をしたが，上腹部痛およびそのほかの症状は再発しておらず，顔色も良くなって体も健康であった。

17 産褥期の腹痛

本病症は，産褥期に下腹部に痛みがあるもので，中国では産後腹痛と呼ばれる。

病因病機

- 分娩後に衝脈・任脈が空虚となり，子宮に関わ

る脈絡が栄養されなくなって，気血が虚弱になり，気血の運行が遅滞して起こる。
- 分娩後の悪露が排出され尽くさずに，瘀血などが子宮を阻害する。
- 分娩時あるいは分娩後に寒邪を受けたり，冷たいものを飲んだりして，気血凝滞となる。

弁証

- **血虚気弱**：産褥期に下腹部が痛み，痛みは出たり消えたりし，温めたり押えたりすると寛解する。悪露の色は薄くサラッとしている。めまい・耳鳴り・動悸・不眠・倦怠感・精神疲労・便秘，舌質淡・舌苔薄白，脈虚細で無力。
- **血瘀証**：下腹部に痛みがあり，押えると痛みは増す。押えるとしこりを触れる場合もある。悪露は排出されないか排出が不十分で滞っていてすっきりせず，色は紫暗で塊がある。胸脇脹満，舌質紫暗あるいは紫斑，脈弦渋。
- **寒凝証**：下腹部に冷痛があり，温めると痛みは軽減し，寒邪に遭うと悪化する。顔面蒼白・手足は温まらない・悪露の量は少なく色は紫で塊がある，舌質黯淡・舌苔白滑，脈弦緊。

処方・手技

【基本穴】中極・次髎
- **血虚気弱**：基本穴に平補平瀉法を施し，さらに関元・気海・足三里・三陰交を加えて補法を施し，各穴に20分間置針し，間欠的に行針を行う。刺針の後，艾炷灸あるいは棒灸を加える。
- **血瘀証**：基本穴に血海・膈兪・三陰交・太衝を加えて瀉法を施し，20分間置針し，間欠的に行針を行う。
- **寒凝証**：基本穴に刺針の後，各穴に艾炷灸あるいは棒灸を加え，さらに気海・関元に艾炷灸を加える。

処方解説

中極は下腹部に位置し，次髎は仙骨部にあり，いずれも子宮および下腹部に作用し祛邪活絡をして，子宮および衝脈・任脈の気血を疏通・調整し，産褥期の腹痛およびそのほかの産褥期の疾患を治療する。関元・気海は元気を補益し温陽散寒をする。足三里・三陰交は脾胃を強化し気血を産生する。三陰交に瀉法を施すと，足の三陰経の経気を疏通・調整し活血化瘀をする。血海・膈兪は活血化瘀をし，灸を加えれば，温散寒邪の作用がとりわけ良くなる。太衝は疏肝理気・活血化瘀をする。また太衝は足の厥陰肝経の原穴であり，足の厥陰肝経は下腹部を循行しており，衝脈・任脈と関係が深いので，太衝の取穴は産褥期の腹痛に対して有効である。

治療効果

本処方は，本病症に対し非常に優れた治療効果をもっている。一般に，針治療後ただちに疼痛は寛解する。およそ数回の治療で治癒する。

症例

患者：李〇〇，女性，24歳。
初診：1977年2月29日
所見：産褥期の腹痛がひどく，下腹部および手足は冷え，温めると痛みは軽減し，押えるとしこりを触れる。悪露は多くなく，色は黒ずみ，塊がある。舌質黯淡・舌苔白潤，脈沈遅渋。分娩時に明らかに寒邪を受けている。
治療経過：上述の寒凝証に対する処方を用いると，痛みはすぐに止まり，手足も温かくなってきた。数時間後に痛みが再発したが，それほどひどくはない。原処方に従って治療を行うと，痛みはまた止まった。翌日再度治療を行ってからは，痛みはずっと再発しておらず，そのほかの症状も消失した。

18 産褥期の脇痛

本病症は，産褥期の脇痛を主症状とするものであり，中国では産後脇痛と呼ばれる。

病因病機

- 感情の抑うつによって肝鬱気滞となって起こる。
- 気滞血瘀による。
- 産褥期の血虚陰虚によって肝血肝陰が蓄えられない。

弁証

産褥期に現れる脇痛を主症状とする。
- **肝鬱気滞**：脇下の脹痛・ときにため息・ときに感情の抑うつが激しい・悪露が排出しにくい，舌質

淡・舌苔薄白，脈弦。気鬱化熱するものは，頭のふらつき・目のくらみ・イライラする・怒りっぽい・口苦・のどの乾き・灼熱感を伴う脇痛・便秘・小便が赤い，舌質紅・舌苔黄，脈弦数などの症状がみられる。
- 瘀血証：産褥期に脇肋部の刺痛があり，痛む部位は固定している。悪露は排出されにくく，色は紫暗で塊がある。顔色は紫暗，舌質紫暗あるいは紫斑，脈弦渋。鬱久化熱〔抑うつが長引き化熱〕するものは，舌質紅・舌苔黄，脈数などの症状がみられる。
- 肝血不足：脇肋に痛みが出たり消えたりする。めまい・耳鳴り・顔色に艶がない・爪に光沢がない・夜間に夢をよく見る・視力低下・体や手足の痺れ・悪露の量は少なく色は薄い，舌質淡・舌苔白，脈弦細。
- 肝陰不足：脇痛が出たり消えたりする。頭のふらつき・耳鳴り・両目が乾いてシバシバする・脇肋に灼熱感がある・微熱・頬の紅潮・潮熱・五心煩熱・寝汗・口やのどの乾燥，舌質紅少津，脈弦細数。

処方・手技

【基本穴】中極・章門・期門・太衝・陽陵泉
- 肝鬱気滞：基本穴に瀉法を施し，20分間置針し，間欠的に行針を行う。気鬱化熱するものは，基本穴に数分間行針を行ってから抜針する。あるいは大敦を加え，点刺して出血させる。
- 瘀血証：基本穴に膈兪・血海・三陰交を加えて瀉法を施し，20分間置針し，間欠的に行針を行う。鬱久化熱するものは，各穴に数分間行針を行ってから抜針する。
- 肝血肝陰不足：基本穴に肝兪・曲泉・三陰交・腎兪・復溜を加えて補法を施す。肝血不足のものは，各穴に20分間置針し，間欠的に行針を行う。肝陰不足のものは，数分間行針を行ってから抜針する。

処方解説

中極は任脈と足の三陰経の交会穴であり，衝脈・任脈の機能を調節・回復させることができるので，産褥期の病症を治療する要穴である。章門・期門は脇肋部の腧穴であり，またいずれも足の厥陰肝経の腧穴であるため，疏肝理気をして，患部に作用させ本病症を治療することができる。足の厥陰肝経と足の少陽胆経は表裏の関係にあり，いずれも脇肋を循行している。太衝は足の厥陰肝経の原穴，陽陵泉は足の少陽胆経の合穴であり，いずれも脇肋の気血を疏通・調整し通絡止痛をする。各穴からすばやく抜針すれば，清熱作用を兼ねる。膈兪は血の会穴で，活血化瘀の効能があり，すばやく抜針すれば清熱涼血もする。血海・三陰交は瀉法によって活血化瘀の作用が強くなり，すばやく抜針すれば清熱涼血の作用も発揮する。三陰交に補法を施ししばらく置針すると，健脾して気血を産生し，さらに肝腎の精血を補う。補法を施しすばやく抜針すればおもに肝腎および脾胃の陰〔臓腑に機能活動を生じさせる基礎物質―陰気〕を補益する効能が現れる。肝兪・曲泉に補法を施し，しばらく置針すると肝血を補益し，すばやく抜針すれば肝陰を補益する。肝は血を蔵し，腎は精を蔵し，精血は互いに化生するので，肝陰と腎陰は互いに補充し合っている。そのため肝陰・肝血の不足には腎兪・復溜の補法を行う。しばらく置針すれば，腎精を補い，補法を施してすばやく抜針すれば，腎陰を補益する。このようにして，間接的に肝血・肝陰を補益する目的を達成させる。

治療効果

本処方は，本病症に対し非常に優れた治療効果をもっている。一般に，治療後脇痛はただちに軽減する。実証であれば3〜5回，虚証であれば15〜30回の治療で治癒する。

症例

患者：宋〇〇，女性，28歳。
初診：1977年11月20日
所見：肝血不足による脇痛が治癒して数カ月になるが，分娩後10日余りで，脇痛が再発した。痛みは出たり消えたりする・頭のふらつき・目のかすみ・顔色に艶がない・唇や爪の色は薄い・指の爪が陥凹している・空腹時には両手がかすかに震える，舌質淡・舌苔白，脈弦細で無力。肝血不足による。
治療経過：上述の肝血不足に対する処方を3回用いると，痛みは消失し，頭のふらつき・手の震えもやや減った。10回余り治療すると，頭のふらつき・手の震えは消失し，顔や唇や爪の色も好転し，脇痛は再発しなくなった。

19 産褥期の腰痛

本病症は，産褥期に腰部が痛むことを主症状とするものである。中国では産後腰痛と呼ばれる。

病因病機

- 平素から腎虚あるいは気血不足のものが，分娩後に衝脈・任脈が空虚となり，ますます虚がひどくなって腎臓が濡養されなくなる。
- 分娩後に瘀血が阻滞することによって通じなくなって痛む。
- 分娩後に体が虚しているところに，風寒湿の邪あるいは湿熱の邪などが虚に乗じて侵入し，経気が通じなくなる。

弁証

産褥期の腰痛を主症状とする。

- 腎虚：精気不足のものは，腰部に空痛があり，だるくて力が入らない。踵も痛み，両膝がだるくて力が入らない。頭のふらつき・耳鳴り，舌質淡・舌苔白，脈沈細で無力。陽虚傾向のものは，手足が温まらない，脈遅などの症状を伴う。陰虚傾向のものは，舌質紅・舌苔少，脈細数，頬の紅潮・潮熱・手足心熱・心煩・不眠・便秘などの症状を伴う。
- 気血不足：産褥期に腰痛があり，全身がだるくて痛む。動悸・息切れ・動くと汗が出る・顔や唇や爪に艶がない・乳汁不足・悪露の量は少なく色は薄くサラッとしている，舌質淡・舌苔白，脈細弱。
- 風寒湿邪の侵襲：腰部に冷痛がまとわりつき，雨の日や冷えに遭うと悪化し，温めると痛みは軽減する。舌質淡・舌苔白滑，脈多くは沈弦。湿熱邪の侵襲するものは，腰痛があって，局所に灼熱感がある，小便黄赤色，舌質紅・舌苔黄膩，脈多くは濡数。
- 血瘀証：産褥期に腰腿部に錐で刺されたような痛みがあり，痛む場所は一定している。痛むところを押えると痛みが増し，昼間は軽いが夜には重くなる。悪露の排出は不十分，舌質紫暗あるいは紫斑，脈渋。

処方・手技

【基本穴】中極・腰痛のある患部の腧穴および阿是穴

- 腎虚：基本穴に平補平瀉法を施し，腎兪・太渓を加えて補法を施す。精気不足は，各穴に20分間置針し，間欠的に行針を行う。陽虚傾向のものには，さらに命門を加えて補法を施し，各穴に30分間置針し，間欠的に行針を行う。刺針の後，艾炷灸あるいは棒灸を加える。陰虚傾向のものは，各穴に数分間行針を行ってから抜針する。心煩・不眠のあるものには，さらに少府・大陵を加えて平補平瀉法を施し，大便乾結のあるものには，上巨虚・支溝を加えて平補平瀉法を施し，数分間行針を行ってから抜針する。
- 気血不足：基本穴に平補平瀉法を施し，脾兪・足三里・三陰交・膈兪・気海を加えて補法を施し，各穴に20分間置針して，間欠的に行針を行う。
- 風寒湿の侵襲：基本穴に瀉法を施し，三焦兪・陰陵泉を加えて瀉法を施し，各穴に30分間置針し，間欠的に行針を行う。刺針の後，艾炷灸あるいは棒灸を加える。あるいは痛むところに10～15分吸角法を加える。湿熱邪の侵襲するものは，各穴に数分間行針を行ってから抜針する。
- 血瘀証：血海・膈兪・三陰交を加えて瀉法を施し，20分間置針し，間欠的に行針を行う。阿是穴に刺針した後に吸角法を加える。

処方解説

中極は下腹部および子宮局所の腧穴であり，下焦および子宮の気血を疏通・調整し，子宮の病症および産褥期の病症にたいへん効果がある。産褥期の腰痛にもこれは非常に適している。腰痛部位の腧穴および阿是穴は，いずれも祛邪活絡をして患部の疼痛などを治療することができる。基本穴にしばらく置針し，灸を加えれば，温陽散寒の作用を強化できる。すばやく抜針すれば清熱の効能を兼ねる。脾兪・足三里・三陰交に補法を施すと，脾胃を強化し気血を産生する。三陰交の瀉法は活血化瘀の作用がある。膈兪の補法は補血養血し，瀉法は活血化瘀をする。気海には元気を補益する効能がある。腎兪・太渓の補法は腎の精気を補益し，しばらく置針し灸を加えれば，おもに温腎壮陽をすることができる。すばやく抜針すれば，主として腎陰を補益し虚熱を清瀉する作用をもたらす。少府・大陵は心熱を清瀉し寧神

除煩をする。上巨虚・支溝は便通をつける。三焦俞は三焦の気機を疏通・調整し利湿する。陰陵泉は醒脾利湿〔脾の運化機能を回復させ利湿する〕をする。この2穴に灸を加えれば，寒湿を温化する作用が増強する。すばやく抜針すれば，主として清熱利湿の作用を発揮する。血海も活血化瘀をして消滞する作用がある。

治療効果

本処方は，本病症に対し非常に優れた治療効果をもっている。一般に，刺針後，ただちに痛みは軽減するか消失する。虚証であればおよそ20回，実証であればおよそ7回の治療で治癒する。

症例1

患者：王○○，女性，29歳。
初診：1979年8月26日
所見：分娩後に腰痛が起こり6日目になる。中薬・西洋薬で治療すると少し良くなるが，薬を止めると痛みは再び起こる。頭のふらつき・耳鳴り・頬の紅潮・潮熱・口やのどの乾燥・手足の熱がひどい・心煩・不眠・大便乾結・小便黄赤色，舌質紅・舌苔少，脈細やや数。腎陰不足による。
治療経過：上述の処方を用いると，痛み・心煩はただちに軽減した。翌日には便通もあった。上巨虚・支溝を除いて，さらに3回治療を行うと，腰痛は消失し，そのほかの症状も明らかに軽減した。原処方に従って，さらに10回余り治療すると，腰痛およびそのほかの症状は消失した。数カ月後に経過観察をしたが，腰痛は再発していなかった。

症例2

患者：楊○○，女性，28歳。
初診：1978年1月12日
所見：分娩後2日目に腰部に冷えを伴った痛みが起こり，ときには針を刺されたようで，痛む部位は固定しており，押えると痛みはひどくなる。冷えたときや夜間に悪化し，昼間や温めたときは痛みが和らぐ。悪露の排出が不十分で，ときに紫暗の血塊が混じる。舌質淡・紫斑がある・舌苔白滑，脈沈緊やや遅。
治療経過：上述の瘀血および風寒湿邪の侵襲に対する処方を組み合わせて用いた。刺針の後，痛みはすぐに止まった。数時間後に再び少し痛みが現れた。翌日，原処方に従って再び1回治療をすると，痛みは再びすぐに止まった。その後，腰痛は再発していない。

20 産褥期の下腹部痛

病因病機

● 分娩後の悪露が排出されないか排出が不十分で，瘀血が残っている。
● 分娩後に体が虚しているところに，風寒の邪あるいは湿熱の邪が子宮を侵襲したため気血不和となる。
● 分娩後の失血過多のため気血不足となり，子宮を取り巻く脈絡に栄養がいかなくなる。

弁証

産褥期の下腹部痛を主症状とする。
● 瘀血阻滞：悪露が排出されないか排出が不十分・痛みは押えると増す，舌質暗あるいは瘀斑がある，脈弦。
● 風寒侵襲：下腹部が痛み冷え，温めると軽減し冷えると悪化する。舌質淡・舌苔白，脈弦緊。
● 湿熱証：微熱があり口渇があるが飲みたくない，舌苔黄膩，脈濡数あるいは滑数。
● 気血不足：下腹部痛は押えると和らぐ・顔色は蒼白あるいは萎黄・頭のふらつき・動悸・倦怠感・力が出ない，舌質淡・舌苔白，脈細弱で無力。

処方・手技

【基本穴】中極・三陰交
● 瘀血阻滞：基本穴に膈俞・血海・太衝を加えて20分間置針し，間欠的に行針を行う。
● 風寒侵襲：基本穴に瀉法を施し，30分間置針し，間欠的に行針を行う。刺針の後，艾炷灸あるいは棒灸を加える。
● 湿熱証：基本穴に陰陵泉・三焦俞・水道を加え，発熱のあるものには，さらに大椎・曲池・内庭を加えて瀉法を施し，数分間行針を行ってから抜針する。
● 気血不足：基本穴に脾俞・足三里・三陰交・気海

関元・膈兪を加えて補法を施し，20分間置針し，間欠的に行針を行う。

処方解説

中極は下腹部に位置し，任脈と足の三陰経との交会穴であるので，衝脈・任脈の機能を調節・回復し，産褥期の病症を治療する要穴である。三陰交は足の三陰経の交会穴であり，足の三陰経は下腹部を循行しているので，下腹部に作用し下腹部の痛みを治療することができる。瀉法を施すと疏肝理気・活血化瘀をする。しばらく置針し灸を加えると，温陽散寒の作用を兼ねる。すばやく抜針すると清熱をする。補法を施すと，脾胃を強化し気血を産生し，さらに肝腎を補益する効能もある。膈兪・血海・太衝に瀉法を施すと活血化瘀の作用がある。膈兪に補法を施すと補血養血をする。陰陵泉は醒脾清熱をして利湿する。三焦兪は三焦の気機を疏通・調整し，三焦の湿熱を除く。水道は下焦の湿熱を除く。督脈と諸陽経の交会穴である大椎，手の陽明大腸経の合穴である曲池，足の陽明胃経の滎穴である内庭は，それぞれ清熱作用を強化することができる。脾兪・足三里は脾胃を強化し気血を産生する。気海・関元は元気を補益する効能がある。

治療効果

本処方は，本病症に対し非常に優れた治療効果をもっている。一般に，治療後に痛みはただちに消失するか軽減する。実証であればおよそ5回，虚証であればおよそ15回の治療で治癒する。

症例

患者：王○○，女性，24歳。
初診：1978年5月8日
所見：分娩後に下腹部痛があって押えると痛みが増す。悪露の排出は不十分で，腹部は冷え，温めると痛みは軽減する。悪寒・手足の冷え，舌質紫暗・舌苔白，脈沈緊。分娩後の寒邪侵襲・瘀血阻滞による。
治療経過：上述の処方を用いると，痛みはすぐに止まった。数時間後に再び痛みが現れたが，それほどひどくなかった。翌日，原処方によって施術すると，30分後に痛みは止まり，手足もしだいに温かくなった。3日目には痛みは起こらず諸症状も消失したので，治療を終えた。20日余り後に経過観察をしたが，治療終了後，下腹部痛はずっと発生していない。

21 産褥期の踵骨痛

本病症は，産褥期に出現する踵部の痛みを主症状とするものである。

病因病機

肝は血を蔵し，脾は血を統轄し，腎は精を蔵する。踵部は足の三陰経の通過するところであり，気血不足あるいは腎精不足のものが分娩後にいっそう虚していると，踵部の脈絡が栄養されず踵骨痛となる。

弁証

産褥期の踵部の痛みを主症状とする。
●**腎虚**：腰や足がだるく力が入らないか痛む・頭のふらつき・耳鳴り。陽虚傾向のあるものは，悪寒・手足の冷え・顔面晄白・悪露の色は薄くサラッとしている・頻尿で尿量が多く澄んでいる・夜間の頻尿・下痢が止まらない・消化不良・夜明けに下痢をする・浮腫，舌質淡・舌苔白，脈沈細で無力あるいは遅などの症状がある。腎陰不足によるものは，痩せる・潮熱・寝汗・五心煩熱・口やのどの乾燥・めまい・耳鳴り・不眠・夢をよく見る・悪露の量は少なく色は赤く粘りがある，舌質紅・舌苔少，脈細数などの症状がある。
●**気血不足**：顔色は萎黄か蒼白・頭のふらつき・動悸・唇や爪の色は薄い・精神疲労・倦怠感，舌質淡・舌苔白，脈細弱で無力。

処方・手技

【基本穴】崑崙から太渓への透刺・承山
●**腎虚**：基本穴に腎兪・復溜を加え，腎陽不足のものには，さらに命門を加えて補法を施し，30分間置針し，間欠的に行針を行う。刺針の後，艾炷灸あるいは棒灸を加える。腎陰不足のものは，各穴に補法を施し，数分間行針を行ってから抜針する。
●**気血不足**：基本穴に気海・関元・脾兪・足三里・三陰交・膈兪を加えて補法を施し，20分間置針し，間欠的に行針を行う。刺針の後，艾炷灸あるいは

棒灸を加える。

処方解説

崑崙・太渓は踵部の腧穴で近治作用があり，活絡止痛をする。崑崙は足の太陽穴経の腧穴で，太渓は足の少陰経の原穴であり，補法を施せばいずれも補腎の効能がある。しばらく置針し灸を加えれば温腎壮陽をする。すばやく抜針すれば腎陰を補益する。腎兪・復溜・命門に補法を施し，しばらく置針し灸を加えれば温腎壮陽をし，すばやく抜針すれば主として腎陰を補益する。気海・関元は元気を補益する。脾兪・足三里・三陰交は脾胃を強化し気血を産生する。三陰交はさらに肝血・腎精を補益する効能がある。膈兪の補法は補血養血をする。

治療効果

本処方は，本病症に対し非常に優れた治療効果をもっている。一般に，治療直後に痛みは軽減する。およそ15～30回の治療で治癒する。

症例1

患者：王○○，女性，29歳。
初診：1978年11月22日
所見：産褥期に踵部が痛くなり，腰や膝がだるい。耳鳴り・のどの乾き・潮熱・寝汗，舌質紅・舌苔少，脈細やや数。腎陰不足による。
治療経過：上述の処方を用いると，治療後，痛みはただちに軽減した。1日1回，6回の治療で痛みは消失し，諸症状も軽減した。その後，1日1回，さらに数回治療を行うと諸症状は基本的に消失した。数カ月後，感冒による頭痛のため来診し，治療終了後，踵骨痛は再発していないと言った。

症例2

患者：郭○○，女性，26歳。
初診：1979年1月2日
所見：産褥期に踵部に痛みを感じるようになった。顔色萎黄・頭のふらつき・目のかすみ・動悸・息切れ・動くと汗が出る，舌質淡・舌苔白，脈細弱。気血虚弱による。
治療経過：上述の処方を用いると，痛みはただちに軽減した。1日1回，10回余り治療すると，踵骨痛は消失し，動悸・息切れなどの症状も好転した。その後，針治療を終了し，帰脾丸の服用に切り替えて後の処置とした。20日余り後に経過観察をしたところ，針治療終了後，踵骨痛は再発していなかった。

22 産褥期の体の痺れ

病因病機

- 分娩後の失血によって気を損耗し，気虚のため血の運行を推し進める力がなくなり，経脈・皮膚が温煦と濡養を受けられなくなって起こる。
- 血虚のため経脈が空虚となり，筋肉・腱・血脈などが栄養されなくなって起こる。
- 分娩後の気血不足のため脈絡が空虚となり，体表が堅固でないため，風寒湿邪が虚に乗じて皮膚表面に侵入し，経脈・気血の運行が阻滞されて起こる。
- 分娩後に悪露が排出されないか排出されても少ないため，瘀血が停滞し経気の運行が阻滞されて起こる。

弁証

産褥期に体や手足に痺れがあり，特に手足が主であることを主症状とする。

- 気虚失運：虫が這うような痺れ感・顔面晄白・自汗・悪風・カゼを引きやすい・息切れ・力が出ない・動きたくない・倦怠感・横になりたい・食が進まない・泥状便，舌質淡・舌体胖大・舌辺に歯痕・舌苔薄白，脈弱。
- 血虚不栄：痩せる・顔や唇が黄色で艶がないか，淡白で艶がない・めまい・動悸・不眠・夢をよく見る，舌質淡，脈細。
- 風湿痺阻：関節や筋肉が痛み，痺れがひどい。天気の悪い日は悪化し，温めると心地よい。悪寒，舌質多くは淡・舌苔薄白あるいは白膩，脈沈遅。
- 風寒湿邪の長期鬱滞による化熱，あるいは湿熱入絡：局所の腫脹・灼熱・疼痛・痺れがある，舌質多くは紅・舌苔黄膩，脈滑数。
- 瘀血阻滞：悪露は排出されないか排出が不十分。下腹部が痛み，押えると痛みが増す。舌質紫暗あるいは瘀斑がある，脈渋。

処方・手技

【基本穴】中極・三陰交

　手部の痺れには，合谷から後渓への透刺・外関から内関への透刺・八邪穴〔奇穴．手背の各指の間〕を用いる．足部の痺れには，懸鍾から三陰交への透刺・崑崙から太渓への透刺・解渓・公孫・八風穴〔足背の各指の間〕を用いる．軀幹そのほかの部位の痺れには，いずれも患部および近隣の腧穴を取る．

- **気虚失運**：基本穴に関元・気海・脾兪・足三里を加えて補法を施し，20分間置針し，間欠的に行針を行う．血虚不栄のものには，脾兪・足三里・膈兪を加えて補法を施し，20分間置針し，間欠的に行針を行う．
- **風湿痺阻**：基本穴に血海・膈兪を加えて瀉法を施す．風寒湿によるものは，30分間置針し，間欠的に行針を行う．刺針の後，艾炷灸あるいは棒灸を加える．風寒湿邪が長期に鬱して化熱，あるいは湿熱入絡したものは，各穴に数分間行針を行ってから抜針する．
- **瘀血阻滞**：基本穴に膈兪・血海を加えて瀉法を施し，20分間置針し，間欠的に行針を行う．

処方解説

　中極・三陰交は，衝脈・任脈の機能を調節・回復し，産褥期の病症を治療する要穴である．合谷から後渓への透刺，外関から内関への透刺などは，患部および近隣の腧穴であり，通経活絡・祛風除湿をして患部・近隣の痺れなどの症状を治療する．しばらく置針し灸を加えると，温散寒邪の作用が比較的良い．すばやく抜針すると清熱の効能を兼ねる．関元・気海は元気をおおいに補う．脾兪・足三里は脾胃を強化し，気血を産生する源となる．膈兪の補法は補血養血をし，瀉法は活血化瘀をする．血海も活血化瘀の効能がある．

治療効果

　本処方は，本病症に対し非常に優れた治療効果をもっている．一般に，およそ5～10回の治療で治癒する．

症例1

患者：銭〇〇，女性，32歳．
初診：1975年12月28日

所見：分娩後に両手が痺れ10日ほどになる．顔面蒼白・唇や爪に艶がない・頭のふらつき・動悸・息切れ・自汗・倦怠感・しゃべりたくない，舌苔薄白，脈細弱．気血不足による．

治療経過：上述の処方を1回用いたが効果はなかった．2回目の治療後，手の痺れは軽減した．5回の治療で，手の痺れ・頭のふらつき・動悸などの症状は消失し，自汗も止まり，顔色もやや好転し，そのほかの症状も消失した．1カ月後に経過観察をしたところ，手の痺れは再発していなかった．数年後に出会って聞いたところでは，痺れはずっと起きていない．

症例2

患者：楊〇〇，女性，29歳．
初診：1976年12月24日

所見：分娩後に手の痺れがあり，だるいような痛みが数日続いている．患部は冷え，寒さに遭うと悪化し，温めると軽減する．顔色萎黄・唇や爪に艶がない・動悸・息切れ・自汗・力が出ない，舌質淡・舌苔白，脈細弱．気血虚弱・風寒侵襲によるものである．

治療経過：上述の気血虧損と風湿痺阻に対する処方を組み合わせて治療した．痺れと痛だるい感覚はすぐに軽減した．3回の治療で，痺れとだるい痛みは明らかに軽減し，動悸・息切れの症状も消失した．10回の治療で，痺れとだるい痛みおよびそのほかの症状はいずれも消失し，顔色もしだいに赤みと潤いが出てきた．20日余り後に経過観察をしたところ，顔色は赤みが出て潤いがあり，健康で，再発していなかった．

23 産褥期の体や手足の震え

　本病症は，産褥期に体や手足が震えることを主症状とするものである．

病因病機

- 分娩後の気血不足のため手足に栄養が行かず，筋脈が養われなくなって虚風内動となる．

●肝腎の精血虧損のため，腎水が肝木を滋養できず，筋脈が養われなくなって虚風内動となる。

弁証

産褥期に頭や手足が揺れたり，震えたりすることを主症状とし，両手の振戦が比較的多くみられる。
- **気血不足**：顔色に艶がない・唇や爪の色が薄い・精神的な倦怠感・手足に力が出ない・頭のふらつき・動悸，舌質淡・舌苔白，脈細弱。
- **肝腎の精血不足**：頭のふらつき・目のくらみ・耳鳴り・腰や膝がだるくて力が入らない。陰虚傾向のあるものは，顔面紅潮・潮熱・五心煩熱・口やのどの乾燥，舌質紅・舌苔少，脈細数などの症状がある。陽虚傾向のあるものは，悪寒・手足の冷え，舌質淡・舌苔白，脈沈細無力などの症状がある。

処方・手技

【基本穴】中極・風池・太衝・陽陵泉に平補平瀉法。
- **気血不足**：基本穴に脾兪・足三里・三陰交・気海・関元・膈兪を加えて補法を施し，20分間置針し，間欠的に行針を行う。
- **肝腎の精血不足**：基本穴に肝兪・曲泉・腎兪・復溜・太渓を加えて補法を施し，20分間置針し，間欠的に行針を行う。陰虚傾向のあるものには，数分間行針を行ってから抜針する。陽虚傾向のあるものには，各穴に30分間置針し，間欠的に行針を行う。刺針の後，艾炷灸あるいは棒灸を加える。

処方解説

中極は，衝脈・任脈の機能を調節・回復し，産褥期の病症を治療する要穴である。風池は足の少陽胆経の兪穴であり，太衝は足の厥陰肝経の原穴であり，これらはいずれも平肝熄風をする。陽陵泉は八会穴の1つで筋の会穴であり，舒筋活絡をするので震えに対して有効である。脾兪・足三里・三陰交は，脾胃を強化し気血を産生する。気海・関元は元気を補益する。膈兪の補法は補血養血をする。肝兪・曲泉は肝血を補い，すばやく抜針すれば，肝陰を補うことができる。腎兪・復溜・太渓は腎精を補益する。すばやく抜針すれば，腎陰を補益し，虚熱を取る作用が出る。しばらく置針し灸を加えれば，温腎壮陽をする。

治療効果

本処方は，本病症に対し優れた治療効果をもっている。一般に，およそ20回の治療で治癒する。

症例

患者：宋○○，女性，26歳。
初診：1978年4月22日
所見：分娩時に出血過多であった。分娩後2日目に両手に震えが出始め，物を持つのにも不便である。頭のふらつき・動悸・健忘・夢をよく見る・顔色萎黄・唇や爪に艶がない，舌質淡・舌苔白，脈細弱で無力。気血不足によるものである。
治療経過：上述の処方を1回用いたが無効であった。3回目から頭のふらつき・動悸は明らかに軽減したが，そのほかの症状は変わりがなかった。5回目以降，手の震えは軽減し，頭のふらつき・動悸は消失した。8回目に手の震えは止まった。10回余りの治療の後に，顔面・唇・爪にしだいに赤みと潤いが出てきた。手の震えも出ていない。数カ月後に傷暑のために来院し，針治療終了後ずっと手の震えは再発していないと言った。

24 産褥期の手足厥冷

本病症は，産褥期の手足の冷えを主症状とするものである。

病因病機

- 平素から脾腎陽虚であるものが，分娩後の気血の損耗によって陽気がますます虚して，手足を温煦できなくなる。
- 悪露が排出されず瘀血が内に阻滞し，気血がのびやかさを失い手足を温煦することができなくなる。

弁証

産褥期の手足の冷えを主症状とする。
- **脾陽不足**：顔色に艶がない・腹脹・下痢・腹痛は温めるか押えると軽減する・悪寒，舌体胖・舌辺に歯痕，舌質淡，脈沈遅で無力。
- **腎陽不足**：腰や膝がだるくて力が入らない・頭の

ふらつき・耳鳴り・悪寒・顔面㿠白・悪露の色は薄い・頻尿・尿量が多く澄んでいる・夜間に頻尿・夜明けに下痢をする・下肢の浮腫，舌質淡・舌苔白，脈沈弱遅。
- ●瘀血内阻：悪露が排出されないか排出が不十分・下腹部が痛み押えると痛みが増す，舌質紫暗あるいは瘀斑がある，脈渋。

処方・手技

【基本穴】中極・曲池から少海への透刺・外関から内関への透刺・懸鍾から三陰交への透刺・崑崙から太渓への透刺
- ●脾陽不足：基本穴に脾兪・足三里を加えて補法を施し，30分間置針し，間欠的に行針を行う。刺針の後，艾炷灸あるいは棒灸を加える。
- ●腎陽不足：基本穴に腎兪・復溜・命門を加えて補法を施し，30分間置針し，間欠的に行針を行う。刺針の後，艾炷灸あるいは棒灸を加える。
- ●瘀血内阻：基本穴に膈兪・血海を加えて瀉法を施し，20分間置針し，間欠的に行針を行う。

処方解説

中極は足の三陰経と任脈の交会穴であり，衝脈・任脈および足の三陰経の経気を調節し，産褥期の病症を治療する要穴である。曲池から少海への透刺・外関から内関への透刺・懸鍾から三陰交への透刺・崑崙から太渓への透刺は四肢の気血を温通する。三陰交はまた，温中健脾をして肝腎の精血を補益する。太渓・崑崙にはまた温腎壮陽の効能がある。脾兪・足三里には温補脾陽の作用もある。腎兪・復溜・命門は温腎壮陽をして真火を補益する。膈兪・血海は活血化瘀をする。

治療効果

本処方は，本病症に対し非常に優れた治療効果をもっている。一般に，治療後すぐに手足の冷えは好転し，およそ10回の治療で治癒する。

症例

患者：郭〇〇，女性，29歳。
初診：1977年8月24日
所見：分娩後数日して，手足が氷のように冷たくなり，とても不快である。腰や膝がだるくて力が入らない・頻尿で特に夜間に多い・頭のふらつき・耳鳴り，舌質淡・舌苔白，脈沈細やや遅。腎陽不足による。

治療経過：上述の処方を用いると，30分後には手足は温まったが，数時間後には再び冷えてきた。翌日の治療後，再び手足が温まってきたが，また数時間後には冷えてきた。3回目の治療後，手足は温まってきて，その後冷えはない。頭のふらつき・耳鳴りなどの症状も軽減した。1日1回，さらに6回治療をすると，諸症状は消失して治癒した。

25 産褥期の精神異常

本病症は，産褥期に現れる精神の混乱・滅裂性言語・喜怒哀楽の異常・躁うつ病などの精神障害をいう。

病因病機

- ●産褥期における気血の損耗，心陰虧損によって，心が養われず精神が錯乱・離散する。
- ●瘀血が排出されず古血が上衝し心を乱す。
- ●思い煩いのため脾を傷め，運化機能が失調し湿が溜まって痰となり，痰が心竅を塞いだり，あるいは痰濁が化火して心を傷める。

弁証

- ●心気・心陽・心血・心陰虧虚：心気虚のものは，精神の混乱・突然喜んだり悲しんだりする・ときにはぶつぶつ独り言を言う・恐怖による不安感・幻視・幻聴・頭のふらつき・目のかすみ・顔面蒼白・精神的な空虚感・動悸・息切れ・動くとひどくなる，舌質淡・舌苔白，脈虚で無力あるいは結代などの症状がある。心陽虚のものは，手足の冷え，脈拍が速く乱れている・手足や鼻や唇が暗い青紫色・顔面㿠白・寒がり・自汗などの症状を伴う。心血虚のものは，抑うつ・恐怖・驚き・不安・言語の錯乱・夢による混乱・動悸・心煩・顔や唇や爪の色が薄く艶がない，舌質淡・舌苔白，脈細などの症状がある。心陰虚のものは，心煩・不眠・口苦・のどの乾き・五心煩熱，舌質紅・舌苔少・あるいは舌尖が乾いて紅，脈細数などの症状を伴う。
- ●瘀血乗心：分娩後に瘀血が排出されないか排出

が不十分・下腹部に脹痛があり押えると痛みが増す・心胸煩悶あるいはときに刺痛・喜怒哀楽の異常・滅裂性言語・狂乱・妄言，舌質紫暗あるいは瘀斑がある・舌苔薄，脈沈渋。
- ●痰迷心竅：産褥期に突然痴呆状態になり，滅裂性言語・突然泣いたり笑ったりする・のどの痰鳴，舌苔厚膩などの症状が現れる。痰鬱化火・痰火擾心するものは，狂躁不安・ひどい場合は物を壊し人を傷つける・顔面紅潮・目が赤い・便秘・小便が赤い，舌質紅・舌苔黄膩，脈滑数などの症状がある。

処方・手技

【基本穴】中極・三陰交・心兪・巨闕・内関・神門
- ●心気・心陽・心血・心陰虧虚：基本穴に補法を施す。心気虚には，関元・気海・足三里を加えて補法を施し，20分間置針し，間欠的に行針を行う。心陽虚は，刺針後，艾炷灸あるいは棒灸を加える。心血虚には，膈兪・脾兪・足三里を加えて補法を施し，各穴に20分間置針し，間欠的に行針を行う。心陰虚には，腎兪・太渓・復溜を加えて補法を施し，各穴に数分間行針を行ってから抜針する。
- ●瘀血乗心：基本穴に膈兪・血海・太衝・郄門・陰郄を加えて瀉法を施し，20分間置針し，間欠的に行針を行う。
- ●痰迷心竅：基本穴に中脘・豊隆・太衝を加えて瀉法を施し，20分間置針し，間欠的に行針を行う。痰鬱化熱するものには，各穴に数分間行針を行ってから抜針する。また，さらに少衝・厲兌を加え，点刺して出血させる。突然喜んだり怒ったりし狂躁不安がひどいものには，さらに安眠穴〔経外奇穴。安眠穴Ⅰは翳風と翳明穴を結んだ中点。安眠穴Ⅱは風池と翳明穴を結んだ中点〕を加えて瀉法を施し，患者が安静になるまで行針を行う。

処方解説

産褥期の病症は衝脈・任脈の調節が必要なので，足の三陰経と任脈との交会穴である中極，および足の三陰経の交会穴である三陰交を取穴する。三陰交に補法を施してしばらく置針すれば肝腎の精血を補益し脾胃を強化する。補法を施しすばやく抜針すれば，肝腎および脾胃の陰を補益する。瀉法を施すと，疏肝理気・活血化瘀の効能が出る。心兪は心の背兪穴であり，巨闕は心の募穴，神門は手の少陰心経の原穴，内関は手の厥陰心包経の絡穴であるので，各穴はいずれも寧神安神の効能があり，補法を施してしばらく置針し灸を加えると，心気を補い，心血を養い，心陽を温める。補法を施しすばやく抜針すると，心陰を補い虚熱を除く。膈兪は血の会穴であり，補法を施すと補血養血をし，瀉法を施すと活血化瘀をする。血海にも活血化瘀の効能がある。太衝は疏肝理気をして化瘀をする。すばやく抜針すると，肝火および血熱を清瀉する。郄門・陰郄は手の厥陰心包経および手の少陰心経の郄穴であり，寧神安神をし，また心絡を疏通し，調気活血の作用がある。中脘・豊隆は和胃化痰をして降濁をし，すばやく抜針すると，清熱瀉火をする。少衝は心火を清瀉し開竅醒神をする。厲兌は胃熱痰熱を清瀉する。安眠穴は鎮静安神・寧神除煩をする。

治療効果

本処方は，本病症に対し非常に優れた治療効果をもっている。一般に，治療後，精神症状はただちに軽減する。およそ10回の治療で治癒する。

症例

患者：宋○○，女性，27歳。
初診：1977年8月3日。
所見：分娩時の出血過多のため，分娩後数時間して，動悸・息切れ・精神の混乱・頭のふらつき・目のくらみ・恐怖による不安感・夢をよく見る・ときどき驚いて眼が覚めるなどの症状が生じた。ここ数日，悲しんだり喜んだりし，泣いたり笑ったりと尋常ではない。ぼそぼそと独り言を言い，ときに幻聴がある。顔面蒼白・唇や爪の色は薄く艶がない，舌質淡・舌苔薄白，脈細数で無力。気血両虚・心が養われないことによる。
治療経過：上述の気虚・血虚に対する処方を組み合わせて用いた。刺針後，動悸・驚くなどの症状は軽減し，その夜はよく眠れた。翌日，泣いたり笑ったりする・独り言・幻聴の症状は消失した。3回の治療で諸症状は消失し，顔・唇・爪の色も好転した。その処方のまま10回治療を行うと，顔色はしだいに赤みを増し潤いが出てきて，そのほかの症状も起こらなくなった。

26 産褥期の不眠

本病症は，産褥期の不眠を主症状とする。中国では産後不寐と呼ばれる。

病因病機

- 分娩後の失血過多による陰血不足のため，心が養われなくなる。
- 悩みや怒りなどの感情の抑うつのため，肝が傷られ，肝の疏泄機能が失調し精神不安となる。

弁証

- **心血虚**：産褥期の動悸・不眠・夢が多く目覚めやすい・精神疲労・力が出ない・顔色萎黄・悪露の色は薄く多いこともあり少ないこともある，舌質淡・舌苔薄白，脈細弱。
- **心陰虚**：心煩・眠りが少ない，舌質紅・舌苔少かあるいは舌尖が乾いて赤い，脈細数。
- **心腎不交**：虚煩〔熱性病や外感病などにより，胸中煩熱があり，睡眠障害などが起こる病症〕・不眠・動悸・健忘・頭のふらつき・目のくらみ・のどの乾き・耳鳴り・腰や膝がだるくて力が入らない・夢精・夜間尿が多い・潮熱・寝汗，舌質紅・舌苔少，脈細数。
- **肝鬱**：感情の発散がない・ときにため息・胸脇脹悶あるいは脹痛がある・イライラする・怒りっぽい・食欲不振，舌苔薄白，脈弦。肝鬱化火は，口苦・のどの乾き・便秘・小便が赤い，舌質紅・舌苔黄，脈弦数などの症状がある。

処方・手技

【基本穴】中極・安眠穴・内関

- **心血心陰虚**：基本穴に平補平瀉法あるいは補法を施す。さらに心兪・神門・三陰交を加えて補法を施す。心陰虚のものは，数分間行針を行ってから抜針する。心血虚のものは，20分間置針し，間欠的に行針を行う。
- **心腎不交**：基本穴に平補平瀉法を施し，少府を加えて平補平瀉法を施し，腎兪・太渓・復溜・三陰交を加えて補法を施し，各穴に数分間行針を行ってから，抜針する。
- **肝鬱**：基本穴に肝兪・太衝を加えて瀉法を施し，20分間置針し，間欠的に行針を行う。肝鬱化熱は，各穴に数分間行針を行ってから抜針する。あるいはさらに大敦を加え，点刺して出血させる。

処方解説

中極は下焦を調理し，衝脈・任脈を調節して正常な機能を回復させることができるので，産褥期の病症に用いるのはたいへん適切である。安眠穴は鎮静安眠の効能がある。内関は寧神安神をする。すばやく抜針すると心火を清瀉する作用もある。心兪・神門に補法を施し，しばらく置針すれば，心血・心気を補益し寧神安神をする。すばやく抜針することによって，心陰を補益しおもに寧神安神をする。三陰交に補法を施ししばらく置針すれば，肝腎の精血を補益し，脾胃を強化し運化機能を促進する。補法を施しすばやく抜針すれば，肝腎および脾胃の陰を補益する作用がある。少府にも清心安神の効能がある。腎兪・太渓・復溜は腎陰を補益する。肝兪・太衝に瀉法を施し，しばらく置針すれば，疏肝理気をして解鬱し，すばやく抜針すれば，肝火を清瀉する効能がある。大敦は足の厥陰肝経の井穴であり，肝火を清瀉することができる。

治療効果

本処方は，本病症に対し非常に優れた治療効果をもっている。実証であればおよそ3～5回，虚証であればおよそ15回の治療で治癒する。

症例1

患者：王○○，女性，25歳。
初診：1978年10月25日
所見：分娩後に眠れなくなって数日になる。動悸・不安・顔色に艶がない・精神疲労・力が出ない・唇や爪が蒼白，舌質淡・舌苔薄白，脈細弱。血が心を養わない。
治療経過：上述の処方を1回用いると，動悸は軽減したが，そのほかの症状は変わりがなかった。原処方に従って，1日1回，3回の治療を行うと，睡眠およびそのほかの症状は好転した。10回余りの治療で，顔面はしだいに赤みを増し潤いも出てきた。睡眠は回復し，そのほかの症状も消失して健康な体になった。

症例 2

患者：傳○○，女性，28歳。
初診：1977年11月16日
所見：分娩後に眠れなくなってだいぶ経つ。情緒不安定な状態はひどくなっている。ときどきため息をつく・左脇下が脹悶しときに痛む・怒りやすい。舌質・舌苔は平常通り，脈弦。
治療経過：上述の肝鬱に対する処方を用いると，治療後，左脇下の脹痛は消失し，その夜は眠れた。翌日続けて治療をしなかったので，夜になっても眠れず，そのほかの症状も変わりがなかった。原処方に従って2回治療を行うと，睡眠は再び正常に戻り，そのほかの症状も消失した。その後，原処方に従って3回治療し，治療効果を強固なものにした。

27 産褥期の頭のふらつき

本病症は，産褥期に現れる頭のふらつきを主症状とするものである。

病因病機

- 平素から体が弱く気血不足のものが，分娩後の気血の損耗によって気血がいっそう虚して，気虚による清陽不振となり，また血虚のため脳が養われず頭のふらつきが起こる。
- 平素から腎精不足であったが，分娩後にますます虚して髄海不足〔脳の働きが不十分〕となるか，あるいは腎陰不足から肝陽上亢となる。
- 分娩後に臓腑機能が弱り，脾の運化機能が失調して湿が溜まって痰になり，痰湿中阻となって清陽が上昇せず，濁陰が降りなくなる。
- 瘀血内停のため悪露が排出されないか排出不十分で，気機〔臓腑の機能活動〕が活性化せず，陰陽失調が脳に影響する。

弁証

産褥期の頭のふらつきを主症状とする。
- 気血不足：頭のふらつきがあり，動くとひどくなり，過労でも悪くなる。顔色萎黄・唇や爪に艶がない・動悸・眠りにくい・精神疲労・しゃべりたくない・息切れ・自汗，舌質淡・舌苔白，脈細弱。
- 腎精不足：腰や膝がだるくて力が入らない・力が出ない・耳鳴り・健忘。陰虚傾向のあるものは，頬の紅潮・潮熱・口やのどの乾燥，舌質紅・舌苔少，脈細数などの症状を伴う。陽虚傾向のあるものは，形寒・悪寒・手足が温まらない，舌質淡・舌苔白，脈沈細で無力などの症状を伴う。
- 腎陰不足・肝陽上亢：腎陰不足によるものの症状のほかに，頭痛・頭脹・イライラする・怒りっぽい，脈弦を兼ねるなどの症状を伴う。
- 痰湿中阻：何かを被せられているような頭重・胸悶・悪心，舌苔白膩，脈濡滑。痰湿化熱は，心煩・口が乾くが飲みたくない，舌苔黄膩，脈滑数などの症状を伴う。
- 瘀血内停：下腹部に疼痛があり押えると痛みが増す・悪露は排出されないか排出不十分，舌質紫暗あるいは瘀斑がある，脈渋。

処方・手技

【基本穴】中極・百会・風池
- 気血不足：基本穴に脾兪・足三里・三陰交・気海・関元・膈兪を加えて補法を施し，20分間置針し，間欠的に行針を行う。
- 腎精不足：基本穴に腎兪・復溜・太渓を加えて補法を施し，20分間置針し，間欠的に行針を行う。陰虚傾向のあるものは，各穴に数分間行針を行ってから抜針する。陽虚傾向のあるものは，各穴に30分間置針し，間欠的に行針を行う。刺針後，艾炷灸あるいは棒灸を加える。
- 腎陰不足・肝陽上亢：基本穴に平補平瀉法を施し，さらに腎兪・復溜・太渓・太衝を加え，腎兪・復溜・太渓に補法，太衝に平補平瀉法を施し，数分間行針を行ってから抜針する。
- 痰湿中阻：基本穴に瀉法を施し，中脘・豊隆・陰陵泉に瀉法，脾兪・足三里に補法をそれぞれ施し，20分間置針し，間欠的に行針を行う。痰湿化熱のものには，各穴に数分間行針を行ってから抜針する。
- 瘀血内阻：基本穴に膈兪・血海・三陰交・太衝を加えて瀉法を施し，20分間置針し，間欠的に行針を行う。

処方解説

中極は衝脈・任脈の機能を調節・回復し，産褥期の病症を治療する要穴である。百会・風池は頭部に位置し患部に作用するので，頭のふらつきに対して有効である。平補平瀉法を施しすばやく抜針すると，いずれも平肝潜陽の効能がある。脾兪・足三里・三陰交は脾胃を強化し運化機能を促進し，気血を産生する根源となる。三陰交にはまた，補法によって肝血・腎精を補益する効能があり，瀉法によって活血化瘀もする。気海・関元は元気を補益する。膈兪の補法は補血養血し，瀉法は活血化瘀をする。腎兪・復溜・太渓は腎の精気を補益し，すばやく抜針すると，虚熱を清瀉し，しばらく置針し灸を加えれば，主として腎陽を温補することができる。太衝に平補平瀉法を施しすばやく抜針すれば，平肝潜陽〔陰虚で肝陽上亢のものを治療する〕の作用を得ることができ，瀉法を施してしばらく置針すると，疏肝理気・活血化瘀をすることができる。中脘・豊隆は化痰降濁をし，すばやく抜針すれば清熱化痰もする。陰陵泉は醒脾利湿をし，すばやく抜針すると清熱の効用も兼ねる。血海は活血化瘀の作用に優れている。

治療効果

本処方は，本病症に対し非常に優れた治療効果をもっている。実証であればおよそ5回，虚証であればおよそ15回の治療で治癒する。

症例

患者：王○○，女性，24歳。
初診：1975年11月9日
所見：分娩後に頭のふらつきがある。顔色萎黄・唇や爪に艶がない・動悸・夢をよく見る・息切れ・自汗・疲労・力が出ない，舌質淡・舌苔薄白，脈細弱で無力。気血不足による。
治療経過：上述の処方を用いると，治療後，頭のふらつきはただちに軽減した。原処方に従って，1日1回，10回余り治療すると，顔色や唇や爪の色は好転し，頭のふらつきおよびそのほかの症状は消失して治癒した。

28 産褥期の視力障害

本病症は，産褥期に視力が弱くなることを主症状とするものである。

病因病機

- 肝は血を蔵し目に開竅するので，分娩後の失血によって血虚となり肝が養われないと，物がよく見えなくなる。
- 産褥期の腎精不足によって腎水が肝木を養えなくなると，肝腎陰虚となり，目に栄養が行かなくなる。

弁証

産褥期の視力低下，物がよく見えなくなる，あるいは鳥目などを主症状とする。
- **肝血不足**：めまい・耳鳴り・顔色に艶がない・唇や爪の色が薄い・睡眠時に夢をよく見る・体や手足の痺れ・手足の震え・悪露は量が少なく色は薄い，舌質淡・舌苔白，脈細。
- **肝陰不足**：両目が乾いてシバシバする・頭のふらつき・耳鳴り・脇肋の灼熱感・頬の紅潮・潮熱，五心煩熱・寝汗・口やのどの乾燥。腎陰不足を伴うものは，腰や膝がだるい，舌質紅・舌苔少・潤いがない，脈細数あるいは弦細数などの症状を伴う。

処方・手技

【基本穴】中極・睛明・承泣
- **肝血不足**：基本穴に肝兪・曲泉・三陰交・膈兪を加えて補法を施し，20分間置針し，間欠的に行針を行う。
- **肝陰不足**：基本穴に補法を施し，数分間行針を行ってから抜針する。肝腎陰虚のものには，さらに腎兪・復溜・太渓を加えて補法を施し，数分間行針を行ってから抜針する。

処方解説

中極は，衝脈・任脈の機能を調節・回復することができるので，産褥期の病症を治療する要穴である。睛明・承泣は眼区の腧穴であり，活絡明目をする要穴である。肝兪・曲泉は，補法を施してしばらく置

針すれば肝血を補い，補法を施してすばやく抜針すれば，主として肝陰を補益する。膈兪は補血養血をし，補法を施してすばやく抜針すると，血分の虚熱を清瀉することもできる。腎兪・復溜・太渓は腎陰を補益する。

治療効果

本処方は，本病症に対し非常に優れた治療効果をもっている。一般に 15 〜 30 回の治療で治癒する。

症例

患者：鄭〇〇，女性，22 歳。
初診：1977 年 4 月 19 日。
所見：分娩後数日になるが，物が見えにくく，両目が乾いてシバシバする。頭のふらつき・耳鳴り・口やのどの乾燥・頬の紅潮・潮熱・寝汗・腰や膝の痛みが数カ月続いている，舌質紅・舌苔少・舌上は潤いがない，脈細。肝腎陰虚による。
治療経過：上述の処方を用いたが，1 回目は無効であった。原処方に従って，1 日 1 回治療を続けると，10 回目以降，物がよく見えるようになり，諸症状も明らかに軽減した。数日休んで，再び10 回余り治療を行うと，視力は正常に戻り，そのほかの症状も消失した。

29 産褥期の耳鳴り・難聴

本病症は，産褥期に現れる聴覚異常で，耳の中で音が聞こえたり，あるいは程度の異なる聴力障害が現れるものである。

病因病機

- 耳は腎の外竅であり，内で脳に通じている。平素から腎虚であったり，あるいは分娩後に精血が虧損すると，髄海〔脳〕が空虚となり耳竅を滋養することができなくなる。
- 腎陰不足のため，虚火〔腎陰の虧損によって起こる発熱〕が頭部を撹乱する。
- 平素から気血不足のものが，分娩後に気血がますます虚して，気血が耳竅を滋養できなくなる。

弁証

産褥期の耳鳴り・難聴を主症状とする。
- 腎精虧損：頭のふらつき・目のくらみ・腰や膝がだるい・精神疲労・倦怠感・頻尿で夜間にとりわけ多い，舌質淡・舌苔白，脈沈細で無力。陽虚傾向のあるものは，夜明けに下痢をする・形寒・手足の冷えなどの症状を伴う。陰虚傾向のあるものは，頭のふらつきあるいは頭痛・頬の紅潮・潮熱・口やのどの乾燥・五心煩熱・腰や膝がだるい，舌質紅・舌苔少，脈細数などの症状がある。
- 気血不足：顔色萎黄か蒼白・唇や爪に艶がない・頭のふらつき・動悸・息切れ・力が出ない，舌質淡・舌苔白，脈細弱。

処方・手技

【基本穴】中極・聴宮・翳風・外関・侠渓
- 腎虚：基本穴に腎兪・復溜・太渓・三陰交を加えて補法を施す。腎精気虚のものは，20 分間置針し，間欠的に行針を行う。陽虚傾向のあるものには，さらに命門を加えて補法を施し，各穴に 30 分間置針し，間欠的に行針を行う。陰虚傾向のあるものは，数分間行針を行ってから抜針する。
- 気血不足：基本穴に脾兪・胃兪・足三里・三陰交・気海・関元・膈兪を加えて補法を施し，20 分間置針し，間欠的に行針を行う。

処方解説

中極は，衝脈・任脈の機能を調節・回復するので，産褥期の病症を治療する要穴である。聴宮・翳風は患部取穴であり，開竅して耳の通りを良くし，聴力を回復させる作用がある。外関・侠渓は手足の少陽経の腧穴であり，少陽経は耳に入るので，これらは耳の経気を疏通・調整し，耳鳴り・難聴を治療することができる。腎兪・復溜・太渓は腎精を補益する。しばらく置針し灸を加えると腎陽を補益し，すばやく抜針すると虚熱を取る効能がある。命門も温腎壮陽の作用がある。脾兪・胃兪・足三里・三陰交は，いずれも脾胃を強化し気血を産生する根源となる。三陰交はまた肝血・腎精を補益する。気海・関元は元気を補益する。膈兪は補血養血をする。

治療効果

本処方は，本病症に対し非常に優れた治療効果を

もっている。一般に，15〜30回の治療で治癒する。

症例

患者：楊○○，女性，25歳。
初診：1996年9月15日。
所見：分娩後に耳鳴りが止まらない。腰や膝がだるい・倦怠感・力が出ない・夜間尿が多い，舌質淡・舌苔白，脈沈細。平素から腎虚であり，分娩前は下肢にむくみがあり，済生腎気湯を服用していた。腎精虧損による。
治療経過：上述の処方を3回用いると，耳鳴りは明らかに軽減し，そのほかの症状もやや少なくなった。原処方に従って，1日1回，10回余り治療すると，耳鳴りおよびそのほかの症状も消失して治癒した。

30 産褥期の口渇

本病症は，産褥期の口渇を主症状とするものである。

病因病機

- 分娩後の気虚によって気が津液を生じなくなる。
- 津血は互いに産生しあうが，分娩時に出血が多いと，津液虧損となり口渇となる。
- 気血津液ともに虚して口渇する。産褥期の陰虚内熱による。

弁証

産褥期の口渇を主症状とする。
- **気不化津**：言語に力がなく，呼吸は微弱でしゃべりたくない。精神疲労・力が出ない・自汗・頭のふらつき・目のくらみ・脱肛・腹脹・手足が疲れてだるい，舌質淡・舌辺に歯痕がある・舌苔白，脈虚弱で無力。
- **血虚証**：顔色萎黄か蒼白で艶がない・唇や爪の色は薄く艶がない・痩せる・頭のふらつき・目のかすみ・動悸・不眠，舌質淡・舌苔白で潤いがない，脈細で無力。気血両虚のものは，気虚と血虚によるものの両方の症状がみられる。
- **陰虚内熱**：頭のふらつき・目のくらみ・頬の紅潮・潮熱・五心煩熱・寝汗，舌質紅・舌苔少，脈細数。

処方・手技

【基本穴】中極・廉泉・合谷
- **気不化津**：基本穴に中脘・気海・関元・脾兪・足三里を加えて補法を施し，20分間置針し，間欠的に行針を行う。刺針の後，艾炷灸あるいは棒灸を加える。
- **血虚証**：基本穴に心兪・肝兪・脾兪・足三里・三陰交を加えて補法を施し，20分間置針し，間欠的に行針を行う。
- **陰虚内熱**：基本穴に胃兪・腎兪・復溜・太渓・三陰交を加えて補法を施し，数分間行針を行ってから抜針する。

処方解説

廉泉は口腔の腧穴であり，口腔部の気血津液を調節し，津液を生じさせて渇きを止め潤いを出すことができる。合谷は手の陽明大腸経の原穴であり，口腔に作用し，口腔部の気血津液を調節して口渇症状を寛解させることができる。また，補法を施してしばらく置針すると，補気作用も引き出せる。中極は衝脈・任脈の機能を調節・回復させるので，産褥期の病症を治療する要穴である。基本穴にすばやく抜針する方法を行うと，清熱作用を引き出す。気海・関元は元気を補益する。中脘・脾兪・足三里・三陰交は，いずれも脾胃を強化し気血を産生する。三陰交はまた肝血・腎精を補益する。三陰交にすばやく抜針する方法を用いると，主として脾胃および肝腎の陰を補益する。心は血を主り，肝は血を蔵す。そのため心兪・肝兪にはいずれも補血の効能がある。心兪は寧神安神をするので，動悸・不眠などの症状に対しても有効である。腎兪・復溜・太渓は腎陰を補い虚熱を取る。胃兪も脾胃を強化し津液を生じさせる。

治療効果

本処方は，本病症に対し非常に優れた治療効果をもっている。一般に，治療後，口渇ははっきりと軽減する。15〜30回の治療で治癒する。

症例

患者：李○○，女性，22歳。

初診：1978年4月17日
所見：分娩時に出血過多であった。分娩後数日になるが，口渇・のどの乾きがひどい。顔色萎黄・頭のふらつき・目のかすみ・動悸・夢をよく見る・精神的な疲れ・痩せる，舌質淡・舌苔白，脈細やや数。血虚による津液不足。
治療経過：上述の血虚に対する処方を用いると，口渇・のどの乾きはただちに軽減した。原処方に従って，1日1回，3回治療を行うと，頭のふらつき・目のかすみ・動悸は軽減した。数日間治療を休んでいると，口渇などの症状は再び重くなった。初診から7日後に原処方に従って針治療を行うと，治療後すぐに軽減した。再び10回余り治療を行うと，口渇およびそのほかの症状はいずれも消失し，顔色もしだいに赤みを増し潤いも出てきた。10日余り後に追跡調査を行うと，口渇は再発していなかった。

31 産褥期の脱毛

本病症は，産褥期に頭髪が抜け落ちることを主症状とするものである。

病因病機

髪の生長と脱落および潤沢であるか枯渇するかは，腎中の精気が充実しているかどうかにかかっており，また血液に濡養されるかどうかにもかかっている。分娩時および分娩後の失血によって精気を損耗すると，髪が濡養されなくなって本病症を引き起こす。

弁証

産褥期の頭髪の脱落を主症状とする。
- **気血不足**：顔色萎黄・唇や爪の色が薄い・頭のふらつき・動悸・精神疲労・力が出ない，舌質淡・舌苔白，脈細で無力。
- **腎精不足**：頭のふらつき・耳鳴り・腰や膝がだるい。陰虚傾向にあるものは，頬の紅潮・潮熱・五心煩熱・口やのどの乾燥，舌質紅・舌苔少，脈細数などの症状を伴う。陽虚傾向のあるものは，悪寒・手足の冷え，舌体胖，舌質淡・舌苔薄白，脈沈細で無力あるいは遅などの症状を伴う。

処方・手技

【基本穴】上星・百会・率谷・風池・関元・中極・中脘・脾兪・足三里・三陰交・膈兪
- **気血不足**：基本穴に補法を施し，20分間置針し，間欠的に行針を行う。
- **腎精不足**：基本穴に腎兪・復溜・太渓を加えて補法を施し，20分間置針し，間欠的に行針を行う。陰虚傾向のあるものは，各穴に数分間行針を行ってから抜針する。陽虚傾向のあるものは，各穴に30分間置針し，間欠的に行針を行う。刺針の後，艾炷灸あるいは棒灸を加える。

処方解説

百会・率谷・風池は頭部の腧穴であり，頭部の気血を疏通・調整し，血液循環を改善して毛髪に栄養を与える。関元・中極は衝脈・任脈の機能を調節・回復し，産褥期の病症を治療する要穴である。この2穴は，元気を補益する効能にもたいへん優れている。中脘・脾兪・足三里・三陰交は，脾胃を強化し気血を産生する根源であり，三陰交は肝血・腎精を補益することもできる。膈兪は補血養血をする。腎兪・復溜・太渓は腎の精気を補う。各穴にすばやく抜針する方法を用いると虚熱を清瀉し，しばらく置針し灸を加えると温陽の効能を兼ねる。

治療効果

本処方は，本病症に対し優れた治療効果をもっている。一般に，治療後，頭髪の脱落はしだいに減って，およそ50回の治療で治癒する。

症例

患者：宋○○，女性，24歳。
初診：1974年8月24日
所見：産褥期の抜け毛がしだいにひどくなった。顔色に艶がない・唇や爪の色が薄い・頭のふらつき・耳鳴り・動悸・夢をよく見る・息切れ・自汗・倦怠感・力が出ない・腰や膝がときどき痛む・頻尿，舌質淡・舌苔薄白，脈細で無力。気血不足・腎精虧損による。
治療経過：上述の処方を5回用いると，頭のふらつき・耳鳴り・動悸・夢をよく見る・腰痛・抜け毛などの症状はいずれも軽減した。15回の治療

で，腰痛・動悸・頭のふらつきは消失し，抜け毛は明らかに減って，そのほかの症状もいずれも好転した。数日治療を休んで，再び10回余り治療を行うと，頭髪の脱落はみられなくなり，顔色や唇・爪の色もしだいに赤みを増し，潤いが出てきて，そのほかの症状も消失した。3カ月後の経過観察で，治療後の再発はみられなかった。

32 産褥期の喘息

本病症は，産褥期に発生する喘息を主症状とするものである。

病因病機

- 分娩後の出血過多によって，陽気虚脱となって起こる。
- 分娩後に悪露が滞留し，その瘀血のために肺の呼吸機能が侵されて起こる。

弁証

- 出血過多・気随血脱：頻呼吸で呼吸微弱・顔面蒼白・手足の厥冷・発汗が止まらない，脈沈細で無力。
- 悪露不下・敗血上冲：顔色は紫黒・胸悶・腹脹・下腹部の痛み，脈弦あるいは渋。

処方・手技

【基本穴】関元・中極

- 出血過多・気随血脱：基本穴に気海・三陰交・足三里を加えて補法を施し，しばらく置針し，抜針後，艾炷灸あるいは棒灸を加える。また神闕を加えて艾炷灸，百会を加えて棒灸を行う。さらに定喘穴〔経外奇穴。大椎の両傍0.5寸〕を加えて瀉法を施し，しばらく置針し，吸角法を行う。水溝を加えて平補平瀉法を施し，喘息が寛解するまで行針を続け，発汗が止まり，手足が温まり，顔色が好転してきたら止める。
- 悪露不下・敗血上冲：基本穴に定喘穴・膈兪・血海・三陰交・太衝を加えて瀉法を施し，行針を行い，喘息が寛解したら止める。定喘穴は瀉法を施してから，置針し，吸角法を行う。

処方解説

関元・中極は，衝脈・任脈と足の三陰経との交会穴であり，衝脈・任脈の機能を調節・回復させるので，産褥期の病症を治療する要穴である。補法を施し灸を加えれば，元気を補益し陽気を回復させる効能がある。気海も元気を補益し陽気を回復させる要穴である。三陰交・足三里の補法は，脾胃を強化し気血を産生する。三陰交の補法はまた，肝血・腎精を補益する作用があり，瀉法は疏肝理気・活血化瘀の効能がある。神闕は陽気を回復し亡陽〔陽気の衰弱が重篤な症状〕を治療する。百会は益気回陽の作用に優れている。定喘穴は喘息を寛解させる効能がある。瀉法を行って置針し吸角法を行うと，平喘作用がとりわけ良い。水溝は開竅醒神をし，血圧を上昇させる作用があり，失血によるショックや昏迷の発生を防止する。膈兪・血海・三陰交・太衝は，いずれも活血化瘀をし悪露を通し排出させるので，喘息はおのずから止まるのである。

治療効果

本処方は，本病症に対し非常に優れた治療効果をもっている。実証の場合，施術後には悪露は排出され，喘息は消失して治癒する。出血過多による陽気虚脱も，施術後には喘息症状は急速に消失する。ただし気血虚弱は，さらに30回程度治療を続けることにより，ようやく消失する。

症例

患者：王〇〇，女性，32歳。

初診：1978年3月15日夜

所見：分娩後数時間して，突然喘息が発症した。下腹部の脹痛が特にひどく，押えると痛みが増し，冷えも感じる。悪露は排出されない。顔色は青紫・胸脇脹悶・手足が温まらない，舌質紫暗，脈沈弦緊。寒凝血瘀・瘀血が肺を侵したことによる。

治療経過：上述の処方を用いて20分後に，下腹部の脹痛はすぐに和らいだ。30分後には，紫黒色の塊状の悪露が排出されて，その後，喘息はただちに止まった。1日1回，3回治療を行うと，悪露は正常に排出され喘息も再発しないので，治療を終えた。

33 産褥期の動悸

本病症は，産褥期の動悸を主症状とするものである。

病因病機

- 心気・心陽・心血・心陰不足あるいは腎水不足・陰虚火旺のものが，分娩後の失血による気の損耗によって，虚がますますひどくなり心が栄養されなくなるか，あるいは虚火が上昇して心神を乱す。
- 産褥期の脾腎陽虚のため水液が停滞し飲〔病症名。痰飲のうち澄んで水のようなものをいう〕となり，飲邪が胸部を犯し心陽が抑圧される。
- 分娩後の悪露が排出しきらず，瘀邪〔停滞した血液と悪露による病邪〕が胸部を犯し心神に影響する。

弁証

産褥期に現れる動悸を主症状とする。

- **心胆気虚**：驚いたり恐れたりしやすい・起きていても寝ていても不安・夢をよく見る・よく眠れない，舌質淡・舌苔薄白，脈数あるいは虚弦。
- **心血不足**：頭のふらつき・目のくらみ・顔色に艶がない，舌質淡，脈細。
- **心陽不振**：胸悶・息切れ・顔面蒼白・形寒・手足の冷え，舌質淡・舌苔白，脈虚弱あるいは沈細数。
- **陰虚火旺**：心煩・眠れない・頭のふらつき・目のくらみ・腰がだるく力が入らない・手足心熱，舌質紅・舌苔少，脈細数。
- **水飲凌心**〔水飲は病理性の浸出液。水飲が逆行し胸膈に停留し心陽を侵す〕：めまい・胸部や上腹部の痞満・形寒・手足の冷え・尿量減少・下肢の浮腫・渇くが飲みたくない・悪心・吐涎，舌苔白滑，脈弦滑。
- **瘀邪上犯**：下腹部に疼痛があり，押えると痛みが増す・悪露が排出されない，舌質紫暗あるいは瘀斑がある，脈渋。

処方・手技

【基本穴】中極・神門・心兪・巨闕・内関

- **心胆気虚**：基本穴に胆兪・丘墟を加えて補法を施し，20分間置針し，間欠的に行針を行う。
- **心血不足**：基本穴に脾兪・足三里・三陰交・膈兪を加えて補法を施し，20分間置針し，間欠的に行針を行う。
- **心陽不振**：基本穴に補法を施し，30分間置針し，間欠的に行針を行う。刺針の後，艾炷灸あるいは棒灸を加える。
- **陰虚火旺**：基本穴の内関には平補平瀉法，そのほかの腧穴には補法を施し，さらに少府・腎兪・復溜・太溪・三陰交を加え，少府に平補平瀉法，腎兪・復溜・太溪・三陰交に補法を施し，各穴に数分間行針を行ってから抜針する。
- **水飲凌心**：基本穴に瀉法を施し，さらに，陰陵泉・三焦兪・水道を加えて瀉法，脾兪・足三里を加えて補法を施し，20分間置針し，間欠的に行針を行う。
- **瘀邪上犯**：基本穴に血海・三陰交・膈兪を加えて瀉法を施し，20分間置針し，間欠的に行針を行う。

処方解説

中極は，衝脈・任脈の機能を調節・回復するので，産褥期の病症を治療する要穴である。神門は手の少陰心経の原穴，心兪は心の背兪穴，巨闕は心の募穴，内関は手の厥陰心包経の絡穴であり，いずれも寧神安神〔精神を安定させること〕をすることができる。補法を施してすばやく抜針すると，心陰を補益する。補法を施してしばらく置針すると，心気・心血を補益し，灸を加えれば，心陽を温補する作用を兼ねる。胆兪・丘墟は胆気を補益する。脾兪・足三里・三陰交は，脾胃を強化し気血を産生する根源となる。膈兪は補血養血をする。少府も心熱を清瀉する作用がある。腎兪・復溜・太溪は腎水を補益する。三陰交は補法を施してすばやく抜針すると，肝腎および脾胃の陰を補益する。瀉法を施すと活血化瘀の作用がある。陰陵泉は醒脾利湿をする。三焦兪は，三焦の気化機能を疏通・調整して化湿する。水道は下焦の湿邪を流す。血海・膈兪の瀉法は，活血化瘀の作用に優れている。

治療効果

本処方は，本病症に対し非常に優れた治療効果をもっている。一般に，治療後，動悸はただちに軽減する。実証であればおよそ5回，虚証であれば15～30回の治療で治癒する。

症例

患者：朱○○，女性，25歳。
初診：1978年10月13日。
所見：分娩時に出血過多であった。分娩後数日になるが，顔色萎黄・唇や爪の色は薄い・動悸・不安・よく驚きよく恐れる・悪夢が続く・息切れ・自汗・疲れ・力が出ない，舌質は正常・舌苔薄白，脈細弱で無力などの症状がある。心胆気虚・心血不足による。
治療経過：上述の処方を1回用いると，動悸はやや治まった。5回の治療で，動悸・恐れやすい・息切れ・自汗は明らかに軽減した。10回余りの治療で，動悸は止まり，顔色にも赤みと潤いが出てきて，そのほかの症状も基本的に消失した。

34 産褥期の気血虚損・過労などによって生じる病症

本病症は，もともと体質虚弱のものが，産褥期にさらに虚弱となるか，あるいは分娩後の処置が不適切であったり慢性病が治っていなかったりして，一連の臓腑虚損の証候が現れるもので，中国では産後 褥労(じょくろう)・褥労・虚羸(きょるい)などと呼ばれる。

病因病機

- もともと体質が虚弱であったものに，分娩時の気血損耗が加わる。
- 産褥期に外邪を感受して化熱傷陰となる。
- 分娩後にあまりにも早く仕事を始める・飲食の不摂生・そのほかの原因によって，臓腑虧損・気血陰陽の不足となる。

弁証

- **肺脾気虚**：息切れ・自汗・咳や呼吸困難が続く・痰が多く薄くて白い・声が低くしゃべりたくない・疲れ・力が出ない・食が進まない・腹脹・泥状便・顔や足の浮腫・顔面蒼白，舌質淡・舌苔白，脈細弱で無力。
- **心肝血虚**：動悸・健忘・不眠・夢をよく見る・両目が乾いてシバシバする・物がよく見えない・爪に艶がない・体が痺れたり震えたりひきつったりする・めまい・耳鳴り・顔色に艶がない，舌質淡・舌苔白，脈細弱。
- **肺腎陰虚**：咳や痰は少ない・痰に血が混じる・声がかすれる・口やのどの乾燥，腰や膝がだるい・痩せる・骨蒸〔骨髄から蒸発してくるような発熱〕・潮熱・頬の紅潮・寝汗，舌質紅・舌苔少，脈細数。
- **脾腎陽虚**：精神疲労・倦怠感・食が進まない・泥状便あるいは夜明け時の下痢や未消化物を含む水様性下痢・腹脹・腰や膝の冷えを伴った痛み・尿量が多く失禁するかあるいは排尿困難・顔や手足のむくみ・悪寒・手足の冷え・呼吸微弱・しゃべりたくない，舌質淡・舌体嫩・舌苔薄白潤，脈沈遅細弱。
- **心肺気虚**：動悸・咳・痰は薄く白い・息切れ・自汗・力が出ない・顔面晄白・声が低くおびえる・頭のふらつき・精神疲労，舌質淡・舌苔白，脈沈弱あるいは結代。
- **心腎陽虚**：激しい動悸・手足や顔のむくみ・排尿困難・悪寒・手足の冷え・精神的な萎縮・意識朦朧・眠りたい，舌質淡暗青紫・舌苔白滑，脈沈微細。
- **肝腎陰虚**：頭のふらつき・目のくらみ・耳鳴り・健忘・不眠・夢をよく見る・腰や膝がだるい・五心煩熱・頬の紅潮・寝汗，舌質紅・舌苔少，脈細数。
- **心脾両虚**：動悸・健忘・不眠・夢をよく見る・食が進まない・腹脹・泥状便・精神疲労・力が出ない，舌質淡・舌体嫩，脈細弱。

処方・手技

【基本穴】脾兪・足三里・三陰交・膏肓兪・中極

- **肺脾気虚**：基本穴に肺兪・中府・太淵・大都を加えて補法を施し，20分間置針し，間欠的に行針を行う。
- **心肝血虚**：基本穴に心兪・巨闕・神門・少衝・肝兪・曲泉・腎兪・太渓・膈兪を加えて補法を施し，20分間置針し，間欠的に行針を行う。
- **肺腎陰虚**：基本穴に肺兪・太淵・腎兪・復溜・太渓を加えて補法を施し，数分間行針を行ってから抜針する。
- **脾腎陽虚**：基本穴に大都・腎兪・復溜・太渓・命門・関元を加えて補法を施し，30分間置針し，

間欠的に行針を行う。刺針の後，艾炷灸あるいは棒灸を加える。
- ●心肺気虚：基本穴に心兪・巨闕・神門・少衝・肺兪・太淵を加えて補法を施し，20分間置針し，間欠的に行針を行う。
- ●心腎陽虚：基本穴に心兪・巨闕・少衝・神門・腎兪・復溜・太渓を加えて補法を施し，30分間置針し，間欠的に行針を行う。刺針後に艾炷灸あるいは棒灸を加える。
- ●肝腎陽虚：基本穴に肝兪・曲泉・腎兪・復溜・太渓を加えて補法を施し，数分間行針を行ってから抜針する。
- ●心脾両虚：基本穴に心兪・巨闕・少衝・神門・大都を加えて補法を施し，20分間置針し，間欠的に行針を行う。

処方解説

脾兪・足三里・三陰交は，脾胃を強化し気血・津液を産生するなど，全身の強壮作用があるので，あらゆる産褥期疾患にこれを用いることができる。三陰交には肝腎を補益する効能もある。膏肓兪は虚労を治療する要穴である。中極は産褥期の病症を治療する要穴である。基本穴にしばらく置針すると，主として気血を補益し，すばやく抜針すると虚熱を清瀉する作用が比較的良い。さらに灸を加えると温陽作用が強まる。肺兪・中府は肺の背兪穴・募穴であり，太淵は手の太陰肺経の輸（土）穴であるので，しばらく置針すれば，肺気を補益し，すばやく抜針すれば，肺陰を補益する。大都は健脾益気をし，灸を加えれば，温中の作用がとりわけ良くなる。心兪・巨闕・神門・少衝は心気・心血を補益し，灸を加えると心陽を温補する。肝兪・曲泉は肝血を補い，すばやく抜針すれば，肝陰を補う作用が比較的良くなる。腎兪・太渓・復溜は，補法を施してすばやく抜針すると腎陰を補い，しばらく置針すると精気を補い，灸を加えると温腎壮陽をすることになる。膈兪は補血養血をする。命門は元陽を強化し真火を補益する。関元は益気温陽をし，下元〔生命力としての元気が保持されている下焦部分〕を補益して，腎陽および全身の陽気を回復する助けをする。

治療効果

本処方は，本病症に対し良好な治療効果をもっている。一般に，30～50回の治療で治癒する。

症例

患者：王○○，女性，29歳。
初診：1977年11月28日
所見：平素から体質があまり丈夫でなかった。ときどき下痢が起こるという症状が数年も続いている。産褥期に再び発症し，中薬・西洋薬による治療を行ったが無効であった。食欲不振・ときに腹脹・薄い泥状便・ときどき夜明け前に下痢をする・腰や膝の冷痛・排尿困難・顔や手足のむくみ・呼吸微弱・しゃべりたくない・息切れ・自汗・少し呼吸促迫し動くとひどくなる・痰は多いが薄い・顔面蒼白で艶がない・カゼを引きやすい。この2カ月で40日以上もカゼを引いている。診察すると悪寒発熱・頭痛・鼻水などの感冒の症状がやっと消失して数日になる。そのほかの症状は上述の通りである。舌体胖・舌辺に歯痕，舌質淡，脈沈細で無力やや遅。脾腎陽虚に肺気不足を兼ねている。
治療経過：上述の肺脾気虚・脾腎陽虚に対する処方を組み合わせて用いた。5回の治療で，腹脹・泥状便・腰や膝の冷痛などの症状はやや減ったが，そのほかの症状は変わりがなかった。15回目の治療後，諸症状は明らかに軽減した。治療を3日間休むと，泥状便やそのほかの症状がぶり返した。さらに15回治療すると，腹脹・下痢・腰や膝の冷痛は消失し，そのほかの症状も明らかに軽減した。合計40回の治療で，諸症状は完全に消失し，体はしだいに健康を取り戻した。

35 産褥期の自汗・寝汗

産褥期に，発汗が多く止まらない・動くとますます悪化するなどの症状が現れるものを産褥期の自汗という。睡眠中に発汗し，ひどければ寝巻きまで濡れ，目が覚めると発汗が止まるものを産褥期の寝汗といい，中国では産後盗汗と呼ぶ。

病因病機

●もともと体質が虚弱であったものが，分娩時に気血を損耗し気虚がいっそうひどくなり，衛陽が不足し，腠理が堅固でなくなり，陽が陰を収拾しな

くなって，津液がどんどん排泄されて自汗となる。
●もともと体質が陰血不足のものが，分娩後の出血によって陰津をますます損耗し，陰陽を失調し，陽気が内にこもり，津液を無理に外に出そうとして寝汗となる。

弁証

- **自汗**：産褥期に汗が止まらず，動けばひどくなり何日も止まらない。頭部から頸部にかけてだけ汗をかくものもいる。顔面㿠白・息切れ・しゃべりたくない・声が低くおびえたよう・倦怠感・力が出ない・ときに悪風，舌質淡・舌苔白，脈虚弱。
- **寝汗**：熟睡した後，発汗し，ひどければ寝巻きまで濡れ，目が覚めると止まる。顔面紅潮・頭のふらつき・耳鳴り・口の乾き・のどの乾き・五心煩熱・腰や膝がだるい，舌質紅・舌苔少あるいは無苔，脈細数で無力。

処方・手技

【基本穴】中極・三陰交・大椎・合谷

- **自汗**：基本穴に肺兪・太淵・脾兪・足三里・気海・後渓を加えて補法を施し，20分間置針し，間欠的に行針を行う。
- **寝汗**：基本穴に陰郄・腎兪・復溜・太渓・百労穴〔奇穴：大椎の上2寸，両傍1寸の部位〕・肺兪・魚際を加えて補法を施し，数分間行針を行ってから，抜針する。

処方解説

中極・三陰交は，衝脈・任脈の機能を調節・回復するので，産褥期の病症を治療する要穴である。大椎は督脈に属しており，督脈は諸陽を総督しているので，これに刺針を行うと表を固めて汗を収拾させる。合谷の補法は，益気して表を固め汗を止める。自汗と気虚とは関連があり，肺の背兪穴である肺兪，手の太陰肺経の原穴である太淵を取穴することによって，肺気を補い，脾兪・足三里を取穴することによって，脾胃を強化し中気を補う。気海は人体の原気発生の根本であり，これを補うと，陽気を扶助し表を固めて外を守る。後渓は八脈交会穴の1つであり，督脈に通じ，督脈は諸陽経を総督しており，陽は表を主るので，これを取穴すると陽経の気を奮い立たせて表を固める。陰郄は手の少陰心経の郄穴であり，「汗は心の液」といわれる。そのためこれを取穴すると，心陰を補い汗を収斂させる。腎兪・復溜・太渓はいずれも腎陰を補益し，固陰抑陽をして汗を収斂させる。三陰交は肝腎および脾胃の陰を補益する。百労穴は経外奇穴であるが，養陰清熱・斂汗退蒸をする効能がある。肺兪・魚際は肺陰を補益し，虚熱を除き汗を収拾させる。

治療効果

本処方は，本病症に対し非常に優れた治療効果をもっている。一般に，10回余りの治療で治癒する。

症例1

患者：姜○○，女性，28歳。
初診：1978年2月25日
所見：毎晩眠りに入ると汗が出て，汗はたいへん多く，寝巻きから染み出すほどで，目覚めるとすぐに止まることが分娩後に始まった。他医による中薬治療を受けたが，まだ好転しない。ときに耳鳴りがする・口やのどの乾燥・頬の紅潮・潮熱・手足心熱・尿に熱感がある・大便乾結，舌質紅・無苔・舌上に潤いがない，脈細やや数。陰虚内熱のため津液が外に排出された。
治療経過：上述の処方に加えて，上巨虚・支溝に平補平瀉法を施し，数分間行針を行ってから抜針した。1回目の夜は汗が減り，翌日排便があった。原処方に従って3回治療を行うと，寝汗・口やのどの乾燥などの症状は明らかに軽減した。1日1回，合計7回の治療で，寝汗などの症状は消失した。数カ月後の経過観察によると，治療を終えてから寝汗は再発していない。

症例2

患者：程○○，女性，27歳。
初診：1978年12月11日
所見：分娩後に汗が止まらない。動くとひどく，発汗すると悪風がある。分娩前の1年余りはすぐにカゼばかり引いていた。顔面㿠白・呼吸微弱・しゃべりたくない・言葉は低音でおびえたよう・倦怠感・力が出ない，舌質淡・舌苔白，脈細弱で無力。気虚自汗による。
治療経過：上述の処方を用いると，1回で悪風感は消失し発汗もやや減った。5回の治療で諸症状は明らかに軽減した。10回余りの治療で自汗は止まった。数カ月後の経過観察でも，治療終了後に

自汗は再発していなかった。

36 産褥期の頭部の発汗

本病症は，産褥期に頭部のみに汗が出て止まらなくなることを主症状とする。

病因病機

- 分娩後の出血過多によって陰虚内熱となり，陽熱が頭部に向かい，熏蒸して起こる。
- 陰虚内熱に気虚を兼ねて起こる。
- 上焦に鬱熱し，熱が陽経をめぐって頭部で熏蒸する。
- 食積が中焦で化熱するか，あるいは中焦の湿熱が陽経をめぐって頭部で熏蒸する。

弁証

産褥期に頭部のみに発汗があることを主症状とする。

- 陰虚内熱：頬の紅潮・潮熱・五心煩熱・口やのどの乾燥，舌質紅・舌苔少で潤いがない，脈細数。気虚を伴うものは，息切れ・力が出ない・顔面蒼白，脈虚弱などの症状を伴う。
- 陰血虚甚・孤陽上越〔陰血の虚がひどく，精血が損耗し，陽が上に浮上する証候〕：額に玉のような粘っこい汗が出る・手足の厥冷・呼吸促迫，脈微。
- 上焦鬱熱：心胸煩悶して不快・顔面紅潮・口渇，舌尖紅・舌苔薄黄。
- 食積化熱：上腹部が脹満して不快・煩熱・口渇・納呆〔胃の受納機能の停滞〕，舌苔黄厚，脈滑数。中焦湿熱のものは，体が重い・倦怠感・悪心・上腹部の煩悶・身熱不揚〔湿邪によって阻害された熱象。手を触れても始めは熱くないが，しばらくすると焼けるように熱くなる〕・排尿困難・舌苔黄膩などの症状を伴う。

処方・手技

【基本穴】中極・大椎・合谷

- 虚熱上蒸：基本穴に腎兪・復溜・太渓・三陰交・膈兪を加えて補法を施し，数分間行針を行ってから抜針する。気虚を伴うものは，さらに脾兪・足三里・気海・関元に補法を施し，20分間置針し，間欠的に行針を行う。
- 陰血虚甚・孤陽上越：基本穴に気海・関元・百会を加えて補法を施し，刺針の後，艾炷灸あるいは棒灸を加える。さらに神闕に艾炷灸を加え，患者の汗が止まり，手足が温まり，呼吸促迫が寛解し，症状が安定するまで行う。その後，さらに虚熱上蒸に対する処方を用いて陰血を補益する。
- 上焦鬱熱：基本穴に尺沢・曲沢・少府を加えて瀉法を施し，数分間行針を行ってから抜針する。
- 食積化熱：基本穴に中脘・下脘・足三里・内庭を加えて瀉法を施し，数分間行針を行ってから抜針する。中焦湿熱のものには，さらに陰陵泉・三焦兪に瀉法を施し，数分間行針を行ってから抜針する。

処方解説

中極は衝脈・任脈の機能を調節・回復するので，産褥期の病症を治療する要穴である。大椎は諸陽経の交会穴であり，陽経は頭部を循行しているので頭部に作用する。補法を行えば表を堅固にして汗を収め，瀉法を施してすばやく抜針すれば諸陽経の邪熱を清瀉して汗を止めることができる。合谷は手の陽明大腸経の原穴であり，手の陽明大腸経は手の太陰肺経と表裏の関係にあり，肺は皮毛を主っているので，合谷を取穴することによって腠理を調節して汗を止めることができる。また陽明経は頭部を循行しているので，頭部や顔面に汗が多いものに対して特に有効である。腎兪・復溜・太渓は腎陰を補い虚熱を除く。三陰交は肝腎および脾胃の陰を補益する。膈兪は補血養血・清熱涼血をする。脾兪・足三里は，脾胃を強化し気血を産生する根源になる。気海・関元は元気を補益する。さらに灸を加えると，陽気を回復して汗を止める効能が強められる。百会は益気して汗を止める作用に優れている。神闕は主として陽気を回復して表を堅固にする効能がある。尺沢は肺熱を清瀉し，曲沢・少府は心火を除く。これらの腧穴は協同して上焦の心肺の熱を除く。中脘・下脘・足三里・内庭は，食積を取り除き消化を良くし，胃腸の邪熱を清瀉するので，食積化熱や湿熱の病症に有効である。陰陵泉は醒脾化湿して清熱する。三焦兪は三焦の気機を疏通・調整し三焦の湿熱を清瀉する。

治療効果

本処方は，本病症に対し優れた治療効果をもっている。一般に，治療後，頭の汗はただちに軽減する。数回から10数回の治療で治癒する。

症例

患者：王〇〇，女性，24歳。
初診：1976年12月8日
所見：平素から陰虚内熱であり，常に頭のふらつき・耳鳴りがあり，腰や膝がだるい・口やのどの乾燥・五心煩熱などの症状がある。分娩前の数日間にもこれらの症状があった。分娩時の出血量が多く，産褥期に頭部の汗が止まらなくなった。顔面紅潮・口の乾き・口渇・五心煩熱，舌質紅・舌苔少で潤いがない，脈虚数。陰血虧損・虚陽〔虚火の上昇するもの〕が頭部で熏蒸した。
治療経過：上述の処方を1回用いると，頭の汗はただちに減少した。翌日，原処方に従ってもう1回治療を行うと，頭の汗は止まり，そのほかの症状も軽減した。その後，中薬による治療に改めた。再発はしていない。

37 産褥期の傷食（消化不良）

本病症は，産褥期に現れる，上腹部の脹満あるいは疼痛・悪心・嘔吐・下痢などの症状をいう。

病因病機

- 暴飲暴食などによって未消化物が胃腸に滞積する。
- 平素から脾胃虚弱であったものが，分娩時の体力の消耗や失血が多かったりしたことで，脾虚がいっそうひどくなり運化機能が失調し，そこに不適切な飲食が重なると起こる。
- 平素から精神的な抑うつがあり，産褥期に怒りのうっ積などで肝を傷め，肝鬱のため脾に影響し，脾の運化機能が失調し，そこに飲食の不摂生が重なると起こる。

弁証

- **食滞胃腸**：産褥期に上腹部が脹満しひどければ疼痛がある。酸っぱい液を吐き食べればさらに悪化し吐くと軽減する・便は臭く泥状で未消化物を含む，舌苔厚膩，脈滑。
- **脾虚傷食**：上腹部が痞悶し食べる量が減る・便は下痢か泥状便で未消化物を含む・顔色萎黄・倦怠感・力が出ない，舌質淡・舌苔薄膩，脈細弱。
- **肝鬱食滞**：精神的な抑うつ・げっぷがよく出る・脇肋の脹満あるいは痛み・嘔吐・呑酸・上腹部の脹悶，舌苔薄膩，脈弦滑。

処方・手技

【基本穴】中極・中脘・足三里・下脘・天枢
- **食滞胃腸**：基本穴に瀉法あるいは平補平瀉法を施し，20分間置針し，間欠的に行針を行う。
- **脾虚傷食**：基本穴の足三里には補法，そのほかの腧穴には瀉法あるいは平補平瀉法を施す。さらに脾兪・胃兪・陰陵泉を加えて補法を施し，20分間置針し，間欠的に行針を行う。あるいは刺針の後，灸を加える。
- **肝鬱食滞**：脾虚傷食に対する処方を基礎に，さらに太衝・陽陵泉・肝兪などを加えて平補平瀉法あるいは瀉法を施し，20分間置針し，間欠的に行針を行う。

処方解説

中極は任脈と足の三陰経の交会穴であり，下焦の機能を改善し，衝脈・任脈を調節することができるので，産褥期の病症を治療する要穴である。中脘は胃の募穴であるとともに，六腑の会穴でもあり，足三里は足の陽明経の合穴である。これらに瀉法あるいは平補平瀉法を行うと，いずれも和胃化滞の作用が発揮される。足三里に補法を施すと，脾胃を強化し中気を補い，運化機能を促進する効能がある。下脘・天枢に瀉法あるいは平補平瀉法を行うと，消積化滞の作用がある。脾兪は脾の背兪穴であり，胃兪は胃の背兪穴，陰陵泉は脾経の合穴であることから，各穴に補法を施すか，あるいは刺針の後，灸を加えると，脾胃を強化し運化機能を促進する作用がたいへん良くなる。太衝は足の厥陰肝経の原穴，陽陵泉は足の少陽経の合穴，肝兪は肝の背兪穴であることから，いずれも疏肝理気をして解鬱することができる。

治療効果

本処方は，本病症に対し非常に優れた治療効果をもっている。一般に，数分間行針を行うと，上腹部の脹悶・疼痛などの症状は，ただちに軽減あるいは消失する。3～5回の治療で治癒する。

症例

患者：銭〇〇，女性，31歳。
初診：1975年10月21日
所見：分娩後10日余り経つのに，悪露が出きらない。3日前に肉や麺類を少し多めに食べたところ，食後に上腹部に脹満を感じ，悪心・吐き気があったので，酵母片を2日間ほど服用した。診察すると，上腹部痛・食欲不振・便は泥状に近い，舌苔厚膩，脈滑で有力。
治療経過：上述の，胃腸に食滞があるものに対する処方を用い，10分間置針すると上腹部の脹痛は消失した。翌日再診すると，疼痛はなくなり脹満だけがあった。便はやはり泥状である。舌苔はいくらか少なくなった。原処方に従って刺針を行った。初診から2日後に3回目の診察を行うと，諸症状は消失し食欲も回復した。原処方に従って，もう1回治療を行った。初診から5日後に経過観察をしたが，症状はなく悪露も排出されていた。

38 産褥期の嘔吐

本病症は，産褥期に，胃の中から食べものや水がこみ上げて出てくるもので，中国では産後嘔吐と呼ばれる。

病因病機

- 分娩後の悪露が出尽くさず瘀血が残っていると，気血が調和せず脾胃の働きに影響し，胃失和降となって起こる。
- 分娩後に正気が虚したため，風寒暑湿の邪および汚濁の気が胃の腑に侵入し，胃失和降となり水穀の気が上逆して起こる。
- 産褥期に思い煩いや悩み・怒りなどの感情があって，肝が疏泄機能を失い横逆犯胃となり，胃気が上逆して起こる。
- 産褥期に，飲食の不摂生や不衛生なものを食べることなどによって，脾胃が損傷し食滞不化となり，濁気が上衝して起こる。
- もともと体質が脾胃虚弱であったものが，産褥期の仕事疲れなどによって中気を損傷し，運化機能が失われ水穀が消化されず，胃気が上逆して起こる。
- 脾虚のため運化機能が失調し，湿邪が溜まって痰飲となり，痰湿が停滞して胃失和降となり，濁気が上逆して起こる。
- 分娩時に失血・発汗の過多があり，津液が枯渇して胃が潤わず胃陰不足となり，胃気が調和しなくなって起こる。
- もともと胃火が旺盛なものが，産褥期に陰液不足となり，火熱がいっそう盛んになるため，胃腸熱結・胃失和降となって起こる。

弁証

- **瘀血犯胃**：分娩後の悪露が出尽くさず，下腹部に疼痛があり，押えると痛みが増す。上腹部の脹悶あるいは疼痛・嘔吐して食べられない，舌質紫暗あるいは瘀斑がある，脈弦渋。
- **外邪犯胃**：風寒によるものは，産褥期に突然嘔吐し，上腹部が煩悶して不快・感情のモヤモヤがある・悪寒発熱・体や頭が痛む，舌苔白膩，脈多くは浮滑あるいは浮緊などの症状がある。暑熱によるものは，発熱がひどい・悪寒はないか少ない・心煩・口渇・尿量減少して赤い，舌苔に黄膩がみられることもある，脈数などの症状がある。
- **肝気犯胃**：酸っぱい液を吐く・げっぷを繰り返す・胸脇満悶あるいは脹痛・上腹部の脹痛・精神的な抑うつ・ときどきため息をつく・怒りっぽい，舌苔薄白，脈弦。
- **肝鬱化火・肝胃鬱熱**：口苦・のどの乾き，舌質紅・舌苔黄，脈弦数。
- **食滞嘔吐**：酸っぱいような腐臭のある液を吐く・げっぷ・食が進まない・上腹部の脹痛は食べると重くなり吐いた後はすっきりする・便は酸っぱいような臭いがあって泥状である，舌苔白厚膩，脈滑で実。
- **食鬱化熱**：口臭・口渇・便秘，舌苔黄厚，脈滑数。
- **胃気虚**：嘔吐・上腹部の痞悶・食が進まない・薄い泥状便・顔色萎黄・手足に力が出ない，舌質淡・舌苔白，脈虚弱で無力。

- ●脾胃虚寒：上腹部痛は温めたり押えたりすると和らぐ・手足が温まらない・澄んだ液や冷たい涎を吐く，脈多くは沈遅で無力。
- ●胃陰不足：多くは乾嘔かあるいは食べるとすぐに吐く・空腹だが食べたくない・口やのどの乾燥・心煩して不快・小便が黄色い・便乾燥，舌質紅・舌苔少で潤いがない，脈細数。
- ●胃腸熱結：しばしば嘔吐し食べるとすぐ吐く・顔面紅潮・唇が赤い・口臭・胸やけ・口渇して冷たい物を飲みたがる・歯肉の腫痛・便秘，舌質紅・舌苔黄燥，脈数。

処方・手技

【基本穴】中極・中脘・内関・足三里

- ●瘀血犯胃：基本穴に膈兪・血海・三陰交を加えて瀉法を施し，20分間置針し，間欠的に行針を行う。
- ●外邪犯胃：基本穴に風池・大椎・合谷・外関を加えて瀉法を施す。風寒によるものは，30分間置針し，間欠的に行針を行う。刺針の後，艾炷灸あるいは棒灸を加える。風熱によるものは，各穴に数分間行針を行ってから抜針する。
- ●肝気犯胃：基本穴に太衝・陽陵泉を加えて瀉法を施し，20分間置針し，間欠的に行針を行う。肝鬱化火するものは，各穴に数分間行針を行ってから，抜針する。また，大敦・厲兌を加え，点刺して出血させる。
- ●食滞嘔吐：基本穴に下脘・天枢を加えて瀉法を施し，20分間置針し，間欠的に行針を行う。食鬱化熱するものは，各穴に数分間行針を行ってから抜針する。また，厲兌を加え，点刺して出血させる。脾胃虚弱のものには，脾兪・胃兪・三陰交を加えて補法を施す。気虚には，20分間置針し，間欠的に行針を行う。
- ●脾胃虚寒：基本穴に30分間置針し，間欠的に行針を行う。刺針の後，艾炷灸あるいは棒灸を加える。胃陰不足のものは，各穴に数分間行針を行ってから抜針する。
- ●胃腸熱結：基本穴に天枢・大腸兪・上巨虚・内庭・支溝を加えて瀉法を施し，数分間行針を行ってから抜針する。また，厲兌を加え，点刺して出血させる。

処方解説

　中極は衝脈・任脈の機能を調節・回復することができるので，産褥期の病症を治療する要穴である。中脘は胃の募穴，足三里は足の陽明経の合穴であり，いずれも胃気を調和させて嘔吐を止める効能がある。補法を施すと脾胃を強化し運化機能を促進する。瀉法を施すと消積化滞をする。内関は手の厥陰経の絡穴であり，手の厥陰経と手の少陽経は表裏の関係にあるので，内関を取穴することによって中焦脾胃に作用させることができ，また和胃降逆をして嘔吐を止める効能もある。膈兪・血海・三陰交の瀉法は活血化瘀をし，三陰交に補法を施して，しばらく置針するかあるいは灸を加えると，脾胃を強化し，肝腎の精血を補益することもできる。補法を施してすばやく抜針すると，脾胃および肝腎の陰分を補益する作用が出る。風池は陽維脈と足の少陽経の交会穴，外関は陽維脈と手の少陽経の交会穴であり，いずれも祛風解表の作用がある。大椎・合谷も祛風解表をする。各穴にしばらく置針し灸を加えると，寒邪を除去することができ，すばやく抜針すれば清熱の効果を兼ねる。太衝は足の厥陰経の原穴で，陽陵泉は足の少陽経の合穴であり，いずれも疏肝理気をして肝気の横逆を抑制することができる。すばやく抜針すれば肝火を清瀉することもできる。大敦は肝火を清瀉する。厲兌は胃火を瀉す。下脘・天枢はいずれも消積化滞をし，天枢はさらに腑熱を清瀉することができるので，便の通じを良くする。脾兪・胃兪に補法を施し，しばらく置針すると胃気を補益し，灸を加えると中陽を温補する作用に優れている。補法を施しすばやく抜針すると，脾胃の陰を補益する。大腸兪は大腸の背兪穴であり，上巨虚は大腸の下合穴，内庭は足の陽明経の榮穴であり，いずれも胃腸の邪熱を清瀉する。大腸兪・上巨虚は腑の気を通じさせるので，便秘を治す作用が優れている。支溝は三焦の気機を疏通・調整し，三焦の邪熱を清瀉し便通をつけることができる。

治療効果

　本処方は，産褥期の嘔吐に対し非常に優れた治療効果をもっている。一般に，刺針後，ただちに嘔吐は止まる。実証であれば2，3回，虚証であればおよそ15回の治療で治癒する。

症例

患者：杜○○，女性，32歳。
初診：1977年9月25日
所見：分娩後3日目に，悪露が突然止まり，下腹部

に脹痛が現れた。押えると痛みが増し，ときに刺痛がある。上腹部が脹悶し嘔吐が止まらず，食べ物を受け付けない。舌質紫暗，脈渋。胞脈瘀阻・瘀血上衝・胃失和降による。

治療経過：上述の処方を用いると，下腹部の痛みと嘔吐はすぐに止まった。翌日，下腹部痛および嘔吐が再び起こったが，それほどひどくはなく，悪露も再び現れた。原処方に従って3回治療を行うと，嘔吐および下腹部痛は止まった。腹脹は少し残っており，そのほかの症状に変化がない。10回余り治療を行うと，舌質は正常に戻り，そのほかの症状も消失して治癒した。10日余り後に経過観察をすると，嘔吐などの症状は再発していない。

39 産褥期のしゃっくり（呃逆（あくぎゃく））

本病症は，産褥期に気逆上衝が起こり，それがのどに現れてヒックヒックという音を連発し，自分では止められないものである。

病因病機

- 産褥期になまものや冷たいものを食べすぎたり，病気治療のため寒涼薬を飲みすぎたりして，寒邪が中焦に滞積し胃陽を損傷する。
- 辛いものを食べすぎて，燥熱が内に溜まり，陽明腑実〔邪熱が手の陽明大腸と足の陽明胃にある病証〕となり，気が順行しなくなり，気逆のため横隔膜を刺激する。
- 悩みや怒りのため肝を傷め，肝の気機が働かず，肝気横逆となって胃を犯したため胃失和降〔胃気が降下しない病変〕となる。
- 気滞痰阻のため昇降が失調する。
- もともと体質が虚弱のものが産褥期にいっそう虚して，脾腎の陽気が虚弱になったため胃気が衰退し，清気が上昇せず濁気が下降しなくなり，気逆が横隔膜を刺激する。
- 分娩後の失血が津液の損耗を招くなどの原因によって，胃中の陰液が不足し濡潤できなくなり，虚火炎上〔腎陰が損傷され，水が火を制することが

できず，陰火が上昇する病証〕となり胃の和降機能が失調する。

弁証

産褥期にしゃっくりを発症することを主症状とする。
- 胃中寒冷：しゃっくりの音は沈んで緩やかで力があり温めると軽減し冷えるとひどくなる・胸郭部および上腹部が不快・冷たいものを嫌う・熱いものを飲みたがる・口中が渇かない，舌質淡・舌苔白，脈遅緩。
- 胃火上逆：しゃっくりの音は大きくて力強く突き上げるように発生する・口臭・煩渇・冷たいものを飲みたがる・便秘・小便が赤い，舌苔黄あるいは黄で粗，脈滑数。
- 気滞痰阻：のどに痰が詰まる・呼吸困難・上腹部や脇の脹満・腹鳴・放屁・げっぷ・頭のふらつき・目のくらみ・食が進まない・上腹部の煩悶，舌苔薄膩，脈弦滑。気滞痰阻化熱によるものは，口渇して粘つく，舌質紅・舌苔黄，脈数などの症状を兼ねる。
- 脾胃陽虚：しゃっくりの音は低く沈んで力がない・気力が続かない・顔面蒼白・食が進まない・泥状便・倦怠感・力が出ない・手足が温まらない，舌質淡・舌苔白，脈細弱で無力。腎気腎陽の不足を兼ねるものには，腰や膝がだるい・頭のふらつき・耳鳴りなどの症状がある。
- 胃陰不足：しゃっくりの音は慌ただしく連続しない・口の乾き・舌が乾く・煩躁不安・食欲不振・食後に満腹になり脹満・大便乾結，舌質紅・舌苔少，脈細数。

処方・手技

【基本穴】中極・中脘・足三里・内関・膻中・膈兪・膈（耳穴）
- 胃中寒冷：基本穴に瀉法を施し，30分間置針し，間欠的に行針を行う。刺針の後，棒灸あるいは棒灸を加える。
- 胃火上逆：基本穴に上巨虚・内庭を加えて瀉法を施し，数分間行針を行ってから抜針する。厲兌を加え，点刺して出血させる。
- 気滞痰阻：基本穴に期門・太衝・陽陵泉・豊隆を加えて瀉法を施し，20分間置針し，間欠的に行針を行う。気滞痰阻化熱によるものは，各穴に数分間行針を行ってから抜針する。また大敦・厲兌

を加え，点刺して出血させる。
- ●**脾胃陽虚**：基本穴に脾兪・胃兪・陰陵泉を加えて補法を施し，30分間置針し，間欠的に行針を行う。刺針の後，艾炷灸あるいは棒灸を加える。腎気腎陽不足を伴うものには，さらに腎兪・復溜を加えて補法を施し，30分間置針し，間欠的に行針を行う。刺針の後，艾炷灸あるいは棒灸を加える。
- ●**胃陰不足**：基本穴に脾兪・胃兪・三陰交を加えて補法を施し，数分間行針を行ってから抜針する。

処方解説

　中極は衝脈・任脈と足の三陰経の交会穴であり，足の三陰経の経気を調節し，さらに衝脈・任脈の機能を調節・回復することができるので，産褥期の病症を治療する要穴である。中脘は胃の募穴であり，六腑の会穴でもある。足三里は足の陽明胃経の合穴であり，これらは和胃降逆をしてしゃっくりを止めることができる。しばらく置針して灸を加えると温陽散寒をする。瀉法を施してすばやく抜針すれば胃火を清瀉する。補法を施してしばらく置針すると，脾胃を強化し中気を補う。補法を施しすばやく抜針すれば胃陰を補益することができる。内関は手の厥陰経の絡穴であり，手の厥陰心包経と手の少陽三焦経は表裏の関係にあるので，中焦脾胃に作用させることができ，和胃降逆の効能を発揮できる。膻中は気の会穴であり気病を治療する要穴である。補法を施すと補気になり，瀉法を施すと寛胸理気をする。灸を加えると温陽散寒をし，すばやく抜針すれば清熱の効能がある。膈兪は横隔膜の近隣の兪穴であり，寛胸して横隔膜の働きを良くし，気機を活発にさせる作用があるので，しゃっくりを治療する要穴である。耳穴の膈〔耳輪脚部〕もしゃっくりを治療する特効穴である。上巨虚・内庭・厲兌は胃火を清瀉する。腑実による便秘のものには，上巨虚は通便作用を兼ねる。期門は肝の募穴であり，太衝は足の厥陰肝経の原穴，陽陵泉は足の少陽胆経の合穴であり，いずれも疏肝理気をする。すばやく抜針すれば清熱の効能を兼ねる。大敦も疏肝理気・肝火の清瀉の効能がある。脾兪・胃兪・陰陵泉は，補法を施して灸を加えると温中健脾をする。脾兪・胃兪は補法を施してすばやく抜針すれば，主として脾胃の陰を補益する。腎兪・復溜は補腎納気の働きがあり，また命門の火を温補する。三陰交は脾胃および肝腎の陰を補益する。

治療効果

　本処方は，本病症に対し非常に優れた治療効果をもっている。一般に，治療後，しゃっくりはすぐに軽減するか消失する。実証であればおよそ3回，虚証であればおよそ10回の治療で治癒する。

症例

患者：孫○○，女性，26歳。
初診：1976年8月20日
所見：分娩時および分娩後の出血が比較的多かった。発汗も多く分娩後2日目に突然しゃっくりが止まらなくなった。しゃっくりの音は短く連続していない。心煩・口渇・唇と舌の乾燥・煩の紅潮・潮熱・不眠・夢をよく見る・食べる量は非常に少ない・食後に満腹になる・大便乾結・小便黄赤色，舌質紅・舌苔少，脈細数。胃陰不足による。
治療経過：上述の処方を用いると，しゃっくりはすぐに止まった。数時間後，再びしゃっくりが起こり，不連続な発作である。翌日，原処方に従って再び針治療を行うと，しゃっくりはすぐに止まった。その後，1日1回，合計3回治療を行うと，煩渇・潮熱は明らかに軽減し，腹脹も軽減して食事量も増加し，しゃっくりは再発しなくなった。6回目の治療後，諸症状は消失し，しゃっくりはずっと再発していない。

40　産褥期のむくみ

　本病症は，産褥期に手足・顔面にむくみの出るもの，あるいは産前にむくみがあり分娩後に消えないものをいう。中国では産後浮腫と呼ばれる。

病因病機

- ●分娩時に気血を損耗し気血不足となり，気虚のため運化機能が働かず，さらに臓腑が栄養されないので水分代謝に異常を来し，水湿鬱滞となって外に溢れて起こる。
- ●もともと体質が脾腎虚弱であったものが，分娩後にさらに虚して，脾虚のため水を制御できず，また腎虚のため水をめぐらせることができず，水湿

が必要なところに正常にめぐらなくなり，皮膚や手足に溢れて起こる。
- 分娩後の悪露が出尽くさず胞脈〔子宮に分布する脈絡〕に停留し，悪血が虚に乗じて手足の経絡に流入し，瘀血内阻となって起こる。
- 平素から抑うつのため，肝が条達の機能を失い，臓腑機能が障害され，気血不和となり気滞瘀阻となって起こる。

弁証

- **気血虚弱**：朝方に顔面がむくみ，活動すると下肢がむくむ・顔色萎黄かあるいは蒼白・唇や爪の色は薄い・頭のふらつき・目のくらみ・息切れ・しゃべりたくない・手足の倦怠感・怔忡，舌質淡・舌苔薄白，脈細弱。
- **脾陽不振**：全身に浮腫があり，特に腰から下がひどく，押えると陥凹して元に戻りにくい・上腹部の煩悶・腹脹・胃もたれ・消化不良・泥状便・倦怠感・力が出ない・顔面晄白・尿量減少，舌体胖・舌辺に歯痕がある・舌質淡・舌苔白滑，脈沈緩。
- **腎陽衰微**：顔面や体に浮腫があり，腰から下がひどく押えると陥凹して元に戻らない・腰部に冷えを伴った痛み・陰部が湿って冷たい・手足が温まらない・悪寒・精神疲労・顔色は黒ずむか気虚のため蒼白，舌体胖，舌質淡・舌苔白，脈沈細あるいは沈遅。
- **血瘀**：多くは手足にむくみがあって青白い・分娩後の悪露が出にくい・下腹部が痛み押えると痛みが増す，舌質紫暗あるいは瘀斑がある，脈弦渋。
- **気滞**：手足や体に浮腫があり皮膚の色は変わらない・押えて手を離すと元に戻る・胸脇脹満・食事量が減少・ときにため息，舌苔厚膩，脈弦滑。

処方・手技

【基本穴】中極・膀胱兪・三焦兪・陰陵泉・水分
- **気血虚弱**：基本穴に脾兪・胃兪・足三里・三陰交・気海・膈兪を加えて補法を施し，20分間置針し，間欠的に行針を行う。
- **脾陽不振**：基本穴に脾兪・胃兪・足三里・三陰交を加えて補法を施し，30分間置針し，間欠的に行針を行う。刺針の後，艾炷灸あるいは棒灸を加える。
- **腎陽衰微**：基本穴に腎兪・復溜・太渓・命門を加えて補法を施し，30分間置針し，間欠的に行針を行う。刺針の後，艾炷灸あるいは棒灸を加える。
- **血瘀**：基本穴に膈兪・血海・三陰交を加えて瀉法を施し，20分間置針し，間欠的に行針を行う。
- **気滞**：基本穴に肝兪・太衝・陽陵泉を加えて瀉法を施し，20分間置針し，間欠的に行針を行う。

処方解説

中極は膀胱の募穴であり，膀胱の背兪穴である膀胱兪と組み合わせると，膀胱を疏通・調整し，気化を促進して排尿を促すことができる。三焦兪は三焦の気化機能を調整・通利して水液の通りを良くする。陰陵泉の補法は健脾利水をし，瀉法は醒脾利水をする。水分は清濁を分別する機能があるので，水病治療の特効穴である。脾兪・胃兪・足三里・三陰交は，脾胃を強化し気血を産生して，脾の運化機能を促し水湿を流す。また三陰交の瀉法は活血化瘀をすることができる。気海は元気を補益する。膈兪の補法は補血養血をし，瀉法は活血化瘀をする。腎兪・復溜・太渓・命門は腎陽を温補する。血海も活血化瘀の効能がある。肝兪・太衝および足の少陽胆経の合穴である陽陵泉は，いずれも疏肝理気をして解鬱する。気をめぐらせれば，湿がめぐりやすくなる。

治療効果

本処方は，本病症に対し非常に優れた治療効果をもっている。実証であればおよそ10回，虚証であればおよそ20回の治療で治癒する。

症例

患者：王○○，女性，27歳。
初診：1972年11月25日
所見：分娩後2日目に顔面にむくみが現れ，その後全身に浮腫が起こった。とりわけ下半身のむくみがひどく，押えると陥凹して元に戻りにくい。食が進まない・腹脹・薄い泥状便・頭のふらつき・耳鳴り・顔面晄白・腰や膝がだるい・手足が温まらない・残尿感がある，舌体胖大・舌辺に歯痕がある・舌質淡・舌苔白滑，脈沈細無力で両尺部で顕著。脾腎陽虚による。
治療経過：上述の脾陽不振と腎陽衰微に対する処方を合わせて用いた。3回の治療後，腹脹・泥状便および浮腫はいずれも少し好転した。6回の治療後，諸症状は明らかに好転し，15回の治療で諸症状は消失したので，治療を終えた。その後，浮

腫は再発していない。

41 産褥期の下痢

本病症は，産褥期に排便回数が多くなり，薄い泥状便となり，ひどければ水様便になるもので，中国では産後泄瀉と呼ばれる。

病因病機

- もともと体質が脾虚あるいは腎陽不足であったものが，分娩時の陰精・陽気の消耗によって，脾気がますます虚して運化機能が失調するか，あるいは腎陽がますます虚して脾土を温めるとこができなくなる。
- 脾胃虚弱に精神的な不調が加わって肝気鬱滞となり，肝木が旺盛となり脾土に乗じた。
- 産褥期で正気が虚したときに，さらに寒湿・暑湿の邪を感受し運化機能が失調する。
- 分娩後の気血不足のために，臓腑機能が低下し，脾胃も虚して，さらに飲食の不摂生があって食滞不化となり，運化機能が失調して食物が消化されずに下る。

弁証

- **脾虚**：排便回数が増加し下痢や泥状便になる・少し脂っこいものを食べるとすぐに排便回数が増す・腹脹・消化不良のため食が進まない・顔色萎黄・手足がだるく力が出ない，舌辺に歯痕，舌質淡・舌苔白，脈細弱。
- **肝木乗脾**：腹痛が始まるとすぐに下痢をする。下痢は起きたり止まったりする・胸脇脹満・げっぷ・飲食減少，脈弦。
- **腎陽虚衰**：下痢は明け方に多い・腹部に痛みがあり腹鳴するとすぐに下痢をし下痢の後は落ち着く・腰や膝がだるい・形寒・手足の冷え・尿量が多く澄んでいる，舌質淡，脈沈遅で無力。
- **寒湿**：便は澄んでいて稀い・ひどければ水様便・消化不良・腹痛・腹鳴・温めたり押えたりすると和らぐ・上腹部の煩悶・消化不良のため食が進まない・体が重くだるい・あるいは悪寒発熱や頭痛を伴う・小便は澄んで白い，舌苔白膩，脈濡緩。
- **湿熱**：下痢は噴き出すかのようで出た後も不快・便の色は黄褐色あるいは水様便に粘液が混じり生臭い・肛門に灼熱感・煩熱・口渇・身熱不揚〔手で触れても始めは熱を感じないが，しばらくして焼けるようになる熱象〕・胸部や上腹部の脹満や煩悶，舌苔黄膩，脈滑数。
- **傷食**：下痢便に腐臭・上腹部に脹悶・げっぷ・呑酸・食が進まない，舌苔厚膩，脈沈滑。

処方・手技

【基本穴】中極・中脘・天枢・大腸兪・足三里・上巨虚・陰陵泉

- **脾虚**：基本穴に脾兪・胃兪を加えて補法を施し，20分間置針し，間欠的に行針を行う。さらに刺針の後，艾炷灸あるいは棒灸を加える。
- **肝木乗脾**：脾虚に対する処方を基礎にして，さらに太衝・陽陵泉を加えて瀉法を施し，各穴に20分間置針し，間欠的に行針を行う。
- **腎陽虚衰**：基本穴に腎兪・復溜・太渓・命門を加えて補法を施し，30分間置針し，間欠的に行針を行う。刺針後，艾炷灸あるいは棒灸を加える。
- **寒湿**：基本穴に瀉法を施し，30分間置針し，間欠的に行針を行う。刺針後，艾炷灸あるいは棒灸を加える。さらに神闕を加えて艾炷灸を行う。
- **湿熱**：基本穴に曲池・内庭を加えて瀉法を施し，数分間行針を行ってから抜針する。
- **傷食**：基本穴に下脘を加えて瀉法を施し，20分間置針し，間欠的に行針を行う。

処方解説

中極は，衝脈・任脈の機能を調整し回復させることができるので，産褥期の病症を治療する特効穴である。中脘は胃の募穴であり，六腑の会穴でもあるので，胃腸に作用し下痢に有効である。補法を施すと脾胃を強化し，瀉法を施すと消積化滞をする。天枢は大腸の募穴であり，大腸兪は大腸の背兪穴，上巨虚は大腸の下合穴であり，いずれも腸管に作用し下痢を治療する要穴である。足三里は足の陽明胃経の合穴であり，足の陽明胃経は手の陽明大腸経と同名経脈であるので，胃腸病に対して有効であり下痢にも効く。足三里の補法は脾胃を強化する作用があり，瀉法は消積化滞の効能がある。陰陵泉は足の太陰脾経の合穴であり，補法を施すと健脾化湿をし，瀉法を施すと醒脾利湿〔脾の運化機能を強化して利

湿する〕をする。上述の基本穴にしばらく置針し灸を加えると温陽散寒をし，すばやく抜針すれば熱邪を清瀉する。脾兪・胃兪は脾胃を強化し運化機能を促進する。太衝・陽陵泉は，疏肝理気をして肝気の横逆を抑制する。腎兪・復溜・太渓は腎陽を温補する。神闕は温陽散寒をする。曲池は大腸経の合穴であり，内庭は足の陽明胃経の榮穴であるので，いずれも胃腸の湿熱を清瀉する。下脘は和胃消積して化滞する。

治療効果

本処方は，本病症に対し非常に優れた治療効果をもっている。実証であればおよそ3回，虚証であれば15～30回の治療で治癒する。

症例

患者：杜○○，女性，29歳。
初診：1978年3月11日
所見：分娩後2日目に下痢が始まり，他医の所で西洋薬による治療を行ったところ，一度好転したが，薬を止めると再び下痢が起こった。下痢はたいていは夜明けに起こり，腹部に痛みがあり下痢をすると和らぐ。腰や膝がだるい・形寒・手足の冷え・尿量が多く澄んでいる，舌質淡・舌苔白，脈沈細無力で尺脈で顕著。
治療経過：上述の腎陽虚衰に対する処方を用いて3回治療を行うと，下痢は止まったが，腰や膝がだるい・形寒・手足の冷えなどの症状はなくならず，脈も変化しなかった。原処方を忠実に守って7回治療を行うと，下痢は起こらなくなり，そのほかの症状も軽減した。15回の治療で症状は消失した。5ヵ月後に傷暑のために来院したが，その後，下痢およびそのほかの症状は再発していないという。

42 産褥期の痢疾（急性腸疾患）

本病症は，産褥期に膿や血液の混じった便を下し裏急後重がある。中国では産後痢疾と呼ばれる。

病因病機

● 産褥期に陰虚内熱がさらに悪化し，そのうえ飲食の不摂生をしたり不衛生なものを食べて胃腸を損傷し，その結果，湿熱を生じ湿熱が内に溜まり，気血凝滞となって膿血を生じる。
● 産褥期に脾腎の陽気不足がさらに進み，寒湿の邪に侵襲されて陽気がさらに虚すると，寒湿痢・虚寒痢・休息痢〔下痢がしばしば起こり，また止むという状態が長く続き，治らないもの〕などが起こりやすくなる。
● 分娩後に悪露が排出されず，悪血が腸中に浸入して起こる。

弁証

● **湿熱が盛んであるが陰虚ははっきりしない**：下痢に血が混じり粘り気のあるゼリー状になるかあるいは膿血がある・裏急後重・肛門の灼熱感・尿量減少，舌苔黄膩，脈滑数。
● **陰虚内熱で邪を感受**：多くは膿血が粘稠で排出困難・頻繁に腹痛がある・肛門の灼熱感・尿量減少・口や唇の乾燥・煩躁・不眠，舌質紅・舌苔少で潤いがない，脈細数。
● **寒湿痢**：腹痛拘急・下痢に赤や白のゼリー状のものが混じるが赤は少なく白だけのものもある・裏急後重・食べものに味も香りも感じない・上腹部痞悶・頭や体が重い・小便は澄んでいる，舌質淡，脈濡緩。風寒表証のものは，悪寒・身体痛・発熱するが無汗，脈浮などの症状を兼ねる。
● **虚寒痢**：下痢が長引いて治らない・便は薄くてゆるく白いゼリー状のものが混じる。腹部の痛みがずっと続き，温めたり押えたりすると和らぎ，排便後もすっきりしない。食べものに味も香りも感じない・口渇はない・飲食減少・精神疲労・悪寒・手足の冷え・脱肛がある，舌質淡・舌苔薄，脈虚細。
● **休息痢**：下痢は起こったり止んだりして，いつまでも治らない。不適切な飲食・不摂生な生活習慣があって外邪を感受した・過労・思い煩い・怒りなどの原因によって起こる。倦怠感・横になりたがる・食が進まない・腹脹・発作時には便に膿血や粘稠なゼリー状のものが混じる・裏急後重，舌質淡紅・舌苔膩，脈細渋虚大あるいは濡軟。
● **噤口痢**：下痢をして，食べものを受けつけないか吐いてしまう。

処方・手技

【基本穴】中極・天枢・大腸兪・上巨虚

- **湿熱が盛んだが陰虚ははっきりしない**：基本穴に内庭を加え，発熱のあるものには，さらに大椎・曲池を加えて瀉法を施し，数分間行針を行ってから抜針する。
- **陰虚内熱**：基本穴に平補平瀉法を施し，腎兪・復溜・太渓・三陰交を加えて補法を施し，各穴に数分間行針を行ってから抜針する。
- **寒湿痢**：基本穴に瀉法を施し，30分間置針し，間欠的に行針を行う。刺針後，艾炷灸あるいは棒灸を加える。さらに神闕を加えて艾炷灸を行う。
- **虚寒・休息痢**：脾腎陽虚がみられるものには，脾兪・胃兪・陰陵泉・大都・足三里・腎兪・復溜・三陰交・関元・気海を加えて補法を施し，30分間置針し，間欠的に行針を行う。刺針の後，艾炷灸あるいは棒灸を加える。休息痢で湿熱の象があるものには，前述の湿熱痢に対する処方を用いて治療する。休息痢で寒湿のあるものには，前述の寒湿によるものに対する処方を用いて治療する。
- **風寒表証**：基本穴に大椎・風門・合谷を加えて瀉法を施し，30分間置針し，間欠的に行針を行う。刺針後，艾炷灸あるいは棒灸を加える。
- **噤口痢**：あらゆる痢疾のなかで，食べものを受けつけないか，吐いてしまう重篤な症状となれば，中脘・内関を加えるべきである。実証のものには瀉法を，虚証のものには平補平瀉法を施し，熱象のあるものには，数分間行針を行ってから抜針する。寒象のあるものには，30分間置針し，間欠的に行針を行う。刺針の後，艾炷灸あるいは棒灸を加える。下痢が長引き脱肛があるものには，百会・長強を加えて補法を施し，30分間置針し，間欠的に行針を行う。刺針後，艾炷灸あるいは棒灸を加える。

処方解説

中極は，衝脈・任脈の機能を調節・回復するので，産褥期の病症を治療する要穴である。大腸兪・天枢は大腸の兪募穴，上巨虚は大腸の下合穴であり，いずれも腸管に作用して痢疾を治療することができる。基本穴に瀉法を施し，すばやく抜針すると清熱利湿をし，しばらく置針し灸を加えると温陽散寒の効能がある。内庭は足の陽明経の滎穴，曲池は手の陽明経の合穴であり，この2穴には胃腸の湿熱を清瀉する作用がある。曲池には袪風解表の効能もある。大椎の解表作用はたいへん優れている。すばやく抜針すれば清熱をし，しばらく置針し灸を加えると，袪風散寒をして解表する作用がある。腎兪・復溜・太渓に補法を施し，すばやく抜針すれば腎陰を補益することができ，補法を施し，しばらく置針し灸を加えると温腎壮陽をする。三陰交に補法を施して，すばやく抜針すれば肝腎および脾胃の陰を補益し，しばらく置針し灸を加えると脾腎を温補し肝血を補う。神闕は温陽散寒をして化湿する。脾兪・胃兪・陰陵泉・大都・足三里は温中健脾をする。関元・気海は，元気をおおいに補い温陽散寒をする。風門は足の太陽穴経の経気を疏通・調整し散寒解表をする。中脘は胃の募穴，内関は手の厥陰の絡穴であり，和胃理気・降逆止嘔をする。すばやく抜針すれば清熱作用を兼ね，しばらく置針し灸を加えると温陽散寒の効能も出る。長強は督脈の絡穴であり，肛門の近位にあるので肛門括約筋を増強することができる。そのため脱肛を治療する要穴である。百会は督脈に属しており，督脈は諸陽経を取り締まっているので，補法を施し灸を加えると，陽気を旺盛にし昇提固摂〔引き上げて脱肛などを治療する〕の効能を引き出す。これも脱肛に効果がある。

治療効果

本処方は，本病症に対し非常に優れた治療効果をもっている。一般に，およそ10回の治療で治癒する。

症例

患者：銭〇〇，女性，32歳。
初診：1977年9月13日
所見：分娩後の便秘が治って数日して，今度は下痢になった。何日も薬を服用して少し好転した。裏急後重し，粘稠な膿血と少量の白いゼリー状のものが混じる。臍下の急迫痛・食欲不振・のどの乾き・煩渇・手足心熱・頬の紅潮・潮熱・夜間にひどい，舌質紅・舌苔少，脈細数。
治療経過：上述の陰虚内熱で邪を感受したものに対する処方を用いると，臍下の痛みと裏急後重はすぐに軽減した。翌日になると，諸症状はいずれも軽減したようだった。3回目の治療で，膿血便および諸症状は明らかに軽減した。6回目の治療で，膿血便・裏急後重の症状は消失した。原処方に従

って6回治療すると，諸症状は消失し，膿血便の発生もないので治療を終えた。

43 産褥期の便秘

本病症は，産褥期に排便困難になり数日排便がない，あるいは便が乾燥して痛みがあり排便が困難になるもので，中国では産後大便難と呼ばれる。

病因病機

- 分娩による失血のため営血が不足し，津液が損耗して腸管を潤すことができなくなる。
- 陰虚火盛のため津液を焼灼し，腸管が滋潤されなくなり伝導が困難となる。
- 体質が気虚のものが産褥期に気がいっそう虚して，大腸の伝導力がなくなる。
- 産褥期に脾の運化機能が回復せず傷食停積となり，腸管に熱が溜まり，腑気〔腸管の機能活動〕が不通になる。

弁証

便の通りが悪いかあるいは乾燥して，排出が困難になるもので，数日間排便されないことを主症状とする。
- 血虚津燥：腹部の脹痛はない・顔や唇や爪に艶がない・頭のふらつき・動悸・皮膚の乾燥，舌質淡・舌苔薄，脈細。
- 陰虚火旺：口やのどの乾燥・頬の紅潮・潮熱・手足心熱・心煩・不眠・腰や膝がだるい・小便黄赤色，舌質紅・舌苔少，脈細数。
- 気虚失運：便秘だが乾燥していない・ときに便意はあるがいきんでも排出されない・自汗・息切れ・倦怠感・精神疲労，舌質淡・舌苔白，脈虚緩で無力。
- 傷食腑結：上腹部の脹満あるいは疼痛・口臭・口渇・心煩，舌質紅・舌苔黄あるいは黄燥，脈弦数あるいは滑数。

処方・手技

【基本穴】中極・天枢・大腸兪・上巨虚・支溝
- 血虚津燥：基本穴に平補平瀉法を施し，足三里・三陰交・太渓・膈兪・心兪を加えて補法を施し，各穴に20分間置針し，間欠的に行針を行う。
- 陰虚火旺：基本穴に数分間行針を行ってから抜針する。
- 気虚失運：基本穴に平補平瀉法を施し，脾兪・足三里・気海・関元を加えて補法を施し，各穴に20分間置針し，間欠的に行針を行う。
- 傷食腑結：基本穴に平補平瀉法を施し，中脘・下脘を加えて瀉法を施し，三陰交に補法を施し，各穴に数分間行針を行ってから抜針する。

処方解説

中極は，衝脈・任脈を調節・回復する機能があるため，産褥期の病症を治療する要穴である。天枢は大腸の募穴，大腸兪は大腸の背兪穴，上巨虚は大腸の下合穴であり，いずれも大腸に作用して便通をつける効能がある。支溝は上・中・下焦の気機を疏通・調整するため，便通をつけるための要穴である。基本穴からすばやく抜針すれば清熱作用が発揮される。足三里は脾胃を強化し気血を産生する。すばやく抜針すれば益陰・清熱の作用も兼ねる。太渓に補法を施ししばらく置針すると，腎精を補益するので血虚の回復にも有効である。すばやく抜針すれば主として腎陰を補益する。膈兪は補血養血をし，すばやく抜針すれば血中の熱を除くことができる。心兪は心血を補益し寧神安神をする。すばやく抜針すれば心熱を清瀉することもできる。脾兪は健脾益気の作用に優れている。気海・関元は元気を補益する。中脘・下脘は消積化滞をする。三陰交に補法を施してしばらく置針すれば，脾胃を強化し肝腎の精血を補益する。補法を施してすばやく抜針すれば，おもに脾胃および肝腎の陰を補益することができる。これを用いれば「増水行舟」〔熱が鬱結し津液が損なわれることによって生じる便秘に対する治法〕の効用を発揮する。

治療効果

本処方は，本病症に対し非常に優れた治療効果をもっている。一般に，1回の治療で即効があり，虚証であればおよそ20回，実証であればおよそ3回の治療で治癒する。

症例

患者：劉〇〇，女性，29歳。

初診：1978年9月16日
所見：産褥期に便が乾燥して固まり排便しにくくなり，すでに数日になる。平素から陰虚内熱である。頬の紅潮・潮熱・手足心熱がひどい・口やのどの乾燥・心煩・不眠・排尿時に熱感がある，舌質紅・舌苔少，脈細やや数。
治療経過：上述の陰虚火旺に対する処方を用いると，翌日には排便があり，そのほかの症状も軽減した。原処方から天枢・大腸兪を除き，再び10回余り治療を行うと，便は乾燥しなくなり，そのほかの症状も消失した。

44 産褥期の脱肛

本病症は，産褥期に直腸が肛門から脱出することを主症状とするものである。

病因病機

- もともと虚弱体質であったものが，分娩後にますます虚となるか，あるいは分娩後の早すぎる労働あるいは思い煩いのために脾を損傷するなどによって中気不足となり，気虚下陥となって起こる。
- 平素から腎虚であったものが，産褥期に腎気がさらに不足し，関門不固〔腎は胃の関。腎気不足によって，下垂症状になる〕となる。
- 脾腎ともに虚して起こる。
- たまたま飲食の不摂生があり，湿熱が滞積し湿熱下注〔湿熱が下焦に注ぐ〕となって起こる。

弁証

産褥期に直腸が肛門の外に脱出することを主症状とする。通常は排便後に脱出するが，ひどければ咳・歩行・立っている・排尿などのささいなことでも起こる。

- 中気下陥：食が進まない・便がゆるい・疲労感・倦怠感・力が出ない・息切れ・声が低い・頭のふらつき・動悸，舌質淡・舌体胖大・舌辺に歯痕がある，脈弱で無力。
- 腎気不固：直腸が脱出して収まらず，肛門に常に下墜感がある。腰や膝がだるい・頻尿で特に夜間に多い，舌質淡・舌苔白，脈沈細で無力。
- 脾腎両虚：中気下陥・腎気不固がともにみられる。陽虚であれば，悪寒・手足の冷えなどの症状を伴う。
- 湿熱下注：肛門の灼熱感や腫痛・顔面紅潮・身熱・口の乾き・口臭・胸部や上腹部の痞悶・排便時の不快感・尿量減少して赤い，舌質紅・舌苔黄膩，脈濡数。

処方・手技

【基本穴】中極・長強・大腸兪

- 中気下陥：基本穴に脾兪・胃兪・中脘・足三里を加えて補法を施し，20分間置針し，間欠的に行針を行う。
- 腎気不固：基本穴に腎兪・復溜・気海・関元を加えて補法を施し，20分間置針し，間欠的に行針を行う。
- 脾腎両虚：脾腎気虚には，上述の中気下陥および腎気不固で用いる腧穴を同時に用いる。各穴に補法を施し，20分間置針し，間欠的に行針を行う。脾腎陽虚のものは，各穴に30分間置針し，間欠的に行針を行う。刺針後，艾炷灸あるいは棒灸を加える。
- 湿熱下注：基本穴に陰陵泉・三焦兪・上巨虚・内庭を加えて瀉法を施し，数分間行針を行ってから抜針する。

処方解説

中極は，衝脈・任脈の機能を調節・回復するので，産褥期の病症を治療する要穴である。長強・大腸兪は肛門の近隣にあるので，肛門に作用して祛邪・扶正の働きをし，肛門括約筋の働きを増強して本病症を治療することができる。脾兪・胃兪・中脘・足三里は脾胃を強化し中気を補う。腎兪・復溜は腎気を補い，下垂を引き戻す働きをする。気海・関元は元気を補益する。各穴に灸を加えると，陽気を温補する作用が出る。陰陵泉・上巨虚・内庭は脾胃の湿熱を清瀉する。三焦兪は，三焦の気機を疏通・調整して三焦の湿熱を清瀉する。

治療効果

本処方は，本病症に対し非常に優れた治療効果をもっている。実証であればおよそ10回，虚証であれば15〜30回の治療で治癒する。

症例

患者：周〇〇，女性，29歳。
初診：1979年8月28日
所見：分娩後10日余りして脱肛が始まった。肛門に灼熱感があり，排便はすっきりしない。口渇・口臭・小便は熱感があり赤い，舌苔黄厚，脈滑数。湿熱下注による。
治療経過：上述の処方を3回用いると，諸症状は軽減したが脱肛は変化がなかった。5回目の治療で諸症状は消失し，脱肛も治まった。5カ月後に経過観察したが，脱肛は再発していない。

45 産褥期の排尿障害

本病症は，分娩直後に尿閉となるか，あるいはポタポタと少量ずつしか出ないものである。中国では産後小便不通と呼ばれ，たいていは分娩と関係がある。

病因病機

- もともと体質が肺脾気虚のものが，分娩時の気血損耗によって気がますます虚して，水道の通調ができなくなって起こる。
- 平素から腎虚であったものが分娩後にますます虚して，膀胱の気化機能が失調〔陽虚による水液代謝機能障害〕する。
- 肝鬱気滞によって，昇降機能が失調し，膀胱の気機が傷害される。

弁証

産褥期に尿閉となるか，あるいはポタポタと少量ずつしか出ず，下腹部に脹痛があることを主症状とする。

- 肺脾気虚：顔色に艶がない・言葉に力がなく呼吸微弱・しゃべりたくない・精神疲労・力が出ない，舌質淡・舌苔白，脈細弱で無力など。
- 腎虚：顔色は黒ずんでいる・腰や膝がだるい・精神疲労・倦怠感，舌質淡・舌体胖嫩・舌苔白潤，脈沈細弱遅など。
- 気滞：脹痛がひどい・イライラする・不安・感情の抑うつ・脇肋の脹満・疼痛，舌苔薄白，脈弦。

抑うつが長引き火と化したものは，口苦・のどの乾き・便秘，舌質紅・舌苔黄，脈弦数などの症状を伴う。

処方・手技

【基本穴】中極・膀胱兪・陰陵泉・三焦兪

- 肺脾気虚：基本穴に平補平瀉法を施し，気海・足三里・脾兪に補法を施す。肺気虚のものにはさらに太淵・肺兪を加えて補法を施し，各穴に20分間置針し，間欠的に行針を行う。
- 腎虚：基本穴に平補平瀉法を施し，腎兪・復溜を加えて補法を施し，各穴に20分間置針し，間欠的に行針を行う。
- 気滞：基本穴に期門・太衝・陽陵泉を加えて瀉法を施し，20分間置針し，間欠的に行針を行う。気鬱化火となったものには，各穴に数分間行針を行ってから抜針する。さらに大敦を加え，点刺して出血させる。便秘のあるものには，さらに上巨虚・支溝を加えて瀉法を施し，数分間行針を行ってから抜針する。

処方解説

中極は膀胱の募穴であり，膀胱兪は膀胱の背兪穴である。この2穴を組み合わせて用いると，膀胱の気化機能を調節し回復させるため本症状を治療することができる。中極は衝脈・任脈を調節することもでき，産褥期の病症を治療する要穴でもある。陰陵泉は醒脾化湿して尿の通りを良くする働きがあり，三焦兪は上・中・下焦の気機を疏通・調整し尿の通りを良くするので，本病症にはこれを用いるとよい。基本穴に平補平瀉法を行うと正気を守ることができる。気海は益気の効能に優れている。足三里・脾兪は健脾益気をする。太淵・肺兪は肺気を補益する。腎兪・復溜は腎の精気を補益し水分代謝の機能を回復する。期門・太衝・陽陵泉はいずれも疏肝理気をして解鬱する作用がある。各穴からすばやく抜針すれば肝火を清瀉する作用を兼ねる。大敦は肝火を清瀉する効能に特に優れている。

治療効果

本処方は，本病症に対し非常に優れた治療効果をもっている。一般に，治療後すぐに排尿するようになるか，症状が好転する。およそ10回の治療で治癒する。

症例

患者：王○○，女性，29歳。
初診：1975年11月28日
所見：分娩後に尿が出なくなり，下腹部が脹満し痛む。中薬を服用したところ効果があったが，薬を止めると再び出なくなる。脇肋の脹痛・イライラする・怒りっぽい・頭痛・耳鳴り・口苦・のどの乾き，便秘，舌質紅・舌苔黄，脈弦数。
治療経過：上述の気鬱化火に対する処方を用いると，数時間後に排便があり，尿も出て，そのほかの症状も軽減した。その後，原処方に従って1日1回，合計6回治療すると，頭痛・耳鳴りなどの症状は消失し排尿も正常に戻った。1カ月後の経過観察では排尿障害は再発していなかった。

46 産褥期の頻尿・尿失禁

本病症は，産褥期に頻尿となり，我慢できずに失禁してしまうもので，中国では産後小便頻数・産後失禁と呼ばれる。

病因病機

- 分娩時に気血を損耗し肺脾気虚となり，尿道の機能が働かなくなって起こる。
- 早婚・多産や房事過多によって腎精を損耗し，腎気が弱まり膀胱の抑制が効かなくなる。
- 分娩が長引いたり，分娩時の処置が不適切であったりして，膀胱を損傷して起こる。

弁証

産褥期にひっきりなしに排尿したり，失禁することを主症状とする。
- 気虚：顔面晄白で艶がない・自汗・息切れ・しゃべりたくない・力が出ない・食が進まない・腹脹・泥状便，舌質淡・舌苔白，脈虚弱で無力。
- 腎虚：顔色が黒ずむ・頭のふらつき・耳鳴り・腰や膝がだるい・帯下は多くサラッとしている。陽虚傾向があるものは，形寒・手足の冷え，舌体胖嫩・舌質淡・舌苔白，脈沈細で無力あるいは遅などの症状を兼ねる。
- 分娩時の損傷：手術あるいは異常出産の経歴がある。排尿が渋ったり，細い糸状の血が混じったりする。

処方・手技

【基本穴】中極・膀胱兪・次髎
- 気虚：基本穴に気海・脾兪・足三里を加え，肺気虚のものにはさらに肺兪・太淵を加えて補法を施す。
- 分娩時の損傷：基本穴に血海・太衝・三陰交を加えて瀉法を施し，20分間置針し，間欠的に行針を行う。
- 腎虚：基本穴に腎兪・復溜・関元を加えて補法を施し，20分間置針し，間欠的に行針を行う。陽虚傾向のあるものは，各穴に20分間置針し，間欠的に行針を行う。刺針の後，艾炷灸あるいは棒灸を加える。

処方解説

膀胱兪・中極は兪募配穴であり，次髎は近隣の腧穴である。これらはいずれも膀胱に作用し，膀胱の尿液貯留・抑制の機能を回復することができる。気海は一身の気を補益する。脾兪・足三里は脾胃を強化し中気を補う。肺兪・太淵は肺気を補益する。血海・三陰交は足の太陰経の腧穴，太衝は足の厥陰肝経の原穴であり，足の太陰脾経と足の厥陰肝経は，いずれも下腹部を循行しているので膀胱に作用することができ，活絡消滞をして止痛する作用がある。そのため損傷による痛みがあるものにはこれを用いるとたいへん良い。腎兪・復溜は腎気を補益する。関元は下焦の元気を補益する。各穴にしばらく置針し灸を加えると，温陽固摂の作用を強化することができる。

治療効果

本処方は，本病症に対し優れた治療効果をもっている。一般に，およそ10回の治療で治癒する。

症例

患者：王○○，女性，41歳。
初診：1977年12月19日
所見：分娩後に，頻尿・失禁などが起こるようになって10日余りになる。中薬で治療したが思わしくない。頭のふらつき・耳鳴り・顔面晄白で艶がない・自汗・力が出ない・腰や膝がだるい・手足が温まらない・食が進まない・腹脹・便はときに泥

状，舌体胖大・舌質淡・舌苔白潤，脈沈細で無力。
治療経過：上述の気虚と腎虚に対する両方の処方を合わせて用いた。3回の治療で諸症状は軽減した。原処方に従って1日1回，10回余り治療すると，排尿障害は正常に戻った。30回でそのほかの症状も消失して治癒した。

注釈

分娩による損傷から起こったもので，本処方による治療効果が芳しくない場合は，手術による治療を行うべきである。

47 稽留流産・稽留分娩（けいりゅう）

本病症は，胎児が子宮内で死亡していて排出されないもので，中国では胎死不下と呼ばれる。

病因病機

- 母体の気血不足，あるいは分娩時の胎盤早期剥離，あるいは気虚無力のため胎児が分娩されない。
- 転ぶなどの外傷によって胎児が損傷されたり，あるいは温熱の邪毒・寒邪が子宮内に侵入し胎児が損傷されるなどのために気血の流通が阻害され，瘀血が停滞し胎児が排出されない。

弁証

はじめに胎児の死亡が確認されなければならない。臨床症状・徴候にもとづいて，必要であれば西洋医学の診断方法を用いて確定する。妊娠初期であれば，患者の妊娠反応が突然なくなる・ときに出血がある，脈滑でなく渋になる・尿妊娠試験が陰性・超音波などの検査で胎児心音や胎動が認められないなどによって確定する。妊娠中・後期であれば，おもに妊婦の自覚によって，胎動の停止・腹部が増大しない・かえって縮小する・出血がある・下腹部の疼痛・腹部の下墜感などにもとづいて，超音波やX線などの検査によって確定する。そのうえで弁証を行うべきである。
- 気血虚弱：精神疲労・倦怠感・顔面晄白・頭のふらつき・動悸・息切れ・しゃべりたくない・食が進まない・泥状便・下腹部の疼痛・出血の色は薄いピンク，舌質淡暗・舌苔薄白あるいは白膩，脈虚大渋。
- 血瘀：出血の色は紫暗・顔色が青黒い・唇の色が青い，舌質紫暗，脈渋沈。
- 寒邪凝滞：下腹部に冷え・手足の厥冷などの症状がみられる。

処方・手技

【基本穴】血海・三陰交・太衝・曲池・子宮穴〔臍下4寸の中極の両傍3寸〕・崑崙

基本穴に瀉法を施す。30分間以上置針し，間欠的に行針を行う。
- 気血虚弱：基本穴に合谷・足三里・気海を加えて補法を施し，30分間以上置針し，刺針後，艾炷灸あるいは棒灸を加える。
- 寒邪凝滞：刺針の後，艾炷灸あるいは棒灸を加える。

処方解説

血海は足の太陰脾経の腧穴，三陰交は足の三陰経の交会穴，太衝は足の厥陰肝経の原穴であり，これらはいずれも活血化瘀・破血〔瘀血を取り除くこと〕の効能がある。太衝はさらに疏肝理気の作用があり，瘀血を取り除き気血を調和するので，死胎はおのずから排出される。曲池は手の陽明大腸経の合穴であり，陽明経は多気多血の経絡であることから，これによって行気活血をすることができるので，死胎の排出に有効である。子宮穴・崑崙はいずれも子宮を収縮させ，陣痛を促進させると同時に死胎の排出にも効果がある。寒邪凝滞によるものは，基本穴に灸を加えると温陽散寒の作用を強化することができる。合谷は手の陽明経の原穴であり，手の陽明大腸経と手の太陰肺経とは表裏関係にあり，肺は気を主るため合谷を取穴すれば補気をすることができる。足三里は脾胃を強化し中気を補う。気海は元気を補益する。気虚を補うことは，すなわち死胎の排出を促すことになる。

治療効果

本処方は，本病症に対し非常に優れた治療効果をもっている。一般に，1回ないし数回の治療で死胎はただちに排出される。

症例

患者：劉○○，女性，24歳。
初診：1989年8月15日
所見：月経が止まって50日余りになり，妊娠試験を行ったところ結果は陽性であった。その後，腹部はしだいにふくらんできて，そのうち胎動もみられるようになった。1カ月余り前に不用意に転んでしまい，出血があり，血の色は紫暗色で血塊があった。ときに下腹部痛があり，胎動は消失し，腹部のふくらみは縮小してきた。最近は出血に汚水のようなものが混じり，いやな臭いもある。超音波検査によって腹中に死胎があると診断された。腹部の冷え・手足が温まらない，舌質紫暗・瘀斑がある，脈沈渋。寒凝血瘀による。

治療経過：中薬の脱花煎を2剤服用したが，死胎は排出されなかったので上述の処方に改めた。1回の治療では無効であった。翌日の夕方頃，原処方に従って治療を行い，各穴におもに灸を用いた。施術を終えて数時間後に，まず大量の紫黒色の瘀血の塊が出て，それから死胎が排出された。その後，膠艾四物湯に改めて治療を終えた。

注釈

①稽留流産の針灸治療には良好な治療効果が認められるが，妊娠後期あるいは正常な分娩時に，胎盤早期剝離が起こって死産となった場合は，胎児が比較的大きいので，排出が困難になることがある。必要に応じてそのほかの方法を用いて死胎を排出させるべきである。

②死胎が大きすぎたり，胎児が死亡してから時間が経っていると，死胎の排出時に大出血が起こる可能性がある。十分な準備をして，必要であれば適当な方法を用いて処置し，出血過多による出血性ショックを引き起こす危険を回避するべきである。

48 過期産

本病症は，もともと月経周期が正常な妊婦が，予定日を2週間以上過ぎても出産に至らないもので，中国では過期妊娠と呼ばれる。処置を施して早急な分娩を促進する必要がある。これを中国では催産と呼ぶ。

病因病機

西洋医学では，妊娠末期のプロゲステロン（黄体ホルモン）過多・エストロゲン（卵胞ホルモン）過少が原因で妊娠が持続するものであるとしている。また遺伝的な要素による可能性もある。妊娠期間が超過することによって胎盤機能が低下し，胎児の酸素欠乏・栄養不足をもたらし，しばしば羊水が減少して分娩困難となる。中医学では，気血不足・気虚無力が原因で，適時に胎児を押し下げ，押し出す力がなくなるためとしている。緊張・恐怖・感情の抑うつ・臓腑機能の不調・気滞血瘀・陰陽失調などによっても胎児が順調に下がっていくことが障害される。

弁証

月経周期を詳しく尋ね，過期産であるかどうかを確定する。月経周期が不順なものは，稀発月経であるかどうかを鑑別し，改めて予定日を計算し，産科検診をしっかり行い，子宮底の位置・胎児の大きさ・羊水の量・妊婦の体重の変化などから，過期産であるかどうかを判断する。過期産の診断が確定すれば，中国伝統医学の観点からさらに一歩進めて証候を弁別する。

- **気虚**：顔面蒼白・言葉が低く弱々しい・息切れ・自汗・精神疲労・力が出ない・頭のふらつき・目のくらみ・体を動かすと諸症状がひどくなる，舌質淡・舌苔薄白，脈虚で無力。
- **気滞血瘀**：胸脇脹悶・遊走痛・乳房の脹痛・ときに脇下や全身に刺痛がある・イライラして怒りっぽい・ときにため息，舌質紫暗あるいは紫斑がみられる，脈渋。

処方・手技

【基本穴】血海・三陰交・太衝・子宮穴・崑崙・支溝

基本穴に瀉法を施す。合谷を加えて補法を施し，30分間以上置針し，間欠的に行針を行う。

- **気虚**：基本穴に合谷・足三里・気海を加えて補法を施し，30分間以上置針し，間欠的に行針を行う。

処方解説

血海・三陰交・太衝には活血化瘀の作用があり，太衝は疏肝理気もできる。子宮穴・崑崙は子宮収縮

を促進し分娩を促進する働きがある。合谷・足三里・気海には補気作用があり、気虚を補うことによって推動力を強め、胎児をスムースに分娩させることができる。

治療効果

本処方は、本病症に対し一定の治療効果をもっている。実証であれば1～3回、虚証であればおよそ10回の治療で、胎児を分娩させることができる。

症例

患者：傳○○、女性、26歳。
初診：1977年11月28日
所見：予定日の計算ではすでに出産時期を1カ月近く過ぎているが、まだ出産の気配がない。婦人科検診で過期産と診断された。1年以上、カゼを繰り返し発症しており、最近もまたカゼを引き、数日前にようやく治ったばかりである。自汗・息切れ・顔面蒼白・疲れ・力が出ない・食事量が減少している・ときに脇肋および下腹部に刺痛がある、舌質淡暗・舌苔薄白、脈虚渋。気虚血瘀による。
治療経過：上述の処方を用いて、2回治療したが無効であった。3回目の治療の後、数時間してから下腹部に発作性の疼痛が始まり、その後、出産が正常に進み、16時間後に女児を出産した。初診から3日後に経過観察したところ、女児は出生後すべて正常で、母親の方は通常よくみられる気血虚弱症状以外になんら問題なかった。その後、中薬の八珍湯による治療に改めて治療のしめくくりとした。

49 無痛分娩

もし必要な処置を講じなければ、分娩にあたって、産婦には程度は異なるが下腹部痛が現れたり、腰部・仙骨部の疼痛、急迫する陰部の脹痛、重いものでは耐え難い激痛があり、失神するものもある。産婦が平素から心機能に問題があるか、あるいはその他の疾患をもっていれば、激しい痛みに加えて極度の精神的な緊張のために、生命の危険にさらされることもある。そのため、産婦の正常な分娩をいかに保証できるか、分娩時の疼痛をいかに軽減できるか、産婦の苦痛を減らし激痛から引き起こされる危険性をどのように減らすか、これらは多くの医療従事者が特に注意を払っている問題でもある。いくつかの腧穴に刺針あるいは指圧を行うことによって、無痛分娩の目的を達することができ、また分娩時間を短縮させ、胎盤をできるだけ早く排出させ、過度の出血を防止することなどが可能である。つまり刺針による無痛分娩は、おおいに応用してみる価値の高い方法といえる。

処方・手技

【基本穴】 三陰交・太衝・合谷・足三里・承山・崑崙・気海・曲骨

基本穴に瀉法を施す。間欠的に行針を行い、痛みが止まれば抜針する。あるいは合谷・三陰交・足三里・崑崙に置針し、間欠的に分娩が終わるまで行針を行う。激痛が繰り返し起こるようであれば、激痛が寛解するまで行針による刺激を繰り返し行う。また刺針の代わりに上述の腧穴に手指による押圧を行う。指圧を行う場合は、上述の腧穴に交替で押圧を行い、痛みが消えるか軽減して産婦が耐えられる程度になるまで行う。疼痛が繰り返し起こるようであれば、分娩が終わるまで絶えず押圧を繰り返す。

処方解説

分娩時の痛みは、胎児が下に移動してきて押し出されるときに脈絡を圧迫するためで、それに産婦の精神的な緊張が加わり、気血鬱滞して不通となって起こる。処方中の三陰交は足の三陰経の交会穴で、太衝は足の厥陰肝経の原穴であり、いずれも疏肝解鬱・活血化瘀・行気止痛の効能がある。またいずれも分娩を促進して胎児を下降させる特殊な作用を有している。合谷は手の陽明大腸経の原穴で、陽明経は多気多血の経絡であることから、瀉法を施すと理気活血の作用が引き出される。この腧穴には子宮収縮を強めて分娩を促進させる効果もある。「肚腹三里に留む」といわれる足三里は、足の陽明胃経の合穴であり、腹部の病症および下腹部痛に対して良好な治療効果があり、分娩時の腹痛に対しても有効である。足の太陽穴経は腰部・仙骨部を循行しているので、承山・崑崙の取穴は腰部・仙骨部に作用して、分娩時の腰部・仙骨部の痛みに対して良い効果をもたらす。また崑崙は分娩促進の作用も優れている。

第3章　婦人科病症

気海・曲骨は下腹部の腧穴であり，下腹部の気血を疏通・調整することができるので，下腹痛や急迫した陰部の脹痛に対する治療効果にたいへん優れている。また胎盤の排出を促して出血過多を防止することもできる。上述の腧穴に指圧刺激を加えると，基本的に刺針と同様の作用がある。指圧の操作は簡便で覚えやすく，また安全なので用いるとよい。

治療効果

本処方は，本病症に対し非常に優れた治療効果をもっている。一般に，本処方を用いて行針を行うか指圧を行って数分後には，痛みはただちに軽減する。10数分後には痛みは消失するか，明らかに軽減する。

症例

患者：王○○，女性，28歳。
初診：1972年11月18日
所見：平素から体質的に虚弱であったが，分娩第1期が始まるとすぐに耐え難い痛みを感じ，泣き叫び，頭から汗が吹き出て手足は冷えてきた。
治療経過：上述の処方の刺針を行うと，数分間行針を行った後に痛みは止まり，頭の汗もしだいに止まって，手足もしだいに温かくなった。30分間置針し，間欠的に行針を行ってから抜針した。3時間後に再び激痛が起こったが，再度先ほどの処方を行うと，数分間の行針を行った後に痛みは止まった。30分間置針し，間欠的に行針を行ってから抜針した後，ときに激痛が起こったが刺針はせず，指圧法を用いることにした。同様の指圧を数分間行うと，痛みはすぐに消失するかあるいは軽減した。10時間余り指圧を続けて，女児が無事に分娩された。胎盤も正常に排出され，出血量も正常であった。その後，母子ともに正常である。

50　刺針による流産

刺針による流産とは，妊娠期間中に刺針によって妊娠を終了させることで，中国では針刺流産と呼ばれる。

処方・手技

【基本穴】合谷・足三里・気海に補法。三陰交・太衝・崑崙・至陰・中極から曲骨への透刺に瀉法。
30分間置針し，間欠的に行針を行う。

処方解説

合谷は手の陽明大腸経の原穴で，手の陽明大腸経と手の太陰肺経は表裏の関係にある。肺は気を主っているので，合谷への補法は補気作用がある。足三里・気海にも補気の効能がある。三陰交の瀉法は，活血化瘀をして瘀血を取り除く働きがある。太衝にも，疏肝理気と活血化瘀をして瘀血を取り除く効能がある。胎児は母体内にあって，陰血によって滋養され生長・発育をしている。したがって基本穴を協同して働かせることによって，気は旺盛で血は虚少である状態にし，陰陽を失調させて，胎児への栄養を止めて流産を起こさせる。崑崙・至陰の瀉法は，いずれも子宮の収縮を促し強化して，流産させるのに有効である。中極から曲骨への透刺は下腹部自体への取穴であり，瀉法を施すと衝脈・任脈の正気を弱めることができ，子宮の陰陽の平衡および胎児の正常な栄養状況を崩して，できるだけ早く流産するような状況をもたらす。

治療効果

本処方の流産の作用はまずまずである。刺針を行って，妊娠を終了させ流産に至らせる目的を達することができる。

症例

患者：楊○○，女性，26歳。
初診：1977年4月9日
所見：2回目の出産をしてから1年余り経って，月経はすでに何回か正常に来ていた。最後の月経の後，50日余り経つが，まだ月経がない。そのうえ，悪心・食べたくない・酸っぱいものが食べたいなどの妊娠反応が現れ，妊娠試験では陽性だった。刺針による流産を求めて来た。
治療経過：上述の処方を1回用いたが無効であった。2回目の後，5時間後に腹痛が起こり，同時に腟からの出血が始まった。翌日もう1回刺針をすると，出血の量はさらに増え，多くの血塊を伴った。検査によって，その中に棗大の胎児組織を

認めた。初診から3日後に再び刺針を行って終了した。出血は3日以内に止まり，患者はすでに不具合なことは何もなくなっている。

51 人工流産後の悪露流出の継続

本病症は，人工流産後に悪露が2週間以上流出し続けて止まらないもの，あるいは妊娠中期の分娩誘発法による流産の後に悪露が4週間以上止まらないものをいう。

病因病機

- もともと体質が気虚のものが，術後にますます虚の状態がひどくなり，気が血を統轄できなくなって起こる。
- 体質がもともと陰虚であったものが，術後に陰営がますます不足し，虚熱内生となり血が妄行する。
- 肝鬱化熱となり熱が衝脈・任脈に潜伏し，血が妄行する。
- 術後に瘀血が除ききれず，新血が経に入ることができない。瘀血が長い間に鬱して化熱し，血が下行する。
- 手術時あるいは手術後の不注意で，寒邪が子宮に浸入し寒凝血瘀となる。
- 気虚無力のため血の運搬ができず，悪血が滞留して瘀血となる。あるいは気滞血瘀のため悪血が除けず，新血が安定せずに起こる。
- 手術時に不注意があって湿熱の邪毒が侵襲し，瘀血を挟んで子宮に滞留するために起こる。

弁証

人工流産後に悪露の流出が続いて止まらないことを主症状とする。

- 気虚：悪露の量は多く色は薄く，臭気はない。下腹部は空虚で下墜感がある・顔面晄白・息切れ・しゃべりたくない，舌質淡・舌苔白，脈虚弱で無力。気虚挟瘀のものは，上述の気虚による症状のほかに，瘀血がある。舌質の多くは淡暗あるいは瘀斑がある，脈虚渋。
- 陰虚内熱：悪露の色は紅で質は粘稠あるいはいやな臭いがある・顔面紅潮・口やのどの乾燥，舌質紅・舌苔少，脈虚細数。
- 肝鬱化熱：悪露の量は多かったり少なかったりで色は深紅。脇肋の脹痛，舌辺紅赤・舌苔薄黄，脈弦数。
- 湿熱挟瘀：悪露の量は多く色は紫紅あるいは腐敗した醤油のように濁っており，臭気がある。発熱・口苦・目やに・下腹部に灼熱感を伴う痛みがある・押えると痛みが増す，舌苔黄膩，脈数。
- 気滞血瘀：悪露が出にくく不快で，量はときに多くときに少なく，色は紫暗で塊がある。下腹部の疼痛は押えると痛みが増す・胸脇および下腹部に脹痛あるいは刺痛，舌質紫暗あるいは瘀斑がある，脈弦渋あるいは沈で有力。
- 寒凝血瘀：下腹部に冷痛・手足は温まらない，脈遅など。

処方・手技

【基本穴】中極・次髎

- 気虚：基本穴に脾兪・足三里・隠白を加えて補法を施し，20分間置針し，間欠的に行針を行う。気虚挟瘀のものには，さらに膈兪・血海・三陰交にそれぞれ瀉法を施し，20分間置針し，間欠的に行針を行う。
- 陰虚内熱：基本穴に平補平瀉法を施し，腎兪・太渓・三陰交を加えて補法を施し，各穴に数分間行針を行ってから抜針する。
- 肝鬱化熱：基本穴に太衝を加えて瀉法を施し，各穴に数分間行針を行ってから抜針する。大敦を加え，点刺して出血させる。
- 湿熱挟瘀：基本穴に血海・陰陵泉・三焦兪・内庭・膈兪・三陰交を加えて瀉法を施し，数分間行針を行ってから抜針する。
- 気滞血瘀：基本穴に太衝・膈兪・血海・三陰交を加えて瀉法を施し，20分間置針し，間欠的に行針を行う。
- 寒凝血瘀：各穴に30分間置針し，間欠的に行針を行う。刺針後，艾炷灸あるいは棒灸を加える。

処方解説

中極・次髎は，衝脈・任脈の機能を調節・回復するので，人工流産後に悪露の排出が止まらないというものには最適である。脾兪・足三里・隠白は健脾益気をする。膈兪・血海・三陰交に瀉法を施して，

しばらく置針すると活血化瘀の働きがあり，すばやく抜針すると清熱涼血の作用があり，しばらく置針して灸を加えると温散寒邪の作用を兼ねる。三陰交に補法を施しすばやく抜針すると，肝腎および脾胃の陰を補益する。腎兪・太渓は腎陰を補益する。太衝に瀉法を施してすばやく抜針すると，疏肝理気・清熱瀉火をし，また涼血化瘀もできる。瀉法を施してしばらく置針すると，おもに疏肝理気・活血化瘀の作用があり，瀉法を施してしばらく置針し灸を加えると，温陽散寒の作用を兼ねる。大敦は清熱瀉火をする。陰陵泉・三焦兪・内庭は清熱利湿をすることができる。

治療効果

本処方は，本病症に対し非常に優れた治療効果をもっている。一般に，実証であればおよそ5回，虚証であればおよそ15回の治療で治癒する。

症例

患者：李〇〇，女性，20歳。
初診：1981年6月12日
所見：人工流産後すでに20日余りになるのに，依然として悪露が止まらない。いやな臭気があり，色は紅で粘稠。口やのどの乾燥・五心煩熱・潮熱・寝汗・大便乾結，舌質紅・舌苔少，脈細数。陰虚火旺による。
治療経過：上述の処方を1回用いると，潮熱は軽減したが，そのほかの症状は変わらなかった。3回目で悪露は止まり，そのほかの症状も明らかに軽減した。1日1回の治療で,さらに6回治療すると,悪露はその後ずっと発生せず，そのほかの症状も消失して治癒した。

52 産褥期の会陰部の疼痛・感染

本病症は，分娩後に会陰部が破損して痛むもの，あるいは破損部位の感染をいう。

病因病機

● 分娩時に会陰が破損し，脈絡が損傷して気血不和となって痛みが起こる。
● 分娩後に衛生上の不注意のため破損部から感染し，湿熱の毒邪が蘊積し，気血と抗争して瘡となる。
● 産褥期の陽気不足のため寒邪凝滞となり，気血が会陰部に瘀滞する。
● 平素から陽虚のものが産褥期にますます虚して，温煦機能が失調して痰湿が結びついて塊になり，気血が調和せず通じなくなって痛む。

弁証

産褥期に会陰部が痛み，行動にも差し支えるものを主症状とする。
● 湿熱邪毒：傷口が化膿して潰瘍になるか，あるいは膿が少しずつ出て，臭いがあり粘っこい。悪寒発熱・口渇・心煩・便秘・小便が赤い，舌苔黄膩，脈数。
● 陽虚寒邪凝滞あるいは痰湿瘀結：傷口のしこりは硬く，皮膚の色は暗紅色で，腫痛はそれほどではないが長く続く。あるいは日が経って潰瘍が爛れて，膿が流れ出，瘡が長い間治らず，手足の倦怠感・無力感がある。舌質淡嫩・苔白あるいは膩，脈は細軟無力。陽虚寒凝のものは，悪寒・手足の冷えなどの症状がみられることもある。

処方・手技

【基本穴】中極・曲骨・血海・太衝・三陰交

産褥期に会陰が痛むだけのものには，基本穴に瀉法を施し，20分間置針し，間欠的に行針を行う。あるいは痛みが寛解するまで行針を行う。
● 湿熱邪毒：基本穴に霊台・大椎・合谷・外関・膈兪・陰陵泉を加えて瀉法を施し，数分間行針を行ってから抜針する。さらに曲沢・委中・大敦を加え，点刺して出血させる。
● 陽虚寒邪凝滞あるいは痰湿瘀結：陽虚寒邪凝滞のものには，基本穴に平補平瀉法を施し，腎兪・命門・肝兪・脾兪に補法，大椎・霊台に瀉法をそれぞれ施し，各穴に30分間置針し，間欠的に行針を行う。刺針の後，艾炷灸あるいは棒灸を加える。痰湿瘀結のものには，さらに豊隆・中脘・血海・膈兪・三陰交を加えて瀉法を施し，20分間置針し，間欠的に行針を行う。

処方解説

中極は，衝脈・任脈を調節し機能を回復させるの

で，産褥期の病症を治療するための要穴である。曲骨は会陰部の近隣取穴になるので，会陰部に作用してその部位の病症を治療することができる。中極・曲骨はすばやく抜針すると清熱作用もある。しばらく置針して灸を加えると，寒邪および瘀滞を温散することができる。血海・太衝・三陰交に瀉法を施し，すばやく抜針するといずれも清熱瀉火をし，また活血化瘀をして散結することができる。しばらく置針して灸を加えると温散寒邪をし，また活血化瘀をして散結することができる。また太衝は足の厥陰肝経の原穴，三陰交は足の三陰の交会穴であり，足の厥陰肝経は陰部を循行しているので，この2穴はいずれも会陰部に作用しやすく，本病症の治療に用いられる。霊台・大椎は督脈の腧穴で，督脈は下腹部から始まり下って会陰に出るので，これらの腧穴は陰部に作用しやすい。瀉法を施しすばやく抜針すると，清熱瀉火をして解毒し，活絡化滞をして消腫する。瀉法を施してしばらく置針し灸を加えると，温陽散結・解毒消腫をする。合谷は手の陽明大腸経の原穴であり，陽明経は多気多血の経である。そのためこれらの腧穴は気分・血分の熱毒を清瀉することができる。外関は三焦を疏通・調整するので，表裏内外の気機を通調させて邪熱を取り除く。膈兪は清熱涼血・活血消腫をする。陰陵泉は清熱利湿をする。「諸々の痛・痒・瘡はみな心に属す」といわれており，そのため手の厥陰心包経の曲沢は心火を清瀉する。委中は血中の熱毒をよく取り除く。大敦は足の厥陰肝経の井穴であり，肝経は陰部を循行しているので陰部に作用させることができ，点刺出血によって清熱瀉火・消腫散結をする。腎兪・命門は，温腎壮陽・補益真火をして陰寒を消散させることができる。脾兪は中焦を温めて温陽散寒の働きを助ける。肝兪は養血をし，灸を加えると血中の寒を温散することができる。膈兪に瀉法を施すと，活血化瘀・消滞散結の作用が引き出される。中脘・豊隆は和胃化痰をする。

治療効果

本処方は，本病症に対し優れた治療効果をもっている。行針を行うと，痛みはただちに軽減する。3～10回の治療で治癒する。

症例1

患者：王○○，女性，28歳。
初診：1976年11月18日
所見：分娩後の会陰裂傷による痛みが耐えがたく，すでに2日間続いていて，立ち上がるのも困難である。舌質・舌苔は正常，脈弦緊。
治療経過：上述の処方を用いると，痛みはすぐに軽減した。数時間後に再び痛みが現れたが，前回ほどではなかった。翌日，再び1回治療をすると，痛みはまたすぐに止まった。原処方に従って2回治療をすると痛みは消失した。その後，痛みは再発していない。

症例2

患者：郭○○，女性，26歳。
初診：1976年6月28日
所見：分娩後数日して会陰部に痛みが出て，しだいにひどくなった。患者の話すところによると，会陰部に，腫脹・灼熱感のある痛み・黄色い膿をもつなどの症状があり，心煩・口渇・便秘・小便が赤い・少し悪寒がするなどの症状を伴っている。体温37.6℃，舌質紅・舌苔黄，脈滑数。
治療経過：上述の湿熱邪毒によるものに対する処方を用いると，会陰部の痛みはただちに少なくなった。翌日の体温は37.1℃となり，諸症状は軽減した。原処方に従って，1日1回，さらに2回の治療を行うと，会陰部の痛みは消失し，そのほかの症状も明らかに軽減した。原処方に従って合計6回治療をすると，会陰部の傷口は癒合し諸症状も消失した。痛みは再発していない。

第5節 乳房および乳房関連の病症

1 乳頭破砕

本病症は，乳頭および乳輪部の皮膚に発生する大きさの異なる亀裂を指しており，乳頭風とも呼ばれる。本病症は，西洋医学では乳頭表皮擦創および乳頭亀裂に相当する。

病因病機

- 陥没乳頭あるいは乳汁不足のために，乳児が乳首を強く吸うことによって起こる。あるいは乳児の歯茎に軟骨状の白いボツボツとしたものができ，乳を吸えなくなる症状になったとき〔中国では馬牙と呼ばれる〕，乳頭を噛み切ってしまう。
- 乳汁が多すぎて皮膚上に流れ出て，そのため湿ってただれる。
- 乳児が高熱あるいはなんらかの疾病に罹ることによって，乳頭が熱毒に感染する。

上述の諸病因のほかに，もしもともとの体質が陽盛で，さらに抑うつによって肝を傷め肝鬱化火となって，陽明の蘊熱と結びついてしまうと，いっそう本病症を発症しやすくなる。

弁証

本病症は初産婦に多くみられる。乳頭および乳輪部の皮膚が破れ，分泌液が出るか，あるいは黄色いかさぶたができて，痛みが起こる。乳児が乳を吸うときには，特に刃物で切られるように痛み，耐え難い。あるいは皮膚が乾燥して亀裂ができると，痒みが耐え難くなる。

- 肝経鬱火：口苦・のどの乾きがみられ，脈弦数などの症状がある。
- 陽明蘊熱：口渇・便秘，舌質紅・舌苔黄，脈洪滑数。

本病症は治っても再発を繰り返すことがある。乳汁瘀滞，あるいは乳頭や乳房に不潔なものが浸入するなどの原因によって，乳頭が発赤・腫脹・疼痛などを起こすこともあり，また急性乳腺炎を併発することもある。

処方・手技

【基本穴】乳根・膻中・少沢・内庭・太衝
　瀉法を施し，数分間行針を行ってから抜針する。
- 肝経鬱火：基本穴にさらに大敦を加え，点刺して出血させる。
- 陽明蘊熱：基本穴にさらに厲兌を加え，点刺して出血させる。

患部に発赤・腫脹・発熱・疼痛のあるものには，大敦・厲兌を加え，点刺して出血させる。便秘のあるものには，上巨虚・支溝を加えて瀉法を施し，数分間行針を行ってから抜針する。

処方解説

乳根・膻中は乳房部の腧穴であり，これらを取穴することによって，祛邪活絡・清熱解毒・消腫止痛をして乳房の疾患を治療することができる。少沢には特殊な治療作用があり，乳部に作用して，乳部の絡脈を疎通させることができる。足の厥陰肝経も乳部を通り，足の陽明胃経も乳部を循経しているので，足の厥陰肝経の原穴である太衝，井穴である大敦および足の陽明胃経の榮穴である内庭，井穴である厲兌を取穴することによって，乳部に作用し，肝胃の鬱熱を清瀉し乳部の脈絡を疎通させて，本病症を治療することができる。上巨虚は陽明の胃熱を清瀉し，支溝は三焦の気機を疎通させ，三焦の邪熱を清瀉する。この2穴を配合して用いれば，便通を良くする作用がたいへん良くなる。

治療効果

本処方は，本病症に対し非常に優れた治療効果をもっている。一般に，本処方を用いて3〜5回治療すれば治癒する。

症例

患者：王〇〇，女性，29歳。
初診：1978年6月29日
所見：乳頭に亀裂ができて10日余りになる。西洋

薬を数日服用したが効かなかった。患部は発赤・腫脹し，びらん状の部分があって，分泌液が出ており，ときには黄色のかさぶたになり，乳児が吸い付くとナイフで切られるように痛む。脇痛・怒りっぽい・口苦・口渇・大便乾結，舌質紅・舌苔黄，脈弦滑数。肝鬱化火となり，胃火と結びついたための証候。

治療経過：本処方を1回用いると，脇痛はただちに軽減し，翌日には患部の発赤・腫脹・疼痛も明らかに軽減し，排便もあった。1日1回，合計3回治療を行うと，患部および全身の症状は消失して治癒した。

2　乳癰

本病症は，乳房部に発生する急性の化膿性疾患である。中医学の文献では，「外吹」「内吹」の2種類があるが，その弁証論治は基本的に類似している。本病症は，西洋医学では急性乳腺炎に相当する。

病因病機

● 乳頭に亀裂があるところに外邪を感受し，邪毒が乳房の絡脈を通じて乳房内に進入し，気血に関与するか，あるいは鬱乳凝滞して起こる。あるいは乳頭に亀裂があって授乳時に痛む，乳頭が陥没していて乳児が吸いにくい，乳汁が多くて吸いきれないなどの原因によって乳汁が瘀滞し，日数が経つと，気血が凝滞して起こる。
● 感情の抑うつがあって，肝が条達の働きを失うと，気滞血凝から癰を形成する。
● 飲食の不摂生によって脾胃の運化機能が失調し，胃に熱が積もり濁気と蘊結して起こる。

上述の諸病因は相互に影響し合い，気血瘀滞となって癰を形成するようになる。

弁証

● 初期：患側の乳房部に腫脹が発生して痛み，皮膚は発赤しないかやや赤くなり，乳房内に境界のはっきりしないしこりができ，乳汁の排泄がうまくゆかず，悪寒・発熱を伴うことが多い。頭痛・胸悶，舌苔薄白あるいは薄黄，脈浮数。あるいは，口苦・のどの乾き・脈弦などの肝鬱化火症状がみられることもある。また，口渇・便秘・脈洪などの胃の蘊熱症状を兼ねることもある。
● 成膿期：乳房はしだいに増大し，痛みはひどく，鳥のくちばしでつつかれるようで，皮膚が炎症を起こして腫れ，高熱が退かない。しこりの中が軟らかく押えて指に応じるようなら，膿はすでに形成されている。膿腫が表層部にあるなら，押えたとき波動がはっきりと感じられ，位置がやや深ければ，波動はあまりはっきりとはわからず，穿刺して診断を確定する必要がある。膿腫は外に向かって破れることがあり，また，乳管に穿入することもあり，自然に膿液を流出させることがある。潰れた後に粘り気のある黄色の膿を流出させるが，そうなれば腫脹は消退し痛みは軽減し，身熱もしだいに消退して，傷口は癒合する。膿が出た後も発熱が退かなければ，それは膿液がその他の乳房の絡脈に波及したためであることが多い。膿水が澄んでいて，患部のしこりが硬いままで消退せず，余熱も退かず，自汗・寝汗，脈数で無力であれば，毒が残っているためであり，正気はすでに傷ついている。

処方・手技

【基本穴】乳根・膻中・少沢・太衝・霊台・大椎・曲沢・膈兪

各穴に瀉法を施す。数分間行針を行ってから抜針する。肝鬱化火が顕著であれば，大敦を加え，点刺して出血させる。胃の蘊熱が顕著であれば，さらに厲兌を加え，点刺して出血させる。便秘があれば，上巨虚・支溝に瀉法を施し，数分間行針を行ってから抜針する。膿が形成されていれば，上述の処方を用いると同時に，切開して排膿するかあるいは穿刺して膿を排出する。癰膿がすでに排出されているのに，余毒が出尽くさない場合，正気がすでに傷ついているので，足三里・三陰交に補法を施し，20分間置針し，間欠的に行針を行う。

処方解説

乳根・膻中は，乳房部および近隣の腧穴であるため乳房の絡脈を疏通し，清熱瀉火・消腫止痛をして本病症を治療することができる。少沢には特殊な治療作用があり，乳房の絡脈を疏通し，清熱解毒をして，乳部のしこりを消退させて取り除くことができ

る。足の陽明胃経は乳房をめぐっており，足の厥陰肝経は乳部を通っているので，足の陽明胃経の滎穴である内庭，井穴である厲兌，および足の厥陰肝経の原穴である太衝，井穴である大敦は乳部に作用する。内庭・厲兌は陽明経の熱毒を清瀉し，太衝・大敦は肝経の鬱火邪毒を清瀉する。このようにして本病症を治療することができる。督脈は手足の陽経を総督しており，大椎・霊台は督脈に属しているので，これらを取穴することによって，悪寒・発熱など表証の症状のものには，解表をして邪を取り除くことができる。表証ではないものに対しては，清熱瀉火をして解毒をすることができる。霊台はとりわけ癰腫の治療に対する経験穴である。「諸々の痛，痒，瘡は，皆心に属す」といわれており，手の厥陰心包経の合穴である曲沢は心火を清瀉することができるので，本病症に対して有効である。膈兪は血の会穴であり，活血化瘀・涼血解毒・消退散結をすることができる。

上巨虚・支溝は大腸の熱を除き便通をつけることができる。膿がすでに形成されている場合，切開して膿毒を排泄させれば，できるだけ早く癒合させることができる。足三里・三陰交は脾胃を強化し気血を産生することができる。また，三陰交は肝腎の精血を補益することができる。正気が回復されれば，毒を排出させるのに有利になり，傷口の癒合を促進する。

治療効果

本処方は，本病症に対し優れた治療効果をもっている。まだ膿んでいないものに針治療を行うと，一般に，およそ7回で消散させて治癒する。

症例

患者：郭○○，女性，28歳。
初診：1975年9月11日
所見：ちょうど授乳期であったが，前の晩，左の乳房に突然腫れと痛みを覚え，乳汁が思うように出なくなり，悪寒・発熱・頭痛がした。乳部の皮膚は赤くなってはおらず，押えるとしこりの境界ははっきりしない。舌苔薄黄，脈浮弦数。長期にわたり感情を抑えるような状態があり，ときに脇痛・げっぷがみられ，口渇・便秘がある。肝胃鬱熱に外邪を感受したことによる。
治療経過：上述の処方を1回用いると，頭痛・悪寒はただちに軽減した。翌日，乳房の腫れと痛みは明らかに軽減し，そのほかの症状も消失した。1日1回，4回の治療を行うと，乳房の腫れと痛みは消失して治癒した。

注釈

①発熱など全身症状が重いものは，中西両医学のほかの治療法を組み合わせて治療を行うべきである。
②膿が形成されたため切開するときには，乳房の絡脈の方向に沿って放射状に切開するようにし，乳房の絡脈を損傷しないよう注意する。切開後の患部の処置については，第2章第1節の「1. 癤・癤病」の項（p.159）を参照のこと。
③穿刺して膿を排泄する方法は，患部に通常の消毒をして，皮内および皮下に局所麻酔を行い，18号穿刺針で膿の部位に刺入する。膿をすっかり吸い出してから，生理食塩水で洗浄し，洗浄液をふき取る。3〜4日おきにこれを行い，体温が下降して正常になって，腫痛およびすべての症状が消失するまで続ける。この方法は，手術による切開排膿を望まないものに用いる。

3 乳疽

本病症は，一種の乳房深部の化膿性疾患であり，化膿は乳癰よりもやや遅く，授乳や妊娠とは無関係である。もちろんいずれの年齢にも発生する可能性がある。

病因病機

本病症は，主として感情の抑うつ，肝気鬱結による化火が原因であるが，これに脂っこいものや味の濃いものを食べることによって，胃熱が蘊蒸し，気血凝滞となって起こる。

弁証

初期には，乳房の深部にしこりができて痛み，押えると硬く，皮膚の色には変化がない。しこりはしだいに増大し，痛みもひどくなる。あるいは形寒・身熱があったり，わずかに悪寒発熱の症状がある。発病後20日ぐらいは腫脹・疼痛が悪化し続け，悪

寒発熱は退かず，化膿の段階に入る。化膿部が潰れると，黄色い膿が出るが，はじめは粘っこく，その後薄くなる。本病症は，授乳期の患者に発生すると乳房の絡脈を損傷しやすく，乳漏〔乳房または乳輪部に生ずる瘻管〕を形成する。潰れた後も膿水が止まらなければ癒合が遅れ，顔色に艶がない・精神疲労・力が出ない・脈細で無力などの症状があれば，余邪が残っており，正気はすでに虚している。

処方・手技

【基本穴】膻中・乳根・少沢・太衝・内庭・霊台に瀉法。大椎に補法。曲沢・膈兪に瀉法。

　数分間行針を行ってから抜針する。厲兌・大敦を加え，点刺して出血させる。膿疱が潰れた後も，余邪が残っていて正気がすでに衰弱しているものには，足三里・三陰交に補法を施し，20分間置針し，間欠的に行針を行う。

処方解説

　膻中・乳根は乳房の近隣腧穴であり，清熱解毒・消腫散結をして，本病症を治療することができる。少沢は清熱瀉火をして乳房の絡脈を疏通するので，乳房病の治療のための要穴である。足の厥陰肝経は乳部に通じ，足の陽明胃経は乳部を循行しているので，太衝・内庭を取穴することによって乳房に作用することができる。また，調気をして化瘀消滞をし，清熱をして瀉火解毒をする働きもある。霊台は疔疽を治療する要穴である。大椎は諸経の熱毒を清瀉する。曲沢は心火および営血の熱毒を清瀉する。膈兪は清熱涼血・化瘀消滞をする。厲兌・大敦は，肝経・胃経の熱毒を清瀉する作用を強化することができる。上巨虚・支溝は大腸の熱を除き，便秘を解消し，邪毒を下から排出させる。足三里・三陰交は脾胃を強化して気血を補う。

治療効果

　本処方は，本病症に対し優れた治療効果をもっている。一般に，化膿していないものであれば，およそ10日の治療で消散して治癒する。

症例

患者：方○○，女性，46歳。
初診：1975年4月23日
所見：10日前に右の乳房が痛くなり，押えると深部に硬いしこりがあった。はじめは軽い悪寒発熱の症状があり，その後，悪寒発熱はひどくなった。しこりはしだいに増大し，痛みもしだいに激しくなり，西洋薬を服用したが効かなかった。皮膚の色は平常であるが，触ると少し熱があり，押えるとしこりは依然として硬くて痛みもひどい。口苦・口渇・便秘・小便に熱感がある，舌質紅・舌苔黄，脈弦数などの症状が長く続いている。乳疽と診断したが，まだ化膿はしていない。

治療経過：上述の処方を1回用いると，悪寒発熱および患部の腫痛はやや軽減した。3回目の治療で，悪寒発熱は消失し，腫痛もだいぶなくなった。1日1回，10日余りの治療で，乳中のしこりおよび諸症状は消失して治癒した。

注釈

①悪寒発熱などの症状の重いものは，中西両医学のほかの治療法を組み合わせて治療を行うべきである。
②すでに化膿しているものは，切開して排膿するか，あるいは穿刺して膿を出すのがよい。注意事項および方法については，「2．乳癰」の項（p.397）の注釈②③を参照のこと。

4 乳発

　乳発とは，乳房部の皮下の部分に発生するもので，腐乱・壊死しやすい急性化膿性疾病である。その範囲は乳癰より大きく，癰より重症である。本病症は，西洋医学の乳房部蜂巣炎〔蜂窩織炎〕あるいは乳房壊死性蜂巣炎に相当する。

病因病機

　多くは火毒が外から浸入するために起こるが，肝・胃2経の湿熱が乳房に蘊結して起こるものもある。乳癰の火毒が旺盛となって本病症を併発することもある。

弁証

　本病症は，病勢が早く，はじめは乳房の皮膚が炎症を起こして赤く腫れあがる。毛穴は深く陥没し，痛みは比較的激しい。発熱・悪寒・口苦・のどの乾

き・口渇・便秘，舌苔黄膩，脈弦滑数などの症状を伴う。2〜3日後には皮膚は潰瘍化し始め，その後瘡面は黒くなり，痛みはいっそうはげしくなって，熱もさらに高くなる。適切な治療を行えば，身熱はしだいに退き，潰瘍部も脱落して新しい肉芽が形成され，傷口はしだいに塞がれ，1カ月後ぐらいには癒合する。正虚邪盛で正気が邪に勝てず，毒邪が内攻すれば，高熱が出て意識ははっきりしなくなり，舌質絳・舌苔黄，脈数などの火毒攻心の諸症状がみられるようになる。また治療が不適切であれば，傷は乳房の絡脈に及び，乳漏を形成するようになる。余毒が残っていて正気がすでに虚していれば，傷口はなかなか塞がらない。

処方・手技

【基本穴】乳根・膻中・少沢・太衝・内庭・霊台・大椎・曲沢・膈兪

　基本穴に瀉法を施し，数分間行針を行ってから抜針する。さらに大敦・厲兌を加え，点刺して出血させる。便秘のものには，上巨虚・支溝を加えて瀉法を施し，数分間行針を行ってから抜針する。火毒攻心によるものには，さらに十二井穴〔少商・商陽・中衝・関衝・少衝・少沢の左右12穴〕を加え，点刺して出血させ，水溝・湧泉を加えて瀉法を施し，意識が回復するまで行針を行う。余毒が残っていて正気がすでに虚しているものは，上述の処方を行ったうえで，足三里・三陰交を加えて補法を施し，20分間置針し，間欠的に行針を行う。

処方解説

　十二井穴は開竅醒神・清熱瀉火・解毒をすることができる。水溝・湧泉は開竅醒神をする。そのほかの腧穴の選穴については，「2．乳癰」の項（p.397）の処方解説を参照のこと。

治療効果

　本処方は，本病症に対し優れた治療効果をもっている。一般に，患者はおよそ10回の治療で，治癒する。

症例

患者：鄭○○，女性，42歳。
初診：1975年4月24日
所見：左の乳房が突然炎症を起こして腫れ，2日になる。毛穴は深く陥没し，痛みはひどく発熱・悪寒がある。西洋薬の抗菌薬を服用したが効果がない。痛みはさらに激しくなり，触ると灼熱感があり，押えると硬く波動感はない。体温39.5℃・口苦・口渇・便秘・小便が赤い，舌苔黄膩，脈弦滑数。乳発でまだ化膿していない。

治療経過：急いで上述の処方を用いた。治療後，痛みはただちに軽減し，身熱はしだいに下降し排便もあった。1日2回，さらに3回治療を行うと，患部の腫脹は明らかに軽減し，体温は正常まで下がった。原処方に従って1日1回治療を行うと，5日後には乳房の腫脹およびそのほかの諸症状はすべて消失した。

注釈

「2．乳癰」の項（p.397）の注釈を参照のこと。

5　乳癆

　本病症は，乳痰とも呼ばれ，西洋医学の乳房結核または結核性乳腺炎に相当する。発病は緩慢で，長期にわたって治りにくく，その発病期間はわずか数週間から，長いもので数十年というものもある。

病因病機

● 多くは肺腎陰虚によるもので，虚火が津液を焼灼して痰ができ，痰火凝結して核を形成する。
● 感情がのびやかにならず肝気鬱結し，木邪が土に乗じて脾の運化機能が失調すると，湿が集積して痰を生じ，痰が乳房の絡脈に凝結し，気血阻滞となって起こる。
● 長期化してから患部を潰せば，陰虚火旺の症状が現れることがある。

弁証

● 初期：本病症は，一側の乳房に発生することが多い。はじめは偶然に乳房中に結核結節を発見するが，形状は梅の実のようで境界ははっきりしない。硬いが堅固ではなく，押すと動く。痛みはないか軽い。皮膚の色は平常で，後に結節はしだいに大きくなるが，硬さは均一ではなく皮膚に張り

ついている。肝鬱痰凝のものは，胸悶あるいは脇痛，舌苔白膩・あるいは舌辺に歯痕，脈弦滑などの症状を伴う。陰虚痰凝のものは，骨蒸潮熱，舌質紅・舌苔少，脈細数などの症状を伴う。
- ●化膿期：結核結節は増大し，皮膚・筋肉に張り付いて，皮膚の色はやや赤く患部が少し腫れ，圧痛あるいは痛みが出たりなくなったりする。化膿には数カ月を要し，病変は乳管に蔓延し，乳頭から膿あるいは血が溢出することもある。多くは発熱し，舌苔黄あるいは白，脈数である。
- ●潰膿後：潰れた後に，腐った綿のような薄い白い膿が多く流出し，腐肉ははがれにくく，傷口はなかなか塞がらない。あるいは空洞または瘻管を形成する。潮熱・頬の紅潮・寝汗・乾咳・痰はない・舌質紅・舌苔少・脈細数など，陰虚内熱の症状を呈する。あるいは気陰両虚によって，食が進まない・息切れ・自汗・力が出ない・脈弱で無力といった症状を伴う。

処方・手技

【基本穴】膻中・乳根・期門・少沢・三焦兪・脾兪・豊隆・霊台・膈兪

- ●初期：肝鬱痰凝のものは，基本穴に瀉法を施し，20分間置針し，間欠的に行針を行う。鬱が長引くことによって化熱傷陰あるいは陰虚痰凝となったものには，基本穴に平補平瀉法を施し，さらに三陰交・太渓を加えて補法を施し，数分間行針を行ってから抜針する。乾咳などを伴う肺陰虚のものには，さらに肺兪を加えて補法，魚際を加えて平補平瀉法を施し，数分間行針を行ってから抜針する。
- ●潰膿後：潰膿後に陰虚の証候がみられるものには，基本穴の豊隆には瀉法，脾兪には補法，そのほかの腧穴には平補平瀉法を施し，さらに三陰交・太渓を加えて補法を施し，各穴に数分間行針を行ってから抜針する。気陰両虚のものには，足三里・気海を加えて補法を施し，20分間置針し，間欠的に行針を行う。

処方解説

膻中・乳根・期門は乳房の近隣腧穴であり，いずれも乳部に作用して本病症を治療する。期門は肝の募穴なので，疏肝理気・解鬱をすることもできる。少沢は乳房の絡脈を疏通する作用がある。三焦兪は上・中・下焦の気機を調理し，祛湿化痰の作用を強化する。脾兪は脾の運化機能を強化し痰湿生成の源を断つ。豊隆は痰濁を取り除く。霊台はすべての瘡腫を治療する経験穴である。膈兪は活血化瘀をして消滞をする。基本穴からすばやく抜針すれば清熱瀉火の作用を兼ねることができる。三陰交は肝腎および脾胃の陰を補益することができる。太渓は腎陰を補益する。肺兪は肺陰を補益する。手の太陰肺経の滎穴である魚際は肺経の虚熱を除く。足三里は脾胃を強化し中気を補う。気海は元気を補益する。

治療効果

本処方は，本病症に対し優れた治療効果をもっている。一般に，化膿していないものであれば，本処方による治療を30～50回行うことで治癒する。

症例

患者：張○○，女性，45歳。
初診：1976年10月2日
所見：3カ月前に右の乳房に腫核をみつけた。大きさは梅の実ほどで，押すと動く。押えると硬いが堅固ではなく，少し痛む。皮膚の色は平常である。最近，しこりは増大し，皮膚に張り付いている。乾咳・痰はない・潮熱，舌質紅・舌苔少，脈細やや数。肺結核を数年患ったことがあるがすでに治っている。肺結核の活動期に，左側に似たような腫核が発生したことがあるが，抗結核薬を服用して治癒した。この既往歴と脈象によって乳癆と診断した。陰虚痰凝による。
治療経過：上述の処方を数回用いると，患部の痛みおよび潮熱は消失した。1日1回，40回余り治療すると，乳中のしこりおよびそのほかの症状は消失して治癒した。

注釈

①微熱が退かないなどの症状がはっきりしているか，あるいは肺結核であるものは，できるだけ中西両医学のほかの治療法を組み合わせて治療を行うようにする。
②すでに化膿しているものには，本処方を用いると同時に，切開して排膿すべきで，切開後の処置については，第2章第1節の「1. 癰・癰病」の項（p.159）の注釈③を参照し，さらに中医学・西洋医学の外用薬を用いるべきである。

③すでに瘻管を形成しているものは，弁証を行って本処方を用いると同時に，傷口を開いて，白降丹・紅昇丹などの腐食剤を瘻管に挿入し，管壁を破壊し，肉芽形成を促し筋肉を癒合させる薬物を塗布する。針灸による弁証施術と併用することによって，新しい肉芽形成を促進し，傷口を正常に癒合させるようにする。

6 乳癖

　乳癖とは，青壮年の女性の乳房によくみられる慢性のしこりで，西洋医学の乳腺線維腫・乳腺増殖症に相当する。病気の経過は一様ではなく，少数の症例ではがんを発生するものがある。

病因病機

- 本病症は，感情による内傷が原因となっていることが多く，そのために肝気鬱結となり，これに加えて脾の運化機能が健全に行われないと，湿が集積して痰を形成し，気血痰瘀が乳部で結合して形成される。
- 思い煩うことが多く脾を傷め，怒りの感情が鬱して肝を傷め，衝脈・任脈が失調して気滞痰凝となって起こる。

弁証

　乳房の外上方によくみられ，単側あるいは両側の乳房に大きさの異なる多数のしこりが発生する。小さいものはサクランボくらいで，大きいものは梅の実・鶏卵ほどである。表面は光沢があり，質は堅固で，周囲の組織との境界ははっきりしており，押すと動く。多くは痛みがないかあるいは軽微な脹痛がある程度で，皮膚の色は平常である。多くは潰れず，発生してから数カ月以内に急速に生長し，直径2～3cmまで大きくなった後に生長は止まるか緩慢になる。生長の速度が速いと，悪性に変化する恐れがある。肝鬱痰凝のものは，脇痛・胸悶・心煩・怒りっぽい，舌質紅・舌苔白，脈弦滑などの症状を伴う。衝任失調・気滞痰凝のものは，しこりが月経前に増大し，月経後に縮小する。月経前に明らかな脹痛を自覚し，月経後には脹痛は軽減するか消失する。月経は不順で，量は少なく色は薄く，無月経などの場合もある。感情の抑うつがよくみられ，心煩・怒りっぽい・脇痛・げっぷ・怒ると抑うつはいっそうひどくなる，舌苔白膩など気滞痰凝の症状がみられる。

処方・手技

【基本穴】膻中・乳根・期門・少沢・三焦兪・脾兪・豊隆・大包・膈兪

　基本穴に瀉法を施し，20分間置針し，間欠的に行針を行う。衝任失調・気滞痰凝によるものには，さらに三陰交・中極を加えて平補平瀉法を行い，20分間置針し，間欠的に行針を行う。

処方解説

　膻中・乳根・期門・少沢・三焦兪・脾兪・豊隆・大包・膈兪の取穴の意義については，「5．乳癰」の項（p.400）の処方解説を参照のこと。三陰交は足の三陰経の交会穴であり，足の三陰経は下腹部を循行しており，衝脈・任脈は下腹部に始まり，また，衝脈の気は，足の陽明胃経の気衝穴で足の少陰腎経と交会している。そのため，三陰交は足の三陰経および衝脈を調節することができる。足の三陰経と任脈も互いに連絡しており（中極で交会するなど），そのためこれを取穴すると任脈の経気を調節することができる。このように，衝脈・任脈の2脈および諸経の経気が調和すれば，すみやかに治癒させることができる。中極にも衝脈・任脈を調節する作用がある。

治療効果

　本処方は，本病症に対し中薬を服用した場合よりも優れた治療効果をもっている。一般に，本処方による治療を30～50回行うと，治癒するか明らかな効果を得られる。病症が再発したものにも，本処方を用いるとやはり効果がある。

症例

患者：欧陽〇〇，女性，29歳。
初診：1983年9月12日
所見：数年前，両方の乳房にいくつもの大きさの異なるしこりが発生した。喜怒の感情によって出たりなくなったりしている。また月経前には増大し，脹痛もひどい。月経後には縮小し，脹痛も軽減するか消失する。月経は不順で，経血の量は少なく

色は薄い。一度月経がなくなり，脇痛・胸悶・しきりにげっぷが出る・ときには食が進まない・腹脹・息切れ・力が出ないなどの症状を伴った。この数カ月，病状はひどくなっている。しこりは鶏卵ほどの大きさのものが数個あり，梅の種くらいの小さいものがかなりある。質は硬く，押すと動く。皮膚の色は平常。舌質淡・舌苔白膩，脈弦滑沈。乳癖であり，衝脈・任脈失調，気滞痰凝によるものと診断した。

治療経過：本処方を数回用いると脹痛は消失し，そのほかの症状も好転した。10回余り治療すると，しこりは明らかに縮小し諸症状も消失した。1日1回，15回の治療をした後，数日休んだ。合計40回の治療でしこりは消失して治癒した。

注釈

本病症が針治療で好転した後，繰り返し再発するものにも本処方を用いて効果がある。ただし，繰り返し再発する回数があまりにも多く，かつ急速に生長するものには注意しなければならず，必要に応じて手術による治療を考慮するべきである。

7 乳癧

乳癧は，西洋医学の乳房異常発育症に相当する。10歳前後の小児にみられることもあり，また中高年の男性にみられることもある。

病因病機

乳頭は肝に属し，足の陽明胃経は乳部を通っている。また，「男性の乳房は腎に属し，女性は胃に属す」「男性においては気が主であり，女性においては血が先である」という説がある。男性の腎気が不足したり，女性の脾胃の運化機能が失調して，気血産生の源が不足するようになると，気血が調和を失い，肝が養うことができず，衝脈・任脈の働きが失調して，痰瘀が乳房の絡脈を阻害し，本病症を発生させることになる。

弁証

男性の乳房が発育異常となると，対称性または非対称性に増大したり，あるいは単側に発生することもあり，脹痛や圧痛の感覚を覚えることもある。また10歳前後の小児の単側あるいは両側の乳輪中央に，扁平円形のしこりがみられることがある。不快なことは何もないが，ときに脹痛および圧痛を伴うこともあり，乳輪部の色素が濃くなる。男性の場合には女性の特性が現れることもある。例えば，声が甲高い・髭が少ないなどである。さらに頭のふらつき・耳鳴り・腰や膝がだるいなどの症状がある。陰虚傾向のあるものは，骨蒸潮熱〔体の深部から発生する熱型〕・口やのどの乾燥，舌質紅・舌苔少，脈細数などの症状を伴う。陽虚傾向のあるものは，悪寒・手足の冷え・精神的な疲れ・力が出ない・泥状便，舌質淡・舌苔白，脈沈細で無力などの症状を伴う。

処方・手技

【基本穴】膻中・乳根・少沢に瀉法。脾兪に平補平瀉法。豊隆・膈兪・肝兪に瀉法。三陰交・腎兪・太渓に補法。

陰虚傾向のあるものには，基本穴に数分間行針を行ってから抜針する。陽虚傾向のあるものには，基本穴に30分間置針し，間欠的に行針を行う。あるいは刺針後に艾炷灸あるいは棒灸を加える。

処方解説

膻中・乳根は乳房部およびその近隣腧穴であり，乳房の気血を疏通・調整し，袪邪散結をして本病症を治療することができる。少沢には特殊な治療作用があり，乳房の絡脈を疏通させて，乳房部の結滞を消散する作用が非常に高い。またすばやく抜針すると清熱を兼ね，しばらく置針し灸を加えると温陽作用を兼ねる。豊隆はすばやく抜針すると清熱化痰・消滞をする。また豊隆は足の陽明胃経の絡穴であり，足の陽明胃経は乳部を通っているので，豊隆を取穴すると特に乳房に作用し本病症を治療することができる。またしばらく置針し灸を加えると痰濁を温めて取り除くことができる。膈兪に瀉法を行うと活血化瘀・散結をし，すばやく抜針すると血熱を取り除くことができる。脾兪はすばやく抜針すると運化機能を促進し脾陰を補益する。またしばらく置針し灸を加えると主として脾胃を強化し，気血を補益し中陽〔中焦脾胃の陽気〕を温める。肝兪に補法を施し，すばやく抜針すると肝陰を補益し，しばらく置針し灸を加えると主として肝血を補益する。三陰交に補

法を施し，すばやく抜針すると肝腎および脾胃の陰を補益する。しばらく置針し灸を加えると脾胃を強化し運化機能を促進し肝腎の精血を補益する。腎兪・太渓に補法を施し，すばやく抜針すると腎陰を補益し，しばらく置針し灸を加えると温腎壮陽をする。

治療効果

本処方は，本病症に対し優れた治療効果をもっている。一般に，30～50回の治療で治癒する。

症例

患者：宋〇〇，女児，7歳。
初診：1976年3月24日
所見：両側の乳房の中にそれぞれ扁平円形のしこりができて，すでに数カ月になる。左側は桃の種くらいの大きさで，右側は杏の種くらいの大きさである。かすかに脹痛を感じる程度だが，圧迫すると痛みはひどくなる。乳輪部の色素は濃くなっている。顔色に艶がない・悪寒・寒がる・腰や膝がだるい・ときどき泥状便になる・たまに夜明けに下痢をする・尿量が多く澄んでいる・爪は艶がなく陥凹している・物を見るとクラクラしてはっきり見えない，舌質淡・舌苔白，脈沈細弱で無力。乳癧であり，肝腎虧損・陽虚によるものと診断された。
治療経過：上述の処方を数回用いると，脹痛・圧痛は消失し諸症状も軽減した。1日1回，合計15回治療をして数日休み，再度10回余り治療を行うと，乳房中のしこりおよび諸症状は消失して治癒した。

8 乳漏による腫痛発作

乳漏とは，乳房部の瘻孔であり，西洋医学の乳管瘻孔に相当する。乳輪部の瘻孔は，西洋医学の乳管拡張症に相当する。本病症はこれらの急性感染期のものを指す。

病因病機

● 乳房部の瘻孔は，乳癧・乳発あるいは乳癰の治療の失敗や誤治によって，乳房の絡脈が損傷し，乳房の絡脈と膿腔とがつながってしまったことによって起こることが多い。また切開が不適当で乳房の絡脈を損傷したために起こることがある。
● 乳輪部の瘻孔は，多くは肝気鬱結・気滞血凝が長引いて化熱し，筋肉を腐敗させ膿腫を形成し，潰れた後の治療が適切でなかったために起こる。
● 乳漏が長引くと，腫痛発作のときに，気血不足や陰虚内熱症状を呈することがある。
● 毒邪が残っていて，再び邪毒に感染したり，あるいは内熱が旺盛となって胸部に上昇して攻撃することもある。

弁証

乳房部の瘻孔は，発病前に乳癧・乳発・乳癰などの既往歴がある。膿疱が潰れた後に傷口がなかなか塞がらず，膿の混じった乳汁が傷口から絶えず流出する。乳癧が漏を形成すると，創面は陥凹し，皮膚の色は紫暗色となり，膿液はサラッとしているが腐った綿のようなものが混じる。乳輪部の瘻孔は，たいてい患部に大豆大のしこりがあり，痛くも痒くもなく，質は軟らかで硬くはない。毒邪が残っていて，再び邪毒に感染し，内熱が旺盛となって上昇・攻撃するものは，患部が発赤し，腫脹し熱痛があり，発熱・口渇，舌質紅・舌苔黄，脈数などの症状を伴う。病状が長引いたことによって気血不足となったものは，顔色や唇に艶がない・頭のふらつき・動悸・疲労・無力感，舌質淡・舌苔白，脈沈細で無力などの症状を伴う。陰虚内熱のものは，骨蒸潮熱・口やのどの乾燥，舌質紅・舌苔少，脈細数などの症状を伴う。

処方・手技

【基本穴】膻中・乳根・少沢・太衝・内庭・膈兪・霊台

基本穴に瀉法を施し，数分間行針を行ってから抜針する。さらに大敦・厲兌を加え，点刺して出血させる。

気血不足の証候のみられるものは，基本穴に足三里・三陰交を加えて補法を施し，20分間置針し，間欠的に行針を行う。陰虚内熱の証候を伴うものは，基本穴に三陰交・太渓を加えて補法を施し，各穴に数分間行針を行ってから抜針する。邪毒が残っているが病状は安定しているときは，瘻孔切開法あるいは挂線療法〔絹糸またはゴム線などを用いて瘻孔を引っ掛けて切断する方法。線の張力を利用して患部

の気血の流通を阻害し，筋肉に壊死を起こさせて，瘻孔を切開する〕を用いることもできる。創面切除・切開あるいは挂線法などを行った後に，本処方をしっかりと行い，傷口が癒合するまで治療を続けるようにする。

処方解説

膻中・乳根は患部取穴であり，患部に作用して本病症の症状を寛解させることができる。少沢も乳房の絡脈を疏通して，邪を取り除き消腫止痛をする。肝気は乳部を通っており，足の陽明胃経は乳部を循行しているので，足の厥陰肝経の原穴である太衝，井穴である大敦および足の陽明胃経の滎穴である内庭，井穴である厲兌を取穴することによって，乳部に作用させることができる。また大敦は肝経の邪熱を清瀉する作用があり，厲兌は足の陽明胃経の邪熱を清瀉する作用がある。足三里・三陰交は脾胃を強化し気血を産生する。三陰交にしばらく置針すると，肝腎の精血を補益することができ，すばやく抜針すると肝腎の陰を補益することができる。太渓は腎陰を補益する。

治療効果

本処方は，本病症に対し優れた治療効果をもっている。一般に，3〜5回の治療で患部の発赤・腫脹・熱痛およびそのほかの急性発作症状は消失するが，瘻孔が完全に治癒していないと再発しやすく，再発したものにも本処方は効果がある。

症例

患者：王〇〇，女性，28歳。
初診：1976年9月2日
所見：乳漏が形成されてすでに1年以上になる。もともと乳癰の治療が不適切であったために起こった。傷口は長い間癒合しないままで，数週間あるいは数カ月すると発赤し，腫脹して潰れることを繰り返している。最近も患部の発赤・腫脹・熱痛が再発し，発熱・口渇，舌苔黄，脈数などの症状がある。
治療経過：上述の処方を1回用いると，身熱は退き，患部の発赤・腫脹・熱痛もかなり軽減した。1日1回，さらに3回治療すると，患部の発赤・腫脹・熱痛は消失した。その後，切開による治療を1回行い，瘻孔を徹底的に治癒させることができた。

注釈

①患部の発赤・腫脹・熱痛および発熱などの全身症状が重いものには，中西両医学のほかの治療法を組み合わせて行うべきである。
②発作を繰り返すものは，切開・挂線法などの手術療法を用いて瘻孔を治療するべきである。

9 乳衄（にゅうじく）

乳衄とは，乳頭から血性の液体が溢出する病症である。乳衄を引き起こす疾病には，乳管内乳頭腫の嚢胞期などがある。

病因病機

● 思い煩いのために鬱結し，肝気が条達せず，鬱して化火となり，血の妄行を招く。
● 肝鬱のため脾が傷られ，脾が統血できなくなる。
● 瘀血が絡脈を阻害し，血の妄行を招く。

弁証

乳頭から溢出する血性の液体は，色がピンクあるいは茶褐色で，通常は痛みはない。たいていは衣服が汚れているので，意識しなくても発見できる。乳輪部に直径1cmぐらいの楕円形のしこりを探り当てることが多いが，乳輪の傍らに放射状の線状のしこりを触れることもある。これを圧迫すると，血性あるいは黄色の液体が流出する。
● **肝火旺盛**：頭のふらつき・頭痛・イライラする・怒りっぽい・胸脇脹痛・口苦・のどの乾き・便秘・小便が赤い，舌辺紅赤・舌苔薄黄，脈弦数。
● **脾不統血**：食が進まない・腹脹・手足の倦怠感・顔色萎黄，舌質淡・舌苔白，脈弱で無力など。

処方・手技

【基本穴】膻中・乳根・期門・内庭・少沢
● **肝火旺盛**：基本穴に太衝を加えて瀉法を施し，数分間行針を行ってから抜針する。さらに大敦・厲兌を加え，点刺して出血させる。便秘のものにはさらに上巨虚・支溝を加えて瀉法を施し，数分間行針を行ってから抜針する。

●**脾不統血**：基本穴に平補平瀉法を施し，さらに脾兪・足三里を加えて補法を施し，各穴に20分間置針し，間欠的に行針を行う。

処方解説

膻中・乳根・期門は乳房部の近隣腧穴であり，いずれも乳部に作用して本病症を治療することができる。少沢は乳房の絡脈を調節し止痛止血をする。足の陽明胃経は乳部を循行しているので，その榮穴である内庭，井穴である厲兌を取穴することによって，乳部に作用し本病症を治療することができる。各穴に瀉法を施しすばやく抜針すると，清熱瀉火を兼ねることができる。期門はさらに疏肝理気の効能もある。太衝・大敦は肝経の鬱火を清瀉することができる。上巨虚・支溝は清熱して便通をつけることができる。脾兪・足三里は，健脾益気をして統血の働きを回復させることができる。

治療効果

本処方は，本病症に対し非常に優れた治療効果をもっている。肝鬱化火によるものは一般におよそ5回，脾不統血によるものは15～30回の治療で治癒する。

症例

患者：周○○，女性，39歳。
初診：1976年4月8日
所見：最近になって，両方の乳房からピンク色の血性の液体が溢出するようになった。乳輪の周辺に放射状の線状のしこりを触れる。絞ると血性の液体が溢出する。長い間抑うつ状態にあり，カッとなることがある。最近は頭のふらつき・耳鳴り・イライラする・怒りっぽい・脇肋の脹悶や灼熱感・口苦・のどの乾き・便秘，舌質紅・舌苔黄，脈弦滑数などの症状がある。肝鬱火旺によって血の妄行が起こった。
治療経過：上述の処方を1回用いると，頭のふらつき・脇肋の脹悶などの症状は好転した。翌日排便があった。1日1回，さらに5回の治療をすると，乳衄は止まり諸症状も消失した。さらに2回治療をして終了した。10年後に経過観察をしたが，乳衄は再発していなかった。

10 乳泣（にゅうきゅう）

乳泣とは，妊娠期間に乳汁が自然に流れ出るものである。本病症は，妊娠中・末期に発生する。授乳が終わってから，長い期間が経って乳汁が溢出するものにも，本病症の弁証治療を参考にすることができる。

病因病機

経乳同源といわれ，月経と乳とは源を同じくし，いずれも気血から生じる。妊娠後は月経が止まり，気血は下に集まり胎児を養い，上では乳房に集まり，乳房の気血をしだいに充実させる。妊娠4カ月になると初乳ができるが，肝胃の機能が正常であれば乳汁が流出することはない。

●乳頭は肝に属し，肝は疏泄を主り，条達を好む。妊娠期の感情がのびやかでないと，肝気が正常に働かず，鬱して化熱し，熱が乳房の絡脈を傷める。そのため乳を外に推し出すようになり，乳泣が起こる。

●乳房は胃に属し，乳汁は血を由来して生成され，気によって流れるので，脾胃がもともと虚であって，さらに妊婦が過労などで脾胃を損傷していれば，脾胃気虚となり乳汁を溜めておくことができず，乳泣となる。

弁証

妊娠期に乳汁が自然に流出することを主症状とする。

●**肝鬱化熱**：流出量はそれぞれ異なる。色は黄色か白・質は粘り気がある・乳房は脹痛があり熱感を伴う・胸脇脹悶あるいは脹痛・精神的な抑うつ・ときにため息をつく・頭のふらつき・頭痛・口苦・のどの乾き・便に血が混じるかあるいは便秘，舌辺紅・舌苔黄，脈弦数。

●**胃気虚弱**：乳汁の色は白く質はサラッとして，乳房は柔軟である。顔色に艶がない・頭のふらつき・目のくらみ・精神的な疲れ・力が出ない・息切れ・自汗・食事量の減少・腹脹・泥状便，舌質淡・舌苔薄白，脈多くは虚弱で無力。

処方・手技

【基本穴】膻中・乳根・少沢

- 肝鬱化熱：基本穴に期門・章門・太衝を加えて瀉法を施し，数分間行針を行ってから抜針する。さらに大敦を加え，点刺して出血させる。
- 胃気虚弱：基本穴に脾兪・胃兪・足三里・三陰交を加えて補法を施し，20分間置針し，間欠的に行針を行う。

処方解説

膻中は乳房部の腧穴であり，乳房の絡脈を調節することができるので乳泣に対して有効である。膻中はまた気の会穴であり，瀉法を施してすばやく抜針すると，気機を疏通・調節し清熱の効能も兼ねる。補法を施すと，補気の効能を兼ねる。乳根もまた乳房部の腧穴であり，乳房の絡脈を調節する効能があるので本病症を治療できる。少沢にも乳房の絡脈を調節する特殊な作用があり，通乳だけでなく乳汁の分泌異常を治療することができる。期門・章門・太衝・大敦はいずれも足の厥陰肝経の腧穴であり，肝熱を清瀉し疏肝理気の作用がある。そのうえ，期門・章門は乳房の近位にあるので，とりわけ乳部に作用しやすく，乳房の疾患に対して有効である。脾兪・胃兪・足三里・三陰交はいずれも健脾益気の作用がある。

治療効果

本処方は，本病症に対し非常に優れた治療効果をもっている。実証であれば3〜5回，虚証であればおよそ15回の治療で治癒する。

症例1

患者：馬〇〇，女性，28歳。
初診：1978年3月9日
所見：妊娠5カ月，ときおり乳汁が出る。色は黄色で粘っこい。乳房の脹痛が激しく，脇肋部が脹満する。イライラする・怒りっぽい・顔面紅潮・目が赤い・口苦・のどの乾き・不眠・夢をよく見る・便秘・小便が赤い，舌辺がびらんして痛む・舌苔薄黄，脈弦数。肝鬱化火による。
治療経過：上述の処方を1回用いると，乳房の脹痛および脇肋部の脹痛は軽減したが，そのほかの症状は変わらなかった。3回目の治療で乳泣は止まり，排便もあって諸症状は消失した。1カ月後にカゼを引いて来院したが，乳泣は再発していないとの話だった。

症例2

患者：崔〇〇，女性，31歳。
初診：1978年11月24日
所見：妊娠6カ月，乳汁が自然に出る。朝起きて，たまたま肌着の胸の部分が湿っているので気がついた。昼間仕事をしているときでも，乳汁が流出することがある。顔色に艶がない・食べる量が少ない・腹はときどき脹満感がある・ときどき泥状便になる・息切れ・自汗・疲労・力が出ない，舌質淡・舌苔白，脈虚弱。脾胃気虚による。
治療経過：上述の処方を1回用いると，翌朝は乳汁が肌着を濡らすことはなかったが，昼間はやはり乳汁が溢出した。腹脹・泥状便などの症状は明らかに軽減した。原処方に従って，1日1回，5回の治療をすると，乳汁は溢出することがなく，顔色も好転し，諸症状は消失した。

11 産褥期の乳汁自然流出

本病症は，産褥期に乳児が吸わないのに乳汁が自然に流出するもので，中国では，乳汁自出あるいは漏乳，乳汁自涌などと呼ばれている。ただし，産褥期に身体が強壮で気血も旺盛であると，乳汁が充満し乳房が飽和状態となって，乳汁が溢出することがある。あるいは授乳時間になっているのに乳児が飲まないでいると自然に流出することがあるが，これらは病態ではない。

病因病機

- 産褥期に，気血虚弱・中気不足・気虚で固摂できないなどの原因で，乳汁が流れるままに出てくる。
- 抑うつや怒りなどによって肝が傷められ，肝気鬱結となり疏泄機能が失調する。
- 鬱から化熱し肝火旺盛となり，疏泄太過となって乳汁が溢出する。

弁証

- ●気虚：乳汁が自然に溢出し，量は少なくサラッとして，両方の乳房は柔軟で脹ってはいない。顔面眺白・精神的な疲れ・倦怠感・動悸・息切れ・食が進まない・食事量の減少・泥状便，舌質淡・舌苔薄白，脈細弱。
- ●肝鬱気滞：乳汁が自然に溢出し，量は多く粘り気がある。乳房の脹痛・精神的な抑うつ・ときにため息をつく・胸脇脹悶あるいは脹痛，舌苔薄白，脈弦。
- ●肝鬱化火：頭痛・目が赤い・口苦・のどの乾き・イライラする・怒りっぽい・便秘・小便が赤い，舌苔薄黄，脈弦数などの症状を伴う。

処方・手技

【基本穴】関元・膻中・乳根
- ●気虚：基本穴に脾兪・胃兪・足三里・三陰交・気海を加えて補法を施し，20分間置針し，間欠的に行針を行う。
- ●肝鬱気滞：基本穴に期門・章門・太衝・陽陵泉を加えて瀉法を施し，20分間置針し，間欠的に行針を行う。
- ●肝鬱化火：基本穴に数分間行針を行ってから抜針する。さらに大敦を加え，点刺して出血させる。

処方解説

関元は足の三陰経と任脈の交会穴であり，衝脈・任脈の機能を調節・回復することができ，産褥期の病気を治療する特効穴である。補法を施すと元気を補益する効能もある。膻中・乳根は乳房部およびその近隣腧穴であり，乳部の経気を疏通・調節し，乳房の絡脈の機能を調節して，本病症を治療することができる。膻中は八会穴の1つでもあり，気の会穴であるので，補法によって補気作用を，瀉法によって理気行気の効能を引き出せる。またすばやく抜針すると清熱をすることもできる。脾兪・胃兪・足三里・三陰交は，いずれも脾胃を強化して気血を産生する源を作るので，気が充実すれば固摂機能は自然に回復する。期門・章門・太衝は足の厥陰肝経の腧穴，陽陵泉は足の少陽胆経の合穴であるので，瀉法によって疏肝理気をして解鬱させ，正常な疏泄機能を回復することができる。またすばやく抜針すると肝火を清瀉する作用も出る。大敦にも肝火を清瀉す

る効能がある。

治療効果

本処方は，本病症に対し非常に優れた治療効果をもっている。虚証であればおよそ15回，実証であれば3～5回の治療で治癒する。

症例1

患者：崔〇〇，女性，24歳。
初診：1975年2月22日
所見：分娩後10日余りになるが，乳汁が自然に流出する。出産前の数カ月，常に精神的な抑うつ状態にあった。脇肋の脹悶がありときに痛む・ときにため息をつく・イライラする・怒りっぽい・口苦・のどの乾き・便秘・小便が赤い，舌質紅・舌苔薄黄，脈弦数。肝鬱化火による。
治療経過：上述の処方に上巨虚を加えて瀉法を施し，数分間行針を行ってから抜針すると，脇肋の脹悶と痛みは軽減し，翌日排便があった。3回の治療で乳汁は溢出しなくなり，諸症状はいずれも軽減した。数日間治療を休むと，乳汁は再び流出し，そのほかの症状も変わらなかった。原処方に従ってさらに3回治療を行うと，乳汁の自然流出は止まった。数カ月後に腹痛のため来院したが，針治療を終えてから乳汁の流出はないということだった。

症例2

患者：趙〇〇，女性，27歳。
初診：1977年11月3日
所見：乳汁の自然流出があり，息切れ・自汗・カゼを引きやすい・乳房は脹れていない・食事量が減っている・ときに腹脹を感じる・泥状便・ときに脱肛する，舌質淡・舌苔薄白，脈細弱などの症状を伴う。気虚による。
治療経過：上述の処方を3回用いたが効果がなかった。6回目で，便は正常に戻り，脱肛も再発しなくなり，精神的にも好転したが，乳汁の溢出は元のままであった。脈象は明らかに気虚であるので，原処方に従って治療を行った。10回余り治療すると乳汁の溢出は止まり，そのほかの症状もしだいに消失した。

12 産褥期の欠乳

　本病症は，授乳期にある産婦が，乳汁が極端に少ないかまったく出ないもので，中国では産後欠乳あるいは産後乳無汁などと呼ばれる。

病因病機

- さまざまな原因から産後に気血不足となり，乳汁の源が欠乏する。
- 先天的な腎気不足のために衝脈・任脈が虚弱となり，衝脈は血海であるので，欠乳となる。
- もともと抑うつ状態であったり，産後に七情が傷つけられ感情の抑うつがあり，肝が条達の働きを失い気機が不活発になり，乳房の絡脈が通じなくなり乳汁の運行が阻害される。
- もともと体質が脾腎陽虚であると，水湿が正常にめぐらず，湿が集積して痰を形成し，痰が乳房の絡脈を阻滞し乳汁が流通しなくなる。

弁証

- **気血不足**：産後に乳汁が極端に少なくなるか出なくなる。乳汁は澄んで薄く，乳房は柔軟で脹ってくる感覚がない。顔色に艶がない・唇や爪の色が薄い・精神的な倦怠感・飲食減少・泥状便，舌質淡・舌苔薄白，脈虚細。腎気虚のものは，腰や膝がだるい・頭のふらつき・耳鳴り，脈沈細といった症状を伴う。
- **肝気鬱結**：産後に乳汁が出ないか少なく，乳房は脹満し痛む。精神的な抑うつ・胸悶脇脹・上腹部の脹満・食欲減退，舌苔薄白，脈弦。気鬱化熱するものは，口苦やのどの乾き・イライラする・心煩・便秘・小便が赤い，舌質紅・舌苔黄，脈弦数などの症状を伴う。
- **痰気阻滞**：乳汁は少ないか出ない。食が進まない・飲食減少・泥状便・痰涎を吐く，舌苔白厚膩など。

処方・手技

【基本穴】膻中・乳根・少沢

- **気血不足**：基本穴に脾兪・足三里・三陰交・膈兪・気海を加えて補法を施し，20分間置針し，間欠的に行針を行う。腎気虚のものには，さらに腎兪・復溜・太渓を加えて補法を施し，20分間置針し，間欠的に行針を行う。
- **肝気鬱結**：基本穴に肝兪・太衝・陽陵泉を加えて瀉法を施し，20分間置針し，間欠的に行針を行う。肝鬱化熱のものは，各穴に数分間行針を行ってから抜針する。さらに大敦を加え，点刺して出血させる。
- **痰気阻滞**：基本穴に中脘・豊隆・章門・期門を加えて瀉法を施す。脾虚の症候のあるものには，さらに脾兪・足三里を加えて補法を施す。各穴に20分間置針し，間欠的に行針を行う。

処方解説

　膻中・乳根は乳房部の近隣腧穴であり，いかなる腧穴にも近位の病気を治療する作用があるので，本病症を治療することができる。また膻中は気の会穴であり，補法によって補気作用をし，瀉法によって理気作用が出る。少沢には特殊な治療作用があり，乳房の絡脈を疏通・調整する効能があるので，欠乳を治療する要穴である。脾兪・足三里・三陰交は，いずれも脾胃を強化し気血を産生することができるので，乳汁の源を潤す。膈兪は補血養血をする。気海は元気を補益する。精と血は互いに化成するので，腎兪・復溜・太渓を取穴することで腎の精気を補益する。肝兪・太衝・陽陵泉は疏肝理気をして解鬱する。すばやく抜針すれば肝経の鬱熱を清瀉する作用を兼ねる。大敦にも疏肝理気と肝火を清瀉する効能がある。中脘・豊隆は和胃化痰をして降濁をする。期門・章門も乳房の近隣腧穴であるので，乳房に作用し，乳房の絡脈を調節し通乳させることができる。またこの2穴はいずれも足の厥陰経の腧穴であり，肝気を疏通させる効能がある。章門はまた臓の会穴，脾の募穴でもあり，五臓を調和し，醒脾和胃〔脾の運化機能を高め，胃気を調和させる〕をするので，痰気鬱結によるものに対して用いるとたいへん有効である。

治療効果

　本処方は，本病症に対し非常に優れた治療効果をもっている。実証であればおよそ5回，虚証であればおよそ20回の治療で治癒する。

症例1

患者：馬○○，女性，25歳。
初診：1979年1月15日
所見：産後の乳汁の分泌は正常であったが，家人に腹を立てて喧嘩をしてから，突然，乳汁がまったく出なくなった。乳房および胸脇の脹悶・疼痛があり，ため息が止まらず，食べたくも飲みたくもない。舌苔薄白，脈弦で有力。肝気鬱結による。
治療経過：上述の処方を1回用いると，乳房および胸脇の脹痛はただちに軽減し，乳汁が少しではあるがすぐに溢出した。その夜，乳児が吸飲するとすぐに乳汁の分泌は正常になった。翌日もう1回治療を行い，治療効果を確実なものにした。初診から5日後に経過観察をすると，授乳は正常でそのほかの症状も消失していた。数カ月後に再度経過観察をしたが，乳汁不足の症状は起こっていなかった。

症例2

患者：鄭○○，女性，23歳。
初診：1979年3月
所見：平素から体質が虚弱で，顔色萎黄。ときにめまいがあり，経常的に中薬を服用して治療していた。分娩後何日か経って，めまいが止まず，乳汁が極端に少なくなった。診察すると，乳房は柔軟で脹る感じも痛みもない・食欲はあまりない・息切れ・力が出ない，舌質淡・舌苔白，脈細弱で無力などの症状がある。気血虚弱による。
治療経過：上述の処方を数日用いたが効かなかった。10回ほど治療すると乳汁の分泌が増加し，顔色も好転し，めまいなどの症状も消失した。

13 回乳

正常な授乳期は1年前後が望ましい。それ以上になると，乳児の発育にとって不利になるだけなく，母体の健康にも影響するので，正常に授乳を終わらせる。もし，ある特別な状況のもとで授乳を中断しなければならないときは，まだ乳腺の分泌機能がしっかりしているため，乳汁が溜まって出なくなれば，乳房の脹痛や不快感が起こるので，回乳〔乳汁の分泌を中断すること〕の治療を行わなければならない。針灸の回乳作用はたいへん優れている。

処方・手技

【基本穴】膻中・乳根・少沢・足三里・梁丘・内関

基本穴に瀉法を施して20分間置針し，間欠的に行針を行う。乳房の脹満と不快感が強く，場合によっては疼痛があり，発熱・煩躁，舌質紅・舌苔黄，脈数などの症状のあるものは，積乳蘊熱であるので，足臨泣・光明・太衝・中都を加えて瀉法を施し，数分間行針を行ってから抜針する。少沢は点刺・出血に変える。さらに大敦・厲兌を加え，点刺して出血させる。

処方解説

膻中・乳根は乳房部の近隣腧穴であり，乳房の絡脈を調節する効能があり，活絡散結・消滞通乳をして回乳させることができる。また断乳によって生じる不快感を寛解させることもできる。膻中は気の会穴であり，理気行気の効能もある。少沢は乳房の絡脈を調節する特殊な効能があるので，回乳にもよく効く。足の陽明経は乳部を循行しており，足三里は足の陽明経の合穴，梁丘は足の陽明経の郄穴であるので，いずれも乳部に作用して通絡活血をし，回乳中に現れる乳房の脹痛などの症状を取り除くことができる。基本穴にすばやく抜針する方法を行うと，清熱瀉火の作用を兼ねる。少沢に点刺して出血させると清熱瀉火・解毒の作用がとりわけ強くなる。内関は寛胸理気をするので，乳房の脹痛に対しても効果があり，すばやく抜針すると，清心瀉火をして煩躁を取り除くことができる。乳頭は肝の主るところであり，足臨泣は足の少陽胆経の腧穴，光明は足の少陽胆経の絡穴，太衝は足の厥陰肝経の原穴，中都は足の厥陰肝経の郄穴，大敦は足の厥陰肝経の井穴であるので，これらを取穴することによって，いずれも疏肝理気・活血をし肝経の鬱熱を清瀉することができる。また，いずれも乳部に作用するので，乳部の脹痛などの乳部疾患を治療することができ，回乳にも効果がある。厲兌の点刺・出血は，陽明経の邪熱を清瀉する作用に優れている。

治療効果

本処方は，本病症に対し非常に優れた治療効果を

もっている。一般に，3～5回の針治療で回乳は成功する。また早期に用いると，断乳による蘊熱の発生を予防することができ，すでに発生したものでも比較的迅速に治癒する。

症例1

患者：周○○，女性，24歳。
初診：1978年5月6日
所見：断乳2日目に乳房の脹痛がひどくなった。触ると熱がある。心煩・イライラする・口苦・口渇・体温37.6℃，舌質紅・舌苔黄，脈弦やや数。断乳による蘊熱から起こった。
治療経過：蘊熱に対する処方を用いると，乳房の脹痛はただちに治まった。10時間余り後に体温は36.8℃に下がったが，乳房の脹痛はひどくはないがまだある。原処方に従って，さらに2回治療をすると，翌々日の午前中には乳房の痛みは消失したが，ただ少し脹る感じがある。触ると熱はなく，体温は36.5℃で，口は苦くなく，舌苔は白になり，そのほかの症状も軽減した。原処方に従って針治療を行った。初診から3日後には乳房は脹らなくなり諸症状も消失したので，治療を終了した。1週間後に経過観察をしたが，回乳は成功していた。

症例2

患者：呉○○，女性，23歳。
初診：1977年4月22日
所見：10日前に，炒麦芽煎剤を用いて回乳を行ったが効かなかった。両方の乳房は脹痛がひどく，やや悪寒発熱があるので，やむをえず授乳を続けている。針治療による回乳を試そうとして上述の処方を用いた。
治療経過：その夜は乳房の脹感があったが，痛みはなかった。翌日からの3日間は脹感はしだいにひどくなったが，痛みは出なかった。原処方に従って，1日1回針治療を行った。初診から4日後には，脹感はしだいに軽減し始めた。初診から6日後に患者から回乳に成功したことを告げられた。

第3章　婦人科病症

第6節

外陰部の病症

1 陰挺（子宮下垂・子宮脱）

　子宮が膣内で下降するか，膣から外に脱出するものを陰挺という。おもに西洋医学の子宮脱を指すが，膣内膀胱瘤，子宮粘膜下筋腫なども含まれる。

病因病機

- もともと体質が虚弱で脾胃の中気が不足しているものが，分娩時にいきみすぎたり，産後に仕事をするのが早すぎたり，長い間咳が治らなかったり，便秘のためいきんだりして，中気をさらに傷つけ下陥したところに，さらに気虚脾弱が加わると，気血産生の源が不足し営血不足となり，筋肉や筋脈〔腱，血管など〕が栄養を受けられず弛緩し，任脈・帯脈が堅固でなくなり，子宮を吊り下げることができなくなって下垂・脱出を起こす。
- もともと体質が腎虚であるか，出産回数が多すぎるか，房事過多などによって，腎気を損耗したり，あるいは加齢による身体の衰えのために腎気不足や腎陽不足となり，任脈・帯脈が温煦機能を失調し，任脈・帯脈が堅固でなくなり，子宮を吊り下げることができなくなって下垂・脱出が起こる。

弁証

- 中気下陥：子宮が脱出し，下腹部・腟・会陰部に下墜感がある。歩いたり仕事をしたりするとひどくなり，横になると自然に収納される。顔色萎黄・精神疲労・息切れ・力が出ない・白帯下が比較的多く，質はサラッとしている，舌質淡・舌苔薄白，脈虚細で無力。

- 腎虚失固：子宮が脱出し，下腹部・腟・会陰部に下墜感がある。腰や膝がだるい・頭のふらつき・耳鳴り・頻尿で夜間に特にひどい，舌質淡・舌苔白，脈沈細で無力。腎陽虚のものは，手足が温まらない・下腹部が冷える，腎陰虚のものは，潮熱・のどの乾き，舌質紅・舌苔少，脈細数などの症状を伴う。
- 湿熱：子宮などが腟の外に飛び出すと，しばしば摩擦による損傷で湿熱証候を続発する。患部の発赤・腫脹・びらん・黄色の液が出る・帯下の量が多く，色は黄色で臭気がある・発熱・口渇・小便黄赤色・排尿時の灼熱感と疼痛，舌苔黄膩などの症状がみられる。

処方・手技

【基本穴】維道・帯脈・子宮穴・気海・関元・百会・足三里・三陰交
- 中気下陥：基本穴に脾兪・胃兪・中脘を加えて補法を施し，20分間置針し，間欠的に行針を行う。
- 腎虚失固：基本穴に腎兪・復溜を加えて補法を施し，20分間置針し，間欠的に行針を行う。腎陽虚のものには，さらに命門を加えて補法を施し，各穴に30分間置針し，間欠的に行針を行う。刺針後に，艾炷灸あるいは棒灸を加える。腎陰虚のものには，太渓・照海を加えて補法を施し，数分間行針を行ってから抜針する。
- 湿熱：基本穴に瀉法を施し，さらに陰陵泉・三焦兪・水道を加えて瀉法を施す。発熱があれば，さらに大椎を加えて瀉法を施し，各穴に数分間行針を行ってから抜針する。隠白・厲兌・大敦を加え，点刺して出血させる。

処方解説

　維道・帯脈の2穴はいずれも足の少陽胆経と帯脈の交会穴であり，帯脈を調節し，帯脈が諸経を結束させる効能を回復させ，子宮を繋ぎとめて下墜しないようにする。子宮穴〔中極の両傍3寸〕は経外奇穴であり，子宮の下垂に対して特殊な治療作用がある。気海は一身の気を主っており，関元は任脈と足の三陰経の交会穴であり，これらの2穴は益気固脱〔補気をすることによって子宮の下垂を治療する〕の作用に優れている。百会は督脈に属しており，督脈は諸陽経を統轄しているので，益気昇陽をして下陥を引き上げる効能がある。足三里は脾胃を強化し

中気を補うので，全身の強壮のための要穴である。三陰交は脾胃を強化し気血を補うので，肝腎を補益する効能のある腧穴である。脾兪・胃兪・中脘にも脾胃を強化し中気を補う作用がある。腎兪・復溜にしばらく置針すると腎気・腎精を補益する。さらに灸を加えると腎陽を温補する作用を強める。命門は腎陽を温め命門の火を補益する。太渓・照海は益陰清熱の作用にたいへん優れている。陰陵泉・隠白・厲兌は脾胃の湿熱を清瀉する。三焦兪は三焦の湿熱を除く。水道も下焦の湿熱を清利する作用に優れている。大敦は肝経の湿熱を清瀉することができ，また陰部に作用しやすいので，陰部の病症に対して良好な効果をもたらす。大椎は熱を除く作用にたいへん優れている。

治療効果

本処方は，本病症に対し優れた治療効果をもっている。一般に，30〜50回の治療で治癒する。患者によっては治癒した後，しばらくして再発することがあるが，再度本処方を用いると良い効果が得られる。

症例

患者：曹〇〇，女性，53歳。
初診：1976年11月2日
所見：子宮が脱出して20日以上になる。他医から補中益気湯を処方されたが効果がなかった。腰や膝がだるい・頻尿で特に夜間に頻繁・ときに尿失禁がある・夜明けに下痢をする，舌苔薄白・舌質淡・舌体胖嫩，脈沈細やや遅。腎虚によるもので命火不足である。
治療経過：上述の処方を数回用いると，夜明けの下痢・尿失禁は明らかに軽減したが，そのほかの症状は変わりがなかった。15回目の治療で子宮の脱出は回収され，そのほかの症状も明らかに軽減した。1週間治療を休んで，再度15回治療を行うと，子宮は完全に回収され健康なときの状況になり，そのほかの症状も消失して治癒した。治療を終了してから6カ月後，偶然患者に出会ったので，病気について尋ねると，腰や膝がだるい症状が1度発症し，夜間の頻尿などの症状も伴ったが，子宮脱はずっと再発しておらず，すでに日常的に農業の仕事をしているということであった。

2 陰縮

陰縮とは，女性の陰部が収縮し，引きつれて内に引っ張られ，下腹部を引っ張るようになるものである。

病因病機

● 足の厥陰の脈絡は陰器に繋がっており，腎経の経脈も陰部を循行している。もし気血が不足し肝血虧損になると，経脈・絡脈は空虚となり，風寒の邪が虚に乗じて外から侵入し経脈に付着してしまう。
● 陽虚から内寒を生じ，寒邪のために収縮して本病症が起こる。

弁証

外陰部の収縮感を主症状とする。
● 寒滞肝脈：陰部に冷感があり触れると冷たい，あるいは冷えを伴った痛みを感じる。寒邪を受けると症状は重くなり，温めると和らぐ。舌質淡・舌苔白あるいは白滑，脈沈弦緊あるいは遅で有力。気血虚あるいは肝血不足のものは，頭のふらつき・目のくらみ，顔や唇や爪に艶がない・経血の量は少なく色は薄い・ひどければ無月経などの症状がある。
● 腎陽不足：精神的な萎縮・頭のふらつき・目のくらみ・顔面晄白・腰や膝がだるい・冷えを伴った痛み・悪寒・冷えを嫌う・白帯下はサラッとしていて量は多い・頻尿で尿量が多く澄んでいる・夜間尿がとりわけ多い・夜明けに下痢をする，舌質淡・舌体胖嫩・舌苔白，脈沈細で無力。

処方・手技

【基本穴】曲骨・会陰・太衝・陽陵泉・筋縮
● 寒滞肝脈：基本穴に瀉法を施し，30分間置針して，間欠的に行針を行う。刺針後に，艾炷灸あるいは棒灸を加える。気血虚あるいは肝血不足のものには基本穴に肝兪・脾兪・足三里・三陰交を加えて補法を施し，各穴に20分あるいは30分間置針し，間欠的に行針を行う。刺針後に，艾炷灸あるいは棒灸を加える。
● 腎陽不足：基本穴に腎兪・復溜・太渓・命門・気海・関元を加えて補法を施し，30分間置針して，

間欠的に行針を行う．刺針後に，艾炷灸あるいは棒灸を加える．

処方解説

曲骨・会陰は陰部の腧穴であり，これらを取穴することによって患部の経気を調節し，患部の組織・器官の正常な機能を回復することができる．足の厥陰肝経の原穴である太衝は陰部に作用し，上述の作用と同じ働きをする．陽陵泉は足の少陽胆経の合穴であり，肝経と胆経は表裏の関係にあるので，やはり陰部に作用することができる．またこれは八会穴の1つであり，筋の会穴であるので，これを取穴すると，筋脈を緩め，陰部の引きつれ・攣縮を寛解させることができる．筋縮は筋脈の攣縮症状に対して特殊な治療効果があり，陰縮症にも効果がある．肝兪は肝血を補い筋脈を潤す．脾兪・足三里・三陰交は脾胃を強化し気血を産生する．三陰交は肝血・腎精を補益する効能がある．腎兪・復溜・太渓は腎の精気を補益する．各穴に灸を加えると，温陽散寒の作用を強化することができる．命門は温腎壮陽をして命火を補益する．気海・関元は下元を温補する作用にたいへん優れている．

治療効果

本処方は，本病症に対し非常に優れた治療効果をもっている．一般に，施術後，陰縮はただちに寛解する．実証であればおよそ5回，虚証であればおよそ15回の治療で治癒する．

症例

患者：鄭○○，女性，41歳．
初診：1976年1月3日．
所見：突然，陰部に収縮感を覚え，下腹部に引きつれ・拘急・疼痛があり，陰部が冷える感じがある．舌質淡・舌苔白，脈弦緊やや遅．そのほかの症状はない．発症前に数時間睡眠中，寒邪を受け，凍えるような感じがして目が覚めた．脈象と発病歴から寒滞肝脈と診断した．
治療経過：上述の処方を用いた．10分後，陰部の収縮感は消失した．30分後，患部は温まり，そのほかの症状も消失した．翌日，下腹部にまだ冷える感じがあったが，そのほかは不快ではなかった．上述の処方に従って，もう1回治療をすると治癒した．数カ月後経過観察したが再発はなかった．

3 陰痒（外陰瘙痒症）

陰痒とは，外陰部・腟部の瘙痒の病症である．トリコモナス腟炎・カンジダ症・老人性腟炎によくみられる．

病因病機

- 衛生に対して無関心であったり，長い間湿地に居住していたりして，湿邪の原虫や細菌が陰部に侵入する．
- 感情の抑うつから，肝鬱脾虚となり，肝鬱化火・脾虚生湿・湿熱蘊鬱の病症が起こり，陰部に下注する．
- 肝腎の陰血が虧損し，虚熱生風から燥となり，陰部の皮膚が栄養されなくなって起こる．

弁証

陰部の瘙痒を主症状とする．
- **湿盛**：帯下はサラッとしている．舌体胖・舌質淡・舌苔白膩，脈濡あるいは滑．肝経湿熱のものは，帯下の量は多く色は黄色・口が苦く粘る・胸悶して不快，舌苔黄膩，脈弦数などの症状がある．
- **肝腎陰虚**：陰部は乾燥しざらつき灼熱感を伴う瘙痒感がある・帯下の量は少なく色は黄色でひどければ血のように赤くなる・五心煩熱・頭のふらつき・目のくらみ・耳鳴り・のどの乾き・腰や膝がだるい，舌質紅・舌苔少，脈細数で無力あるいは弦細数．

処方・手技

【基本穴】曲骨・気衝・八髎穴・百虫窩穴〔血海の直上1寸〕・蠡溝

- **湿盛**：基本穴に三焦兪・陰陵泉を加えて瀉法を施し，20分間置針し，間欠的に行針を行う．肝経湿熱のものには，さらに太衝を加えて瀉法を施し，数分間行針を行ってから抜針する．大敦を加え，点刺して出血させる．
- **肝腎陰虚**：基本穴に平補平瀉法を施し，肝兪・三陰交・腎兪・太渓を加えて補法を施す．各穴に数分間行針を行ってから抜針する．

処方解説

　曲骨・気衝・八髎穴は近隣腧穴であり，いずれも陰部に作用させることができ，祛邪止痒をして本病症を治療する。百虫窩穴は利湿祛風・殺虫止痒の経験穴である。足の厥陰肝経は陰部を循行しているので，肝経の絡穴である蠡溝を取穴することによって，陰部に作用し本病症に対して有効である。基本穴からすばやく抜針すれば清熱作用を兼ねる。三焦兪は三焦の気機を疏通・調整し利湿清熱をする。陰陵泉は醒脾清熱をして利湿する。太衝・大敦は肝経の湿熱を清瀉する作用にたいへん優れている。肝兪は肝陰を補益し，三陰交は肝腎および脾胃の陰を補益し，腎兪・太渓は腎陰を補益する。陰精が充足していれば肝腎は濡養されるので，熱は退き風は鎮まり，瘙痒はおのずから止まる。

治療効果

　本処方は，本病症に対し非常に優れた治療効果をもっている。実証であればおよそ10回，虚証であれば30～50回の治療で治癒する。

症例

患者：秦○○，女性，20歳。
初診：1988年9月11日
所見：陰部の痒みがとてもひどく，中薬や西洋薬を服用したり塗布したりしたが，はっきりした効果はなかった。胸悶して不快・口が苦く粘つく・小便は熱感があり赤い，舌苔黄膩，脈弦やや数。肝経の湿熱による。
治療経過：上述の処方を1回用いると，瘙痒およびそのほかの症状は軽減した。1日1回，さらに6回治療を行うと，陰痒およびそのほかの症状はいずれも消失して治癒した。

注釈

　トリコモナスおよびカンジダによる腟炎は，針灸治療を行うと同時に，必ず必要に応じて中薬・西洋薬を組み合わせて用い，治療効果を高めるようにするべきである。

4 陰痛

　腟中あるいは外陰部の疼痛で，陰瘡〔外陰部潰瘍〕ではないものを，陰痛という。

病因病機

● 先天的な資質の不足，あるいはさまざまな原因からくる陰精〔生命活動の根本である精気〕の損耗・肝腎陰虚・ひどいときは相火偏盛〔肝腎の火が偏盛する病的現象〕のために，腟口が濡潤されないか，陰部の絡脈を焼灼するために陰痛となる。
● 足の厥陰肝経は陰器をめぐっており，肝鬱気滞になり気血の運行が滞るか，肝鬱化熱となり火が経絡を焼灼すると起こる。
● 脾の運化機能が失調し，湿が集まって化熱し湿熱下注する。
● もともと虚弱体質で，中気不足で気虚下陥となり，陰部の筋が弛緩して陰部の墜痛〔上から下へ墜落するような感じを伴う痛み〕を起こす。
● 産後のケアが不適切か，あるいは出産時に風邪にあたり風寒の侵入があり，邪が下焦に取り付き，気血と争って肝腎の経気が塞がれて痛みが起こる。

弁証

　腟中・外陰部の疼痛を主症状とする。

● 肝腎陰虚：陰痛に乾いたざらつきのある灼熱感を伴い，外陰部が萎縮したり，あるいは少量の黄色の液が出ることもある。頭のふらつき・耳鳴り・口やのどの乾燥・腰や膝がだるい・眠りが浅く夢をよく見る・五心煩熱・大便乾結・小便黄赤色，舌質紅・舌苔少，脈細数。
● 肝気鬱結：陰部の脹痛・精神的な抑うつ・胸脇脹悶あるいは脹痛・ときにため息・情緒不安定なときには疼痛がひどくなる，舌苔白，脈弦。肝鬱化熱するものは，イライラする・怒りっぽい・口苦・のどの乾き・便秘・小便が赤い，舌質紅・舌苔黄，脈弦数などの症状を伴う。
● 気虚下陥：陰部の墜痛・帯下の色は白でサラッとしている・顔色に艶がない・息切れ・しゃべりたくない・食が進まない・泥状便・脱肛・精神疲労・力が出ない，舌質淡・舌苔白，脈細弱。

- ●湿熱下注：陰痛・腫脹・帯下の量は多く色は黄色あるいは臭気がある。口中が粘つく・胸悶・煩躁・食事量減少・小便黄赤色あるいは灼熱感がある，舌苔黄膩，脈濡数あるいは滑数。
- ●風寒侵襲：疼痛・冷え・温めると症状が軽減する・形寒・冷えを嫌う・全身の骨や関節がだるく痛む，舌質淡・舌苔白，脈沈遅あるいは弦緊。

処方・手技

【基本穴】曲骨・三陰交・太衝
- ●肝腎陰虚：基本穴の三陰交には補法，そのほかには平補平瀉法を施す。さらに肝兪・曲泉・腎兪・復溜・太渓を加えて補法を施し，各穴に数分間行針を行ってから抜針する。
- ●肝気鬱結：基本穴に肝兪・期門・行間を加えて瀉法を施し，20分間置針し，間欠的に行針を行う。肝鬱化熱するものには，数分間行針を行ってから抜針する。さらに大敦を加え，点刺して出血させる。
- ●気虚下陥：基本穴に平補平瀉法を施し，さらに脾兪・胃兪・足三里・関元を加えて補法を施し，各穴に20分間置針し，間欠的に行針を行う。
- ●湿熱下注：基本穴に陰陵泉・内庭・三焦兪・水道を加えて瀉法を施し，数分間行針を行ってから抜針する。隠白・大敦を加え，点刺して出血させる。
- ●風寒侵襲：基本穴に大椎・風門を加えて瀉法を施し，30分間置針し，間欠的に行針を行う。刺針後に艾炷灸あるいは棒灸を加える。

処方解説

曲骨は近隣腧穴であり患部に作用し，調気活血・通絡止痛の効能がある。すばやく抜針すると清熱作用を兼ね，しばらく置針し灸を加えると温陽散寒の作用がとりわけ良い。三陰交は足の三陰経の交会穴であり，足の三陰経は陰部を循行しているので，これを取穴すると陰部に作用させることができる。補法を施してすばやく抜針すると，肝腎および脾胃の陰を補益する。瀉法を施すと活血化瘀の作用もあり，すばやく抜針すると清熱瀉火をする。しばらく置針して灸を加えると，温陽散寒の効能が得られる。太衝は足の厥陰肝経の原穴であり，これを取穴するとやはり陰部に作用させることができる。補法を施してすばやく抜針すると肝陰を補益する。瀉法を施してしばらく置針すると，疏肝理気をして活血させる。瀉法を施してすばやく抜針すると，肝火を清瀉する

作用を兼ねる。瀉法を施してしばらく置針し灸を加えると，温経散寒の効能を兼ねる。肝兪・曲泉に，補法を施しすばやく抜針すると肝陰を補益する。瀉法を施すと疏肝理気をして解鬱する。すばやく抜針すると肝火を清瀉する効能を兼ねる。期門・行間は疏肝理気をし，すばやく抜針すると肝火を清瀉することができる。腎兪・復溜・太渓は腎陰を補益する。大敦は，肝経の湿熱を清瀉する作用を強化することができる。脾兪・胃兪・足三里は脾胃を強化し中気を補う。関元は元気をおおいに補う。陰陵泉・隠白・内庭は脾胃の湿熱を清瀉する。三焦兪は三焦の気機を疏通・調整し，三焦の湿熱を取り除く。水道は下焦の湿熱を清利する。督脈は下腹部に起こり，下って会陰に出ている。大椎は督脈に属しているので，これを取穴すると陰部に作用させることができる。またこの腧穴は祛風散寒をして解表するなどの作用にも優れている。風門は風邪が侵襲する門戸になっており，また督脈との交会穴でもあるので，祛風散寒をして解表することもできる。

治療効果

本処方は，本病症に対して非常に優れた治療効果をもっている。一般に，行針を行うと痛みはただちに軽減するか消失する。実証であれば3～5回，虚証であればおよそ15回の治療で治癒する。

症例1

患者：靳(きん)〇〇，女性，45歳。
初診：1983年10月29日
所見：陰部に下墜感のある痛みが1カ月余り続いており，他の医院で中薬による治療を受けたが無効であった。顔色萎黄・息切れ・自汗・言葉に力がない・食が進まない・泥状便・夜間に腹脹，舌質淡・舌苔白，脈弱で無力。気虚下陥による。
治療経過：上述の処方を数回用いると，食べられるようになり，便も通常に戻り，墜痛感は軽減した。1日1回，10回余り治療を行うと，陰部の墜痛は消失し，そのほかの症状も明らかに軽減したので治療を終えた。数カ月後に経過観察をしたが，陰部の墜痛は再発しておらず，顔色も好転していた。

症例2

患者：趙〇〇，女性，38歳。
初診：1984年4月11日

所見：陰部にときに脹痛があり，すでに数日経つ。ときには灼熱感があり，帯下の色は黄色で質は粘っこい。頭がふらつきときどき痛む・イライラする・不眠・口苦・のどの乾き・脇肋の脹悶・小便黄赤色，舌質紅・舌苔黄，脈弦数。肝鬱化火による。

治療経過：上述の処方を1回用いると，陰痛・脇肋の脹悶はただちに軽減した。3回目の治療で陰痛・頭のふらつき・頭痛は消失し，そのほかの症状も軽減した。そのため針治療を終了し，竜胆瀉肝丸の服用に改めた。1カ月余り後に経過観察をすると，諸症状は消失し，針治療の終了後陰痛は再発していない。

5 陰瘡（外陰部潰瘍）

陰瘡とは，女性の膣外口に発生する腫痛・瘡瘍のことで，化膿・潰瘍を生じることもある。

病因病機

衛生に無関心なものが，陰部に損傷を生じ，邪毒に感染する。
- 湿熱の邪毒が滞積し，肝経に潜み，気血が相打ち不調和となる。
- 寒邪凝滞し，陰部に気血が鬱積する。
- 平素から陽虚で，気血がめぐらず，痰湿凝滞となって起こる。

弁証

膣外口部に生じる瘡瘍を主症状とする。
- 熱毒証：発病は突然で，膣外口の片側あるいは両側に腫脹・疼痛が起こり，腫脹部位は隆起し炎症による熱感がある。全身の悪寒・発熱・便秘・小便が赤い，舌苔黄膩，脈滑数。3～5日で化膿しそうになり，潰れると膿が多く出て，嫌な臭いがして粘っこい。通常は，5～7日で傷口は治まり治癒する。
- 寒凝証：しこりは硬く，痛くもなく熱もない。皮膚の色は変化がなく，しこりがいつまでも消退しない。手足が温まらない，舌質淡嫩・舌苔白，脈弦遅。しばらくするとくずれて爛れ，膿汁が滴り，瘡瘍は長く治らない。
- 陽虚痰凝：所見は寒凝と類似している。精神疲労・力が出ない・悪寒・手足の冷え・食が進まない・泥状便，舌苔白滑膩，脈細軟で無力。

処方・手技

【基本穴】曲骨・気衝・蠡溝・血海・霊台
- 熱毒証：基本穴に瀉法を施す。悪寒・発熱のあるものには，さらに大椎・合谷・外関を加えて瀉法を施す。便秘のあるものには，さらに大腸兪・上巨虚を加えて瀉法を施し，各穴に数分間行針を行ってから抜針する。ほかに委中・曲沢・大敦を加え，点刺して出血させる。
- 寒凝証：基本穴に瀉法を施し，30分間置針し，間欠的に行針を行う。刺針後に，艾炷灸あるいは棒灸を加える。
- 陽虚痰凝：基本穴に瀉法を施し，さらに腎兪・命門・脾兪・豊隆・中脘を加え，腎兪・命門・脾兪に補法，豊隆・中脘に瀉法を施し，各穴に30分間置針し，間欠的に行針を行う。刺針後に，艾炷灸あるいは棒灸を加える。

処方解説

曲骨・気衝は陰部の近隣腧穴で，いずれも活絡消滞・散結止痛をして本病症を治療することができる。蠡溝は足の厥陰肝経の絡穴で，足の厥陰肝経は陰部を循行しているので，これを取穴すると陰部に作用させることができ，また上述の作用もある。血海は活血化瘀をして散結させる。霊台は瘡腫を治療する経験穴である。基本穴にすばやく抜針する方法を用いると，清熱瀉火・解毒の効能を兼ねる。しばらく置針し灸を加えると，温陽散寒をして散結させる作用がある。大椎・合谷・外関は清熱瀉火・解毒をし，悪寒・発熱のあるものには解熱の効果がたいへんよい。大腸兪・上巨虚は瀉熱して便通をつける。委中は血中の熱毒を取る。「すべての痛・痒・瘡は，みな心に属す」といわれるように，手の厥陰経の合穴である曲沢を取穴して，清心涼営をして解毒をする。大敦は肝経の邪毒を清瀉するが，とりわけ陰部にはよく作用する。腎兪・命門は元陽を強壮し，真火を補益して陰寒を発散させる。脾兪は脾の運化機能を高め，痰湿を取り除いて生成を促す。豊隆・中脘は化痰降濁をする。

治療効果

本処方は，本病症に対し非常に優れた治療効果をもっている。熱毒はおよそ5回，寒凝によるものはおよそ10回，陽虚痰凝はおよそ30回の治療で，消散させて治癒する。

症例

患者：鄭○○，女性，49歳。
初診：1976年8月25日
所見：患者の言うところによると，膣の右側だけにしこりが現れ，灼熱感・痛みがあり，歩くのも不便である。西洋薬を2日間服用したが，痛みは変わらずしこりは増大した。口中は乾燥して苦い・心煩・不眠・便秘・小便が赤い，舌質紅・舌苔黄膩，脈弦滑やや数。
治療経過：上述の熱毒の処方を1回用いると排便があり，翌日には，しこりは縮小し痛みは軽減した。原処方に従って，1日1回，7回の治療を行うと，しこりは消散し諸症状も消失して治癒した。

注釈

悪寒・発熱のひどいものは，本処方によって治療を行うと同時に，必要に応じて中西両医学のほかの治療を組み合わせて治療を進めるべきである。化膿しているものは，本処方を用いて治療を行うと同時に，切開によって排膿をするべきである。

6 膣部の乾燥・ざらつき

病因病機

足の厥陰の脈は外陰部に連係しており，腎は前後両外陰部に開竅している。罹病期間が長くなるなどの原因で，肝腎の精血が不足する，あるいは肝腎陰虚となると，肝鬱化火となって陰を傷り，陰陽ともに虚となり，外陰部が濡潤されなくなる。

弁証

膣部が乾燥しざらつくことを主症状とする。
●肝陰不足：頭のふらつき・耳鳴り・両目が乾燥してシバシバする・脇肋の灼熱痛・微熱・潮熱・五心煩熱・口やのどの乾燥，舌質紅・少津，脈弦細数などの症状を伴う。腎陰虚を伴うものは，さらに腰や膝がだるいなどの症状がみられる。あるいは肝鬱化火によって傷陰したものには，上述の陰虚症状のほかに，頭のふらつき・脹痛・顔面紅潮・目の充血・口苦・のどの乾き・イライラする・怒りっぽい・脇肋の灼熱痛〔痛むところに灼熱感があるもの〕・便秘・小便が赤いなどの症状を伴う。

処方・手技

【基本穴】曲骨・肝兪・腎兪・三陰交・太渓
●肝腎陰虚：基本穴に補法を施し，数分間行針を行ってから抜針する。肝鬱化火するものには，さらに太衝・陽陵泉を加えて瀉法を施す。便秘のものにはさらに上巨虚・大腸兪を加えて平補平瀉法を施し，各穴に数分間行針を行ってから，抜針する。大敦を加え，点刺して出血させる。

処方解説

曲骨は外陰部の近隣腧穴であり，患部の気血・陰津を疏通・調整し，陰部の病症を治療することができる。肝兪は肝陰を補益する。腎兪・太渓は腎陰を補う。三陰交は肝腎および脾胃の陰を補益する。太衝・陽陵泉・大敦は，肝火を清瀉して疏肝解鬱をする。上巨虚・大腸兪は腸熱を除いて便通をつける。

治療効果

本処方は，本病症に対する治療効果もよい。15～30回の治療で治癒する。

症例

患者：胡○○，女性，56歳。
初診：1976年11月23日
所見：本人の訴えによると，この数カ月，膣の中が乾燥してほてって痒く不快である。頬の紅潮・潮熱・五心煩熱・口苦・のどの乾き・頭のふらつき・耳鳴り・足や腰がだるく力が入らない・両目が乾燥してシバシバする，舌質紅・舌苔少で乾く，脈弦細数。肝腎陰虚によるものである。
治療経過：上述の処方を1回用いると，頭のふらつき・耳鳴りはただちに軽減したが，そのほかの症状は変わらなかった。3回目に潮熱・煩熱などの症状は軽減したが，膣部の乾燥・灼熱感はなくな

らなかった。8回目に煩熱・頭のふらつき・耳鳴りは消失し，膣部の乾燥・ざらつき・ほてって痒い症状は明らかに軽減した。数日間針治療を休んで，再度7回治療すると，膣部の乾燥・ほてって痒い症状，およびそのほかの症状はいずれも消失した。1カ月後に経過観察をしたが，諸症状は再発していなかった。

7 外陰部の冷え

病因病機

命門火衰・元陽不足〔元陽とは腎陽のこと。生命の本元であるので元陽という〕となっているところに，風冷の気が虚に乗じて侵襲して起こる。

弁証

外陰部が冷えたり，下腹部が温まらない感じがする。手足が温まらない・頻尿・夜間に尿が多い・夜明けに下痢をする，舌質淡・舌苔白，脈沈細弱あるいは遅を兼ねる。

処方・手技

【基本穴】関元・中極から曲骨への透刺・腎兪・命門・復溜・太衝・三陰交

基本穴に補法を施し，30分間置針し，間欠的に行針を行う。刺針後に艾炷灸あるいは棒灸を加える。

処方解説

関元・中極はいずれも任脈と足の三陰経との交会穴であり，下元を温補する効能がある。曲骨は陰部の近隣腧穴であり，陰部に作用して温陽散寒などの作用をする。腎兪・命門・復溜は温腎壮陽をして真火〔腎陽〕を補益する。足の厥陰肝経は外陰部に連係しており，足の厥陰経の原穴である太衝，および足の三陰経の交会穴である三陰交を取穴すると，いずれも陰部に作用し肝血を温補することができる。三陰交には健脾補腎の効能もある。基本穴を合わせて用いると，肝腎の精血は補われ，命門の火は回復し，寒邪は取り除かれ治癒する。

治療効果

本処方は，本病症に対し非常に優れた治療効果をもっている。一般に，およそ10回の治療で治癒する。

症例

患者：楊○○，女性，41歳。
初診：1977年12月28日
所見：1カ月ほど前から外陰部が冷え，とても不快である。腰や膝がだるい・薄い泥状便・ときに夜明けに下痢をする・手足が温まらない，舌質淡・舌体胖・舌苔白，脈沈細。
治療経過：上述の処方を3回用いると，外陰部の冷えはやや好転し，便は正常になったが，そのほかの症状は変わらなかった。さらに3回治療を行うと，外陰部の冷えは明らかに軽減した。1日1回あるいは隔日に1回の治療で10回余り行うと，諸症状はいずれも消失して治癒した。5カ月後に経過観察をすると，針治療を終えてから再発はしていなかった。

8 陰吹

本病症は，膣からガスが出るような感覚がするもので，ガスが出るときに音がするので，放屁のようである。

病因病機

● 胃気燥実で便秘があり，陽明の気が下行するときに通るべき道を通過することができず，胞門〔子宮口〕の方に行ってしまい膣口から出る。
● 体質がもともと虚弱であるか，多産の女性が，気血がおおいに虚となり，中気下陥して膣が弛緩してしまい，ガスが膣円蓋に入りやすくなり，膣からガスが出るようになる。
● 脾胃虚弱のものに飲水の邪が蓄積し，中焦に居座ってしまい，濁邪が侵犯し，穀気が正常に上昇することができず下って，湿濁下注となり湿濁とともに気が下るか，あるいは湿濁化熱して下注する。
● 肝気鬱滞・心気鬱となり，疏泄機能が失調し気機逆乱となるか，あるいは気鬱化熱して気が陰部に

行く。

弁証

- **腑気不通**：陰吹がひどい・便秘・口中乾燥して口渇・腹部が脹って不快感がある・小便黄赤色，舌苔黄燥，脈数あるいは弦滑。
- **中気下陥**：陰吹は断続的に起こり，軽いときと重いときがある。上腹部の脹悶・食が進まない・泥状便・精神疲労・力が出ない・倦怠感・横になりたい・下腹部および会陰部に下墜感がある，舌質淡・舌苔白，脈虚弱で無力。
- **湿濁下注**：帯下の量は多く，色は白で粘り気がある。胸部や上腹部の痞悶・口が粘る・痰が多い，舌苔白膩，脈ときに細滑。湿濁化熱すれば，口苦・帯下の色は黄で質は粘り気がある，舌苔黄膩，脈滑数などの症状がある。
- **肝気鬱滞**：精神的な抑うつ・胸脇脹満あるいは脹痛・ときにため息・下腹部が脹る・気持ちがすぐれないときは症状が重くなる，舌質淡・舌苔薄白，脈弦。気鬱化熱すれば，イライラする・怒りっぽい・心煩・不眠・口苦・のどの乾き・便秘・小便が赤い，舌質紅・舌苔黄，脈弦数などの症状がある。

処方・手技

【基本穴】曲骨・気海・三陰交・太衝

- **腑気不通**：基本穴に天枢・大腸兪・上巨虚・支溝を加えて瀉法を施し，数分間行針を行ってから抜針する。商陽・厲兌を加え，点刺して出血させる。
- **気虚下陥**：基本穴に脾兪・胃兪・中脘・足三里を加えて補法を施し，20分間置針し，間欠的に行針を行う。
- **湿濁下注**：基本穴に三焦兪・水道・陰陵泉・豊隆を加えて瀉法を施し，20分間置針し，間欠的に行針を行う。湿濁化熱するものは，各穴に数分間行針を行ってから抜針する。
- **肝気鬱滞**：基本穴に肝兪・期門・陽陵泉を加えて瀉法を施し，20分間置針し，間欠的に行針を行う。気鬱化熱するものは，各穴に数分間行針を行ってから抜針し，さらに大敦を加え，点刺して出血させる。便秘のあるものには，さらに支溝・上巨虚を加えて瀉法を行い，数分間行針を行ってから抜針する。

処方解説

曲骨は陰部の近隣腧穴であり，患部の気血を疏通・調整し，当該部に作用して本病症を治療することができる。陰吹は気機の失調と関係があり，気海は一身の気を主っているのでこれを取穴する。足の厥陰経は陰部に連係しており，太衝は足の厥陰経の原穴で，三陰交は足の三陰経との交会穴であるので，これらの2穴はいずれもよく陰部に作用し，経気を調節し本病症を治療することができる。基本穴に補法を施すと扶正の効能があり，気海は元気を補益し，三陰交は脾胃を強化し肝腎を補い，太衝は肝血を補う。基本穴に瀉法を施すと気血を疏通・調整し，すばやく抜針すると清熱作用を兼ねる。大腸兪・天枢・上巨虚・支溝は，いずれも大腸の邪熱を清瀉し便通をつける。支溝は，三焦の気機を疏通・調整する作用に優れている。商陽・厲兌は，胃腸の邪熱を清瀉する作用を強化することができる。脾兪・胃兪・中脘・足三里は脾胃を強化し中気を補う。三焦兪は三焦の気機を疏通・調整して化湿をし，水道は下焦の気機を調理して利湿し，陰陵泉は醒脾利湿をする。各穴にすばやく抜針する方法を用いると，清熱作用を兼ねる。豊隆は化痰降濁をするが，すばやく抜針すると清熱作用を兼ねる。肝兪・期門・陽陵泉は疏肝理気をして解鬱する。すばやく抜針すると，肝火を清瀉する効能を兼ねるようになる。大敦は肝火を清瀉する作用を強化する。

治療効果

本処方は，本病症に対し優れた治療効果をもっている。一般に，実証であればおよそ5回，虚証であればおよそ20回の治療で治癒する。

症例

患者：胡〇〇，女性，48歳。

初診：1975年6月27日

所見：この数日，陰吹が断続的に起こっており，症状はときに軽くときに重く，たいへん苦しい。顔色萎黄・動くと汗が出る・息切れ・力が出ない・動悸・不眠・腹脹・泥状便・食欲不振・外陰部に下墜感がある。ときに脱肛があり，たいていは手で押し戻して入れている。舌質淡・舌辺に歯痕・舌苔白，脈虚弱で無力。気虚下陥によるものである。

治療経過：上述の処方を数回用いたが，効かなかっ

た。6回目で腹脹・泥状便・脱肛などの症状は消失し，食事も進むようになり，自汗・動悸も明らかに軽減し，陰吹の回数も減少した。12回で陰吹・自汗・動悸は止まった。毎日あるいは隔日に1回，さらに5回の治療を行うと，諸症状は消失し，陰吹は起こらなくなった。数カ月後に経過観察をしたが，陰吹は以来再発しておらず，顔色も明らかに好転した。そのほかの症状も基本的に再発していない。ただ，一度なまものや冷たいものを食べたときに腹脹があり泥状便になった。治療もしなかったが3日後には自然に治った。

第7節 婦人科のその他の病症

1 産前産後の顔面色素斑

本病症は、産前産後に顔面部に現れる黄褐色の斑で、俗称は蝶形斑という。

病因病機

- 腎陽不足・水寒凝滞のために顔面部が温養されなくなる。
- もともと体質が陰虚のものが、妊娠期および産後に陰血がますます虚となり、虚火上熏して起こる。
- 肝気がのびやかでなくなり、気滞血瘀となる。
- 陰虚内熱に加えて肝気がのびやかでなくなり、気機鬱滞となり、顔面の絡脈が火熱瘀滞する。
- 脾虚のため湿が集積し、しばらくして化熱し湿熱上熏する。
- 血虚のため顔面を栄養できなくなって起こる。

弁証

顔面部に大小不統一な黄褐色の斑が現れ、多くは対称に分布し、光線に対して敏感である。見ためにも影響する。

- **腎虚**：腎陽不足のものは、斑の色が鮮明でない・顔面晄白・腰や膝がだるい・尿量が多く澄んでいて白い・腰から下に浮腫がみられる・顔面の浮腫を伴う・悪寒・手足の冷え、舌質淡・舌体胖嫩・舌苔白、脈沈細で無力で両尺部において顕著などの症状がある。腎陰虚のものは、褐色斑は煙で燻されたよう・口やのどの乾燥・五心煩熱・潮熱・寝汗・便秘・小便が赤い、舌質紅・舌苔少、脈細数などの症状がある。
- **気滞血瘀**：顔色は黒ずんで、褐色斑は局限的で色は黒く、鼻の周辺に多く目立つ。目の周りは青く、口の周辺は黒ずんでいる。感情は抑うつ的・怒りっぽい・げっぷが頻繁に出る・脹悶や脹痛あるいは刺痛がある、舌質紫暗あるいは瘀斑がある、脈弦あるいは渋。陰虚肝鬱のものは、上述の腎陰虚の脈象を伴う。
- **血虚**：顔色萎黄・頭のふらつき・動悸・健忘・夢をよく見る・疲労感・力が出ない、舌質淡・舌苔薄白、脈細など。

処方・手技

【基本穴】四白・太陽穴・迎香・頬車・足三里

- **腎虚**：基本穴に腎兪・復溜を加えて補法を施す。腎陽虚のものには、さらに命門を加えて補法を施し、各穴に30分間置針し、間欠的に行針を行う。刺針後に、艾炷灸あるいは棒灸を加える。腎陰虚のものは、各穴に数分間行針を行ってから抜針する。
- **気滞血瘀**：基本穴に太衝・血海・膈兪を加えて瀉法を施し、20分間置針し、間欠的に行針を行う。陰虚肝鬱のものは、基本穴に平補平瀉法を施し、さらに腎兪・復溜・太渓・太衝・陽陵泉を加え、腎兪・復溜・太渓に補法、太衝・陽陵泉に瀉法を施し、各穴に数分間行針を行ってから抜針する。
- **湿熱**：基本穴に血海・陰陵泉・三焦兪を加えて瀉法を施し、数分間行針を行ってから、抜針する。
- **血虚**：基本穴に脾兪・足三里・膈兪を加えて補法を施し、20分間置針し、間欠的に行針を行う。

処方解説

四白・太陽穴・迎香・頬車は患部取穴であり、祛邪活絡をして消滞し、顔面部の気血を調整する。足三里は循経取穴であり、顔面部に作用することができ、また上述の作用もある。足三里に補法を施すと、脾胃を強化し気血を産生する効能がある。腎兪・復溜に補法を施し、しばらく置針し灸を加えると温腎壮陽をする。補法を施してすばやく抜針すると、腎陰を補益し虚火を鎮める。命門には腎陽を温補する作用もある。太衝は疏肝理気・活血化瘀をする。すばやく抜針すると肝火を清瀉することができる。血海・膈兪に瀉法を施すと活血化瘀となり、血海に瀉法を施してすばやく抜針すると清熱涼血をすることもできる。膈兪に補法を施すと補血養血の効能が出る。陽陵泉にも、疏肝理気をして肝胆の邪熱を清瀉する作用がある。陰陵泉は醒脾清熱〔醒脾とは、脾

気の運化作用を強健にすること〕をして利湿する。三焦兪は三焦の気機を疏通・調整して，三焦の湿熱を清瀉する。脾兪は脾胃を強化し陰血を産生する源になる。

治療効果

本処方は，本病症に対し優れた治療効果をもっている。一般に，2～3クールの治療で治癒する。

症例

患者：趙○○，女性，27歳。
初診：1977年3月26日
所見：顔面の色素斑は妊娠3カ月頃から現れ始め，産後すでに2カ月になるのに，斑は消えないどころか，かえって増加するようである。頭のふらつき・耳鳴り・腰がだるくてときに痛む・下腿から下にわずかに浮腫がみられる・明け方に下痢をする・舌質淡・舌体胖嫩・舌苔薄白・脈沈細で無力。腎陽不足・命門火衰によるものである。
治療経過：上述の処方を5回用いると，明け方の下痢は止まり下肢の浮腫も軽減した。10回余り治療すると，頭のふらつき・耳鳴り・腰痛はいずれも軽減した。10日余り休止して，再び10回余り治療をすると，顔面の色素斑は明らかに軽減し，諸症状もいずれも消失した。2カ月後に経過観察をしたが，顔面部の色素斑は完全に消退していた。

2 梅核気

のどの中に梅の種が詰まったような感覚があり，吐き出そうとしても出せず，飲み込もうとしても飲み込めないものを，梅核気と呼ぶ。女性に多い病気である。

病因病機

- 思い煩いのために鬱結し，肝が疏泄の機能を失い，肝気上逆し，咽喉に停滞して起こる。
- 憂慮のために鬱結し，肝木が脾に乗じ，しばらくして痰湿が形成され，気痰が互いに争い，咽喉に集結して起こる。

弁証

患者はのどの中に異物感を感じ，吐き出すこともできず飲み込むこともできない。食べることにも障害になるが，痛みはない。
- **肝鬱**：抑うつ状態で気分がすぐれず，げっぷ・ため息・脇肋や胸部や腹部の脹悶・月経前に乳が脹る・月経不順・気分がすぐれないと症状は重くなる，舌質淡・舌苔薄，脈細数などの症状を伴う。
- **痰結**：のどが塞がれ気逆する・食が進まない・腹脹・胸悶・吐き気・薄い痰を吐く，舌苔白膩，脈弦滑あるいは濡滑。

処方・手技

【基本穴】廉泉・天突に瀉法。
- **肝気鬱結**：基本穴に太衝・陽陵泉を加えて瀉法を施し，20分間置針し，間欠的に行針を行う。肝木が脾に乗じ痰気鬱結となったものには，さらに脾兪・足三里・中脘・豊隆を加え，脾兪・足三里に補法，中脘・豊隆に瀉法を施し，20分間置針し，間欠的に行針を行う。肝気鬱結して化熱したもの，あるいは痰気鬱結して化熱したものは，舌苔は黄色に変わり，脈象は数に変わる。あるいは口苦・のどの乾きなどの症状がみられるものもある。各穴に数分間行針を行ってから抜針する。あるいは，さらに大敦を加え，点刺して出血させる。

処方解説

廉泉・天突は活絡消滞をし，経気を疏通・調整して患部の症状を寛解させる。太衝・陽陵泉は疏肝理気をして解鬱する。脾兪・足三里は脾胃を強化し運化機能を促進する。中脘・豊隆は和胃消滞・化痰降濁をする。化熱するものは，各穴にすばやく抜針する方法によって清熱を兼ねることができる。大敦は疏肝理気をして解鬱し，また肝経の鬱熱を清瀉することもできる。

治療効果

本処方は，本病症に対し非常に優れた治療効果をもっている。一般に，行針を行うと症状はただちに軽減するか消失する。肝気鬱結のものはおよそ10回，痰気鬱結によるものは15～30回の治療で治癒する。

症例

患者：李〇〇，女性，21歳。
初診：1978年9月3日
所見：のどの中に何か痞えるものができ，数日になる。以前にも同じような発作が何回もあった。たいていは怒ったり，抑うつ状態になった後に起こる。げっぷが頻繁に出る・ときに左脇下に脹痛・月経痛，舌苔白，脈弦。のどの中に何かがあるような感じがあり，吐き出そうとしても出ない。梅核気と診断する。肝気鬱結によるものである。
治療経過：上述の処方を1回用いると，行針後にのどの中の異物感はただちに消失した。翌日もう1回治療すると，脇痛などの症状はいずれも消失した。5カ月後に経過観察をしたが，治療後，上述の症状はずっと再発していない。

注釈

本病症を治療する場合，患者の心配事を取り除き，好ましくない精神的な刺激を受けないように注意し，患者の気持ちをくつろがせ，すみやかに治癒するようにし，再発させないようにするべきである。

3 奔豚気（ほんとんき）

本病症は，不快感と痛みがまず下腹部に起こり，続いて心・胸・咽喉にまで達するもので，苦痛は耐え難いほどである。その後，気の上衝はしだいに落ち着き，最後には平常に戻る。本病症は女性に発生しやすい。

病因病機

足の厥陰肝経は下腹部に至り，胃を挟み上昇して横隔膜を貫き，肺を通過して咽喉をめぐる。足の少陰腎経は腎から上昇して肝・横隔膜を貫き，肺に入る。また『霊枢』五音五味篇では，「衝脈，任脈はいずれも胞中から起こり，上って脊中の内側を循行し，経絡の海になる。その体表にあるものは，腹部に沿って上り，咽喉に交会する」といい，『素問』骨空論篇では，「衝脈は気街に起こり，少陰の経と並行して，臍を挟んで上行し，胸中に至って散じる」「衝脈が病むと，逆気して腹中の気が促迫する」といっている。したがって心腎が不足して下焦の寒気が衝脈の気に従って上逆したり，あるいは恐れや怒りから肝気抑鬱や肝鬱化熱となって衝脈に従って気が上逆すれば，奔豚〔『難経』五十六難によると，腎の積。腎の陰寒の気の上逆，あるいは肝気の衝逆により起こる〕を発生させることになる。

弁証

肝腎気逆による奔豚は，気が下腹部から上衝してのどに突き上げるような感覚を覚え，呼吸促迫・嘔吐・腹痛・精神的な不安による動悸・寒熱往来・奔豚は発作性である，舌苔白，脈弦などの症状がみられる。もし肝鬱化熱すれば，煩渇，舌質紅・舌苔黄，脈弦数などの症状を伴う。もし下焦有寒・肝気挟寒上逆〔下焦に寒気があり，肝気が寒を挟んで上逆する〕であれば，下腹部に冷えがみられ，形寒・手足の冷え・脈沈緊遅などの症状を伴う。発汗後，心陽不足となり，さらに下焦にもともと水寒の気があれば，水飲内攻し，陰が陽位に乗じて，水寒が上逆して奔豚を発症する。症状はまず臍下の動悸があり，それが時を移さず逆気して上衝する・動悸・不安・形寒・手足の冷え，舌苔白滑膩，脈沈緊などの症状がみられる。

処方・手技

【基本穴】気衝・四満・気穴・太衝・内関に瀉法。心兪・肝兪・三陰交に補法。
　腹痛のひどいものには，足三里を加えて瀉法を施す。呼吸促迫のひどいものには，肺兪・定喘穴を加えて瀉法を施す。寒熱のあるものには，外関から内関への透刺・曲池を加えて瀉法を施す。
- 肝鬱気逆：基本穴に20分間以上行針を行い，気が上衝しなくなるまで続ける。肝鬱化熱するものは，基本穴に数分間行針を行ってから抜針する。大敦を加え，点刺して出血させる。
- 下焦有寒・肝気挟寒上逆：基本穴に刺針後，艾炷灸あるいは棒灸を加える。もし，発汗後に心陽不足となり，下焦に水寒の気が上逆する場合は，さらに三焦兪・陰陵泉を加えて瀉法を施し，各穴にしばらく置針し，刺針後に艾炷灸あるいは棒灸を加える。

処方解説

　足の厥陰肝経の原穴である太衝は，清熱平肝をして肝気・鬱熱上衝の勢いを抑制することができる。足の少陰経と衝脈の交会穴である気衝・四満は，腎および衝脈の気の上逆を抑制することができる。衝脈と足の陽明経も気衝で交会しているので，気衝を取穴することによって，衝脈の気の上逆を抑えるだけでなく，和胃降逆をして嘔吐を止めることができる。内関は理気寛胸・和胃降逆・寧心安神をすることができる。心兪・肝兪は心・肝2臓を補うことができる。三陰交は肝腎および脾胃を補益するので，疏通・排泄しすぎて正気を損傷することを防止することができる。内関などにすばやく抜針する方法を用いることによって，清熱の効能を引き出すことができる。大敦は肝火を清瀉する作用にたいへん優れており，また疏肝解鬱の効能もある。足三里は胃腸を調整し腹痛を治すことができる。肺兪・定喘穴は理肺平喘をする。外関から内関への透刺および曲池は，営衛の気血を調和することができる。基本穴に灸を加えると温陽散寒の作用を強化する。三焦兪は，三焦の気機を疏通・調整し，水道を通利する。陰陵泉は醒脾利湿をする。

治療効果

　本処方は，本病症に対して顕著な治療効果がある。一般に，施術している間に症状は迅速に軽減するか消失する。

症例

患者：宋〇〇，女性，51歳。
初診：1974年8月25日午前11時
所見：以前に不眠・驚きやすいなどの症状があった。突然気が下腹部から咽喉に突き上げるような感覚を覚えた。窒息しそうな胸満・呼吸困難・心煩・不安・腹部の痛みがひどい・吐きそうだが出ない・口中煩渇。激しい症状が続いたのは10分間ほどで，諸症状は自然に消失した。約1分後に再び発作が起こり，目を見開き口を開け，顔面は蒼白，舌質紅・舌苔黄，脈弦数などの症状が現れた。
治療経過：本処方を用いて数分後には諸症状は軽減した。20分後には諸症状は消失して治癒した。1年後に追跡調査をしたが，上述の症状は再発していなかった。

4 臓躁

　精神的な抑うつ・情緒不安定・わけもなく悲しい・異常に泣いたり笑ったりする・頻繁にあくびをするなどの症状が現れるものを臓躁〔発作性精神病〕という。本病症が妊娠期間に発生するものを妊娠臓躁といい，出産後に発生するものを産後臓躁という。妊娠期や出産後以外でも発生することがある。

病因病機

●心配事や考え事のために心を傷め，飲食の不摂生や過労によって脾を傷め，心脾ともに傷つき気血不足となり，血が心を養わなくなったり，あるいは心陰不足のために，心が栄養されなくなって神気が乱れる。
●感情の抑うつがあり，気鬱から化火となり，心肝火旺となって心神が乱れる。五志化火〔喜怒憂思恐などの感情が失調して引き起こされる機能亢進状態〕となり，化熱のために痰を形成し，痰火が上って清竅〔目・耳・口・鼻のこと〕を乱す。
●産後の陰血不足のため肝腎虧損となって陰虚内熱となり，虚火が上って心神を乱す。

弁証

●心血不足：心神の栄養失調からくる心血不足のものは，精神不振・恍惚状態・情緒の変化が激しい・自分を抑えられない・わけもなく悲しい・異常に泣いたり笑ったりする・心中煩悶し錯乱する・夢をよく見る・動悸・不安，舌質淡・舌苔白，脈細弱などの症状がある。心陰不足のものは，五心煩熱がみられ，潮熱・寝汗・口やのどの乾燥，舌質紅・舌苔少，脈細数などの症状を伴う。
●肝腎陰虚：異常に泣いたり笑ったりする・あくびを頻発する・夢をよく見る・よく驚く・恍惚状態・心煩・怒りっぽい・悩み・不安・頭のふらつき・目のくらみ・耳鳴り・腰や膝がだるい・口やのどの乾燥・便秘・小便が黄色い，舌質紅・舌苔少あるいは無苔，脈弦細数。
●心肝火旺・痰火上擾：心胸煩悶・考えが混乱する・ときには意識朦朧とする・ひどければ意識不明・言葉に脈絡がない・怒り狂って殴打する・衣

服を破り，物を投げる・口苦・のどの乾き・痙攣・四肢強直・のどの中の痰鳴，舌質紅・舌苔黄膩，脈滑数あるいは弦数。

処方・手技

【基本穴】心兪・神門・内関

- ●心血不足：基本穴に巨闕・三陰交・足三里を加えて補法を施し，20分間置針し，間欠的に行針を行う。心陰不足によるものは，各穴に数分間行針を行ってから抜針する。
- ●肝腎陰虚・虚火擾心〔腎陰の損傷によって，水が火を制することができず，陰火が上昇し心を乱すこと〕：基本穴に平補平瀉法を施し，肝兪・曲泉・腎兪・復溜を加えて補法を施し，太衝に平補平瀉法を施す。各穴に数分間行針を行ってから抜針する。
- ●心肝火旺・痰火上擾：基本穴に少府・太衝・行間・中脘・豊隆を加えて瀉法を施し，数分間行針を行ってから抜針する。さらに少衝・中衝・大敦・厲兌を加え，点刺して出血させる。

処方解説

心兪は心の背兪穴であり，神門は手の少陰経の原穴，巨闕は心の募穴，内関は手の厥陰心包経の絡穴である。これらはいずれも寧心安神をして心が神明を主る機能を回復する。補法を施してしばらく置針すると，心気・心血を補益する作用が強くなる。補法を施してすばやく抜針すると，主として心陰を補益する。平補平瀉法あるいは瀉法を施してすばやく抜針すると，心火を清瀉することができる。三陰交は足の三陰経の交会穴であり，補法を施してしばらく置針すると，脾胃の運化機能を強化することができ，また肝腎の精血を補益する効能も出る。補法を施してすばやく抜針すると，主として肝腎および脾胃の陰を補益する。足三里は足の陽明胃経の合穴であり，脾胃を強化して陰血産生の源を充足させる。肝兪・曲泉は肝陰・肝血を補益する。腎兪・復溜は腎陰・腎精を補益する。太衝・行間・大敦は疏肝理気・肝火の清瀉・平肝潜陽〔肝陽上亢を治療する〕をする。少府・少衝・中衝は心火を清瀉し寧心安神をする。中脘・豊隆は清熱化痰をする。厲兌は脾胃および陽明経の邪熱を清瀉し，痰火を除去する助けとなる。

治療効果

本処方は，本病症に対し非常に優れた治療効果をもっている。一般に，行針を行うと意識は正常に戻る。実証であればおよそ5回，虚証であればおよそ10回の治療で治癒する。

症例1

患者：呂○○，女性，45歳。

初診：1979年8月19日

所見：恍惚状態・泣いたり笑ったりする・錯乱状態・不安などの症状がすでに数時間続いている。ここ数年，何回も似たような発作を起こしており，通常は発作が起こって数時間後には諸症状は自然に消失している。この3日間に発作がすでに2回起こっている。ここ1カ月，家庭内のもめごとが多く，気持ちがすっきりしない。動悸・夢をよく見る・顔色萎黄・食欲不振，舌質淡・舌苔白，脈細弱。心血不足・心神失養によるものである。

治療経過：上述の処方を用いると，泣き笑いはただちに止まった。20分後，静かになって眠りについた。目覚めるとすべてが正常に戻っていた。原処方に従って，さらに3回治療を行うと，動悸・夢をよく見るなどの症状は消失した。患者が針を怖がるので終了した。6カ月後に経過観察をしたが，再発していなかった。5年後の経過観察でも臓躁病はずっと再発していない。

症例2

患者：孫○○，女性，26歳。

初診：1979年3月6日

所見：ここ数カ月，気持ちが塞ぎ，ときに脇肋が脹悶する。数年前にも何回かヒステリーになったことがある。心煩・怒りっぽい・頭痛・不眠・口苦・のどの乾き・上腹部の脹悶・喀痰は黄色で粘っこい・便秘・小便が赤い・月経は常に早く来る。数日前に中薬の黄連温胆湯合丹梔逍遙散加味を2剤服用し，諸症状はやや好転した。1時間前に突然興奮状態になり，人を殴ったり物を壊したりして，数年前の発作症状と同じようになった。舌苔黄厚，脈弦数。臓躁で，心肝火旺・痰火擾心によるものと診断した。

治療経過：上述の処方を用いると，行針後数分して意識はすぐに正常に戻った。翌日，意識は正常で，

舌苔は黄膩となり，脈は弦滑であった。原処方に従って2回治療を行った。数カ月後に経過観察を行ったが，再発はしていなかった。

5 骨盤疼痛

骨盤部に発生し，婦人科に関連する疼痛症を骨盤疼痛と呼ぶ。西洋医学では，急・慢性骨盤内炎症，子宮付属器炎などが，いずれも当該部の疼痛症状があり，本病症の範疇に属する。

病因病機

- 月経期・分娩時あるいは流産のときなどに注意が足りなかったり，あるいは骨盤・陰部の手術の際に消毒が不十分だったり，房事のときや本人の衛生状態が不潔だったりして，邪毒が侵入するか，あるいはそのほかの器官が邪毒を感受し，それが骨盤器官に伝播して，邪毒が骨盤に張り付いてしまうと，当該部の気血が阻害されて起こる。
- 湿熱内蘊あるいは外感湿熱となり，その湿熱が衝脈・任脈および子宮に停滞して起こる。
- 情志が肝を傷り，気滞血瘀となって衝脈・任脈および子宮の絡脈に及ぶ。
- 長い間座っていたり，立っていたり，重いものを持ったりして，気を損ない，血の流れが悪くなって骨盤に瘀滞する。
- 骨盤内のしこりが圧迫され，気血が瘀阻される。
- 痰飲が気機を阻害し，気血が争って，痰瘀阻滞となる。
- 房事過多や罹病期間が長いことなどによって，気を傷り精を損ない，衝脈・任脈および子宮の絡脈が栄養されなくなって起こる。

弁証

骨盤部の疼痛を主症状とする。
- 邪毒壅盛：下腹部が痛み，押えると痛みが増す。婦人科検診で，子宮周辺組織の増殖・付属器の増大および圧痛・骨盤膿瘍が形成されている・白血球総数と好中球の増加などの症状が確認される。帯下の量は多く，色は黄色あるいは赤白が混じり，質は粘り気があり臭気がある。高熱・悪寒あるいは悪寒はない・無汗あるいはやや発汗・頭痛・口が乾いて飲みたがる・便は燥結するか泥状ですっきり出ない・小便黄赤色，舌質紅・舌苔黄厚あるいは黄膩，脈滑数あるいは洪数。
- 湿熱蘊結：下腹部に脹痛があり押えると痛みが増すか，あるいは下腹部の一側が痛み押えると痛みが増す。子宮付属器に増殖・肥厚があり，圧痛があってしこりを触れることがある。陰部の墜脹感・帯下の色が黄色で粘り気がある・月経痛・月経期間の延長あるいは経血量の増加・微熱が出たり下がったりする・食が進まない・泥状便・小便が黄色い，舌苔黄膩，脈濡あるいは濡数。
- 気滞血瘀：下腹部の疼痛は軽かったり重かったりで，通常は脹痛だが，刺痛や冷痛のときもある。検査によって付属器の増殖がみられ，圧痛がある。痛みは月経期あるいは情緒不安定のときにひどくなる。帯下の異常・脇肋の脹満か脹痛・イライラする・怒りっぽい，舌質暗あるいは紫斑がある・舌苔薄白，脈弦あるいは渋。
- 痰瘀阻滞：下腹部にしこりがあることがあり，痛みは固定している。胸部煩悶・上腹部の痞結・食が進まない・涎を吐く・頭重・めまい，舌質淡・紫暗・舌苔の多くは白膩，脈滑。
- 気滞血瘀あるいは痰瘀阻滞から化熱したもの：口苦・口渇・便秘・小便が黄色い，舌質紅・舌苔黄，脈は数に転じる。
- 虚損証：下腹部がいつも痛み，痛みはさすったり押えたりすると和らぐ。陽気虚の傾向のものは，温めると痛みは軽減する・顔面晄白で艶がない・稀発月経・息切れ・自汗・手足が温まらない，舌質淡・舌苔白，脈虚弱で無力などの症状がある。陰血虚の傾向のものは，頬の紅潮・潮熱・五心煩熱・口やのどの乾燥・不眠・夢をよく見る，舌質紅・舌苔少，脈細数などの症状がある。

処方・手技

【基本穴】関元・中極・子宮穴〔奇穴，中極の両傍3寸〕・維道・三陰交・八髎穴
- 邪毒壅盛：基本穴に大椎・曲池・内庭を加えて瀉法を施し，数分間行針を行ってから抜針する。商陽・厲兌を加え，点刺して出血させる。便秘のあるものには，支溝・上巨虚を加えて瀉法を施し，数分間行針を行ってから抜針する。
- 湿熱蘊結：基本穴に陰陵泉・三焦兪・水道を加え

て瀉法を施し，数分間行針を行ってから抜針する。
- ●気滞血瘀：基本穴に膈兪・期門・太衝・血海を加えて瀉法を施し，20分間置針し，間欠的に行針を行う。
- ●痰瘀阻滞：気滞血瘀に対する処方に中脘・豊隆を加えて瀉法を施し，20分間置針し，間欠的に行針を行う。
- ●気滞血瘀あるいは痰瘀阻滞から化熱したもの：痰瘀阻滞に対する処方に数分間行針を行ってから抜針する。さらに大敦・厲兌を加え，点刺して出血させる。
- ●虚損証：基本穴に平補平瀉法を施し，腎兪・復溜・太渓・足三里を加えて補法を施す。陽気虚の傾向のあるものには，さらに命門を加えて補法を施し，各穴に30分間置針し，間欠的に行針を行う。刺針後に艾炷灸あるいは棒灸を加える。陰虚内熱の傾向のあるものは，各穴に数分間行針を行ってから抜針する。一般に，精気虚で虚寒・虚熱の象がなければ，各穴に20分間置針し，間欠的に行針を行う。

処方解説

　関元・中極は任脈と足の三陰経との交会穴であり，いずれも骨盤の近隣腧穴でもあるので，衝脈・任脈および骨盤の気血を調整することができ，骨盤の病症を治療することができる。子宮穴・維道はいずれも近隣腧穴であり，子宮および骨盤の疾病を治療する要穴である。三陰交は足の三陰経の交会穴であり，足の三陰経は陰部および骨盤部を循行しているので，当該部の疾病に対して有効である。補法を施してすばやく抜針すると，益陰清熱をするし，補法を施してしばらく置針すると，脾胃を強化し運化機能を促進し，肝腎の精血を補益する。灸を加えると温陽作用も出る。瀉法を施すと，活血化瘀・疏肝理気をする。八髎穴は尾骶骨の部位にあり，泌尿器・生殖器系統および骨盤の病気に対して良好な治療効果があり，止痛作用にも優れている。大椎は督脈に属しており，諸陽経の会穴であり，清熱瀉火・解毒退熱の作用がある。外感表証のものにはさらに解表の働きもある。曲池は手の陽明大腸経の合穴であり，商陽は手の陽明大腸経の井穴，内庭は足の陽明胃経の滎穴，厲兌は足の陽明胃経の井穴である。陽明経は多気多血の経であり，これを取穴することによって，陽明経および気分・血分の邪熱を清瀉することができる。曲池には祛邪解表の効能もある。支溝は手の少陽三焦経の腧穴であり，三焦の邪熱を清瀉し，三焦の気機を疎通・調整し，便通をつける作用にとりわけ優れている。上巨虚も胃腸の邪熱を清瀉し，大腸腑を通じさせる効能がある。陰陵泉・三焦兪・水道は清熱利湿をする。膈兪は血の会穴であり，期門は肝の募穴，太衝は足の厥陰肝経の原穴，血海は足の太陰経の腧穴であり，各穴にはいずれも活血化瘀の作用がある。期門・太衝には疏肝理気の働きもある。各穴にすばやく抜針する方法を行うと，清熱涼血の効能が出る。中脘・豊隆は和胃消滞・化痰降濁をする。すばやく抜針すると清熱化痰の作用がたいへんよい。大敦は肝火を清瀉し疏肝解鬱をする。腎兪・復溜・太渓はいずれも補腎作用があり，しばらく置針し灸を加えると温腎壮陽をし，すばやく抜針すると益陰清熱をする。足三里は脾胃を強化し気血を産生するので，全身強壮の要穴である。命門は腎陽を温め真火〔腎臓の生理機能のエネルギー〕を補益する。

治療効果

　本処方は，本病症に対し非常に優れた治療効果をもっている。一般に，針治療後には痛みはただちに軽減するか消失する。実証であればおよそ7回，虚証であれば15〜30回の治療で治癒する。

症例1

患者：王〇〇，女性，19歳。
初診：1987年4月2日
所見：骨盤内に痛みがあり，すでに20日間になる。脹痛のことが多く，ときには刺痛で，またときには下腹部に冷えがある。抑うつ感・脇肋の脹満・ときどき帯下が多い・頻発月経・月経不順，舌質紫暗で瘀斑がある。気滞血瘀である。
治療経過：上述の処方を用いると，痛みはすぐに止まった。数時間後に再び少し痛みが出た。翌日もう1回治療をすると，骨盤および脇痛はただちに止まり，そのほかの症状も軽減した。その後1日1回，5回の治療で諸症状は消失した。1ヵ月余り後に感冒のために来院したが，針治療をした後，骨盤の痛みとそのほかの症状は再発していないが，下腹部の冷えと帯下がやや多いという症状はなくならないと話したので，中薬治療を行うことにした。

症例2

患者：崔○○，女性，34歳。
初診：1976年11月1日
所見：骨盤に軽い痛みが出たり消えたりして，すでに2カ月になる。下腹部にときに冷えを感じ，少し脹感がある。温めたり押えたりされるのを喜び，温めると痛みは軽減する。腰や膝がだるい・頻尿で夜間に特に多い・食事量の減少・泥状便・ときに痰や涎を吐く，舌質淡・瘀斑がある・舌苔白膩，脈沈渋で無力。脾腎陽虚・痰瘀阻滞によるものである。
治療経過：上述の陽虚および痰瘀阻滞によるものに対する処方を合わせて用いると，10回の治療で骨盤の痛みの回数は明らかに減少し，そのほかの症状も軽減した。1週間休んで再度診察をすると，舌上の瘀斑は消失し舌苔は薄白になっており，そのほかの症状も明らかに好転していた。その後，上述の陽虚に対する処方だけにして10回余り治療を行うと，骨盤の痛みは消失した。数カ月後に経過観察をしたが，再発はしていなかった。

6　下腹部の冷え

本病症は，女性の下腹部が氷のように冷えるもので，月経異常などの症状を伴う。

病因病機

- もともと体質が陽気虚弱のために胞宮を温養できない。
- 寒邪を感受して，血脈が凝滞し不通になる。

弁証

下腹部の冷えを主症状とする。
- 虚寒：顔色が青白い・手足が温まらない・温めると心地よく寒さで悪化する・倦怠感・力が出ない・無月経・不妊・月経異常・白帯下があり流れるようにサラッとしている，脈は多くは沈微弦細。
- 寒実：月経不順・月経痛・不妊・白帯下はサラッとしていて量が多い，脈弦緊遅で有力。

処方・手技

【基本穴】関元・中極・三陰交・足三里
- 虚寒：基本穴に命門を加えて補法を施し，30分間置針し，間欠的に行針を行う。刺針後に艾炷灸あるいは棒灸を加える。
- 寒実：基本穴に瀉法を施し，30分間置針し，間欠的に行針を行う。刺針後に艾炷灸あるいは棒灸を加える。

処方解説

　関元・中極は下腹部の腧穴であり，いずれも任脈と足の三陰経との交会穴となっているので，これを取穴すると患部に作用させることができ，衝脈・任脈および足の三陰経の経気を調節し，本病症を治療することができる。各穴に補法を施し，しばらく置針して灸を加えると，下元〔人身の生命力としての元気が，下焦に保持されている部分を指す〕を温補する。各穴に瀉法を施し，しばらく置針して灸を加えると，寒実の邪を温散することができる。三陰交は足の三陰経の交会穴であり，補法を施してしばらく置針し灸を加えると，温中健脾・補益肝血・温腎壮陽をする。瀉法を施してしばらく置針し灸を加えると，醒脾化滞・活血化瘀をして寒実の邪を温散する。足三里は補法を施して灸を加えると，温中健脾をして気血を補益するので全身の強壮作用となる。瀉法を施して灸を加えると，和胃化滞をし胃経の寒邪を温散する。各基本穴が協調して作用すると，陽虚を補い，寒邪を取り払い，陰陽を平衡させるので，下腹部はおのずと温かさを取り戻す。

治療効果

　本処方は，本病症に対し非常に優れた治療効果をもっている。寒実はおよそ7回，虚寒はおよそ15回の治療で治癒する。

症例

患者：周○○，女性，48歳。
初診：1975年11月22日
所見：下腹部が氷のように冷え，温めたり押えたりすると心地よく，常に少し痛みがある。月経は3カ月来ていない・帯下はサラッとしていて量は多い・舌質淡・舌苔白，脈沈細弱で無力。虚寒である。
治療経過：上述の処方を3回用いたが効果がなか

った。4回目の施術後，下腹部にやや温かみが出て痛みは消失した。1日1回，10回余り治療すると，下腹部は温かさを回復して正常になり，帯下もしだいに減ったが，月経は来なかった。事情があって治療を止めた。2カ月後に経過観察をすると，針治療を止めてから下腹部の冷えは再発していなかった。

7 癥瘕（ちょうか）（腹腔内のしこり）

下腹部および子宮内にしこりがあり，痛・脹・満などの感覚を伴い，ひどければ出血があるものを癥瘕という。西洋医学では，子宮筋腫・骨盤内血腫・卵巣嚢腫・陳旧性子宮外妊娠などが含まれ，いずれも癥瘕病として弁証論治するべきである。

病因病機

- 感情の抑うつ・怒りによる肝の損傷・疏泄機能の失調・気機鬱滞などは，しばしば瘕〔腹腔内のしこりで遊走性があり疼痛部位の不定のもの〕を生じる。
- 気滞から血瘀になったり，月経期や出産後の瘀血が残っていて，正気虚弱のため子宮が防衛されず，風寒を感受し，風寒が血と争う。あるいは房事過多によって精液が残留することで瘕を生じ，瘀血が子宮に集結して癥積〔腹腔内のしこりで，硬くて移動せず疼痛部位が一定しているもの〕となる。
- 脾の運化機能が失調し，湿が溜まって痰を生じ痰瘀阻滞となるか，あるいは痰湿化熱となり瘀血と結び付いて起こる。
- 月経期や産後に子宮内が空虚となるとか，あるいは房事の際に不衛生で，湿熱の邪が内に侵入し，正気が邪に勝てず湿熱の邪と瘀血とが凝結する。
- 体質がもともと虚のものが，長い間癥瘕があって正気を損傷するか，あるいは出血が多いと，気血不足や肝腎虧損を兼ねる。

弁証

- **気滞**：しこりは硬くなく，押すと移動し，部位は不定。痛む所が一定していない・集散自在・月経時に腹痛がある・帯下が多い・脇肋や下腹部に脹満あるいは脹痛がある・胸悶・げっぷ・精神的な抑うつ，舌質淡・舌苔薄潤，脈沈弦。気鬱化熱するものは，口苦・のどの乾き・便秘・小便が赤い，舌質紅・舌苔黄，脈弦数などの症状を伴う。
- **血瘀**：しこりは硬く，固定して移動しない。疼痛は押えると痛みが増す。経血の色は紫黒で血塊がある・顔色はくすんで黒ずんでいる・皮膚や爪がかさつく，舌質紫暗あるいは瘀斑がある，脈沈渋。長い間に化熱したものは，舌質紅，脈数などの症状がみられる。
- **痰湿**：しこりは押えると軟らかく，ときに痛みがある。帯下の量は多く，色は白く，粘り気がある。胸部や上腹部の痞悶・痰が多い，舌苔白膩，脈濡細あるいは滑。痰湿化熱するものは，口苦して粘つく・帯下の量は多く黄色で質は粘り気があり臭いか膿様・胸悶・煩躁・発熱・口渇，舌苔黄膩，脈滑数などの症状を伴う。湿瘀熱結のものは，しこりに圧痛があり，微熱が出たり退いたりし，帯下が増え，黄色で臭い。口が乾くが飲みたくない・便秘あるいは泥状便・尿量減少して黄色い，舌質紅・舌苔黄膩，脈弦数あるいは濡数。
- **気血両虚**：もともと虚弱で癥瘕が長い間あり，気血両虚となっているものは，顔色萎黄・頭のふらつき・動悸・倦怠感・力が出ない・息切れ・しゃべりたくない・食欲不振，舌質淡・舌苔白，脈細弱あるいは虚大などの症状を伴う。
- **肝腎虧損**：頭のふらつき・目のくらみ・腰や膝がだるいなどの症状を伴う。陽虚傾向のものは，悪寒・手足の冷え，舌質淡・舌苔白，脈沈細遅などの症状を伴う。陰虚内熱するものは，五心煩熱・便秘・小便が黄色い，舌質紅・舌苔少，脈弦細数などの症状を伴う。

処方・手技

【基本穴】痞根穴〔13椎下から両傍3.5寸〕・中極・子宮穴・帰来・血海・三陰交・太衝

- **気滞**：基本穴に肝兪・章門・陽陵泉を加えて瀉法を施し，20分間置針し，間欠的に行針を行う。気鬱化熱するものは，各穴に数分間行針を行ってから抜針する。大敦・厲兌を加え，点刺して出血させる。
- **血瘀**：基本穴に膈兪を加えて瀉法を施し，20分間置針し，間欠的に行針を行う。化熱したものは，

各穴に数分間行針を行ってから抜針する。大敦・厲兌を加え，点刺して出血させる。
- ●痰湿：基本穴に中脘・豊隆を加えて瀉法を施し，さらに脾兪・足三里に補法を施し，20分間置針し，間欠的に行針を行う。痰湿化熱となったものは，各穴に数分間行針を行ってから抜針する。また厲兌を加え，点刺して出血させる。
- ●湿熱：基本穴に陰陵泉・三焦兪・水道を加えて瀉法を施し，数分間行針を行ってから抜針する。厲兌・隠白を加え，点刺して出血させる。
- ●気血両虚：基本穴に平補平瀉法を施し，脾兪・足三里・気海・膈兪を加えて補法を施し，20分間置針し，間欠的に行針を行う。
- ●肝腎虧損：基本穴に平補平瀉法を施し，肝兪・曲泉・腎兪・復溜を加えて補法を施す。陽虚傾向のものは，しばらく置針し灸を加える。陰虚傾向のものは，数分間行針を行ってから抜針する。陽虚・陰虚がはっきりしないものは，20分間置針し，間欠的に行針を行う。

処方解説

痞根穴は経外奇穴であるが，癥瘕の痞塊を治療する特殊な治療効果がある。中極・子宮穴・帰来はいずれも下腹部の近隣取穴となり，衝脈・任脈および子宮周辺の絡脈を調節する効能があり，活血化瘀をして痞塊を取り除くことができる。血海・三陰交・太衝は，いずれも活血化瘀をして痞塊を取り除く。三陰交・太衝には疏肝理気をして解鬱する効能もある。肝兪・章門・陽陵泉に瀉法を施し，しばらく置針すると疏肝理気をし，すばやく抜針すると鬱熱を清瀉する。肝兪に補法を施すと，肝陰・肝血を補益する効能が出る。大敦は肝火を清瀉し，また疏肝理気をして活血させることもできる。厲兌は足の陽明経の井穴であり，陽明経は多気多血の経であるため，これを取穴すると，陽明経の気分・血分の邪熱を清瀉することができる。膈兪は血の会穴であり，瀉法を施すと活血化瘀，補法を施すと補血養血の作用がある。中脘・豊隆は和胃消滞・化痰降濁をし，すばやく抜針すると清熱化痰の効能がある。陰陵泉・隠白は清熱して醒脾化湿をする。三焦兪は三焦の気機を調整し，三焦の湿熱を清利する。水道は，下焦の湿熱を清利する作用にたいへん優れている。脾兪・足三里は脾胃を強化し気血を産生する。気海は元気をおおいに補う。肝兪・曲泉に補法を施し，しばら

く置針し，さらに灸を加えると肝血を補益し，すばやく抜針すると主として肝陰を補益する。腎兪・復溜に補法を施してしばらく置針すると，腎の精気を補益する。補法を施してしばらく置針し灸を加えると，主として温腎壮陽をし，すばやく抜針すると，腎陰を補い虚熱を清瀉することができる。

治療効果

本処方は，本病症に対し治療効果をもっている。瘕症のものはおよそ30回，癥症のものはおよそ60回以上の治療で全快する。

症例

患者：銭○○，女性，32歳。
初診：1977年6月12日
所見：産後2カ月になるが，1カ月前から子宮に拳大のしこりが現れた。悪露はすでに出尽くしてだいぶ経つが，その後再び少量の紫紅色の血液が腟から流出した。ときには紫黒の細かい血塊がみられた。しこりの痛みはひどくないが，押しても移動せず，たいていは刺痛となり，押圧すると痛みは増す。腹筋は緊張しておらず，ときに下腹部に冷えがある。本人の話では，出産後の胎盤排出は正常で完全であった。舌質紫暗，脈渋。血瘀によるものである。
治療経過：上述の血瘀によるものに対する処方を用いた。1回目では効かなかったが，3回目の治療後6時間くらいして，大量の紫黒色の血塊が腟から流出し，その量はいつもの経血の量の2～3倍だった。その後しこりは徐々に消失したが，下腹部には依然としてときどき刺痛があった。紫黒色の血液は4日間続いて消失し，しこりを再び触れることはなかった。1日1回，さらに3回の治療で諸症状は完全に消失して治癒した。

8 不妊症

出産可能な年齢の女性で，夫婦同居して3年以上経ち，男性の生殖能力が正常であって，避妊していないにもかかわらず妊娠しないもの，あるいは以前に妊娠したことがあるが，その後3年以上経って，

避妊していないにもかかわらず妊娠しないものを，不妊症という。

病因病機

- もともと資質が虚弱であるか、罹病期間が長いなどのために、腎気・腎陽が不足しているか、あるいは脾腎の陽気がともに虚となり、子宮が温煦されず絡脈が温養されないため受胎できない。
- 月経期に不注意などから風寒を受け、寒邪が子宮に入り、子宮が冷えて受胎できなくなる。
- 体質が虚弱で、陰血不足のため衝脈・任脈が充実せず、血が少ないために受精できない。
- 陰虚火旺のため血が焼灼され不妊となる。
- 気分がすぐれず肝気鬱結となり、疏泄機能が失調して気血不和となる。
- 気滞血瘀となる。
- 気鬱化火のために血が焼灼され、衝脈・任脈が働かなくなる。
- 肥満のため痰湿が生じ、気機の働きが不十分となり、また脂肪や痰が子宮を塞ぎ、衝脈・任脈が不調となる、あるいは痰湿が瘀血を挟むことによる。
- 月経期の後、血液が残っているか、寒湿・湿熱の邪毒が子宮に侵入し、気血不和となり瘀血内阻となって衝脈・任脈が失調する。

弁証

長い間妊娠しないことを主症状とする。

- **腎虚**：腎陽不足のものは、稀発月経で量は少なく色は薄いか、あるいは稀発月経でひどければ無月経。顔色が黒ずむ・腰や膝がだるい・性欲減退・夜明けに下痢をする・尿量が多く澄んでいる・手足が温まらない、舌質淡・舌苔薄、脈沈細。脾陽虚を兼ねるものは、食が進まない・腹脹するなどの症状がみられる。腎陰虚のものは、頻発月経で量が少ないか、あるいは稀発月経で量が少なく、色は紅で血塊はない。痩せる・腰や脚がだるく力が入らない・頭のふらつき・耳鳴り・五心煩熱、舌質紅・舌苔少、脈細数。
- **血虚**：稀発月経で量は少なく色は薄く、ひどければ無月経。下腹部の痛みが続く・痩せる・顔色萎黄・頭のふらつき・動悸・精神疲労・力が出ない、舌質淡・舌苔薄白、脈細沈。
- **血寒**（子宮の冷え）：稀発月経で量は少なく色は暗紅で、下腹部に冷痛があり、温めると軽減する。手足の冷え・悪寒・顔色は青白い、舌質淡紫暗・舌苔白、脈沈緊あるいは遅。
- **肝鬱**：月経不順で月経はすっきりせず、量は少ない。胸脇脹悶あるいは脹痛・月経前に乳房の脹痛・精神的な抑うつ・ときにため息・食欲不振，舌苔薄，脈弦。気滞血瘀のものは、舌質紫暗などの症状を伴う。気鬱化熱あるいは気滞血瘀から化熱するものは、イライラする・心煩・口苦・のどの乾き・便秘・小便が赤い，舌質紅・舌苔黄，脈数などの症状を伴う。
- **痰湿**：多くは肥満し、経血量は少なく、帯下の量が多い。頭のふらつき・動悸・胸悶・悪心，舌苔白膩，脈滑。痰湿化熱のものは、口が苦く粘る，舌苔黄膩，脈滑数などの症状を伴う。痰瘀阻滞のものは、血瘀の脈象がみられる。
- **血瘀**：稀発月経で量は一定せず、色は紫で血塊がある。月経期に腹痛、下腹部あるいは腰部の疼痛があり押えると痛む。舌質紫暗あるいは瘀斑・脈渋。
- **湿熱挟瘀**：微熱・下腹部痛があり月経期にひどい・帯下が多く色は黄色・頻発月経，舌質紫暗あるいは紫斑・舌苔黄膩，脈弦数。

処方・手技

【基本穴】中極・関元・子宮穴〔奇穴。中極の両傍3寸〕・三陰交

- **腎虚**：基本穴に腎兪・復溜・太渓を加えて補法を施す。腎陰虚のものは、各穴に数分間行針を行ってから抜針する。腎陽虚のものは、30分間置針し、刺針後に、艾炷灸あるいは棒灸を加える。脾陽虚を伴うものには、さらに脾兪・足三里を加えて補法を施し、30分間置針し、間欠的に行針を行う。刺針後に艾炷灸あるいは棒灸を加える。
- **血虚**：基本穴に脾兪・足三里・膈兪を加えて補法を施し、20分間置針し、間欠的に行針を行う。
- **血寒**：基本穴に瀉法を施し、さらに膈兪・命門を加えて補法を施し、30分間置針し、間欠的に行針を行う。刺針後に、艾炷灸あるいは棒灸を加える。
- **肝鬱**：基本穴に肝兪・太衝・章門を加えて瀉法を施し、20分間置針し、間欠的に行針を行う。気滞血瘀のものには、膈兪・血海を加えて瀉法を施し、各穴に20分間置針し、間欠的に行針を行う。気滞化熱あるいは気滞血瘀から化熱するものは、各穴に数分間行針を行ってから抜針し、さらに大敦を加え、点刺して出血させる。

- ●痰湿：基本穴に中脘・豊隆・陰陵泉を加えて瀉法を施し，20分間置針し，間欠的に行針を行う。痰湿挟瘀のものには，さらに膈兪・血海を加えて瀉法を施し，20分間置針し，間欠的に行針を行う。痰湿化熱あるいは痰湿挟瘀から化熱したものには，各穴に数分間行針を行ってから抜針し，さらに厲兌を加え，点刺して出血させる。
- ●血瘀：基本穴に膈兪・血海を加えて瀉法を施し，20分間置針し，間欠的に行針を行う。湿熱挟瘀のものには，さらに陰陵泉・三焦兪・水道を加えて瀉法を施し，数分間行針を行ってから抜針し，厲兌・隠白・大敦を加え，点刺して出血させる。

処方解説

　関元・中極はいずれも子宮の近隣腧穴であり，この２穴は足の三陰経と任脈との交会穴でもあるので，これらを取穴すると，子宮に作用し，衝脈・任脈を調節し，子宮の気血を疏通・調整して，正常な妊娠機能を回復することができる。子宮穴は経外奇穴であり，不妊症の治療の特効穴である。三陰交は足の三陰経の交会穴であり，補法を施してしばらく置針すると，脾胃を強化し気血を産生することができ，肝腎の精血を補益することもできる。灸を加えると，温陽散寒の作用を強化することができる。補法を施してすばやく抜針すると，肝腎および脾胃の陰を補益することができる。瀉法を施すと疏肝理気・活血化瘀・醒脾化湿をする。腎兪・復溜・太渓に補法を施し，しばらく置針して灸を加えると，温腎壮陽をする。補法を施してすばやく抜針すると，腎陰を補い虚熱を除くことができる。脾兪・足三里は，脾胃を強化し気血を産生する源になる。膈兪に補法を施すと補血養血をし，瀉法を施すと活血化瘀をする。すばやく抜針すると清熱涼血作用も得られる。しばらく置針し灸を加えると血中の寒邪を温散することができる。命門は腎陽を温め，真火を補って寒邪を取り除く役目を果たす。肝兪・太衝・章門は疏肝理気をして解鬱し，すばやく抜針すると肝火を清瀉することができる。大敦にも肝火を清瀉する効能がある。血海は活血化瘀の作用に優れている。中脘・豊隆は和胃消滞・化痰降濁をし，すばやく抜針すると清熱化痰をする。厲兌・陰陵泉・隠白は脾胃の湿熱を清瀉する。三焦兪は，三焦の気機を疏通・調整し清熱化湿をする。水道は下焦の湿熱を清利し，近位にある子宮の気血を調整して生殖機能を回復させる効能がある。

治療効果

　本処方は，本病症に対し治療効果をもっている。月経病のあるものは，毎回月経の来る初日に針治療を開始し，15回を１クールとして，一般に３〜５クールで腎虚あるいは血虚あるいは痰湿などの証候は消失し，受胎することが多い。無月経のものは，弁証論治によって，月経来潮後に１〜数クールの針治療を行うと奏効することが多い。患者の舌・脈の症状が除かれて，すでに病気と判断する症状がなくなったときは，関元・中極・子宮穴・三陰交などを数穴取穴して，もともと虚証のものであれば補法，実証のものであれば平補平瀉法を行い，20分間置針し，間欠的に行針を行う。

症例

- 患者：魯○○，女性，25歳。
- 初診：1974年８月７日
- 所見：結婚後，数年経つが妊娠しない。稀発月経で量は多いときも少ないときもあり，色は紫暗で血塊がある。月経時に下腹部および腰部の痛みがひどい。痛むときは手足が冷え，下腹部も冷えることがある。舌質紫暗，脈弦渋。血瘀に寒を伴うものである。
- 治療経過：上述の血瘀に対する処方を用い，命門に補法を加え，各穴に刺針後に灸を加えた。１回目の施術中に，腹痛および腰痛はただちに消失し，手足は温まってきた。その後，１日１回の治療で月経時の痛みは再発しなくなった。月経が正常に戻ってから，さらに２クール治療を行って終了した。数ヵ月後，月経は正常になり，３ヵ月後に月経が止まり妊娠し，後に女児を出産した。

9　夢交

　夢交とは，女性が眠りに入った後に，夢のなかで男性と交わる感覚を覚えるものである。

病因病機

- ●思い込みが過ぎる・欲情が達せられないなどによ

って肝鬱化火となり心火を誘発する。
- 房事過多のため腎を損ない，陰虚内熱となり心腎不交〔心陽と腎陰が相互の協調関係を失い，生理的機能が失調した病変〕となる。
- 思い煩いや仕事の疲れなどによって，心脾を損傷し心神失養となる。

弁証

- **心肝火旺**：眠りに入ると夢交する。ときには眠れない・顔が紅潮し目が赤くなる・頭のふらつき・脹痛・潮が押し寄せるような耳鳴り・口苦・のどの乾き・煩躁・怒りっぽい・胸脇煩悶・便秘・小便が赤い，舌質紅・舌苔黄，脈弦数。
- **心腎不交**：眠りに入ると夢交する。ときには虚煩〔胸中煩熱などがある虚熱症〕・不眠・頭のふらつき・耳鳴り・イライラする・不安・腰や膝がだるい・口やのどの乾燥・潮熱・寝汗，舌質紅・舌苔少，脈細数。
- **心脾両虚**：眠りに入ると夢交する。頭のふらつき・動悸・気持ちがぼんやりする・顔色萎黄・食が進まない・腹脹，舌質淡・舌苔薄白，脈細弱で無力。

処方・手技

【基本穴】中極から曲骨への透刺・八髎穴・三陰交・神門・内関・安眠穴〔経外奇穴。安眠Ⅰ：翳風と翳明穴を結んだ中点。安眠Ⅱ：風池と翳明穴を結んだ中点〕。

- **心肝火旺**：基本穴に心兪・少府・肝兪・太衝を加えて瀉法を施し，数分間行針を行ってから抜針する。少衝・中衝・大敦を加え，点刺して出血させる。
- **陰虚火旺・心腎不交**：基本穴の三陰交には補法，そのほかには平補平瀉法を施す。さらに腎兪・復溜・太渓を加えて補法を施し，各穴に数分間行針を行ってから抜針する。
- **心脾両虚**：基本穴の三陰交・神門には補法，そのほかには平補平瀉法を施す。さらに心兪・巨闕・脾兪・足三里を加えて補法を施し，各穴に20分間置針し，間欠的に行針を行う。

処方解説

中極・曲骨・八髎穴は，いずれも泌尿・生殖器系統の機能を回復し，泌尿・生殖器系統の病症を治療する要穴であり，夢交症に対しても有効である。三陰交は足の三陰経の交会穴であり，足の三陰経の経気を調節する。また泌尿・生殖器系統の病症を治療する要穴であり，夢交に対しても有効である。瀉法を施すと，活血化瘀・清熱涼血・疏肝理気をし，補法を施してすばやく抜針すると，肝腎および脾胃の陰を補益する。補法を施してしばらく置針し灸を加えると，脾胃を強化し気血を産生し，肝腎の精血を補益することができる。神門は手の少陰心経の原穴であり，内関は手の厥陰心包経の絡穴として，寧心安神をして精神を安定させる。瀉法を施してすばやく抜針すると心火を除き，平補平瀉法を行ってすばやく抜針すると心の虚熱を除く。神門に補法を施してしばらく置針すると，心気・心血を補益する。安眠穴は安神作用にたいへん優れており，夢をよく見る・不眠などの症状に対していずれも有効である。心兪・少府・少衝・中衝に瀉法を行うと清心寧神をする。肝兪・太衝・大敦は，肝火を清瀉し疏肝理気をする。腎兪・復溜・太渓は腎陰を補益する。心兪は，巨闕と配合して補法を施ししばらく置針すると養心安神をする。脾兪・足三里に補法を施すと，脾胃を強化し気血を産生する。

治療効果

本処方は，本病症に対し非常に優れた治療効果をもっている。実証であれば数回，虚証であればおよそ20回の治療で治癒する。

症例

患者：王○○，女性，24歳。
初診：1979年7月25日
所見：夢交を病むようになってだいぶ経つ。ときに眠れないことがあるが，眠りに入るとすぐに夢交が起こる。翌朝は頭のふらつきがあり起き上がるのがつらい。腰や膝がだるい・耳鳴りが止まらない・心煩・不安・口苦・のどの乾き・潮熱・寝汗・小便黄赤色・大便乾結，舌質紅・舌苔少・舌尖がときにただれて痛む，脈細やや数。陰虚火旺・心腎不交によるものである。
治療経過：上述の処方を3回用いると，眠りに入りやすくなり，頭のふらつき・心煩・潮熱は明らかに軽減し，夢交は出なくなった。1日1回，10回余りの治療で諸症状はすべて消失して治癒した。

10 女性の性機能低下

本病症は、性欲があまりなくなり房事をしたがらない、あるいは房事の際に少しも快感がない、ひどければ夫婦生活を嫌い避けるなどの症状をいう。

病因病機

- 生まれつき体力がない、あるいは長い罹病期間の後などで、腎気あるいは腎陽が不足している。
- 感情の抑うつや恐れ・苛立ちなどのため肝鬱気結となる。
- 体質的に肝腎の陰が不足しており陰虧火旺となる。
- 湿熱の邪が腟内に侵入し、腟部に瘡腫ができて痛む。

弁証

- **腎気虚弱**：性欲があまりなく房事を嫌う。気持ちが萎縮する・精神疲労・倦怠感・顔色に艶がない・腰や膝がだるい、舌質淡・舌苔白、脈沈細。腎陽不足・命門火衰のものは、悪寒・手足の冷えなどの症状を兼ねる。
- **肝鬱気滞**：性欲があまりないか房事を嫌う。抑うつ・よく怒る・苛立つ・よく心配する・乳房および脇肋の脹悶あるいは脹痛・上腹部が煩悶して不快・ときにため息をつきたがる、舌苔薄膩白、脈弦。気鬱化熱となったものは、口苦・のどの乾き・イライラする・怒りっぽい・便秘・小便が赤い、舌質紅・舌苔黄、脈弦数などの症状を伴う。
- **陰虚火旺**：腟部の乾燥・灼熱感があって不快で、房事を嫌うか、あるいは恐れる。腰や膝がだるい・頭のふらつき・耳鳴り・口やのどの乾燥・五心煩熱あるいは心煩・怒りっぽい、舌質紅・舌苔少、脈弦細数。
- **湿熱瘀滞**：腟内や腟口に炎症性の瘡瘍が生じることがあり不快感がある。下腹部に疼痛があり押えると痛みが増す・帯下の色は黄色・微熱、舌質紅・舌苔黄膩、脈弦数。

処方・手技

【基本穴】関元・中極・子宮穴・曲骨・三陰交

- **腎気虧損**：基本穴に腎兪・復溜を加えて補法を施し、20分間置針し、間欠的に行針を行う。腎陽不足のものには、さらに命門を加えて補法を施し、各穴に30分間置針し、間欠的に行針を行う。刺針後に、艾炷灸あるいは棒灸を加える。
- **肝鬱気滞**：基本穴に肝兪・期門・太衝・陽陵泉を加えて瀉法を施し、20分間置針し、間欠的に行針を行う。気鬱化熱となっているものは、各穴に数分間行針を行ってから抜針する。大敦を加え、点刺して出血させる。
- **陰虚火旺**：基本穴の三陰交には補法、そのほかの腧穴には平補平瀉法を施す。さらに肝兪・曲泉・腎兪・復溜を加えて補法を施し、各穴に数分間行針を行ってから、抜針する。
- **湿熱瘀滞**：基本穴に血海・陰陵泉・三焦兪・水道を加えて瀉法を施し、数分間行針を行ってから抜針する。

処方解説

関元・中極は、いずれも任脈と足の三陰経との交会穴であり、またいずれも子宮の近位にあって衝脈・任脈と子宮の気血を調節し、その正常な生理的機能を回復させるため、本病症に対して有効である。子宮穴・曲骨は子宮の近位にあるので、やはり上述のような作用がある。三陰交は足の三陰経の交会穴であり、泌尿・生殖器系統の機能に対して調節作用がある。補法を施ししばらく置針するか灸を加えると、肝腎の精血を補益し脾胃を強化する。瀉法を施してしばらく置針すると、疏肝理気・活血化瘀をし、瀉法を施してすばやく抜針すると、清熱涼血などの作用が出る。補法を施してすばやく抜針すると、主として肝腎および脾胃の陰を補益する。腎兪・復溜に、補法を施ししばらく置針すると腎気・腎精を補益し、灸を加えると温腎壮陽の作用が向上する。補法を施してすばやく抜針すると腎陰を補益する。命門は腎陽を補う効能に優れている。肝兪・期門・太衝・陽陵泉に、瀉法を施してしばらく置針すると、疏肝理気をして解鬱し、瀉法を施してすばやく抜針すると、肝熱を清瀉する作用を兼ねる。補法を施してすばやく抜針すると、肝陰を補益する。大敦は肝火を清瀉する作用を強化する。曲泉は肝陰を補益する作用に優れている。血海・陰陵泉は醒脾清熱して利湿する。血海には活血化瘀の効能もある。三焦兪は三焦の湿熱を清利する。水道は下焦の湿熱を清利する。

治療効果

本処方は，本病症に対し非常に優れた治療効果をもっている。一般に，実証のものであればおよそ7回，虚証のものであればおよそ20回の治療で治癒する。

症例

患者：宋○○，女性，24歳。
初診：1976年12月19日
所見：夫婦生活が嫌で，結婚して3年経つが妊娠していない。抑うつ感があり，怒りっぽく，しばしば夫と口げんかをする。乳房および脇肋の脹悶・頻発月経で不順・月経前および月経期の痛みがたいへん激しいときに食欲不振がある，舌苔白，脈弦。肝鬱気滞によるものである。
治療経過：上述の処方を数回用いると，乳房および脇肋の脹悶は消失した。事情があって数日針を休んだが，再び10回余りの治療を行うと，諸症状は消失し，性欲も正常に戻った。

11 陰縦

本病症は，女性の性欲過多をいう。

病因病機

- 湿熱化熱あるいは気鬱化熱となり，下焦および足の厥陰肝経に熱が集結し，しばしば経気をかき乱す。
- 肝腎陰虚のため相火妄動〔肝腎の虚火が上炎して起こる病症〕となる。心腎不交のため腎水が心火を制約できなくなる。

弁証

性欲が亢進し，性交には快感があるが満足することがないことを主症状とする。

- **肝火および湿熱によるもの**：イライラする・不安・口苦・のどの乾き・大便乾結・小便黄赤色・帯下は黄色・陰部の瘙痒，舌質紅・舌苔薄黄あるいは黄膩，脈弦数。
- **陰虚火旺・心腎不交**：不眠・夢をよく見る・心煩し安らかでない・頭のふらつき・目のくらみ・腰や膝がだるい・潮熱・五心煩熱・陰部に瘙痒があり不快感がある，舌質紅・舌苔少あるいは無苔，脈細数あるいは弦細数。

処方・手技

【基本穴】中極から曲骨への透刺・子宮穴・三陰交・太衝
- 肝鬱化熱あるいは肝経湿熱：基本穴に肝兪・蠡溝・行間を加えて瀉法を施し，数分間行針を行ってから抜針する。大敦を加え，点刺して出血させる。
- 陰虚火旺：基本穴の三陰交に補法を施し，そのほかの腧穴には平補平瀉法を施す。さらに肝兪・曲泉・行間・腎兪・復溜・太渓を加えて，肝兪・曲泉・腎兪・復溜・太渓に補法，行間に平補平瀉法を施し，各穴に数分間行針を行ってから抜針する。心腎不交のものには，さらに少府・内関を加えて平補平瀉法を施し，数分間行針を行ってから抜針する。

処方解説

中極・曲骨・子宮穴は患部・近隣腧穴であり，いずれも子宮および陰部に作用して祛邪扶正・経気の調節をして，泌尿・生殖器系統の正常な機能を回復する。三陰交は足の三陰経の交会穴，太衝は足の厥陰肝経の原穴であり，肝経は生殖器をめぐっているので，これらを取穴すると，陰部に作用し本病症を治療することができる。基本穴にすばやく抜針する方法を行うと，清熱作用を兼ねる。三陰交に補法を行いすばやく抜針すると，脾胃および肝腎の陰を補益し虚火を降ろすことができる。三陰交に瀉法を施すと，疏肝理気・活血化瘀をすることもできる。肝兪・蠡溝・行間・大敦に瀉法を施しすばやく抜針するか，点刺・出血をすると，肝火あるいは肝経の湿熱を清瀉し，また疏肝理気をして解鬱する効用も出る。肝兪に補法を施しすばやく抜針すると，肝陰を補益する。曲泉は肝陰を補益する作用に優れている。腎兪・復溜・太渓は腎陰を補益する。行間に平補平瀉法を行いすばやく抜針すると，肝の虚熱を清瀉し肝気を疏通させ，肝陽上亢を治療する。少府・内関は心火を清瀉し寧心安神をする。

治療効果

本処方は，本病症に対し非常に優れた治療効果をもっている。実証であればおよそ7回，虚証であれ

ばおよそ15回の治療で治癒する。

症例

患者：方○○，女性，48歳。
初診：1976年10月3日
所見：性欲の亢進があり，外陰部が乾燥して灼熱感がある状態が1年以上続いている。口に出すのが恥ずかしくて，ずっと治療をしていない。最近になって頭のふらつき・頭痛・耳鳴り・目がクラクラする・心煩・不眠などがあるので，診察を受けに来た。腰や膝がだるい・頬の紅潮・潮熱・五心煩熱・大便乾結・小便黄赤色，舌質紅・舌苔少，脈細やや数。肝腎陰虚・相火偏盛・心腎不交である。
治療経過：上述の処方を1回用いると，頭痛・頭のふらつき・心煩はやや軽減したように感じたが，そのほかの症状は変わりがなかった。7回目の治療で便通がよくなり，諸症状も明らかに軽減した。10回余りの治療で諸症状は消失した。針治療を止めて10日余りすると，諸症状が再びぶり返したが，それほどひどくはなかった。原処方に従って，1日1回，8回の治療を行うと諸症状は消失した。1年後に経過観察をしたが，諸症状はいずれも再発していなかった。

12 避妊リング挿入後の月経異常

本病症は，子宮内に避妊リングを挿入した後に現れる頻発月経・月経過多・少量の月経出血がいつまでも続くといった月経異常の病症である。

病因病機

- 避妊リングの挿入後に，リングの刺激によって子宮の気血が調和しなくなるか，あるいはうつが長引いて化熱し，血を妄行させてしまう。
- もともと腎気不固〔腎気が強固でなく，体液を漏出しやすい〕か，あるいは腎陰虧損のため，挿入後に衝脈・任脈が一時調節できなくなり，腎気・腎陰がますます虚となり腎気不固となるか，あるいは虚熱が絡脈を焼灼する。
- 脾虚のため統血できなくなる。
- リング挿入時の不注意のために，湿熱の邪毒が胞絡〔子宮上に分布する絡脈〕を侵襲する。

弁証

リングの挿入前は月経が正常であったのに，挿入後に頻発月経・月経過多・月経の出血が止まらないなどの症状が出始めたもの。
- **瘀阻**：下腹部にときに刺痛があり，経血の色は紫暗で血塊がある。舌質紫暗あるいは瘀斑がある，脈渋。瘀阻化熱では，経血の色は暗紅で粘っこくて血塊がある。のどの乾き・口苦・イライラする・心煩・不眠・夢をよく見る・便秘・小便が赤い，舌苔黄，脈数。
- **腎気不固**：経血の色は薄くサラッとしている。腰や膝がだるい・頭のふらつき・耳鳴り・精神疲労・力が出ない・頻尿で夜間にひどい，舌質淡・舌苔白，脈沈細で無力。腎陽虚のものは，さらに悪寒・手足の冷え・下腹部が温まらないなどの症状を兼ねる。
- **陰虚内熱**：頭のふらつき・耳鳴り・頬の紅潮・潮熱・五心煩熱・便秘・小便が黄色い・経血の色は鮮紅，舌質紅・舌苔少，脈は細数。
- **脾不統血**：経血の色は薄く量は多く，サラッとしている。食が進まない・飲食減少・泥状便・倦怠感・力が出ない，舌辺に歯痕がある・舌質淡・舌苔白あるいは白膩，脈弱で無力。脾腎の気がともに虚のものは，上述の脾の統血不能および腎気不固の脈象を兼ねる。
- **湿熱**：口苦して粘つく・微熱がある・口渇するが飲みたくない，舌苔黄膩，脈滑数あるいは濡数。

処方・手技

【基本穴】中極・次髎・三陰交
- **瘀阻**：基本穴に膈兪・血海・太衝を加えて瀉法を施し，20分間置針し，間欠的に行針を行う。瘀阻化熱によるものは，各穴に数分間行針を行ってから抜針する。
- **腎気不固**：基本穴に気海・関元・腎兪・復溜を加えて補法を施し，20分間置針し，間欠的に行針を行う。腎陽虚のものには，さらに命門を加え，補法を施し，各穴に30分間置針し，間欠的に行針を行う。刺針後に，艾炷灸あるいは棒灸を加える。
- **陰虚内熱**：基本穴の三陰交には補法，そのほかには平補平瀉法を施す。さらに腎兪・復溜・太渓を

加えて補法を施し，各穴に数分間行針を行ってから抜針する。
- ●脾不統血：基本穴に脾兪・足三里・隠白を加えて補法を施し，20分間置針し，間欠的に行針を行う。隠白に刺針後，艾炷灸あるいは棒灸を加える。脾腎両虚のものには，上述の脾不統血と腎気不固に対する処方を合わせて用いる。
- ●湿熱：基本穴に陰陵泉・三焦兪・水道を加え，発熱のあるものには，さらに大椎・曲池・内庭を加えて瀉法を施し，数分間行針を行ってから抜針する。

処方解説

中極・次髎・三陰交はいずれも子宮に作用して，月経異常の病症を治療する要穴である。三陰交に補法を施してしばらく置針すると，脾胃を強化し，肝腎を補益する。補法を施してすばやく抜針すると脾胃および肝腎の陰を補益する。瀉法を施してしばらく置針すると活血化瘀をし，瀉法を施してすばやく抜針すると清熱作用を兼ねる。膈兪・血海は活血化瘀のための要穴であり，すばやく抜針すると清熱涼血をする。太衝は理気活血をし，すばやく抜針すると肝火を清瀉することもできる。気海・関元は元気を補益し，灸を加えると下元〔元気が保持されている下焦部分〕を温補する作用がとりわけ引き出される。腎兪・復溜に，補法を施してしばらく置針すると腎気・腎精を補益し，灸を加えると，温腎壮陽をし，すばやく抜針すると，主として腎陰を補う。命門は腎陽を補い真火を補益する。太渓は腎陰を補益する作用にも優れている。脾兪・足三里・隠白は健脾益気をし統血機能を回復させる。陰陵泉は醒脾清熱をして利湿をする。三焦兪は三焦の気機を疏通・調整し，三焦の湿熱を清利する。水道は下焦の湿熱を清利する。大椎・曲池・内庭は清熱作用にたいへん優れており，湿熱による発熱のものには，これを用いると特によい。

治療効果

本処方は，本病症に対し優れた治療効果をもっている。実証であればおよそ7回，虚証であれば15〜30回の治療で治癒する。

症例

患者：楊○○，女性，25歳。
初診：1976年11月18日

所見：通常は月経が正常だが，1年前に避妊リングを挿入してから，月経の出血が少しずつ続いて2カ月以上も止まらない。リングを取り出すと月経は正常に戻った。1カ月余り前に2回目のリング挿入をした後，はじめは順調にいっていたが，10日余り後に月経が始まり，診察時まで少量の出血が止まっていない。頭のふらつき・耳鳴り・顔色萎黄・食が進まない・腹脹・ときどき泥状便になる・倦怠感・力が出ない・腰や膝がだるい・尿量が多く澄んで夜間尿が特に多い，舌体胖・舌辺に歯痕・舌質淡・舌苔白潤，脈沈細弱。

治療経過：上述の脾の統血不能によるものと腎気不固によるものに対する処方を合わせて用いた。3回目の治療で腹脹・頭のふらつきなどの症状は好転した。10回目の治療で異常出血は止まり，そのほかの症状もいずれも消失したが，顔色は依然としてやや黄色であった。数カ月後にたまたま出会ったときに，針治療の終了後，リングをまだ取り出していないが，月経はずっと正常であると言った。顔色も潤いが出てピンク色になっていた。

13 不妊手術後の腹痛

本病症は，不妊手術後に現れる腹痛である。

病因病機

- ●手術時の不注意によって，湿熱の邪毒（細菌）が経脈・絡脈に侵入する。
- ●手術後に経脈・絡脈が損傷されるか，あるいは抑うつ感などから気滞となり，血が順調に運行されない。
- ●手術後の癒着のため，気血不和となり通じなくなって痛む。

弁証

- ●湿熱：手術後に発熱することがあったり，手術部位に発赤・浸潤がみられる。帯下の色は黄色，口渇・舌苔黄膩，脈弦数あるいは滑数。
- ●気滞血瘀：手術部位の癒合は正常だが，下腹部にときに刺痛あるいは胸脇脹悶や脹痛がある。ときにため息，舌質紫暗あるいは紫斑がある・舌苔薄

白，脈弦あるいは渋。

処方・手技

【基本穴】気海・曲骨・子宮穴・三陰交
- **湿熱**：基本穴に血海・陰陵泉・三焦兪・水道を加え，発熱しているものには，さらに大椎・曲池・内庭を加えて瀉法を施し，数分間行針を行ってから抜針する。大敦・隠白・厲兌を加え，点刺して出血させる。
- **気滞血瘀**：基本穴に太衝・血海・膈兪・下腹部の阿是穴を加えて瀉法を施し，20分間置針し，間欠的に行針を行う。

処方解説

　気海・曲骨・子宮穴は下腹部の気血を疏通・調整し，活絡祛邪をして患部の痛みなどの病症を治療する。三陰交は足の三陰経の交会穴であり，足の三陰経は陰部および下腹部を循行しているので，これらを取穴すると当該部に作用させることができる。瀉法を施すと活血化瘀・疏肝理気をし，すばやく抜針すると清熱涼血をして解毒する効能を兼ねる。血海・陰陵泉・三焦兪・水道・大敦・隠白・厲兌は，いずれも清熱利湿をして解毒し活絡止痛をする作用がある。血海は活血化瘀・涼血の作用にも優れている。大椎は督脈と諸陽経との交会穴であり，清熱解毒をして解熱させる作用にとりわけ優れている。陽明経は多気多血の経脈であり，曲池は手の陽明経の合穴，内庭は足の陽明経の滎穴であるため，これらを取穴することによって，気分・血分の熱毒を清瀉し，解熱を助ける。太衝は疏肝理気・活血化瘀をする。膈兪は血の会穴であり，活血化瘀の作用に特に優れている。

治療効果

　本処方は，本病症に対し非常に優れた治療効果をもっている。治療後，痛みはただちに軽減するか消失する。一般に，およそ10回の治療で治癒する。

症例

患者：楊○○，女性，29歳。
初診：1979年5月18日
所見：不妊手術後すでに2カ月以上になる。手術部位は正常に癒合しているが，下腹部に痛みがある。たいていは脹痛だが，ときに刺痛がある。舌上に瘀斑，脈弦。気滞血瘀によるものである。
治療経過：上述の処方を用いると，痛みはただちに止まったが，数時間後には再び痛みが出た。翌日に原処方に従ってもう1回治療をすると，痛みはすぐに止まった。3日後，4日後も同様に治療をした。数カ月後，感冒のために来院して，その後下腹部の痛みはずっと再発していないと言った。

第4章
小児科病症

第1節 新生児の病症

1 新生児の不啼

　正常な新生児の大部分は，出生後，呼吸を確立するにつれ，啼泣し始める。きわめてまれに，規則的な呼吸をすでに開始しているにもかかわらず啼泣せず，背中を叩いて刺激してはじめて大声で啼泣するものがいる。呼吸と啼泣は相伴って発することから，啼泣と規則性呼吸の確立は密接な関係があるといえる。出生から啼泣するまでの正常な時間の限度は75秒前後であるが，これを超えても啼泣しないものを，新生児不啼あるいは悶臍生や悶気生と呼ぶ。多くは窒息があり救急処置が必要である。

病因病機

　本症は，多くの原因により患児が「気閉」を起こし窒息することにより起こる。
- **母体の原因**：産婦にもともと持病がある，出産間近に感染症に罹る，出産前の不適切な薬物使用，出産前・出産時の多量出血，子癇〔産婦の痙攣〕などにより起こる。
- **胎児および分娩時の原因**：胎内で発育奇形を含む病気に罹る，臍帯の結節・頸部巻絡・脱出，分娩の遅延，難産，羊水が肺に入る，出生時に冷えるなどの要因が患児に気閉を起こさせ，窒息して啼泣しない。

弁証

　新生児が出生後いつまで経っても呼吸と啼泣をしない，あるいは呼吸がときおり途切れ，微弱で啼泣がない。通常，病状によって軽症と重症に分けられる。

- **軽症**：皮膚がチアノーゼを呈し，呼吸が微弱あるいはときおり途切れ，四肢の屈伸動作をしたり，眉をしかめるなどの顔面部の活動がある。
- **重症**：皮膚が蒼白色を呈し，呼吸がないかあるいはたまに微弱な呼吸が現れ，肢体が柔らかく弛緩し手足が逆冷して，顔面部の眉をしかめるなどの活動がない。

　軽症のものは，救急処置を取ることにより往々にしてすぐさま好転し，正常な啼泣および呼吸が回復して規則性を保ち，皮膚にも赤みがさして四肢活動が正常に戻る。重症のものは，啼泣と呼吸が正常に戻るのが遅く，啼泣および呼吸が回復して一定の時間が経っても，皮膚が蒼白で唇はチアノーゼを呈し，体温も上がらず四肢厥冷するなどして，不乳を伴い嘔吐しやすく，すぐに救急処置ができないと生命に危険が及ぶことがある。

処方・手技

【基本穴】 素髎・水溝・十宣穴・湧泉

　本症に対しては，一分一秒を争い積極的に救急処置をするべきで，具体的には下記のようにする。

　口や鼻に溜まった血液を拭き取り，すぐにカテーテル，あるいはそのほかの方法で鼻・口腔・咽喉頭中の粘液や異物を取り除き，背中を叩き人工呼吸をして，それと同時に刺針を行う。基本穴に瀉法を施し，患児が規則的な呼吸を確立できるまで行う。もし規則的な呼吸が確立できても，なお口の周りがチアノーゼ状態を呈し，皮膚は蒼白で四肢厥冷し体温が上がらないものは，上述の基本穴に引き続き行針し，あわせて神闕・気海・関元・百会・足三里に艾炷灸あるいは棒灸を，唇・皮膚・顔色が赤く潤い，四肢が温まり，体温が正常範囲に上がるまで行う。

処方解説

　素髎・水溝・十宣穴・湧泉は，すべて開竅醒神の作用があり，素髎・水溝はさらに呼吸機能の回復を促進する作用があり，これらの基本穴に灸を加えると温陽の作用もある。神闕・気海・関元は補益元気・回陽固脱，百会は益気昇陽・醒神，足三里は補中益気・温陽救逆の作用がある。

治療効果

　本処方は，本病症に対し非常に優れた治療効果がある。一般的に，針灸治療後，啼泣するにつれて規

則性の呼吸を確立することができる。

症例

患者：張〇〇，男児。
初診：1975年12月7日
所見：出生時に難産で長く時間がかかり，出血も多く，出生後20分が経つが啼泣がない。四肢は屈伸動作を行うが，呼吸が微弱でときおり途切れる。顔面部および全身の皮膚の色はチアノーゼ状態を呈し，口中には粘液があり流れ出ている。手足は温かくなく，体温は35.6℃で，そのほかに異常はない。証は窒息不啼の軽症である。
治療経過：急いで口中の粘液をぬぐい取り，患児の顔を下に向け頭を低くし，軽く背中を叩き，あわせて上述の処方を用いた。行針を3分間行うと，まず低く沈んだ泣き声が一声あったのち，口中から少量の粘液が流れ出るにつれ泣き声がしだいに響くようになった。置針30分後，顔面部および全身の皮膚の色がしだいに赤く潤い，手足が温かくなり，体温が36.3℃になり，残る異常はみられなくなった。10時間後，患児は乳を吸い始め体温も37℃までになり，異常はみられなかった。

注釈

- 上述の処置と処方を用い救急で蘇生させたのち，さらに厳密に観察するべきである。もし条件が整っているのであれば，重症のものには，蘇生ののち酸素吸入を続け窒息不啼泣の再発を防ぐようにする。もし病症が再発したら，上述の処方をさらに使用すると効果が高い。
- 本症は危篤病症に属し，上述の処置と処方を用いて救急治療を行うと同時に，中西両医学のほかの方法を用いて，救急治療と強化治療を行う。

2　新生児の不乳

　一般的に，新生児は出生後6〜8時間で乳を吸い始めるが，6〜8時間経っても乳を吸わないものを新生児不乳という。新生児が出生後に乳を吸わないのは，生気の不振・生命力の低下あるいは重病に罹っているためであり，重視しなければならない。

病因病機

- 出生の過程で新生児が羊水・悪血を飲み込み，穢〔腐敗〕濁の邪が胃腸に鬱滞し，胃気和降の作用を失う。
- 妊婦がなまものや冷たいもの，あるいは寒涼の性質をもつ薬物を過食し，寒気が胞に入り胎〔胎児〕を傷つける。
- 出生時や出生後に受寒して寒邪が侵襲し，新生児の脾胃が損傷し，受納運化の作用が失調する。
- 父母の精気不足，あるいは母体の妊娠期の疾病罹患と服薬により胎元を損傷し，胎児の発育が失調して，元気が虚弱になり生気が盛んにならない。
- 難産・分娩の遅延で新生児の臓腑を傷つける。
- 早産により胎齢があまりにも短く，臓腑の気が不足し，元気が虚弱になり生力不足で生活能力に欠ける。

弁証

　出生後8時間以上経っても乳を吸わないことを主症状とする。

- **胃に穢濁があるもの**：腹部脹満・嘔吐をしばしば起こし，嘔吐物は粘液あるいは赤褐色の血様成分を帯びるという症状を伴う。穢濁が鬱して化熱したものは，顔や唇が赤い・呼吸が短い・指紋が赤紫を呈するなどの症状を伴う。
- **臓に寒が潜む脾腎陽虚**：表情が冷淡・顔色は蒼白あるいはチアノーゼ状態を呈する・息が冷たい・啼泣が弱い・四肢が温まらない・舌質淡・舌苔白，指紋の色は淡いか微かではっきりしない。
- **元気虚弱**：顔色は青黄色く艶がない・目を閉じ表情が少ない・呼吸が弱い・泣き声が低く弱い・四肢に力がない・反応が鈍い，舌質淡・舌苔薄白，指紋の色は淡い，早産のため患児が痩せて小さい・奇形。

処方・手技

【基本穴】中脘・足三里

- **胃に穢濁があるもの**：基本穴に天枢・上巨虚を加えて瀉法を施し，20分間置針して間欠的に行針を行う。穢濁化熱によるものには，さらに内庭を加えて瀉法を施す。数分間行針を行ったのち抜針し，厲兌を加え，点刺して出血させる。
- **臓に寒が潜む脾腎陽虚**：基本穴に陰陵泉・脾兪・

命門・腎兪・復溜を加えて補法を施す。30分間置針して間欠的に行針を行い、刺針後、艾炷灸あるいは棒灸を施す。あるいはさらに神闕・気海・関元を加え、艾炷灸を施す。
- ●元気虚弱：基本穴に気海・関元・三陰交・脾兪・腎兪・復溜・太渓を加えて補法を施す。20分間置針して間欠的に行針を行う。

処方解説

中脘は胃の募穴・六腑の会穴、足三里は足の陽明経の合穴であり、瀉法を施すと和胃化滞・降逆止嘔することができ、すばやく抜針すると清熱作用を兼ねる。補法を施すと脾胃を健やかにし、運化を促進し、気血を生成する。灸を加えると温中祛寒の作用を兼ねる。天枢は大腸の募穴、上巨虚は大腸の下合穴で、すべて胃腸の気機を調和し、通腑導滞の作用があり、すばやく抜針すると清熱作用も兼ねる。内庭・厲兌は清瀉胃熱の作用に優れる。陰陵泉・脾兪は脾胃を健やかにし、運化を促進することができ、灸を加えると温中散寒の作用に優れる。命門・腎兪・復溜に補法を施し置針時間を長くして灸を加えると、腎陽を温め真火を益すことができる。腎兪・復溜・太渓は、置針時間を長くすると腎精と腎気を補益することができる。神闕・気海・関元に艾炷灸を施すと、温陽散寒・回陽救逆の作用がある。三陰交は肝腎を補益し脾胃を健やかにする。

治療効果

本処方は、本病症に対し非常に優れた治療効果がある。一般的に、1回から数回の治療で乳を吸うことができるようになる。

症例

患者：張○○、男児。
初診：1977年7月11日
所見：出生後20時間あまり経つが乳を吸わない。ときおり、粘液および赤褐色の血様成分を吐く。薄い砂糖水を数回飲ませたところ、嘔吐し症状が悪化した。顔色は黄色っぽい・呼吸が弱い・目を閉じ表情が少ない・泣き声が微弱、舌苔薄白、指紋の色は淡い。証は元気虚弱で胃に穢濁がある。
治療経過：上述の処方を用いて1回治療を行ったところ、嘔吐は止まったが乳は依然として吸わない。10時間後、さらに治療を1回行った。次の日、薄い砂糖水を飲ませたが吐くことはなく、少量ではあるが乳を吸うようになった。同じ処方で治療を1回行ったのち、患児は正常に乳を吸うようになった。

注釈

- ●嘔吐を伴うものには側臥位を取らせるとよい。あわせて頭部を少し高めにすると、嘔吐物の気道への吸入を防ぐことができ、呼吸を楽にできる。
- ●四肢逆冷で体温が上がらないものは、状況によって保温機や湯たんぽ・電球などで保温するとよい。
- ●そのほかの重篤な疾患が不乳を引き起こしているのかどうか、慎重に検査するべきである。もし、ほかの疾患によるものであれば、その疾患を同時に治療し、必要に応じて中西両医学のほかの方法を組み合わせて治療するべきである。

3 新生児の黄疸

本病症は、新生児の全身の皮膚・両目・小便が黄色を呈するもので、胎黄とも呼ばれる。西洋医学における新生児溶血性疾患・新生児肝炎・先天性胆道閉塞などでみられる。

病因病機

- ●母体が平素から湿熱の邪毒を蔵していると、それが胎児に伝わり、新生児の臓腑が弱くなり湿熱の邪をすぐに疏泄できず、体内に蘊鬱し外に出せないために発症する。
- ●母体が寒湿の邪に感受し胎児に伝わるか、あるいは新生児が陽気不足で中陽〔中焦の脾と胃の機能〕が不振になり、湿熱の邪を感受したのち、熱から寒化し寒湿になり黄色くなる。

弁証

全身の皮膚・両目・小便が黄色を呈することを主症状とする。
- ●湿熱証：黄疸の色が鮮明・腹部脹満・乳を吸いたがらない・小便は濃い黄色・便秘・発熱、舌苔黄膩、脈滑数などの症状を現す。
- ●寒湿証：黄疸の色が暗い・精神疲労・大便は灰白

色・四肢が温まらない、舌質淡・舌苔白膩、脈滑などの症状を現す。

処方・手技

【基本穴】至陽・肝兪・胆兪・太衝・侠渓・陰陵泉に瀉法。
- ●湿熱証：基本穴に数分間行針を行ったのち、抜針し、大敦・足竅陰・厲兌を点刺して出血させる。
- ●寒湿証：基本穴に脾兪・足三里を加えて補法を施す。各穴に30分間置針して間欠的に行針を行い、刺針後、艾炷灸あるいは棒灸を施す。

処方解説

至陽は黄疸治療の有効な経験穴である。肝兪は肝の背兪穴、胆兪は胆の背兪穴、太衝は足の厥陰経の原穴、侠渓は足の少陽胆経の栄穴であり、すべて肝胆の機能を疏通・調整し利湿退黄の作用がある。すばやく抜針すると清熱作用を兼ね、置針時間を長くし灸を加えると温化寒湿の作用を兼ねる。陰陵泉は醒脾利湿の作用があり、すばやく抜針すると脾胃の湿熱を清瀉することができ、置針時間を長くし灸を加えると温中散寒の作用に優れる。大敦・足竅陰に点刺して出血させると肝胆の湿熱を清瀉するのに優れ、厲兌に点刺して出血させると脾胃の湿熱を清瀉し、各穴に補法を施し置針時間を長くし灸を加えると、温化寒湿することができる。脾兪・足三里は健脾温中・促進運化の作用がある。

治療効果

本処方は本病症に対し非常に優れた治療効果がある。一般的に、約5回の治療で顕著に好転し、約10回の治療で治癒させることができる。

症例

患者：宋〇〇、男児。
初診：1976年8月24日
所見：出生後10日余り経つが、ずっと顔や全身がわずかに黄色を呈し、ここ数日、体の色が濃くなってきた。黄疸の色は暗い黄色・顔色に艶がない・体は痩せている・乳汁を吐きやすい・薄い泥状便・四肢が温まらない、舌質淡・舌苔薄白、指紋の色は淡い・脈細弱で無力。証は脾気虚弱・運化失調・寒湿鬱滞である。
治療経過：上述の処方を用い3回治療を行ったところ、乳を吸っても嘔吐せず、体の色も軽減した。5回の治療で大便が正常に戻り、四肢も温かくなり、体の色も日増しに薄くなっていった。8回の治療後、体の色およびすべての症状はなくなり、顔色もしだいに赤く潤いが出てきた。1カ月余りのちに経過観察を行ったが、黄疸の再発はなく、すべてが正常であった。

注釈

治療を3～5日行っても顕著な効果がみられないものは、必要に応じて西洋医学的な検査を行い、どのような疾患により起こっているものか確定診断し、中西両医学のほかの方法を組み合わせて治療を行う。

4　新生児の丹毒

丹毒は、赤游丹とも呼ばれ、皮膚に朱色の発赤を呈し、その発赤が雲のような形状をして、遊走性で1カ所に定まらないという特徴をもつ。西洋医学では、溶血性連鎖球菌の感染により起こる急性の皮膚伝染病と考えられている。

病因病機

多くは、手入れが悪く皮膚を損傷し、風熱の邪毒が経絡に侵入し、気血の流れに沿って全身に行き渡り、肌表〔皮膚、皮下組織の表面〕で発症する。もし邪毒が内熱熾盛となると、肝風を引き起こしたり、心包に入り痙攣や意識混濁を引き起こす。

弁証

病変局所の皮膚は、発赤・腫脹・灼熱感があり、硬くなって、雲のような形状を呈し、迅速に周囲に拡大する。辺縁部の炎症は中心部よりも顕著で境界ははっきりしている。発熱、舌質紅、脈数などの症状を現す。
- ●熱盛動風：高熱、痙攣、脈弦などの症状を伴う。
- ●熱入心包：煩躁・不安・悪化すると意識混濁するなどの症状を伴う。

処方・手技

【基本穴】霊台・大椎・曲池・内庭・膈兪

基本穴に瀉法を施す。数分間行針を行ったのち抜針して、さらに丹毒の発症部位を循行する経脈の井穴を加え、点刺して出血させ、郄穴などは瀉法を施し数分間行針を行ったのち抜針する。痙攣のあるものは、さらに大敦を加え、点刺して出血させ、太衝を加えてに瀉法を施し、数分間行針を行ったのち抜針する。また陽陵泉を加えて瀉法を施し、痙攣が止まるまで行針を行う。意識混濁するものは十宣穴・十二井穴・曲沢を加え、点刺して出血させ、水溝・湧泉を加えて瀉法を施し、意識が回復するまで行針を行う。

処方解説

霊台・大椎・曲池・内庭は、清熱・瀉火・解毒の作用があり、発熱のあるものは解熱させることができる。膈兪は清熱涼血・化瘀消滞の作用がある。丹毒の発症部位を循行する経脈の井穴や郄穴などは、相関部位に作用し、清熱瀉火・消瘀化滞の作用をもち、相関部位の丹毒に対しすばらしい治療効果がある。大敦・太衝は、清瀉肝火・平肝息風の作用がある。陽陵泉は舒筋活絡・止搐〔痙攣を止める〕の作用がある。十宣穴・十二井穴は清熱瀉火・開竅醒神の作用がある。曲沢は清心・涼営・瀉熱の作用がある。水溝・湧泉はまた開竅醒神の重要穴である。

治療効果

本処方は、本病症に対して非常に優れた効果がある。一般的に、約3回の治療で治癒させることができる。

症例

患者：張○○，男児。
初診：1976年8月19日
所見：出生後数日して、突然、高熱と痙攣が起こった。救急外来ですぐに十宣穴・十二井穴を点刺して出血させ、水溝・湧泉に瀉法を施し、数分間行針を行ったところ、患児は意識を回復したが、体温は39.5℃であった。母親にアルコールで体を拭かせていると、下肢の多くの場所に湿疹があるのに気づいた。また頸部および下肢の多くの場所の皮膚が朱色に発赤し、その発赤は雲のような形状で硬く、灼熱感があり、辺縁はわずかに隆起し境界ははっきりしているのがわかった。診断は丹毒熱邪入営である。
治療経過：救急外来で処置をして1時間後、体温は37.6℃に下がり、患児の意識も正常になったが、上述の風火熱毒および邪毒入営の処方を用いて、さらに1回の治療を行った。翌日の午前中、病変部の皮膚の色はすでに赤くなくなり、患部の灼熱感もなくなり、体温は37.3℃に下がった。前日と同じ処方で再度治療を加えた。初診から2日後の再診では丹毒はなくなっており、患児の体温も正常になり治癒した。

注釈

丹毒がひどく、邪が心包に入って高熱で意識混濁したものが、刺針により蘇生したのちもなお高熱が退かない場合は、中西両医学のほかの方法を組み合わせて治療すべきである。

5　新生児の臍部疾患

本病症は、臍湿・臍瘡・臍出血・臍突〔臍ヘルニア〕などを含む。

病因病機

●臍湿
・臍帯を切断後、沐浴し臍部が水湿に浸かって起こる。
・処理が適切でなく、臍部が小便に浸かり起こる。

●臍瘡
・臍帯切断の処置が不適切かあるいは臍湿または外邪を受け、穢毒に汚染され、毒邪が壅滞して、それが鬱して化熱し、肌肉が腐って起こる。

●臍出血
・臍帯を切断するときに、臍帯の結紮が緩すぎるか、あるいはそのほかの原因で臍帯の結紮部がしっかりしておらず、臍内の血液が滲出して起こる。
・結紮がきつすぎて血絡を損傷し、血液が傷口から流れ出て起こる。
・母体の熱毒が蘊積して胎内に入り、胎児が邪を受け出生後に熱毒妄動となり、迫血離経〔血が押し

寄せ抑えられず経を離れる〕して流れ出る。
・天賦の不足で母体内で病に罹ったり，早産などの原因で気虚となり血を固摂できない。
・脾腎陽虚・寒凝瘀滞で血行が所定のルートをめぐらずに起こる。
●臍突
・小児の先天性の天賦不足で臍部の発育不全，あるいは啼泣過多で力いっぱい息を止めるなどして腸管が臍中に入り込んで起こる。

弁証

●臍湿：臍帯が脱落する前後に，臍部に水液が滲出して軽度の発赤・腫脹がある。
●臍瘡：臍部に発赤・腫脹があり，軽症のものは局所に限局し，重症のものは周囲へ拡大する。さらにひどいときは糜爛して膿を生じ，あるいは悪寒・発熱を伴い，悪化すると厥陰に内陥して驚風を生じる。
●臍出血：臍帯の結紮が不適切なものは，検査で結紮が緩すぎる・きつすぎるなどの確認ができる。血液が傷口から滲出するが，出血量は多くなく，臍出血以外は患児にはたいていそのほかの証候がない。胎熱内盛で迫血妄行によるものは，臍部に血液が滲む・顔や唇が赤い・煩躁で眠れない・舌質紅・指紋が紫色などの症状を伴う。気不摂血によるものは，臍部に血液が滲む・顔色に艶がない・泣き声が微弱・唇の色が淡い，舌質淡・舌苔薄白，指紋は鮮明でないなどの症状がある。脾腎陽虚によるものは，臍部に出血がみられる・患児の顔色は石炭のような色あるいは暗紅色・体温は上がらない・不乳で啼かない・四肢厥逆・はなはだしいときは四肢が腫れて硬くなり硬直し関節が思うように屈伸できないなどの症状がある。
●臍突：臍部が半球状あるいは嚢状の突起を呈し，大小不均一で按圧すると膨出物が腹中に納まり，啼泣したり力んでもがいたりすると再び膨出する。

処方・手技

【基本穴】水分・気海・天枢
●臍湿：基本穴に三焦兪・陰陵泉を加えて瀉法を施し，20分間置針して間欠的に行針を行う。
●臍瘡：基本穴に霊台・大椎・内庭・曲池を加えて瀉法を施し，数分間行針を行ったのち抜針する。邪陥厥陰で驚風を生ずるものには，十宣穴・十二井穴・曲沢を加え，点刺して出血させ，太衝を加えて瀉法を施し，数分間行針を行ったのち，抜針する。陽陵泉・水溝・湧泉を加えて瀉法を施し，驚風の症状が寛解するまで行針を行う。
●臍帯の結紮が不適切なもの：基本穴に瀉法を施し，数分間行針を行ったのち，抜針する。
●胎熱内盛で迫血妄行：基本穴に膈兪・血海・曲池・内庭を加えて瀉法を施す。数分間行針を行ったのち抜針し，厲兌・大敦・少衝・中衝を加え，点刺して出血させる。
●気不摂血：基本穴に関元・脾兪・足三里を加えて補法を施し，20分間置針して間欠的に行針を行う。
●脾腎陽虚：基本穴に脾兪・足三里・三陰交・腎兪・命門・復溜を加えて補法を施す。30分間置針して間欠的に行針を行い，刺針後，艾炷灸あるいは棒灸を施す。
●臍突：基本穴に太衝を加えて平補平瀉法を施し，20分間置針して間欠的に行針を行う。

処方解説

水分・気海・天枢はすべて臍の周囲の腧穴で，臍部に作用し，臍部の気血を調節して祛邪除病し，臍部の病症を治療することができる。基本穴に瀉法を施しすばやく抜針すると清熱解毒作用に優れ，補法を施すと扶正作用を兼ね，灸を加えると温陽散寒できる。三焦兪は三焦の気機を疏通し利湿の作用がある。陰陵泉は醒脾利湿の作用がある。霊台・大椎・曲池・内庭はすべて清熱解毒の作用がある。十宣穴・十二井穴は清熱瀉火・開竅醒神することができる。曲沢は清心・涼営・瀉熱の作用がある。太衝は清熱と平肝熄風の作用がある。陽陵泉は筋絡を伸ばし痙攣を止めることができる。水溝・湧泉は開竅醒神の重要穴である。膈兪・血海は清熱・涼血・止血の作用がある。厲兌は陽明経および気分・血分の熱を清瀉することができる。大敦は肝火を清し血熱を瀉す。少衝・中衝は清心・涼営・瀉熱することができる。関元は下元を補益する。脾兪・足三里は，健脾益気・摂血の作用があり，灸を加えると温補脾胃の作用に優れる。三陰交は，脾腎を温補し脾胃を健やかにすることができる。腎兪・復溜・命門は，腎陽を温め真火を益す。

治療効果

本処方は，本病症に対し非常に優れた治療効果が

ある。一般的に，約7回の治療で治癒させることができる。臍突が再発するものは，本処方を用いると効果が高い。

症例1

患者：孫〇〇，男児。
初診：1979年1月15日
所見：出生後，数日間臍部から血がにじみ，止まらない。顔面紅潮，舌質紅・舌苔白，指紋は赤紫などの症状を呈し，体温は37.9℃である。
治療経過：上述の胎熱内盛で迫血妄行に対する処方で治療を1回行ったが，次の日，臍部にまだ血が滲んでいるので，さらに1回治療を行った。5日後に経過観察を行ったが，治療後，臍出血は一度も再発していなかった。

症例2

患者：宋〇〇，男児。
初診：1978年8月22日
所見：出生後すでに10日余りが経つが，臍の周囲が発赤して腫れ，発熱があり，ときおり膿が出る。泣き叫び落ち着かない・大便は乾結・体温38.2℃，指紋は沈んで紫色を呈する。臍瘡熱毒内盛である。
治療経過：上述の処方で治療を1回行ったところ，臍部の発赤・腫れはやや減り，体温も37.8℃に下がり，大便の排泄も認められた。母親にアルコール綿花で患部を拭かせて臍部を清潔に保たせ，同じ処方で毎日1回治療を行った。2回の治療で発赤・腫れと発熱はなくなり，患部も痂皮を形成し，完治した。

注釈

臍湿・臍瘡は，針灸治療と同時に，清潔な食塩水を温めて傷の表面を洗浄し，中薬や西洋薬を塗布したあと，消毒したガーゼなどで覆い感染を防ぐ。臍突が繰り返し再発し2歳までに治癒しないか，あるいは直径が2センチ以上のものは，腹壁欠損の修復手術を考慮する。

6 新生児のただれ目・目の充血

本病症は，新生児の眼瞼が腫脹し，眼瞼縁が赤くただれ，白眼が赤くなり，目やにや涙で目が塞がるものを指す。眼赤爛・目爛・胎風赤爛などとも呼ばれ，発赤を主体とするものは胎熱紅眼症とも呼ばれる。

病因病機

● 出生時に穢血が目に入るか，あるいは風熱の流行性邪気が伝染し目を侵す。
● 気血がぶつかって助長し合い，肺・心・脾・胃・肝の熱が誘発され目にぶつかり，熱が血絡を傷つけ目が赤くなり，火が眼瞼縁を蝕み糜爛し，津液が焼かれ蒸発し，涙が溢れ目やにと化す。
● 熱邪が長引き，正気が邪気に勝てず陰虧血渋〔流れが渋る〕となると，長く治癒できない。

弁証

眼瞼縁が腫れて爛れ，白眼が赤くなることを主症状とする。

● **肺脾積熱**：多くは軽症に属し，眼瞼縁の腫れと爛れ・白眼の発赤は軽い・目やにがあるが多くない・悪寒発熱はない，舌質紅・舌苔薄白，指紋は赤紫色を呈するなどの症状がある。
● **火毒攻目**：重症に属し，眼瞼が腫れて閉じられない・眼瞼縁が潰爛し幼虫が蝕んだようになる・目やにが多く黄色い・白眼が充血するか瘀血と腫脹により出血する・悪寒発熱・啼泣してあまり眠れない，舌質紅・舌苔黄膩，指紋は紫色を呈するなどの症状がある。
● **熱邪傷陰**：眼瞼縁の腫れと爛れ・白眼の発赤はひどくはないが長い間治らない。舌質紅・舌苔少あるいは無・津少。

処方・手技

● **肺脾積熱**：太陽穴・攢竹・合谷・太衝に瀉法を施す。数分間行針を行ったのち抜針し，少商・厲兌・隠白・大敦を加え，点刺して出血させる。
● **火毒攻目**：肺脾積熱の処方にさらに膈兪・血海を加えて瀉法を施す。悪寒・発熱があるものには，

さらに大椎・曲池を加えて瀉法を施す。各穴に数分間行針を行ったのち抜針し，少衝・関衝を加え，点刺して出血させる。
- ●**熱邪傷陰**：太陽穴・攅竹・合谷・太衝に平補平瀉法を施し，三陰交・太渓・復溜を加えて補法を施し，各穴に数分間行針を行ったのち抜針する。

処方解説

太陽穴・攅竹はいずれも眼区の腧穴で，清熱瀉火・活絡消滞して目赤腫爛〔目が赤く腫れ爛れる〕を治療することができる。合谷は手の陽明経の合穴，厲兌は足の陽明経の井穴で，いずれも目に作用し清熱瀉火・消腫止痛することができる。少商は肺熱を瀉す。隠白は脾熱を清す。膈兪・血海は清熱解毒・活血消瘀・涼血止血の作用がある。大椎・曲池は清熱解毒・退熱の作用がある。少衝は心火を清瀉する。関衝は三焦の熱毒を清瀉する。三陰交は，肝腎および脾胃の陰を補益することができる。太渓・復溜は腎陰を補益することができる。

治療効果

本処方は，本病症に対し非常に優れた治療効果がある。一般的に，数回の治療で治癒させることができる。

症例

患者：張○○，女児。
初診：1975年11月5日
所見：出生後4日が経つ。眼瞼の腫脹・眼瞼縁の赤い爛れ・白眼の充血・目やにはそれほど多くない，舌質紅・舌苔白，指紋は紫色を呈する。
治療経過：上述の肺脾積熱証に対する処方で1回治療を行ったところ，眼瞼の腫脹・眼瞼縁の赤い爛れ・白眼の充血は明らかに軽減した。毎日1回，さらに3回治療を行い，4日後の再診のときには，眼瞼縁がわずかに赤いほかは，そのほかの症状はすべてなくなっていた。同じ処方でさらに1回治療を加えたのち，完治した。

第2節 感染症

1 小児の麻疹（はしか）

　麻疹〔はしか〕は，麻疹ウイルスに感染して発症する呼吸器の感染症である。臨床症状は，発熱・咳嗽・鼻づまり・鼻水・涙が多い・全身に赤い発疹を呈するなどの症状を特徴とする。本病症は，西洋医学でいう麻疹と同じものである。

病因病機

- 麻毒の時邪〔気候に関係している病邪〕を口や鼻から吸入し肺脾を侵す。肺は皮毛を主り表に属することから，毒邪が肺を侵すと，早期症状は傷風感冒に似た肺衛症状を呈する。カタル期にあたる。
- 脾は肌肉と四肢を主るので，麻毒の邪が気分に入ると，発疹が全身に現れて四肢に到達し，発疹が出揃う。正気に追い払われた邪が外に出るためであり，発疹期にあたる。
- 発疹の透発後，邪は発疹とともに外に出て，熱毒も去るが，津液が傷つく。発疹が治まる回復期にあたる。

　これらは麻疹の一般的な発病の順序である。麻疹は外に透発されると順証であるが，内に伝わると逆証である。もし，正気が毒を外に排出できないか，あるいは邪盛化火で内陥すると，麻疹が外に透発されず，合併症を起こし逆証や危険な証候になる。麻毒が肺に閉じこめられると喘咳〔咳とあえぎ〕になり，熱毒がのどを攻めると喉痺になる。邪が心肝に陥ったり血分に達したりして熱毒が迫血妄行する・熱が大腸に移る・毒が陰明に結びつく・正気が邪に勝てないなどの状況があれば，内閉外脱という危険な証候が発生する。

弁証

　麻疹は，多くが春と冬に流行するが，1年中いずれの季節にも発生する。感染力はきわめて強く，6カ月以上5歳以下の幼児に多くみられる。一般的に一度感染すると，生涯再発しない。

順証〔予後の良い証候〕

- **カタル期**：発熱・軽い悪風や悪寒・鼻づまり・鼻水・くしゃみ・咳嗽・眼瞼が赤い・涙が多い・倦怠感があり眠い。発熱して2〜3日目に，口腔内の頬の内側が赤くなり，第一臼歯にあたる部分に，周囲に紅暈のある針先大の白い斑点〔コプリック斑〕がみられ，その後，口腔粘膜全体に拡大する。舌質薄白あるいはやや黄。この期間は約3日間である。
- **発疹期**：期間は約3日間。発病して第4日目に頭部・顔面部・頭皮・耳の後に発疹が起こり，翌日には，胸部・背部・腹部に拡がり，発疹期の3日目には四肢・手掌・足底にも発疹が出る。暗紅色の斑丘疹で，やや隆起していて触れることができる。発疹は相互に融合して塊を成すが，発疹の間の皮膚は正常である。発疹期の発熱は高く，40℃前後に達することもある。発疹前の1〜2日間はいったん熱が下がり，傷風感冒と誤診しやすい。この時期の患児は，元気がなくぐったりしている・泣き叫ぶ・食事を嫌がるか軽度の下痢・眠たがる・煩躁・口渇し飲みたがる・目の充血・目やにが多い・咳嗽がさらに悪化する，舌質紅・舌苔黄，脈数などの症状を現す。
- **回復期**：期間は約3日間。発疹は，この期間に発症した順にしだいに消えていき，皮膚に糠状の落屑を呈して色素沈着を伴い，元気および食欲がしだいに回復する。舌質紅・舌苔薄・少津。

逆証〔予後の悪い証候〕

　麻疹の逆証は麻疹の全過程で現れるが，最も多いのは発疹期である。

- **麻毒閉肺**：発疹は多くないか早く収まるか，あるいは密集し，色は紫を呈する。高熱が下がらない・咳をして喘ぐ・呼吸困難・鼻翼が煽動する〔呼吸困難がひどい〕・喉中が痰鳴する〔有形の痰が呼吸に応じて鳴る〕・口渇・煩躁・唇がチアノーゼ状態を呈する，舌質紅絳・舌苔黄で厚い，脈細数・指紋は紫で滞る。
- **麻毒攻喉**：咽喉腫痛・声がしわがれるか咳嗽の音

が重く犬が吠えるようである・水を飲むとすぐむせる，舌質紅・舌苔黄あるいは少，脈細数などの症状を現す。症状の重いものは，のどが詰まって呼吸困難・煩躁不安・チアノーゼなどの症状を生じる。さらに悪化すると昏迷する。
- 邪陥心肝：発疹は密集して塊をなし，全身に及び，赤紫色を呈する。高熱・煩躁・譫言・はなはだしいときは意識混濁し痙攣する，舌質紅絳あるいは芒刺・舌苔黄あるいは少，脈細数あるいは弦細数。
- 熱移大腸：便秘あるいは下痢で膿血が混じる・裏急後重〔しぶり腹〕，舌質紅・舌苔黄膩，脈滑数。
- 正不勝邪・陽気欲脱：体温が上がらないかあるいは突然下がる・額に冷や汗が出る・顔色は蒼白あるいは黒い石炭色を呈する・息切れして息ができない・四肢厥冷，舌質淡・舌苔少，脈微で途絶えそうである。

処方・手技

【基本穴】大椎・曲池・合谷
順証
- カタル期：基本穴に肺兪・列欠を加えて瀉法を施し，数分間行針を行ったのち抜針する。
- 発疹期：カタル期の処方にさらに尺沢・内庭を加えて瀉法を施す。数分間行針を行ったのち抜針し，少商・隠白・厲兌を点刺して出血させる。
- 回復期：基本穴に平補平瀉法を施し，三陰交・太渓・肺兪を加えて補法を施し，数分間行針を行ったのち抜針する。

逆証
- 麻毒閉肺：基本穴に肺兪・尺沢・定喘穴・豊隆を加えて瀉法を施し，数分間行針を行ったのち抜針する。
- 麻毒攻喉：基本穴に廉泉・天突・魚際を加えて瀉法を施す。数分間行針を行ったのち抜針し，少商を加え，点刺して出血させる。呼吸困難・チアノーゼ・昏迷のあるものには，さらに水溝・素髎・定喘穴を加えて瀉法を施し，患児が蘇生し各症状が寛解するまで行針を行う。
- 邪陥心肝：基本穴に労宮・少府・行間を加えて瀉法を施す。数分間行針を行ったのち抜針し，少衝・中衝・大敦を加え，点刺して出血させる。意識混濁のあるものには，さらに水溝・湧泉を加えて瀉法を施し，痙攣のあるものには，さらに陽陵泉を加えて瀉法を施し，患児が覚醒し痙攣が止まるまで行針を行う。
- 熱移大腸：基本穴に天枢・上巨虚を加えて瀉法を施し，数分間行針を行ったのち抜針する。
- 陽気欲脱：基本穴に補法を施し，気海・関元・足三里・命門に補法を施して棒灸を加え，神闕に艾炷灸，百会に棒灸を加える。顔色が回復し，冷や汗が止まり，四肢が温まるまで施術を行い，その後さらに弁証論治を行う。

処方解説

大椎は督脈と手足の陽経の交会穴で，瀉法を施しすばやく抜針すると，清熱・瀉火・解毒・退熱の作用があり，邪を表面に押し出す作用に優れ，補法を施し置針時間を長くして灸を加えると，各経の陽気を奮い立たせ温経救逆の作用がある。曲池は手の陽明経の合穴，合谷は手の陽明経の原穴で，陽明経は多気多血の経であるので，瀉法を施しすばやく抜針すると，気分と血分の邪熱を清瀉し邪を表面に押し出すことができる。肺兪・列欠に瀉法を施しすばやく抜針すると清肺・宣肺・透表の作用があり，肺兪に補法を施しすばやく抜針すると補益肺陰の作用がある。尺沢・少商は清瀉肺熱の作用を強めることができる。内庭・隠白・厲兌は脾胃の邪熱を清瀉することができる。回復期はすでに熱が少しずつ下がっているので，大椎・曲池に平補平瀉法を施し余熱を清瀉する。三陰交は肝腎および脾胃の陰を補益する。太渓は腎陰を補益する。定喘穴は清熱・平喘・止咳の作用がある。豊隆は清熱化痰の作用がある。廉泉・天突は咽喉頭部の腧穴で，清熱利咽・消腫止痛の作用がある。魚際は清瀉肺熱・利咽消腫の作用がある。水溝・素髎は開竅醒神の作用に優れ，呼吸機能の回復を促進することができる。労宮・少府・少衝・中衝は清心涼営・開竅醒神の作用がある。行間・大敦は清瀉肝火・平肝熄風の作用がある。湧泉も開竅醒神の作用に優れる。陽陵泉は舒筋活絡して痙攣を止める。天枢は大腸の募穴，上巨虚は大腸の下合穴で，すべて腸腑の邪熱を清瀉することができ，便秘のものは通便し，下痢のものもまた治療できる。気海・関元・神闕は補益元気・回陽固脱の作用がある。百会は昇陽益気・醒神の作用がある。足三里は脾胃を健やかにし中気を補う。命門は腎陽を温め真火を益す。

治療効果

本処方は，本病症に対し非常に優れた治療効果がある。一般的に，順証・逆証ともに，約7回の治療

で治癒することができる。

症例

患者：張〇〇，男児，5歳。
初診：1972年3月5日
所見：ここ1カ月余り，付近の村や近所で麻疹が発生し，この患児も麻疹の前駆症状が数日間続いている。この2日間，発疹がかすかにあり，邪が外に泄れず，頭痛・身熱・くしゃみ・咳嗽・目の充血・涙が多く溢れる・口渇・咽喉頭の疼痛，舌質紅・舌苔白・乏津，脈浮数などの症状を現す。
治療経過：上述の処方で治療を1回行ったところ，翌日の再診では皮疹は正常に外に透達し，さらに4回の治療で，発疹はなくなり，各症状もしだいになくなり完治した。

2 小児の風疹

風疹は発疹性の感染症で，風疹ウイルスにより発症する。中医では，冬と春の季節の変わり目に多く発生し，その発疹が小さく砂のようなので風疹と呼ばれる。麻疹〔真疹〕と鑑別するために野疹と呼ばれることもある。

病因病機

風熱の時邪〔気候に関係している病邪〕を外感し，邪毒が口や鼻から入って肺衛に鬱して肌腠に溜まり，気血がぶつかって結びつき，外に向かって皮膚で発症する。風疹は一般に，肺衛のみを傷つけ，邪が外透して，発疹が外に染み出たのち熱が下がり治癒するので，「皮膚の小疾〔ちょっとした疾患〕」とも呼ばれるが，まれに邪毒熾盛となって入気・入営の証候を現す。

弁証

潜伏期間は2～3週間である。初めは軽度の発熱があり，当日あるいは2日目までで治まる。全身に小さな薄い紅疹が生じ，1～2日間のうちに全身に分散するが，手掌や足底には少ないか生じない。2～3日で治まり色素沈着は残さない。耳後・後頭部・頸部のリンパ節が腫れることが多く，通常2～7日間続く。白血球が減少し，好中球が減る。一般的に邪鬱肺衛証が多くみられ，発熱・悪風・くしゃみ・鼻水・軽い咳嗽・精神疲労・食欲不振などの症状がある。発疹は，まず頭部・体幹部に起こり，続いて四肢に及び，むらなく分散する。非常に小さく，瘙痒感を伴う。舌質紅傾向・舌苔薄白，脈浮数。まれに邪毒熾盛証がみられ，高熱・口渇・心煩して落ち着かない・発疹は鮮紅あるいは暗紫色を呈し密集している・尿量減少して黄色い・大便乾結，舌質紅・舌苔黄できめが粗い，脈数などの症状を現す。

処方・手技

【基本穴】肺兪・列欠・大椎・曲池・合谷

基本穴に瀉法を施し，数分間行針を行ったのち抜針する。邪毒熾盛のものには，さらに内庭・少府・膈兪・血海を加えて瀉法を施す。数分間行針を行ったのち抜針し，曲沢・厲兌・少衝・中衝を加え，点刺して出血させる。

処方解説

肺兪は肺の背兪穴，列欠は手の太陰経の絡穴であり，清熱宣肺・解表透邪することができる。大椎・曲池・合谷などはすべて清熱解表・透疹祛邪の作用がある。大椎は退熱作用にも優れる。陽明経は多気多血の経であるので，足の陽明経の栄穴の内庭と井穴の厲兌は，陽明の気分および血分の邪熱を清瀉することができる。少府・少衝・曲沢・中衝は清心・涼営・瀉熱および寧神除煩することができる。膈兪・血海は清熱涼血することができ，活血化瘀の作用もある。

治療効果

本処方は，本病証に対して非常に優れた治療効果がある。一般的に，3回の治療で治癒させることができる。

症例

患者：張〇〇，男児，4歳。
初診：1976年3月6日
所見：発熱・悪風・咳嗽・鼻水がすでに2日間ある。他医から感冒の治療を受け，発熱はいったん治まった。現在は再び発熱していて，体温は38.8℃，咳嗽は軽く，サラサラした鼻水が流れ，手掌と足底に発疹はないが，顔面部や体幹部および四

肢などに小さな薄い赤色の発疹がみられ、発疹はまばらでやや皮膚から隆起し、むらなく分散している。瘙痒感があるため患児は絶えず引っ掻いている。検査では耳後と顎下リンパ節が大きく腫れ、舌質紅・舌苔薄白、脈浮数で指紋は紫で浮いていた。近頃、この村では風疹が発生していたので、上述の病歴と脈象などを考え合わせて風疹と診断した。証は邪襲肺衛である。

治療経過：上述の処方で治療を行った。翌日の再診では、体温が37.3℃で咳嗽はなくなっていた。発疹の2分の1が消えており、消えた部分も痕は残っていない。処方を変えずに治療を行ったところ、翌々日の3回目の診察では発疹は大部分が消えていた。体温も37℃で咳嗽も起きていないが、少量のサラサラした鼻水が流れるので、さらに1回治療を行った。数日後の経過観察では、発疹およびそのほかの症状はなくなり完治していた。

3 小児の水痘

水痘とは、水痘・帯状疱疹ウイルスにより引き起こされる急性感染症で、皮膚粘膜上に水疱・斑疹・丘疹を形成することを主症状とし、多くは小児にみられる。

病因病機

風熱の時邪に外感し、内に湿濁蘊鬱があると、邪が中に入り込めず肌表で発症する。多くは伝染により発病する。

弁証

水痘は冬と春に流行し、1～4歳の小児によく発生する。はじめは微熱を生じ、また高熱を伴うこともあり、頭痛・鼻づまり・鼻水・くしゃみ・咳嗽、舌苔薄白、脈浮数などの症状を現す。発熱して1日後、まず体幹部・頭部に発疹が生じて、しだいに顔面部に及び、最後は四肢に達する。発疹は体幹部に多く、顔面部や四肢は少なく、求心性に分布する。皮膚病変は、はじめ針尖大の赤い斑疹を生じ、数時間内に赤い丘疹に変わる。さらに数時間後には水疱に変わり、水疱は2～5ミリ大の楕円形を呈し、水疱はまず透き通った雫のようで、その後やや混濁して疱壁は薄く破潰されやすい。水疱を形成して3～4日後、しだいに乾燥して痂皮を形成し、赤く濁ったものはなくなる。往々にして非常に痒く、1～2週間で痂皮が脱落する。結膜・口腔粘膜上にある水疱は、破れたのち浅い潰瘍を形成する。疱疹形成の順序は一様ではなく、丘疹・水疱・痂皮があちこちに生じ、同時に存在する。全身症状は重く、熱は高く、長く続く。水痘は、引っ掻き破ることで続発性の化膿性感染を引き起こし、丹毒や敗血症などを併発することもある。また、きわめてまれに水痘脳炎・原発性水痘肺炎を併発することがある。

処方・手技

【基本穴】曲池・外関・陰陵泉・血海

基本穴に瀉法を施し、数分間行針を行ったのち抜針する。高熱があるものには大椎、頭痛があるものには風池・百会、鼻づまり・鼻水があるものには迎香、咳嗽があるものには列欠・肺兪を加え、各穴に数分間行針を行ったのち抜針する。丹毒・敗血症・水痘脳炎・原発性水痘肺炎を併発しているものには、弁証に合わせた取穴に、適切な刺針・灸法を加える。昏睡があるものには、十二井穴・水溝を加えて瀉法を施し、患児が蘇生するまで行針を行う。痙攣があるものには、太衝・陽陵泉を加えて瀉法を施し、痙攣が止むまで行針を行う。黄痰を吐くものには、豊隆を加え、数分間行針を行ったのち抜針する。喘ぎがはげしいものには、定喘穴を加え、喘息が寛解するまで行針を行う。

処方解説

曲池は営衛の気血を調和し、風熱を疏散することができる。外関は上・中・下焦の気機を疏調し化湿して、さらに風熱を疏散することができる。陰陵泉は醒脾・利湿・清熱の作用がある。血海は清熱・涼血・活血の作用があり、「血が行けば即ち風は自ら滅びる」という効用をもたらし、さらに醒脾利湿の作用もある。大椎は退熱作用に優れる。風池・百会は頭部の腧穴であるため、頭痛を治療し疏散風熱の作用もある。迎香は通竅止涕の作用がある。列欠・肺兪は清熱・粛肺・止咳の作用がある。十二井穴・水溝は開竅醒神の作用がある。太衝は清熱・平肝熄風の作用がある。陽陵泉は筋の会穴で、舒筋活絡し痙攣を止めることができる。豊隆は清化熱痰することが

できる。定喘穴は平喘作用に優れる。

治療効果

本処方は，本病症に対して非常に優れた治療効果がある。一般的に，約7回の治療で治癒させることができる。

症例

患者：張〇〇，男児，4歳。
初診：1978年3月12日
所見：まず微熱・鼻づまり・鼻水・咳嗽・頭痛・泣き叫び不安がるなどの症状があり，解熱薬を服用後，発熱はいったんなくなったが，服薬を止めた次の日に再び発熱して，体幹部に発疹がみられた。はじめは針尖大の斑疹で，その後，しだいに丘疹と水疱に変わった。水疱はキラキラした雫のようで，直径は2～5ミリあり，しだいに顔面部と四肢に拡散していった。当時まさに水痘が流行しており，上述の症状などから水痘と診断した。
治療経過：上述の処方で治療を行った。2回目の治療後，身熱はなくなったが，水疱は依然としてあった。毎日1回，計5回の治療で水疱は乾燥し痂皮を形成し，そのほかの症状もなくなり完治した。

注釈

発熱などの症状が重いものには，刺針治療と同時に，中西両医学のほかの治療方法を組み合わせるとよい。敗血症・水痘脳炎・原発性水痘肺炎を併発するものは，できるだけ早く中西両医学のほかの方法を組み合わせ，積極的に治療を行うとよい。

4　小児麻痺

小児麻痺（急性灰白髄炎）は，中国では脊髄灰白質炎，または灰髄炎とも呼ばれ，ポリオウイルスにより発症する急性感染症である。発病初期には，発熱・咳嗽・全身の筋肉の疼痛・嘔吐や下痢などの症状があり，引き続き四肢および体幹部が萎えて柔らかくなり筋肉が弛緩する。後期には筋肉が萎縮し，四肢および体幹部に奇形が生じるという特徴を有する。近年，ポリオワクチンの普及により，小児麻痺の発病率は大幅に減少した。

病因病機

風熱暑邪と流行性の悪疫の邪が口や鼻から侵入して発生する。
● 初期には邪が肺や胃に入り，肺失清粛となり，発熱・咳嗽などの感冒に類似した症状が生じ，胃失和降により嘔吐などの胃腸症状が生じ，邪毒がまわると，経絡に流注して気血の運行が失調し宗筋不利となり，それによって四肢および体幹部の疼痛，そしてしだいに麻痺症状が現れる。
● 病が長引くと，損傷が肝腎に及び，肝腎虧虚・腎血不足となり，筋・骨・脈が栄養を失い，萎える・半身不随・筋肉萎縮などの後遺症が起きる。

このほか，邪毒が心肝を貫き，閉塞肺絡・痰阻舌根などになれば，重篤な変証〔軽症から重症に変わる証候の変化〕になるので注意が必要である。

弁証

本症は，夏と秋に流行するという特徴があり，潜伏期は一般的に5～14日間で，6カ月～5歳の小児に多くみられ，なかでも6カ月～2歳までのものが最も多い。学齢前の児童および成人にも発生し，多くは本症の早期患者と接触歴がある。
● **邪鬱肺胃**：初期の多くは邪鬱肺胃証を現し，発熱・発汗・咳嗽・鼻水・のどの発赤と痛み・全身の不快感・頭痛・嘔吐・腹痛・下痢あるいは便秘・元気がない・煩躁不安，舌苔は多く淡黄で膩などの症状を現す。1～4日後，症状はすべてなくなる。
● **邪注経絡**：一般的に，肺胃症状がなくなってから3～4日で邪注経絡証が現れ，発熱が再発し，全身の不快感・四肢の筋肉の疼痛・体の向きをうまくかえられない・泣き叫ぶなどの症状に続いて半身不随が現れる。不随部分は一定でなく，顔面神経麻痺による口眼歪斜や，腹筋の麻痺による泣き叫んだときの腹部の顕著な膨隆がみられる。もし病が膀胱に及ぶと，排尿障害や失禁が現れる。下肢の麻痺は最も多くみられ，片側に生じるものもあれば両側に生じるものもあり，舌苔は多く黄膩がみられる。軽症のものは1～2週間で回復し始め，1～3カ月で完治する。重症のものはゆっくりと回復するが，ひどいものは回復することなく身体障害を残す。
● **邪突心肝で意識混濁を伴う**：邪注経絡では邪毒が

心肝を貫き，高熱・昏迷・痙攣の症状を伴う。
- **邪閉肺絡**：邪閉肺絡になると，呼吸のリズムが不規則かつ微弱になり，西洋医学でいう呼吸筋麻痺，ひどい場合は呼吸不全になる。
- **気虚血瘀**：痰阻舌根になると，嚥下困難・水を飲んでもすぐむせる・痰液が鼻孔から流出する・声がかすれる・発音が鮮明でない・重い鼻声で話す・軟口蓋が下垂する・口蓋垂が健側へ偏る・咽頭反射が消失するなど，西洋医学でいう舌や咽喉頭の筋麻痺の症状を現す。
- **肝腎虧損**：罹病期間がさらに長いものは，肝腎虧損となり，筋肉の顕著な萎縮あるいは体幹各部に奇形を起こし，関節や脊柱がゆがんだり突出したりし，脈沈細の症状を現す。陰虚傾向のあるものは，舌質紅・苔少，脈細数などの症状を現す。陽虚傾向のあるものは畏寒・肢冷などの症状を現す。

処方・手技

【基本穴】大椎・曲池・足三里
- **邪鬱肺胃**：基本穴に肺兪・列欠・中脘・内関を加えて瀉法を施し，数分間行針を行ったのち抜針する。
- **邪注経絡**：顔面神経麻痺のあるものには顔面部の腧穴および合谷など，腹部に麻痺のあるものには腹部の腧穴，病が膀胱に及ぶものには膀胱兪・中極，下肢に麻痺のあるものには環跳・伏兎・梁丘・陽陵泉から陰陵泉の透刺・条口から承山の透刺・解渓などを加える。一般に，患側を取穴し，各穴に瀉法を施し，数分間行針を行ったのち抜針する。
- **邪突心肝で意識混濁を伴う**：基本穴に少府・労宮を加えて瀉法を施す。数分間行針を行ったのち抜針し，少衝・中衝を加え，点刺して出血させる。また水溝・湧泉に瀉法を施し，蘇生するまで行針を行う。痙攣があるものには，さらに太衝・陽陵泉を加えて瀉法を施し，患児の痙攣が寛解するまで行針を行う。
- **邪閉肺絡**：基本穴に肺兪・水溝・素髎を加えて平補平瀉法を施し，呼吸がほぼ正常になるまで行針を行う。
- **半身不随で気虚血瘀**：麻痺部位の違いにより上述の邪注経絡に対する処方から選穴することができる。また，各穴に平補平瀉法を施し，血海・膈兪を加えて瀉法を施し，気海・関元・足三里を加えて補法を施し，各穴に20分間置針して間欠的に行針を行う。
- **半身不随で肝腎虧損**：基本穴に平補平瀉法を施し，さらに肝兪・三陰交・腎兪・復溜・太渓を加える。精気精血不足で虚熱・虚寒のないものは，各穴に20分間置針して間欠的に行針を行う。陰虚傾向のものには，各穴に数分間行針を行ったのち抜針する。陽虚傾向のものには，各穴に30分間置針して間欠的に行針を行い，刺針後，艾炷灸あるいは棒灸を施す。

処方解説

大椎は督脈と手足の陽経の交会穴で，瀉法あるいは平補平瀉法を施しすばやく抜針すると，各経および全身の気血を疎通することができ，全身各部の麻痺の回復に有効である。すばやく抜針すると，清熱・瀉火・退熱の作用を兼ね，表証のものは解表することができる。陽明経は多気多血の経であり，曲池は手の陽明経の合穴，足三里は足の陽明経の合穴であるので，これらはすべて全身の気血を調和する作用があり，全身各部の麻痺の回復を助ける。また瀉法を施してすばやく抜針すると清熱作用を兼ねる。曲池は退熱作用に非常に優れ，表証のものは解表することができる。足三里は，瀉法を施すと醒脾化湿の作用があり，補法を施し置針時間を長くすると脾胃を健やかにし気血を生化する。また補法を施し灸を加えると温陽の効果を兼ね，補法を施しすばやく抜針すると脾胃の陰を補益することができる。肺兪・列欠は，調理肺気・清瀉肺熱・宣肺止咳の作用があり，一定の解表作用もある。中脘は和胃消滞・醒脾運湿・清瀉胃熱の作用がある。内関は和胃降逆・止嘔・寧心安神・除煩の作用がある。顔面部の腧穴は，顔面部の経気を疎通し，顔面神経麻痺を治療することができる。「面口は合谷に収まる」といわれるように，合谷は顔面神経麻痺などの顔面部の病症に有効である。腹部の各穴は腹部の経気を疎通し，腹部の麻痺を治療することができる。膀胱兪・中極は膀胱の兪募穴で，膀胱の気機を調節し，膀胱の機能を回復することができる。環跳・伏兎・梁丘・条口から承山の透刺・解渓などは通経活絡・祛邪の作用があり，下肢の麻痺を治療することができる。少府・労宮・少衝・中衝は清心開竅することができる。太衝は清熱・平肝・熄風の作用がある。陽陵泉は舒筋活絡して痙攣を止める。肺兪・水溝・素髎を組み合わせると開竅醒神することができ，肺の呼吸機能の回復を助けることができ，呼吸器不全にも効果が

ある。廉泉・天突は咽喉部の腧穴で，舌・咽喉の機能を回復できる。手の少陰経の絡穴の通里および足の少陰経の井穴の湧泉は，咽喉および舌絡を疏通し，舌・咽喉の筋機能の回復を助けることができる。豊隆は清熱化痰することができ，咽喉は肺胃の門戸であり，足の陽明経は咽喉をめぐるので，足の陽明の絡穴の豊隆はこの部位に作用しやすく，舌・咽喉の筋の正常な機能を回復することができる。気海・関元は補益元気の作用がある。肝兪は補法を施し，置針時間を長くするか灸を加えると肝血を補い，すばやく抜針すると補益肝陰の作用がある。三陰交は肝腎の精血を補益し，脾胃を健やかにすることができ，灸を加えると温腎壮陽の作用があり，すばやく抜針すると肝腎および脾胃の陰を補益する作用がある。腎兪・復溜・太渓は腎気・腎精を補益し，灸を加えると温腎壮陽の作用があり，すばやく抜針すると腎陰を補益する作用がある。

治療効果

本処方は，本病症に対して優れた治療効果がある。初期のものは約30回の治療で治癒させることができる。罹病期間が半年以上のものは，100回余りの治療で治癒あるいは顕著に好転させることができる。

症例

患者：李○○，女児，3歳。
初診：1981年8月6日
所見：体質がもともと弱い。ここ数カ月余り，近所でポリオが発生している。1カ月前から，発熱ののち突然両足が萎えて柔らかくなり起立できない。村の病院でポリオと診断され，服薬したが効果がみられない。体は痩せて弱く，舌体痩小・舌質紅・舌苔少，脈細やや数などの症状を現す。精血不足で筋骨が濡養できていない。
治療経過：上述の処方で治療を5回行ったところ，下肢がやや動くようになった。10回目の治療後，下肢は飛躍的に動くようになり，20回余りの治療ではすでに起立できるようになった。環跳・足三里・伏兎・解渓を加え補法を施し，さらに10回余りの治療を行った結果，早足で歩けるようになった。1年後の経過観察ではすでに走れるようになったが，左足に軽度の内反障害が残った。

5　日本脳炎

中国では，流行性B型脳炎（略してB脳）と呼ばれる。日本脳炎ウイルスによって引き起こされる感染症で，蚊によって媒介され，顕著な季節性を示し7～9月に多く発生する。小児に多くみられ，臨床上では高熱・煩躁・嗜眠・頭痛・驚厥〔痙攣〕・昏迷などを特徴とし，小児暑温〔急性熱病〕に属する。

病因病機

小児の正気が虚弱なところに，暑邪の疫毒が侵襲して起きる。本症は一般的に衛・気・営・血の順序で伝変するが，暑熱の疫毒の邪は，最も化火・生風・生痰しやすく，伝変も早いため，多くの患児で，発病するとすぐに気分証候が現れたり，衛分と気分に同時に存在するものもみられ，気営両燔や熱陥心営も現れる。正気が邪に勝てないときは突然に内閉外脱を起こしやすい。熱邪は傷気・傷陰するので，回復期には多く気陰両傷・真陰虧損・精血虧耗がみられる。風痰が留まって絡を塞ぐと，痴呆・失語症・半身不随などになりやすい。長く治らないと，臓腑経絡の機能が回復しにくくなり後遺症を残す。

弁証

本症の発病のピークは7・8・9月の3カ月間で，蚊の多い地区の発病率が比較的高い。

- ●**邪在衛気**：突然の発熱・年齢が比較的高い患児は頭痛や後頸部のこわばりを訴える・軽い悪風・熱いだけで寒くない・全身の灼熱感・無汗あるいは少汗・口渇・悪心嘔吐・腹脹・便秘・嗜眠・煩躁不安，舌質紅・舌苔薄白あるいは黄厚できめが粗い，脈浮数あるいは滑数。
- ●**邪在気営**：高熱が持続する・口渇して水を飲む・大便は便秘の場合が多い・尿量減少して黄色い・狂躁〔精神異常〕不安・譫言・後頸部のこわばり・四肢の痙攣・昏睡・ひどいとのどで痰がゴロゴロいう，舌質紅絳・舌苔黄できめが粗いあるいは灰黄で尖刺がある，脈洪数あるいは弦大。
- ●**邪在営血**：熱は上下し，朝軽く夕方重くとりわけ夜間がひどい。顔色は暗灰色を呈する・意識がぼんやりする・両目が上を向くかあるいは瞳孔に顕

著な反応がない・顎関緊急・後頸部のこわばり・四肢の痙攣・胸腹部の灼熱感・衄血〔鼻血〕・皮膚の発疹・二便失禁・手足の先の厥冷・唇が紫色を呈し乾燥する・舌質紫絳で乾ききるかあるいは光滑で少津かあるいは豚の肝臓のような色になる。はなはだしいときは舌が巻いて縮まり硬直する。脈沈伏細数。

●正不敵邪で内閉外脱：高熱が持続し意識混濁や痙攣などの症状を起こすほか，同時に呼吸が突然浅く弱く不規則になる。顔面蒼白・四肢厥冷・唇の色は暗い，舌質絳，脈沈伏あるいは細微で途絶えそう，嘔吐・血便。はなはだしいときは腹が太鼓のように膨れ，放屁できないなどの危証になる。

●久熱傷陰：潮熱・顔面紅潮・口が乾いて飲みたがる・心煩して落ち着かない・尿量減少して黄色い，舌質紅あるいは棘がある・舌苔少あるいは無，脈細弱あるいは細数。

●気陽衰微：身熱が高かったり低かったりする・汗が出て温まらない・元気がない・顔色㿠白・小便が澄んでいる・薄い泥状便，舌体胖嫩・舌質淡・舌苔薄白，脈細弱。

●痰蒙清竅：意識がはっきりしない・失語・嚥下困難・耳が聞こえない・痴呆・のどで痰が鳴る，舌苔厚膩。

●痰化内擾：騒擾不安・大声で泣き叫ぶ，舌質紅絳・舌苔黄膩。

●内風擾動：病後に肢体が強直性麻痺になるか，ブルブル震えて手足が蠕動するか，あるいは体が痩せ筋肉が萎縮する。精血虧虚によるものは，舌質淡・舌苔白，脈沈細，陰虚風動によるものは，虚煩して落ち着かない・潮熱・盗汗，舌質紅・舌苔少，脈弦細数などの症状を現す。

処方・手技

【基本穴】風府・風池・百会・大椎

●邪在衛気：基本穴に曲池・合谷・内庭を加え，腹脹・便秘のあるものにはさらに天枢・上巨虚を加え，悪心・嘔吐がはげしいものにはさらに足三里・内関を加え，各穴に瀉法を施す。数分間行針を行ったのち抜針し，厲兌・商陽を加え，点刺して出血させる。

●邪在気営：邪在衛気に対する処方をもとに，さらに少府・労宮・太衝を加えて瀉法を施し，痰が多いものには，さらに豊隆を加えて瀉法を施す。数分間行針を行ったのち抜針し，曲沢・十宣穴・十二井穴を加え，点刺して出血させる。痙攣のあるものには，さらに陽陵泉を加えて瀉法を施し，意識混濁のあるものには水溝・湧泉を加えて瀉法を施し，痙攣・意識混濁がなくなるまで行針を行う。

●邪在営血：邪在気営に対する処方をもとに，さらに膈兪・血海を加えて瀉法，三陰交・太渓を加えて補法を施し，数分間行針を行ったのち抜針する。

●正不敵邪で内閉外脱：邪在気営に対する処方をもとに，さらに気海・関元に補法を施し棒灸を加え，神闕に艾炷灸を施し，嘔吐・血便・腹脹・放屁できないなどの症状があるものには，さらに足三里・天枢・上巨虚を加えて瀉法を施し，患児が蘇生し痙攣がなくなり，顔色や呼吸が回復し，四肢が温かくなり，各症状が寛解するまで行針を行う。

●久熱傷陰：基本穴に平補平瀉法を施し，さらに腎兪・三陰交・復溜・太渓を加えて補法を施し，数分間行針を行ったのち抜針する。

●気陽衰微：基本穴に補法を施し，さらに気海・関元・脾兪・足三里・腎兪・命門・復溜を加えて補法を施す。各穴に30分間置針して間欠的に行針を行い，刺針後，艾炷灸あるいは棒灸を施す。

●痰蒙清竅：基本穴に中脘・豊隆・水溝・湧泉を加える。失語のあるものには，さらに瘂門・廉泉・通里を加える。嚥下困難のあるものには，廉泉・天突を加える。耳が聞こえないものには，耳門・聴会・翳風を加える。各穴に瀉法を施し，20分間置針して間欠的に行針を行う。

●痰化内擾：各穴に数分間行針を行ったのち抜針する。さらに太衝・侠渓・少府を加えて瀉法を施し，数分間行針を行ったのち抜針し，大敦・少衝・中衝を加え，点刺して出血させる。もし，痰蒙清竅あるいは痰化内擾で，上述の各症状が現れ，また久熱傷陰や気陽衰微や内風擾動などの証を伴えば，上述の処方をもとに，さらに上述の久熱傷陰や気陽衰微に対する処方を加えることができる。

●内風擾動：基本穴に平補平瀉法を施し，太衝に平補平瀉法を施し，肝兪・腎兪・三陰交・復溜・太渓に補法を施す。精血虧虚によるものには，各穴に20分間置針して間欠的に行針を行う。陰虚風動によるものには，各穴に数分間行針を行ったのち抜針する。

初診：1993年8月21日

所見：日本脳炎に罹りすでに20日余りが経つ。はじめは，高熱・意識混濁・痙攣が繰り返し起こり，地元の地域病院で治療を受けたのち，意識もしだいに回復し，痙攣も再発していない。しかし，依然として不規則な発熱があり，高いときは38.1℃に達し，失語・ときどき顔面が紅潮して熱くなる・イライラして不安・ときおり他人を引っ掻いたり咬んだりする・たまにおびえて警戒する・口が乾いて水を飲みたがる・尿量減少して黄色い，舌質紅・舌苔少，脈細数などの症状がある。証は余熱傷陰である。

治療経過：上述の処方で1回治療を行ったが，効果はみられなかった。2回目の治療後，体温が37.5℃に下がり，イライラする・おびえて警戒するなどの症状がやや好転した。5回目の治療で，体温は37.1℃になり，イライラする・おびえて警戒する・他人を引っ掻いたり咬んだりするなどの症状もなくなった。小便も澄んだ色に変わり，脈も数でなくなった。毎日1回の治療を行ったところ，20回余りで話すこともしだいに正常になり，そのほかの症状もなくなり完治した。5年後，父親が言うには，治療後，患児はずっと正常であるということであった。

注釈

本病症は重篤な疾患で，針灸治療と同時に，中西両医学のほかの方法を組み合わせ治療するべきである。特に，高熱や昏迷などの命に関わる症状があるときには，できる限り中西両医学のほかの方法を組み合わせ救命処置をとるべきである。

処方解説

百会・風府・風池は，頭部の腧穴で脳の近くに位置し，大椎は諸陽経と督脈の交会穴で，また督脈は脳に絡すので，これらはすべて脳に作用し脳の疾患に対し有効である。大椎は退熱の作用がある。基本穴に，瀉法あるいは平補平瀉法を施しすばやく抜針すると清熱瀉火することができ，補法を施し置針時間を長くし灸を加えると補益陽気の作用がある。陽明経は多気多血の経であり，陽明経の合穴である曲池，原穴である合谷，井穴である商陽および足の陽明経の榮穴である内庭，井穴である厲兌を取穴すると，陽明の気分の邪熱を清瀉することができる。曲池・合谷は解表作用もあり，衛分の邪を袪除して邪を導いて表から追い出すことができる。天枢・上巨虚は胃腸の機能を調節し，腑熱を冷まして大便を通す作用に優れる。足三里・内関は清熱和胃・降逆止嘔の作用がある。少府・労宮・曲沢は心営の邪熱を清瀉する。太衝は清瀉肝熱・平肝熄風の作用がある。豊隆は清熱・化痰・降濁の作用がある。十宣穴・十二井穴は清熱瀉火・開竅醒神の作用がある。陽陵泉は舒筋活絡し痙攣を止める。水溝・湧泉は開竅醒神の作用にも優れる。膈兪・血海は活血化瘀・清熱涼血の作用がある。三陰交は，補法を施しすばやく抜針すると肝腎および脾胃の陰を補益し，補法を施し置針時間を長くすると，肝腎の精血を補益し脾胃を健やかにすることができる。太渓は，補法を施しすばやく抜針すると腎陰を補益し，置針時間を長くすると腎気と腎精を補益する。気海・関元・神闕は，補益元気・回陽固脱の作用がある。肝兪は補法を施し置針時間を長くすると肝血を補い，補法を施しすばやく抜針すると肝陰を補益する。腎兪・復溜は補法を施し，置針時間を長くすると腎気と腎精を補益し，すばやく抜針すると腎陰を補う作用に優れる。

治療効果

本処方は，本病症に対して優れた治療効果がある。中薬よりも効果が早い。とりわけ後遺症に対しては治療効果が顕著で，中薬・西洋薬よりも優れた効果がある。

症例

患者：李〇〇，女児，5歳。

6 小児の百日咳

百日咳は，中医では頓咳と呼ばれる。グラム陰性桿菌である百日咳菌（Bordetella pertussis）の感染によって発症する感染症で，四季を通じて発症するが，冬と春に多い。おもに咳嗽時に飛沫感染し，初期は上気道感染，続いて発作性痙攣性の咳嗽が発生し，咳をしたあとに鶏が鳴くような深い吸気性の音がしたり，あるいは嘔吐を伴うといった特徴がある。

病因病機

小児の肺気が弱く，保養と看護が適切でなく，流行性の風邪が口や鼻から侵襲して起こる。初期は肺衛表証がみられる。続いて邪が鬱して化熱し，痰熱互結となり気道を阻み，肺が清粛を失い気逆上衝して突然咳嗽が起こる。この咳嗽によって，痰が気の上昇に従って咳とともに排出され気道が通暢するため，一時的に症状が寛解する。長引くと他臓にも損傷が及び，胃を侵し胃失和降となったものは嘔吐がみられ，大腸と腎および膀胱に及ぶものは二便失禁がみられる。気逆痙咳〔発作性痙攣性の咳嗽〕や熱傷肺絡になると喀血などが現れる。痰熱蘊阻や肺気閉鬱では肺炎性の咳嗽になり，痰熱が心包に蒙閉したり擾動肝風になると昏迷や痙攣などの変証を引き起こす。

弁証

百日咳は5歳以下の小児に多くみられ，年齢が低いほど病状が重く，発症の期間は2～3カ月以上である。

- ●初咳期：咳嗽のほか，くしゃみ・鼻水あるいは発熱などの傷風感冒の症状があり，2, 3日後に咳がしだいにはげしくなる。流行性の疫邪が風寒を挟み侵襲するものは，痰が稀薄で量はそれほど多くない，舌苔薄白，脈浮緊などの症状を現す。風熱証に属するものは，痰がねばつき喀出しにくい・咽喉腫痛，舌苔薄黄，脈浮数などの症状を現す。初咳期は約1週間である。
- ●痙咳期：一般に発病の第3週目から起こり，2～6週間続く。発作性の咳嗽がみられ，昼間は軽く夜になると悪化する。咳は続けざまに起こり，連続して10回に及ぶこともある。咳の終わりには鶏の鳴き声のような深い吸気音を伴い，痰涎や食べものを吐くと咳が一時的に止まり，すぐに再び発作を起こす。痙咳の回数は，軽症のもので毎日数回，重症のもので毎日数十回に及ぶ。咳をするときには涙や鼻水が流れ，背中や腰を丸め，額に汗をかき，顔や目が赤くなり，ひどいときには両目から出血したり，あるいは鼻血を出したり，痰中に血が混じったりする。胸脇疼痛・上眼瞼が腫れる，舌質紅・舌苔黄膩，脈滑数などの症状を現す。乳幼児や，典型的な痙咳がないもの，あるいは鶏の鳴き声のような吸気音を発するものは，咳嗽でよく息が詰まり，窒息して口の周りが紫になることがある。ひどいときは失禁・擾動風生による痙攣などの症状を起こす。痙咳期に痰熱壅盛や肺気閉鬱になれば，熱が上昇する・咳嗽が悪化する・喘いで鼻をピクピクする〔呼吸困難〕・唇のチアノーゼなどの症状を現す。痰蒙心包や擾動肝風によるものは，高熱で意識が混濁する・痙攣などの症状を現す。
- ●回復期：痙咳が寛解し始め回数が減少する。肺陰虧損のものは，空咳・手足心熱・煩熱・盗汗，舌質紅・舌苔薄できれいあるいは光剥無苔で乏津，脈細あるいは細数などの症状を現す。肺脾気虚のものは，顔色に艶がない・咳の音がはっきりせず無力・咳をすると汗をかく・痰は薄く白色・元気がない・食欲不振，舌質淡・舌苔薄白，脈細弱などの症状を現す。

処方・手技

【基本穴】肺兪・太淵・豊隆
- ●初咳期：基本穴に風門・列欠・大椎・合谷を加えて瀉法を施す。風寒傾向のあるものには，30分間置針して間欠的に行針を行い，刺針後，艾炷灸あるいは棒灸を施す。風熱傾向のあるものには，各穴に数分間行針を行ったのち抜針する。
- ●痙咳期：基本穴に大椎・天突・中府・尺沢・中脘・足三里・内関を加え，両目がひどく赤いか出血し，胸脇疼痛がみられるものには太衝を加え，痰中に血が混じるものには孔最・膈兪を加える。各穴に瀉法を施し，数分間行針を行ったのち抜針し，少商・厲兌を加え，点刺して出血させる。小児の咳嗽で息が詰まり窒息するもの・肺気閉阻によるものは，さらに定喘穴に瀉法を施し，各症状が寛解するまで行針を行う。意識混濁するものには，さらに十宣穴・十二井穴を加え，点刺して出血させ，水溝を加えて瀉法を施し，素髎を加え蘇生するまで行針を行う。痙攣するものには，陽陵泉を加えて瀉法を加え，痙攣がなくなるまで行針を行う。
- ●回復期：肺陰虧損のものには豊隆に平補平瀉法，そのほかの基本穴に補法を施し，中府・三陰交・太渓を加えて補法を施し，各穴に数分間行針を行ったのち抜針する。肺脾気虚によるものには豊隆に平補平瀉法，そのほかの基本穴に補法を施し，肺兪・中府・脾兪・足三里を加えて補法を施し，20分間置針して間欠的に行針を行う。

処方解説

　肺兪は肺の背兪穴，太淵は手の太陰経の原穴で，ともに調理肺気・止咳平喘の作用があり，置針時間を長くし灸を加えると温散肺寒の作用があり，すばやく抜針すると肺熱を冷ますことができる。また，補法を施しすばやく抜針すると肺陰を補益し虚熱を冷まし，補法を施し置針時間を長くし灸を加えると補益肺気の作用がある。豊隆は化痰の重要穴で，すばやく抜針すると清熱化痰の作用がある。風門・列欠・大椎・合谷は，すべて祛風解表の作用があり，風門・列欠は，さらに肺気を調節し咳嗽を止め，置針時間を長くし灸を加えると温陽散寒の作用を兼ね，すばやく抜針すると清熱作用を兼ねる。大椎は清熱退熱作用を強める。天突・中府・尺沢・少商は，調理肺気・清肺止咳の作用を強め，中府に補法を施しすばやく抜針すると肺陰を補い，補法を施し置針時間を長くし灸を加えると肺気を補う作用がある。中脘・内関・足三里は和胃降逆・止嘔の作用がある。太衝は清瀉肝火・疏肝理気することができる。孔最は清瀉肺熱・止咳止血の作用がある。膈兪は清熱・涼血・止血の作用がある。厲兌は清瀉胃熱の作用がある。定喘穴は平喘作用に優れる。十宣穴・十二井穴は清熱瀉火・開竅醒神の作用がある。水溝・素髎は開竅醒神の作用があり，さらに肺機能を調整・回復させ，窒息を改善する作用がある。陽陵泉は，舒筋活絡し痙攣を止める作用がある。三陰交は，肝腎の陰を補益し脾胃を健やかにする。太渓は補益腎陰することができる。脾兪・足三里は，脾胃を健やかにし中気を補うことができる。

治療効果

　本処方は，本病症に対し非常に優れた治療効果がある。一般的に，約10回の治療で治癒させることができる。

症例

患者：張○○，男児，6歳。
初診：1977年4月11日
所見：ここ2カ月間，百日咳が流行し，患児の兄が百日咳に罹り治癒して1カ月余りになる。患児は20日余り前から，まず微熱・鼻水・咳嗽がみられ，その後，発熱・鼻水は止んだが，咳嗽は減らず夜間にはげしく起こる。1週間後に発作性痙攣性の咳嗽に変わり，毎回連続して数10回咳嗽が起こり，多くは呼気に集中して起こる。痙咳のときは，首を伸ばし頭を上げ，両手は拳を握り肘を曲げ，口を開いて舌を出し，顔と目が赤く，涙と鼻水は粘ついた痰と混じって流れ，これによって突然深呼吸すると鶏の鳴き声のような吸気音を発し，咳が続いたのちネバネバした痰液と胃の内容物を吐き出すこともある。このような発作性痙攣性の咳嗽は，はじめのうちは毎日10回余りだったが，1週間ほどで毎日数10回に達した。肺部の聴診では，固定性ではないラ音が散在する。ここ2日間は痰液が粘つき，口渇があって水を飲みたがり，舌質紅・舌苔黄で乏津，脈滑やや数である。百日咳と診断，証は痰熱恋肺である。
治療経過：上述の処方で1回治療を行った結果，痙咳の回数は顕著に減少した。3回目の治療後，痙咳は基本的になくなった。処方を変えずにさらに5回の治療を行ったところ，咳とすべての症状は再発せずに完治した。

7　夏季熱

　夏季熱は，小児特有の病症で，多くは3歳以下に発症する。発症季節が定まっており，すべて夏季に発症する。長期の発熱・口渇・多飲・多尿・無汗といった特徴がある。

病因病機

- 患児の栄養が少ないか病後失調で気陰不足になり，夏に入ってから暑気を感受すると暑熱傷津・傷気となるので，肺胃気陰両傷証が現れやすい。
- 病症が長引くか患児がもともと脾胃虚弱で，暑湿を感受し，中気不足・中陽失展となり，暑湿傷脾証が現れる。
- 長く病気に罹り，気陰虧極になると，病は必ず腎に及び，陰から陽に及び，熱邪が上に昇りすぎ，下では元陽が虚すという上盛下虚証が現れる。
- 患児がもともと陰虧で，長い間病に罹り，邪が陰分に入り，陰虧火旺となり，陰虚内熱証が現れる。

弁証

　本症は盛夏に発生し，しだいに発熱してそれが持続する。体温は常に38〜40℃あり，一般的に午後高くなり，朝方低くなる。暑ければ暑いほど体温も上がり，涼しくなると体温もそれにつれて下がる。罹病期間は一般的に2〜3カ月で，ひどい場合はさらに長くなるが，秋になり涼しくなると多くは自然に治癒する。初期は口渇があまり顕著でなく，病が長引き体温が上がれば上がるほど口が渇き，一昼夜を通して水を4L余りも飲み，ひどい場合にはさらに多くなる。飲む水が多いほど小便の回数も多くなり，一昼夜で数10回にも及ぶ。本症はほとんどがあまり汗をかかず，まったくかかないものもある。

- **暑傷肺胃**：発熱が持続し，午後に高くなり，暑くなれば暑くなるほど体温も上がる。口渇・多飲・無汗あるいは少汗・小便は回数も量も多くて澄んでいるか薄い黄色・煩躁して落ち着きがない・口や唇が乾く，舌質紅・舌苔薄膩あるいは薄黄，脈数。
- **暑湿傷脾**：顔色蒼黄〔蝋人形のよう〕・発熱したりしなかったりする・口渇があって水を飲みたがる・倦怠感・力が出ない・食欲不振・大便不調・尿量が多く澄んでいる・手足の先端がやや冷える，舌質淡潤・舌苔薄膩，脈濡数。
- **上盛下虚**：身熱が下がらず，朝にひどく晩に治まる。額が焼けるように乾き無汗・口渇・多飲・顔面蒼白・精神不振・虚煩して落ち着かない・食欲不振・小便は澄んでいて続けざまに何回もある・薄い泥状便・下肢が冷える，舌質淡・舌苔黄，脈沈数で無力。
- **熱入陰分**：顔が痩せて黄色い・イライラして疲れる・夕方に熱が上がり朝方に下がる・手足心熱・灼熱感・無汗・口渇・多飲・小便は淡い黄色で続けざまに何回もある，舌質紅絳・舌苔少あるいは無，脈沈細数。

処方・手技

【基本穴】 大椎・曲池・合谷・内庭

- **暑傷肺胃**：基本穴に瀉法を施し，肺兪・胃兪・足三里を加えて補法を施し，魚際を加えて平補平瀉法を施す。数分間行針を行ったのち抜針し，少商・厲兌を加え，点刺して出血させる。
- **暑湿傷脾**：基本穴に瀉法を施し，数分間行針を行ったのち抜針する。陰陵泉に平補平瀉法を施し，脾兪・足三里に補法を施し，20分間置針して間欠的に行針を行う。
- **上盛下虚**：基本穴に瀉法を施し，数分間行針を行ったのち抜針する。さらに関元・腎兪・復溜・命門に補法を施し，20分間置針して間欠的に行針を行い，刺針後，艾炷灸あるいは棒灸を施す。
- **熱入陰分**：基本穴に平補平瀉法を施し，太渓・三陰交に補法を施し，膈兪・外関から内関への透刺を加えて瀉法を施し，各穴に数分間行針を行ったのち抜針する。

処方解説

　大椎は諸陽の会で，清熱・祛暑・退熱の作用に優れる。暑熱侵襲は多く陽明を侵すが，陽明経は多気多血の経で，手の陽明経の合穴である曲池，原穴である合谷，および足の陽明経の栄穴である内庭は清熱祛暑の作用があり，気分および血分の邪熱を冷まし，退熱の作用に優れる。肺兪・魚際・少商は清瀉肺熱の作用があり，肺兪に補法を施しすばやく抜針すると補益肺陰の作用がある。胃兪・足三里は胃の津気を補益する。厲兌は清瀉胃熱の作用もある。陰陵泉は醒脾利湿することができる。脾兪は脾の運化機能を健やかにし化湿する。関元は下焦の元気を補益する。腎兪・復溜は腎気を補い，腎陽を盛んにする。命門は腎陽を温め真火を益す。血は陰に属し，陰分伏邪〔体内に伏蔵されている邪〕と血は関係があるので，血の会穴である膈兪は清熱涼血し，伏邪を除くことができる。太渓・三陰交は益陰して虚熱を除くことができる。外関は手の少陽三焦経の絡穴で，陽維脈と連絡し，上・中・下焦および表裏内外の気機を疏通して邪を表へ引き出すので，これを取穴すると疏鬱・透熱の作用がある。大椎・曲池・合谷は，外関が宣陽して邪を外に透達させる作用を助けることができる。内関は厥陰経の経気を奮い立たせ，伏熱を裏から表へ移す。

治療効果

　本処方は，本病症に対し非常に優れた治療効果がある。一般的に，約10回余りの治療で治癒させることができる。

症例

患者：張○○，男児，4歳。
初診：1978年7月19日

所見：昨年，一昨年ともに6月中旬から発病し始め，9月中旬には自然に治癒した。今年も6月中旬に発病し，症状は例年と同様である。発熱はしだいに高まり軽いときと重いときがあり，持続して下がらず，体温は38〜39.2℃であることが多く，朝方は低く午後にひどくなる。口渇して水を飲み，量は普段のおよそ20倍余りで，小便の回数も増え，一昼夜で数10回もある。西洋薬を服用するとすべての症状は軽減するが薬を止めると再び悪化する。食事量の減少・体がしだいに痩せる・精神的にぐったりする・皮膚の乾燥・無汗・手足心熱・煩躁不安，舌質紅・舌苔少，脈細数で無力である。夏季熱であり，証は熱入陰分であると診断した。

治療経過：上述の処方で治療を3回行ったところ，午後の体温は37.8℃まで下がり，飲水と小便の回数が顕著に減少し，精神も回復してきた。10回目の治療後，最高体温は37.4℃になり，飲水と小便の回数も正常に近づき，飲食量も増え，ほかの症状も顕著に好転した。毎日1回治療を行い，15回目の治療後には，体温も正常に戻り，飲食量も増大し，すべての症状がなくなり完治した。

第3節 小児科常見病症および雑病

1 吐乳

本病症は，おもに乳汁を口から吐き出すものを指す。

病因病機

- 哺乳過多から脾胃が受傷し，宿乳〔乳積：消化不良の乳汁のこと〕が中焦に阻滞して，胃気が上逆して起こる。
- 不適切な育児・沐浴後風に当たるなどから，風・火・暑・湿・燥・寒が胃腸に入り，気機が乱れ，胃気が上逆する。
- 胃中積熱があったり，乳汁が鬱積して化熱し，熱が極限まで達して火に変わり胃気が上逆する。
- もともと体が中陽不足，あるいは寒涼の邪の攻撃を強く受けて脾胃虚寒となり，運化できずに乳汁を上逆する。
- 久病〔慢性病〕が胃陰に及ぶ・下痢・排尿・過度の発汗・温燥薬を誤用するなどの原因により胃陰が受傷し，胃が濡潤を失い，胃気が下降することができずに嘔吐する。
- 元気がなく突然転んだり，あるいは突然恐怖にかられたりするなどから気機不暢となり，肝気が横逆し肝胃不和となって嘔吐する。

弁証

乳汁や乳の塊を口から吐き出すことを主症状とする。

- 乳汁が中焦に停滞するもの（乳食不節）：生臭いにおいの乳汁を吐く・大便は生臭いか未消化の乳の塊がある・夜寝ると不安になる，舌苔白厚。
- 外感吐乳：鼻水・くしゃみ・悪寒・発熱，舌苔白，脈浮などの症状を伴う。
- 胃熱吐乳：哺乳後すぐに，しかも頻繁に吐く。顔と唇が赤い・大便乾結，舌質紅・舌苔黄，脈洪などの症状を伴う。
- 驚恐吐乳：おびえて転ぶ・寝てもおびえて目が覚めるなどの症状を伴う。
- 脾胃虚寒：顔面蒼白・泥状便あるいは未消化の乳の塊が混じる・哺乳量の減少・四肢が温まらない，唇と舌が淡白，指紋は淡く青いなどの症状を伴う。
- 胃陰不足：ときどき乳汁を吐く，舌質紅・舌苔少・乏津，脈細数。

処方・手技

【基本穴】中脘・足三里・内関

- 乳汁が中焦に停滞するもの（乳食不節）：基本穴に瀉法を施し，20分間置針して間欠的に行針を行う。
- 外感吐乳：基本穴に大椎・合谷を加えて瀉法を施し，20分間置針して間欠的に行針を行う。
- 胃熱吐乳：基本穴に内庭を加えて瀉法を施す。数分間行針を行ったのち抜針し，厲兌を加え，点刺して出血させる。
- 驚恐吐乳：基本穴に印堂穴・神門・太衝を加えて瀉法を施し，20分間置針して間欠的に行針を行う。
- 脾胃虚寒：基本穴に脾兪・腎兪を加えて補法を施し，30分間置針して間欠的に行針を行う。刺針後，艾炷灸あるいは棒灸を施す。
- 胃陰不足：基本穴に胃兪・三陰交を加えて補法を施し，数分間行針を行ったのち抜針する。

処方解説

中脘・足三里・内関は，すべて和胃降逆・止嘔の作用がある。中脘・足三里は瀉法を施すとさらに消積化滞することができ，すばやく抜針すると清瀉胃熱の作用がある。補法を施し置針時間を長くし灸を加えると温補脾胃の作用があり，補法を施しすばやく抜針すると補益胃陰の作用がある。大椎・合谷は祛風解表することができる。内庭・厲兌は清瀉胃熱の作用がある。印堂穴・神門は鎮驚安神作用がある。太衝は，疏肝理気することによって肝気の横逆を抑える。脾兪・胃兪は補法を施し，置針時間を長くし灸を加えると温中健脾の作用があり，胃兪は補法を施しすばやく抜針すると補益胃陰の作用が中心になる。三陰交は，肝腎および脾胃の陰を補益する

ことができる。

治療効果

本処方は，本病症に対し非常に優れた治療効果がある。実証のものは約3回，虚証のものは約10回の治療で治癒させることができる。

症例

患者：張○○，女児，8カ月。
初診：1976年6月4日
所見：ここ2日間，ときどき乳汁を吐く。乳を吸うのも食べものを食べるのも拒み，食べるとすぐにはげしく吐く。脘腹脹満・大便は生臭くてやや泥状・発作的に泣き叫ぶ，舌苔白厚，脈滑などの症状を現す。証は乳食不節である。
治療経過：上述の処方で治療を1回行ったところ，嘔吐はなくなった。翌日に同じ処方でもう1回治療を行ったところ，嘔吐は起きず，大便・舌苔も正常になった。数日後に経過観察を行ったが，嘔吐は治療後一度も再発していなかった。

2　小児の下痢

本病症は，大便が稀薄で排便回数が多くなるか，あるいは水様性であることを主症状とするものである。

病因病機

- 風寒暑湿の邪を外感し，邪が表から裏に及んで脾胃を損傷し，運化機能が失調して起こる。
- 哺乳過多で脾胃を損傷し，伝導機能と昇降機能を失う。
- もともと脾虚があるか，あるいは病後で脾胃が栄養を受けられないか，あるいは寒涼薬物が強すぎるなどの原因により，脾胃を損傷し，運化機能が失調する。
- 久病と下痢のため脾腎陽虚となり，命門の火が衰え，脾が温煦機能を失い，運化機能が失調して起こる。
- 暑熱証によるものは，暑が化火したり熱が極まり風を生じやすく，熱が心包に入ることもある。
- 長い間下痢をして治らない，あるいは重症のものは，津液を消耗し気随津脱〔気が津液に従い脱する〕となり，陰陽ともに損傷するといった重篤な変証になることがある。

弁証

- **風寒**：大便は澄んでいて薄く，ひどいときは水様性で，中に多くの泡が混じるか乳汁の塊があり，臭気はあまりない。腸鳴腹痛・悪寒・発熱・無汗，舌苔薄白あるいは白膩，脈浮。
- **湿熱**：水のような下痢で，便の色は黄褐色で臭いあるいは少量の粘液がある。腹部にときどき疼痛がある・肛門の灼熱感あるいは発赤・発熱はあったりなかったりする・口渇・尿量減少して黄色い，舌苔黄膩，脈滑あるいは滑数。暑邪を挟むものは，高熱を伴い，突然発症し，病変が速い。暑熱泄瀉は，熱が極まり風を生じて痙攣が現れる。邪熱が心包に内陥するものは意識混濁・嗜眠〔眠りたがる〕あるいは煩躁不寧〔不安〕が現れる。
- **傷食**：薄い泥状便で，乳塊あるいは未消化物が混じり，卵の腐ったような臭いで，常に嘔吐・げっぷ・消化不良・腹痛・腹脹などの症状を伴う。乳幼児は啼泣することが多く，突然泣いたり睡眠中におびえて泣いたりする。下痢をすると痛みが和らぐ。舌苔白膩あるいは厚膩，脈滑。
- **脾胃虚弱**：病気が長期化し，発症したり止まったりを繰り返す。泥状便あるいは完穀不化〔食物を消化せずにそのまま下痢をする〕・授乳後に水様便を下す・食欲不振・顔色萎黄・精神疲労・倦怠感，舌質淡・舌苔白，脈沈で無力。脾胃虚寒のものは，悪寒・肢冷，脈遅などの症状を伴う。腎陽虚を伴うものは，さらに顔色晄白・五更泄瀉などの症状を伴う。
- **ひどい下痢あるいは下痢が長引いたことによる傷陰**：精神萎靡〔元気がない〕・皮膚が干からびる・眼窩および大泉門が陥凹する・尿量減少，舌質絳・無津，脈細数。
- **傷陽**：顔色晄白・冷や汗が止まらない・四肢厥冷，舌質淡，脈沈細などの症状を伴う。
- **陰陽倶傷**：顔色晄白・四肢厥冷・啼泣するが涙は出ない。ひどい場合は嗜眠・昏迷・驚厥〔痙攣〕，舌質光紅などの症状を現す。

処方・手技

【基本穴】天枢・上巨虚

- ●風寒：基本穴に大椎・合谷を加えて瀉法を施し，30分間置針して間欠的に行針を行う。刺針後，艾炷灸あるいは棒灸を施す。
- ●湿熱あるいは湿熱挟暑で発熱するもの：基本穴に大椎・曲池・内庭を加えて瀉法を施し，数分間行針を行ったのち抜針する。熱極生風で痙攣のあるものには，さらに太衝・陽陵泉を加えて瀉法を施し，痙攣が治まるまで行針を行う。熱陥心包で意識混濁のあるものには，さらに十宣穴・十二井穴・曲沢を加え，点刺して出血させ，水溝・湧泉に瀉法を施し，患者が蘇生するまで行針を行う。
- ●傷食：基本穴に中脘・足三里を加えて補法を施し，20分間置針して間欠的に行針を行う。
- ●脾胃虚弱：基本穴に脾兪・胃兪・陰陵泉・足三里を加えて補法を施し，20分間置針して間欠的に行針を行う。脾胃虚寒のものは，各穴に30分間置針して間欠的に行針を行う。刺針後，艾炷灸あるいは棒灸を施す。腎陽虚を伴うものには，さらに腎兪・命門・復溜を加えて補法を施す。30分間置針して間欠的に行針を行い，刺針後，艾炷灸あるいは棒灸を施す。
- ●傷陰：基本穴に三陰交・復溜・太渓を加えて補法を施し，数分間行針を行ったのち抜針する。
- ●傷陽：基本穴に気海・関元・命門・腎兪を加えて補法と棒灸を施す。さらに，神闕に艾炷灸あるいは棒灸を施し，患者の顔色が好転し，四肢が温かくなり，冷や汗が止まるまで施術を行う。
- ●陰陽倶傷：上述の傷陰証と傷陽証に対する処方を組み合わせて用いる。

処方解説

天枢・上巨虚は胃腸の機能を調整でき，下痢治療の重要穴で，瀉法を施し置針時間を長くし灸を加えると散寒祛邪の作用があり，瀉法を施しすばやく抜針すると清熱利湿の作用があり，補法を施しすばやく抜針すると虚熱を清し，補法を施し置針時間を長くし灸を加えると温陽作用に優れる。大椎・合谷は，瀉法と棒灸を施すと祛風散寒解表の作用があり，大椎に瀉法を施しすばやく抜針すると清熱退熱の作用を兼ねる。曲池・内庭は清熱祛暑の作用に優れる。太衝は清瀉肝火・平肝熄風の作用がある。陽陵泉は舒筋活絡して痙攣を止める。十宣穴・十二井穴は清熱瀉火解毒の作用があり，さらに開竅醒神の作用もある。曲沢は清心涼営の作用がある。水溝・湧泉も開竅醒神の作用に優れる。中脘・足三里に瀉法を施すと消積化滞し，足三里に補法を施し置針時間を長くすると，脾胃を健やかにし運化を促し補中益気の作用があり，灸を加えると温補中陽の作用に優れる。脾兪・胃兪・陰陵泉に，補法を施し置針時間を長くすると健脾作用があり，灸を加えるとまた温補中陽の作用がある。腎兪・命門・復溜は，置針時間を長くし灸を加えると温腎壮陽の作用がある。三陰交は補法を施しすばやく抜針すると，肝腎および脾胃の陰を補益することができる。復溜・太渓は，補法を施しすばやく抜針すると補益腎陰の作用がある。気海・関元・神闕は補益元気・回陽救逆することができる。

治療効果

本処方は，本病症に対し非常に優れた治療効果がある。一般的に，実証の下痢は3～5回，虚証は約20回の治療で治癒させることができる。

症例

患者：張〇〇，女児，6カ月。
初診：1977年9月17日
所見：下痢がときどき起こり，便は臭く綿のような未消化の乳が大量に混じっている。上腹部が脹り，ときどき泣き叫ぶが，下痢をするとしばらく静かになる。舌苔白厚で膩。証は乳食所傷である。
治療経過：上述の処方で治療を1回行った結果，下痢の回数と未消化物は顕著に減少した。翌日，翌々日と2回の治療を行ったところ，下痢はなくなり，舌苔も薄白苔に変わり，すべての症状がなくなり完治した。

注釈

重症の下痢，特に熱極生風・熱陥心包・傷陰・傷陽あるいは陰陽倶傷などの重篤な証候は，針灸治療と同時に，中西両医学のほかの方法を組み合わせた救急治療を行うべきである。

3 小児の厭食

本病症は，小児の食欲不振であり，ひどい場合には，まったく食べようとせず，日が経つにつれ精神が疲弊し，体重が減少し，抵抗力が弱くなるものを指す。

病因病機

- 不適切な授乳によって脾胃を損傷し，受納と運化の機能が失調して起こる。
- 小児が生ものや冷たいものを好んで食べ，脾陽を損傷し，脾の運化機能が失調して湿が聚まり痰を生じ，中焦を壅阻し受納・運化機能に影響を与える。
- 小児がもともと天賦不足かあるいは疾患が長引き，脾胃を損傷し受納・運化機能が失調する。
- 小児がいじめを受けたりあるいは思い通りに行かないために，肝気鬱結し，肝が疏泄機能を失い横逆して胃を犯し，胃が和降機能を失調する。
- 飲食物が不衛生で寄生虫に感染し，脾胃を傷害して受納・運化の機能に影響する。

弁証

哺乳量が少ないかあるいは食べたくないことを主症状とする。

- **乳食積滞**：乳を吸いたがらず食べたがらない・乳汁を嘔吐する・口の中が腐った臭いがする・大便が臭い・腹脹してぐずる・腹部疼痛があり押えられるのを嫌がる，舌質厚膩，脈弦滑・指紋沈滞。乳食積滞が化熱すれば，口内が乾く・大便乾結，舌苔黄膩，脈数あるいは滑数などの症状を伴う。
- **痰湿証**：顔色に艶がない・痰涎の嘔吐・泥状便，舌苔白膩，脈濡滑・指紋淡紅などの症状を伴う。
- **脾胃虚弱**：体が痩せている・顔色萎黄・倦怠感・力が出ない・泥状便・ときどき腹脹感がある，舌質淡・舌苔白，脈細弱・指紋淡紅。脾胃虚寒のものは，畏寒・四肢が冷たいなどの症状を伴う。
- **胃陰不足**：口の乾き・多飲・物が食べられない・大便乾結・皮膚乾燥，舌質紅・舌苔少・乏津，脈細。
- **虫積傷脾**：顔色は蒼黄〔蝋人形のような色，灰色がかった黄色〕・体が痩せる・異物を食べたがる・寝ていると歯ぎしりをする・よく爪を嚙む・腹部膨大・強膜に青い斑点ができる・顔面に白斑がある・口唇に白点が生じるなどの症状を伴う。

処方・手技

【基本穴】中脘・足三里

- **乳食積滞**：基本穴に下脘・天枢を加えて瀉法を施し，20分間置針して間欠的に行針を行う。乳食積滞が化熱するものは，各穴に瀉法を施し，数分間行針を行ったのち抜針し，厲兌を加え，点刺して出血させる。
- **痰湿証**：基本穴に瀉法を施し，さらに豊隆・陰陵泉を加えて瀉法，脾兪を加えて補法を施し，各穴に20分間置針して間欠的に行針を行う。
- **脾胃虚弱**：基本穴に脾兪・胃兪・陰陵泉を加えて補法を施し，20分間置針して間欠的に行針を行う。脾胃虚寒のものは，各穴に30分間置針して間欠的に行針を行う。刺針後，艾炷灸あるいは棒灸を施す。
- **胃陰不足**：基本穴に胃兪・三陰交を加えて補法を施し，便秘のものにはさらに上巨虚を加えて平補平瀉法を施し，各穴に数分間行針を行ったのち抜針する。
- **虫積傷脾**：基本穴に補法を施し，さらに脾兪を加えて補法，天枢・百虫窩穴・四縫穴を加えて瀉法を施し，各穴に20分間置針して間欠的に行針を行う。また，四縫穴を加え，点刺して出血させることもできる。

処方解説

中脘・足三里は，瀉法を施すと消積化滞・和胃することができ，瀉法を施しすばやく抜針すると清熱作用を兼ね，補法を施し置針時間を長くすると脾胃を健やかにし中気を補い，灸を加えると中陽を温補し，補法を施しすばやく抜針すると補益胃陰作用が中心になる。下脘・天枢もまた消積化滞の作用がある。天枢は食滞を押し流し，大便を通じさせ，虫を下すなどの作用もあり，すばやく抜針すると清熱作用を兼ねる。豊隆は和胃化痰降濁の作用がある。陰陵泉は，瀉法を施し置針時間を長くすると醒脾化湿，補法を施し置針時間を長くすると健脾益気の作用がある。脾兪は脾の運化を健やかにし，気血を生化する。胃兪は，補法を施し置針時間を長くすると脾胃を健やかにし中気を補い，補法を施しすばやく抜針

すると補益胃陰の作用がある。各穴に灸を加えると温陽作用を増強する。三陰交は補法を施しすばやく抜針すると，肝腎および脾胃の陰を補益することができる。百虫窩穴・四縫穴は寄生虫の活動を抑えたり虫を下したりする作用がある。

治療効果

本処方は，本病症に対し非常に優れた治療効果がある。実証のものは数回，虚証のものは約10回の治療で治癒させることができる。

症例

患者：張〇〇，女児，4歳。
初診：1974年9月11日
所見：ここ数カ月，食欲不振でときどき拒食がある。体は痩せぎみであるが，精神状態は良く，大小便にも異常はない。舌苔薄膩である。証は乳食積滞・脾運失健である。
治療経過：上述の処方で治療を1回行ったところ，効果はなかった。2日後に処方を変えずにもう1回治療を行ったところ，その日の晩に食欲は正常になり，食事の量も増えた。その後，1日おきに計4回の治療を行った。2カ月後に経過観察を行ったが，患児の食欲・食事量はずっと正常であった。

4 異食症

本病症は，小児が粘土（土）や生米や炭くずなどの物を好んで食べるものを指す。

病因病機

- 飲食物が不衛生，臓腑が弱く形〔形体・身体〕気不足であるところに，各種の寄生虫が侵入して虫積を形成し，脾胃を損傷し受納・運化機能が乱され食欲異常を引き起こす。
- 小児の脾気が日頃より不足しているうえに，病が長引くことで脾胃を損傷し，脾胃虚弱となり受納・運化機能が失調する。
- 脾虚湿滞が鬱して不宣となり，それが長引いて化熱し，熱が中焦に蘊蔵され，脾気を損傷し気機が乱れて起こる。

弁証

小児が粘土や生米や炭くずなどを好んで食べることを主症状とする。

- **虫積**：顔面蒼黄・体が痩せる・煩躁・爪を咬む・腹部が大きく脹る・ときどき腹痛がある・大便不調・強膜に青斑が生じる・顔面部に白斑・口唇に白点ができる，脈弦細などの症状を伴う。
- **脾胃虚弱**：精神疲労・表情が乏しい・顔色萎黄・体が痩せる・食欲不振・泥状便，舌質淡・舌苔薄，脈細弱。脾胃虚寒のものは，畏寒・四肢の冷えなどの症状を伴う。
- **脾虚湿鬱化熱**：上腹部の痞え・吐き気・小便黄赤色・体が疲れて重い，舌質紅・舌苔黄膩，脈濡数などの症状を伴う。

処方・手技

【基本穴】中脘・足三里

- **虫積**：基本穴に天枢・百虫窩穴・大横を加えて瀉法を施し，20分間置針して間欠的に行針を行う。その後，抜針して四縫穴を加え，点刺して血液などを絞り出す。
- **脾胃虚弱**：基本穴に脾兪・胃兪を加えて補法を施し，20分間置針して間欠的に行針を行う。脾胃虚寒のものは，各穴に30分間置針して間欠的に行針を行う。刺針後，艾炷灸あるいは棒灸を施す。
- **脾虚湿鬱化熱**：基本穴に脾兪・胃兪を加えて補法を施し，20分間置針して間欠的に行針を行う。さらに陰陵泉・三焦兪・内庭を加えて瀉法を施す。数分間行針を行ったのち抜針し，隠白・厲兌を加え，点刺して出血させる。

処方解説

中脘は胃の募穴・六腑の会穴，足三里は足の陽明経の合穴で，脾胃の機能を調整し回復させることができる。瀉法を施すと消積化滞の作用に優れ，補法を施すと脾胃を健やかにし中気を補うことができ，灸を加えると温補中陽の効果を兼ねる。百虫窩穴・四縫穴は寄生虫の活動を抑えたり虫を下したりする作用がある。天枢・大横は胃腸の気機を調整し，便を通じさせることによって寄生虫を押し流す。脾兪・胃兪もまた脾胃を健やかにすることに優れ，灸を加えると温補中陽の作用を兼ねる。陰陵泉・内庭・隠

白・厲兌は脾胃の湿熱を清瀉する。三焦俞は三焦の湿熱を清利する。

治療効果

本処方は，本病症に対し非常に優れた治療効果がある。虫積証のものは数回，脾虚証のものは10回余りの治療で治癒させることができる。

症例

患者：宋○○，男児，5歳。
初診：1975年5月17日
所見：患児は，すでに数ヵ月の間，粘土や炭くずなどの物を好んで食べている。叩いて叱るが，依然としてこっそり食べている。精神状態はイライラしている。体が痩せる・爪を噛む・腹部はやや大きい・ときに泥状便・たまに腹痛もある。虫積が疑われたので，駆虫薬を十分服用させたところ，回虫を多く下した。しかし，数ヵ月後も依然として異食症がある。顔色に艶がない・体が痩せる・ときに泥状便，唇と舌の色が淡い，脈細弱で無力である。証は脾胃虚弱である。
治療経過：上述の脾虚証の処方で，治療を毎日1回行った。2回目の治療後，粘土を1回食べた。3回目の治療後には異食はみられなかった。その後，15回の治療を行い，治療を終えた。1年後に経過観察を行ったが，病気は再発していなかった。

注釈

虫積証のものは，必要であれば中薬・西洋薬の駆虫薬を組み合わせて治療するとよい。

5　積滞

本病症は，小児が乳汁で内傷し，停滞不化・気不行となることによって起こる胃腸疾患を指し，食べたくない・食べても消化しない・腹部脹満・大便不調などの症状を特徴とする。

病因病機

● 不適切な授乳，生ものや冷えたもの，味の濃いものを過食するなどにより脾胃を損傷し，受納・運化機能および昇降機能が失調し，乳汁が消化せず停滞して積滞となる。
● 天賦不足などにより脾胃が気虚あるいは虚寒になり，運化機能が失職して水穀を腐熟しにくくなり，これに加えて授乳が適切でなければ，消化不良を起こして停滞しやすくなり，脾虚夾積の証候を生じる。

弁証

● 乳食内積：食欲不振・乳を吸いたがらない・腐った乳汁を吐く・腹部脹満・腹部がときどき疼む・大便が汚くて臭いか泥状便・小便は米のとぎ汁のよう・煩躁して泣いてばかりいる・夜寝つきが悪い，舌苔厚膩，脈弦滑・指紋紫滞などの症状を現す。積滞して化熱するものは，微熱・尿量減少して黄色い，舌質紅に変化・舌苔は黄に変化，脈数などの症状を現す。
● 脾虚夾積：食べたくない・腐った乳汁を吐く・食後の腹部膨満・満腹で押えられるのを好む・泥状便で臭い・顔色萎黄・だるくて眠い・力が出ない・夜寝つきが悪い，唇と舌の色が淡い・舌苔白厚，脈沈細滑・指紋青淡。脾胃虚寒によるものは，畏寒・四肢の冷えなどの症状を伴う。

処方・手技

【基本穴】中脘・足三里・胃俞
● 乳食内積：基本穴に下脘・天枢・上巨虚を加えて瀉法を施し，20分間置針して間欠的に行針を行う。積滞して化熱するものには，さらに内庭に瀉法を施し，各穴に数分間行針を行い，厲兌を加え，点刺して出血させる。
● 脾虚夾積：基本穴の足三里・胃俞には補法を施し，中脘には瀉法を施す。さらに脾俞・陰陵泉を加えて補法を施し，下脘・天枢を加えて瀉法を施し，各穴に20分間置針して間欠的に行針を行う。虚寒傾向のあるものは，各穴に30分間置針して間欠的に行針を行う。刺針後，艾炷灸あるいは棒灸を施す。

処方解説

中脘・下脘・天枢・上巨虚はすべて和胃消積化滞の作用があり，天枢・上巨虚はさらに食滞を押し流し下行させる作用がある。足三里・胃俞も瀉法を施すと和胃消積化滞の作用があり，補法を施すと脾胃

を健やかにし運化を助け，灸を加えると温陽散寒の作用もある。内庭・厲兌は胃腸の積熱を清瀉する。脾兪・陰陵泉は，補法を施すと健脾益気の作用があり，灸を加えると脾胃を健やかにし中陽を温める。

治療効果

本処方は，本病症に対し非常に優れた治療効果がある。一般的に，乳食内積によるものは数回，脾虚夾積によるものは10回余りの治療で治癒させることができる。

症例

患者：張〇〇，男児，2歳。
初診：1976年2月17日
所見：ここ数カ月，食べたがらない・食後に吐きたがる・腹部脹満・泥状便で臭い・顔色萎黄・だるくて寝たがるなどの症状がある。他医より中薬・西洋薬の治療を受け軽減したが，薬を中止するとまたひどくなる。舌苔白厚膩，脈沈細滑・指紋は沈滞である。証は脾虚夾積である。
治療経過：上述の処方で治療を1回行い，効果はみられなかったが，2回目の治療後，大便の状態が好転した。毎日1回の治療で，5回目の治療後哺乳量が増え，腹脹・泥状便などの症状はなくなり，舌苔もしだいに薄に変化していった。この後1日おきに1回，数回の治療を行ったところ，顔色はしだいに赤くなり潤いが出てきて，精神状態も顕著に好転し，すべての症状がなくなり完治した。

6 疳疾

疳疾とは，食べさせるものが適切でない，あるいは多種の疾患の影響で脾胃を損傷し，気液耗傷となり，全身が衰弱して痩せおとろえ，顔色萎黄くなり髪に生気がなくなるなどを主症状とする慢性の病症である。中医の疳症にあたる。

病因病機

● 乳幼児期は脾胃の機能が弱ければ積滞を生じやすい。もしも切りなく乳を飲ませたりすると，飲食の積滞を生じて脾胃を損傷し，脾胃の運化機能に異常を来し，気血の生化が不足し臓腑組織を滋養できず疳疾になる。
● 母乳不足あるいは断乳が早すぎるか，飲食が過少あるいは不適切で，栄養が不足して小児の体の需要を満たせず栄養失調となり，臓腑や肌肉および四肢百骸を濡養できずに疳疾を形成する。
● 長期の吐瀉やそのほかの疾患後の失調で脾胃を傷つけ，気血不足になり起こる。

脾胃失調は疳疾の主要な病変要素であるが，長く病を患うと心・肝・肺・腎などそのほかの臓器に影響が及び，多くの複雑な証候や兼証が現れ，ひどくなると虚から脱に至る。本病症は，初期には脾胃不和・脾失健運になり疳気と呼ばれる。脾失健運がさらに進むと積滞内停・壅滞気機になり疳積と呼ばれる。病が長引き脾臓虚損・津液消亡になると，干疳と呼ばれる。

弁証

● 疳気：顔色にあまり艶がない・髪の毛がやや少ない・体が痩せる・元気がない・厭食・腹部脹痛・大便が臭い・小便は米のとぎ汁のよう，舌苔薄白あるいは膩，指紋淡紫で沈・脈沈緩。積食して化熱するものは，夜寝つきが悪い・煩躁して怒りっぽい・額に大量の汗をかく・便秘，舌質紅・舌苔黄，脈数などの症状を伴う。
● 疳積：顔色萎黄で艶がない・髪の毛は少なく黄色い・体は顕著に痩せる・腹部膨張しひどくなると青筋が表面に浮き出る・精神不振・煩躁し興奮しやすい・安眠できない・指を咬んだり歯ぎしりをする・行動が異常・食欲低下・多食多便，舌苔白膩あるいは黄白。
● 干疳：極度の痩せ・顔は老人のような容貌・皮膚は乾燥して皺ができる・大肉〔殿部や下腿などの大きい筋肉〕が落ちる・髪の毛が干からびる・元気がない・泣き声が無力・腹が船のように凹む・食べたがらない・薄い泥状便あるいは便秘・ときに微熱・口唇の乾燥・全身に紫斑が現れる，舌質多くは淡嫩あるいは紅・舌苔光。脾病が肝に及んで眼疳証を伴うものは，両目が乾きシバシバする・羞明・ひどいときは眼球が混濁する・白い膜が瞳を被うなどの症状を伴う。心火内熾を伴う心疳証は，身熱・顔や唇が赤い・口や舌に瘡ができる・ひどいときはドロドロの腐ったようなものが堆積し嫌なにおいがする・五心煩熱などの症状を

伴う。脾虚水湿不運で肌膚に溢れ疳腫脹となるものは，顔色に艶がない・尿量減少・四肢や眼瞼の浮腫，舌質淡嫩・舌苔薄白などの症状を現す。脾病が腎に及び腎気不固から水湿泛溢となるものは，水腫が顕著・小便は澄む・夜間尿が多い。脾虚不運で湿が聚まり痰を形成し，痰熱上壅となって肺気を遮り肺疳となるものは，咳嗽・喘息・痰鳴などの症状を伴う。ひどくなり脱証に陥るものは，顔色が突然蒼白になる・四肢厥冷・呼吸微弱・冷や汗が止まらない，脈が微で途絶えるなどの症状が現れる。

処方・手技

- ●疳気：中脘・下脘・天枢に瀉法，脾兪・胃兪・足三里に補法を施し，各穴に20分間置針して間欠的に行針を行う。積食して化熱するものには，さらに太衝・内関・内庭を加えて瀉法を施し，数分間行針を行ったのち抜針する。
- ●疳積：疳気証に対する処方をもとに，さらに四縫穴を加え，点刺したのち，少量の黄白透明の液体あるいは血液を絞り出す。
- ●干疳：疳積証に対する処方をもとに，気海・関元・膏肓兪・膈兪・三陰交を加えて補法を施し，各穴に20分間置針して間欠的に行針を行う。眼疳証を伴うものには，肝兪・晴明を加えて補法を施し，20分間置針して間欠的に行針を行う。心疳証を伴うものには，さらに心兪に補法，少府・労宮に瀉法を施し，数分間行針を行ったのち抜針する。疳腫脹のものには，さらに陰陵泉・三焦兪に瀉法を施し，腎虚水泛によるものは，さらに腎兪・復溜に補法を施し，各穴に20分あるいは30分間置針して間欠的に行針を行う。肺疳のものには，さらに肺兪に平補平瀉法，定喘穴・尺沢・豊隆に瀉法を施し，数分間行針を行ったのち抜針する。虚がひどく脱証に陥ったものには，神闕を加えて艾炷灸，気海・関元・命門を加えて補法と棒灸を施し，虚脱症状がなくなったのち，さらに弁証論治を行う。

処方解説

中脘・下脘・天枢は和胃化積消滞することができる。脾兪・胃兪・足三里は脾胃を健やかにして運化を促し，気血生化作用を高めることができ，各穴をすばやく抜針すると清熱作用を兼ねる。太衝は清瀉肝火・疏肝理気することができる。内関は和胃安神除煩の作用がある。内庭は胃腸の鬱熱を清瀉することができる。四縫穴は消疳治疳の重要穴である。気海・関元は置針時間を長くすると補益元気の作用があり，灸を加えると回陽固脱の作用を強めることができる。膏肓兪は補益気陰することができる。膈兪は補血養血作用がある。三陰交は肝腎の精血を補益し脾胃を健やかにして，気血生化作用を高めることができる。肝兪は肝血を補い目を明るくする。晴明は眼病治療の重要穴である。心兪は心陰を益し虚熱を清し，心神を安らげる。少府・労宮は心火を清瀉する。陰陵泉は醒脾利湿消腫の作用がある。三焦兪は三焦の気機を調整し利水消腫の作用がある。腎兪・復溜は腎気を補い腎の水を主る機能を回復させる。肺兪・定喘穴・尺沢は調理肺気・止咳平喘の作用がある。豊隆は清熱化痰の重要穴である。神闕は益気回陽固脱の重要穴である。命門は温補腎陽の作用がある。

治療効果

本処方は，本病症に対し非常に優れた治療効果がある。一般的に，疳気によるものには数回，疳積によるものは20回余り，干疳によるものは約50回の治療で治癒させることができる。

症例1

患者：張○○，男児，2歳。
初診：1971年4月25日
所見：顔色萎黄・薪のように体が痩せている・皮毛は乾いてまばら・食べたがらない・薄い泥状便・上腹部の脹満・倦怠感・眠たがる，舌苔厚膩，指紋の色は淡。小児疳積・気血不足である。
治療経過：上述の処方で毎日1回の治療を行った。10回余りで腹は脹らなくなり，食事も多く取れるようになり，大便も形を成すようになり，顔色もしだいに赤く潤ってきて，精神的にもしだいに良くなった。3カ月後の経過観察では，体は丈夫になり普通の小児と変わらなくなった。

症例2

患者：張○○，男児，4歳。
初診：1971年5月28日
所見：腹部が太鼓のように脹れる・食べたくない・体が痩せる・髪の毛は乾いてまばら・息切れ・力

が出ない・顔色萎黄・泥や炭の燃え殻などの異物をよく食べる・寝るときは必ずうつ伏せになる・ときに泥状便，舌質淡・舌苔白厚膩。
治療経過：上述の処方で，治療を1日おきに1回行ったところ，10回後に腹は脹らなくなり，食事量も増え，異物を食べることもなくなり，残りの症状もなくなり，体もしだいに回復した。

症例3

患者：張○○，男児，4歳。
初診：1972年9月10日
所見：長期間にわたり，腹部がときどき痛む・薄い泥状便・食べたくない・疲れて寝たがる・髪の毛は乾いてまばら・顔色萎黄・体が痩せ腹が大きいなどの症状がある。ここ数日，腹痛がひどく，蛔虫を2匹下した。舌質淡で歯痕がある・舌苔白厚，脈細弱。
治療経過：上述の処方に加え，百中窩穴に瀉法を加えて数時間後，蛔虫を数匹下した。さらに数回治療を行ったところ，また蛔虫を数匹下して腹痛もなくなった。食事量も増え，精神的にもしだいに良くなった。1日おきに1回，計30回の治療後，体はしだいに回復していった。

7　蛔虫病

本病症は，蛔虫が人体に寄生して起こるものを指す。

病因病機

● 蛔虫卵の付いた不潔なものに触れ，蛔虫卵が体内に入り，人体に寄生して起こる。
● 小児の脾気は常に不足しており，これに蛔虫卵が侵入することで飲食の運化機能に異常を来し，湿が聚まり熱化し，蛔虫卵がさらに繁殖しやすくなる。
● 蛔虫卵を多く飲み込むか，繰り返し感染すると，脾胃受困となって気血耗傷の証候となり，ひどいと蛔虫が腸を破って胆に入り，たちまち心腹に絞扼痛が現れ，気絶し，重篤な症状が現れる。

弁証

蛔虫卵が体内に侵入して約1カ月すると，体内で成長し成虫となる。症状は，臍部周囲の疼痛が断続的に起こる・空腹時あるいは朝方に痛みがはげしく食事を摂ると軽減する・顕著な圧痛はない・悪心・嘔吐・頻繁にサラサラした涎を吐く・食欲の乱れ・厭食あるいはたくさん食べる・泥などのような異物を好んで食べる・大便不調・ときどき蛔虫を下す・精神萎縮・騒ぎ立てる・安眠できない・睡眠中の歯ぎしり・顔面部の皮膚に白斑がある・眼強膜に青褐色の小さな斑点がある・下唇内の粘膜に粟粒状の小さな隆起がある・日が経つに従って体が痩せ腹部が膨大し青筋が出現し四肢が痩せて弱くなるなどであり，蛔疳を形成する。

もし，普段から上述の蛔虫の一般的な症状があり，突然，剣状突起下あるいは上腹部に発作性の強烈な絞扼痛が起こり，患児が大きく泣き叫ぶ・腰を屈めて腹を抱える・何度も寝返りを打ち落ち着かない・全身に冷や汗をかく・顔面蒼白・疼痛は右肩背部あるいは腰背部に放散・胆汁あるいは蛔虫を嘔吐するなどの症状が出現したり，あるいは激烈な腹痛ののち戦慄・高熱・嘔吐・右上腹部痛が続くといった症状があり，検査で腹筋の緊張がないものは，多くは蛔虫が胆道に穿入した胆道蛔虫病である。

もし発作性の激烈な腹痛が起こり，嘔吐したり蛔虫を吐き出したりし，腹脹があり，腸の形をした瘤やあるいは大小異なる形状や部位が定まらない索条の瘤がみられたら，蛔虫がもつれて一緒になって腸道を塞ぐ蛔虫性腸閉塞か，あるいは蛔虫の毒素が腸壁を刺激して発生する痙攣である。

処方・手技

【基本穴】百虫窩穴・四縫穴・天枢・大横・足三里・合谷

嘔吐がはげしいものは，基本穴に内関を加え，胆道蛔虫病には，さらに胆兪・胆嚢穴・陽陵泉・期門を加えて瀉法を施し，疼痛が寛解するまで行針を行う。戦慄・高熱があるものには，さらに大椎・曲池を加えて瀉法を施し，戦慄が寛解するまで行針を行う。蛔虫性の腸閉塞のものには，大腸兪・上巨虚を加えて瀉法を施し，すべての症状が寛解するまで行針を行う。

処方解説

百虫窩穴・四縫穴は寄生虫の活動を抑えて虫を下すための重要穴である。天枢・大横・足三里・合谷

は腸道の気機を調整して疼痛を止め，天枢・大横はさらに汚濁物を降ろして押し流す作用があり，蛔虫を下すことができる。内関は和胃降逆・寧心安神の作用がある。胆兪・胆嚢穴・陽陵泉・期門はすべて疏肝利胆・駆虫止痛の作用がある。大椎・曲池はすべて宣陽退熱に効果がある。大腸の背兪穴・大腸兪および下合穴・上巨虚は，腑気を整え大便を通し回虫を下させる作用がある。

治療効果

本処方は，本病症に対し優れた治療効果がある。一般的に，行針後すぐに疼痛が寛解し，1回から数回の治療で蛔虫が排出され，それにともなってすべての症状がなくなる。

症例1

患者：張○○，男児，5歳。
初診：1977年6月21日
所見：腹部に疼痛があり，痛んだり止んだりしてすでに3時間が経つ。ここ最近，ときどき痰涎を吐く・ときにはむさぼり食べるが体は痩せる・安眠できない・睡眠中の歯ぎしり・大便不調などの症状があり，以前に蛔虫を下している。顔面部の皮膚に白斑がある・強膜に青褐色の小さな斑点がある・唇内の粘膜に粟粒状の小さな隆起がある，舌苔白厚，脈沈緊。診断は蛔虫病である。
治療経過：上述の処方で治療を行ったのち，腹痛はすぐになくなった。数時間後，蛔虫を10匹近く下し，この後，腹痛は再発していない。数日後，テトラミゾールを服用したが蛔虫を下すことはなかった。

症例2

患者：張○○，女児，8歳。
初診：1978年8月24日
所見：脾胃がもともと弱く気血虧損で，ときどきめまいがあり疲れて無力である。前日から上腹部の発作性疼痛が起こり，上腹部の熱感・心煩・不安があり，食べるとすぐ吐き，蛔虫を2匹吐いた。臍周辺部および下腹部にときどき痛みがあり，そこを触ると温かくない。
治療経過：上述の処方で治療を行ったところ，疼痛はすぐになくなった。2時間後，蛔虫を数匹下した。6時間後，腹痛が起きたが，同じ処方で1回の治療を行ったところ，すぐに疼痛はなくなり，蛔虫をさらに10匹余り下した。計5回の治療後，すべての症状はなくなり治癒した。

8　小児の手足の抽搐

本病症は嬰幼児・小児に多くみられ，1歳以内の小児には特によくみられる。多くは，ビタミンDの欠乏や血清カルシウムの低下により発症し，手足のひきつけを主症状とする病症である。

病因病機

西洋医学では，多くはビタミンD欠乏症の初期に血清カルシウムが低下し，神経・筋の興奮性が増加して引き起こされると考えられている。中医学では，気血虧損・精血不足により臓腑の筋脈が濡養を失い起こると考えられている。

弁証

本症は冬の終わりから春の初めに多く発生し，特に早産の新生児によく起こる。発作後の意識ははっきりしていて高熱や神経系統の症状はないが，感染症による発熱がときに誘因となる。発作時，手足は痙攣状態を呈し，手首は屈曲し手指はこわばり，拇指は手掌に近づき，足関節は伸展し，足指は下に向かって曲がりバレエの爪先立ちのような弓状になる。発作を起こしていないときに検査をすると，以下数種類の神経筋の興奮性の徴候がみられる。

・指先あるいは打診槌で軽く頰骨弓と口角の間の頰部を叩くと，口角および眼瞼に痙攣が起きる。
・打診槌で膝下外側の腓骨頭の腓骨神経を叩くと，足部が外側に収縮する。
・血圧計のカフを上腕に巻き付け，水銀柱を拡張期と収縮期の間に調節し緊縛すると，5分以内に手足にテタニーに似た症状が出現することが多い。

●気血虚：顔面蒼白・多汗・煩躁・発作が起きたり起きなかったりする・発熱はない，舌苔薄白，脈細弱などの症状を伴う。
●肝脾虧損：顔面晄白あるいは顔色萎黄で艶がない・食べたくない・腹脹・泥状便，舌質淡・舌苔白，脈弦細などの症状を伴う。

患児が嬰児であると，喉頭の痙攣を併発することもある。声門および喉頭部の筋肉の痙攣により呼吸困難を引き起こし，吸気時に喘鳴を生じ，泣き叫ぶと悪化し重症のものは窒息することがあり，ひどくなると死に至る。驚厥〔痙攣〕が起きると，突然両目がつり上がり，顔の筋肉が震え，意識を一時的に喪失する。あるいは，驚き飛び上がり，意識は正常で四肢は痙攣を起こし，大小便を失禁する。毎回の発作時間は数秒か数分，あるいはさらに長い場合もあり，時間の長いものは酸欠でチアノーゼ症状を呈する。数日に1回あるいは1日に数回から数10回の発作を起こす。

処方・手技

【基本穴】筋縮・陽陵泉・八邪穴・八風穴に平補平瀉法。脾兪・足三里・三陰交に補法。
- 肝脾虧損：基本穴に肝兪・章門を加えて補法を施し，20分間置針して間欠的に行針を行う。
- 喉頭痙攣を併発するもの：基本穴に廉泉・天突・魚際・豊隆を加えて瀉法を施し，窒息するものはさらに素髎・水溝を加えて瀉法を施し，各穴に各症状が寛解するまで行針を行う。
- 痙攣を併発するもの：基本穴に水溝・素髎・湧泉・十二井穴・太衝を加えて瀉法を施し，患者が覚醒し症状が寛解するまで行針を行う。

処方解説

筋縮・陽陵泉・八邪穴・八風穴は，すべて舒筋活絡して痙攣を寛解することができる。脾兪・足三里・三陰交は脾胃を健やかにし気血を生化し，三陰交にはさらに補益肝腎の作用がある。肝兪は肝血と肝陰を補益する。章門は臓の会穴で，五臓を調補することができる。廉泉・天突・魚際は咽喉頭に直接作用し，袪邪解熱し喉頭の痙攣を寛解することができる。素髎・水溝は神志〔意識〕を醒し，窒息の予防と治療に効果がある。湧泉・十二井穴は開竅醒神の効果がある。太衝は平熄肝風し痙攣を止める作用がある。

治療効果

本処方は，本病症に対し非常に優れた治療効果がある。一般的に，治療後痙攣〔テタニー症状〕がなくなり，約10回余りの治療で治癒させることができる。

症例

患者：郭○○，男児，2歳。
初診：1975年4月23日
所見：ここ1カ月余り手足がひきつる。発作時，手足は痙攣状態を呈し，手指が強直し，拇指は手掌に近づき，手首は屈曲する。足関節は伸展し，足指は下に向かって曲がり弓状を呈する。大泉門は閉合不全・歯はまだ生え揃わない・軽度の鳩胸とO脚・顔色に艶がない・唇と爪の色は淡い・多汗・ときどき煩躁する・体が痩せる，舌質淡・舌苔白，脈細弱で無力。証は気血両虚である。
治療経過：上述の処方で治療を行い，10分後には手足の痙攣はなくなった。1日おきに1回治療を行ったが，治療期間中にひきつけは起こらなかった。処方を変えずに治療を15回行った結果，患者の顔・唇・爪の色はしだいに赤く潤っていった。3カ月後の経過観察では，治療後ひきつけは一度も再発していなかった。

注釈

- 針灸治療と同時に，適量のカルシウム剤およびビタミンDを補充し治療するとよい。
- 喉頭痙攣および驚厥を併発するものは，刺針と同時に，必要に応じて中西両医学のほかの治療法を組み合わせて救急処置するとよい。

9 驚風

本病症は，小児期によくみられる意識混濁を伴う痙攣を特徴とするものである。四季を通じて発生し，一般的に1〜5歳に多くみられ，年齢が低いほど発病率が高く，病状が危険で変化も速く，生命を脅かすこともある。発病が急で陽実に属するものは急驚風，病が長引き虚に属するものは慢驚風と呼ばれる。

病因病機

六淫の邪はすべて本症を引き起こす。そのうち，冬と春の風邪および夏と秋の暑邪が特に病気を起こしやすい。

急驚風
- 風邪が侵襲し，表から裏に入り鬱して化熱化火し，肝風を引き起こしたり逆伝心包になったりする。
- 暑邪が化火して厥陰に内陥し，肝風を引き起こす。
- 疫病の邪に感染したり，湿熱と毒邪が結合して侵襲し，邪が心包に陥り肝風を引き起こす。
- 飲食の不摂生をしたり，汚染された毒邪を含む食べ物を誤って食べると，それが胃腸に鬱結し，詰まって消化できずに痰濁が内生する。あるいは鬱から化火し，湿濁痰火となって心包を覆い肝風を引き起こす。
- 小児の元気が充足せず，気が弱くオドオドしていて，突然幻聴を聞いたり幻覚を見たりするか，あるいは不注意でつまずき，ひどく驚き恐れたりすれば，神志を損傷し，惊惕〔驚き慎む〕不安になったり，あるいは痰涎上壅となって清竅を塞ぎ肝風を引き起こす。

慢驚風
- 突然の激しい吐瀉・長期にわたる吐瀉・急驚風などに対する峻利〔強く通利させる〕薬品の使用過度・ほかの疾患治療で誤って発汗させたり下したりしたなどの原因から脾陽不振になり，土虚木盛となって風を生じる。
- 天賦不足で脾腎がもともと弱く，下痢を繰り返すことで，陰寒内盛し脾腎陽虚となり，虚が極まって風を生じる。
- 急驚風あるいは温熱病が長引き治らず，陰液を耗傷して腎陰虧損となり，肝木を潤せなくなって筋が濡養を失う。

弁証

●急驚風
　急速に起こり，発病時は身体壮熱・痰涎が多い・四肢拘急・筋脈のひきつり・後頸部および背部のこわばり・目が上を向く・牙関緊閉・痙攣・昏迷などをおもな症状とする痰熱驚風がみられる。
- 感受風邪：多くは冬季・春季にみられ，驚風発作前には発熱・頭痛・咳嗽・鼻水・のどの発赤・煩躁，舌苔薄黄，脈浮数などの症状を現すことが多い。
- 感受暑邪：多くは盛夏の熱い季節にみられ，驚風発作前には壮熱・多汗・頭痛・後頸部のこわばり・悪心・嘔吐，舌苔黄膩，脈洪数などの症状を現すことが多い。
- 疫邪を感受し気営両燔：煩躁・口渇，舌質紅絳・舌苔黄糙〔きめが粗い〕，脈数で有力などの症状を伴う。
- 湿熱疫毒：嘔吐・腹痛・大便は生臭いか膿血が混じる，舌質紅・舌苔黄膩，脈滑数。
- 痰熱惊風：驚風発作前にまず消化不良・嘔吐・腹痛・痰が多い・腹部脹満・息が荒い，舌苔厚膩，脈弦滑などの症状を伴う。
- 驚恐驚風：熱はないかときどき発熱し，しばしば驚き恐れ，悪化すれば痙厥〔痙攣し気絶する〕を起こし，顔色が赤くなったり青くなったりし，大便が青くなり，舌苔は異常がないことが多いが，脈は散乱する。

●慢驚風
　一般に虚証に属し，多くは徐々に発病し，ひきつりがあったりなかったり，ときどき頭部を揺さぶったりあるいは顔面部の筋肉が痙攣したり，四肢および体幹部が痙攣したりする。意識がはっきりしない・嗜眠あるいは昏迷などの症状が現れることもある。土虚木亢によるものは，顔色萎黄・肉体的精神的疲労・嗜眠・睡眠時両目を完全に閉じない・濃い緑色の水様便・ときどき腹鳴する・足背および顔面部の軽度の浮腫・四肢が温まらない，舌質淡・舌苔白，脈沈弱などの症状を現す。
- 脾腎陽衰：顔色㿠白あるいは灰色で滞る・泉門が陥没する・元気がない・口と鼻から出る息が冷たい・額の冷や汗が止まらない・四肢厥冷・眠りが深い・昏迷・手足がゆっくり震える・冷たい水様便，舌質淡嫩・舌苔薄白，脈沈細で生気がないなどの症状を現す。
- 陰虚風動：顔面紅潮・身熱・痩せている・虚煩・疲労・手足心熱・四肢および体幹部がひきつったり強直したりする・ときどき痙攣し意識混濁する・大便乾結，舌質絳・舌苔少・乏津，脈弦細数などの症状を現す。

処方・手技

【基本穴】水溝・湧泉・太衝・陽陵泉・筋縮
- 急驚風：基本穴に瀉法を施す。発熱のあるものにはさらに大椎・曲池を加えて瀉法，痰盛のあるものには中脘・豊隆を加えて瀉法，感受風邪によるものには合谷・風門を加えて瀉法を施す。盛暑熱によるものには内庭・二間を加えて瀉法，湿熱疫毒によるものには三焦兪・陰陵泉・上巨虚を加

えて瀉法，気栄両燔によるものには曲沢・少府を加えて瀉法，痰食驚風によるものには下脘・天枢・豊隆を加えて瀉法，驚恐驚風によるものには印堂穴・神門を加えて瀉法を施す。水溝・湧泉・陽陵泉には，意識が回復し痙攣が止むまで行針を行うほか，そのほかの腧穴すべてに数分間行針を行ったのち抜針し，十宣穴・十二井穴を加え，点刺して出血させる。

- ●慢驚風：基本穴に平補平瀉法を施し，患児が意識を回復し，痙攣が止むまで行針を行う。土虚木亢によるものには，脾兪・足三里・胃兪・陰陵泉を加えて補法を施し，20分間置針して間欠的に行針を行う。脾腎陽衰によるものには，脾兪・胃兪・腎兪・命門・足三里・陰陵泉・復溜を加えて補法を施し，30分間置針して間欠的に行針を行い，刺針後，艾炷灸あるいは棒灸を施す。陰虚風動によるものには，腎兪・三陰交・復溜・太渓を加えて補法を施し，数分間行針を行ったのち抜針する。

処方解説

水溝・湧泉は開竅醒神の作用があり，昏迷治療の重要穴である。太衝は平肝熄風して痙攣を止める。陽陵泉・筋縮は筋絡を舒ばし，痙攣を止める。基本穴に平補平瀉法あるいは瀉法を施し，すばやく抜針すると清熱作用がある。十宣穴・十二井穴は開竅醒神・清熱瀉火・解熱退熱の作用がある。大椎は清熱解毒退熱作用に優れ，表証のものに対しては解表作用もある。曲池は，陽明の気分および営血の熱を清瀉する作用に優れ，また表証に対しても解表作用がある。中脘・豊隆は和胃消滞・清熱化痰の作用がある。合谷・風門は清熱祛風解表の作用がある。内庭・二間は陽明を清し暑熱を除く。三焦兪は三焦の気機を疏通し，三焦の湿熱を清瀉する。陰陵泉は醒脾清熱利湿の作用がある。上巨虚は胃腸の湿熱を清瀉し，また通便して湿熱の邪濁を下させる作用がある。曲沢・少府は清心涼営・寧神除煩の作用がある。下脘・天枢は和胃化滞消食の作用がある。印堂穴・神門は鎮驚安神の作用がある。脾兪・胃兪・足三里・陰陵泉に補法を施し，置針時間を長くすると脾胃を健やかにし運化を促し，灸を加えると温補中陽の作用に優れる。腎兪・命門・復溜に補法を施し置針時間を長くし灸を加えると，温腎壮陽・補益真火の作用があり，腎兪・復溜に補法を施しすばやく抜針す

ると補益腎陰の作用がある。三陰交は肝腎および脾胃の陰を補益する。太渓は補益腎陰の作用がある。

治療効果

本処方は，本病症に対し優れた治療効果がある。一般的に，急驚風の患児には数分の治療で意識を回復させ，痙攣を止めることができ，そのほかの症状も数回の治療ですばやく寛解させることができる。慢驚風は，治療後，驚風の症状が数分以内に寛解し，10回から数10回の治療で驚風症状が再発することがなくなり，またそのほかの症状もしだいになくなる。

症例

患者：張○○，女児，3歳。
初診：1971年2月23日
所見：感冒で，ここ数日間熱がある。服薬後に熱は下がるが，薬を止めると再び発熱する。診察の約1時間前に再び高熱を発し，煩躁・不安があり，ときどき驚いて叫ぶ。10分前に始まった痙攣が止まらず，牙関緊閉・意識がはっきりしない，指紋は青紫・脈弦数で有力などの症状がある。
治療経過：急いで上述の処方で治療を行ったところ，数分後には意識がはっきりし，痙攣と煩躁がなくなった。母親にアルコールで患児の体を拭かせ，30分後には，熱が下がり静かに寝ついた。3時間後，熱は完全に下がり，そのほかの症状もなくなった。さらに1回の治療を加え，その後すべての症状は一度も再発していない。

注釈

小児驚風は重篤な病症に属するので，針灸治療と同時に，中西両医学のほかの治療法を組み合わせて救急措置を取るべきである。

10 夜泣き

本病症は，おもに生まれたばかりの新生児にみられる。日中は普通で，夜になると決まった時間に泣き出してぐずり，ひどくなると夜通し泣き続けることから夜啼と呼ばれる。

病因病機

- 出生後，天賦不足や不注意から腹部中寒〔突然寒邪を受ける〕となると，寒邪凝滞して気機不利になる。また夜は陰に属し，脾は至陰であるので温を好み寒を嫌い，腹中に寒があると夜に入って腹中が痛んで泣く。
- 体内に蘊熱があり，心火が燃え上がって積熱が上昇するために，夜になると心神不安となり煩躁する。
- 小児は心気が弱く，もし，異常なものを見たり特異な音を聞いたりして突然驚き恐れて神志を傷つけると，心神不安・神志不安になり，睡眠中に驚いて泣く。

弁証

一般的に昼間は静かに眠るが，夜になると泣いてぐずりやすく，決まった時間に泣くことを主症状とする。

- 脾臓虚寒：泣き声は低くて弱い・顔色が青白い・乳を吸う力がない・寝るときはうずくまりたがる・腹をさすったり押えられるのを好む・泥状便・小便が澄んでいる・四肢が温まらない，唇と舌の色は淡い・舌苔薄白，指紋淡紅。
- 心経積熱：泣き声は高く響き，灯りを見ると泣き声はさらにはげしくなる。煩躁してぐずる・顔と唇が赤い・体が温かい・便秘・小便が赤い，舌尖紅・舌苔黄，指紋紅紫。
- 暴受驚恐：突然泣き出す・珍しいものを見ているような表情をする・精神不安・睡眠中ときどきおびえる・顔色は黒い石炭のよう，舌質舌苔に異常はない，脈急数。

処方・手技

【基本穴】印堂穴・内関・神門

- 脾臓虚寒：基本穴に脾兪・胃兪・足三里・陰陵泉を加えて補法を施し，30分間置針する。刺針後，棒灸を施す。
- 心経積熱：基本穴に少府・労宮を加えて瀉法を施す。数分間行針を行ったのち抜針し，少衝・中衝を加え，点刺して出血させる。
- 暴受惊恐：基本穴に瀉法あるいは平補平瀉法を施し，20分間置針して間欠的に行針を行う。

処方解説

印堂穴は鎮驚寧神の作用がある。内関・神門はともに寧心安神の作用がある。基本穴に瀉法を施しすばやく抜針すると清熱作用を兼ね，灸を加えると温補陽気の作用を兼ねる。少府・少衝・労宮・中衝は清心瀉火・寧心安神の作用がある。

治療効果

本処方は，本病症に対し非常に優れた治療効果がある。一般的に，実証のものは約3〜5回，虚証のものは10回余りの治療で治癒させることができる。

症例

患者：張〇〇，女児。

初診：1976年12月7日

所見：出生して1カ月経つが，ここ20日間余り日中の睡眠が多く，夜になると泣き出して止まらず，ひどいときは夜通し泣いている。口の中の息が熱い・顔と唇が赤い・尿量減少して黄色い・大便乾結，舌尖紅赤・舌苔黄，指紋沈紫。証は心経熱盛である。

治療経過：上述の処方で治療を1回行ったところ，その日の晩には泣く回数が減った。処方を変えずにさらに2回の治療を行ったところ，大便は正常に戻り，夜間に泣くなどの症状もなくなった。1カ月後に経過観察を行ったが，病気は再発していなかった。

11 夜驚・夢遊症

夜驚とは，意識が朦朧としている状態で，寝ついて少し経ったのち，突然驚いて目を覚まし，せわしく動き回って不安がり，顔には恐怖の表情が現れ，ときどき大声でわめき，覚醒したのちは，発作を起こしたことを完全に忘れているか，あるいはたまに断片的に覚えているものを指す。一部の患児は，発作時に起きあがって木版に字を彫るような動作を行い，覚醒後完全には思い出すことができない。これを夢遊と呼ぶ。本病症は小児に多くみられ，男児のほうが女児より多くみられ，また成人でもみられる。

病因病機

- 激怒して肝を傷つけたり，思い通りに行かないことから，肝鬱化火し，心肝火熾になり，神魂が不安となり起こる。
- もともと陰血不足，あるいは熱病や長期の病で陰血を消耗し，夜間に陰の不足のため陽を抑えられず陽気が外に浮動し，神がおさまることができずに夜驚になる。さらに，魂が神に従い漂うと夢遊になる。
- 飲食の不摂生から脾失健運になり，湿が聚まり痰を生じ，痰濁が阻んで蔽い，神魂が朦朧としてはっきりしなくなる。
- 痰濁が鬱して化熱し，痰熱上擾し神魂を惑わす。
- 神気不足で，心気が弱く，珍しいものを見たり珍しい音を聞くと，おびえて不安になり恐れて叫び，ひどくなると夢遊する。

弁証

睡眠中，突然驚き叫んで覚醒し，焦って動き回る・不安がる・手足を伸展あるいはそのほか意味のない動作などを伴い，ときどき顔には驚き恐れた表情を呈し，呼吸は促拍し，一般に数分から10数分続いて，発作後は記憶にない。一部の患児は夢遊を伴い，突然起き上がり，服を着たり靴を履いたりあるいは寝るときの肌着だけで，寝床から起き上がり物を持ち運んだり，部屋の中を歩き回ったり，ひどいときは部屋の外へ飛び出し数分間から1，2時間後に自ら帰ってきて眠りにつき，起きたのちはまったく覚えていない。発作時には，脈拍・心拍数が速くなり毎分150～170回に達することもあり，発作後はまた正常に戻る。一部の患者はてんかんを併発することもある。発作回数は数カ月・数10日・数日に1回で，重症のものは毎晩発作を起こし，ひどいと一晩に数回発作を起こす。

- **心肝火熾・神魂不安**：煩躁・怒りっぽい・顔と唇が赤い・便秘・小便が赤い，舌質紅・舌苔黄，脈弦滑あるいは弦数などの症状を伴う。
- **陰血虧虚**：恐れて泣く・顔と唇と爪に艶がない・精神倦怠，舌質淡・舌苔白，脈細弱などの症状を現す。陰虚内熱のものは，口が乾き潤いに欠ける・五心煩熱・大便乾結・尿量減少して赤い，舌質紅・舌苔少で乏津，脈細数などの症状を現す。
- **痰濁阻蔽・神魂迷離**：頭のふらつき・胸脘痞悶・食欲低下・悪心あるいは痰涎を嘔吐，舌質淡紅・舌苔白膩，脈濡滑などの症状を現す。痰濁が鬱して化熱したものは，舌質やや紅・舌苔は黄色に変わり，脈は数に変化する。
- **大驚卒恐・神祛不寧**：驚恐の病歴があることが多い。発作時に恐怖の表情を現し，驚いて叫ぶ・顔色は艶がないかあるいは青い・臆病で驚きやすい，舌質淡紅・舌苔薄白，脈細弱などの症状を現す。

処方・手技

【基本穴】安眠穴・百会・印堂穴・内関・神門

- **心肝火熾**：基本穴に少府・労宮・行間を加えて瀉法を施す。数分間行針を行ったのち抜針し，少衝・中衝・大敦を加え，点刺して出血させる。
- **陰血虧虚**：基本穴に平補平瀉法を施し，心兪・肝兪・腎兪・三陰交を加えて補法を施し，各穴に20分間置針して間欠的に行針を行う。陰虚内熱のものは，各穴に数分間行針を行ったのち抜針する。
- **痰濁阻蔽**：基本穴に瀉法を施し，中脘・豊隆を加えて瀉法，脾兪・足三里を加えて補法を施し，20分間置針して間欠的に行針を行う。痰濁が鬱して化熱したものは，各穴に数分間行針を行ったのち抜針する。便秘のものは，さらに上巨虚・支溝を加えて瀉法を施し，数分間行針を行ったのち抜針する。
- **大驚卒恐・神祛不寧**：基本穴の神門には補法，そのほかの基本穴には平補平瀉法を施し，心兪・三陰交・足三里を加えて補法を施し，各穴に20分間置針して間欠的に行針を行う。

処方解説

安眠穴・百会・印堂穴は脳に作用し，脳の機能を正常にし，寧神醒志の作用がある。内関・神門は寧心安神の作用がある。基本穴をすばやく抜針すると清熱作用もある。少府・労宮・少衝・中衝は心火を清し，心神を安らげる作用にも優れる。行間・大敦は清瀉肝火の作用がある。心兪は，心気心血を補益し寧心安神の作用があり，すばやく抜針すると虚熱を清する作用を兼ねる。肝兪は肝血を補い，すばやく抜針すると肝陰を補う。腎兪に補法を施すと補益腎精の作用があり，すばやく抜針すると腎陰を補い虚熱を清する作用がある。三陰交は肝腎の精血を補益し，脾胃を健やかにし，すばやく抜針すると肝腎および脾胃の陰を補益することができる。中脘・豊隆は和胃化痰降濁の作用があり，すばやく抜針する

と清熱化痰の作用がある。脾兪・足三里は，脾運を健やかにし痰濁を生成させないようにする。上巨虚・支溝は腑熱を清し便秘を通すことができる。

治療効果

　本処方は，本病症に対し非常に優れた治療効果がある。一般的には，15 ～ 30 回の治療で治癒させることができる。

12　多動症

　本病症は，西洋医学でいう軽度の脳機能障害症候群で，微細脳障害（MBD）とも呼ばれる。患者の知力は正常か正常に近い。程度の異なる活動過多・注意力が集中できない・情緒が興奮しやすいなどの行動異常があり，学習成績においても影響を受ける。

病因病機

　西洋医学では，本病症の原因は以下のように考えられている。
● 産前・分娩中あるいは産後に，脳の外傷・難産・頭蓋内出血・窒息・中毒により軽度の脳障害を受ける。
● 脳炎・重症肺炎などの感染で脳に障害を受ける。
● 不良な社会環境や家庭環境で，小児が心に傷を受ける。
● 遺伝子異常によるもの。
● 代謝異常によるもの。
　中医学では，以下のように考えられている。
● 先天不足あるいは後天的な栄養不足で精血が不足し，陰陽が失調して，陰虚陽亢となり多動になる。
● 心は神を蔵し，腎は志を蔵すが，心腎虧虚になり神志が聡明さを失い，智竅〔脳〕が通じず，ぼんやりして敏感でなくなる。

弁証

　多動症は女児より男児に多く，以下のような臨床症状がみられる。
● 活動過多・じっと座っていられない・細かい動作が多い・動作が不調和・行動に目的がない・言葉が多くなる。また少数の患児には活動過多がみられず逆に過少となり，精神状態が鈍い。
● 注意力が続かず，なんの活動も長続きせず，健常児が興味のあるような活動にも参加できない。
● 注意力が続かないので，集中して話が聞けず，学習成績が低下する。
● 興奮しやすくわがままで，情緒が不安定で，喜びやすかったり怒りっぽかったり，また泣きやすかったり笑いやすかったりして自分をおとなしくさせるのが難しく，楽しいことや不満なことに対し過度に興奮したり怒ったりして，後のことを顧みない。
● 授業を休んだり，嘘をついたり，窃盗をしたり，けんかをしたりと各種行動に問題がある。
● 一部の患児には，動作が鈍い・細かい動作がしにくい・字を正しく書けないなどのわずかな神経系統の陽性徴候がみられる。少数の患児は，錐体路徴候，筋緊張の増加および腱反射の亢進あるいは左右不対称がみられ，斜視や第五指内側彎曲などの先天性奇形の患児もみられる。
　患児の多くは，怒りっぽい性格で強情・軽率・礼儀がない・イライラして不安・夜寝ても落ち着きがない・多夢・ひどいときは夢遊する・遺尿・消化不良・大便乾燥，舌苔薄などの症状がみられる。

処方・手技

【基本穴】百会・四神聡穴・風池・印堂穴・大椎・太衝に平補平瀉法。心兪・神門・肝兪・腎兪・太渓・三陰交に補法。
　基本穴に数分間行針を行ったのち抜針する。耳穴の皮質下・脳幹に中等度の刺激を加え，30 分間置針して間欠的に行針を行う。

処方解説

　百会・四神聡穴・風池・印堂穴はすべて頭部の腧穴で，脳に作用し醒脳・健脳・脳機能回復の作用がある。大椎は督脈に属し，督脈は脳に絡すため大椎にも上述の作用がある。百会・風池は平肝潜陽熄風の作用によって動きを抑制する。太衝は清熱平肝熄風の作用があり，陽亢風動症に対して優れた治療効果がある。心兪・神門は補心寧神の作用があり，神明を主る機能を回復させる。肝兪は肝陰を益す。腎兪・太渓は，腎陰を補い腎精を益して髄を生じて脳を充足させる。三陰交は脾胃を健やかにし肝腎を益す。耳穴の皮質下・脳幹は，すべて脳の機能を調節

し回復させる作用がある。

治療効果

本処方は，本病症に対し優れた治療効果があるが，治療を数カ月続けてその効果を強化しなければならない。

症例

患者：斉〇〇，女児，11歳。

初診：1994年12月12日

所見：ここ数年，動きが多くじっと座っていられず，細かい動作が多い。ひどいときは教室内をみだりに走り回り，授業に影響を与える。注意力は集中できず，興奮しわがままで，喜びやすかったり怒りっぽかったり，またすぐ泣いたり笑ったりして，自分をおとなしくさせるのが難しい。ときには嘘をつき，けんかし殴り合い，窃盗などのさまざまな問題行動を起こす。ここ最近，しだいにひどくなってきた。集中して学習できないので成績がひどく下がってきて，家族が心配するようになった。多くの病院で児童多動症と診断され，中薬・西洋薬を服用したが効果がみられない。夜落ち着いて眠らない・多夢で眠れない・大便乾燥，舌質紅・舌苔少，脈弦細数。証は心腎虧損・水不涵木・肝陽偏亢である。

治療経過：上述の処方で治療を2回行ったが，効果はみられなかった。3回目の治療後にすべての症状がしだいに軽減していった。毎日1回，計15回の治療を行ったところ，普段から静かにしていられるようになり，性格も正常になった。注意力もついて集中できるようになり，嘘をついたり，殴り合ったりなどの問題行動もみられなくなった。成績も顕著に上がった。数日間治療を中止し，さらに数回治療を加えたのち，すべての症状は基本的になくなり完治した。

13 小児の リウマチ性舞踏病

本病症は，中国では小児風湿舞踏症と呼び，西洋医学でいうリウマチ熱のときに現れる不随意・無意識な頭部と四肢の動きなどの症状を指す。

病因病機

- ●風湿熱の邪が侵襲し，肝風内動を引き起こしてなる。
- ●風湿熱の後期に熱邪傷陰・肝腎陰虚となり，虚熱が風を生じさせて起こる。

弁証

本病症は，小児がリウマチ熱に罹ったときに起こる症状である。6～12歳の小児に多発し，男児より女児に多い。一般的に1～3カ月間の経過をたどり，たまに1年余り続くものもある。発病は緩やかで，多くの場合まず衝動的な感情が起こって容易に怒りやすくなり，続いて頭を揺らして首を回す，眉をひそめてまばたきする，口をとがらせ舌を伸ばすなどのような不随意・無意識の動作が現れ，手足は屈曲伸展・内転外転・回内回外などの動きが交互にかつ不規則に現れる。多くの患児の症状は下肢よりも上肢が重く，末端は近位より顕著である。感情が高ぶると激しさを増し，睡眠中はなくなる。筋の張力の低下は本病症のおもな特徴で，四肢の腱反射が往々にして減弱あるいは消失する。症状がひどくなっていくと，患児は自力での生活ができなくなり，立つ・座る・歩く・食事をする・着替える・ペンを握るなどの動作に障害が起こる。本病症が現れるときは，おそらく関節・心臓などの障害はなく，また発熱やその他検査による陽性反応が出ることもない。

- ●風湿熱を主とした引動肝風：常に，発熱・のどの痛み・関節疼痛，舌質紅・舌苔薄黄，脈弦数などの症状を伴う。
- ●肝腎陰虚・肝風内動：リウマチ熱の後期にみられ，頭のふらつき・目のくらみ・腰や膝がだるい，舌質紅・舌苔少，脈弦細数などの症状を伴う。

処方・手技

【基本穴】大椎・曲池・合谷・二間・足三里・内庭・百会・風池・太衝・陽陵泉

- ●風湿熱を主とした引動肝風：基本穴に瀉法を施し，数分間行針を行ったのち抜針し，十二井穴・大敦を加え，点刺して出血させる。
- ●肝腎陰虚・肝風内動：基本穴に平補平瀉法を施し，肝兪・腎兪・太渓・三陰交を加えて補法を施し，すべてに数分間行針を行ったのち抜針する。関節

疼痛が明らかなものは，さらに病変のある関節局所の腧穴を取穴して瀉法あるいは平補平瀉法を施し，数分間行針を行ったのち抜針する。

処方解説

大椎は諸陽の会穴で，瀉法あるいは平補平瀉法を施すと諸経の熱邪を清瀉し，退熱の作用に優れる。陽明経は多気多血の経で，手の陽明経の合穴である曲池，原穴である合谷，栄穴である二間，および足の陽明経の合穴である足三里，栄穴である内庭を取穴すると，気分および血分の邪熱と湿熱を清瀉することができ，リウマチ熱の治療に優れた効果がある。百会・風池・太衝はすべて平肝熄風の作用がある。陽陵泉は清熱平肝・舒筋活絡の作用がある。

十二井穴は諸経の邪熱を清瀉できる。大敦は，肝火を清め肝風を鎮めることができる。

肝兪は肝陰を補う。腎兪・太渓は補益腎陰の作用がある。三陰交は脾胃および肝腎の陰を補益する。疼痛関節局所の腧穴は，祛風除湿清熱・通利関節の作用がある。

治療効果

本処方は，本病症に対し非常に優れた治療効果がある。一般的に，実証のものは約15回，虚証のものは約30回の治療で治癒させることができる。

14　夜尿症

本病症は，中医の遺尿証にあたり，3歳以上の小児が睡眠中によく尿を漏らし，起きてからはじめて気づく疾患を指す。もし，学齢期の小児が，昼間遊びすぎてあまりにも疲れていたために起こるもの，あるいは睡眠前に多飲などにより偶然に遺尿した場合は，この病態には属さない。

病因病機

- 腎気不足で下元が虚冷になり膀胱を温養できず，膀胱の気化機能が失調し，閉蔵機能が働かずに水道を制約できない。
- 肺気虚弱で治節機能が働かず，膀胱を制約できずに津液を蔵することができない。
- 脾気虚弱で肺に津を散布することができず，水を制約することができない。
- 肝経の湿熱が鬱結し熱鬱化火になり，それが膀胱に入り込んで気化機能が異常になる。
- 鬱熱が腎陰に及んで傷つけ，陰虚火旺となり膀胱が収束力を失う。
- もともと痰湿内蘊があると，就寝後昏睡状態となって目が覚めず，呼んでも反応しない。
- 小さい頃からのしつけが十分でなく，わがままのために寝床に尿を漏らすなどが長引くと習慣性遺尿になる。

弁証

3歳以上の小児で，よく睡眠中遺尿があり，数日に1回あるいは毎晩，ひどいときは1晩に数回の遺尿があるが，尿検査は正常である。

- **下元虚冷**：顔面㿠白・心身ともに疲れきる・腰や足がだるい・知力はやや劣る・畏寒・四肢逆冷・尿量が多く澄んでいる，舌質淡・舌苔白，脈沈遅で無力などの症状を伴う。
- **肺気虚**：息切れ・自汗・カゼを引きやすい・声が低くて弱い，舌質淡・舌苔白，脈弱で無力などの症状を伴う。
- **脾気虚**：食欲不振・腹脹・泥状便，舌質淡で辺縁に歯痕がある，脈虚で無力などの症状を伴う。
- **肝経鬱熱**：尿量減少して黄色い・イライラする・怒りっぽい・顔と唇は赤い，舌質紅・舌苔黄，脈弦数などの症状を伴う。
- **陰虚火旺**：体が痩せる・潮熱，舌質紅・舌苔少，脈細数などの症状を伴う。
- **痰湿内蘊**：多くは熟睡し目が覚めず呼んでも反応がない，舌苔滑膩，脈濡滑などの症状を現す。

処方・手技

【基本穴】中極・膀胱兪

- **下元虚冷**：基本穴に関元・腎兪・命門を加えて補法を施し，30分間置針して間欠的に行針を行う。刺針後，艾炷灸あるいは棒灸を施す。
- **肺気虚**：基本穴に肺兪・太淵・足三里を加えて補法を施し，20分間置針して間欠的に行針を行う。
- **脾気虚**：基本穴に脾兪・足三里を加えて補法を施し，20分間置針して間欠的に行針を行う。
- **肝経鬱熱**：基本穴に肝兪・太衝・行間を加えて瀉法を施し，数分間行針を行ったのち抜針し，大敦を加え，点刺して出血させる。

- ●陰虚火旺：基本穴に腎兪・太渓・三陰交を加えて補法を施し，数分間行針を行ったのち抜針する。
- ●痰湿内蘊：基本穴に中脘・豊隆・三焦兪・陰陵泉を加えて瀉法を施し，20分間置針して間欠的に行針を行う。
- ●不良習慣：しつけ指導を中心に行い，刺針治療を加える。基本穴に百会・四神聡穴を加えて瀉法を施し，20分間置針して間欠的に行針を行う。

処方解説

膀胱兪・中極は膀胱の兪募穴で，補法を施し置針時間を長くして灸を加えると，膀胱の気を補益し温陽散寒の作用がある。補法を施しすばやく抜針すると益陰清熱，瀉法を施しすばやく抜針すると清瀉鬱熱の作用があり，膀胱の機能を調節し回復させることができ，遺尿に対しても有効である。関元は，下焦の元気を補益し温陽散寒の作用がある。腎兪・命門に，補法を施し置針時間を長くして灸を加えると温腎壮陽の作用があり，腎兪に補法を施しすばやく抜針すると補益腎陰の作用がある。肺兪・太淵は肺気を補う。足三里は脾胃を健やかにし中気を補い，「補土生金」の作用から肺気の回復に有効である。脾兪は，脾胃を健やかにし中気を補うための重要穴である。肝兪・太衝・行間・大敦は肝経の鬱熱を清瀉する。太渓は補益腎陰の作用に優れる。三陰交は脾胃および肝腎の陰を補益する。中脘・豊隆は調理脾胃・化痰消滞の作用がある。三焦兪は三焦の気機を調節し化湿する。陰陵泉は醒脾化湿の作用がある。不良習慣による遺尿は，その習慣を克服しなければならないので，しつけ指導を主にし，同時に百会・四神聡穴を取穴し，大脳皮質中の「排尿中枢の亢進異常」を取り除き，大脳皮質の機能を調節して回復させ，不良習慣の改善に役立たせる。

治療効果

本処方は，本病症に対し非常に優れた治療効果がある。一般的に，実証のものは約15回，虚証のものは約30回の治療で治癒させることができる。

症例

患者：唐○○，女児，12歳。
初診：1983年8月13日
所見：遺尿がすでに7年余りある。ここ最近ひどくなってきており，毎晩遺尿が起き，1晩に2回起きることもある。ときどき腹脹・ときに泥状便・ボーッとする・腰や膝がだるい・力が出ない・膝から下が温まらない，舌質淡・舌苔白，脈細弱遅で尺部がひどく弱い。証は脾腎陽虚・下元虚冷である。

治療経過：上述の処方で治療を3回行ったところ，遺尿は止まった。用事のために治療を数日間中断したところ，再度遺尿が1回起きた。処方を変えずにさらに1回治療を行ったところ，遺尿はまた治まった。この後，毎日1回，合計10回余りの治療を行い終了した。数カ月後に経過観察を行ったが，病気は再発していなかった。

15 小児の尿失禁

本病症は，まだ眠っていないときに続けざまに何度も小便をする，あるいは絶えず尿が滴り自分ではコントロールできないものを指す。

病因病機

- ●小児が腎気不足で膀胱の気が固摂できなくなり，小便をコントロールできない。
- ●長期の疾患で脾肺気虚になり，気虚下陥から治節やコントロールができなくなる。
- ●湿熱下注で，膀胱が火邪に乱され気化機能が異常となって起こる。

弁証

続けざまに小便を何度もしたり，あるいは絶えず尿が滴り，自分ではコントロールできないことを主症状とする。

- ●腎気不足：体が衰弱・頭のふらつき・疲れた表情・腰や足がだるい・力が出ない，舌質淡・舌苔白，脈沈細で無力で尺部がひどいなどの症状を伴う。下元虚冷のものは，畏寒・四肢逆冷，脈遅などの症状を伴う。
- ●肺気虚：声が低くて弱い・息切れ・自汗・カゼを引きやすい，舌質淡・舌苔白，脈弱で無力などの症状を伴う。
- ●脾気虚：顔色萎黄で艶がない・食欲不振・腹脹・薄い泥状便，舌質淡・辺縁に歯痕，脈虚弱で無力

などの症状を伴う。脾陽虚のものは，さらに畏寒・肢冷などの症状を伴う。
- ●湿熱下注：尿量減少して黄色い・排尿時に熱感がある，舌質紅・舌苔黄膩，脈数などの症状を伴う。

処方・手技

【基本穴】膀胱兪・中極
- ●腎気不足：基本穴に関元・腎兪・復溜を加えて補法を施し，20分間置針して間欠的に行針を行う。下元虚冷のものには，さらに命門を加えて補法を施し，30分間置針して間欠的に行針を行う。刺針後，艾炷灸あるいは棒灸を施す。
- ●肺気虚：基本穴に肺兪・太淵・足三里を加えて補法を施し，30分間置針して間欠的に行針を行う。
- ●脾気虚：基本穴に脾兪・足三里を加えて補法を施し，20分間置針して間欠的に行針を行う。脾陽虚のものには，30分間置針して間欠的に行針を行う。刺針後，艾炷灸あるいは棒灸を施す。
- ●湿熱下注：基本穴に三焦兪・陰陵泉・水道を加えて瀉法を施し，数分間行針を行ったのち抜針する。

処方解説

膀胱兪・中極は膀胱の兪募穴で，補法を施し置針時間を長くすると膀胱の気を補益し，灸を加えると温陽散寒し，瀉法を施しすばやく抜針すると膀胱の邪熱を清瀉する作用があり，膀胱の機能を調節し回復させ，小便を正常にさせる。関元は下焦の元気を補益し，灸を加えると温陽散寒の作用に優れる。腎兪・復溜は，補法を施し置針時間を長くすると補益腎気の作用があり，灸を加えると温補腎陽の作用がある。命門は腎陽を温め，真火を補う。肺兪・太淵は肺気を補益する。脾兪・足三里は，脾胃を健やかにして中気を補い，灸を加えると温中散寒の作用にさらに優れる。三焦兪は三焦の気機を疏通し，三焦の湿熱を清利する。陰陵泉は醒脾清熱利湿の作用がある。水道もまた下焦の湿熱を清利する作用に優れる。

治療効果

本処方は，本病症に対し非常に優れた治療効果がある。実証のものは数回，虚証のものは30〜50回の治療で治癒させることができる。

症例

患者：張○○，男児，7歳。
初診：1975年10月28日
所見：1カ月余り，排尿時に尿が滴り止まらず，コントロールできない。体は痩せて弱い・疲労感・力が出ない・顔色には艶がない・夜間にときどき遺尿がある・両膝がだるい，舌質淡・舌苔薄白，脈沈細で無力で両側の尺部が特に顕著である。証は腎気不足である。
治療経過：上述の処方で治療を1回行ったところ，尿の滴りはすぐに軽減した。毎日1回の治療を行い，5回目の治療後，尿の滴りは顕著に軽減した。15回の治療後，精神も顔色も好転し，尿の滴りとすべての症状がなくなった。数カ月後に経過観察を行ったが，病気は再発していなかった。

16 五遅

五遅とは，小児の立つ・歩く・毛が生える・歯が生える・言葉を話すの成長発育が遅いものを指す。

病因病機

- ●小児の天賦不足あるいは後天の育児が適当でなく，飲食不調あるいは久病で体が虚して肝腎虧損になり，気血が不足して起こる。腎は骨を主り，肝は筋を主る。肝腎虧損は筋骨を萎えさせ弱く無力にし，正常な発達時期がきても起立・歩行ができなくなり，立つ・歩くのが遅れる。
- ●腎は骨を主り，骨は髄を生み，歯は骨の余りであるため，腎気虧損になると髄は骨を満たすことができずに歯が長い間生えない。
- ●心は神明を主り，心の声は言をなす。小児の心気が不足すると知力発育に障害が現れ，時期がきても話せず，言葉が遅くなる。
- ●「腎……その華は髪の毛にあり，髪の毛は血の余となす」小児が腎気虧損，気血虚弱になると，長く髪が生えない，あるいは生えても黒くなくまばらになる。

弁証

立つ・歩く・毛が生える・歯が生える・言葉を話すのが遅いことを主症状とする。

- ●**肝腎虧損**：顔色晄白で艶がない・知力は遅い・目に輝きがない・歩くあるいは歯が生えるのが遅い・頭髪がまばら・大泉門が広がり閉合していない，舌質淡紅，脈細弱などの症状を現す。
- ●**心気不足**：顔色に艶がない・ぼんやりとした表情・知力不足・言葉の遅れ・数歳になっても依然として話せない，舌質淡，脈細弱で無力。
- ●**気血虚弱**：肌膚に艶がない・精神不振・倦怠感・力がでない・頭髪がまばらでしおれて黄色い，舌質淡，脈細弱。

処方・手技

【基本穴】心兪・肝兪・腎兪・脾兪・胃兪・足三里・三陰交・太渓

基本穴に，立つ・歩くのが遅いものには環跳・陽陵泉を加え，歯が生えるのが遅いものには頬車・合谷を加え，言葉が遅いものには神門・通里・瘂門・廉泉を加え，髪が生えるのが遅いものは百会・率谷・膈兪を加え，各穴に補法を施し，20分間置針して間欠的に行針を行う。

処方解説

心は血を主り，神明を主る。心兪を取穴すると心血と心気を補い，その神明を主る機能を回復させ，五遅に対しても効果があり，特に言葉が遅いものに対しては優れた効果がある。肝兪は肝気と肝血を補う。腎兪・太渓は腎気と腎精を補う。脾兪・胃兪・足三里・三陰交は，脾胃を健やかにし気血を生化し，「土は万物を生じる」ことからこれを取穴すると五遅にも効果がある。三陰交は補益肝腎の作用もある。環跳・陽陵泉は足腰を強壮にすることができ，下肢疾患の治療の重要穴で，立つ・歩くのが遅いものの治療に対してもすばらしい効果がある。陽明経は上・下の歯齦を循経しており，頬車・合谷を取穴すると陽明経の経気を疏通することができ，歯の成長発育に効果がある。神門は心気を補う作用があり，瘂門・廉泉・通里などと組み合わせると，舌絡を疏通し，言葉が遅いものの治療に対し効果がある。百会・率谷は頭部の腧穴で，脳の機能を調節し回復させることができ，また頭皮の血液循環を改善し，五遅とりわけ髪が生えるのが遅いものに対し有効である。膈兪は補血養血の作用がある。

治療効果

本処方は，本病症に対し治療効果がある。ただし，50回以上の治療を続けることが必要である。

症例

患者：張〇〇，男児，5歳半。
初診：1976年7月25日
所見：顔や唇や爪に艶がない・髪の毛はまばらで黄色い・疲れてだるい・眠りたがる・食欲不振・腹脹・ときどき泥状便になる・体が痩せている・常につまずく・立つことができない・大泉門は閉合不全・話すことができない，舌質淡・舌苔薄白，脈沈細で無力。診断は五遅で，証は肝腎虧損・心脾不足である。
治療経過：上述の処方で1日おきに1回，10回余りの治療を行ったところ，食欲が増し，大便の状態も回復し，顔色や精神状態も好転した。治療を10日余り中止しさらに10回の治療を行ったのち，顔色はしだいに赤く潤いをもつようになり，体質や精神状態は顕著に好転した。この後，さらに1日おきに1回，15回を1クールとして5クールの治療を行ったのち，患児はすでに立つことができるようになり，単語を発することができるようになった。治療を終了して数カ月後，大泉門はしだいに閉合し，歯や髪の毛もしだいに健常な小児と変わらなくなっていた。

17 五軟

五軟とは，頭部および後頸部・口・手足・肌肉が萎えて軟弱で無力になる病症を指し，小児の成長発育障害の疾患である。

病因病機

●父母の体質がもともと弱く精血不足，あるいは母親が妊娠期に長く病気に罹り胎児が栄養を失うなどして先天が不足すると，出生後，肝腎虧損・気血虚弱・精血不足になり，発育が遅れ筋骨が萎え

て弱くなり，筋骨関節が不利になり起こる。
- 産後の保育が適切でないかあるいは飲食失調で脾胃虚弱になり，栄養不足・気血虧損となって五臓が栄養を失い起こる。
- 六淫の邪に感受するかあるいは驚風や吐瀉などの疾患ののち，病邪が気血津液を消耗し，筋脈を灼傷して肌肉が萎縮し，筋脈が使えずに起こる。

弁証

　五軟を主症状とする。頭部および後頸部が軟弱なものは，頭部および後頸部が無力で頭を持ち上げることができず，フラフラしている。口が軟弱なものは，口と歯ともに軟弱で，唇は薄くて力がなく，咀嚼困難である。手が軟弱なものは，力なく手を垂らしたままで物を握れない。足が軟弱なものは，足に力が入らず歩行が困難になる。肌肉が軟弱なものは，体が衰弱気味で皮膚はたるみ筋肉は緩む。
- **肝腎虧損**：成長発育の遅れ・精神が活発でない・知力が鈍い・頭のふらつき・耳鳴り・顔色に艶がない，舌質淡・舌苔少，脈沈細弱などの症状を伴う。
- **脾胃虚弱・気血不足**：顔色萎黄・精神倦怠・食欲低下・薄い泥状便・上腹部の脹満・動悸・息切れ，舌質淡・辺縁に歯痕，脈細弱などの症状を伴う。

処方・手技

【基本穴】脾兪・足三里・三陰交

　基本穴に，頭部および後頸部が軟弱なものには頸部夾脊穴の頸1～7を加え，口歯が軟弱なものには頬車・地倉・合谷を加え，手が軟弱なものには曲池から少海への透刺・外関から内関への透刺・合谷から後渓への透刺・八邪穴を加え，足が軟弱なものには条口から承山への透刺・解渓・公孫から湧泉への透刺・八風穴を加える。

　そのほか，肝腎虧損によるものはさらに肝兪・腎兪・太渓を加え，精神や知力が鈍いものは百会・四神聡穴・心兪・神門を加える。各穴に補法を施し，20分間置針して間欠的に行針を行う。

処方解説

　脾胃は後天の本・気血生化の源であり，また脾は肌肉と四肢を主るため，一般には五軟の患児にはすべて脾兪・足三里・三陰交を取穴する。肝兪は肝血を補益し，腎兪・太渓は腎精を補う。頸部夾脊は頸部の血液循環を改善し，頸部の筋肉組織の機能を調節し回復させることができる。陽明経は口歯部に循行するので，足の陽明経に位置する頬車・地倉および手の陽明経の原穴である合谷は，口歯部の筋肉の機能を調節し回復させることができる。曲池から少海への透刺・外関から内関への透刺・合谷から後渓への透刺・八邪穴は手部の筋肉の機能を調節し回復させることができる。条口から承山への透刺・解渓・公孫から湧泉への透刺・八風穴は，足部の筋肉の機能を調節し回復させることができる。百会・四神聡穴は健脳醒神の作用があり，脳の機能を調節し回復させることができる。心は神明を主るため心兪および手の少陰の原穴である神門を取穴すると，患児の知力の改善と向上に対して一定の作用がある。

治療効果

　本処方は，本病症に対し非常に優れた治療効果がある。一般的に，患児は60回以上の治療で，症状が治癒あるいは好転することができる。

症例

患者：張〇〇，2歳半。

初診：1975年4月1日

所見：成長発育が遅く，手足が萎えて軟弱無力で，立つことと物を握ることができない。食欲不振・薄い泥状便・精神疲労・顔色にあまり艶がない。長期間，中薬・西洋薬を服用したがあまり効果がみられない。舌質淡・舌苔薄白，脈沈細で無力である。診断は五軟病である。証は肝腎虧損・脾胃虚弱である。

治療経過：上述の処方で1日おきに1回治療を行い，15回を1クールとした。1クールの治療後ごとに約1週間の間隔をおいた。第1クール終了後，精神および食欲がわずかに好転し，大便も形になってきたが，そのほかの症状に変化はなかった。第2クール終了後，顔色は好転し，すでに立ち上がり，物を握ることができるようになった。第4クール終了後，食欲も大幅に増進し，顔色もしだいに赤く潤うようになり，体もしだいに丈夫になっていった。1人でもゆっくりと歩け，上肢も物を持ち上げられるようになり，すべての症状がなくなった。

18 五硬

五硬とは，新生児によくみられる疾患の1つで，頭部および後頸部・口・手・足および肌肉が強直することであり，その臨床上の特徴は五軟とちょうど相反する。

病因病機

- 先天不足で元陽不振，あるいは脾陽不足で運化が異常になり，清陽が行き渡らず，栄養が不足し，気血衰少で肌肉や筋脈が濡養を失う。
- 正虚があるところに風寒に感受し，寒邪凝滞で経絡閉阻になり，陽気が宣通できずに気血の運行が不暢となり，四肢の筋脈，肌肉が温養されずに起こる。

弁証

本病症の多くは，頭部および後頸部のこわばり・筋肉の緊張・体を動かしにくい・下を向けない・手足のこわばり・全身の皮膚が温かくない・筋肉が硬結し平たく薄くなり，これを押すと陥凹するなどの症状がみられる。

- 陽気虚衰：体質虚弱・全身が氷のように冷たい・硬直して横になりあまり動かない・昏々と眠る・息が弱い・泣き声が低くて怯え無力・頭を上げて息をする・皮膚は蒼白で腫れ透明感がある・乳を吸わず食事もしない・腹部脹満・泥状便，唇と舌の色は淡い，脈微弱。
- 寒凝血渋：四肢の冷え・全身が温かくない・皮膚が硬くつまみ上げることができない・硬結が下腿や殿部や頬部などに多くみられる・患部の皮膚は暗く紫色になるかあるいは凍傷のように赤く脹れる・顔色が暗い・舌質暗紅。

処方・手技

【基本穴】頸部夾脊穴・頬車・曲池から少海への透刺・合谷から後渓への透刺・八邪穴・環跳・陽陵泉から陰陵泉への透刺・八風穴

- 陽気虚衰：基本穴に気海・関元・命門・腎兪・復溜・脾兪・足三里を加えて補法を施し，30分間置針して間欠的に行針を行う。刺針後，艾炷灸あるいは棒灸を施す。
- 寒凝血渋：基本穴に平補平瀉法を施し，腎兪・命門を加えて補法を施し，30分間置針して間欠的に行針を行う。刺針後，艾炷灸あるいは棒灸を施す。

処方解説

頸部夾脊穴は頭頸部に作用し，頬車は口部に作用し，曲池から少海への透刺・合谷から後渓への透刺・八邪穴は上肢および手部に作用し，環跳・陽陵泉から陰陵泉への透刺・八風穴は下肢および足部に作用する。基本穴はすべて温経散寒・祛邪通絡の作用があり，各部分の運動機能およびそのほかの機能を回復することができる。気海・関元は温補下元の作用がある。命門・腎兪は温腎壮陽の作用がある。脾兪・足三里は脾胃を健やかにし，中陽を温め，気血を補う。

治療効果

本処方は，本病症に対し優れた治療効果がある。一般的に，患児は10回余りの治療で治癒することができる。

症例

患者：孫○○，男児，出生6日目。

初診：1974年7月29日

所見：頭部および後頸部・手足がこわばり冷えて屈伸できない。顔色に艶がない・皮膚は蒼白で硬結がありこれを押えると陥凹する・体は痩せて弱い・昏々と眠る・息が弱い・泣き声は低くて無力・あまり乳を吸わない・唇と舌の色は淡い。診断は五硬である。証は陽気虚衰である。

治療経過：上述の処方で毎日1回の治療を3回行ったところ，四肢は温かくなり，顔色も好転し，乳を吸う量も多くなった。10回余りののち，顔と皮膚の色はしだいに赤く潤いが出てきて，頭頸部・四肢の活動も正常になり治癒した。半年後の経過観察では，患児の成長と発育は正常で異常はみられなかった。

第5章
男性科病症

1 遺精

　遺精とは，性交によらず精液がおのずから漏れる病症を指し，夢を伴うものを夢遺，夢を伴わないものや意識がはっきりしているときに精液が漏れるものを滑精と呼ぶ。西洋医学でいう神経衰弱・前立腺炎・精嚢炎などによる遺精は，本項を参考に弁証論治することができる。

病因病機

- 先天不足・房室過多・過度の自慰行為などで，腎精が損耗し陰虚火旺となり，精室を乱し精気を貯蔵する機能が失調して起こる。
- 陽気が虚して精気が固摂できず遺精になる。
- 精神を疲労させると心陰を消耗し，心陽が偏亢して心火が下りて腎に交わることができず，腎水が上がって心を助けることができずに心腎不交・水損火旺となり，精室を乱して起こる。
- 思いどおりにならないことで，肝の条達機能が失調し，気鬱化火になり精舎を乱して起こる。
- 考えすぎや労倦のしすぎから，心脾気虚となり気が精を固摂できずに起こる。
- 飲食の不摂生により脾胃を損傷し，湿が聚まり熱を生じて起こる。
- 痰が蓄積して熱化し，湿熱や痰火が下半身に流れ込み，精室を乱し遺精になる。

弁証

- **腎陰虧虚**：遺精が繰り返し起こる・頭がボーッとする・耳鳴り・腰や膝がだるい・体が痩せる・手掌や足底に熱感がある，舌質紅・舌苔少，脈細数。
- **心腎不交**：多夢でそのたびに遺精が起こる・頭のふらつき・耳鳴り・動悸・心煩・腰や膝がだるい・尿量減少して黄色く熱感を伴う，舌質紅，脈細数。
- **腎気不固**：滑精・顔色㿠白・意気消沈・腰や膝がだるい。
- **腎陽虚**：悪寒・四肢の冷え，舌質淡・舌苔白，脈沈細で弱。
- **心脾虧虚**：疲れると遺精をする・怔忡・不眠・健忘・顔色萎黄・食が進まない・泥状便・四肢がだるい，舌質淡・舌苔薄，脈弱。
- **肝火偏盛**：夢のなかで遺精する・口苦・のどの乾き・顔面紅潮・目の充血・煩躁・怒りっぽい・胸脇の脹悶あるいは脹痛・小便黄赤色・やや便秘ぎみ・性欲旺盛，舌質紅・舌苔黄，脈弦数。
- **湿熱下注**：遺精を繰り返す・口苦で粘つく・小便黄赤色，舌苔黄膩，脈濡数。
- **痰火内蘊**：遺精を繰り返す・口苦・痰が多い・胸脘が脹悶・小便に熱感があり赤くすっきりしない・少腹部や陰部が脹る，舌苔黄膩，脈滑数。

処方・手技

【基本穴】中極・三陰交・曲骨

- **腎陰虧虚**：基本穴に腎兪・太渓を加えて補法を施し，数分間行針を行ったのち抜針する。心腎不交の場合は，さらに心兪・内関・神門を加えて平補平瀉法を施し，数分間行針を行ったのち抜針する。
- **腎気不固**：基本穴に関元・腎兪・復溜・太渓を加えて補法を施し，20分間置針して間欠的に行針を行う。
- **腎陽虚**：基本穴に30分間置針して，間欠的に行針を行う。刺針後，艾炷灸あるいは棒灸を施してもよい。
- **心脾虧虚**：基本穴に脾兪・足三里・心兪・神門・内関を加え20分間置針して間欠的に行針を行う。
- **肝火偏盛**：基本穴に肝兪・太衝・行間を加えて瀉法を施す。数分間行針を行ったのち抜針して，大敦を加え，点刺して出血させる。
- **湿熱下注**：基本穴に水道・三焦兪・陰陵泉を加えて瀉法を施し，数分間行針を行ったのち抜針する。
- **痰火内盛**：基本穴に中脘・豊隆を加えて瀉法を施す。数分間行針を行ったのち抜針して，厲兌を加え，点刺して出血させる。

処方解説

　中極は「膀胱の募穴」であり，任脈と足の三陰経の交会穴である。三陰交は足の三陰経の交会穴である。曲骨は陰部の近くに位置する。これらの基本穴を合わせて用いることにより，精関を固めることができ，遺精治療の常用配穴法として知られている。また，これらの基本穴は瀉法を施しすばやく抜針すると清熱作用があり，補法を施し置針時間を長くすると補益下元の作用があり，補法を施しすばやく抜針すると補陰作用も伴う。腎兪・太渓は，補法を施しすばやく抜針すると補益腎陰し，補法を施し置針

時間を長くするかあるいは灸を加えると，補益腎気や補益腎陽作用が中心になる。心兪・内関・神門は，瀉法を施しすばやく抜針すると清心寧神の作用，補法を施し置針時間を長くすると補益心気・補益心血・寧心安神の作用がある。関元は下焦の元気を補益し，精を固摂し遺精を止める。復溜は腎気を補い，腎精を固摂するのに優れた作用がある。水道は下焦の湿熱を清利する。三焦兪は三焦の湿熱を清瀉する。陰陵泉は健脾し利湿清熱の作用がある。中脘・豊隆は清熱化痰の作用がある。属兌は胃火・痰熱を清瀉するのに優れている。

治療効果

本処方は，本病症に対し非常に優れた治療効果がある。一般的に，実証のものは約 7 回，虚証のものは約 15 回の治療で治癒させることができる。

症例 1

患者：呂〇〇，男性，19 歳。
初診：1983 年 4 月 7 日
所見：ここ数カ月，2, 3 日ごとに 1 回，遺精が起こる。夢を見ないで漏れることもあれば，起きている間，性的興奮を覚えると漏れることもある。中薬・西洋薬では効果がみられない。ここ数日，症状がひどくなり，毎晩夢を見ない状態で精液が漏れる。顔色に艶がない・意気消沈・腰や膝がだるい・四肢の冷え・舌質淡嫩・舌苔薄白，脈沈細で無力。証は腎陽不足・腎気不固である。
治療経過：上述の処方で 2 回治療を行ったが，効果はみられなかった。3 回目の治療後の晩に遺精が起こらなかった。処方を変えずに毎日 1 回の治療を行ったところ，11 日目の晩に遺精がみられた以外は再発がみられない。精神状態や顔色も日増しに良くなり，四肢も温かくなってきた。20 数回の治療後には，すべての症状がなくなり完治した。半年後，カゼのために来院したが，治療後，遺精は一度も再発していなかった。

症例 2

患者：張〇〇，男性，20 歳。
初診：1983 年 8 月 30 日
所見：遺精がたびたび起こる。中薬・西洋薬ではあまり効果がみられない。なかなか眠れず，眠っても夢を多く見る。体が痩せている・腰や膝がだるい・頭のふらつき・耳鳴り・小便はときに黄色で熱感を伴う，舌体瘦小・舌質紅・舌苔少，脈沈細やや数。証は心腎不交である。
治療経過：上述の処方で 5 回治療を行ったところ，遺精は止まり，残りの症状も好転した。10 回の治療後，すべての症状がなくなった。半年後に経過観察を行ったが，再発していなかった。

2 血精液症（血精）

血精とは，精液中に赤あるいはピンク色の血が混じり，かつ肉眼で見ることのできる病症を指す。血精は，西洋医学でいう精囊炎で最もよくみられる。精囊の解剖学的位置は前立腺・輸精管・輸尿管・膀胱などに近いため，精囊炎は尿路・生殖器系などの炎症から続発する。

病因病機

● 酒色に節度がないと，精が枯れ，瘀血が内停し，血絡が阻滞し，血が経脈に戻れない。
● 陰虚火旺になり，熱が精室に入るか，湿熱の邪が精室に注ぎ込み，血絡を損傷し血迫妄行となり，血が精とともに出る。
● 脾腎気虚になり，血液を統摂できず，血が精とともに出る。

弁証

● 瘀血内阻：精液に暗い紫色の血を帯び，射精時に少腹部と陰茎が痛んだり，ふだんからときおり少腹部に刺痛を感じ，押されるのを嫌がる。舌質暗あるいは瘀斑，脈渋。
● 陰虚火旺：精液に鮮紅色の血が混じり，陰部が重く脹ったり，陰茎に灼熱痛を感じ，性欲亢進・頭のふらつき・耳鳴り・心煩・不安・口の乾き・のどの乾き・腰や足がだるい・潮熱・盗汗・手掌や足底に熱感がある，舌質紅・舌苔少で乏津，脈細数などの症状を現す。
● 湿熱流注：精液に暗紅色あるいは茶褐色の血が混じり，陰部が重く脹る・小便赤黄色で量が少ない・陰囊の脹痛・湿疹・腰仙部がだるい，舌苔黄膩，脈滑数あるいは濡数などの症状を現す。

●脾腎気虚：血精の色は淡い・顔色が悪い・食が進まない・腹脹・泥状便・腰や膝がだるい・元気がない・力が出ない・性欲減退，舌質淡・舌苔白，脈沈細で無力。陽虚証を伴うものは，悪寒・四肢の冷えなどの症状も現れる。

処方・手技

【基本穴】中極・三陰交・膈兪
- ●瘀血内阻：基本穴に血海を加えて瀉法を施し，20分間置針して間欠的に行針を行う。
- ●陰虚火旺：基本穴に腎兪・復溜・太渓を加えて補法を施す。さらに内関・少府を加えて平補平瀉法を施し，数分間行針を行ったのち抜針する。
- ●湿熱流注：基本穴に水道・三焦兪・陰陵泉を加えて瀉法を施す。数分間行針を行ったのち抜針する。
- ●脾腎気虚：基本穴に脾兪・足三里・腎兪・復溜・太渓・関元を加えて20分間置針して，間欠的に行針を行う。陽虚証を伴うものは各穴に30分間置針して間欠的に行針を行い，刺針後，艾炷灸あるいは棒灸を施す。

処方解説

中極は下腹部に位置し，任脈と足の三陰経を結ぶ交会穴であり，三陰交は足の三陰経の交会穴である。両穴は泌尿器・生殖器系疾患の重要穴であり，血精に対しても効果がある。両穴に瀉法を施し，置針時間を長くすると，下焦の気血を調節することができる。さらに三陰交には活血化瘀の作用がある。両穴に瀉法を施しすばやく抜針すると清熱の作用があり，補法を施しすばやく抜針すると益陰清熱の作用があり，補法を施し置針時間を長くし灸を加えると補陽気・益精血の効果が得られる。膈兪は「血の会穴」で，理血止血の作用があり，瀉法を施すと活血化瘀，すばやく抜針すると清熱涼血の作用も兼ねる。血海にも活血化瘀の作用がある。腎兪・太渓・復溜は，補法を施しすばやく抜針すると補益腎陰，補法を施し置針時間を長くすると補益腎気，灸を加えると温補腎陽の作用に優れる。内関・少府は心熱を冷まし・心神を安定させる作用がある。水道は下焦の湿熱を清利する作用がある。三焦兪は三焦の湿熱を清瀉する作用がある。陰陵泉は醒脾・清熱利湿の作用がある。脾兪・足三里は健脾益気，灸を加えると温補中陽の作用がある。関元は補法を施し，置針時間を長くすると補益下元，灸を加えると温陽散寒の作用に非常に優れる。

治療効果

本処方は，本病症に対し非常に優れた治療効果がある。一般的に，実証のものは約5回，虚証のものは約15回の治療で治癒させることができる。

症例

患者：張〇〇，男性，27歳。
初診：1976年8月24日
所見：数日前に偶然，精液が赤いのに気づき，よく見ると精液に血が混じっていた。西洋薬では効果がみられない。小便に熱感があり黄色く，鼠径部と恥骨上部にたまに痛みを感じる。舌体黄膩，脈濡やや数である。証は湿熱下注である。
治療経過：上述の処方で治療を行ったところ，1回で鼠径部と恥骨上部の疼痛は消失し，尿の熱感も軽減した。その後，毎日1回の治療を行い，7回の治療後すべての症状がなくなり，舌・脈も正常に戻った。その後，血精は再発していなかった。

3 不射精症（射精不能症）

不射精症とは，性交時に正常に興奮して陰茎も勃起をするが，性交の過程でオルガスムに達せず，射精のないものを指す。西洋医学では，次のものはすべて射精が不能になると考えられている。①手術後，瘢痕が形成されて収縮力がなくなるような膀胱頸部病変。②輸精管が塞がり精液の排出に影響するもの。③胸腰部レベルの遠心性ニューロンの機械的・化学的・代謝的変化が射精能力に影響するもの。④糖尿病などで起こる神経病変。⑤降圧薬・鎮静剤・睡眠薬によって引き起こされる，射精中枢の興奮抑制などによる射精能力障害。

病因病機

- ●房事の不摂生により腎陰を損耗し，陰虚火旺から陽強となり，これに加えて腎陰が心に上がって助けることができず心腎不交になる。
- ●情志の不調により，怒りが鬱積して肝を傷つけ，気滞血瘀になる。

- 肝鬱化火から木火が互いに煽動し，精関の開合作用を失調させる。
- 天賦不足などにより腎陽不足になり，精を推し出す力がなくなる。
- 心配事や気苦労が多いことなどから，心脾が損傷し，脾虚不運となり，気血の生化不足に陥り，精が少なくなり排出できない。

弁証

- **陰虚火旺**：性交のとき射精しないか，あるいはごく少量の精液が流れ出る・陽強易挙（性刺激がなくてもすぐ勃起する）あるいは陽強不倒（長時間勃起し続ける）・夢遺・煩躁・潮熱・盗汗・便秘・小便が赤い，舌質紅・舌苔少，脈細数などの症状が多く現れる。
- **気滞血瘀**：射精しない・陰茎疼痛・胸脇部が脹悶あるいは脹痛する・ため息・抑うつ・怒りっぽい，舌質紫あるいは瘀斑がある・舌苔薄，脈弦などの症状が現れる。
- **肝経鬱熱**：射精がない・ときに夢遺がある・イライラする・怒りっぽい・口苦・のどの乾き・目の充血・耳鳴り・睾丸あるいは両側の少腹が脹痛し不快感がある，舌質紅・舌苔黄，脈弦数で有力。
- **腎陽不足**：性欲が弱い・勃起するが硬くならない・性交時間が短い・射精せずに陰茎が萎える・顔色に艶がない・精神疲労・力が出ない・腰や膝がだるい・悪寒・四肢逆冷，舌質淡・舌苔白，脈沈細遅。
- **心脾虧虚**：性欲が弱い・勃起するが硬くならない・射精しないかごく少量の精液が流れ出る・動悸・健忘・食が進まない・腹脹・泥状便，舌質淡・舌苔白，脈虚細で無力。

処方・手技

【基本穴】中極から曲骨の透刺・八髎穴

- **陰虚火旺**：基本穴に平補平瀉法を施し，少府・大陵に平補平瀉法，腎兪・太渓・三陰交に補法，便秘のものにはさらに上巨虚に平補平瀉法を施し，数分間行針を行ったのち抜針する。
- **気滞血瘀**：基本穴に期門・太衝・膈兪・血海・三陰交を加えて瀉法を施し，20分間置針して間欠的に行針を行う。
- **肝経鬱熱**：基本穴に太衝・行間を加えて瀉法を施し，数分間行針を行ったのち抜針して，大敦を加え，点刺して出血させる。
- **腎陽不足**：基本穴に腎兪・命門・関元・復溜を加えて補法を施し，30分間置針して間欠的に行針を行う。刺針後，艾炷灸あるいは棒灸を施す。
- **心脾虧虚**：基本穴に心兪・神門・脾兪・足三里・三陰交を加えて補法を施し，20分間置針して間欠的に行針を行う。

処方解説

中極は任脈と足の三陰経の交会穴で，曲骨とともに少腹に位置する。八髎穴は仙骨部に位置する。基本穴に瀉法を施すと下焦の気血を調節することができ，補法を施すと下焦を補益することができる。すばやく抜針すると清熱作用を兼ね，置針時間を長くし灸を加えると温陽散寒作用を兼ねる。これらは，泌尿器・生殖器系の機能を調節し回復させることができ，不射精症に対しても効果がある。少府・大陵は，心熱を冷まし，心神を安定させる作用がある。腎兪・太渓は，補法を施しすばやく抜針すると補益腎陰の作用，補法を施し置針時間を長くし灸を加えると温補腎陽の作用がある。三陰交は，補法を施しすばやく抜針すると肝腎および脾胃の陰を補益することができ，補法を施し置針時間を長くすると脾胃を健やかにし，肝血と腎精を補益することができ，瀉法を施すと疏肝理気・活血化瘀の作用がある。上巨虚は腑熱を冷まし，便秘を通す作用がある。期門・太衝は疏肝理気し，太衝はすばやく抜針すると，清瀉肝熱の作用がある。膈兪・血海は活血化瘀の作用がある。行間・大敦も肝経の鬱熱を清瀉する作用がある。命門・復溜は温腎壮陽の効果に優れる。関元は下焦の元気を温補する作用がある。心兪・神門は補益心気・心血，寧心安神の作用がある。脾兪・足三里は脾胃を健やかにし気血生化の源を生む。

治療効果

本処方は，本病症に対し非常に優れた治療効果がある。一般的に，実証のものは3〜5回，虚証のものは約15回の治療で治癒させることができる。

症例

患者：石○○，男性，38歳。
初診：1986年9月26日
所見：ここ最近，性交のとき射精できない。抑うつ・怒りっぽい・胸悶・気分が悪い・ときどき胸脇部に脹痛がある・たまに少腹部に刺痛を感じる。射

精時に陰部に刺痛がある。舌上に瘀斑がある・舌苔薄白，脈弦で有力。証は気滞血瘀であり，精関開閉失調である。

治療経過：上述の処方で治療を1日おきに合計6回行ったところ，胸脇部の脹痛などの症状はなくなり，不射精症も治癒した。

4 早泄

早泄とは，性交時間がきわめて短い，すなわち性交を行うとすぐに精液が漏れるものや，ひどいときは性交前に精液が漏れる病症を指す。西洋医学では，本病症の多くは精神的要因と関係があり，大脳の病理的興奮あるいは脊髄中枢の興奮性増強によって引き起こされると考えられている。また長期間にわたる自慰行為・性欲過多，あるいは身体疲労・精力不足・慢性の前立腺炎や精嚢炎等の生殖器官の炎症・糖尿病，そしてアルコールや麻薬中毒の全身性疾患，脳脊髄病変などはすべて早泄を引き起こす。

病因病機

精液の蔵泄〔貯蔵と排泄〕は，心・肝・腎などの臓によって共同管理される。
- 房事過多や自慰行為などにより，腎気が虚衰し，封蔵〔精気を貯蔵する〕機能が失調する。
- 腎陰不足により陰虚火旺・心腎不交になり，早泄になる。
- 思うようにいかないことで肝気が鬱結し，気鬱化火になる。
- 肝経に湿熱が生じて疏泄機能が失調し，収縮できなくなる。
- 心配事や気苦労で，心脾を虧虚して早泄になる。

弁証

- **腎気虚損**：早漏・性欲が弱い・顔色㿠白・息切れ・自汗・意気消沈する・腰や膝がだるい・夜間尿が増える，舌質淡・舌苔白，脈沈細で無力。腎陽虚のものは，悪寒・四肢の冷えなどの症状を伴う。
- **陰虚火旺**：ときどき性欲が起こる・勃起しやすいかあるいは勃起しても硬くならない・性交に臨むと早漏する・顔面紅潮・頭のふらつき・耳鳴り・動悸・盗汗・五心煩熱・口やのどの乾き・小便が黄色い，舌質紅・舌苔少，脈細数。
- **肝火偏旺**：性欲亢進・早漏しやすい・口苦・のどの乾き・脇脹あるいは脇痛・煩躁・怒りっぽい・便秘・小便が赤い，舌質紅・舌苔黄，脈弦数。肝経湿熱のものは，陰部の腫脹や瘙痒症，舌苔黄膩などの症状を伴う。
- **心脾両虚**：早漏・性欲が弱い・動悸・多夢・精神疲労・健忘・食が進まない・腹脹・泥状便，舌質淡・舌苔白，脈細弱。

処方・手技

【基本穴】中極・曲骨・三陰交

- **腎気虚損**：基本穴に関元・腎兪・復溜を加えて補法を施し，20分間置針して間欠的に行針を行う。腎陽虚のものには，さらに命門を加えて補法を施し，各穴に30分間置針して間欠的に行針を行う。刺針後，艾炷灸あるいは棒灸を施す。
- **陰虚火旺**：基本穴に腎兪・太渓を加えて補法を施し，心兪・少府・内関を加えて平補平瀉法を施し，数分間行針を行ったのち抜針する。
- **肝火偏旺**：基本穴に肝兪・期門・蠡溝・行間を加えて瀉法を施す。数分間行針を行ったのち抜針して，大敦を加え，点刺して出血させる。肝経湿熱のものは，さらに三焦兪・陰陵泉を加えて瀉法を施し，数分間行針を行ったのち抜針する。
- **心脾両虚**：基本穴に心兪・神門・脾兪・足三里を加えて補法を施し，20分間置針して間欠的に行針を行う。

処方解説

中極は任脈と足の三陰経の交会穴で，曲骨は陰部近くの腧穴で，三陰交は足の三陰経の交会穴である。基本穴に瀉法を施しすばやく抜針すると，下焦の気機を調整し清熱利湿の作用があり，補法を施しすばやく抜針すると益陰清熱の作用がある。補法を施し置針時間を長くすると下焦の元気を補益することができ，灸を加えると温陽作用に非常に優れる。このようにすると，泌尿器・生殖器系統の機能が調節・回復でき，早泄に対しても優れた効果がある。関元は，下焦の元気を補益するのに優れた効果がある。腎兪・復溜に補法を施し置針時間を長くすると補益腎気の作用が，灸を加えると温腎壮陽の作用がある。腎兪に補法を施しすばやく抜針すると補益腎陰の作

用がある。命門は腎陽を補い，真火を益す作用がある。太渓は腎陰を補う作用に非常に優れる。心兪・少府・内関は，平補平瀉法を施しすばやく抜針すると清心寧神作用，心兪に補法を施し置針時間を長くすると補益心気・補益心血の作用がある。肝兪・期門・蠡溝・行間・大敦は，肝火および肝経湿熱を清瀉する作用がある。三焦兪・陰陵泉は清利湿熱を増強する作用がある。脾兪・足三里は脾胃を健やかにし，気血を補う作用がある。

治療効果

本処方は，本病症に対し非常に優れた治療効果がある。一般的に，実証のものは約5回，虚証のものは15〜30回の治療で治癒させることができる。

症例

患者：凌〇〇，男性，24歳。
初診：1985年10月21日
所見：結婚後1年余りの間ずっと早泄がある。顔色に艶がない・頭のふらつき・耳鳴り・腰や膝がだるい・排尿後に尿が残っていて数滴漏れる・四肢が温まらない，舌質淡嫩・舌苔薄白，脈沈細で無力。証は腎陽不足である。
治療経過：上述の処方で3回治療を行い，四肢は温かくなってきたが，そのほかの症状に好転はみられなかった。隔日に1回で10回余りの治療後，顔色・頭のふらつき・耳鳴りなどの症状は顕著に好転したが，早泄に変化はみられなかった。治療を数日中止し，その後処方を変えずに10回余りの治療を行ったところ，早泄およびそのほかの症状はなくなった。数カ月後に経過観察を行ったが，治療後，早泄は再発していなかった。

5 陽痿（勃起不全）

陽痿とは，性交のとき勃起しないかあるいは勃起しても硬くならない病症を指す。
西洋医学でいう性神経衰弱や慢性疾患により起こる勃起不全を主とするものは，本病症を参考に弁証論治するとよい。

病因病機

- 房室が多すぎるかあるいはふだんからよく自慰行為をして，精気が不足し命門の火が衰える。
- 考えすぎや労倦で，心脾を損傷して気血両虚となり，宗筋〔陰茎〕が栄養を失う。
- 恐れて腎を傷つける・湿熱が下注する・情志がくつろがない・肝気が鬱結するなどの原因により宗筋が緩み陽痿になる。

弁証

- **命門火衰**：勃起しない・頭のふらつき・目のくらみ・耳鳴り・脱毛・顔色㿠白・意気消沈・腰や膝がだるい・下肢の浮腫・五更泄瀉・悪寒・四肢の冷え，舌質淡・舌苔白，脈沈細。
- **心脾両虚**：勃起しない・顔色萎黄・食べものの味がわからない・体がだるい・力が出ない・動悸・多夢・食が進まない・腹脹・泥状便，舌質淡・舌苔薄膩，脈細弱。
- **恐懼傷腎**：勃起しないかしても硬くならない・臆病・疑い深い・動悸・驚きやすい・安眠できない，舌苔薄膩，脈弦細。
- **湿熱下注**：陰茎がだるくて力が出ない・口苦・のどの乾き・陰部が湿っぽく生臭い・頭がボーッとする・体が重い・下肢がだるく疲れる・小便赤黄，舌苔黄膩，脈沈滑あるいは濡数。
- **肝気鬱結**：勃起しない・精神抑うつ・イライラする・怒りっぽい・胸脇脹悶あるいは脹痛・げっぷ・ため息・食欲不振，舌質暗・舌苔白，脈弦。

処方・手技

【基本穴】関元から曲骨の透刺・三陰交・八髎穴

- **命門火衰**：基本穴に腎兪・命門・復溜を加えて補法を施し，30分間置針して間欠的に行針を行う。刺針後，艾炷灸あるいは棒灸を施す。
- **心脾両虚**：基本穴に心兪・神門・脾兪・足三里を加えて補法を施し，20分間置針して間欠的に行針を行う。
- **恐懼傷腎**：基本穴に腎兪・復溜・心兪・神門を加えて補法を施し，20分間置針して間欠的に行針を行う。
- **湿熱下注**：基本穴に三焦兪・水道・陰陵泉を加えて瀉法を施す。数分間行針を行ったのち抜針し，隠白・厲兌・大敦を加え，点刺して出血させる。

- ●肝気鬱結：基本穴に肝兪・太衝・陽陵泉を加えて瀉法を施し，20分間置針して間欠的に行針を行う。

処方解説

関元は足の三陰経と任脈の交会穴，三陰交は足の三陰経の交会穴，曲骨は陰部の近くに位置する。基本穴に補法を施し，置針時間を長くすると下元の気を補益する作用があり，灸を加えると温陽作用に優れる。瀉法を施し置針時間を長くすると下焦の気機を調整し，瀉法を施しすばやく抜針すると清熱利湿の作用を兼ねることができる。基本穴は泌尿器・生殖器系の効能を調節・回復させることができ，陽痿に対しても効果が高い。腎兪・命門・復溜は，補法を施し置針時間を長くすると腎の精気を補益し，灸を加えると腎陽を温め，真火を益す。心兪・神門は補心寧神の作用がある。脾兪・足三里は脾胃を健やかにし気血を生化する。三焦兪・水道・陰陵泉は清熱利湿の作用がある。隠白・厲兌は脾胃の湿熱を清瀉する。大敦は肝経の湿熱を清瀉する。肝兪・太衝・陽陵泉は疏肝理気・解鬱の作用がある。

治療効果

本処方は，本病症に対し非常に優れた治療効果がある。一般的に，実証のものは約10回，虚証のものは約30〜50回の治療で治癒させることができる。

症例

患者：李〇〇，男性，25歳。
初診：1985年3月25日
所見：陽痿で1年余り勃起しない。精神疲労・頭のふらつき・耳鳴り・顔色萎黄・食が進まない・腹脹・ときに五更泄瀉・多夢・腰や膝がだるい・四肢が温まらない・排尿後に尿が残っていて数滴漏れる。中薬・西洋薬を服用するといったん良くなるが，服用を停止すると悪化する。舌質淡・舌辺に歯痕がある・舌苔薄白，脈虚細で無力である。証は心脾虧損・命門火衰である。
治療経過：心脾虧損・命門火衰に対する上述の処方をあわせて治療したところ，2回で腹脹は軽減し，食欲はやや良くなり，四肢も温かくなった。1日おきに10回余り治療したところ，勃起不全はやや好転したように感じられた。数日治療を停止し，さらに10回余りの治療をしたところ，すべての症状はなくなり，性行為も正常に行えるようになり治癒した。1年後に経過観察を行ったが，病気の再発はなく，体も健康であった。

6 陽強

陽強とは勃起しやすく，ひどいときは勃起したままで衰えない病症を指す。

病因病機

- ●情志が抑うつし，肝鬱化火となり肝火が強くなって起こる。
- ●思う存分美食をしたり，飲食が不摂生になると，脾運が失調し，湿が聚まって熱を生じ湿熱が下半身に注入，あるいは湿が聚まって痰を生じて熱と化し，痰火内蘊して起こる。
- ●性行為で精子が排出できず，それが腐り，前陰の竅を阻む。
- ●肝が鬱し気滞血瘀になるか，あるいは相火の邪熱が絡を焼きつけ瘀血阻滞となる。
- ●房事過多などにより，腎陰を損耗し，陰虚となって陽を抑制できず虚陽妄動になるか，あるいは腎水が上がって心を助けることができずに，心腎不交となり起こる。

弁証

理由もなく勃起し，長い間萎えないことを主症状とする。

- ●肝火強盛：頭脹あるいは頭痛・顔面紅潮・目の充血・口苦・のどの乾き・煩躁・怒りっぽい・便秘・小便が赤い，舌質紅・舌苔黄，脈弦数などの症状を伴う。
- ●湿熱下注：胸脇が脹痛して灼熱感がある・口苦・悪心・納呆・腹脹・大便不調・尿量減少して赤い・陰部が湿っぽいか湿疹がある，舌質紅・舌苔黄膩，脈弦数などの症状を伴う。
- ●痰火内蘊：食が進まない・煩悶・口の中が粘つくか黄色い痰を吐く・便秘・大小便が赤い，舌苔黄膩，脈滑数などの症状を伴う。
- ●敗精阻竅：性欲が起こると勃起し，陽強となり萎えず，陰茎は硬く，刺すような痒みやあるいは脹痛があり，少腹拘急，舌苔薄膩，脈弦細などの症状を伴う。

- **瘀血阻竅**：陰茎は痛みがあり色はやや暗い・下腹部および睾丸に脹痛あるいはときに刺痛がある。舌質暗あるいは瘀点がある，脈渋などの症状を伴う。
- **腎陰虧耗・心腎不交**：口やのどの乾き・潮熱・盗汗・腰や膝がだるい・手足心熱・不眠・心煩，舌質紅・舌苔少，脈細数などの症状を伴う。

処方・手技

【基本穴】中極から曲骨への透刺・三陰交
- **肝火強盛**：基本穴に肝兪・太衝・行間を加え，便秘のものにはさらに支溝・上巨虚を加えて各穴に瀉法を施す。数分間行針を行ったのち抜針して，大敦を加え，点刺して出血させる。
- **湿熱下注**：基本穴に肝兪・胆兪・太衝・行間・侠渓・陰陵泉を加えて瀉法を施す。数分間行針を行ったのち抜針し，大敦・足竅陰を加え，点刺して出血させる。
- **痰火内蘊**：基本穴に中脘・豊隆を加え，便秘のものにはさらに支溝・上巨虚を加えて各穴に瀉法を施す。数分間行針を行ったのち抜針し，厲兌・大敦を加え，点刺して出血させる。
- **敗精阻竅・瘀血阻竅**：基本穴に豊隆・膈兪・血海を加えて瀉法を施し，20分間置針して間欠的に行針を行う。
- **腎陰虧耗・心腎不交**：基本穴に平補平瀉法を施し，さらに少府・内関を加えて平補平瀉法，心兪・腎兪・三陰交・太渓を加えて補法を施す。各穴に数分間行針を行ったのち抜針する。

処方解説

中極は足の三陰経と任脈の交会穴，曲骨は陰部の腧穴，三陰交は足の三陰経の交会穴である。基本穴はすべて陰部に作用し，瀉法を施すと下焦の気血を調節する作用があり，すばやく抜針すると清熱利湿の作用がある。基本穴は連係して作用し泌尿器・生殖器系疾患に対し効果があり，また陽強に対しても効果がある。肝兪・太衝・行間・大敦は肝火および肝経の湿熱を清瀉し，また疏肝理気・解鬱の作用がある。胆兪・侠渓・足竅陰は，肝胆の湿熱を清瀉する作用に優れる。陰陵泉は醒脾・清熱利湿の作用がある。中脘・豊隆は和胃化痰の重要穴で，すばやく抜針すると清熱化痰の作用がある。血会の膈兪と足の太陰脾経の血海は活血化瘀の重要穴である。少府・内関は心の虚熱を清し，また寧心安神の作用がある。心兪は心陰を益し心神を安定させる。腎兪・太渓は腎陰を補う。三陰交は肝腎および脾胃の陰を補益する。

治療効果

本処方は，本病症に対し非常に優れた治療効果がある。一般的に，実証のものは約7回，虚証のものは約15回の治療で治癒させることができる。

症例

患者：王○○，男性，31歳。
初診：1986年6月17日
所見：10日余りの間，陰茎が理由もなく勃起してなかなか萎えず，中薬を服用しても効果がない。煩躁・怒りっぽい・口苦・のどの乾き・顔面紅潮・目の充血・大便乾結で排出しにくい・小便黄赤色で熱感がある，舌質紅・舌苔黄膩，脈弦数。証は肝火過旺である。
治療経過：上述の処方で治療を行った。1回目で，陽強は軽減しなかったが，口苦・のどの乾きは軽減し，排便もスムーズになり，そのほかの症状は変化がなかった。4回目の治療で，陽強およびほかの症状はすべて明らかに軽減した。患者に用事ができ，治療を数日間中止したところ，すべての症状が再び悪化した。初診から7日後に針治療を再開して，2回目の治療後，すべての症状は基本的に消失したため，さらに2回ほど治療を加え効果を強化した。数カ月後，頭痛で来院したが，陽強は再発していなかった。

7 縮陽

縮陽とは，陰茎や睾丸が腹腔内に収縮する病症を指す。まれにしかみられない病症である。

病因病機

- 足の厥陰肝経は陰部に絡しており，もし寒邪が肝経を侵すと縮陽になる。
- 腎陽虚弱により寒邪が虚に乗じて侵すと，寒は収引を主ることから宗筋が痙攣し縮陽になる。

- 一部のものは湿熱蘊鬱・肝胆火旺・痰火内結により経絡が阻まれ，宗筋が濡養を失う。
- 肝腎精血の不足により，宗筋が栄養を失い縮陽になる。

弁証

陰茎や睾丸が腹腔内に収縮することを主症状とする。
- **寒滞肝脈**：下腹部および陰部が冷え，ひどいと冷痛となり，寒を受けると症状が悪化し温めると軽減する。舌質淡・舌苔白滑，脈沈弦あるいは遅などの症状を伴う。腎陽不足の証候を伴うものは，腰や膝がだるい・頭のふらつき・耳鳴り・五更泄瀉・四肢が温まらない，脈細で無力などの症状を伴う。
- **肝胆火旺**：口苦・のどの乾き・イライラする・怒りっぽい・便秘・小便が赤い，舌質紅・舌苔黄，脈弦数などの症状を伴う。
- **肝経湿熱蘊鬱**：口が苦く粘つく・大便不調・尿量減少して赤い・陰部が湿っているか湿疹がある・睾丸が腫脹し熱痛がある，舌苔黄膩，脈濡数あるいは弦数。
- **痰火内結**：黄痰を吐く・上腹部の煩悶・便秘・小便が赤い，舌質紅・舌苔黄膩，脈滑数。
- **肝腎虧損・肝血腎精不足**：頭のふらつき・耳鳴り・物を見るとぼんやりかすむ・顔や唇や爪に艶がない・腰や膝がだるい，舌質淡・舌苔白，脈沈細などの症状を伴う。陰虚傾向のあるものは，さらに口やのどの乾き・潮熱・盗汗・手掌や足底に熱感がある，舌質紅・舌苔少，脈細数などの症状を伴う。

処方・手技

【基本穴】中極から曲骨への透刺・三陰交・太衝・陽陵泉・筋縮
- **寒滞肝脈**：基本穴に瀉法を施し，30分間置針して間欠的に行針を行う。刺針後，艾炷灸あるいは棒灸を施す。腎陽不足の証候を伴うものは，さらに腎兪・命門・復溜に補法を施し，30分間置針して間欠的に行針を行う。刺針後，艾炷灸あるいは棒灸を施す。
- **肝胆火旺**：基本穴に行間・侠渓を加えて瀉法を施す。数分間行針を行ったのち抜針し，大敦・足竅陰を加え，点刺して出血させる。
- **肝経湿熱蘊鬱**：基本穴に行間・陰陵泉・水道・三焦兪を加えて瀉法を施す。数分間行針を行ったのち抜針し，大敦を加え，点刺して出血させる。
- **痰火内結**：基本穴に中脘・豊隆を加え，便秘のものにはさらに支溝・上巨虚を加え，各穴に瀉法を施す。数分間行針を行ったのち抜針し，大敦・厲兌を加え，点刺して出血させる。
- **肝腎虧損**：基本穴の三陰交に補法，そのほかの腧穴に平補平瀉法を施し，肝兪・腎兪・復溜・太渓を加えて補法を施す。肝血腎精不足のものには，各穴に20分間置針して間欠的に行針を行う。陰虚傾向によるものには，数分間行針を行ったのち抜針する。

処方解説

足の厥陰肝経は陰部に絡し，中極は足の三陰経と任脈の交会穴，三陰交は足の三陰経の交会穴，太衝は厥陰経の原穴であり，すべて陰部に作用し，陽縮に対しても効果がある。曲骨は陰部の腧穴で陰部疾患を治療でき，陽縮に対しても効果がある。筋の会穴である陽陵泉と筋縮は舒筋活絡の作用があり，筋脈の拘急や痙攣に対し特別な効果があり，陽縮に対しても効果がある。基本穴に置針時間を長くし灸を加えると温陽祛寒の作用を兼ね，すばやく抜針すると清熱作用を兼ねる。腎兪・命門・復溜に補法を施し置針時間を長くすると温腎壮陽の作用がある。行間・大敦・侠渓・足竅陰は，肝胆の実熱あるいは湿熱を清瀉することができる。陰陵泉は醒脾・清熱利湿の作用がある。水道は，おもに下焦の湿熱を清利することができる。三焦兪は三焦の湿熱を清利する。中脘・豊隆は清熱化痰の作用がある。支溝は三焦の気機を疏通して瀉熱便通の作用がある。上巨虚は陽明胃腸の邪熱を清瀉し通便させる。厲兌は胃腸の邪熱を清瀉するのに優れる。肝兪は，補法を施し置針時間を長くすると肝血を補い，すばやく抜針すると肝陰を補い，灸を加えると補養肝血・温陽の作用がある。太渓は，腎気・腎精を補い，すばやく抜針すると腎陰を補益し，置針時間を長くし灸を加えると腎陽を温補することができる。

治療効果

本処方は，本病症に対し非常に優れた治療効果がある。一般的に，治療後，陽縮症はすぐに消失する。実証のものは数回，虚証のものは約10回の治療で治癒させることができる。

症例

患者：張〇〇，男性，28歳。

初診：1977年12月23日

所見：ここ10日間余り，陰茎が腹腔に収縮するような感じがある。そのとき，患部は冷たく拘急し不快感がある。30分前にも収縮が起こった。四肢は冷え，舌質淡・舌苔白，脈沈弦である。証は寒滞肝脈である。

治療経過：急いで上述の処方で治療を行った結果，10分後には陰茎収縮がなくなった。30分後には四肢も温かくなった。次の日，収縮が再発したが，同じ処方で治療を行い10分後には消失した。この後，毎日1回，計4回の治療を行うと陰茎収縮が起こらなくなったので，治療を終了した。

8 縮睾

縮睾とは，睾丸が上向きに収縮する一種の病症を指す。

病因病機

足の厥陰肝経は大腿内側に沿って陰毛に入り，陰部を環って小腹に達している。
- 肝腎の陽気不足になり，経脈が温養を失うと縮睾になる。
- 寒邪が肝脈に侵入すると，寒は収引の作用があるため縮睾になる。

弁証

睾丸が上向きに縮まることを主症状とする。
- 肝腎陽気不足：多くは，顔や唇や爪に艶がない・頭のふらつき・目のくらみ・精神疲労・力が出ない・腰や膝がだるい・陰部が冷える・四肢が温まらない，舌質淡・舌苔白，脈沈細で無力あるいは遅などの症状を伴う。
- 寒滞肝脈：顔や唇や爪が青くなる〔チアノーゼ〕・下腹部および睾丸の疼痛と拘急・睾丸が冷える・四肢が温まらない，舌質淡・舌苔白，脈沈緊あるいは遅などの症状を伴う。

処方・手技

【基本穴】中極から曲骨への透刺・三陰交・筋縮・陽陵泉

- 肝腎陽気不足：基本穴の三陰交には補法，そのほかには平補平瀉法を施す。肝兪・腎兪・復溜・太渓を加えて補法を施し，30分間置針し，間欠的に行針を行う。刺針後，艾炷灸あるいは棒灸を施す。
- 寒滞肝脈：基本穴に肝兪・太衝・大敦を加えて瀉法を施し，間欠的に行針を行う。刺針後，艾炷灸あるいは棒灸を施す。

処方解説

中極は足の三陰経と任脈の交会穴，三陰交は足の三陰経の交会穴，曲骨は陰部近くの腧穴で，これらの基本穴に，置針時間を長くし灸を加えると温陽散寒の作用がある。さらに三陰交に補法を施すと，肝腎精血を補益しかつ脾胃を健やかにすることができる。これらの基本穴はすべて，陰部の機能を調整し回復させることができ，縮睾に対しても効果がある。肝兪は補法を施すと補益肝血の作用があり，瀉法を施し置針時間を長くし灸を加えると疏肝解鬱・温陽散寒の作用がある。腎兪・復溜・太渓は，腎の陽気を温補することができる。太衝・大敦は，瀉法を施し灸を加えると肝経の邪を温散する作用がある。

治療効果

本処方は，本病症に対し非常に優れた治療効果がある。一般的に，治療時，睾丸の収縮が軽減する。実証のものは一般に3〜5回，虚証のものは約20回の治療で治癒する。

症例

患者：張〇〇，男性，26歳。

初診：1976年1月4日

所見：数日前，寒さを受けたのち，睾丸がときおり内側に縮まる。ここ数カ月間，顔色晄白・ときどき頭がふらつく・耳鳴り・腰や膝がだるい・尿量が多く澄んでいる・夜尿がとても多いなどの症状がある。中薬の金匱腎気丸を1カ月余り服用したのち，すべての症状は軽減していた。2時間前に縮睾が再発し，陰部の冷感・四肢が温まらない，舌質淡・舌苔白，脈沈細で無力などの症状を伴う。

証は腎陽不足・寒滞肝脈である。
治療経過：上述の腎陽不足と寒滞肝脈に対する処方をあわせて治療を行った。30分後には，睾丸の収縮がなくなり四肢も温かくなった。同じ処方で毎日1回，約10回余りの治療を行ったところ，縮睾は起こらなくなり，頭のふらつき・耳鳴りなどの症状もなくなり完治した。

9 陰茎疼痛

陰茎疼痛とは，陰茎の疼痛を主症状とする病症を指す。

病因病機

- 労倦内傷し，気血が不足して，宗筋が栄養を失い，陰茎疼痛になる。
- 足の厥陰肝経は陰部に絡しているので，肝火・肝経湿熱・肝気が伸びやかでないなどの原因があれば，気滞血瘀や気滞血瘀痰凝になり，陰茎部に鬱して陰茎疼痛になる。
- 寒邪に感受し，陰部が寒凝血滞となり通じないために痛む。

弁証

陰茎の疼痛を主症状とする。
- 気血不足：頭のふらつき・動悸・息切れ・力が出ない・顔や唇や爪に艶がない，舌質淡・舌苔白，脈細弱で無力。
- 肝火：頭のふらつき・頭痛・イライラする・怒りっぽい・口苦・のどの乾き・便秘・小便が赤い，舌質紅・舌苔黄，脈弦数などの症状を伴う。
- 肝経湿熱：口が苦く粘つく・陰部が湿っぽいか湿疹がある，舌苔黄膩，脈滑数などの症状を伴う。
- 気滞血瘀：胸脇および陰茎に脹痛あるいは刺痛がある・陰茎が暗紫色になる・げっぷ・ため息・気分が良くないときに疼痛が増す，舌質暗紫あるいは紫斑，脈弦あるいは渋などの症状を伴う。気滞血瘀痰凝になれば，上記に加えさらに上腹部の痞悶・痰や涎を吐く，舌苔多膩，脈滑などの症状を伴う。
- 寒邪感受：陰茎に疼痛があり冷え，温めると軽減するが寒さに遇うとひどくなる。舌質淡・舌苔白，脈沈弦緊遅。

処方・手技

【基本穴】三陰交・太衝・中極から曲骨への透刺
- 気血不足：基本穴の三陰交には補法，そのほかには平補平瀉法を施す。さらに脾兪・足三里・気海・膈兪を加えて補法を施し，各穴に20分間置針して間欠的に行針を行う。
- 肝火：基本穴に行間を加えて瀉法を施す。数分間行針を行ったのち抜針し，大敦を加え，点刺して出血させる。
- 肝経湿熱：基本穴に行間・陰陵泉・三焦兪・水道を加えて瀉法を施す。数分間行針を行ったのち抜針し，大敦を加え，点刺して出血させる。
- 気滞血瘀：基本穴に肝兪・膈兪・血海を加えて瀉法を施し，20分間置針して間欠的に行針を行う。痰濁凝滞を伴うものは，上記の腧穴にさらに中脘・豊隆を加えて瀉法を施し，20分間置針して間欠的に行針を行う。
- 寒邪感受：基本穴に瀉法を施し，30分間置針して間欠的に行針を行う。刺針後，艾炷灸あるいは棒灸を施す。

処方解説

足の厥陰肝経は陰部に絡し，三陰交は足の三陰経の交会穴，太衝は足の厥陰経の原穴であり，中極は足の三陰経と任脈の交会穴で陰部付近に位置し，曲骨もまた陰部付近に位置する。基本穴はすべて陰部に作用し，陰部の気血を疎通調整し，「通じれば，すなわち痛まず」の目的を達することができる。基本穴をすばやく抜針すると清熱作用を兼ね，また置針時間を長くし灸を加えると温陽散寒の作用がある。三陰交に補法を施すと，脾胃を健やかにし肝腎の機能を益す作用がある。脾兪・足三里はすべて脾胃を健やかにし，気血生化の源を生じさせることができる。気海は大補元気の作用がある。血会の膈兪は，補法を施すと補血養血，瀉法を施すと活血化瘀の作用がある。行間・大敦は，肝火および肝経湿熱を清瀉することができる。陰陵泉は醒脾利湿・清熱の作用がある。三焦兪は三焦の気機を疎通し，三焦の湿熱を清利する。水道はおもに下焦の湿熱を清利する。肝兪は疏肝理気の作用があり，肝は血を蔵すことから，これを取穴すると活血化瘀の作用があ

る。血海もまた活血化瘀の重要穴である。中脘・豊隆は和胃化滞・滌痰降濁の作用がある。

治療効果

本処方は，本病症に対し非常に優れた治療効果がある。一般的に，治療後，疼痛がすぐに消失あるいは軽減する。実証のものは約7回，虚証のものは約15回の治療で治癒させることができる。

症例

患者：張〇〇，男性，38歳。
初診：1988年8月12日
所見：数日間，陰茎疼痛がある。頭部に軽い脹痛がある・口苦・のどの乾き・小便黄赤色・大便乾結・胸脇部の脹悶，舌辺紅赤・舌苔黄，脈弦。
治療経過：竜胆瀉肝湯を2回服用し，わずかに効果はあったが，服用を中止すると疼痛が再発するので，上記の肝経湿熱を清瀉させる処方で改めて治療した。1回目の刺針治療後，疼痛はすぐに軽減した。3回目の治療で疼痛は消失し，そのほかの症状も顕著に軽減した。同じ処方でさらに4回治療を行ったのち，すべての症状は消失し，陰茎疼痛も完治した。

10 子痛（睾丸疼痛）

子痛とは，睾丸の疼痛を主症状とする病症を指す。西洋医学でいう急性あるいは慢性精巣上体炎・睾丸鞘膜水瘤・精索静脈瘤・前立腺炎などで，上述の病症が現れたものは，本項を参考に弁証論治するとよい。

病因病機

- 寒湿の邪が肝経を侵す。
- 肝経の湿熱が下半身に注入する。
- 肝気鬱結。
- 気滞血瘀。
- 経気不暢により子痛になる。

弁証

睾丸疼痛を主症状とする。

- 寒凝肝脈：小腹の疼痛あるいは拘急・睾丸の冷え・寒に遇うと疼痛が悪化・温めると疼痛が軽減，舌質淡・舌苔白，脈沈弦緊遅などの症状を伴う。湿邪の侵襲があるものは，陰部の湿っぽさ，舌苔多で滑膩などの症状を伴う。
- 湿熱下注：陰嚢や睾丸部が湿っぽいかあるいは灼熱感がある・口が苦く粘つく・小便に熱感があり赤い，舌苔黄膩，脈弦滑数。
- 肝気鬱結：胸脇脹悶あるいは脹痛・げっぷ・ため息・睾丸痛により少腹が引っ張られる，舌苔薄白，脈弦などの症状を伴う。
- 気滞血瘀：睾丸脹痛しときどき刺痛がある・押えると痛みが悪化，舌質暗紫あるいは紫斑がある，脈弦あるいは渋。

処方・手技

【基本穴】太衝・三陰交・中極から曲骨への透刺

- 寒凝肝脈：基本穴に瀉法を施し，30分間置針して間欠的に行針を行う。刺針後，艾炷灸あるいは棒灸を施す。湿邪の侵襲があるものは，さらに陰陵泉・三焦兪・水道を加えて瀉法を施し，30分間置針して間欠的に行針を行ったのち，艾炷灸あるいは棒灸を施す。
- 湿熱下注：基本穴に行間・陰陵泉・三焦兪・水道を加えて瀉法を施す。数分間行針を行ったのち抜針し，大敦・厲兌・隠白を加え，点刺して出血させる。
- 肝気鬱結：基本穴に肝兪・陽陵泉を加えて瀉法を施し，20分間置針して間欠的に行針を行う。
- 気滞血瘀：基本穴に膈兪・血海を加えて瀉法を施し，20分間置針して間欠的に行針を行う。

処方解説

足の厥陰肝経は陰部をめぐり，太衝は足の厥陰経の原穴，三陰交は足の三陰経の交会穴，中極は足の三陰経と任脈の交会穴，曲骨は睾丸付近の腧穴である。基本穴はすべて睾丸に作用し，肝経の経気を疏通調整し，活絡止痛の作用がある。三陰交・太衝にはさらに活血化瘀の作用がある。基本穴に置針時間を長くし灸を加えると温陽散寒の作用を兼ね，すばやく抜針すると清熱作用を兼ねる。陰陵泉は醒脾利湿作用があり，三焦兪は三焦の気機を疏通調整し利水化湿作用があり，水道は下焦の気機を調整し利水作用がある。各穴をすばやく抜針すると，清熱作用

を兼ねる。行間・大敦は，肝経湿熱を清瀉し疏肝理気解鬱の作用がある。厲兌・隠白は脾胃の湿熱を清瀉する。肝兪・陽陵泉は疏肝理気の作用に優れる。膈兪・血海は活血化瘀の作用がある。

治療効果

本処方は，本病症に対し非常に優れた治療効果がある。一般に，治療後，疼痛がすぐに軽減あるいは消失し，5～15回の治療で治癒させることができる。

症例1

患者：靳○○，男性，20歳。
初診：1982年9月27日
所見：ここ数日，ときおり右側の睾丸が痛む。痛みが激しいときは少腹に牽引する。患部は腫れもなく発赤もない。他医より中薬を処方されたが，効果がないので針灸治療に変えた。イライラする・怒りっぽい・げっぷをすると気持ちが良い・左脇下にときおり痛みを感じ脹悶もある，舌質暗紫，脈弦。証は気滞血瘀である。
治療経過：上述の処方で治療を1回行ったのち，疼痛がすぐに軽減した。さらに毎日1回，計3回の治療を行ったところ，疼痛およびそのほかの症状もなくなり完治した。

症例2

患者：張○○，男性。
所見：右側の睾丸疼痛が10日間余りある。西洋薬を服用したが効果がみられない。睾丸はやや大きく見え，触ると灼熱感がある。口苦・悪心・小便黄赤色，舌苔黄膩，脈弦やや数。
治療経過：上述の肝経湿熱証の処方で治療を1回行ったのち，疼痛はすぐ軽減したが，ほかの症状は変化がなかった。4回目の治療後睾丸がやや小さくなり，そのほかの症状も軽減した。計10回余りの治療で睾丸疼痛とそのほかの症状もなくなり，舌苔も正常になった。1カ月余りのち経過観察を行ったが，睾丸疼痛およびそのほかの症状は再発していなかった。

11 房事頭痛

房事頭痛とは，性交後すぐに頭痛が生じる病症を指す。

病因病機

ふだんから腎精不足で髄海が空虚となり，性交で精を消耗したのち髄海がますます虚となり，脳が栄養を失い，本症を発症する。

弁証

性交後すぐに頭痛が生じることを主症状とする。多くは頭のふらつき・耳鳴り・精神倦怠・腰や膝がだるいなどの症状を伴う。
●腎精腎気不足：舌質淡・舌苔白，脈沈細で無力。
●陰虚傾向：潮熱・盗汗・口やのどの乾き，舌質紅・舌苔少，脈細数などの症状を伴う。
●陽虚傾向：悪寒・四肢の冷え・勃起不全・早漏・五更泄瀉，舌体胖嫩・舌質淡・舌苔白潤，脈沈細で無力あるいは遅などの症状を伴う。

処方・手技

【基本穴】風池・百会・疼痛局所の腧穴および阿是穴に平補平瀉法。腎兪・復溜・太渓に補法。
●腎精腎気不足：基本穴に20分間置針して，間欠的に行針を行う。
●陰虚傾向：基本穴に数分間行針を行ったのち抜針する。
●陽虚傾向：基本穴に命門を加えて補法を施し，各穴に30分間置針して間欠的に行針を行う。刺針後，艾炷灸あるいは棒灸を施す。

処方解説

風池・百会・疼痛局所の腧穴および阿是穴は頭部の局所取穴で，すべて活絡止痛することができ，本病症に対し有効である。腎兪・復溜・太渓はすべて補腎作用があり，置針時間を長くすると腎精や腎気を補益し，すばやく抜針すると腎陰を補益し，灸を加えると温腎壮陽の作用に優れる。命門にも温腎壮陽の作用がある。

501

治療効果

本処方は，本病症に対し非常に優れた治療効果がある。一般的に，治療後すぐに頭痛は消失あるいは軽減し，15～30回の治療で治癒させることができる。再発の患者も本処方を使用すると効果が良い。

症例

患者：孟〇〇，男性，37歳。
初診：1986年3月22日
所見：前日，腰を曲げ重いものを持ったのち，左側の腰部に激しい痛みが起こり来院。主訴は性行為後，毎回すぐに頭痛を感じ，耳鳴り・頭のふらつきを伴い，ここ数年は常に腰や膝がだるい。数日前に性行為ののち頭痛が起こり，いまだに癒えない。空っぽな感じの痛みで，痛み自体は激しくない。舌質淡・舌苔白，脈沈細で無力である。腎精不足で発症したものである。
治療経過：腰痛には瘀血治療の処方で，性行為後の頭痛には腎精腎気不足に対する処方で治療をあわせて行った。1回目の治療後，腰痛と頭痛はすべて軽減した。2回目の治療で腰痛は消失し，頭痛は顕著に軽減し，ほかの症状も軽減した。この後，腎精腎気不足に対する処方で毎日1回治療を行い，10回余りですべての症状がなくなり完治した。1年後の経過観察では，治療後，房事頭痛は一度も再発していなかった。

12 男性不妊症

生殖可能な年齢の男性が，結婚後，妻と3年以上同居し，双方が避妊処置を取らずに，女性の生殖機能が正常であるにもかかわらず妊娠に至らないものをいう。中国では男性不育症と呼ぶ。

病因病機

- 飲食の不摂生などにより，脾の運化機能を失調し，湿が聚まり痰を生じて痰濁凝滞となり，気機が阻止され精竅〔男性の尿道口〕不利となり，射精不能となる。
- 痰鬱化熱が腎に下注し，精液が粘稠となる。
- 情志抑うつで肝鬱気滞となり，腎血の生成に影響を及ぼし精竅不利となり，射精不能となる。
- 肝鬱化熱で熱が衝脈・任脈を損傷し，腎室に影響を及ぼし精液が濃くなる。
- 考えすぎや労倦が心脾を傷つけ気血不足となり，精液の源が不足する。
- 先天不足や性交による疲労などにより腎が傷つき，腎気不足になり男性不妊症になる。

弁証

結婚してから長い間妻が妊娠しないことを主訴とし，勃起不全・早漏・射精不能・無精子・精子の効能が劣るなどの症状を伴う。

- **痰濁凝滞**：食べものの味がわからない・上腹部の痞え・食が進まない・痰涎を吐く・泥状便，舌質淡・舌苔白膩，脈沈滑あるいは弦滑。痰鬱化熱するものは，口の乾き・便秘などの症状があり，舌質は紅に舌苔は黄膩へ変化し，脈は数象を伴う。
- **肝鬱気滞**：情志抑うつ・言葉が少ない・あまり喜ばない・胸脇脹悶あるいは脹痛・げっぷ・ため息・性欲低下，舌苔白，脈弦。肝鬱化熱するものは，口苦・のどの乾き・イライラする・怒りっぽい・便秘・小便が赤い，舌質紅・舌苔黄，脈数などの症状を伴う。気滞血瘀するものは，肝鬱気滞による症状のほかに，舌質暗紫あるいは紫斑・舌苔黄，脈渋などの症状を伴う。
- **心脾両虚**：性欲があまりない・顔色に艶がない・怔忡・多夢・健忘・食が進まない・泥状便・腹脹・しゃべるのがおっくう・意気消沈する，舌質淡・舌苔白，脈細弱。
- **腎虚**：頭のふらつき・耳鳴り・足や腰がだるい。腎気腎精不足によるものは，舌質淡・舌苔白，脈沈細で無力などの症状を伴う。陰虚傾向のあるものは，性欲亢進・口やのどの乾き・潮熱・盗汗・五心煩熱，舌質紅・舌苔少，脈細数などの症状を現す。陽虚傾向のあるものは，性欲減退・精液が薄く冷たい・四肢が温まらない・五更泄瀉・勃起不全・早漏，舌質淡・舌苔白，脈沈細で無力あるいは遅象などの症状を現す。

処方・手技

【基本穴】関元・三陰交・精宮
- **痰濁凝滞**：基本穴に中脘・豊隆を加えて瀉法を施し，脾兪・足三里・太白を加えて補法を施し，各

穴に20分間置針して間欠的に行針を行う。痰鬱化熱するものは，各穴に数分間行針を行ったのち抜針する。
- ●肝鬱気滞：基本穴に肝兪・太衝を加え，気滞血瘀のものにはさらに膈兪・血海を加えて20分間置針して間欠的に行針を行う。気滞化熱あるいは気滞血瘀化熱するものは，各穴に数分間行針を行ったのち抜針し，大敦を加え，点刺して出血させる。
- ●心脾両虚：基本穴に心兪・神門・脾兪・足三里を加えて補法を施し，20分間置針して間欠的に行針を行う。
- ●腎虚：基本穴に腎兪・復溜・太渓を加えて補法を施す。腎気腎精不足によるものは，各穴に20分間置針して間欠的に行針を行う。陰虚傾向のあるものは，各穴に数分間行針を行ったのち抜針する。陽虚傾向のあるものは，さらに命門を加えて補法を施し，各穴に30分間置針して間欠的に行針を行う。刺針後，艾炷灸あるいは棒灸を施す。

処方解説

関元は足の三陰経と任脈の交会穴，三陰交は足の三陰経の交会穴で，すべて足の三陰経の経気を調整し，泌尿器・生殖器系統の機能を調整し回復させることができ，不妊症にも効果がある。精宮は不妊症治療の経験穴である。基本穴に補法を施すと扶正祛邪の作用があり，すばやく抜針すると清熱の作用を兼ね，置針時間を長くし灸を加えると温陽作用に優れる。中脘・豊隆は胃を和らげ化痰降濁の作用があり，すばやく抜針すると清熱化濁の作用に非常に優れる。脾兪・足三里・太白は脾胃を健やかにし，運化機能を促進して気血を生化する。肝兪・太衝は疏肝理気の作用があり，すばやく抜針すると清瀉肝火の作用を兼ねる。膈兪・血海は活血化瘀の作用があり，すばやく抜針すると清熱涼血の効果がある。大敦は肝経および血分の鬱熱を清瀉することができる。心兪・神門は心気心血を補益し，寧心安神の作用がある。腎兪・復溜・太渓は，補法を施し置針時間を長くすると腎精と精気を補益して，すばやく抜針すると腎陰を補益し，灸を加えると温腎壮陽の作用に優れる。命門もまた温腎壮陽の作用がある。

治療効果

本処方は，本病症に対し一定の治療効果がある。一般的に，50回以上の治療で効果がみられる。

症例

患者：張〇〇，男性，31歳。
初診：1976年3月24日
所見：結婚して3年余りで夫婦は同居しているが，いまだに子供に恵まれない。妻の身体検査・生化学検査では異常はみられない。検査では，患者の精子量が少なく活動力も弱いことがわかった。他医より中薬を数カ月服用させられたが，効果がみられない。顔色㿠白・性欲が非常に劣る・早漏・たまに勃起不全がある・精神疲労・力が出ない・腰や足がだるい・夜間尿が多い・排尿後尿が残っていて漏れ出す・四肢が温まらない，舌質淡・舌苔白，脈沈細で無力で尺部が顕著であるなどの症状がみられる。証は腎陽不足である。
治療経過：患者に治療期間中の性欲〔性行為〕を慎ませ，上述の処方で1日おきに1回，15回を1クールとして治療を行った。治療1クール後，患者の顔色・精神状態にやや好転がみられ，四肢も温かくなった。1週間治療を中止し，さらに1クール治療を行ったのち，すべての症状がなくなった。4カ月後，患者の妻が妊娠したことを知った。

13 子癰（しょう）

子癰〔睾丸部にできる癰〕とは，精巣上体と睾丸の急性感染を含む。

病因病機

- ●湿熱が下腹部に流れこみ肝経の経気が不暢となり，気血が睾丸に瘀滞する。
- ●打撲傷で血瘀阻滞となり，これに湿熱が加わり下腹部に流れこむ。
- ●流行性耳下腺炎で毒〔ウイルス〕が残り，邪毒が胆経から肝経に入る。
- ●気滞血瘀が消散せず，日が経ち慢性の腫塊〔瘤腫〕になる。

弁証

- ●急性子癰：睾丸部の突然の腫大や疼痛があり，押えられるのを嫌がることを主症状とする。初期に

は全身の悪寒・発熱があり，数日後には，発熱だけで悪寒がない・口渇・便秘・小便黄赤色，舌苔黄膩，脈弦滑数などの湿熱症候を現す。病症が陰茎に及ぶと，陰茎の太さが増し，少腹部までの牽引痛がある。陰嚢に及ぶと陰嚢が赤く腫れ，熱痛を感じる。病状が悪化し熱盛傷陰のものは，微熱・口の乾き・舌質紅・舌苔少などの症状を現す。外傷によるものは外傷の既往歴がある。流行性耳下腺炎の毒が残ったものの多くは，流行性耳下腺炎の消失後，突然発熱し，同時に睾丸が腫痛する。

● **慢性子癰**：慢性子癰の多くに急性子癰の病歴がある。再発し慢性になるものは精巣上体に硬結があり，これに触れると程度は異なるが痛みがある。陰茎に腫痛があったり，水疝〔精巣水瘤に相当〕を併発し，水晶状の嚢腫があるものは墜脹〔重い物がぶら下がり張る感じ〕・隠痛があり，痛みが少腹部に放散し，疲労や辛いものなど刺激物を食べると腫痛が激しくなる。慢性子癰は，腰や膝がだるいといった腎虚症を伴い，そのうち陰虚傾向のあるものは，五心煩熱，舌質紅・舌苔少，脈細数などの症状を伴う。陽虚傾向のあるものは，陰嚢が冷える・四肢が温まらない，舌質淡・舌体胖嫩，脈沈細で無力などの症状を伴う。

処方・手技

【基本穴】気衝・曲骨・会陰・蠡溝・血海

● **急性子癰**：湿熱が盛んなものは基本穴に太衝・三焦兪・陰陵泉を加え，便秘のものにはさらに上巨虚を加え，悪寒・発熱が激しいものには大椎・曲池を加え，各穴に瀉法を施す。熱盛傷陰によるものには，三陰交・太渓を加えて補法を施し，数分間行針を行ったのち抜針する。

● **慢性子癰**：基本穴に平補平瀉法を施し，水疝を併発するものには，三焦兪・陰陵泉を加えて瀉法を施し，各穴に20分間置針して間欠的に行針を行う。腎虚証を伴うものには基本穴に平補平瀉法を施し，腎兪・太渓を加えて補法を施す。陰虚傾向のあるものには，各穴に数分間行針を行ったのち抜針する。陽虚傾向のあるものには，各穴に30分間置針して間欠的に行針を行い，刺針後，艾炷灸あるいは棒灸を施す。

処方解説

気衝・曲骨・会陰は睾丸部付近の腧穴で，すべて祛邪活絡・消腫止痛・化瘀散結などの作用がある。蠡溝は足の厥陰肝経の絡穴で，その経脈は陰部をめぐるため陰部に作用し，また上述の作用があるため子癰を治療できる。血海は活血化瘀・消滞散結の作用がある。基本穴をすばやく抜針すると清熱作用を兼ね，置針時間を長くし灸を加えると温陽散寒の作用がある。太衝は肝経の湿熱を清瀉する。三焦兪は，瀉法を施しすばやく抜針すると三焦の湿熱を清瀉し，瀉法を施し置針時間を長くすると三焦の気機を疏通し化湿する。陰陵泉は，瀉法を施し置針時間を長くすると醒脾利湿の作用があり，瀉法を施しすばやく抜針すると清熱醒脾利湿の作用がある。上巨虚は胃腸の邪熱を清瀉し，便秘を通じさせる作用がある。大椎・曲池は清熱・瀉火・退熱の作用がある。三陰交は肝腎および脾胃の陰を補益する作用がある。腎兪・太渓は，補法を施しすばやく抜針すると腎陰を補い，虚熱を退け，補法を施し置針時間を長くし灸を加えると温腎壮陽の作用がある。

治療効果

本処方は，本病症に対し非常に優れた治療効果がある。一般的に，急性のものは約10回，慢性のものは30〜50回の治療で治癒させることができる。

症例

患者：郭○○，男性，29歳。
初診：1984年5月3日
所見：10日余り前から，左側の精巣上体が大きく腫れ痛む。陰茎は太くなり痛みが増し，押えると熱感がある。全身に悪寒・発熱があり，中薬・西洋薬を服用後，悪寒・発熱は消失したが，ほかの症状は良くならない。口苦・口の渇き・大便乾結・小便黄赤色，舌苔黄膩，脈弦滑やや数。
治療経過：上述の湿熱下注に対する処方で1回治療を行ったところ，翌日には便通が良くなり，腫痛およびそのほかの症状もやや軽減したように感じられた。毎日1回，計10回余りの治療を行ったところ，腫痛はなくなり，完治した。

注釈

● 悪寒・発熱などの症状が重いときは，中西両医学のほかの治療法を組み合わせ治療するとよい。
● 流行性耳下腺炎により子癰になったものは，頬部の頬車・翳風などの腧穴を加えると，流行性耳下

腺炎も同時に治療することができる。

14 子痰

　子痰とは，睾丸部に結核性の化膿性疾患を生じるもので，睾丸部にゆっくりと形成するしこりがあり，ただれると癒合しにくいという特徴をもつ。

病因病機

- 多くは肝腎虧損により脈絡が空虚になり，痰濁が虚に乗じて下腹部に注ぎ，痰瘀凝滞となり睾丸に結して子痰になる。もし早急に治療し肝腎虧損が回復すれば，痰濁はなくなり，膿は出ずただれることはない。
- 長い間鬱して熱と化し，肌肉が腐り膿をもち，ひどいときは瘻管を形成する。
- 痰濁が化熱し陰を損傷し，陰虚内熱の証候を現す。
- 陰損が陽に及び，腎陽不足の証が現れる。

弁証

　本病症は，発症が緩やかで，多くはまず精巣上体に不規則な結節がみられる。その後，結節は拡散して睾丸と陰茎に及び，睾丸のだるさ・脹り・隠痛を感じる。治療を間違い何年も経つと，痰濁化熱し病変部が化膿壊死を起こし，睾丸は陰嚢の皮膚と癒着して，患部の皮膚は暗紅色を呈し軽度の疼痛を起こす。

- 陰虚内熱：微熱・盗汗を伴い，舌質紅・舌苔少，脈細数などの症状を現す。
- 陰損が陽に及ぶ：顔色㿠白・腰や膝がだるい・悪寒・四肢の冷え・陰嚢が冷たい，舌質淡・舌苔白，脈細弱で無力などの症状を現す。

処方・手技

【基本穴】気衝・曲骨・会陰・蠡溝・血海・中脘・豊隆

　基本穴すべてに瀉法を施し，さらに肝兪・三陰交・腎兪・太渓を加えて補法を施す。

- 化熱してないもの：基本穴に20分間置針して間欠的に行針を行う。
- 久鬱化熱：基本穴に数分間行針を行ったのち抜針する。
- 陽虚証：基本穴に命門・関元を加えて補法を施し，各穴に30分間置針して間欠的に行針を行う。刺針後，艾炷灸あるいは棒灸を施す。

処方解説

　気衝・曲骨・会陰は睾丸部付近の腧穴で，活血化瘀・消滞散結・活絡止痛の作用があり子痰を治療できる。蠡溝は足の厥陰肝経の絡穴で，足の厥陰肝経は陰部をめぐるためこれを取穴すると陰部に作用し，また上述の作用もある。血海は活血散結また醒脾化湿の作用がある。中脘・豊隆は和胃消滞・下痰降濁の作用がある。基本穴からすばやく抜針すると清熱作用を兼ね，置針時間を長くし灸を加えると温陽活絡・消滞散結の作用が強まる。肝兪は，置針時間を長くするか灸を加えると肝血を補い，補法を施しすばやく抜針すると補益肝陰作用が中心になる。三陰交は，補法を施し置針時間を長くし灸を加えると，脾胃を健やかにし運化を促し，肝腎の精血を補益する作用があり，補法を施しすばやく抜針すると，肝腎および脾胃の陰を補益する作用が中心になる。腎兪・太渓は，補法を施しすばやく抜針すると腎陰を補益し，補法を施し置針時間を長くし灸を加えると温腎壮陽の作用に優れる。命門は温腎壮陽の作用がある。関元は下焦の元気を温補する。

治療効果

　本処方は，本病症に対し，中薬を服用した場合よりも優れた治療効果がある。一般的に，50回以上の治療で治癒させることができる。

症例

患者：張〇〇，男性，56歳。
初診：1978年8月19日
所見：以前に結核に罹り，治癒して1年余りが経つ。3カ月前に精巣上体・睾丸およびその周囲に不規則な結節がみつかり，その後，だるさ・腫れ・痛みを感じる。ここ1カ月余り，潮熱・盗汗・頭のふらつき・耳鳴り・口やのどの乾きを伴う。舌質紅・舌苔少で乏津，脈細やや数。
治療経過：上述の陰虚内熱証に対する処方で治療を数回行ったところ，睾丸部の脹痛は軽減し，そのほかの症状はわずかに軽減した。20回余りの治療後，脹痛はなくなり結節も縮小し，そのほかの

第5章　男性科病症

症状も顕著に軽減した。この後，15回を1クールとし，各クールの間に7～10日の間隔をおいた。3クールの治療後，結節およびそのほかの症状はすべてなくなった。3年後に会う機会があり，治療後について尋ねると，子痰は一度も再発していなかった。

15 嚢癰（のうよう）

嚢癰とは，陰嚢部の化膿性疾患で，陰嚢組織炎や陰嚢膿瘍などの疾患を含む。

病因病機

- 陰嚢は足の厥陰肝経の絡するところであり，肝経湿熱が下腹部に注いで経絡を阻滞し，気血不暢となると，鬱して熱を生じて陰嚢部に蓄積し，嚢癰になる。
- 汗で湿った衣服を長く着ているうえに陰嚢部の皮膚が傷つくことで外来の湿毒に感受し嚢癰になる。

弁証

陰嚢は赤く腫れ，灼熱感があり，水晶のように光を透し，物がぶら下がっているような脹痛がある。鼠径溝部に大きく腫れたリンパ節があり，全身発熱・のどが渇き冷たいものを飲む・小便に熱感があり赤い，舌苔黄膩，脈滑数などの症状を伴う。治療後，熱は下がり痛みも止まり，腫脹もなくなり治癒する。もし治療に失敗すると，身熱は下がらず腫痛も消えずに化膿する。また，ただれたのちに肝腎陰虚などの症状になることもある。

処方・手技

【基本穴】気衝・曲骨・会陰・血海・太衝・三焦兪・霊台
- 発熱がひどいもの：基本穴に大椎・曲池を加えて瀉法を施す。数分間行針を行ったのち抜針し，大敦・隠白・厲兌を加え，点刺して出血させる。
- ただれた後，肝腎陰虚証のみられるもの：基本穴に平補平瀉法を施し，肝兪・腎兪・三陰交・太渓を加えて補法を施し，各穴に数分間行針を行ったのち抜針する。

処方解説

気衝・曲骨・会陰は，陰嚢局所および付近の腧穴で，清熱解毒・活血散結・消腫止痛の作用がある。血海は清熱涼血解毒・活血化瘀消滞の作用があり，さらに醒脾利湿することができる。太衝・大敦は足の厥陰肝経の原穴と井穴で，足の厥陰肝経は陰部をめぐるのでこれを取穴すると陰部に作用し，患部の気血を調整し散瘀消腫・清熱瀉火・祛湿解毒することができる。三焦兪は三焦の気機を疏通し，三焦の湿熱を清瀉することができる。霊台は癰腫治療の重要な経験穴である。大椎は諸陽の会穴で，清熱瀉火解毒の作用に優れ，高熱のあるものに対しさらにすばらしい効果がある。陽明経は多気多血の経で，曲池は手の陽明経の合穴で，陽明経および気分・血分の熱毒を清瀉することができる。隠白・厲兌は脾胃の湿熱を清瀉する。肝兪は肝陰を補益する。腎兪・太渓は腎陰を補益する。三陰交は，肝腎および脾胃の陰を補益することができる。

治療効果

本処方は，本病症に対し非常に優れた治療効果がある。一般に，初期の患者であれば，約10回の治療で治癒させることができる。

症例

患者：宋○○，男性，32歳。
初診：1978年8月18日
所見：突然，陰嚢の左側に限局性の腫塊ができ，高く盛り上がり，赤く，灼熱痛を感じる。すでに2日間薬を服用したが効果がない。左側の鼠径溝部のリンパ節は大きく腫れ，これを押すと痛みを感じる。発熱・口渇・小便黄赤色で灼熱痛がある，舌苔黄膩，脈滑やや数。
治療経過：上述の処方で1回治療を行ったところ，翌日には熱が下がり，各症状もわずかに好転したように感じられた。3回目の治療後，腫脹は顕著に縮小し灼熱痛もなくなった。さらに7回の治療で腫塊はなくなり，完治した。

注釈

- 発熱が顕著なものは，必要であれば中薬・西洋薬を加えて治療する。
- すでに膿を形成しているものは，適時に切開して

膿を排出させる。鞘膜や睾丸を損傷しないよう十分に注意する。

16 陰茎痰核

陰茎痰核とは，陰茎海綿体に線維性硬結が生じる病症である。

病因病機

前陰部は宗筋の聚まるところであり，太陰・陽明が合流し，足の厥陰経の絡するところである。
- もし多くの原因により脾胃を健やかに運化する機能が失調し，痰濁内生になり宗筋に注ぐと，陰茎に凝結する。
- 肝腎陰虚火旺になると，痰濁が化熱しやすくなり痰火の証候がみられる。

弁証

痰核は多く陰茎の背面〔裏〕部の皮下に生じ，索状あるいは塊状の硬結を呈し，1つあるいは多数と数量は一様ではなく，一般的には破潰しない。陰茎が勃起あるいは彎曲したときに痛みが起こり，ひどいものは性生活に影響を与える。
- 濁痰凝結：上腹部の痞え・食が進まない・痰涎を吐く，舌苔白膩，脈滑。
- 痰濁化熱：口が苦く粘つく・便秘・小便が赤い，舌苔黄膩，脈滑数。
- 陰虚痰火：硬結の表面はわずかに赤くやや痛み，潮熱・微熱・腰や膝がだるい・口やのどの乾き，舌質紅・舌苔少，脈細数などの症状を現す。

処方・手技

【基本穴】曲骨・会陰・太衝・中脘・豊隆・血海
- 濁痰凝結：基本穴に瀉法を施し，20分間置針して間欠的に行針を行う。脾虚失運のものには，さらに脾兪・足三里を加えて補法を施し，20分間置針して間欠的に行針を行う。
- 痰濁化熱：基本穴すべてに数分間行針を行ったのち抜針する。便秘があるものは，さらに上巨虚を加えて瀉法を施す。数分間行針を行ったのち抜針し，大敦・隠白・厲兌を加え，点刺して出血させる。
- 肝腎陰虚証を伴うもの：基本穴に瀉法あるいは平補平瀉法を施し，さらに肝兪・腎兪・三陰交・太渓を加えて補法を施し，各穴すべてに数分間行針を行ったのち抜針する。

処方解説

曲骨・会陰は陰部局所の腧穴で，足の厥陰肝経は陰部に絡するため，曲骨・会陰および足の厥陰肝経の原穴である太衝はすべて陰茎に作用し，活絡祛邪・化瘀消滞散結することができ，陰茎痰核を治療することができる。中脘・豊隆は和胃消滞・化痰降濁の作用がある。血海は醒脾・活血化瘀の作用がある。基本穴からすばやく抜針すると清熱作用を兼ねる。脾兪・足三里は脾胃を健やかにし運化を促す。上巨虚は胃腸の邪熱を清瀉でき，便通をつける作用がある。大敦は肝経の邪熱を清瀉する。隠白・厲兌は脾胃の邪熱を清瀉する。肝兪は肝陰を補益する。腎兪・太渓は腎陰を益す。三陰交は，肝腎および脾胃の陰を補益することができる。

治療効果

本処方は，本病症に対し効果的である。一般的に，約30回の治療で治癒させることができる。

症例

患者：張○○，男性，24歳。
初診：1976年8月22日
所見：数カ月前より陰茎の背面に多くの大豆大の結節があり，硬結はさらに大きくなっている。ふだんは異常感覚はなく，押したときや性行為のときに痛む。イライラする・心煩・口やのどの乾き・ときおり便秘・小便に熱感があり赤い，舌苔黄膩。
治療経過：上述の痰火証に対する処方で治療を行った。1回の治療で排便は順調になり，ほかの症状も軽減した。毎日1回の治療を行い，20回余りの治療で陰茎の結節は消失し，すべての症状がなくなった。

17 前立腺炎

急性前立腺炎は，おもに尿意急迫・頻尿・排尿痛・

会陰部痛，重症のものでは悪寒・発熱を伴うなどの症状を呈し，中医学では熱淋の範疇に属する。慢性前立腺炎は，おもに少腹・会陰・睾丸部の不快感があり，尿道によく白色の分泌物が溢出し，中医学では精濁・労淋などの範疇に属する，中壮年によくみられる生殖器系統の病症である。

病因病機

- 房労過度〔房事過多により腎精が消耗される〕があるか，あるいは欲望がかなえられないため精室が閉蔵できず，精がその場から離れると，尿もそれに合わせて出る。
- ふだんから腎陰不足で相火内蘊する。
- 腎気・腎陽不足で固摂機能が効かなくなる。
- 飲食の不摂生・過度の疲労・不潔な性行為などにより湿熱の邪毒が体内に蓄えられ，虚に乗じて精室を侵し，精室が閉蔵できない。
- 相火が長い間抑えられ泄れない，湿熱が長期にわたり清除されない，あるいはそのほかの原因で精道の気血が瘀滞して起こる。

弁証

おもな臨床症状は，排尿時の不快感や灼熱感，排尿の最後や排便時に尿道から白色の分泌物が滴る，ときおり尿意急迫・頻尿・排尿痛がある，腰仙骨部・会陰部・直腸部に墜脹痛や隠痛があるなどであり，疼痛が恥骨上や陰茎そして睾丸に及ぶこともある。直腸内検査で，急性のものは前立腺の腫脹と合わせて圧痛感があり，慢性のものは前立腺の大きさが正常もしくはやや大きいか小さく，その硬さは増加し，結節や圧痛があることもある。

- 湿熱壅阻：陰茎中の熱痛・刺すような痒みがあり不快・小便は黄色く濁る，舌苔黄膩，脈滑数などの症状を伴うことが多い。
- 陰虚火動：頭のふらつき・目のかすみ・腰や膝がだるい・不眠・多夢・口やのどの乾き・勃起しやすい，舌質紅・舌苔少，脈細数などの症状を伴うことが多い。
- 腎陽不足：腰や膝がだるく冷たい・頭のふらつき・耳鳴り・精神不振・勃起不全・早漏，舌質淡・舌体胖嫩，脈沈細で無力などの症状を伴う。
- 気滞血瘀：少腹部・会陰などに脹痛あるいは刺痛があり，舌質紫暗で瘀斑があり，脈は沈渋であることが多い。慢性の患者に多くみられる。

処方・手技

【基本穴】中極から曲骨への透刺・気衝・会陰・八髎穴・太衝

- 湿熱壅阻：基本穴に三焦兪・陰陵泉・水道を加えて瀉法を施す。数分間行針を行ったのち抜針し，隠白・厲兌・大敦を加え，点刺して出血させる。
- 陰虚火動：基本穴に平補平瀉法を施し，腎兪・太渓・三陰交を加えて補法を施し，各穴に数分間行針を行ったのち抜針する。
- 腎陽不足：基本穴に平補平瀉法を施し，命門・腎兪・復溜・気海・関元を加えて補法を施し，各穴に30分間置針して間欠的に行針を行う。刺針後，艾炷灸あるいは棒灸を施す。
- 気滞血瘀：基本穴に三陰交・血海・膈兪を加えて瀉法を施し，20分間置針して間欠的に行針を行う。

処方解説

中極・曲骨・気衝・会陰・八髎穴はすべて患部およびその近位の腧穴で，前立腺部に作用し，活血化瘀・祛邪散結消滞することができ，前立腺炎を治療する。足の厥陰肝経は陰部に絡し，少腹に行くので，前立腺に作用し，また上述の作用がある。基本穴をすばやく抜針すると清熱作用がある。三焦兪は，三焦の気機を疏通し清熱化湿する。陰陵泉は醒脾し清熱利湿の作用がある。水道は，下焦の気機を調整し利湿清熱の作用がある。隠白・厲兌は，脾胃の湿熱を清瀉する作用を強める。大敦は肝経の湿熱を清瀉する。腎兪・太渓は，補法を施しすばやく抜針すると腎陰を補益し，腎兪は，補法を施し置針時間を長くし灸を加えると温腎壮陽の作用がある。三陰交は，補法を施しすばやく抜針すると，肝腎および脾胃の陰を補益することができ，瀉法を施すと活血化瘀・疏肝理気することができる。命門・復溜は温腎壮陽の作用に優れる。気海・関元は元気を補益する。血海・膈兪は活血化瘀の作用に優れる。

治療効果

本処方は，本病症に対し優れた治療効果がある。急性によるものは約10回，虚症によるものは約50回以上の治療で治癒させることができる。

症例

患者：孫○○，男性，36歳。

初診：1992年8月6日

所見：数日前より悪寒・発熱・尿意急迫・頻尿・排尿痛・腰仙骨部や会陰部および直腸部の墜脹痛などの症状が起こり，ときに痛みが恥骨や陰茎にまで及ぶ。某病院で直腸検査を行うと，前立腺に顕著な腫脹がみられ，急性前立腺炎と診断された。西洋薬による治療で悪寒・発熱はなくなったが，残りの症状が軽減されない。小便は黄色く濁り，舌苔黄膩，脈滑である。証は湿熱下注である。

治療経過：上述の処方で1回治療を行ったところ，疼痛はすぐに軽減し，残りの症状は変化がなかった。毎日2回，計7回の治療で，尿意急迫・頻尿などの症状は基本的になくなった。その後，毎日1回の治療に変更し，計6回の治療で各症状は完全に消失した。半年後，再会すると，治療後病気は再発していないということであった。

第6章
五官科病症

第1節 眼科病症

1 麦粒腫・マイボーム腺炎

本病症は，盗針・土疳・土瘍・眼丹などと呼ばれる。眼瞼部にできる麦粒のような小さな癤で，軽症の場合は数日以内に自然に消散するが，重症の場合は癤が大きくなり，最終的には，癤の表面が破れて排膿され治癒する。中国では針眼と呼ばれる。

病因病機

- 外部の風邪が侵襲し，眼瞼に客し，さらに鬱して熱化し，風熱が煎灼される。
- 辛いものや味の濃いものを食べ過ぎた結果，脾胃に熱が蓄積され，熱邪が顔面部に上昇し眼瞼部に上攻し，気血が凝滞し，血絡が灼かれ化膿する。
- 脾胃が虚弱で気血不足のうえ，さらに外邪を感受する。

弁証

本病症の初期には，眼が少し痒く，軽度に腫れ，眼縁部も少し発赤して腫れ，圧痛を伴い，しだいに硬くなる。眼角部付近に現れると，発赤し腫れて痛みが激しく，眼角部付近の白目が赤くなる場合もある。一部の患者では，耳の前側や下顎に腫塊が触れる。

- **風邪外襲**：悪寒発熱・頭痛，舌苔薄白または薄黄，脈浮数などの症状を現す。
- **脾胃蘊熱**：眼瞼の局所が発赤して腫れ，灼熱感があり痛みが激しい。口渇があり冷たい飲みものを好む・便秘・尿の色が赤い，舌質紅・舌苔黄，脈滑数などの症状を現す。
- **脾胃虚弱から正気不足になり，反復的に外邪を感受したもの**：針眼が繰り返し起こる症状は軽い。食が進まない・腹部の脹満感・泥状便・倦怠感・脱力感・悪寒発熱，舌質淡・舌苔白などの症状を伴う。

処方・手技

【基本穴】病変が上眼瞼部にある場合：攢竹から魚腰穴への透刺。病変が下眼瞼部にある場合：四白。

- **風邪外襲**：基本穴に風池・大椎・外関・合谷を加えて瀉法を施し，数分間の行針を行ったのち抜針する。
- **脾胃蘊熱**：基本穴に血海・公孫・上巨虚・内庭を加えて瀉法を施し，数分間の行針を行ったのち抜針する。さらに隠白・厲兌を加え，点刺して出血させる。
- **脾胃虚弱から正気不足になり，反復的に外邪を感受したもの**：基本穴に平補平瀉法を施し，脾兪・足三里を加えて補法を施し，風池・合谷を加えて瀉法を施す。いずれも20分間置針し，間欠的に行針を行う。

処方解説

攢竹・魚腰穴・四白・風池は患部取穴で，活絡祛邪消滞の作用がある。風池はさらに祛風解表の作用がある。大椎・外関・合谷は，いずれも疏風解表清熱の作用がある。血海・公孫・隠白・上巨虚・内庭・厲兌は，脾胃の熱を清瀉する作用がある。さらに血海には涼血解毒・化瘀消滞の作用がある。また上巨虚は，腑の気を通し，排便とともに邪熱を排除する作用がある。脾兪・足三里は，気血の源である脾胃を健脾・健胃する作用がある。

治療効果

本処方は，本病症に対し優れた治療効果をもつ。化膿していない場合は，一般的には3〜5回の針治療で治癒する。化膿し始めている場合は，患部に直接刺針を行えば早期排膿と患部の回復を促進できる。

症例

患者：李〇〇，男性，20歳。
初診：1985年5月8日
所見：2日前から，左側の上眼瞼縁部の内眼角部が少し痒く，腫れて，軽度の不快感がある。7日に当該部に豆粒大の癤が形成され，灼熱感と疼痛がある。来診時は，口渇が激しい・便秘，舌質紅・

舌苔黄，脈滑実などの症状があった。脾胃に熱が蓄積し，熱邪が経絡に沿って上昇し眼瞼部に上攻したと弁証。

治療経過：上述の，脾胃に熱が蓄積した場合に用いる処方で針治療を1回行ったところ，灼熱感と疼痛が消失し，癤も縮小し，便通が改善された。9日に同様の処方を用い針治療を行ったところ，癤が消散し，そのほかの諸症状が消失し，舌，脈象ともに正常になり完治した。

注釈

化膿し始めたら，上述の処方で針治療を行うと同時に，膿を早く排膿させるため，三稜針で癤の先を刺し排膿する。あるいは癤を切開して排膿する。切開排膿を行う場合，癤の先が眼瞼部の皮膚の側にあれば，切開口が眼瞼縁と平行になるように切開する。癤の先が眼瞼結膜の側にあれば，切開口が眼瞼縁と垂直になるように切開する。

2　霰粒腫

本病症は，眼瞼部内にしこりができ，発赤も痛みもない眼科疾患で，中国では胞生痰核・胞瞼腫核・目疣・脾生痰核などと呼ばれる。

病因病機

●脾虚の影響で運化作用が失調し，痰湿が聚り，顔面部にある眼瞼部の脈絡を阻滞し，さらに気血と結びつく。
●辛いものや味の濃いものを好んで食べた結果，脾胃に湿熱が蓄積し，熱が生じ，津を灼き，痰を生成する。痰熱の邪が顔面部に上昇し眼瞼部を塞ぎ，気血と結びつく。

弁証

本病症は，初期にはほとんど自覚症状はなく，検査してはじめて米粒大あるいは緑豆大のしこりが見つかる。押えても痛まず，押すと動き，皮膚との癒着はない。少数のケースではあるが，自然に消失する場合もある。長期にわたり消失しない場合は，しだいに大きくなり大豆大になる。眼瞼を裏返して見ると，腫れた突起物が認められ，赤紫や灰青色をしている。患者自身も，眼瞼部が重く，下重感・脹り・異物感などの症状を自覚する。

●痰湿阻結：皮膚の色は正常，舌質淡・舌苔白滑膩などの症状を現す。
●痰熱阻結：しこりの表面の皮膚はやや発赤し，舌質紅・舌苔黄膩，脈滑数などの症状を現す。

処方・手技

【基本穴】攅竹から魚腰穴への透刺・四白・血海
●痰湿阻結：基本穴に脾兪を加えて補法を施し，中脘・豊隆・陰陵泉を加えて瀉法を施し，諸穴に20分間置針して，間欠的に行針を行う。
●痰熱阻結：基本穴に内庭を加えて瀉法を施し，諸穴に数分間行針を行ったのち抜針する。さらに隠白・厲兌を加え，点刺して出血させる。

処方解説

攅竹・魚腰穴・四白は患部取穴で，いずれも活絡祛邪消滞の作用がある。血海は足の太陰脾経の腧穴で，醒脾利湿し活血化瘀消滞の作用がある。脾兪は脾胃を健脾・健胃し運化を促す。中脘・豊隆は和胃化痰し，湿を除き降濁する。陰陵泉はおもに醒脾利湿の作用がある。上述の諸穴に，置針をせずすばやく抜針すると，清熱の作用を兼ねる。内庭・隠白・厲兌は，脾胃の湿熱を清瀉する作用を強化できる。

治療効果

本処方は，本病症に対し優れた治療効果をもつ。痰と湿，あるいは痰と熱が互いに結びつき阻滞した場合は，早い段階での痰核の除去は難しく，消散させるには20回以上の針治療を要する場合もある。痰湿あるいは痰熱の舌象，脈象・症状が消失しても，眼瞼部内の痰核が縮小し完全消失するまでには，一定の時間が必要である。

症例

患者：尚○○，男性，21歳。
初診：1984年9月18日
所見：自覚症状として，右の眼瞼が重く，脹りを感じ，異物感もある。検査すると，右の上眼瞼に大豆大のしこりが1つあり，表面の皮膚の色はやや発赤し，眼瞼の裏は赤紫色である。喀痰は黄色で粘稠・胸脘煩悶，舌質紅・舌苔黄膩，脈滑数。痰

熱が眼瞼部に鬱結したと弁証。
治療経過：上述の，痰熱が阻結した場合に用いる処方で針治療を行ったところ，眼瞼の重たく脹った感覚および異物感が軽減し，喀痰も減少し，胸脘煩悶も消失した。同様の処方でさらに10回の針治療を行ったところ，痰核が消散し，そのほかの諸症状もなくなり，舌象，脈象が正常に戻った。

注釈

痰核が大きく，長期間，針治療を行っても完全に消散できない場合は，中西両医学のほかの治療法を併用するとよい。痰核を切開・摘出する手術が必要な場合もある。

3 トラコーマ

本病症は，眼瞼内に小さな顆粒が多く生じ，乳頭状または濾胞状で山椒の形に似ているので中国では椒瘡と呼ばれる。沙眼と呼ばれることもある。臨床上よくみられる感染性の眼科疾患の1つである。

病因病機

- 風熱邪毒を外感する。
- 脾胃の熱が盛んになる。
- 内熱と風熱邪毒が結びつく。
- 血熱が盛んになり，邪が眼瞼部に上攻し，脈絡阻滞を起こし，気血の流れが失調する。

弁証

初期には，明らかな症状はなく，眼瞼部に少しの痒みと乾燥感がある。眼瞼部を裏返して見ると，少量の小さな顆粒状の濾胞が認められる程度である。色は赤く，硬い。

中・後期には，瘢痕が形成され，眼瞼部が内反し睫毛が逆さになる恐れがある。

反復して毒邪に犯され病症が進行すると，顆粒状の濾胞が増加し，眼瞼内いっぱいに広がる。目がゴロゴロして涙が多く，光を異常にまぶしく感じ，目を開けられない。症状が激しい場合は，眼瞼部が腫れて硬化する，白目部分の混合性充血，角膜の上にパンヌスやフリクテンができるなどの症状があり，ほかの疾病の合併症を起こす場合がある。

- **本病症の初期で，風熱が眼瞼部に客す**：症状として，光を異常にまぶしく感じる・涙が出る・痒みがある・目がゴロゴロし不快・眼瞼内はやや赤く少量の赤い顆粒状の濾胞が認められる，などがある。
- **脾胃熱盛**：乾燥感・痒み・痛みがあり，涙と目やにの粘りが強い・眼瞼内は赤く小さな顆粒状の濾胞が多い・口渇・便秘，舌質紅・舌苔黄などの症状を現す。
- **血熱壅滞**：眼瞼部は厚く硬く，小さな顆粒状の濾胞が多く現れ，表面が凸凹し赤みが顕著である。また，角膜にパンヌスが現れ，眼瞼部が重く目が開きにくい。目の中の刺痛や灼熱感・目がゴロゴロする・光をまぶしく感じる・目やにと涙が一緒になって流れ出す，舌質紅絳などの症状を現す。

処方・手技

【基本穴】晴明・攅竹から魚腰穴への透刺・血海に瀉法。

- **風熱が眼瞼部に客す**：基本穴に風池・外関・合谷を加えて瀉法を施し，諸穴に数分間の行針を行ったのち抜針する。
- **脾胃熱盛**：基本穴に公孫・内庭を加え，公孫には瀉法を施し，諸穴に数分間の行針を行ったのち抜針する。さらに隠白・厲兌を加え，点刺して出血させる
- **血熱壅滞**：基本穴に太衝・膈兪を加えて瀉法を施し，諸穴に数分間の行針を行ったのち抜針する。

処方解説

晴明・攅竹・魚腰穴は患部取穴で，活絡祛邪消滞し，解毒の作用がある。眼瞼部は脾に属することから，足の太陰脾経の腧穴である血海は眼瞼部の治療に効果的である。さらに，血海は清熱涼血解毒・活血化瘀消滞の作用がある。風池・外関・合谷は，風熱邪毒を疏散し，目絡を疏通する作用がある。公孫・内庭・隠白・厲兌は脾胃の邪熱を清瀉する。肝は目に開竅しているので，足の厥陰肝経の原穴・太衝で目絡の気血を疏通・調節できる。肝は血を蔵するので，すばやく抜針すると清熱涼血解毒の作用もある。膈兪は血の会穴で，膈兪を用いると清熱涼血解毒の作用，活血化瘀消滞の作用もある。

治療効果

本処方は，本病症に対し優れた治療効果をもつ。初期の場合や病状が軽度か，あるいは重症患者でも罹病期間の短い場合には，1〜2クール（毎日1回，15回を1クールとする）の針治療で，症状が完全に消失するか顕著に改善される。中・後期の患者に対しては，長期にわたり針治療を続ければ，中薬の服用より高い効果をあげることができる。

症例

患者：宋〇〇，男性，32歳。
初診：1975年5月3日
所見：椒瘡に罹り，すでに数カ月が経過。クロラムフェニコール点眼水などの外用薬を使用後，症状は一度消失したが半月後に再発した。両目の乾燥感と痒みが激しく，ときに痛みを感じる・眼瞼の内側に小さな顆粒状の濾胞が多く生じる・目やにや涙が粘る・口渇して冷たい飲みものを好む・便秘・小便黄赤色，舌苔黄燥，脈滑やや数。
治療経過：上述の，脾胃熱盛による場合に用いる処方で針治療を1回行ったところ，目の乾燥感・痒み・疼痛，目やに・涙，口渇などの症状が顕著に改善した。5回の針治療後，眼瞼の内側に少量の小さな顆粒状の濾胞が残留し，かすかに乾燥感・痒みが残る以外，そのほかの諸症状は消失し，舌と脈も正常になった。さらに10数回の針治療を行うと，眼瞼内側の顆粒状の濾胞および乾燥感・痒みは消失し治癒した。

注釈

①本病症は感染性が強いので，繰り返しての感染や交差感染を予防するために，針治療を行っている期間中は，患者専用の洗面器やタオルを用意する。洗顔時には，流水で顔を洗うのが好ましい。
②本病症には，合併症と後遺症が起こる場合が多い。上述した逆睫・角膜にフリクテンやパンヌスができる・眼球癒着・眼球乾燥・眼瞼下垂・血翳包睛パンヌスが悪化して角膜を覆い尽くすなどである。これらの後遺症に対して，上述の処方は一定の治療効果をもっている。上述の処方で治療効果が好ましくなければ，本書にある対応の病症の項を参照し，弁証し，適当な処方・手技で治療する必要がある。

4 眼瞼縁の炎症

中国では瞼弦赤爛と呼ばれる。瞼弦（眼瞼縁）部の赤い爛れを主症状とする眼科疾患で，風弦赤爛・迎風赤爛・爛弦風とも呼ばれる。乳児の目に生じた場合は胎風赤爛と呼ばれる。

病因病機

●脾胃に積熱があり，さらに風邪を感受すると，風熱が互いに結びつき，眼瞼縁部に鬱結し，脈絡を焼灼した結果，傷津化燥となる。
●脾胃に湿熱が蓄積したうえ，さらに風邪が合すると，風・湿・熱の諸邪が互いに結びつき，眼瞼縁部に上攻する。

弁証

本病症は，眼瞼縁部が赤く爛れ，灼熱感・痒みが起こることを主症状とする。
●脾胃に積熱がありさらに風邪を感受したもの：睫毛の毛根部が乾燥し，糠状の皮が剥がれ落ちる。自覚症状として，目が乾燥し潤いがない・口渇して冷たい飲みものを好む・大便乾結・小便黄赤色，舌苔黄・乏津，脈滑数などの症状を現す。
●脾胃に湿熱の邪がありさらに風邪を感受したもの：赤く爛れて痛み，目やにや涙の粘度が高く，睫毛が互いに癒着し，倒れたり抜け落ちたりする。舌苔黄膩，脈滑数または濡数などの症状を現す。

処方・手技

【基本穴】攅竹から魚腰穴への透刺・四白・血海・内庭・風池・合谷・外関

基本穴に瀉法を施し，数分間の行針を行ったのち抜針する。さらに隠白・厲兌を加え，点刺して出血させる。便秘がある場合は，上巨虚・大腸兪を加えて瀉法を施し，数分間の行針を行ったのち抜針する。
●脾胃湿熱に風邪を感受したもの：基本穴に陰陵泉・三焦兪を加えて瀉法を施し，数分間の行針を行ったのち抜針する。

処方解説

攅竹・魚腰穴・四白は患部取穴で，清熱祛風・活

第1節　眼科病症

絡退赤・祛邪解毒の作用がある。血海・内庭・隠白・厲兌は脾胃の邪熱を清瀉する。血海には，さらに涼血化瘀消滞の作用がある。風池・合谷・外関は風熱を疏散させる作用がある。上巨虚は，胃火を清瀉し腑の気を通し，邪熱を排便とともに排除する。大腸兪は，腸熱を清熱し便通を改善する。陰陵泉は醒脾して清熱利湿の作用がある。三焦兪は清熱利湿の作用があり，三焦の気機を調節する。

治療効果

本処方は，本病症に対し非常に優れた治療効果をもつ。一般的に，1回の針治療で治癒する。しかし，治癒するまでに3～10回の針治療が必要な場合もある。

症例

患者：張〇〇，男性，56歳。
初診：1977年5月13日
所見：眼瞼縁部が赤く爛れ，すでに4日経つ。テトラサイクリンなどの西洋薬を投与されたが，効果が好ましくない。糜爛・ときに痒くときに痛む・目やにや涙が粘る，舌質紅・舌苔黄膩。
治療経過：上述のうち，脾胃湿熱に風邪を感受していると証を立て，適応する処方を選んだ。1回目の針治療後，痒みと痛みが顕著に軽減し，糜爛部分に痂皮が生じ始め，そのほかの諸症状も軽減した。1日1回，さらに4回の針治療を行ったところ，痂皮が剥がれ，諸症状も消失し，舌象も正常になり完治した。

5　眼角眼瞼炎

本病症は，内・外眼角部が赤く爛れる症状を指す。中国では眦帷赤爛と呼ばれる。

病因病機

●心火が平素から盛んであるうえに，さらに風邪を感受すると，風火の邪となり炎上し，眼角眼瞼縁を灼く。
●心脾ともに熱邪が盛んであるうえに，さらに風邪を感受すると，風火の邪が身体の上部に昇り，眼角眼瞼縁を灼く。
●心火が平素から盛んであるうえに，脾に湿熱が蓄積し，さらに風邪を感受すると，風・湿・熱の諸邪が互いに結びつき，眼角眼瞼縁を上攻する。

弁証

本病症は，眼角が赤く爛れて，灼熱感・瘙痒感があることを主症状とする。

●心火が平素から盛んであるうえにさらに風邪を感受したもの：ひどい場合には，津液が灼かれ津液不足となり，眼角の皮膚の潤いが失われ，裂けて出血する。また，心煩・不眠・小便に熱感があり赤い，舌尖紅・舌苔黄，脈数などの症状を伴う。
●心脾に積熱があるうえにさらに風邪を感受したもの：口渇して冷たい飲みものを好む・大便乾結，舌質紅・舌苔黄燥などの症状を現す。
●心火が平素から盛んであるうえに脾に湿熱が蓄積しさらに風邪を感受したもの：上述の症状のほか，舌苔黄膩がよく現れる。

また，本病症は外風の邪の侵襲を兼ねる場合が多いため，頭痛などの症状を現す。

処方・手技

【基本穴】赤爛が内眼角にある場合：睛明・攅竹。
　赤爛が外眼角にある場合：糸竹空・瞳子髎。
●心火が平素から盛んであるうえにさらに風邪を感受したもの：睛明に刺針し，得気後，軽く捻転する。そのほかの基本穴には瀉法を施す。また少府・労宮・風池・合谷・外関を加えて瀉法を施し，数分間の行針を行ったのち抜針する。さらに少衝を加え，点刺して出血させる。
●心脾に積熱が蓄積しさらに風邪を感受したもの：基本穴に血海・内庭を加えて瀉法を施し，数分間の行針を行ったのち抜針する。さらに隠白・厲兌を加え，点刺して出血させる。
●心火が平素から盛んであるうえに脾に湿熱が蓄積しさらに風邪を感受したもの：心脾に積熱が蓄積しさらに風邪を感受した場合に用いる処方を基本にし，さらに陰陵泉・三焦兪を加えて瀉法を施し，数分間の行針を行ったのち抜針する。

処方解説

睛明・攅竹・糸竹空・瞳子髎は患部取穴で，清熱祛風・活絡消滞の作用がある。少府・労宮・少衝は

心火を清瀉する作用がある。風池・合谷・外関は風熱邪毒を疏散する。血海・内庭・隠白・厲兌は，脾胃の積熱を清瀉する作用がある。さらに，血海には涼血解毒・化瘀消滞の作用もある。陰陵泉には醒脾して利湿清熱する作用がある。三焦兪は，三焦の気機を疏通・調節し清熱利湿する作用がある。

治療効果

本処方は，本病症に対し非常に優れた治療効果をもつ。一般的に，1回目の針治療で，赤く爛れる・瘙痒感などの症状は軽減する。さらに3〜10回の針治療を経て，完治する。

症例

患者：丁〇〇，男性，20歳。
初診：1983年10月16日
所見：両目の内眼角の眼瞼縁に赤い糜爛が発生し，2日間が経過。1日分の中薬を服用したが，効果はない。瘙痒感が激しい・心煩・不安・小便に熱感があり赤い・はじめは大便乾結し，後に泥状便・側頭部および前頭部が少し痛む，舌苔黄膩。
治療経過：上述した，心火が平素から盛んであるうえに脾に湿熱が蓄積し，さらに風邪を感受した場合に用いる処方（糸竹空・瞳子髎を除く）で1回の針治療を行ったところ，赤い爛れと瘙痒感の症状が顕著に軽減し，心煩も消失した。しかし，大便・尿の症状には改善がみられず，さらに頭痛も続いている。上述の処方に頭維（両側）・上星および側頭部圧痛点を加え，再度，瀉法での治療を行ったところ，頭痛と瘙痒感が消失した。初診から2日後の3回目の来診時，赤く爛れていた患部の赤みが消失し，薄い痂皮ができた。頭維・上星および側頭部圧痛点には刺針せず，さらにもう一度，1回目の針治療と同様の処方で針治療を行ったところ，諸症状が完全に消失し完治した。

6　眼瞼の炎症性水腫

本病症は，眼瞼が大きく腫れ上がり，赤く熟した桃のような形をしている症状を指す。中国では胞瞼紅腫と呼ばれる。

病因病機

- 肝火熾盛の状態に脾湿の邪が結びつき，顔面部の目に上蒸する。
- 心経に実熱があり，さらに血分の熱毒が熾盛となり，熱毒が顔面部へ上昇し眼瞼部を塞ぐ。

弁証

本病症は突然発症し，眼瞼が赤く腫れて目が開けられない・灼熱感・疼痛・悪寒発熱・頭痛・全身の不快感などの症状を伴う。治療が手遅れになったり，誤治したりすると，化膿する場合がある。また，治癒後，必ず瘢痕が残る。

- 肝火と脾湿が顔面部を上蒸するもの：頭痛・目の脹り・イライラする・怒りっぽい・口苦・のどの乾き，舌苔黄膩，脈弦滑などの症状を現す。
- 心経に実熱があり血分の熱毒が盛んであるもの：腫れが広がり皮膚の色が暗紅色になる・心煩・不眠・小便に熱感があり赤い，舌質紅絳。舌尖疼痛・口内炎などを伴う場合もある。

処方・手技

【基本穴】攢竹から魚腰穴への透刺・糸竹空・四白・血海・霊台に瀉法。

- 肝火と脾湿が上部を上蒸するもの：基本穴に太衝・俠溪・陰陵泉・内庭を加えて瀉法を施し，諸穴に数分間の行針を行ったのち抜針する。さらに大敦・隠白を加え，点刺して出血させる。
- 心経に実熱があり血分の熱毒が盛んであるもの：基本穴に少府・膈兪を加えて瀉法を施し，諸穴に数分間の行針を行ったのち抜針する。さらに曲沢・少衝を加え，点刺して出血させる。すでに化膿しかけている場合には，三稜針を用いて患部の排膿治療を行う。

処方解説

攢竹・魚腰穴・糸竹空・四白は患部取穴で，清熱解毒・活絡消滞・消腫止痛の作用がある。血海は循経取穴で眼瞼部に作用し，清熱涼血解毒・活血化瘀消腫の効果がある。霊台は瘡腫を治療する経験穴である。太衝・俠溪・大敦は，肝火を清瀉することができる。陰陵泉・内庭・隠白は，脾胃の湿熱を清利する作用がある。少府・曲沢・少衝は，心火を清火し，営血を冷やす作用がある。膈兪は，清熱涼血解毒し

活血化瘀消滞の作用もある。三稜針で患部に点刺して排膿すると，腫痛などの症状がすみやかに緩和し，本病症の早期回復を促す効果がある。

治療効果

化膿する前であれば，本処方は，本病症に対し非常に優れた治療効果をもつ。一般的に，5～7回の針治療を行うと，眼瞼部の腫れが消散し治癒する。

症例

患者：張○○，女性，15歳。
初診：1977年4月27日
所見：左眼瞼が大きく腫れて発赤し，目の脹り・頭痛がある。すでに2日が経過した。イライラする・怒りっぽい・口苦・耳鳴り・小便黄赤色，舌苔黄膩。
治療経過：肝火と脾湿が顔面部を上蒸する場合に用いる処方で1回目の針治療を行ったが，諸症状は改善されず，かえって患部の疼痛が強くなった。翌日，同様の処方で2回目の針治療を行った。初診から2日後の3回目の受診時には，諸症状が軽減したと患者が述べた。毎回，同様の処方で毎日1回，計6回の針治療を行ったところ，腫れ・赤みがなくなり，諸症状も消失し完治した。

注釈

患部の化膿後，三稜針で点刺し排膿治療を行っても治癒しない場合には，膿が全部きれいに排出されておらず，毒邪である膿がまだ患部に残っている場合が多い。そこで，針治療時，排膿を徹底する必要がある。まれに，手術で患部を切開して排膿する必要がある場合もある。

7 眼瞼の非炎症性水腫

本病症は，懸球とも呼ばれる。皮膚の色は正常だが，眼瞼部が軟らかく空虚な球のように腫れるので胞虚如球と名付けられた。

病因病機

- 本病症は，多くの場合，脾虚で水湿の運化ができなくなることと関係がある。
- さらに，肺気が虚弱で水道を通調できない。
- 腎陽虚で，温陽・化気・行水をできない。
- 心陽虚から，下半身の脾土と腎水を温められない。

などが原因で，水液の代謝失調を起こし，湿邪が上泛し本病症を引き起こす。

弁証

本病症の主症状は，眼瞼部の腫脹・腫脹は軟らかく空虚な球状である・患部の皮膚の色は正常・押えても痛まない・化膿しない。本病症は両側の眼瞼部に現れることが多く，前項，眼瞼部炎症性の水腫のように，化膿しやすく片側の眼瞼のみに起こる症状とは異なる。

- **脾虚**：上述の患部の症状のほか，食が進まない・腹部の脹満感・泥状便・精神疲労・倦怠感，舌質淡・舌苔白・舌辺に歯痕，脈緩弱などの症状を現す。
- **脾虚に肺気虚を兼ねる**：息切れ・しゃべりたがらない・咳嗽・無力・自汗・悪寒・カゼを引きやすいなどの症状を現す。
- **腎陽虚**：顔面㿠白・腰や膝がだるい・排尿困難・四肢浮腫，舌体胖嫩・舌質淡・舌苔白滑，脈沈細などの症状を伴う。
- **腎陽虚に心陽虚を兼ねる**：動悸・健忘・不眠などの症状も伴い，脈結代となる。

処方・手技

【基本穴】攅竹から魚腰穴への透刺・四白に平補平瀉法。

- **脾虚**：基本穴に脾兪・足三里を加えて補法を施し，さらに陰陵泉を加えて平補平瀉法を施す。諸穴に20分間置針し，間欠的に行針を行う。四肢の冷え等を伴う脾陽虚証の場合には，諸穴に30分間置針し，間欠的に行針を行う。抜針後，艾炷灸か棒灸を加える。
- **脾虚に肺気虚を兼ねる**：脾虚の処方にさらに肺兪・太淵を加えて補法を施し，20分間置針し，間欠的に行針を行う。
- **腎陽虚**：基本穴に腎兪・復溜・命門を加えて補法を施し，30分間置針し，間欠的に行針を行う。抜針後，艾炷灸か棒灸を加える。
- **腎陽虚に心陽虚を兼ねる**：基本穴に心兪・神門を加えて補法を施し，30分間置針し，間欠的に行針を行う。抜針後，艾炷灸か棒灸を加える。

処方解説

攅竹・魚腰穴・四白は患部取穴で、活絡祛邪消滞の作用があり、患部の水腫の治療に用いることができる。脾兪・足三里は健脾胃作用があり、脾胃の働きを健全にすることで水湿を運化することができる。陰陵泉は醒脾利湿の作用がある。上述した諸穴に置針を行ったのち灸法を加えると、温陽化湿と利湿の作用を強化できる。肺兪・太淵は、肺気を補い水道を通調し、肺の機能を回復させる。腎兪・復溜・命門は、腎気を補い、温腎壮陽することにより腎臓の水を司る機能を発揮させる。心兪・神門は、心陽を温め心火を盛んにさせ、脾土と腎水を温める。心兪・神門は、さらに安神の作用がある。

治療効果

本処方は、本病症に対し非常に優れた治療効果をもつ。一般的に、10～15回の針治療で、患部および全身の症状が消失して治癒する。中薬の内服に比べ、本処方の針治療は比較的早く効果が現れる。

症例

患者：王○○、女性、25歳。
初診：1975年8月29日
所見：眼瞼が球のように腫脹し、表皮の色は正常で、押えると軟弱で、痛くも痒くもない。中薬を何日もの間服用したことで一度は効果が現れたが、中薬の服用を停止した数日後、再発した。食が進まない・泥状便・ときに腹部の脹満感・腰や膝がだるい・精神疲労・力が出ない・四肢の冷え、舌質淡胖大・舌辺に歯痕・舌苔白滑、脈沈細で無力。
治療経過：上述の、脾虚および腎陽虚に用いる処方で3回の針治療を行ったところ、眼瞼の腫脹および諸症状が顕著に軽減した。10回の針治療で諸症状も消失し完治した。

8 眼瞼下垂

本病症は、中国では上胞下垂・瞼廃・瞼皮垂緩・目瞼垂緩・侵風・睢目などと呼ばれる。目を開く際に上胞〔上眼瞼〕を自ら持ち上げられず、瞳の一部または全部を塞ぎ、物を見ることを妨害する眼科疾患である。

病因病機

- 脾気が虚弱で筋肉を主ることができず、眼瞼部の筋肉が弛緩し、無力になる。
- 脾気虚から脾の運化機能が失調し、湿が聚り、痰を生じ、外部の風邪と結びつき風痰の邪となり、さらに脈絡を塞ぎ、眼瞼脈絡の栄養不足状態になる。
- 先天不足・後天失養から、脾腎ともに虚して精血が欠乏する。
- 陽気が虚弱になり、眼瞼部の筋肉に栄養を与えられず、筋肉を収斂させられずに無力になる。
- 肝虚血少で風邪が眼瞼に客し、経絡を阻滞する。
- 外傷により眼瞼部の脈絡を傷める。

弁証

本病症は上眼瞼の下垂が主症状であり、発病が比較的緩慢な場合には両眼瞼とも患うが、発病が急激な場合は片側の眼瞼のみ患う場合が多い。

- 脾気虚弱：食が進まない・腹部の脹満感・泥状便・倦怠感・力が出ない、舌質淡・舌苔白、脈弱緩などの症状を伴うことが多い。脾陽虚を兼ねる場合は、悪寒・四肢の冷えなどの症状がみられる。脾虚による痰と外部の風邪が結びついて風痰の邪となり脈絡を阻滞した場合には、脾虚証の症状のほかに、眼瞼表皮の痺れ・眼球をうまく動かすことができない、舌苔白膩などの症状も伴う。
- 脾腎両虚あるいは幼少期から両眼瞼下垂がある：上述の脾虚証の症状以外に、腰や膝がだるい・発育遅延などの症状を現すことが多い。
- 肝虚血少に風邪を感受したもの：眼球の偏り・複視・頭痛・悪寒発熱・身体のほかの部分の筋肉や皮膚の麻痺などの症状を現すことが多い。
- 外傷による脈絡の損傷：瘀血による疼痛などの症状を現す。

処方・手技

【基本穴】陽白・攅竹から魚腰穴への透刺・糸竹空
- 脾気虚弱：基本穴に脾兪・足三里を加えて補法を施し、20分間置針し、間欠的に行針を行う。脾陽虚を兼ねる場合には、30分間置針し、間欠的に行針を行う。抜針後、艾炷灸か棒灸を加える。
- 風痰が脈絡を阻滞しているもの：基本穴に瀉法を

施し，脾気虚弱による場合の腧穴に補法を施す。さらに風池・合谷・中脘・豊隆を加えて瀉法を施す。諸穴に 20 分間置針し，間欠的に行針を行う。
- ●**脾腎両虚**：脾気虚による場合に用いる処方に，さらに腎兪・復溜を加え，20 分間置針し，間欠的に行針を行う。悪寒・四肢の冷えなどを伴う脾陽虚証の場合，30 分間置針し，間欠的に行針を行う。抜針後，艾炷灸か棒灸を加える。
- ●**肝虚血少に風邪を感受したもの**：基本穴に瀉法を施す。さらに肝兪・三陰交を加えて補法，風池・外関・合谷を加えて瀉法を施し，諸穴に 20 分間置針し，間欠的に行針を行う。
- ●**外傷による脈絡の損傷**：基本穴に血海・膈兪を加えて瀉法を施し，20 分間置針し，間欠的に行針を行う。

処方解説

陽白・攅竹・魚腰穴・糸竹空は患部取穴で，祛邪活絡し眼瞼部の筋肉の力を強める作用がある。脾兪・足三里は健脾益気・温中散寒の作用がある。風池・合谷・外関は祛風除邪の作用がある。中脘・豊隆は化痰祛濁の作用がある。腎兪・復溜は腎の精気を補い，温腎壮陽の作用がある。肝兪は補益肝血の作用がある。三陰交は生化の源である脾を健脾し，気血津液の生化を促進し，肝腎の精血を補益する。血海・膈兪は活血化瘀消滞の作用がある。

治療効果

本処方は，幼少期からの先天不足により起こる両眼瞼の上胞下垂に対しては，一定の治療効果をもつが，効果が現れるまでに数 10 回，あるいは 100 回以上の針治療が必要である。また，完治までは至らない。

これ以外の脾虚や風痰阻絡などによる本病症に対する本処方は，中薬を服用するより，はるかに効果が高い。一般的には，1～2 クール（毎日 1 回，15 回を 1 クールとする）の針治療で完治する。

症例

患者：王〇〇，女性，28 歳。
初診：1977 年 10 月 4 日
所見：両目の上眼瞼に下垂症状が起こり，すでに 20 数日が経過。日増しに症状が重くなっている。中薬を数日間服用したが，効果はなかった。朝の起床時には症状はいくぶん軽いが，午後になると再び症状が重くなる。食が進まない・腹部の脹満感・ときに泥状便・倦怠感・力が出ない・顔色萎黄・脱肛・四肢の冷えなどの症状を現す。舌質淡・舌苔白，脈弱緩。

治療経過：上述の脾気虚弱・中陽不足証に用いる処方で 15 回の針灸治療を行ったところ，諸症状がほとんど消失した。さらに 10 回の針灸治療を行ったところ，諸症状も完全になくなり，全快した。

注釈

先天不足によるもので，針灸治療を長期間行っても効果がないか，あるいは効果が好ましくない場合には，手術療法を行う必要がある。

9 眼輪筋痙攣

本病症は中国では胞輪振跳・目瞤・脾輪振跳と呼ばれ，俗に眼皮跳という。眼瞼で発生する，自身で抑制できない痙攣のことをいう。

病因病機

- ●心脾両虚で気血が損耗し，筋脈が栄養を失う。
- ●肝脾血虚で内風が内動し，眼瞼が引きつる。
- ●肝・腎の陰虚から起こる虚熱で内風が生じる。
- ●肝経に溜まった熱が火化し，風を生じる。
- ●外風が侵入し，筋肉が急に収縮する。

弁証

本病症は，眼瞼の瞤動を主症状とする。
- ●**心脾両虚で気血不足**：瞤動の頻度が遅かったり速かったりし，疲労すると症状が悪化する。多くの場合は，動悸・不眠・健忘・食が進まない・腹部の脹満感・倦怠感・力が出ないなどの症状を伴い，舌質淡・舌苔白，脈細弱である。
- ●**肝脾血虚で虚風内動**：頭のふらつき・目のくらみ・物がぼやけて見える・顔や唇の色が悪い・爪の色が悪いかあるいは凹みがある，眼瞼が引きつるときに眉・額・顔・口角も同様に引きつる，舌質淡，脈細などの症状が多くみられる。
- ●**肝腎陰虚による虚熱生風**：頭のふらつき・目のく

らみ・頬の紅潮・潮熱・腰や膝に力がなくだるい，舌質紅・舌苔少，脈弦細数。
- **肝熱生風**：イライラする・怒りっぽい・頭のふらつき・頭痛・口苦・のどの乾き，舌質紅・舌苔黄，脈弦数などの症状を現すことが多い。
- **外風侵入**：頭痛，脈浮などの症状が現れる。風寒に属するものは，舌質淡・舌苔薄白で潤いがある，脈緊絃を伴う，などの症状がある。風熱に属するものは，咽痛・口渇，舌苔薄白で津液不足かあるいは薄黄，脈はときに数，などの症状がある。

処方・手技

【基本穴】攢竹から魚腰穴への透刺・糸竹空・四白
- **心脾両虚で気血不足**：基本穴に心兪・脾兪・足三里・三陰交を加えて補法を施し，20分間置針し，間欠的に行針を行う。
- **肝脾血虚で虚風内動**：基本穴に平補平瀉法を施し，肝兪・脾兪・足三里・三陰交を加えて補法を施し，さらに風池・行間を加えて平補平瀉法を施し，諸穴に20分間置針し，間欠的に行針を行う。
- **肝腎陰虚による虚熱生風**：基本穴に平補平瀉法を施し，肝兪・三陰交・腎兪・太渓を加えて補法を施し，風池・行間を加えて平補平瀉法を施し，諸穴に数分間の行針を行ったのち抜針する。
- **肝熱生風**：基本穴に太衝・侠渓を加えて瀉法を施し，数分間の行針を行ったのち抜針する。さらに大敦を加え，点刺して出血させる。
- **外風侵入**：基本穴に大椎・外関・合谷を加えて瀉法を施す。風寒の場合は，諸穴に30分間置針し，間欠的に行針を行う。抜針後，艾炷灸か棒灸を加える。風熱の場合は，諸穴に数分間の行針を行ったのち抜針する。

処方解説

攢竹・魚腰穴・糸竹空・四白は患部取穴であり，活絡祛風除邪の作用がある。心兪は，心血を補い寧心安神する作用がある。脾兪・足三里・三陰交は，補法を施し長く置針すると，健脾・健胃効果があり気血が生化される。三陰交に補法を施し置針せずにすばやく抜針すると，肝腎および脾胃の陰を補うことができる。肝兪に補法を施し，長く置針すると肝血を補い，すばやく抜針するとおもに肝陰を補うことができる。風池・行間は平肝して風を鎮める作用があり，置針せずにすばやく抜針すると，清熱作用も合わせもつ。腎兪・太渓は腎陰を補う。太衝・侠渓・大敦は肝火を清瀉する。大椎・外関・合谷は祛風解表散邪の作用があり，長く置針しさらに灸法を加えると散寒することもできるが，置針せずにすばやく抜針すると清熱する効果もある。

治療効果

本処方は，本病症に対し非常に優れた治療効果をもつ。一般的に，針治療を行うと顫動は即座に停止する。抜針後，時間が経過すると再発する場合もあるが，再び針治療を行うと顫動は停止する。外風が侵入した場合や肝熱で風が生じるような実証患者の場合は，一般的に3～5回の治療で完治する。心脾血虚などの虚証の患者の場合は，一般的に1～2回の治療で完治する。

症例

患者：趙○○，女性，55歳。
初診：1977年8月22日
所見：胞輪振跳に罹患し何日かが経過した。症状は，ときに顫動したり止まったりしている。ときに片目，ときに両目の眼瞼部に顫動が起こる。頬の紅潮・潮熱が認められる。来診まで3日間にわたって夜間に盗汗があり，頭のふらつき・目のくらみ・口苦・のどの乾き・腰や膝がだるい，舌質紅・舌苔少で乏津，脈弦細数などの症状がある。
治療経過：上述の，肝腎陰虚から起こる虚熱で内風が生じる場合に用いる処方で針治療を行ったところ，顫動はその場で停止した。のちに再発したが，頻度は顕著に減少し，顫動もごく微かになり，そのほかの諸症状も軽減した。毎日1回，さらに10回以上の針治療を行ったところ，諸症状は消失し，顫動も再発しなかった。

10　結膜結石

本病症は，眼瞼内に硬くて小さな顆粒が生じることを主症状とする。

病因病機

本病症は，風邪が脾経に客し，眼瞼を塞ぎ，さら

に熱化して津を灼き，瞼内で瘀阻を起こした状態が長く続き凝結したために形成される。

弁証

眼瞼内に1つまたは数多くの小さな顆粒ができる。顆粒は粟粒状の黄白色で硬質。顆粒の周辺はやや赤く，眼瞼外に突出したり眼瞼内に隠れたりする。突出した場合，異物が目に入ったときのように，眼球に摩擦感がありゴロゴロして涙が出，光をまぶしく感じる。結石が多い場合，罹病期間が長くなると，白目の充血・黒目に翳が生じるなどの症状が現れる。また，口渇・便秘，舌質紅・舌苔黄，脈数などの症状を現す。本病症は，高齢者やトラコーマ・慢性結膜炎などの慢性眼科疾患の患者によくみられる。

処方・手技

突出の顕著な部分を三稜針で軽く削り取ってから，攅竹から魚腰穴へ透刺し，魚腰穴・四白・風池・血海・内庭に瀉法を施し，数分間の行針を行ったのち抜針する。

処方解説

攅竹・魚腰穴・四白は患部取穴であり，さらに清熱祛風・活絡消滞の作用がある。風池は祛風除邪し，目絡を疏通して瘀滞を消散させる。血海・内庭は脾経に溜まった熱を清瀉し，血海は涼血化瘀の作用がある。

治療効果

本処方は，本病症に対し，中薬を服用した場合よりも優れた治療効果をもつ。一般的には，針治療後，眼瞼内に感じるゴロゴロする症状が改善される。結石が突出している場合は，突出した結石を除去後に本処方を用いると，除去後の傷口が早く癒合する。ただし，結石が瞼内に隠れ突出していない場合は，往々にして30〜50回の針治療を行うことではじめて結石が徐々に消失する。

症例

患者：呉○○，女性，60歳。
初診：1977年5月24日
所見：左目の上眼瞼内に摩擦感を自覚し，すでに1ヵ月余りが経過した。左目がゴロゴロして涙が多く出る。眼瞼内を裏返して見ると，数個の黄白色の小さな顆粒が認められる。うち2個が眼瞼外に突出し，そのほかの数個が眼瞼内に隠れている。便秘・口渇の症状を伴い，舌質紅・舌苔黄で潤いがない。
治療経過：三稜針で突出した部分を軽く削り取ったのち，上述の処方を用いて刺針した。3日後，傷口は癒合した。その後，毎日1回，15日間15回を1クールとし，1クールごとに5〜7日の間隔を置き，4クールの針治療を行ったところ，瞼内の顆粒はすべて消失した。

注釈

三稜針などで突出した結石を除去する際，大きな傷をつけないように行い，さらに大量出血を避け，瞼内に瘢痕を残さないように注意して操作する必要がある。出血した場合は，清潔な脱脂綿で軽く患部を押えて止血する。

11 睫毛乱生（逆さまつげ）

本病症は中国では倒睫拳毛・睫毛倒入と呼ばれ，倒睫と略称される。睫毛が逆さに目に入り眼球を刺激することを特徴とする。

病因病機

- 脾虚から湿が盛んになり，気血を生化できず気血不足に至り，眼瞼の血脈が栄養を失ったため皮膚が緩み，眼瞼縁が腫る。
- 脾胃の湿熱や肝熱が顔面部へ昇り，胞脈を阻滞したため気血が不和となり，内急外弛となる。
- ほかの眼科疾患を患い，頻繁に目をこすり，毛根を傷める。

弁証

本病症は，睫毛が逆さに目に入り眼球を刺激して不快感を引き起こす。また，頻繁に瞬きをする・目がゴロゴロする・涙が出る・光がまぶしく目が開けられないなどの症状がある。さらに病気が長引いて角膜を傷めると，角膜混濁が生じたりする場合もある。
- **脾虚湿盛して気血不足**：食が進まない・腹部の脹満感・泥状便・顔色に艶がない・倦怠感・力が出

ないなどの症状を伴うことが多く、舌質淡・舌苔白、脈細弱などの症状を現す。
- **脾胃の湿熱が顔面部を塞ぐ**：食が進まない・腹部の脹満感・便がすっきり出ない・尿量減少して赤い、舌苔黄膩、脈滑数などの症状を現す。
- **肝火が体の上部を塞ぐ**：イライラする・怒りっぽい・頭のふらつき・頭痛・口苦・のどの乾き、舌質紅・舌苔黄、脈弦数などの症状を現す。

処方・手技

【基本穴】攅竹から魚腰穴への透刺・糸竹空・四白
- **脾虚湿盛して気血不足**：基本穴に補法を施し、脾兪・足三里を加えて補法を施し、陰陵泉を加えて平補平瀉法を施し、諸穴に20分間置針し、間欠的に行針を行う。
- **脾胃湿熱が上昇して顔面部を塞ぐ**：基本穴に血海・陰陵泉・内庭を加えて瀉法を施し、数分間の行針を行ったのち抜針する。さらに隠白・厲兌を加え、点刺して出血させる。
- **肝火が上昇して顔面部を塞ぐ**：基本穴に太衝・侠渓を加えて補法を施し、数分間の行針を行ったのち抜針する。さらに大敦を加え、点刺して出血させる。

処方解説

攅竹・魚腰穴・糸竹空・四白は患部取穴であり、経気を疏通・調節し、病邪を取り除き、正常な筋力を回復させる作用がある。脾兪・足三里は健脾・健胃を促し運化を正常にし、気血生化を促進する。陰陵泉は醒脾利湿の作用があり、置針せずすばやく抜針すると清熱利湿の作用がある。血海・内庭・隠白・厲兌は脾胃の湿熱を清瀉し、血海はさらに涼血解毒・化瘀消滞の作用がある。太衝・侠渓・大敦は肝火を清瀉する作用がある。

治療効果

本処方は、本病症に対し一定の治療効果をもつ。脾胃湿熱、または肝火が上昇し顔面部を塞いだことが原因である場合は、一般的には3～5回の針治療で効果が現れ、10数回の針治療を行うとほぼ全快する。脾虚による場合は、1～2クールの針治療を行うと治癒する。

症例

患者：宋○○、男性、40歳。
初診：1976年8月9日
所見：倒睫になり数日間が経過。症状は左目がはなはだしい。目に充血はなく、目がゴロゴロし不快で、ときに光をまぶしく感じ涙が出る。顔色に艶がない・食が進まない・腹部の脹満感・倦怠感・力が出ない・ときに泥状便、舌質淡・舌苔白滑・舌辺に歯痕、脈細弱で無力。
治療経過：上述の、脾虚湿盛で気血不足の場合に用いる処方で3回の針治療を行ったところ、光がまぶしい・涙が出るなどの症状は大幅に改善され、そのほかの諸症状も少し軽減した。10数回の針治療後、針治療を数日間中断。その後、さらに数回の針治療を行うと、目がゴロゴロする症状が消失し完治した。

注釈

① 上述の原因による逆さまつげは、針治療を行っても顕著な効果がみられない場合もある。このような場合、そのほかの治療方法を併用するか手術療法を行うとよい。
② トラコーマなどで生じた、ひどい瘢痕に引っ張られることが原因で起こる場合には、針治療は一般的に無効であるので、手術療法を用いるとよい。

12 目が開けられない

本病症は、両目がきつく閉じ、開けるのが難しい状態をいう。中国では目閉難開と呼ばれる。西洋医学でいうヒステリーやノイローゼなどの疾病によくみられる。

病因病機

脾に湿熱が蓄積する、痰気が鬱結する、痰火が上擾する、肝陽が上越（上亢）する、脾胃虚弱のため脾気が下陥する、などの原因により本病症を引き起こす。

弁証

両目がきつく閉じ、開けるのが難しいことが、本

病症のおもな特徴である。
- ●脾蘊湿熱：納呆・脘部の痞え・大便がすっきり出ない・尿量減少して赤い，舌苔黄膩などの症状を現す。
- ●痰気鬱結：痰涎の嘔吐・頻繁のげっぷ，舌苔白膩，脈弦滑などの症状を現す。
- ●痰火上擾：心煩・不眠・喀痰が黄色で粘稠，舌苔黄膩，脈滑数などの症状を現す。
- ●肝陽上越（上亢）：頭痛・めまい・イライラする・怒りっぽい・口苦・のどの乾き，舌質紅・舌苔黄，脈弦数などの症状を現す。
- ●脾胃虚弱のため脾気が下陥した：食が進まない・腹部の脹満感・泥状便・倦怠感・力が出ない，舌質淡・舌苔白・舌辺に歯痕，脈弱で無力などの症状を現すことが多い。

処方・手技

【基本穴】攢竹から魚腰穴への透刺・太陽穴・四白
- ●脾蘊湿熱：基本穴に血海・陰陵泉・内庭を加えて瀉法を施し，数分間の行針を行ったのち抜針する。さらに隠白・厲兌を加え，点刺して出血させる。
- ●痰気鬱結：基本穴に中脘・豊隆・太衝を加えて瀉法を施し，20分間置針し，間欠的に行針を行う。
- ●痰火上擾：基本穴にさらに内庭・大陵を加えて瀉法を施し，数分間の行針を行ったのち抜針する。さらに厲兌を加え，点刺して出血させる。
- ●肝陽上越（上亢）：基本穴に風池・百会・太衝を加えて瀉法を施し，数分間の行針を行ったのち抜針する。さらに大敦を加え，点刺して出血させる。
- ●脾気が下陥した：基本穴に脾兪・足三里を加えて補法を施し，30分間置針し，間欠的に行針を行う。

処方解説

攢竹・魚腰穴・太陽穴・四白は患部穴であり，活絡祛邪の作用がある。血海・陰陵泉・内庭・隠白・厲兌は脾胃の湿熱を清利する。血海には，さらに涼血化瘀などの作用がある。中脘・豊隆に瀉法を施し，長く置針すると和胃して化痰降濁の作用があり，すばやく抜針すると痰火を清瀉する作用がある。太衝に瀉法を施し，長く置針すると疏肝理気解鬱の作用があり，すばやく抜針すると，肝火を清瀉し陽を潜ませ風を鎮める作用がある。脾兪・足三里は健脾補中，益気昇陽の作用がある。

治療効果

本処方は，本病症に対し優れた治療効果をもつ。一般的に，針治療を受けている間にも目を開けられるようになり，正常に戻る。治療効果を安定させるために引き続き数回の針治療を行うと，全快した。

症例

患者：周〇〇，女性，38歳。
初診：1978年9月30日
所見：突然，目を閉じたまま開くのが難しくなり，言葉も話せなくなった。患者の症状について，長い間，精神的に憂うつな状態が続き，頻繁なげっぷ・胸脘痞悶・ときに痰涎を嘔吐・のどに異物感があり咳をしても喀出できず嚥下もできないなどの症状があったことを，家人が訴えた。舌質白・膩苔，脈弦滑。
治療経過：上述の痰気鬱結に用いる処方で針治療を行ったところ，針治療の10分後には目が開けられるようになった。眼部の腧穴を除いて，さらに数回の針治療を行ったところ，諸症状が消失し，舌，脈が正常に戻った。20日後に経過観察を行ったが，症状は再発していなかった。

13 流涙症

本病症は，涙が眼瞼縁から絶えず流れ出る状態をいう。主として熱性の涙と冷性の涙に分けられる。熱性の涙は，多くの場合は，暴風客熱・天行赤眼（いずれも急性結膜炎の一種）などの眼科疾患の症状の1つで，流涙症が主症状として現れる場合もある。冷性の涙は，はっきりとした赤み・痛み・角膜混濁を伴わない場合が多い。西洋医学では，本病症は炎症などのため涙小管が塞がれるか，涙小管の排泄機能が低下することにより起こると考えられている。

病因病機

●熱性の流涙症
外部の風熱邪毒に侵襲される，肺経に邪熱が入る，脾胃の積熱および湿熱がある，心経に邪熱がある，肝胆の火が旺盛で顔面部の目に上攻する，などの原

因から熱性の本病症が引き起こされる。
●冷性の流涙症
　肝血が不足している，肝腎両虚証，気血ともに虚であるため涙小管の機能が失調する，トラコーマなどの疾病で邪毒が涙小管に侵入したため涙小管が塞がれて涙が鼻腔へ流れず眼瞼縁の外へ流れ出る，などの原因から冷性の本病症が引き起こされる。

弁証

　本病症は，涙が眼瞼縁から流れ出ることを主症状とする。
- ●**風熱邪毒**：目が赤く腫痛がある・頭痛・鼻づまり・悪風・発熱，舌苔薄白あるいは薄黄，脈浮数などの症状を現す。
- ●**肺経邪熱**：白目が赤い・咳嗽・のどの痛み，舌質紅・舌苔黄，脈数などの症状を現す。
- ●**脾胃積熱**：口渇があり冷たい飲みものを好む・便秘，舌苔黄燥，脈滑数などの症状を現す。
- ●**脾胃湿熱**：腹部の脹満感・大便がすっきり出ない・尿量減少して黄色い，舌苔黄膩などの症状を現す。
- ●**心経邪熱**：両目の眼角が赤く瘡を生じる・心煩・不眠・口内炎，舌尖紅・舌苔黄，脈数などの症状を現す。
- ●**肝胆火熱**：目が赤く腫痛がある・頭のふらつき・頭痛・イライラする・怒りっぽい・口苦・のどの乾き，舌質紅・舌苔黄，脈弦数などの症状を現す。
- ●**肝血不足**：物がはっきり見えない・頭のふらつき・目のくらみ・爪の色が悪い，舌質淡，脈細などの症状を現す。
- ●**肝腎精血不足**：腰や膝がだるい・耳鳴り・健忘などの症状がよくみられる。
- ●**気血とも虚弱**：顔色に艶がない・動悸・息切れ・倦怠感・力が出ない・唇と爪の色が悪い，舌質淡・舌苔白，脈細弱などの症状を現す。

処方・手技

【基本穴】睛明
　針を刺入して得気後，軽く捻転する。
- ●**風熱邪毒**：基本穴に風池・大椎・外関・合谷を加えて瀉法を施し，数分間の行針を行ったのち抜針する。
- ●**肺経邪熱**：基本穴に尺沢・肺兪を加えて瀉法を施し，数分間の行針を行ったのち抜針する。少商を加え，点刺して出血させる。
- ●**脾胃積熱**：基本穴に血海・上巨虚・内庭を加えて瀉法を施し，数分間の行針を行ったのち抜針する。隠白・厲兌を加え，点刺して出血させる。
- ●**脾胃湿熱**：基本穴に陰陵泉を加えて瀉法を施し，数分間の行針を行ったのち抜針する。
- ●**心経邪熱**：基本穴に少府・曲沢を加えて瀉法を施し，数分間の行針を行ったのち抜針する。さらに少衝を加え，点刺して出血させる。
- ●**肝胆火熱**：基本穴に太衝・侠渓を加えて瀉法を施し，数分間の行針を行ったのち抜針する。さらに大敦・足竅陰を加え，点刺して出血させる。
- ●**肝血不足**：基本穴に肝兪・三陰交を加えて補法を施し，諸穴に20分間置針して，間欠的に行針を行う。
- ●**肝腎精血不足**：基本穴に腎兪・太渓を加えて20分間置針して，間欠的に行針を行う。
- ●**肝血不足あるいは肝腎両虚に風邪を感受した場合**：基本穴に風池・合谷を加えて瀉法を施し，20分間置針し，間欠的に行針を行う。
- ●**気血とも虚**：基本穴に脾兪・足三里・三陰交・膈兪を加えて補法を施し，諸穴に20分間置針し，間欠的に行針を行う。

処方解説

　睛明は患部取穴であり，活絡祛邪の作用があり，固渋して涙を止める。風池・大椎・外関・合谷は風熱邪毒を疏散する作用がある。尺沢・肺兪・少商は肺熱を清瀉する。血海・上巨虚・内庭・隠白・厲兌は，脾胃の積熱と湿熱を清瀉する。血海はさらに涼血化瘀の作用がある。上巨虚は，さらに便通を改善し邪熱を排出する作用がある。少府・曲沢・少衝は心火を清瀉する。太衝・侠渓・大敦・足竅陰は肝胆の邪熱を清瀉する。肝兪は肝血を補う。三陰交は肝・腎を補い，さらに健脾作用があり気血生化を促進する。腎兪・太渓は腎精を補う。脾兪・足三里は，健脾・健胃作用があり気血生化を促進する。膈兪は血を補う作用がある。

治療効果

　本処方は，本病症に対し非常に優れた治療効果をもつ。実証の場合は，一般的には1〜2回の針治療を行うと効果が現れ，約10回の針治療で治癒する。虚証の場合は，一般的には数回の針治療を行うと効

果が現れ，1～2クールの針治療で治癒する。針治療は，中薬の服用より効果があり，さらに即効性があり再発も起きにくい。

症例

患者：姜○○，女性，60歳。
初診：1988年10月18日
所見：冷たい涙がときに流れ，風に当たると症状が悪化する。物がはっきり見えず，目は赤くないが乾燥する。頭のふらつき・耳鳴り・腰や膝がだるい・歯茎が浮く，舌質淡・舌苔白，脈沈細。肝腎が損耗され精血不足の状態に，さらに風邪を感受したと弁証。
治療経過：上述の，肝腎の精血が損耗した状態にさらに風邪を感受した場合に用いる処方で，1回の針治療を行ったところ，流れる涙の量は減少し，頭のふらつき・耳鳴りは軽減したが，そのほかの諸症状に変化はなかった。毎日1回，10数回の針治療後，流涙は止まり，歯茎がやや浮いている以外，そのほかの諸症状も消失した。1年後，経過観察を行ったが症状は再発していなかった。

注釈

涙小管がすでに塞がった状態の患者に対しての針治療の効果は良くなく，ひどい場合は無効の場合もある。このような患者に対しては，必要に応じ涙管ブジー挿入法を行うとよい。それでも涙小管が通らない場合，手術療法を考えてもよい。

14 慢性涙嚢炎の急性発症

本病症は，内眼角に常に膿が溜まり，涎のように涙小管外へ漏れ出る症状がある眼科疾患である。本病症は，トラコーマに多くみられる合併症の1つで，中国では漏睛症と呼ばれる。漏睛瘡（急性涙嚢炎）に発展する場合もある。

病因病機

- 風熱邪毒が涙小管に侵入し停留すると，熱化して腐敗し，膿を形成する。
- 心経に火邪が潜み，脾に湿邪が蓄積し，湿と熱が互いに結びついて顔面部の涙小管に上攻し，熱化して腐敗し，膿を形成する。

弁証

本病症では，内眼角部の皮膚の色は正常かまたはやや発赤し，涙小管に微小の隆起物がみられる。乾燥し不快感がある・疼痛はない・ときに涙が出る・患部を押すと膿の粘液が涙小管から流れ出る。
- 風熱に繰り返し侵襲される：目の乾燥が強く不快感がある・涙の出る部位に風が当たると症状が悪化する。頭痛・鼻づまり，脈浮数などの症状を現す。
- 心脾湿熱：内眼角に発赤がみられる場合が多い。心煩・不眠・脘腹痞悶・体が重く感じる・大便がすっきり出ない・小便黄赤色かあるいは熱痛を感じる，舌苔黄膩，脈滑数などの症状を現す。

処方・手技

【基本穴】睛明・攅竹

睛明には針を刺入して得気後，軽く捻転する。攅竹には瀉法を施す。
- 風熱邪毒に侵襲される：基本穴に風池・大椎・外関・合谷を加えて瀉法を施し，諸穴に数分間の行針を行ったのち抜針する。
- 心脾湿熱：基本穴に少府・大陵・血海・陰陵泉・内庭を加えて瀉法を施し，諸穴に数分間の行針を行ったのち抜針する。さらに少衝・隠白を加え，点刺して出血させる。

処方解説

睛明・攅竹は患部取穴で，清熱祛邪・活絡消滞の作用がある。風池・大椎・外関・合谷は風熱邪毒を疏散する作用がある。少府・大陵・少衝は心火を清瀉する。血海・陰陵泉・内庭・隠白は脾経にある湿熱を清利し，血海は，さらに涼血解毒・化瘀消滞の作用がある。

治療効果

本処方は，本病症に対し優れた治療効果をもつ。一般的に，1クール10回ほどの針治療を行うと，急性期の症状はすべて消失，あるいはほとんどが消失する。さらに2～3クールの針治療を続けると全快する。

症例

患者：宋〇〇，女性，53歳。
初診：1977年9月16日
所見：左目の内眼角部がやや発赤し，涙小管に微小の隆起物がみられる。ときに涙が出て，押すと膿の粘液が出る。テトラサイクリンなどを10数日間服用したが，効果はない。ここ2年間で，すでに類似の病状が3回も発症した。発症するたびに中薬・西洋薬ともに服用し治療したが，治癒するまでに1カ月余りの時間がかかった。患者には，心煩・夢を多くみる・小便に熱感があり赤い・大便がすっきり出ない，舌苔黄膩・舌尖紅赤で糜爛があるなどの症状がみられる。
治療経過：心脾湿熱の場合に用いる処方で2回の針治療を行ったところ，諸症状が軽減した。合計10数回の針治療後，諸症状が消失した。数カ月後，経過観察を行ったが再発していなかった。

注釈

本病症は，長期にわたり治療を行ってもあまり効果がない場合，あるいは，治癒後，繰り返して再発する場合は，中西両医学のほかの療法と併用し治療してもよい。必要に応じて手術療法も考えてもよい。

15 急性涙嚢炎

本病症は，内眼角が急に発赤して腫れ上がり，のちに患部が破れて膿が出る。中国では漏睛瘡と呼ばれる。

病因病機

- 心経に積熱があるか，あるいは平素から慢性涙嚢炎を患っているうえに，風邪を感受し，風邪と熱邪が互いに結びつき，顔面部へ上昇し涙小管を上攻する。
- 心脾にある熱毒が盛んになり，顔面部へ上昇し涙小管を塞ぎ，気血が阻滞する。
- 正気虚で邪が停留する。

弁証

本病症は発症が急で，睛明穴の下方部分の皮膚が発赤して腫れ上がり，膿疱が徐々に大きくなり，灼熱感・疼痛を伴う。重症の場合は，内眼角と鼻の間・眼瞼・頬にも発赤と腫れがみられる。化膿後，皮膚の破れた部位から膿が出ることで，発赤と腫れがしだいに消失する。

- 心経に積熱がありさらに風熱邪毒を感受する：心煩・悪寒発熱の症状を伴い，脈浮数を現す。
- 心脾熱毒熾盛：心煩・不眠・身体の熱感・口渇・便秘・小便に熱感があり赤い，舌質紅あるいは舌尖に瘡が生じる・舌苔黄燥，脈洪数などの症状を現す。
- 正虚邪留：患部は発赤して腫れ疼痛は激しくなく，少しの圧痛があるが，膿疱は自然に破れない。あるいは破れると，なかなか患部が癒合しない。顔色に艶がない・息切れ・精神疲労などの症状を伴うことが多く，舌質淡・舌苔白，脈細弱などの症状を現す。

処方・手技

【基本穴】睛明・攢竹・四白・血海・霊台
睛明には補法を施し，ほかの腧穴には瀉法を施す。

- 心経蘊熱：基本穴に曲沢・少府を加えて瀉法を施し，諸穴に数分間の行針を行ったのち抜針する。少衝を加え，点刺して出血させる。さらに風熱邪毒を感受した場合には，風池・大椎・外関・合谷を加えて瀉法を施し，数分間の行針を行ったのち抜針する。
- 心脾熱毒熾盛：心経に積熱がある場合に用いる処方を基礎に，さらに上巨虚・内庭を加えて瀉法を施し，数分間の行針を行ったのち抜針する。さらに隠白・厲兌を加え，点刺して出血させる。
- 正虚邪留：基本穴には瀉法または平補平瀉法を施し，数分間の行針を行ったのち抜針する。さらに脾兪・足三里・三陰交を加えて補法を施し，20分間置針し，間欠的に行針を行う。

処方解説

攢竹・睛明・四白は清熱解毒・活絡消滞の作用がある。血海は脾熱を清瀉し，涼血解毒・化瘀消滞の作用がある。霊台は瘡腫を治療する経験穴である。曲沢・少府・少衝は心経の積熱を清瀉する。風池・

大椎・外関・合谷には疏風清熱の作用がある。上巨虚・内庭・隠白・厲兌は脾胃の邪熱を清瀉し，上巨虚は，さらに便通を改善し邪熱を排出する作用がある。脾兪・足三里・三陰交は，健脾・健胃作用があり正気を扶正する。

治療効果

本処方は，本病症に対し優れた治療効果をもつ。まだ膿が生成されていない場合は，一般的には10回ほどの針治療を行うと，腫れが消散して治癒する。膿疱を形成している場合には，患部の自然排膿を早め，癒合を促し回復を早める。

症例

患者：傅○○，女性，41歳。
初診：1978年4月25日
所見：左内眼角部（睛明穴の下方）が前日から発赤し腫れ始めた。涙が多い・頭痛・発熱・悪風などの症状を伴い，舌質紅・舌苔黄・舌尖紅，脈洪数。10数日前頃から，心煩・不眠・小便に熱感があり赤いなどの症状があった。心経に積熱があり，さらに風熱邪毒を感受したと弁証。
治療経過：上述した，心経に積熱があり，さらに風熱邪毒を感受した場合に用いる処方で，1回目の針治療後に発熱・悪風の症状が消失し，患部の赤み・腫れおよびほかの症状も軽減した。10数回の針治療後，患部の発赤・腫れおよびほかの症状も完全に消失した。半年後，経過観察を行ったが，諸症状の再発は認められなかった。

注釈

①本病症では，治療が手遅れになると化膿しやすい。重症の場合，瘻孔を形成するおそれもあるので，必要に応じて，中西両医学のほかの治療法を併用し，早期回復を目指す必要がある。
②化膿し始めた膿疱には，三稜針で隆起部分の先端の皮膚を破り，または切開して排膿する。瘻孔がすでに形成されている場合には手術療法のほうが良い。

16 眼角眼瞼結膜炎

血脈が両目の眼角から徐々に白目の部分へ広がる病症で，一般的に，両眼の眼角から同時に起こり，両眼同時に患うことが多い。本病症は，中国では赤脈伝睛と呼ばれる。

病因病機

● 辛いものや味の濃いものを好んで食べた結果，脾胃に熱が滞るか，あるいは肝鬱で火が生じることにより，心火が内積し，火が顔面部へ上昇し眼角を上攻する。
● 腎水が損耗されたため心火を抑制できないか，または，心労・眼精疲労から心陰不足を起こし，虚火が炎上して眼角部の脈管を塞ぐ。

弁証

本病症の初期には，眼角部の乾燥感・痒み・発赤を自覚し，血脈が徐々に目頭から白目へと広がる。
● **心経実火**：血脈は太く鮮紅色であり，白目を横断する。乾燥感・痒み・疼痛・目やにが多く乾結する・心煩・不眠・舌尖に瘡が生じる・便秘・小便に熱感があり赤い，舌質紅・舌苔黄，脈数などの症状を現す。肝火を兼ねる場合は，口苦・のどの乾き，脈弦などの症状もみられる。脾胃積熱を兼ねる場合は，口渇・冷たいものを飲む・多食善飢・歯茎が赤く腫れるなどの症状がみられる。
● **心経虚火**：両眼角の血脈は淡紅色で細小で，少ない。眼の乾燥感・痒み・疼痛は顕著ではない，心煩・夢を多く見る，舌質紅・舌苔少，脈細数などの症状を現す。肝腎陰虚を兼ねる場合は，頭のふらつき・耳鳴り・腰や膝がだるいなどの症状もみられる。

処方・手技

【基本穴】晴明・攅竹・瞳子髎

晴明には針を刺入して得気後，軽く捻転する。攅竹・瞳子髎には瀉法あるいは平補平瀉法を施す。
● **心経実火**：基本穴に少府・大陵を加えて瀉法を施し，諸穴に数分間の行針を行ったのち抜針する。さらに曲沢・少衝を加え，点刺して出血させる。

529

肝火を兼ねる場合は，さらに太衝を加えて瀉法を施し，数分間の行針を行ったのち抜針する。さらに大敦を加え，点刺して出血させる。脾胃積熱を兼ねる場合は，さらに血海・上巨虚を加えて瀉法を施し，数分間の行針を行ったのち抜針する。さらに隠白・厲兌を加え，点刺して出血させる。

● 心経虚火：基本穴に心兪・巨闕を加えて補法，大陵・少府を加えて平補平瀉法を施し，諸穴に数分間の行針を行ったのち抜針する。肝腎陰虚を兼ねる場合は，さらに三陰交・腎兪・太渓を加えて補法を施し，数分間の行針を行ったのち抜針する。

処方解説

睛明・攅竹・瞳子髎は清熱祛邪・活絡消滞の作用がある。少府・大陵・曲沢・少衝は心火を清瀉する。太衝・大敦は肝火を清瀉する。血海・上巨虚・隠白・厲兌は脾胃の積熱を清瀉し，血海には，さらに涼血解毒・化瘀消滞の作用がある。上巨虚は，便通を改善し邪熱を排出する。心兪・巨闕は兪・募穴の組み合わせで，心陰を益し虚火を降下させる作用がある。三陰交は，肝腎の陰を補益し，陰津の生化の源である脾を健脾する。腎兪・太渓は腎陰を補益する作用がある。

治療効果

本処方は，本病症に対し非常に優れた治療効果をもつ。一般的には，1回の治療で即効性がある。多くの場合，実証の患者は5～10回，虚証の患者は1～2クールの治療で完治する。

症例

患者：秦○○，女性，49歳。
初診：1977年4月18日
所見：十数日前から両眼角に血脈が生じた。色は淡紅色，細小で少ない。目に軽度の乾燥感と痒みを感じる。西洋薬を服用後，一度は軽減したが，のちに再発した。心煩・不眠・小便黄赤色・腰や膝がだるい・潮熱・盗汗，舌質紅・舌苔少・潤いがない，脈細でやや数。腎水不足で心経に虚火がある場合に属する。
治療経過：上述の，心経の虚火に肝腎陰虚を兼ねる場合の処方を用いて，3回の針治療を行ったところ諸症状が軽減した。10数回の針治療後，血脈および諸症状が消失し完治した。

17 翼状片

本病症は，胬肉（結膜組織が赤く異常増殖したもの）が眼角から白目を横断し，黒目に攀じ登る眼科疾患である。多くの場合は内眼角に生じるが，外眼角や両眼角に同時に生じる場合もある。本病症は，中国では胬肉攀睛と呼ばれる。

病因病機

● 風熱邪毒の外邪が侵襲し，心肺両経を旺盛な邪熱が塞ぐ。
● 辛いものや味の濃いものを好んで食べた結果，脾胃に蓄積された熱，あるいは湿熱が目を上蒸し，目絡を塞ぐ。
● 過労などで陰精が損耗され，水が火を制御できなくなり，虚火が目に上炎する。

弁証

本病症の初期には，眼瞼裂部の白目に膜が生じ，しだいに厚みを増して細い血脈が混じり，発赤し隆起して胬肉を形成する。多くの場合，胬肉は三角形で，先端が眼角から黒目に攀じ登る。本病症には，進行の速い場合と遅い場合がある。進行の速い場合は，胬肉は黒目の中央まで侵し視力を妨げる。進行の遅い場合は，胬肉は黒目の中央にまでは広がらない。

● 心肺風熱：多くは，痒み・乾燥感・光をまぶしく感じる・目やにが多い・涙が多く出る・頭痛・悪風，舌苔薄黄という症状を現す。
● 脾胃積熱：胬肉が厚く隆起し赤い肉のようで，進行が速い。目やにが多く粘る・口渇して冷たい飲みものを好む・便秘・尿が赤い，舌質紅・舌苔黄，脈滑数などの症状を現す。脾胃に湿熱がある場合は，大便がすっきり出ない，舌苔黄膩などの症状を現す。
● 陰虚火旺：胬肉は淡紅色で薄く，症状が軽かったり重かったりする。目の乾燥感と痒みは顕著ではない。頬の紅潮・潮熱・心煩・不眠・口やのどの乾き・腰や膝がだるい，舌質紅・舌苔少，脈細数などの症状を現す。

処方・手技

【基本穴】睛明・瞳子髎・血海・膈兪

　睛明には針を刺入して得気後，軽く捻転する。瞳子髎・膈兪には瀉法を施す。血海には瀉法または平補平瀉法を施す。

- **心肺風熱**：基本穴に風池・合谷・曲沢・尺沢を加えて瀉法を施し，諸穴に数分間の行針を行ったのち抜針する。さらに少衝・少商を加え，点刺して出血させる。
- **脾胃積熱**：基本穴に公孫・上巨虚・内庭を加えて瀉法を施し，諸穴に数分間の行針を行ったのち抜針する。さらに隠白・厲兌を加え，点刺して出血させる。脾胃に湿熱がある場合は，さらに陰陵泉・三焦兪を加えて瀉法を施し，数分間の行針を行ったのち抜針する。
- **陰虚火旺**：基本穴に三陰交・太渓・心兪を加えて補法，少府・行間を加えて平補平瀉法を施し，諸穴に数分間の行針を行ったのち抜針する。

処方解説

　睛明・瞳子髎は，清熱祛邪・活絡消滞の作用があり胬肉を消散する。血海・膈兪は清熱涼血解毒・活血化瘀消滞の作用があり，血海には，さらに清脾利湿の作用がある。風池・合谷は風熱を疏散する。曲沢・少衝は心経の邪熱を清瀉する。尺沢・少商は肺経の邪熱を瀉する。公孫・上巨虚・内庭・隠白・厲兌は脾胃の積熱を清瀉し，上巨虚は，さらに便通を改善して邪熱を排出する作用がある。陰陵泉は醒脾して清熱利湿する作用がある。三焦兪は，上・中・下焦の邪熱を清瀉し利湿させる。三陰交は肝・腎および脾胃の陰を補益する。太渓は腎陰を補益する。心兪は，心陰を益して心火を降下させる。少府は心熱を軽く清熱する。行間は平肝作用があり，陽を潜ませ虚火の炎上を制する。

治療効果

　本処方は，本病症に対し優れた治療効果をもつ。一般的に，2～3クールの針治療を行うと，ほとんどの胬肉が即座に消失するか，あるいは顕著に軽減する。中薬の服用に比べてはるかに高い効果がある。

症例

患者：宋〇〇，女性，51歳。

初診：1976年10月11日

所見：右内眼角の胬肉が出現し，すでに1カ月余りが経過。長期間中薬を服用したが，効果がないため来診した。胬肉は薄く淡紅色で，先端が黒目の辺縁部に及ぶ。ときに乾燥感と痒みがある。心煩・不眠・頬の紅潮・潮熱・腰や膝がだるい，舌質紅・舌苔少で津液不足，脈細やや数。

治療経過：上述の陰虚火旺の場合に用いる処方で4回の針治療を行い，心煩・潮熱などの諸症状は軽減した。15回目の針治療後，胬肉は小さくかつ薄くなった。針治療を数日間中断したのち，再度10数回の針治療を続けると，胬肉およびほかの症状が消失した。

注釈

　胬肉の進行が速く，黒目にまで侵犯し瞳を遮る程度にまで広がっているか，あるいは針治療後，ある程度，胬肉が小さく薄くなったが完全に消失しないか，あるいは胬肉の罹病期間が長く，長期的な針治療を行っても効果が好ましくないなどの場合は，中西両医学のほかの治療法と併用し，必要に応じて手術療法を行ったほうがよい。

18　初期の流行性角結膜炎

　本病症は，中国では天行赤眼・天行赤熱・天行暴赤と呼ばれ，俗に紅眼病という。白目が急に充血し，急速に感染し広範囲に流行する眼科疾患である。本病症は，西洋医学でいう流行性角結膜炎の点状表層角膜症がまだ発症していない場合のことである。

病因病機

- 疫癘の気を外感する。
- 肺胃に熱が蓄積し，さらに疫癘の気を感受する。

　以上の原因により，病邪が目を上攻すると，本病症を引き起こす。

弁証

　本病症は，非常に迅速に発症し，白目の充血・乾燥感・痒み・光をまぶしく感じる・暑がる・目やにが多いなどの症状を現す。両眼同時に発症するかあ

るいは相次いで両眼に発症する。
- ●内熱の症状が軽くはじめて外邪を感受する：眼瞼部に諸症状は現れるが重症ではなく，全身の諸症状も明らかではない。
- ●肺胃に積熱がありさらに疫癘の気を感受する：眼瞼が赤く腫れ白目の充血が激しく，目やにと涙が粘り，灼熱感があり痛む。頭痛・煩渇・便秘・小便黄赤色，舌苔黄，脈数などの症状を現す。
- ●疫熱傷絡：上述した眼瞼部の諸症状のほか，白目か眼瞼内に点状の出血や，片状の出血が見られる。

処方・手技

【基本穴】攢竹・四白・太陽穴・太衝に瀉法。
- ●内熱の症状が軽くはじめて外邪を感受する：基本穴に風池・合谷・外関を加えて瀉法を施し，数分間の行針を行ったのち抜針する。
- ●肺胃に積熱がありさらに疫癘の気を感受する：前述の処方にさらに尺沢・上巨虚・内庭を加えて瀉法を施し，数分間の行針を行ったのち抜針する。また少商・厲兌・隠白を加え，点刺して出血させる。
- ●疫熱傷絡：基本穴に血海・膈兪を加えて瀉法を施し，数分間の行針を行ったのち抜針する。

処方解説

攢竹・四白・太陽穴は清熱解毒・消腫止痛の作用がある。肝は目に開竅しているので，足の厥陰肝経の原穴・太衝を用いると目に作用し，清熱消腫し充血を除き止痛する作用がある。風池・合谷・外関は疏風・清熱解毒の作用がある。尺沢・少商は肺熱を清瀉する。上巨虚・内庭・厲兌は胃火を清瀉し，上巨虚は，さらに便通を改善し邪熱を排出する作用がある。隠白は脾胃の熱を清瀉し，眼瞼部は脾に属するので，隠白を用いることで眼瞼部の発赤のある腫れに効果がある。血海・膈兪は，清熱涼血解毒の作用と活血化瘀・消滞退赤の作用がある。

治療効果

本処方は，本病症に対し非常に優れた治療効果をもつ。一般的に，1～2回の針治療を行うと，病状は明らかに改善する。合計約7回の針治療で全快する。

症例

患者：薛〇〇，男性，20歳。

初診：1983年5月11日
所見：前日から両眼瞼が発赤して腫れ，白目の毛細血管が充血していっぱいに広がり，灼熱感・疼痛・目やにが多く粘る・頭痛・煩渇・便秘などの症状を伴う。来診時，諸症状に改善がなく，左目の白目に大豆大の出血点が2カ箇所確認でき，右目の白目の充血も明らかに重症化している。舌質紅絳・舌苔黄燥。天行赤眼が流行している最中で，脈象・症状が天行赤眼の場合と同様であり，明らかに肺胃の積熱に疫癘の気を感受し，疫熱が脈絡を傷めたものであると弁証した。
治療経過：上述の処方を用い1回目の針治療後，諸症状が軽減した。6時間後，もう1度刺針。翌日，諸症状が大きく改善され，便通も正常になった。その後，毎日1回，合計7回の針治療で完治した。

注釈

①本病症は症状が重く，慢性化した場合は黒目に点状の混濁を合併しやすい。したがって，早期回復のため早期の治療が好ましい。必要に応じて，中西両医学のほかの治療法を併用するとよい。
②本病症は感染力がきわめて強く，患者の目（特に患側の目）に触れた手や医療機器，そのほかの物品は厳重に消毒し，感染しないように注意すべきである。

19 流行性角結膜炎

本病症は，初期の流行性角結膜炎と同じ疫癘の気を外感し発症する。発症は急速で感染しやすい。しかし，本病症は白目と黒目に同時に発症し，黒目に点状の混濁がみられるので，中国では天行赤眼暴翳と呼ばれる。

病因病機

疫癘の毒邪を外感し，内部では肺火が亢進し，内と外の邪が互いに合し肝経に侵襲し，目を上攻することにより本病症が引き起こされる。

弁証

本病症は発症が急速で，白目の混合性充血・腫

れ・痛みのほかに（あるいは白目の充血がやや軽減したのちに），黒目に点状の混濁が現れる。物がはっきり見えない・光をまぶしく感じる，涙が出る・眼瞼が赤く腫れる・目の痛みを覚える。全身症状として，口苦・のどの乾き・イライラする・怒りっぽい・便秘・小便黄赤色，舌質紅・舌苔黄，脈弦数などの症状を現す。

処方・手技

【基本穴】攅竹・晴明・太陽穴・承泣・風池・合谷・尺沢・太衝・俠渓・少商・大敦・足竅陰

　攅竹には瀉法，晴明には平補平瀉法，太陽穴には瀉法を施し，承泣には針を刺入後，軽く捻転する。風池・合谷・尺沢・太衝・俠渓には瀉法を施し，数分間行針を行ったのち抜針する。少商・大敦・足竅陰には点刺して出血させる。

　目の充血・腫れ・痛みは消失したが，黒目にある点状の混濁は改善せず，光をまぶしく感じる・涙が出る・物がはっきり見えないなどの症状がある場合は，尺沢・俠渓・少商・大敦・足竅陰を除き，そのほかの腧穴を平補平瀉法に変更する。さらに肝兪・三陰交を加えて補法を施し，数分間行針を行ったのち抜針する。

処方解説

　攅竹・晴明・太陽穴・承泣には清熱解毒・消腫止痛の作用があり，視力を回復させ濁りを取り除く。風池・合谷は疫癘の毒邪を疏散する。尺沢・少商は肺火を清瀉する。太衝・俠渓・大敦・足竅陰は肝胆の火熱を清瀉する。肝兪は肝陰を補益する。三陰交は，肝・腎の陰を補益し，陰津生化の源である脾を健脾する。

治療効果

　本処方は，本病症に対し優れた治療効果をもつ。目の充血・腫れ・痛みなどの症状は，通常，10回ほどの針治療で改善する。しかし，黒目の点状の混濁の消失には時間がかかり，一般的には，完全に消失するまでに30回以上の針治療が必要である。

症例

患者：張〇〇，男性，41歳。
初診：1976年5月11日
所見：天行赤眼が流行している最中に不注意で感染し，3日が経過した。白目の充血はひどくなり，黒目に点状の混濁が多く現れ，眼瞼が赤く腫れ，光をまぶしく感じ，涙が多く，灼熱感のある疼痛がある。口苦・口が渇く・イライラする・怒りっぽい・便秘・尿の色が赤みを帯びる，舌質紅・舌苔黄，脈弦数。

治療経過：上述の処方を基本に，毎日1回，合計9回の針治療を行ったところ，目の充血・腫れ・痛みが消失したが，黒目にはまだ点状の混濁が少し残った。上述の変更した処方でさらに20数回の針治療を行ったところ，点状の混濁も消失し完治した。

注釈

① 本病症の点状の混濁が，早い段階で消失できず長期化すると，さらに消失されにくくなり，ほかの疾病を併発する恐れがあるので，早めに治療を受け，必要に応じて，中西両医学のほかの治療法を併用するとよい。
② 本病症の感染力は強いので，感染しないように厳重に予防すべきである。

20　眼球結膜充血

　本病症は，白目にはっきりとした赤く縮れて湾曲した線状の血脈が現れ，なかなか消えない状態をいう。本病症は比較的治りにくい慢性疾患である。中国では赤絲虬脈と呼ばれる。

病因病機

● 多種類の熱性の眼科疾患の治療を怠ったことにより，余熱が目に残り，目の脈絡に鬱結する。
● 辛いものや味の濃いものを好んで食べ過ぎた結果，熱が鬱結し血滞が起こる。
● 長期間の眼精疲労で血絡が鬱滞する。
● トラコーマの治療を怠ったことによる。

弁証

　白目の表面には血脈が縦横に曲がりくねり，密度や太さは不均等で，光をまぶしく感じる・涙が出る・軽度の痒みや痛みなどの症状を伴う。

- ●重度の熱邪蘊伏：白目に現れた縮れた血脈は太く，赤く，密集し，目がゴロゴロする症状が強い。
- ●軽度の熱邪蘊伏：縮れた血脈は細く，まばらで，目がゴロゴロする症状は軽い。目の乾燥感・ぼんやりする。
- ●陰虚内熱を兼ねる：潮熱・盗汗，舌質紅・舌苔少，脈細数。

処方・手技

【基本穴】攢竹から魚腰穴への透刺・四白・太陽穴・太衝・尺沢・血海・内庭・膈兪

- ●重度の熱邪蘊伏：基本穴に瀉法を施し，数分間の行針を行ったのち抜針する。
- ●軽度の熱邪蘊伏：基本穴に補平瀉法を施し，数分間の行針を行ったのち抜針する。
- ●陰虚内熱を兼ねる：基本穴に三陰交・太渓を加えて補法を施し，数分間の行針を行ったのち抜針する。

処方解説

攢竹・魚腰穴・四白・太陽穴は清熱袪邪の作用があり，活絡して赤みを取り除く。肝は目に開竅しているので，足の厥陰肝経の原穴・太衝を用いると目に作用し，肝経の鬱熱を清瀉し理気化瘀することにより，眼科疾患を治療することができる。白目は肺に属するので，尺沢で肺熱を清瀉し充血を退ける。血海・内庭は脾胃に蓄積した熱を清瀉し，血海にはさらに涼血解毒・活血化瘀の作用がある。膈兪には良好な清熱涼血・化瘀消滞の作用がある。

治療効果

本処方は，本病症に対し優れた治療効果をもつ。一般的には，1～2クールの針治療で完治できる。中薬の服用に比べ，効果は高く再発が比較的少ない。

症例

患者：曹○○，女性，42歳。
初診：1978年8月25日
所見：白目の表面に縦横に縮れ曲がる血脈が現れ，すでに数カ月が経過。なかなか自然に消失しないため，西洋薬のレラマイシンを服用したが効果がない。血脈は太く密集し赤紫色で，少し疼痛を覚え，ときに痒く，涙が出，光をまぶしく感じる。やや口渇を覚える・ときに便秘・尿が黄色い，舌質紅・瘀斑が少しある，舌苔薄黄。

治療経過：上述の重度の熱邪蘊伏に用いる処方で10数回の針治療を行ったところ，血脈が減少して細くなり，両目の乾燥による不快感以外の症状も消失した。基本穴を平補平瀉法に変え，さらに三陰交・太渓を加えて補法を施し，数分間の行針を行ったのち抜針する治療を30回行ったところ，血脈が消失し完治した。

21 金疳（フリクテン性結膜炎）

本病症は，白目の表層に，血脈に囲まれた灰白色の小顆粒が生じる眼科疾患である。

病因病機

- ●肺経に燥熱があり，肺火が炎上して肺の宣発作用が失調することにより，邪が白目に鬱結し，気血の調和が失われる。
- ●肺陰が損耗し虚火が炎上し，白目に血絡が阻滞する。
- ●肺脾両虚から白目の気血のバランスが崩れ，邪が血絡に鬱結する。

弁証

白目に灰白色の小顆粒が生じ，一般的には1個だが2個以上の場合もある。小顆粒の周りを赤い糸状の血管が囲み，乾燥感・不快感がある。

- ●肺経燥熱：周りの糸状の血管の赤みが激しく，怒張する。眼がゴロゴロして痛む・光をまぶしく感じる・目やにが多く粘る・鼻粘膜が乾く・呼気が熱気を帯びる・口渇・便秘，舌質紅・舌苔黄，脈数実などの症状を現す。
- ●肺陰不足：小顆粒の隆起は低く，周りを囲む赤い糸状の血管は細く淡い色である。目の乾燥感と軽い痛みがある。空咳・潮熱・盗汗，舌質紅・舌苔少，脈細数などの症状を現す。
- ●肺脾両虚：小顆粒が治りにくいか，あるいは繰り返し発症する。白目が赤く，軽度の乾燥感がある。息切れ・自汗・話したがらない・力が出ない・食が進まない・腹部の脹満感・泥状便，舌質淡・舌苔白，脈細弱で無力などの症状を現す。

処方・手技

【基本穴】攢竹から魚腰穴への透刺・瞳子髎・四白・血海

- ●肺経燥熱：基本穴に肺兪を加えて瀉法を施し，数分間の行針を行ったのち抜針する。また少商を加え，点刺して出血させる。
- ●肺陰不足：基本穴に平補平瀉法を施し，肺兪・中府・三陰交を加えて補法を施し，諸穴に数分間の行針を行ったのち抜針する。
- ●肺脾両虚：基本穴に平補平瀉法を施し，肺兪・中府・脾兪・足三里を加えて補法を施し，20分間置針して間欠的に行針を行う。

処方解説

攢竹・魚腰穴・瞳子髎・四白は祛邪活絡消滞の作用があり，顆粒を消散し赤みを取り除く。血海には活血化瘀の作用があり，すばやく抜針すると清熱涼血の作用もある。肺兪に，瀉法を施しすばやく抜針すると肺熱を清瀉できる。また，補法を施し置針せずすばやく抜針すると肺陰を補益して虚熱を除去し，補法を施し置針すると，肺気を補益する作用がある。少商にも肺熱を清瀉する作用がある。肺の募穴である中府には，補法を施しすばやく抜針すると肺陰を補益し，長く置針すると肺気を補益する作用がある。三陰交は肝・腎の陰を補益し，陰津生化の源である脾を健脾する。脾兪・足三里は健脾・健胃作用があり，運化を促し気血の生化を助ける。

治療効果

本処方は，本病症に対し優れた治療効果をもつ。一般的に，約20回の針治療を受けると回復する。

症例

患者：喬〇〇，女性，54歳。
初診：1978年9月28日
所見：右の白目に灰白色の顆粒が2個生じ，1カ月余りが経過した。周りを淡紅色の糸状の血管に囲まれ，目が乾燥して少し痛み，ときに涙が出る。頬の紅潮・潮熱・空咳で痰は出ない・口とのどが乾く・大便乾結，舌質紅・舌苔少で津液不足，脈細数。
治療経過：上述の肺陰不足に用いる処方で数回の針治療をしたところ，諸症状が軽減した。20数回の針治療後，顆粒およびほかの症状が消失し完治した。

22 火疳（上強膜炎）

本病症は，火熱の邪が白目を上攻したため宣泄ができなくなり，白目の中から外に向けて限局性の赤紫色の結節が隆起する眼科疾患である。中国では火瘍とも呼ばれる。

病因病機

- ●肺熱が亢進し白目を上攻したため，脈絡が瘀滞する。
- ●心肺の熱毒が内部で蓄積し宣泄されず，白目を上攻した。
- ●湿熱が内部で蓄積し，さらに風邪に侵襲され，脈絡が阻滞し肺気が宣散できないため，病邪が白目を上攻した。
- ●肺経に熱が溜まり陰を傷めたため陰虚火旺となり，虚火が白目を上攻した。

弁証

白目の深部から白目の表面へ向けて赤紫の結節が隆起し，しだいに増大する。周りに赤紫の血脈がみられ，眼がゴロゴロして，光をまぶしく感じ涙が出る。本病症は進行が緩慢で，繰り返して発病しやすく，放置したり誤治したりすると，病状が角膜と虹彩にまで及ぶ恐れがある。

- ●肺熱亢盛：咳嗽・のどの痛み，舌苔黄，脈数などの症状を現す。
- ●心肺熱毒：結節が大きく隆起し周りの血脈は怒張し，目がゴロゴロし光をまぶしく感じる症状が比較的重い。心煩・不眠・呼気が熱気を帯びる・便秘・小便が赤い，舌質紅・舌苔黄あるいは舌尖に瘡が生じるなどの症状を現す
- ●風湿熱邪：四肢が重だるく，疼痛または腫脹がある・胸脘痞悶，舌苔黄膩，脈滑数あるいは濡数などの症状を現すことが多い。
- ●肺熱傷陰：結節の隆起は低い。頬の紅潮・潮熱・口やのどの乾燥，舌質紅・舌苔少で津液不足，脈細数などの症状を現すことが多い。

処方・手技

【基本穴】晴明・太陽穴・尺沢・太衝・血海

- ●肺熱亢盛：基本穴のうち晴明には針を刺入し得気後、軽く捻転する。晴明を除いた諸穴に肺兪を加え、瀉法を施し、数分間行針を行ったのち抜針する。少商を加え、点刺して出血させる。
- ●心肺熱毒：基本穴に曲沢・少府を加えて瀉法を施し、数分間行針を行ったのち抜針する。さらに中衝・少衝を加え、点刺して出血させる。
- ●風湿熱邪：肺熱亢盛に用いる処方を基本にし、さらに大椎・曲池・外関・陰陵泉・陽陵泉・足三里を加えて瀉法を施し、数分間行針を行ったのち抜針する。
- ●肺熱傷陰：基本穴に平補平瀉法を施し、肺兪を加えて瀉法を施し、三陰交・太渓を加えて補法を施し、諸穴に数分間行針を行ったのち抜針する。

処方解説

晴明・太陽穴は清熱祛邪・活絡消滞・散結止痛の作用がある。白目は肺経に属すため、手の太陰肺経の合穴である尺沢を用いると肺熱の清瀉ができ、本病症に対して効果がある。肝は目に開竅しているため、足の厥陰肝経の原穴である太衝を用いると、目の火邪を降下させ熱を瀉し、活絡止痛をし本病症の回復を助ける。血海は、清熱涼血解毒し活血化瘀散結の作用がある。肺兪・少商は肺熱を清瀉し、肺兪は、補法を施し置針せずすばやく抜針すると、主として肺陰を補益する。曲沢・少府・中衝・少衝は清心し解毒をする。大椎・曲池・外関は疏風祛湿清熱の作用がある。陰陵泉は醒脾して利湿清熱の作用がある。陽陵泉は筋の会穴であり、筋絡を疏通し風湿を除去する効能を有する。足三里は和胃化滞し祛湿除邪する。三陰交は肝・腎および脾胃の陰を、太渓は腎陰を補益し、腎陰の回復を助ける。

治療効果

本処方は、本病症に対し優れた治療効果をもつ。一般的に、20～30回の針治療を経て回復する。

症例

患者：王〇〇、女性、52歳。
初診：1978年10月3日
所見：10数日前に右の白目がゴロゴロして痛み、のちに白目の深部から表面へ向けて赤紫色の丸い結節が隆起し、押しても動かない。その周りには赤紫の血脈がみられる。抗生物質のテトラサイクリンなどを1週間服用したが、症状は改善されなかった。涙がとめどなく出る・光をまぶしく感じる・空咳があり痰は出ない・のどの痛み・声がしゃがれる、舌苔黄、脈数。
治療経過：上述の肺熱亢盛に用いる処方で2回の針治療を行ったところ、諸症状が軽減し、空咳とのどの痛みが消失した。毎日1回、計19回の針治療を行ったところ、結節および諸症状が消失し舌、脈も回復した。

注釈

本病症は、罹病期間が長くなったり繰り返し発症すると、角膜と瞳孔周辺に症状が拡大し、重症の場合、失明に至る恐れがある。そのため早急に治療を受け、必要に応じて中西両医学のほかの治療法を併用するとよい。

23 白膜侵睛

本病症では、金疳の灰白色の顆粒が黒目の縁に生じ、黒目の縁に白膜が侵入したように見える病変が起こる。あるいは火疳が繰り返し再発し、熱邪が黒目の深部まで侵入して、黒目の縁に舌形の混濁が先端を中央に向けて生じる。前者は西洋医学でいうフリクテン性角結膜炎で、後者は西洋医学でいう硬化性角膜炎のことである。

病因病機

- ●金疳が黒目の縁に生じる場合は、肺火が亢進していることが多く、さらに肝陰不足を兼ねると肺金が木を侵すことにより本病症が起こる。
- ●火疳が繰り返して再発し、熱邪が黒目の深部まで侵した場合の病因病機は、火疳病と同様であるが、相違点は、本病症は繰り返し再発し、邪熱が長く鬱滞することによって陰を損傷し、虚熱証を現すことである。

弁証

弁証は,「21. 金疳（フリクテン性結膜炎）」(p.534),「22. 火疳（上強膜炎）」(p.535) と同様である。

- **金疳の灰白色の顆粒が黒目の縁に生じる**：肺火亢進などの諸症状のほか,肝陰不足を兼ねる。症状として,めまい・耳鳴り・目の乾燥感・物がはっきり見えない・潮熱・盗汗・口苦・のどの乾き,舌質紅・舌苔少,脈弦細数などを現す。
- **火疳が繰り返し再発し熱邪が長く鬱滞することにより傷陰する**：上述した肝陰不足および肺陰・腎陰不足の場合の諸症状と類似する。

処方・手技

【基本穴】金疳・火疳に対する処方・手技と同様。

- **肺金が木を侵す**：「21. 金疳（フリクテン性結膜炎）」(p.534) の肺経燥熱に用いる処方に肝兪・三陰交を加えて補法を施し,数分間行針を行ったのち抜針する。
- **火疳が繰り返し再発し熱邪が長く鬱滞したために傷陰し肝陰不足がみられる**：「22. 火疳（上強膜炎）」(p.535) の基本穴に肝兪・三陰交を加えて補法を施し,数分間行針を行ったのち抜針する。肺陰不足がみられる場合は,肺兪・中府を加えて補法を施し,数分間行針を行ったのち抜針する。腎陰不足がみられる場合は,腎兪・太渓を加えて補法を施し,数分間行針を行ったのち抜針する。

処方解説

「21. 金疳（フリクテン性結膜炎）」(p.534),「22. 火疳（上強膜炎）」(p.535) の処方の解説と同様。肝兪は肝陰を補益する作用がある。三陰交は肝陰・腎陰を補い,陰津の生化の源である脾を健脾する。肺兪・中府は肺陰を補益する。腎兪・太渓は腎陰を補益する。

治療効果

本処方は,本病症に対し,中薬を服用した場合よりも優れた治療効果をもつ。金疳が黒目の縁に生じる場合には,一般的には20回ほどの針治療で完治する。火疳の繰り返しの再発により起こる場合には,一般的には30〜50回ほどの針治療で完治する。

症例

患者：鄭○○,女性,42歳。
初診：1975年9月17日
所見：20日前より右目がゴロゴロし始め,痛む・涙が出る・光を恐れる・光をまぶしく感じるなどの症状がある。数日後,黒目の内眼角方向に灰白色の顆粒が生じた。平素から視力が悪く,常に両目に乾燥感・不快感を感じている。治療を怠ったため病状が日増しに悪化し,顆粒は高く隆起し周辺の血脈は怒張し,涙が熱い・目やにが粘る・鼻の中が乾燥する・呼気に熱気を帯びる・口苦があり渇く・潮熱・盗汗,舌質紅・舌苔少で津液不足,脈細数などの症状がある。
治療経過：上述の肺金が木を侵す場合に用いる処方で,1回の針治療を行ったところ,眼瞼部の症状およびほかの症状が顕著に改善した。同一の処方で20数回の治療を行ったところ,顆粒および諸症状が消失し,舌・脈象も正常に戻った。

注釈

本病症は,治療を怠ったり誤治したりすると,病症が瞳にまで及び,重症の場合は失明に至る恐れもある。そのため,早急に治療を行い,必要に応じて中西両医学のほかの治療法を併用するとよい。

24 白睛青藍

本病症は,白目のところどころに赤紫色の腫脹・隆起が生じ,罹病期間が長くなるにつれて白目が青藍色になるというものである。本病症は,西洋医学でいう強膜炎や後期の強膜ぶどう腫と類似する。

病因病機

- 肺を熱邪が塞ぎ,金が肝木の虚に乗じて,肝肺ともに熱化して目を上攻し,気滞血鬱を起こす。
- 火疳が長期間治癒しないか,あるいは繰り返し再発するため,白目に光沢がなくなる。
- 病邪が長期間鬱滞すると気血陰津を損傷する。さらに長期化すると,正気が虚して邪気が衰弱する。

弁証

　本病症は，初期に目が脹痛するという自覚症状があり，光を恐れる・涙が出る・白目あるいは黒目の縁に赤紫色の腫脹や隆起が生じ，あちこちで繰り返し発症し，白目が青藍色に変色するなどの症状が現れる。弁証は「22. 火疳（上強膜炎）」（p.535）を参照のこと。

- **肺熱が盛んで金が肝木に乗じ肝肺とも熱化する**：舌形の白色の混濁が黒目の縁に及び，重症の場合には瞳にまで波及して虹彩毛様体炎に発展する。光を恐れる・涙が出る・見るものがぼんやりとかすむ・我慢できないほどの腫痛・鼻息が熱い・口苦・口が渇く・イライラする・怒りっぽい，舌質紅・舌苔黄，脈弦数などの症状を現す。
- **正虚邪衰**：白目の赤みと腫れがしだいに消失し，白目は青藍色になり凸凹するか，あるいは黒目の縁が欠けたりして不揃いになる。全身には陰虚内熱・気陰両虚あるいは気血不足の症状を現す。

処方・手技

　「22. 火疳（上強膜炎）」（p.535）の弁証にもとづく処方・手技を参照する。

- **肝肺ともに熱がある**：火疳病の肺熱亢盛に対する処方を基本に，太衝・俠渓を加えて瀉法を施し，数分間行針を行ったのち抜針する。さらに大敦・足竅陰を加え，点刺して出血させる。
- **正虚邪衰**：基本穴の晴明には針を刺入して得気後，軽く捻転する。太陽穴・尺沢・太衝・血海には平補平瀉法を施す。
- **陰虚内熱**：基本穴に肺兪・三陰交・太渓を加えて補法を施し，諸穴に数分間行針を行ったのち抜針する。
- **気陰両虚**：基本穴に脾兪・気海を加えて補法を施し，20分間置針し，間欠的に行針を行う。
- **気血不足**：基本穴に脾兪・気海・足三里・三陰交・膈兪を加えて補法を施し，諸穴に20分間置針し，間欠的に行針を行う。

処方解説

　火疳の弁証論治にもとづいた処方は，「22. 火疳（上強膜炎）」（p.535）の処方解説を参照のこと。

　太衝・俠渓・大敦・足竅陰は肝火を清瀉する。太陽穴・尺沢・太衝・血海は，平補平瀉法に変えると活絡消滞の作用があり，正気を傷めることがない。肺兪は肺陰を補益する。三陰交は，補法を施し置針せずすばやく抜針すると，肝腎および脾胃の陰を補益するが，長く置針すると，健脾・健胃の作用があり気血の生化を促進する。太渓は腎陰を補益する。脾兪・足三里にも健脾・健胃の作用があり，気血の生化を促進する。気海は元気を補う。膈兪には血を補い養う作用がある。

治療効果

　本処方は，本病症に対し，中薬を服用した場合よりも優れた治療効果をもつ。発赤と腫れなどは，一般的には20～30回の針治療で消失するが，残留している邪気を取り除き，正気を回復させ再発を防ぐために，40～50回の針治療が必要である。

症例

患者：秦○○，女性，43歳。
初診：1977年5月24日
所見：白目に赤紫色の結節が何度も発生し，白目の一部分が青藍色に変色する。最近，右の黒目の縁に数カ所，赤紫色の結節が再び発生し，赤く腫れてほぼ黒目を取り囲んでいる。脹痛が強い・光を恐れる・涙が出る・のどの痛み・空咳・イライラする・不安・口苦・口が渇く，舌質紅・舌苔黄，脈弦やや数。白睛青藍病で肝肺ともに熱があると診断。
治療経過：上述の処方を用い3回の針治療後，赤み・腫れおよびほかの諸症状が大きく改善された。30回の治療後，赤み・腫れは消失した。大敦・足竅陰を除き，ほかの腧穴は平補平瀉法に変えて刺針，さらに肺兪・三陰交・太渓を加えて補法を施し，諸穴に数分間行針を行ったのち抜針した。さらに20数回目の治療後，わずかな青藍が残る以外，ほかの諸症状は消失した。

注釈

　本病症は変化しやすく，往々にして角膜と瞳にまで症状が及び，放置しておくと失明する恐れもある。早急に治療を受け，必要に応じて中西両医学のほかの治療法を併用するとよい。

25 白睛溢血

本病症は，白目の血脈が破れ，血が血脈から溢れ出る眼科疾患である。

病因病機

- 本病症は，熱邪が肺経に客し肺気が降下できず，血熱が妄行し白目を上攻する。
- 肝腎陰虚・心営不足のため虚熱が炎上し，血が血脈から溢れる。
- そのほか，激しい咳嗽や嘔吐・外傷・深酒・婦人の逆経など。

弁証

白目の表層に大小の血斑が現れ，その境目ははっきりとしている。最初は鮮紅色で，しだいに暗紫色になり，また暗紫色から淡色に変わり，最後は暗黄色となって消散する。

- **熱客肺経**：咳嗽・黄痰を吐く・口渇・のどの痛み，舌質紅・舌苔黄，脈数などの症状を現す。
- **肝腎陰虚・心営不足**：頭のふらつき・目のくらみ・動悸・不眠・耳鳴り・耳聾・のどや口の乾燥・潮熱・盗汗・腰や膝がだるい，舌質紅・舌苔少，脈細数などの症状を現す。

処方・手技

【基本穴】攅竹から魚腰穴への透刺・瞳子髎・血海・尺沢

- **熱客肺経**：基本穴に肺兪を加えて瀉法を施し，数分間行針を行ったのち抜針する。少商を加え，点刺して出血させる。
- **肝腎陰虚・心営不足で虚火が炎上する**：基本穴に平補平瀉法を施し，肝兪・心兪・三陰交・太渓を加えて補法を施し，諸穴に数分間行針を行ったのち抜針する。

処方解説

攅竹・魚腰穴・瞳子髎には清熱祛邪の作用があり，活絡して白目の発赤・血斑を取り除く。出血が止まらない場合に止血する作用もある。血海には，清熱化瘀をし血斑を消散させる作用もあり，出血が止まらない場合に止血する作用もある。白目は肺に属するので，白目の出血に手の太陰肺経の合穴である尺沢を用い，清肺活絡することにより治療する。肺兪・少商には肺熱を清瀉する作用がある。肝兪は肝陰を補益する。心兪は，心営を益し心神を安定させる。三陰交は肝腎と脾胃の陰を補益する。太渓は腎陰を補う。

治療効果

本処方は，本病症に対し非常に優れた治療効果をもつ。一般的には，5回の針治療で全快する。

症例

患者：陳〇〇，男性，20歳。
初診：1984年7月2日
所見：左目の内眼角の近くで，血が血脈から溢れ，空豆の半分ほどの大きさの血斑が現れる。血斑の色は鮮やかである。そのほかの症状は，咳嗽・痰は少ない・咽喉疼痛・鼻息が熱気を帯びる・大便乾結，舌質紅・舌苔黄，脈数で有力などである。
治療経過：上述の，熱客肺経に用いる処方で1回目の針治療後，咳嗽・咽喉疼痛などの症状が軽減した。毎日1回，さらに3回の針治療を行ったのち，血斑およびほかの症状も消失し，舌・脈象が正常に戻った。

26 目痛不赤症

本病症は，眼瞼部疼痛はあるが発赤しない眼科疾患である。西洋医学での眼瞼部の神経痛などの疾病によくみられるものである。

病因病機

- 気分がふさぎ肝気鬱結となり，目の脈絡が不和になる。
- 気滞血瘀で，脈絡が不通になる。

弁証

眼瞼部には発赤も腫れもほかの異常は認められないのに，疼痛を訴えることを主症状とする。
- **肝気鬱結**：目の疼痛は脹痛であることが多い。脇

が痛む・怒りっぽい・頻繁にげっぷをし気分がふさぐと増悪する，舌苔白，脈弦。
- ●気滞血瘀：疼痛は脹痛のこともあれば刺すような痛みのこともある。舌質暗紫かあるいは紫斑がある，脈渋。

処方・手技

【基本穴】睛明・太陽穴・四白

　睛明には針を刺入して得気後，軽く捻転し，太陽穴・四白には瀉法を施す。
- ●肝気鬱結：基本穴に太衝・陽陵泉を加えて瀉法を施し，諸穴に20分間置針し，間欠的に行針を行う。
- ●気滞血瘀：基本穴に血海・膈兪を加えて瀉法を施し，20分間置針し，間欠的に行針を行う。

処方解説

　睛明・太陽穴・四白は，経気を疏通して化瘀し止痛する作用がある。太衝・陽陵泉は疏肝理気の作用がある。血海・膈兪には活血化瘀の作用がある。

治療効果

　本処方は，本症状に対し非常に優れた治療効果をもつ。一般的に，刺針すると痛みが即時に止まり，数回の針治療で回復する。

症例

患者：黄〇〇，女性，20歳。
初診：1982年4月18日
所見：突然，目の脹痛が発生した。眼を検査すると，発赤・腫れもなく，視力も正常である。以前に類似した発作はなかった。詳しく問診すると，患者は，頻繁にげっぷをし，左脇部が脹悶し，ときに痛みを感じ，すでに2日が経過していると訴える。舌苔薄白，脈弦で有力である。肝気鬱結で目絡不和と診断した。
治療経過：上述の処方を用い治療を行った。10分後，目の痛みが止まった。翌日再診すると，まだ左脇下部の脹悶と諸症状があったので，もう1回治療を行った。10数日後に経過観察をしたが，2回目の治療後は諸症状がすべて消失し，目痛は再発していなかった。

27　聚星障

　本病症は，黒目に小さな点が多く現れる眼科疾患である。本病症は，西洋医学でいうウイルス性角膜炎に類似している。

病因病機

- ●風熱か風寒の邪に外襲され，邪が上昇して目を犯す。
- ●肝経に熱が鬱し，さらに風邪を感受し，風と熱が互いに結びつき顔面部の黒目に上攻する。
- ●辛いものや味の濃いものを好んで食べ過ぎた結果，脾胃に湿熱が蓄積し，黒目を薫蒸する。
- ●熱病から陰が傷められる。
- ●肝腎が損耗されて，虚火が顔面部へ上昇して黒目を灼く。

弁証

　本病症の初期は，眼の中がゴロゴロして痛む・光を恐れる・涙が出る・毛様体が赤く充血する，黒目に針の先あるいはそれよりやや大きい星のような点状の混濁が生じ，色は灰白色あるいはやや黄色で，次々と発生し，1カ所に集中したりばらばらになったりする。本病症は，一般的には化膿することがなく，病気の経過も長い。もし星のような混濁が拡大し，互いに繋がりあい枝状に並ぶと，治癒は非常に難しくなり，視力障害を起こすことが多い。
- ●風熱上犯：重度の発熱と軽度の悪寒を伴う・咽喉疼痛，舌苔薄白で津液不足あるいは薄黄，脈浮数などの症状を現す。
- ●風寒犯目：毛様体の充血は顕著ではない・悪寒が強い・発熱は少ない，舌苔薄白で湿潤，脈浮緊などの症状を現す。
- ●肝経鬱熱に風邪を感受したもの：毛様体の充血は顕著かあるいは白目が赤みを帯びる・眼瞼が赤く腫れる・頭のふらつきあるいは頭痛・イライラする・怒りっぽい・口苦・のどの乾き・悪寒発熱などの症状を現す。舌辺紅・舌苔黄，脈弦数。
- ●脾胃湿熱：症状が長く続く・胸悶・身体が重い・大便がすっきり出ない・小便黄赤色・口内が粘る，舌苔黄膩，脈濡数あるいは滑数などの症状を

現す。
- ●熱病傷陰・肝腎陰虚：毛様体がやや充血・光をまぶしく感じる・流涙は軽度・目の乾燥感，舌質紅・舌苔少で津液不足，脈細数などの症状を現す。

処方・手技

【基本穴】晴明・承泣・太陽穴

晴明・承泣には針を刺入し得気後，軽く捻転する。太陽穴には瀉法あるいは平補平瀉法を施す。

- ●外邪侵襲：基本穴に風池・大椎・外関・合谷を加えて瀉法を施し，風熱邪の場合は，諸穴に数分間行針を行ったのち抜針する。風寒邪の場合は，諸穴に30分間置針し，間欠的に行針を行う。抜針後，艾炷灸か棒灸を加える。
- ●肝経鬱熱：基本穴に太衝・侠渓を加えて瀉法を施し，諸穴に数分間行針を行ったのち抜針する。さらに大敦・足竅陰を加え，点刺して出血させる。
- ●脾胃湿熱：基本穴に血海・陰陵泉・上巨虚を加えて瀉法を施し，諸穴に数分間行針を行ったのち抜針する。さらに隠白・厲兌を加え，点刺して出血させる。
- ●熱病傷陰・肝腎陰虚：基本穴に肝兪・三陰交・腎兪・太渓を加えて補法を施し，諸穴に数分間行針を行ったのち抜針する。

処方解説

晴明・承泣・太陽穴は，袪邪活絡し消翳退赤の作用がある。風池・大椎・外関・合谷は疏風解表の作用があり，置針せずすばやく抜針すると清熱でき，逆に長く置針し灸を加えると散寒できる。太衝・侠渓・大敦・足竅陰は肝胆の邪熱を清瀉する。血海・陰陵泉・上巨虚・隠白・厲兌は脾胃の湿熱を清瀉する。また，血海は涼血化瘀し，上巨虚は，腑の気を通して邪熱を大便とともに排出する効能がある。肝兪は肝陰を補益する。三陰交は肝腎の陰を補益し，陰津の生化の源である脾を健脾する。腎兪・太渓は腎陰を補益する。

治療効果

本処方は，本病症に対し一定の治療効果をもつ。一般的に，患者は2～3クールの針治療を経て回復するが，効果が好ましくない場合もある。

症例

患者：張○○，男性，42歳。
初診：1976年4月25日
所見：目が赤く腫れ，痛み，すでに数日間が経過。発熱悪寒・咽喉微痛を伴う。西洋薬を服用後，白目の充血は軽減したが，黒目に星のようなものが点々と現れ，灰白色で右目に多い。毛様体が充血・目がゴロゴロする・光をまぶしく感じる・流涙・依然として微熱がある・軽い頭痛を覚える，舌苔薄黄。
治療経過：上述の，風熱上犯に用いる処方で10数回の針治療後，目が赤い・ゴロゴロするなどの症状が消失し，星のようなものも大部分が消失した。ただ，右目に目立たない薄霧のような色の小さな点が数個だけ残った。風池・大椎・外関・合谷を除き，三陰交を加え，補法を施し，数分間行針を行ったのち抜針する。さらに10数回の針治療後，小さな点が消失して完治した。数カ月後，経過観察を行ったが再発していなかった。

注釈

本病症は，病状が長期化しやすく繰り返し再発する。早急に治療しなければ，角膜潰瘍や化膿性角膜炎などの重症に進行する。早期回復のため，必要に応じて中西両医学のほかの治療法を併用する。

28 角膜潰瘍

角膜潰瘍は，中国では花翳白陥と呼ばれ黒目に角膜混濁が生じて，中央が凹み，周りが隆起する眼科疾患である。重い眼科疾患の1つであり，治癒後，必ず瘢痕が残り重度の視力低下をもたらす。本病症により黒目が破れ，角膜穿孔・虹彩脱出などの難治性の眼科疾患へと変性する恐れがある。

病因病機

肺肝の火熱が内積し，さらに外邪の風熱邪毒が侵襲し，風と火が互いに結びつき黒目を激しく攻めることにより本病症を引き起こす。

弁証

本病症の初期には，眼球が光をまぶしく感じチクチク痛む・涙が出る・眼瞼が腫れる・毛様体が充血するなどの症状が現れる。あるいは，白目の混合性充血になり，黒目の周辺に急に翳(かげ)が生じ，中央が凹み花びらの形になる。場合によっては，黒目付近からの発症でなく，聚星障が悪化し黒目にまで及び，潰れ，破れることもある。

- ●**風熱表証を兼ねる**：初期症状で，悪寒発熱・のどの痛み，舌苔薄黄，脈浮数などの症状を現す。
- ●**肺火壅盛**：白目の充血が強い，脈右寸甚大なおかつ数。
- ●**肝火熾盛**：頭と目の激痛・イライラする・怒りっぽい・口苦・のどの乾き，舌質紅・舌苔黄，脈弦数などの症状を現す。
- ●**熱熾腑実**：眼瞼部の症状は急激で重症，便秘，舌質紅・舌苔黄厚などの症状を現す。

処方・手技

【基本穴】睛明・承泣・太陽穴・血海・風池・尺沢・太衝

睛明・承泣には針を刺入し得気後，軽く捻転する。ほかの基本穴には瀉法を施し，数分間行針を行ったのち抜針する。

- ●**風熱表証が顕著である**：基本穴に外関・合谷を加えて瀉法を施し，数分間行針を行ったのち抜針する。
- ●**肺火壅盛**：基本穴に肺兪を加えて瀉法を施し，数分間行針を行ったのち抜針する。さらに少商を加え，点刺して出血させる。
- ●**肝火熾盛**：基本穴に肝兪を加えて瀉法を施し，数分間行針を行ったのち抜針する。さらに大敦・足竅陰を加え，点刺して出血させる。
- ●**熱熾腑実**：基本穴に上巨虚を加えて瀉法を施し，数分間行針を行ったのち抜針する。さらに厲兌を加え，点刺して出血させる。

処方解説

睛明・承泣・太陽穴は清熱祛邪・活絡退翳の作用がある。血海は涼血清熱解毒・活絡化瘀して翳を退ける作用がある。風池は患部取穴で目に効果があり，疏風清熱解表の作用がある。尺沢・肺兪・少商は肺熱を清瀉する。太衝・肝兪・大敦・足竅陰は肝胆の火熱を清瀉する。上巨虚は熱を瀉し腑を通す。厲兌は，陽明の腑の熱を清瀉する作用がある。

治療効果

本処方は，本病症に対し一定の治療効果をもつ。一般的に，10～20回の針治療を行うと，目の充血・腫張・疼痛が消失する。30～50回の針治療を行うと，目がゴロゴロして痛む・光をまぶしく感じる，およびそのほかの症状が消失し，白翳は小さく薄くなり癒合する。しかし，効果が顕著でない場合もある。

症例

患者：呉○○，女性，61歳。
初診：1976年5月13日
所見：1週間前から，眼瞼の腫脹・白目の混合性充血・毛様体の充血・光をまぶしく感じる・涙が出る・黒目がチクチクする・両方の黒目に点状の混濁が密集している・頭痛・めまい・口苦して渇くなどの症状を現す。数日間，西洋薬を投与して治療したが，改善はみられなかった。右の黒目にえんどう豆大の灰白色の凹んだ翳がみられる。舌質紅・舌苔黄，脈弦数。
治療経過：肝・肺の熱が盛んな場合に用いる処方で30回の針治療を行ったのち，点状の混濁およびそのほかの諸症状が消失し，右の黒目の凹んだ角膜混濁は平らになり小さくなった（緑豆大までに改善）。数カ月後に経過観察を行ったが，角膜混濁は進行せず視力も悪化していない。

注釈

①本病症が重症の場合は，瞳が縮んで小さくなり前房蓄膿を起こすか，あるいは黒目が破れ角膜穿孔・虹彩脱出へと変移する。ときには，1日のうちに変症が次々に発生することもある。そのため，早急に治療し，必要に応じて中西両医学のほかの治療法を組み合わせて治療するとよい。例えば，虹彩毛様体炎の場合，虹彩後癒着を防ぐために散瞳剤を使う治療は，その方法の1つである。

②本病症が重症の場合は，黒目の破れを防ぐため，安静にして休息し眼圧を降下させ，同時に，便秘や咳嗽などを治療する。なぜなら，排便や咳をするときに，力を入れることで黒目を破ることが起こり得るからである。

29 化膿性角膜炎

本病症は，黒目に角膜混濁が生じて，凝結した脂のような状態になる眼科疾患である。中国では凝脂翳と呼ばれる。

病因病機

- 黒目の表面の損傷，角膜潰瘍，聚星障（黒目に小さな点が多数現れる疾患）などの病状が長期間改善されず，さらに外邪を感受する。または，平素から慢性涙嚢炎を患い，邪毒が内に潜伏しているうえに，上述の各病因が重なって起こる。
- 肝胆の激しい火熱が黒目へと上炎し，気血が瘀滞し，腐敗して膿を形成し，黒目が潰爛する。

弁証

本病症の初期には，前頭部の激痛・目の痛み・光をまぶしく感じる・眼がゴロゴロして目が開けられない・目やにが多く粘る・黄緑色の目やにが出る・眼瞼が赤く腫れる・白目の充血・黒目に星のような小さな点が現れ，灰白色または薄い黄色で，中心に凹みがあり上は薄い脂で覆われる，などの症状が現れるが，これらの症状は軽症である。

重症の場合，星のような小さな点がしだいに大きくなり，凹みもしだいに大きく深くなり洞穴を形成し，表面は凝脂に覆われたようであり，色は黄色で柔らかく肥厚している。また，湯のような熱感を帯びた涙が出る・白目の混合性充血・腫れなどの症状が現れ，眼瞼部以外の諸症状も重症である。

最も重症の場合，凹みが黒目全体に波及し前房蓄膿が起こる。病状が継続して進行し，さらにほかの原因と重なると，数日のうちに黒目が破れ角膜穿孔・虹彩脱出などの難治性疾患に転換し，最悪の場合は失明に至る恐れがある。

- **初期で風熱壅盛**：上述の軽症の諸症状がみられるか，あるいは発熱・悪風，舌苔薄黄，脈浮数などの症状を現す。
- **肝胆火熱内熾**：上述の重症の諸症状がみられる。また，イライラする・怒りっぽい・口苦・のどの乾き・発熱・口渇，舌質紅・舌苔黄，脈弦数で有力などの症状を現す。腑実を兼ねる場合は，便秘，舌苔厚で乾燥などの症状を現す。
- **正虚邪留**：凝脂は日増しに薄くなるがなかなか癒合せず，眼瞼部の赤み・疼痛・光をまぶしく感じるなどの症状は軽度である。舌質紅・舌苔少・津液不足，脈細数などの陰虚内熱証がみられる。
- **気血不足**：舌質淡・舌苔白，脈細弱無力などの症状を現す。

処方・手技

【基本穴】睛明・承泣・太陽穴・血海・膈兪・尺沢・太衝

睛明と承泣には針を刺入し得気後，軽く捻転する。ほかの基本穴には瀉法を施す。太衝にも瀉法を施すか，正虚邪留の場合は平補平瀉法を施す。

- **風熱壅盛**：基本穴に風池・外関・合谷を加えて瀉法を施し，諸穴に数分間行針を行ったのち抜針する。
- **肝胆火熱内熾**：基本穴に肝兪・侠渓を加えて瀉法を施し，数分間行針を行ったのち抜針する。大敦・足竅陰を加え，点刺して出血させる。便秘などの症状もみられる場合，上巨虚を加えて瀉法を施し，数分間行針を行ったのち抜針する。また厲兌を加え，点刺して出血させる。
- **正虚邪留による陰虚内熱証**：基本穴に三陰交・太渓を加えて補法を施し，諸穴に数分間行針を行ったのち抜針する。
- **気血不足**：基本穴に脾兪・足三里・三陰交を加えて補法を施し，諸穴に20分間置針し，間欠的に行針を行う。

処方解説

睛明・承泣・太陽穴は，祛邪活絡・消滞退翳の作用がある。血海・膈兪は活血化瘀をすることができ，置針せずにすばやく抜針すると清熱涼血解毒の作用もある。尺沢は，肺熱を清瀉して白目の充血などの治療に効果がある。太衝・肝兪・侠渓・大敦・足竅陰は肝胆の火と熱を清瀉する。上巨虚は便通を改善し胃火を清瀉する。厲兌は胃火を清瀉する作用を強める。三陰交は，補法を施しすばやく抜針すると，肝腎の陰を補益し陰津の生化の源である脾を健脾する。長く置針すると，健脾・健胃し気血を生化する。脾兪・足三里にも，健脾・健胃し気血を生化する作用がある。

治療効果

本処方は，本病症に対し一定の治療効果をもつ。本処方で10～20回の針治療を行うと，本病症の目の充血・腫痛および全身症状は消失するが，翳が小さく薄くなって癒合するまでには，30～50回の針治療を要する。場合によっては，治療効果が顕著でないケースもある。

注釈

①本病症は急性で重症の眼科疾患であるため，短期間で増悪し蟹睛〔角膜穿孔によって虹彩が脱出する〕に変化し，さらに眼球すべてが膿に侵されて陥没し，失明に至る恐れがある。そのため，早急に治療を行い，可能な限り中西両医学のほかの治療法を組み合わせて治療を行うほうがよい。もし，前房蓄膿などの症状も兼ねる場合には，本書の「30. 前房蓄膿」の項（p.544）などの針灸治療法を参照するとよい。
②緑膿菌が原因の場合は，厳重に消毒し感染しないように注意する。
③黒目の破れの発生を防ぐおもな予防措置は，「28. 角膜潰瘍」の項（p.541）の注釈②を参照する。

30 前房蓄膿

本病症は，角膜と虹彩の間に黄色の膿液が溜まる，重症の急性眼科疾患である。中国では黄液上衝と呼ばれる。

病因病機

平素から脾胃に熱が蓄積しているところに風熱邪毒を感受し，内外の邪が結びつき，三焦の火と熱が激しくなり，顔面部の虹彩を灼き，房水を煎じた結果，膿液が内に聚まることで本病症が形成される。

弁証

角膜内の虹彩の前方に薄黄色の液体が現れ，下方に溜まり，上面は水平状態を保ち，その水平面が頭の位置や動きによって変化する。抱輪〔毛様体〕が充血・乾燥感があり痛む・光をまぶしく感じる・涙が出る・頭や目の疼痛などの症状を現す。黄色の液体は絶えず増加し，瞳孔すべてを覆い遮る場合は，黒目を潰し破り角膜穿孔・虹彩脱出などの難治性疾患に発展したり，虹彩毛様体炎になったり，あるいは膿が眼球全体を害し，眼球を陥没させ失明に至る場合もある。本病症は，口渇・冷たい飲みものを好む・便秘・小便黄赤色，舌質紅・舌苔黄，脈数などの症状を伴うことが多い。

処方・手技

【基本穴】睛明・承泣・太陽穴・血海・膈兪・外関・尺沢・太衝・上巨虚

睛明・承泣に針を刺入し得気後，軽く捻転する。そのほかの基本穴には瀉法を施し，いずれも数分間行針を行ったのち抜針する。必要に応じて隠白・厲兌・関衝・大敦を加え，点刺して出血させる。

処方解説

睛明・承泣・太陽穴は清熱解毒・活絡消滞の作用がある。血海・膈兪は清熱涼血解毒・活血化瘀をし，邪を取り除く。外関・関衝は三焦の火と毒を清瀉する。尺沢は肺火を瀉する。太衝・大敦は肝火を清瀉する。上巨虚・隠白・厲兌は脾胃の積熱を清瀉し，上巨虚はさらに腑の気を通し，邪熱を排便とともに排出する作用がある。

治療効果

本処方は，本病症に対し一定の治療効果をもつ。全身症状および毛様体の充血は，比較的早く消失するが，黄液の消失は遅い。徐々に消失するまでに，30～50回の針治療を要するケースが多い。また，治療効果が顕著でない場合もある。

症例

患者：宋〇〇，男性，45歳。
初診：1977年9月16日
所見：左目の疼痛が側頭部に及んで，熱い涙が出続け，目にゴロゴロした不快感を覚え，微かな赤みがみられる。抗生物質を投与し数日間治療したが，無効。毛様体の充血が顕著で詳しく検査すると，角膜内虹彩の前下方に少量の黄色の液体があり，上面は水平を保ち，頭の動きによって位置を変える。口苦・口渇・便秘・小便は赤く熱感がある。舌質紅・舌苔黄，脈数有力。

治療経過：上述の処方で7回の針治療を行うと，全身症状はほとんど消失し，目の赤み・乾燥感・疼痛が軽減。本処方で40数回の針治療を継続して行ったところ，黄色の液体および諸症状はすべて消失し完治した。

注釈

本病症は重症の急性眼科疾患の1つで，悪化すると蟹睛〔角膜穿孔によって虹彩が脱出する〕などに発展し，さらに眼球を陥没させ失明に至る恐れがあるので，病状の悪化を防ぐため，できる限り，中西両医学のほかの治療法を併用する必要がある。

30 角膜穿孔・虹彩脱出

本病症は，黒目が破損したため虹彩が破損部から眼球の表面に突出し，蟹の目のような形を形成するので中国では蟹睛と名付けられる。

病因病機

多くの場合は，化膿性角膜炎・角膜潰瘍・前房蓄膿・角膜軟化症などの病気の熱毒が顔面部を上攻し，治療を怠ったため悪化し，黒目が破れて本病症を引き起こす。また，上述の病気を患っているうえに，咳嗽・くしゃみ・号泣・腹を立て大声で叫ぶ・排便時にいきむなどの原因により黒目が破れ，本病症を引き起こす場合もある。さらに，外傷により起こるケースもある。

弁証

破れた部位に茶褐色の突起物が1つ生じ，ハエの頭部や蟹の目のような形状をしている。重症の場合，黒豆の横幅ぐらいの大きさになり，瞳孔が杏の種の形に変形する場合が多い。突起物の周辺に角膜混濁が取り囲み，ときに毛様体が充血する。

- ●初期：実証であり，黒目に黒い球状の突起物が生じボールのように突っ張り，疼痛は突起が生じる前に比べ緩和するが，依然ひどく痛む。赤み・乾燥感・流涙・光をまぶしく感じ目が開けられない，口苦・口渇，舌質紅・舌苔黄などの症状がある。主として肝胆火熾の場合が多いため，脈は弦数の場合が多い。
- ●罹病期間が長くなる：虚証となり陰虚火旺の症状が多く現れる。突起物が弛緩し平らになる・疼痛がない・視る物がぼんやりかすむ・腰や膝がだるい・潮熱・盗汗・めまい・耳鳴り，舌質紅・舌苔少，脈細数。

処方・手技

【基本穴】攅竹から魚腰穴への透刺・太陽穴・太衝・血海・膈兪

- ●初期の実証：基本穴に侠渓・上巨虚を加えて瀉法を施し，数分間行針を行ったのち抜針する。さらに大敦・足竅陰・隠白・厲兌を加え，点刺して出血させる。
- ●罹病期間が長くて虚となる：上述の諸穴を平補平瀉法に変え，睛明・球後を加えて針を刺入して得気後，軽く捻転する。さらに三陰交・肝兪・腎兪・太渓を加えて補法を施し，諸穴に数分間行針を行ったのち抜針する。
- ●角膜潰瘍・化膿性角膜炎・前房蓄膿などを原因とする場合：それぞれの関連部分の弁証論治を参照のこと〔「28．角膜潰瘍」（p.541），「29．化膿性角膜炎」（p.543），「30．前房蓄膿」（p.544）〕。

処方解説

攅竹・魚腰穴・太陽穴・睛明・球後は祛邪活絡の作用があり，目絡の気血を調節する。太衝は肝経の原穴であり，肝は目に開竅しているので，眼科疾患に効果のある太衝を用いて本病症を治療する。血海・膈兪は涼血解毒・活絡化瘀の作用があり，血海はさらに脾経の湿熱を清利する作用がある。侠渓・大敦・足竅陰にも，肝胆の火と熱を清瀉する作用がある。上巨虚・隠白・厲兌は脾胃の積熱を清瀉し，上巨虚は，さらに腑気を通し邪熱を排便して排出させる作用がある。三陰交は肝腎の陰を補益し，陰津生化の源である脾を健脾する。肝兪は肝陰を補い，腎兪・太渓は腎陰を補い，陰津が十分になると虚火が自ら降下する。角膜潰瘍などに用いる処方および処方解説は，それぞれの関連部分を参照のこと。

治療効果

本処方は，本病症に対し一定の治療効果をもつ。本処方で30回ほどの針治療を行うと，蟹睛が回復し治癒する。

症例

患者：李○○，女性，51歳。
初診：1976年5月13日
所見：3日前に突然，目が腫れて痛む・目が赤い・目がゴロゴロし光をまぶしく感じる・熱い涙が出続ける・目やにが多く粘る・右目の黒目の中央が陥凹し灰白色の翳があるなどの症状が現れた。中西両医学の治療を経て，赤みと痛みがやや改善されたが，激しい咳をしたあと，翳の陥凹部からハエの頭大の茶褐色の突起物が生じる。頭痛・頭のふらつき・イライラする・怒りっぽい・口苦・のどの乾き・便秘・尿の色が赤い，舌質紅・舌苔黄・舌辺の糜爛，脈弦数。
治療経過：上述の実証に用いる処方で10数回の針治療を行うと，突起物やほかの諸症状が消失した。続いて，陰虚火旺証に用いる処方でさらに20数回の針治療後，瞳の表面の破れが癒合した。

注釈

針治療の過程で，早期回復ができるように，さらに中西両医学のほかの治療法を併用するとよい。また，突起物が消失し瞳の表面の破れが癒合しても，激しい咳・くしゃみ・排便時のいきみなどを避け，突起物が再発しないように注意する必要がある。一度本疾患が発症すると，治癒しても，瘢痕や翳などはすぐに消失しないので，時間をかけて根気よく治療を続ける必要がある。

32 角膜実質炎

本病症は，黒目全体に濁った灰白色の翳が現れ，視力を低下させる一種の眼科疾患である。中国では混睛障と呼ばれる。

病因病機

黒目は肝に属する。
● 風熱が外襲し肝経を犯し，黒目を燻上し灼く。
● 肝胆の熱毒が盛んになり黒目を上攻した結果，血絡が瘀滞する。
● 邪毒が内部に長く潜み陰液を損耗したため，陰津不足となり虚火が炎上する。

弁証

初期は，目が熱くなるのを恐れる・光をまぶしく感じる・目の痛み・流涙・毛様体が暗紅色になるかあるいは白目の混合性充血になるなどの症状があり，黒目の中央または縁から灰白色の翳が生じ，表面は艶がなく砂で磨いたガラスのようで，黒目の深層部に灰白色の不揃いの線状のものが見える。そして物がぼんやりかすんで見える。続いて，血脈が外縁から黒目の中央へと伸び，黒目全体を赤と白が混じった翳が覆い，視力が著しく低下し失明に至る場合もある。2～3カ月後，翳がしだいに薄くなり，厚みが不均等の瘢痕が残り視力に影響を及ぼす。黒目に病変が及ぶと同時に，特に病変の初期には虹彩毛様体炎・虹彩後癒着を誘発しやすく，治療を誤ると失明する恐れがある。

● **風熱証**：悪寒発熱・頭痛，舌質紅・舌苔薄黄，脈浮数などの症状を現すことが多い。
● **肝胆熱毒**：イライラする・怒りっぽい・口苦・のどの乾き・便秘・尿の色が赤い，舌質紅・舌苔黄，脈弦数などの症状を現す。
● **虚火上炎**：症状は繰り返し再発する。疼痛は顕著でない・毛様体が少し充血・腰や膝がだるい・潮熱・盗汗・めまい・耳鳴り，舌質紅・舌苔少，脈細数などの症状を現す。

処方・手技

【基本穴】球後・睛明・太陽穴・太衝・血海・膈兪
● **風熱証**：球後・睛明には針を刺入し得気後，軽く捻転する。ほかの基本穴には瀉法を施し，さらに風池・外関・合谷を加えて瀉法を施し，諸穴に数分間行針を行ったのち抜針する。
● **肝胆熱毒**：基本穴に肝兪・俠渓を加えて瀉法を施し，数分間行針を行ったのち抜針する。大敦・足竅陰を加え，点刺して出血させる。便秘がある場合，さらに支溝・上巨虚を加えて瀉法を施し，数分間行針を行ったのち抜針する。
● **虚火上炎**：球後・睛明への刺針法は同上。ほかの基本穴には平補平瀉法を施し，肝兪・三陰交・腎兪・太渓を加えて補法を施し，諸穴に数分間行針を行ったのち抜針する。

処方解説

　球後・睛明・太陽穴は祛邪活絡・消滞退翳の作用がある。肝は目に開竅しているため，足の厥陰肝経の原穴である太衝を用いると眼科疾患に効果があり，清熱祛邪し，目絡を疏通し本病症を治療できる。血海・膈兪は清熱涼血解毒・活血化瘀をし，翳を退ける作用がある。風池・外関・合谷は風熱邪毒を疏散することができる。肝兪に瀉法を施しすばやく抜針すると，肝経の火熱毒邪を清瀉できる。肝兪に補法を施しすばやく抜針すると，肝陰を補益できる。俠渓・大敦・足竅陰には，肝胆の火熱毒邪を清瀉する作用がある。支溝は，三焦の火と毒を清瀉し便通を改善する。上巨虚は胃の火を瀉し，腑の気を通して邪熱を便とともに排出する。三陰交は肝腎の陰を補益し，陰津生化の源である脾を健脾する。腎兪・太渓は腎陰を補益する。

治療効果

　本処方は，本病症に対し一定の治療効果をもつ。効果が現れるのは遅く，一般的には5～7クールではじめて効果が現れる。瘢痕が残り視力を妨害する。

症例

患者：徐〇〇，男性，56歳。
初診：1975年8月14日
所見：4カ月前から黒目に灰白色の翳がある。初期症状として，毛様体の充血・白目の混合性充血・光を恐れる・涙が出る・頭部および目に疼痛・悪寒発熱などの症状を伴う。のちに悪寒発熱が消失したが，諸症状は改善されずかえって悪化し，黒目は混濁し赤い線状の毛細血管に覆われ，同時に口苦・のどの乾き・イライラする・怒りっぽいなどの症状を伴う。中薬を投与して数カ月間の治療後，まだ目は少し痛み，毛様体も少し充血し，黒目の翳は依然改善されず，見るものが人か物かも判別できない。舌質紅・舌苔少，脈細でやや数。
治療経過：上述の虚火上炎に用いる処方で30回の針治療後，少し効果が現れた。5クールの針治療後，混濁の大部分が消失した。ただ黒目の薄い翳だけは残った。視力は著しく改善し，筆で書いた比較的大きい文字が見えるようになった。

注釈

　本病症は，虹彩毛様体炎や虹彩後癒着を発症しやすく，さらに，後期には翳を正しく処置しなければ失明に至る恐れがある。そのため，迅速に有効な方法で治療し，可能な限り中西両医学のほかの治療法を併用する必要がある。

33 束状角膜炎

　本病症は，黒目に顆粒状の小さな水疱の突起があり，その上や周辺に赤くて細い線状の毛細血管が取り囲み，小豆状になる眼科疾患である。中国では風輪赤豆と呼ばれる。

病因病機

● 多くの場合は，肝経に蓄積した熱邪が黒目に上攻し，鬱滞した結果，気血の流れが失調して生じた瘀血と鬱滞した熱が結びつく。
● 脾気虚で運化作用が失調し，痰が生じて気が滞り，黒目に鬱結する。

弁証

　黒目に灰白色で顆粒状の小さな水疱の突起があり，それを白目の血脈が束になって取り囲み彗星のような形になる。色は小豆のような赤で，毛様体も充血する。小豆状の腫瘤は日増しに大きくなり，破れると中央が凹んで癒合する。癒合後，瘢痕が残り視力に影響する。本病症は発症したり治まったりする。発症時，充血・疼痛・光をまぶしく感じる・流涙がある。治まっているときは，色が白くなり諸症状も緩和する。

● 肝経積熱：充血がひどい・目がゴロゴロする・光をまぶしく感じる・熱感のある涙が出続ける・イライラする・怒りっぽい・口苦・のどの乾き，舌質紅・舌苔黄，脈弦数などの症状を現す
● 脾虚挟痰：充血は顕著でなく発症したり治まったりする。目がゴロゴロするのも軽度で，目の充血が発症したり治まったりするのと同調する。顔色に艶がない・食が進まない・腹部の脹満感・四肢無力，舌質淡・舌苔白膩，脈弱無力などの症状を現す。

処方・手技

【基本穴】睛明・承泣・太陽穴・太衝・血海・膈兪
- 肝経積熱：睛明・承泣には針を刺入し得気後、軽く捻転する。ほかの基本穴には瀉法を施し、さらに肝兪・侠渓を加えて瀉法を施し、諸穴に数分間の行針を行ったのち抜針する。大敦・足竅陰を加え、点刺して出血させる。
- 脾虚挟痰：睛明・承泣には同上の刺針法を行い、ほかの基本穴には瀉法あるいは平補平瀉法を施す。さらに脾兪・足三里を加えて補法、中脘・豊隆を加えて瀉法を施し、諸穴に20分間置針し、間欠的に行針を行う。痰が鬱結し熱化し、舌質紅・舌苔黄、脈数などの症状を現す場合は、諸穴に数分間の行針を行ったのち抜針する。

処方解説

睛明・承泣・太陽穴は患部取穴であり、祛邪活絡消滞の作用がある。太衝は循経取穴であり、目に作用する。血海・膈兪は活血化瘀し消滞退赤の作用があり、すばやく抜針するとさらに清熱涼血の効能を発揮する。肝兪・侠渓・大敦・足竅陰は肝火を清瀉する。脾兪・足三里は健脾・健胃し、運化を促す。中脘・豊隆は、和胃化痰・降濁の作用がある。諸穴からすばやく抜針すると、さらに清熱の効果がある。

治療効果

本処方は、本病症に対し一定の治療効果をもつ。一般的には2～3クールで完治するが、治癒後に再発したり、残留した瘢痕が視力に影響する場合もある。

症例

患者：方〇〇、女性、48歳。
初診：1976年10月19日
所見：5日前から左の黒目の外眼角方向の外縁に灰白色の小水泡が現れた。外眼角の白目から血脈が束になって小水泡へと繋がり、彗星のような形をしている。西洋薬を3日間服用したが、効果が好ましくない。目がゴロゴロし痛む・光を恐れる・涙が出続ける・頭のふらつき・耳鳴り・イライラする・怒りっぽい・口苦・のどの乾き、舌辺紅・舌苔黄、脈弦数などの症状がある。
治療経過：上述の肝経積熱に用いる処方で、10数回の針治療を行ったところ、目の赤みやゴロゴロする感じ、および全身の諸症状が消失した。さらに20数回の針治療を継続したところ、灰色の水泡が見えないほどの薄い翳となり、視力もだいたい正常になって諸症状が消失した。数カ月後、経過観察をしたが症状は再発していなかった。

注釈

本病症は繰り返し発症しやすいので、病状が消失したのちも、治療効果を持続させ、再発を予防するために、できれば治療をしばらく続けたほうがよい。また、普段から体を鍛え栄養を十分に取り、病気への抵抗力をつけておかなければならない。

34 赤膜下垂・血翳包睛

赤膜下垂とは、血脈が膜のように密集し、白目の上方からしだいに下の黒目へと広がる病症で、垂簾障・垂簾翳とも呼ばれる。早期治療を受けなければ病状が進行し、赤膜が黒目すべてを覆い、この状態を血翳包睛と呼ぶ。西洋医学でいうトラコーマ性パンヌスなどの眼科疾患に類似する。

病因病機

- トラコーマの悪化により、風熱邪毒が肺経から肝経に侵入し、血熱が壅滞し、赤膜下垂を引き起こす。
- 心火が内部で激しく亢進することで、肝火が旺盛になり、血分の熱が滞り瘀血を形成し、瘀血と熱邪が互いに結合し、血脈が密集し、血翳包睛を引き起こす。

弁証

赤膜下垂の場合、初期には、白目に毛細血管を含むきわめて薄い膜が生じ、それがしだいに下垂し黒目にまで及ぶが、その先端部とまだ覆われていない黒目の部分とにははっきりした境目がみられる。毛細血管の端には、常に小さな点状の混濁が認められる。

血翳包睛の場合は、赤膜がしだいに肥厚して縦横に広がる。両方とも、目がゴロゴロし痛む・光をまぶしく感じるなどの症状は共通するが、視力の低下は赤膜下垂より血翳包睛の方が顕著である。重症の

血翳包睛では視力障害が顕著であり，重度の場合は人か物かを見分けることさえできない。
- ●肺肝風熱で血熱壅滞（赤膜下垂）：目がゴロゴロし痛む・光をまぶしく感じる・畏風・暑がる・目が痒い・頭痛，舌質紅・舌苔薄黄，脈がときに浮数などの症状を現す。
- ●心肝熱熾・熱壅血瘀：黒目全体に血翳がみられ，ひどい場合，血翳が肉のように積み重なる。白目は赤紫色・悪熱・熱感のある涙が出る・黒目がチクチクする・イライラする・怒りっぽい・胸中煩熱・口苦・のどの乾き・小便に熱感があり赤い，舌質紅・舌苔黄，脈数などの症状を現す。

処方・手技

【基本穴】睛明・承泣・攢竹から魚腰穴への透刺・太陽穴・血海・膈兪

睛明・承泣には針を刺入し得気後，軽く捻転する。ほかの基本穴には瀉法を施す。
- ●肺肝風熱で血熱壅滞：基本穴に尺沢・太衝・風池・合谷を加えて瀉法を施し，諸穴に数分間の行針を行ったのち抜針する。さらに少商・大敦を加え，点刺して出血させる。
- ●心肝熱熾・熱壅血瘀：基本穴に曲沢・少府を加えて瀉法を施し，数分間の行針を行ったのち抜針する。また中衝・少衝を加え，点刺して出血させる。

処方解説

睛明・承泣・攢竹・魚腰穴は，清熱祛邪・活絡消滞し退翳の作用がある。血海・膈兪は清熱涼血・活血化瘀の作用がある。尺沢・少商は肺熱を清瀉することができる。太衝・大敦は肝火を清瀉する。風池・合谷は疏風清熱の作用がある。曲沢・少府・中衝・少衝は心火を清瀉することができる。

治療効果

本処方は，本病症に対し，中薬を服用した場合よりも優れた治療効果をもつ。一般的に，本処方で30回ほどの針治療を行うと赤みは消失する。重症の血翳包睛の場合，大抵は，赤膜が薄くなり諸症状がだいたい消失するまでに，50回以上の針治療が必要である。完全にもとの状態にまで回復することは難しい。

症例

患者：宋〇〇，男性，41歳。
初診：1975年10月17日
所見：トラコーマを患い数年間が経過し，症状が軽くなったり悪くなったりを繰り返した。数カ月前に再び悪化し，黒目の上方に毛細血管の浮き出た薄膜が生じ，しだいに瞳の部分にまで下垂し，目が痒かったり痛かったりし，ゴロゴロして不快感を覚える。光をまぶしく感じる・光を恐れる・熱感のある涙が出る・悪熱。風に当たると，目のゴロゴロした不快感・痛み・光をまぶしく感じるなどの症状がさらに悪化する。舌質紅・舌苔薄黄，脈浮弦でやや数。
治療経過：上述の肺肝風熱に用いる処方で10数回の針治療を行うと，諸症状が著しく改善された。30数回の針治療後，赤膜および諸症状が消失し完治した。

注釈

本病症で重症の場合は，1日も早く高い治療効果を得るため，中西両医学のほかの治療法を併用したほうがよい。また，瞳孔が縮小した場合は散瞳薬を併用する必要がある。

35 角膜の瘢痕

本病症は，黒目の疾患の治癒後に残る瘢痕翳のことを指し，中国では宿翳と呼ばれる。

病因病機

本病症は，聚星障・角膜潰瘍・化膿性角膜炎・角膜実質炎・黒目の外傷などの疾患の治癒後，残った瘢痕のことである。

弁証

黒目に白色の翳がみられ，大小不均等で形状も均一でなく，発症部位不定，厚みも不均一，表面は滑らかで辺縁がはっきりとみられ，目に充血と痛みはない。翳が瞳を遮らなければ視力に対する影響は少ないが，翳が黒目の中央に位置し瞳を遮ると，視力

を著しく低下させる。また，熱邪がまだ少し残る場合，ときに目に軽度の充血があり，舌質紅・舌苔黄などの症状を現す。
- ●気血鬱滞：血脈は翳の中へ伸びる。舌質紫暗かあるいは紫斑がよくみられる。
- ●肝腎陰虚：目の乾燥感があり，頭のふらつき・耳鳴り・頬の紅潮・潮熱・腰や膝がだるく力が入らない・盗汗，舌質紅・舌苔少，脈細数などの症状を現す。
- ●気血不足：顔色に艶がない・息切れ・力が出ない・動悸・頭のふらつき，舌質淡・舌苔白，脈細弱などの症状を現す。

処方・手技

【基本穴】睛明・承泣・太陽穴・太衝・風池・血海・膈兪

熱邪がまだ少し残る場合は，睛明・承泣には補法を施し，ほかの基本穴には瀉法を施し，数分間の行針を行ったのち抜針する。
- ●気血鬱滞：睛明・承泣には補法を施し，ほかの基本穴には瀉法を施し，20分間置針し，間欠的に行針をする。
- ●肝腎陰虚：基本穴に平補平瀉法を施し，肝兪・三陰交・腎兪・太渓を加えて補法を施し，数分間の行針を行ったのち抜針する。
- ●気血不足：基本穴に平補平瀉法を施し，脾兪・足三里・三陰交を加えて補法を施し，20分間置針し，間欠的に行針をする。

処方解説

睛明・承泣・太陽穴は患部取穴であり，活絡消滞し翳を退ける作用がある。太衝は循経取穴で，目に作用し活絡消滞し翳を退ける作用もある。風池は目に近い腧穴で，活絡明目する作用があり，平肝し風を鎮める作用がある。血海・膈兪は活血化瘀消滞し翳を退ける。置針せずすばやく抜針すると，清熱涼血の効果がある。肝兪は肝陰を補益する。三陰交は肝腎および脾胃の陰を補益し，長く置針すると，肝腎の精血を補い，さらに健脾し脾の運化作用や気血の生化を促進する。腎兪・太渓は腎陰を補益する。脾兪・足三里は，気血生化の源である脾胃を健全にする。

治療効果

本病症の治療は難しいが，罹病期間が短くて翳が薄い場合は，長期間の針治療を続ければ，一定の治療効果が期待できる。罹病期間が長くなると針治療の効果は出にくい。

症例

患者：喬〇〇，女性，53歳。
初診：1977年11月16日
所見：左目に聚星障を患い，すでに半年余りが経過した。初期は黒目に灰白色の点状の翳があちこち現れ，翳は針先大から米粒大までの大きさである。目がゴロゴロして痛む・光を恐れる・涙が出る・毛様体が赤い・のどの痛み・口渇。中薬・西洋薬での治療を数カ月間受けたのち，点状の混濁がやや改善され，ほかの症状も消失し数カ月が経過したが，重度の視力低下は続き，日中でも人の顔を見分けることが困難なほどである。少し目の乾燥感があり，舌質紅・舌苔少。
治療経過：上述の肝腎陰虚に用いる処方で100数回の針治療を行うと，点状の混濁はさらに減少して，一部は著しく薄くなり縮小した。視力は顕著に改善され，人の顔を見分けられるほど，はっきりと見えるようになった。

注釈

針治療は，本病症に対しての効果が好ましくなく，罹病期間の長いものには無効である場合もあるので，中西両医学のほかの治療法を併用すべきである。針灸治療を行う場合も，少なくとも100回以上の針治療を継続する必要がある。

36 瞳神緊小・瞳神乾缺

瞳孔が正常な拡大・縮小機能を失い，縮小し続けることを瞳神緊小という。重症の場合，瞳孔は針の穴ほどに小さくなる。瞳孔固有の円形が崩れ，縁はノコギリの歯の形や梅花の形になり，虹彩が枯れたように乾燥し艶のない状態になることを瞳神乾缺という。瞳神乾缺は，瞳神緊小の治療を行わなかったために起こる。瞳神緊小は，西洋医学でいう虹彩毛様体炎に類似する。瞳神乾缺は，西洋医学でいう慢性虹彩毛様体炎によくみられる症状である。

病因病機

- 風熱の邪が侵襲し肝経に鬱結するか，あるいは肝胆の火熱が内部で亢進し，邪熱が眼球部に上攻する。
- 外部から侵入した風湿が長く鬱し熱化するか，あるいは，平素から陽が盛んな体に，体内に邪熱が蓄積し，さらに風湿の外邪を感受すると，風湿と内熱が結びつき上昇して目を侵す。
- 病気が長期化し陰を傷めると，肝腎の陰が損耗され虚火が炎上する。

以上の原因から，熱が瞳孔を灼くと瞳神緊小を引き起こし，熱が陰精を灼いて，瞳孔の栄養や潤いを失うと瞳神乾缺を引き起こす。

弁証

本病症の初期は，ときに頭痛・眼球の下垂感を伴う痛み・目の充血・目がゴロゴロする・涙が出る・光をまぶしく感じる・目を開けられない・物がはっきり見えない・目の前を蚊やハエが飛んでいるように見える・毛様体の充血・黒目の後部に霧がかかったような混濁があるが表面は光沢があるなどの症状がある。

のちに，黒目の下部に針の先ほどの小さな点が現れ，瞳孔がしだいに縮小し，重症の場合，瞳孔の縁あるいは中央に，白色の糸状または塊状のものが現れ，前房蓄膿などの症状を伴う。治療を行わないと，虹彩や瞳孔が乾缺症を起こす。

- **肝経風熱**：頭痛・悪寒発熱・舌苔薄白あるいは薄黄，脈浮数などの症状を現す。
- **肝胆火熾**：イライラする・怒りっぽい・口苦・のどの乾き，舌辺紅・舌苔黄，脈弦数などの症状を現す。
- **風湿挟熱**：頭重・胸悶・四肢および体幹部がだるく疼痛，舌苔黄膩，脈弦あるいは濡数などの症状を現すことが多い。
- **肝腎陰虚**：病状が緩和したり病気が後期になると，両目の乾燥・充血と痛みはひどくなく軽減したり悪化したり発症したり止んだりする・めまい・耳鳴り・潮熱・盗汗・口やのどが乾く，舌質紅・舌苔少で津液不足，脈細数などの症状を現す。

処方・手技

【基本穴】晴明・球後・太陽・血海

- **肝経風熱**：晴明・球後に針を刺入し得気後，軽く捻転し，そのほかの基本穴に瀉法を施す。太衝・風池・外関・合谷を加えて瀉法を施し，数分間の行針を行ったのち抜針する。
- **肝胆火熾**：基本穴の刺法は同上。太衝・侠渓・風池を加えて瀉法を施し，諸穴に数分間の行針を行ったのち抜針する。さらに大敦・足竅陰を加え，点刺して出血させる。便秘の場合は，さらに上巨虚・支溝を加え，点刺して出血させ，数分間の行針を行ったのち抜針する。
- **風湿挟熱**：肝経風熱に用いる処方を基本にし，さらに陰陵泉・三焦兪を加えて瀉法を施し，数分間の行針を行ったのち抜針する。
- **肝腎陰虚**：晴明・球後の刺法は同上。そのほかの基本穴に平補平瀉法を施す。肝兪・三陰交・腎兪・太渓を加え，補法を施し，諸穴に数分間の行針を行ったのち抜針する。

処方解説

晴明・球後・太陽穴は祛邪活絡し，患部の病症を治療する。血海は清熱涼血解毒し活血化瘀消滞の作用がある。太衝は肝経の邪熱を清瀉し，平肝し風を鎮める。風池・外関・合谷は風熱邪毒を疏散し，活絡・明目する。侠渓・大敦・足竅陰も肝胆の火熱を清瀉する効能がある。上巨虚は陽明を清し，腑実を通す。支溝は三焦を瀉し，腑実を通し，邪熱を便とともに排出する。陰陵泉は醒脾して清熱祛湿する作用がある。三焦兪は上・中・下焦の気機を疏通・調節し，熱を瀉し湿を除去する。肝兪は肝陰を補益する。三陰交は肝腎および脾胃の陰を補う。腎兪・太渓は腎陰を補う。

治療効果

本処方は，本病症に対し一定の治療効果をもつ。実証の瞳神緊小に属する場合は，30～40回の針治療で回復できる。虚証で瞳神乾缺が発生している場合は，4～5クールの針治療ではじめて改善されるが再発しやすい。

症例

患者：曹〇〇，女性，49歳。
初診：1976年9月4日
所見：10数日前から，目が充血して腫れて痛む・眉弓および側頭部が痛む・物がはっきり見えない・目の前を蚊やハエが飛んでいるように見え

る・頭部および身体が重だるい・四肢の関節がだるく痛むなどの症状が始まった。西洋薬を服用後，目の充血・腫痛が大幅に改善され，そのほかの諸症状もやや軽減した。瞳孔がやや小さく，その縁は円形でないように見え，両目とも同様。さらに黒目の後部が濁る・毛様体の充血，舌苔黄膩，脈濡やや数などの症状を伴う。

治療経過：上述の，風湿挟熱に用いる処方で30数回の針治療を行うと，瞳孔の外観は正常になり，諸症状も消失した。2カ月後に経過観察をしたが，視力は正常で諸症状は再発していなかった。

注釈

①本病症はきわめて重症の眼科疾患で，病状が非常に重いかあるいは長期化すると，緑内障を引き起こす可能性がある。水晶体がひどく混濁し房水が枯れ果てると，失明に至る場合もある。そのため早急に治療し，必要に応じて中西両医学のほかの治療法を併用すべきである。

②本病症発症の初期に，1％のアトロピン液あるいは軟膏などを点眼し，早急に十分に散瞳させれば，瞳神乾缺および多種の合併症を予防でき，また患部の疼痛の緩和が可能である。このような治療法も併用するべきである。

37 緑風内障（緑内障）

本病症は，失明する危険性の高い眼科疾患であり，特徴として，瞳孔散大・瞳の色が淡緑色になる・眼球が硬くなる・視力減退などの症状がある。

病因病機

- 肝胆の火が盛んであるか，あるいはさらに外風を感受し，風と火が合し，目に上攻したため気滞血鬱となり，房水が瘀滞積聚する。
- 脾湿から痰が生じ，痰が鬱結して火化し，熱が激しくなって風を生じ顔面部の清竅を阻滞し鬱滞すると気血津液がめぐらなくなる。
- 肝気鬱滞で，気と火が上逆し目に上攻する。
- 肝腎の陰が不足し，虚熱が内生し，目へ上炎する。
- 肝腎の精血が不足する。
- 肝胃虚寒で痰飲が停滞し，飲邪が上逆する。
- 気血が不足する。

弁証

本病症には，急性発症する場合と緩やかに進行する場合がある。発症時には，頭に裂けるような激痛が起こり，眼窩や前頭部および側頭部の痛みが激しく，眼球が脱出してしまいそうに感じるほどの脹痛がある。物がぼんやり見える・灯りの周りに虹がぼうっと見える・眼瞼が赤く腫れる・毛様体の充血あるいは白目の混合性充血が起こる。また瞳孔散大し，ぼんやりとした淡緑色を呈し，眼球部分に指を当てると硬く，ひどい場合は石のような硬い腫れを感じる場合もある。

誤診などで病気が長期化すると，瞳孔が散大して長い間収縮せず，水晶体が日増しに灰黄色になる。これを黄風と呼び，視力が完全に消失する場合が多い。

- **肝胆火盛・風火攻目**：発症は急激で，イライラする・怒りっぽい・口苦・のどの乾き，舌質紅・舌苔黄，脈弦数などの症状を現すことが多い。さらに外風の侵襲を兼ねる場合には，悪寒発熱，脈浮などの症状も兼ねる。
- **痰火動風・上阻清竅**：悪心・嘔吐・胸脘煩悶，舌質紅・舌苔黄膩，脈滑数あるいは弦滑で数などの症状を伴うことが多い。
- **肝気鬱滞・気火上逆**：気分が憂うつ・胸脇脹悶あるいは疼痛・頻繁にあくびをする・食が進まない・むかつき・口苦・のどの乾き・イライラする・不安，舌質紅・舌苔黄，脈弦数などの症状を現す。
- **肝腎陰虚・風陽上擾**：頬の紅潮・潮熱・両目の乾燥・めまい・耳鳴り・口やのどの乾燥・腰や膝がだるい・心煩・不眠，舌質紅・舌苔少で津液不足，脈細数あるいは細数などの症状を現す。
- **肝腎精血不足**：熱症状はなく，めまい・耳鳴り・腰や膝がだるい・精神疲労・倦怠感，舌質淡，脈細などの症状を現す。もしも，さらに顔面㿠白・四肢の冷え・悪寒，脈沈遅を兼ねる場合には，陽気不足の傾向がある。
- **肝胃虚寒・飲邪上逆**：頭頂部の頭痛・乾嘔あるいは涎を嘔吐・食が進まない・腹部脹満・精神疲労・力が出ない・四肢が温かくない，舌質淡・舌苔白，脈弦などの症状を現す。
- **気血不足**：息切れ・自汗・唇と爪の色に艶がない・動悸・顔面蒼白，脈細で弱などの症状を現す。

処方・手技

【基本穴】睛明・球後・太陽穴・太衝

- 肝胆火盛・風火攻目：睛明・球後に針を刺入し得気後，軽く捻転する。そのほかの腧穴に瀉法を施す。さらに肝兪・侠渓を加えて瀉法を施し，諸穴に数分間の行針を行ったのち抜針する。さらに大敦・足竅陰を加え，点刺して出血させる。外風の侵襲を兼ねる場合には，さらに風池・外関・合谷を加えて瀉法を施し，数分間の行針を行ったのち抜針する。

- 痰火動風・上阻清竅：上述した，肝胆火盛・風火攻目に用いる処方を基本にし，豊隆・中脘を加えて瀉法を施し，数分間の行針を行ったのち抜針する。さらに厲兌を加え，点刺して出血させる。

- 肝気鬱滞・気火上逆：肝胆火盛・風火攻目に用いる処方を採用する。食欲不振・悪心がある場合には，足三里・内関を加えて瀉法を施し，数分間の行針を行ったのち抜針する。

- 肝腎精血不足：睛明・球後の刺法は同上で，太陽穴・太衝を平補平瀉法に変更する。肝兪・三陰交・腎兪・太渓を加えて補法を施し，諸穴に20分間置針し，間欠的に行針を行う。陽気虚に偏る場合には，諸穴に30分間置針し，間欠的に行針を行い，抜針後，艾炷灸か棒灸を加える。肝腎の陰が不足し風陽が上擾する場合は，諸穴に数分間の行針を行ったのち抜針する。

- 肝胃虚寒・飲邪上犯：睛明・球後・太陽穴・太衝への刺針・補瀉方法は，肝腎の精血が不足する場合と同様で，肝兪を加えて平補平瀉法，脾兪・足三里を加えて補法，陰陵泉・三焦兪・豊隆を加えて瀉法を施し，諸穴に30分間置針し，間欠的に行針を行い，抜針後，艾炷灸か棒灸を加える。

- 気血不足：基本穴に脾兪・足三里・三陰交・膈兪を加えて補法を施し，諸穴に20分間置針し，間欠的に行針を行う。

処方解説

　睛明・球後・太陽穴は患部取穴であり，祛邪活絡の作用がある。太衝は循経取穴で目に効果があり，肝経の邪熱を清瀉し気血を整え疏通し，平肝し，風を鎮める。肝兪に，瀉法を施しすばやく抜針すると，肝火を清瀉する。肝兪に補法を施し長く置針すると，肝血を補益し，補法を施し長く置針し灸を加えると，温陽し，補法を施しすばやく抜針すると，肝陰を補益する。肝兪に平補平瀉法を施し灸を加えると，肝気を疏通し整え，肝の寒を温散する。侠渓・大敦・足竅陰も肝胆の火熱を清瀉する。風池・外関・合谷は，風熱邪毒を疏散し活絡して明目の作用がある。豊隆に瀉法を施し，すばやく抜針すると熱痰を清化し，長く置針し灸を加えると痰飲を温化する。中脘は清瀉して和胃化痰の作用がある。厲兌は脾胃の邪熱を清瀉し，豊隆・中脘の痰火を清化する作用を強める。足三里に，瀉法を施すと脾胃を整え気逆を降下させ，補法を施すと健脾・健胃し気血の生化を促進し，灸を加えると温中散寒の作用を強化できる。内関は，寛胸利膈・和胃降逆の作用がある。三陰交に補法を施し，すばやく抜針すると肝腎および脾胃の陰を補い，長く置針すると健脾・健胃し気血の生化を促進し，灸を加えると陽気を温補する作用がある。腎兪・太渓に補法を施し，長く置針すると腎精を補い，さらに灸を加えると温腎壮陽の作用を強化し，すばやく抜針すると主として腎陰を補益する作用がある。脾兪は，健脾・健胃し気血の生化を促進する作用があり，灸を加えると温中散寒の作用を強化できる。陰陵泉は醒脾利湿・温陽化飲の作用がある。三焦兪は三焦を温め調整し，水道を疏通し化飲する作用を強める。膈兪に補法を施すと補血養血する。

治療効果

　本処方は，本病症に対し，中薬を服用した場合よりも優れた治療効果をもつ。一般的に，本処方で30～50回の針治療を行うと症状は消失する。しかし，繰り返し再発する患者も少なくない。繰り返し再発する患者にとっても本処方は有効である。

症例

患者：張〇〇，男性，48歳。
初診：1977年5月22日
所見：10数日前から発症し，頭痛の激しい部位は前頭部・眉弓で，さらに眼球に脹痛があり，視力が急激に低下した。西洋医学の緑内障と診断され，西洋薬を服用し諸症状がやや改善された。毛様体の充血・白目が少し赤みを帯びる・瞳孔散大・瞳の内部が淡緑色・黒目に霧状の混濁がある・眼球に触れると非常に硬い・悪心・嘔吐・胸脘煩悶・イライラする・不安・のどは渇くが多くは飲めな

い・大便は少し乾燥・小便に熱感があり赤い，舌質紅・舌苔黄膩，脈弦滑やや数。
治療経過：上述した，痰火動風・上阻清竅に用いる処方で2回の針治療を行ったのち，諸症状が著しく改善された。40数回の針治療を継続したところ，諸症状が消失した。4カ月後に経過観察をしたが，諸症状は再発していなかった。視力も正常である。

注釈

治療が遅れたり誤った治療をしたり，あるいは本病症が繰り返し再発し，眼球がときどき硬く張り，瞳孔の散大が長く続きなかなか収縮しなければ，視力がしだいに低下し，最終的には失明する恐れがあるので，至急治療を行う必要がある。本病症は，中西両医学のほかの治療法を併用すべきである。縮瞳薬は，1～2％のピロカルピンあるいは0.5～1％のエゼリンなどを使うとよい。長く治療しても病症が軽減しない，あるいは軽減したのち再び発病する場合は，手術療法を考慮する必要がある。

38 青風内障（緑内障）

本病症の初期は，はっきりとした異常はなく，眼球がしだいに硬くなり，瞳孔の色は青山に淡い煙が立ちこめたような状態で，視野が狭くなり最終的に失明に至る。本病症の進行は緩やかで発見しにくく，気がついたときにはすでに中期・晩期であることが多い。

病因病機

- 肝鬱気滞から化火し，気と火が上逆するため気血が不和となり，脈絡が鬱滞され房水が阻滞する。
- 脾の湿から痰が生じ，さらに化火し，痰火となり上昇して混乱させる。
- 陰虚内熱から風が起こり，虚風内動し，目絡が不和となり，房水が瘀滞される。
- 肝腎の精血の不足，あるいは気血とも虚弱であるため，目絡が栄養を失い不和となり，房水が阻滞される。

弁証

初期は自覚症状がなく，眼内・外を検査してもはっきりとした異常がみられない。病状が進行するにつれ，視力はまだ問題ないが，視野が日ごとに狭くなり，瞳孔散大し，瞳の色が淡緑色になり，眼球を指で触れると徐々に硬さが増してくる。
病状が悪化し進行すると，視力もしだいに低下し，視野が極度に狭くなり，眼球が石のように硬く脹る。最終的には，視力が完全になくなり失明する。

- **気鬱化火**：脇痛・胸悶・頻繁なあくび・気分が晴れ晴れしないときに増悪・イライラする・怒りっぽい・口苦・のどの乾き・食が進まない・腹部の脹満感，舌質紅・舌苔黄，脈弦数などの症状を現す。
- **痰火上擾**：胸脘煩悶・吐き気・痰が多く出る・動悸・煩躁・口苦して粘る，舌質紅・舌苔黄膩，脈滑数あるいは弦滑で数などの症状を現す。
- **陰虚内熱動風**：目の乾燥感・頬の紅潮・潮熱・イライラする・不安・口やのどが乾く・腰や膝がだるい，舌質紅・舌苔少で津液不足，脈弦細数あるいは細数などの症状を現す。
- **肝腎精血不足**：熱症状はない・めまい・耳鳴り・精神疲労・力が出ない・腰や膝がだるい，舌質淡，脈細などの症状を現す。陽虚に偏る場合は，さらに，顔面蒼白・悪寒・四肢逆冷，脈遅で無力などの症状を現す。
- **気血とも虚弱**：息切れ・自汗・動悸・顔面蒼白・唇と爪の色が悪い，舌質淡・舌苔白，脈細で弱などの症状を現す。

処方・手技

【基本穴】睛明・球後・太陽穴・太衝

- **気鬱化火**：睛明・球後には針を刺入し得気後，軽く捻転する。太陽穴・太衝には瀉法を施す。さらに肝兪・侠渓を加えて瀉法を施し，諸穴に数分間の行針を行ったのち抜針する。大敦・足竅陰を加え，点刺して出血させる。食が進まない・吐き気などの症状がある場合は，さらに足三里・内関を加えて瀉法を施し，数分間の行針を行ったのち抜針する。痰火が上擾した場合は，さらに中脘・豊隆を加えて瀉法を施し，数分間の行針を行ったのち抜針する。さらに厲兌を加え，点刺して出血させる。
- **肝腎精血不足**：睛明・球後の刺針法は同上で，太陽穴・太衝を平補平瀉法に変更し，肝兪・三陰交・

腎兪・太渓を加えて補法を施し，諸穴に20分間置針し，間欠的に行針を行う。陽虚に偏る場合は，諸穴に30分間置針し，間欠的に行針を行い，刺針後，艾炷灸か棒灸を加える。陰虚内熱から虚風が内動した場合は，諸穴に数分間の行針を行ったのち抜針する。
- ●気血ともに虚弱：基本穴に脾兪・足三里・三陰交・膈兪を加えて補法を施し，諸穴に20分間置針し，間欠的に行針を行う。

処方解説

「37．緑風内障（緑内障）」（p.552）の処方解説を参照する。

治療効果

本処方は，本病症に対し一定の治療効果をもつ。中薬を服用した場合よりも即効性があり再発も少ない。一般的には，本処方で5～6クールの針治療を行うと，症状が消失するか著しく改善される。ただし，早期治療を行った場合を除けば，多くの場合は再発することが多い。再発の場合においても本処方を使用できる。

症例

患者：張〇〇，男性，53歳。
初診：1976年7月22日
所見：最近の1カ月余りで，視野が著しく狭くなり，眼球が脹痛し，灯りの周りには虹がぼうっと見える。西洋医に緑内障と診断され，西洋薬を服用したが，あまり効果が現れない。瞳孔はやや大きく淡緑色で，眼球を指で触れると硬い。視力はまだ問題ない，胸脇脹悶・イライラする・怒りっぽい・口苦・のどの乾き・食欲不振・げっぷと同時に酸水を吐く，舌質紅・舌苔黄，脈弦でやや数。
治療経過：上述の気鬱化火に用いる処方で，10数回の針治療を行ったところ，諸症状が改善された。同様の処方で40数回の針治療を行ったところ，諸症状が消失し視力もほぼ正常に戻った。数カ月後に経過観察をしたが，再発していなかった。

注釈

「37．緑風内障（緑内障）」（p.552）とほぼ同様である。

39 老人性白内障

本病症は，水晶体が混濁し，視力が徐々に低下し失明に至る眼科疾患である。中国では圓翳内障といい，最終的に水銀の玉のような円形の翳が瞳孔の中央に現れるので，このように名付けられた。本病症に対して，歴代の文献では，銀内障・浮翳・滑翳・氷翳・沈翳・黄心白翳・棗花翳と呼ばれる場合があるが，実は異名同病であり，病変の段階・程度・形状などが異なるだけである。

病因病機

- ●肝腎ともに損耗され，精血不足から目が栄養を失う。
- ●脾虚で運化できず，精気不足から水晶体が栄養を失う。
- ●肝経に熱が鬱滞し，眼に上攻する。
- ●平素から陰虚体質であり，陰虚から目に潤いがなくなり，さらに脾が運化作用をせず，湿が溜まり熱化し，湿熱が目に上攻する。

弁証

初期には，物がぼんやり見え，物を見る際，常に決まった位置に点状・線状・円盤状の陰影の存在を自覚し，ハエが飛んでいるように見え，1つの物が数個に見えたりする。瞳孔を検査すると，拡大と収縮は正常である。

初期は，水晶体の縁に混濁があり，縁がノコギリの歯の形をしている。中期は，水晶体が灰白色で，水面に浮いた油脂のように見える。末期は，水晶体のすべてが混濁し白色の円形になる。
- ●肝腎精血不足：めまい・耳鳴り・腰や膝がだるい，舌質淡，脈細などの症状を現す。腎陽虚に偏る場合は，顔面晄白・悪寒・四肢逆冷，脈沈遅無力などの症状を現す。肝腎陰虚の場合は，頬の紅潮・潮熱・両目の乾燥感・腰や膝がだるい，舌質紅・舌苔少で津液不足，脈細数あるいは弦細数などの症状を現す。
- ●脾気虚弱：顔色萎黄・食が進まない・腹部の脹満感・泥状便・倦怠感・力が出ない，舌質淡・舌苔白，脈弱緩などの症状を現す。
- ●肝熱上擾：頭痛・めまい・イライラする・怒りっ

ぽい・口苦・のどの乾き，舌質紅・舌苔白，脈弦数などの症状を現す。
- **陰虚に湿熱が挟雑する**：両目の乾燥感・見る物がぼんやりかすむ・めまい・耳鳴り・腰や膝がだるい・潮熱・心煩・口臭があり粘る・大便がすっきり出ない・小便黄赤色，舌質紅・舌苔黄膩，脈滑数あるいは濡数などの症状を現す。

処方・手技

【基本穴】睛明・球後

針を刺入し得気後，軽く捻転する。

- **肝腎精血不足**：基本穴に肝兪・三陰交・腎兪・太渓を加えて補法を施し，諸穴に20分間置針し，間欠的に行針を行う。腎陽虚に偏る場合は，諸穴に30分間置針し，間欠的に行針を行い，その後，艾炷灸か棒灸を加える。肝腎陰虚の場合は，諸穴に数分間の行針を行ったのち抜針する。
- **脾気虚弱**：基本穴に脾兪・三陰交・足三里を加えて補法を施し，諸穴に20分間置針し，間欠的に行針を行う。脾陽不足で悪寒・四肢逆冷がある場合は，諸穴に30分間置針し，間欠的に行針を行い，その後，艾炷灸か棒灸を加える。
- **肝熱上擾**：基本穴に太陽穴・風池・太衝・侠渓を加えて瀉法を施し，諸穴に数分間の行針を行ったのち抜針する。大敦・足竅陰を加え，点刺して出血させる。
- **陰虚に湿熱が挟雑する**：基本穴に三陰交・太渓を加えて補法，陰陵泉・内庭を加えて瀉法を施し，諸穴に数分間の行針を行ったのち抜針する。さらに隠白・厲兌を加え，点刺して出血させる。

処方解説

睛明・球後は祛邪活絡消滞の作用がある。肝兪に補法を施し，長く置針するかあるいは灸を加えると肝血を補益でき，すばやく抜針すると肝陰を補益する。三陰交に補法を施し，長く置針するかあるいはさらに灸を加えると，肝腎の精血を補い，健脾・健胃し気血の生化を促進するが，すばやく抜針すると，おもに肝腎や脾胃の陰を補う。腎兪・太渓に補法を施し，長く置針すると腎精腎気を補益し，灸を加えると陽気を補う作用をさらに強化でき，すばやく抜針すると腎陰を補益する。脾兪・足三里は健脾益気の作用があり，灸を加えると，脾陽を補益する作用をさらに強化できる。風池は清熱・活絡・明目の作用があり，また，平肝潜陽して風を鎮める。太衝・侠渓・大敦・足竅陰は肝火を清瀉する作用がある。陰陵泉・内庭・隠白・厲兌は脾胃の湿熱を清利する。

治療効果

本処方は，本病症の早期の患者に対し一定の治療効果をもつ。ただし，長期的に治療を続けること（15回の治療を1クールとし，少なくとも5クール以上）が必要である。末期に近づくほど治療効果は良くない。水晶体が完全に混濁状態になると，一般的に治療は難しくなる。

症例

患者：宋○○，男性，71歳。

初診：1976年7月12日

所見：物がはっきり見えず，常に目の前の決まった位置に点状の陰影があり，1つの灯りが数個に見えた。中薬を20数日間服用したが，症状は改善されなかった。目を検査すると，水晶体の縁にノコギリの歯状の混濁がみられ，頭のふらつき・耳鳴り・腰や膝がだるい，舌質淡・舌苔白，脈細などの症状がある。早期白内障と診断され，肝腎精血不足に属する。

治療経過：上述の処方で20数回の針治療を行ったところ諸症状は軽減した。1クールごとに5日間の間隔を空け治療を行い，合計5クールの治療を行うと，ノコギリの歯状の混濁やそのほかの諸症状が消失し，視力も正常に戻った。1カ月後に経過観察を行ったが，再発していなかった。

注釈

①本病症は失明の危険性のある重度の眼科疾患で，ある程度症状が進行すると，針灸治療はもとより薬での治療も難しくなる。そのため早急に治療を行い，針灸治療と同時に中西両医学の薬物治療を併用する必要がある。

②水晶体の灰白色の混濁が視界を大きく遮る状態で，針灸治療や薬物治療も効果がない場合は，翳が進行するのを待ち，水晶体が完全に混濁し白色の円形になり，虹彩の陰影がなくなっている状態（懐中電灯で眼球側面から水晶体を照らし検査する）であれば手術療法を行う。

40 外傷性白内障

　本病症は，外傷により引き起こされる水晶体の混濁である。中国では震驚内障と呼ばれる。

病因病機

　頭部・眼部の挫傷や鋭器による眼部外傷のため，血絡が傷められ瘀血が阻滞するか，あるいは水晶体が破損したことにより起こる。

弁証

　初期は，目の灼熱感と疼痛・光をまぶしく感じる・涙が出るなどの症状が現れる。その後，水晶体の混濁がみられるようになり，ひどい場合は，数日以内に水晶体のすべてが完全に混濁し視力障害を起こす。

処方・手技

【基本穴】睛明・球後・攢竹から魚腰穴への透刺・太陽穴・風池・太衝・血海・膈兪

　睛明・球後には針を刺入し得気後，軽く捻転し，ほかの基本穴には瀉法を施す。20分間置針し，間欠的に行針を行う。灼熱感が顕著でほかの熱症状もある場合には，基本穴に数分間の行針を行ったのち抜針し，大敦を加え，点刺して出血させる。

処方解説

　睛明・球後・太陽穴は患部取穴で，風池は目に近い腧穴で，祛邪活絡して化瘀消滞の作用がある。太衝は循経取穴で，理気し活血化瘀の作用がある。血海・膈兪も化瘀消滞の作用がある。基本穴からすばやく抜針すると，さらに清熱解毒の作用がある。大敦は肝胆の邪熱を清瀉する。

治療効果

　本処方は，本病症に対し，中薬を服用した場合よりも優れた治療効果をもつ。水晶体の混濁がひどくない場合は，30～50回の針治療で完治するか，ある程度の改善が可能である。ただし，水晶体が完全に混濁した場合には，治療効果は好ましくないか，ほとんど無効である。

症例

患者：孫〇〇，男性，29歳。
初診：1976年5月17日
所見：2日前，左目をぶつけてけがをした。眼窩や眼瞼が腫脹し青紫色になり，白目部分に少量の出血があり，光をまぶしく感じ，涙が出る。2日分の中薬を投与され服用したが，諸症状は改善されなかった。目が開けにくく，無理に開けると視力が著しく低下した。詳しく検査すると，水晶体に少量の灰白色の混濁が認められた。
治療経過：本処方で数回の針治療を行ったところ，眼窩や眼瞼の腫脹も白目の血の塊も消失した。しかし，水晶体の灰白色の混濁は依然消失せず，視力はやや改善されたが正常な状態までには回復していない。同様の処方でさらに30数回の針治療を行ったところ，水晶体の混濁点がしだいに消失し，視力も徐々に回復した。

注釈

　外傷による軽度の水晶体混濁に対し，針治療は効果がある。しかし，本病症は重症の眼疾患であるため，緑風内障などを続発する可能性がある。そのため病状が重い場合，針治療と同時に中西両医学のほかの治療法を併用するとよい。

　もし瘀が定着し時間が経てば，針治療およびほかの薬物療法は無効であるが，光に対する感覚や色覚に問題がなければ，半年あるいは1年後に手術療法を行うとよい。

41 先天性白内障

　本病症は，出生時に新生児の水晶体にすでにある程度の混濁がみられる眼科疾患である。中国では胎患内障と呼ばれる。

病因病機

　親からの遺伝・先天不足・胎児の脾腎両虚・妊娠時に妊婦が邪毒を感受・妊婦の薬物の服用などが原因となり，乳児の発育に影響することにより本病症が起こる。

出生後，乳児の栄養不良や体質虚弱により目絡が栄養を失う場合，さらに増悪する。

弁証

出生時，すでに水晶体に混濁がみられる。混濁の部位は不定で，形もさまざまである。多くの場合，身体は痩せて小さく，身体のほかの部分の発育不良を伴う。病状に変化のない場合が多いが，混濁が進行し視力を妨害する場合もある。

- **脾胃虚弱で気血不足**：食が進まない・腹部の脹満感・泥状便・顔や唇の色に艶がない，舌質淡・舌苔白，脈細弱などの症状を現す。
- **脾腎ともに虚弱**：発育障害・知能低下・骨格変形・毛髪が乾燥し希薄などの状症とともに，上述の脾胃虚弱症状を兼ねたり，四肢の冷えなどの腎陽虚症状がみられる。
- **腎陰不足**：潮熱・盗汗，舌質紅・舌苔少，脈細数などの症状を現す。

処方・手技

【基本穴】睛明・球後

針を刺入し得気後，軽く捻転する。

- **脾胃虚弱で気血不足**：基本穴に脾兪・足三里を加えて補法を施し，諸穴に20分間置針し，間欠的に行針を行う。四肢の冷えなどの陽虚症状を伴う場合，諸穴に30分間置針し，間欠的に行針を行うか，あるいは，針治療後，艾炷灸か棒灸を加える。腎陽虚症状を伴う場合，さらに腎兪・命門・復溜を加えて補法を施し，長く置針し，艾炷灸か棒灸を加える。
- **腎陰不足**：基本穴に腎兪・太渓・三陰交を加えて補法を施し，諸穴に数分間の行針を行ったのち抜針する。

処方解説

睛明・球後は，活絡消滞の作用があり明目する。脾兪・足三里は，健脾・健胃し気血の生化を促進する。腎兪に補法を施し，長く置針すると腎の精気を補い，灸法を加えると陽気を温補する作用が強くなり，すばやく抜針すると主として腎陰を補う。命門・復溜は腎の精気を補い，灸を加えると腎陽を壮んにし命火を補益する。太渓は腎陰を補益する。三陰交は肝腎の陰を補い，陰津生化の源である脾を健脾する。

治療効果

本処方は，本症状に対し一定の治療効果をもつ。比較的長い期間（少なくとも5クール以上）の針治療を続ける必要がある。

症例

患者：張〇〇，男児，1歳。
初診：1976年5月9日
所見：父親の話によると，患児が出生した数日後，右目の水晶体に少量の灰白色の混濁がみられ，身体が異常に痩せていた。その後も水晶体の混濁は小さくならず，ときに腹部に脹りがあり，灰白色の水様便を下し，中に消化されてない乳の塊がみられる。顔や唇の色に艶がない・毛髪は乾燥し希薄・泉門がなかなか閉合しない。最近は水晶体の混濁の範囲が大きくなる傾向がある。
治療経過：上述の脾腎ともに虚弱である場合に用いる処方で，20回の針治療を行ったところ，腹部の脹りが消失し，大便も正常に戻った。70数回の針治療後，水晶体の混濁はほとんど消失し，顔や唇の色が徐々に赤く潤い，精神状態も良くなり治癒した。

注釈

長期間の治療を行っても，無効，あるいは効果が好ましくない場合には，中西両医学のほかの治療法を併用するとよい。それでも無効，あるいは効果がなく，さらに視力障害がひどい場合は手術療法を考えてもよい。

42 硝子体混濁

本病症は，眼部の外観は正常だが，目の前に幻影が動いているようにみえる症状が現れる。ほとんどの場合ぶどう膜の炎症，硝子体の変性や出血により起こる。中国では雲霧移睛と呼ばれる。

病因病機

- 脾虚から運化作用が機能できず，水湿が内に蓄積し湿邪が目部を犯す。

第1節　眼科病症

- 湿が鬱結して熱化し上炎する。
- 湿が溜まって痰を生じ，痰濁が顔面部を犯す。
- 痰が鬱し，化熱し上昇して目部をかき乱す。
- 気分が晴れ晴れとせず肝気が鬱結し，気滞血瘀し，血行不良を起こし目絡が阻滞される。
- 肝鬱から化熱し肝経に沿って邪熱が上昇して目部をかき乱す。
- 肝腎が損耗し，精血が目に栄養を与えられないため目の光が衰える。
- 陰虚内熱で虚火が絡を傷める。
- 多種類の原因により気血ともに虚になり，目が栄養を失う。

弁証

本病症は，目の前が暗くなって見えなくなったり，クモの糸・雲・霧が漂い動くように感じるものである。ときには蚊や蝶が飛んだり，ヘビがとぐろを巻き，突然現れたり消えたりする。その色は青かったり黒かったりし，白や薄い黄色，赤い場合もある。それぞれ程度の差はあるが視力が減退し，ひどい場合は急激に低下する。

- **脾虚湿困**：顔色が蒼白か萎黄・食が進まない・腹部の脹満感・悪心・嘔吐したがる・倦怠感・力が出ない・ときに泥状便・四肢が重い，舌質淡嫩・舌苔白滑，脈濡緩などの症状を現す。湿が鬱滞し化熱する場合は，舌質紅・舌苔黄で，脈数に転じ，便がすっきり出ない・小便黄赤色・心煩・口苦などの症状を現す。
- **痰濁上犯**：上述の脾虚湿困の症状以外に，痰涎の嘔吐，舌苔膩などの症状も現れる。
- **痰濁が長く鬱滞し化熱する**：吐き出した痰は黄色く粘稠，舌苔黄膩，脈滑数などの症状を現す。
- **気滞血瘀**：胸脇脹満あるいは疼痛・頻繁なげっぷ，舌質暗紫あるいは瘀斑がある，脈弦緊あるいは渋などの症状を現す。
- **肝鬱が化熱し目に上擾する**：イライラする・怒りっぽい・口苦・のどの乾き，舌質紅・舌苔黄，脈弦数などの症状を現す。
- **肝腎精血不足**：目がぼんやりかすむ・めまい・耳鳴り・腰や膝がだるい，舌質淡，脈細などの症状を現す。
- **陰虚内熱で虚火上擾**：頬の紅潮・潮熱・頭のふらつき・耳鳴り・心煩・不眠・腰や膝がだるい，舌質紅・舌苔少で津液不足，脈細数あるいは弦細数などの症状を現す。
- **気血とも虚弱**：息切れ・力が出ない・倦怠感・精神疲労・顔と唇の色に艶がない・動悸・頭のふらつき，舌質淡・舌苔白，脈細弱無力などの症状を現す。

処方・手技

【基本穴】晴明・球後

針を刺入し得気後，軽く捻転する。

- **脾虚湿困**：基本穴に脾兪・足三里を加えて補法を施し，陰陵泉・三焦兪を加えて瀉法を施し，諸穴に20分間置針し，間欠的に行針を行う。湿が鬱滞し化熱する場合は，諸穴に数分間の行針を行ったのち抜針する。さらに隠白・厲兌を加え，点刺して出血させる。
- **痰濁上犯**：上述の脾虚湿困に用いる処方を基本にし，さらに中脘・豊隆を加えて瀉法を施し，20分間置針し，間欠的に行針を行う。
- **痰濁が長く鬱滞し化熱する**：湿が鬱滞し化熱する場合に用いる処方を基本にし，中脘・豊隆を加えて瀉法を施し，数分間の行針を行ったのち抜針する。
- **気滞血瘀**：基本穴に太陽穴・太衝・血海・膈兪を加えて瀉法を施し，諸穴に20分間置針し，間欠的に行針を行う。
- **肝熱上擾**：基本穴に太陽穴・風池・太衝・侠渓を加えて瀉法を施し，数分間の行針を行ったのち抜針する。さらに大敦を加え，点刺し出血させる。
- **肝腎精血不足**：基本穴に肝兪・腎兪・太渓・三陰交を加えて補法を施し，諸穴に20分間置針し，間欠的に行針を行う。主として腎陽虚で悪寒・四肢逆冷を伴う場合は，諸穴に30分間置針し，間欠的に行針を行い，抜針後，艾炷灸か棒灸を加える。陰虚内熱の場合は，諸穴に数分間の行針を行ったのち抜針する。
- **気血ともに虚弱**：基本穴に脾兪・足三里・三陰交・膈兪を加えて補法を施し，諸穴に20分間置針し，間欠的に行針を行う。

処方解説

晴明・球後・太陽穴は祛邪活絡して明目する。脾兪・足三里は健脾・健胃し，運化を促し気血生化を促進する。すばやく抜針すると，脾胃の陰を補益し清熱する作用がある。陰陵泉に瀉法を施し，長く置針すると醒脾利湿の作用があり，すばやく抜針すると脾胃の

559

湿熱を清利する作用がある。三焦兪は三焦の気機を疏通・調節し，水湿の邪を通利する。すばやく抜針すると清熱の効能もある。隠白・厲兌は脾胃の湿熱を清瀉する。中脘・豊隆に瀉法を施し，長く置針すると和胃し化痰降濁をし，すばやく抜針するとおもに熱痰を清化する。太衝に瀉法を施し，長く置針すると疏肝理気し，活血する作用があり，すばやく抜針すると，清熱・平肝し，風を鎮める効果がある。血海・膈兪は活血化瘀をする。風池は活絡して明目し，かつ平肝し陽を潜ませ風を鎮める。さらに外邪を疏散することができる。俠溪・大敦は肝火を清瀉する。肝兪に補法を施し，長く置針するかあるいは灸法を加えると肝血を補益し，すばやく抜針するとおもに肝陰を補益する作用がある。腎兪・太渓に補法を施し長く置針すると，腎精・腎気を補い，さらに灸法を加えると，温腎壮陽の作用を強める。また，すばやく抜針すると腎陰を補うことができる。三陰交に補法を施し，長く置針するかあるいは灸法を加えると，肝腎の精血を補益し気血生化の源である脾を健脾する。また，すばやく抜針すると肝腎や脾胃の陰を補益する。膈兪は補血養血の作用がある。

治療効果

本処方は，本病症に対し優れた治療効果をもつ。一般的に，実証の場合は約20回，虚証の場合は30～50回の針治療で症状が消失する。症状が消失したのち再発するケースもあるが，その場合も本処方を使用する。

症例

患者：郭○○，女性，34歳。
初診：1976年7月13日
所見：目の前に幻影が漂い，動いたり舞ったりし始めてから1カ月余りが経過し，目がぼんやりかすむ。西洋医学の検査で，眼底鏡で硝子体の中に塵状の混濁が認められ，硝子体混濁と診断された。西洋薬を10数日間服用したが，効果が好ましくない。眼部の外観は正常・頭重・胸脘痞悶・心煩・嘔吐したがる・便がすっきり出ない・小便に熱感があり赤い，舌質紅・舌苔黄厚膩，脈滑数。
治療経過：上述の痰濁が長く鬱滞し化熱する場合に用いる処方で数回の針治療を行ったところ，諸症状が軽減した。同様の処方でさらに20数回の針治療行ったところ，諸症状が消失した。

43 特発性失明

本病症は，眼部の外観は正常で，突然，片目あるいは両目の視力が急激に低下し，失明に至る重症の眼球内部の疾患を指す。多種類の眼底疾患や網膜中心動脈の閉塞，急性視神経炎などを原因とする。中国では暴盲と呼ばれる。

病因病機

● 気分が抑うつし，肝気が鬱滞し，気滞血瘀を生じ脈絡が塞がる。
● 激しい怒り・驚き・恐怖感などが，気機を逆乱させ，気血が上逆し目絡が阻滞される。
● 脂っこいもの・甘いもの・辛いものを食べ過ぎた結果，脾の運化作用が失調し，湿が集まり痰を生成し，痰濁が顔面部を犯し目絡が阻滞される。あるいは，痰濁が化熱し，顔面部の清竅を塞ぎ目絡が阻滞される。
● 肝火が目を上攻し，竅道が塞がれる。
● 陰虚で虚火が旺盛になるため，陽が亢進し風を生じ，気血が逆乱して上昇し目絡を塞ぐ。
● ぶつけるなどして目を傷める。

弁証

ほとんどの場合，発症する以前は目の不快感はなく外観にも異常はないが，突然，視力が急激に低下し失明する。あるいは，失明する前に，前頭部にかすかな痛みあるいは不快感があり，さらに眼球の圧痛や眼底部の刺すような痛みを覚えることもある。眼底を検査すると異常がみられる。

● 気滞血瘀：頭痛・目の痛み・胸脇脹満か疼痛・頻繁なげっぷ・怒りっぽい，舌質暗紫かあるいは紫斑がある・舌苔白，脈弦か渋などの症状を現す。
● 痰濁上犯：胸脇痞満・食が進まない・悪心・倦怠感・力が出ない・頭が重い・めまい，舌苔白膩，脈滑などの症状を現す。痰鬱化熱の場合は，痰が粘稠で黄色・心煩・口苦，舌苔黄膩，脈滑数などの症状を現す。
● 肝火上攻：頭のふらつきあるいは頭痛・イライラする・怒りっぽい・口苦・のどの乾き，舌質紅・舌苔黄，脈弦数などの症状を現す。

- ●陰虚火旺生風：めまい・耳鳴り・頬の紅潮・潮熱・心煩・不眠・腰や膝がだるい・口やのどの乾燥，舌質紅・舌苔少，脈弦細数などの症状を現す。

処方・手技

【基本穴】晴明・球後

針を刺入し得気後，軽く捻転する。

- ●気滞血瘀：基本穴に太陽穴・風池・太衝・血海・膈兪を加えて瀉法を施し，諸穴に20分間置針し，間欠的に行針を行う。また，突然の驚き・恐怖から，動悸・不安・精神恍惚状態などの症状が伴う場合，さらに心兪・神門・内関を加えて補法を施し，20分間置針し，間欠的に行針を行う。
- ●痰濁上犯：基本穴に脾兪を加えて補法を施し，中脘・豊隆・陰陵泉を加えて瀉法を施し，諸穴に20分間置針し，間欠的に行針を行う。痰鬱が化熱した場合は，諸穴に数分間の行針を行ったのち抜針する。おもに胃火が盛んで，口渇し，冷たい飲みものを好み，便秘する場合，さらに上巨虚を加えて瀉法を施し，数分間の行針を行ったのち抜針する。隠白・厲兌を加え，点刺し出血させる。
- ●肝火上攻：基本穴に太陽穴・風池・太衝・俠渓を加えて瀉法を施し，諸穴に数分間の行針を行ったのち抜針する。さらに大敦・足竅陰を加え，点刺して出血させる。
- ●陰虚火旺生風：基本穴に肝兪・三陰交・腎兪・太渓を加えて補法，風池・太衝を加えて平補平瀉法を施し，諸穴に数分間の行針を行ったのち抜針する。

処方解説

晴明・球後・太陽穴は患部取穴，風池は眼に近い腧穴で，いずれも祛邪活絡し明目して，患部の病症を治す。風池は，さらに平肝し風を鎮める作用がある。太衝は，疏肝理気し鬱結を解消する作用があり，すばやく抜針すると清熱し平肝する作用もある。血海・膈兪は活血化瘀して消滞をする。心兪・神門は心を補い安神の作用がある。内関は安神して理気降濁をする。脾兪に補法を施し，長く置針すると健脾・健胃し運化を促し，すばやく抜針すると陰を養い清熱の作用もある。中脘・豊隆は和胃して化痰降濁の作用があり，すばやく抜針すると，清熱化痰し和胃降濁の効果がある。陰陵泉は醒脾し化痰祛湿の作用があり，すばやく抜針すると清熱の効果もある。上巨虚・隠白・厲兌は脾胃の邪熱を清瀉し，上巨虚は，さらに便通を良くし邪熱を排便とともに排出する効能がある。俠渓・大敦・足竅陰は肝胆の火熱を清瀉する。肝兪は肝陰を補う。三陰交は肝腎および脾胃の陰を補う。腎兪・太渓は腎陰を補益する。

治療効果

本処方は，本病症に対し，中西両医学のほかの治療法よりも優れた治療効果をもつ。一部の患者は，20〜30回の針治療で視力が基本的には回復するが，60〜70回の針治療後，はじめて効果を現すケースもある。また，治療効果がない場合もある。

症例

患者：余○○，女性，6歳。

初診：1986年8月16日

所見：突然失明し，20数日が経過した。中薬と西洋薬を服用したが効果がない。眼部の外観は正常で，食が進まない・悪心・大便乾結・小便黄赤色，舌苔黄膩，脈滑数などの症状がある。

治療経過：上述の，痰濁上犯に用いる処方で10数回の針治療を行ったところ，食が進まないという症状が改善され，悪心がなくなり，大便・尿が正常に戻り，視力も5本の指を見分けられるまでに回復した。同様の処方でさらに20数回の針治療を行ったところ，視力が回復した。3カ月後に経過観察をしたが視力は正常である。

注釈

眼科疾患の重症症状には，がんを除けば，失明が最も重度な症状である。したがって，早急に治療をする必要がある。また，積極的に中西両医学のほかの治療法との併用を行うべきである。

44 視神経萎縮

本病症は，眼部の外観は正常であるが，視力がしだいに低下し，人か物かさえ見分けられず，明暗もわからなくなり，失明に至る眼科疾患である。本病症は，網膜色素変性・緑内障などの疾患から転化する場合や，頭部の外傷あるいはそのほかの全身の疾病から起こるものもある。中国では青盲と呼ばれる。

病因病機

- 肝腎が損耗して精血不足のため，顔面部の目に栄養を与えられない。
- 陰虚陽亢から目の潤いを失う。
- 心営の損耗で神気が虚し消耗されるため，視力が衰える。
- 脾腎の陽気が不足し栄養の精微が生化しないため，目に栄養が与えられず視力をしだいに失う。
- 気分が憂うつで肝気が鬱結し，目絡が阻滞される。
- 気滞血瘀から脈が閉塞され，目が栄養を失い，視力が消失する。
- 頭部外傷や腫瘍の圧迫で，脈道が阻滞される。

弁証

眼部の外観は正常であるが，視力が減退し，失明に至る。眼底を検査すると異常がみられる。

- 肝腎精血不足：頭のふらつき・耳鳴り・腰や膝がだるい，舌質淡，脈細などの症状を現す。
- 陰虚陽亢：頭のふらつきあるいは頭痛・頬の紅潮・潮熱・腰や膝がだるい，舌質紅・舌苔少で津液不足，脈弦細数などの症状を現す。
- 心営不足：動悸・不眠・健忘・多夢，舌質淡，脈細などの症状を現す。
- 脾腎陽虚：顔色萎黄かあるいは㿠白・食が進まない・泥状便・腰や膝がだるい・倦怠感・力が出ない・悪寒・四肢逆冷，舌質淡・舌苔白，脈沈細無力あるいは遅などの症状を現す。
- 肝気鬱結：胸脇の脹満か疼痛・げっぷ・怒りっぽい，舌苔白，脈弦などの症状を現す。肝鬱化熱した場合は，イライラする・怒りっぽい・口苦・のどの乾き，舌質紅・舌苔黄，脈弦数などの症状を兼ねる。
- 気滞血瘀：舌質暗紫かあるいは紫斑がある，脈弦か渋などの症状を兼ねる。また，外傷歴や頭痛・健忘などの症状があったり，腫瘍が発見される場合もある。

処方・手技

【基本穴】睛明・球後
針を刺入し得気後，軽く捻転する。

- 肝腎精血不足：基本穴に肝兪・三陰交・腎兪・太渓を加えて補法を施し，諸穴に20分間置針し，間欠的に行針を行う。
- 陰虚陽亢：肝腎精血不足に対する処方に風池・行間を加えて平補平瀉法を施し，諸穴に数分間の行針を行ったのち抜針する。
- 心営不足：基本穴に心兪・神門・三陰交を加えて補法を施し，諸穴に20分間置針し，間欠的に行針を行う。虚熱証を伴い，心煩・潮熱，舌質紅・舌苔少，脈細数などの症状が現れる場合は，諸穴に数分間の行針を行ったのち抜針する。
- 脾腎陽虚：基本穴に脾兪・足三里・腎兪・命門・復溜を加えて補法を施し，諸穴に30分間置針し，間欠的に行針を行う。抜針後，灸法を加える。
- 肝気鬱結：基本穴に肝兪・太衝を加えて瀉法を施し，諸穴に20分間置針し，間欠的に行針を行う。肝鬱化熱した場合は，さらに侠渓を加えて瀉法を施し，諸穴に数分間の行針を行ったのち抜針する。さらに大敦を加え，点刺して出血させる。
- 気滞血瘀：肝気鬱結の場合に用いる処方を基本にし，さらに血海・膈兪を加えて瀉法を施し，20分間置針し，間欠的に行針を行う。

処方解説

睛明・球後は祛邪活絡の作用があり，明目する。肝兪は，長く置針すると肝血を補益し，すばやく抜針すると主として肝陰を補益する。三陰交に補法を施し，長く置針すると肝腎の精血を補い健脾・健胃し，すばやく抜針すると主として肝腎や脾胃の陰を補う。腎兪・太渓に補法を施し，すばやく抜針すると腎陰を補うことができ，長く置針すると腎の精気を補益することができる。腎兪に灸法を加えると，温腎壮陽の作用が強まる。行間は平肝し陽を潜ませる。心兪・神門は安神して営血を補益し，すばやく抜針すると清熱の効果もある。脾兪・足三里は脾陽を温めて補益する。命門・復溜は温腎壮陽の作用がある。肝兪・太衝に瀉法を施し，長く置針すると疏肝理気し，すばやく抜針すると肝熱を清瀉する作用がある。侠渓・大敦は肝火を清瀉する作用がある。血海・膈兪は活血化瘀の作用がある。

治療効果

本処方は，本病症に対し，中薬を服用した場合よりも優れた治療効果をもつ。長期間の中西両医学の投薬治療を行っても効果がない場合，本処方での効果は期待できる。しかし，ある程度の効果が現れるまでには相当の治療（少なくとも5〜7クール以上）

が必要で，さらに効果を発揮させるには，さらに長期の治療が必要である。失明状態の期間が長ければ，長期間の針治療を行ってもなかなか効果が出ないケースもある。

症例

患者：邵○○，男児，14歳。
初診：1975年5月13日
所見：半年前から視力がしだいに低下し，1カ月ほど前にとうとう失明に至った。西洋医学で視神経萎縮と診断され，西洋薬が投与され服用したが，効果はなかった。光に対する感覚の消失・頭のふらつき・両目の乾燥感・ときに耳鳴り・腰や膝がだるい・倦怠感・精神疲労，舌質淡・舌苔白，脈細沈。
治療経過：上述の肝腎精血不足に用いる処方で，10数回の針治療を行ったところ，人の手の動きが見えるようになった。40数回の針治療後，5本の指を見分けられるようになり，さらに，目から30センチ離した大きめの楷書の文字が見えるようになった。

注釈

本病症は，失明状態の期間が長いほど，治療しても効果が現れにくい。そのため至急に針灸治療を行い，可能な限り，中西両医学のほかの治療法を併用する必要がある。

45 網膜色素変性

本病症は，夜盲と，視野がしだいに狭窄することを主症状とする眼科疾患で，中国では高風内障・高風雀目と呼ばれる。

病因病機

- 腎陽不足で命門の火が衰え，温煦作用が失調し，生化機能を失い，気が虚し血が少なくなり陽虚陰盛となり，視力が衰える。
- 脾気虚弱から運化作用が失調し，精気が少なくなり清陽が上昇できないため，目が潤いや栄養を失う。
- 肝腎の陰が損耗され虚火が上昇する。
- 肝腎の精血が不足し目に栄養を与えられない。

弁証

初期は，夕暮れ時や暗い所で物がはっきり見えなかったりするが，夜が明けたのちや明るい所では視力が回復したりする。日が経つにつれ，視野がしだいに狭くなり，ひどい場合は視野が管ほどの大きさになり目の前しか見えない状態になる。最終的に失明に至る。

- 腎陽不足で命門火衰：腰や膝がだるい・倦怠感・力が出ない・形寒・四肢逆冷，舌質淡・舌苔白，脈沈遅無力などの症状を現す。
- 脾気虚弱：顔色萎黄か蒼白・食が進まない・腹部の脹満感・泥状便・四肢に力が入らない，舌質淡・舌苔白で舌辺に歯痕がある，脈虚弱などの症状を現す。
- 肝腎陰虚：目に潤いがなく不快感がある・めまい・耳鳴り・腰や膝がだるい・潮熱・盗汗，舌質紅・舌苔少で津液不足，脈細数などの症状を現す。
- 肝腎精血不足：腰や膝がだるい，舌質淡，脈細などの症状を現す。

処方・手技

【基本穴】晴明・球後
　針を刺入し得気後，軽く捻転する。
- 腎陽不足：基本穴に腎兪・命門・復溜を加えて補法を施し，諸穴に30分間置針し，間欠的に行針を行う。抜針後，艾炷灸か棒灸を加える。
- 脾気虚弱：基本穴に脾兪・足三里を加えて補法を施し，諸穴に20分間置針し，間欠的に行針を行う。脾陽虚もみられ，悪寒・四肢逆冷がある場合は，諸穴に30分間置針し，間欠的に行針を行う。抜針後，艾炷灸か棒灸を加える。
- 肝腎陰虚：基本穴に肝兪・三陰交・腎兪・太溪を加えて補法を施し，諸穴に数分間の行針を行ったのち抜針する。肝腎精血不足の場合は，諸穴に20分間置針し，間欠的に行針を行う。

処方解説

晴明・球後は活絡し明目する。腎兪・命門・復溜は温腎壮陽の作用がある。脾兪・足三里は健脾益気し中陽を温補し，気血を生化させる作用がある。肝兪に補法を施し，すばやく抜針すると肝陰を補益するが，長く置針すると肝血を補益する。三陰交に補

法を施し，すばやく抜針すると肝腎や脾胃の陰を補うが，長く置針すると肝腎の精血を補い健脾・健胃することができる。腎兪・太渓に補法を施し，すばやく抜針すると腎陰を補益するが，長く置針すると主として腎精を補う。

治療効果

本処方は，本病症に対し，中薬を服用した場合よりも優れた治療効果をもつ。早期の患者は2〜3クールの針治療で治癒するが，中・後期の場合，5〜7クールの針治療後，症状が消失するか改善されるが，再発する可能性が残る。病症が再発した場合にも本処方を使用することができる。

症例

患者：許〇〇，男性，32歳。
初診：1975年8月11日
所見：平素から身体が弱く，この半年間は，夕暮れ時に物がはっきり見えなかったりするが，夜が明けたのちや明るい所では視力が回復したりする。視野の軽度の狭窄がみられる。目の乾燥感・頬の紅潮・潮熱・頭のふらつき・耳鳴り・腰や膝がだるい，舌質紅・舌苔少，脈細で無力。
治療経過：上述の肝腎陰虚に用いる処方で，10数回の針治療を行ったところ諸症状が軽減した。合計5クールの針治療後，視力も徐々に回復し諸症状も消失した。2カ月後に経過観察を行ったが，再発はしていない。

注釈

本病症は，罹病期間が長くなると，周囲が見えなくなったり，視神経萎縮に転化したり，あるいは瞳孔の中に翳が生じ，最終的には失明に至る。したがって早期回復が重要であり，至急に治療を行うべきである。また，針治療と同時に，必要に応じて中西両医学のほかの治療法を併用する。

46 色盲症

本病症の古い名称は視赤如白証であり，両目が色を正しく識別できないことを特徴とする。本病症は視瞻有色症（視神経萎縮症の一種）と違い，病人は自分の病状に気づかず，偶然に正しく色を見分けられないことに気づいたり，健康診断時にはじめて発見される。

病因病機

先天性の発育異常による場合や，ほかの原因で脈絡が阻滞され，玄府（汗孔）が通らなくなり，精気が上昇できず，目に栄養を与えられないことにより起こる。

弁証

眼部の外観は正常で視力も一般の人と差がなく，ただ色の濃淡や明度の同じ色，例えば深紅色と深緑色，褐色と暗紅色などを正しく見分けることができない。体質虚弱・肝腎の精血不足・気血の不足などの症状を伴う場合もあるが，正しく色の区別ができない以外には，そのほかの症状を伴わない場合もある。

処方・手技

【基本穴】睛明・球後・太陽穴・風池・血海・足三里・三陰交・肝兪・腎兪・太渓

睛明・球後に針を刺入し得気後，軽く捻転する。太陽穴・風池・血海には平補平瀉法を施し，足三里・三陰交・肝兪・腎兪・太渓には補法を施し，諸穴に20分間置針し，間欠的に行針を行う。

処方解説

睛明・球後・太陽穴は目絡の気血を疏通・調節する。風池は目に近い腧穴で，目絡の気血を疏通・調節して目の疾患を治療する。血海は活血消滞の作用がある。足三里は，健脾・健胃し気血の生化を促進する。三陰交は，肝腎の精血を補益し健脾・健胃する。肝兪は肝を補い明目する作用がある。腎兪・太渓は腎の精気を補うことができる。

治療効果

本処方は，一部の色盲症患者に対し一定の治療効果をもつ。治癒後もときに再発する場合がある。長期間の針治療を行っても効果の出ない患者もいる。

症例

患者：張〇〇，男性，18歳。
初診：1975年10月20日
所見：健康診断時に色盲を指摘された。視力は正

常で眼部の外観にも異常はない。幼いときは虚弱体質で，現在も健康に自信がない。身体が痩せ気味・倦怠感・力が出ない・腰がだるい・遺精，舌質淡，脈細。

治療経過：上述の処方で2クールの針治療を行ったところ，腰がだるい・遺精などの症状が消失し精神状態も改善された。同様の処方で70数回の針治療を行ったところ，色を正しく見分けられるようになった。1カ月後の経過観察のときも色を正しく見分けることができた。

47 視定反動

本病症は，静止している物が動いているように見える病症であり，頭のふらつき・目のくらみなどの症状を伴う場合が多い。

病因病機

- 外感により侵入した邪熱が盛んになり，上昇し清竅をかき乱す。
- 肝鬱から化火し，肝火が上昇し，清竅をかき乱す。
- 痰火が上昇し，清竅をかき乱す。
- 陰虚から陽が亢進し風が生じる。
- 腎精不足や血虚から目に栄養が与えられない。

弁証

目に赤みも腫れもないが，物が動いているように見えることを主症状とする。

- **風熱を外感し邪がまだ表にあり熱邪が清竅を上擾する**：やや高い発熱を伴い，少し悪寒を覚え，舌苔薄黄，脈浮数などの症状を現す。熱邪が気分に入った場合は，高熱・悪寒はないが悪熱する・口渇し飲みものを欲しがる・汗が多く出る，舌質紅・舌苔黄，脈洪数などの症状を伴う。ときに便秘・舌苔乾燥などの症状もみられる。熱邪が営分に入った場合は，発熱が夜間に激しくなる・心煩・不眠，舌質紅絳，脈細数などの症状を伴う。ときに四肢および体幹部の痙攣がみられる。熱邪が血分に入った場合は，皮下の出血，舌質深絳などの症状を伴う。
- **肝火上擾**：頭痛・めまい・イライラする・怒りっぽい・口苦・のどの乾き，舌質紅・舌苔黄，脈弦数などの症状を伴うことが多い。
- **痰火上擾**：胸脇煩悶あるいは黄色の痰を吐く，舌苔黄膩，脈滑数などの症状を現す。
- **陰虚陽亢**：頭のふらつき・耳鳴り・頬の紅潮・潮熱・心煩・不眠・腰や膝がだるい，舌質紅・舌苔少で津液不足，脈弦細数などの症状を現す。
- **腎精不足**：めまい・耳鳴り・顔面蒼白で艶がない・腰や膝がだるい・精神疲労・倦怠感，舌質淡，脈細などの症状を現す。
- **血虚**：唇や爪の色がすぐれない・動悸・顔面蒼白，舌質淡，脈細などの症状を現す。

処方・手技

【基本穴】睛明・承泣・太陽穴・風池・太衝

- **風熱を外感し邪がまだ表にある**：基本穴の睛明・承泣には針を刺入し得気後，軽く捻転し，そのほかの腧穴には瀉法を施す。さらに大椎・合谷を加えて瀉法を施し，諸穴に数分間の行針を行ったのち抜針する。熱邪が気分に入った場合は，さらに曲池・内庭を加えて瀉法を施し，数分間の行針を行ったのち抜針する。商陽・厲兌を加え，点刺して出血させる。便秘を伴う場合は，さらに上巨虚を加えて瀉法を施し，数分間の行針を行ったのち抜針する。熱邪が営分に入った場合は，さらに曲沢・少府を加えて瀉法を施し，数分間の行針を行ったのち抜針する。少衝・中衝を加え，点刺して出血させる。熱邪が血分に入った場合は，熱邪が営分に入った場合に用いる腧穴を基本にし，さらに血海・膈兪を加えて瀉法を施し，数分間の行針を行ったのち抜針する。
- **肝火上擾**：睛明などの基本穴への刺針法は同上である。さらに肝兪・侠渓を加えて瀉法を施し，数分間の行針を行ったのち抜針する。
- **痰火上擾**：基本穴に中脘・豊隆・内庭を加えて瀉法を施し，数分間の行針を行ったのち抜針する。
- **陰虚陽亢**：睛明・承泣には針を刺入し得気後，軽く捻転し，太陽穴・風池・太衝には平補平瀉法を施す。肝兪・三陰交・腎兪・太渓を加えて補法を施し，諸穴に数分間の行針を行ったのち抜針する。腎精不足の場合は，諸穴に20分間置針し，間欠的に行針を行う。
- **血虚**：睛明などの基本穴への刺針法は陰虚陽亢と同様で，さらに脾兪・足三里・膈兪・三陰交を加

えて補法を施し，諸穴に20分間置針し，間欠的に行針を行う。

処方解説

睛明・承泣・太陽穴は活絡祛風除邪の作用がある。風池も活絡祛風除邪をし，平肝し陽を潜ませる。肝は目に開竅しているので，静止物が動くように見える症状は肝風と関係があると考えられる。そこで，足の厥陰肝経の原穴・太衝を用いると，目の症状に効果があり本病症にも効果を発揮する。大椎・合谷は清熱祛風し表にある外邪を除く。曲池・内庭・商陽・厲兌は，陽明の気分の熱を清瀉することができる。上巨虚は胃火を瀉し，便通を改善し邪熱を排便とともに排出する。心は血を主り，「営は血中の気である」ので，手の厥陰心包経の曲沢・井穴である中衝・および手の少陰心経の滎穴である少府・井穴である少衝は，心営の邪熱を清瀉する作用がある。血海は清熱涼血して解毒する作用があり活血化瘀もできる。膈兪に，瀉法を施しすばやく抜針すると清熱涼血して化瘀をすることができ，補法を施すと補血養血をすることができる。肝兪に，瀉法を施しすばやく抜針すると肝火を清瀉し，補法を施しすばやく抜針すると肝陰を補益し，さらに補法を施し長く置針するとおもに肝血を補うことができる。俠渓にも肝火を清瀉する作用がある。中脘・豊隆は，熱痰を清化し胃気を調和し，降逆する。三陰交に補法を施し，すばやく抜針すると肝腎および脾胃の陰を補い，長く置針すると肝腎の精血を益し健脾・健胃する。腎兪・太渓に補法を施し，すばやく抜針すると腎陰を補益し，長く置針すると主として腎精・腎気を補う。脾兪・足三里は，健脾・健胃し気血の生化を促進する作用がある。

治療効果

本処方は，本病症に対し非常に優れた治療効果をもつ。実証の場合は，一般的には数回の針治療で治癒できるが，虚証の場合には，治癒するまでに1～2クールの針治療を必要とする場合がある。

症例

患者：楊○○，女性，41歳。
初診：1977年5月14日
所見：視定反動に罹り2カ月が経過した。杞菊地黄丸を長期間服用したが，少し効果が現れたのみである。目の乾燥感・耳鳴り・頭のふらつき・潮熱・盗汗・腰や膝がだるい，舌質紅・舌苔少，脈弦細数。
治療経過：上述の陰虚陽亢に用いる処方で10数回の針治療を行ったところ，諸症状が顕著に改善され，20数回の針治療後に完治した。数カ月後に経過観察を行ったが，症状は再発していなかった。

48 白光自現症

本病症は，両目に発赤・疼痛はなく外観も正常であるが，ときに白い光が目の前に現れる。西洋医学でいう，滲出性網脈絡膜炎や重度の近視などの眼科疾患によくみられる症状である。

病因病機

● 肝気鬱結から火化すると，火熱の邪が上昇して顔面部をかき乱す。
● 気滞血瘀から目絡の調和が失調する。
● 痰火が上昇し顔面部を塞ぐ。
● 心火が内積し，目に上炎する。
● 脾の運化作用が失調し，水湿が顔面部で氾濫する。
● 肝腎の陰が損耗され，虚火が上昇して顔面部をかき乱す。
● 肝腎の精血が不足し，目に栄養を与えられない。
● 脾腎の陽気が不足し，神気が上昇することができないため，目は陽気の栄養を得られない。

弁証

ときどき白い光が現れ，目の前がチラチラすることを主症状とする。
● 肝鬱化火：イライラする・怒りっぽい・口苦・のどの乾き，舌質紅・舌苔黄，脈弦数などの症状を伴う。
● 気滞血瘀：脇肋脹悶あるいは疼痛・頻繁なげっぷ・気がふさぐと症状が増悪する・ときに眼球に脹痛や刺すような痛み，舌質暗紫あるいは紫斑がある，脈弦あるいは渋などの症状を現す。
● 痰火上擾：胸脘煩悶あるいは黄色の痰を吐く，舌苔黄膩，脈滑数などの症状を現す。
● 心火上炎：心煩・不安・小便に熱感があり赤い，舌尖紅または糜爛，脈数などの症状を現す。

- ●水湿上泛：胸が痞える・吐き気・胃が働かない・食が進まない・身体が重い・倦怠感・頭が重くぼうっとする，舌苔白滑，脈濡などの症状を現す。湿が鬱し化熱する場合は，舌苔黄膩色に転じ，脈が濡数か滑数，便がすっきり出ない，小便黄赤色などの症状を現す。
- ●肝腎陰虚：めまい・耳鳴り・頬の紅潮・潮熱・腰や膝がだるい，舌質紅・舌苔少，脈細数などの症状を現す。
- ●肝腎精血不足：めまい・耳鳴り・腰や膝がだるい・精神疲労・倦怠感，舌質淡，脈が細などの症状を現す。
- ●脾腎陽虚：頭のふらつき・目のくらみ・精神疲労・息切れ・倦怠感・力が出ない・顔色萎黄か蒼白・ときに泥状便あるいは五更泄瀉・食が進まない・腹部の脹満感，舌質淡・舌苔白，脈虚弱無力あるいは遅などの症状を現す。

処方・手技

【基本穴】睛明・承泣
針を刺入し得気後，軽く捻転する。
- ●肝鬱化火：基本穴に太陽穴・風池・太衝を加えて瀉法を施し，諸穴に数分間の行針を行ったのち抜針する。大敦を加え，点刺し出血させる。
- ●気滞血瘀：基本穴に血海・膈兪を加えて瀉法を施し，大敦を加えて瀉法を施し，20分間置針し，間欠的に行針を行う。
- ●痰火上擾：基本穴に太陽穴・中脘・豊隆・内庭を加えて瀉法を施し，諸穴に数分間の行針を行ったのち抜針する。
- ●心火上炎：基本穴に太陽穴・少府・曲沢を加えて瀉法を施し，諸穴に数分間の行針を行ったのち抜針する。少衝・中衝を加え，点刺して出血させる。
- ●水湿上泛：基本穴に太陽穴・脾兪・陰陵泉・三焦兪を加えて瀉法を施し，諸穴に20分間置針し，間欠的に行針を行う。湿が鬱し化熱する場合は，諸穴に数分間の行針を行ったのち抜針する。隠白・厲兌を加え，点刺して出血させる。
- ●肝腎精血不足：基本穴に肝兪・三陰交・腎兪・太渓を加えて補法を施し，20分間置針し，間欠的に行針を行う。
- ●肝腎陰虚：基本穴に太陽穴・風池・太衝を加えて平補平瀉法を施し，数分間の行針を行ったのち抜針する。
- ●脾腎陽虚：基本穴に脾兪・足三里・腎兪・命門・復溜を加えて補法を施し，諸穴に30分置針し，間欠的に行針を行う。抜針後，艾炷灸か棒灸を加える。

処方解説

睛明・承泣・太陽穴は祛邪活絡し，明目する作用がある。風池は祛邪活絡し明目する作用もあり，平肝させ風を鎮めることもできる。太衝・大敦は肝火を清瀉することができ，瀉法を施し長く置針すると，主として疏肝理気して活血をする。太衝に平補平瀉法を施しすばやく抜針すると，平肝し陽を潜ませる効果があり，虚火が上昇するのを抑制する。血海・膈兪は活血化瘀をすることができる。中脘・豊隆は熱痰を清化し，胃気調和し降逆する。内庭は胃火を清瀉し，中脘・豊隆の清熱化痰の作用を強化する。少府・曲沢・少衝・中衝は心火を清瀉することができる。脾兪は健脾して湿をめぐらせ，すばやく抜針すると清熱の作用もある。陰陵泉は醒脾して利湿する作用がある。三焦兪は，三焦の気機を疏通・調節し水道を通し，すばやく抜針すると清熱の作用を兼ねる。隠白は脾胃の湿熱を清瀉する作用がある。肝兪に補法を施し，長く置針すると肝血を補益するが，すばやく抜針するとおもに肝陰を補益することができる。三陰交に補法を施し，長く置針すると肝腎の精血を補い健脾・健胃し，すばやく抜針すると主として肝腎や脾胃の陰を補う。腎兪・太渓に補法を施し長く置針すると，腎の精気を補益することができ，灸法を加えると腎陽を強め命門の真火を益し，すばやく抜針すると主として腎陰を補う作用がある。脾兪・足三里に補法を施し長く置針すると，脾陽を温め補うことができる。命門・復溜にも，腎陽を強め命門の真火を補益する作用がある。

治療効果

本処方は，本病症に対し非常に優れた治療効果をもつ。一般的に，実証の場合は10回ほどの針治療で治癒する。虚証の場合には1～2クールの針治療で症状が消失する。病症が再発した場合にも本処方を使用できる。

症例

患者：宋○○，女性，42歳。
初診：1976年8月23日

所見：20数日前から，ときに白い光が目の前に現れたりチラチラしたりすることを自覚し始めた。それと同時に，頭のふらつき・耳鳴り・目が乾燥しややかすむ・腰や膝がだるい，舌質淡・舌苔白，脈沈細（尺脈が特に顕著）などの症状を伴う。
治療経過：上述の，肝腎精血不足に用いる処方で10数回の針治療を行ったところ，諸症状が軽減した。続けて20数回の針治療を行ったところ，諸症状が完全に消失した。数カ月後に経過観察を行ったが，症状は再発していなかった。

49　瞳孔散大

本病症は，瞳孔の外観が正常の大きさより大きくなる眼科疾患である。

病因病機

- 怒りが鬱し肝を傷め，肝気が上逆するか，あるいは肝鬱から化火し，目竅に上攻することから，瞳孔が収縮せず散大状態になる。
- 痰火が目竅に上攻する。
- 肝腎が損耗し，精血が不足するか，あるいは気血ともに虚し，瞳に栄養を与えることができなくなる。
- 肝腎陰虚から虚火が上昇し，目をかき乱す。

弁証

瞳孔が散大し，物が暗く見え，ぼんやりかすむことを主症状とする。
- 肝気鬱結上逆：胸脇脹悶して不快感や疼痛がある・頻繁なげっぷ・気がふさぐ，舌質淡・舌苔白などの症状を現す。肝鬱化火し上擾した場合は，頭のふらつきか頭痛・イライラする・怒りっぽい・口苦・のどの乾き，舌質紅・舌苔黄，脈弦数などの症状を現す。
- 痰火上擾：黄色く粘稠な痰を吐く・胸脘煩悶，舌苔黄膩，脈滑数などの症状を現す。
- 肝腎精血不足：頭のふらつき・耳鳴り・腰や膝がだるい，舌質淡，脈細などの症状を現す。
- 気血ともに虚：顔や唇や爪の色に艶がない・めまい・動悸・息切れ・力が出ない・倦怠感・話したがらない，舌質淡・舌苔白，脈細弱無力などの症状を現す。
- 肝腎陰虚：潮熱・盗汗・腰や膝がだるい，舌質紅・舌苔少，脈細数などの症状を現す。

処方・手技

【基本穴】睛明・球後

針を刺入し得気後，軽く捻転する。
- 肝気鬱結上逆：基本穴に風池・太衝・陽陵泉を加えて瀉法を施し，20分間置針し，間欠的に行針を行う。肝鬱化火し上擾した場合は，諸穴に数分間の行針を行ったのち抜針する。さらに大敦・足竅陰を加え，点刺して出血させる。
- 痰火上擾：基本穴に中脘・豊隆を加えて瀉法を施し，諸穴に数分間の行針を行ったのち抜針する。さらに厲兌を加え，点刺して出血させる。
- 肝腎精血不足：基本穴に肝兪・三陰交・腎兪・太渓を加えて補法を施し，諸穴に20分間置針し，間欠的に行針を行う。肝腎陰虚の場合は，肝腎精血不足の処方を基本として，さらに風池・太衝を加えて平補平瀉法を施し，諸穴に数分間の行針を行ったのち抜針する。
- 気血ともに虚：基本穴に脾兪・足三里・三陰交・膈兪を加えて補法を施し，諸穴に20分間置針し，間欠的に行針を行う。

処方解説

睛明・球後は目絡の気血を疏通・調節し，瞳の機能を回復させる。風池は目に近い腧穴で，目絡の気血を疏通・調節し，平肝し陽を潜ませ風を鎮めることができる。太衝・陽陵泉に瀉法を施し，長く置針すると疏肝理気の作用があり，すばやく抜針すると肝火を清瀉する。太衝に平補平瀉法を施すと，平肝し陽を潜ませる。大敦・足竅陰は肝火を清瀉する。中脘・豊隆は熱痰を清化し，胃気を調和し降逆する。厲兌は胃火を清瀉し，熱痰清化の作用を強める。肝兪に補法を施し，長く置針すると肝血を補益し，すばやく抜針すると肝陰を補益する。三陰交に補法を施し，長く置針すると肝腎の精血を補益し健脾・健胃し，すばやく抜針すると主として肝腎と脾胃の陰を補う。腎兪・太渓に補法を施し，長く置針すると腎精・腎気を補益し，すばやく抜針すると腎陰を補う。脾兪・足三里は，健脾・健胃し気血の生化を促進する。膈兪に補法を施すと補血・養血をすることができる。

治療効果

本処方は，本病症に対し非常に優れた治療効果をもつ。一般的には，針を刺入し行針を行うと，即座に患者の瞳孔は正常の大きさに戻るが，抜針してからある程度の時間が経過すると，再び散大する可能性がある。継続して数回の針治療を行えば治癒する。

症例

患者：張〇〇，女性，19歳。
初診：1977年4月28日
所見：瞳孔が正常より大きく，目がぼんやりかすむ。中薬を2剤服用したが治愈しなかった。頭のふらつき・耳鳴り・イライラする・怒りっぽい・口苦・のどの乾き・左脇の下部がときに脹悶し疼痛する・頻繁なげっぷ・小便に熱感があり赤い，舌質紅・舌苔黄・舌辺疼痛，脈弦数。
治療経過：上述の，肝鬱化火し上擾した場合に用いる処方で1回の針治療を行うと，瞳孔が正常の大きさに戻った。同様の処方でさらに6回の針治療を行ったところ，諸症状が消失した。数ヵ月後に経過観察を行ったが，再び瞳孔が散大することはなく，物を見るのも正常である。

注釈

①飲酒や薬物により引き起こした瞳孔散大には，普通，処置を行う必要はない。ひどくイライラする・不安・頭のふらつき・目のくらみがある場合，上述の，肝鬱化火し上擾した場合に用いる処方で治療を行うと有効である。
②陰陽が尽き瀕死の状態にある病人に瞳孔散大が現れるときには，針治療と同時に，中西両医学のほかの治療法を併用し，救急治療を行わなければならない。

50 毛様充血

本病症は，黒目周辺の白目が赤く充血し，結膜下の毛細血管が縦横に走っている眼科疾患を指す。中国では抱輪紅赤と呼ばれる。

病因病機

● 風熱の邪が上昇し，目を犯す。
● 肝胆の火熱が上攻する。
● 肝腎が損耗し，虚火が炎上する。

弁証

黒目周辺の白目が赤く充血し，光をまぶしく感じる・涙が出る・物がはっきり見えないなどの症状が現れる。
● 風熱邪毒上犯：頭痛・悪寒発熱・熱症が重く寒症が軽い・咽喉疼痛，舌苔薄黄，脈浮数などの症状を現す。
● 肝胆火熱上攻：頭痛・めまい・イライラする・怒りっぽい・口苦・のどの乾き・便秘・尿が赤みを帯びる，舌質紅・舌苔黄，脈弦数などの症状を現す。
● 肝腎陰虧し虚火上炎：目の乾燥感・頭のふらつき・耳鳴り・のどの乾き・口が乾く・頬の紅潮・潮熱・腰や膝がだるい，舌質紅・舌苔少，脈細数などの症状を現す。

処方・手技

【基本穴】睛明・球後
針を刺入し得気後，軽く捻転する。
● 風熱邪毒上犯：基本穴に太陽穴・風池・太衝・外関・合谷を加えて瀉法を施し，諸穴に数分間の行針を行ったのち抜針する。
● 肝胆火熱上攻：基本穴に太陽穴・風池・太衝・侠渓を加えて瀉法を施し，諸穴に数分間の行針を行ったのち抜針する。大敦・足竅陰を加え，点刺して出血させる。便秘がはなはだしい場合は，さらに上巨虚・支溝を加えて瀉法を施し，数分間の行針を行ったのち抜針する。
● 肝腎陰虧し虚火上炎：基本穴に太陽穴・風池・太衝を加えて平補平瀉法，肝兪・三陰交・腎兪・太渓を加えて補法を施し，諸穴に数分間の行針を行ったのち抜針する。

処方解説

睛明・球後・太陽穴は活絡し目の赤みを除去し，清熱祛邪の作用がある。風池もまた活絡し目の赤みを除去し，清熱・平肝し，外邪を疎通・発散する。肝は目に開竅するので，抱輪紅赤は肝と関係があると考え，足の厥陰肝経の原穴である太衝を用い，肝

火を清瀉し，平肝し陽を潜ませる。外関・合谷は風熱邪毒を疏通・発散する。侠渓・大敦・足竅陰は肝胆の火熱を清瀉する。上巨虚は胃火を清瀉し，排便を促進する。支溝は三焦の邪熱を清瀉し，腑実になった大便を下へ通す効能がある。肝兪は肝陰を補益する。三陰交は肝腎と脾胃の陰を補う。腎兪・太渓は腎陰を補益する。

治療効果

本処方は，本病症に対し優れた治療効果をもつ。一般的に，数回の針治療で病状が改善され，20～30回の針治療で回復する。

症例

患者：張〇〇，男性，33歳。
初診：1975年6月8日
所見：光をまぶしく感じる・涙が出る・目の乾燥感・疼痛などの症状を覚え，すでに3日間が経過した。西洋薬を2日分投与され，服用後，症状が少し改善した。毛様充血であり，頭痛・頭のふらつき・顔面紅潮・耳鳴り・イライラする・怒りっぽい・口苦・のどの乾き，舌辺紅・疼痛・舌苔黄，脈弦でやや数などの症状がある。
治療経過：上述の肝胆火熱上攻に用いる処方で，1回の針治療を行ったところ，頭痛・頭のふらつきなどの症状は顕著に軽減したが，毛様充血は何の改善もみられない。5回の針治療後，毛様充血は改善され，ほかの諸症状も消失した。20数回の針治療後，毛様体は充血していない。約1ヵ月後に経過観察を行ったが，症状は再発していなかった。

注釈

本病症の治療を怠ると，瞳の癒着や前房蓄膿などの重度の眼科疾患に転化する可能性がある。したがって早急に治療を行い，中西両医学のほかの治療法を併用し，早期に回復させる必要がある。

51 眼球挫傷

本病症は，眼部に物が当たるなどして眼球が損傷したものの，破れて穴があいたりはしていない状態で，西洋医学でいう鈍的外傷のことである。中国では撞撃傷目と呼ばれる。

病因病機

多くの場合，拳・ボール・こん棒などの鈍器により傷つけられるのが原因である。あるいは，高圧気体や液体が眼部へ衝撃を与えたり，周辺の組織および頭部に強くぶつかるなどしたことが，眼球に影響することにより脈絡が損傷され気血が鬱滞する。

弁証

損傷した部位によって症状が異なる。

- **眼瞼部が損なわれた場合**：眼瞼が青紫色に腫脹・疼痛し，目が開けられない。
- **白目が損傷した場合**：白目に出血があることが多い。
- **黒目が損傷した場合**：黒目の表面に損傷があるか，黒目の深層に線状または片状の混濁がみられる。毛様体の出血・光をまぶしく感じる・涙が出る・疼痛などの症状を伴うこともあり，邪毒が傷に乗じて侵入すると化膿性角膜炎などが起こる可能性もある。
- **瞳が損傷した場合**：少しの時間，瞳孔縮小が現れたのち，瞳が散大するか変形する。あるいは，瞳に血が流れ込み，やがて瘀血を形成し，長期間消失しない場合，黒目の混濁を起こしたり，眼球が腫れて突出するように感じ，頭が割れるほど痛くなったりする。
- **水晶体が損傷した場合**：水晶体の半脱臼あるいは全脱臼を起こす。あるいは，水晶体がしだいに混濁して外傷性白内障になる。
- **眼底が損傷した場合**：眼底出血，脈絡膜の破裂を起こしたり，あるいは震動から網膜水腫，ひどい場合は網膜剥離・視神経挫傷を起こすこともある。
- **眼窩が損傷した場合**：眼窩内に瘀血が蓄積し，瘀血が多くなりすぎると眼球の眼窩外突出を招く。外眼筋，あるいは外眼筋を支配する神経が傷つけられた場合，眼球運動機能の失調を招き1つの物が2つに見える。
- **重度外傷の場合**：骨折を起こし，視力が著しく低下し，重症の場合，即時に失明する。

処方・手技

【基本穴】攅竹から魚腰穴への透刺・太陽穴・四白・

太衝・血海・膈兪に瀉法。
- ●白目が損傷した場合：基本穴に尺沢を加えて瀉法を施す。
- ●黒目・瞳・眼底が損傷した場合：基本穴に睛明・球後を加え，針を刺入し得気後，軽く捻転する。諸穴に20分間置針し，間欠的に行針を行う。また，鬱結化熱し，眼部の灼熱感，舌質紅・舌苔黄，そのほかの熱症状がみられる場合は，諸穴に数分間の行針を行ったのち抜針する。さらに大敦を加え，点刺して出血させる。

処方解説

攅竹・魚腰穴・太陽穴・四白・睛明・球後は患部取穴で，活血化瘀し，袪邪し明目する。特に睛明・球後は，黒目・瞳・眼底の損傷に効果があるので，黒目・瞳・眼底の損傷に用いるべきである。太衝は循経取穴で目に作用し，目絡の気血を疏通することができる。血海・膈兪は活血化瘀の作用がある。白目は肺に属するので，白目が損傷した場合は，手の太陰肺経の合穴である尺沢を用い治療効果を高める。上述の諸穴からすばやく抜針すると，清熱の作用も兼ねる。大敦は清熱瀉火し，目絡を疏通する効能もある。

治療効果

本処方は，本病症に対し非常に優れた治療効果をもつ。眼瞼や白目が損傷した場合は，一般的に，10回ほど針治療を行うと治癒する。

黒目・瞳・眼底の損傷が重症でない場合は，一般的に，20～30回の針治療で治癒する。

症例

患者：張〇〇，男性，35歳。
初診：1978年10月4日
所見：前日，不注意で物が右目に当たり，右目を損傷した。眼窩の上部と上下眼瞼が青紫色に腫脹し，白目の内眼角付近に出血があり，黒目の内眼角方向の表層に軽度の損傷がみられる。疼痛・目がゴロゴロする・涙がとめどなく出る。
治療経過：上述の処方で3回の針治療を行ったところ，眼瞼の腫脹が消失し，ほかの症状も軽減した。10数回の針治療後，眼瞼や白目の状態が正常になった。20数回の針治療後，黒目も正常になり，諸症状が消失し完治した。

注釈

本病症で，例えば，黒目・瞳・水晶体の重度損傷，脈絡膜破裂・網膜剥離・視神経挫傷，あるいは眼窩骨の視神経管付近が骨折したため視神経が圧迫される，あるいは視神経が断裂し失明するなどの重症の場合，早急に治療する必要がある。また誤診などがあると，重大な結果を招く恐れがあるので，針治療と同時に，できるだけ中西両医学のほかの治療法を併用したほうがよい。

52 化学的眼損傷

本病症は，化学物質による眼部組織の損傷をいう。

病因病機

酸性化学物質の硫酸・塩酸・硝酸，および一部の有機酸，あるいは，アルカリ性化学物質の水酸化カリウム・水酸化ナトリウム・石灰・アンモニア水などが目に入り，目の組織を損傷し，患部を刺激して本病症が起こる。

弁証

酸性やアルカリ性の化学薬品が目に混入した病歴がある。
- ●軽症の場合：灼熱感・刺すような痛み・光をまぶしく感じる・涙が出る・白目の充血などの症状を現す。
- ●重症の場合：疼痛が激しい・涙がとめどなく出る・異常に光をまぶしく感じる・物がはっきり見えない・白目が赤く腫れ上がる・黒目が混濁するなどの症状を現す。
- ●さらに重症の場合：黒目の壊死がひどいときは，黒目が破れ穿孔する。また深部組織が損傷すると，前房蓄膿・虹彩毛様体炎・虹彩後癒着・水晶体混濁などを引き起こすケースもある。

処方・手技

【基本穴】攅竹から魚腰穴への透刺・太陽穴・四白・風池・太衝・尺沢・血海・膈兪・合谷
瀉法を施し，数分間の行針を行ったのち抜針する。

本病症の治療では、まず患部の化学物質を十分に除去する。その後、上述の処方で症状を緩和させ、損傷の癒合を促し、合併症の予防をし、視力回復を目指す。

処方解説

攢竹・魚腰穴・太陽穴・四白は患部取穴で、風池は目に近い腧穴で、すべて祛邪清熱・活絡化瘀の作用があり、止痛し目の赤みを取って患部の病状を治す。太衝は循経取穴であり、目絡の気血を疏通することができる。白目は肺に属するので、手の太陰肺経の合穴である尺沢を用いると白目の充血に対し効果がある。血海・膈兪は、活血化瘀消滞・清熱涼血解毒の作用がある。陽明経は頭部・顔面部を走行しているので、手の陽明大腸経の原穴である合谷は顔面部の目に効果があり、清熱解毒・活絡し明目して外邪を取り除く作用もある。

治療効果

本処方は、本病症の症状を緩和し、傷口の癒合を促進し、感染と合併症を予防し、視力を向上させる。一般的に、軽症の場合は本処方で10回ほどの針治療を行うと治癒する。重症の場合は、20～30回の針治療を行うと、一部の患者には効果があり回復できる。しかし、前房蓄膿などの重症の眼科疾患の場合や、組織の壊死がひどく創面が深い場合は、癒合するまでに50回以上の針治療を要するケースもある。

症例

患者：宋〇〇，男性，35歳。
初診：1976年7月30日
所見：数時間前，不注意により生石灰が右目に入った。井戸の水で繰り返し洗い流したが，内・外眼角に依然として少量の石灰末がみられ，白目の充血・目が赤く腫れる・黒目に少し混濁がある・ゴロゴロし痛む・光をまぶしく感じる・涙が異常に出る・物がぼんやりかすむなどの症状がある。
治療経過：再び清水で洗い流し，クロラムフェニコール点眼薬を数滴点眼したのち，上述の処方を用いて針治療を行った。翌日，目の充血と腫痛と黒目の混濁は，軽減しないどころかかえって増悪した。同様の処方でもう1回針治療を行ったところ，諸症状がはじめて少し改善した。さらに，同様の処方を用い6回の針治療を行ったところ，眼瞼の腫脹や白目の充血も消失し，ほかの諸症状も大幅に軽減した。20数回の針治療後，黒目の混濁やほかの諸症状が完全に消失した。

注釈

①本病症の治療のポイントは，一刻も早く目の中に混入した化学物質を洗い流すことである。現場で入手できる大量の清水，例えば水道水・井戸水・川の水などで目を洗い流してもよい。早急に徹底的に行えば行うほどよい。徹底的に目の中を洗い流すため，水の中に眼を入れて，目を開けるかあるいはまぶたを指で引き上げ洗い流す（洗面器に水を入れて，目を浸しながら洗い流したりする）。それから，酸性化学物質による損傷の場合，3％の重炭酸ナトリウムで中和させ洗い流す。アルカリ性化学物質による損傷の場合，3％のホウ酸ローション剤で洗い流す。しかし，石灰による損傷の場合，中和して洗い流すことは禁物で，0.37％のエデート酸ジナトリウムで洗い流す。次に，上述の処方で針治療を行う。
②損傷が重い場合は，できるだけ，中西両医学のほかの治療法，例えば点眼薬の点眼や中薬・西洋薬の服用，結膜下および眼球後部への薬物注射などを組み合わせて治療したほうがよい。

53 電気性眼炎

本病症は，紫外線照射による白目・黒目の表在性の損傷をいい，紫外線眼炎とも呼ばれている。

病因病機

電気溶接やガス溶接・紫外線消毒・太陽灯照射など紫外線照射の傷害により起こる。

弁証

本病症は，往々にして紫外線照射後，数時間または10数時間で症状が現れる。
●軽症の場合：目がゴロゴロして不快・灼熱感・疼痛。
●重症の場合：痛みが激しい・光を異常にまぶしく感じる・異常に涙が出る・眼瞼が赤く腫れるかあ

るいは水泡が生じる・白目の充血・黒目の表面に軽度の点状混濁・瞳が1～2日以内に縮小し目がかすむようになる。

長期間，繰り返し目に照射すると，眼瞼縁の発赤や糜爛・黒目の混濁・ひどい視力障害などの症状を招くことがある。

処方・手技

【基本穴】睛明・攢竹から魚腰穴への透刺・太陽穴・四白・太衝・尺沢・血海

睛明には針を刺入し得気後，軽く捻転し，その他の諸穴には瀉法を施す。数分間の行針を行ったのち抜針する。

処方解説

睛明・攢竹・魚腰穴・太陽穴・四白は患部取穴であり，清熱活絡し，止痛し明目する作用がある。太衝は循経取穴で，目絡を疏通し，清熱祛邪し，止痛し，目の赤みをとる。白目は肺に属するので，手の太陰肺経の合穴である尺沢は白目に効果があり，清熱活絡し，目の赤みを除去する。眼瞼は脾に属するので，足の太陰脾経の血海を用いると，眼瞼に効果があり，涼血化瘀し眼瞼の腫れを取り除くことができる。

治療効果

本処方は，本病症に対し非常に優れた治療効果をもつ。軽症の場合は，一般的に，針治療後，疼痛やゴロゴロした感じが大幅に改善され，7回ほどの針治療で症状が完全に消失し治癒する。ただし，長期間，紫外線に繰り返し照射されて，黒目にはっきりとした混濁が生じ視力が著しく低下した場合は，治療効果は好ましくなく，はっきりした効果が現れるまでに3～5クール以上の針治療を必要とするケースが多い。

症例

患者：宋〇〇，男性，32歳。
初診：1978年8月21日
所見：電気溶接を行う際，不注意で電光に照射され，その場で光をまぶしく感じ，目がかすむ・不快感などの症状が起こった。数時間後，眼瞼がひどく腫れる・白目の充血・目の激痛・涙がとめどなく出る・異常に光をまぶしく感じるなどの症状が現れた。

治療経過：本処方を用いて治療したのち，痛みはすぐに軽減し，翌日，目の充血や腫痛および諸症状が顕著に改善された。同様の処方でさらに4回の針治療を行ったところ，目の充血や腫痛および諸症状がすべて消失し完治した。

54 眼窩神経痛

眼窩神経痛は西洋医学での病名で，眼窩部の感電したような，あるいは火傷のような痛みをおもな特徴とするものである。

病因病機

●風寒・風湿・風熱の邪が眼窩部の脈絡に侵入したため，経気が鬱滞した。
●肝胆の邪熱が上昇して眼をかき乱す。
●肝気が鬱結し，気滞血瘀を起こし脈絡が通らなくなる。
●肝腎の陰が損耗され虚火が上昇して眼をかき乱す。

弁証

眼窩部に，感電したような，あるいは火傷のような痛みを覚え，ときに前頭部・側頭部・顔面部まで痛みが放散することがある。

●外邪侵入：ときに悪寒発熱などの症状を伴う。風寒邪が侵入した場合は，悪寒は重く発熱が軽い，舌苔薄白で潤いがある，脈浮緊などの症状を現す。湿邪が挟雑した場合は，頭も体も重い，舌苔白滑，脈は多くが濡などの症状を現す。風熱邪が侵入した場合は，悪寒は軽く発熱が重い・のどの痛み，舌苔薄白で津液不足かあるいは薄黄，脈浮数などの症状を現す。

●肝胆火熱上擾：頭のふらつきあるいは頭痛・イライラする・怒りっぽい・口苦・のどの乾き，舌質紅・舌苔黄，脈弦数などの症状を伴う場合が多い。

●肝気鬱結から気滞血瘀になる：胸脇脹悶して痛むか刺痛がある・頻繁なげっぷ，舌質暗紫あるいは紫斑がある，脈弦あるいは渋などの症状を現す。

●肝腎陰虚：頭のふらつき・耳鳴り・頬の紅潮・潮熱・目の乾燥・腰や膝がだるい・口とのどの乾燥，

舌質紅・舌苔少で津液不足，脈細数あるいは弦細数などの症状を現すことが多い。

処方・手技

【基本穴】攅竹から魚腰穴への透刺・陽白・糸竹空・四白・太陽穴

- 外邪侵入：基本穴に風池・大椎・外関・合谷を加えて瀉法を施す。風寒・風湿の侵入による場合は，諸穴に30分間置針し，間欠的に行針を行う。抜針後，艾炷灸で灸法を加える。風熱邪が侵入した場合は，諸穴に数分間の行針を行ったのち抜針する。
- 肝胆火熱上擾：基本穴に太衝・侠渓を加えて瀉法を施し，数分間の行針を行ったのち抜針する。さらに大敦・足竅陰を加え，点刺して出血させる。
- 気滞血瘀：基本穴に太衝・血海・膈兪を加えて瀉法を施し，20分間置針し，間欠的に行針を行う。
- 肝腎陰虚：基本穴に平補平瀉法を施し，三陰交・肝兪・太渓・腎兪を加えて補法を施し，風池・行間を加えて平補平瀉法を施し，諸穴に数分間の行針を行ったのち抜針する。

処方解説

攅竹・魚腰穴・陽白・糸竹空・四白・太陽穴は患部取穴で，祛邪活絡の作用があり，長く置針し灸法を加えると散寒除湿の作用を強め，すばやく抜針すると清熱作用を兼ねる。風池・大椎・外関・合谷は外邪を疏散する作用があり，長く置針し灸法を加えると散寒除湿の作用も強め，すばやく抜針すると風熱を疏散する。風池に平補平瀉法を施しすばやく抜針すると，平肝し陽を潜ませる作用がある。太衝・侠渓・大敦・足竅陰は肝胆の邪熱を清瀉することができ，太衝に瀉法を施し長く置針すると，主として疏肝理気の作用がある。血海・膈兪は活血化瘀の作用がある。三陰交は，肝腎と脾胃の陰を補うことができる。肝兪は肝陰を補益する。太渓・腎兪は腎陰を補益する。行間は平肝し陽を潜ませる作用があり，虚火の上擾を抑える作用がある。

治療効果

本処方は，本病症に対し非常に優れた治療効果をもつ。実証の場合は，本処方で数回の針治療を行うと治癒する。虚証の場合でも，1〜2クールの針治療を行うと治癒する。

症例

患者：姜○○，男性，20歳。
初診：1985年10月23日
所見：右眼窩が灼けるように痛み，すでに5日が経過。起こったり止んだりして疼痛は激しく，ときに痛みが右側の側頭部および顔面部にまで放射状に広がる。頭のふらつき・耳鳴り・イライラする・怒りっぽい・口苦・のどの乾き・小便黄赤色，舌辺紅で疼痛・舌苔黄，脈弦数などの症状を伴う。
治療経過：上述の，肝胆火熱上擾に用いる処方で針治療したところ，痛みがすぐ止まった。同様の処方でさらに3回の針治療を行ったところ，ほかの諸症状も消失し，痛みの再発もなかった。

55 目の痒み

本病症は，眼部の痒みを主症状とする眼科疾患である。本病症は，西洋医学でいうカタル性結膜炎やアレルギー体質，一部の眼科疾患が治癒しようとするときなどに発生し，一部の眼科疾患の前触れ症状としても現れる。

病因病機

- 風邪が目絡を侵襲し，邪気が腠理の間を往来する。
- 風熱の外邪が侵入し，上昇して目絡を塞ぎ気血の調和が失われる。
- 脾胃に湿熱が溜まっているところへ風邪を感受したため，諸邪が互いに結びつき，上昇して目絡を塞ぐ。
- 肝血が虚損して減少し，虚風が内動し目絡をかき乱す。
- 肝腎の陰が虚損し，虚熱が生じ，虚熱から風が生じ目絡をかき乱す。

弁証

眼部に，ときには虫が這っているような，あるいは我慢できない痒みを感じる病症である。目に粘った線状の分泌物が出たり，眼瞼内に淡紅色の顆粒が認められたりする場合もあるが，目が少し赤いが，目の検査をしても何の異常も認められない場合もある。

- ●風邪侵襲：頭痛・鼻づまり，舌質淡・舌苔薄白，脈浮などの症状を現す。
- ●風熱壅目：目に灼けるような痒みがある・風や日光や火の熱に当たると痒みが悪化・発熱・悪寒，舌苔薄黄，脈浮数などの症状を現す。
- ●脾胃湿熱に風邪や風熱を感受する：目がたまらなく痒い・眼瞼が重い・目やにが粘る・白目に黄色い混濁がある，舌苔黄膩。風邪侵襲・風熱壅目の諸症状も伴う。
- ●肝血虧損・血虚生風：唇と爪の色に艶がない・頭のふらつき・耳鳴り，舌質淡，脈細などの症状が多い。
- ●肝腎陰虧・虚熱生風：めまい・耳鳴り・両目の乾燥・頬の紅潮・潮熱・腰や膝がだるい，舌質紅・舌苔少，脈細数などの症状を現す。

処方・手技

【基本穴】睛明・攢竹から魚腰穴への透刺・太陽穴
- ●風邪侵襲・風熱壅目：基本穴の睛明には針を刺入して得気後，軽く捻転し，そのほかの腧穴には瀉法を施す。風池・大椎・外関・合谷を加えて瀉法を施す。風邪が侵襲した場合には，諸穴に20分間置針し，間欠的に行針を行う。風熱邪が目を塞ぐ場合は，諸穴に数分間の行針を行ったのち抜針する。
- ●脾胃湿熱に風邪や風熱を感受する：上述の，風邪侵襲と風熱壅目に用いる処方を基本にし，さらに血海・陰陵泉・内庭を加えて瀉法を施し，数分間の行針を行ったのち抜針する。隠白・厲兌を加え，点刺し出血させる。
- ●肝血虧損・血虚生風：睛明への刺法は同上で，そのほかの腧穴には平補平瀉法を施す。さらに肝兪・三陰交を加えて補法，太衝を加えて平補平瀉法を施し，諸穴に20分間置針し，間欠的に行針を行う。
- ●肝腎陰虧・虚熱生風：基本穴に腎兪・太渓を加えて補法を施し，諸穴に数分間の行針を行ったのち抜針する。

処方解説

睛明・攢竹・魚腰穴・太陽穴は，活絡祛風除邪し，痒みを止める作用がある。風池・大椎・外関・合谷は外風を疏散する作用があり，すばやく抜針すると清熱する作用も兼ねる。血海・陰陵泉・内庭・隠白・厲兌は脾胃の湿熱を清利する作用があり，血海には涼血化瘀の作用もある。肝兪に補法を施し，長く置針すると肝血を補益し，すばやく抜針すると主として肝陰を補益する作用がある。三陰交に補法を施し，長く置針すると，肝腎の精血を補い，健脾・健胃し気血の生化を促進するが，すばやく抜針すると，主として肝腎と脾胃の陰を補う効能がある。太衝に平補平瀉法を施し，長く置針すると，目絡の気血を疏通し，平肝し風を鎮める作用があり，すばやく抜針すると虚熱を清する効果がある。腎兪・太渓は腎陰を補益することができる。

治療効果

本処方は，本病症に対し非常に優れた治療効果をもつ。一般的には，針を刺入すると，すぐに痒みが軽減あるいは消失する。抜針後しばらくして痒みが再発する場合は，再度刺針すると，痒みが再び軽減あるいは消失する。実証の場合は約5回，虚証の場合は1〜2クールの針治療で治癒する。

症例

患者：劉〇〇，女性，23歳。
初診：1976年5月31日
所見：目の痒みがひどくなり数日が経過した。目の外観に異常はなく，頭が微かに痛み，舌質淡・舌苔白，脈浮緩である。
治療経過：上述した，風邪侵襲に用いる処方で針治療を行ったところ，すぐに痒みは消失したが，数時間後に再び軽度の痒みを覚えた。同様の処方でもう1回針治療を行ったところ，目の痒みも頭痛も消失した。数日後に経過観察を行ったが，症状は再発していなかった。

56 羞明症

本病症は，光をまぶしく感じ目が開けられなくなる状態を指し，さまざまな白目・黒目の疾病や目の外傷などによくみられる。また，ほかの眼科疾患がなく，ただ光をまぶしく感じ目が開けられない状態を主症状とするものもある。ここでは後者を中心にして述べることにする。中国では畏光羞明と呼ばれる。

病因病機

- 風熱の邪に外部から侵襲される場合が多い。
- 肝腎の精血不足に外邪を感受する。
- 肝腎陰虚で虚火が上昇して，目絡が栄養を失う。
- 肝胆の火熱が上昇する。
- 目の外傷や，異物が目に混入する。

弁証

光をまぶしく感じ目が開けられないほかには，物がはっきり見えないことを主症状とする。

- **風熱侵襲**：目の充血腫痛，舌苔薄白あるいは薄黄などの症状を現す。
- **肝腎精血不足に外邪を感受する**：めまい・耳鳴り・目のかすみ・腰や膝がだるい・顔と唇の色に艶がない・頭痛・鼻づまり・悪寒発熱，舌質淡・舌苔薄白などの症状を現す。
- **肝腎陰虚**：両目の乾燥・頭のふらつき・耳鳴り・頬の紅潮・潮熱・腰や膝がだるい，舌質紅・舌苔少，脈細数などの症状を現す。
- **肝胆火熱上擾**：黒目の病症・頭のふらつき・頭痛・イライラする・怒りっぽい・口苦・のどの乾き，舌質紅・舌苔黄，脈弦数などの症状を現す。
- **異物の混入・外傷**：相応の病歴や症状がみられる。

処方・手技

【基本穴】睛明・承泣・攢竹から魚腰穴への透刺・太陽穴

睛明・承泣には針を刺入して得気後，軽く捻転し，ほかの腧穴には平補平瀉法を施す。

異物が目に混入している場合は，異物を除去してから以下の処方を用いる。

- **風熱侵襲**：基本穴に風池・大椎・外関・合谷を加えて瀉法を施し，諸穴に数分間の行針を行ったのち抜針する。
- **肝腎精血不足に外邪を感受する**：基本穴に肝兪・三陰交・腎兪・太渓を加えて補法，風池・合谷を加えて瀉法を施し，諸穴に20分間置針し，間欠的に行針を行う。
- **肝腎陰虚**：基本穴に肝兪・三陰交・腎兪・太渓を加えて補法，風池を加えて瀉法，行間を加えて平補平瀉法を施し，諸穴に数分間の行針を行ったのち抜針する。
- **肝胆火熱上擾**：基本穴に風池・太衝・侠渓を加えて瀉法を施し，諸穴に数分間の行針を行ったのち抜針する。さらに大敦・足竅陰を加え，点刺して出血させる。
- **外傷・異物の混入**：基本穴に太衝・合谷を加えて瀉法を施し，諸穴に20分間置針し，間欠的に行針を行う。

処方解説

睛明・承泣・攢竹・魚腰穴・太陽穴は，目絡の気血を疏通・調節し，邪を取り除き正気を助けて患部の病症を治療する。風池・大椎・外関・合谷に瀉法を施し，すばやく抜針すると風熱を疏通・発散し，長く置針すると祛風散寒することができる。風池に，瀉法を施しすばやく抜針すると，肝胆の邪熱を清瀉することもでき，平補平瀉法を施しすばやく抜針すると，平肝し陽を潜ませ風を鎮める作用がある。肝兪に補法を施し，長く置針すると肝血を補益するが，すばやく抜針すると肝陰を補益することができる。三陰交に補法を施し，長く置針すると肝腎の精血を補い健脾・健胃でき，すばやく抜針すると肝腎と脾胃の陰を補うことがおもな作用となる。腎兪・太渓に補法を施し，長く置針すると腎精を補益するが，すばやく抜針すると腎陰を補益することがおもな作用となる。行間は平肝し陽を潜ませる作用もあり，活絡し明目する作用もある。太衝・侠渓・大敦・足竅陰は，肝胆の火熱を清瀉する効能がある。太衝に長く置針すると，主として肝気を調え目絡を疏通する働きがある。合谷は，目絡・気血を疏通する作用があり，外傷や異物の混入による痛みやゴロゴロした不快感，および光を恐れ光をまぶしく感じる症状を和らげ，損傷の回復を促し，視力を正常に戻す役割を果たす。

治療効果

本処方は，本病症に対し優れた治療効果をもつ。一般的に，針治療を受けると，光をまぶしく感じる症状はすぐ軽減できる。抜針後一定の時間が経つと，再び光をまぶしく感じる症状は再発するが，再度針治療を行うと，再び病状が軽減する。繰り返し数回の針治療あるいは数クールの針治療を行うことで，症状は完治できる。

症例

患者：崔○○，女性，33歳。

初診：1978年9月24日
所見：光をまぶしく感じ，目が開けられないようになって何日間かが経過し，冷たい涙がときに出る。目を検査したところ特に異常はなく，頭のふらつき・顔と唇の色に艶がない・耳鳴りがあるが押えると軽減する・腰や膝がだるい，舌質淡・舌苔白，脈沈細などの症状がある。
治療経過：上述した，肝腎精血不足に外邪を感受した場合に用いる処方で針治療を行ったところ，光をまぶしく感じ目が開けられないという症状が軽減した。同様の処方で20数回の針治療を行ったところ，そのほかの諸症状が消失して治癒した。約1カ月後に経過観察を行ったが，症状は再発していなかった。

57 目やに

本病症は，粘った膿などのような分泌物が眼部に出る病症を指す。中国では目眵症と呼ばれる。

病因病機

- 風熱邪毒を外感した。
- 肺経に実熱がある。
- 肺経に虚熱がある。
- 肝胆の火熱が激しく盛んである。
- 脾胃の積熱や湿熱がある。

などの原因で，分泌物が顔面部の目を塞ぐことにより本病症を引き起こす。

弁証

目やにのほかに，以下の症状を伴う。
- **風熱邪毒攻目**：目が痒みや痛みや赤みを伴う・悪寒発熱・頭痛，舌苔薄白または薄黄，脈浮数などの症状を現す。
- **肺経実熱**：目やにが多く硬い・黄色の痰を吐く・口渇・鼻の乾燥，舌質紅・舌苔黄，脈数などの症状を現す。
- **肺経虚熱**：目やには少なくて固まらない・空咳・潮熱・頬の紅潮，舌質紅・舌苔少などの症状を現す。
- **肝胆火旺**：目やには黄色で粘稠・イライラする・怒りっぽい・口苦・のどの乾き，舌辺紅・舌苔黄，脈弦数などの症状を現す。
- **脾胃積熱，邪毒熾盛**：目やには黄色で粘稠・口渇して冷たい飲みものを飲む・便秘，舌質紅・舌苔黄燥，脈滑数などの症状を現す。
- **脾胃湿熱**：目やにが多くて粘る・便がすっきり出ない・小便黄赤色，舌苔黄膩，脈濡数あるいは滑数などの症状を現す。

処方・手技

【基本穴】睛明・攅竹から魚腰穴への透刺・四白

睛明には針を刺入して得気後，軽く捻転し，そのほかの腧穴には瀉法を施す。
- **風熱邪毒攻目**：基本穴に風池・大椎・外関・合谷を加えて瀉法を施し，数分間の行針を行ったのち抜針する。
- **肺経実熱**：基本穴に肺兪・尺沢を加えて瀉法を施し，数分間の行針を行ったのち抜針する。さらに少商を加え，点刺して出血させる。
- **肺経虚熱**：基本穴に肺兪・太淵を加えて補法，魚際を加えて平補平瀉法を施し，5分間の行針を行ったのち抜針する。
- **肝胆火旺**：基本穴に風池・太衝・侠渓を加えて瀉法を施し，5分間の行針を行ったのち抜針する。さらに大敦・足竅陰を加え，点刺して出血させる。
- **脾胃積熱**：基本穴に風池・血海・上巨虚・内庭を加えて瀉法を施し，5分間の行針を行ったのち抜針する。さらに隠白・厲兌を加え，点刺して出血させる。
- **脾胃湿熱**：基本穴に陰陵泉を加えて瀉法を施し，5分間の行針を行ったのち抜針する。

処方解説

睛明・攅竹・魚腰穴・四白は眼部の患部取穴であり，清熱祛邪をし患部の病症を治療する。風池・大椎・外関・合谷は風熱邪毒を疏散する作用がある。風池にはさらに肝胆の邪熱を清瀉し，活絡し明目する作用がある。肺兪に，瀉法を施しすばやく抜針すると肺熱を清瀉することができ，補法を施しすばやく抜針すると肺陰を補益することができる。尺沢・少商にも肺熱を清瀉する作用がある。太淵も肺陰を補うことができる。魚際も肺経の虚熱を清熱する作用がある。太衝・侠渓・大敦・足竅陰は肝胆の熱毒を清瀉する作用がある。血海・上巨虚・内庭・隠白・厲兌は脾胃の邪熱を清瀉する。血海には，さらに涼血

解毒・活血化瘀の作用がある。上巨虚には，さらに便通を良くし，邪熱を排便とともに排出する効能がある。陰陵泉は清熱・醒脾・利湿の作用がある。

治療効果

本処方は，本病症に対し優れた治療効果をもつ。一般的には，10回ほどの針治療を行うと目やにが消失する。

症例

患者：宋○○，男性，25歳。
初診：1979年8月17日
所見：目やにが粘るようになって，数日間が経過した。眼瞼が重い・胸脘煩悶・食が進まない・嘔吐したい・便がすっきり出ない・小便に熱感があり赤い，舌苔黄膩，脈滑数。目の乾燥感はあるが痛みはなく，目の外観にも異常はみられない。
治療経過：上述の脾胃湿熱に用いる処方で，1回の針治療を行ったところ，目やにが著しく減少し，そのほかの諸症状も軽減した。同様の処方で6回の針治療を行ったところ，目やに・目の乾燥感およびそのほかの諸症状も消失した。

58 角膜軟化症

本病症は，小児疳積〔小児の栄養不良〕から進行して起こる眼科疾患で，初期は暗いところで物がぼんやりかすんで見え，進行すると眼球が乾燥し，ひどい場合は糜爛し眼球が破れることもある。

本病症は，中国では疳積上目・疳毒眼・小児疳眼と呼ばれる。

病因病機

飲食の不摂生から脾胃が損傷し，脾胃が虚弱となり運化作用が失調し，気血の生化が不足し，長期化すると疳積になる。

- 栄養不良で脾が虚弱になり，水湿の運化ができないために生じた湿邪がさらに脾に負担をかけ，気血の不足となり，目が栄養を得られなくなる。
- 中焦の陽気がしだいに弱まり，目が温煦されないと，病変が日増しに重くなる。
- 脾の病気が肝に及び，肝血が虚して少なくなると目に血（栄養）を与えられなくなる。
- 陰血不足のため，肝熱が内部で生じ，目に上攻し，病症を悪くする場合がある。

弁証

本病症の初期は，目の乾燥・少し光をまぶしく感じる・頻繁な瞬き・夕暮れ時は物を見るのが困難（すなわち夜盲症）などの症状が現れる。進行すると，白目が黄ばむ・黒目の光沢が少なくなる・知覚の減退などの症状が発生する。さらに，白目には銀灰色でほぼ三角の形をしたビトー斑が現れ，ビトー斑は黒目の方向を向いている。黒目の表面は潤いも光沢もなく，さらに進行すると混濁は磨りガラス状になる。重症の場合は，白目が粗く厚い皮膚のようになる・黒目は灰白色でゼリー状の混濁を呈する・知覚の喪失などの症状が現れ，さらに，黒目の表面が糜爛して破損し前房蓄膿などの病症を現すことがある。治癒後に翳が残り，視力に影響する。全身には小児疳病の一般症状として，身体が痩せる・毛髪は乾燥し希薄・顔をうつ伏せにして寝るなどの症状を現す。

- **肝脾虧虚**：食が進まない・腹部の脹満感・顔色萎黄・唇や爪の色に艶がない，舌質淡・舌苔白，脈細弱無力などの症状を現す。
- **脾虚肝熱**：食が進まない・腹部の脹満感・泥状便・潮熱・盗汗・煩躁・不安・口苦・のどの乾き，脈虚弦あるいは数などの症状を現す。
- **脾虚湿困**：顔色萎黄・意気消沈・食が進まない・腹部の脹満感・吐き気・嘔吐したがる・頭重・体がだるい・泥状便，舌質淡・舌苔白滑，脈濡などの症状を現す。
- **中焦虚寒**：顔面蒼白・大便は回数が多い・排泄物に未消化物が多い・悪寒・四肢逆冷，脈虚遅無力などの症状を現す。

処方・手技

【基本穴】睛明・球後・脾兪・足三里

睛明・球後には針を刺入し得気後，軽く捻転し，脾兪・足三里には補法を施す。基本穴に20分間置針し，間欠的に行針を行う。さらに四縫穴に点刺して出血させてから，できれば少量の黄白色で透明の液体や血液を絞り出す。

- **肝脾虧虚**：基本穴に肝兪・三陰交を加えて補法を

施し，20分間置針し，間欠的に行針を行う。
- ●**脾虚肝熱**：肝脾虧虚に用いる処方を基本にし，さらに風池・太衝を加えて平補平瀉法を施し，数分間の行針を行ったのち抜針する。
- ●**脾虚湿困**：基本穴に陰陵泉・三焦兪を加えて平補平瀉法を施し，20分間置針し，間欠的に行針を行う。
- ●**中焦虚寒**：基本穴に中脘・胃兪を加えて補法を施し，30分間置針し，間欠的に行針する。諸穴に，抜針後，艾炷灸か棒灸を加える。

処方解説

睛明・球後は患部取穴であり，眼部の諸病症を治療することができる。脾兪・足三里は健脾・健胃し運化作用を活発化させ，気血の生化を促進させる。さらに，灸法を加えると中陽を温める作用を強化できる。四縫穴は消積し化滞でき，栄養不良を治療する特効穴である。肝兪は肝血を補うことができる。三陰交は肝腎の精血を補益し，健脾・健胃する。風池・太衝は肝熱を清し平肝し，陽を潜ませることができる。陰陵泉は醒脾利湿をする。三焦兪は，上・中・下焦の気機を疏通・調節し，水道をよく通し除湿をする。中脘・胃兪は中陽を温めて寒邪を取り除く。

治療効果

本処方は，本病症に対し一定の治療効果をもつ。早期の患者に対しては治療効果があり，一般的に，20～30回の針治療を行うと全快する。症状が比較的重い場合，治癒するまでに3～5クールの針治療を要することが多い。晩期で黒目がひどく混濁したり破損した患児の場合，治癒後に翳が残り，視力の妨げになる。

症例

患者：張〇〇，男児，3歳。
初診：1975年6月22日
所見：半年前頃から，食が進まない・腹部の脹満感・顔色萎黄・体が痩せるなどの症状がみられるようになった。近頃，病状が重くなり，腹部の脹満感がはなはだしい・少気・力が出ない・頭が大きく首が細い・毛髪が乾燥し希薄・顔や唇の色に艶がない・夜盲症・白目の乾燥・黒目の光沢が少なくなる・知覚が減退などの症状がある。明らかに角膜軟化症で肝脾が虚損した場合に属する。

治療経過：上述の処方を用い10回の針治療を行ったところ，夜盲症や目の症状およびほかの諸症状が改善された。同様の処方で30数回の針治療を行ったところ，夜盲症や目の病状，腹部の脹満感およびほかの諸症状が消失し，食事の量もしだいに増加し，体質もしだいに向上し完治した。

注釈

本病症では，黒目の混濁がいったん現れると視力の完全回復は難しく，黒目が破損すると，角膜穿孔・虹彩脱出に転化したり眼球が枯れしぼむなど病状が悪化する恐れがある。そのため早急に治療を行い，必要に応じて中西両医学のほかの治療法を併用するとよい。もし上述の病状が現れたら，可能なかぎり中西両医学の総合療法で治療しなければならない。

59 麻疹併発角結膜炎

麻疹の初期，患児の目に涙がいっぱい溜まり，白目がかすかに充血しているものは，麻疹の正常な症状である。しかし，回復期に麻疹は消失したにもかかわらず，目の充血が重くなり腫れて痛み，目やにが多くなる場合が本病症である。中国では麻毒攻目と呼ばれる。

病因病機

- ●麻疹に罹ったとき，適切な治療をせず，誤って辛燥性の中薬を投与する。
- ●辛いものや味の濃いものを好んで食べた結果，体内に少し残っていた熱毒が清竅である目に上昇し，かき乱す。

弁証

- ●**麻毒困留肺経**：麻疹の紅斑は消失したが，白目の充血はまだ残り，しかも重くなる傾向にある。黄色の痰を吐く・空咳・鼻息が熱気を帯びる・鼻が乾く，舌質紅・舌苔黄，脈数などの症状を現す。
- ●**麻毒侵肝**：目全体が赤く腫れ痛む・イライラする・怒りっぽい・口苦・のどの乾き，舌辺紅・舌苔黄，脈弦数などの症状を現す。
- ●**脾胃湿熱も兼ねる**：眼瞼縁が爛れ赤く痛む・眼瞼

第6章 五官科病症

も赤く腫れる，舌苔黄膩，脈滑数などの症状を現す。
- 麻毒攻目：黒目に翳膜が生じるなどの症状を現す。

処方・手技

【基本穴】睛明・承泣・太陽穴・風池

　睛明・承泣には，針を刺入し得気後，軽く捻転し，太陽穴・風池には瀉法を施す。
- 麻毒困留肺経：基本穴に尺沢・肺兪を加えて瀉法を施し，諸穴に数分間の行針を行ったのち抜針する。少商を加え，点刺して出血させる。
- 麻毒侵肝：基本穴に太衝・侠渓を加えて瀉法を施し，数分間の行針を行ったのち抜針する。さらに大敦を加え，点刺して出血させる。
- 脾胃湿熱も兼ねる：基本穴に陰陵泉・内庭を加えて瀉法を施し，数分間の行針を行ったのち抜針する。さらに隠白・厲兌を加え，点刺して出血させる。
- 黒目に翳膜が生じる：基本穴に血海・膈兪を加えて瀉法を施し，数分間の行針を行ったのち抜針する。

処方解説

　睛明・承泣・太陽穴は患部取穴であり，清熱解毒・活絡し目の充血を退く作用がある。風池は目に近い腧穴で，清熱活絡し目に効果があるのみでなく，邪毒を体表から疏散し解消させる作用がある。尺沢・肺兪・少商は，肺経の邪毒を清瀉する作用がある。太衝・侠渓・大敦は，肝経の邪毒を清瀉することができる。陰陵泉・内庭・隠白・厲兌は脾胃の湿熱を清利する。血海・膈兪は清熱涼血をし解毒の作用を強化し，活血化瘀消滞し翳膜を取り除く効能を高める。

治療効果

　本処方は，本病症に対し非常に優れた治療効果をもつ。一般的には，本処方で数回の針治療を受けると全快する。黒目に翳膜が生じた場合は，20～30回の針治療で治癒できる。

症例

患者：張〇〇，男児，4歳。
初診：1975年3月6日
所見：麻疹に罹り10数日が経過した。数日前，麻疹の紅斑が消失し，熱もしだいに下がった。しかし，2日前から急に発熱が再発し，目が赤く腫れて痛む・涙が出る・光をまぶしく感じる・目やに

が粘って固まる・黒目に少量の針先大の点状の混濁が現れる・空咳・痰はない・口苦で渇く，舌質紅・舌苔黄，脈弦やや数などの症状が現れた。
治療経過：上述の，麻毒困留肺経と麻毒侵肝に用いる処方で，2回の針治療を行ったところ，諸症状は著しく改善された。6回の針治療を行い，目の充血・腫れ・痛みおよびほかの諸症状が消失したが，黒目の点状の混濁はまだ残っている。同様の処方で10数回の針治療後，点状の混濁も消失し，完治した。

注釈

　本病症の症状が重症の場合，特に黒目に翳が生じた場合は，悪化して視力障害を引き起こさないために，早急に治療を行い，必要に応じて中西両医学のほかの治療法を併用するとよい。

60　妊娠中の眼科疾患

　本病症は，妊娠期間中に発症した内障や外障の眼科疾患を指す。

病因病機

- 多くは「有余の証」であり，胎火（もともと燥熱体質であったものが妊娠することによって体内に生じた火）が上昇して目を攻撃する。
- 胎火が体内で蓄積し，さらに風邪を感受し，風と火が結びついて目に上昇する。

弁証

　眼瞼が腫れて痛む・白目が充血する・黒目に病変が発生する・光をまぶしく感じる・熱感を嫌がる・熱感のある涙がとめどなく出る・目やにが多く粘って固まる・口渇，舌質紅・舌苔黄などの症状を現す。
- さらに風邪を感受する：悪寒発熱・頭痛，舌苔薄黄，脈浮数などの症状も兼ねる。

処方・手技

【基本穴】睛明・球後・攅竹から魚腰穴への透刺・太陽穴・風池・内庭

　睛明・球後には針を刺入し得気後，軽く捻転し，

そのほかの基本穴には瀉法を施す。基本穴に数分間の行針を行ったのち抜針する。
- ●さらに風邪を感受する：基本穴に大椎・外関・曲池を加えて瀉法を施し，数分間の行針を行ったのち抜針する。

処方解説

睛明・球後・攅竹・魚腰穴・太陽穴は患部取穴であり，清熱祛邪・活絡をし，明目する作用がある。風池は目に近い腧穴で，清熱活絡をし明目し，平肝し火を降下させ，風邪を疏散する作用がある。内庭は陽明の裏熱を清瀉する。大椎・外関・曲池は風邪を疏散する作用がある。大椎は陽経の邪熱を清瀉する作用がある。外関は，上・中・下焦の熱毒を清瀉する作用がある。曲池は，気分と血分の邪熱を清瀉する作用がある。

治療効果

本処方は，本病症に対し優れた治療効果をもつ。一般的には，眼瞼が赤く腫れて白目が充血する場合は，数回の針治療を行うと回復する。黒目の病変は，治癒するまでに長い時間がかかり，数10回の針治療を要するケースもある。

症例

患者：孫〇〇，女性，39歳。
初診：1975年6月13日
所見：妊娠して，すでに5カ月が経過した。最近の1カ月あまりの間に，目の充血・腫れ・痛みが2回発症し，薬を服用して治癒した。来診前日，再度発症し，眼瞼が赤く腫れ，白目は混合性充血を起こし，左目の黒目に少量の針先大の点状の混濁が現れた。光をまぶしく感じる・涙が出る・目やにが多い・目が熱感を嫌う・小便に熱感があり赤い，舌質紅・舌苔黄，脈滑やや数。近頃は眼病の流行は発生しておらず，病歴，脈象・症状も胎熱上攻と同様なため，明らかな胎熱上攻と診断。
治療経過：本処方で1回の針治療を行ったところ，諸症状は軽減した。10数回の針治療後，目の症状およびほかの諸症状がすべて消失した。数カ月後に経過観察を行ったが，目の症状は再発していなかった。

注釈

①妊娠中の眼科疾患は，たしかに内熱胎火による場合が多いが，虚弱による場合もある。もし弁証し，虚弱が原因で発症したと明確に判断できたら，病因に対し，扶正し虚を補う治療を行うべきで，胎火妄動の説にとらわれる必要はない。
②妊娠中の眼科疾患が実証に属するか，あるいは虚証を兼ねる場合は，関元・三陰交を用い，それらに補法を施す。陰虚の場合は，数分間の行針を行ったのち抜針する。精血不足あるいは気虚も兼ねる場合は，20分間置針し，間欠的に行針を行う。陽虚に偏る場合は，30分間置針し，間欠的に行針し，抜針後，艾炷灸か棒灸を加える。

○特に強調したいのは，次のようなことである。
歴代の医家が三陰交などの腧穴を用いて，妊娠中絶を行ったり分娩の促進を行ったりし，良い効果をあげたことが広く知られている。そのために，中医師は，妊婦への三陰交・関元およびそのほかの下腹部・腰仙部の腧穴への刺針に対し，特に慎重になるのである。しかし，古人にも，「病気があれば，薬はその病気の治療をするもので，胎児に影響を及ぼすことも妊婦の身体に影響することもない」という説がある。
〔訳者注：「有故無殞，亦無殞也」は『黄帝内経』の『素問』六元正紀大論篇から引用したもので，「故」は，もともと「わけ，理由，原因」の意味であるが，そこから転じて病気の意味を指すのである〕
薬の使用がそうであるように刺針も同様である。また，三陰交を用い妊娠中絶をするメカニズムは，三陰交に瀉法を施し，陰血が瀉され虚に至り，胎児が栄養を失ったため胎児が降りるのである。本処方では，三陰交に瀉法ではなく補法を施す。関元にも補法を施し瀉法は施さない。瀉法を用いないので，陰血や生気を損なう恐れもなく胎児が降りる心配もない。
「病気の治療は，必ずその本を求めるべきである」といわれているように，関元・三陰交を用いた刺針法・灸法は，病因に応じた治療であり正しい治療法である。
関元は任脈に属し，任脈は諸陰経を受けもっている。さらに，関元は足の三陰経と任脈の交会穴であ

る。また，三陰交は足の三陰経の交会穴である。よって，関元・三陰交に補法を施し，すばやく抜針すると陰を補う作用があり，長く置針すると主として精血と真気を補益する作用がある。さらに陽虚である場合は，灸法を加えると陽を温める作用も兼ねる。衝脈は血海，任脈は陰経の海であり胎盤を主り，衝・任脈は胎児の正常発育と密接な関係があるため，関元・三陰交を用いると衝・任脈の効能を回復させることができる。そのため，胎児が降りることがないどころか，かえって胎児を守り，安定させる効能を果たすのである。

61 産後の眼科疾患

産後の眼科疾患とは，妊婦が出産後の一定の期間内に患った眼科疾患を指す。

病因病機

- ●産後，気血が不足し，目を養うことができなくなる。
- ●気鬱から化火した火が上昇し，目をかき乱す。
- ●さらに風邪に外部から侵襲される。

弁証

多くの場合，両目がゴロゴロし乾燥したり，あるいは見る物がぼんやりかすむ。
- ●気血不足：頭のふらつき・耳鳴り・動悸・不眠・顔面や唇や爪の色に艶がない・息切れ・力が出ない・精神疲労・倦怠感，舌質淡・舌苔白，脈細弱無力などの症状を現す。
- ●気鬱化火上擾：目が赤く腫れて痛む・頭のふらつき・目のくらみ・頭痛・耳鳴り・脇痛・怒りっぽい・頻繁なげっぷ・口苦・のどの乾き，舌質紅・舌苔黄，脈弦細数などの症状を現す。
- ●風邪侵襲：悪寒発熱・頭痛，舌苔薄白あるいは薄黄，脈浮緊あるいは浮数などの症状を現す。

処方・手技

【基本穴】睛明・承泣・太陽穴・風池・中極

睛明・承泣には針を刺入し得気後，軽く捻転し，そのほかの基本穴には平補平瀉法を施す。
- ●気血不足：基本穴に脾兪・足三里・三陰交・膈兪を加えて補法を施し，諸穴に20分間置針し，間欠的に行針を行う
- ●気鬱化火上擾：基本穴に太衝・侠渓を加えて数分間の行針を行ったのち，抜針する。
- ●風邪侵襲：基本穴に大椎・外関・合谷を加えて瀉法を施す。舌苔薄白，脈浮緊の場合は，30分間置針し，間欠的に行針し，抜針後，艾炷灸か棒灸を加える。舌苔薄黄，脈浮数の場合は，数分間の行針を行ったのち抜針する。

処方解説

睛明・承泣・太陽穴・風池は活絡し明目して，外邪を疏散する。中極は出産後の疾病を治療する重要穴である。脾兪・足三里・三陰交は，気血生化の源である脾を健脾し健胃する。三陰交にはさらに肝腎を補う作用がある。膈兪に補法を施すと補血・養血の効能がある。太衝・侠渓は気機を疏通し，肝胆の邪熱を清瀉することができる。大椎・外関・合谷は袪風解表をし，長く置針し灸法を加えると散寒の作用を兼ねるが，すばやく抜針すると清熱の作用を兼ねる。

治療効果

本処方は，本病症に対し非常に優れた治療効果をもつ。一般的に，10数回の針治療で全快できる。しかし，治癒するまでに数10回の針治療を要するケースもある。

症例

患者：袁〇〇，女性，31歳。
初診：1976年9月21日
所見：出産後20日余りして，目が赤く腫れて痛む。発赤はひどくない・目が乾燥しやや痛む・目やにはあまり多くない・光を恐れる・光をまぶしく感じる・頭のふらつき・耳鳴り・口苦・脇部の脹満感・動悸・夢を多く見る・顔や唇の色に艶がない・息切れ・精神疲労，舌質淡・舌苔白，脈弦細無力でやや数。
治療経過：産後の気血不足と気鬱化火上擾に用いる2処方を併用し，針治療を行ったところ，1回の針治療で諸症状はすぐに軽減した。10数回の針治療を行ったのち，眼部の症状やほかの諸症状がすべて消失し完治した。

62 眼球突出

本病症は，眼球が正常より突出することを主症状とする眼科疾患である。西洋医学でいう眼窩蜂巣炎・眼窩骨膜炎・甲状腺機能亢進症・眼窩腫瘍・眼窩静脈瘤・外眼筋麻痺・外傷，あるいは血液疾患などによる眼球後眼窩内出血などの疾病にみられる。

病因病機

- 風熱火毒が目に上攻する。
- 肝腎の陰虚から心営が内部で損耗され，虚熱が内部で生じ，肝陽や心陽が亢進し目絡を気血が塞ぎ阻滞する。
- 肝鬱から化火した火に胃が侵され，肝胃に熱が鬱し，加えて内部で盛んになった心火が目に上攻したため，脈絡を塞ぎ阻滞する。
- 目の中を瘀血が阻滞する。
- 脾気が虚弱で筋肉を主ることができず，目絡の筋脈が弛緩する。

弁証

眼球の突出が本病症のおもな特徴である。
- **風熱火毒攻目**：発症が急速で眼部の脹痛やズキンズキンとした痛みがあり，眼球をうまく動かすことができず，眼瞼や白目が充血し腫れる。発熱・頭痛が多くみられ，ひどい場合は高熱・煩渇・悪心・嘔吐，舌質紅・舌苔黄などの症状を現す。邪毒が心包を侵す場合は，意識不明・痙攣，舌質紅絳などの症状を現す。
- **肝腎陰虚・心営内耗**：動悸・呼吸促迫・不眠・夢を多く見る・盗汗・潮熱・頭のふらつき・目のくらみ・耳鳴り・耳聾・多食だが空腹になりやすい・体が痩せている・首や頸部が腫れる，舌質紅・舌苔少，脈細数などの症状を現す。
- **心肝火旺・胃熱熾盛**：首や頸部が腫れる・頬がほてる・頭痛・めまい・煩燥・怒りっぽい・舌や指が震える・汗が多い・身熱・多食だが空腹になりやすい・動悸・不眠・口が苦くて渇く・便秘・小便黄赤色で熱感がある，舌質紅・舌苔黄，脈弦数有力などの症状を現す。
- **瘀血留滞**：目の脹痛や刺すような痛み，あるいは腫瘍があり，外傷歴がある場合もある。舌質暗紫か紫斑がある，脈渋などの症状を現す。
- **脾気虚弱**：食が進まない・腹部の脹満感・泥状便・息切れ・力が出ない・倦怠感・精神疲労・顔色に艶がない，舌質淡・舌苔白，あるいは舌辺に歯痕がある，脈虚緩無力などの症状を現す。

処方・手技

【基本穴】睛明・太陽穴・攅竹から魚腰穴への透刺・四白・風池

- **風熱火毒攻目**：睛明には補法を施し，ほかの基本穴には瀉法を施す。太衝・血海・膈兪・霊台・大椎を加えて瀉法を施し，諸穴に数分間の行針を行ったのち抜針する。大敦に点刺し，出血させる。また高熱・煩渇，舌質紅・舌苔黄を伴う場合は，さらに曲池・内庭を加えて瀉法を施し，数分間の行針を行ったのち抜針する。商陽・厲兌を加え，点刺し出血させる。また舌質紅絳の場合は，さらに曲沢・少府を加えて瀉法を施し，数分間の行針を行ったのち抜針する。意識不明の場合は，さらに十二井穴・十宣穴を加えて点刺して出血させ，水溝を加えて瀉法を施し，病人の意識が戻るまで行針を行う。
- **肝腎陰虚・心営内耗**：睛明には補法を施し，そのほかの基本穴には平補平瀉法を施す。さらに，肝兪・三陰交・腎兪・太渓・心兪を加えて補法を施し，太衝・少府を加えて平補平瀉法を施し，数分間の行針を行ったのち抜針する。
- **心肝火旺・胃熱熾盛**：睛明には補法を施し，そのほかの基本穴には瀉法を施す。太衝・肝兪・少府・内庭を加えて瀉法を施し，諸穴に数分間の行針を行ったのち抜針する。大敦・少衝・厲兌を加え，点刺して出血させる。
- **瘀血留滞**：睛明には補法を施し，そのほかの基本穴には瀉法を施す。さらに太衝・血海・膈兪を加えて瀉法を施し，諸穴に20分間置針し，間欠的に行針を行う。
- **脾気虚弱**：基本穴に補法を施す。さらに脾兪・足三里を加えて補法を施し，諸穴に20分間置針し，間欠的に行針を行う。

処方解説

睛明・太陽穴・攅竹・魚腰穴・四白・風池は，祛邪解毒・活絡消滞の作用がある。また，補法を施す

と目絡の経気を補うことができる。太衝は循経取穴で目に効果があり、瀉法を施しすばやく抜針すると肝火を清瀉し、瀉法を施し長く置針すると活血化瘀の作用がある。また、平補平瀉法を施しすばやく抜針すると、平肝し陽を潜ませる作用がある。血海・膈兪に瀉法を施し、すばやく抜針すると清熱涼血して化瘀し、長く置針すると主として活血化瘀の効能がある。霊台は腫毒瘡瘍を治療する特効穴である。大椎は各経の火毒を清瀉して解熱し、表証を伴う場合はさらに解表することもできる。大敦にも肝火を清瀉する作用がある。曲池・内庭・商陽・厲兌は、陽明の邪熱を清瀉する作用がある。曲沢・少府は清心涼営の作用がある。十二井穴・十宣穴は清熱開竅の作用がある。水溝にも開竅醒神の効能がある。肝兪に、補法を施しすばやく抜針すると肝陰を補益するが、瀉法を施しすばやく抜針すると肝火を清瀉する作用がある。三陰交に補法を施しすばやく抜針すると、肝腎脾胃の陰を補う。腎兪・太渓は腎陰を補う。心兪は心陰を補益する。少衝にも心火を清瀉する作用がある。脾兪・足三里は健脾し益気する。脾気が回復すると、眼部の筋肉は養われ、収縮と拡張の機能が正常に戻り、眼球を眼窩内に引き戻すことができ、脾気虚弱による眼球の突出が治癒する。

治療効果

本処方は、本病症に対し一定の治療効果をもつ。なんらかの原因により起こった早期の軽い眼球突出に対しては、比較的良い効果がある。しかし、眼窩腫瘍や静脈瘤などが原因で起こった眼球突出にはあまり効果がなく、また再発もしやすい。

症例

患者：張○○，男性，49歳。
初診：1975年6月23日
所見：左目が赤く腫れて痛み、2日が経過した。ペニシリンなどの薬物を投与されたが、効果はなかった。主症状は、脹痛やときに刺すように痛みがあり、涙がとめどなく出る。眼瞼が赤く腫れる・白目の充血・眼球がやや突出する・目を自由に動かすことができない。発熱・煩渇，舌質紅・舌苔黄，脈数。
治療経過：上述の風熱火毒攻目に対する処方で針治療を行ったところ、痛みはすぐ止まった。翌日、諸症状はやや軽減したが疼痛が再発した。しかし、疼痛の程度は軽い。毎日2回の針治療を2日間行ったところ、充血と腫れがほぼ消失し、眼球は正常に戻った。引き続き、毎日1回の針治療をさらに10数回行ったところ、諸症状は消失した。その後、さらに6回の針治療を行い、治療効果を安定させた。

注釈

風熱火毒攻目の場合は、化膿し組織が潰れ穿孔ができると、眼球が陥没し失明することもあるので、至急に治療を行い、中西両医学を結合し、総合的な治療法を行うべきである。すでに膿を伴う場合には、三稜針あるいは手術用のメスで排膿して毒を取り除いたり、西洋医学の手術療法で治療するとよい。

63 近視

本病症は、古くは能近怯遠症といわれ、近距離の物ははっきり見ることができ、遠方の物ははっきり見ることができないという特徴をもつ眼科疾患である。

病因病機

● 先天不足や遺伝性、あるいは、学習や仕事のとき目を酷使することによる。
● そのほかの原因で肝腎が虚損し精血が不足し、目に栄養を与えられない。
● 心陽が不足する。
などが原因で、眼光が衰弱し、遠くへは届かない。

弁証

近い所の物ははっきり見えるが、遠方の物ははっきり見ることができない。重度の近視の場合は、眼球が比較的突出し、物をはっきり見るためによく目を細くする。

● **肝腎精血不足**：頭のふらつき・耳鳴り・目が乾燥しかすむ・腰や膝がだるい，舌質淡・舌苔白，脈沈細などの症状を現す。陽気虚に偏る場合は、悪寒・四肢の冷え、脈遅で無力などの症状を現す。
● **心陽不足**：顔面蒼白・動悸・精神疲労・悪寒・四肢の冷え・息切れ・自汗，脈細弱あるいは結代な

どの症状を現す。

処方・手技

【基本穴】睛明・球後・太陽穴・風池・合谷

　睛明・球後には針を刺入し得気後，軽く捻転し，ほかの基本穴には平補平瀉法を施す。

●肝腎精血不足：基本穴に肝兪・三陰交・腎兪・太渓を加えて補法を施し，諸穴に 20 分間置針し，間欠的に行針を行う。陽気虚に偏る場合は，諸穴に 30 分間置針し，間欠的に行針を行う。三陰交・腎兪・太渓には，抜針後，艾炷灸か棒灸を加える。

●心陽不足：基本穴に心兪・神門を加えて補法を施し，諸穴に 30 分間置針し，間欠的に行針を行う。心兪・神門には，抜針後，艾炷灸か棒灸を加える。

処方解説

　睛明・球後・太陽穴・風池は，目絡の気血を疏通・調節し，視力を回復させる。陽明経は頭部と顔面部をめぐるので，手の陽明大腸経の原穴である合谷は目絡を疏通・調節し明目する作用がある。肝兪は肝血を補う。三陰交は肝腎の精血を益し，健脾・健胃し，さらに灸法を加えると，脾腎の陽気を補う作用を強化できる。腎兪・太渓は腎精・腎気を補益し，灸法を加えると温腎壮陽の作用が強まる。心兪・神門には心気・心陽を補う作用がある。

治療効果

　本処方は，本病症に対し一定の治療効果をもつ。罹病期間が短いほど効果は良好である。逆に，近視の罹病期間が長いほど効果は好ましくない。先天性の近視にはあまり効果がない。発症して 1 年以内の場合は，一般的に 1 ～ 2 クールの針治療で効果が現れ，5 クールほどの針治療を行うと，視力をある程度回復できる。罹病期間が長い場合は，効果が現れるまでに 5 クールほどの治療を要し，視力をさらに回復させるには長期間の治療が必要である。そして，罹病期間が長いほど治療効果が好ましくない。

症例

患者：黄〇〇，女性，20 歳。
初診：1981 年 4 月 12 日
所見：近視になって 1 年余りが経過した。左目の視力が 0.2，右目の視力は 0.3 で，頭のふらつき・耳鳴り・腰や膝がだるい・精神疲労・力が出ない，舌質淡，脈細。

治療経過：上述の肝腎精血不足に用いる処方で，1 クールの針治療を行ったところ，左目と右目の視力がやや向上し，ほかの諸症状も改善された。3 クールの針治療後，諸症状が消失し，左目の視力が 0.8 にまで向上し，右目の視力が 0.9 に向上した。数カ月後に再検査を行ったが，左目と右目の視力はいずれも 0.8 であった。

注釈

①本病症の治療には，かなりの時間（少なくとも 3 クール以上）が必要である。そして，クールごとの間隔は 5 ～ 7 日必要で，一般的には，毎日 1 回あるいは隔日に 1 回で，間隔が 2 日以上空かないようにすべきである。

②治療期間中に，近視を起こす要因である，目を使うときの不良な習慣などを是正する必要がある。

③治療期間中は，針治療の良性調節機能を最大限に発揮させるため，眼鏡を掛ける時間を最小限にし，可能な限り眼鏡は掛けない。

64　遠視

　本病症は，古くは能遠怯近症といわれ，程度の軽い場合は近い所より遠い所の方がはっきり見えるが，重症の場合は遠くもはっきり見ることができない。

病因病機

　陰は収斂を主る。本病症は，先天不足やそのほかの原因で，腎陰不足あるいは肝腎ともに虚証となり，目に入る光が散漫になって近くの物が見えないのである。

弁証

　一般的に，眼部の外観は正常で，遠方を見る視力が良く，近くを見る視力が低下し，近距離の物を長く見ると，よく頭痛が起こり目が痛脹し，しばらく休むと改善される。全身にははっきりとした症状はない。ときに，腎陰不足や肝腎ともに虚証であるための脈症がみられる。

●腎陰不足：腰や膝がだるい・潮熱・盗汗・頭のふ

らつき・耳鳴り，舌質紅・舌苔少，脈細数などの症状を現す。
- ●肝腎とも虚：両目の乾燥感・口苦などの症状が多い。

処方・手技

【基本穴】睛明・球後・翳明穴・風池

　睛明・球後には針を刺入し得気後，軽く捻転し，そのほかの基本穴には平補平瀉法を施す。
- ●腎陰不足：基本穴に腎兪・太渓を加えて補法を施し，諸穴に数分間の行針を行ったのち抜針する。
- ●肝腎とも虚：さらに肝兪・三陰交を加えて補法を施し，数分間の行針を行ったのち抜針する。

処方解説

　睛明・球後・翳明穴・風池は活絡し明目する。腎兪・太渓は腎陰を補う。肝兪は肝陰を補益する。三陰交は肝腎と脾胃の陰を補益する。

治療効果

　本処方は，本病症に対し一定の治療効果をもつ。長期間の針治療（少なくとも5クール以上）が必要で，ときに再発する場合もある。

症例

患者：孫〇〇，男性，31歳。
初診：1978年5月23日
所見：遠方の物は見えるが近距離の物がはっきり見えない，という症状が半年余り続いた。頭のふらつき・耳鳴り・両目の乾燥感・頬の紅潮・潮熱・腰や膝がだるい・不眠・夢を多く見るなどの症状を伴う。最近，症状が重くなった。舌質紅・舌苔少で津液不足，脈細数。
治療経過：上述の肝腎とも虚に用いる処方で，1回の針治療を行ったところ，頭のふらつき・耳鳴りが改善された。1クールの針治療後，諸症状が消失し，近距離の物も少し見えるようになった。5クールの針治療後，視力は一応正常に戻った。数カ月後に経過観察を行ったが，近距離の物を見るとまだ少しかすむが，針治療を行う以前よりはるかに良く見える状態であった。

65　斜視

　本病症は，眼球が内眼角または外眼角の方向へ偏る症状を特徴とする眼科疾患で，共同性あるいは麻痺性斜視に相当する。

病因病機

　脾胃気虚に，さらに風邪を感受して，邪気に侵された部分が経気が不暢となり，筋脈が弛緩し使えなくなる。しかし，健側の筋脈の機能は正常なので，眼球を健側へ引っ張る。
- ●脾虚で運化作用が失調し，痰湿が内部で生じ，さらに風邪を感受して風痰となり経絡を阻滞する。
- ●肝血不足で血脈が補充されず，風邪が虚に乗じて経絡に入る。
- ●肝腎陰虚で，虚火と痰がともに上昇しかき乱し，目絡が阻滞される。
- ●脳卒中やそのほかの原因で，気虚から血滞し，脈絡が瘀阻される。
- ●外傷や手術などから眼窩などの部位の脈絡を損傷して，気血が瘀滞し，筋脈が弛緩し収縮できなくなる。

弁証

　本病症は，両目あるいは片方の黒目が，内眼角または外眼角の方向へ偏り，物がはっきり見えなかったり物が2つに見えたりする。あるいは上眼瞼が下垂し，目も口も歪んでいる。
- ●脾胃気虚・風邪中絡：食が進まない・腹部の脹満感・泥状便・気虚・話したがらない・四肢の倦怠感・顔色萎黄。風寒中絡した場合は，悪寒が重く発熱が軽い，舌質淡・舌苔薄白で潤いがあるなどの症状を伴う。風熱中絡した場合は，悪寒が軽く発熱が重い，舌苔薄黄，脈浮数などの症状を現す。
- ●脾虚湿盛・風痰阻絡：頭重・体がだるい・食が進まない・腹部の脹満感・倦怠感・力が出ない・痰涎を吐く，舌苔白滑で膩，脈弦滑あるいは濡緩などの症状を現す。
- ●肝血不足にさらに風邪を感受した：上述した風寒や風熱が中絡した症状のほかに，頭のふらつき・耳鳴り・唇や爪の色に艶がない，舌質淡，脈細な

どの症状を伴う。
- **肝腎陰虧・虚火挟痰上擾**：頭のふらつき・耳鳴り・頬の紅潮・潮熱・不眠・夢を多く見る・腰や膝がだるい・口苦・のどの乾き，舌質紅・舌苔がときに黄膩，脈弦細数あるいは弦滑数などの症状を伴うことが多い。
- **気虚血滞，脈絡瘀阻**：中風の病歴があり，後遺症として眼球が偏り口も目も歪んでいる。あるいは，突然斜視を発症し，息切れ・力が出ない・倦怠感・話したがらない・顔面蒼白，舌質淡で瘀斑がある，脈細弱無力あるいは渋などの症状を現す。
- **外傷や手術による気血瘀滞**：外傷歴や手術歴があり，ときに患部に青紫の腫脹や疼痛が認められる。

処方・手技

【基本穴】内側へ偏る場合：糸竹空から瞳子髎への透刺・太陽穴。
外側へ偏る場合：攢竹・睛明。
内斜・外斜の場合：風池・翳明穴・太衝・合谷。

- **脾胃気虚・風邪中絡**：睛明には補法を施し，そのほかの基本穴には平補平瀉法を施す。さらに脾兪・足三里を加えて補法を施し，大椎・外関を加えて瀉法を施す。風寒中絡の場合は，諸穴に30分間置針し，間欠的に行針を行い，抜針後，艾炷灸か棒灸を加える。風熱中絡の場合は，脾兪・足三里だけに長く置針し灸法を加えるが，そのほかの諸穴には，数分間の行針を行ったのち抜針する。
- **脾虚湿盛・風痰阻絡**：睛明には補法を施し，そのほかの基本穴には平補平瀉法を施す。脾兪・足三里を加えて補法を施し，陰陵泉・中脘・豊隆を加えて瀉法を施し，20分間置針し，間欠的に行針を行う。風寒・風熱が侵襲し表証症状を伴う場合，さらに大椎・外関を加える。刺針方法・施灸方法は同上である。
- **肝血不足にさらに風邪を感受した**：上述した風寒や風熱が中絡した場合に用いる処方を基本にし，肝兪・三陰交を加えて補法を施し，20分間置針し，間欠的に行針を行う。
- **肝腎陰虧・虚火挟痰上擾**：基本穴に肝兪・三陰交・太渓を加えて補法，中脘・豊隆を加えて瀉法を施し，諸穴に数分間の行針を行ったのち抜針する。
- **気虚血滞，脈絡瘀阻**：基本穴の刺針法は同上で，気海・脾兪・足三里を加えて補法，血海・膈兪を加えて瀉法を施し，諸穴に20分間置針し，間欠的に行針を行う。
- **外傷や手術による気血瘀滞**：睛明には針を刺入し得気後，軽く捻転する。そのほかの基本穴には瀉法を施す。血海・膈兪を加えて瀉法を施し，諸穴に20分間置針し，間欠的に行針を行う。

処方解説

糸竹空・瞳子髎・太陽穴・攢竹・睛明・風池・翳明穴は，活絡祛風除邪し眼部の気血を疏通・調節し，眼部に繋がる筋脈の収縮・弛緩機能を回復させる。肝は目に開竅するので，足の厥陰肝経の原穴である太衝を用いると，目絡の気血を疏通・調節できる。太衝には，さらに平肝し，陽を潜ませ風を鎮めるなどの作用がある。合谷も目に効果があり，目絡の気血を調和する効能を有し，祛風解表の作用も有する。合谷に，長く置針し抜針後に灸法を加えると寒気を発散するが，すばやく抜針すると清熱の作用がある。脾兪・足三里は，健脾し気を補益し運化作用を促進する。大椎・外関は祛風解表し，長く置針し抜針後に灸法を加えると寒気を発散するが，すばやく抜針すると風熱を疏散する作用がある。陰陵泉は醒脾利湿をする。中脘・豊隆は化痰降濁し，すばやく抜針すると清熱化痰の作用がある。肝兪に補法を施し，長く置針すると肝血を補うが，すばやく抜針すると主として肝陰を補う。三陰交に補法を施し，長く置針すると，肝腎の精血を補い健脾・健胃するが，すばやく抜針すると，主として肝腎や脾胃の陰を補益することができる。腎兪・太渓は腎陰を補う。気海は元気を補益する作用がある。血海・膈兪は活血化瘀をすることができる。

治療効果

本処方は，本病症に対し一定の治療効果をもつ。罹病期間が数カ月以内の場合は，優れた治療効果があり，1～2クールの針治療で完治するが，罹病期間が長い（半年以上を超えた）場合は効果は好ましくない。一定の治療効果をあげるまでに5クール以上の針治療を要するケースもあり，さらに再発する場合もある。罹病期間が数年以上の場合，一部の患者には本処方の効果はない。

症例

患者：張○○，女性，16歳。
初診：1978年11月27日

所見：突然，左目が外眼角の方向へ偏るようになった。近頃，物がはっきり見えない・両目がやや乾燥する・頭のふらつき・耳鳴り・唇と爪の色に艶がない・頭痛・鼻づまり，舌質淡・舌苔白で湿潤，脈浮緊などの症状がある。

治療経過：上述の，肝血不足にさらに風邪を感受した場合に用いる処方で，1回の針治療を行ったところ，頭痛は消失したがほかの諸症状には変化がなかった。10数回の針治療後，斜視やほかの諸症状が消失した。

注釈

本病症は，早めに治療を行い，忍耐強く針灸治療を続け，早期回復できるようにするべきである。罹病期間が長く，針灸治療に相当の時間（5クール以上）をかけたのに効果が現れない場合は，中西両医学のほかの治療法を考えてもよい。必要に応じて手術療法を行うとよい。

66　複視

複視とは，目には発赤・腫れもなく，あるいは外観も正常であるが，物が2つに見えるものである。中国では視一為二と呼ばれる。

病因病機

本病症は斜視などの眼科疾患にもみられるが，単独で発生することもある。
- 肝腎の精血が不足し，目を滋養できなくなる。
- 肝腎陰虧から虚火が上昇して目をかき乱す。
- 精神が抑うつし，肝気が上逆し，眼部の気血の調和が失われる。
- 肝鬱化火から火熱が上昇して目をかき乱す。
- 痰火が上昇して，目絡を塞いで失調させる。
- 外邪が裏に入り，化熱し，邪熱が清竅に上昇して目をかき乱す。

弁証

本病症は，1つの物が2つに見えることを主症状とする。
- **肝腎精血不足**：頭のふらつき・目のかすみ・耳鳴りあるいは耳聾・腰や膝がだるい，舌質淡，脈細などの症状を現す。腎陽不足に偏る場合は，悪寒・四肢逆冷なども伴う。
- **肝腎陰虧・虚熱上擾**：頭のふらつき・目のくらみ・頬の紅潮・潮熱・のどの乾き・口苦・腰や膝がだるい・心煩・夢を多く見る，舌質紅・舌苔少，脈弦細数などの症状を現す。
- **肝気上逆**：頭痛・頭のふらつき・頻繁なげっぷ・脇痛・怒りっぽい，舌質淡・舌苔白，脈弦などの症状を現す。
- **肝火上擾**：頭痛・めまい・イライラする・怒りっぽい・口苦・のどの乾き，舌質紅・舌苔黄，脈弦数などの症状を現す。
- **痰火上擾**：黄色で粘稠な痰を吐く・胸悶・心煩・頭のふらつき・悪心・便秘・小便が赤い・昏倒・譫語・痙攣，舌苔黄膩，脈滑数あるいは弦滑で数などの症状を現す。
- **外邪入裏化熱**：頭痛・高熱・口渇し飲みものをほしがる・便秘，舌質紅・舌苔黄。あるいは熱が夜にはさらに悪化し，昏倒・譫語，舌質紅絳などの症状を現す。

処方・手技

【基本穴】睛明・太陽穴・四白・風池
- **肝腎精血不足**：睛明には針を刺入し得気後，軽く捻転する。そのほかの基本穴には平補平瀉法を施す。肝兪・三陰交・腎兪・太渓を加えて補法を施し，諸穴に20分間置針し，間欠的に行針を行う。腎陽不足に偏る場合は，腎兪・太渓に30分間置針し，間欠的に行針を行う。抜針後，艾炷灸か棒灸を加える。
- **肝腎陰虧・虚熱上擾**：諸穴に数分間の行針を行ったのち抜針する。
- **肝気上逆**：睛明の刺針法は同上，そのほかの基本穴には瀉法を施す。肝兪・太衝・陽陵泉を加えて瀉法を施し，諸穴に20分間置針し，間欠的に行針を行う。
- **肝火上擾**：諸穴に数分間の行針を行ったのち抜針する。大敦を加え，点刺して出血させる。
- **痰火上擾**：基本穴に太衝・中脘・豊隆を加えて瀉法を施し，諸穴に数分間の行針を行ったのち抜針する。便秘を伴う場合は，上巨虚を加えて瀉法を施し，数分間の行針を行ったのち抜針する。
- **外邪入裏化熱**：舌質紅・舌苔黄の場合は，基本穴

に太衝・曲池・内庭を加えて瀉法を施し，数分間の行針を行ったのち抜針する。便秘を伴う場合は，上巨虚を加えて瀉法を施し，数分間の行針を行ったのち抜針する。舌質紅絳を伴う場合は，曲沢・少府を加えて瀉法を施し，数分間の行針を行ったのち抜針する。昏倒・譫語などの症状を伴う場合は，十二井穴・十宣穴を加えて点刺して出血させ，水溝を加えて瀉法を施し，病人の意識が戻るまで行針を行う。

処方解説

睛明・太陽穴・四白・風池は祛邪活絡の作用がある。風池には，さらに平肝し陽を潜ませる作用がある。肝兪に補法を施し，長く置針すると肝血を補益し，すばやく抜針すると肝陰を補益する。瀉法を施し，長く置針すると疏肝理気し，すばやく抜針すると肝火を清瀉する作用がある。三陰交に補法を施し，長く置針すると肝腎の精血を補い健脾・健胃するが，すばやく抜針すると主として肝腎と脾胃の陰を補う。腎兪・太渓に補法を施し，長く置針すると腎精・腎気を補い，さらに灸を加えると温腎壮陽の作用を強め，すばやく抜針すると主として腎陰を補益する作用がある。太衝・陽陵泉に瀉法を施し，長く置針すると疏肝理気の作用があり，すばやく抜針すると肝火を清瀉し，平肝し陽を潜ませる作用がある。大敦にも肝火を清瀉する作用がある。中脘・豊隆は痰火を清瀉することができる。上巨虚は胃火を清瀉し便通を改善する。曲池・内庭は陽明の邪熱を清瀉する作用がある。曲沢・少府は清心し涼営する。十二井穴・十宣穴は清熱瀉火・開竅醒神の作用がある。水溝にも開竅醒神の作用がある。

治療効果

本処方は，本病症が単独で発症し斜視などの眼科疾患がない場合には，非常に優れた治療効果をもつ。一般的に，1～2クールの針治療で完治する。斜視を伴う場合で，罹病期間が短い場合は優れた治療効果をもっているが，発症して半年以上の時間が経過している場合には治療効果は好ましくなく，症状が改善されても再発する可能性もある。

症例

患者：宋○○，女性，56歳。
初診：1978年10月15日

所見：物が2つに見える症状が発症し，3日が経過した。頭のふらつき・目のくらみ・ときどき頭痛・耳鳴りがあり耳を押えると軽減する・心煩・不安・頬の紅潮・潮熱・口苦・のどの乾き・腰や膝がだるい，舌質紅・舌苔少で津液不足，脈弦細数。

治療経過：上述の肝腎陰虧から虚熱が上擾する場合に用いる処方で，1回の針治療を行ったところ，頭のふらつき・目のくらみ・頭痛・心煩は改善され，複視の回数も減少した。20数回の針治療後，複視やほかの諸症状も消失した。半年後に経過観察を行ったが，症状は再発していなかった。

67 眼球振盪

本病症は中国では眼球震顫・轆轤転関症と呼ばれ，眼球が不随意に顫動する病症を指す。

病因病機

西洋医学的に考えると，
● 先天的あるいは後天的な多種類の眼科疾患から，眼球の注視機能が発育不全になる。
● 長期間にわたり暗所での仕事に従事する。
● 中耳や内耳の疾患，小脳の橋角部・橋脳，中脳の疾患。
　すなわち眼性の疾患・耳性の疾患・脳性の疾患により起こる。さらに，ヒステリーなどにより起こる場合もある。
　中医学的に考えると，
● 先天の不足や後天の精血が虧損して，目を滋養できなくなる。
● 肝腎陰虚から虚熱が風を生じる。
● 外感の邪熱が亢進し，熱が極まり風を生じる。
● 肝気が鬱結し，上逆し，目絡の調和が失われる。
● 肝鬱化熱から風が生じ，上昇して目絡をかき乱す。
● 痰火が上昇し清竅を壅滞し，気血が失調する。

弁証

眼球が不随意に顫動することを主症状とする。
● **肝腎精血不足**：頭のふらつき・耳鳴り・唇と爪の色に艶がない・腰や膝がだるい，舌質淡，脈細などの症状を現す。

- ●陰虚内熱生風：頭痛・めまい・頬の紅潮・潮熱・耳鳴り・耳聾・腰や膝がだるい・不眠・心煩・イライラする・怒りっぽい・口苦・のどの乾き，舌質紅・舌苔少で津液不足，脈弦細数などの症状を現す。
- ●外感邪熱亢盛上擾：高熱・口渇して飲みたがる・イライラする・不安，舌質紅・舌苔黄，脈洪数あるいは弦数などの症状を現す。あるいは，譫語・昏倒，舌質紅絳などの症状を伴う。
- ●肝気上逆：精神の抑うつ・怒ると症状が悪化する・胸脇脹悶あるいは脹痛・頻繁なげっぷ・突然息が止まり昏厥する，舌質淡，脈弦などの症状を現す。
- ●肝鬱化熱生風：頭痛・めまい・イライラする・怒りっぽい・耳鳴り・耳の痛みや耳聾・口苦・のどの乾き・便秘・小便黄赤色，舌質紅・舌苔黄，脈弦数などの症状を現す。
- ●痰火上擾：黄色の痰を吐く・胸脇煩悶・頭のふらつきあるいは頭痛・聴力減退，舌苔黄膩，脈滑数などの症状を現す。

処方・手技

【基本穴】睛明・球後・太陽穴・風池

睛明・球後には針を刺入し得気後，軽く捻転する。実証の場合，太衝には瀉法を，虚証の場合，太衝には平補平瀉法を施す。

- ●肝腎精血不足：基本穴に肝兪・三陰交・腎兪・太渓を加えて補法を施し，諸穴に20分間置針し，間欠的に行針を行う。陰虚内熱から風が生じる場合には，諸穴に数分間の行針を行ったのち抜針する。
- ●外感邪熱亢盛上擾：基本穴に大椎・曲池・内庭を加えて瀉法を施し，諸穴に数分間の行針を行ったのち抜針する。さらに厲兌・商陽を加え，点刺して出血させる。舌質紅絳を伴う場合は，さらに曲沢・少府を加えて瀉法を施し，数分間の行針を行ったのち抜針する。昏倒を伴う場合は，さらに十二井穴・十宣穴を加え，点刺し出血させ，水溝を加えて瀉法を施し，病人の意識が戻るまで行針を行う。
- ●肝気上逆：基本穴に肝兪・太衝を加えて瀉法を施し，20分間置針し，間欠的に行針を行う。肝鬱化熱から風が生じる場合には，諸穴に数分間の行針を行ったのち抜針する。大敦・足竅陰を加え，点刺し出血させる。便秘を伴う場合には，さらに支溝を加えて瀉法を施し，数分間の行針を行ったのち抜針する。
- ●痰火上擾：基本穴に中脘・豊隆を加えて瀉法を施し，諸穴に数分間の行針を行ったのち抜針する。厲兌を加え，点刺し出血させる。

処方解説

睛明・球後・太陽穴・風池は，活絡祛風除邪の作用がある。風池には，さらに肝火を清瀉し平肝し陽を潜ませる作用がある。肝は目に開竅するので，足の厥陰肝経の原穴である太衝を用いると眼科疾患に効果があり，活絡し明目する。さらに肝火を清瀉し，平肝し陽を潜ませ風を鎮めるなどの作用がある。肝兪に補法を施し，長く置針すると肝血を補益し，すばやく抜針すると肝陰を補益する。肝兪に瀉法を施し，長く置針すると肝気を疏通し，すばやく抜針すると主として肝火を清瀉する作用がある。三陰交に補法を施し，長く置針すると，肝腎の精血を補い健脾・健胃し，すばやく抜針すると，主として肝腎と脾胃の陰を補益する。腎兪・太渓に補法を施し，長く置針すると腎精を補益し，すばやく抜針すると主として腎陰を補う作用がある。大椎は，陽経の邪熱を清瀉し高熱を下げる。曲池・内庭・厲兌・商陽は，陽明の気分の邪熱を清瀉することができる。曲沢・少府は清心し涼営する。十二井穴・十宣穴は各経の邪熱を清瀉し，開竅醒神の作用もある。大敦・足竅陰は肝胆の火熱を清瀉する。支溝は，三焦の火毒を清瀉し理気通腑の作用がある。中脘・豊隆は痰火を清化する。

治療効果

本処方は，本病症に対し優れた治療効果をもつ。一般的に，針治療時に行針を行うと顫動は消失する。抜針後，しばらくすると顫動が再発する場合もあるが，数回の針治療を続けると回復する。何回も針治療を行っても，あまり効果のない場合もある。

症例

患者：孫〇〇，男性，49歳。
初診：1977年4月21日
所見：数日前から眼球震盪がときどき起こる。頭痛・めまい・耳が痛み耳鳴りがする・イライラする・怒りっぽい・心煩・不安・左脇下の脹痛・口苦・のどの乾き・小便黄赤色，舌辺紅で痛みがあ

る・舌苔黄，脈弦数。

治療経過：上述の，肝鬱化熱から風が生じる場合に用いる処方で1回の針治療を行ったところ，眼球振盪・頭痛・耳の痛みがすぐに止まり，心煩・脇痛などの症状も軽減した。毎日1回，さらに7回の針治療を行ったところ，眼球振盪は再発せず，諸症状も完全に消失し，完治した。

第2節 耳科病症

1 耳癤・耳瘡

耳癤とは，外耳道に生じるできもので，西洋医学でいう急性限局性外耳道炎のことである。耳瘡とは外耳道のびまん性瘡瘍を指し，西洋医学でいうびまん性外耳道炎のことである。

病因病機

- 耳道の皮膚の損傷や耳に汚水が入るなどの機会に乗じて，風熱の邪が耳竅を侵襲し，経脈に阻滞し組織や皮膚に集まる。
- 肝胆の火熱や湿熱の邪が，経絡に沿って上昇し，脈絡を塞ぎ，耳竅の組織や皮膚を蒸灼する。

弁証

耳癤も耳瘡も耳の痛みを伴うが，耳癤の疼痛が特に激しく，口を開けたり咀嚼したり，耳介〔耳たぶ〕をひっぱったり圧迫したりすると，痛みが増悪し激しくなる。耳癤では，外耳道の限局性の発赤と腫れがみられ，ときに隆起して山椒の種のような形になる。耳瘡は，患部にびまん性発赤と腫脹が発生し，表面に黄白色の分泌物が認められる。

- 風熱湿毒侵襲：悪風・発熱・頭痛・身体がだるい，舌質紅・苔薄白あるいは舌苔薄黄，脈浮数などの症状を現す。
- 肝胆火熱や湿熱の邪が顔面部を犯す：疼痛は激しく，耳の前や後ろにリンパ節の腫塊が認められ圧痛がある。高熱あるいは寒熱往来・頭痛・めまい・イライラする・怒りっぽい・口苦・のどの乾き・便秘・小便黄赤色，舌辺紅・舌苔黄または黄膩，脈弦数などの症状を現す。

処方・手技

【基本穴】耳門・聴会・翳風・外関・霊台に瀉法。

- 風熱湿毒侵襲：基本穴に風池・大椎・合谷を加えて瀉法を施し，諸穴に数分間の行針を行ったのち抜針する。
- 肝胆火熱や湿熱の邪が顔面部を犯す：基本穴に風池・太衝・侠渓を加えて瀉法を施し，諸穴に数分間の行針を行ったのち抜針する。さらに大敦・足竅陰を加え，点刺して出血させる。便秘を伴う場合は，さらに支溝を加えて瀉法を施し，数分間の行針を行ったのち抜針する。

処方解説

耳門・聴会・翳風は患部取穴であり，清熱解毒・活絡消滞・消腫止痛の作用がある。外関は手の少陽三焦経の絡穴であり，少陽経は耳をめぐることから，外関を用いると耳科疾患に効果があり，少陽の邪熱を清瀉し活絡して消腫止痛をすることができる。さらに，外関は陽維脈につながり，陽維脈は陽と表を主るので，外関の疏風解表の作用で病邪を表から除去する。督脈は陽経を制御し，霊台は督脈の腧穴であるので，霊台を用いると宣陽し瀉火解毒できる。そのため，霊台は瘡癤癰腫を治療する重要穴である。風池・大椎・合谷は，風熱を疏散し瀉火解毒の作用がある。風池には，さらに少陽経や肝胆の邪熱を清瀉する効能がある。太衝・侠渓・大敦・足竅陰は，肝胆の火熱や湿熱邪毒を清瀉することができる。支溝は三焦の火毒を清瀉し，便通を改善し邪熱を排便とともに排出する作用がある。

治療効果

本処方は，本病症に対し優れた治療効果をもつ。早期患者の場合，本処方で約7回の針治療を行えば回復できる。

症例

患者：田〇〇，男性，20歳。
初診：1983年9月16日
所見：左側の耳に痛みが起こり2日が経過し，症状はしだいに悪化。咀嚼するとき耳の痛みが激しくなり，口を開けて話すときも痛みがひどい。左耳の後側のリンパ節が腫れ，そのリンパ節と左耳介を押えられるのを嫌がる。発熱・頭痛・口苦・の

どの乾き・頬がほてる・イライラする・怒りっぽい・脇の下がときに痛む・小便に熱感があり赤い，舌苔黄・舌辺が紅く少し痛む，脈弦数。

治療経過：上述の，肝胆火熱や湿熱の邪が顔面部を犯す場合に用いる処方で1回の針治療を行ったところ，翌日，諸症状が顕著に改善された。継続して8回の針治療を行ったところ，左耳内の限局性の発赤や腫れ，半球状の突起およびリンパ節の腫塊はなくなり，諸症状も消失した。

注釈

本処方は，まだ化膿してない場合には，耳癤・耳瘡を速やかに消散させる効能がある。化膿がすでに始まった場合には，速やかに癒合させる効能がある。ただ，消毒済みの脱脂綿などで膿をきれいに取り除く必要がある。

2 外耳湿疹

本病症は，耳の周りに生じた瘡瘍のことを指し，中国では旋耳瘡・月食瘡・月蝕瘡・耳爛と呼ばれる。

病因病機

- 慢性化膿性中耳炎などの膿が耳部に付着したり，風熱湿毒が外部から侵襲し，耳の組織・皮膚を灼傷する。
- 肝胆の湿熱が経絡に沿って上昇し，耳を灼傷する。
- 脾の運化機能が失調して，湿邪が停滞し，鬱して化熱し，耳の組織・皮膚を薫蒸する。
- 脾胃虚弱から気血津液の生化不足となったうえに，滲出液が絶えず流れ，津血がさらに虚弱となると，血虚から風が生じて化燥し，耳の組織・皮膚が潤いと滋養を失う。さらに残った邪が，耳に阻滞・停留し，日が経つにつれて病気が治りにくくなる。

弁証

耳介・耳前・耳後の皮膚が，灼熱疼痛して痒い。検査をすると，患部の皮膚に潮紅あるいは水泡があり，破れると黄色い脂が出る。乾燥すると，黄色いかさぶたが形成されるか，あるいはかさぶたは形成されるが，かさぶたの下から膿汁が出る。

- **風邪が盛んである**：瘙痒が激しく，特に夜間は症状が悪化する。火熱が盛んな場合は，灼けるような激痛がある。風熱湿毒が侵入した場合は，悪風・発熱，舌苔薄黄で滑膩，脈浮数などの症状を現す。
- **肝胆湿熱**：脇肋部の脹痛と灼熱感・口苦・悪心・大便不調・小便黄赤色・寒熱往来・外陰部の糜爛や瘙痒，舌辺紅・舌苔黄膩，脈弦数などの症状を現す。
- **脾胃湿熱**：上腹部の痞悶・納呆・悪心嘔吐・泥状便・四肢のだるさ，舌質紅・舌苔黄膩，脈濡数などの症状を現す。
- **血虚化燥生風**：罹病期間が長いか，あるいは繰り返し発症する場合，患部の皮膚は肥厚し粗くひび割れ，その上をかさぶたや鱗屑〔白い銀白色のフケのようなもの〕が覆う。一般的には，熱感も痛みもなく，ただ痒みを覚え，掻くと屑の脱落や小さな出血点が認められる。顔色萎黄・唇と爪の色に艶がない・食が進まない・腹部の脹満感・倦怠感・力が出ない，舌質淡・舌苔白，脈細などの症状を伴う。

処方・手技

【基本穴】翳明穴・率谷・聴会・外関・侠渓・血海・霊台
- **風熱湿邪外侵**：基本穴に瀉法を施し，風池・大椎・合谷を加えて瀉法を施し，諸穴に数分間の行針を行ったのち抜針する。
- **肝胆湿熱**：基本穴に瀉法を施し，風池・太衝・侠渓を加えて瀉法を施し，諸穴に数分間の行針を行ったのち抜針する。さらに大敦・足竅陰を加え，点刺し出血させる。
- **脾胃湿熱**：基本穴に瀉法を施し，陰陵泉・内庭を加えて瀉法を施し，諸穴に数分間の行針を行ったのち抜針する。さらに隠白・厲兌を加え，点刺して出血させる。
- **血虚化燥生風**：基本穴に平補平瀉法を施し，風池を加えて平補平瀉法を施し，諸穴に数分間の行針を行ったのち抜針する。さらに脾兪・足三里・三陰交・膈兪を加え，補法を施し，20分間置針し間欠的に行針を行う。

処方解説

翳明穴・率谷・聴会は患部取穴であり，祛風除邪・

活絡消滞して痒みを止める作用がある。外関・侠渓は循経取穴で耳科疾患に効果があり，活絡袪風・清熱除邪の作用がある。血海は，清熱涼血解毒・活血化瘀消滞の作用がある。霊台は瘡瘍邪毒症を治療する特効穴である。風池・大椎・合谷は，風熱湿邪を疏通・発散することができ，風池は，さらに肝胆の邪熱を清瀉することができる。太衝・侠渓・大敦・足竅陰は，肝胆の湿熱を清利する作用がある。陰陵泉・内庭・隠白・厲兌は脾胃の湿熱を清利する。脾兪・足三里・三陰交は，気血陰津の生化の源である脾の健脾をする。膈兪は補血養血の作用がある。

治療効果

本処方は，本病症に対し非常に優れた治療効果をもつ。実証の場合は，一般的には10回ほどの針治療で治癒する。血虚化燥生風の場合は，約30回の針治療で回復する。

症例

患者：丁〇〇，男性，19歳。
初診：1983年8月21日
所見：4日前，左耳の後部に皮膚の潮紅・灼けるような熱さがあり，瘙痒感がひどく，のちに水泡ができた。受診時，水泡はすでに破れてしまい，ときどき黄白色の脂液が出，部分的に黄色のかさぶたができている。脇肋脹痛・口苦・のどの乾き・小便に熱感があり赤い，舌辺紅で少し痛みがある・舌苔黄，脈弦やや数。
治療経過：上述の，肝胆湿熱に用いる処方で2回の針治療を行ったところ，滲出液の滲出が止まった。10回の針治療で諸症状が消失し，かさぶたが形成され完治した。

3 耳介仮性囊胞

本病症は耳介に生じる耳科疾患で，局所的にできる膨隆をおもな特徴とする。発赤・熱感・痛みなどはない。すなわち滲出性の耳介軟骨膜炎のことであり，中国では耳殻流痰と呼ばれる。

病因病機

本病症は，多くの場合は脾胃が虚弱なために運化機能が失調し，痰湿濁邪が内生し，さらに風邪が侵襲して，痰湿濁邪と結びつき，顔面部を犯し耳介に凝滞することにより起こる。

弁証

本病症は，多くの場合は耳介の凹みに生じ，発症は急激で局所に膨隆ができる。皮膚の色は正常で，患部の大小や範囲は不均一で，比較的大きい膨隆は，押えると柔軟性があり波打つような感覚がある。はっきりとした圧痛はなく，ただ微かな脹れと痺れを感じる。穿刺すれば黄白色の粘液が出る。その後，膨隆が縮小するか消失するが，しばらくすると再び膨隆ができる。食が進まない・腹部の脹満感・上腹部の痞え・悪心・痰涎を吐く・泥状便・体がだるい，舌苔白膩，脈弱緩あるいは滑などの症状を現す。

処方・手技

【基本穴】聴宮・翳風・耳門・風池・外関・脾兪・豊隆・陰陵泉・血海

脾兪には補法を施し，そのほかの基本穴には瀉法を施し，20分間置針し間欠的に行針を行う。

痰濁が長く鬱して化熱し，舌苔が黄で，脈象が数を示す場合，あるいは，口渇・尿が赤いなどの症状を伴う場合は，基本穴に数分間の行針を行ったのち抜針する。

処方解説

聴宮・翳風・耳門は患部取穴である。風池は耳に近い腧穴で，活絡袪風消滞し，患部の病症を治療する。外関は少陽経の経気を疏通し，耳科疾患に効果をあげ，また外風を疏通・発散する作用がある。脾兪は健脾補中し，運化を促して痰湿が発生しないようにする。豊隆は和胃して化痰降濁をする作用がある。陰陵泉は醒脾利湿の作用がある。血海には醒脾利湿の作用と，活血化瘀消滞し膨隆の消散を早める作用がある。痰濁が長く鬱し化熱する場合は，諸穴からすばやく抜針するとさらに清熱もできる。

治療効果

本処方は，本病症に対し優れた治療効果をもつ。一般的に，2～3クールの針治療で治癒する。ただ

し，再発する場合もある。再発する場合にも本処方を使用することができる。

症例

患者：黄〇〇，女性，20歳。
初診：1982年10月6日
所見：右側の耳の耳輪後部に爪甲大の膨隆が生じ，すでに数日間が経過した。皮膚の色は正常で，押えると柔らかく張りを感じ，痛みはないが，しだいに膨隆が増大する傾向にある。軽い頭痛がある。ここ数カ月の間，食が進まない・泥状便，舌苔白膩，脈弱緩などの症状がある。
治療経過：上述の処方で1回の針治療を行ったところ，頭痛が消失した。10数回の針治療を行った後，膨隆が顕著に縮小し，そのほかの諸症状も消失した。さらに30数回の針治療を行ったのち膨隆が消失した。数カ月後に経過観察を行ったが，膨隆は再発していなかった。

注釈

①本病症は，膨隆が消散するまで，または再発を予防するため，忍耐強く一定の時間をかけ針治療を続ける必要がある。
②必要に応じ，穿刺（無菌操作）を行い膨隆から液体を排出させ，圧力をかけて包帯を巻き固定したのち，本処方で針治療を行うとよい。

4 化膿性の耳介軟骨膜炎

本病症は，耳介が発赤・腫痛し，のちに化膿して爛れ，重症の場合は，脱落・欠損・奇形する急性の耳科疾患である。中国では断耳瘡と呼ばれる。

病因病機

●霜焼け・火傷，あるいは耳介仮性嚢胞の穿刺や耳針による耳介の損傷のうえにさらに，邪毒を感受することで起こる。
●肝胆火熱が激しく，経絡に沿って顔面部を犯すと，火熱邪毒が耳部に集まり，骨肉を灼き腐蝕させる。

弁証

初期は，耳介の発赤・腫脹・灼熱感・疼痛があり，のちに疼痛・灼熱感が激しくなる。化膿が始まると，膿が滲出し，耳介の軟骨がしだいに腐蝕し，ときに欠損・奇形する。
●外感表証：悪寒発熱・頭痛，舌苔薄黄，脈浮数などの症状を現す。
●肝胆火熾：頭痛・めまい・イライラする・怒りっぽい・口苦・のどの乾き・脇肋脹悶し灼けるように痛む・小便黄赤色・便秘，舌質紅・舌苔黄，脈弦数などの症状を伴う。

処方・手技

【基本穴】聴宮・翳風・外関・侠渓・霊台・血海・膈兪
基本穴に瀉法を施す。数分間の行針を行ったのち抜針する。
●外感表証：基本穴に風池・大椎・合谷を加え，瀉法を施し，数分間の行針を行ったのち抜針する。
●肝胆火熾：基本穴に風池・太衝を加えて瀉法を施し，数分間の行針を行ったのち抜針する。大敦・足竅陰を加え，点刺して出血させる。

処方解説

聴宮・翳風は患部取穴であり，清熱解毒・活絡祛邪して消腫止痛の作用がある。外関・侠渓は循経取穴であり耳殻の疾患に効果があり，通経活絡・清熱解毒をすることができる。外関にはさらに風熱邪毒を疏通・発散する働きがある。霊台は瘡瘍腫毒を治療する特効穴である。血海・膈兪は清熱涼血解毒の作用があり，さらに活血化瘀消滞をし，瘡腫の消散を促す。風池は耳部の脈絡を疏通・調節し，風熱邪毒を疏通・発散し，肝胆の火熱を清瀉する作用がある。大椎・合谷も風熱邪毒を疏通・発散することができる。太衝・大敦・足竅陰には肝胆の火熱を清瀉する作用がある。

治療効果

本処方は，本病症の早期に対し，一定の治療効果をもつ。一般的に，20回ほどの針治療を行えば治癒する。

第6章　五官科病症

症例

患者：張○○，男性，24歳。
初診：1978年8月17日
所見：病気の治療のため耳部に埋針治療をしたが，入浴時，不注意で耳に水がかかった。その翌日から，埋針をした部位の周りに発赤・腫れ・熱感・痛みが現れた。熱感・痛みが3日間続き，しだいに増悪し，耳介の前面および裏側に限局性発赤・腫れがみられる。その発赤と腫れは，埋針をした部位を中心に直径1センチほどである。軽い悪寒発熱，舌苔薄黄。
治療経過：上述した外感表証に用いる処方で，1回の針治療を行ったところ，悪寒発熱は消失し，発赤と腫れはやや軽減した。しかし，埋針をした部位から少量の膿性の滲出液が出た。同様の処方でさらに4回の針治療を行ったところ，滲出液が消失し，腫痛・灼熱感が顕著に改善された。15回の針治療で，腫痛が完全に消失し治癒した。

注釈

①本病症は重度の耳科疾患であり，治療が遅れたり適当な治療を施さなかった場合には，耳介の欠損や奇形を起こす恐れがある。そのため，早期に治療を行い，必要に応じ中西両医学のほかの治療法を併用するとよい。
②化膿が始まった場合には，耳輪の内側を切開（可能な限り無菌操作）し十分に排膿を行い，組織や軟骨の壊死をさらに拡散させないために，壊死した組織や軟骨を完全に取り除かなければならない。

5　耳脹・耳閉

耳脹・耳閉は，耳内の脹悶や閉塞感を主症状とする耳科疾患である。耳脹は多くの場合は疾病の初期にみられ，耳内の脹悶を主症状とし常に疼痛を伴う。耳閉は罹病期間の長い場合に多くみられ，主症状として耳内に閉塞感があり常に聴力の低下を伴う。耳脹・耳閉は，西洋医学でいう急性あるいは慢性非化膿性中耳炎によくみられる症状である。

病因病機

耳脹
- 風熱邪毒や風寒の邪が耳部の経脈に侵入したため，経気が詰まり，宣散できない。
- 肝胆の経気が舒暢されず耳竅に上逆する。また，肝胆の鬱熱が上昇して耳竅を犯すことにより，経気が阻滞するかあるいは脈絡が灼かれて傷む。
- 肝胆の経気が舒暢されず，肝胆の鬱熱にさらに外邪を感受する。

耳閉
- 耳脹の治療を怠ったため，邪毒が停滞し気血が鬱滞し，耳竅が閉塞する。
- 邪毒が瘀滞し，精気が上昇できず耳竅に栄養を与えるのが難しくなる。
- 邪毒が実であれば正気は虚となるが，実際は，正気が虚になる要因は脾腎にある。脾は後天の本であり，脾虚であれば気血が十分に生成されず，耳竅に栄養が送れない。そこへ邪毒の阻滞が重なる。
- 腎は耳に開竅し，腎虚であれば，陰精は虚損し陽気は不足となり耳竅が失養し，邪毒が滞留しやすくなる。

弁証

耳脹

耳内に脹悶が多くみられ，あるいは微かな痛み・不快感もあり，風邪が鼻水・鼻づまりを起こしたのち現れる。あるいは，耳鳴り・聴力の低下・外部の音や声が聞き取りにくく自分の声は大きく反響するなどの症状を伴う。外耳道には分泌物はなく，鼓膜はやや赤い。

- **外感風熱**：発熱・悪寒・頭痛・鼻づまり・口の乾き・のどの痛み，舌苔薄白あるいは薄黄，脈浮数などの症状を現す。
- **風寒入侵**：悪寒が重く発熱は軽い・食べものの味がわからない・口渇はない，舌質淡・苔薄白で湿潤，脈浮緊などの症状を現す。
- **肝気鬱結上逆**：脇肋悶あるいは脹痛・頻繁なげっぷ・精神的抑うつ・頭のふらつき・頭痛，舌質淡・舌苔白，脈弦などの症状を伴う。
- **肝胆鬱熱**：口苦・のどの乾き・イライラする・怒りっぽい，舌質紅・舌苔黄，脈弦数などの症状を現す。
- 肝胆気鬱あるいは肝胆鬱熱にさらに風熱か風寒を

感受したもの：上述のそれ相当の脈症を兼ねる。
耳閉

脹悶し詰まった感じがひどく，聴力は著しく低下し，自分の声はあまり大きく反響しない。鼓膜が混濁し，内側への凹みが顕著で，ときに灰白色の沈積斑がみられる。

- ●脾虚：食が進まない・腹部の脹満感・泥状便・顔色萎黄・四肢の倦怠感，舌質淡，脈弱緩などの症状を現す。
- ●腎精虚損：腰や膝がだるい・精神疲労・頭のふらつき，舌質淡・舌苔白，脈沈細などの症状を現す。腎陽虚に偏る場合は，悪寒・四肢逆冷，脈遅無力などの症状を兼ねる。腎陰虚に偏る場合は，腰や膝がだるい・頭のふらつき・目のくらみ・頬の紅潮・潮熱・不眠・夢を多く見る・口やのどの乾燥・遺精・盗汗，舌質紅・舌苔少，脈細数などの症状を兼ねる。

処方・手技

【基本穴】聴会・耳門・翳風・外関・侠渓に瀉法。
耳脹
- ●外感風邪：基本穴に風池・大椎・合谷を加えて瀉法を施す。風熱邪の場合には，諸穴に数分間の行針を行ったのち抜針する。風寒邪の場合には，諸穴に30分間置針し間欠的に行針を行う。抜針後，艾炷灸か棒灸を加える。
- ●肝胆気鬱：基本穴に太衝を加えて瀉法を施し，諸穴に20分間置針し，間欠的に行針を行う。肝胆鬱熱の場合は，諸穴に数分間の行針を行ったのち抜針する。さらに大敦・足竅陰を加え，点刺して出血させる。
- ●肝胆気鬱あるいは肝胆鬱熱にさらに風熱か風寒を感受したもの：処方として，肝胆気鬱あるいは肝胆鬱熱の場合に用いる処方と，風熱あるいは風寒を感受した場合に用いる処方を併用して使用するとよい。

耳閉
- ●脾虚を伴う：基本穴に脾兪・足三里・三陰交を加えて補法を施し，諸穴に20分間置針し，間欠的に行針を行う。
- ●腎虚を兼ねる：基本穴に腎兪・復溜を加えて補法を施す。腎精・腎気不足の場合には，諸穴に20分間置針し，間欠的に行針を行う。腎陽虚に偏る場合は，さらに命門を加えて補法を施し，諸穴に30分間置針し，間欠的に行針を行う。抜針後，艾炷灸か棒灸を加える。腎陰虚に偏る場合は，諸穴に数分間の行針を行ったのち抜針する。
- ●平凡な耳閉：基本穴に血海・膈兪を加えて瀉法を施し，20分間置針し，間欠的に行針を行う。
- ●肝陰虚を兼ねる：基本穴に肝兪を加えて補法を施し，数分間の行針を行ったのち抜針する。

処方解説

聴会・耳門・翳風は耳部の気血を疏通・調節し，病邪を除去し，開竅し聴覚を益す。外関・侠渓は少陽経の経気を疏通・調節し，活絡・開竅して聴覚を益し，耳の疾患に効果がある。風池・大椎・合谷は外邪を疏通・発散することができ，すばやく抜針すると清熱を兼ね，長く置針してさらに灸法を加えると散寒することができる。太衝・侠渓に補法を施し，長く置針すると肝経・胆経の経気を疏通・調節し，すばやく抜針すると肝胆の鬱熱を清瀉することができる。脾兪・足三里・三陰交は，気血生化の源である脾を健脾し健胃する。腎兪・復溜に補法を施し，長く置針すると腎精・腎気を補い，さらに灸法を加えると温腎壮陽の作用を増強するが，すばやく抜針すると主として腎陰を補う作用がある。命門にも補腎壮陽の作用がある。血海・膈兪は活血化瘀消滞をすることができるので，邪毒が溜まり，気血が耳竅を塞ぐことにより起こった耳閉症に用いれば，非常に効果があり，さらに，活絡・通竅し聴覚を益す効能を強化できる。肝兪は肝陰を補う。

治療効果

本処方は，本病症に対し非常に優れた治療効果をもつ。一般的に，耳脹症の場合は，本処方で15回ほどの針治療を行えば治癒する。耳閉症の場合は，本処方で2～3クールの針治療を行えば治癒する。

症例

患者：馮○○，女性，18歳。
初診：1984年5月12日
所見：感冒から，悪寒発熱・頭痛・鼻づまりの症状が出て2日が経過した。西洋薬を服用し，悪寒発熱・頭痛は止まったが，鼻づまり・ときどき濁った鼻水が出るなどの症状は改善されていない。今日，突然，右側の耳の脹悶と微かな痛みを感じ，聴力の低下・ときに耳鳴りが起こる・軽い頭痛・

軽い悪寒発熱などの症状が現れた。舌苔薄黄，脈浮やや数。

治療経過：上述の風熱邪を感受した耳脹の場合に用いる処方で，1回の針治療を行ったところ，耳脹・耳痛・頭痛がすぐ消失し，聴力も好転した。数日後，再度微かな耳脹を覚えたが，痛みはない。同様の処方でさらに4回の針治療を行ったところ，耳部の諸症状やほかの症状が消失した。

6 膿耳

本病症は，鼓膜穿孔があり，そこから膿が流出し，外耳道に蓄積したり外耳道の外へ流れ出たりする耳科疾患である。西洋医学でいう急性・慢性化膿性中耳炎，および一部のアレルギー性中耳炎などに相当する。

病因病機

- 風熱湿邪が耳竅を侵襲し，鼓膜を蒸灼し血肉が腐敗する。あるいは，入浴時に汚水が耳に入り，湿が蓄積して化熱し，鼓膜を蒸灼する。あるいは，耳内が損傷され，邪毒がその機会に乗じて侵襲する。
- 肝胆の火熱が経絡に沿って上昇し顔面部を灼く。あるいは，肝胆に熱があるうえに，さらに風熱邪毒などを感受する。
- 脾虚で運化機能が失調し，水湿が停滞し，それが耳竅に上昇して氾濫する。あるいは，湿が鬱し化熱して，耳竅を蒸灼する。
- 耳は腎の外竅であり，腎元が平素から虚であるか，あるいは罹病期間が長くて腎が虚し，耳竅が栄養を失うと邪が占拠しやすくなり，邪毒が滞留すると膿耳がなかなか治癒せず，ひどくなれば骨肉が腐り膿を形成する。

弁証

初期は，耳内に脹りがあって閉塞し，軽い痛みがある。進行すると，疼痛が激しくなりズキンズキンとした痛みや刺すような痛みが起こり，耳内から膿が出，聴力が低下する。

- **風熱湿熱外襲**：黄色の膿が多くみられ，発熱・悪寒・頭痛・鼻づまり，舌苔薄黄，脈浮数などの症状を現す。
- **肝胆火熱**：膿の色は紅色の場合が多く，イライラする・怒りっぽい・口苦・のどの乾き・小便黄赤色・大便乾結，舌辺紅・舌苔黄，脈弦数などの症状を現す。
- **脾虚湿困，上犯耳竅**：耳から膿の流出が長く続きなかなか治らず，膿の量は多く透明で，ひどい場合は水様性になる。随伴症状は，頭重・体がだるい・食が進まない・泥状便・腹部の脹満感・顔色が黄ばむ，舌質淡・舌苔白で滑潤，脈緩細弱などの症状を現す。湿が鬱し化熱する場合には，ときに膿が黄色で，小便黄赤色・大便がすっきり出ない，舌苔黄膩などの症状を現す。
- **腎元虧損，邪毒停聚**：耳内から出る膿は長く続き治癒せず，出たり止まったりし，量はあまり多くなく，悪臭があり，固まっていたりおから状であったりする。聴力も著しく低下する。頭のふらつき・目のかすみ・腰や膝がだるいなどの症状を伴う。陽虚に偏る場合は，悪寒・四肢逆冷，脈沈細無力などの症状を伴う。陰虚に偏る場合には，頬の紅潮・潮熱・口やのどの乾燥，舌質紅・舌苔少，脈細数などの症状を伴う。

処方・手技

【基本穴】聴宮・翳風・外関・侠渓・霊台・血海に瀉法。

- **風熱邪毒外襲**：基本穴に風池・大椎・合谷を加えて瀉法を施し，諸穴に数分間の行針を行ったのち抜針する。
- **肝胆火熱**：基本穴に風池・太衝を加えて瀉法を施し，数分間の行針を行ったのち抜針する。大敦・足竅陰を加え，点刺して出血させる。便秘を伴う場合には，さらに支溝・上巨虚を加えて瀉法を施し，数分間の行針を行ったのち抜針する。
- **脾虚湿困，上犯耳竅**：基本穴に脾兪・足三里・陰陵泉・三焦兪を加えて瀉法を施し，20分間置針し，間欠的に行針を行う。湿が鬱し化熱する場合は，諸穴に数分間の行針を行ったのち抜針する。
- **腎元虧損，邪毒停聚**：基本穴に腎兪・復溜を加えて補法を施す。陽虚証・陰虚証が著しくない場合には，諸穴に20分間置針し，間欠的に行針を行う。陽虚に偏る場合は，諸穴に30分間置針し，間欠的に行針を行う。抜針後，艾炷灸か棒灸を加える。

陰虚に偏る場合には，諸穴に数分間の行針を行ったのち抜針する。

処方解説

聴宮・翳風は患部取穴であり，活絡袪邪・消滞し痛みを止める作用がある。外関・侠渓は循経取穴であり，活絡消滞袪邪の作用がある。霊台は瘡瘍膿毒症を治療する特効穴である。血海は，醒脾除湿・活血化瘀して消滞の作用があり，すばやく抜針するとさらに清熱涼血解毒の作用がある。風池・大椎・合谷は表邪を疏通・発散し，風熱湿の邪毒を表から排除する。風池には，さらに肝胆の邪熱を清瀉する作用がある。太衝・大敦・足竅陰は肝胆を清瀉する作用がある。支溝は，三焦の火毒を清瀉し便通を改善する。上巨虚は，陽明の邪熱を清瀉し便通を改善する。脾兪・足三里は健脾・補中し，すばやく抜針すると清熱する作用も兼ねる。陰陵泉は醒脾利湿し，すばやく抜針すると清熱利湿の作用がある。三焦兪は三焦の気機を疏通・調節し水道を通し，すばやく抜針すると清熱利湿の作用もある。腎兪・復溜に，長く置針すると腎精・腎気を補益する作用があり，さらに灸法を加えると温腎壮陽の作用を強め，すばやく抜針すると腎陰を補益する作用がおもになる。

治療効果

本処方は，本病症に対し一定の治療効果をもつ。実証に属し病変が起きてからの時間が短い場合は，一般的には20回ほどの針治療で治癒する。虚証に属し病変が起きてからの時間が長く再発しやすい場合には，30〜50回の針治療で回復できるが，一部の患者には再発する可能性がある。再発した場合にも本処方を使用することができる。

症例

患者：郭○○，女性，31歳。
初診：1978年4月18日
所見：右耳の疼痛が起こり数日が経過し，症状はしだいに悪化している。西洋薬を服用し，症状は少し改善されたが，西洋薬の服用を中止後，前日から再び疼痛が激しくなり，悪寒発熱・頭痛を伴い，耳から膿が出た。膿は黄色で少量の線状の血が混じっていた。口苦・のどの乾き・小便黄赤色，舌質紅・舌苔黄，脈浮。
治療経過：風熱邪毒外襲した場合の処方と，肝胆火熱の場合の処方を合わせて使用し，1回の針治療後，悪寒発熱・頭痛・耳痛がすぐ軽減し，そのほかの諸症状も少し改善された。2回目の針治療後，耳痛・悪寒発熱が消失し諸症状も著しく軽減した。10数回の針治療後，諸症状が完全に消失し完治した。

注釈

①針治療期間中に，外耳道の膿をきれいに除去し，清潔に保ち，穿孔の癒合を速めるように注意するべきである。
②急性の症状が慢性化しないように，また慢性の症状が増悪したりほかの病気へ転化しないように，早めに治療を行い，完治するまで治療を続ける必要がある。必要に応じて，中西両医学のほかの療法を併用するとよい。

7 耳下の急性リンパ節炎

本病症は，耳の後部の完骨部に生じる癰腫を指し，主症状として患部に発赤・腫れ・疼痛が現れ，はなはだしい場合には癰腫が破れて膿が出ることがある。西洋医学でいう化膿性中耳炎から変化した骨膜下膿瘍，あるいは，そのほかの原因により起こった耳の後部の癰腫に相当する。中国では耳根毒と呼ばれる。

病因病機

●膿耳の火熱邪毒が盛んで，適当な治療を受けないと，膿がうまく排膿されず中に溜まり，肌肉を腐敗させる。
●肝胆の火熱や湿熱が上昇するか，または風寒・風熱の邪毒の侵襲が原因で，邪毒が直接耳の後部の脈絡に結滞し，肌肉を腐敗させる。

弁証

耳の後部の完骨部に発赤・腫れ・疼痛があり，重い場合には半球状に腫れ上がり，耳の後ろの細長い窪みも浅くなるか消失し，耳介が前へ圧迫されるが，日が経つと癰腫が破れ膿が出る。

膿耳から起こる場合は，耳内から膿が出る，鼓膜

に穿孔ができ聴力が低下する。
- ●**風寒邪毒侵襲**：初期は悪寒が重く発熱は軽い，舌苔薄白，脈浮緊。しだいに邪が熱化し，発熱・軽い悪寒があるかまたは悪寒はない，舌苔黄，脈数，患部の発赤・腫れなどの症状を現す。
- ●**風熱邪毒侵襲**：発熱・悪風・頭痛・のどの痛み，舌苔薄黄，脈浮数などの症状を現す。
- ●**肝胆火熱**：イライラする・怒りっぽい・口苦・のどの乾き・小便黄赤色・便秘，舌質紅・舌苔黄，脈弦数などの症状がみられる。
- ●**肝胆湿熱**：納呆・悪心・泥状便・陰部の湿疹，舌苔膩などの症状を現す。

処方・手技

【基本穴】風池・外関・侠渓・霊台・血海・膈兪に瀉法。

- ●**外邪侵襲**：基本穴に大椎・合谷を加えて瀉法を施す。風寒邪毒に侵襲され，患部に腫痛はあるが熱感を覚えず依然として風寒表証がみられる場合は，諸穴に30分間置針し，間欠的に行針を行う。あるいは，抜針後，艾炷灸か棒灸を加える。風寒がすでに化熱したり風熱邪毒が侵襲した場合は，諸穴に数分間の行針を行ったのち抜針する。あるいは，さらに関衝を加え，点刺して出血させる。
- ●**肝胆火熱あるいは湿熱が上攻する**：基本穴に太衝を加えて瀉法を施し，諸穴に数分間の行針を行ったのち抜針する。さらに大敦・足竅陰を加え，点刺して出血させる。便秘がある場合は，さらに支溝・上巨虚を加えて瀉法を施し，数分間の行針を行ったのち抜針する。
- ●**膿耳が原因で起こる場合**：基本穴に耳門・聴会を加えて瀉法を施し，数分間の行針を行ったのち抜針する。

処方解説

風池は患部に近い取穴であり，患部を活絡祛邪・消腫止痛し，すばやく抜針すると清熱解毒の作用，疏風解表の作用もある。外関・侠渓は手足の少陽経の腧穴であり，耳の後部は少陽経の循経部位なので，外関・侠渓を用いると耳の後部の疾患に効果があり，活絡祛邪・消腫止痛の作用がある。霊台は瘡癤癰腫を治療する特効穴である。血海・膈兪は活血化瘀し，すばやく抜針すると清熱涼血解毒の作用もある。大椎・合谷は外邪を疏通・発散する作用があり，長く置針し灸法を加えると主として風寒邪毒を疏通・発散するが，すばやく抜針すると疏風清熱の作用がある。太衝・大敦・足竅陰は，肝胆の火熱あるいは湿熱を清瀉する。支溝は，三焦の火毒を清瀉し便通を改善する。上巨虚は陽明の邪熱を清瀉し，便通を改善し邪熱を排便とともに排出させる。耳門・聴会は耳の腧穴で，清熱解毒祛邪し膿耳を治療することができ，耳の後部に作用し耳根毒の治療にも効果がある。

治療効果

本処方は，本病症の早期でまだ化膿していない状態に対し，優れた治療効果をもつ。約10回の針治療で治癒する場合もある。化膿し始めた状態には効果は好ましくないが，排膿をさせて癒合を早める効能がある。

症例

患者：張〇〇，男児，11歳。
初診：1977年4月27日
所見：膿耳を患い20数日が経過した。最近2日間，患った耳（左耳）の後方が腫脹・疼痛し，耳の後部の細長い窪みが消失した。患部の色は微かに赤みを帯び，触れると痛みを訴え微かに熱感もある。耳の中の膿は黄色で少量の線状の血液が混じり，口苦・のどの乾き・頭のふらつき・頭が少し痛む・脇下の灼熱感と疼痛・小便黄赤色・大便乾結，舌辺紅・舌苔黄，脈弦やや数などの症状がある。
治療経過：上述の肝胆火熱に用いる処方で，1回の針治療を行ったところ，耳の後部の腫痛などの症状がやや改善した。10数回の針治療後，耳の後部の腫痛，耳の中に膿が出る症状やそのほかの諸症状が消失した。さらに数回の針治療を行ったのち治療を停止した。それ以後，症状は再発していなかった。

注釈

①早期の治療が最も大切で，完全に治癒するまで治療を徹底する必要がある。必要に応じて中西両医学のほかの治療法を併用するとよい。
②化膿が始まったら，患部を切開し排膿させる。膿汁が出尽くすまで排出させることで，ほかの病症の予防となる。

8 膿耳口眼喎斜

本病症は，膿耳の治療を怠り，邪毒が関連する脈絡に拡散して引き起こす口眼喎斜のことをいう。本病症は西洋医学でいう，化膿性中耳炎から引き起こされる頭蓋外合併症の顔面神経麻痺である。

病因病機

膿耳の治療を怠り，邪毒が関連する脈絡に拡散し，気血が阻滞し筋肉が栄養を失い，弛緩し無力になることにより起こる。

弁証

口元が健側へ歪み，頬を膨らませると空気が漏れ，涎が出る。患側の顔は無表情で，鼻唇溝が浅くなったり消失したりし，水溝が健側へ歪む。患側の目を閉じることができず開いたままで涙が出る。眉を顰めることもできず，額の皮膚の皺が消失する。上述した口眼喎斜症の症状が現れる前，耳内に膿が出る・鼓膜の穿孔・聴力低下などの症状を現す。風熱邪毒の侵襲・肝胆火熱が顔面部を灼く・脾虚から湿が溜まり顔面部を犯す・湿熱が顔面部を犯す・腎虚から邪が滞留する，などが原因で起こる場合は，膿耳病の弁証部分を参照する。

罹病期間が長く気血が虚し邪毒が滞留する場合には，耳の膿は希薄で，耳は痛まない。頭のふらつき・動悸・息切れ・力が出ない・顔色萎黄か蒼白・唇と爪の色に艶がない，舌質淡・舌苔白，脈細弱あるいは渋などの症状を現す。

処方・手技

【基本穴】攅竹から魚腰穴への透刺・太陽穴・頬車から地倉への透刺（すべて患側の腧穴を用いる）。合谷（健側の腧穴を用いる）。

実証の場合は瀉法を施し，虚証の場合は平補平瀉法を施す。熱証の場合は，数分間の行針を行ったのち抜針する。寒熱が顕著でない場合は，20分間置針し間欠的に行針を行う。

膿耳治療に用いる一般的な選穴法と，風熱が侵襲する・肝胆に火熱がある・脾虚で湿が停滞する・湿熱が上犯する・腎虚から邪が滞留するなどの場合に用いる選穴法および刺針・施灸方法，補瀉，置針時間などは，すべて「6．膿耳」の項（p.598）を参照し弁証取穴する。

膿耳から引き起こされる口眼喎斜は，気血虧虚でさらに邪毒が滞留したものであると弁証する。そこで，攅竹などの口眼喎斜治療の選穴，および膿耳治療の一般的選穴に，平補平瀉法を施し，さらに脾兪・足三里・三陰交・膈兪を加え，補法を施し，諸穴に20分間置針し間欠的に行針を行う。

処方解説

攅竹・魚腰穴・太陽穴・頬車・地倉は患部付近の取穴であり，経気を疏通し邪毒を除去し，顔面部の脈絡や筋肉の機能を回復させる。合谷は手の陽明大腸経の原穴であり，陽明経が顔面部をめぐるので，合谷を用いると顔面部に効果がある。さらに手の陽明経は，水溝で督脈と会合し，左の脈が右へ右の脈が左へと交差し，鼻の傍で足の陽明胃経と接するので，健側の合谷を用いると患側に効果がある。実証の場合に，瀉法を施すと祛邪をすることができる。虚証の場合は，上述の腧穴に平補平瀉法を施すと主として経気を疏通する作用がある。また祛邪の作用があるが，正気を損傷しない。すばやく抜針すると清熱作用を兼ねる。寒熱が顕著でない場合には，長く置針すると祛邪通絡の作用を強化することができる。脾兪・足三里・三陰交は，健脾・健胃し気血を生成する。膈兪には補血養血の作用がある。

膿耳に用いる一般的な選穴と，弁証処方の解説については，「6．膿耳」の項（p.598）の処方解説を参照のこと。

治療効果

本処方は，本症例に対し優れた治療効果をもつ。一般的に，2～3クールの針治療で治癒する。

症例

患者：魏○○，女性，16歳。
初診：1984年9月8日
所見：膿耳に罹ってからすでに数カ月が経過し，一度治癒したが，5日前にまた再発した。前日から口眼喎斜も認められる。左耳から出た膿は希薄で量が多い。口元および水溝が右側へ歪み，左側の鼻唇溝が浅くなり，左目は完全には閉じられない。顔色萎黄・食が進まない・腹部の脹満感・息切れ・

力が出ない，舌質淡・舌苔白，脈細弱無力。

治療経過：上述した，気血が虚し邪毒が滞留する場合に用いる処方で10数回の針治療を行ったところ，口眼喎斜・膿耳などが著しく好転した。30数回の針治療後，口眼喎斜・膿耳などの症状が消失し完治した。

注釈

本病症の口眼喎斜は膿耳から転化したものであるため，症状に応じた腧穴を用い口眼喎斜を治療すると同時に，膿耳への治療も重視しなければならない。もちろん，口眼喎斜と膿耳への治療は患部での取穴のほか，弁証して原因を見極め，病因に応じた治療を行うべきである。

9 黄耳傷寒

本病症は，膿耳の治療を怠り増悪した危険な病症で，膿耳の邪毒が盛んになり，邪が営血に入って心神をかき乱し，肝風を引き起こす病症である。西洋医学でいう，化膿性中耳炎から引き起こされる頭蓋内合併症の危険な段階に相当する。

病因病機

- 急性膿耳，あるいは慢性膿耳の急性発作で，風火邪毒が盛んになる。
- 膿がうまく排膿されず，熱邪が営血に入る・心包を犯す・心神をかき乱す・肝風を引き起こすなどの原因により発生する。

病邪が内盛であれば，必ず正気を傷つけるので，本病症の後期には，真陰が衰える証や真陽が衰える証が現れる場合が多い。

弁証

耳の中から膿は出るが，うまく排膿されず，耳が激しく痛む。ひどい場合には，片頭痛が起きたりあるいは頭部全体に痛みが広がる。膿汁は黒く悪臭がするか，あるいは膿がおから状になっている。

- **熱在営血**：発熱し夜に悪化する・口はあまり渇かない・心煩・不眠，舌質紅絳，脈細数などの症状を現す。
- **熱入心包**：意識不明・嗜眠あるいは昏倒し譫語するなどの症状のほかに，熱邪が営血にある場合の症状もみられる。
- **熱動肝風**：熱邪が営血にある場合の症状のほかに，痙攣・後頸部の硬直・角弓反張などの症状を現す。
- **真陰衰竭**：発熱・頬の紅潮・五心煩熱・口やのどの乾燥，舌質紅・舌苔少で津液不足，脈細数あるいは虚大などの症状を伴う。
- **真陽衰竭**：大量の汗をかく・四肢が冷える・顔面蒼白・呼吸が弱い，脈が微で絶えようとするなどの症状を伴う。

処方・手技

【基本穴】聴宮・翳風・外関・侠渓・霊台・血海・膈兪・大椎に瀉法。

- **熱在営血**：基本穴に曲池・郄門・少府を加えて瀉法を施し，諸穴に数分間の行針を行ったのち抜針する。さらに曲沢を加え，点刺して出血させる。
- **熱入心包**：さらに十二井穴・十宣穴を加え，点刺して出血させ，患者の意識が戻るまで水溝に行針を行う。
- **熱動肝風**：基本穴に風池・太衝・陽陵泉を加えて瀉法を施し，数分間の行針を行ったのち抜針する。さらに大敦・足竅陰を加え，点刺して出血させる。
- **真陰衰竭**：基本穴に平補平瀉法を施し，腎兪・太渓・三陰交を加えて補法を施し，数分間の行針を行ったのち抜針する。
- **真陽衰竭**：基本穴に平補平瀉法を施し，関元・気海・足三里を加えて補法を施し，諸穴に30分間置針し抜針する。その後，艾炷灸か棒灸を加える。離脱した陽を回復させ諸症状が消失するまで，百会には棒灸を，神闕には艾炷灸（塩の上に施灸）を施す。

処方解説

聴宮・翳風は活絡祛邪の作用がある。外関・侠渓は手足の少陽経の腧穴で，少陽経は耳部をめぐるので，本穴を用いると耳部疾患に作用し膿耳に効果がある。外関・侠渓は瀉法を施しすばやく抜針すると，さらに清熱瀉火解毒の作用がある。霊台は膿毒症を治療する特効穴である。血海・膈兪に瀉法を施しすばやく抜針すると，清熱涼血解毒の作用と活血化瘀消滞の作用がある。平補平瀉法を施すと，営血を疏通・調節する作用もある。大椎に瀉法を施しすばや

く抜針すると清熱解毒退熱をし，平補平瀉法を施すと虚熱を下げ，長く置針すると各陽経の経気を調節し，陽が戻り離脱した陽が回復する。「営に入れば，なお透熱転気すべし」ということから，手の陽明大腸経の合穴である曲池を用いて清熱解表し，病邪を気分に転入させて表から除去する。郄門・少府・曲沢は清心涼血をする。十二井穴・十宣穴は，清熱瀉火し開竅醒神の作用がある。水溝には，主として開竅醒神の作用がある。風池・太衝・陽陵泉・大敦・足竅陰は，肝胆の邪熱を清瀉し平肝し風を鎮める。腎兪・太渓は腎陰を補益する。三陰交は肝腎と脾胃の陰を補益する。関元・気海は元気をおおいに補い，離脱した陽を回復させる。足三里は補中し正気を助ける。百会は昇陽・益気し，精神を安定させる。神闕にも，離脱した陽を回復させる作用がある。

治療効果

本処方は，本病症に対し優れた治療効果をもつ。一般的に，本処方で治療を行うと，多くの場合，症状は早く改善される。さらに数回の針治療を行うと治癒する。

症例

患者：張○○，男性，4歳。
初診：1978年9月23日
所見：左耳から膿が出るようになり，数日が経過した。発熱し，ぐずついて泣く。西洋薬を服用後，一度は好転したが，突然，再び高熱が出る。泣き声は甲高く，手で左耳を掻いていたかと思うと，突然，白目をむく・歯を固く噛みしめる・四肢の痙攣・指紋青紫・唇が乾燥などの症状を現す。
治療経過：熱入心包と熱動肝風に用いる処方で，針治療を行ったところ，痙攣はすぐに止まり，30分後に意識が戻り，泣かなくなり，体温もしだいに降下した。のちに熱在営血の場合の処方を用い，ペニシリンなどの西洋薬を併用し治療を行った。数日後，耳の膿や諸症状は全部消失して完治した。

注釈

本病症は危険な病状で，誤って治療したり治療を怠ると，生命の危険を招く場合もある。したがって至急に治療を行い，重度の場合には中西両医学のほかの治療法を併用する必要がある。

10 耳鳴・耳聾

耳鳴とは，患者が耳に音が鳴り響くのを自覚する，幻聴をいう。耳聾とは，それぞれ程度の異なる聴力障害をいい，はなはだしい場合には聴力が完全になくなる場合がある。西洋医学でいう多種類の器質性および機能性疾患にみられる。器質性疾患には，先天性発育不全，中耳の炎症・破壊・腫瘍，薬物中毒などがある。機能性疾患にはヒステリー・神経症などがある。

病因病機

- 生活上の不注意で，風熱の邪に侵襲される。あるいは，風寒の邪が化熱し，経脈に阻滞して清竅が障害される。
- 激怒することで肝が傷つき，気分が不快になり，肝気が上逆する。あるいは，気鬱から化火し，さらに炎上し，上昇すると清竅が不利となる。
- 脾虚から運化機能が失調し，痰湿が内生して上昇し清竅を蒙う。あるいは，痰湿が鬱し化熱して，痰火が上昇して清竅を塞ぐ。
- 腎精が虧損し，清竅を滋養することができず耳竅が栄養失調となる。あるいは，陰虚内熱から虚火が炎上，清竅に上昇する。

弁証

耳に音が鳴り響くか，または聴力が減退し，ひどい場合は消失する。耳鳴と耳聾を併発する場合もある。
- **風熱侵襲あるいは風寒化熱**：発症は急で，耳鳴りの音は風の音のようであり，耳内が脹悶し自分の声が耳内で大きく反響する。発熱・悪寒・頭痛・鼻づまり，舌苔薄白，脈浮数などの症状を現す。
- **肝気上逆**：頭のふらつきまたは頭痛・脇肋脹痛・頻繁なげっぷ，舌質淡・舌苔白，脈弦で力があるなどの症状を伴う。
- **肝火上擾**：耳鳴りの音が風や雷のようで，耳脹や耳痛が軽くなったり重くなったりする。イライラする・怒りっぽい・口苦・のどの乾き・脇肋の灼熱感と疼痛，舌質紅・舌苔黄，脈弦数などの症状を現す。
- **痰湿上蒙清竅**：胸脘痞悶・食が進まない・腹部の

脹満感・痰涎の嘔吐，舌苔白滑で膩，脈がときに弦滑などの症状を現す。
- 痰火上壅：耳内に閉塞感がある場合が多い。頭がボーッとして重たい・黄色く粘稠な痰を吐く・胸脘煩悶，舌苔黄膩，脈滑数などの症状を現す。
- 腎精虧損：頭のふらつき・目のくらみ・腰や膝がだるい・精神疲労・倦怠感，舌質淡，脈細などの症状を現す。
- 陰虚内熱，虚火上擾：頭のふらつきまたは頭痛・頬の紅潮・潮熱・腰や膝がだるい・口やのどの乾燥，舌質紅・舌苔少で津液不足，脈細数などの症状を現す。

処方・手技

【基本穴】聴宮・翳風・外関・侠渓
- 風熱侵襲あるいは風寒化熱：基本穴に風池・大椎・合谷を加えて瀉法を施し，数分間の行針を行ったのち抜針する。
- 肝気上逆：基本穴に風池・肝兪・太衝を加えて瀉法を施し，20分間置針し，間欠的に行針を行う。肝火上擾には，諸穴に数分間の行針を行ったのち抜針する。さらに大敦・足竅陰を加え，点刺して出血させる。
- 痰湿上蒙清竅：基本穴に瀉法を施し，脾兪・陰陵泉・三焦兪・豊隆を加えて瀉法を施し，諸穴に20分間置針し，間欠的に行針を行う。痰火上壅の場合は，諸穴に数分間の行針を行ったのち抜針する。さらに厲兌を加え，点刺して出血させる。また，便秘の場合には，さらに上巨虚を加えて瀉法を施し，数分間の行針を行ったのち抜針する。
- 腎精虧損：基本穴に平補平瀉法を施し，腎兪・太渓・三陰交を加えて補法を施し，20分間置針し間欠的に行針を行う。また，悪寒・四肢逆冷などの陽虚証がみられる場合は，諸穴に30分間置針し，間欠的に行針を行う。抜針後，艾炷灸か棒灸を加える。陰虚内熱の場合は，諸穴に数分間の行針を行ったのち抜針する。

処方解説

聴宮・翳風は患部取穴であり，開竅して聴覚を補益する。外関・侠渓は循経取穴で，耳部の気血を疏通・調節し開竅して聴覚を補益する。風池・大椎・合谷は疏風清熱をし，耳部に作用し聴力を回復させる。風池には，さらに肝胆の邪熱を清瀉する作用がある。肝兪・太衝に瀉法を施し長く置針すると，疏肝理気をし肝気の上逆を抑えることができ，すばやく抜針すると，肝火を清瀉する作用がある。大敦・足竅陰も肝胆の邪熱を清瀉することができる。脾兪は健脾・健胃し運化を促す。すばやく抜針すれば清熱の作用も兼ねる。陰陵泉は醒脾利湿の作用がある。三焦兪は三焦の気機を疏通・調節して化湿をし，すばやく抜針すれば清熱の作用もある。豊隆に瀉法を施し，長く置針すると化痰降濁し，すばやく抜針すれば痰火を清化する作用がある。厲兌は熱痰の清化を強化する。上巨虚は胃火を瀉し通便を改善する。腎兪・太渓に補法を施し長く置針すると腎精・腎気を補益できるが，灸法を加えると温腎壮陽の作用を強められる。三陰交に補法を施し，長く置針するかあるいは灸法を加えると，肝腎の精血を補い健脾・健胃する。すばやく抜針すれば，主として肝腎と脾胃の陰を補う作用がある。

治療効果

本処方は，本病症に対し優れた治療効果をもつ。奏効の速さと効果は，中薬や西洋薬を服用するよりずっと優れている。症状が始まって間もない場合は，10回ほどの針治療で回復する。罹病期間の長い場合は，治癒するまでに30～50回の針治療を要する。しかし，長期にわたって治療を行っても効果が現れない場合もある。

症例

患者：李○○，女性，19歳。
初診：1982年4月3日
所見：左耳に耳鳴りが起こり，3日が経過した。聴力が著しく低下した。気分がふさぐ・軽い頭痛・イライラする・不眠・ときに左脇下が痛む・口苦・のどの乾き，舌質紅・舌苔黄，脈弦やや数。耳鳴りは，気分がふさぐとさらに激しくなる。
治療経過：上述の，肝火上擾に用いる処方で1回の針治療を行ったところ，頭痛・脇痛が消失し，耳鳴りは少し軽減し，睡眠は正常に戻った。同様の処方で，毎日1回，合計6回の針治療を行ったところ，耳鳴りが消失し，聴力も正常に戻り，そのほかの症状もすべて消失し完治した。

注釈

①耳鳴・耳聾は，多種類の疾病から引き起こされる

ので，原病治療を同時に行わなければならない。
②必要に応じ，中西両医学のほかの治療法を併用するとよい。鼓膜が穿孔した場合は鼓膜修復術を行うとよい。

11 聾啞

本病症は，耳聾により耳が聞こえず話すこともできないものである。

病因病機

- 先天不足により両耳が聞こえず，言語学習ができない。あるいは，同時に発音器官に異常があり言語学習ができない。
- 後天的に温熱・湿熱などの邪毒を感受し，誤った治療を受けたり治療を怠ることで，病邪が脈絡を阻滞し，清竅を塞ぐことで，幼少期から聴覚を失う。
- 薬物中毒・打撲による損傷・大音響が耳に衝撃を与えるなどで聴力を喪失し，言語学習ができなくなる。

弁証

聾啞のほか，知能の低下の症状がみられる。
- **脾胃虚弱で気血不足**：食が進まない・腹部の脹満感・顔色萎黄・倦怠感・力が出ない，舌質淡・舌苔白，脈細弱などの症状を現す。
- **腎精虧損**：頭のふらつき・目のかすみ・腰や膝がだるい，舌質淡・舌苔白，脈細無力などの症状を現す。

処方・手技

【基本穴】聴宮・聴会・翳風・外関・侠渓・瘂門・廉泉・通里・湧泉

基本穴に瀉法あるいは平補平瀉法を施す。20分間置針し間欠的に行針を行う。
- **知能低下を伴う**：基本穴に心兪・神門・百会を加えて補法を施し，20分間置針し，間欠的に行針を行う。
- **舌質が暗いかあるいは瘀斑がみられる**：基本穴に血海・膈兪を加えて瀉法を施し，20分間置針し，間欠的に行針を行う
- **舌苔膩の場合**：基本穴に中脘・豊隆を加えて瀉法を施し，20分間置針し，間欠的に行針を行う。
- **脾胃虚弱で気血不足**：基本穴に脾兪・足三里・三陰交・膈兪を加えて補法を施し，20分間置針し，間欠的に行針を行う。
- **腎精虧損**：基本穴に腎兪・太渓・三陰交を加えて補法を施し，20分間置針し，間欠的に行針を行う。

処方解説

聴宮・聴会・翳風は，活絡祛邪し開竅し聴覚を益す。外関・侠渓は，少陽経の経気を疏通し祛邪消滞し，開竅し聴覚を益す。心は神明を司るので，心の背兪穴である心兪と手の少陰心経の原穴である神門を用いれば，心気・心血を補うことができ，神明を司る心の機能を回復させ知力を高める。百会は，醒脳し知力を回復させる作用がある。血海・膈兪に瀉法を施すと，活血化瘀をし阻滞した竅を通す。中脘・豊隆は和胃し化痰降濁の作用がある。脾兪・足三里・三陰交は，気血の生化の源である脾を健脾し健胃する作用がある。膈兪に補法を施すと，補血・養血の作用がある。腎兪・太渓は腎精を補益する作用がある。

治療効果

本処方は，一部の聾啞患者に対し，一定の治療効果をもつ。しかし，効果が現れるまで忍耐強く相当の時間（少なくとも5クール以上）をかけ，針治療を行い続けなければならない。また，さらに高い効果をあげるためには，さらに長い治療期間を要する。

症例

患者：李○○，女児，6歳。
初診：1983年7月18日
所見：出生の数カ月後に耳聾であることが判明した。来診時，聴力がなく，話もできない。のどの奥から，「ああ！」「ああ！」という声だけが出る。脚は少し外反し，しっかりと立位をとることができない。顔色に艶がない・精神疲労・力が出ない，舌質淡・舌苔白，脈沈細無力。
治療経過：上述の処方で2クールの針治療を行ったが，効果は現れなかった。3クールの針治療後，聴力がしだいに改善された。4クールの針治療後，声を上げて発声することができ，簡単な言葉を習い発音できるようになった。さらに1クールの針

治療を行い，治療効果を安定させた。数カ月後に経過観察を行ったが，患児は簡単な言葉が話せるまでに回復していた。

注釈

①針治療後，聴力に少しでも回復の傾向が認められたら，即座に言葉の訓練を始めなければならない。
②舌尖が口蓋や唇にとどかないか，あるいは，舌を伸ばすとき舌尖が下へ曲がり変形する場合は，早期に舌小帯の修復術を行うべきである。
③鼓膜陥凹の場合は，西洋医師の協力を得て耳管膨脹法の治療を受けるべきである。
④そのほかの耳科疾患，例えば比較的重い化膿性中耳炎などの症状がある場合には，それぞれに応じた治療を行うべきである。必要に応じ，中西両医学のほかの治療法を併用し徹底的に治療するべきである。

12 メニエール病

本病症は，耳の疾患により引き起こされるめまいをいい，膜迷路が膨張する内リンパ水腫により発症する。中国では耳眩暈と呼ばれる。

病因病機

- 先天的虚弱，あるいは病後に体内の栄養が失われるなどにより，腎精が損耗されて精髄が不足し，耳竅が潤いや栄養を失う。
- 陰精が虧損し，虚熱が内生し上昇して清竅をかき乱す。
- 腎水不足から水が木を潤せず（水不涵木），肝陽が上亢し清竅を乱す。
- 腎陽不足で命門の火が衰え，水を司ることができず，寒水が停滞し，上昇して清竅で溢れる。
- 心脾両虚で気血生化の源が不足し，気血を上へ納めることができず，清竅が栄養を失う。
- 気分がふさぎ，肝気が鬱結し上逆し，耳竅の気血が失調する。
- 肝鬱から化火し，火熱が風を生じ，風火が上昇し清竅が障害される。
- 脾の運化機能が失調し，水湿が停滞して聚り，痰濁が内生し気機を阻害し，清陽が上昇できず，濁陰も下降できないために，清竅が失調する。あるいは，痰濁が鬱して化熱し，上昇し清竅を塞ぐ。

弁証

本病症では，耳鳴りあるいは耳聾が，めまいの前に起こることが多く，めまいの発症中にさらに顕著になり，治まったのちも続く場合がある。めまいは突然発症する場合が多く，周りや自分の体が回転するように感じられ，立っていることが難しく，体が一方へ傾き，目を閉じ静かに横になると症状が軽減する。多くの場合は，悪心・嘔吐・眼球の震動などの症状を現す。

- **腎陰不足**：腰や膝がだるい・目のかすみ・精神疲労・倦怠感，舌質淡・舌苔白，脈沈細などの症状を現す。
- **陰虚内熱あるいは陰虚陽亢**：頬の紅潮・潮熱・心煩・不眠，舌質紅・舌苔少で津液不足，脈細数あるいは弦細数などの症状を現す。
- **腎陽不足・寒水上泛**：ときに心下部の動悸・吐いた涎が冷たい・腰がだるい・背中が冷える・気分が晴れない・夜間頻尿で尿量が多く澄んでいる・悪寒・四肢逆冷，舌質淡・舌苔白で滑潤，脈沈細弱遅などの症状を現す。
- **脾胃虚弱・気血不足**：顔色萎黄もしくは蒼白・唇と爪の色に艶がない・息切れ・精神疲労・食が進まない・腹部の脹満感・泥状便・動悸・夢を多くみる・喘息，舌質淡・舌苔白，脈細無力などの症状を現す。
- **肝気上逆**：胸肋脹満あるいは疼痛・頻繁なげっぷ，舌苔白，脈弦などの症状を伴い，激怒したのちに現れることが多い。
- **肝火生風上擾**：めまいがひどい・頭痛・赤ら顔・目が赤い・イライラする・怒りっぽい・口苦・のどの乾き・脇肋部の灼熱感と疼痛・小便黄赤色・便秘，舌質紅・舌苔黄，脈弦数などの症状を現す。
- **痰濁中阻**：めまいがあり頭がボーッとし重く痛む。胸脘痞悶・悪心と嘔吐が激しい・痰涎の量が多い・食が進まない・腹部の脹満感，舌苔白膩，脈濡緩あるいは弦滑などの症状を現す。痰濁が鬱しさらに熱化する場合は，舌質紅・舌苔黄で，脈拍は数に転じ，口が苦くて渇く・心煩・不眠・吐いた痰が黄色で粘るなどの熱証症状を現す。

処方・手技

【基本穴】聴宮・翳風・風池・百会

- ●腎精不足：基本穴に平補平瀉法を施し，腎兪・太渓を加えて補法を施し，諸穴に20分間置針し，間欠的に行針を行う。陰虚内熱あるいは陰虚陽亢の場合は，諸穴に数分間の行針を行ったのち抜針する。
- ●腎陽不足・寒水上泛：基本穴に命門を加え補法を施し，陰陵泉・三焦兪を加えて平補平瀉法を施し，諸穴に30分間置針し，間欠的に行針を行う。抜針後，艾炷灸か棒灸を加える。
- ●脾胃虚弱・気血不足：基本穴に平補平瀉法を施し，脾兪・足三里・三陰交・心兪・膈兪を加えて補法を施し，諸穴に20分間置針し，間欠的に行針を行う。息切れ・喘息を伴う肺虚の場合は肺兪を加えて補法を施し，20分間置針し，間欠的に行針を行う。
- ●肝気上逆：基本穴に瀉法を施し，肝兪・太衝・陽陵泉を加えて瀉法を施し，20分間置針し，間欠的に行針を行う。肝火生風上擾の場合は，諸穴に数分間の行針を行ったのち抜針する。さらに大敦・足竅陰を加え，点刺して出血させる。便秘の場合は，支溝・上巨虚を加えて瀉法を施し，諸穴に数分間の行針を行ったのち抜針する。
- ●痰濁中阻：基本穴に平補平瀉法を施し，脾兪を加え補法を施し，中脘・豊隆を加えて瀉法を施し，諸穴に20分間置針し，間欠的に行針を行う。痰濁が鬱しさらに熱化する場合は，諸穴に数分間の行針を行ったのち抜針する。あるいは厲兌を加え，点刺して出血させる。

処方解説

聴宮・翳風は耳部の経気を疏通・調節し，祛邪開竅し聴覚を益す。風池は耳に近い腧穴で耳科疾患を治療し，祛邪醒脳してめまいの症状を改善する優れた作用がある。百会は頭部の腧穴で，頭部疾患やめまい・頭痛などの症状を治療でき効果も高い。腎兪・太渓に，補法を施し長く置針すると腎精・腎気を補い，灸法を加えれば温腎壮陽の作用を強め，すばやく抜針すると主として腎陰を補う。命門は腎陽を強め，命門の火を益す作用がある。陰陵泉は脾陽を温め湿を除去する。三焦兪は三焦を温め気機を調節し，利湿することで寒水を取り除く。脾兪・足三里・三陰交は健脾・健胃し気血を生化させる。心兪は心気・心血を補い，精神を安定させる。膈兪は補血・養血の作用がある。肺兪は肺気を益気し，喘息を止める。肝兪・太衝・陽陵泉に瀉法を施し，長く置針すると疏肝理気し肝気の上逆を制御し，すばやく抜針すると肝火を清瀉し肝風を鎮める作用もある。大敦・足竅陰は，清熱をし平肝し風を鎮める作用がある。支溝は，三焦の火熱を清瀉し便通を改善する。上巨虚は胃火を瀉し便秘を改善する。中脘・豊隆は化痰降濁し，すばやく抜針すると熱痰を清化することができる。厲兌は脾胃の積熱を清瀉し，熱痰を清化する作用を強化する。

治療効果

本処方は，本病症に対し非常に優れた治療効果をもつ。一般的には，行針を行うと，患者のめまいなどの症状が即座に軽減する。さらに数回の針治療を続ければ治癒する。

症例

患者：賈〇〇，男性，21歳。
初診：1982年4月21日
所見：右耳に疼痛があり，耳鳴りが鳴り響き，やや脹悶を覚え，聴力が低下した。西洋薬を服用すると耳鳴りは好転したが，前日の晩，突然めまいが起こり，天地が回るほどで，立っていることも難しい。悪心・涎を嘔吐する・食欲不振・胸脘痞悶・倦怠感・力が出ない・四肢が重い，舌苔白膩，脈濡滑。痰濁が中焦に阻滞している証であると弁証した。
治療経過：上述の処方で1回の針治療を行ったところ，めまいが即座に軽減した。同様の処方でさらに7回の針治療を行ったところ，耳痛・耳鳴・めまいなどの諸症状が消失した。10日後に経過観察を行ったが，症状は再発していなかった。

13 耳の痒み

本病症は，外耳道内の瘙痒感を主症状とする耳科疾患である。

病因病機

- ●風寒の邪・風熱の邪・燥熱の邪・風湿の邪が，耳

部の脈絡に侵襲し気血の流れが悪くなる。
- 肝胆の湿熱や肝胆の火が盛んになり，上昇して耳竅をかき乱す。
- 痰火が風を生じ，上昇して耳竅をかき乱したため，気血が調和する。
- 血虚で風が生じるか，または陰虚内熱から風を生じ，耳竅や脈絡を乱す。

弁証

- **外風入侵耳竅脈絡**：頭痛・悪風がみられる。風寒邪による場合は，舌苔薄白で湿潤，脈がときに浮緊，風寒を受けると痒みが激しくなるなどの症状がある。風熱邪による場合は，のどの痛み，舌苔薄白で津液不足あるいは薄黄，熱を受けると痒みが激しくなるなどの症状がある。燥熱邪による場合は，口や鼻や皮膚が乾燥，舌苔薄白で乾燥あるいは薄黄で乾く，熱を受けると痒みが激しくなるなどの症状がある。風湿邪による場合は，頭が脹悶し重たい，舌苔白滑，雨の日に痒みが激しくなるなどの症状がある。
- **肝胆湿熱**：脇肋部の脹痛や灼熱感・口苦・悪心・小便黄赤色，舌苔黄膩，脈弦数，患部が灼けるように痒く，糜爛し滲出液が出るなどの症状を現す。
- **肝胆火熾**：耳内が乾燥し痒い・頭痛・めまい・赤ら顔・目が赤い・イライラする・怒りっぽい・口苦・のどの乾き・脇肋の灼熱痛，舌質紅・舌苔黄，脈弦数などの症状を現す。
- **血虚生風**：痒みはひどくない，動悸・顔色萎黄・唇と爪の色に艶がない，舌質淡，脈細などの症状を現す。
- **陰虚内熱生風**：頬の紅潮・潮熱・腰や膝がだるい・口やのどが乾燥，舌質紅・舌苔少で津液不足，脈細数などの症状を現す。

処方・手技

【基本穴】聴宮・翳風・外関・侠渓

- **外邪侵襲**：基本穴に風池・大椎・合谷を加えて瀉法を施す。風寒邪・風湿邪による場合は，諸穴に30分間置針し，間欠的に行針を行う。抜針後，艾炷灸か棒灸を加える。風熱・燥熱による場合は，諸穴に数分間の行針を行ったのち抜針する。燥熱による場合は，さらに三陰交を加えて補法を施し，数分間の行針を行ったのち抜針する。
- **肝胆湿熱あるいは肝胆火熾**：基本穴に風池・太衝を加えて瀉法を施し，数分間の行針を行ったのち抜針する。さらに大敦・足竅陰を加え，点刺して出血させる。また便秘の場合は，さらに支溝・上巨虚を加えて瀉法を施し，数分間の行針を行ったのち抜針する。
- **血虚生風**：基本穴に平補平瀉法を施す。脾兪・足三里・三陰交・心兪・膈兪を加えて補法を施し，諸穴に20分間置針し，間欠的に行針を行う。
- **陰虚内熱生風**：基本穴に平補平瀉法を施す。風池・太衝を加えて平補平瀉法を施し，三陰交・腎兪・太渓を加えて補法を施し，諸穴に数分間の行針を行ったのち抜針する。

処方解説

聴宮・翳風は患部の気血を疏通し，祛風除邪し患部の痒みを止める。外関・侠渓は手足の少陽経の経気を疏通し，祛風止痒の作用がある。風池・大椎・合谷は外邪を疏通・発散し，長く置針すれば風寒・風湿の邪を疏通・発散し，さらに灸法を加えると祛湿散寒の作用を強化する。すばやく抜針すると疏風清熱の作用がある。風池に，瀉法を施しすばやく抜針すると，肝胆の実熱を清瀉し風を鎮め，平補平瀉法を施しすばやく抜針すると，虚熱を清し，平肝陽し風を鎮めることができる。三陰交に補法を施し，すばやく抜針すると主として陰津を補うが，長く置針すると肝腎の精血を補い，健脾・健胃する。太衝に，瀉法を施しすばやく抜針すると，肝火を清し肝風を鎮めることができ，平補平瀉法を施しすばやく抜針すると，虚熱を清し，平肝陽し風を鎮めることができる。大敦・足竅陰には，肝胆の火熱と湿熱を清瀉する作用がある。支溝は三焦の邪熱を，上巨虚は胃火を清瀉し，両穴とも便通を改善し，火熱の邪を便通とともに排出させる。脾兪・足三里は，健脾・健胃し陰血を生成する。心兪は心血を補い心神を安定させる。膈兪は血の会穴であり，補血・養血の作用がある。腎兪・太渓は腎陰を補益する。

治療効果

本処方は，本病症に対し非常に優れた治療効果をもつ。一般的に，針治療後，瘙痒感はただちに軽減する。実証の場合は，数回または10数回，虚証の場合は10数回または数10回続けて針治療を行えば，症状は治癒する。

症例

患者：傳○○，女性，37歳。
初診：1977年8月11日
所見：両耳の外耳道部に激しい痒みが起こり，数日が経過した。睡眠時や食事のときも落ち着かず，常に患部を掻く。頭は重くボーッとし少し痛み，風に当たると症状が重くなる。口渇はなく，のども乾かない。舌苔白滑，脈濡で浮。風湿邪が耳竅を侵襲した証であると弁証。
治療経過：上述の処方で1回の針治療を行ったところ，瘙痒感および諸症状が著しく軽減した。毎日1回でさらに2回の針治療を行ったところ，瘙痒感や諸症状が消失し完治した。

14 耳痛

本病症は耳内の疼痛を主症状とする耳科疾患で，耳内にそのほかの異常がある場合もあれば，明らかな異常がない場合もある。外傷や凍傷などの耳介の病変は本病症の範疇に属さない。

病因病機

- 風熱の邪が，外部から耳竅を犯して気血が阻滞し，皮膚・組織を灼き傷める。
- 肝腎虚損から精血が不足，あるいは脾胃虚弱から気血の生化が不足し，精気が上昇して耳竅に栄養を与えることができない。また正気が不足して邪を防ぐことができずに，邪が侵襲して滞留しやすくなり，耳竅の脈絡を阻滞し気血の不和を起こす。
- 脾虚から運化作用が失調し，湿が集まって痰を生じ，痰濁が顔面部を犯し，耳竅の気血が瘀滞する。あるいは，痰濁が鬱して化熱し，痰火が上昇して耳竅を塞ぐ。
- 肝胆の火熱が内部で亢進するか，または肝胆の湿熱が蓄積し，経に沿って上昇し耳竅を灼く。
- 肝腎の陰虧から虚火が上昇する。
- 気分がふさぎ，肝気が不和になり，耳竅に上逆する。
- 気滞血瘀。

弁証

- **風熱邪外襲**：疼痛はひどくない。鼓膜にやや赤みがみられ，風や熱を受けると疼痛が増強する。舌苔薄白で津液不足あるいは薄黄，脈がときに浮数などの症状を現す。
- **肝腎虚損から精血不足となり邪が耳竅に停留する**：耳内が少し痛み，不快感がある。耳鳴りが大きく感じられる・頭のふらつき・目のくらみ・腰や膝がだるい・唇と爪の色に艶がない，舌質淡・舌苔白，脈細沈などの症状を現す。
- **脾気虚弱・邪留耳竅**：耳内に少し痛みがある。顔色萎黄・食が進まない・腹部の脹満感・泥状便・倦怠感・力が出ないなどの症状を伴うことが多い。また痰湿も同時に停留する場合には，ときに耳内から膿が流れ，鼓膜が穿孔し聴力が低下する。痰涎を吐く・頭が重い・身体が重たい，舌苔白滑で膩，脈濡緩などの症状を現す。
- **痰火上壅**：黄色の痰を吐く・口渇・便秘，舌苔黄膩，脈滑数，重度の疼痛，耳の閉塞感などの症状を現す。
- **肝胆火旺**：耳内の疼痛は激しく，ズキンズキンあるいはキリキリした痛みがあり，はなはだしい場合には痛みが顔面部にまで拡散し，ときに膿を形成する。イライラする・怒りっぽい・口苦・のどの乾き・脇肋部の灼熱感と疼痛・尿量減少して赤い・便秘，舌辺紅・舌苔黄，脈弦数などの症状を伴う。
- **肝胆湿熱**：腹部の脹満感・悪心・陰部に湿疹が起こり滲出液を伴い灼熱感がある，舌苔黄で滑膩などの症状を現す。
- **肝腎陰虧・虚火上炎**：頭のふらつき・耳鳴り・頬の紅潮・潮熱・腰や膝がだるい・頭痛・目の乾燥感・口やのどの乾燥感，舌質紅・舌苔少で津液不足，脈細数あるいは弦細数，痛みは顕著ではないなどの症状を伴う。
- **肝気上逆**：頭痛・めまい・精神の抑うつ・胸脇脹悶あるいは脹痛・頻繁なげっぷ，舌苔白・脈弦などの症状を現す。
- **気滞血瘀**：舌質暗紫あるいは紫斑がある，脈弦あるいは渋などの症状を現す。

処方・手技

【基本穴】聴宮・翳風・外関・侠渓

- ●風熱邪外襲：基本穴に平補平瀉法を施し，さらに風池・大椎・合谷を加えて瀉法を施し，諸穴に数分間の行針を行ったのち抜針する。
- ●肝腎精血不足：基本穴に平補平瀉法を施し，肝兪・三陰交・腎兪・太渓を加えて補法を施し，諸穴に20分間置針し間欠的に行針を行う。
- ●脾胃虚弱・気血不足：基本穴に平補平瀉法を施し，脾兪・足三里・三陰交・膈兪を加えて補法を施し，諸穴に20分間置針し間欠的に行針を行う。痰濁上犯する場合は，さらに中脘・豊隆を加えて瀉法を施し，20分間置針し，間欠的に行針を行う。痰火が耳竅に上壅する場合は，諸穴に数分間の行針を行ったのち抜針し，さらに厲兌を加え，点刺して出血させる。便秘を伴う場合には，さらに支溝・上巨虚を加えて瀉法を施し，数分間の行針を行ったのち抜針する。
- ●肝胆火旺あるいは肝胆湿熱：基本穴に瀉法を施し，風池・太衝・侠渓を加えて瀉法を施し，諸穴に数分間の行針を行ったのち抜針する。さらに大敦・足竅陰を加え，点刺して出血させる。便秘を伴う場合には，さらに支溝・上巨虚を加えて瀉法を施し，数分間の行針を行ったのち抜針する。
- ●肝腎陰虧・虚火上炎：基本穴に平補平瀉法を施し，風池・太衝を加えて平補平瀉法を施し，肝兪・三陰交・腎兪・太渓を加えて補法を施し，諸穴に数分間の行針を行ったのち抜針する。
- ●肝気上逆：基本穴に瀉法を施し，風池・太衝・陽陵泉を加えて瀉法を施し，20分間置針し，間欠的に行針を行う。
- ●気滞血瘀：基本穴に血海・膈兪を加えて瀉法を施し，20分間置針し，間欠的に行針を行う。

処方解説

聴宮・翳風は活絡祛邪して痛みを止める作用がある。外関・侠渓は少陽の経気を疏通し活絡止痛する作用がある。風池・大椎・合谷は風熱を疏通発散する作用がある。風池に瀉法を施しすばやく抜針すると，肝胆の邪熱を清瀉する作用があり，平補平瀉法を施しすばやく抜針すると，平肝し陽を潜ませる作用がある。瀉法を施し長く置針すると，少陽の経気を疏通・調節し耳痛を止める効能がある。肝兪に補法を施し，長く置針すると肝血を補うが，すばやく抜針すると肝陰を補益する作用が主となる。三陰交に補法を施し，長く置針すると肝腎の精血を補益し健脾・健胃するが，すばやく抜針すると主として肝腎と脾胃の陰を補う。腎兪・太渓は腎精を補い，すばやく抜針すると陰を益し清熱をする作用を兼ねる。脾兪・足三里は健脾・健胃し気血を生成する。膈兪に補法を施し，長く置針すると補血養血をするが，瀉法を施し長く置針すると活血化瘀の作用がある。中脘・豊隆に瀉法を施し長く置針すると化痰降濁をするが，すばやく抜針すると熱痰を清化する作用がある。厲兌は胃熱を清瀉し清熱化痰の作用を強化する。支溝は三焦の火毒を清瀉し，耳部の脈絡を疏通して止痛し，便通を改善する。上巨虚は胃火を清し腑の気を通す。太衝に瀉法を施し，すばやく抜針すると肝火を清瀉するが，長く置針すると疏肝理気をし肝気の上逆を抑制する。侠渓・大敦・足竅陰には肝胆の火熱と湿熱を清瀉する作用がある。太衝に平補平瀉法を施すと，主として平肝し陽を潜ませる作用がある。陽陵泉は疏肝理気の作用があり，少陽の経気を疏通・調節し止痛する。血海は活血化瘀の作用がある。

治療効果

本処方は，本病症に対し優れた治療効果をもつ。一般的に，針治療を行うと，疼痛はすぐ軽減する。実証の場合は，数回連続して針治療を行えば疼痛は消失する。虚証の場合でも1～2クールの針治療で疼痛が消失する。

症例

患者：杜〇〇，男性，31歳。
初診：1982年3月24日
所見：左耳に疼痛がある。痛みはおもに脹痛で，ときに刺すような痛みが起こる。左脇下が脹悶し不快感があり，ときにげっぷをする。近頃，気分が晴れない。耳痛は激怒した3時間後から始まった。舌質淡・舌苔白・脈弦で有力。
治療経過：上述の肝気上逆に用いる処方で針治療を行ったところ，耳痛は即座に消失した。しかし，4時間後に耳痛が再発した。同様の処方で針治療を行ったところ，再び痛みは治まった。それ以後，毎日1回の針治療を2回行ったところ，諸症状は消失し痛みも再発しなかった。

15 外耳道乳頭腫

本病症は外耳道の中の腫れ物を指す。中国では一般的に、腫れ物が茸の形をしているものを耳菌という。本病症は形状により耳痔・耳挺とも呼ばれる。

病因病機

耳垢などを除去するとき、不注意で外耳道を損傷すると、そこへ外邪が侵襲し、湿熱邪毒が脈絡に結滞し肝胆の邪熱を引き起こして、湿と熱が結びつきしだいに増大し、本病症が形成される。

弁証

腫れ物が小さい場合は自覚症状がない。あるいは微かな痒みを覚える程度である。腫れ物が比較的大きい場合は、外耳道を塞ぐ度合により難聴の度合も違う。腫れ物をえぐり取ると、出血や疼痛を起こす。口苦・のどの乾き、舌上の瘀斑・舌苔黄膩、脈弦数などの症状を現す。

処方・手技

アルコールの火で赤く焼いた豪針を、すばやく腫れ物の根元に刺入する。聴会・翳風・外関・侠渓・太衝・血海を加え、瀉法を施し、数分間の行針を行ったのち抜針する。関衝・足竅陰を加え、点刺して出血させる。熱症状がなく、口苦・のどの乾き、舌苔黄、脈数などの症状が認められない場合には、諸穴に20分間置針し間欠的に行針を行う。1～2日間の間隔で1回の針治療を行う。

処方解説

腫れ物に火針を施すと、祛邪化瘀し、腫れ物の萎縮・消散を促す。聴会・翳風は、患部の気血を疏通・調節し祛邪清熱散結の作用がある。外関・関衝・侠渓・足竅陰は手足の少陽経の腧穴であり、少陽経は耳部を走行しているので、これらの腧穴を用いると耳科疾患に効果があり、清熱祛湿・活絡散結の作用もある。太衝は足の厥陰肝経の原穴であり、気血の循行を改善し鬱滞を取り除き、肝火を降下させる作用がある。血海は清熱涼血解毒の作用もあり、活血化瘀消散の作用もある。熱症状がない場合は、諸穴に長く置針すると活絡化瘀散結の作用を強化することができる。

治療効果

本処方は、本病症に対し一定の治療効果をもつ。本処方で20～30回の針治療を行うと治癒する。

症例

患者：高〇〇、男性、70歳。

初診：1976年6月19日

所見：無意識に指で耳を触り、右側の外耳道の腫れ物に気づき、すでに数日が経過した。腫れ物がしだいに増大し、聴力にも影響を及ぼし始めた。押えると少し痛む。頭のふらつき・怒りっぽい・口苦・のどの乾き・小便黄赤色、舌苔黄膩、脈弦やや数。

治療経過：上述の処方で3回の針治療を行ったところ、腫れ物の大きさは変わらないが、ほかの諸症状は少し改善された。10回の針治療後、腫れ物は顕著に縮小し、ほかの諸症状もほぼ消失した。10日間針治療を中止して、再び10回の針治療を行ったところ、腫れ物もほぼ消失し、ほかの諸症状は完全に消失した。約1カ月後に経過観察を行ったが、腫れ物のできていた所に厚さ約1.5ミリのかさぶたが認められるだけで、ほかの諸症状は再発していなかった。

注釈

本病症は、忍耐強く一定の時間をかけて治療を続けなければならない。効果が好ましくなければ、鴉胆子油を患部に塗布するなど、中西両医学のほかの治療法を併用するとよい。

第3節 鼻科病症

1 鼻疔

本病症は，鼻尖・鼻翼および鼻前庭部に発生する疔瘡・癤・癰腫を指し，急性限局性化膿性炎に属している。

病因病機

- 鼻をほじるなどして鼻孔の肌膚を損傷し，風熱湿邪がこれに乗じて侵犯する。
- 辛いものや味の濃いものを好んで食べることで，肺胃積熱が生じ，火熱の邪毒が肌膚を薫蒸して，腐化醸膿〔びらん・潰瘍・化膿〕する。
- 誤った治療を行ったり，圧迫や打撲を受けたり，時期尚早の切開などにより，疔毒が飛散し，邪毒が営血に侵入する。すると，心包が内犯されたり，あるいは正気が弱まり正不勝邪の状態になり，邪毒が内陥する。これを疔毒走黄という。

弁証

初期には局所に発赤・腫脹・疼痛があり，徐々に腫脹と疼痛が悪化していく。ときに痺れや痒みが現れ，粟粒大の隆起が生じる。その根は堅く収束しており，ズキズキした痛みがある。数日後には隆起の頂点に黄白色の膿点が現れ，頂点が高くなり根が軟らかくなると，破れて膿が流出する。発熱・悪寒・頭痛などの全身症状もみられる。

- **肺胃熱盛**：発熱・口渇・便秘・小便が赤い，舌苔黄，脈洪数あるいは滑数などの症状がみられる。
- **疔毒走黄**：腫脹が広がり，隆起部は暗紫色を呈し，頂部はくぼんで膿はなく，根は拡散する。さらに，高熱・頭痛・煩躁不安・悪心・嘔吐・呼吸促迫・息切れ・口渇・便秘，舌質紅絳・舌苔黄燥，脈洪数あるいは弦滑で数など，熱毒熾盛・侵入営血の症状がみられる。内犯心包すれば，昏倒する・譫語・痙攣などの症状を伴う。

処方・手技

【基本穴】迎香・合谷・霊台・血海・膈兪・大椎

諸穴に瀉法を施し，持続的に行針を行い抜針する。印堂穴・少商・商陽を加え，点刺して出血させてもよい。

- **肺胃熱盛**：基本穴に尺沢・上巨虚を加えて瀉法を施し，数分間持続的に行針を行い抜針する。厲兌を加え，点刺して出血させる。
- **熱入営血**：基本穴に曲沢・少府を加えて瀉法を施し，数分間持続的に行針を行い抜針する。内犯心包した場合，さらに十宣穴を加え，点刺して出血させ，水溝・湧泉を加えて瀉法を施し，患者が覚醒するまで持続的に行針を行う。

処方解説

迎香・印堂穴は患部取穴であり，清熱解毒・活絡散結・消腫止痛作用をもつ。合谷は手の陽明経の原穴である。手の陽明経は鼻の外方で終わるため，本穴を取穴すれば鼻に作用する。清熱解毒・活絡消腫作用をもち，表証をもつ患者に対しては解表作用を発揮する。霊台は疔瘡・癤・癰腫治療の経験穴である。血海・膈兪は清熱涼血解毒・活血化瘀散結作用をもつ。大椎は清熱解毒作用をもち，表証をもつ患者に対しては解表作用や高熱を下げる作用も発揮する。肺は鼻に開竅するため，手の太陰肺経の井穴である少商もまた鼻に作用する。瀉火解毒作用をもち，本病症に有効である。商陽は手の陽明経の井穴であり，陽明経の熱を清瀉する作用をもつ。尺沢は肺火を瀉し，上巨虚・厲兌は胃火を清する。上巨虚はさらに通便作用をもち，これにより邪熱を下方より排出する。曲沢・少府は清心涼営作用をもつ。十宣穴は清熱瀉火解毒・開竅醒神作用をもつ。水溝・湧泉は開竅醒神作用をもつ。

治療効果

本処方は本病症に対し優れた治療効果をもっている。まだ化膿していない場合，約7回の治療で完治する。

症例

患者：張○○，男性，39歳。
初診：1985年9月4日
所見：鼻尖のやや左側に限局性の腫脹ができて2日が経つ。発赤・灼熱痛があり，腫脹は小さく根は深く，堅くて釘のようである。西洋薬を服用したが効果はない。診察時には左の鼻唇溝部および左下顔面部にかすかな腫れがみられ，発熱・頭痛・軽度の悪寒・口渇・便秘，舌質紅・舌苔黄などの症状がみられた。
治療経過：上述の肺胃熱盛に対する処方を使用したところ，一度の治療で患部の疼痛と腫脹は軽減し，頭痛・悪寒は消失し，便通も改善された。2回目の治療後，諸症状はすべて消失し，腫脹・疼痛の範囲も鼻尖の左側にわずかに残るのみとなった。1日1回，4回の治療で腫脹はすべて消散した。

注釈

①症状が激しい場合は，できるだけ早く治癒させるため，中西両医学のほかの治療法も併用して治療を進める。特に疔毒走黄の場合は，中西両医学の総合療法を用いて救急治療を行うべきである。治療の時期を誤ると，のちに大きな後遺症を残すことになる。
②すでに化膿している場合は，三稜針で破るか，あるいは切開して排膿する。ただし膿を絞り出してはならない。化膿していない場合は，三稜針で破ったり切開をしてはならない。
③虚弱体質で罹患歴が長い場合は，気陰が消耗していることが多い。その場合，足三里を加えて補法を施し，20分間置針し，間欠的に行針を行う。益気扶正の作用がある。また，三陰交・太渓を加えて補法を施し，数分間持続的に行針を行い抜針する。補益陰津の作用がある。これらの治療により，気陰は充足し，毒の排出が促進され，疾病はより早く治癒に向かう。

2 鼻前庭炎

本病症は中国では鼻疳・鼻瘡ともいい，鼻前庭部の皮膚びらん浸潤，あるいは発赤・腫脹・灼熱感・瘙痒感を主症状とする病症である。

病因病機

●病後の余熱が体内に残りその邪熱が肺に蓄積し，肺熱が上昇して鼻竅の肌膚を焼灼する。
●風熱湿邪が鼻竅の肌膚を侵襲・薫蒸する。あるいは，風熱湿邪が肺熱を誘発し鼻竅を焼灼する。
●各種原因により脾が運化機能を失調し，湿邪が1カ所に集まり化熱し，湿熱が経絡に沿って上昇し，鼻竅の肌膚を薫蒸・灼傷する。

弁証

●**肺経蘊熱**：鼻孔の皮膚が乾燥し，かすかに痛みや痒みがある。皮膚に軽度の発赤・腫脹があり，続いて粟粒大の水疱が現れ，破れた後はびらんし黄色い痂皮ができる。周囲の皮膚は発赤し亀裂ができ，鼻毛は抜け落ち，熱い息を吐く。また，乾咳・口渇・便秘などもみられる。舌質紅・舌苔黄，脈数。
●**風熱湿邪の侵襲**：患部の症状以外に，頭痛・悪風を伴ったり，風や熱気にあたると鼻孔の痛み・痒み・違和感が増すなどの症状がみられる。舌苔薄黄，脈浮数。
●**脾失健運・湿熱薫蒸**：鼻孔の肌膚のびらん・発赤・腫脹・疼痛・瘙痒がみられ，滲出液が漏出する。また黄色く汚濁した厚い痂皮ができ，鼻毛が抜け落ち，長期間治癒しない。さらに，食が進まない・腹脹・便がすっきり出ない・小便黄赤色などの症状もみられる。舌苔黄膩，脈滑数。

処方・手技

【**基本穴**】印堂穴・水溝・迎香・合谷
諸穴に瀉法を施す。
●**肺経蘊熱**：基本穴に尺沢を加えて瀉法を施し，諸穴に数分間持続的に行針を行い抜針する。また少商を加え，点刺して出血させる。便秘がみられる場合は，さらに支溝・上巨虚を加えて瀉法を施し，数分間持続的に行針を行い抜針する。
●**風熱湿邪の侵襲**：基本穴に風池・大椎・外関を加えて瀉法を施し，諸穴に数分間持続的に行針を行い抜針する。肺経蘊熱に風熱湿邪が加わった場合，上述の肺経蘊熱と風熱湿邪の侵襲で用いた処方を配合する。
●**脾失健運・湿熱薫蒸**：基本穴に血海・陰陵泉・内

庭を加えて瀉法を施し，諸穴に数分間持続的に行針を行い抜針する。また厲兌を加え，点刺して出血させる。脾虚証を兼ねる場合，さらに脾兪を加えて補法を施し，20分間置針し，間欠的に行針を行う。

処方解説

印堂穴・水溝・迎香は患部取穴であり，清熱解毒・活絡祛邪・消腫止痛作用をもつ。合谷は循経取穴であり，本穴を取穴すれば鼻に作用する。清熱祛邪・消腫止痛作用をもつ。尺沢・少商は肺熱を清瀉する作用をもつ。支溝は三焦の火毒を清瀉して通便する。上巨虚は胃火を清瀉して通便する。風池・大椎・外関は疏風清熱作用をもち，外関は特に上・中・下焦の気機を疏調し，また除湿作用をもつ。血海・陰陵泉・内庭・厲兌は脾胃湿熱を清利し，血海はさらに涼血化瘀・消滞散結作用をもつ。脾兪は健脾して正気を助ける。

治療効果

本処方は本病症に対し非常に優れた治療効果をもっている。一般に，10回前後の治療で完治する。

症例

患者：宋○○，男性，20歳。
初診：1978年8月27日
所見：鼻孔の肌膚に発赤・腫脹・瘙痒・疼痛が現れて10日余りになる。西洋薬を服用後，いくらか症状は治まったが，薬を止めると症状はさらに激しくなった。鼻孔の皮膚はびらんし，滲出液が漏出している。ときに黄色く厚い痂皮ができ，さらに左側の鼻翼もびらんして滲出液が出，痒みと痛みがある。そのほか，便がすっきり出ない・小便黄赤色，舌質紅赤・舌苔黄膩，脈滑などの症状がみられる。
治療経過：上述の処方を使用したところ，1回目の治療では諸症状に変化はなかった。2回目の治療で滲出液の漏出が止まった。5回目の治療で諸症状は消失し，滲出液が漏出していた部位に薄い痂皮ができた。さらに2回の治療を行った。10数日後には痂皮は剥がれ落ち，その後再発はしていない。

3 急性鼻炎

本病症は，外風を感受することにより生じる鼻づまりであり，中国では傷風鼻塞と呼ばれる。

病因病機

● 風寒の邪が侵襲すると，皮毛腠理は閉塞し，肺は寒邪に抑えられる。邪毒は上昇し鼻竅を侵し，鼻竅の脈絡は塞がれ，肺気は宣発機能を失い，気機不利〔気の働きが乱れる〕が生じる。
● 風熱の邪が侵襲すると，肺は清粛機能を失い，邪は上昇して鼻竅を侵し，筋膜を灼傷する。

弁証

本病症は，鼻づまりを主症状とする。
● 風寒邪の侵襲：鼻粘膜が腫脹し淡紅色になり，鼻水は薄く量が増える。また，くしゃみが頻発し，鼻声・悪寒・発熱・食べものの味がわからない・口渇がない，舌質淡・舌苔薄白，脈浮緊などの症状がみられる。
● 風熱邪の侵襲：鼻粘膜が発赤・腫脹し，鼻の瘙痒・灼熱感，あるいは悪寒・発熱・頭痛・のどの痛み・口渇，舌質紅・舌苔薄白あるいは薄黄，脈浮数などの症状がみられる。

処方・手技

【基本穴】迎香・鼻通穴・列欠・合谷・風池・大椎
諸穴に瀉法を施す。
● 風寒邪の侵襲：基本穴に30分間置針し，間欠的に行針を行う。刺針ののちに艾炷灸か棒灸を加える。
● 風熱邪の侵襲：基本穴に数分間持続的に行針い抜針する。のどの痛みがある場合は，さらに廉泉を加えて瀉法を施し，数分間持続的に行針い抜針する。また，少商を点刺して出血させるのも効果がある。

処方解説

迎香・鼻通穴は通竅止涕作用をもち，長く置針し灸を加えれば散寒作用を発揮し，すばやく抜針すれば清熱作用を発揮する。列欠は手の太陰肺経の絡穴であり，肺気を調え鼻竅を通じさせる。長く置針す

れば散寒作用を発揮し，すばやく抜針すれば清熱作用を発揮する。合谷・風池・大椎は，長く置針し灸を加えれば散寒作用を発揮し，すばやく抜針すれば疏風清熱作用を発揮する。廉泉は清熱利咽・消腫止痛作用をもつ。少商もまた清熱利咽作用をもつ。

治療効果

本処方は本病症に対し非常に優れた治療効果をもっている。一般に，治療後すぐに鼻づまりは消失あるいは軽減し，3〜5回の治療で完治する。

症例

患者：段〇〇，男性，18歳。
初診：1983年12月18日
所見：運動後に服を着るのが遅れたためか，鼻づまりが生じた。その後，症状は徐々にひどくなり，横になったときの閉塞感はかなり重症で，さらに鼻水やくしゃみも出るようになった。翌日，頭痛・悪寒も現れた。薬を服用したところ，いったんは症状が軽くなったものの，服用を止めると諸症状はまたもと通りになった。
治療経過：本処方を使用したところ，1回の治療で，鼻はたちどころに通るようになり，頭痛・悪寒も止まった。さらに，諸穴に瀉法を施し置針するという治療を2回行ったところ（灸はしない），鼻づまりおよびそのほかの諸症状はすべてスッキリ消失した。

注釈

『外台秘要』には，迎香は禁灸穴であると記されている。しかし，筆者はこれまで風寒を原因とする鼻づまりなどに本穴の灸法を採用してきたが，いまだ副作用が起こったことはない。それどころか非常に優れた効果を発揮する。顔面部にあるそのほかの腧穴も同様で，古書に禁灸と記されていても，弁証が間違いなく寒証に属していれば，筆者は灸を用い治療効果を得ている。古書に記されている禁灸穴は絶対的なものではないのである。

4 慢性鼻炎

本病症は，鼻づまりを主症状とする鼻疾患であり，ときに軽く，ときに重く，反復して長期間治癒しない。重症例では嗅覚の消失もみられる。中国では鼻窒と呼ばれる。

病因病機

●傷風鼻塞の治療が不徹底であったり，病後の不養生や飲食労倦などが原因で，肺脾気虚・肺虚衛外不固が生じる。すると，邪毒の侵襲が容易になり，肺が清粛機能を失調し，邪が鼻竅に滞留する。
●脾虚により運化機能・昇清降濁機能が失調し，湿濁が鼻竅に滞留しやすくなる。邪毒が鼻竅に長く留まり脈絡を塞ぐと，気血が凝滞し，竅道の流れは徐々に悪化していく。
●肺は気の主であり，腎は気の根である。したがって，腎陽不足で鼻竅を温陽できなくなると，外邪は容易に鼻竅を侵襲し滞留する。
●肝胆火熱が経絡に沿って上炎し，鼻竅の筋膜を灼傷する。すると，筋膜は腫脹し，竅道不利が生じる。

弁証

●**肺脾気虚・腎陽虚**：鼻塞はときに軽くときに重く，あるいは両側の鼻孔が交互に詰まり，鼻水の粘度は低く，検査をすると鼻粘膜に腫脹を見ることが多い（色は淡い）。

肺気虚の場合，息切れ・自汗・咳嗽・薄い痰・懶言〔話をするのがおっくう〕・力が出ない，舌質淡・舌苔白，右寸脈虚無力などの症状を伴うことが多い。

脾気虚の場合，食が進まない・腹脹・泥状便・四肢がだるい・顔色萎黄，舌質淡で舌辺歯痕・舌苔白あるいは白膩，脈弱緩などの症状を伴うことが多い。

腎陽虚の場合，発作性の鼻づまり・鼻の痒み・頻発するくしゃみ・鼻粘膜が蒼白になる・腰や膝がだるい・精神疲労・倦怠感・悪寒・四肢逆冷・顔色㿠白などの症状を伴う。また，脈沈細無力，とりわけ尺部が顕著でさらに遅脈を兼ねることも多い。

- ●邪毒が長く留まり，気滞血瘀が生じているもの：鼻粘膜は腫脹し暗紅色になり，でこぼこして桑の実状を呈する。鼻づまりは持続性で，鼻水は比較的多く，また粘りが強く，白色あるいは黄色を呈する。また，嗅覚の鈍麻もみられる。舌質紫紅あるいは瘀点，脈弦細あるいは渋。
- ●肝胆火熱上炎：鼻粘膜の発赤・腫脹が顕著で，鼻水の量は多く色は黄色い。また，口苦・のどの乾きもみられる。舌質紅・舌苔黄，脈弦数。

処方・手技

【基本穴】鼻通穴・迎香・合谷
- ●肺気虚：基本穴に平補平瀉法を施し，肺兪・太淵を加えて補法を施し，諸穴に20分間置針し，間欠的に行針を行う。
- ●脾気虚：基本穴に平補平瀉法を施し，脾兪・足三里・三陰交を加えて補法を施し，諸穴に20分間置針し，間欠的に行針を行う。
- ●腎陽虚：基本穴に平補平瀉法を施し，腎兪・命門・復溜を加えて補法を施し，諸穴に30分間置針し，間欠的に行針を行う。刺針後，艾炷灸か棒灸を加える。
- ●邪毒が長く留まり，気滞血瘀が生じているもの：基本穴に瀉法を施し，太衝・血海・膈兪を加えて瀉法を施し，諸穴に20分間置針し，間欠的に行針を行う。肺脾気虚や腎陽虚証を併せもっている場合は，上述の腧穴を加えそれぞれの刺灸方法をもって対応する。
- ●肝胆火熱上炎：基本穴に瀉法を施し，太衝・侠渓を加えて瀉法を施し，持続的に行針を行い抜針する。さらに，大敦・足竅陰を加え，点刺して出血させる。

処方解説

鼻通穴・迎香は祛邪消滞・通竅止涕作用をもつ。合谷は鼻に作用し，祛邪通竅止涕作用をもつ。肺兪・太淵は補益肺気作用をもつ。脾兪・足三里・三陰交は健脾胃・補中気・運化の促進作用をもつ。腎兪・命門・復溜は補腎気・壮元陽・益真火作用をもつ。太衝は疏肝理気作用・活血作用をもち，すばやく抜針すれば清瀉肝胆作用を発揮する。血海・膈兪は活血化瘀消滞作用をもつ。侠渓・大敦・足竅陰は肝胆を清瀉する作用をもつ。

治療効果

本処方は本病症に対し優れた治療効果をもっている。一般に，行針後に患者の鼻はたちどころに通るようになる。抜針をして一定の時間が経過すると再び鼻は詰まってくるが，3～5クール治療を継続すれば治癒に至ることが多い。また1～2クールで完治する患者もいる。

症例

患者：辛○○，女性，19歳。
初診：1983年11月24日
所見：慢性鼻炎になってすでに数年が経ち，治ったり再発したりを繰り返している。症状は，鼻水が多く粘りがある・ときに腹脹・泥状便・倦怠感・力が出ない・顔色萎黄，舌質淡・舌苔白やや膩，脈弱無力など。
治療経過：上述の脾気虚証の処方を応用したところ，行針後に鼻はたちどころに通ったが，数時間後には再び鼻が詰まりだし，ほかの症状にも変化はなかった。その後1日1回の治療を継続したが，行針後に鼻づまりは消失し，数時間後にまた鼻が詰まりだすという状況がしばらく続いた。鼻づまりの程度は徐々に軽くなっていった。1クール後，鼻づまりは完全に消失し，そのほかの諸症状も大幅に軽減した。ただ，鼻水は依然として多かった。その後，同じ処方でさらに10数回の治療を続けた結果，諸症状はすべて消失した。3カ月後に経過観察をしたが，鼻づまりもそのほかの症状も再発は起こっていなかった。

5 鼻槁

本病症は，鼻腔内の乾燥，つまり鼻粘膜の乾燥と萎縮を主症状とする鼻疾患であり，西洋医学の乾燥性鼻炎や萎縮性鼻炎に相当する。

病因病機

- ●正気が不足しているところに燥熱の邪が外襲する。例えば，気候が乾燥しているときや高温下で作業をし，陰津を消耗すると，鼻竅は濡養を失う。

●病後の不養生などにより肺陰不足あるいは腎陰虧損に陥り，鼻竅は栄養を失い，さらに虚火による焼灼を併発する。

●飲食の不摂生などにより脾気虚弱が生じ，脾が精微物質を輸布できなくなり，鼻竅が栄養を失う。また脾は肌肉を主ることから，筋膜の萎縮を生じたり，脾には昇清降濁作用があることから，湿濁が鼻竅に停滞したりする。

弁証

●燥邪外襲：鼻腔が乾燥し，検査では鼻粘膜は乾燥して潤いがなく，痂皮状を呈し，鼻水はないかあるいは粘稠。ほかに，乾咳無痰・口やのどの乾き，舌質紅・舌苔白乾燥あるいは黄乾燥，脈細数などの症状がみられる。

●肺腎陰虚：鼻内乾燥・粘膜萎縮・灼熱疼痛・嗅覚減退があり，鼻内のかさぶた状のものが比較的多く，しばしば黄色く粘稠な鼻水が出て，糸状の血液が混じる。肺陰不足では，乾咳・のどの痒み・痰に糸状の血液が混じる・頬の紅潮・潮熱，舌質紅・舌苔少・乏津，脈細数などの症状がみられる。腎陰虚が肺に影響しているものでは，腰や膝がだるい・耳鳴り・頭のふらつき・遺精などの症状がみられる。

●脾気虚弱：鼻腔粘膜の萎縮および軽度の乾燥感・食が進まない・腹脹，ときに泥状便・倦怠感・少気・顔色に艶がない，舌質淡・舌苔白，脈弱緩などの症状がみられる。湿濁が停滞しているものでは，鼻水が生臭く粘りが強く濁り，量も多い。舌質淡・舌苔白膩。さらに上述の脾虚の諸症状も同時にみられる。湿濁が長く停滞し化熱すると，鼻水の量が多くなり，黄緑色の乾燥した膿が混じるようになる。また，舌質は紅に，舌苔は黄膩に，脈象は数になる。

処方・手技

【基本穴】印堂穴・迎香・合谷

●燥邪外襲：基本穴に瀉法あるいは平補平瀉法を施し，外関を加えて瀉法，肺兪・三陰交を加えて補法を施し，諸穴に数分間持続的に行針を行う。

●肺陰不足：基本穴に平補平瀉法を施し，肺兪・中府を加えて補法を施し，諸穴に数分間持続的に行針を行う。腎陰虚証を兼ねる場合は，さらに腎兪・太渓を加えて補法を施し，数分間持続的に行針を行う。

●脾気虚弱：基本穴に平補平瀉法を施し，脾兪・足三里・三陰交を加えて補法を施し，20分間置針し，間欠的に行針を行う。湿濁停滞を兼ねる場合は，さらに陰陵泉・豊隆を加えて瀉法を施し，20分間置針し，間欠的に行針を行う。湿濁が長く停滞し化熱している場合は，陰陵泉・豊隆を刺し，数分間持続的に行針を行い抜針する。

処方解説

印堂穴・迎香は患部取穴であり，祛邪消滞作用をもつ。瀉法を施しすばやく抜針すれば燥熱の邪を清除することができ，平補平瀉法を施しすばやく抜針すれば虚熱の邪を清除することができる。合谷は循経取穴であり，鼻に作用して鼻疾患を治療する。瀉法を施しすばやく抜針すれば燥熱の邪毒を清解させることができる。外関もまた燥熱を清解させる作用をもつ。燥熱は肺陰を傷つけやすく，また鼻は肺の竅であることから，燥邪が侵襲し鼻腔を乾燥させた場合，肺兪を取穴して肺陰を補う。三陰交は肝腎の陰を補益し，かつ健脾して陰津生化の源を強化することができる。中府は肺の募穴であり，肺陰を補益する作用をもつ。腎兪・太渓は腎陰を補益する。脾兪・足三里・三陰交は補法を施し長く置針すれば健脾胃・補中気・運化を助ける作用を発揮できる。陰陵泉に瀉法を施し，長く置針すれば醒脾利湿作用を発揮でき，すばやく抜針すれば清利湿熱作用を発揮できる。豊隆に瀉法を施し，長く置針すれば化痰降濁・和胃消滞作用を発揮でき，すばやく抜針すれば清熱化濁和胃消滞作用を発揮できる。

治療効果

本処方は本病症に対し一定の治療効果をもっている。3クール以上の治療ではっきりとした効果が現れることが多い。さらに長い時間をかけて治療を続ければ，自覚症状を消失させることができる。症状はしばしば反復して現れることがあるが，再発の際にも本処方は有効である。

症例

患者：靳〇〇，女性，19歳。

初診：1985年5月1日

所見：鼻孔の乾燥が始まってすでに半年以上になる。鼻水はなく，ときどき血の混じった痂皮が出来る。咳が出ることもあるが痰は出ず，のどが少

し乾いている。そのほか，手掌や足底部の熱感・盗汗，舌質紅・舌苔少乏津，脈細で右寸が特に顕著などの症状がみられる。

治療経過：上述の肺陰不足証に対する処方を使用したところ，3回の治療では効果がなく，4回目の治療ののち，鼻孔の乾燥および手掌や足底部の熱感が軽減してきた。10数回の治療の経過中，血が混じった痂皮は現れず，鼻孔の乾燥やそのほかの諸症状はほとんど消失した。治療を数日休み，さらに10回の治療を行ったところ，諸症状は完全に消失した。2カ月後に経過観察をしたが，鼻の乾燥およびそのほかの諸症状に再発はみられなかった。

6 アレルギー性鼻炎

本病症は，発作性・反復性の鼻の痒み・くしゃみ・鼻水（薄いタイプ）を主症状とする鼻疾患である。中国では鼻鼽嚏（びきゅうてい）と呼ばれる。

病因病機

- 肺は宣発を主り外は皮毛と合す。肺気不足になると，衛気を宣発できなくなり，津液は皮毛に達せず，衛外機能が失調し，風寒が虚に乗じて侵入する。肺は通調を得られず鼻竅不利が生じ本病症が引き起こされる。
- 肺脾気虚で，肺が宣発・粛降機能を失調し，脾が運化機能を失調する。すると湿邪が停滞し，鼻竅に凝滞する。
- 腎の精気不足で，腎が摂納機能を失調し，気が浮いてしまう。腎陽不足の場合，寒水が上昇して溢れ鼻水が多くなる。腎陰不足の場合，虚火が上昇してかき乱す。
- 風寒が肺を侵襲し営衛不和になる。
- 肺経に熱が鬱し粛降機能が失調する。

弁証

本病症は突発的に起こり，その消失もまた早い。発作時はまず鼻内に酸・脹・痒などの感覚が起こり，続いてくしゃみが頻発し，鼻水が大量に出てくる。頭痛や流涙などの症状もみられる。

- **肺気虚で風寒を感受したもの**：平素は息切れ・自汗・倦怠感・懶言〔話をするのがおっくう〕・カゼを引きやすいなどの症状があり，発作時には悪寒・発熱・頭痛，舌質淡・舌苔薄白などの症状が現れる。
- **肺脾気虚**：鼻水は薄いかあるいは白く粘りがあり，ダラダラと止まらない。また，嗅覚鈍麻・息切れ・自汗・倦怠感・懶言・悪風・悪寒・カゼを引きやすい・食が進まない・泥状便・ときに腹脹・頭重・頭のふらつき・頭痛，舌体胖・舌辺歯痕・舌質淡・舌苔白あるいは白滑，脈濡弱無力などの症状がみられる。
- **腎虚精虧**：頭のふらつき・耳鳴り・腰や膝がだるいなどの症状がみられる。腎陽虚に偏るものは，顔色蒼白・悪寒・四肢逆冷，舌質淡，脈沈細弱などの症状がみられる。腎陰虚に偏るものは，めまい・耳鳴り・頬の紅潮・潮熱・不眠・多夢・口やのどの乾き，舌質紅・舌苔少・乏津，脈細数などの症状がみられる。
- **風寒襲肺・営衛不和**：咳嗽を伴い，薄く澄んだ痰を吐き，悪寒・発熱・頭痛，舌質淡・舌苔薄白，脈浮緊あるいは浮緩などの症状がみられる。
- **肺経鬱熱**：咳嗽や熱い鼻息・のどの痒み・口の乾き・煩熱，温かくなると鼻に脹・酸・痒などの感覚が生じる，くしゃみ・鼻水などの症状が現れる。舌質紅で舌苔は黄が多い。

処方・手技

【基本穴】鼻通穴・迎香・合谷

- **肺気虚で風寒を感受したもの**：基本穴に瀉法を施し，肺兪・中府・太淵を加えて補法，風池・大椎を加えて瀉法を施す。それぞれ30分間置針し，間欠的に行針を行う。針ののちに艾炷灸あるいは棒灸を加える。
- **肺脾気虚**：基本穴に平補平瀉法を施し，肺兪・中府・太淵・脾兪・足三里を加えて補法，陰陵泉を加えて平補平瀉法を施し，それぞれ20分間置針し，間欠的に行針を行う。
- **腎虚精虧**：基本穴に平補平瀉法を施し，腎兪・太渓を加えて補法を施し，それぞれ20分間置針し，間欠的に行針を行う。陰虚に偏るものは，諸穴に数分間持続的に行針を行い抜針する。陽虚に偏るものは，諸穴に30分間置針し，間欠的に行針を行う。刺針後，艾炷灸あるいは棒灸を加える。
- **風寒襲肺・営衛不和**：基本穴に瀉法を施し，風門・

肺兪・肝兪を加えて平補平瀉法，風池・大椎を加えて瀉法を施し，肝兪は数分間持続的に行針を施し抜針し，そのほかの穴は30分間置針し，間欠的に行針を行う。刺針後，艾炷灸あるいは棒灸を加える。
- **肺経鬱熱**：基本穴に瀉法を施し，肺兪・尺沢を加えて瀉法を施し，諸穴に数分間持続的に行針を行い抜針する。また，少商を加え，点刺して出血させる。

処方解説

鼻通穴・迎香は患部取穴であり，祛邪通竅・消滞止涕作用をもつ。合谷は循経取穴であり，鼻に作用し通竅止涕止痒作用をもつ。肺兪に補法を施し，長く置針すると肺気を補益することができ，灸を加えれば温陽散寒作用を強化できる。平補平瀉法を施し，長く置針し灸を加えれば肺気を温調し止咳平喘することができる。瀉法を施し，すばやく抜針すれば肺経の鬱熱を清瀉することができる。中府・太淵は肺気を補益する作用をもつ。脾兪・足三里は健脾益気し運化を促進する作用をもつ。陰陵泉は醒脾利湿作用をもつ。腎兪・太渓は長く置針すれば腎精・腎気を補益でき，灸を加えれば温腎壮陽作用を強化できる。すばやく抜針すれば腎陰を補益する作用が特に強くなる。足の太陽穴経の脈は営衛を総括し，一身の表を主り，外表を固く守っている。また，督脈は陽経を統括している。したがって両脈の交会穴である風門を取穴すると，膀胱経の経気を疏調することができ，それにより大椎など諸穴の解表散寒作用を助けることができる。風池・大椎は風寒の邪を疏散して解表し，風池はさらに頭痛を和らげる作用ももっている。肝蔵血といわれるように，肝兪を取穴すれば斂陰和営作用を発揮できる。

治療効果

本処方は本病症に対し優れた治療効果をもっている。一般に，治療後すぐに鼻の痒み・くしゃみ・鼻水などの症状は軽減するか消失する。抜針後一定時間が経つと，再び症状が出てくるが，治療を継続していれば（虚証の場合で1から数クール，実証の場合で10回ほどの治療），最終的には完治に至る。

症例

患者：朱○○，女性，17歳。
初診：1984年11月22日

所見：ときどき，くしゃみが出るようになって，すでに1カ月余りになる。発作前には鼻の中がむず痒くなる。くしゃみは連発し，鼻水も多い。朝晩ともに気温が低いときに特にひどい。ここ数年，冬になると発作が起きている。ほかに，腰や膝がだるい・顔色蒼白で艶がない・精神疲労・倦怠感，舌質淡胖嫩・舌苔白，脈沈弱などの症状もみられる。検査では鼻粘膜に蒼白・浮腫が確認できた。
治療経過：上述の腎陽不足証に対する処方を使用したところ，初診時の治療でくしゃみや諸症状が軽くなり，15回の治療により完治に至った。1カ月後に経過観察を行ったが，くしゃみやそのほかの諸症状の再発はみられなかった。

7 急性・慢性副鼻腔炎

本病症は，止まらない濁った鼻水・頭痛・頭重を主症状とする鼻疾患であり，中国では鼻淵・脳漏・脳瀉・控脳砂などと呼ばれた。

病因病機

- 風熱の邪が外襲するか，あるいは風寒の邪が侵襲後に化熱するなどして，鼻竇〔副鼻腔に相当〕の筋膜を蒸灼する。
- 肺経の蘊熱が上昇して鼻竇を焼灼する。
- 精神不振（苦悩・怒り・抑うつなど）により，肝胆が疏泄を失い，気鬱化火する。
- 肝胆湿熱が経絡に沿って上逆し，鼻竇を灼傷する。
- 脾胃虚弱で運化が失調し湿濁が内生する。清陽は昇らず，濁陰は降りず，鼻竇に上昇して溢れる。また，湿濁の鬱滞が長期化すると熱が生じる。湿と熱とが結合して鼻竇を蒸灼する。
- 肺気虚弱で宣降作用が失調し，外邪の侵襲が加わると治節無権〔気血津液の調節障害〕となり，邪毒が鼻竇に滞留する。

弁証

鼻水の量が多く，頭痛・頭重が顕著で，鼻づまり・嗅覚減退を伴うことを主症状とする。
- **風熱外襲・風寒化熱**：鼻水は濁り，頭痛が後頭部やこめかみ・前額部に恒常的に発生し，さらに発

熱・悪風・口渇・のどの痛み，舌苔白・乏津あるいは薄黄，脈浮数などの症状がみられる。
- **肺経蘊熱**：咳嗽時に黄痰を吐く・息が熱い・口渇・便秘，舌質紅・舌苔黄，脈数などの症状がみられる。
- **肝胆火熱**：鼻水の量は多く黄色く濁り粘っている。膿に似ており，臭気がある。頭痛は激しく，こめかみや前額部あるいは頬骨のあたりにも痛みが出る。そのほか，耳鳴り・嗅覚減退・口苦・のどの乾き・小便黄赤色・脇肋部の灼熱疼痛，舌質紅・舌苔黄，脈弦数などの症状がみられる。
- **肝胆湿熱**：食が進まない・悪心・大便がスッキリ排泄されない，舌苔膩などの症状がみられる。
- **脾胃虚弱・湿濁内生**：鼻水に粘りがあり，色は白く量は多く臭気はない。鼻内の粘膜は淡紅色を呈し腫脹がみられる。ほかに，嗅覚減退・食が進まない・腹脹・ときに泥状便・四肢のだるさ・力が出ない・顔色萎黄か蒼白，舌質淡・舌辺歯痕・舌苔白，脈弱緩などの症状がみられる。湿濁が化熱した場合には，鼻水の色は黄色く粘稠で臭気を帯びるようになる。頭痛は激しく，頭重感も増す。尿は黄色く，舌質は赤く変わり，舌苔黄膩，脈濡数あるいは滑数などの症状がみられる。
- **肺気虚弱・邪毒滞留**：鼻水に粘りがあり色は白く量は多く臭気はない。鼻づまりの程度は一様ではなく，鼻粘膜は淡紅色を呈する。ほかに，嗅覚減退・頭重・軽度の頭痛・自汗・息切れ・悪風・悪寒・カゼを引きやすい・咳をすると薄い痰を吐く・倦怠感・懶言〔話をするのがおっくう〕，舌質淡・舌苔薄白，脈虚弱で右寸が顕著，などの症状がみられる。

処方・手技

【基本穴】印堂穴・鼻通穴・迎香・合谷

頭痛が前額部にあるものは陽白を加え，こめかみにあるものは太陽穴・率谷を加え，後頭部にあるものは風池・風府を加え，頬骨部にあるものは顴髎を加える。

- **風熱外襲・風寒化熱**：基本穴に瀉法を施し，大椎・外関を加えて瀉法を施し，諸穴に数分間持続的に行針を行い抜針する。
- **肺経蘊熱**：基本穴に瀉法を施し，肺兪・尺沢を加えて瀉法を施し，諸穴に数分間持続的に行針を行い抜針する。少商を加え，点刺して出血させる。
- **肝胆火熱あるいは湿熱**：基本穴に瀉法を施し，太衝・侠渓を加えて瀉法を施し，数分間持続的に行針を行い抜針する。大敦・足竅陰を加え，点刺して出血させる。
- **脾胃虚弱・湿濁内生**：基本穴に瀉法あるいは平補平瀉法を施し，脾兪・足三里・三陰交を加えて補法，陰陵泉・中脘・豊隆を加えて瀉法を施し，諸穴に20分間置針し，間欠的に行針を行う。湿濁化熱の場合は，諸穴に数分間持続的に行針を行い抜針する。あるいは厲兌を加え，点刺して出血させる。
- **肺気虚弱・邪毒滞留**：基本穴に平補平瀉法を施し，肺兪・中府・太淵を加えて補法を施し，諸穴に20分間置針し，間欠的に行針を行う。風寒を感受した場合は，さらに大椎・外関を加えて瀉法を施し，30分間置針し，間欠的に行針を行う。刺針後，艾炷灸あるいは棒灸を加える。

処方解説

印堂穴・鼻通穴・迎香は祛邪通竅止涕作用をもつ。合谷は手の陽明経の原穴であり，前記の諸穴と同様に通竅止涕作用をもつ。合谷は表証に用いれば，解表作用を発揮する。陽白・太陽穴・率谷・風池・風府・顴髎はすべて患部取穴であり，祛邪活絡作用をもち，患部の疼痛を寛解させる。大椎・外関に瀉法を施しすばやく抜針すれば清熱解表作用を発揮できる。肺兪に瀉法を施しすばやく抜針すれば肺経の蘊熱を清瀉でき，補法を施し長く置針すれば肺気を補益でき，灸を加えれば温肺散寒作用を強化できる。尺沢・少商は清瀉肺熱作用をもつ。太衝・侠渓・大敦・足竅陰は肝胆火熱を清瀉し，肝胆湿熱を清利することができる。脾兪・足三里・三陰交は健脾胃し運化を促進する作用をもち，すばやく抜針すれば益陰清熱作用も発揮できる。陰陵泉は醒脾利湿作用をもち，すばやく抜針すれば清熱利湿作用を発揮する。中脘・豊隆は和胃祛湿化濁作用をもち，すばやく抜針すればさらに清熱作用も発揮する。中府・太淵に補法を施し長く置針すれば補益肺気作用を発揮し，灸を加えれば温肺散寒作用を強化することができる。大椎・外関に瀉法を施し，置針し灸を加えれば疏散風寒作用を発揮できる。

治療効果

本処方は本病症に対し優れた治療効果をもってい

る。実証の場合は，10回ほどの治療で治癒に至り，虚証の場合は，数カ月以上の長期にわたるものや寛解・再発を繰り返すものでは，しばしば3クール以上の治療が必要になる。再発した場合も，上記の弁証論治を用いて処方すれば必ず効果がある。

症例

患者：王○○，女性，46歳。

初診：1976年4月17日

所見：主症状は，白く粘りのある鼻水・前額部およびこめかみの疼痛・嗅覚減退など。ここ2年，同様の症状が10数回起こっている。鼻腔の粘膜は腫脹し，淡紅色を呈する。息切れ・力が出ない・自汗・悪風・薄い痰を吐く，舌質淡・舌苔白，脈弱無力などの症状がみられる。

治療経過：上述した肺気虚弱証に対する処方を使用したところ，最初の治療で前額部およびこめかみの痛みがたちどころに止んだ。数時間後にまた痛み始めたが，はなはだ軽微であった。2回目の治療で疼痛は消失し，ただ脹悶感を覚える程度になった。そのほかの諸症状も軽減した。10数回の治療後，少量の鼻水・軽度の嗅覚鈍麻・力が出ないなどの症状以外，そのほかの諸症状はすべて消失した。5日間治療を休み，さらに10回の治療を行った。その結果，諸症状はすべて消失した。

8 鼻部外傷

本病症は，外力により発生する鼻部の瘀血・腫脹・疼痛などを指す。

病因病機

殴打・転倒・衝突などにより外力が直接鼻部に作用し，血絡・皮肉・鼻骨などを損傷し，瘀血や出血などが起こる。

弁証

受傷ののち，鼻部は青紫色に腫れ上がり，ひどい時には腫脹と内出血は眼瞼部にまで広がる。患部には自発痛と圧痛がある。また皮膚が破れ血が滲んだり，裂傷や皮肉の欠損，あるいは鼻梁が凹んだり歪んだりすることもある。

処方・手技

【基本穴】印堂穴・迎香・合谷・血海・膈兪

諸穴に瀉法を施す。20分間置針し，間欠的に行針を行う。患部が邪毒を受け，損傷部に灼熱痛があったり膿が出ている場合は，諸穴に数分間持続的に行針を行い抜針する。さらに商陽・少商を加え，点刺して出血させる。開放性の創傷がみられる場合は，まず患部の汚れを洗い流して消毒し，骨折がある場合はまず整復を行い，しかるのちに上記の治療を行う。

処方解説

印堂穴・迎香は患部取穴であり，活絡化瘀・消腫止痛作用をもつ。合谷は循経取穴であり，活絡化瘀作用により本病症を治療する。血海・膈兪は活血化瘀作用をもち，鼻部の瘀血・腫脹を取り去るのに有効である。諸穴を刺針後にすばやく抜針すれば，清熱解毒作用を発揮させることができる。商陽には陽明経の邪熱を清瀉する作用があり，鼻に作用して患部を侵襲した邪毒を取り除くことができる。肺は鼻に開竅する。したがって手の太陰肺経の井穴である少商を取穴すれば，患部に侵入した邪毒を清瀉することができる。

治療効果

本処方は本病症に対し非常に優れた治療効果をもっている。出血していても，刺針後に出血はすぐに止まってしまう。一般に，5回前後の治療で瘀血や腫脹は消退し完治する。

症例

患者：宋○○，男性，39歳。

初診：1975年9月25日

所見：けんかをして鼻を殴られた。受傷後，約20分が経過しており，鼻部は高く腫れ上がり，左下まぶたから左鼻唇溝にかけて青紫色の腫脹がみられる。また鼻孔からダラダラと出血している。

治療経過：上記処方を使用したところ，5分後には出血が止まった。その後，2日間連続治療を行った結果，腫脹および疼痛は消失し，違和感もなくなった。治療を停止した数日後，青紫色の内出血も徐々に消退していき完治した。

注釈

① 皮膚や皮下組織の損傷が激しく創口が深く長い場合，あるいは部分的に組織が欠損している場合は，創口を縫合してから本処方を用いる。
② 鼻骨骨折をし転位や歪みがないもの，あるいは転位してもすでに整復されているものの場合，本処方を使用すれば，散瘀消腫止痛効果が期待できるだけでなく，患部の血液循環を促進させたり，骨の癒合を促進させることができる。比較的重症なものに対しては，感染を予防する効果もある。

9 鼻出血

鼻出血は，かつては鼻衄（びじく）などとも呼ばれた。さまざまな疾病でみられる症状である。

病因病機

- 風熱の邪が侵襲し，鼻竅の血絡を灼傷する。
- 辛いもの・熱性のもの・味の濃いものなどを好んで食べることで，脾胃積熱が生じる。その火熱が上逆し，鼻竅の血脈を傷つける。
- 精神不振で気鬱化火・肝火上炎し，鼻竅の血絡を蒸灼する。
- 肝腎陰虚・水不涵木で，虚火が上炎し，鼻絡を傷つける。
- 飲食などが原因で脾が傷つき，脾気虚により統血できなくなり，血が鼻竅の脈道から溢れ出す。
- 肺経蘊熱で清粛機能が失調し，熱邪が上逆して，鼻竅の血絡を灼傷する。
- 肺陰不足で，鼻竅が栄養を失い，さらに虚火の上灼が加わる。
- 女性の衝任不調で，血が下行せず，逆に上昇して鼻出血になる。これを倒経もしくは逆経という。

出血が多くなりすぎると，気随血泄により陰脱亡陽になるおそれがある。

弁証

- **風熱侵襲**：鼻水は黄色く粘りがあり，血液が混じっている。鼻出血は突然始まり，ポタポタと流れる。色は鮮紅色。検査では鼻粘膜に充血をみる。ほかに，発熱・悪風・頭痛・のどの痛み，舌苔薄白・乏津あるいは薄黄，脈浮数などの症状がみられる。
- **脾胃積熱**：出血は出たり止まったりし，量は多い。色は鮮紅色あるいは深紅色。ほかに，口臭・口渇・消谷善飢〔消化が早くすぐに空腹になる〕・便秘・小便が赤い・歯痛・歯肉腫脹，舌質紅・舌苔黄燥，脈洪数などの症状がみられる。
- **肝火上炎**：精神的なストレスを受けたり腹を立てたのちなどに発症することが多い。出血量は多く，色は深紅色。頭痛・頭のふらつき・耳鳴り・目のくらみ・イライラする・怒りっぽい・口苦・のどの乾き・脇肋部の灼熱痛，舌質紅・舌苔黄，脈弦数などの症状がみられる。
- **肝腎陰虚**：出血は出たり止まったりし，量はそれほど多くない。頭のふらつき・耳鳴り・目の乾燥や目のかすみ・頬の紅潮・潮熱・腰や膝がだるい・口やのどの乾き，舌質紅・舌苔少・乏津，脈細数などの症状がみられる。
- **脾気虚弱・脾不統血**：血色は淡紅色で，ポタポタと流れて止まらない。顔色は萎黄か蒼白。ほかに，食が進まない・腹脹・ときに泥状便・四肢のだるさ・力が出ない，舌質淡・舌辺歯痕，脈弱緩などの症状がみられる。
- **肺経蘊熱**：血色は紅色で量は多い。咳をすると黄色い痰を吐き，鼻息に熱を感じる。ほかに，口渇・便秘，舌質紅・舌苔黄，脈数などの症状がみられる。
- **肺陰不足・虚火上灼**：血色は紅色で量はそれほど多くない。ほかに，乾咳・血が混じった痰・潮熱・盗汗・口やのどの乾き，舌質紅・舌苔少，脈細数などの症状がみられる。
- **衝任不調**：鼻出血は月経期間中に発生することが多い。量はそれほど多くなく，色は紅色。ほかに，頭痛・めまい・イライラする・怒りっぽい・脇痛・乳房の脹り・心煩・多夢，舌苔薄，脈弦などの症状がみられる。

処方・手技

【基本穴】迎香・合谷・孔最

- **風熱侵襲**：基本穴に風池・大椎・外関・曲池を加えて瀉法を施す。数分間持続的に行針を行い抜針する。
- **脾胃積熱**：基本穴に血海・上巨虚・内庭を加えて瀉法を施す。数分間持続的に行針を行い抜針する。隠白・厲兌を加え，点刺して出血させる。

- ●肝火上炎：基本穴に肝兪・太衝・侠渓を加えて瀉法を施す。数分間持続的に行針を行い抜針する。大敦・足竅陰を加え，点刺して出血させる。便秘がある場合は，さらに支溝を加えて瀉法を施し，数分間持続的に行針を行い抜針する。
- ●肝腎陰虚：基本穴に平補平瀉法を施す。肝兪・腎兪・太渓・三陰交を加えて補法を施し，諸穴に数分間持続的に行針を行い抜針する。
- ●脾気虚弱・脾不統血：基本穴に補法を施す。脾兪・足三里・三陰交を加えて補法を施し，諸穴に20分間置針し，間欠的に行針を行う。
- ●肺経蘊熱：基本穴に瀉法を施す。肺兪・尺沢を加えて瀉法を施し，諸穴に数分間持続的に行針を行い抜針する。少商を加え，点刺して出血させる。便秘がある場合は，さらに上巨虚を加えて瀉法を施し，数分間持続的に行針を行い抜針する。
- ●肺陰不足・虚火上灼：基本穴に平補平瀉法を施す。肺兪・中府・三陰交を加えて補法を施し，諸穴に数分間持続的に行針を行い抜針する。

処方解説

迎香は病邪を除去し患部血絡の機能を回復して止血する。手の陽明大腸経は鼻の傍らで終わることから，その原穴である合谷は鼻に作用し，鼻出血を含むさまざまな鼻疾患を治療することができる。孔最は手の太陰肺経の郄穴である。郄穴は各経において気血が深部で集まっている部位にあり，優れた気血調理の作用をもっている。止血作用にも優れ，喀血や鼻出血では特に優れた効果を発揮する。風池・大椎・外関・曲池は疏風清熱解表作用をもつ。風池は頭痛や鼻疾患に対しては患部取穴にもなり，良好な治療効果を発揮する。血海・上巨虚・内庭・隠白・厲兌は脾胃積熱を清瀉する作用をもつ。さらに，血海は涼血解毒し，上巨虚は便秘を通瀉する。肝兪に瀉法を施しすばやく抜針すれば肝火を清瀉することができ，補法を施しすばやく抜針すれば肝陰を補益することができる。太衝・侠渓・大敦・足竅陰は肝胆邪熱を清瀉する作用をもつ。支溝は三焦の邪熱を清瀉する作用をもち，通便を促進する。腎兪・太渓は腎陰を補益する作用をもつ。三陰交に補法を施し，すばやく抜針すれば肝腎および脾胃の陰を補益することができ，長く置針すれば健脾益気し，また肝腎精血を補益することができる。脾兪・足三里は健脾益気作用をもつ。肺兪に瀉法を施しすばやく抜針すれば肺熱を清瀉でき，補法を施しすばやく抜針すれば肺陰を補益することができる。尺沢・少商も肺経の蘊熱を清瀉する作用をもつ。中府は肺陰を益し虚火を降ろす作用をもつ。

治療効果

本処方は本病症に対し優れた治療効果をもっている。一般に，行針を行うとたちどころに出血は止まる。抜針して一定の時間が経つと再び出血することもあるが，実証では数回，虚証でも10〜20回の治療でほとんど完治する。

症例

患者：王〇〇，女性，58歳。
初診：1991年1月11日
所見：鼻出血が始まってすでに3日が経ち，出たり止まったりを繰り返している。薬を服用しても効果がなかった。30分前にまた出血が始まった。今回の出血量はかなり多い。ほかに，頭のふらつき・耳鳴り・不眠・多夢・口やのどの乾き・イライラする・白眼の部分に糸状の内出血，舌質紅・舌苔少，脈弦細数などの症状がみられる。
治療経過：治療時にも出血が止まらない状態であった。しかし，上述した肝腎陰虚証に対する処方を使用したところ，出血はたちどころに止まってしまった。さらに数回治療を続けると，諸症状はほとんど消失した。出血もいまだ再発をみていない。のちに益陰清熱薬による治療に改め，予後に対処した。

注釈

①出血量が多く止まらないものは，中西両医学のほかの治療を併用すべきである。特に止血バルーンタンポンなどは，出血部位を直接圧迫することにより迅速に出血を止めることができる。必要に応じて取り入れるべきである。
②出血過多で，気随血泄・陰脱陽乏に陥り，顔面蒼白・心身恍惚あるいは人事不省・四肢が温まらない，脈浮大無力あるいは細微で今にも消え入りそうなどの症状があるものは，急いで関元・気海・神闕（隔塩灸）・足三里・百会を取穴し，艾炷灸あるいは棒灸を十分に施し，益気摂血・回陽固脱をはかる。さらに状況に応じて，中西両医学のほかの救急法を併用することも必要である。

10 酒齄鼻 (しゅさび)

本病症は，赤鼻・糟鼻子などとも呼ばれ，主症状としては，鼻尖および鼻翼部皮膚の発赤・肥厚・凹凸などがみられる。

病因病機

辛いもの・味の濃いものを好んで食べることで，脾胃蘊熱になる。さらに肺熱も蓄積され，血と熱とが結合して，鼻部の脈絡に阻滞し，長期化すると本病症が発生する。

弁証

鼻尖・鼻翼部，重症例では隣接する顔面部皮膚にまで発赤が現れる。また，患部には鮮紅色あるいは暗紅色の斑もみられ，脂ぎって光沢がある。罹患歴が長くなると，患部の皮膚は肥厚し，でこぼこになり，赤い血糸が縦横に走るようになる。また，口渇・便秘，舌質紅・舌苔黄などの症状もみられる。

処方・手技

【基本穴】印堂穴・水溝・迎香・合谷・血海・内庭・尺沢・膈兪

諸穴に瀉法を施す。数分間持続的に行針を行い抜針する。隠白・厲兌・少商に，点刺して出血させる。

処方解説

印堂穴・水溝・迎香は活絡化瘀・清熱消滞作用をもつ。合谷は清熱活絡して本病症を治療する。血海・内庭・隠白・厲兌は脾胃積熱を清瀉し，血海はさらに涼血化瘀作用をもつ。尺沢・少商は肺経の鬱熱を清瀉する。膈兪は涼血化瘀作用を強化する。

治療効果

本処方は本病症に対し一定の治療効果をもっている。一般に，3～5クール以上かかって完治することが多い。病症が重ければ重いほど，治癒には時間がかかり，治療期間も当然長くなる。また，再発の可能性も高い。再発した場合も本処方は有効である。

症例

患者：張〇〇，男性，22歳。
初診：1976年5月18日
所見：鼻部が発赤し，鼻尖部には暗紅色の斑があり凸凹している。ところどころに少量の血糸がみられる。発症当初は症状は軽く，鼻尖部が発赤しているだけだったが，2カ月を過ぎる頃から徐々に悪化していった。舌質紅・舌苔黄・乏津，ほかに随伴症状はない。
治療経過：上記処方を使用したところ，血糸は減少し，発赤もいくぶん和らいだ。10数回の治療後，発赤は大幅に軽くなり，でこぼこも軽減した。30数回の治療後，舌象は正常になり，鼻部の形態や色沢もすべて健康な状態に回復した。数カ月後に経過観察をしたが，再発はしていなかった。

11 嗅覚減退

本病症は，嗅覚の減退あるいは完全な消失を主症状とする。その症状の軽重はさまざまであり，また，ほかの鼻疾患と同時に現れたり，ほかの疾病の1つの症状として現れたり，あるいは単独で現れて，ほかの鼻部症状がそれほどはっきりしない場合もある。

病因病機

- 風寒あるいは風熱の邪が侵襲し，鼻竅が塞がり，経気不暢となる。
- 肺脾気虚で，清陽が昇らず，清竅を栄養できなくなる。さらに湿濁が内生し，上逆して清竅を覆う。
- 肺脾虚損に乗じて邪毒が侵入し，脈絡を塞ぎ，筋膜を傷つける。筋膜は萎縮し，嗅覚を主る機能が失調する。
- 鼻竅の邪毒の滞留が長くなり，気血が脈絡で滞る。
- 鼻内に腫塊などが発生し塞がれ，気血が凝滞する。

弁証

嗅覚減退を主症状とする。
- 風寒：重い悪寒・軽い発熱・頭痛・鼻づまり・薄い鼻水，舌質淡・舌苔薄白で潤，脈浮緊などの症

状がみられる。
- ●風熱：発熱・軽度の悪寒・頭痛・のど痛み・ときに黄色い鼻水，舌苔薄白で潤いに欠けるあるいは薄黄，脈浮数などの症状がみられる。
- ●肺脾気虚：鼻粘膜は淡白色で腫脹あるいは萎縮が見られる。息切れ・自汗・薄い痰・倦怠感・懶言〔話をするのがおっくう〕・カゼを引きやすい・食が進まない・腹脹・ときに泥状便，舌質淡あるいは舌辺歯痕・舌苔白滑あるいは膩，脈虚弱無力などの症状がみられる。
- ●気血瘀滞：鼻甲介が肥大しでこぼこし暗紅色を呈する。あるいは鼻内に腫塊がみられる。舌質紫暗あるいは紫斑，脈弦あるいは渋。

処方・手技

【基本穴】鼻通穴・迎香・合谷・列欠

- ●外邪侵襲：基本穴に風池・大椎・外関を加えて瀉法を施す。風寒の場合は，30分間置針し，間欠的に行針を行う。刺針後，艾炷灸あるいは棒灸を加える。風熱の場合は，数分間持続的に行針を行い抜針する。
- ●肺脾気虚：基本穴に平補平瀉法を施す。肺兪・太淵・脾兪・足三里を加えて補法を施す。諸穴に20分間置針し，間欠的に行針を行う。湿濁が旺盛な場合は，陰陵泉・豊隆を加えて瀉法を施し，20分間置針し，間欠的に行針を行う。外邪侵襲を兼ねる場合は，風池・大椎・外関を加える。刺灸方法は上記のとおり。
- ●気血瘀滞：基本穴に瀉法を施す。太衝・血海・膈兪を加えて瀉法を施し，諸穴に20分間置針し，間欠的に行針を行う。

処方解説

鼻通穴・迎香は患部取穴であり，祛邪活絡通竅作用をもち，鼻の嗅覚を主る働きを回復させる。合谷は循経取穴であり，鼻に作用して嗅覚機能を回復させる。鼻は肺の竅といわれる。したがって手の太陰肺経の絡穴である列欠は鼻に作用し，活絡通竅止涕作用を発揮して，嗅覚機能を回復させる。風池・大椎・外関は祛風解表作用をもつ。長く置針し灸を加えれば散寒することができ，すばやく抜針すれば清熱することができる。風池は鼻竅を通し，かつ頭痛を止める作用に優れている。肺兪・太淵は肺気を補益する作用をもつ。脾兪・足三里は健脾益気し運化を促進する作用をもつ。陰陵泉は醒脾利湿作用をもつ。豊隆は和胃消滞・化湿降濁作用をもつ。太衝は疏肝理気作用をもち，さらに理血化瘀作用をもつ。血海・膈兪は活血化瘀消滞作用に優れている。

治療効果

本処方は外感に起因する嗅覚減退に対し，非常に優れた治療効果をもっている。一般に，数回の治療で完治する。そのほかの原因によるものは治癒が比較的遅く，3クール以上かかってやっと治癒することが多い。また，長期間治療を続けても効果がなかったり，再発を繰り返すケースもある。反復性の場合にも本処方は有効である。

症例

患者：楊○○，女性，45歳。

初診：1981年2月11日

所見：嗅覚を消失してから，すでに4カ月が経つ。2年前からときどき嗅覚の減退を感じるようになり徐々に悪化してきた。鼻粘膜は淡白色で腫脹し，カゼを引きやすい・自汗・息切れ・薄く白い痰を吐く・倦怠感・懶言〔話をするのがおっくう〕などの症状がみられる。

治療経過：証は肺気虚弱に属するので，上述の肺脾気虚証に対する処方を採用した。10数回の治療により，喀痰などの症状は軽くなり，嗅覚もやや回復してきた。治療を数日休んで，さらに15回治療を行った。その結果，諸症状はすべて消失し，嗅覚も戻った。1カ月後に経過観察をしたが，嗅覚は正常であった。

第4節 咽喉科病症

1 急性扁桃炎

本病症は，口蓋扁桃の発赤・腫脹・疼痛を主症状とする疾患であり，風熱が原因となる。中国では風熱喉蛾・風熱乳蛾とも呼ばれる。

病因病機

- 風熱の邪が口蓋扁桃を侵襲し留まる。脈絡が阻まれ，筋膜が灼傷される。
- 邪熱が裏に入り，肺胃の熱が盛んになる。
- もともと肺熱や脾胃積熱，あるいは肝胆火熱があり，そこに外邪の侵襲が加わり，内外邪熱が結合して口蓋扁桃を侵襲する。

弁証

- **風熱外襲**：咽喉頭部に疼痛・乾燥および灼熱感があり，食物を嚥下するときや咳嗽時に症状は激しくなる。そのほか，口蓋扁桃の発赤・腫脹・悪寒・発熱・頭痛・鼻づまり，舌辺尖紅・舌苔薄白で潤いに欠けるあるいは薄黄，脈浮数などの症状がみられる。
- **邪熱入裏・肺胃熱盛か，もともと肺熱や脾胃積熱があって風熱を感受し表証が除かれたのちも内熱が盛んなもの**：咽喉頭部に激烈な疼痛があり，ひどい場合にはその痛みが顎や耳下にまで及ぶ。嚥下は困難で，口蓋扁桃の発赤・腫脹も高度である。また，表面に偽膜や黄白色の膿点をみることもある。口峡部にも発赤・腫脹がみられ，顎下部の触診ではリンパ節の腫脹を確認することができる。ほかに，高熱・口渇・咳嗽時の黄痰・口臭・便秘・小便黄赤色などの症状がみられ，脈は洪数の場合が多く，舌質紅・舌苔黄あるいは黄燥である。
- **もともと肝胆に熱があるもの**：脇肋部の灼熱痛・口苦・のどの乾きなどの症状がみられる。

処方・手技

- 【基本穴】天容・廉泉・扁桃穴に瀉法。少商に点刺して出血させる。
- **風熱外襲**：基本穴に風池・大椎・合谷・外関を加えて瀉法を施し，諸穴に数分間持続的に行針を行い抜針する。
- **邪熱入裏・肺胃熱盛か，もともと肺熱や脾胃積熱があって風熱を感受し表証が除かれたのちも内熱が盛んなもの**：基本穴に肺兪・尺沢・上巨虚・内庭を加えて瀉法を施し，数分間持続的に行針を行い抜針する。隠白・厲兌を加え，点刺して出血させる。
- **もともと肝胆に熱があるもの**：基本穴に太衝・侠渓を加えて瀉法を施し，数分間持続的に行針を行い抜針する。大敦・足竅陰を加え，点刺して出血させる。

処方解説

天容・廉泉・扁桃穴は咽喉頭部の局所取穴であり，清熱瀉火解毒・散結消腫止痛作用をもつ。手の太陰肺経は上方でのどにつながっている。したがって手の太陰肺経の井穴である少商には，清熱利咽・消腫止痛作用がある。風池・大椎・合谷・外関は疏風清熱・解表解毒作用をもつ。肺兪・尺沢は清瀉肺熱作用をもつ。上巨虚・内庭・隠白・厲兌は脾胃の積熱を清瀉し，上巨虚はさらに大便を通瀉して邪熱を下方から排出する。太衝・侠渓・大敦・足竅陰は肝胆の火熱を清瀉する。

治療効果

本処方は本病症に対し非常に優れた治療効果をもっている。一般に，治療後すぐに患者ののどの痛みは軽減する。風熱の侵襲を受けた患者の場合はだいたい5回の治療，邪熱が裏に入った患者の場合はだいたい10回の治療で治癒する。

症例

患者：丁〇〇，男性，19歳。
初診：1983年5月4日
所見：のどの痛みは前日から始まった。疼痛は徐々

に増していき，食物を飲み込むときが特に痛い。口蓋扁桃の腫大や発赤・軽度の口渇・悪寒・発熱・頭痛などがみられる。舌質紅・舌苔薄黄，脈浮数。

治療経過：上記処方を採用したところ，頭痛はたちどころに止まり，のどの痛みもすぐに軽くなり，そのほかの諸症状も徐々に軽減していった。8時間後に再び治療を行ったところ，悪寒・発熱は止まり，のどの痛みも大幅に軽くなった。その後，1日に2回の治療を5日間続けたところ，のどの痛み・口蓋扁桃の腫脹およびそのほかの諸症状はすべて消失した。1カ月後に経過観察をしたが，再発はみられなかった。

2 慢性扁桃炎

本病症は，臓腑の損傷・虚火上炎に起因する扁桃炎を指す。中国では陰虚喉蛾と呼ばれる。

病因病機

- 急性扁桃炎や温熱病の排除しきれない余熱，あるいは，そのほかの原因により肺陰不足に陥り，津液が上昇してのどを濡養できなくなる。
- 腎陰不足で陰津がのどを濡養できなくなる。
- 虚火が口蓋扁桃の脈絡を灼傷して本病症が起こる。陰陽互根といわれるように，陰の損傷は陽に及ぶ。そのため，脾気不足や腎陽不足証，あるいは肺気虚証も同時にみられることがある。

弁証

咽喉頭部に軽度の疼痛と瘙痒感，あるいは物が詰まっているような違和感がある。また，乾燥や軽い灼熱感を覚えることもある。口蓋扁桃の肥大や萎縮・口峡部の軽度の発赤・口蓋扁桃部の白色点や膿状滲出物などがみられる。

- **肺陰虚**：乾咳・無痰あるいは少量の粘りのある痰，頬の紅潮・潮熱，舌質紅・舌苔少・乏津，脈細数などの症状を伴う。
- **腎陰虧損・虚火上炎**：頭のふらつき・耳鳴り・腰や膝がだるい・痩せる・虚煩・潮熱，舌質紅・舌苔少，脈細数などの症状を伴う。
- **脾気不足を伴う**：食が進まない・腹脹・ときに泥状便などの症状を伴う。
- **腎陽不足を伴う**：精神疲労・滑精・五更泄瀉・悪寒・四肢逆冷などの症状を伴う。
- **肺気虚を伴う**：息切れ・自汗・カゼを引きやすい・言葉に力がないなどの症状を伴う。

処方・手技

【基本穴】天容・廉泉・扁桃穴

諸穴に平補平瀉法を施す。

- **肺陰虚**：基本穴に肺兪・中府を加えて補法，魚際を加えて平補平瀉法を施し，諸穴に数分間持続的に行針を行い抜針する。
- **腎陰虧損**：基本穴に腎兪・照海を加えて補法，行間を加えて平補平瀉法を施し，諸穴に数分間持続的に行針を行い抜針する。
- **脾気不足を伴う**：基本穴に脾兪・足三里を加えて補法を施し，20分間置針し，間欠的に行針を行う。
- **腎陽不足を伴う**：基本穴に命門・関元を加えて補法を施し，30分間置針し，間欠的に行針を行う。針ののちに艾炷灸あるいは棒灸を加える。
- **肺気虚を伴う**：基本穴に太淵・足三里を加えて補法を施し，20分間置針し，間欠的に行針を行う。

処方解説

天容・廉泉・扁桃穴は清虚熱・消瘀腫・止疼痛作用をもつ。肺兪・中府は兪募配穴であり，肺陰を補益することができる。魚際は清虚熱・利咽喉作用をもつ。腎兪・照海は腎陰を補益する。行間は平潜肝陽して相火の上炎を抑える。脾兪・足三里は健脾益気作用をもつ。命門は温腎壮陽・補益命火作用をもつ。関元は温補下元作用をもつ。太淵は補益肺気作用をもつ。肺は金に属し脾胃は土に属する。「虚すればその母を補う」といわれるように，肺気虚の場合にも足三里を取穴して補法を用いることができる。

治療効果

本処方は本病症に対し一定の治療効果をもっている。一般に，1～3クールの治療で治癒に至る。しかし，再発するケースもある。反復性の場合にも本処方は有効である。

症例

患者：陳〇〇，男性，20歳。

初診：1984年9月23日
所見：のどの痛みが起こって3日になる。薬を服用したが効果はない。ここ2年同じような症状がたびたび起こっている。痛みはそれほど激しくはなく、乾燥や灼熱感を覚える。検査では、両側の口蓋扁桃に発赤・腫脹、表面に膿に似た白色点が確認できた。そのほか、乾咳・無痰・潮熱・頬の紅潮・腰や膝がだるい、舌質紅・舌苔少、脈細数などの症状がみられる。
治療経過：上述した肺腎陰虚証に対する処方を用いたところ、1回目の治療で諸症状に改善がみられた。10数回の治療を行った結果、口蓋扁桃の発赤・腫脹は消失し、疼痛や違和感およびそのほかの諸症状もすべて消失した。半年後に経過観察を行ったが、いまだ再発はしていない。

注釈

再発を繰り返し、症状が容易にコントロールできない場合には、中西両医学のほかの治療法も併用して治療を進めるべきである。ほかの治療法を併用しても効果が思わしくない場合は、扁桃摘出の手術をも考慮し、再発の防止に努めるべきである。

3 急性単純性咽頭炎

本病症は、外感風熱邪毒に起因する喉痺である。咽頭部の発赤・腫脹・疼痛を主症状とする。中国では風熱喉痺と呼ばれる。

病因病機

病因病機は急性扁桃炎とほぼ同じである。発病初期には、風熱邪毒は咽頭部を侵襲するが、脈絡の灼傷は比較的軽度で、邪は衛表にあり、軽症に属する。邪熱が裏に伝わり肺胃熱盛となったものや、あるいは肺胃にもともと蘊熱があり、そのうえで風熱邪毒を感受したものは重症に属する。

弁証

- 軽症：咽頭部痛はそれほどひどくはなく、乾燥や灼熱感を覚える。嚥下がつらく、咽頭部に軽度の発赤・腫脹あるいは顆粒状突起がみられる。また、発熱・軽度の悪寒・頭痛・鼻づまり、舌辺尖紅・舌苔薄白・乏津あるいは薄黄、脈浮数などの症状がみられる。
- 重症：咽喉頭部の痛みがかなり激しく、嚥下困難もみられる。咽頭部は赤く腫れ上がり、口蓋垂も発赤・腫脹し、咽頭部後壁の濾胞にも重度の発赤・腫脹が現れる。顎下リンパ節にもはっきりとした腫大と圧痛がみられる。激しい発熱と頭痛、黄痰の喀出・口渇・冷たいものを飲みたがる・便秘・小便黄赤色、舌質紅・舌苔黄、脈洪数などの症状がみられる。

処方・手技

【基本穴】廉泉・天突に瀉法。少商・商陽に点刺して出血させる。
- 邪が表にあるもの：基本穴に風池・大椎・外関・合谷を加えて瀉法を施し、数分間持続的に行針を行い抜針する。
- 肺胃熱盛：基本穴に肺兪・尺沢・上巨虚・内庭を加えて瀉法を施し、数分間持続的に行針を行い抜針する。厲兌を加え、点刺して出血させる。
- 熱が特に高いもの：基本穴に大椎・曲池を加えて瀉法を施し、数分間持続的に行針を行い抜針する。

処方解説

廉泉・天突は清熱瀉火解毒・散結消腫止痛作用をもつ。少商・商陽は清熱瀉火・利咽消腫作用をもつ。風池・大椎・外関・合谷は疏風清熱解表作用をもち、風池はさらに頭痛を寛解する優れた作用をもつ。また大椎は瀉火解毒と高熱を下げる作用を併せもつ。肺兪・尺沢は肺熱を清瀉する作用をもつ。上巨虚・内庭・厲兌は陽明胃火を清瀉する作用をもち、上巨虚はさらに大便を通瀉して邪熱を下方から排出させることができる。曲池は手の陽明大腸経の合穴であり、陽明経は多気多血の経である。したがって、本穴を取穴すれば気分や血分の邪熱を清瀉することができ、高熱を下げることができる。

治療効果

本処方は本病症に対し非常に優れた治療効果をもっている。邪がまだ表にあり病症がそれほど重くないものでは、だいたい5回の治療で治癒させることができる。邪が裏に入り病症が重いものでは、だいたい10回の治療で治癒させることができる。咽

頭部痛や頭痛などの症状は，行針を行えばたちどころに楽になる。

症例

患者：孫〇〇，男性，20歳。
初診：1984年3月27日
所見：咽喉頭部の疼痛が起こってすでに3日が経つ。中薬を2剤服用したが，いまだ効果はない。診察時，疼痛はきわめて激しく，嚥下困難の状態であった。検査では，咽頭部の腫脹・発赤・充血，口蓋垂の発赤・腫脹，左右の顎下リンパ節の腫大と圧痛が確認できた。喀出する痰は黄色く粘りがあり，鼻息に熱感を覚える。そのほか，口渇・冷たいものを飲みたがる・便秘・小便黄赤色，舌質紅・舌苔黄，脈洪やや数などの症状がみられる。体温39℃。
治療経過：上述した肺胃熱盛に対する処方を選択し，大椎・曲池を加えて瀉法を施し，5分間持続的に行針を行い抜針した。6時間後，体温は37.6℃まで下がり，諸症状はすべて軽減した。2回目の治療をした翌日には，便通が良くなり，体温も下がり，のどの痛みもおおいに軽減した。計11回の治療により完治に至った。

注釈

①咽頭痛・嚥下困難・高熱の患者の場合，なるべく早く患者を楽にするため，中西両医学のほかの治療方法も併用すべきである。
②治療は徹底的に行う。慢性咽頭炎に変化すると，容易に再発を繰り返すようになる。

4 風寒喉痺

本病症は，風寒の邪の侵襲によって起こる喉痺を指す。急性単純性咽頭炎でよくみられる。

病因病機

風寒邪毒が侵襲し，咽頭部に留まり，脈絡不和・気血不暢となり発症する。寒は鬱すれば熱に変化する。すでに化熱していれば熱象が現れる。

弁証

咽喉頭部に軽度の痛みがあり，淡紅色で腫脹はない。のどに違和感を覚えたり声がかすれたりするが，それほどひどくはない。悪寒・微熱・頭痛・全身の痛み・無汗・軽度の咳・薄く粘りのない痰，舌質淡・舌苔白で潤，脈浮緊などの症状がみられる。

処方・手技

【基本穴】廉泉・天突・風池・大椎・外関・合谷
諸穴に瀉法を施す。30分間置針し，間欠的に行針を行う。刺針後，艾炷灸あるいは棒灸を加える。化熱すると徐々に発赤・腫脹が現れ，痛みが増してくる。また熱が高く，悪寒が軽くなり，舌質は紅，舌苔は黄に変わり，脈は浮数となる。この場合には，諸穴に数分間持続的に行針を行い抜針する。さらに少商を加え，点刺して出血させる。邪熱が裏に入り肺胃熱盛証がみられる場合には，「3．急性単純性咽頭炎」の項（p.628）を参考にして治療を行う。

処方解説

廉泉・天突に瀉法を施し長く置針し灸を加えると，疏散風寒・活絡利咽の作用を発揮できる。風池・大椎・外関・合谷に瀉法を施し長く置針して灸を加えると，疏風散寒解表作用を発揮できる。寒が鬱し化熱した場合，廉泉・天突に瀉法を施しすばやく抜針すると，清熱利咽・消腫止痛作用を発揮できる。風池・大椎・外関・合谷に瀉法を施しすばやく抜針すると，疏風解表清熱作用を発揮できる。少商は清瀉肺熱・利咽消腫作用をもつ。邪熱が裏に入り，肺胃熱盛になったものの処方解説は，「3．急性単純性咽頭炎」の項（p.628）に準ずる。

治療効果

本処方は本病症に対し非常に優れた治療効果をもっている。風寒の邪が侵襲したばかりでまだ化熱していないものは，一般に，1〜3回の治療で治癒に至る。

症例

患者：孟〇〇，女性，18歳。
初診：1981年1月11日
所見：前夜，のどにかすかに痛みを感じ始めた。嚥下時に違和感を覚えるが，のどは淡紅色で腫脹は

ない。そのほか，頭痛・鼻づまり・ときに薄い鼻水・全身の痛み・無汗，舌苔白潤，脈浮緊などの症状がみられる。

治療経過：上述した処方を使用したところ，治療20分後に頭痛・鼻づまり・のどの違和感は止まった。刺針後にかすかに汗をかき，全身の痛みも消失した。翌日にはのどの違和感はもちろん，ほかの諸症状もすべて消失していた。

5 慢性咽頭炎

本病症は，臓腑虚損・虚火上炎に起因する喉痺である。中国では虚火喉痺と呼ばれる。

病因病機

病後あるいはそのほかの原因で，肺陰や腎陰が不足し，虚火が上炎して咽頭部を薫灼する。あるいは，粉塵や汚染された空気の刺激を受けたり，辛いものを好んで食べたり，過労などが加わると，これが誘因となって容易に本病症を発症する。本病症では再発がよくみられ，長期化することも多い。また，誤った治療や，時機を逸した治療などにより，肺気虚・脾気虚・腎陽虚・血虚・気滞・血瘀などの証候を併発することもある。

弁証

本病症は，のどの乾きと軽度の痛み・灼熱感・軽度の瘙痒感を主症状とする。咽頭部は暗紅色を呈し顆粒状の突起がみられる場合もある。症状が重くなると，咽頭部の粘膜が乾燥して光沢が出たり，汚物の付着がみられたりする。

●**肺陰不足**：乾咳・無痰・頬の紅潮・潮熱，舌質紅・舌苔少，脈細で右寸が特に顕著で，ときに数脈を兼ねるなどの症状がみられる。
●**腎陰不足**：頭のふらつき・耳鳴り・腰や膝がだるいなどの症状がみられる。
●**肺気虚を兼ねる**：息切れ・自汗・言葉に力がない・カゼを引きやすいなどの症状を伴う。
●**脾気虚を兼ねる**：食が進まない・腹脹・泥状便などの症状を伴う。
●**腎陽不足を兼ねる**：顔色㿠白・五更泄瀉・悪寒・四肢逆冷，舌苔白潤，脈沈細無力などの症状を伴う。
●**血虚を兼ねる**：動悸・不眠・口唇や爪の蒼白などの症状を伴う。
●**気滞を兼ねる**：のどの通りが悪い・頻発するげっぷ・脇痛・怒りっぽい・のどの痛みと違和感・精神状態が悪いと諸症状が悪化する，脈弦などの症状を伴う。
●**血瘀を兼ねる**：咽喉頭部の顆粒が暗紅色を呈し，舌質は紫暗あるいは紫斑を有し，脈は渋象を伴うことが多い。
●**痰熱を兼ねる**：黄痰の喀出，舌苔黄膩などの症状を伴うことが多い。

処方・手技

【基本穴】廉泉・天突・魚際
諸穴に平補平瀉法を施す。
●**肺陰不足**：基本穴に肺兪・中府を加えて補法を施し，数分間持続的に行針を行い抜針する。
●**腎陰不足**：基本穴に腎兪・照海を加えて補法を施し，諸穴に数分間持続的に行針を行い抜針する。
●**肺気虚を兼ねる**：基本穴に太淵を加えて補法を施し，20分間置針し，間欠的に行針を行う。
●**脾気虚を兼ねる**：基本穴に脾兪・足三里を加えて補法を施し，20分間置針し，間欠的に行針を行う。
●**腎陽不足を兼ねる**：基本穴に命門・関元を加えて補法を施し，30分間置針し，間欠的に行針を行う。刺針後艾炷灸あるいは棒灸を加える。
●**血虚を兼ねる**：基本穴に心兪・膈兪・足三里・三陰交を加えて補法を施し，20分間置針し，間欠的に行針を行う。
●**気滞を兼ねる**：基本穴に肝兪・太衝を加えて瀉法を施し，20分間置針し，間欠的に行針を行う。
●**血瘀を兼ねる**：基本穴に血海・膈兪を加えて瀉法を施し，20分間置針し，間欠的に行針を行う。
●**痰熱を兼ねる**：基本穴に中脘・豊隆を加えて瀉法を施し，数分間持続的に行針を行う。

処方解説

廉泉・天突は祛邪清熱・利咽消腫止痛作用をもつ。魚際は手の太陰肺経の滎穴である。手の太陰肺経は上方でのどに達する。したがって，本穴を取穴すれば咽喉頭部に作用し，清熱利咽・消腫止痛作用を発揮する。肺兪・中府は肺陰を補益する作用をも

つ。腎兪・照海は腎陰を補益する作用をもつ。太淵は肺気を補益する作用をもつ。脾兪・足三里は健脾益気作用をもつ。命門は補益命火・温腎壮陽作用をもつ。関元は下焦の元気を温補して腎陽の回復を促進する。心兪は心気・心血を補益し、かつ寧心安神する。血の会穴である膈兪に補法を施せば補血養血作用を発揮でき、瀉法を施せば活血化瘀作用を発揮できる。三陰交は肝腎精気を補益し、かつ健脾胃作用をもつ。肝兪・太衝は疏肝理気作用をもつ。血海は活血化瘀消滞作用をもつ。中脘・豊隆は和胃消滞・清化痰熱作用をもつ。

治療効果

本処方は本病症に対し一定の治療効果をもっている。一般に、1～3クールの治療で症状は消失する。しかし、なかには再発する患者もいる。再発した場合にも本処方は有効であり、また症状をコントロールするのに必要な治療回数もそれほど増えることはない。

症例

患者：程○○、男性、21歳。
初診：1983年10月8日
所見：のどに痛みと灼熱感を覚え、すでに10日以上が経つ。ここ数年、このような症状が30回以上起こっている。痛みはそれほどひどくはなく、軽度の痒みや乾咳がみられる。また、ときとして頬の紅潮・潮熱もみられる。検査では、咽頭部の発赤と多量の顆粒状突起が確認できた。舌質紅・舌苔少・乏津、脈細やや数。
治療経過：証は肺陰不足・虚火上炎に属している。上述した処方を使用したところ、のどの痛みと灼熱感はやや軽くなった。7回の治療後には諸症状は基本的に消失した。10数回の治療後には、のどの違和感やそのほかの諸症状もすべて消失した。半年後に経過観察を行ったが、再発はみられなかった。

6 喉癰（こうよう）

喉癰とは、咽喉頭部およびその近接部に発生する癰腫の総称である。

喉関〔口峡部〕に発生するものを喉関癰、あるいは騎関癰という。喉底〔咽頭後壁〕に発生するものを裏喉癰という。顎下部に発生するものを頷下癰という。上顎部に発生するものを上腭癰という。西洋医学の扁桃周囲膿瘍・咽頭後壁膿瘍・副咽頭間隙膿瘍・上顎部膿瘍などに相当する。

病因病機

本病症は、風熱邪毒が咽喉を侵襲・灼傷することにより起こることが多い。また、裏に入り熱と化した外邪が、脾胃の積熱を刺激することが原因の場合もある。咽喉の筋膜を蒸灼され、局所に化膿性炎症が生じる。また、急性扁桃炎が喉癰に変化することもあれば、智歯周囲炎が波及して発症することもある。咽喉頭部の粘膜に損傷などがあると、邪毒の侵襲を受けやすくなり容易に発症する。罹患過程において邪毒の勢いが強くなると、内陥営血や邪犯心包証が出現することもある。誤った治療や時機を逸した治療により、陽盛が陰証に転化することもある。

弁証

咽喉頭部の疼痛は、初期には比較的軽く、徐々に強くなっていく。口を開けるのも苦しくなり、食べものを飲み込みづらくなったり食事に困難を生じたりする。患部は発赤・腫脹・突起形成がみられ、顎下や頸部にはリンパ節の腫大が生じる。初期には風熱表証がみられることが多い。発熱・悪寒・頭痛・全身の倦怠感、舌質紅・舌苔薄白あるいは薄黄、脈浮数などの症状がみられる。

● **邪熱伝裏**：高熱が出るが悪寒はない・激しい頭痛・口渇して冷たい飲みものを欲する・口臭・呼気が熱を帯びる・胸腹脹悶・小便黄赤色・ときに便秘、舌質紅・舌苔黄膩あるいは黄燥、脈洪数。
● **邪入営血**：発熱は夜に悪化する・口渇はそれほどひどくない・心煩・不眠・斑疹が現れたり消えたりする、舌質絳紅で乾、脈細数。
● **邪入心包**：意識混濁・譫語などの症状がみられる。
　まだ化膿していない状態では、局所がまんべんなく腫れ、押すと堅い。すでに化膿している状態では、患部は発赤・腫脹し粘膜は緊張し突起も現れ、周囲も紅潮する。また、拍動痛がある。中心部を押すと柔らかく、波動感がある。誤った治療や時機を逸した治療によって陰証に転化したものでは、膿瘍が長期間保持されるか、あるいは膿瘍が破れたのちもそ

の傷口が長期間治癒しない。また，気血不足や陽気不足などを併発することがある。

処方・手技

まだ化膿していない場合は，三稜針で患部局所を点刺する。1回の治療で数回点刺を行い，少し出血させる。すでに化膿している場合は，最も柔らかい部分を三稜針で刺し，膿瘍からできるかぎり排膿するようにする。これらの治療を行ったのちに，次の処方を用いる。

【基本穴】廉泉・天突・天容・霊台・血海・膈兪に瀉法を施し，数分間持続的に行針を行い抜針する。また少商・商陽に点刺して出血させる。

- ●風熱表証：基本穴に風池・大椎・外関・合谷を加えて瀉法を施し，数分間持続的に行針を行い抜針する。
- ●邪熱伝裏：基本穴に尺沢・上巨虚・内庭を加えて瀉法を施し，数分間持続的に行針を行い抜針する。厲兌を加え，点刺して出血させる。
- ●邪入営血：基本穴に郄門・少府を加えて瀉法を施し，数分間持続的に行針を行い抜針する。曲沢を加え，点刺して出血させる。
- ●邪入心包：基本穴に十宣穴・少衝を加え，点刺して出血させる。水溝・湧泉を加えて瀉法を施し，持続的に行針を行い，精神状態が回復したら行針を停止する。

処方解説

まだ化膿していないときに三稜針で患部を点刺し出血させると，血中の熱毒を瀉して，消腫止痛することができる。すでに化膿しているときに膿毒敗血を排出すれば，新しい組織の再生を促進し傷口の癒合を早めることができる。廉泉・天突・天容は患部取穴であり，清瀉熱毒・消癰止痛作用をもつ。霊台は膿瘍治療の経験穴である。血海・膈兪は清熱涼血解毒作用があり，なおかつ化瘀活血消滞作用をもつ。手の太陰肺経は上ってのどに達し，手の陽明大腸経は咽喉頭部をめぐっているため，手の太陰肺経の井穴である少商と手の陽明大腸経の井穴である商陽は咽喉頭部に作用し，清熱解毒・消腫止痛作用を発揮する。風池・大椎・外関・合谷は疏風解表・清熱解毒作用をもつ。尺沢は清瀉肺熱作用をもつ。上巨虚・内庭・厲兌は陽明の邪熱を清瀉する。そのうち上巨虚は通瀉作用を通し邪熱を下方から排出する。心は血を主り，「営は血中の気」といわれる。そのため，手の厥陰心包経の合穴である曲沢と郄穴である郄門および手の少陰心経の榮穴である少府を取穴すると，営血の熱毒を清瀉することができる。十宣穴・少商は開竅醒神・清熱瀉火作用をもつ。水溝・湧泉はおもに開竅醒神を目的として使用する。

治療効果

本病症に対し上記処方は比較的良好な治療効果を発揮する。一般に，10回前後の治療で治癒することが多い。

症例

患者：張〇〇，男性，32歳。
初診：1976年8月12日
所見：のどの痛みを感じて2日経つ。薬を服用したが効果はない。疼痛は激烈で，口を開いたり食べものを飲み込むときが特に痛い。検査では，咽頭後壁の左側に腫脹が広がっているのが確認され，患部は押すと堅い。また，左側の頸部にリンパ節の腫大もみられる。ほかに，悪寒・発熱・頭痛・軽度の口渇などの症状もみられる。舌質偏紅・舌苔薄黄，脈浮やや数。
治療経過：上述した風熱表証に対する処方を使用したところ，最初の治療で患部の腫脹・疼痛はおおいに軽減し，悪寒・発熱・頭痛も消失した。1日2回，計11回の治療により，腫脹や疼痛などの症状は完全に消失した。

注釈

①本病症は咽喉頭部の疾患でも重症の部類に入り，窒息・吸引性肺炎・急性喉頭浮腫・縦隔炎・血栓性静脈炎・膿毒症・頸部筋膜炎などを併発することがある。したがって，症状が重い重症患者に対しては，できるだけ中西両医学のほかの治療法を併用すべきである。上述の疾患を併発した場合には，そちらの治療も同時に進める。

②すでに患部が化膿しており，三稜針を用いて排膿したものの，排膿が十分できない場合は，メスで切開して排膿すべきである。扁桃周囲膿瘍の場合，再発を防止するために扁桃を切除するという選択肢もある。

③誤った治療や時機を逸した治療により陽証から陰証に変化し，膿瘍が長期にわたり保持されていた

り，排膿後の傷口が癒合しない場合，気血不足や陽気不足が同時にみられることが多い。その場合には，脾兪・足三里・三陰交を加えて補法を施し，20分間置針し，間欠的に行針を行い，気血の補益につとめる。また，30分間置針し，間欠的に行針を行い，刺針後艾炷灸や棒灸を加えれば，陽気を補益する働きを強めることができる。

7 舌扁桃炎

舌扁桃は舌根部，咽頭の下部に位置している。本病症は，舌扁桃に生じる炎症性疾患である。

病因病機

- 風熱の邪が侵入し，舌扁桃部に滞り，脈絡を灼傷する。病因としてはこれが最も多い。
- 邪熱が裏に入り肺胃熱盛となる。あるいは肺胃にもともと積熱があり，そこに風熱邪毒を感受し，邪熱が脈絡を灼傷する。

本病症はしばしば急性扁桃炎や急性単純性咽頭炎に続いて起こる。

弁証

咽頭痛，とりわけ舌を動かすときに痛みが起こる。例えば，話をするとき，食べものを飲み込むときなどであり，食事に困難を生じる。検査では，咽頭部に発赤・腫脹がみられ，舌扁桃にも充血・腫脹が確認できる。また，顎下リンパ節も腫大し自発痛や圧痛がある。

- **風熱表証**：発熱・悪寒・頭痛・軽度の口渇，舌辺尖紅，舌苔薄白で潤いに欠けるあるいは薄黄，脈浮数など。
- **邪熱入裏・肺胃熱盛**：咽頭痛・舌扁桃の腫大と激しい痛み・舌扁桃に黄白色の分泌物・黄痰の喀出・呼気が熱い・口渇して冷たい飲みものを欲する・便秘・小便が赤い，舌質紅・舌苔黄あるいは黄燥，脈洪数あるいは滑数など。

処方・手技

【基本穴】廉泉・天突に瀉法。金津穴・玉液穴・少商・商陽に点刺して出血させる。

- **風熱表証**：基本穴に風池・大椎・外関・合谷を加えて瀉法を施し，数分間持続的に行針を行い抜針する。
- **肺胃熱盛**：基本穴に尺沢・上巨虚・内庭を加えて瀉法を施し，数分間持続的に行針を行い抜針する。厲兌を加え，点刺して出血させる。

処方解説

廉泉・天突・金津穴・玉液穴は清熱解毒・利咽消腫止痛作用をもつ。手の太陰肺経は上昇してのどに達し，手の陽明大腸経はのどを巡行する。したがって，手の太陰肺経の井穴である少商と手の陽明大腸経の井穴である商陽はのどに作用し，清熱利咽・消腫止痛作用を発揮する。風池・大椎・外関・合谷は風熱邪毒を疏散させる作用をもつ。尺沢は清瀉肺熱作用をもつ。上巨虚・内庭・厲兌は清瀉胃火作用をもち，上巨虚はさらに便秘を通下させる作用をもつ。

治療効果

本処方は本病症に対し非常に優れた治療効果をもっている。一般に，行針後すぐに痛みは軽減し，5回前後の治療で治癒に至る。

症例

患者：謝○○，女性，21歳。

初診：1983年3月28日

所見：のどの痛み・舌根部の腫脹・舌を動かしたときの痛みなどが起こり，ここ2日間でかなり悪化している。西洋薬を服用して悪寒と発熱は消失したが，疼痛は今朝方，逆に激しくなり，午前中にまた熱が出てきた。悪寒はない。また，口渇して冷たい飲みものを欲し，黄痰を喀出する。かなり前から便が乾燥気味で硬く，ここ2日間はそれが悪化している。舌質紅・舌苔黄，脈滑数。

治療経過：上述した肺胃熱盛に対する処方を使用したところ，疼痛はとても軽くなり，咽頭部や舌根部の発赤・腫脹も明らかに軽減した。また，便通も良くなり発熱も治まった。計5回の治療により，腫脹・疼痛およびそのほかの諸症状はすべて消失し治癒にいたった。

注釈

疼痛があまりに激しく，食事に不便を感じる重症の患者の場合には，できるだけ早く治癒させるため，

第6章　五官科病症

中西両医学のほかの治療法も併用して治療を進めるべきである。

8 鼻咽頭部疼痛

本病症は，後鼻孔と咽頭部に生じる疼痛を主症状とする。西洋医学の鼻咽頭炎などの疾患でよくみられる。

病因病機

- 風熱邪毒あるいは燥熱の外襲により，鼻咽頭部の脈絡が灼傷されて発症する。病因としてはこれが最も多い。
- 邪熱が裏に入り肺胃熱盛となる。あるいは肺胃にもともと積熱があり，そこに風熱あるいは燥熱を感受し，内外の邪熱が結合し，上昇して鼻咽頭部を灼傷する。
- 肺陰・脾胃の陰，あるいは腎陰の不足により，鼻咽頭部の筋膜を濡養できず，虚火が上炎して発症する。

弁証

鼻咽頭部の疼痛・灼熱感・乾燥・瘙痒感や違和感があり，黄痰や血性の痂皮を喀出する。また，黄色く粘りがあるか，あるいは乾燥した痂皮状の鼻腔内分泌物を生じる。

- 風熱・燥熱に起因する表証：発熱・悪風・頭痛・軽度の口渇，舌辺尖紅・舌苔薄白で潤いに欠けるあるいは薄黄，脈浮数などの症状がみられる。
- 邪熱入裏・肺胃熱盛か肺胃にもともと積熱があるもの：黄痰を喀出する・鼻息に熱を帯びる・口渇して冷たい飲みものを欲する・便秘・小便が赤い，舌質紅・舌苔黄あるいは黄燥，脈洪数あるいは滑数などの症状がみられる。
- 肺陰および脾胃の陰が不足し虚火上炎したもの：乾咳無痰あるいは痰は少なく粘りが強い・頬の紅潮・潮熱・羸痩・上腹部の灼熱感・乾嘔・しゃっくり・大便乾結・口やのどの乾き，舌質紅・舌苔少・乏津，脈細数などの症状がみられる。
- 腎陰不足：腰や膝がだるい・耳鳴り・めまいなどを伴う。

処方・手技

【基本穴】迎香・廉泉・魚際・合谷

- 風熱・燥熱に起因する表証：基本穴に風池・大椎・外関を加えて瀉法を施し，数分間持続的に行針を行い抜針する。
- 邪熱入裏・肺胃熱盛か肺胃にもともと積熱があるもの：基本穴に尺沢・肺兪・上巨虚・内庭を加えて瀉法を施し，数分間持続的に行針を行い抜針する。厲兌を加え，点刺して出血させる。邪熱が裏に入り肺胃熱盛となったものでは，さらに少商・商陽を加え，点刺して出血させる。陰津の消耗が特に激しく鼻咽頭部が乾燥している場合には，肺兪・三陰交を加えて補法を施し数分間持続的に行針を行い抜針する。
- 肺陰および脾胃の陰が不足し虚火上炎したもの：基本穴に平補平瀉法を施す。肺兪・中府・脾兪・胃兪・三陰交を加えて補法を施し，諸穴に数分間持続的に行針を行い抜針する。
- 腎陰不足：基本穴に腎兪・照海を加えて補法を施し，数分間持続的に行針を行い抜針する。

処方解説

迎香・廉泉は袪邪止痛作用をもつ。手の太陰肺経は上昇してのどに達する。したがって手の太陰肺経の滎穴である魚際は鼻咽頭部に作用し，清熱利咽作用を発揮する。手の陽明大腸経はのどをめぐり鼻の傍らに終わる。そのため手の陽明大腸経の原穴である合谷はそれら通過部位に作用し，これらの部位の病症を治療する。風池・大椎・外関は疏風解表・清熱瀉火作用をもつ。尺沢・少商は肺熱を清瀉する作用をもち，少商はさらに利咽消腫作用をもつ。肺兪に瀉法を施しすばやく抜針すれば肺陰を清瀉することができ，補法を施しすばやく抜針すれば肺陰を補益することができる。上巨虚・内庭・厲兌には胃火を清瀉する作用があり，そのうち上巨虚には便秘を通下する作用もある。商陽には陽明邪熱を清瀉する作用と利咽消腫止痛作用がある。三陰交には肝腎の陰を補益する作用がありまた健脾して陰津生化の源を強化することもできる。肺の募穴である中府は肺陰を補益する作用をもつ。脾兪・胃兪は脾胃の陰を補益する作用をもつ。腎兪・照海は腎陰を補益する作用をもち，照海はさらに利咽止痛作用ももつ。

治療効果

本処方は本病症に対し優れた治療効果をもっている。実証の場合は5回前後の治療で，虚証の場合は1〜2クールの治療により完治する。

症例

患者：王○○，女性，21歳。
初診：1981年11月22日
所見：前日から鼻咽頭部の痛みが始まった。灼熱感も覚える。鼻中に鼻水はなく，鼻孔の後方で乾燥による痛みを感じる。咽頭部の痛みは比較的重く，ときに出血性痂皮や黄色い痂皮を喀出する。熱はそれほど高くはなく，少し悪風を覚える。舌苔薄黄で乾，脈浮でやや数。最近は，長期にわたって雨が降らず乾燥しており，さらに，もう涼しくなってもいい時期なのにいまだに暖かい。これらの気候条件を考えると，これは明らかに燥熱を感受したものだと判断できる。また，表証もまだ消えていない状態である。
治療経過：上述した処方を使用したところ，最初の治療で鼻咽頭部の灼熱感と疼痛はおおいに軽減し，発熱や悪風も消失した。原処方を維持し計4回の治療を行ったところ，諸症状はすべて消失し治癒にいたった。

9 咽頭角化症

本病症は，咽頭部粘膜の角化，上皮組織の異常増生，顆粒状の突起物や粟粒状の疣贅の発生を主症状とする。

病因病機

- 肺陰不足・脾胃陰虚・腎陰虚などが原因で津液が咽喉を潤すことができず，さらに虚火上炎が加わり本病症が発生する。
- 肝気鬱結化火あるいは痰火が上昇して灼傷し，痰熱が咽喉を塞ぐことによって本病症が発生する。

弁証

咽頭部に違和感・乾燥・軽度の瘙痒感，あるいは異物感などを覚える。検査では，咽頭後壁の角化や突起，あるいは白色や黄色を呈した粟粒状の疣贅が確認でき，容易に除去することはできず，無理にはがそうとすると出血する。

- 肺陰不足：乾咳無痰あるいは少痰で粘りがある・痰の中に血糸が混じる・頬の紅潮・潮熱，舌質紅・舌苔少・乏津，脈細数などの症状がみられる。脾胃陰虚を兼ねると，上腹部の灼熱感やシクシクした痛み・乾嘔・しゃっくり・大便燥結などの症状を伴う。腎陰虚を兼ねると，腰や膝がだるい・頭のふらつき・耳鳴り・歯のぐらつき・頭髪が抜け落ちる・遺精などの症状を伴う。
- 肝気鬱結：イライラする・怒りっぽい・胸肋部の灼熱痛・口苦・のどの乾き，舌質紅・舌苔黄，脈弦数などの症状がみられる。痰火を伴うと，黄色く粘りのある痰を喀出する，舌苔膩，脈滑などの症状を伴う。

処方・手技

【基本穴】廉泉・天突・魚際・合谷
- 肺陰不足：基本穴に平補平瀉法を施す。肺兪・中府を加えて補法を施し，数分間持続的に行針を行い抜針する。脾胃陰虚を兼ねる場合は，さらに脾兪・胃兪・三陰交を加えて補法を施し，数分間持続的に行針を行い抜針する。腎陰虚を兼ねる場合は，腎兪・照海を加えて補法を施し，数分間持続的に行針を行い抜針する。
- 肝気鬱結：基本穴に瀉法を施し，太衝・侠渓を加えて瀉法を施し，数分間持続的に行針を行い抜針する。痰火を伴う場合は，さらに中脘・豊隆を加えて瀉法を施し，数分間持続的に行針を行い抜針する。

便秘の場合は，さらに支溝・上巨虚を加えて瀉法を施し，数分間持続的に行針を行い抜針する。

処方解説

廉泉・天突は患部の脈絡を疏調し，祛邪消滞し，気血津液が咽喉頭を濡養することを助ける。手の太陰肺経はのどに達し，手の陽明大腸経はのどをめぐる。したがって，手の太陰肺経の滎穴である魚際および手の陽明大腸経の原穴である合谷は，のどに作用し，その祛邪消滞・疏調脈絡作用により，気血津液がのどを濡養することを助ける。肺兪・中府は肺陰を補益する。脾兪・胃兪・三陰交は健脾胃作用に

より気血陰津の生化の源を強化することができる。腎兪・照海は腎陰を補益する。太衝・侠渓は清瀉肝火・理気解鬱作用をもつ。中脘・豊隆は和胃消滞・清化痰火作用をもつ。支溝・上巨虚は便秘を通下する。さらに支溝は上・中・下焦の火熱邪毒を清瀉し，上巨虚は陽明経の邪熱を清瀉する。これらの作用は鬱火や痰熱の除去にも役立つ。

治療効果

本処方は本病症に有効である。その効果は中薬服用よりも高く，より早く効果が現れ，より長く持続する。一般に，刺針直後に自覚症状の軽減がみられる。実証では，1～2クールの治療で，虚証では3～5クールの治療でほとんどの患者が治癒に至る。ただ，なかには，より長い期間の治療を必要とする患者や，再発を繰り返す患者もいる。病症が再発した場合にも本処方は有効である。

症例

患者：秦〇〇，女性，53歳。
初診：1976年9月24日
所見：ここ数カ月のどに違和感を覚えている。何か異物でもあるようで，さらに痒みや乾燥した感じもある。中薬を何日か服用してみたものの効果はなかった。咽頭部に角化がみられ，咽頭部後壁の粘膜や口蓋扁桃に白色粟粒状の疣贅が多数みられる。ほかに，乾咳無痰・乾嘔・しゃっくり・ときに大便乾燥・腰や膝がだるい・頬の紅潮・潮熱・頭のふらつき・耳鳴りなどもみられる。舌質紅・舌苔少・乏津，脈細やや数。証は肺胃脾腎の陰虚に属し，虚火上炎がみられる。
治療経過：上述の処方を使用したところ，のどに感じた違和感はたちどころに軽減した。1クールの治療後には，のどの違和感やそのほかの自覚症状はすべて消失した。原処方でさらに2クールの治療を続けたところ，咽頭部や口蓋扁桃に生じていた疣贅は消失し，咽頭部の粘膜は正常に回復し，治癒に至った。

10 萎縮性咽頭炎

萎縮性咽頭炎は西洋医学の病名である。局所の炎症と筋肉・粘膜の萎縮を主症状とする。

病因病機

肺陰・脾胃の陰・あるいは腎陰の不足により，咽喉が濡養を失い，これに加えて虚火が上炎することにより本病症が発生する。血は陰に属する。そのため血虚証が生じることもある。陰陽互根・陰損及陽といわれる。そのため肺気虚や腎陽虚証が生じることもある。脾は肌肉を主り，脾虚においては肌肉はその主を失い，筋膜の萎縮が生じる。したがって，脾気虚や脾陽虚においても本病症は発生する。

弁証

咽頭部筋膜の萎縮，咽頭腔の拡大，咽頭粘膜の光滑・発赤・少津・乾燥など。自覚症状としては咽頭部の乾燥や瘙痒・異物感・軽度の痛み・口臭・声のかすれなどがある。

- **肺・脾胃陰虚**：乾咳少痰あるいは無痰・痰に血が混じる・上腹部の灼熱感・乾嘔・しゃっくり・大便乾結・頬の紅潮・潮熱，舌質紅・舌苔少・乏津，脈細数などの症状がみられる。腎陰虚を兼ねると，頭のふらつき・耳鳴り・腰や膝がだるい・歯のぐらつき・頭髪が抜け落ちる・遺精などの症状を伴う。血虚を兼ねると，動悸・顔面蒼白・口唇や爪が蒼白などの症状を伴う。肺気虚を兼ねると，息切れ・自汗・懶言〔話をするのがおっくう〕・カゼを引きやすいなどの症状を伴う。腎陽虚を兼ねると，顔色晄白・四肢逆冷・五更泄瀉などの症状を伴う。脾気虚を兼ねると，食が進まない・腹脹・ときに泥状便などの症状を伴う。

処方・手技

【基本穴】廉泉・天突・魚際・合谷
- **肺・脾胃陰虚**：基本穴に平補平瀉法を施す。肺兪・中府・脾兪・胃兪・三陰交を加えて補法を施し，数分間持続的に行針を行い抜針する。腎陰虚を伴う場合は，さらに腎兪・照海を加えて補法を施し，数分間持続的に行針を行い抜針する。血虚

を伴う場合は，さらに心兪・膈兪を加えて補法を施し，20分間置針し，間欠的に行針を行う。肺気虚を伴う場合は，さらに太淵を加えて補法を施し，20分間置針し，間欠的に行針を行う。脾気虚を伴う場合は，足三里を加えて補法を施し，20分間置針し，間欠的に行針を行う。腎陽虚を伴う場合は，さらに命門・関元を加えて補法を施し，30分間置針し，間欠的に行針を行う。刺針後艾炷灸あるいは棒灸を加える。

処方解説

廉泉・天突は患部の脈絡を疏調し，気血を活かし，虚熱を清し，萎縮した筋膜を回復させる。魚際・合谷もまた咽喉頭部に同様の作用を発揮する。肺兪・中府は肺陰を補益する作用をもつ。脾兪・胃兪・三陰交は脾胃の陰を補益する。腎兪・照海は腎陰を補益し，照海にはさらに利咽喉などの作用がある。心兪は養心血・寧心神作用をもつ。膈兪は補血養血作用をもつ。太淵は補益肺気作用をもつ。足三里は健脾益気作用をもつ。命門は益命火・壮腎陽作用をもつ。関元は下焦の元気を補益し，腎陽の回復を促す働きをもつ。

治療効果

本処方は本病症に対し，中薬を服用した場合よりも優れた治療効果をもっている。一般に，刺針後すぐに咽頭部の症状は軽減する。しかし，完治させるには，ある程度の時間を要する。早期の患者の場合は3～5クールの治療で治癒に至るが，罹患歴が長い患者では，症状がある程度まで軽くなるのみであったり，再発を繰り返したりする。再発した場合にも本処方は有効である。

症例

患者：楊○○，女性，49歳。
初診：1979年4月13日
所見：のどの違和感，乾燥して少しいがらっぽい。ときに乾燥痛がある。このような状態が2カ月余り続いている。検査では，咽頭部の粘膜に乾燥やしわが確認でき，色は赤く，咽頭腔は正常よりやや広くなっている。2カ月前に胃痛および下痢が数日続いた。また，気血不足症の病歴がある。顔色萎黄・息切れ・力が出ない・動悸・頭のふらつき・五心煩熱・食欲不振・羸痩，舌質紅・舌苔少・乏津，脈細弱。証は脾胃虚弱・気血陰津虧損に属し，肺陰肺気も虚している。
治療経過：上述した処方を使用したところ，のどの違和感はたちどころに軽減した。1クールの治療後，諸症状は大幅に軽減した。3クールの治療後には，食欲は正常になり，顔色にも赤みが戻った。また，のどの違和感や諸症状も消失し，咽頭部の外観にも異常がなくなった。1年後の経過観察では，再発は見られなかった。

11 潰瘍性アンギナ

本病症は，口峡粘膜のびらん・潰瘍・疼痛を主症状とする咽喉頭部の疾患である。中国では爛喉風と呼ばれる。

病因病機

● 肺胃積熱あるいは脾胃湿熱があり，そのうえ風熱邪毒や疫癘の気を感受し，内外の邪が結合し，咽喉の筋膜を蒸灼する。
● 久病により陰液が虧損し，虚火が内生し，上炎して咽喉の筋膜を灼傷する。

弁証

咽喉頭部の疼痛・辺縁の不明瞭な潰瘍・嚥下や発語障害・声のかすれなどの症状がみられる。
● **風熱邪毒や疫癘の気を感受したもの**：発熱・悪風・頭痛・口渇などの症状がみられる。
● **肺胃積熱**：黄痰を喀出する・熱い呼気・口臭・便秘・小便が赤く出渋る，舌質紅・舌苔黄あるいは黄燥，脈滑数あるいは洪数などの症状がみられる。
● **脾胃湿熱**：胃の痞え・納呆・便がすっきり出ない・小便黄赤色，舌質紅・舌苔黄で膩などの症状がみられる。

以上の実証では，疼痛は比較的激しく，潰瘍周囲は発赤・腫脹し，潰瘍表面には灰白色あるいは黄白色の分泌物が付着していることが多い。
● **陰液虧損・虚火上炎**：疼痛は比較的軽く，潰瘍周囲は淡紅色で，乾燥している場合が多い。また，頭のふらつき・耳鳴り・目の乾燥・腰や膝がだるい・頬の紅潮・潮熱，舌質紅・舌苔少・乏津，脈

細数などの症状がみられる。

処方・手技

【基本穴】廉泉・天突・魚際・合谷

● 風熱邪毒や疫癘の気を感受し表証があるもの：基本穴に風池・大椎・外関を加える。肺胃積熱は，尺沢・上巨虚・内庭を加える。脾胃湿熱は，肺胃積熱証の選穴を基礎とし，さらに血海・陰陵泉を加える。いずれの場合も，諸穴に瀉法を施し，数分間持続的に行針を行い抜針する。さらに霊台・少商・商陽・厲兌を加え，点刺して出血させる。

● 陰液虧損・虚火上炎：基本穴に平補平瀉法を施し，肺兪・照海を加えて補法，三陰交を加えて瀉法を施し，諸穴に数分間持続的に行針を行い抜針する。

処方解説

廉泉・天突は清熱解毒・活血祛滞・消腫止痛作用をもつ。魚際・合谷は咽喉頭部に作用し，清熱解毒・利咽消腫止痛作用を発揮する。風池・大椎・外関は疏風解表・清熱解毒作用をもつ。尺沢は肺熱を清瀉する作用をもつ。上巨虚・内庭・厲兌は胃火を清瀉する作用をもち，上巨虚はさらに瀉下通便作用をもつ。血海・陰陵泉は清熱醒脾利湿作用をもち，血海はさらに涼血解毒・化瘀消滞作用をもつ。霊台は瘡瘍腫毒治療の経験穴である。少商・商陽は清熱瀉火・利咽消腫作用をもつ。肺兪は補益肺陰作用をもつ。照海は腎陰を補益しさらに利咽作用をもつ。三陰交は肝腎の陰を補益し，かつ健脾して陰津生化の源を強化する。

治療効果

本処方は本病症に対し優れた治療効果をもっている。一般に，刺針後すぐに疼痛は軽減する。実証では10数回，虚証では20～40回の治療により治癒に至る。

症例

患者：崔○○，女性，23歳。
初診：1979年4月9日
所見：のどに痛みを感じて4日になる。西洋薬を服用したが効果はあまりない。痛みは激しく，食べものを飲み込むときが特にひどい。また灼熱感も覚える。黄痰の喀出・発熱・口渇・便秘などを伴う。検査では，口峡部および咽頭後壁にびらんがあり，黄白色の分泌物が付着しているのが確認できた。また，潰瘍周囲は発赤・腫脹している。舌質紅・舌苔黄，脈洪数。

治療経過：上述した肺胃積熱に対する処方を使用したところ，灼熱感と疼痛はたちどころに軽減し，数時間後には便も通るようになった。また，熱も徐々に下がってきた。1日2回の治療を2日間続けたところ，咽頭痛は大幅に軽減し，潰瘍周囲の発赤・腫脹や発熱などの症状はすべて消失した。10数回の治療により，諸症状はすべて消失し，潰瘍は癒合した。

注釈

① 咽頭痛が激しく食事に影響したり，熱が比較的高い重症の患者では，できるだけ早く患者を楽にするため，中西両医学のほかの治療法も併用する必要がある。
② 血友病や糖尿病患者が本病症を併発した場合には，選穴は原発病の治療を中心として行う。

12 口蓋麻痺

本病症は，軟口蓋の運動障害・運動麻痺を主症状とする。

病因病機

風熱邪毒の侵襲，あるいはこれに肺胃熱盛や熱盛陰傷が加わり，邪熱が軟口蓋に壅滞する。すると気血の流れが悪くなり，筋膜が正常な収縮・弛緩機能を消失する。

弁証

話をするときに開鼻声がみられる。食事をしているときにむせやすい。特に水を飲むときによくむせる。症状が重い場合には嚥下障害もみられる。検査では，患側の軟口蓋に挙上障害があり，咽頭反射も減弱あるいは消失している。

● 風熱邪毒の侵襲：発熱・悪風・咽喉頭部の腫脹・疼痛などの罹患歴が確認できる場合がある。
● 肺胃熱盛：黄痰の喀出・鼻息に熱を帯びる・口渇して冷たい飲みものを欲する・口やのどの乾き・

便秘・小便が赤い，舌質紅・舌苔黄，脈数などの症状がみられる。
● **熱盛陰傷**：発熱・顔面紅潮・手掌や足底部の熱感，舌紅で乾，脈細数などの症状がみられる。

処方・手技

【基本穴】廉泉・人迎（患側）・天容（患側）・増音穴（患側）・魚際・合谷・尺沢・上巨虚に瀉法。厲兌・商陽に点刺して出血させる。

熱盛陰傷の場合は，基本穴に三陰交・太渓を加えて補法を施し，数分間持続的に行針を行い抜針する。

処方解説

廉泉・人迎・天容・増音穴は患部取穴であり，清熱祛邪・活絡消滞し，患部の気血を疏通させ筋膜の正常な収縮・弛緩機能を回復させる。魚際・合谷は患部に作用し，清熱祛邪・活絡消滞作用を発揮する。尺沢は肺熱を清瀉する作用をもつ。上巨虚・厲兌・商陽は陽明経の邪熱を清瀉し，陽明経気を疏通することにより，患部に良い影響を与える。上巨虚・厲兌は胃の積熱を清瀉することができ，上巨虚はさらに通便作用をもつ。三陰交は肝腎の陰を補益し，さらに健脾して陰津生化の源を強化する。太渓もまた腎陰を補益する作用をもつ。熱盛陰傷がひどい場合，太渓の取穴は効果的である。

治療効果

本処方は本病症に対し非常に優れた治療効果をもっている。一般に，10回前後の治療で完治する。

症例

患者：張〇〇，女児，6歳。
初診：1978年3月24日
所見：発熱とのどの痛みがあり，中薬・西医薬を服用したところ，熱は下がり，のどの痛みもやや軽くなった。ところが，突然話し声がはっきりしなくなり，物を食べるとむせるようになった。検査では，扁桃の腫大が確認できた。特に右側が顕著である。また，右側の軟口蓋に運動障害がみられる。ほかに，乾咳・口渇・便秘，舌質紅・舌苔黄，脈滑実やや数などの症状がみられる。
治療経過：上述した処方を使用したところ，1回目の治療で便通は良くなり，体温も正常に戻り，食事中のむせなどの症状も軽減した。3回目の治療後，話し声がはっきりしないのは相変わらずで，軟口蓋の運動障害にも依然変化はないが，そのほかの症状は消失した。計8回の治療により，軟口蓋の動作は正常に復した。むせや話し声の異常もすべて消失した。

13 梅核気

本病症では，のどの中に異物が存在する感覚があり，吐き出そうとしても吐き出せず，飲み込もうとしても飲み込めない。検査をしても，咽喉頭部にはなんら異常は発見されない。西洋医学の咽喉頭異常感症に類似している。

病因病機

● 精神不振，肝気鬱結して，経に沿って上逆し，咽喉に結ぼれる。
● 肝木乗脾（土）により，脾が運化機能を失調し，湿が集まり痰となり，痰と気とが結合して咽喉を塞ぐ。

弁証

咽喉頭部に異物感がある。物が詰まっているような感覚があるものの，食事に影響はなく，痛みもない。咽喉頭部を検査しても異常はみつからない。
● **肝気鬱結**：精神抑うつ・頻発するげっぷ・胸脇脹満あるいは疼痛・考えすぎたり疑い深くなる・のどの違和感は精神状態の変化により増悪する，舌苔薄白，脈弦などの症状がみられる。
● **肝木乗脾・痰気鬱結**：食が進まない・腹脹・ときに泥状便・四肢がだるい・力が出ない・顔色萎黄で生気がない，ときに薄い痰を喀出する，舌苔白膩などの症状のほかに，女性では月経不調もみられる。

処方・手技

【基本穴】廉泉・天突

諸穴に瀉法を施す。

● **肝気鬱結**：基本穴に太衝・陽陵泉を加えて瀉法を施し，諸穴に20分間置針し，間欠的に行針を行う。
● **肝木乗脾・痰気鬱結**：肝気鬱結に対する処方のう

えに，さらに脾兪・足三里を加えて補法，中脘・豊隆を加えて瀉法を施し，20分間置針し，間欠的に行針を行う。

肝気鬱結あるいは痰気鬱結が化熱し，舌苔が黄色くなり，脈が数に変わり，口苦・のどの乾きなどの症状が現れた場合には，諸穴に数分間持続的に行針を行い抜針し，さらに大敦を加え，点刺して出血させる。

処方解説

廉泉・天突は活絡消滞・疏理経気して患部の症状を和らげる。太衝・陽陵泉は疏肝理気・解鬱作用をもつ。脾兪・足三里は健脾胃し運化を促進する作用をもつ。中脘・豊隆は和胃消滞・化痰降濁作用をもつ。化熱した場合，すばやく抜針すれば諸穴に清熱作用を発揮させることができる。大敦には肝経の鬱熱を清瀉する作用がある。

治療効果

本処方は本病症に対し非常に優れた治療効果をもっている。一般に，刺針後すぐに症状は消失する。肝気鬱結の場合は数回の治療で完治し，肝木乗脾・痰気鬱結の場合は10回前後の治療で完治する。

症例

患者：李〇〇，女性，21歳。
初診：1978年9月3日
所見：のどに異物感を覚えるようになって数日が経つ。以前にも似たような症状を何度か経験している。いずれも悩んだり怒ったり気分がふさいだのちに生じている。ほかに，げっぷがよく出る・ときどき左脇の下の方に脹痛を感じる・月経痛，舌苔白，脈弦などの症状がみられる。のどの中に異物感があるものの，吐き出そうとしても吐き出せず，検査でもなんら異常は発見されない。そこで，梅核気と診断した。証は肝気鬱結型に属している。
治療経過：上述した肝気鬱結証に対する処方を使用したところ，1回目の治療で，行針後にのどの異物感が消失した。翌日の治療では脇痛などの症状も消失した。5カ月後に，経過観察を行ったところ，その後同様の症状は現れていないという。

注釈

本病症の治療では，患者の精神状態に対する配慮も必要である。患者の精神状態を良好な状態に保てば，治癒も早くなるし再発の可能性も低くなる。

14　咽梗

のどの梗塞感を主症状する病症である。西洋医学の食道上部の血管神経性浮腫・反回神経麻痺・喉頭蓋炎および膿瘍・脳血管障害・老年性嚥下障害・過長茎状突起症・頸部症候群・頸動脈炎・慢性上気道炎・咽頭痙攣・食道痙攣・噴門痙攣・逆流性食道炎および胃痛・咽喉頭や食道あるいは噴門の早期腫瘍などにおいてみられる。上述したものはすべて器質性疾患であるが，咽喉頭異常感症やヒステリー・不安状態・統合失調症・心気症など機能性疾患で生じる場合もある。

病因病機

● 肝気鬱結して上逆し，咽喉に結ぼれる。
● 肝鬱化火して，咽喉に上炎する。
● 肝気が胃を犯し，肝胃気逆する。あるいは鬱が長くなり，化火して上逆し咽喉を灼傷する。
● 気滞血瘀して，脈絡を阻滞する。
● 肝木乗脾により，脾が運化機能を失調し，痰濁が内生する。痰と気とが結合して鬱結し，あるいは痰濁が長く滞り化熱し，脈絡を塞ぐ。
● 腫瘍などの圧迫により，気血の流れが悪くなる。
● 風熱邪毒の侵襲，あるいは邪熱が裏に入り肺胃熱盛となり，咽部の筋膜を灼傷する。

弁証

のどに持続性あるいは間歇性の梗塞感がある。のどに何も入っていないときに梗塞感を覚え，頸部に緊張感があるが，食べものを入れると症状が消失するものもいれば，食べものを入れたときに症状が激しくなるものもいる。嚥下困難を訴える場合もある。また，咽喉頭部あるいはその近接部に疼痛が生じる場合もある。
● **肝気鬱結**：精神抑うつ・胸脇脹悶あるいは脹痛や遊走痛，舌苔白，脈弦などの症状がみられる。肝気犯胃では，さらに上腹部の脹満や疼痛・しゃっくり・げっぷ・嘔吐などの症状がみられる。肝鬱

化火あるいは肝胃鬱熱が上昇すると，舌苔は黄色く変わり，脈象は数に変わる。また，口苦・のどの乾き・イライラする・怒りっぽい・頭のふらつき・頭痛・胃酸過多・胸焼け・便秘・小便が黄色い，舌質紅・舌苔黄，脈弦数などの症状がみられる。
- **気滞血瘀**：上述の肝気鬱結の症状以外に，舌質紫暗あるいは紫斑，脈渋などの症状がみられる。また，ときに腫瘍による圧迫や刺痛がみられることもある。
- **肝木乗脾・痰気鬱結**：さらに食が進まない・腹脹・ときに泥状便・四肢がだるい・力が出ない・痰の喀出，舌苔白膩などの症状がみられる。痰濁が長く滞り化熱した場合，黄痰を喀出し，舌苔が黄膩に変わり，脈は弦滑数などに変わる。
- **風熱邪毒の侵襲**：咽喉頭の腫脹および疼痛・発熱・悪寒・頭痛・鼻づまり・黄色く粘りがある鼻水などの症状がみられる。
- **邪熱入裏・肺胃熱盛か肺胃にもともと積熱があるもの**：黄痰を喀出する・鼻息に熱を帯びる・口臭・口渇して冷たい飲みものを欲する・便秘・小便黄赤色，舌質紅・舌苔黄，脈洪数あるいは滑数などの症状がみられる。

処方・手技

【基本穴】廉泉・天突・合谷

諸穴に瀉法を施す。

- **肝気鬱結**：基本穴に太衝・陽陵泉・内関を加えて瀉法を施し，20分間置針し，間欠的に行針を行う。肝気犯胃の場合は，さらに中脘・足三里を加えて瀉法を施し，20分間置針し，間欠的に行針を行う。肝鬱化火の場合は，諸穴に数分間持続的に行針を行い抜針する。大敦を加え，点刺して出血させる。肝胃鬱熱の場合は，厲兌を加え，点刺して出血させる。便秘がひどい場合は，さらに支溝・上巨虚を加えて瀉法を施し，数分間持続的に行針を行い抜針する。
- **気滞血瘀**：肝気鬱結証に対する処方を基礎とし，さらに血海・膈兪を加えて瀉法を施し，20分間置針し，間欠的に行針を行う。
- **肝木乗脾・痰気鬱結**：肝気鬱結証に対する処方を基礎とし，さらに脾兪・足三里を加えて補法，豊隆を加えて瀉法を施し，諸穴に20分間置針し，間欠的に行針を行う。痰濁が長く滞り化熱した場合，諸穴に数分間持続的に行針を行い抜針する。
- **風熱邪毒の侵襲**：基本穴に風池・大椎・外関を加えて瀉法を施し，諸穴に数分間持続的に行針を行い抜針する。さらに少商・商陽を加え，点刺して出血させる。
- **邪熱入裏・肺胃熱盛**：基本穴に尺沢・肺兪・上巨虚・内庭を加えて瀉法を施し，諸穴に数分間持続的に行針を行い抜針する。少商・商陽・厲兌を加え，点刺して出血させる。

処方解説

廉泉・天突は祛邪活絡作用をもち，咽喉部の気血を調えて梗塞症状を寛解する。手の陽明大腸経は咽喉部をめぐる。したがって手の陽明大腸経の原穴である合谷は患部に作用し，祛邪活絡して，咽喉部の気血を疏調する。太衝・陽陵泉は疏肝理気作用をもつ。手の厥陰心包経の絡穴である内関は理気降逆作用をもつ。中脘は和胃消滞降逆作用をもつ。足三里は瀉法を施せば和胃消滞降逆し，補法を施せば健脾胃して運化を促進する。上述の諸穴はすばやく抜針すれば清熱作用も発揮できる。大敦は肝火を清瀉し，厲兌は胃熱を清瀉する。支溝は三焦の邪熱を清瀉し，三焦の気機を調えて通便する。上巨虚は胃腸の邪熱を清瀉して通便する。血海・膈兪は活血化瘀・消滞散結作用をもつ。脾兪は補中健脾して運化を促進する作用をもち，すばやく抜針すれば清熱作用を発揮する。豊隆は化痰降濁作用をもち，すばやく抜針すれば清熱化痰作用を発揮できる。風池・大椎・外関は疏風解表・清熱解毒作用をもつ。少商・商陽は清熱瀉火解毒・利咽消腫止痛作用をもつ。尺沢・肺兪は肺熱を清瀉する。内庭は胃火を清瀉する。

治療効果

本処方は，ある原因によって起こったもの，例えば喉頭蓋炎や咽頭痙攣などに対しては，比較的優れた治療効果をもっている。およそ10回前後の治療で完治する。慢性逆流性食道炎や胃疾患が原因の場合は，1～数クールの治療を要する。咽喉頭・食道・噴門の腫瘍などが原因の場合は，一時的に症状を寛解させるだけで完治させることはできない。

症例

患者：方○○，女性，48歳。
初診：1976年10月12日
所見：のどの梗塞感を覚えるようになってすでに4

カ月以上になる。中薬・西医薬を服用してみたが効果はあまりよくない。ときどき，悪心・乾嘔・胸脇脹悶・げっぷ・しゃっくりなどがあり，たまに，食べものを飲み込むときに食道に沿って灼熱感を覚えることがある。また，口苦・口渇・イライラする・怒りっぽい・ときに便秘，舌質紅・舌苔黄，脈弦滑でやや数などの症状もみられる。証は肝胃鬱熱に属する。

治療経過：上述した肝胃鬱熱証に対する処方を使用したところ，1回目の治療でのどの梗塞感は軽減した。3回目の治療後，諸症状は大幅に軽減し，便通も良くなった。10数回の治療後，のどの梗塞感や諸症状はすべて消失した。5カ月後に経過観察を行ったところ，再発は起こっていなかった。

注釈

①のどの梗塞感が比較的長時間に及び，針治療の効果があまり良くない場合は，病因を精査し，場合によっては中西両医学のほかの治療法を併用し，原疾患の治療に努めるべきである。
②嚥下障害を伴い，針治療によって一定時間（数時間から10数時間）のどの梗塞感を軽減できるものの，針の作用がなくなると，徐々に症状が重くなっていく場合は，悪性腫瘍の可能性を考慮すべきである。もし悪性腫瘍と確定診断されたならば，できるだけ早く中西両医学のほかの治療，特に西洋医学の専門治療を採用して治療を進めなくてはならない。状況によっては手術治療が適応する場合もある。

15 のどの乾燥

咽喉部の乾燥を主症状とする病症である。

病因病機

●風熱あるいは燥熱を外感し，邪熱が咽喉を蒸灼して，津液が消耗する。
●外邪が裏に入り，肺胃熱盛となる。あるいは，もともと肺胃に積熱があり，火熱が蒸灼する。
●肝胆鬱熱が化火して上昇し灼傷する。
●肺陰不足，あるいは脾胃陰虧，あるいは腎陰虧損により，咽喉が濡養を失い，虚火が上炎する。

弁証

●風熱あるいは燥熱の外感：のどの乾きと灼熱感あるいは腫脹や疼痛・発熱・悪風・頭痛，舌辺尖紅・舌苔薄白で潤いに欠けるあるいは薄黄，脈浮数などの症状がみられる。
●邪熱入裏・肺胃熱盛かもともと肺胃積熱があるもの：黄痰の喀出・鼻息に熱を帯びる・口渇して水を飲みたがる・便秘・小便黄赤色，舌質紅・舌苔黄，脈洪数あるいは滑数などの症状がみられる。
●肝胆火熱：のどの乾きと灼熱感・口苦・頭のふらつき・頭痛・耳鳴り・イライラする・怒りっぽい・脇肋部の灼熱感・便秘・小便黄赤色，舌辺紅・舌苔黄，脈弦数などの症状がみられる。
●陰虚内熱：のどが乾きいがらっぽくなり，かすかに痛みもある。頬の紅潮・潮熱・盗汗，舌質紅・舌苔少・乏津，脈細数などの症状がみられる。肺陰虚の場合，乾咳・無痰，あるいは痰は少なく粘りがある，あるいは痰に血液が混じるなどの症状がみられる。脾胃陰虚の場合，乾嘔・しゃっくり・上腹部の灼熱感・大便乾結などの症状がみられる。腎陰虚の場合，腰や膝がだるい・頭のふらつき・耳鳴り・歯のぐらつき・頭髪が抜け落ちるなどの症状がみられる。

処方・手技

【基本穴】廉泉・魚際・合谷
●風熱あるいは燥熱の外感：基本穴に瀉法を施す。風池・大椎・外関を加えて瀉法を施し，諸穴に数分間持続的に行針を行い抜針する。金津穴・玉液穴・少商・商陽を加え，点刺して出血させる。さらに肺俞・三陰交を加えて補法を施し，数分間持続的に行針を行い抜針する。
●肺胃熱盛：基本穴に瀉法を施す。尺沢・上巨虚・内庭を加えて瀉法を施し，数分間持続的に行針を行い抜針する。金津穴・玉液穴・少商・商陽・厲兌を加え，点刺して出血させる。
●肝胆火熱：基本穴に瀉法を施す。太衝・俠渓を加えて瀉法を施し，諸穴に数分間持続的に行針を行い抜針する。金津穴・玉液穴・大敦・足竅陰を加え，点刺して出血させる。
●肺陰不足：基本穴に平補平瀉法を施す。肺俞・中府を加えて補法を施し，諸穴に数分間持続的に行

針を行い抜針する。
- ●脾胃陰虚：基本穴に平補平瀉法を施す。脾兪・胃兪・三陰交を加えて補法を施し，諸穴に数分間持続的に行針を行い抜針する。
- ●腎陰虧損：基本穴に平補平瀉法を施す。腎兪・照海を加えて補法を施し，諸穴に数分間持続的に行針を行い抜針する。

処方解説

廉泉は患部取穴であり，邪熱を清瀉して，陰津の分泌を促進し，咽乾症状を緩和する。魚際・合谷は咽喉部に作用し，実熱および虚火を清瀉し，咽乾症状を寛解する。風池・大椎・外関は疏風解表・清瀉邪熱作用をもつ。金津穴・玉液穴は患部取穴であり，清熱生津作用に優れている。少商は肺経の邪熱を清瀉し，商陽は陽明の邪熱を清瀉し，ともに利咽作用を有する。肺兪は肺陰を補益し，三陰交は肝腎の陰を補益し，さらに健脾して陰津生化の源を強化する。両穴は，肺陰不足と脾胃の陰不足を治療できるだけでなく，熱盛で陰が損傷している場合にも用いることができ，非常に効果がある。尺沢は肺熱を清瀉する作用をもつ。上巨虚・内庭・厲兌は胃熱を清瀉する作用をもつ。上巨虚はさらに通便作用も有している。太衝・侠渓・大敦・足竅陰は肝胆の邪熱を清瀉する。中府は肺陰を補益する作用をもつ。脾兪・胃兪は脾胃の陰を補益する作用をもつ。腎兪・照海は腎陰を補益する作用をもち，照海にはさらに利咽作用もある。

治療効果

本処方は本病症に対し非常に優れた治療効果をもっている。一般に，治療後すぐに咽乾症状は軽減する。実証では5回前後の治療により，虚証では1～2クールの治療により完治する。

症例

患者：趙〇〇，男性，33歳。
初診：1980年10月12日
所見：のどの乾きは非常に激しく，この数日，薬を服用しても効果がない。ひっきりなしに冷水を飲んでいる。水を口に含んでいれば少し楽になるが，水を含んでいないとすぐに乾燥・灼熱感が現れ，耐えがたくなる。乾咳・無痰・鼻孔の乾燥感・鼻息に熱を帯びる・大便乾結・小便が黄色い，舌質紅・舌苔黄・乏津，脈数。ここしばらく晴れの日が続いており，気候が乾燥している。数日前に，発熱・悪風が生じたが，鼻は乾燥しており鼻水は出ない。これは明らかに燥熱が裏に入り，肺胃が邪を受けている状態である。
治療経過：上述した処方を使用したところ，最初の治療でのどの乾きはたちどころに軽減し，翌日には便通も良くなり，諸症状も明らかに軽減した。原処方でさらに2回治療を行ったところ，のどの乾きおよび諸症状はすべて消失し治癒した。

16 舌咽神経痛

本病症は，舌咽神経の知覚枝の支配領域に現れる発作性の激痛である。

病因病機

- ●精神的な原因により，肝気が鬱結上逆するか，あるいは気鬱化火して風を生じ，舌咽の脈絡を擾乱する。
- ●肝気犯胃し，肝胃の鬱火から風が生じ，上逆して舌咽を擾乱する。
- ●気滞血瘀し，脈絡が阻滞する。
- ●肝肺胃すべてに熱があり，風が生じ，上逆して舌咽を擾乱する。

弁証

本病症は発作性の激痛であり，疼痛の範囲は咽喉頭・舌根・扁桃・耳管および鼓室である。刺すような痛みがあり，発作は数秒間持続する。嚥下・会話・咳嗽・あくびなどが誘発因子となり，発作時には，咳嗽やのどの痙攣感・心拍の乱れなどを伴うこともある。重症例では，心拍の一時停止やこれに伴う意識混濁・痙攣が現れる。

- ●肝気鬱結上逆：精神抑うつ・頻発するげっぷ・脇肋脹悶あるいは脹痛，舌苔白，脈弦などの症状がみられる。
- ●肝気鬱結・化火生風（肝火生風）：さらに頭痛・耳鳴り・頭のふらつき・目のくらみ・イライラする・怒りっぽい・脇肋部の灼熱感・便秘・小便が赤い・口苦・のどの乾き，舌質紅・舌苔黄，脈弦

数などの症状がみられる。
- ●**肝気犯胃・化火生風**：肝火生風の症状以外に，乾嘔・しゃっくり・上腹部の灼熱感・口渇して水を飲みたがるなどの症状がみられる。
- ●**肝肺胃すべてに熱があり生風したもの**：肝気犯胃・化火生風の症状以外に，乾咳・無痰・黄痰の喀出・呼気に熱を帯びるなどの症状を伴う。
- ●**気滞血瘀**：肝気鬱結の症状以外に，舌質紫暗あるいは紫斑などの症状を伴う。

処方・手技

【基本穴】廉泉・扁桃穴・合谷・通里
　諸穴に瀉法を施す。
- ●**肝気鬱結上逆**：基本穴に太衝・陽陵泉を加えて瀉法を施し，諸穴に20分間置針し，間欠的に行針を行う。
- ●**肝気鬱結・化火生風**：基本穴に風池を加えて瀉法を施し，諸穴に数分間持続的に行針を行い抜針する。大敦を加え，点刺して出血させる。
- ●**肝気犯胃・化火生風**：さらに上巨虚・内庭を加えて瀉法を施し，数分間持続的に行針を行い抜針する。厲兌を加え，点刺して出血させる。
- ●**肺熱を兼ねる**：基本穴に尺沢・肺兪を加えて瀉法を施し，数分間持続的に行針を行い抜針する。少商を加え，点刺して出血させる。
- ●**気滞血瘀**：肝気鬱結証の処方を基礎とし，さらに血海・膈兪を加えて瀉法を施し，20分間置針し，間欠的に行針を行う。

　意識障害がある場合は，水溝・湧泉を加えて瀉法を施し，患者の意識が戻るまで持続的に行針を行う。

処方解説

　廉泉・扁桃穴は患部の気血を疏調し，祛邪活絡止痛する。合谷は手の陽明大腸経の原穴であり，手の陽明経はのどをめぐっている。通里は手の少陰心経の絡穴であり，手の少陰心経は上昇して咽喉を挟み，さらに「心は舌に開竅する」といわれる。したがって，両穴は患部に作用し，祛邪通絡止痛することができる。太衝・陽陵泉は疏肝理気解鬱作用があり，肝気の上逆を抑え，すばやく抜針すれば清熱平肝熄風作用も発揮できる。風池もまた平肝熄風作用をもち，頭痛・頭のふらつきなどに対し特に優れた効果を発揮する。また，患部取穴ともなり，舌咽部の疼痛を止めることができる。大敦は肝火を清瀉する作用をもつ。上巨虚・内庭・厲兌は胃熱を清瀉し，上巨虚にはさらに通便作用があり，邪熱を下方より排出する。尺沢・肺兪・少商は肺熱を清瀉する作用をもつ。血海・膈兪は活血化瘀消滞作用をもつ。水溝・湧泉は開竅醒神作用をもつ。

治療効果

　本処方は本病症に対し非常に優れた治療効果をもっている。一般に，治療後すぐに疼痛は停止し，発作を抑制することができる。また，たとえ発作が起きたとしても，その痛みは軽微になり，ある一定期間治療を続ければ，以後，疼痛が再発することはない。

症例

患者：孫○○，男性，56歳。
初診：1976年8月12日
所見：咽喉頭部・舌根部に発作性の激痛があり，すでに10日余り続いている。他院で処方された中薬を2剤服用したが効果はない。疼痛は刺すような痛みで，ときに灼熱痛となる。発作は毎回数秒続き，その間隔は数10秒のこともあれば，数分，数時間のこともある。ほかに，頭のふらつき・耳鳴り・口苦・のどの乾き・イライラする・怒りっぽい・ときに上腹部および脇肋部の脹悶や灼熱感・胃酸過多・胸焼け・大便乾結・小便に熱感があり赤い，舌質紅・舌苔黄，脈弦数などの症状がみられる。
治療経過：上述した肝胃鬱熱に対する処方を使用したところ，最初の治療で疼痛は軽減し，また発作回数も明らかに減少した。さらに，便通も良くなり，諸症状もすべて軽減した。治療は計5回行ったが，その期間中疼痛の再発はまったくみられず，諸症状はすべて消失した。数カ月後に経過観察を行ったが，疼痛は再発していない。

17 咽喉頭結核

　主症状は咽喉頭部のびらん・潰瘍で，その外観は苔癬に似ている。陰虚証においてよくみられることから中国では陰虚喉癬と名付けられている。弱証喉

癬・魚鱗風・屍咽喉などと呼ばれることもある。肺結核に続発して現れることが多い。

病因病機

- もともと肺腎陰虚で，咽喉部が濡養されておらず，虚火に灼傷される。
- 結核菌が虚に乗じて咽喉を蝕み，発病する。
　罹患歴が長くなると，陰の損傷が陽にまで及び，肺気虚や腎陽虚，あるいは脾気脾陽不足証，気血両虚証などを併発することもある。

弁証

- **咽頭部に発生した場合**：咽頭部の乾燥や軽度の痛みを感じる。その痛みはトゲが刺さっているかのようで，食べものを飲み込むときに特に強くなる。筋膜の色は暗く，赤や白色の斑点や赤い筋が密生する。びらん・潰瘍が生じた場合，その辺縁は不ぞろいで，表面には灰白色あるいは灰黄色の分泌物が現れ，壊死が深くなるにつれ壊死組織がエビの殻のように積み重なる。疼痛が激しくなると，その痛みは耳部にまで広がり，食事にも影響する。また生臭い口臭などもみられる。
- **喉頭部に発生した場合**：嗄声・喉頭部の灼熱感や瘙痒感・咳嗽などがみられる。軽症者では喉頭部の粘膜が凸凹になり，充血や浮腫が生じ，重症者では，潰瘍が形成され，自発痛が起こり，話をするときや食べものを飲み込むときに特に激しい痛みを感じる。

咽頭部，喉頭部に共通する症状としては，痰の切れが悪い・痰に血液が混じる・頬の紅潮・潮熱・手掌や足底部の熱感・盗汗・体の痩せ・頭のふらつき・耳鳴り・腰や膝がだるい，舌質紅・舌苔少，脈細数などの症状がある。

- **肺気虚証を兼ねる**：息切れ・自汗・言葉に力がない・カゼを引きやすいなどの症状がみられる。
- **腎陽虚証を兼ねる**：五更泄瀉・悪寒・四肢逆冷などの症状がみられる。
- **脾気虚証を兼ねる**：食が進まない・腹脹・ときに泥状便などがみられ，脾陽虚証を兼ねるものでは，悪寒・四肢逆冷などの症状がみられる。
- **血虚証を兼ねる**：口唇や爪の色が蒼白・動悸・めまいなどの症状がみられる。

処方・手技

【基本穴】廉泉・天突・魚際・合谷・肺兪・中府・三陰交・照海

廉泉・天突・魚際・合谷には平補平瀉法を施す。肺兪・中府・三陰交・照海には補法を施す。諸穴に数分間持続的に行針を行い抜針する。

- **びらん・潰瘍が生じている**：基本穴に霊台を加えて瀉法を施し，数分間持続的に行針を行い抜針する。
- **肺気虚証を兼ねる**：基本穴に太淵を加えて補法を施し，20分間置針し，間欠的に行針を行う。
- **腎陽虚証を兼ねる**：基本穴に命門・関元を加えて補法を施し，30分間置針し，間欠的に行針を行う。刺針後艾炷灸あるいは棒灸を加える。
- **脾気虚証を兼ねる**：基本穴に脾兪・足三里を加えて補法を施し，20分間置針し，間欠的に行針を行う。脾陽虚証の場合には，置針を30分にし，刺針後，艾炷灸あるいは棒灸を加える。
- **血虚証を兼ねる**：基本穴に膈兪・心兪を加えて補法を施し，20分間置針し，間欠的に行針を行う。

処方解説

廉泉・天突は活絡消滞・解毒祛邪・利咽止痛作用をもつ。患部の気血を疏通し，生体の免疫力を高めて結核菌を消滅させる。魚際・合谷はともに咽喉頭部に作用し，清虚熱・活血絡・消瘀滞・利咽喉・止疼痛作用を発揮する。肺兪・中府は肺陰を補益する作用をもつ。三陰交は肝腎の陰を補益し，さらに健脾して陰津生化の源を強化する。照海は腎陰を補益し，かつ利咽喉作用をもつ。太淵は肺気を補益する作用をもつ。命門は温腎壮陽作用をもち，命門真火を補益する。関元は下焦の元気を補益して，腎陽の回復を助ける。脾兪・足三里は健脾益気作用をもち，灸を加えれば強い温補脾陽作用が期待できる。血の会穴である膈兪は補血養血作用をもつ。心兪は心血を補益して，寧心安神する。

治療効果

本処方は本病症に対し優れた治療効果をもっている。一般に，治療後すぐに症状の改善がみられ，3～5クール前後の治療で完治する。

症例

患者：張○○，男性，58歳。

初診：1976年9月14日
所見：患者は数年前から肺結核を患っている。治療により肺結核の症状は消失したが，1カ月ほど前から，のどの乾燥と軽度の痛みを感じるようになった。嚥下時に特にひどい。また，軽度の嗄声や咳嗽もあり，テトラサイクリンなどの薬物を10日間余り服用したが効果はない。咽喉頭には赤や白色の斑ができ，辺縁が不揃いの潰瘍も確認できる。潰瘍の表面には灰黄色の分泌物がある。ほかに，盗汗・手掌や足底部の熱感・息切れ・力が出ない・食が進まない・ときに腹脹，舌質紅・舌苔少，脈細弱などの症状がみられる。
治療経過：治療は上記の基本処方に太淵・脾兪・足三里を加えて進めた。太淵は肺気の補益，脾兪・足三里は健脾補中を目的としている。1クールの治療で諸症状は軽減した。4クールの治療で諸症状はすべて消失し治癒にいたった。2年後に肺結核が再発したが，陰虚喉癬の再発はみられなかった。

注釈

①本病症の治療には，ある程度長い期間を要する（少なくとも3クール以上）。
②嚥下痛がひどく，食事に影響するほどの重症例では，中西両医学のほかの治療を併用する必要がある。本病症は結核桿菌の感染によって起こるため，西洋薬のイソニアジドなどを必要に応じて配合する。

18 急性喉頭蓋炎

本病症は喉頭蓋に発生する急性炎症であり，喉頭蓋の腫脹・のどの痛み・嚥下障害を主症状とする。

病因病機

● 風熱邪毒が外襲し，喉頭蓋に集結し，局所の脈絡が灼傷され気血が瘀滞する。
● 食事中に不注意で火傷をする，あるいは，そのほかの原因により喉頭蓋を損傷するなどして，邪毒が虚に乗じて侵襲する。

邪毒熾盛で，さらに痰火壅結が加わり，気道に阻滞すると，急性喉頭炎などの重篤な病症に移行することがある。

弁証

本病症は発症が急で，突然咽喉に激痛が生じる。就眠時には特に違和感がなくても，夜間に突然発症し，激痛や息苦しさにより目が覚めることもあり，嚥下困難から，徐々に呼吸障害なども生じてくる。吸気時の喘鳴も発生し，重症者では吸気性呼吸困難も現れる。患者は起坐呼吸を強いられ，やっとのことで空気を吸入し声門を通過させる。そのまま悪化し続ければ，数時間のうちに喉頭が痰で塞がり窒息症状が発生する。また，失神やショック状態に陥ると，呼吸困難や精神萎縮が現れ，重篤な場合は人事不省・顔色蒼白あるいは青紫・手足厥冷，脈細数・血圧下降などの症状が現れる。一般に，初期の段階では，発熱・悪寒・頭痛，舌苔薄白・乏津あるいは薄黄，脈浮数などの症状がみられる。検査では，喉頭蓋に発赤・腫脹がみられ，半球形あるいは球形を呈する。重症例では，腫脹は喉頭蓋に接する咽頭部にまで及び，頸部にも腫脹が現れる。また，甲状舌骨膜に圧痛・接触痛が現れる。邪熱熾盛で裏に入った場合は，発熱が徐々に高くなり，40℃以上の患者では，煩躁不安や咽頭痛などの症状がさらに激しくなる。

処方・手技

【基本穴】廉泉・天突・魚際・合谷・風池・大椎・外関

基本穴に瀉法を施す。数分間持続的に行針を行い抜針する。少商・商陽に点刺して出血させる。また，喉頭蓋や周囲の発赤・腫脹部も点刺して出血させる。発熱が著しい場合は，曲池・内庭を加えて瀉法を施し，数分間持続的に行針を行い抜針する。厲兌を加え，点刺して出血させる。吸気性呼吸困難がある場合は，尺沢・定喘穴・肺兪を加えて瀉法を施し，数分間持続的に行針を行い抜針する。定喘穴は抜針後に吸角治療を行ってもよい。粘りのある痰が多く出る場合は，豊隆・中脘を加えて瀉法を施し，数分間持続的に行針を行い抜針する。失神・ショック状態にある場合は，水溝を加えて瀉法を施し，患者が覚醒し症状が和らぐまで持続的に行針を行う。顔色蒼白・手足厥冷がある場合は，気海・関元・神闕に艾炷灸あるいは棒灸を施す。

処方解説

廉泉・天突は清熱瀉火解毒・利咽消腫止痛作用をもつ。魚際・合谷は咽喉頭に作用し，喉頭蓋において清熱解毒・消腫止痛作用を発揮する。風池・大椎・外関は風熱邪毒を疏散する作用をもち，表証がない場合は，おもに清熱解毒作用を発揮する。少商・商陽は優れた清熱瀉火・利咽止痛作用をもつ。曲池・内庭・厲兌は陽明気分の邪熱を清瀉することができる。したがって，比較的高熱の患者にはとりわけ効果がある。尺沢・肺兪・定喘穴は清瀉肺熱・調理肺気作用をもち，呼吸困難を和らげることができる。定喘穴に吸角治療を用いれば，調理肺気作用を強化することができる。豊隆・中脘は和胃降逆・清熱化痰作用をもつ。水溝は開竅醒神作用をもつ。気海・関元・神闕は回陽救逆作用をもつ。

治療効果

本処方は本病症に対し優れた治療効果をもっている。一般に，治療後すぐに咽頭痛などの症状は軽減し，何回か継続して治療を行えば完治する。

症例

患者：張〇〇，男性，47歳。
初診：1976年3月14日
所見：突然のどに激痛が起こった。あまりの痛みに夢から覚めてしまうほどであった。のどに何かが詰まっているような感覚もあり，嚥下時に痛みが増悪する。呼吸も徐々に苦しくなり，頭痛・発熱も感じたため，急いで往診を頼んだ。検査では，喉頭蓋に丸い腫脹が確認でき，周囲にも発赤・腫脹が見られた。体温38.4℃。
治療経過：急いで上記処方を使用したところ，行針後すぐにのどの痛みは軽くなり，頭痛・悪寒も消失した。翌朝，体温は37.6℃に下がっていた。続いて，1日2回，計4回の治療を行ったところ，喉頭蓋の腫脹・疼痛およびそのほかの諸症状はすべて消失した。その後，1日1回，計2回の治療を行った。以後，再発はみられていない。

注釈

①重症者の場合，必要に応じて中西両医学のほかの治療手段も用い，できるだけ早く治癒に向かうよう努める。

②患部に膿瘍が形成されている場合は，三稜針で点刺し排膿する。必要に応じてメスによる排膿を行ってもよい。しかし，切開のタイミングを早まると炎症を拡散させてしまうおそれがあるので，注意が必要である。

③吸気性呼吸困難が重度で針で寛解しない場合は，酸素吸入も考慮する。酸素吸入を行っても病状が好転せず，昏睡やショック状態に陥った場合は，気管切開を行う必要がある。

19 急性喉頭閉塞

本病症は急に発症し，呼吸困難・嗄声・声を出しづらい・湯水を飲みこみにくいなど，喉頭部の急性症状を主症状とする。中国では急喉風と呼ばれる。

病因病機

●最も多い原因が，風熱邪毒あるいは疫癘の邪の侵襲による肺胃熱盛である。また，これにもともとある湿熱・痰火内蘊が加わることもある。内外の邪熱が結合し，咽喉に集結する。気血は凝滞し，脈絡は瘀阻し，痰涎が気道を塞ぐ。喉癰・急性喉頭炎・ジフテリアなどの過程においてもよくみられる。

●肺腎虧虚で衛外不固となり，風邪が侵襲して咽喉の脈絡に阻滞する。また，水湿の流れが悪くなり，気機も乱れて腫脹が生じ，気道が塞がれる。このタイプは，心疾患・腎疾患が原因で喉頭粘膜に発生する血管神経性浮腫でよくみられる。

●異物による刺激あるいは肝気鬱結により気機が乱れ，機能障害が生じる。このタイプは，刺激性のガスやストレスなどによって生じる喉頭痙攣でよくみられる。

●気血痰濁の凝集により生じた腫瘤が喉頭腔気道を塞ぐ。あるいは喉頭部の損傷により，脈絡が傷つき，気血が瘀阻し気道が塞がれる。あるいは経気不通により，咽喉頭の機能が影響を受ける。このタイプは，外傷・甲状腺手術の後遺症・反回神経の損傷・火傷などでよくみられる。

弁証

吸気性呼吸困難があり，しかも吸気時に天突・欠

647

盆，肋間に陥凹が現れる（陥没呼吸）。また，嗄声・痰涎が詰まる・嚥下困難・喘鳴・犬吠様咳嗽などの症状もみられる。重症者では酸欠に陥り，吸気時には胸を反り返してなんとか空気を吸入しようと努力する。顔色蒼白・口唇青紫・玉のような冷や汗が出る・四肢が氷のように冷たい，脈沈細微，血圧下降などの症状もみられる。

- 風熱邪毒・疫癘か内熱痰火を兼ねる：咽喉頭の発赤・腫脹・疼痛，発熱・悪寒，あるいは高熱で悪寒はない・便秘・小便が赤い，舌質紅・舌苔黄，脈数など。
- 肺腎気虚：息切れ・懶言〔話をするのがおっくう〕・動悸・自汗・腰や膝がだるい・倦怠感・力が出ない，舌体胖・舌質淡・舌苔白滑，脈細無力など。
- 気機逆乱か刺激性のガスやストレスが原因：しばらくの間，呼吸がしにくくなったのち，深く息を吸い込むと，再び呼吸困難や陥没呼吸が現れる。
- 喉頭部の損傷：外傷や手術によって起こった場合は，気血瘀滞があり，局所が腫脹し気道が塞がれる。火傷の場合は，喉頭腔の粘膜が腫脹し，水疱ができ，気道が塞がれる。気血痰濁が凝集した場合は，乳頭状の腫瘤ができたり，かなり大きい声帯ポリープができて声門に嵌頓する。

処方・手技

【基本穴】廉泉・天突・定喘穴・豊隆
諸穴に瀉法を施す。

- 風熱邪毒・疫癘か内熱痰火を兼ねる：基本穴に大椎・合谷・魚際・上巨虚・内庭を加えて瀉法を施し，諸穴に数分間持続的に行針を行い抜針する。少商・商陽・厲兌を加え，点刺して出血させる。
- 肺腎気虚：基本穴に肺兪・太淵・腎兪・復溜を加えて補法を施し，諸穴に20分間置針し，間欠的に行針を行う。
- 気機逆乱：基本穴に内関・太衝・膻中を加えて瀉法を施し，諸穴に20分間置針し，間欠的に行針を行う。
- 喉頭部の損傷：瘀血・腫脹が気道を塞いだ場合は，まず腫脹部位を点刺して出血させる。血の塊がある場合はそれを取り去る。さらに血海・膈兪を加えて瀉法を施し，諸穴に20分間置針し，間欠的に行針を行う。火傷をして患部に水疱がある場合は，まず針で水疱を破る。さらに魚際・合谷を加えて瀉法を施し，諸穴に数分間持続的に行針を行い抜針する。ポリープや腫瘤が声門に嵌頓している場合は，嵌頓を取り除いたのちに，血海・膈兪・中脘・豊隆を加えて瀉法を施し，20分間置針し，間欠的に行針を行う。顔面蒼白・四肢の冷え・玉のような冷や汗がある場合は，水溝・素髎を加えて平補平瀉法を施し，諸穴に長く置針し，さらに関元・気海・神闕に艾炷灸あるいは棒灸を加え，症状が消失するまで治療を続ける。

上記処方を使用しても症状が寛解しない場合は，定喘穴に吸角治療を加え，さらに廉泉から膻中にかけて両手で皮膚をつまみ，刺激を加える。症状が寛解するまで反復して行う。咽喉頭に発赤・腫脹がある場合は，その部分を点刺して出血させる。

処方解説

廉泉・天突は活絡消滞・祛邪解毒・消腫利咽・疏理気機作用をもつ。すばやく抜針すれば清熱瀉火作用も発揮できる。定喘穴は肺気を調えて呼吸困難を寛解する。足の陽明胃経は咽喉の傍らを通り，豊隆は足の陽明胃経の絡穴である。したがって，豊隆は咽喉に作用し，活絡消滞・調理気血・利咽消腫作用をもち，またその化痰降濁作用は非常に優れている。大椎・合谷は疏散表邪・清熱瀉火作用をもち，合谷の利咽消腫作用は非常に優れている。魚際・少商は清肺熱・利咽喉作用をもつ。上巨虚・内庭・厲兌は胃火を清瀉する作用をもち，さらに上巨虚には大便を通利する作用があり，邪熱を下方より排出することができる。商陽は陽明経の邪熱を清瀉して利咽消腫する。肺兪・太淵には肺気を補益する作用がある。腎兪・復溜には腎気を補益する作用がある。内関は寛胸理気・和胃降逆作用をもつ。太衝は疏肝理気解鬱作用をもち，肝気の横逆を抑える。膻中は気の会穴であり，調気降逆作用がとりわけ優れている。腫脹部位を点刺して出血させると，瘀血を瀉し腫脹を消退させることができる。血海・膈兪は活血化瘀作用をもつ。患部の水疱を破ると，閉塞状態を寛解させることができる。中脘は和胃消滞・化痰降濁作用をもつ。水溝・素髎は呼吸器系の働きを調えることができ，さらに回陽救逆作用をもつ。関元・気海・神闕は回陽固脱作用をもつ。定喘穴に吸角を加えると，肺気を調える作用が増強され，呼吸困難の症状を寛解させるのに非常に有効である。廉泉から膻中にいたる皮膚をつまむ治療には，疏調気血・通利咽

喉作用があり，症状を寛解させることができる。

治療効果

本処方は本病症に対し優れた治療効果をもっている。一般に，治療後すぐに吸気困難や咽喉頭痛などの症状は寛解する。ポリープや腫瘤などは短期間の治療では消退させられないものの，そのほかの原因によって起こったものは，ほとんどの場合，短期間（最も早い場合で数日以内）の継続治療で治癒させることができる。

症例

患者：張○○，男児，4歳。
初診：1976年3月6日夜
所見：発熱が起こってすでに2日になる。薬を服用して熱は一時下がったが，2時間前に突然また上がりだした。30分前には，突然声がかすれ，咳嗽も出るようになった。咳嗽は犬吠様である。また，痰涎がのどに詰まり，のこぎりをひいたような声を出す。ほかに吸気困難・陥没呼吸などもみられる。体温39.8℃。咽喉頭部に発赤・腫脹が見られ，口峡および口蓋扁桃の腫脹が特にひどい。また顎下リンパ節の腫大も確認できる。
治療経過：まず口峡および口蓋扁桃部に数多く点刺した。側臥位にし，痰涎や血液を口から出させ，続いて風熱侵襲および内熱痰火証に対する処方を使用した。すると陥没呼吸はたちどころに消失し，30分後には，発熱と咽喉頭の発赤・腫脹以外の症状はすべて消失した。翌朝の体温は37.8℃。同処方を用い，1日2回，計4回の治療を行ったところ，発熱と咽喉頭部の発赤・腫脹もすべて消失した。

注釈

①本病症の重症例では窒息から死亡へ至るケースもある。したがって，上述の処方による治療を行うと同時に，積極的に中西両医学のほかの治療法も併用しつつ治療を進める必要がある。状況によっては，気管切開をして救命処置を行うこともある。
②原発疾患や病因を見きわめ，治療を進める。例えば，喉頭の異物が原因の場合は，まずその異物を取り除く必要がある。咽喉頭部の膿瘍が原因の場合は，三稜針で点刺したりメスで切開するなどして排膿する必要がある。
③喉頭閉塞症は，中枢性・心原性・肺原性・貧血などによって起こる呼吸困難との鑑別が重要である。

20 急性喉頭炎

本病症の発症は比較的急で，罹患期間は短めである。くぐもった声や嗄声・失声が主症状となる。中国では急喉瘖・瘁瘖・猝瘖・暴瘖などと呼ばれる。

病因病機

●風寒の邪が外襲し，肺気が抑圧され気機不利となる。病邪はのどに凝集し，発声に異常が現れる。
●風熱の邪が侵襲し，邪熱がのどに結ぼれる。気血の流れは滞り，筋膜は灼傷され，声門は開合不利に陥る。
●邪熱が裏に入り肺胃熱盛となる。病状はますます重くなる。

弁証

●風寒外襲：突然声がくぐもる。また，声のかすれや失声，咽喉頭の瘙痒感・鼻づまり・ときに薄い鼻水などの症状もみられる。口渇はない。舌質淡・舌苔薄白で潤，脈浮緊など。さらに，重い悪寒・軽い発熱・頭痛・身痛などの症状もみられる。喉頭部に軽度の発赤・腫脹がみられ，声帯は淡白あるいは淡紅色で閉鎖不全などもみられる。
●風熱侵襲：初期にはのどに乾燥・瘙痒感・違和感を覚える。また，咳嗽の音が低く粗い。続いてのどに灼熱感と疼痛が生じ，声がかすれたり失声となる。発熱・悪寒・頭痛・鼻づまり・粘りのある鼻水，舌辺やや紅・舌苔薄白・乏津あるいは薄黄，脈浮数などの症状もみられる。喉頭および声帯に発赤・腫脹が確認でき，発声時には声帯に閉鎖不全がみられる。
●邪熱入裏・肺胃熱盛：声のかすれが顕著で，ひどくなると言葉を発することも困難になる。のどの痛みも激しく，嚥下困難がみられる。そのほか，黄痰の喀出・鼻息に熱を帯びる・体は熱いが悪寒はない・口渇して冷たい飲みものを欲する・口臭・便秘・小便が赤い，舌質紅・舌苔黄，脈洪数あるいは滑数などの症状がみられる。喉頭部およ

第6章　五官科病症

び声帯の発赤・腫脹も重篤で，黄白色の分泌物が声帯に付着している場合もある。

処方・手技

【基本穴】廉泉・天突・魚際・大椎・合谷
諸穴に瀉法を施す。
- ●風寒外襲：基本穴に30分間置針し，間欠的に行針を行う。刺針後艾炷灸あるいは棒灸を加える。
- ●風熱侵襲：基本穴に数分間持続的に行針を行い抜針する。少商・商陽を加え，点刺して出血させる。
- ●邪熱入裏・肺胃熱盛：基本穴に肺兪・尺沢・上巨虚・内庭を加えて瀉法を施し，数分間持続的に行針を行い抜針する。厲兌を加え，点刺して出血させる。

処方解説

廉泉・天突は，長く置針し灸を加えれば活絡散寒祛邪・消腫利咽開音作用を発揮でき，すばやく抜針すれば清熱祛邪解表・消腫利咽開音作用を発揮できる。手の太陰肺経は上昇してのどに達する。したがって，手の太陰肺経の滎穴である魚際はのどに作用し，活肺絡・利咽喉・止疼痛作用を発揮できる。長く置針し灸を加えれば散寒作用を発揮でき，すばやく抜針すれば清熱作用も発揮できる。大椎・合谷は，長く置針し灸を加えれば散寒解表でき，すばやく抜針すれば疏散風熱できる。風熱表証がないものに対しすばやく抜針すると，その作用は清熱瀉火退熱が中心となる。少商・商陽は清熱瀉火・利咽消腫作用をもつ。肺兪・尺沢は肺熱を清瀉する作用をもつ。上巨虚・内庭・厲兌は胃火を清瀉する作用をもち，上巨虚はさらに通便して邪熱を下方より排出する。

治療効果

本処方は本病症に対し優れた治療効果をもっている。一般に，治療後すぐにのどの違和感は軽減し，7回前後の治療により失声などの症状は消失し，治癒する。

症例

患者：魏〇〇，男性，21歳。
初診：1984年12月4日
所見：突然，発声障害が起こった。声がかすれ，鼻づまりがして，ときに薄い鼻水が出る。両側のこめかみや後頭部に軽度の痛みがある。舌質淡・舌苔薄白で潤，脈浮緊。喉頭部は淡紅色で，発声時には声門の閉鎖不全が確認できる。
治療経過：上述した風寒外襲に対する処方を使用したところ，最初の治療で頭痛・鼻づまりはたちどころに止まり，翌日には失声などの症状もすべて消失していた。

21　慢性喉頭炎

本病症は，長期間病気に罹っているうちに声がくぐもってきたり，かすれたり，ときには失声にいたるものである。中国では慢喉瘖・久瘖・久病失音などとも呼ばれる。

病因病機

- ●肺陰不足あるいは肺腎陰虚が原因のケースが最も多い。陰虚により咽喉は濡養を失い，これに虚火の上炎が加わる。
- ●声の出しすぎ，久病による肺気虚，あるいは脾気虚の併発などにより，気虚で声門の閉鎖が困難になる。
- ●外邪が排除されないうちに，新たな邪毒に反復して侵襲される。すると気滞血瘀が生じ，痰濁が凝滞し，声帯に小結節やポリープが形成され，声門の閉鎖不全が生じる。

弁証

話し声が低く沈んでおり，話し続ける気力もない。症状が進行すると失声になり，長期間治らない。いつもより多く話したのちに症状が悪化することが多い。

- ●肺陰不足：のどに軽度の痛みと乾燥・熱感などがある。声帯は少し発赤し，咳払いをする癖があり，「ゴホン」とやったのちは，のどが少し楽になる。また，乾咳・少痰あるいは無痰・頬の紅潮・潮熱・盗汗，舌質紅・舌苔少，脈細数などの症状もみられる。腎陰虚を兼ねる場合は，さらに頭のふらつき・耳鳴り・腰や膝がだるい・歯のぐらつき・髪の抜け落ちなどの症状がみられる。
- ●肺気虚：声のかすれは疲労とともに悪化する。咽喉頭および声帯の色は淡く，声門に閉鎖不全があ

り，同時に自汗・息切れ・カゼを引きやすい，舌質淡・舌苔白，脈虚弱などの症状がみられる。脾気虚を兼ねる場合は，さらに食が進まない・腹脹・ときに泥状便などの症状がみられる。
- 気血瘀滞・痰濁凝結：声のかすれがひどく，異物感がある。舌質暗滞あるいは瘀斑・舌苔膩。声帯は血色が悪く，小結節やポリープ，痰の付着などが見られることがある。

処方・手技

【基本穴】廉泉・天突・魚際・合谷
- 肺陰不足：基本穴に平補平瀉法を施す。肺兪・中府・三陰交を加えて補法を施し，諸穴に数分間持続的に行針を行い抜針する。腎陰不足を兼ねる場合は，腎兪・照海を加えて補法を施し，数分間持続的に行針を行い抜針する。
- 肺気虚：基本穴に平補平瀉法を施す。肺兪・太淵を加えて補法を施し，諸穴に20分間置針し，間欠的に行針を行う。脾気虚を兼ねる場合は，脾兪・足三里を加えて補法を施し，20分間置針し，間欠的に行針を行う。
- 気血瘀滞・痰濁凝結：基本穴に瀉法を施す。太衝・血海・膈兪・中脘・豊隆を加えて瀉法を施す。脾気虚を兼ねる場合は，脾兪・足三里を加えて補法を施し，諸穴に20分間置針し，間欠的に行針を行う。

処方解説

廉泉・天突は活絡祛邪・利咽消腫作用をもつ。すばやく抜針すれば，さらに清虚熱作用も発揮する。魚際・合谷はともに咽喉部に作用し，祛邪利咽開音作用を発揮する。すばやく抜針すれば，さらに清虚熱作用も発揮できる。肺兪に補法を施し，すばやく抜針すれば肺陰を補うことができ，長く置針すれば肺気を補益することができる。中府は肺陰を補益する作用をもつ。三陰交は健脾胃して陰津生化の源を強化し，間接的に肺陰を補益する。これは「補土生金」の法である。腎兪・照海は腎陰を補益する作用をもつ。太淵は肺気を補益する作用をもつ。脾兪・足三里は健脾益気作用をもつ。太衝は疏肝理気・活血行血作用をもつ。血海・膈兪は活血化瘀消滞作用をもつ。中脘・豊隆は和胃消滞・化痰降濁作用をもつ。

治療効果

本処方は本病症に対し，中薬を使用した場合よりも優れた治療効果をもっている。小結節やポリープが生じている症例以外は，一般に，1～数クールの治療で完治する。ただし，再発を繰り返すケースもある。再発の場合にも本処方は有効である。

症例

患者：許○○，男性，48歳。
初診：1983年9月14日
所見：1年前から，声のかすれや失声がたびたび起こっているが，1カ月前に，また発症した。中薬を数剤服用したが，効果は思わしくない。のどに乾燥・灼熱感・軽度の瘙痒感があり，そのほか，五心煩熱・乾咳・無痰・腰や膝がだるい・ときに大便乾燥・小便やや黄色，舌質紅・舌苔少，脈細やや数などの症状がみられる。口峡・咽頭後壁・声帯に発赤がみられる。証は肺腎陰虚に属している。
治療経過：上述した処方を5回使用したところ，声のかすれ，およびそのほかの諸症状はいくらか改善をみた。治療15回で，諸症状は明らかに軽減した。数日間治療を休み，さらに10数回治療を行ったところ，声の異常は改善され，諸症状は消失した。半年後に経過観察を行ったが，声のかすれや失声などの再発は起こっていなかった。

22 声帯結節

本病症は，声帯の両側に対称性の小突起が生じる喉頭部疾患であり，歌手結節・教師結節・声帯顆粒細胞腫・結節性喉炎などとも呼ばれる。

病因病機

- 不穏当な発声，大声を出しすぎたり，声を使いすぎたりすることにより気を傷つけ，肺気が不足する。すると血液の流れが悪くなり，声帯に滞る。
- 咽喉部の腫脹・疼痛などが長くなると，邪毒が滞留する。その鬱滞が気血瘀阻を形成する。
- 脾虚で運化機能が障害されると，痰湿が内生し声帯に凝集する。

弁証

　主症状は嗄声と失声である。多くの場合，声帯の前3分の1の領域に小結節が現れる。両側に対称性に現れるが，大きさが異なることもある。初期にはポリープ状を呈しており，色は赤く軟らかく，むくんでいる。罹患歴が長くなると，小結節はますます小さくなり粟粒状の円形突起となる。蒼白く半透明で表面は滑らかである。その基底部には少数の毛細血管がみられる。発声時には，両側の小結節が声帯の閉鎖を妨げる（その結果，嗄声や失声が生じる）。

- **多語傷気・瘀阻声帯あるいは邪毒久留・気血瘀阻**：両側の声帯は暗い色を呈し慢性的に充血している。舌質紫暗あるいは紫斑がある。
- **脾虚により痰湿凝集**：食が進まない・腹脹・泥状便・四肢がだるい・力が出ない，舌質淡あるいは舌辺歯痕・舌苔白滑膩，脈滑あるいは緩弱など。

処方・手技

【基本穴】廉泉・天突・魚際・合谷・血海・膈兪

　基本穴に瀉法を施す。20分間置針し，間欠的に行針を行う。

- **肺気虚証で息切れ・自汗・懶言〔話をするのがおっくう〕・力が出ない・カゼを引きやすい，舌質淡・舌苔白，脈弱などの症状がある**：基本穴に平補平瀉法を施し，肺兪・太淵を加えて補法を施し，20分間置針し，間欠的に行針を行う。
- **脾虚で痰湿凝集**：基本穴に平補平瀉法を施し，脾兪・足三里を加えて補法，豊隆を加えて瀉法，陰陵泉を加えて平補平瀉法を施し，諸穴に20分間置針し，間欠的に行針を行う。

　小結節に軽く針を刺し，血液あるいは体液を滲ませ，そののちに上記処方による治療を行うこともできる。

処方解説

　廉泉・天突は活絡消滞散結・祛邪利咽開音作用をもつ。魚際・合谷は声帯に作用し，活絡散結・利咽開音作用を発揮する。血海・膈兪は活血化瘀作用をもつ。肺兪・太淵は肺気を補益する作用をもつ。脾兪・足三里は健脾胃し運化を促進する作用をもつ。豊隆は和胃消滞・化痰降濁作用をもつ。陰陵泉は醒脾利湿作用をもつ。小結節に軽く針を刺し血液や体液を滲ませることにより，活絡消結作用を強化することができる。

治療効果

　本処方は本病症に対し，中薬を使用した場合よりも優れた治療効果をもっている。一般に，2～3クールの治療で完治することが多い。

症例

患者：趙○○，女性，41歳。
初診：1979年4月12日
所見：声のかすれと失声が始まって，すでに2カ月近くなる。中薬・西洋薬を服用したものの効果はあまりない。検査では，声帯の両側に粟粒大の小結節が1つずつ確認できる。色は蒼白で半透明。また，食が進まない・腹脹・薄い痰涎を吐く・ときに泥状便・四肢がだるく体が重い・胸脘痞悶などの症状もみられる。舌質淡で舌辺歯痕・舌苔白やや膩，脈滑など。
治療経過：上述した脾虚痰湿に対する処方を使用し，3日おいて毫針で小結節を軽く刺針した。1クールの治療を終えたのち，声のかすれや失声，さらにそのほかの諸症状もすべて軽減した。小結節も明らかに縮小した。数日間治療を休み，さらに10回治療を行った。その結果，小結節および諸症状はすべて消失し，声も完全にもとに戻った。

23　声帯麻痺

　声帯麻痺は，喉頭に分布する反回神経の機能失調に起因する声帯の運動障害である。原因疾患としては，核上性病変（迷走神経の脳神経核より上位の病変），核性病変，迷走神経の病変，そして反回神経の病変がある。核上性病変としては，脳出血や脳血栓・脳震盪・脳外傷などがあり，核性病変としては，脊髄空洞症・中毒性神経炎（例えばジフテリア菌に起因するもの）・重症筋無力症・出血および外傷などがあり，迷走神経の病変としては，中耳炎の合併症・外傷などがある。

病因病機

- 外傷・手術・薬物などが原因で，脈絡が傷つき気

鬱血滞となり，声帯の運動に障害が出る。
- 体質虚弱・衛外不固で，風邪が侵入して経絡を侵され経気が阻滞する。
- 肝火が痰熱と結合し，風が生じて上昇し脈絡に壅滞する。
- 痰濁邪毒が頸部・胸部などに集まり，気血の流れが悪くなり声門に障害が生じる。
- 肺腎陰虚あるいは気血不足により，脈絡が濡養を失う。

弁証

　発声の力が弱まり，声は太く低くなる。また疲れやすく持久力がなくなる。高い声を出したり歌うことは困難である。ほかに，声のかすれや空気が漏れているような声・呼気および吸気時の喘鳴・吸気性呼吸困難・嚥下困難・喉頭部の感覚麻痺などの症状もみられる。喉頭鏡検査では，一側あるいは両側の声帯の運動障害・吸気あるいは発声時の声門の偏り・声門の開合失調などがみられる。

- **外傷・手術などが原因の気鬱血滞**：必ず外傷などの病歴がある。舌質紫暗あるいは紫斑があるなどの症状がみられる。
- **風邪入絡**：一側に現れることが多く，同側の上下肢にも運動障害が現れることがある。悪寒・発熱・頭痛などの症状もみられる。風寒に偏るものは，比較的重い悪寒・口渇はない，舌質淡・舌苔薄白で潤，脈浮緊などの症状がみられる。風熱に偏るものは，重い発熱・軽い悪寒・口渇・のどの痛みがあり，舌苔薄白で潤いを欠くあるいは薄黄・舌辺尖紅，脈浮数などの症状がみられる。
- **肝火挟痰熱**：頭痛・めまい・口苦・のどの乾き・イライラする・怒りっぽい・胸脇煩悶・便秘・小便が赤い，舌質紅・舌苔黄膩，脈弦滑数などの症状がみられる。
- **痰濁邪毒**：頸部リンパ節結核・甲状腺腫などの腫瘤がみられる。喉頭鏡検査では，腫瘤と同側の声帯に運動障害が確認できる。舌質暗あるいは舌苔薄，脈細渋など。
- **肺腎陰虚**：乾咳・無痰あるいは少痰・頬の紅潮・潮熱・腰や膝がだるい，舌質紅・舌苔少・乏津，脈細数などの症状がみられる。
- **気血不足**：息切れ・力が出ない・顔色に艶がない・口唇や爪の色が淡い・動悸・不眠・食が進まない・腹脹・泥状便，舌質淡・舌苔白，脈弱無力など。

処方・手技

【基本穴】廉泉・天突・人迎（患側）・天容（患側）・瘂門・魚際・合谷

- **外傷・手術などが原因の気鬱血滞**：基本穴に太衝・血海・膈兪を加えて瀉法を施し，20分間置針し，間欠的に行針を行う。
- **風邪入絡してまだ表証がある**：基本穴に風池・大椎・外関を加えて瀉法を施す。風寒に起因するものは30分間置針し，間欠的に行針を行う。刺針後艾炷灸あるいは棒灸を加える。風熱に起因するものは数分間持続的に行針を行い抜針する。風邪入絡のうち，患部と同側の上下肢に運動障害があるものは，上下肢の腧穴に瀉法を施す。寒に偏るものは置針して灸を加え，熱に偏るものは数分間持続的に行針を行い抜針する。
- **肝火挟痰熱**：基本穴に太衝・中脘・豊隆を加えて瀉法を施し，数分間持続的に行針を行う。大敦・足竅陰・厲兌を加え，点刺して出血させる。便秘がある場合は，さらに上巨虚・支溝を加えて瀉法を施し，数分間持続的に行針を行い抜針する。
- **痰濁邪毒が阻滞して瘰癧などの圧迫がある**：基本穴に中脘・豊隆・血海・膈兪を加えて瀉法を施し，20分間置針し，間欠的に行針を行う。
- **肺腎陰虚**：基本穴に平補平瀉法を施す。肺兪・中府・三陰交・腎兪・照海を加えて補法を施し，諸穴に数分間持続的に行針を行い抜針する。
- **気血不足**：基本穴に平補平瀉法あるいは補法を施す。脾兪・足三里・三陰交・心兪を加えて補法を施し，諸穴に20分間置針し，間欠的に行針を行う。

処方解説

　廉泉・天突・人迎・天容・瘂門はすべて患部取穴であり，活絡祛邪作用をもつ。患部の気血を調え，声帯の運動機能を回復させることができる。魚際・合谷は声帯・咽喉に作用し，やはり活絡祛邪作用によって喉頭部の筋肉および声帯の運動機能を回復させる。太衝は疏肝理気作用をもち，また一定の活血作用も有する。血海・膈兪は活血化瘀消滞作用をもつ。風池・大椎・外関は祛風解表・疏散外邪作用をもつ。長く置針し灸を加えれば散寒することができ，すばやく抜針すれば清熱することができる。太衝・大敦・足竅陰は清瀉肝火・平肝熄風作用をもつ。中脘・豊隆に瀉法を施し，すばやく抜針すれば清化

痰熱作用を発揮し，長く置針すれば化痰降濁作用を発揮する。厲兌・上巨虚は胃火を清瀉する作用をもつ。上巨虚にはさらに通便作用がある。支溝は三焦の火熱を清瀉して通便する。肺兪・中府は肺陰を補益する作用をもつ。三陰交は肝腎の陰を補益し，かつ健脾して陰津生化の源を強化する。長く置針すれば，健脾胃して気血の生化を高める作用が強まる。脾兪・足三里は健脾胃して気血の生化を促す。心兪は心血を補益し，心神を安寧にさせる。

治療効果

本処方は本病症に対し，中薬・西洋薬を使用した場合よりも優れた治療効果をもっている。一般に，1〜数クールの治療で治癒する。

症例

患者：高〇〇，男性，69歳。
初診：1976年6月18日
所見：突然，声のかすれおよび失声が起こり，食事中にむせることが多くなった。頭のふらつき・耳鳴り・頬の紅潮・潮熱などもみられる。長期にわたって不眠に苦しんでおり，ほかに，口やのどの乾き・手掌や足底部の熱感・ときに乾咳・腰や膝がだるい・目の乾燥とかすみ，舌質紅・舌苔少・乏津，脈弦細数などの症状がみられる。喉頭鏡検査では，左側の声帯に運動障害が確認された。声門は斜めになり，同側の上下肢にも軽度の痺れが出ている。
治療経過：上述した肺腎陰虚に対する処方で4回治療を行ったところ，声のかすれや失声は軽減し，諸症状も好転した。20数回の治療後には，声帯の運動および発声は完全に回復し，諸症状もすべて消失した。

注釈

①声帯麻痺がほかの疾患の併発症として現れた場合は，上述の弁証論治を行うだけではなく，原発疾患の治療も同時に進行しなければならない。適切な腧穴を選択し，適切な治療方法を採用する必要がある。
②声帯麻痺の治療でも原発疾患の治療でも，必要に応じて中西両医学のほかの治療法を併用する必要がある。
③吸気性呼吸困難など喉頭閉塞の症状が現れている場合は，急性喉頭閉塞に対する治療法を加えて治療を進め，必要ならば気管切開を行い，気道を確保する。

24 ヒステリー性失声症

本病症は，ヒステリーが原因で言葉を発することができなくなるもので，ヒステリーではよくみられる症状の1つである。ただ，この症状のみが現れるケースもあり，それは突然失声症や急性喉頭炎の範疇に属している。女性に発症することが多い。

病因病機

●精神不振・懊悩・怒り・抑うつなどにより，肝気が鬱結し，のどに上逆する。
●突然，驚きや恐れなどの精神的刺激を受けたり，過度の悲しみで激しく心を揺さぶられるなどして，心主不明となり，気機が逆乱し，のどに影響する。
　身体が虚弱であったり，喉頭部にもともと慢性疾患があったり，過労で休息が十分とれていなかったり，月経期間であったり，食生活に問題があり栄養障害があったり，長期あるいは一時的に心身が不安定な状況にある場合，上述の条件が加わると，容易に本病症が引き起こされる。

弁証

上述した精神的に不安定な状態や精神的刺激を受けたのちに，突然声が出なくなる。朝，目が覚めると声が出なくなっている場合もある。また，発する声がきわめて弱く，ささやき声になる場合もある。たとえ力を込めて発声しようとしても，どうしてもささやき声になってしまい，大量の空気が声門から漏出してしまう。しかし，泣いたり笑ったり，咳をするときの音は正常となんら変わりはない。突然発症し，急に治ってしまうなどの既往歴もみられる。また，喉頭腔の異常感覚や知覚減退，さらに，そのほかの神経症の症状もみられる。

検査所見：発声時，喉頭隆起で振動を触知できない（正常では触知できる）。喉頭鏡で見ると，声帯の形や色に異常はないが，粘膜がやや蒼白になっている場合がある。呼吸時，声門の動きは正常

であるが，発声時には両側の声帯が呼気時の位置になり閉じず，長い三角形を呈する声門裂となる。ときには声帯に軽い振動がみられたり，やや中線に移動し，発声前に閉合することもあるが，発声しようとすると，突然外に開いてしまい，呼気音が生じる。声帯の活動がまったくみられない患者の場合，喉頭注射器で声帯に生理食塩水を数滴たらしてみる。すると，声帯は収縮を起こす。これにより声帯麻痺との鑑別が可能である。

- **肝気鬱結**：抑うつ・胸悶・嘆息・脇肋脹満あるいは疼痛などの症状がみられ，抑うつ・怒りなど不快な精神状態になると発症することが多い。舌質淡・舌苔薄白，脈弦。
- **情動の変化により発症**：感情が高ぶって発症した患者の場合，話をしたくても言葉が出ないことが多い。驚いたのちに発症した患者の場合，恐怖顔貌を呈している。悲しみから発症した患者の場合，いつまでも泣きわめいていたり，泣いたり笑ったりなど精神が安定しない。

処方・手技

【基本穴】廉泉・瘂門・通里・魚際・合谷

廉泉には補法，そのほかの腧穴には瀉法を施す。

- **肝気鬱結**：基本穴に太衝・陽陵泉を加えて瀉法を施し，諸穴に20分間置針し，間欠的に行針を行う。鬱から熱が生じ口苦・のどの乾き，舌質紅・舌苔黄，脈数などの症状が現れている場合は，数分間持続的に行針を行い抜針する。大敦・足竅陰を加え，点刺して出血させる。
- **情動の変化により発症**：基本穴に内関・安眠穴を加えて補法を施し，20分間置針し，間欠的に行針を行う。
- **身体虚弱で気血不足**：基本穴に足三里・三陰交を加えて補法を施し，20分間置針し，間欠的に行針を行う。

処方解説

廉泉・瘂門は活絡開音作用をもつ。手の少陰心経は咽喉をめぐる。そのため手の少陰心経の絡穴である通里を取穴すると，その作用が咽喉頭や声帯に及ぶ。また，本病症は心神との関係が深いため，通里の心神を調節する作用もおおいに期待できる。魚際・合谷は咽喉および声帯に作用し，活絡開音作用を発揮する。上述の諸穴は，すばやく抜針すれば清熱作用を発揮することができる。したがって，鬱から熱が生じた場合に効果的である。太衝・陽陵泉に瀉法を施し，長く置針すれば疏肝理気解鬱作用を発揮でき，すばやく抜針すれば肝胆の鬱熱を清瀉することができる。大敦・足竅陰は，おもに肝経の鬱火を清瀉するために用いる。内関は寧心安神作用をもち，さらに寛胸和胃作用などももっている。安眠穴は寧神定志鎮驚作用をもつ。足三里・三陰交は健脾胃し運化を促進する作用をもち，後天を補益することにより，気血生化の源を強化する。

治療効果

本処方は本病症に対し非常に優れた治療効果をもっている。一般に，治療後すぐに症状は軽減し，1～数回の治療で完治する。

症例

患者：周〇〇，女性，39歳。
初診：1977年8月14日
所見：ある日，家人と言い争いをした。その後，数日間は気分が落ち込んでいたが声に異常はなかった。ところが，子供があまりに泣くので怒鳴ったところ，突然声が出なくなった。胸脇部が塞がり，イライラする。舌質淡・舌苔白，脈弦有力。声帯の色つやは正常だが，収縮に力がなく閉鎖不全がみられる。
治療経過：上述した肝気鬱結に対する処方を使用した。行針10分後に胸脇部の塞がりが軽減し，いくらか発声もできるようになった。抜針後には，さらに声が出るようになった。翌日の治療後には，声帯の閉鎖不全や発声異常はすべて回復した。

注釈

本病症の治療においては，精神療法を併用し，針灸治療の有効性を患者に信じさせることも必要である。これは，本処方の治療効果を上げるために意義のあることである。

25 喉頭痙攣

本病症は，喉頭運動障害の1つであり，声門痙攣

と喉頭口の痙攣とがあり，両者が同時に現れることもある。神経症（ヒステリー）でみられることもあれば，ほかの機能性疾患でみられることもある。中枢神経性のものとしては，脊髄癆・運動失調・多発性硬化症・脊髄空洞症・ポリオ・てんかん発作・狂犬病などがある。末梢神経性のものとしては，頸部および縦隔リンパ節の腫大・動脈瘤・甲状腺腫・食道腫瘍・肺尖結核など（おもに反回神経が刺激を受ける）がある。局所の刺激によって引き起こされるものとしては，麻酔を使用しない喉頭部の手術や喉頭鏡検査，あるいは急性・亜急性喉頭炎，刺激性のガスの吸引，異物，喉頭部の潰瘍や結核，喉頭部の腫瘍，アレルギー性反応，腐食剤による刺激，口蓋垂の腫大，ワルダイエル咽頭輪の組織増生などがある。

病因病機

- 怒り・抑うつ・驚き・恐怖などの精神的な要因により，気機が逆乱し，喉部に攻め上がり，開合失調を引き起こす。
- 異物や刺激性のガスなどが喉頭部を刺激し，開合失調を引き起こす。
- 痰濁が壅滞し，あるいは気滞血瘀により，気血の運行が悪くなり，咽喉に影響する。
- 風寒・風熱の邪毒が侵襲し，咽喉に集まる。
- 邪熱が裏に入り，肺胃熱盛となり，咽喉を灼傷する。

弁証

突然，発症し，息苦しさや呼吸困難などがあり，吸気性喘鳴がみられる。努力して息を吸おうとすると声帯が振動し，はっきりした喘鳴が生じる。しかし，呼気は通っており，痙攣発作時でも声門は開いている。比較的重度の酸欠状態になり，いわゆる喉暈厥〔喉頭性失神〕を起こす場合もある。本病症は反復し，その期間は一定しない。

声門痙攣の場合，吸気時に両側の声帯がしっかりと閉じ，両側声帯の外転性麻痺に類似している。しかし，患者にできるだけ発声を続けるようにいうと，空気が足りなくなると深呼吸をし，そのときには声門が開くのが確認できる。これによって，声帯麻痺との鑑別が可能である。

喉頭腔全体に痙攣がある場合，声門がしっかり閉じられているだけでなく，披裂軟骨も内に寄り，声帯も固く閉じている。ときには喉頭口が緊張して声帯まで見えない場合もある。

- 情動変化による気機逆乱：精神抑うつや，そのほか精神的刺激を受けた経緯がある。成人に発症することが多く，特に女性に多い。発症時間は短く，発症後すぐに呼吸は正常に戻る。発症は反復することが多い。しばしば，のどに梗塞感を覚え，胸脇脹悶や疼痛，頻発するげっぷがみられ，ビクビクしている患者も多い。舌苔薄白，脈はおもに弦。
- 痰濁壅滞あるいは気滞血瘀：頸部などに腫塊がみられる。痰濁が盛んなものは，胸脘痞悶，舌苔白膩などの症状を伴う。痰濁が化熱したものは，舌質紅・舌苔黄，脈数などが現れる。気滞血瘀があるものは，舌質紫暗あるいは紫斑がある，脈弦あるいは渋などの症状を伴う。
- 風邪侵襲：悪寒・発熱・頭痛などがみられる。風寒に偏るものは，重い悪寒と軽い発熱がみられる。舌苔薄白で潤，脈浮緊。風熱に偏るものは，重い発熱と軽い悪寒がみられる。舌苔薄白で潤いに欠ける，あるいは薄黄，脈浮数。
- 風寒化熱あるいは風熱邪毒入裏・肺胃熱盛：黄痰の喀出・口渇して冷たい飲みものを欲する・便秘・小便が赤い，舌質紅・舌苔黄，脈洪数あるいは滑数。邪熱が激しい場合には，咽喉頭の発赤・腫脹・疼痛，あるいは膿瘍・灼熱感などの症状がみられる。

処方・手技

【基本穴】廉泉・天突・瘂門・魚際・合谷に瀉法。

- 気機逆乱：基本穴に太衝・陽陵泉・内関を加えて瀉法を施し，痙攣が寛解するまで持続的に行針を行う。
- 痰濁壅滞：基本穴に中脘・豊隆を加えて瀉法を施し，痙攣が寛解するまで諸穴に持続的に行針を行う。痰濁化熱の場合も，中脘・豊隆を加え，数分間持続的に行針を行い抜針する。基本穴は痙攣が寛解するまで行針を行う。さらに，上巨虚を加えて瀉法を施し，数分間持続的に行針を行い抜針する。厲兌を加え，点刺して出血させる。
- 気滞血瘀：基本穴に太衝・血海・膈兪を加えて瀉法を施し，痙攣が寛解するまで諸穴に持続的に行針を行う。
- 風邪侵襲：基本穴に風池・大椎・外関を加えて瀉法を施す。風寒に偏るものは，痙攣が寛解するまで諸穴に持続的に行針を行う。艾炷灸あるいは棒

灸を加えてもよい。風熱に偏るものは，追加した腧穴に数分間持続的に行針を行い抜針する。さらに少商・商陽を加え，点刺して出血させる。廉泉などの基本穴はやはり痙攣が寛解するまで持続的に行針を行う。
- ●邪熱入裏・肺胃熱盛：基本穴に肺兪・尺沢・上巨虚・内庭を加えて瀉法を施し，数分間持続的に行針を行い抜針する。少商・商陽・厲兌・金津穴・玉液穴を加え，点刺して出血させる。廉泉などの基本穴は痙攣が寛解するまで持続的に行針を行う。あるいは抜針後に，両手で廉泉から膻中まで皮膚をつまむような刺激を与えてもよい。痙攣発作が完全に消失するまで続ける。

処方解説

廉泉・天突・痙門は活絡祛邪・疏調気機・通利咽喉作用をもつ。魚際・合谷は咽喉に作用し，活絡祛邪・通利咽喉作用を発揮する。太衝・陽陵泉は疏肝理気解鬱作用をもち，肝気の上逆を抑える。内関は寛胸理気・和胃降逆作用をもつ。中脘・豊隆に瀉法を施し，長く置針すれば和胃消滞・化痰降濁でき，すばやく抜針すれば清熱効果も期待できる。上巨虚・厲兌は胃火を清瀉し，熱痰を清化する作用を増強できる。上巨虚はさらに通便して邪熱を下方から排出する。血海・膈兪は活血化瘀消滞作用をもつ。風池・大椎・外関は，長く置針し灸を加えれば疏風散寒解表でき，すばやく抜針すれば疏風清熱解表できる。少商・商陽は清熱瀉火・通利咽喉作用をもち，少商は肺の邪熱を，商陽は陽明経の邪熱を清瀉する。肺兪・尺沢は清瀉肺熱作用をもつ。内庭は胃火を清瀉する作用をもつ。金津穴・玉液穴は清熱生津作用をもち，咽喉を通利することもできる。廉泉から膻中までの皮膚をつまむ刺激療法は，気機を疏調し，咽喉を通利する働きを強め，痙攣を消退させる作用がある。

治療効果

本処方は本病症に対し非常に優れた治療効果をもっている。一般に，10分前後の行針により痙攣はすぐに治まってしまう。1日1回の治療をしばらく続ければ，喉頭痙攣の発症を抑えることができる。なかには1回の治療で痙攣が止み，その後再発しないケースもある。

症例

患者：鄭○○，女性，49歳。
初診：1976年4月3日
所見：日頃からペンキやアスファルトの匂いが苦手で，30分前，ペンキの匂いを嗅いですぐにのどの奥の方に違和感を覚えた。10分後，まず息苦しさを覚え，つづいて吸気性喘鳴・呼吸困難が起こった。吸気性喘鳴は2～4分間続き，2～3分間の寛解期を経て，再び発作が始まるという状態であった。喉頭鏡検査では，両側の披裂軟骨が内側に寄り，声帯が固く閉ざされていることが確認できた。舌質正常・舌苔薄白，脈弦やや数。最近，気分が落ち込むことが多く，ときおり脇肋脹悶やげっぷなどが起こっていた。
治療経過：上述した気機逆乱証に対する処方を使用したところ，10分前後の行針で，喘鳴はすぐに治まり，披裂軟骨と声帯は正常の位置および状態に戻った。その後，再発はしていない。

注釈

①異物が喉頭に入り込んだ場合は，まず異物を取り出さなければならない。異物を取り出したのちに，本処方を用いて喉頭痙攣の治療を行う。
②ある種の原因によって生じた痙攣，例えば腫瘍や脊髄の病変などがある場合，弁証論治にもとづいた本処方を用いると同時に，必要に応じて中西両医学のほかの治療を併用し，原発疾患の治療も並行して進めていくべきである。
③中枢性痙攣で，本処方やほかの治療法でも効果が現れない場合は，必要に応じて気管切開術なども取り入れる必要がある。

26 喉頭感覚減退・喉頭感覚欠失

喉頭感覚減退とは喉頭の感覚の麻痺や鈍麻であり，喉頭感覚欠失とは喉頭の感覚の完全な消失である。前者の多くは機能性の病変が原因であり，後者の多くは器質性の病変が原因である。しばしば，脊髄性運動失調症・多発性硬化症・脊髄空洞症・延髄

の急性灰白髄炎・脳出血・ワレンベルグ症候群・多発性神経炎・鉛中毒・外傷・ある種の伝染病の後遺症・神経症・ヒステリー・てんかん発作の前兆・球麻痺および仮性球麻痺などの疾患でみられる。

病因病機

- 風邪が喉部の脈絡に侵入し，経気の流れを阻害する。
- 肝気鬱結して，気が喉に上逆する。
- 気鬱化火生風して上逆し，咽喉を灼傷して，脈絡不和が生じる。
- 肝火が痰熱とともに上逆し，咽喉を塞ぐ。
- 痰濁の凝滞。
- 気血の瘀阻。
- 陰虚陽亢生風。
- 気血が不足して，脈絡が濡養を失う。
- 上記の肝気鬱結から気血不足までの病因病機にさらに風邪の侵襲が加わる。

弁証

本病症では，飲食物や唾液が気管に入りやすく，患者はむせたり咳き込むことが多く，食事に困難を生じる。喉頭鏡検査でその形態に異常をみることはまれであるが，ゾンデを用いて喉頭部の粘膜を触診すると，一側や両側，あるいは局所的に知覚鈍麻や消失を確認することができる。また，そのほかの中枢神経病変や他疾患の症状・徴候・病歴を有している場合もある。

- **風邪入絡**：悪寒・発熱・頭痛などの症状を伴う。風寒に偏るものは，重い悪寒・軽い発熱・口渇はない，舌質淡・舌苔薄白で潤，脈浮緊などの症状がみられる。風熱に偏るものは，重い発熱・軽い悪寒・ときに咽喉の腫脹と疼痛，舌苔薄白・乏津あるいは薄黄，脈浮数などの症状がみられる。
- **肝気鬱結上逆**：精神抑うつ・胸脇脹満あるいは疼痛・ときに頻発するげっぷ・怒りっぽい，舌苔白，脈弦などの症状がみられる。気鬱化火生風した場合は，イライラする・怒りっぽい・頭痛・頭のふらつき・口苦・のどの乾き，舌質紅・舌苔黄，脈弦数などの症状を伴う。肝火が痰熱とともに上逆した場合は，さらに胸脘煩悶・黄痰の喀出，舌苔黄膩などの症状がみられ，脈は滑を含んでいることが多い。
- **痰濁凝滞・気滞血瘀**：頸部あるいはその近接部に腫塊・甲状腺腫がみられる。そのほか，痰濁凝滞では舌苔多白膩がみられ，気血瘀阻では刺痛，舌質紫暗あるいは紫斑がある，脈弦あるいは渋などの症状がみられる。
- **陰虚陽亢生風**：頬の紅潮・潮熱・頭痛・めまい・腰や膝がだるい・口やのどの乾き，舌質紅・舌苔少・乏津，脈弦細数などの症状がみられる。気血不足の場合は，顔色あるいは口唇や爪の色に艶がない・動悸・めまい・息切れ・力が出ない・精神疲労・懶言〔話をするのがおっくう〕，舌質淡・舌苔白，脈細弱などの症状がみられる。風邪の侵襲を兼ねる場合は，さらに悪寒・発熱・頭痛などの症状が加わる。

処方・手技

【基本穴】廉泉・天突・瘂門・魚際・合谷

- **風邪入絡**：基本穴に風池・大椎・外関を加えて瀉法を施す。風寒の場合，30分間置針し，間欠的に行針を行う。刺針後，艾炷灸か棒灸を加える。風熱の場合，諸穴に数分間持続的に行針を行い抜針する。あるいは少商・商陽を点刺して出血させる。
- **肝気鬱結上逆**：基本穴に太衝・陽陵泉を加えて瀉法を施し，20分間置針し，間欠的に行針を行う。気鬱化火生風した場合は，諸穴に数分間持続的に行針を行い抜針する。また大敦を加え，点刺して出血させる。肝火が痰熱とともに上逆した場合は，さらに中脘・豊隆・上巨虚を加えて瀉法を施し，数分間持続的に行針を行い抜針する。また，厲兌を加え，点刺して出血させる。
- **痰濁凝滞**：基本穴に瀉法を施し，中脘・豊隆を加えて瀉法，脾兪を加えて補法を施し，20分間置針し，間欠的に行針を行う。
- **気滞血瘀**：基本穴に太衝・血海・膈兪を加えて瀉法を施し，20分間置針し，間欠的に行針を行う。
- **陰虚陽亢生風**：基本穴に平補平瀉法を施し，三陰交・腎兪・照海を加えて補法，太衝を加えて平補平瀉法を施す。諸穴に数分間持続的に行針を行い抜針する。
- **気血不足**：基本穴に平補平瀉法あるいは補法を施し，脾兪・足三里・三陰交・膈兪を加えて補法を施し，20分間置針し，間欠的に行針を行う。風邪の侵襲が加わった場合は，「風邪入絡」に対する処方を加える。

処方解説

廉泉・天突・瘂門には祛邪活絡作用がある。患部

の気血の流れを調え感覚の回復を促進させる。魚際・合谷もまた患部に作用し，祛邪活絡などの作用を発揮する。風池・大椎・外関の瀉法・置針および灸治療には疏風散寒解表作用があり，すばやく抜針すれば，疏風清熱解表作用も発揮できる。少商は手の太陰肺経の邪熱を，商陽は手の陽明大腸経の邪熱を清瀉し，咽喉の気の流れを通暢させることができる。太衝と陽陵泉の瀉法・置針は疏肝理気作用があり，肝気の上逆を抑える。すばやく抜針すれば清瀉肝熱作用を発揮し，平補平瀉法を施しすばやく抜針すれば平肝潜陽作用を発揮できる。大敦には肝経の鬱火を清瀉する働きがある。中脘・豊隆に瀉法を施しすばやく抜針すれば，清熱化痰作用を発揮する。長く置針すれば，和胃消滞・化痰降濁作用を発揮する。上巨虚には清胃火・通大便作用があり，痰熱の消除を助ける。脾兪には健脾胃し運化を促進する作用がある。血海には活血化瘀消滞作用がある。膈兪は瀉法を施し長く置針すれば活血化瘀消滞作用を発揮し，補法を施せば補血養血作用を発揮する。三陰交に補法を施しすばやく抜針すれば，肝腎の陰を補益し，かつ健脾して陰津生化の源を強化することができる。長く置針すれば，肝腎の精血を補益しかつ健脾胃作用を発揮できる。腎兪・照海は腎陰を補益する。足三里にも健脾胃により生化気血の源を強化する働きがある。

治療効果

本処方は本病症に対し中薬・西洋薬を服用した場合よりもはるかに優れた治療効果をもっている。一般に，1～数クールの治療で治癒する。

症例

患者：呉〇〇，女性，62歳。
初診：1976年6月28日
所見：ある日，突然，嚥下困難が起こった。食べものを口に入れると，すぐにむせてしまう。中西両医学の薬物療法を試みたが好転しなかった。ここ数年，頭痛・頭のふらつき・耳鳴り・目のくらみ・頬の紅潮・潮熱・腰や膝がだるい・不眠・多夢などの症状が現れている。最近，諸症状が悪化し，さらに右側の手足に痺れを感じるようになった。ゾンデにより喉頭部の粘膜を触診したところ，右側に知覚鈍麻がみられ，指で触れても感覚がはっきりしない。血圧は210／130mmHg，舌質紅・舌苔少・乏津，脈弦細で数。

治療経過：上述した陰虚陽亢生風証に対する処方を使用したところ，頭痛と頭のふらつきはすぐに軽減した。3回目の治療後には，食べものを飲み込もうとするときに起こるむせや，そのほかの諸症状も大幅に軽減した。10数回の治療後には，嚥下も正常にできるようになり，食事中にむせることもなくなった。喉頭部粘膜の触診でも感覚異常はみられず，諸症状はすべて消失した。血圧は145／95mmHg。1カ月後に経過観察を行ったが，再発はみられなかった。

注釈

①多発性硬化症・延髄の急性灰白髄炎・鉛中毒などを原因とする比較的重症のケースでは，本項の針灸治療を用いるとともに，原因疾患の治療にも配慮して，必要に応じて中西両医学のほかの治療法も併用すべきである。

②中枢神経系の疾患を原因とするものでは，治療期間は長めにみておく必要がある。すぐに効果が現れないからといって，性急に針灸治療は不適応だと判断してはならない。

③吸引性肺炎や肺嚢胞を合併しているものでも，針治療は1つの治療法として選択が可能である。ただ，できるだけ中西両医学のほかの治療法を併用すべきである。

27 喉頭感覚過敏・喉頭感覚異常

喉頭感覚過敏とは，喉頭部粘膜の感覚が過敏になる病症であり，一般的な刺激に対しても激しい反応を起こす。例えば，ごく普通の食事をしていても，のどへの刺激でむせ返り，唾液ほどの刺激でも，咽喉頭部に接触するやいなや，むせ込んでしまう。ひどい場合には喉頭痙攣を起こすこともある。喉頭感覚異常とは咽喉頭部周辺に生じる瘙痒感・灼熱感・刺痛などの異常感覚を指す。

これらの病症は，急・慢性咽喉頭炎（特に長期にわたる喫煙や飲酒習慣，過度の発声による慢性喉頭炎など），局所あるいは近接部の腫瘍などの病変・神

経衰弱・ヒステリー・癌恐怖症などの患者でみられる。

病因病機

- 風寒あるいは風熱の邪が咽喉を侵襲する。
- 邪熱が裏に入り，肺胃の蘊熱が上逆して，咽喉を灼傷する。
- 肝気鬱結して，気が咽喉に上逆する。
- 気鬱化火して上逆し，咽喉を灼傷する。
- 肝火が痰熱とともに上逆し，咽喉を塞ぐ。
- 憂思鬱結し，脾が健運を失い痰濁内生し，痰と気とが交わり咽喉を塞ぐ。
- 気滞血瘀あるいは痰濁凝滞が加わり，痰と瘀とが互いに結びつき，腫瘍などを形成し，咽喉の脈絡を阻滞させ，気血の流れが不調になる。
- 陰虚火旺で，上逆して咽喉を灼傷する。

弁証

本病症では，咽喉頭への刺激により，むせ込んだり，ひどい場合には喉頭痙攣が現れる。また，のどの不快感・瘙痒感・刺痛・灼熱感・乾燥，あるいは異物が詰まっている感覚やそのほかさまざまな異常感覚がみられる。検査では，一般的な炎症症状がみつかることもあれば，異常は発見されない場合もある。また，耳・鼻・口腔および頸部などに病変が確認されることもあれば，精神神経症状以外の症状がまったくみられない場合もある。

- 風邪侵襲：悪寒・発熱・頭痛などの症状がみられる。風寒に偏るものは，重い悪寒と軽い発熱，舌質淡・舌苔薄白で潤，脈浮緊などの症状がみられる。風熱に偏るものは，重い発熱と軽い悪寒・咽喉の発赤と腫脹，舌辺尖紅・舌苔薄白・乏津あるいは薄黄，脈浮数などの症状がみられる。
- 邪熱入裏・肺胃熱盛か肺胃にもともと熱があったもの：乾咳・無痰あるいは咳をして黄痰を喀出する・呼気が熱を帯びる・口渇して水を飲みたがる・便秘・小便が赤い，舌質紅・舌苔黄，脈洪数あるいは滑数などの症状がみられる。
- 肝気上逆：精神抑うつ・胸脇脹悶あるいは疼痛・ときに頻発するげっぷ，舌苔白，脈弦などの症状がみられる。気鬱化火すれば，頭のふらつき・頭痛・耳鳴り・目のくらみ・イライラする・怒りっぽい・不眠・多夢・口苦・のどの乾き・便秘・小便が赤い，舌質紅・舌苔黄，脈弦数などの症状が現れる。肝火に痰熱が交われば，胸脇煩悶・乾嘔・黄痰の喀出，舌苔黄膩，脈滑などの症状が現れる。痰と気とが交われば，肝気鬱結の症状以外に，悪心・嘔吐・薄く白い痰の喀出・胸脘痞満，舌苔白膩，脈弦滑などの症状が現れる。気滞血瘀すれば，肝気鬱結の症状以外に，腫塊，舌質紫暗あるいは紫斑がある，脈弦あるいは渋などの症状が現れる。痰濁凝滞を兼ねれば，膩苔など痰濁の症状もあわせてみられる。
- 陰虚火旺：頬の紅潮・潮熱・ときに乾咳・腰や膝がだるい・不眠・多夢，舌質紅・舌苔少・乏津，脈細数あるいは弦細数などの症状がみられる。

処方・手技

【基本穴】廉泉・天突・魚際・合谷
諸穴に瀉法を施す。

- 風邪侵襲：基本穴に風池・大椎・外関を加えて瀉法を施す。風寒に偏るものは，諸穴に30分間置針し，間欠的に行針を行う。刺針後，艾炷灸か棒灸を加える。風熱に偏るものは，諸穴に数分間持続的に行針を行い抜針する。少商・商陽を加え，点刺して出血させる。
- 邪熱入裏・肺胃熱盛か肺胃にもともと熱があったもの：基本穴に尺沢・上巨虚・内庭を加えて瀉法を施し，数分間持続的に行針を行い抜針する。少商・商陽・厲兌を加え，点刺して出血させる。
- 肝気上逆：基本穴に太衝・陽陵泉を加えて瀉法を施し，20分間置針し，間欠的に行針を行う。気鬱化火したものには，諸穴に数分間持続的に行針を行い抜針する。さらに大敦・足竅陰を加え，点刺して出血させる。肝火に痰熱が交わったものには，中脘・豊隆を加えて瀉法を施し，数分間持続的に行針を行い抜針する。さらに厲兌を加え，点刺して出血させる。便秘がみられる場合には，支溝・上巨虚を加えて瀉法を施し，数分間持続的に行針を行い抜針する。痰と気とが交わったものには，肝気上逆証に対する選穴以外に，中脘・豊隆を加えて瀉法を施し，20分間置針し，間欠的に行針を行う。気滞血瘀がみられるものには，肝気上逆証に対する選穴以外に，血海・膈兪を加えて瀉法を施し，20分間置針し，間欠的に行針を行う。痰濁凝滞を兼ねるものには，さらに中脘・豊隆を加えて瀉法を施し，20分間置針し，間欠的に行針を行う。
- 陰虚火旺：基本穴に三陰交・腎兪・照海を加え

て補法を施し，諸穴に数分間持続的に行針を行い抜針する。肺陰虚証の場合，さらに肺兪を加えて補法を施し，数分間持続的に行針を行い抜針する。心陰虚証の場合，さらに心兪を加えて補法を施し，数分間持続的に行針を行い抜針する。

処方解説

廉泉・天突には祛邪活絡消滞作用がある。魚際・合谷は喉に作用し，活絡祛邪作用を発揮する。すばやく抜針すれば，清熱作用を働かせることができ，合谷はさらに祛風解表作用をもつ。風池・大椎・外関に瀉法を施し長く置針して灸を加えれば，風寒表邪を疏散させることができる。すばやく抜針すれば，清熱解表することができる。少商は肺経の邪熱を清瀉し，咽喉の気の流れを通暢させる。商陽は陽明経の邪熱を清瀉し，咽喉の気の流れを通暢させる。尺沢もまた肺熱を清瀉する働きをもつ。上巨虚・内庭・厲兌は胃火を清瀉し，上巨虚はさらに大便を通瀉して邪熱を下方より排除する。太衝・陽陵泉に瀉法を施し長く置針すれば，疏肝理気して肝気の上逆を抑制することができる。すばやく抜針すれば，さらに肝火を清瀉することができる。大敦・足竅陰には肝火を清瀉する働きがある。中脘・豊隆に瀉法を施しすばやく抜針すれば，痰火を清化することができ，長く置針すれば，和胃消滞・化痰降濁作用を働かせることができる。支溝は三焦の邪熱を清瀉し，三焦の気機を疏調して通便させることができる。血海・膈兪には活血化瘀作用がある。三陰交は肝腎の陰を補益し，健脾して陰津生化の源を強化することができる。腎兪・照海は腎陰を補益する。肺兪は肺陰を補益する。心兪は心陰を補益し，心神を安寧にさせる。

治療効果

本処方は本病症に対し優れた治療効果をもっている。一般に，治療後すぐに症状は軽減し，ほぼ1クールの治療で完治に至ることが多い。しかし，一部の患者では反復して発症することもある。そのような患者に対しても，再発時に本処方は効果がある。

症例

患者：王○○，女性，39歳。
初診：1977年9月14日
所見：5，6日前から，むせて咳き込むことが多くなった。食事中のちょっとした不注意で，あるいは唾液を飲み込もうとしただけで，ひどくむせ込んでしまうことがある。何か作業をしているときにはあまり起こらないが，のどに意識が集中していると容易に発症してしまう。ほかの症状としては，薄く白い痰を吐く・胸脇痞悶・頻繁にげっぷが出る・精神抑うつ・怒りっぽい，舌質淡・舌苔白膩，脈弦やや滑などがある。咽喉頭部の検査では，特に異常はみつかっていない。
治療経過：上述した痰気鬱結（痰と気とが交わった）証に対する処方を使用したところ，1回の治療で諸症状は大幅に改善され，3回の治療で，むせて咳き込むという主症状や，そのほかの症状がすべて消失した。

注釈

腫瘍が原因のものでは，必要に応じて中西両医学のほかの治療法を併用すべきである。

第5節 口腔科病症

1 歯痛

歯痛は，口腔疾患でよくみられる症状の1つであり，さまざまな歯科疾患やそのほかの疾患において発症するものである。西洋医学の急性歯髄炎・歯周炎・急性根尖性歯周炎・象牙質知覚過敏などで現れることが多い。

病因病機

- 風熱の邪が陽明の絡を侵し，歯肉や歯牙を灼傷する。
- 風寒の邪が侵入し，経気が阻滞する。
- 辛いものや味の濃いものを好んで食べたために，胃火が盛んとなり，上逆して歯の脈絡を灼傷する。
- 加齢あるいは久病などにより，腎陰が消耗し，虚火が上炎する。
- 精神抑うつして，気滞血瘀となり，脈絡が阻滞する。

弁証

- **風熱**：歯痛は，突発的に激しくなる・風にあたったり温めたりすると増悪する・冷やすと軽減する。歯肉の発赤と腫脹・頬の腫脹と熱感・発熱・悪寒・頭痛・口渇，舌質紅・舌苔薄白で潤いを欠くあるいは薄黄，脈浮数などの症状がみられる。
- **風寒**：風にあたったり冷やしたりすると歯痛は激しくなる・温めると軽減する・歯肉に発赤や腫脹はみられない・軽い発熱・重い悪寒・口渇はない，舌質淡・舌苔薄白で潤，脈浮緊などの症状がみられる。
- **胃火**：激烈な疼痛・歯肉の発赤と腫脹は高度で悪化すれば潰瘍を生じることもある・頬の腫脹と灼熱痛・頭痛・口渇して冷たいものを飲みたがる・呼気が熱く口臭がある・便秘・小便黄赤色，舌質紅・舌苔黄で乾，脈洪数などの症状がみられる。
- **虚火**：シクシクとした痛みがある・歯肉の発赤と腫脹は軽度あるいは発赤と腫脹はなく萎縮する場合もある・歯がぐらつく・物をしっかり嚙めない・食後や午後に痛みが増す・頬の紅潮・潮熱・頭のふらつき・耳鳴り・腰や膝がだるい・口やのどの乾燥，舌質紅・舌苔少乏津，脈細数などの症状がみられる。
- **瘀血**：錐で刺されるような痛みがある・昼軽く夜重い・歯肉は紫黒色で内出血がみられることもあり触ると痛みが増す，舌質紫暗あるいは瘀斑がある，脈沈渋などの症状がみられる。
- **気滞**：突発性の疼痛・頻発するげっぷ・胸脇脹悶あるいは脹痛・精神抑うつ・悩んだり怒ったりしたときに痛みが増す，舌苔薄白，脈は弦象が多い。

処方・手技

【基本穴】頰車・地倉・合谷

- **風熱および風寒**：基本穴に風池・大椎・外関を加えて瀉法を施す。風熱の場合は，数分間持続的に行針を行い抜針する。さらに商陽を加え，点刺して出血させる。風寒の場合は，諸穴に30分間置針し，間欠的に行針を行い，抜針後に艾炷灸あるいは棒灸を加える。
- **胃火**：基本穴に上巨虚・内庭を加えて瀉法を施し，数分間持続的に行針を行い抜針する。商陽・厲兌を加え，点刺して出血させる。
- **虚火**：基本穴に平補平瀉法を施す。三陰交・腎兪・太渓を加えて補法を施し，諸穴に数分間持続的に行針を行い抜針する。
- **気滞血瘀**：基本穴に太衝・血海・膈兪を加えて瀉法を施し，20分間置針し，間欠的に行針を行う。刺針中どうしても疼痛が緩和しない場合は，頬車・地倉に持続的に行針を行い，さらに牙痛穴を加えて瀉法を施し，持続的に行針を行う。行針は，疼痛が消失あるいは軽減するまで続ける。

処方解説

頰車・地倉は患部取穴であり，活絡祛邪・消腫止痛作用をもち，すばやく抜針すれば清熱瀉火できる。「面口は合谷が収む」（『四総穴歌』）といわれ，陽明経は歯肉に進入する。そのため，手の陽明経の原穴である合谷は当該部位に作用し，活絡祛邪止痛作用

を発揮して,歯痛を治療できる。合谷に瀉法を施し,長く置針し灸を加えれば疏風散寒解表でき,すばやく抜針すれば祛風清熱解表できる。風池・大椎・外関に瀉法を施し,長く置針し灸を加えれば疏風散寒解表でき,すばやく抜針すれば疏風清熱解表できる。商陽は陽明経の邪熱を清瀉できる。上巨虚・内庭・厲兌は胃火を清瀉でき,上巨虚はさらに大便を通瀉して邪熱を下方より排出する。三陰交は肝腎の陰を補益し,健脾して陰津生化の源を強化することができる。腎兪・太渓は腎陰を補益する。太衝は疏肝理気作用をもち,さらに活血作用ももつ。血海・膈兪は活血化瘀消滞作用をもつ。牙痛穴は経験穴であり,持続的に行針を行えば,歯痛を寛解させることができる。

治療効果

本処方は,本病症に対し非常に優れた治療効果をもっている。一般に,行針後すぐに疼痛は消失あるいは軽減する。抜針後,しばらく経つと痛みが再発する患者もいるが,その痛みは以前に比べ軽くなっていることが多い。実証では3回前後の治療で治癒し,虚火が原因のものでは1～2クールの治療で治癒する。

症例

患者:劉○○,男性,31歳。
初診:1984年6月12日
所見:歯痛が生じて,すでに2日が経つ。中薬を服用したが効果はない。疼痛は激烈であるが,冷水で口をすすぐと2分前後痛みが軽くなる。口臭・口渇・大便乾結・小便黄赤色などの症状もみられる。左上歯の歯肉の発赤・腫脹が激しく,左の頬も腫れ,触ると熱い。舌質紅・舌苔黄燥,脈洪数有力。
治療経過:上述した胃火に対する処方を使用したところ,痛みはたちどころに軽くなった。翌日は便通も改善され,発赤・腫脹などの症状も軽減した。1日2回の治療を4回行ったところ,発赤・腫脹・疼痛などの諸症状はすべて完全に消失し治癒した。

2 齲歯歯痛

歯が齲蝕されると,徐々に齲窩が形成され,歯痛が引き起こされる。これを齲歯歯痛という。本病症は牙歯虫・牙虫・歯虫・爛牙痛などとも呼ばれる。

病因病機

●日頃,口腔の衛生に注意せず歯を汚れたままにしておくと,齲蝕が始まる。さらに美食により胃に熱が蓄積すると,邪熱と汚濁が相合わさり,歯牙を蝕み,脈絡を損傷する。また,風熱を感受することにより発症することもある。邪熱が長く留まると陰が傷つけられ,陰虚火旺証に発展する。

弁証

歯が齲蝕され齲窩が形成される。齲窩が深くなるにつれ,痛みが生じる。疼痛は冷やしたり温めたり,あるいは酸っぱいものや甘いものを食べたのちに激しくなる。食べもののかすが齲窩に入り込んでも痛みが生じる。

●**実熱**:歯肉の激しい疼痛と腫脹と発赤・口渇して水を飲みたがる・口臭,ときに膿の漏出・便秘・小便が赤い,舌質紅・舌苔黄,脈滑数あるいは洪数などの症状がみられる。風熱表証を兼ねる場合は,発熱・悪寒などの症状を伴う。
●**陰虚火旺**:歯肉の発赤と腫脹はそれほど激しくないが萎縮がみられる・痛みは昼間は軽く夜間は激しい・歯のぐらつき・潮熱・盗汗・不眠・腰や膝がだるい,舌質紅・舌苔少乏津,脈細数あるいは弦細数などの症状がみられる。

処方・手技

【基本穴】頬車(患側)・地倉(患側)・合谷
諸穴に瀉法を施す。
●**実熱**:基本穴に上巨虚・血海・内庭を加えて瀉法を施し,数分間持続的に行針を行い抜針する。商陽・厲兌を加え,点刺して出血させる。風熱表証を兼ねる場合は,さらに風池・大椎・外関を加えて瀉法を施し,数分間持続的に行針を行い抜針する。
●**陰虚火旺**:基本穴に三陰交・腎兪・太渓を加えて補法を施し,諸穴に数分間持続的に行針を行い抜

針する。

疼痛が強くなかなか痛みが治まらない場合は，頬車・地倉に対し持続的に行針を行い，さらに牙痛穴を加えて瀉法を施し，痛みが和らぐまで持続的に行針を行う。

処方解説

頬車・地倉は清熱祛邪・活絡止痛作用をもつ。手足の陽明経は歯肉に進入する。そのため手の陽明経の原穴である合谷は当該部位に作用し，清熱活絡止痛作用を発揮する。合谷はさらに祛風解表作用ももつ。上巨虚・内庭・厲兌は胃火を清瀉し，上巨虚はさらに通便して邪熱を下方より排出する。血海は脾胃の湿熱を清利し，さらに涼血解毒化瘀作用ももつ。商陽は手の陽明大腸経の邪熱を清瀉する。風池・大椎・外関は疏風清熱解表作用をもつ。三陰交は肝腎の陰を補益し，健脾して陰津生化の源を強化する。腎兪・太渓は腎陰を補益する。牙痛穴は歯痛治療の経験穴であり，活絡止痛作用をもつ。

治療効果

本処方は本病症に対し優れた止痛効果をもっている。一般に，刺針後すぐに疼痛は消失あるいは軽減する。ある程度，連続して治療を行えば（実火では5回前後，虚火では10回前後），一定期間（数10日，数カ月あるいは数年などさまざま），歯痛が再発することはない。ただ，その期間を過ぎると再発の恐れがある。再発した場合にも本処方は有効である。

症例

患者：王〇〇，女性，38歳。
初診：1978年8月3日
所見：歯痛は突発的に起こる。酸っぱいもの・甘いもの・冷たいもの・熱いものを食べたときに痛みは増す。痛みのある歯はぐらつき，痛みは軽くなったり激しくなったりする。患部に発赤・腫脹はみられないが，痛みのある隣り合った2つの歯には齲窩が形成されている。頬の紅潮・潮熱・腰や膝がだるいなどの症状を伴う。舌質紅・舌苔少，脈細数。
治療経過：上述した陰虚火旺証に対する処方を使用したところ，痛みはたちどころに軽くなった。その後，1日1回，治療を8回行ったところ，歯痛やそのほかの諸症状はすべて消失した。1カ月後に経過観察をしたが，再発は起こっていない。

注釈

①食べもののかすが齲窩に入り込んだ場合は，これを徹底的に取り除く必要がある。齲窩をきれいにすれば，痛みのコントロールはより容易になる。
②本病症は，齲窩の存在により刺激を受けやすい状態にある。したがって，再発を防ぐためできるだけ早く歯科にかかり，齲窩の充填治療を行うべきである。また口腔の衛生に注意し，朝晩の歯磨きの励行，および正しい歯磨きの習慣づけをする。
③齲歯の損傷がひどく，咀嚼能力に障害があり，歯を残しておく意味がない場合は，痛みが引き腫脹が消退ししだい，抜歯をしたほうがよい。

3 急性歯周膿瘍

本病症は，歯肉に発生する癰腫であり，中国では牙癰と呼ばれる。

病因病機

●日頃，口腔の衛生に注意せず，歯を汚れたままにしておくと，齲窩が形成される。熱邪毒は長く歯肉や歯根に留まり，癰腫を形成する。
●辛いものや味の濃厚なものを好んで食べることで，脾胃積熱が生じ，火熱が経絡に沿って上炎し，肌肉を腐敗させる。
●脾胃の蘊熱が裏にあり，これに風熱邪毒の侵襲が加わり，内外の邪熱が結合し，そろって歯肉脈絡を攻撃する。

弁証

歯痛があり，咀嚼時には特に強くなる。歯肉の一部が固くなり発赤して腫れ上がる。また患側の頬も腫れる。患部が口腔の前方にある場合は，唇も腫れ，顎下や顎下リンパ節も腫れ，圧痛がある。癰腫がすでに化膿している場合は，腫脹は軟らかく，破れると膿を排出する。
●**齲歯**によるもの：発赤・腫脹部の歯に齲窩がみられる。
●**脾胃熱盛**：呼気に熱を帯び口臭がある・口渇して

冷たい水を欲する・便秘・小便黄赤色，舌質紅・舌苔黄厚乾燥，脈洪数あるいは滑数などの症状を伴う。発熱・頭痛がみられることもある。重症化すると，火毒攻心証が現れることもある。その症状は，高熱・煩躁・意識混濁・譫言，舌質紅絳など。
- 脾胃熱盛に風熱外感が加わったもの：脾胃熱盛の症状以外に，悪寒・発熱・頭痛，脈浮などの症状がみられる。

風熱邪の侵襲は，牙癰の初期にみられることが多い。また，気血不足で，瘡口がなかなか治癒せず長期化する患者もいる。

処方・手技

【基本穴】頬車（患側）・地倉（患側）・合谷・霊台・血海

基本穴に瀉法を施し，数分間持続的に行針を行い抜針する。商陽・厲兌を加え，点刺して出血させる。
- 脾胃熱盛：基本穴に上巨虚・内庭を加えて瀉法を施し，数分間持続的な行針を行い抜針する。隠白を加え，点刺して出血させる。火毒攻心の場合には，さらに曲沢・少府を加えて瀉法を施し，数分間行針を行い抜針する。少衝・中衝を加え，点刺して出血させる。また，水溝・湧泉に瀉法を施し，意識が戻るまで行針を続ける。
- 脾胃熱盛に風熱外感が加わったもの：上記処方にさらに風池・大椎を加えて瀉法，外関を加えて補法を施し，数分間持続的に行針を行い抜針する。
- 気血不足で瘡口が治癒しないもの：基本穴に脾兪・足三里・三陰交を加えて補法を施し，20分間置針し，間欠的に行針を行う。

そのほか，いまだ化膿していない場合は，三稜針で腫脹の一番高い部分を何度か点刺する。すでに化膿している場合は，腫脹の頂点を点刺して排膿し，できるだけ膿液を排出する。

処方解説

頬車・地倉は清熱解毒・活絡祛滞・消癰止痛作用をもつ。陽明経は歯肉をめぐる。そのため，手の陽明大腸経の原穴である合谷は患部に作用し，清熱解毒・消癰止痛でき，表証があるものにはさらに祛風解表作用を発揮する。霊台は癰腫瘡毒治療の経験穴であり，清熱解毒祛邪作用に優れている。血海は清熱涼血・活血消滞作用をもち，さらに脾胃の積熱を清瀉することができる。商陽は手の陽明大腸経の邪毒を清瀉する。厲兌・上巨虚・内庭・隠白は脾胃積熱を清瀉する。上巨虚はさらに大便を通瀉して邪毒を下方から排出する。曲沢・少府・少衝・中衝は心の火毒を清瀉する。少衝・中衝はさらに開竅醒神作用をもつ。水溝・湧泉はおもにその開竅醒神作用が期待され用いられる。風池・大椎・外関は疏風解表・清熱解毒作用をもつ。脾兪・足三里・三陰交は，健脾して気血生化の源を強化する。癰腫のいまだ化膿していないものは，患部の点刺によりその毒血を瀉して消散を促す。すでに化膿しているものは，膿液を排出して，邪毒を排除することにより癒合を促進させる。

治療効果

本処方は本病症に対し良好な治療効果をもっている。一般に，化膿前なら5回前後，化膿後なら10回前後の治療で治癒する。

症例

患者：秦○○，女性，41歳。

初診：1977年3月23日

所見：2日前に，左門歯の歯間上方を中心に空豆大の腫塊ができた。鮮紅色で大きく突出している。また灼熱感や疼痛もあり，食事をするときには痛みが増大する。また近接部の歯痛も誘発され，耐えがたい痛みがある。腫塊に近い上唇も少し腫れている。ほかに，口臭・口渇・便秘，舌質紅・舌苔黄燥，脈洪やや数などの症状もみられる。さらに悪寒・発熱・頭痛などの症状もある。

治療経過：上述した「脾胃熱盛に風熱外感が加わった病証」に対する処方を使用することにした。すると，治療後，頭痛・悪寒はすぐになくなり，翌日には腫脹・疼痛や諸症状も大幅に軽快した。その後，風池・大椎・外関を除き，1日2回の治療を継続し，5回目の治療によって，腫脹・疼痛やそのほかの諸症状はすべて消失し治癒した。

注釈

①治療は時期が大切である。必要に応じて中西両医学を含めたほかの治療方法を導入することも考え，なるべく早く治癒させることが大切である。
②すでに化膿している場合，三稜針による点刺を行うが，排膿しきれないのであれば，切開による排膿を行ってもよい。齲窩のある場合は，腫脹・疼

痛が治まってから，歯科による治療を施す。再発を防ぐため抜歯が必要になる場合もある。

4 智歯周囲炎

本病症は，智歯（親知らず）周囲の歯肉に生じる癰腫であり，中国では牙咬癰・合架風や角架風などと呼ばれる。

病因病機

- 智歯の萌出が困難だったり位置異常や埋伏などにより，食物のかすや汚毒が歯のすき間に溜まり，歯肉を浸蝕する。
- 辛いものや味の濃厚なものを好んで食べることで，脾胃積熱が生じ，火熱が経絡に沿って上昇し，肌肉を腐敗させる。
- 脾胃にもともと蘊熱があり，そのうえ風熱邪毒を感受する。内外の邪は結合し，風と火とが勢いを強め合い，智歯の筋膜を灼傷する。
- もともと陰虚あるいは気血不足があり，そのうえ風熱を感受する。邪熱は智歯に留まり，気血は凝滞する。

弁証

下顎に好発する。局所の痛みや咬合痛などがあり，ひどくなると開口障害も現れる。智歯が傾斜していたり，部分的に歯冠が歯肉に覆われていたりし，周囲の歯肉は発赤・腫脹したり膿を生じたりしている。疼痛のひどいものでは，咽喉頭部や顎下，あるいは顎下リンパ節などにまで腫脹や圧痛が現れ，頬もまた腫れて，嚥下にも困難を生じる。本病症は上顎に発生することもある。

本病症と急性歯周膿瘍のおもな鑑別ポイントは以下のとおりである。本病症は青年にみられることが多いが後者はあらゆる年齢層で発生する。本病症は智歯に生じるが，後者はそのほかの歯牙の周囲に発生する。本病症では開口障害が生じるが，後者では普通，開口障害が起こることはない。本病症では接触痛が軽く歯牙にぐらつきはないが，後者でははっきりした接触痛があり歯牙のぐらつきがある。

- **智歯の萌出障害により汚毒が滞留したもの**：智歯の位置異常を伴う。
- **脾胃積熱**：口臭・口渇して冷たい水を飲みたがる・便秘，舌質紅・舌苔黄あるいは燥，脈洪数あるいは滑数などの症状がみられる。脾胃積熱に風熱外感が加わると，悪寒・発熱など表証を伴う。
- **陰虚内熱あるいは気血不足に風熱外感が加わったもの**：腫脹や疼痛は軽度。陰虚内熱では，頬の紅潮・潮熱・腰や膝がだるい，舌質紅・舌苔少乏津，脈細数などの症状がみられる。気血不足では，顔色や唇の色に艶がない・動悸・めまい・倦怠感・力が出ない，脈細弱無力などの症状がみられる。また，悪寒・発熱・頭痛など風熱表証の症状もみられる。

処方・手技

【基本穴】下関（患側）・頬車（患側）・合谷・内庭・霊台・血海

基本穴に瀉法を施す。数分間持続的に行針を行い，さらに商陽・厲兌を加え，点刺して出血させる。

- **脾胃積熱**：基本穴に上巨虚を加えて瀉法を施し，数分間持続的に行針を行い抜針する。隠白を加え，点刺して出血させる。
- **陰虚内熱**：基本穴に三陰交・腎兪・太渓を加えて補法を施し，数分間持続的に行針を行い抜針する。
- **気血不足**：基本穴に脾兪・足三里・三陰交を加えて補法を施し，20分間置針し，間欠的に行針を行う。
- **風熱表証を兼ねるもの**：基本穴に風池・大椎・外関を加えて瀉法を施し，数分間持続的に行針を行い抜針する。

まだ化膿していない場合は，腫脹の最も高い部位に数回点刺して数滴瀉血する。すでに化膿している場合は，患部を挑破し膿液を排出する。

処方解説

下関・頬車は患部取穴であり，清熱解毒・活絡散結・消癰止痛作用をもつ。合谷は循経取穴であり，清熱活絡・消癰止痛作用をもつ。内庭・厲兌・上巨虚は足の陽明胃経および胃腑の邪熱を清瀉する。上巨虚は，さらに大便を通瀉して邪熱を下方から排出する。霊台は癰腫治療の経験穴である。血海・隠白は脾胃の積熱を清瀉し，血海はさらに涼血解毒・化瘀消滞作用をもつ。商陽は手の陽明大腸経の熱邪を清瀉する。風池・大椎・外関は疏風解表・清熱解毒

作用をもつ。三陰交に補法を施しすばやく抜針すれば，肝腎の陰を補益し，健脾して陰津生化の源を強化することができる。また，長く置針すれば，健脾胃して気血の生化を助けることができる。腎兪・太渓は腎陰を補益する。脾兪・足三里もまた健脾胃して気血の生化を助ける作用がある。化膿する前の癰腫局所を点刺し毒血を排出すれば，癰腫の消散を促進することができる。化膿後に膿毒を排出すれば，癒合を早めることができる。

治療効果

本処方は本病症に対し優れた治療効果をもっている。化膿前なら，一般には5回前後の治療で治癒し，化膿後なら，10回前後の治療で膿毒は完全に排出され瘡口は癒合する。

症例

患者：張○○，男性，23歳。
初診：1976年4月1日
所見：前日から左下の智歯に痛みがある。今日になって痛みはさらに増し，開口障害も加わった。口を閉じたときに痛みは特に激しい。ほかに，悪寒・発熱・口渇して冷たい水を飲みたがる・大便乾結（数日），舌質紅・舌苔黄燥，脈浮洪で数などの症状もみられる。智歯周囲の歯肉が発赤し高く腫れ上がり，触るとかなり硬いことが確認できた。脾胃積熱に外邪の感受が加わり，歯肉が灼傷され癰腫が形成されたと弁証できる。
治療経過：上述した処方を使用したところ，翌日には悪寒・発熱は消失し，便通も良くなり，諸症状が軽減した。患部の発赤・腫脹も大幅に軽快している。1日1回の治療をさらに2日間続けたところ，諸症状はほとんど消失した。そこで，風池・大椎・外関を外し，患部の点刺も停止し，さらに2回の治療を行った。半年後に経過観察を行ったが，その後再発は起こっていなかった。

注釈

患部が化膿しており，三稜針では排膿しきれない場合には，手術用メスで切開し排膿してもよい。そして，腫脹や疼痛が治まった頃に智歯の状態を見て，必要に応じて抜歯するなどして再発が起こらないようにする。

5 牙宣

牙宣とは，歯肉の萎縮を指し，歯根の露出やぐらつき・疼痛・血や膿が滲むなどを主症状とする。西洋医学では萎縮性の歯周病に類似している。歯挺・食床・歯根欲脱・歯根出露などとも呼ばれる。

病因病機

● 辛いものや味の濃厚なものを好んで食べることで，脾胃積熱が生じ，歯肉は薫蒸され，脈絡は傷つき，歯肉は腐化する。
● 腎精虚損により歯は濡養を失う。あるいは，陰虚内熱で虚火上炎する。
● 気血不足により歯肉が濡養を失い萎縮する。これに加えて，気虚で摂血できないため出血する。

弁証

本病症では，歯牙の浮動感・咀嚼力の減弱・歯肉の萎縮・歯根の露出・歯槽骨の萎縮・歯牙のぐらつき・辺縁歯肉と歯牙の分離などの症状がみられる。さらに，指で圧迫すると，歯肉から出血したり膿が出ることもある。ときに，指で圧迫しなくても同様の現象をみる。

● **脾胃積熱**：歯肉の発赤や腫脹・出血および膿の流出は比較的多い・口渇して冷たい水を飲みたがる・熱気を帯びた口臭・多食してすぐに空腹感を覚える・便秘・小便が赤い，舌質紅・舌苔黄燥，脈洪数あるいは滑数などの症状がみられる。
● **腎精虚損**：頭のふらつき・耳鳴り・腰や膝がだるい，舌質淡・舌苔白，脈細。陽虚に偏るものは，悪寒・四肢逆冷・尿量が多く澄んでいる・五更泄瀉などの症状がみられる。陰虚内熱に偏るものは，舌質紅・舌苔少乏津，脈細数，頬の紅潮・潮熱・口とのどの乾燥，あるいは遺精・多夢などの症状がみられる。
● **気血不足**：顔色に艶がない・頭のふらつき・動悸・息切れ・自汗・疲労感・力が出ない，舌質淡・舌苔白，脈細数などの症状がみられる。

処方・手技

【基本穴】頬車・地倉・合谷・内庭

- ●脾胃積熱：基本穴に血海・上巨虚を加えて瀉法を施し，数分間持続的に行針を行い抜針する。商陽・隠白・厲兌を加え，点刺して出血させる。
- ●腎精虚損：基本穴に平補平瀉法を施す。腎兪・太渓・三陰交を加えて補法を施す。精気不足に偏るものは，20分間置針し，間欠的に行針を行う。陽虚に偏るものは，諸穴に30分間置針し，間欠的に行針を行い，刺針後，艾炷灸あるいは棒灸を加える。陰虚に偏るものは，諸穴に数分間持続的に行針を行い抜針する。
- ●気血不足：基本穴に平補平瀉法あるいは補法を施す。脾兪・足三里・三陰交・膈兪を加えて補法を施し，諸穴に20分間置針し，間欠的に行針を行う。

処方解説

頬車・地倉は患部取穴であり，祛邪消滞・消腫止血作用をもつ。合谷・内庭は循経取穴であり，患部に作用して本病症を治療する。外感においては，合谷は外邪を除祛する効果も発揮する。内庭に瀉法を施すと胃熱を清瀉することができる。血海・上巨虚・隠白・厲兌は脾胃積熱を清瀉する。血海はさらに涼血止血作用を発揮するが，留滞は起こさない（活血化瘀作用をもつため）。上巨虚はさらに便通をよくする作用をもち，積熱を下方から排出する。商陽は陽明経の熱を清瀉し，解毒止血・消滞退腫などの作用をもつ。腎兪・太渓は腎精・腎気を補益する。長く置針し灸を加えれば，温腎壮陽作用を強化でき，すばやく抜針すれば，おもに腎陰を補益する働きが強くなる。三陰交に補法を施しすばやく抜針すれば，肝腎および脾胃の陰を補益することができる。長く置針すれば，肝腎精を補益したり健脾胃し運化を促進する作用を発揮できる。膈兪は補血養血作用をもつ。

治療効果

本処方は本病症に対し，中薬を服用した場合よりも優れた治療効果をもっている。一般に，実証では10回前後，虚証では2〜5クールの治療で完治する。

症例

患者：史〇〇，女性，43歳。
初診：1977年6月28日
所見：歯根からの出血・膿の流出が始まって，すでに3カ月以上が経つ。中薬・西洋薬を服用し一度は好転したものの，薬をやめて数日後にまた再発した。歯根はわずかに露出し，1つ1つの歯牙に軽度のぐらつきがみられる。また，歯肉のびらんや萎縮・辺縁歯肉の発赤と腫脹・咀嚼時の微痛・頭のふらつき・目のくらみ・腰や膝がだるい・五心煩熱，舌質紅・舌苔少，脈細やや数などの症状もみられる。
治療経過：上述した陰虚内熱に対する処方を用い2回治療を行ったところ，出血・膿の流出は止まり，諸症状も軽減した。1クールの治療ののち，びらん・腫脹・疼痛は消失し，そのほかの症状もほとんど消えてしまった。数日間治療を休み，さらに10数回治療を行った。その結果，歯部の症状およびそのほかの諸症状はすべて消失した。数カ月後に経過観察を行ったが，再発はみられなかった。

注釈

本病症の治療は，徹底的に行わなければならない。放置しておくと病巣は徐々に拡大していき，組織の損傷もより重症化する恐れがある。

6 牙漏腫痛

牙漏は歯漏，歯漏痔ともいい，歯肉に針の穴ほどの瘻孔が開く病証を指す。おもに急性歯周膿瘍や智歯周囲炎・歯槽骨膜炎などの誤治によって生じる。牙漏腫痛は，瘻孔を中心に発生する腫脹・疼痛を指す。

病因病機

- ●辛いものや味の濃いものを好んで食べることで，脾胃積熱が生じ，瘻孔の脈絡を灼傷し，瘀熱が瘻孔を塞ぐ。脾胃積熱に心火が加わると，心脾ともに熱をもつ。脾胃積熱に風熱邪毒の侵襲が加わると，内外の邪が合し，瘻孔を灼傷する。
- ●陰虚内熱して，虚火が上炎する。

弁証

瘻孔部に突然，発赤・腫脹・疼痛が生じ，咀嚼時に症状が強くなることを主症状とする。
- ●脾胃積熱：局所に灼熱感があり，温めると激しくなり，冷やすとやや軽くなる。口渇して冷たい飲

みものを欲する・呼気が熱く口臭がある・ときに便秘・小便が黄色い，舌質紅・舌苔黄燥，脈洪数あるいは滑数などの症状がみられる。心火を兼ねる場合は，発赤・腫脹・発熱・疼痛はさらに激しくなる。心煩・不眠，あるいは舌尖に疼痛やびらんが現れる。風熱外感を兼ねる場合は，悪寒・発熱・頭痛などの症状を伴う。
● 陰虚火旺：発赤・腫脹・疼痛は比較的軽度。頬の紅潮・潮熱・頭のふらつき・耳鳴り・腰や膝がだるい・口やのどの乾燥・歯のぐらつき，舌質紅・舌苔少乏津，脈細数などの症状がみられる。

処方・手技

【基本穴】頬車（患側）・地倉（患側）・合谷・内庭・霊台・血海

基本穴に瀉法を施し，数分間持続的に行針を行い抜針する。商陽・厲兌を加え，点刺して出血させる。
● 脾胃積熱：基本穴に上巨虚・内庭を加えて瀉法を施し，数分間持続的に行針を行い抜針する。隠白を加え，点刺して出血させる。心火を兼ねる場合は，さらに曲沢・少府を加えて瀉法を施し，数分間持続的に行針を行い抜針する。風熱外感を兼ねる場合は，さらに風池・大椎・外関を加えて瀉法を施し，持続的に行針を行い抜針する。
● 陰虚火旺：状況によって，基本穴の手技を平補平瀉法に改めてもよい。さらに腎兪・太渓・三陰交を加えて補法を施し，数分間持続的に行針を行い抜針する。

※状況によっては，三稜針で瘻孔を搔爬する。

処方解説

頬車・地倉は清熱解毒・活絡祛滞・消腫止痛作用をもつ。合谷・内庭は循経取穴であり，清熱解毒・消腫止痛作用をもつ。霊台は腫毒症治療の経験穴である。血海・厲兌・上巨虚・内庭・隠白は脾胃を清瀉する作用をもち，血海にはさらに涼血解毒・化瘀消滞作用があり，上巨虚はその通便作用によって邪熱を下方より排出することができる。商陽は陽明経の邪毒を清瀉し，消腫止痛する。曲沢・少府は心火を清瀉する。風池・大椎・外関は疏風解表・清熱解毒作用をもつ。腎兪・太渓は腎陰を補益し，三陰交は肝腎および脾胃の陰を補益し，虚火を下降させる。三稜針で瘻孔を搔爬すれば，管中の邪毒を排出することができ，腫脹の消退を早めることができる。

治療効果

本処方は，本病症における腫脹・疼痛などの症状に対し，優れた治療効果をもっている。一般に，5回前後の治療によって腫脹・疼痛などの症状は消失する。ただし，瘻孔を消失させることはできない。

症例

患者：胡○○，女性，54歳。
初診：1977年6月24日
所見：右下の智歯に近い部分に瘻孔があり，瘻孔周辺の歯肉にこれまで何度も腫脹・疼痛が生じている。前日また症状が起こった。瘻孔を中心として，局所に発赤・腫脹があり，灼熱感もある。口に冷たい水を含むと，痛みは少し和らぐ。そのほか，口臭・口渇・多食してすぐに空腹感を覚える・便秘・小便に熱感があり赤い・心煩・不眠，舌質紅・舌尖疼痛びらん・舌苔黄・乏津，脈洪やや数などの症状がみられる。
治療経過：上述した脾胃積熱に心火を兼ねる証に対する処方を使用したところ，1回目の治療で，腫脹・疼痛および諸症状は軽減した。同処方で，4回治療を行ったところ，すべての症状は消失し完治した。

注釈

針治療では瘻孔を消失させることはできない。したがって，腫脹・疼痛が消失したのちは，瘻孔に対する中西両医学のほかの治療を別途行う必要がある。

7 歯茎からの出血

本病症は，歯間からの出血を主症状とする。牙宣と類似するが，本病症には歯根の露出がないことにより鑑別が可能である。本病症は，西洋医学の歯肉炎・歯周炎・血液疾患・ビタミンC欠乏症・肝疾患などでよくみられる。

病因病機

● 風熱が外襲し，歯肉の脈絡を灼傷し，血液を溢れさせる。

- 辛いものや味の濃いものを好んで食べることで，脾胃に熱が蓄積する。薫蒸された火熱が歯肉の血絡を灼傷する。
- 肝鬱化火してさらに胃熱を引き起こし，上逆して歯肉を灼傷する。
- 久病により脾胃が損傷し，気血不足に陥る。気虚で統血できず，血は経をめぐらず外に溢れる。
- 久病あるいは性生活の不摂生により，腎陰を損なう。虚火が上炎して歯肉血絡を灼傷する。

弁証

- **風熱外感**：歯肉の発赤・腫脹・灼熱感，血液は鮮紅色で量が多い。ほかに，発熱・悪風・頭痛・のどの痛み・軽度の口渇，舌苔薄白乏津あるいは薄黄，脈浮数などの症状を伴う。
- **脾胃積熱**：血液は鮮紅色，歯肉は発赤・腫脹・びらんする。呼気が熱く口臭がある・口渇し冷たいものを欲する・多食してすぐに空腹感をおぼえる・便秘・小便黄赤色，舌質紅・舌苔黄乾燥，脈洪数あるいは滑数などの症状がみられる。
- **肝火が胃熱を誘発したもの**：イライラする・怒りっぽい・頭痛・めまい・脇肋部の灼熱痛・口苦・のどの乾き，舌辺紅赤，脈弦数などの症状を伴う。
- **脾不統血**：常に血が滲んでいる・血液の量は少なく色は薄い・精神疲労・力が出ない・顔色に艶がない・食が進まない・腹脹・泥状便・息切れ・自汗・口唇や歯肉および舌の色が淡い，舌辺歯痕・舌苔白，脈細弱などの症状がみられる。
- **腎陰不足・虚火上炎**：出血量は少ない・頭のふらつき・耳鳴り・腰や膝がだるい・頬の紅潮・潮熱，舌質紅・舌苔少乏津，脈細数などの症状がみられる。

処方・手技

【基本穴】頬車・承漿・地倉・合谷

- **風熱外感**：基本穴に風池・大椎・外関を加えて瀉法を施す。数分間持続的に行針を行い抜針する。商陽を加え，点刺して出血させる。
- **脾胃積熱**：基本穴に血海・上巨虚・内庭を加えて瀉法を施す。数分間持続的に行針を行い抜針する。隠白・厲兌・商陽を加え，点刺して出血させる。
- **肝火が胃熱を誘発したもの**：基本穴に太衝・侠渓を加えて瀉法を施し，数分間持続的に行針を行い抜針する。大敦を加え，点刺して出血させる。
- **脾不統血**：基本穴に脾兪・足三里・三陰交を加えて補法を施す。20分間置針し，間欠的に行針を行う。また，さらに隠白を加え，艾炷灸あるいは棒灸を施してもよい。
- **腎陰不足・虚火上炎**：基本穴に平補平瀉法を施す。腎兪・太渓・三陰交を加えて補法，行間を加えて平補平瀉法を施す。数分間持続的に行針を行い抜針する。

処方解説

頬車・承漿・地倉は祛邪止血作用をもつ。合谷は，歯肉に作用し本病症を治療する。風池・大椎・外関は疏風解表・清熱解毒作用をもつ。商陽は陽明経の邪熱を清瀉する作用をもち，歯肉出血を治療する作用に優れている。血海・上巨虚・内庭・隠白・厲兌は，脾胃の積熱を清瀉する作用をもつ。さらに，血海には涼血作用があり，上巨虚は通便作用により邪熱を下方より排出する。隠白は艾炷灸あるいは棒灸を施すことにより，健脾益気・摂血止血作用を発揮する。太衝・侠渓・大敦は肝火を清瀉する。脾兪・足三里・三陰交に補法を施し長く置針すれば，健脾益気摂血作用を発揮する。三陰交に補法を施しすばやく抜針すれば，肝腎および脾胃の陰を補益することができる。腎兪・太渓は腎陰を補益する。行間は平肝潜陽作用をもち，虚火の上炎を抑制する。

治療効果

本処方は本病症に対し非常に優れた治療効果をもっている。一般に，実証では5回前後，虚証では1～2クールの治療で完治する。再発した場合にも，本処方は有効である。

症例

患者：黄○○，女性，21歳。

初診：1981年10月14日

所見：歯間からの出血が，断続的に数カ月間続いている。中薬・西洋薬で治療したが効果はなかった。出血量はそれほど多くなく，色は淡紅色である。ほかに，疲労感・力が出ない・息切れ・自汗・食が進まない・腹脹・ときに泥状便・顔色萎黄などの症状を伴う。舌質淡・胖大舌で舌辺歯痕，脈細弱無力。証は脾不統血に属する。

治療経過：上述した脾不統血に対する処方で治療したところ，1回目の治療で出血が少し減ったことを自覚し，腹脹もかなり軽減し，食欲も増進した。

5回の治療により出血は完全に止まり，諸症状も明らかに好転した。10数回の治療により諸症状はすべて消失し，治療期間中，出血も起こっていない。半年後に経過観察を行ったところ，再発は起こっていなかった。

8 歯肉腫痛

本病症は，歯肉の腫脹・疼痛を主症状とする病症である。歯肉炎などの疾病でよくみられる。

病因病機

- 辛いものや味の濃いものを好んで食べることで，脾胃に熱が蓄積する。胃火は経に沿って上炎し歯肉を灼傷する。
- 脾胃積熱のうえに風熱を感受し，内外の邪が合し，歯肉を蒸灼する。
- 脾胃陰虚あるいは腎陰虧損により，虚火が上炎して発症する。

弁証

主症状は歯肉の発赤・腫脹である。
- **脾胃積熱**：発赤・腫脹・疼痛が激しく，灼熱感もある。進行すると，びらんし膿液が滲む。ほかに，呼気が熱く口臭がある・口渇して冷たいものを欲する・多食してすぐに空腹感を覚える・上腹部の灼熱感・大便乾結・小便が赤い，舌質紅・舌苔黄燥，脈洪数あるいは滑数などの症状がみられる。脾胃積熱に風熱外感が加わると，発熱・悪寒・頭痛・のどの痛みなどの症状を伴うようになる。
- **脾胃陰虚・虚火上炎**：発赤・腫脹・疼痛は比較的軽度。上腹部が不快で，灼熱感がありシクシク痛む。また，乾嘔・しゃっくり・大便乾結・口やのどの乾燥などの症状もみられる。舌質紅・舌苔少乏津，脈細数。
- **腎陰不足**：発赤・腫脹・疼痛は，それほどひどくはない。頭のふらつき・耳鳴り・腰や膝がだるい・五心煩熱などの症状を伴う。舌質紅・舌苔少乏津，脈細数。

処方・手技

【基本穴】 頬車・承漿・合谷・内庭
- **脾胃積熱**：基本穴に血海・上巨虚を加えて瀉法を施し，数分間持続的に行針を行い抜針する。隠白・厲兌・商陽を加え，点刺して出血させる。脾胃積熱に風熱外感が加わった場合には，さらに風池・大椎・外関を加えて瀉法を施し，数分間持続的に行針を行い抜針する。のどの痛みが強い場合には，さらに廉泉を加えて瀉法を施し，数分間持続的に行針を行い抜針する。少商を加え，点刺して出血させる。口渇が強い場合には，さらに金津穴・玉液穴を加え，点刺して出血させる。
- **脾胃陰虚・虚火上炎**：基本穴に平補平瀉法を施す。脾兪・胃兪・足三里・三陰交を加えて補法を施し，数分間持続的に行針を行い抜針する。大便乾結がある場合には，さらに上巨虚・大腸兪を加えて平補平瀉法を施し，数分間行針を行い抜針する。
- **腎陰不足**：基本穴に平補平瀉法を施す。腎兪・太渓・三陰交を加えて補法を施し，数分間持続的に行針を行い抜針する。

処方解説

頬車・承漿は清熱活絡・消腫止痛作用をもつ。合谷・内庭は循経取穴であり，清熱祛邪・消腫止痛作用をもつ。血海・上巨虚・隠白・厲兌は脾胃積熱を清瀉する作用があり，血海はさらに涼血解毒化瘀作用，上巨虚は通便して邪熱を下方より排出させる作用をもつ。商陽は陽明の邪熱を清瀉し，消腫止痛する。風池・大椎・外関は疏風解表・清熱瀉火作用をもつ。廉泉は，清熱利咽作用をもち咽喉の腫痛に特に効果がある。少商は，肺経の邪熱を清瀉する作用をもち利咽止痛する。金津穴・玉液穴は清熱生津止渇作用をもち，さらに歯肉・咽喉に作用して消腫止痛する。脾兪・胃兪・足三里・三陰交は脾胃の陰を補益し，三陰交はさらに肝腎の陰を補益する作用をもつ。大腸兪は通便の特効穴である。腎兪・太渓は，腎陰を補益し虚火を降ろす作用をもつ。

治療効果

本処方は本病症に対し非常に優れた治療効果をもっている。一般に，実証では5回前後，虚証では10数回の治療で完治する。

第 6 章　五官科病症

症例

患者：杜〇〇，女性，19歳。
初診：1983 年 10 月 4 日
所見：歯肉の腫脹・疼痛が起こって，すでに 1 カ月あまりになる。三黄片など清熱瀉火の中薬を数日間服用したが効果はなかった。上下の歯肉すべてに発赤・腫脹がみられるが，疼痛はそれほどひどくない。ほかに，上腹部の灼熱感・乾嘔・ときにしゃっくり・大便やや乾結・潮熱・盗汗・口とのどの乾燥などの症状を伴う。舌質紅・舌苔少，脈細やや数。
治療経過：脾胃陰虚・虚火上炎と弁証し，上述した処方を使用した。1 回目の治療では効果がなかった。2 回目以降，腫脹・疼痛は徐々に軽減し，便通も良くなり，乾嘔やしゃっくりは出なくなった。10 数回の治療により，歯肉の腫脹・疼痛およびそのほかの諸症状はすべて消失した。20 日ほど経ってから経過観察を行ったが，再発は起こっていなかった。

9　歯のぐらつき

本病症の主症状は歯の浮いた感じやぐらつきで，歯痛や牙宣などの病症を併発することもある。また，主症状のみ現れる場合もある。

病因病機

- 『素問』上古天真論篇には「……五八にして腎気衰え，髪堕ち歯槁る。……八八にして則ち歯髪去る」とある。つまり，腎気不足・腎精消耗によって歯を栄養できないことが，歯のぐらつきの原因の 1 つになるということである。
- 腎陰不足により歯は濡養を失う。これに加えて，虚火が上炎し歯絡を灼傷する。すると歯はさらに動揺しやすくなる。
- 辛いものや味の濃いものを好んで食べために，脾胃に熱が蓄積する。長期化するに従って脾胃の陰が傷つけられ，さらに発展すると腎陰も傷つけられる。陰虚は胃熱を生じ，陰虚により歯は濡養を失う。胃熱はさらに歯絡を燻蒸し，歯のぐらつき

が生じる。
- 外傷により歯牙脈絡が損傷する。

弁証

- **腎気虚**：多数の歯牙がすべて浮動し，咀嚼時に不自由を感じる。歯の表面が乾き光沢がない。無痛で自然に脱落したり，歯肉から血が滲むこともある。ほかに，頭のふらつき・目のくらみ・腰や膝がだるい・精神疲労・倦怠感・息切れ・力が出ない・動くとすぐに息切れがする・夜間尿が多い・滑精などの症状がみられる。舌体胖潤・舌質淡，脈沈細弱で尺部が特に顕著。腎陽虚証の場合は，悪寒・四肢逆冷あるいは五更泄瀉を伴う。
- **腎陰虚**：頭のふらつき・耳鳴り・腰や膝がだるい・頬の紅潮・潮熱・口とのどの乾燥・咀嚼できない・歯肉の軽度の発赤腫脹・かすかに血が滲み膿が出る，舌質紅・舌苔少乏津，脈細数などの症状がみられる。
- **陰虚胃熱**：歯肉の発赤腫脹が強い・痛みの強さはさまざま・血が滲み膿が出ることもある・口渇して冷たいものを飲みたがる・呼気が熱く口臭がある・煩熱・便秘・潮熱・盗汗・口やのどの乾燥，舌質紅・舌苔黄乏津，脈細数などの症状がみられる。脾胃陰虚証を兼ねる場合は，上腹部の灼熱感や乾嘔・しゃっくりなどの症状を伴う。腎陰不足証を兼ねる場合は，頭のふらつき・耳鳴り・精神疲労・倦怠感・腰や膝がだるいなどの症状を伴う。
- **外傷**：外傷の病歴があり，疼痛を伴う場合が多い。

処方・手技

【基本穴】 頰車・迎香・承漿・合谷

- **腎虚**：基本穴に補法を施す。腎兪・太渓を加えて補法を施す。腎気虚の場合は，諸穴に 20 分間置針し，間欠的に行針を行う。腎陽虚の場合は，諸穴に 30 分間置針し，間欠的に行針を行う。腎兪・太渓は，刺針後，艾炷灸あるいは棒灸を加える。あるいは命門・関元を加えて補法を施し，30 分間置針し，間欠的に行針を行う。刺針後，艾炷灸あるいは棒灸を加える。腎陰虚の場合は，諸穴に数分間持続的に行針を行い抜針する。
- **陰虚胃熱**：基本穴に瀉法を施す。上巨虚・内庭を加えて瀉法を施す。脾胃陰虚証の場合は，さらに胃兪・三陰交を加えて補法を施す。腎陰不足証の場合は，さらに腎兪・太渓を加えて補法を施し，

諸穴に数分間持続的に行針を行い抜針する。
- ●**外傷**：基本穴に瀉法を施す。さらに血海・膈兪を加えて瀉法を施し，20分間置針し，間欠的に行針を行う。

処方解説

頰車・迎香・承漿は活血通絡・理気祛邪・固歯作用をもつ。瀉法を施しすばやく抜針すれば祛邪清熱・消腫止痛できる。合谷は歯に作用し，本病症を治療することができる。腎兪・太渓に補法を施し，長く置針すれば腎精・腎気を補益でき，灸を加えれば腎陽を温補する作用を増強できる。すばやく抜針すれば腎陰を補益できる。命門は温腎壮陽作用をもつ。関元は温補下元の作用があり，腎陽の回復を助ける。上巨虚・内庭は胃熱を清瀉する。上巨虚は，さらに通便作用により邪熱を下方より排出する。胃兪・三陰交は脾胃の陰を補益し，三陰交はさらに肝腎の陰を補益する作用をもつ。血海・膈兪・患部腧穴および合谷に瀉法を施し長く置針すれば，活絡化瘀して止痛退腫作用を発揮する。瘀血が除去されれば，脈絡は正常に復し，歯は安定する。

治療効果

本処方は本病症に対し一定の治療効果をもっている。外傷が原因のものでは，一般には数回の治療で完治し，虚証では，2クールほどの治療で完治する。再発した場合にも本処方は有効である。ただし，6，70歳以上の高齢者の場合は，本処方により，ある程度歯は安定するものの，その効果は長くは持続せず，最終的には脱落してしまうことが多い。

症例

患者：孫○○，女性，46歳。
初診：1977年9月17日
所見：もともと体が弱く，しばしば頭のふらつきや耳鳴り・腰や膝がだるい・倦怠感・力が出ないなどの症状で悩まされてきた。顔色は青白い。最近，食生活の不摂生により，げっぷ・嘔吐・嘔吐物にすっぱい腐敗臭があるなどの症状が生じるようになり，数日間食事が進まなかった。そこで，乾燥酵母などの薬物を服用したところ，飲食に関する症状はすべて消失した。ところが，頭のふらつき・耳鳴り・腰や膝がだるいなどの症状に変化はなく，さらに複数の歯にぐらつきが生じてきた。顔色に艶がない・悪寒・四肢逆冷，舌体胖嫩・舌質淡・舌苔白，脈沈細無力で特に尺に顕著などの症状がみられる。

治療経過：上述した腎陽虚証に対する処方を使用したところ，1回目の治療後，悪寒・四肢逆冷・頭のふらつき・耳鳴りなどの症状は軽減した。5回目の治療後，歯のぐらつきはいくぶん良くなった。続けて20回前後の治療を行ったところ，歯はまったくぐらつかなくなり，諸症状もすべて消失した。

10 歯肉嚢胞

本病症は，中国では馬牙・板牙と呼ばれる。乳児の顎堤粘膜に生じる瘰癧様の小結節である。

病因病機

母体内にあるとき，毒を感受し，熱毒が肺胃に蓄積する。出生後，熱毒が上炎し顎堤を侵襲する。

弁証

本病症は，生後3カ月以内の新生児に発生することが多い。歯肉に米粒大以上の結節が現れる。その形状は歯に似ている。乳白色あるいは淡黄色で，単独あるいは複数で現れ，数10個に及ぶこともある。一般にはっきりとした症状はないが，ただ授乳時に不具合を生じる。結節が比較的大きく，顎堤が刺激を受けると，発赤・腫脹が現れ，患児には，頭を揺らして泣く・煩躁不安・乳頭を咬む・授乳を拒むなどの症状が現れる。結節は自然に脱落することが多いが，一部脱落せず，症状が重いケースもあり，これが治療の対象となる。

処方・手技

まず三稜針あるいは毫針で結節部を点刺し，出血あるいは乳汁様の物質を排出し，その後，頰車・承漿・合谷・尺沢・血海・内庭に瀉法を施し，数分間持続的に行針を行い抜針する。さらに，少商・商陽・厲兌を加え，点刺して出血させる。

処方解説

結節を点刺して，瀉血あるいは乳汁様物質を排出

することにより，熱毒を外に漏らし，結節の消散を促進する。頬車・承漿は患部取穴であり，活絡消滞散結・清熱解毒祛邪作用をもつ。陽明経は上下の歯肉に入る。そのため，手の陽明大腸経の原穴である合谷および井穴である商陽には，患部に対し清熱活絡散結作用を発揮できる。尺沢・少商は肺の蘊熱を清瀉する作用をもつ。血海・内庭・厲兌は脾胃の邪熱を清瀉する作用をもつ。血海はさらに涼血解毒・化瘀散結する。

治療効果

本処方は本病症に対し非常に優れた治療効果をもっている。一般に，1～数回の治療で完治する。

症例

患者：張〇〇，男児，生後6カ月。
初診：1976年8月18日
所見：授乳を嫌がるようになって2日になる。無理矢理，乳頭を口に入れると首を振って泣く。煩躁不安・大便やや乾燥，指紋は紫色を呈している。口腔内を検査したところ，上下の歯肉に淡黄色の結節が複数できており，歯肉は発赤・腫脹している。
治療経過：上記処方を使用した。抜針後すぐに母親が授乳を試みたところ，首を振って泣くことはなかった。ただ，吸乳に力がない。翌日になると，吸乳にも力が出てきて大便も正常になった。さらにもう1回治療を行ったところ，歯肉の発赤・腫脹は消退し，患児はすっかり健康になった。数日後の検査でもまったく問題はなく，結節もすべて消失していた。

11 歯遅

歯遅は，小児の五遅の1つであり，歯不生とも呼ばれる。小児が発育し，一定の時期になっても歯が生えてこないものを指す。

病因病機

腎は骨を主り，歯は骨の余りといわれる。腎気・腎精が充足していれば，骨髄は充ち，小児の歯も時期が来ればしっかり生え揃う。ところが，腎気・腎精が不足していると，骨髄は充たされず，歯や骨の成長は妨げられる。精と血とは互いに変化する関係にある。したがって，血虚になると精も不足がちになる。臨床では，肝腎両虚あるいは脾腎両虚が精血両虚となり，歯の萌出を遅らせることがよくある。

弁証

正常では，生後1年以内に最初の乳歯が萌出する。この萌出が極度に遅延する場合を歯遅という。ほかに，顔色に艶がない・知力が比較的劣る・起立や歩行の遅れ・大泉門の閉鎖遅延・精神疲労・倦怠感・目に光がない・痩せて虚弱になる，舌質淡・舌苔白，脈細無力などの症状がみられる。原因は腎気・腎精の不足である。
- **肝血不足を兼ねる**：視力低下や爪の異常（血の気がない・陥凹など）が現れる。
- **脾胃虚弱を兼ねる**：食が進まない・腹脹・ときに泥状便などの症状が現れる。

処方・手技

【基本穴】頬車・承漿・合谷・腎兪・太渓

基本穴に補法を施す。20分間置針し，間欠的に行針を行う。悪寒・四肢逆冷などが現れている陽虚証の場合には，基本穴に30分間置針し，間欠的に行針を行い，抜針後に艾炷灸あるいは棒灸を加える。
- **肝血不足を兼ねる**：基本穴に肝兪・三陰交を加えて補法を施し，20分間置針し，間欠的に行針を行う。
- **脾胃虚弱を兼ねる**：基本穴に脾兪・足三里を加えて補法を施し，20分間置針し，間欠的に行針を行う。

処方解説

頬車・承漿は経気の運行を促進して，顎堤の栄養状態を改善し，歯の発育・萌出を促す。合谷は循経取穴であり，陽明経の経気を補益し，歯槽堤の栄養状態を改善する。腎兪・太渓は腎精・腎気を補益し，灸を施せば温腎壮陽作用を増強できる。肝兪は肝血を補益する。三陰交は肝腎精血を補益し，さらに健脾胃作用をもつ。脾兪・足三里は健脾胃して，運化を促し気血生化の働きを増強させる。

治療効果

本処方は本病症に対し一定の治療効果をもってい

症例

患者：張〇〇，男児，生後19カ月。
初診：1977年7月23日
所見：歯の萌出が遅れている。起立や大泉門の閉鎖も遅れており，体は痩せて小さく，顔色にも艶がない。大便はときに泥状便，食が進まず腹脹がある。他院で中薬治療を行ったが，飲みにくさがあり途中で西洋薬治療に改め，2カ月間服用を続けたが，いまだ効果は現れていない。舌質淡・舌辺歯痕・舌苔白，脈沈細弱。証は脾腎両虚・気血不足に属する。
治療経過：上記処方（さらに肝兪・三陰交を加えた）により治療を行ったところ，10数回の治療により，腹脹と泥状便が消失し，食欲も出てきた。2クールの治療後には，顔色にも徐々に赤みがさすようになり，諸症状はすべて消失した。しかし，歯はまだ萌出をみない。10数日治療を休み，さらに10数回の治療を行った。その結果，1本の乳歯が歯肉を破って現れてきた。その後，患児の歯の萌出は，同年齢の小児と同様のペースになった。

12 口噤

口噤とは，歯をぐっと強く咬みしめ，口を開けられなくなる病症である。牙関緊急・牙関噤急・噤風などとも呼ばれている。

病因病機

- 風寒の邪が侵襲し，筋脈が拘急する。
- 風寒の邪が裏に入り熱化する，あるいは温熱の邪が裏に入る。邪熱は陽明経に滞り，肝風を引き起こす。
- 熱病により陰が傷つけられる，あるいは，そのほかの原因により陰血が損傷し，筋脈が栄養を失う。
- 肝気鬱結して上逆する。
- 肝鬱脾虚により気機不暢となり，痰濁が内生し気鬱痰壅となる。
- 外傷ののち，風毒の外襲を受け，陽明の筋が拘急する。

弁証

牙関緊急・開口障害を主症状とする。

- **外感風寒**：悪寒・身痛・頭痛・項部のこわばり・発熱，脈浮緊などの症状がみられる。
- **邪熱が裏に入り陽明経に壅滞したもの**：発熱・顔面の紅潮・口渇して冷たいものを飲みたがる・便秘・小便黄赤色，舌質紅・舌苔黄で燥，脈洪数あるいは滑数などの症状がみられる。熱盛により肝風が生じると，四肢の拘急と痙攣・角弓反張，脈弦数などの症状が現れる。
- **陰虚内熱**：頬の紅潮・潮熱・口とのどの乾燥，舌質紅・舌苔少乏津，脈細数あるいは弦細数などの症状がみられる。
- **血虚**：出血後に，頭のふらつき・目のかすみ・顔色蒼白かあるいは萎黄・口唇や爪の色に艶がない，舌質淡・舌苔白，脈細などの症状が現れる。
- **肝気上逆**：急に怒ったときや，精神が激しく揺さぶられたときなどに発生することが多い。平素より，抑うつ傾向や怒りやすい傾向にある。胸脇脹満あるいは疼痛・頻発するげっぷ，脈弦などの症状がみられる。気鬱痰壅になると，肝気上逆の症状のほか，痰鳴・平素よりよく痰を吐く・胸脘痞悶・食が進まない・腹脹などの症状が加わる。舌苔は白膩，脈は多くの場合弦滑。
- **外傷後の風毒感受**：開放性の外傷を受けた病歴があり，その際に外邪の侵襲を受けている。痙攣・角弓反張などの症状がみられ，脈は多くの場合弦を呈する。

処方・手技

【基本穴】下関・頬車・合谷

- **外感風寒**：基本穴に風池・大椎・外関を加えて瀉法を施す。30分間置針し，間欠的に行針を行う。抜針後に艾炷灸あるいは棒灸を加える。
- **邪熱が裏に入り陽明経に壅滞したもの**：基本穴に上巨虚・内庭を加えて瀉法を施す。数分間持続的に行針を行い抜針する。商陽・厲兌を加え，点刺して出血させる。熱盛により肝風が生じた場合は，百会・太衝・陽陵泉を加えて瀉法を施す。数分間持続的に行針を行い抜針する。大敦・足竅陰を加え，点刺して出血させる。
- **陰虚内熱**：基本穴に平補平瀉法を施す。三陰交・腎兪・太渓を加えて補法，行間を加えて平補平瀉

法を施す．諸穴に数分間持続的に行針を行い抜針する．
- ●血虚：基本穴に平補平瀉法を施す．脾兪・足三里・三陰交・膈兪を加えて補法を施す．20分間置針し，間欠的に行針を行う．
- ●肝気上逆：基本穴に太衝・陽陵泉を加えて瀉法を施す．20分間置針し，間欠的に行針を行う．気鬱痰壅の場合は，さらに中脘・豊隆を加えて瀉法を施す．脾虚証がみられる場合は，さらに脾兪を加えて補法を施し，20分間置針し，間欠的に行針を行う．肝気鬱結し化火して上逆したものや痰気鬱結し化熱して上壅したものは，口苦・のどの乾き・イライラする・怒りっぽい，舌質紅・舌苔黄，脈数などの症状がみられるが，これらに対しては，諸穴に数分間持続的に行針を行い抜針し，さらに大敦・厲兌を加え，点刺して出血させる．
- ●外傷後の風毒感受：基本穴に太衝・陽陵泉・水溝・風府・委中を加えて瀉法を施す．数時間から状況によっては数日にわたって置針し，間欠的に行針を行う．

※上述した病証すべて，下関・頬車・合谷は口が開くようになるまで持続的に行針を行う．

処方解説

下関・頬車には陽明経の経気を疏通させ，患部の病邪を取り除く作用があり，口部の緊張を和らげることができる．合谷は口歯部に作用し，活絡祛邪作用によって本病症を治療する．風寒表証の場合，瀉法を施し長く置針し灸を加えれば，風寒表邪を疏通・発散させることができる．風池・大椎・外関は祛風散寒解表作用をもつ．上巨虚・内庭・厲兌は陽明経の裏熱を清瀉する．上巨虚はさらに通便作用をもつ．商陽もまた，陽明経の邪熱を清瀉する作用をもつ．百会は醒神・平肝熄風作用をもつ．太衝・陽陵泉に瀉法を施しすばやく抜針すれば，清熱平肝・疏通筋絡・熄風止痙作用を発揮し，長く置針すれば，疏肝理気解鬱作用を発揮する．大敦・足竅陰は肝熱を清瀉し，平肝熄風する．三陰交に補法を施し，すばやく抜針すれば肝腎および脾胃の陰を補益することができ，長く置針すれば肝腎精血を補益しかつ健脾胃できる．腎兪・太渓は腎陰を補益する．行間は平肝潜陽熄風作用をもち，虚熱の上逆を抑える．脾兪・足三里は，健脾胃して気血生化の源を強化する．脾兪に補法を施しすばやく抜針すれば，さらに益陰清熱作用も発揮する．中脘・豊隆は和胃消滞・化痰降濁作用をもち，すばやく抜針すれば清熱作用も発揮する．外傷後の風毒感受では，太衝・陰陵泉に瀉法を施し長く置針することにより，筋絡を疏通し，痙攣を止める作用を長く持続させることができる．水溝・風府は督脈の経気を疏調し，角弓反張の治療に効果がある．委中は太陽穴経の経気を疏調し，項背部の強直などを解除する．

治療効果

本処方は，本病症に対し優れた治療効果をもっている．一般に，刺針後すぐに顎の緊張は緩和し，1回の治療で完治することもあれば，数回の治療で完治することもある．再発はほとんどみられない．

症例

患者：張○○，女児，3歳．
初診：1985年4月19日
所見：発熱して，すでに数日が経つ．西洋薬を服用したところ，熱はいくぶん下がったが，薬を止めると再び発熱した．突然の牙関緊急・口渇して冷たいものを飲みたがる・大汗・口唇乾燥などの症状がみられる．脈洪大で数．
治療経過：急いで熱が陽明に壅した場合に用いる処方で治療を行った．行針を行うと口の緊張は解け，母親に水が飲みたいと訴えた．50分後に熱は下がり，口渇もなくなってきた．数時間後に，再び同処方にもとづいた治療を行った．翌日にはすっかり治癒していた．

注釈

本病症の原因は複雑である．しばしば重い感染症の併発症として現れる．したがって，針治療と同時に，病状をよく観察して原発疾患を特定し，状況に応じて中西両医学のほかの治療を併用すべきである．西洋薬を用いる場合には，特に原発疾患の特定に注意を要する．

13 口腔内血腫

本病症は，口腔内に発生する血腫である．中国で

は上顎部に発生するものを飛揚喉といい，口蓋垂に発生するものを懸旗風という。

病因病機

- 辛いものや味の濃いものを好んで食べることで，脾胃に熱が蓄積する。火熱は上炎し，脈絡を灼傷し，血が絡外に溢れ出す。
- 固い物を食べたり，咳をしたり，むせたりなどして，のどが刺激を受け，血絡を損傷する。

弁証

発症は急で，その多くは，食事中やむせたり咳をしたのちに発生する。局所に現れる血腫は，大きさはさまざまで暗紅色を呈している。血腫の粘膜は薄くて破れやすく，破れると血液が流れ出し自然治癒する。破れたのち邪毒に感染すると，患部がびらんする。破れる前は患部に腫脹・疼痛があり，食事の妨げになる。さらにひどくなると発声にも影響する。破れたのち邪毒の感染を受けると，疼痛が増し灼熱痛となることが多い。

- **脾胃積熱**：口渇して冷たいものを飲みたがる・多食してすぐに空腹感を覚える・便秘・小便が赤い・呼気が熱く口臭がある，舌質紅・舌苔黄燥，脈洪数あるいは滑数などの症状がみられる。

処方・手技

まず三稜針で血腫を破り，そののち廉泉・合谷・血海・内庭に瀉法を施し，数分間持続的に行針を行い抜針する。さらに隠白・厲兌に点刺して出血させる。便秘がある場合は，さらに支溝・上巨虚を加えて瀉法を施し，数分間持続的に行針を行い抜針する。

処方解説

三稜針で血腫を破り，血液を排出することにより，熱毒をも排出することができる。廉泉は患部取穴であり，清熱解毒・消滞散瘀して患部を治療する。合谷は手の陽明大腸経の原穴である。手の陽明大腸経は咽喉頭部をめぐる。したがって，合谷は患部に作用し，清熱解毒作用を発揮する。血海・内庭・隠白・厲兌は脾胃の積熱を清瀉する。血海はさらに涼血解毒・化瘀消滞作用をもつ。支溝は瀉熱通腑作用をもち，さらに上・中・下焦の邪熱を清瀉することができる。上巨虚は瀉熱通便作用をもち，さらに胃火を清瀉できる。

治療効果

本処方は，本病症に対し優れた治療効果をもっている。一般に，刺針後すぐに嚥下や発声が正常にできるようになり，腫脹した感覚も消失する。1～2回の治療により完治する。

症例

患者：孫〇〇，女性，41歳。
初診：1976年6月12日
所見：食事中に突然，食べものを飲み込みにくくなった。徐々に上顎部に異物感が生じ，続いて腫脹・疼痛を覚え，食事が続けられなくなった。検査では，上顎部に血腫が1つ確認できた。大きさはだいたいクルミの半分ほど。色は紫紅色。問診によると，患者はここ10数日の間，口渇して冷たいものを欲する・多食してすぐに空腹感を覚える・口臭・便秘などの症状を感じていたという。舌質紅・舌苔黄，脈滑数。
治療経過：上述した処方（支溝・上巨虚を加える）を使用したところ，腫脹・疼痛感はたちどころに消えた。翌日には便通も良くなり，諸症状も軽減した。さらにもう1回治療を行ったところ，諸症状はすべて消失し完治した。

14 口瘡

口瘡とは，口腔内の粘膜（唇・頬・上顎など）に発生する潰瘍である。1つあるいは複数現れる。西洋医学のアフタ性口内炎や再発性アフタに相当する。

病因病機

- 辛いものや味の濃いものを好んで食べることで，心脾に熱が蓄積する。あるいはさらに風熱の邪を感受する。熱は化火し，上逆して口腔粘膜を灼傷する。
- 口腔内の不衛生，粘膜損傷が原因で邪毒を感受する。邪毒は心脾邪熱を触発し，口腔筋膜が薫灼される。
- 久病が原因で腎陰不足になり，虚火が上炎し筋膜を灼傷する。

- ●心陰・脾陰不足により虚火が偏盛する。
- ●もともと陽虚であったり，あるいは寒涼の薬物を過度に服用したことにより陽気を損傷する。陽気が虚すると，陰寒が内盛し虚陽が浮上する。
- ●脾胃陽虚で運化が失調し寒湿が口腔に集まり滞る。
- ●口瘡の再発を長期間繰り返していると気血両虚に陥る。

弁証

- ■**心脾積熱**：口瘡の数が比較的多く，重症例では複数が融合してひとかたまりになる。周囲の粘膜は発赤・腫脹し，灼熱感や疼痛がある。また，心煩・不眠・発熱・口渇・便秘・小便に熱感があり赤いなどの症状を伴う。舌質紅・舌苔黄，脈数。さらに風熱を外感した場合は，発熱・悪寒・頭痛などの症状が加わる。
- ●**陰虚火旺**：口瘡の数は比較的少なく，周囲の粘膜の発赤は軽く，痛みもそれほどひどくない。また，五心煩熱・口とのどの乾燥などを伴う。舌質紅・舌苔少乏津，脈細数。腎陰不足の場合は，頭のふらつき・耳鳴り・腰や膝がだるいなどの症状がみられる。心陰不足の場合は，動悸・心煩・不眠・多夢などの症状がみられる。脾胃陰虚の場合は，食欲不振・上腹部の灼熱感あるいは隠痛・乾嘔・しゃっくり・便秘などの症状がみられる。
- ●**陽虚・気血不足**：口瘡の数は少なく，周囲の粘膜は淡紅色あるいは淡白色で，痛みは軽度。虚火が生じている場合は，再発を繰り返すことが多い。腎陽不足の場合は，腰や膝がだるい・形寒・四肢逆冷・精神疲労・力が出ないなどの症状を伴い，脈は沈細無力で尺脈に顕著。脾胃虚寒の場合は，食が進まない・腹脹・ときに泥状便・上腹部の冷感・温めたりなでたりすると痛みが楽になる，舌質淡・舌苔白・舌辺歯痕，脈弱緩などの症状がみられる。気血不足の場合は，顔色萎黄・口唇や爪の色に艶がない・動悸・頭のふらつき・息切れ・力が出ない，舌質淡・舌苔白，脈細弱無力などの症状がみられる。

処方・手技

【基本穴】頰車・承漿・禾髎・合谷

- ●**心脾積熱**：基本穴に曲沢・少府・血海・上巨虚・内庭を加えて瀉法を施す。数分間持続的に行針を行い抜針する。さらに少衝・隠白・厲兌を加え，点刺して出血させる。風熱外感を兼ねる場合は，さらに風池・大椎・外関を加えて瀉法を施し，数分間持続的に行針を行い抜針する。
- ●**陰虚火旺**：基本穴に平補平瀉法を施す。腎陰不足の場合は，腎兪・太渓を加えて補法を施す。心陰不足の場合は，心兪・神門を加えて補法，曲沢を加えて平補平瀉法を施す。脾胃陰虚の場合は，脾兪・胃兪・三陰交を加えて補法を施し，諸穴に数分間持続的に行針を行い抜針する。
- ●**陽虚・気血不足**：基本穴に平補平瀉法あるいは補法を施す。腎陽不足の場合は，腎兪・太渓・命門・関元を加えて補法を施す。脾胃虚寒の場合は，脾兪・胃兪・足三里を加えて補法を施し，諸穴に30分間置針し，間欠的に行針を行う。抜針後，艾炷灸あるいは棒灸を加える。気血不足の場合は，脾兪・足三里・三陰交・膈兪を加えて補法を施し，20分間置針し，間欠的に行針を行う。

処方解説

頰車・承漿・禾髎は活絡祛邪・消腫止痛・収斂生肌作用をもつ。合谷は口腔に作用し，活絡止痛・祛腐生肌作用を発揮する。曲沢・少府・少衝は心熱を清瀉する。血海・上巨虚・内庭・隠白・厲兌は脾胃の積熱を清瀉する。血海はさらに涼血解毒・化瘀消滞作用をもち，上巨虚は通便を促し邪熱を下方より排出させる。風池・大椎・外関は祛風解表清熱作用をもつ。腎兪・太渓に補法を施し，すばやく抜針すれば腎陰を補益することができ，長く置針し灸を加えれば温腎壮陽作用を発揮できる。心兪・神門は心陰を補益し虚熱を降ろす。さらに寧心安神作用もある。脾兪・胃兪・三陰交に補法を施し，すばやく抜針すれば脾胃の陰を補益でき，長く置針すれば健脾胃して気血を生化する。灸を加えれば温中散寒作用を増強できる。命門は腎陽をさかんにし，命火を補う。関元は下元を温補し，腎陽の回復を助ける。膈兪は補血養血する。

治療効果

本処方は，本病症に対し優れた治療効果をもっている。一般に，実証では10回前後，虚証では1～2クールの治療で完治する。再発した場合にも本処方は有効である。

症例

患者：鄭○○，男性，21歳。
初診：1984年9月17日
所見：口瘡が突然発症した。西洋薬を2日間服用したが効果はなかった。唇や頬の内側の粘膜，および舌上に多数の潰瘍がみられる。その大きさは小豆大から大豆大まであり，その周囲は腫脹・発赤している。また灼熱痛もあり，会話や食事をするときに症状が悪化する。ほかに，心煩・不眠・小便に熱感があり赤い・口渇して冷たいものを飲みたがる・便秘などの症状を伴う。舌質紅・舌苔黄で乾，脈洪数。
治療経過：上述した心脾積熱に対する処方を使用したところ，たちどころに痛みが楽になった。翌日には便通も良くなり，心煩・口渇も軽減した。同処方で計7回の治療を行ったところ，口瘡は治癒し，疼痛やそのほかの諸症状もすべて消失し完治した。

15　口糜

　口糜とは，口腔粘膜のびらんを主症状とし，白色の凝乳状あるいは粥状を呈する病症である。西洋医学の帯状疱疹に伴う口内炎，ブドウ球菌が原因の口内炎，壊死性潰瘍性口内炎などに相当する。本病症は雪口・白口瘡などとも呼ばれ，小児に多くみられるものは鵞口瘡と呼ばれる。

病因病機

- 風熱邪毒を感受し，これに湿邪が加わる。邪毒が口に攻め上がり，筋膜を灼傷する。
- 辛いものや味の濃いものを好んで食べるなど食事の不摂生が原因で，脾胃積熱あるいは湿熱蘊積となり，上逆して，口腔筋膜を薫蒸する。
- 胎中伏熱が心脾に蘊積し，湿濁が互いに結合し，口を蒸灼する。
- 邪熱が長く留まる，あるいは他の原因により脾胃陰虚あるいは心腎陰虚となり，虚火が灼傷する。
- 陰損及陽，あるいは冷たいものを食べすぎるなどの原因により，脾気虚弱あるいは脾陽不足，あるいは腎陽虧虚となる。陰盛陽虚で，虚陽が浮越する。

※病邪が盛んな場合，さらに咽喉が犯されることがある。これを鵞口攻喉という。

弁証

　本病症の初期は比較的症状が軽く，口の乾きがあったり食べものの味がわからなくなる程度である。続いて，口腔内に腫脹と疼痛が現れ，特殊な臭気や甘味を自覚する。乳幼児の場合は，授乳を嫌がったり，泣いたりする。検査では，舌・頬や唇の内側・軟口蓋・口腔底などに白い凝乳状の斑点が確認でき，粘膜上で盛り上がっている。斑点は徐々に拡大融合し，白濁した膜状になり，容易にはぬぐい去れなくなる。もし，無理矢理ぬぐい去ろうとすれば出血し，再び生じてくる。病邪が比較的旺盛な鵞口攻喉の場合は，咽喉に発赤・腫脹・疼痛が生じ，粘膜表面はやはり白濁した膜で覆われる。乳児の場合，授乳が困難になり，呼吸もしにくくなる。ひどくなると呼吸困難や痰涎壅盛となり，顔は青ざめ唇は紫色になる。

- **風熱挟湿**：紅斑が密集し，灼熱感や疼痛が強い。ひどくなると，口腔内すべてがびらんして真っ赤になる。発熱・悪風・頭痛・のどの痛み，舌苔薄白滑潤あるいは薄黄滑潤，脈浮数などの症状がみられる。
- **脾胃積熱**：患部の発赤腫脹・口腔乾燥・灼熱感は比較的強い・膜状物の色は黄色・ときに口腔内が真っ赤にびらんする。さらに，口渇して冷たいものを飲みたがる，身熱・煩躁・便秘などの症状もみられる。舌質紅・舌苔黄燥，脈洪数あるいは滑数。
- **湿熱蘊積**：体が重い・倦怠感・胸脘煩悶・便がスッキリ出ない・小便に熱感があり赤い，舌質紅・舌苔黄厚膩，脈滑数などの症状がみられる。
- **心脾両熱**：上述の脾胃積熱および湿熱蘊積の症状以外に，心煩・不眠，舌尖がはなはだしく赤くなる，痛みを伴う瘡が生じる，などの症状を伴う。
- **陰虚火旺**：口舌のびらんは赤く，頬の紅潮・潮熱・口とのどの乾燥，舌質紅・舌苔少乏津，脈細数などの症状がみられる。脾胃陰虚の場合は，食欲不振，あるいは上腹部の灼熱感と隠痛・乾嘔・しゃっくり，大便乾結などの症状を伴う。腎陰不足の場合は，頭のふらつき・耳鳴り・腰や膝がだるい・歯のぐらつきや脱毛などの症状を伴う。心陰不足の場合は，動悸・心煩・不眠・多夢などの症状を

伴う。
- ●陽気不足：びらんの程度はそれほど激しくない。粘膜の色は淡く，痛みも軽い。舌質淡・舌苔白，脈虚弱無力などの症状がみられる。脾気虚弱の場合は，顔色萎黄か蒼白・食が進まない・腹脹・ときに泥状便・四肢がだるい・力が出ない，舌辺歯痕，などの症状がみられる。脾陽虚の場合は，悪寒・四肢の冷えなどの症状がみられる。腎陽不足の場合は，頭のふらつき・耳鳴り・精神疲労・力が出ない・腰や膝がだるい・滑精・早泄・五更泄瀉・悪寒・四肢逆冷，脈沈細微（特に尺部）などの症状がみられる。

処方・手技

【基本穴】頬車・承漿・禾髎・合谷

- ●風熱挟湿：基本穴に風池・大椎・外関を加えて瀉法を施し，数分間持続的に行針を行い抜針する。商陽を加え，点刺して出血させる。
- ●脾胃積熱：基本穴に血海・上巨虚・内庭を加えて瀉法を施し，数分間持続的に行針を行い抜針する。商陽・隠白・厲兌を加え，点刺して出血させる。
- ●湿熱蘊積：脾胃積熱に対する処方に，さらに陰陵泉・三焦兪を加えて瀉法を施し，数分間持続的に行針を行い抜針する。
- ●心脾両熱：脾胃積熱あるいは湿熱蘊積証の処方を基礎とし，さらに曲沢・少府を加えて瀉法を施し，数分間持続的に行針を行い抜針する。中衝・少衝を加え，点刺して出血させる。
- ●陰虚火旺：基本穴に平補平瀉法を施す。脾胃陰虚の場合，脾兪・胃兪・三陰交を加えて補法を施す。腎陰不足の場合，腎兪・太渓を加えて補法を施す。心陰不足の場合，心兪・神門を加えて補法を施す。諸穴に数分間持続的に行針を行い抜針する。
- ●陽気不足：基本穴に平補平瀉法を施す。脾気虚の場合，脾兪・足三里・三陰交を加えて補法を施し，20分間置針し，間欠的に行針を行う。脾陽虚の場合，30分間置針し，間欠的に行針を行う。抜針後に艾炷灸あるいは棒灸を加える。腎陽不足の場合，基本穴に平補平瀉法，腎兪・太渓・命門・関元を加えて補法を施し，30分間置針し，間欠的に行針を行う。抜針後に艾炷灸あるいは棒灸を加える。
- ●鵞口攻喉：基本穴に廉泉・天突・定喘穴・豊隆を加えて瀉法を施し，症状が和らぐまで行針を持続する。あるいは，両手で廉泉から膻中までの皮膚を反復してつまみ，刺激を与える。症状が和らいだら停止する。

処方解説

頬車・承漿・禾髎は祛邪解毒・消腫止痛・活絡化滞作用をもつ。合谷は口腔に作用し，活絡祛邪・消腫止痛作用を発揮する。風池・大椎・外関は疏風解表清熱作用をもち，外関は手の少陽三焦経の絡穴であることから，上・中・下焦の気機を疏調して湿邪を除祛することができる。商陽は手の陽明大腸経の井穴であり，陽明経は口歯部をめぐる。そのため，商陽を取穴すると患部に作用し，祛邪活絡・清熱解毒・消腫止痛作用を発揮する。血海・上巨虚・内庭・隠白・厲兌は脾胃積熱を清瀉する。血海はさらに涼血解毒・化瘀消滞作用があり，上巨虚には通便作用があり邪熱を下方より排出する。陰陵泉は醒脾清熱利湿作用をもつ。三焦兪は上・中・下焦の邪熱を清瀉し，三焦の気機を疏調して利湿化湿する。曲沢・少府・中衝・少衝は心火を清瀉し寧神除煩する。脾兪・足三里・三陰交はすばやく抜針すれば脾胃の陰を補益し，長く置針すれば健脾益気する。また灸を加えれば，温補中陽・散寒祛湿作用を増強することができる。腎兪・太渓に補法を施しすばやく抜針すれば，腎陰を補益し虚火を降ろすことができる。長く置針し灸を加えれば温腎壮陽できる。心兪・神門は心陰を補益し虚火を降ろす。命門は命火を補益し腎陽を壮んにする。関元は下元を温補し，腎陽の回復を助ける。廉泉・天突は咽喉頭部の患部取穴であり，通利咽喉・消腫止痛・疏調気機作用をもち，咽喉不利・気道阻塞などの症状をよく治療する。定喘穴は調理肺気作用をもち，呼吸困難を寛解させる。豊隆は化痰降濁作用をもち，咽喉頭に痰濁が阻滞する疾患をよく治療する。廉泉から膻中に至る皮膚をつまむことにより，気機を疏調することができる。咽喉および気道の流れをよくすることにより，咽喉の疼痛を和らげ，呼吸不利・呼吸困難などの症状を治療することができる。

治療効果

本処方は，本病症に対し優れた治療効果をもっている。実証では約10回，虚証では1～2クールの治療で完治する。再発した場合にも本処方は有効である。

症例

患者：張○○，男児，生後11カ月。
初診：1977年8月21日
所見：2日前から授乳に不具合が生じている。患児は乳を飲むことを拒み，無理に授乳させようとすると大きな声で泣く。検査では，頬の内側・舌・軟口蓋などに凝乳状の斑点が確認でき，それらが集まり融合している。わずかに隆起し，周囲の粘膜は発赤・腫脹している。凝乳状の斑点は容易にぬぐい去ることはできず，無理に取ろうとすると出血する。大便の色は黄色く悪臭がする。小便黄赤色，舌苔黄膩・舌尖紅赤びらん，指紋は沈み紫色を呈する。体温38.7℃。
治療経過：上述の脾胃積熱＋心脾両熱に対する処方を使用したところ，その日の夜，患児の呼吸が急に乱れ，痰涎壅盛を生じた。そこで，鵞口攻喉に対する処方（手で皮膚をつまむ方法）を施したところ，呼吸不利や痰涎壅盛はすぐに治まった。翌日には諸症状は軽減していた。原処方を守り，1日1回，計8回の治療を行ったところ，びらんおよび諸症状はすべて消失した。

注釈

①本病症は口瘡や，特にジフテリアとの鑑別が必要である。ジフテリアはあまり見かけることがない疾患である。本病症との相違点は次のとおりである。本病症はときに咽喉頭部まで広がることがあるが，ジフテリアの場合は咽頭部から始まり喉頭部に広がり，口腔に蔓延していく。ジフテリアは全身症状が激しく，高熱が出るか発熱と寒気が交互に現れ，犬吠様咳嗽があり流行性であること，頸部リンパ節の腫大と疼痛などが特徴である。本病症の場合は全身症状が軽く，発熱はそれほど激しくはなく，犬吠様咳嗽もなく，流行性も比較的低く，リンパ節の腫大もない。

②重症患者の場合，特に鵞口攻喉の患者は，できるだけ早く楽にさせるため，必要に応じて中西両医学のほかの治療法も取り入れて治療を進める必要がある。

16 唇風

唇風は，口唇部の発赤・腫脹・疼痛・瘙痒感・滲出液の流出を特徴とする病症である。西洋医学の剥脱性口唇炎に類似している。

病因病機

- 風寒の邪が侵襲し化熱する。あるいは風熱や燥熱の邪が侵襲する。熱邪は陽明に入り，口唇を犯し，筋膜を損傷する。
- 辛いものや味の濃いものを好んで食べることで，脾胃積熱となる。あるいは脾胃に湿熱が生じる。邪熱は経に沿って上蒸し，口唇に滞り，気血が凝滞する。
- 脾胃積熱あるいは脾胃湿熱に，風熱あるいは燥熱の外感が加わる。内外の邪が結合し，口唇部の筋膜を灼傷する。
- さまざまな原因により脾胃虚弱となる。津血が不足し，陰虚燥熱生風となる。
- 脾虚に風熱・燥熱の外感が加わる。

弁証

口唇部の痒み，あるいは疼痛，ときに線維束攣縮を自覚する。下唇に好発し，皮膚は多くの場合，暗紅色を呈し，乾燥しひび割れ，容易に出血する。ときに鱗のように剥脱したり，局所のびらん，あるいは黄色の痂皮が生じる場合もある。

- **風寒化熱あるいは風熱・燥熱の侵襲**：発熱・悪風・頭痛・風にあたったり温めたりすると悪化する，舌苔薄黄乏津，脈ときに浮数などの症状がみられる。
- **脾胃積熱**：口渇して冷たい飲みものを欲する・多食してすぐに空腹感を覚える・便秘，舌質紅・舌苔黄燥，脈滑数あるいは洪数などの症状がみられる。
- **脾胃湿熱**：上腹部痞悶・便がスッキリ出ない，舌苔黄膩，脈滑数などの症状がみられる。
- **脾胃積熱あるいは湿熱に外感が加わったもの**：脾胃積熱あるいは湿熱の症状のほかに，外感の症状が現れる。
- **脾胃陰虚燥熱生風**：口唇部の症状のほか，顔色に艶がないか紅潮する・食欲不振・上腹部の灼熱感

や隠痛・乾嘔・しゃっくり・大便乾結・口とのどの乾燥，舌質紅・舌苔少乏津，脈細数などの症状がみられる。
- ●脾気不足に外感が加わったもの：口唇部の症状のほか，顔色萎黄・食が進まない・腹脹・ときに泥状便・四肢がだるい・力が出ない，舌質淡・舌苔白などの症状がみられる。

処方・手技

【基本穴】水溝・地倉・承漿・合谷
- ●外邪侵襲：基本穴に風池・大椎・外関を加えて瀉法を施し，数分間持続的に行針を行い抜針する。商陽を加え，点刺して出血させる。
- ●脾胃積熱：基本穴に血海・上巨虚・内庭を加えて瀉法を施し，数分間持続的に行針を行い抜針する。商陽・隠白・厲兌を加え，点刺して出血させる。脾胃湿熱の場合は，さらに陰陵泉・三焦兪を加えて瀉法を施し，数分間持続的に行針を行い抜針する。脾胃積熱あるいは湿熱に外感が加わった場合は，上述の脾胃積熱あるいは湿熱に対する処方に，上述の外邪侵襲に対する処方を併用する。
- ●脾胃陰虚燥熱生風：基本穴に平補平瀉法を施す。脾兪・胃兪・三陰交を加えて補法，血海・内庭を加えて平補平瀉法を施し，諸穴に数分間持続的に行針を行い抜針する。
- ●脾気不足に外感が加わったもの：基本穴に平補平瀉法あるいは瀉法を施す。風池・大椎・外関を加えて瀉法を施し，諸穴に数分間行針を行い抜針する。さらに，脾兪・足三里を加えて補法を施し，20分間置針し，間欠的に行針を行う。

処方解説

水溝・地倉・承漿は活絡化滞・清熱解毒・消腫止痛・袪風止痒作用をもつ。陽明経は口唇をめぐる。そのため，合谷は口唇に作用し，清熱解毒・活絡袪風・止痒止痛作用を発揮して本病症を治療する。表証があるものに対しては，合谷はさらに解表作用も発揮する。風池・大椎・外関は疏風清熱解表作用をもつ。商陽は手の陽明大腸経の井穴であり，口唇に作用して，清熱瀉火・止痛消腫作用を発揮する。血海・上巨虚・内庭・隠白・厲兌は脾胃積熱を清瀉する。血海はさらに涼血化瘀作用をもち，上巨虚は通便作用をもつ。陰陵泉は醒脾清熱利湿作用をもつ。三焦兪は上・中・下焦の邪熱を清瀉し，理気化湿す

る。脾兪に補法を施しすばやく抜針すれば，脾胃の陰を補益して虚火を降ろすことができる。長く置針すれば，健脾補中益気して，運化を促進することができる。胃兪・三陰交は胃陰を補益する。足三里は健脾胃し運化を促進し気血を生化する作用をもつ。

治療効果

本処方は本病症に対し非常に優れた治療効果をもっている。一般に，10回前後の治療で完治する。

症例

患者：黄○○，女性，21歳。
初診：1981年9月24日
所見：口唇部に瘙痒・発赤・腫脹・灼熱感があり，ときに痛む。ひび割れて出血したり，ときに鱗のように剝脱することもある。西洋薬を数日間服用したが効果はなかった。下唇の症状がひどく，口渇して冷たい飲みものを欲する・大便乾結・呼気が熱く口臭があるなどの症状もみられる。舌質紅・舌苔黄燥，脈滑数。
治療経過：上述した脾胃積熱に対する処方を使用したところ，1回目の治療で瘙痒と疼痛が軽減し，便通も良くなり，口渇もなくなった。その後，1日1回，計7回の治療を続けたところ，発赤・腫脹・瘙痒・疼痛などの症状はすべて消失し完治した。1カ月後に経過観察を行ったが，再発はみられない。

17 小児破傷風

本病症は，口が袋のように小さく閉じられ，授乳に障害を生じる乳児の疾患であり，臍風の症状の1つとしてよくみられる。中医では撮口・鎖肚・四六風・七日風などと呼ばれる。

病因病機

出産時の臍帯切断時に風毒が侵入すると本病症を発症する。また，母親が妊娠期間中に辛いものを食べすぎると，胎児が熱を感受し，熱が心脾に蓄積され，本病症が発生しやすくなる。罹患中は，肝風内動や痰蒙心竅など重篤な証候が現れることもある。

弁証

一般に，生後数日で発症する。最初は，煩躁不寧・泣き止まない・苦笑いをしているような表情を呈する・くしゃみの連発・乳をしっかりくわえられないなどの症状がみられ，徐々に口が閉じてくる。舌質淡紅・舌苔薄白，指紋の色は紅。
- 心脾積熱：口が袋のように閉じ，授乳ができない。顔の紅潮・口唇の乾燥・便秘・身熱・煩渇，舌質紅・舌強・舌苔黄で燥などの症状がみられる。
- 肝風内動・痰蒙心竅：顔色は青く口唇は紫・臍の周辺は青紫・泣き声に力がない・口から涎や泡を吐く・意識混濁・項頸部の強直・目は上方を凝視する・四肢痙攣・爪の色が黒紫色・手足の冷え・頻呼吸などの症状がみられる。

処方・手技

【基本穴】頬車・下関・承漿・合谷・百会・大椎

基本穴に瀉法を施し，数時間置針し，間欠的に行針を行う。
- 心脾積熱：基本穴に血海・上巨虚・内庭を加えて瀉法を施し，数分間持続的に行針を行い抜針する。隠白・厲兌を加え，点刺して出血させる。
- 肝風内動・痰蒙心竅：基本穴に太衝・陽陵泉・後渓・委中・天突・中脘・豊隆・定喘穴・水溝を加えて瀉法を施し，数時間置針し，間欠的に行針を行う。

処方解説

頬車・下関・承漿は患部取穴であり，活絡祛風除邪作用があり小児破傷風を治療する。合谷は循経取穴であり，口に作用して活絡祛風除邪作用を発揮する。本病症の邪毒は，その多くが陽経を侵犯する。特に督脈や太陽穴経が多い。そのため，督脈の百会・大椎の両穴を取穴するのである。百会には，さらに醒脳および平肝熄風作用があり，大椎は諸陽の会であることから，陽経を調節して祛邪することができる。血海・上巨虚・内庭・隠白・厲兌は脾胃積熱を清瀉する。血海はさらに涼血解毒・化瘀消滞作用をもち，上巨虚はその通便作用により邪熱を下方より排出する。太衝は平肝熄風作用をもつ。陽陵泉は筋会穴であり，筋絡を疏調し痙攣を止める。後渓は手の太陽穴小腸経の輸穴であり，また督脈に通じている。委中は足の太陽穴膀胱経の合穴である。そのため両穴は経気を疏通して，項背部の強直を解除することができる。天突は疏利咽喉・調気降逆・化痰平喘作用をもつ。そのため呼吸困難を楽にさせることができる。中脘・豊隆は和胃消滞・化痰降濁作用をもつ。定喘穴は肺気を調え，呼吸困難を寛解させる。水溝は開竅醒神作用をもつ。

治療効果

本処方は，本病症に対し，その症状を寛解させる優れた治療効果をもっている。一般に，刺針後すぐに症状は消失あるいは軽減し，数回継続して治療を行えば（10回前後），完治させることができる。ただし，本処方が無効な場合もある。

症例

患者：張○○，女児，生後6日。
初診：1974年11月13日
所見：出生後5日目の夜，授乳時に乳が口からこぼれたり，夜泣きが激しくなったが，そのときはあまり気にしなかった。20時間後，突然の痙攣・角弓反張を起こし，牙関緊急し，口が袋のように閉じ，のどが苦しそうで，呼吸が速くなった。検査では，臍部がかすかに腫れて赤みがあった。そこで，小児破傷風（肝風内動・痰蒙心竅）と診断した。
治療経過：上記の肝風内動・痰蒙心竅に対する処方を使用し，10分間行針を行ったところ，痙攣は止まり，食いしばっていた歯もゆるみ，呼吸も徐々に正常に戻った。ただし，口の状態にはまだ変化がない。10数時間置針し，間欠的に行針を行う。口およびそのほかの諸症状が，完全に消失したところで抜針する。数時間後，また授乳困難が生じ口が閉じてきた。そこで最初と同じ処方を用い，10数時間置針した。その後，1日1回の治療を続けた。1回の治療につき，置針は数時間から10数時間。5日間連続して治療した結果，諸症状はすべて消失し再発も起こらなくなった。

注釈

本病症は重篤な疾患であり，ときには生命の危険さえある。したがって，必要に応じて中西両医学のほかの治療法も併用しながら治療を進めていくべきである。例えば，破傷風抗毒素血清を注射するなどである。中西両医学のほかの治療を行う場合には，臍部の清浄には注意が必要である。破傷風抗毒

18 唇瘡

本病症は，口唇に瘡が生じ腫脹・疼痛をみる病症であり，進行すれば，びらんや潰瘍が現れる。唇胗や唇癰とも呼ばれる。

病因病機

辛いものや味の濃いものを好んで食べることで，脾胃積熱が生じる。邪熱は経絡に沿って口唇に上炎し，脈絡を灼傷し，肌肉が腐敗する。

弁証

口唇に瘡が生じる。小さいものでは小豆大，大きいものではナツメ大にまでなる。その色は赤く，固く腫れ痛みがある。ときに痒みもある。きちんと治療をしないと，びらんや潰瘍に発展し，滲出液を出し痂皮が生じる。また，熱い呼気・口渇・口臭・多食してすぐに空腹感を覚える・便秘・小便が赤いなどの症状もみられる。舌質紅・舌苔黄で燥，脈洪数あるいは滑数。

処方・手技

【基本穴】頰車・地倉・承漿・合谷・血海・上巨虚・内庭・霊台

基本穴に瀉法を施し，数分間持続的に行針を行い抜針する。隠白・厲兌を加え，点刺して出血させる。

処方解説

頰車・地倉・承漿は活絡清熱・消癰止痛作用をもつ。合谷は口唇に作用し，清熱祛邪・消腫止痛作用を発揮する。血海・上巨虚・内庭・隠白・厲兌は，脾胃積熱を清瀉する作用をもつ。血海はさらに涼血解毒・化瘀散結作用をもち，上巨虚は通便作用により邪熱を下方より排出する。霊台は瘡腫癰毒治療の経験穴である。

治療効果

本処方は，本病症に対し非常に優れた治療効果をもっている。一般に，治療後すぐに疼痛は軽減し，5回前後の治療で完治する。

症例

患者：丁○○，男性，21歳。
初診：1982年9月16日
所見：下唇に硬結がある。色は赤く，外観はアンズの種に似ている。疼痛があり軽度の発熱もある。会話をするとき，あるいは食事をするときに疼痛は激しくなる。ほかに，口渇して冷たい飲みものを欲する・大便乾結・小便黄赤色などの症状もみられる。舌質紅・舌苔黄。
治療経過：上述の処方を使用したところ，翌日には口渇は消失し，便通も良くなった。そのほかの諸症状も徐々に軽くなっていった。3回の治療により，硬結は小さくなり，軟らかくなった。計5回の治療により，硬結および諸症状はすべて消失し完治した。

19 口臭

口臭は，口気膠臭・口気穢悪などとも呼ばれる。吐く息の臭気が強く，自覚あるいは他覚的に認知される。口糜・口瘡・齲歯・扁桃炎・鼻炎および肺癰・宿食停滞などの病症でみられる。

病因病機

- 脾胃積熱などが原因で口腔が灼傷され，腐気が口に上昇する。
- 痰熱壅肺により，脈絡が灼傷をうけ壅滞する。すると癰が形成され，腐気が口に上昇する。
- 胃腸積食があり，腐敗した気が上薰する。
- 心火などの誘因を伴うケースもある。

弁証

- **脾胃積熱**：歯肉の腫脹・疼痛やびらんがみられることがある。あるいは口瘡・口糜・齲歯などを伴う。口渇して冷たい飲みものを欲する・便秘・小便が赤

い・多食してすぐに空腹感を覚える，舌質紅・舌苔黄で燥，脈洪数あるいは滑数などの症状がみられる。心火を兼ねるものでは，心煩・不眠・小便に熱感があり排尿痛があるなどの症状がみられる。
- ●痰熱壅肺：鼻が詰まり匂いがわからない・黄色く粘りのある鼻水が出る・膿痰を咳吐する・のどの痛み・口渇，舌質紅・舌苔黄，脈数あるいは寸脈の滑大などの症状がみられる。
- ●胃腸積食：酸っぱい口臭がある・脘腹脹満・食欲不振・おならが臭い，舌苔厚膩，脈滑実などの症状がみられる。食積が化熱すると，舌質が紅に，舌苔が黄に，脈象が数に変わる。

処方・手技

- ●脾胃積熱：血海・上巨虚・内庭に瀉法を施し，数分間持続的に行針を行い抜針する。隠白・厲兌を加え，点刺して出血させる。口瘡など口腔疾患がある場合は，さらに頬車・地倉・合谷を加えて瀉法を施し，数分間持続的に行針を行い抜針する。鼻炎など鼻疾患がある場合は，さらに迎香を加えて瀉法を施し，数分間持続的に行針を行い抜針する。心火証を兼ねる場合は，さらに，曲沢・少府を加えて瀉法を施し，数分間持続的に行針を行い抜針する。中衝・少衝を加え，点刺して出血させる。
- ●痰熱壅肺：肺兪・尺沢・豊隆に瀉法を施し，数分間持続的に行針を行い抜針する。濁った鼻水が出る場合は，さらに迎香を加えて瀉法を施し，数分間持続的に行針を行い抜針する。咽喉頭部のびらんあるいは疼痛がある場合は，さらに廉泉を加えて瀉法を施し，数分間持続的に行針を行い抜針する。さらに少商を加え，点刺して出血させる。
- ●胃腸積食：中脘・天枢・足三里に瀉法を施し，20分間置針し，間欠的に行針を行う。食積が化熱した場合は，諸穴に数分間持続的に行針を行い抜針する。さらに上巨虚を加えて瀉法を施し，数分間持続的に行針を行い抜針する。厲兌を加え，点刺して出血させる。

処方解説

血海・上巨虚・内庭・隠白・厲兌は，脾胃積熱を清瀉する作用をもつ。血海はさらに涼血解毒・活血化瘀作用をもち，上巨虚は通便作用により邪熱を下方より排出することができる。頬車・地倉は口腔部の腧穴であり，患部に作用して口腔疾患を治療する。陽明経は口部を循行する。そのため，手の陽明大腸経の原穴である合谷は口腔に作用し，清熱活絡祛邪作用を発揮する。迎香は通竅止涕・清熱瀉火作用をもち鼻疾患を治療する。曲沢・少府・中衝・少衝は心火を清瀉する。肺兪・尺沢・少商は肺熱を清瀉し，少商はさらに利咽消腫止痛作用をもち咽喉頭部の腫脹・疼痛・びらんを治療する。豊隆は清熱化痰作用をもつ。廉泉もまた利咽喉作用をもち，咽喉頭部の病症を治療する。中脘・天枢・足三里は消積化滞作用をもち，すばやく抜針すれば清熱作用も発揮する。

治療効果

本処方は，本病症に対し優れた治療効果をもっている。一般に，10回前後の治療で完治する。

症例

患者：胡〇〇，男性，57歳。
初診：1986年9月16日
所見：口臭が気になりだして数日が経つ。口渇して冷たい飲みものを欲する・空腹になりやすい・大便乾結・小便黄赤色などの症状もみられる。舌質紅・舌苔黄，脈滑。
治療経過：上述の脾胃積熱証に対する処方を用いる。1回目の治療では効果がなかったが，2回目の治療ののち，便通が良くなり，口渇も軽減した。計8回の治療により，口臭およびそのほかの諸症状は消失し，舌，脈象ともに正常に戻った。

20 口疳

口疳は，脾癉とも呼ばれる。口や舌に生じる瘡であり，皮が破れ涎が流れる。症状が進むと，口唇から頬にかけてびらんが生じる。

病因病機

「脾は口に開竅する」といわれる。脂っこいものや甘いものを食べすぎたり，食事の不摂生により，脾は運化機能を失調する。湿熱が内蘊し，経に沿って上炎し，肌膚を蒸灼することにより本病症は生じる。

弁証

口や舌に瘡が生じ，皮が破れ涎が流れる。症状が進むと，口唇から頬にびらんが生じる。また，上腹部の痞悶・納呆・悪心嘔吐・便がスッキリ出ない・四肢や体が重くだるいなどの症状もみられる。舌質紅・舌苔黄膩，脈濡数。

処方・手技

【基本穴】 頬車・地倉・承漿・合谷・血海・陰陵泉・内庭・三焦兪

基本穴に瀉法を施し，数分間持続的に行針を行い抜針する。隠白・厲兌を加え，点刺して出血させる。

処方解説

頬車・地倉・承漿は患部取穴であり，清熱祛邪・活絡消滞作用をもつ。合谷は循経取穴であり，清熱瀉火解毒・活絡消滞祛邪作用をもつ。血海・陰陵泉・内庭・隠白・厲兌は脾胃湿熱を清利する。血海は，さらに涼血解毒・化瘀消滞作用をもつ。三焦兪は上・中・下焦の気機を疏調し，三焦の火毒を清瀉する。また利湿作用ももつ。湿熱が除かれれば，疳瘡は自然に治癒する。

治療効果

本処方は，本病症に対し優れた治療効果をもっている。一般に，10回前後の治療で完治する。

症例

患者：張○○，男性，8歳。
初診：1975年8月11日
所見：口内に瘡ができ，皮が破れ涎が流れる。上唇・下唇・右口角および右頬の粘膜がびらんし，黄白色の滲出液が出ている。部分的に黄色く厚い痂皮が形成されている。すでに服薬による治療を1ヵ月余り続けており，一時好転したものの，薬を止めたらまた悪化してきた。ほかに，食が進まない・乾嘔・上腹部の痞悶・便がスッキリ出ない・小便黄赤色，舌質紅・舌苔黄膩などの症状がみられる。
治療経過：上述の処方を用いたところ，2回の治療により，涎は止まり，口内のびらんは好転し，頬の滲出液も止まり，諸症状も軽快した。1日1回の治療を10数回継続したところ，口腔内および唇に発生した疳瘡は癒合し，諸症状は消失し完治

注釈

頬や唇のびらん・潰瘍が重度で，地倉や頬車まで波及している場合，あるいは承漿まで波及している場合は，それらの腧穴に刺針してはならない。邪毒が深部の肌肉にまで達し化膿させる恐れがあるからである。こういう場合には，対側の地倉・頬車などに刺針するか，あるいは病巣に近い腧穴を加えて治療するようにする。びらん・潰瘍がひどいものは，外用薬の塗布など中西両医学のほかの治療を併用する。

21 口腔乾燥

本病症の主症状は，口腔内が乾燥し潤いがなくなることであり，西洋医学の乾燥症候群（シェーグレン症候群）や熱病の過程，あるいは糖尿病などでみられる。

病因病機

- 風熱燥邪が侵襲し，津液を灼傷する。
- 風熱燥邪が裏に入り，肺胃熱盛となる。
- もともと肺に積熱があったり脾胃に積熱があるなどして，陰津を灼傷する。
- 邪熱が少陽に留まり，上炎して津液を灼傷する。
- 肝鬱気滞で，鬱が長くなると化火し津液を灼傷する。
- 脾虚で運化が失調し，水穀の精微を化生・輸布できなくなる。
- 痰湿が長く停滞し気滞血瘀が生じ，津液の運行に影響する。その結果，口腔の筋膜が濡養を失う。
- 脾胃陰虚，あるいは肝腎陰虚，あるいは肺陰や心陰の虚により，虚火が上炎し，口腔の筋膜が潤いを失う。

弁証

口腔の乾燥・潤いの消失を主症状とする。
- **風熱燥邪の侵襲**：発熱・悪風・頭痛・のどの痛み・鼻の乾燥・濁った鼻水，舌苔薄黄・乏津，脈浮数などの症状がみられる。
- **邪熱入裏・肺胃熱盛かもともと肺熱・胃熱があるもの**：乾咳無痰あるいは黄痰を喀出する・鼻息に熱

を帯びる・口渇して多飲する・多食してすぐに空腹感を覚える・便秘・小便が赤い，舌質紅・舌苔黄燥，脈洪数あるいは滑数などの症状がみられる。
●**邪熱留恋少陽**：耳下腺の腫脹・接触痛，耳下腺管の発赤・腫脹などの症状がみられる。
●**肝火上炎**：イライラする・怒りっぽい・口苦・口の乾き・頭のふらつき・頭痛・目の充血・目の乾燥・脇肋部の灼熱感あるいは灼熱痛・ときに耳下腺の腫脹および接触痛・便秘・小便が赤い，舌辺紅赤・舌苔黄，脈弦数などの症状がみられる。
●**脾虚運化失調**：食が進まない・腹脹・ときに泥状便，顔色萎黄で艶がない・四肢がだるい・力が出ない，脈弱緩などの症状がみられる。痰湿が凝滞すると，胸脘痞悶・悪心嘔吐・涎を吐く・食が進まない・腹脹・体や四肢の重だるさ・めまい・頭重・ときに耳下腺の腫大（痛みはそれほど激しくない），舌質暗紅あるいは瘀斑がある・舌苔厚膩白などの症状が現れる。鬱が長期化して化熱した場合は，便がスッキリ出ないあるいは便秘・小便黄赤色，舌苔黄，脈数などの症状が現れる。
●**陰虚内熱・虚火上炎**：手掌や足底部の熱感・頬の紅潮・盗汗，舌質紅・舌苔少乏津，脈細数などの症状がみられる。脾胃陰虚の場合は，食欲不振，あるいは上腹部の灼熱感・乾嘔・しゃっくり・大便乾結などの症状を伴う。肝腎陰虚の場合は，両目が乾燥しシバシバする・頭のふらつき・目のくらみ・腰や膝がだるい・歯のぐらつき・脱毛などの症状を伴う。肺陰虚の場合は，乾咳・無痰あるいは粘りのある痰が少量出る。あるいは痰に血糸が混じるなどの症状を伴う。心陰虚の場合は，心煩・不眠・動悸・多夢などの症状を伴う。

処方・手技

【基本穴】廉泉・合谷
●**風熱燥邪の侵襲**：基本穴に風池・大椎・外関を加えて瀉法を施し，数分間持続的に行針を行い抜針する。金津穴・玉液穴・商陽を加え，点刺して出血させる。
●**肺胃熱盛**：基本穴に尺沢・魚際・上巨虚・内庭を加えて瀉法を施し，諸穴に数分間持続的に行針を行い抜針する。金津穴・玉液穴・少商・厲兌・隠白を加え，点刺して出血させる。
●**邪熱留恋少陽**：基本穴に陽陵泉・侠渓・外関を加えて瀉法を施し，耳下腺が腫大している場合は，さらに頬車・翳風を加えて瀉法を施し，数分間持続的に行針を行い抜針する。さらに関衝・足竅陰を加え，点刺して出血させる。
●**肝火上炎**：基本穴に風池・太衝・侠渓を加えて瀉法を施し，数分間持続的に行針を行い抜針する。大敦・足竅陰を加え，点刺して出血させる。耳下腺が腫大している場合は，頬車・翳風を加えて瀉法を施し，数分間持続的に行針を行い抜針する。さらに関衝・足竅陰を加え，点刺して出血させる。
●**脾虚運化失調**：基本穴に平補平瀉法を施す。脾兪・足三里を加えて補法を施し，20分間置針し，間欠的に行針を行う。痰湿凝滞が生じている場合は，さらに中脘・豊隆・陰陵泉・三焦兪を加えて瀉法を施す。舌質暗紅あるいは瘀斑が現れている場合は，さらに太衝・血海・膈兪を加えて瀉法を施し，20分間置針し，間欠的に行針を行う。鬱が長期化して化熱した場合は，基本穴に数分間持続的に行針を行い抜針する。厲兌を加え，点刺して出血させる。便秘がある場合は，支溝・上巨虚を加えて瀉法を施し，数分間持続的に行針を行い抜針する。
●**陰虚内熱・虚火上炎**：基本穴に平補平瀉法を施す。脾胃陰虚の場合は，脾兪・胃兪・三陰交を加えて補法を施す。肝腎陰虚の場合は，肝兪・腎兪・三陰交・太渓を加えて補法を施す。肺陰虚の場合は，肺兪・中府を加えて補法を施す。心陰虚の場合は，心兪・神門を加えて補法，曲沢を加えて平補平瀉法を施す。それぞれ諸穴に数分間持続的に行針を行い抜針する。

処方解説

廉泉は口腔に近い場所にあり，一般に舌根に向けて刺針する。口腔疾患や咽喉頭疾患に対しきわめて優れた治療効果があり，その祛邪利咽・疏調気血津液作用により，津液の生成を促し，乾きを止め口腔を潤すことができる。合谷もまた口腔に作用し，祛邪活絡・疏調気血津液作用をもつ。風池・大椎・外関は疏風清熱解表作用をもつ。金津穴・玉液穴は清熱生津止渇作用をもつ。商陽は陽明経の邪熱を清瀉でき，口腔に作用して本病症を治療する。尺沢・魚際・少商は肺熱を清瀉する作用をもつ。上巨虚・内庭・厲兌・隠白は脾胃の邪熱を清瀉する。上巨虚はさらに通便して邪熱を下方から排出する。足の少陽胆経の合穴である陽陵泉・滎穴である侠渓・井穴である

足竅陰，および手の少陽三焦経の絡穴である外関・井穴である関衝は，すべて少陽経の邪熱を清瀉することができる。頬車・翳風は耳下腺の近くにある腧穴であり，それゆえ祛邪活絡・消腫散結作用により，耳下腺腫大などの症状を治療することができる。風池・侠渓・足竅陰は足の少陽胆経の腧穴である。肝胆は互いに表裏関係にあるため，これらの腧穴を取穴すれば，肝火を清瀉することができる。太衝・大敦は肝火を清瀉する。脾兪に補法を施し長く置針すれば，健脾胃し運化を促進する作用を発揮し水穀の精微の輸布を助ける。すばやく抜針すれば，脾胃の陰を補益する作用を発揮する。足三里もまた健脾胃し運化を促進する作用をもつ。中脘・豊隆は瀉法を施し長く置針すれば，和胃消滞・化痰降濁作用を発揮し，すばやく抜針すれば，清熱作用を発揮することができる。陰陵泉は瀉法を施せば，醒脾利湿作用を発揮し，三焦兪は三焦の気機を疏調して利湿する。いずれもすばやく抜針すれば清熱利湿作用が強くなる。太衝は瀉法を施せば疏肝理気解鬱作用を発揮し，血海・膈兪は瀉法を施せば活血化瘀消滞作用を発揮する。いずれもすばやく抜針すれば清熱作用が強くなる。支溝は三焦の邪熱を清瀉し，三焦の気機を疏調して通便する。胃兪・三陰交は脾胃の陰を補益することができ，三陰交はさらに肝腎の陰を補益できる。肝兪は肝陰を補益する。腎兪・太渓は腎陰を補益する。肺兪・中府は肺陰を補益する。心兪・神門は心陰を補益して，心神を安定させる。曲沢は心経の虚熱を清し，心神を安定させ心煩を取り除く。

治療効果

本処方は，本病症に対し優れた治療効果をもっている。一般に，刺針後すぐに患者は口腔の乾燥感が軽減したことを感じる。実証では10回前後，虚証では1～2クールの治療で完治する。

症例

患者：田〇〇，男性，22歳。
初診：1982年9月23日
所見：発熱・悪風・頭痛・のどの乾き・鼻の乾燥・熱を帯びた鼻息・乾咳など。西洋薬を服用後，発熱・悪風は消失したが，口腔の乾燥・口渇し冷たい飲みものを欲する・鼻孔の乾燥感・大便乾結などの症状は残存している。舌質紅・舌苔黄燥。
治療経過：上述の肺胃熱盛証に対する処方を使用

したところ，口腔の乾燥はたちどころに軽減した。ただし，数時間後にはもとに戻ってしまった。ほかの症状にも変化はない。2回目の治療以降，便通が徐々に良くなり，口腔の乾燥も大幅に軽減した。5回の治療により，口腔の乾燥およびそのほかの諸症状はすべて消失し完治した。

22 舌痛

舌痛とは，舌根・舌本・舌辺・舌尖あるいは舌全体にわたって疼痛が生じる病症である。舌体には特に変化はみられず，舌瘡など形態上に明らかな変化がある病症の疼痛とは容易に鑑別することができる。

病因病機

心気は舌に通じる。足の太陰脾経は舌本に連なり，舌下に散ず。足少陰腎経は舌根を挟む。足の厥陰肝経は「喉嚨の後を循り（舌の後ろ）」，「上りて頏顙に入り……目系より頬裏に下り，唇内を環る」といわれる。以上にあげた諸経は舌との関係が密接であり，心経の実火や虚火，脾胃積熱や脾胃陰虚にもとづく内熱，肝腎陰虚による虚火上炎，肝気上逆や肝鬱化火，気滞血瘀などはすべて舌に影響を与える。舌絡は鬱滞し，気血不和となり，疼痛が引き起こされる。

弁証

実証の場合は，概してその痛みが激烈である。
● **心経実火**：心中煩熱・ぐっすり眠れない・衄血・小便に熱感があり赤い・顔の紅潮・口渇，舌質紅・舌苔黄，脈数有力などの症状がみられる。
● **脾胃積熱**：口渇して冷たい飲みものを欲する・多食してすぐに空腹感を覚える・便秘・小便が赤い，舌質紅・舌苔黄燥，脈洪数あるいは滑数などの症状がみられる。
● **肝気上逆**：疼痛は精神状態の変化に影響され，精神抑うつ・脇肋脹悶あるいは脹痛・頻発するげっぷ，舌苔白，脈弦などの症状がみられる。
● **肝鬱化火**：イライラする・怒りっぽい・頭のふらつき・頭痛・口苦・のどの乾き・脇肋部の灼熱感と疼痛・便秘・小便が赤い，舌辺紅赤・舌苔黄，

脈弦数などの症状がみられる。
- ●気滞血瘀：上述の肝気鬱結の症状以外に，舌質紫暗あるいは紫斑がある，脈弦あるいは渋などの症状がみられる。

虚証の場合は，概して疼痛が軽度で，頬の紅潮・潮熱・口とのどの乾燥，舌質紅・舌苔少乏津，脈細数などの症状がみられる。
- ●心陰不足虚火上炎：動悸・不眠・健忘・多夢などの症状がみられる。
- ●脾胃陰虚：空腹になっても食べたくない。乾嘔・しゃっくり・便秘などの症状がみられる。
- ●肝腎陰虚：頭のふらつき・耳鳴り・両目の乾燥・ものがぼやける・腰や膝がだるいなどの症状がみられる。

処方・手技

【基本穴】廉泉・通里
- ●心経実火：基本穴に曲沢・少府を加えて瀉法を施し，数分間持続的に行針を行い抜針する。中衝・少衝・金津穴・玉液穴を加え，点刺して出血させる。
- ●脾胃積熱：基本穴に血海・上巨虚・内庭を加えて瀉法を施し，数分間持続的に行針を行い抜針する。隠白・厲兌・金津穴・玉液穴を加え，点刺して出血させる。
- ●肝気上逆：基本穴に太衝・陽陵泉を加えて瀉法を施し，20分間置針し，間欠的に行針を行う。
- ●肝鬱化火：基本穴に数分間持続的に行針を行い抜針する。大敦・足竅陰・金津穴・玉液穴を加え，点刺して出血させる。
- ●気滞血瘀：肝気上逆証に対する処方を基礎とし，さらに血海・膈兪を加えて瀉法を施し，20分間置針し，間欠的に行針を行う。
- ●虚火上炎：基本穴に平補平瀉法を施す。心陰不足の場合，心兪・神門を加えて補法を施し，脾胃陰虚の場合，脾兪・胃兪・三陰交を加えて補法を施し，肝腎陰虚の場合，肝兪・三陰交・腎兪・照海を加えて補法を施し，行間を加えて平補平瀉法を施す。それぞれ諸穴に数分間持続的に行針を行い抜針する。

処方解説

廉泉は祛邪活絡作用をもち，舌部の気血を疏調して痛みを止める。心は舌に開竅するといわれる。したがって，手の少陰心経の絡穴である通里は舌に作用し，活絡止痛作用を発揮する。すばやく抜針すれば心火を清瀉することもできる。曲沢・少府・中衝・少衝は心火を清瀉する。金津穴・玉液穴は患部取穴であり，清熱瀉火・活瘀止痛作用をもち，さらに生津止渇作用ももつ。血海に瀉法を施し，長く置針すれば活血化瘀消滞でき，すばやく抜針すれば脾胃積熱を清瀉し，さらに涼血解毒作用も発揮する。上巨虚・内庭・隠白・厲兌は脾胃積熱を清瀉する。上巨虚はさらに通便作用により邪熱を下方より排出する。太衝・陽陵泉に瀉法を施し，長く置針すれば疏肝理気解鬱でき，すばやく抜針すれば肝火を清瀉することができる。大敦・足竅陰もまた肝火を清瀉する作用がある。膈兪は活血化瘀の要穴である。心兪・神門は心陰を補し，虚火を降ろし精神を安定させる。脾兪・胃兪・三陰交は脾胃の陰を補益する。三陰交はさらに肝腎の陰も補益できる。肝兪は肝陰を補益する。腎兪・照海は腎陰を補益する。行間は平肝潜陽作用をもち，虚火の上炎を抑制する。

治療効果

本処方は，本病症に対し非常に優れた治療効果をもっている。一般に，治療後すぐに疼痛は消失する。治療後，一定時間が経過すると疼痛が再発する可能性はあるが，実証では5回前後，虚証では15回前後の治療で完治する。

症例

患者：郭〇〇，女性，42歳。

初診：1978年8月14日

所見：舌痛が始まって，すでに数日が経つ。おもに痛みは舌辺にあり，灼熱感も伴っている。ほかに，頭のふらつき・耳鳴り・イライラする・怒りっぽい・口苦・のどの乾き・脇肋脹悶，頻発するげっぷ・小便黄赤色，舌辺紅赤・舌苔黄，脈弦やや数などの症状がみられる。以前も2回，同じような症状が起こったことがある。精神的に落ち込んでいるときには，痛みやそのほかの諸症状が悪化する。証は肝火上炎に属する。

治療経過：上述の処方を使用したところ，1回目の治療で舌痛はすぐに止まり，諸症状も軽減した。2回目の治療時にも舌痛は再発しておらず，治療により諸症状は消失した。2カ月後に経過観察を行ったが，治療後，再発はまったく起こっていなかった。

23 舌の痺れ

本病症は，舌体に痺れや知覚麻痺が生じるものである。高齢者に発症することが多く，しばしば心臓および血管の障害を伴っている。痺れに舌強を伴う場合は，舌痺あるいは舌麻痺と呼ばれることが多い。

病因病機

- 気血不足により舌体が濡養を失う。
- 肝風内動・痰阻気滞。
- 外風が侵襲し，舌絡の気血が調和を失う。
- 肝気鬱結上逆・気滞血瘀。

弁証

舌体の痺れや知覚麻痺を主症状とする。
- **気血不足**：頭のふらつき・目のくらみ・息切れ・力が出ない・動悸・多夢・顔色蒼白か萎黄・口唇や爪の色に艶がない，舌質淡・舌苔白，脈細弱無力などの症状がみられる。
- **肝熱生風挟痰火上擾**：あるものは舌の痺れや知覚麻痺のみ感じ，あるものは舌のこわばりを伴う。黄色く粘りのある痰を喀出する・イライラする・怒りっぽい・頭のふらつき・頭痛・耳鳴り・目のくらみ・口苦・のどの乾き・便秘・小便が赤い，舌質紅・舌苔黄膩，脈弦滑で数などの症状がみられる。
- **陰虚陽亢生風挟痰熱上擾**：頬の紅潮・潮熱・口とのどの乾燥・目の乾燥やかすみ・頭のふらつき・頭痛・腰や膝がだるい，舌質紅・舌苔黄膩，脈弦細数などの症状がみられる。
- **外風の侵襲**：悪寒・発熱・頭痛，舌苔薄白，脈浮などの症状がみられる。内に痰濁がありさらに外風を感受した場合には，胸脘痞悶・痰涎の嘔吐，舌苔多白膩などの症状が現れる。
- **肝気上逆**：その多くは，急に怒ったときや激しく情動の変化があったときなどに起こる。発症前に精神抑うつ・胸脇脹悶・頻発するげっぷ，舌苔白，脈弦などの症状がみられる。気滞血瘀がある場合は，舌質紫暗あるいは紫斑があるなどの症状が現れる。

処方・手技

【基本穴】廉泉・通里
- **気血不足**：基本穴に平補平瀉法を施す。脾兪・足三里・三陰交・心兪・膈兪を加えて補法を施し，諸穴に20分間置針し，間欠的に行針を行う。
- **肝熱生風挟痰熱上擾**：基本穴に太衝・侠渓・中脘・豊隆を加えて瀉法を施し，数分間持続的に行針を行い抜針する。大敦を加え，点刺して出血させる。便秘がある場合は，さらに上巨虚・支溝を加えて瀉法を施し，数分間持続的に行針を行い抜針する。
- **陰虚陽亢生風挟痰熱上擾**：基本穴に平補平瀉法あるいは瀉法を施す。三陰交・腎兪・太渓を加えて補法，行間を加えて平補平瀉法，豊隆・中脘を加えて瀉法を施し，諸穴に数分間持続的に行針を行い抜針する。
- **外風の侵襲**：基本穴に風池・大椎・合谷・外関を加えて瀉法を施す。悪寒が重く発熱が軽い，脈浮緊など寒に偏る症状が現れている場合は，30分間置針し，間欠的に行針を行い，抜針後に艾炷灸あるいは棒灸を加える。悪寒が軽く発熱が重い，脈浮数など熱に偏る症状が現れている場合は，数分間持続的に行針を行い抜針する。内に痰濁がありさらに外風を感受した場合は，中脘・豊隆を加えて瀉法を施し，20分間置針し，間欠的に行針を行う。
- **肝気上逆**：基本穴に太衝・陽陵泉を加えて瀉法を施し，20分間置針し，間欠的に行針を行う。気滞血瘀がある場合は，さらに血海・膈兪を加えて瀉法を施し，20分間置針し，間欠的に行針を行う。

処方解説

廉泉は祛邪活絡して，舌部の気血を調える。通里は経絡に沿って舌に作用し，舌絡を疏通し，舌部の気血を調える。脾兪・足三里・三陰交に補法を施し長く置針すれば，健脾胃して気血の生化を助けることができる。三陰交に補法を施しすばやく抜針すれば，肝腎および脾胃の陰を補益することができる。心兪は心気・心血を補益する作用と寧心安神作用をもつ。血の会穴である膈兪は，補法を施せば補血養血できる。太衝に瀉法を施し，長く置針すれば疏肝理気解鬱でき，すばやく抜針すれば清肝熄風できる。侠渓・大敦は清瀉肝火・平熄肝風作用をもつ。中脘・

豊隆に瀉法を施し，長く置針すれば和胃消滞・化痰降濁でき，すばやく抜針すれば清熱瀉火できる。上巨虚は胃腸の邪熱を清瀉して通便する。支溝は三焦の火熱を清瀉し，三焦の気機を疏調して通便する。腎兪・太渓は腎陰を補益する作用をもつ。行間は平肝潜陽して，虚火の上炎を抑える。風池・大椎・合谷・外関に瀉法を施し，長く置針しさらに灸を加えれば疏風散寒解表でき，すばやく抜針すれば風熱を疏散させることができる。陽陵泉は疏肝理気して，肝気の上逆を抑える。血海・膈兪は活血化瘀消滞作用をもつ。

治療効果

本処方は，本病症に対し優れた治療効果をもっている。一般に，実証では数回，虚証では10〜20回の治療で完治する。

症例

患者：李〇〇，男性，52歳。
初診：1976年11月6日
所見：舌体に痺れや知覚麻痺が生じて，すでに10日余りになる。随伴症状としては，頬の紅潮・潮熱・頭のふらつき・耳鳴り・口とのどの乾燥・腰や膝がだるい・小便黄赤色，ときに手足に軽度の痺れ，ときに黄痰の喀出，舌質紅・舌苔黄膩，脈弦細などの症状がみられる。血圧195／132mmHg。
治療経過：上述の陰虚陽亢生風挾痰熱上擾に対する処方を使用したところ，1回目の治療で，舌の痺れと知覚麻痺，および頭のふらつきがいくらか軽くなった。5回目の治療で，舌の症状は明らかに軽減し，そのほかの症状も和らいできた。15回の治療で，舌の症状およびそのほかの諸症状はすべて消失した。血圧は142／90mmHgまで下がった。1カ月後に経過観察をしたが，舌の痺れ・知覚麻痺，およびそのほかの諸症状に再発はみられなかった。

24 舌瘡

舌瘡とは，舌体上に現れる点状の潰瘍である。

病因病機

- 心経実火あるいは虚火。
- 脾胃実熱。
- 腎陰虚損による虚熱内盛。
- 肝火上炎。

以上の成因により生じた火邪・熱邪が，上昇し舌体の筋膜を灼傷する。

弁証

舌上に1つあるいは複数の潰瘍が発生する。大きさはさまざまで，疼痛も一定ではなく，食事や会話時に痛みは増強する。

- 実火：疼痛が比較的激しく，灼熱感がある。潰瘍周囲は発赤・腫脹が著しい。舌質紅・舌苔黄，脈数。心経実火の場合は，実火の症状に加え，心煩・不眠・小便に熱感があり赤いなどの症状がみられ，舌瘡はその多くが舌尖に発生する。脾胃実熱の場合は，実火の症状に加え，口渇して冷たいものを飲みたがる・多食してすぐに空腹感を覚える・便秘・小便が赤い，脈洪あるいは滑などの症状がみられる。肝火の場合は，実火の症状に加え，イライラする・怒りっぽい・頭痛・頭のふらつき・口苦・のどの乾き・脇肋部の灼熱感・便秘・小便が赤い，脈弦などの症状がみられる。舌瘡は舌辺に生じることが多い。

- 陰虚火旺：疼痛はそれほど激しくはなく，灼熱感や潰瘍周囲の発赤・腫脹も比較的軽度。頬の紅潮・潮熱・口とのどの乾燥，舌質紅・舌苔少乏津，脈細数などの症状がみられる。心陰不足の場合は，陰虚火旺の症状に加え，動悸・不眠・心煩・多夢などの症状がみられる。腎陰虚損の場合は，陰虚火旺の症状に加え，頭のふらつき・耳鳴り・腰や膝がだるいなどの症状がみられる。脾胃陰虚の場合は，陰虚火旺の症状に加え，空腹になっても食べたくない・乾嘔・しゃっくり・大便乾結などの症状がみられる。

- 陰の損傷が陽に波及したもの：罹患期間が長くなると，脾気虚あるいは脾陽虚が出現する。脾気虚では，瘡の周辺の色が淡くなる・疼痛は軽度・四肢がだるい・息切れ・懶言〔話をするのがおっくう〕・食が進まない・腹脹・ときに泥状便，舌体胖大あるいは舌辺歯痕・舌質淡・舌苔白，脈弱緩無力などの症状がみられる。陽虚では，脾気虚の

症状に加え，悪寒・四肢逆冷などの症状がみられる。腎陽不足を伴うと，腰や膝がだるい・五更泄瀉などの症状が加わる。

処方・手技

【基本穴】廉泉・通里

- ●実火：基本穴に瀉法を施す。心経実熱の場合は，少府を加えて瀉法を施す。数分間持続的に行針を行い抜針する。中衝・少衝を加え，点刺して出血させる。脾胃実熱の場合は，血海・上巨虚・内庭を加えて瀉法を施し，数分間持続的に行針を行い抜針する。隠白・厲兌を加え，点刺して出血させる。肝火上炎の場合は，太衝・俠溪を加えて瀉法を施し，数分間持続的に行針を行い抜針する。大敦・足竅陰を加え，点刺して出血させる。便秘がある場合は，支溝・上巨虚を加えて瀉法を施し，数分間持続的に行針を行い抜針する。実火に対しては，金津穴・玉液穴を加え，点刺して出血させる方法を用いてもよい。
- ●陰虚火旺：基本穴に平補平瀉法を施す。心陰不足の場合は，心兪・神門を加えて補法，労宮を加えて平補平瀉法を施す。腎陰不足の場合は，腎兪・太渓を加えて補法，行間を加えて平補平瀉法を施す。脾胃陰虚の場合は，脾兪・胃兪・三陰交を加えて補法を施す。それぞれ諸穴に数分間持続的に行針を行い抜針する。
- ●陰の損傷が陽に波及したもの：基本穴に平補平瀉法を施す。脾気虚の場合は，脾兪・足三里を加えて補法を施し，20分間置針し，間欠的に行針を行う。脾陽不足の場合は，諸穴に30分間置針し，間欠的に行針を行う。抜針後に艾炷灸あるいは棒灸を加える。腎陽不足を伴う場合は，腎兪・命門・関元を加えて補法を施し，30分間置針し，間欠的に行針を行う。抜針後に艾炷灸あるいは棒灸を加える。

処方解説

廉泉は患部取穴であり，祛邪消滞・活絡止痛・消腫治瘡作用をもつ。通里は循経取穴であり，舌に作用し，祛邪活絡・消腫止痛作用を発揮する。少府・中衝・少衝は心火を清瀉する。したがって，舌に作用して，心経実熱および脾胃実熱・肝火上炎によって生じた舌瘡すべてに効果がある。血海・上巨虚・内庭・隠白・厲兌は脾胃積熱を清瀉する。血海はさらに涼血解毒・化瘀消滞作用をもち，上巨虚は通便作用により邪熱を下方より排出する。太衝・俠溪・大敦・足竅陰は肝火を清瀉する。支溝は三焦火熱を清瀉して通便する。心兪・神門は心陰を補益し，虚火を下降させ，心神を安定させる。労宮は心経の虚火を清瀉し，さらに寧心除煩作用をもつ。腎兪・太渓は腎陰を補益する。行間は平肝潜陽作用をもち，虚火の上炎を抑えることができる。脾兪に補法を施しすばやく抜針すれば，脾胃の陰を補益することができる。長く置針すれば健脾益気でき，灸を加えればさらに温補脾陽作用を増強できる。胃兪・三陰交は脾胃の陰を補益する。足三里は健脾益気作用をもち，灸を加えれば温中散寒作用を増強できる。腎兪・命門は腎陽を温補する。関元は下元を温補して腎陽の回復を助ける。

治療効果

本処方は，本病症に対し非常に優れた治療効果をもっている。一般に，実証では5回前後，虚証では15回前後の治療により完治する。再発を繰り返す場合にも，本処方は有効である。

症例

患者：陳○○，女性，19歳。

初診：1984年4月16日

所見：舌辺に複数の潰瘍が生じた。潰瘍の周囲は発赤が著しく，灼熱感・疼痛があり，会話時や食事中に痛みが増強する。ほかに，イライラする・頭痛・脇下脹悶ときに疼痛・口苦・のどの乾き，舌苔黄，脈弦やや数などの症状がみられる。

治療経過：上述の肝火上炎の処方を使用したところ，舌痛・頭痛はたちどころに軽減した。さらに3回の治療を行ったところ，舌上の潰瘍は癒合し，舌痛やそのほかの諸症状は消失し完治した。

25 舌出血

舌出血は，舌衄・舌血とも呼ばれる。

病因病機

- ●心火内熾・脾胃積熱・肝火熾盛など。邪熱は経に沿って上炎し，血絡を灼傷し，血は絡外に溢れる。

- 心陰不足・腎陰不足・脾胃陰虚など。虚火上炎し舌絡が受傷する。
- 脾気虚弱で，血を統摂できなくなる。

弁証

- **実熱**：出血量が比較的多く，舌体には腫脹・疼痛がみられる。ほかに，顔の紅潮・口渇・小便黄赤色，舌質紅・舌苔黄，脈数などの症状がみられる。心火の場合は，実熱の症状に加え，心煩・不眠がみられ，小便の熱感と排尿痛が特に激しい。脾胃積熱の場合は，実熱の症状に加え，多食してすぐに空腹感を覚える・強度の口渇・便秘などの症状がみられる。肝火熾盛の場合は，実熱の症状に加え，イライラする・怒りっぽい・頭のふらつき・頭痛・口苦・のどの乾き・脇肋の灼熱感・便秘・小便が赤い，脈弦などの症状がみられる。
- **陰虚内熱・虚火上炎**：出血量は少ない。頬の紅潮・口唇の発赤・潮熱・盗汗・口とのどの乾燥，舌質紅・舌苔少乏津，脈細数などの症状がみられる。心陰不足の場合は，陰虚内熱・虚火上炎の症状に加え，動悸・心煩・不眠・多夢などの症状がみられる。腎陰不足の場合は，陰虚内熱・虚火上炎の症状に加え，頭のふらつき・耳鳴り・腰や膝がだるい・歯のぐらつきや脱落などの症状がみられる。脾胃陰虚の場合は，陰虚内熱・虚火上炎の症状に加え，空腹になっても食べたくない・乾嘔・しゃっくり・上腹部のシクシクした灼熱痛・大便乾結などの症状がみられる。
- **脾不統血**：出血の色は淡く希薄。顔色は萎黄で生気がない。四肢がだるい・力が出ない・食が進まない・腹脹・ときに泥状便，舌質淡嫩あるいは舌辺歯痕・舌苔白，脈弱緩無力などの症状がみられる。

処方・手技

【基本穴】廉泉・通里

- **実熱**：心火の場合は，基本穴に労宮・少府を加えて瀉法を施し，数分間行針を行い抜針する。中衝・少衝を加え，点刺して出血させる。脾胃積熱の場合，さらに血海・上巨虚・内庭を加えて瀉法を施し，数分間持続的に行針を行い抜針する。隠白・厲兌を加え，点刺して出血させる。肝火熾盛の場合，さらに太衝・侠渓を加えて瀉法を施し，数分間持続的に行針を行い抜針する。大敦・足竅陰を加え，点刺して出血させる。
- **陰虚内熱・虚火上炎**：基本穴に平補平瀉法を施す。心陰不足の場合は，心兪・神門を加えて補法を施し，腎陰不足の場合は，腎兪・太渓を加えて補法を施し，脾胃陰虚の場合は，脾兪・胃兪・三陰交を加えて補法を施し，諸穴に数分間持続的に行針を行い抜針する。
- **脾不統血**：基本穴に脾兪・足三里を加えて補法を施し，20分間置針し，間欠的に行針を行う。隠白を加え，艾炷灸あるいは棒灸を施す。

処方解説

廉泉は患部取穴であり，病邪を祛除し，患部の血絡の機能を調節して止血することができる。通里は循経取穴であり，すばやく抜針すれば，心経の実熱（瀉法）および虚熱（平補平瀉法）を清瀉することができる。この作用により，間接的に止血という目的を達成できる。労宮・少府・中衝・少衝は心火を清瀉する。血海・上巨虚・内庭・隠白・厲兌は脾胃積熱を清瀉する。血海はさらに涼血して止血し，上巨虚は通便して邪熱を下方より排出する。太衝・侠渓・大敦・足竅陰は肝火を清瀉する。心兪・神門は，心陰を補益して虚火を下降させる。腎兪・太渓は腎陰を補益する。脾兪に補法を施し，すばやく抜針すれば脾胃の陰を補益し，長く置針すれば健脾益気することができる。胃兪・三陰交は脾胃の陰を補益する。足三里は健脾胃・補中気作用に特に優れている。足の太陰脾経の井穴である隠白は，益気摂血作用に特に優れている。

治療効果

本処方は，本病症に対し非常に優れた治療効果をもっている。一般に，刺針後すぐに出血は止まる。数回治療を続ければ，舌出血が再発することはない。

症例

患者：宋〇〇，女性，24歳。
初診：1976年3月27日
所見：突然，舌下から出血が起こった。舌下静脈は怒張し，血液の色は鮮紅色で量は多い。患者は，長期にわたって精神の抑うつがあり怒りっぽい。数日前より，イライラする・不眠・頭のふらつき・耳鳴り・口苦・のどの乾き・脇肋脹悶および灼熱感などがある。舌辺紅赤・舌苔黄，脈弦やや数。
治療経過：上述した肝火熾盛に対する処方を使用し

たところ，出血はすぐに止まり，頭のふらつきも軽減した。その後，1日1回，3回の治療を行った結果，イライラする・不眠などの症状は完全に消失し，出血の再発もみられない。数カ月後に経過観察を行ったが，舌下出血などの症状はその後再発していなかった。

26 吐舌

吐舌とは，常に舌を口の外に出し，上下左右に動かしたり，ダラリとさせていたりする病症である。弄舌・舒舌などとも呼ばれる。

病因病機

- 心火内盛・脾胃熱盛・肝火内盛生風など。
- 心陰不足・腎陰不足により，心火を抑えることができなくなる。
- 脾気不足により肌肉をコントロールできず，舌体の筋肉が弛緩して外に伸びる。

弁証

たえず舌を外に出したり引っ込めたりする。あるいは，なめるように上下左右に動かすことを主症状とする。

- **実熱**：身熱・顔の紅潮・口渇，舌質紅・舌苔黄，脈数などの症状がみられる。心火内盛の場合は，実熱の症状に加え，心煩・不眠・小便に熱感があり赤い，舌尖紅赤あるいはびらんや瘡があるなどの症状がみられる。脾胃熱盛の場合は，実熱の症状に加え，多食してすぐに空腹感を覚える・強度の口渇・便秘などの症状がみられる。肝火内盛生風の場合は，実熱の症状に加え，イライラする・怒りっぽい・頭のふらつき・頭痛・耳鳴り・目のくらみ・口苦・のどの乾き・脇肋部の灼熱感・便秘・小便が赤い，舌辺紅赤，脈弦などの症状がみられる。
- **陰虚内熱生風**：頬の紅潮・潮熱・口とのどの乾燥，舌質紅・舌苔少乏津，脈弦細数などの症状がみられる。心陰不足の場合は，陰虚内熱生風の症状に加え，動悸・心煩・不眠・多夢などの症状がみられる。腎陰不足の場合は，陰虚内熱生風の症状に加え，頭のふらつき・耳鳴り・腰や膝がだるいなどの症状がみられる。脾胃陰虚の場合は，陰虚内熱生風の症状に加え，乾嘔・しゃっくり・空腹感を覚えても食べたくない・大便乾結などの症状がみられる。
- **脾気不足**：食が進まない・泥状便・息切れ・力が出ない・四肢がだるい・精神疲労，舌質淡・舌辺歯痕・舌苔白，脈弱緩無力などの症状がみられる。

処方・手技

【基本穴】廉泉・瘂門・通里

- **実熱**：実熱証に属するものはすべて基本穴に行間・百会を加えて瀉法を施し，数分間行針を行い抜針する。心火内盛の場合は，労宮・少府を加えて瀉法を施し，数分間持続的に行針を行い抜針する。曲沢・少衝を加え，点刺して出血させる。脾胃熱盛の場合は，血海・上巨虚・内庭を加えて瀉法を施し，数分間持続的に行針を行い抜針する。隠白・厲兌を加え，点刺して出血させる。肝火内盛生風の場合は，太衝・侠渓を加えて瀉法を施し，数分間持続的に行針を行い抜針する。大敦・足竅陰を加え，点刺して出血させる。
- **陰虚内熱生風**：基本穴に平補平瀉法を施す。行間・百会を加えて平補平瀉法を施す。心陰不足の場合は，心兪・神門を加えて補法，労宮を加えて平補平瀉法を施す。腎陰不足の場合は，腎兪・太渓を加えて補法を施す。脾胃陰虚の場合は，脾兪・胃兪・三陰交を加えて補法を施す。それぞれ諸穴に数分間持続的に行針を行い抜針する。
- **脾気不足**：基本穴に脾兪・足三里を加えて補法を施し，20分間置針し，間欠的に行針を行う。悪寒・四肢逆冷など陽虚の症状がみられる場合は，諸穴に30分間置針し，間欠的に行針を行い，抜針後に艾炷灸あるいは棒灸を加える。

処方解説

廉泉・瘂門は患部取穴であり，祛風除邪作用をもち，舌絡の気血を疏調することにより本病症を治療する。通里もまた舌に作用し，瀉法を施しすばやく抜針すれば心経の実熱を清瀉し，平補平瀉法を施せば虚熱を清瀉し，補法を施し長く置針すれば心気を補益して心絡の収縮力を増強し，舌体が弛緩して外に出ないようにする。行間・百会に瀉法を施しすばやく抜針すれば，清熱平肝熄風作用を発揮する。労

宮・少府・曲沢・少衝は心火を清瀉する。血海・上巨虚・内庭・隠白・厲兌は脾胃積熱を清瀉する。血海はさらに涼血解毒作用をもち，上巨虚は通便作用により邪熱を下方より排出する。太衝・侠渓・大敦・足竅陰は肝火を清瀉する。心兪・神門は心陰を補益し，心神を安定させる。腎兪・太渓は腎陰を補益する。脾兪に補法を施しすばやく抜針すれば脾胃の陰を補益し，長く置針すれば健脾益気，灸を加えれば温補中陽作用が増強される。胃兪・三陰交は脾胃の陰を補益する。足三里は健脾益気・温陽散寒作用に優れる。

治療効果

本処方は，本病症に対し非常に優れた治療効果をもっている。一般に，刺針後すぐに吐舌は改善され口の中に収まる。実証では1～数回，虚証では30回前後の治療により完治する。

症例

患者：張〇〇，女性，4歳。
初診：1976年4月10日
所見：突然舌を出し，すでに2時間が経過している。数日前に外感により発熱し，服薬によりおさまったが，再び発熱している。ほかに，発汗・口渇して水を飲みたがる・便秘などの症状もみられる。また，口唇は乾燥しひび割れている。舌質紅赤・舌苔黄で乾，脈滑実でやや数。
治療経過：上述した脾胃熱盛に対する処方を使用したところ，吐舌はたちどころに収まり，2時間後には大便も出て，その日の夜には熱も下がった。また口渇もおおいに軽減した。翌日にまた治療をすると，口渇以外の症状はすべて消失した。白湯を飲むように指示し，さらに，もう1度治療し余邪を清瀉した。その後再発はみられない。

注釈

本処方は，突発的あるいは発症からそれほど経っていない吐舌に対し，比較的良好な効果を現す。知的障害がある患者で吐舌を伴っている場合にも一定の効果がみられる。しかし，長期にわたる治療が必要であり（少なくとも5～7クール），その効果もそれほど長くは続かない。知的障害がある患者で吐舌を伴う場合には，弁証論治を特にしっかりする必要がある。

27 木舌

木舌とは，舌体が腫大し，伸縮や裏返しなどの動作がしにくくなる病症である。

病因病機

- 心経の熱毒が舌体に上炎する。
- 脾胃積熱あるいは湿熱が舌体を蒸灼する。
- 痰濁が気血を瘀滞させ，舌絡を塞ぐ。

弁証

舌体が腫大し，ひどくなると口腔いっぱいになり，動かすこともできず，食事や会話あるいは呼吸にまで影響する。

- 心経熱毒：心煩・不眠・小便に熱感があり赤い，舌質紅・舌苔黄，脈数などの症状がみられる。
- 脾胃積熱：口渇して冷たいものを飲みたがる・多食してすぐに空腹感を覚える・便秘・小便が赤い，舌質紅・舌苔黄燥，脈洪数あるいは滑数などの症状がみられる。
- 脾胃湿熱：脘腹脹満・食欲不振・悪心・嘔吐・体が重くだるい・便がスッキリ出ない・尿量減少して黄色い，舌質紅・舌苔黄膩，脈滑数などの症状がみられる。
- 痰濁：痰涎を嘔吐する，舌苔白膩，脈滑。気滞血瘀を伴う場合は，胸脇脹悶あるいは疼痛・頻発するげっぷ，舌質紫暗あるいは紫斑がある，舌体の凹凸，脈弦滑あるいは渋などの症状がみられる。

処方・手技

【基本穴】廉泉・瘂門・通里

- 心経熱毒：基本穴に労宮・少府を加えて瀉法を施し，数分間持続的に行針を行い抜針する。曲沢・少衝・金津穴・玉液穴を加え，点刺して出血させる。
- 脾胃積熱：基本穴に上巨虚・内庭を加えて瀉法を施し，数分間持続的に行針を行い抜針する。隠白・厲兌を加え，点刺して出血させる。
- 脾胃湿熱：基本穴に陰陵泉・三焦兪を加えて瀉法を施し，数分間持続的に行針を行い抜針する。
- 痰濁：基本穴に中脘・豊隆を加えて瀉法を施す。脾虚証がある場合は，さらに足三里を加えて補

法を施し，20分間置針し，間欠的に行針を行う。痰濁が化熱し，舌質が紅に変わり，舌苔が黄に変わり，脈が数に変わり，痰が黄色く粘つくようになった場合は，諸穴に数分間持続的に行針を行い抜針する。気滞血瘀を伴う場合は，さらに太衝・血海・膈兪を加えて瀉法を施し，20分間置針し，間欠的に行針を行う。気滞血瘀が化熱し，イライラする・怒りっぽい・口苦・のどの乾き・脇肋灼熱疼痛などの症状がみられる場合は，諸穴に数分間持続的に行針を行い抜針する。さらに大敦・金津穴・玉液穴を加え，点刺して出血させる。

処方解説

廉泉・瘂門は患部取穴であり，祛邪活絡・化滞消腫する。すばやく抜針すれば清熱作用を発揮する。通里は循経取穴であり，活絡消腫する。すばやく抜針すれば心火を清瀉できる。労宮・少府・曲沢・少衝は心火を清瀉する。金津穴・玉液穴は患部取穴であり，清熱瀉火・活絡化瘀・祛滞消腫・生津止渇作用を発揮する。上巨虚・内庭・隠白・厲兌は脾胃積熱を清瀉する。上巨虚はさらに優れた通便作用をもつ。陰陵泉は醒脾利湿作用をもつ。三焦兪は三焦の火熱を清瀉し，三焦の気機を疏調して水湿を利する。中脘・豊隆に瀉法を施し，長く置針すれば和胃消滞・化痰降濁でき，すばやく抜針すれば熱痰を清化できる。足三里は健脾胃し運化を促す作用をもつ。太衝は疏肝理気解鬱作用をもち，すばやく抜針すれば肝経鬱熱を清瀉できる。血海・膈兪に瀉法を施し長く置針すれば，活血化瘀消滞でき，すばやく抜針すれば清熱涼血解毒作用を発揮できる。大敦は肝火を清瀉する。

治療効果

本処方は，本病症に対し，中薬を服用した場合よりも優れた治療効果をもっている。一般に，20回前後の治療で完治する。数回の治療で完治する場合もある。

症例

患者：宋〇〇，女性，48歳。
初診：1978年11月6日
所見：舌体が腫大して，すでに10日余りが経つ。中薬・西洋薬を服用したが効果は思わしくなく，会話や飲食時に不便を感じる。数年来，喘息に苦しんでおり，冬季に発作が起こりやすい。発作時には喘咳して薄い痰涎を喀出する。ほかに，食欲不振・脘腹脹満・薄い痰を吐く，舌苔白膩，脈滑などの症状がみられる。

治療経過：上述した痰濁に対する処方を用いた。さらに足三里を加えて補法を施し，20分間置針し，間欠的に行針を行った。1回目の治療で，脘腹脹満および喀痰がやや軽減した。3回目の治療で，舌体の腫大およびそのほかの諸症状が軽減した。10数回の治療後，舌体は通常の大きさになり，諸症状も消失して完治した。

28 重舌

本病症は，舌下に腫瘤ができるものであり，その形状が舌に似ていることから，重舌と呼ばれる。西洋医学では舌下隙の感染症でみられることがある。

病因病機

● 小児で腎気がまだ十分ではないとき，胎毒が内蘊し，火毒が上昇攻撃して生じる。
● 心脾蘊熱が経に沿って上昇する。
● 胎毒内蘊あるいは心脾蘊熱があり，そのうえに風熱邪毒を感受する。内外の邪毒が結合し，舌下脈絡を侵襲する。

弁証

舌下の一側あるいは両側に腫脹が出現する。発症は急で，突然腫大していく。その形状は蚕の繭に似ており，軽度の腫脹と違和感がある。病状が進むと，その硬さを増し疼痛も生じてくる。そして，舌体がもち上げられたり，舌体自体も大きくなる。舌は縮こまって伸ばしにくくなり，会話や食事に影響する。口を開いたり閉じたりするのにも不自由を感じる。さらに悪化すると，舌根に浮腫が生じ，呼吸に影響が出たり，顎下あるいはオトガイ下リンパ節が腫大する。そのほか，口渇・心煩・顔の紅潮・目の充血・便秘・小便が赤い，舌質紅・舌苔黄膩あるいは黄燥，脈洪数あるいは滑数などの症状がみられる。風熱邪毒の外感が加わり邪が表にあるものは，発熱・悪寒などの症状もみられる。熱毒により化膿すると，疼痛はより激しくなり，患部は軟化して膿液の滲出をみる。

処方・手技

【基本穴】廉泉・少府・労宮・血海・上巨虚

基本穴に瀉法を施す。数分間持続的に行針を行い抜針する。少衝・隠白・厲兌を加え，点刺して出血させる。風熱表証があるものは，風池・大椎・合谷・外関を加えて瀉法を施し，数分間持続的に行針を行い抜針する。化膿前の場合は，金津穴・玉液穴・腫脹部に点刺して出血させる（腫脹部は何回も点刺して数滴瀉血する）。すでに化膿している場合は，三稜針で患部を挑破し，膿液を排出する。化膿の有無にかかわらず，さらに霊台を加え，点刺して出血させる。

処方解説

廉泉・金津穴・玉液穴は患部取穴であり，清熱瀉火解毒・活絡消腫止痛作用をもつ。少府・労宮・少衝は清心火・祛熱邪作用をもつ。血海・上巨虚・隠白・厲兌は脾胃積熱を清瀉する。血海はさらに涼血解毒・化瘀消滞作用をもち，上巨虚は通便作用により邪熱を下方より排出する。風池・大椎・合谷・外関は疏風解表・清熱解毒作用をもつ。化膿前に腫脹部を点刺すると熱毒を排出することができ，腫脹の消散を助ける。すでに化膿しているとき，三稜針で患部を挑破し膿毒を排出すると，腫脹の消退を早め，癒合を促進する。霊台は腫毒症の経験穴である。

治療効果

本処方は，本病症に対し非常に優れた治療効果をもっている。一般に，刺針後すぐに疼痛は軽減し，5回前後の治療によって完治する。

症例

患者：孫○○，男性，27歳。
初診：1976年5月26日
所見：舌下に腫脹と疼痛が起こって，すでに2日が経つ。西洋薬を数回服用したがいまだ効果はない。左側が特にひどく，舌体が少し持ち上がっている。会話や飲食時あるいは口を開いたり閉じたりするときに疼痛は増悪し，かすかに熱感もある。ほかに，口渇して冷たいものを飲みたがる・心煩・不眠・便秘・小便が赤い・発熱・悪寒，舌質紅・舌苔黄，脈浮洪数などの症状もみられる。
治療経過：内に熱毒があり同時に風熱邪毒を外感している状態であり，それに適合する処方を選択した。治療後すぐに疼痛は軽減し，翌日には悪寒・発熱もなくなり，腫脹・疼痛は大幅に軽快した。便通も回復した。そこで，風池・大椎・外関を除き，さらに4回治療を行った。その結果，舌下の腫脹・疼痛，およびそのほかの諸症状はすべて消失した。

注釈

腫脹・疼痛が激しく，嚥下困難・高熱・呼吸困難などを生じている場合には，できるだけ早く患者の負担を減らすため，中西両医学のほかの治療方法も併用して治療を進めていくべきである。

29 舌下嚢胞

舌下嚢胞とは，中国では痰包と呼ばれる。幼児や青少年に発症することが多く，発病はゆっくりしており，罹患歴は比較的長くなる。嚢胞は光沢があり軟らかく袋状になっており，内部には黄白色の痰涎状の液体を含む。そのため痰包と呼ばれている。また蝦蟇嚢腫という別名もある。

病因病機

- 脾が運化機能を失調し，水湿が停滞する。痰濁が内生し舌下に凝結する。
- 痰濁が鬱して化熱し痰熱蘊結する。
- 外傷などが原因で気滞血瘀が生じ，舌下の脈道が塞がれる。痰濁を伴う場合もある。

弁証

本病症は病気の進行がゆっくりしており，初期には舌下に小水疱ができ，これが徐々に増大していく。最初は一側にでき，徐々に対側へと拡大していく。さらに悪化すると，舌体が後上方に押し上げられる。嚢胞の壁は薄く，触ると軟らかく波動感がある。また，ただ腫脹するだけのこともあれば，かすかに痛みを伴うこともある。嚢胞の壁が破れると，卵の白身状，あるいは黄白色で希薄，あるいは粘りのある液体が流れ出し，腫脹は縮小あるいは消失する。ただし，しばらくすると再発する可能性が高い。嚢胞が比較的大きい場合は，会話や食事にも影響する。

- **痰濁湿邪**：繰り返して発症し，長期化するにした

がって治りにくくなっていく。流出物は卵の白身に似ている。食が進まない・腹脹・泥状便・四肢がだるい・力が出ない・顔色萎黄で艶がない・体が重だるい・頭脹・食べものの味がわからない・口渇はない・痰涎を嘔吐するなどの症状がみられる。舌質淡あるいは舌辺歯痕・舌苔白膩，脈滑あるいは弱緩。
- ●痰濁化熱：胸脘煩悶・黄色く粘りのある痰を喀出する・口渇・口苦・便秘・小便が赤い，舌質紅・舌苔黄膩，脈滑数などの症状がみられる。
- ●気滞血瘀：外傷の既往歴を確認できる場合がある。舌下に青紫色の腫脹・嚢胞は青色を呈することが多い。舌質紫暗あるいは紫斑がある・舌苔薄，脈弦あるいは渋。

処方・手技

【基本穴】廉泉・通里
諸穴に瀉法を施す。
- ●痰濁湿邪：基本穴に脾兪を加えて補法，中脘・豊隆・陰陵泉を加えて瀉法を施す。20分間置針し，間欠的に行針を行う。
- ●痰濁化熱：基本穴に数分間持続的に行針を行い抜針する。便秘がある場合は，上巨虚・支溝を加えて瀉法を施し，数分間持続的に行針を行い抜針する。
- ●気滞血瘀：基本穴に太衝・血海・膈兪を加えて瀉法を施し，20分間置針し，間欠的に行針を行う。

※刺針前，あるいは刺針後あるいは置針の過程において，三稜針で嚢壁を挑破し，中の粘液や瘀血を排出してもよい。

処方解説

廉泉は患部取穴であり，活絡消滞散結作用をもつ。すばやく抜針すれば，清熱瀉火作用も発揮できる。通里は循経取穴であり，活絡消滞散結作用をもつ。すばやく抜針すれば，清熱瀉火作用も発揮できる。脾兪は健脾胃し運化を促進する機能をもち，すばやく抜針すれば，清熱益陰作用も発揮できる。中脘・豊隆に瀉法を施し，長く置針すれば和胃消滞・化痰降濁でき，すばやく抜針すれば清化熱痰できる。陰陵泉に瀉法を施し，長く置針すれば醒脾利湿作用を発揮し，すばやく抜針すれば脾経の邪熱を清瀉する。上巨虚は胃火を瀉して通便する。支溝は三焦の火熱を清瀉し，三焦の気機を疏調して通便する。太衝は疏肝理気・解鬱活血作用をもつ。血海・膈兪は活血

化瘀作用をもつ。三稜針で嚢壁を挑破し，粘液や瘀血を排出すると，嚢胞の治癒を早めることができる。

治療効果

本処方は，本病症に対し優れた治療効果をもっている。一般に，数回の治療で完治させることができる。再発した場合にも本処方は有効であり，一般に，数回の治療で嚢胞を消失させることができる。

症例

患者：商○○，女性，47歳。
初診：1976年7月13日
所見：舌下嚢胞の再発から，すでに数日が経過している。これまで2回発症している。嚢胞は舌下の右側に集中している。色は淡く赤みはない。言葉がはっきりしない・口渇はない・顔色蒼白で艶がない・ときに腹脹がある・食が進まない・泥状便・薄い痰涎を吐く，舌質淡・舌苔白膩，脈弱緩などの症状がみられる。
治療経過：上述した痰濁湿邪の処方を使用したところ，2回の治療で嚢胞は消失した。患部の挑刺をする必要はなく，上記処方で7回の治療を行ったところ，諸症状はすべて消失した。1年後に経過観察をしたが，再発はみられなかった。

注釈

嚢胞が何度も発症する患者の場合，手術による切除を試みてもよい。

30 舌萎

舌萎とは，舌体の痩せ，舌粘膜の萎縮が現れる病症である。西洋医学では，慢性貧血・シェーグレン症候群・ビタミン欠乏症で現れる萎縮性舌炎・慢性消耗性疾患・熱病の後期などでみられる。

病因病機

- ●脾胃虚弱で気血の生化が不足し，舌体が濡養を失う。
- ●先天不足あるいは久病などが原因で，陰虚火旺となり，舌体が滋潤を失う。
- ●気陰両虚。

弁証

舌体が痩せることを主症状とする。
- **脾胃虚弱・気血不足**：顔色萎黄・口唇や爪の色に艶がない・食が進まない・腹脹・泥状便・四肢がだるい・力が出ない・動悸・頭のふらつき，舌質淡・舌苔白，脈細弱無力などの症状がみられる。
- **陰虚火旺**：頬の紅潮・潮熱・頭のふらつき・耳鳴り・心煩・不眠・口とのどの乾燥・腰や膝がだるい・大便乾結・小便が赤い，舌質紅・舌苔少あるいは裂紋がある，脈細数などの症状がみられる。
- **気陰両虚**：息切れ・力が出ない・四肢がだるい・精神疲労・口とのどの乾燥・潮熱・盗汗，舌質紅・舌苔少，脈細数無力などの症状がみられる。

処方・手技

【基本穴】廉泉・通里
- **脾胃虚弱・気血不足**：基本穴に脾兪・足三里・心兪・三陰交・膈兪を加えて補法を施し，20分間置針し，間欠的に行針を行う。
- **陰虚火旺**：基本穴に平補平瀉法を施す。三陰交・胃兪・腎兪・太渓を加えて補法を施す。諸穴に数分間持続的に行針を行い抜針する。
- **気陰両虚**：基本穴に脾兪・足三里を加えて補法を施し，20分間置針し，間欠的に行針を行う。さらに，三陰交・腎兪・太渓を加えて補法を施し，数分間持続的に行針を行い抜針する。

処方解説

廉泉は患部取穴であり，舌絡の気血を疏調する。すばやく抜針すれば虚熱を清瀉することができる。通里は循経取穴であり，廉泉同様の作用をもつ。脾兪・足三里は健脾胃作用をもち気血生化の源を強化する。心兪は心血を養い，心神を安定させる。三陰交に補法を施し長く置針すれば，健脾胃して気血生化の源を強化する。すばやく抜針すれば，肝腎および脾胃の陰を補益することができる。膈兪は養血補血作用をもつ。胃兪は脾胃の陰を補益する。腎兪・太渓は腎陰を補益する。

治療効果

本処方は，本病症に対し優れた治療効果をもっている。一般に，1～2クールの治療により完治する。

症例

- **患者**：袁○○，女性，27歳。
- **初診**：1979年4月16日
- **所見**：舌体が乾燥・萎縮してからずいぶん経つ。乾嘔・しゃっくり・空腹になっても食べたくない・ときに大便乾燥・潮熱・盗汗・息切れ・力が出ない・顔色に艶がない・口とのどの乾燥などの症状がみられる。舌体消痩・舌苔少乏津，脈細数無力。証は気陰両虚に属する。
- **治療経過**：上述の処方を使用し3回治療を行ったところ，舌体の乾燥・乾嘔・しゃっくり・潮熱などの症状は軽減し，便通も良くなった。10数回の治療後には，舌萎は明らかに快方に向かい，諸症状もおおいに軽快した。数日間治療を休み，さらに10数回治療を行った。その結果，舌体の大きさや色沢は正常に戻り，諸症状も完全に消失して完治した。数カ月後に経過観察を行ったが，舌萎・乾燥など諸症状の再発はなかった。

31　舌のこわばり

本病症は，舌体が硬くこわばり，自由に動かせなくなるものである。西洋医学の脳血管障害やヒステリーなどでみられる。

病因病機

- 心火上炎し，邪熱が舌絡に壅滞する。
- 心脾両熱。
- 脾の運化失調により痰湿が内阻し，上昇して舌絡に凝滞する。
- 肝風が痰濁と結合し上昇侵犯する。
- 肝火が痰熱と結合し，舌脈に壅滞する。
- 肝気鬱結して上逆あるいは気滞血瘀により，舌絡経気の流れが悪くなる。
- 外風が舌絡を侵襲する。
- 陰虚陽亢生風し，上昇して舌絡をかき乱す。
- 心気・心陽不足あるいは脾腎陽虚で，陽気が舌脈を温煦できない。

弁証

舌体が硬くこわばり，動きが悪くなる。また言葉がはっきりしなくなったり，舌の形が歪んだりする。これらの症状は単独で現れることもあれば，半身不随や意識障害とともに現れることもある。

- 心火上炎：心煩・不眠・小便に熱感があり赤い・胸痺・心痛，舌質紅・舌苔黄，脈数などの症状がみられる。心脾両熱の場合は，口渇して冷たいものを飲みたがる・多食してすぐに空腹感を覚える・便秘などの症状が加わる。
- 痰湿阻絡：胸脘痞悶・痰涎を嘔吐する・食が進まない・腹脹・頭脹・体が重だるい，舌体胖嫩でむくみこわばる・舌辺歯痕などの症状がみられる。肝風が痰濁と結合し上昇侵犯した場合には，頭のふらつき・頭痛・体の麻痺や痺れ・脇肋脹悶など肝気鬱結上逆の症状が現れる。肝火が痰熱と結合した場合には，イライラする・怒りっぽい・頭痛・めまい・口苦・のどの乾き・脇肋灼熱疼痛・悪心・乾嘔・胸脘煩悶・黄痰を吐く・便秘・小便が赤い，舌質紅・舌苔黄膩，脈弦滑数などの症状が現れる。
- 肝気鬱結上逆：精神抑うつしてよく怒る・激怒したときや精神的刺激を受けたのちなどにげっぷが頻発したり脇肋脹悶あるいは脹痛が起こる・頭痛・頭のふらつき，舌苔白，脈弦などの症状がみられる。気滞血瘀すれば，舌質紫暗あるいは紫斑が現れる。
- 外風の侵襲：口眼歪斜・悪寒・発熱・頭痛。風寒に偏る場合は，舌質淡・舌苔白で潤，脈浮緊。風熱に偏る場合は，口渇・のどの痛み，舌質紅・舌苔薄白あるいは薄黄で乏津，脈浮数などの症状がある。
- 陰虚陽亢生風：頭痛・めまい・耳鳴り・潮熱・五心煩熱・口とのどの乾燥・不眠・多夢・腰のだるさ・遺精，舌質紅・舌苔少乏津，脈弦細数などの症状がみられる。
- 心気不足：動悸・息切れ・自汗・力が出ない・顔色に艶がない，舌質淡胖嫩・舌苔白，脈虚弱無力などの症状がみられる。心血虚を兼ねる場合は，口唇や爪の色に艶がない，脈細などの症状が現れる。心陽虚になると，形寒・四肢逆冷・心前区の圧迫感・胸痛，脈細弱あるいは結代などが現れる。亡陽になると，大汗がダラダラ流れる・四肢厥冷・口唇青紫・呼吸微弱・四肢や顔面部の浮腫・重症例では意識混濁，脈は今にも消えそうなほど微弱などの症状が現れる。脾気虚証を兼ねる場合は，食が進まない・腹脹・泥状便などの症状が現れる。脾陽虚証を兼ねる場合は，腹部の冷え・四肢の冷えなどの症状が現れる。腎陽虚を兼ねる場合は，頭のふらつき・耳鳴り・腰や膝がだるい・悪寒・四肢逆冷・五更泄瀉，尺脈の沈細無力などの症状が現れる。

処方・手技

【基本穴】廉泉・瘂門・通里・湧泉

- 心火上炎：基本穴に労宮・少府を加えて瀉法を施す。数分間持続的に行針を行い抜針する。金津穴・玉液穴・少衝を加え，点刺して出血させる。心脾両熱の場合は，さらに血海・上巨虚・内庭を加えて瀉法を施し，数分間持続的に行針を行い抜針する。隠白・厲兌を加えて，点刺して出血させる。
- 痰湿阻絡：基本穴に瀉法を施す。脾兪・足三里を加えて補法，中脘・豊隆・陰陵泉を加えて瀉法を施す。諸穴に20分間置針し，間欠的に行針を行う。肝風が痰濁と結合し上昇侵犯した場合は，さらに太衝・陽陵泉・百会を加えて瀉法を施し，20分間置針し，間欠的に行針を行う。肝火が痰熱と結合した場合の選穴および補瀉は，肝風が痰濁と結合し上昇侵犯したものと同様であるが，置針はせず，数分間持続的に行針を行い抜針する。さらに，大敦・足竅陰を加え，点刺して出血させる。
- 肝気鬱結上逆：基本穴に太衝・陽陵泉を加えて瀉法を施す。20分間置針し，間欠的に行針を行う。気滞血瘀がみられる場合は，血海を加えて瀉法，膈兪を加えて補法を施す。20分間置針し，間欠的に行針を行う。気滞血瘀が長くなり熱が生じた場合は，数分間持続的に行針を行い抜針する。さらに大敦を加え，点刺して出血させる。
- 外風の侵襲：基本穴に風池・大椎・合谷・外関を加えて瀉法を施す。風寒の場合は，30分間置針し，間欠的に行針を行う。抜針後に艾炷灸あるいは棒灸を加える。風熱の場合は，諸穴に数分間持続的に行針を行い抜針する。
- 心気不足：基本穴に補法あるいは平補平瀉法を施す。心兪・神門を加えて補法を施し，20分間置針し，間欠的に行針を行う。血虚を兼ねる場合は，さらに膈兪・三陰交を加えて補法を施し，20分間置針し，間欠的に行針を行う。心陽虚の場合

第5節　口腔科病症

は，30分間置針し，間欠的に行針を行う。抜針後に艾炷灸あるいは棒灸を加える。亡陽の場合は，さらに巨闕・神闕・気海・関元を加え，艾炷灸あるいは棒灸を施す。さらに水溝を加えて平補平瀉法を施すか，あるいは症状が和らぐまで棒灸で刺激する。脾気虚を兼ねる場合は，さらに脾兪・足三里を加えて補法を施し，20分間置針し，間欠的に行針を行う。脾陽虚の場合は，刺針後に艾炷灸あるいは棒灸を加える。腎陽虚を兼ねる場合は，さらに腎兪・命門を加えて補法を施し，30分間置針し，間欠的に行針を行う。抜針後に棒灸あるいは艾炷灸を加える。

処方解説

廉泉・瘂門は患部取穴であり，病邪を除祛して，舌絡を疏調する。湧泉は循経取穴であり，舌に作用して，舌絡の気血を疏調して舌強を治療する。湧泉にはさらに開竅醒神作用もある。労宮・少府・少衝は心火を清瀉する。金津穴・玉液穴は清熱瀉火・生津止渇作用をもち，さらに舌絡の気血を疏調する作用をもつ。血海・上巨虚・内庭・隠白・厲兌は脾胃蘊熱を清瀉する。さらに，血海は涼血化瘀作用をもち，上巨虚は通便作用をもつ。脾兪・足三里は脾の運化を促進し，すばやく抜針すれば益陰清熱作用を発揮する。中脘・豊隆は和胃消滞・化痰降濁作用をもち，すばやく抜針すれば熱痰を清化することができる。陰陵泉に瀉法を施し，長く置針すれば醒脾利湿作用を発揮し，すばやく抜針すれば熱痰を清瀉する。また脾経の邪熱を清瀉することもできる。太衝・陽陵泉に瀉法を施し，長く置針すれば，疏肝理気して肝気の上逆を抑制する。すばやく抜針すれば，清瀉肝火・平肝熄風作用を発揮する。百会にもまた平肝熄風作用がある。大敦・足竅陰は清瀉肝火・平熄肝風作用をもつ。血海・膈兪に瀉法を施し，長く置針すれば活血化瘀作用を発揮し，すばやく抜針すれば涼血作用を発揮する。膈兪に補法を施せば補血作用を発揮する。風池・大椎・合谷・外関に瀉法を施し，長く置針しさらに灸を加えれば祛風散寒し，すばやく抜針すれば疏風清熱する。心兪・神門は心気・心血を補益する。灸を加えれば温補心陽作用を発揮する。三陰交は肝腎精血を補益し，さらに健脾胃作用をもつ。巨闕は温補心陽作用をもつ。神闕・気海・関元は回陽救逆固脱作用をもつ。水溝は温陽開竅醒神作用をもつ。脾兪・足三里に補法を施し長く置針

し灸を加えれば，脾陽を温補する作用を増強させることができる。腎兪・命門は腎陽を温補する。

治療効果

本処方は，本病症に対し，中薬・西洋薬を服用した場合よりも優れた治療効果をもっている。ときには，数回の治療のみで完治するケースもある。また，50回以上の治療によって，ようやく一定の効果が得られる場合もある。

症例

患者：田〇〇，男性，53歳。
初診：1983年6月5日
所見：突然，舌がこわばり言語不明瞭になった。動悸・息切れ・四肢がだるい・力が出ない・顔色蒼白・口唇や爪の色に艶がない・左手足の痺れ・食が進まない・腹脹・痰涎を喀出するなどの症状がみられる。舌体胖嫩で舌辺に歯痕がある。舌質淡・舌苔白膩，脈弱緩無力。
治療経過：上述した心脾両虚・気血不足に対する処方に痰湿阻絡に対する処方を配合して用いる。2回の治療により舌のこわばりは好転し，そのほかの諸症状もいくぶん軽減した。同処方を用い10数回治療を行った結果，舌のこわばりおよび諸症状はすべて消失した。数年後に経過観察をしたところ，舌のこわばりの再発は起こっていなかった。

注釈

①舌のこわばりのほかに半身不随などの症状がみられる場合は，適切な腧穴を加え針灸治療も症状に合わせて変えていく必要がある。
②ほかに重篤な症状がみられる場合は，必要に応じて中西両医学のほかの治療方法も併用して治療を進行する。

32　吃音

吃音は，中国では口吃・語阻とも呼ばれる一種の言語障害であり，言語のリズムが中断し，言葉が流暢に出ない病症である。

病因病機

　他人との会話を学び始めた頃，発音がはっきりしなかったり，不自然に中断したり何度も言い直しをすることにより，子供は非常に緊張したり情緒不安定になり吃音を生じる。さらに，他人の真似をしたり，突然のショックや精神的な高ぶりによっても，吃音は発生しやすくなる。いったん吃音が出現すると，患者は自分の言葉には欠陥があると気に病み，また他人からは指摘や嘲笑を受け，言葉を発するときの恐怖感や憂鬱感はより高まり，吃音の症状はさらに重くなっていく。

弁証

　よくみられるのは最初の語を発音しにくいタイプで，ほとんどの吃音がこのタイプに属する。それから，言葉が途中で止まるタイプ，同じ言葉を重複させるタイプなどがある。発音が長くなったり，発音時に眉をしかめたり，体をゆすったり，息を殺したりなどの症状もみられ，ひどくなると，口唇部・下顎部・項頸部・顔面部・舌部などに痙攣が現れることもある。さらには，手を揺り動かしたり，肩を上げたり，顔が赤くなったり，口を大きく開けているのに言葉が出なかったり，数十秒言葉を詰まらせたのちにやっといくつかの言葉が出たりなどの症状もみられる。

処方・手技

【基本穴】廉泉・瘂門・百会・翳風・通里・安眠穴・内関

　基本穴に瀉法を施す。20分間置針し，間欠的に行針を行う。

処方解説

　吃音は口や舌との関係が深い。したがって，廉泉・瘂門・翳風など口や舌の患部取穴によって患部の経気を疏調し，本病症を治療する。瘂門・百会は特に脳に対する作用に優れ，醒脳寧神作用を有している。心主神明といわれる。心神の機能が正常に働けば，君主は静かにおさまり，精神や意識ははっきり目覚め，吃音を治癒あるいは軽減させやすくなる。そこで，手の少陰心経の絡穴である通里と手の厥陰心包経の絡穴である内関を取穴する。安眠穴は安神寧志作用をもつ。

治療効果

　本処方は，本病症に対し一定の治療効果をもっている。一般に，1～数クールの治療により，吃音は完治あるいは一定の軽減をみる。

症例

患者：張〇〇，男児，13歳。
初診：1975年9月17日
所見：吃音が始まり数年が経つ。年々悪化しており，人前で話をするときに緊張し，言葉につまってしまうことが多い。ときに口唇や顎などが痙攣したり，無意識のうちに手を揺り動かしたり，顔や耳が赤くなったり，口を大きく開けながらも言葉が出なかったりもする。
治療経過：心理療法や言葉を発する訓練なども同時に進め，上記の処方で2クールの治療を行った。その結果，吃音はほとんど消失した。

注釈

①刺針により本病症を治療する場合は，ある一定期間は根気強く治療を続ける必要がある。

②患者の苦しみ，心配，焦りなどを消し去るため，あらゆる努力を惜しまず治療を進める必要がある。患者が会話時の恐怖心を克服し，徹底的に吃音を治療するという意欲が高まるように常にサポートを続ける。

③針治療と同時に言語の訓練も行う。患者によっては，ある一定のリズムの会話であれば吃音が起こらない場合もある。したがって，本処方を採用しながら，発音の悪習を直すことが必要である。それにより，大脳皮質の発音器官に対する調節機能が高まり，新しい条件反射が構築されるのである。
　また，患者によっては，方言を話すときのみ吃音が現れ，標準語を話すようになってから吃音が治ったというケースもある。しかも，しばらく経っても，会話時の恐怖心や吃音に対する恐れは現れず，方言を話しても吃音は現れなくなった。
　そのほかの方法としては，会話時にジェスチャーや表情を加えて意識をそらすことも，吃音の克服には役立つ。

第6節 感覚器のその他の病症

1 顔面部の浮腫

本病症は，顔面部の浮腫を主症状とする。

病因病機

- 風邪が外襲し，肺が宣発・粛降機能を失調する。通調水道機能は障害され，水分が膀胱に運ばれなくなる。風が水を阻害する，風水相打つという状況が形成され，水は肌表に流溢する。
- 低地・湿地での生活，あるいは雨に濡れるなどの原因により，水湿の気に侵襲される。あるいは飲食失調により脾が運化機能を失調し，体内の水湿が排出されなくなり，顔面部の皮膚に溢れる。
- 湿が鬱して化熱し，湿熱が相争い，三焦に壅滞し水道不通となる。
- 脾気虚により水湿の運化ができなくなる。水湿は顔面部に溢れる。
- さまざまな原因により腎気・腎陽不足が生じる。すると開合不利となり，膀胱は気化機能を失調し，水湿が氾濫する。

弁証

- 風邪外襲：発症が急。皮膚が張って光沢があり，浮腫は急速に全身に広がる。悪寒・発熱などの症状を伴う。風寒に偏る場合は，悪寒が重く，発熱が軽い。口渇はなく，舌質淡・舌苔薄白で潤，脈浮緊などの症状がみられる。風熱に偏る場合は，悪寒が軽く，発熱が重い。咽喉頭部の発赤・腫脹・疼痛，舌質紅・舌苔薄白で潤いに欠けるあるいは薄黄，脈浮数などの症状がみられる。
- 水湿浸漬：尿量減少・頭重・体が重だるい・胸悶・悪心，舌苔白滑あるいは白膩，脈沈緩などの症状がみられる。
- 水湿壅滞化熱：全身の浮腫・皮膚が張って光沢がある・胸脘煩悶・口渇・尿量減少して赤い・大便乾結，舌質紅・舌苔黄膩，脈滑数あるいは濡数などの症状がみられる。
- 脾陽虚：顔面部の浮腫はそれほどひどくない。腰より下の部位の浮腫も伴い，指で押すと指の痕が残りなかなか元に戻らない。顔色萎黄・四肢がだるい・力が出ない・食が進まない・腹脹・ときに泥状便・尿量減少，舌質淡あるいは舌辺歯痕・舌苔白滑，脈弱緩などの症状がみられる。
- 腎陽虚：顔面部の浮腫はそれほどひどくはないが，顔色が暗い。腰以下の浮腫が顕著で，指で押すとなかなか元に戻らない。尿量減少・腰や膝がだるい・四肢厥冷・悪寒・精神疲労，舌体胖・舌質淡・舌苔白，脈沈細あるいは沈遅無力などの症状がみられる。

処方・手技

【基本穴】四白・頬車・合谷・陰陵泉・膀胱兪・三焦兪

- 風邪外襲：基本穴に肺兪・列欠・大椎・外関を加えて瀉法を施す。風寒に偏る場合は，30分間置針し，間欠的に行針を行い，抜針後に艾炷灸あるいは棒灸を加える。風熱に偏る場合は，数分間持続的に行針を行い抜針する。
- 水湿浸漬：基本穴に瀉法を施す。20分間置針し，間欠的に行針を行う。
- 水湿壅滞化熱：基本穴に瀉法を施し，数分間持続的に行針を行い抜針する。隠白・厲兌を加え，点刺して出血させる。便秘がみられる場合は，さらに支溝・上巨虚を加えて瀉法を施し，数分間持続的に行針を行い抜針する。
- 脾陽虚：基本穴に平補平瀉法を施す。脾兪・足三里を加えて補法を施す。諸穴に30分間置針し，間欠的に行針を行う。抜針後に艾炷灸あるいは棒灸を加える。
- 腎陽虚：基本穴に平補平瀉法を施す。腎兪・命門・関元を加え補法を施す。30分間置針し，間欠的に行針を行う。抜針後に艾炷灸あるいは棒灸を加える。

処方解説

　四白・頬車は患部取穴であり，顔面部の経気を疏調し，患部の水湿の邪を取り除くことができる。合谷は循経取穴であり，顔面部に作用する。顔面部の経気を疏調し，患部の水湿の邪を除去する働きがある。風邪外襲が原因のものでは，合谷は祛風解表作用も発揮する。陰陵泉は醒脾利湿作用をもつ。すばやく抜針すれば清熱作用も発揮する。膀胱兪は膀胱の気化機能を調え，三焦兪は上・中・下焦の気機を調える。両穴は水道の流れを良くし，湿邪を除去する。すばやく抜針すれば，清熱作用も発揮する。肺は水の上源といわれる。したがって，肺の背兪穴である肺兪および太の陰肺経の絡穴である列欠を取穴すれば，肺気を調え宣発・粛降機能を回復させ，水道を通調し，水湿を膀胱に送ることができる。肺兪・列欠はさらに一定程度の祛風解表作用ももつ。大椎・外関に瀉法を施し，長く置針して灸を加えれば風寒表邪を疏散させることができる。すばやく抜針すれば疏風清熱させることができる。外関にはさらに三焦の気機を疏調する作用があり，これにより祛湿がよりスムーズになる。隠白・厲兌は脾胃湿熱を清瀉する。支溝は三焦火熱を清瀉して通便する。上巨虚は陽明邪熱を清瀉して通便する。脾兪・足三里は健脾益気・温補中陽作用をもち，水湿を運化する働きを回復させる。さらに気血化生の働きを促進し，全身に栄養を行きわたらせる。腎兪・命門は腎陽を温補し，水を主る働きを回復させる。関元は下元を温補し，腎陽の回復を助ける。

治療効果

　本処方は，本病症に対し優れた治療効果をもっている。実証では10回前後，虚証では1〜数クールの治療で，顔面浮腫の症状は消失する。

症例

患者：楊○○，女性，26歳。
初診：1976年9月12日
所見：眼瞼を中心とした顔面部の浮腫が起こって，数ヵ月が経つ。朝起きたときが特にひどい。ときに腹脹・泥状便・下痢などがみられる。ほかに，四肢がだるい・力が出ない・腰や膝がだるい・顔色が蒼白で艶がないなどの症状もみられる。舌体胖嫩・舌辺歯痕・舌質淡・舌苔白やや滑，脈沈細

無力。西洋医学の診断は慢性腎炎および栄養不良である。
治療経過：上述の脾陽虚および腎陽虚に対する処方を用い，10数回治療を行ったところ，顔面部の浮腫はすべて消失した。数日間治療を休み，さらに10数回治療を行った。その結果，治療期間中浮腫は再発せず，ほかの諸症状もすべて消失し，体は徐々に健康を取り戻していった。半年後に経過観察を行ったが，浮腫もそのほかの諸症状も再発していなかった。

注釈

　本病症については，原因を明確にすることがポイントになる。もし，急性あるいは慢性腎炎であるならば，顔面浮腫が消失したのち治療を一定期間継続する。尿検査の数値が正常に戻っても，さらに一定期間の治療が必要である。

2　化膿性耳下腺炎

　化膿性耳下腺炎は，耳下腺部領域に発生する硬結・腫脹・疼痛を主症状とする病症であり，治療を誤ると化膿する。中国では発頤と呼ばれる。

病因病機

● 邪毒を感受するか，あるいは急性の熱病のあと，余熱邪毒が少陽・陽明の絡に集まる。
● 脾胃積熱あるいは肝胆鬱熱が上蒸し，気血と結びついて滞り，血絡を灼傷する。

　治療を誤ると，余邪が局所に留滞し，再発を繰り返して慢性化する。

弁証

　おもに成人に発症し，その多くが一側性であり，急性と慢性に分類される。

● 急性の初期：耳下腺部の疼痛と腫脹がみられ，上顎の第2大臼歯に相対する頬の粘膜部が発赤・腫脹する。この部位には耳下腺管が開口しており，少量の粘りのある分泌物が流れ出る。唾液の分泌量は減る。そのほか，開口障害・微熱・口渇，舌苔薄黄，脈数などの症状がみられる。

- ●化膿期：腫脹と疼痛はさらに激しくなる。少し触れたり押すだけでひどく痛み，腫脹によって皮膚はつっ張り光沢があり硬く，腫脹は同側の眼瞼・頬・頸にまで広がる。耳下腺の開口部を指で絞ると，混濁した化膿性分泌物が出てくる。ほかに，壮熱・口渇して冷たいものを飲みたがる，便秘・小便が赤いなどの症状がみられる。
- ●後期：適切な切開排膿を施さないと，膿腫が破れ，口腔粘膜や外耳道から生臭い匂いのある膿が排出される。排膿後には腫脹・疼痛は軽減し，発熱などの諸症状も徐々に消退していく。しかし，排膿が不十分な場合は，熱はひかず，重症者では邪毒内陥して意識混濁などの症状が出現する。また，一時的に顔面麻痺などが生じることもある。
- ●治療を誤り慢性化したもの：再発を繰り返し，発症の前には脾胃蘊熱の症状がよくみられる。例えば，口臭・口渇・便がスッキリ出ない・便秘，舌質紅・舌苔黄などである。また，肝胆火熱の症状もみられる。例えば，口苦・のどの乾き・イライラする・怒りっぽい・脇肋脹悶あるいは灼熱感・耳下腺部の腫脹や鈍痛・開口障害などである。

処方・手技

【基本穴】下関・翳明穴・合谷・外関・内庭・侠渓・血海・霊台

　基本穴に瀉法を施す。数分間持続的に行針を行い抜針する。少陽・関衝・厲兌・足竅陰を加え，点刺して出血させる。便秘がある場合は，支溝・上巨虚を加えて瀉法を施し，数分間持続的に行針を行い抜針する。邪毒内陥した場合は，曲沢・少府を加えて瀉法を施し，数分間持続的に行針を行い抜針し，中衝・少衝を加え，点刺して出血させる。さらに，水溝・湧泉を加えて瀉法を施し，意識が戻るまで行針を持続させる。顔面麻痺がある場合は，陽白・太陽穴・四白・地倉を加えて瀉法を施し，数分間持続的に行針を行い抜針する。すでに化膿している場合は，口腔内の頬部で膿腔壁の比較的薄い場所，あるいはそのほかの部位で膿腔壁の薄い場所で，三稜針を用いて排膿する。

処方解説

　下関・翳明穴は患部取穴であり，清熱解毒・袪邪活絡作用をもつ。手の陽明大腸経の原穴である合谷と井穴である商陽，手の少陽三焦経の絡穴である外関と井穴である関衝，足の陽明胃経の滎穴である内庭と井穴である厲兌，足の少陽胆経の滎穴である侠渓と井穴である足竅陰は，すべて患部に作用し，清熱瀉火解毒・活絡消腫止痛作用を発揮する。血海は脾胃邪熱を清瀉し，さらに涼血解毒・化瘀消滞作用をもつ。霊台は瘡腫膿毒治療の要穴である。支溝は三焦の火毒を清瀉し，上巨虚は陽明の邪毒を清瀉することにより，通便作用を発揮する。曲沢・少府・中衝・少衝は心営を清瀉し，涼血解毒する。中衝・少衝はさらに開竅醒神作用をもつ。水溝・湧泉はおもに開竅醒神作用を発揮する。陽白・太陽穴・四白・地倉は顔面部の経気を疏調し，活絡袪邪して顔面麻痺を治療する。すでに化膿している場合は，膿腔壁を破り排膿することにより，瘡腫の排毒および癒合を促進させる。

治療効果

　本処方は，本病症に対し優れた治療効果をもっている。一般に，化膿していない場合は数回〜10数回の治療により腫脹は消退する。

症例

患者：張〇〇，男性，46歳。

初診：1975年9月23日

所見：前日，左側の耳下腺部に腫脹・疼痛が起こった。ここ2年ほど，同様の症状が6回起こっており，発症後すぐに抗菌消炎剤（例えばサルファ剤やペニシリンなど）を服用あるいは注射すると，2〜3日で消退していた。西洋医学では，慢性化膿性耳下腺炎と診断されている。今回の腫脹・疼痛はそれほど激しくはなく，口臭・口苦・口渇などの症状もみられ，数日前からは大便乾結・イライラする・不眠・ときにげっぷ・脇肋の脹悶や灼熱感などもみられていた。血液検査では，白血球総数および好中球の数が明らかに多くなっていた。舌質紅・舌苔黄，脈弦数。

治療経過：上述の処方を1回使用したところ，腫脹・疼痛は軽減した。5日間続けて治療を行った結果，腫脹・疼痛やそのほかの諸症状はすべて消失し完治した。

注釈

①本処方はさまざまな原因で起こった耳下腺腫大や耳下腺炎に対しても，基本処方として応用が可能

である。例えば，アレルギー性耳下腺炎・流行性耳下腺炎（おたふく風邪）・耳下腺管閉塞，あるいは，ある種の薬物服用が原因で起こる耳下腺腫大などにも用いることができる。

処方の応用方法であるが，まずは選穴の加減がある。例えば，再発を繰り返し，正虚に属している場合には，いくつかの腧穴を加えて扶正する。次に，刺針あるいは施灸方法・補瀉法・置針時間などを変えることが考えられる。例えば，熱証ではすばやく抜針したり点刺出血させたり，寒証では長く置針したり灸を加えたり，虚すれば補法を，実すれば瀉法を，虚実がはっきりしなければ平補平瀉法を用いるなど，状況に応じた対応が必要である。

②症状が重篤で，意識混濁などの症状がみられる場合には，中西両医学のほかの治療方法も併用して治療を進めていく。

③すでに化膿しており，三稜針でも排膿しきれない場合には，手術による切開排膿を行ってもよい。

3 流行性耳下腺炎

流行性耳下腺炎は，中国では痄腮・蝦蟆温・搭顋腫・鸕鷀瘟・顋頷発などの別名がある。ウイルスを原因とする非化膿性炎症である。

病因病機

その多くは感染によって起こる。風温邪毒が人体を侵襲し，少陽・陽明の絡に蘊結し，気血が凝滞して発症する。もともと胃熱や肝胆鬱熱があり，そのうえに風温邪毒を感受して発症する場合もある。

弁証

1年を通して発症するが，冬春の発症が比較的多い。流行性で，患者の多くが小児であり，感染経路を特定できることが多い。発症は比較的急で，はじめは一側に生じ，数日以内に対側にも腫大・疼痛が波及する。腫大は耳垂を中心とし，前後および周囲に拡散する。辺縁ははっきりせず，触ると弾力感があり軽度の接触痛がある。口を開いたとき，咀嚼時，酸っぱいものを食べたときなどに脹痛は増悪する。患部の皮膚は緊張してつっぱるが，多くの場合，発赤はみられない。表面に熱感はあるが化膿はしない。顎下腺および舌下腺に波及すると，顎下リンパ節が腫大し，舌下にも腫脹が確認できるようになる。ひどい場合には頸部にも腫脹が広がる。さらに病状が進行すると，腫脹はこめかみや頬骨弓，下方では頸部より下の部位にまで波及する。耳下腺管の開口部（上顎の第2大臼歯に対面する口腔粘膜上）は早い段階で発赤・腫脹しており，診断の助けとなる。

- ●初期で風熱表証を伴っている：悪寒・発熱・頭痛・のどの痛み，舌苔薄白乏津あるいは薄黄，脈浮数などの症状がみられる。
- ●邪熱入裏かもともと胃や肝胆に熱があり，そのうえに表熱が裏に入った：腫脹・疼痛は激しく，壮熱・煩躁・口臭・口苦・口渇して冷たいものを飲みたがる・便秘・小便黄赤色，舌質紅・舌苔黄，脈滑数あるいは弦数などの症状がみられる。
- ●熱鬱肝経の重症者：睾丸腫大や疼痛・陰嚢の浮腫あるいは陰嚢内の水液の貯留・少腹の疼痛や圧痛（卵巣の腫大と圧痛）・上腹部や脇部の脹痛や接触痛（膵臓の腫大と圧痛）・嘔吐・腹脹などの症状がみられる。
- ●熱入心営・熱盛動風（西洋医学では髄膜炎の併発と診断される）：頭痛はより激しくなり，項頸部の強直・嗜睡・意識混濁・譫語・驚厥・痙攣・唇紅，舌質絳，脈弦細数などの症状が現れる。

処方・手技

【基本穴】頬車・翳風・合谷・外関・内庭・侠渓・血海

基本穴に瀉法を施す。数分間持続的に行針を行い抜針する。商陽・関衝・厲兌・足竅陰を加え，点刺して出血させる。

- ●風熱表証：基本穴に風池・大椎を加えて瀉法を施し，数分間持続的に行針を行い抜針する。のどの痛みが強い場合は，さらに廉泉を加えて瀉法を施し，数分間持続的に行針を行い抜針する。表熱入裏して便秘がある場合は，支溝・上巨虚を加えて瀉法を施し，数分間持続的に行針を行い抜針する。
- ●熱鬱肝経の重症者：基本穴に太衝を加えて瀉法を施し，数分間持続的に行針を行い抜針する。大敦を加え，点刺して出血させる。睾丸腫痛あるいは少腹痛が激しい場合は，さらに気衝・急脈を加えて瀉法を施し，数分間持続的に行針を行い抜針す

る。上腹部や脇部の脹痛が激しい場合は，期門・章門を加えて瀉法を施し，数分間持続的に行針を行い抜針する。
● 熱入心営：基本穴に曲沢・少府を加えて瀉法を施し，数分間持続的に行針を行い抜針する。中衝・少衝を加え，点刺して出血させる。意識混濁がある場合は，水溝・湧泉を加えて瀉法を施し，患者の意識が戻るまで行針を続ける。痙攣がある場合は，太衝・百会・陽陵泉を加えて瀉法を施し，痙攣が止まるまで行針を続ける。

処方解説

頬車・翳風は患部取穴であり，清熱瀉火解毒・活絡消腫止痛作用をもつ。合谷・商陽・外関・内庭・厲兌・侠渓・足竅陰は循経取穴であり，耳下腺部に作用して清熱解毒・消腫止痛作用を発揮する。血海は脾胃の邪気を清瀉し，さらに涼血解毒・化瘀消滞作用をもつ。風池・大椎は疏風清熱作用をもち，合谷・外関は相互作用によって，疏散風熱・解表祛邪作用に特に優れた配穴になっている。廉泉は清熱利咽・消腫止痛作用をもつ。支溝は三焦の火毒を清瀉して通便し，上巨虚は陽明熱邪を清瀉して通便する。太衝・大敦は肝経の邪熱・鬱火を清瀉する。気衝・急脈は少腹および睾丸の局所取穴であり，清熱活絡・消腫止痛作用をもつ。期門・章門は上腹部・脇部の局所取穴であり，等しく足の厥陰肝経に属することから，肝経の邪熱を清瀉し，疏肝解鬱・理気止痛することができる。曲沢・少府・中衝・少衝は心営の邪熱を清瀉し，中衝・少衝はさらに開竅醒神作用をもつ。水溝・湧泉は，おもにその開竅醒神作用のために用いられる。太衝・百会・陽陵泉は清熱平肝熄風作用をもつ。

治療効果

本処方は，本病症に対し非常に優れた治療効果をもっている。一般に，7回前後の治療により完治する。

症例

患者：李○○，男児，11歳。
初診：1975年3月19日
所見：数日前から耳下腺炎が流行していた。2日前，食欲不振・体のだるさ・軽度の頭痛・悪寒・発熱などを自覚した。その後，左の耳下腺部の腫脹・疼痛に気がついた。腫脹は耳垂を中心としており，高く盛り上がり皮膚がつっぱって光っている。辺縁ははっきりせず，発赤はなく，微熱がある。悪寒・発熱は依然として続き，軽度の口渇・のどの痛みなどもみられる。検査では，左の耳下腺管開口部に発赤・腫脹が確認できる。舌質紅・舌苔薄黄，脈浮数。

治療経過：上述した風熱表証に対する処方を使用したところ，頭痛は即座に治まり，耳下腺部の疼痛も軽くなった。翌日には，腫脹・疼痛はかなり軽減し，悪寒・発熱などの症状も大幅に改善されていた。ただし，左側の睾丸に少し痛みを感じるため，太衝を加えることにした。さらに3回の治療を行った。その結果，耳下腺部の腫脹・疼痛およびそのほかの諸症状はすべて消失し完治した。

注釈

意識混濁や痙攣を併発する場合は，本処方を使用すると同時に中西両医学のほかの治療法も併用すれば，症状がコントロールしやすくなり，より早く治癒に向かわせることができる。

4 滞頤（たいい）

滞頤は，流口水という俗称があるように，無意識のうちに涎が流れ出す病症である。口腔粘膜の炎症や炎症以外の損傷・消化不良・水銀やビスマスなどの薬物中毒・各種原因によって生じた閉口障害，あるいは嚥下困難や顔面神経麻痺などの病症でよくみられる。

病因病機

● 脾胃積熱が上昇灼傷し，廉泉（津液を分泌する孔）が津液を制約できなくなる。
● 脾胃虚寒により津液を統摂することができない，あるいは腎陽虚を伴い水を主管できず，水湿が上昇侵犯する。
● 外風の侵襲，あるいは内風の上擾により，廉泉が津液を制約する機能を失調する。
※6カ月前後の乳児が涎を流すのは，病態には含まれない。

弁証

涎の流出は，止まらずにダラダラ流れ続ける場合もあれば，流出と停止を繰り返す場合もある。

● **脾胃積熱**：口瘡・口糜・唇紅あるいは乾燥・口渇して水を飲みたがる・大便乾結・小便黄赤色，舌質紅・舌苔黄，脈滑数など。小児の指紋は紫色で滞る。心火を兼ねる場合は，心煩・不眠・小児の多動や泣き叫びなどの症状もみられる。

● **脾胃虚寒**：顔色蒼白あるいは萎黄・食が進まない・泥状便・呼気が冷たい・四肢厥冷・倦怠感・力が出ない，舌質淡胖あるいは舌辺歯痕・舌苔白，脈虚弱無力。小児の指紋は淡紅色が見え隠れする。腎陽不足を兼ねる場合は，腰や膝がだるい・五更泄瀉・歯のぐらつきと脱落・五軟・五遅などの症状がみられる。

● **外風侵襲**：口眼歪斜・四肢および体幹部の運動障害・舌がこわばり言葉がうまく出せない・手足の痺れ・悪寒・発熱など。風寒に偏る場合は，舌質淡・舌苔薄白で潤，脈浮緊。風熱に偏る場合は，舌質紅・舌苔薄白で潤いを欠くあるいは薄黄，脈浮。痰濁を伴う場合は，舌苔膩。

● **陰虚陽亢・内風上擾**：頭痛・めまい・耳鳴り・頬の紅潮・潮熱・腰や膝がだるい・口眼歪斜・舌のこわばり・四肢の麻痺，舌質紅・舌苔少，脈弦細数などの症状がみられる。

処方・手技

【基本穴】廉泉・頬車

● **脾胃積熱**：基本穴に公孫・上巨虚・内庭を加えて瀉法を施し，数分間持続的に行針を行い抜針する。隠白・厲兌を加え，点刺して出血させる。心火を兼ねる場合は，労宮・少府を加えて瀉法を施し，数分間行針を行い抜針する。中衝・少衝を加え，点刺して出血させる。

● **脾胃虚寒**：基本穴に脾兪・足三里を加えて補法を施し，30分間置針し，間欠的に行針を行う。抜針後に棒灸あるいは艾炷灸を加える。腎陽不足を兼ねる場合は，腎兪・復溜・命門を加えて補法を施し，30分間置針し，間欠的に行針を行う。抜針後に艾炷灸あるいは棒灸を加える。

● **外風侵襲**：基本穴に大椎・外関・合谷を加えて瀉法を施す。風寒の場合は，30分間置針し，間欠的に行針を行い，抜針後に灸を加える。風熱の場合は，諸穴に数分間持続的に行針を行い抜針する。痰濁を伴う場合は，中脘・豊隆を加えて瀉法を施し，20分間置針し，間欠的に行針を行う。痰濁が化熱した場合は，数分間持続的に行針を行い抜針する。

● **陰虚陽亢・内風上擾**：基本穴に平補平瀉法を施す。腎兪・三陰交・太渓を加えて補法を施し，行間・風池を加えて平補平瀉法を施す。数分間持続的に行針を行い抜針する。口眼歪斜・四肢および体幹部の運動障害や痺れがある場合は，さらに患側の顔面および四肢の腧穴を加え，実証であれば瀉法，虚証であれば平補平瀉法を施す。寒証の場合は，長く置針し，抜針後に艾炷灸あるいは棒灸を加える。熱証の場合は，すばやく抜針して置針はしない。

処方解説

廉泉・頬車は口腔の局所取穴であり，祛除病邪し唾液を抑制する作用をもつ。公孫・上巨虚・内庭・隠白・厲兌は脾胃積熱を清瀉し，上巨虚はさらに通便作用によって邪熱を下方より排出する。労宮・少府・中衝・少衝は心火を清瀉する。脾兪・足三里は健脾益気・温中散寒作用をもつ。腎兪・復溜・命門は温腎壮陽作用をもち，腎の水を主管する働きを回復させる。大椎・外関・合谷は，長く置針し灸を加えれば風寒の邪を除祛することができ，すばやく抜針すれば風熱の邪を疏散することができる。この作用によって，廉泉が唾液を抑制する働きを回復させる。中脘・豊隆は和胃消滞・化痰降濁作用をもち，すばやく抜針すれば清熱作用も発揮する。腎兪・太渓は腎陰を補益する。三陰交は肝腎および脾腎の陰を補益する。行間・風池は清熱平肝・潜陽熄風作用をもつ。患側の顔面および四肢の腧穴は，祛邪活絡・疏通経気作用が期待され，長く置針し灸を加えれば温経散寒作用を増強でき，すばやく抜針すれば実熱あるいは虚熱を清瀉できる。

治療効果

本処方は，本病症に対し，中薬・西洋薬を服用した場合よりも優れた治療効果をもっている。一般に，10回前後の治療によって治癒に至る。ただし，口眼歪斜や片麻痺などが生じている患者の場合は，数10回の治療が必要となる。

症例

患者：宋〇〇，男児，6歳。
初診：1976年12月13日
所見：涎がきわめて多く，服の胸の部分が常に濡れている状態である。食が進まない・腹脹・ときに泥状便・顔色萎黄・精神疲労・倦怠感・四肢が温まらない，舌体胖で舌辺歯痕・舌質淡・舌苔白滑，脈虚弱無力などの症状がみられる。
治療経過：上述した脾胃虚寒に対する処方を用い2回治療を行ったところ，涎は減少し，腹脹や泥状便も軽減した。続けて10数回の治療を行ったところ，涎やそのほかの諸症状はすべて消失した。1カ月後に経過観察を行ったが，再発は起こっていなかった。

5 顔面癰腫

本病症は，隣接する顔面部の毛嚢や皮脂腺の急性化膿性炎症であり，感染や複数の癤が融合することにより生じる。顔面疔瘡に比べ発赤・腫脹の範囲が広く，発症が早く，腫脹しやすく，破れやすく，治癒しやすい。

病因病機

- カロリーの高いもの・味の濃いものを好んで食べ，脾が運化機能を失調し，湿熱火毒が内生する。あるいは外傷による邪毒の感受により，熱毒が壅滞する。熱毒は顔面部の経脈に滞り，営衛失調・気血凝滞となり，癰腫が形成され化膿する。
- 熱毒熾盛で正気が邪気に勝てず，癰毒内陥を起こす。
- もともと陰虚火旺の体質で，そのうえに熱毒を感受する。

弁証

発症が早く，局所の発赤・腫脹・熱感・疼痛を主症状とし，病巣の範囲が比較的広い。口渇・口臭・便秘・小便黄赤色，舌質紅・舌苔黄，脈滑数などの症状がみられる。また，悪寒・発熱・頭痛などの症状がみられることもある。病変が進行すると，腫脹部の表面に複数の粟粒大膿点ができ，発赤・腫脹・灼熱痛・接触痛は激しくなる。最終的には化膿病巣が破れ，膿毒が出尽くすと癒合する。

- **熱毒熾盛**：外部刺激により癰毒が内陥してしまうと，病変は周囲に拡大していき，高熱が出る。ひどい場合には，意識混濁・譫語・痙厥なども現れる。舌質紅絳，脈弦滑数。
- **生来の陰虚火旺**：長く糖尿病を患っている場合，日頃から，頬の紅潮・潮熱・口とのどの乾燥・腰や膝がだるい・不眠・心煩，舌質紅・舌苔少，脈細数などの症状がみられる。

処方・手技

病巣を避け，癰腫近隣の腧穴を選穴する（顔面部の腧穴はすべて癰腫治療に使うことができる。第2章第1節の「2．疔瘡」の項（p.160）の顔面疔瘡の選穴を参考にする）。そのほかの選穴も，顔面疔瘡の選穴を参考にする。

- **癰毒内陥**：第2章第1節の「8．走黄・内陥」の項（p.170）の走黄の選穴・刺法を参考にする。
- **生来の陰虚火旺**：基本穴に腎兪・三陰交・太渓を加えて補法を施し，行間を加えて平補平瀉法を施す。数分間持続的に行針を行い抜針する。

癰腫がまだ化膿していない時期には，消毒したのちに三稜針で癰腫を点刺して出血させる（刺針箇所は多めにし，各部で1～2滴ほど出血させる）。すでに化膿している場合は，三稜針で局所の皮膚を破り，膿液を排出する。

処方解説

顔面部の選穴，基本的な選穴，癰毒内陥時の選穴の処方解説については，顔面疔瘡の処方解説を参考にする。腎兪・太渓は腎陰を補益する。三陰交は肝腎の陰を補益し，また健脾胃作用により陰津生化の源を強化する。行間は清熱平肝潜陽作用をもち，虚火の上炎を抑える。癰腫がまだ化膿していない時期に，三稜針で点刺して出血させることにより，癰腫の消散を促進させることができる。すでに化膿している時期に三稜針で膿毒を放出させることにより，癒合を早めることができる。

治療効果

本処方は，本病症に対し優れた治療効果をもっている。一般に，まだ化膿していない場合は，5回前後の治療により癰腫は消散し治癒する。

第6章　五官科病症

症例

患者：朱〇〇，女性，41歳。
初診：1976年9月13日
所見：糖尿病を患ってすでに数年が経つ。ときどき全身に癰腫が生じる。前日の朝，鼻の右側に直径1寸余りの発赤・腫脹が生じた。熱感や痛みがある。押してみると固く，痛みがひどくなる。発赤・腫脹・熱感・疼痛は徐々に悪化の傾向にある。ほかに，口の乾き・口渇・大便乾結・頬の紅潮・潮熱・腰や膝がだるい・頭のふらつき・耳鳴り，舌質紅・舌苔少乏津，脈弦細数などの症状がみられる。軽度の悪寒・発熱もある。
治療経過：上述した陰虚火旺に対する処方を用いた（基本的な取穴以外に，風池・大椎・外関を加えて瀉法を施し，腎兪・三陰交・太渓を加えて補法を施し，行間を加えて平補平瀉法を施し，5分間行針し抜針する。さらに，商陽・厲兌および患部局所を三稜針で点刺して出血させる）。その結果，1回の治療で，腫脹・疼痛やそのほかの諸症状は大幅に軽減した。5回の治療により，癰腫やそのほかの諸症状はすべて消失し完治した。

注釈

①癰毒内陥の場合は，中西両医学のほかの治療法を併用し，積極的に救急治療を行わなければならない。
②三稜針による排膿がうまくいかない場合は，手術によって排膿させてもよい。

6　顔面丹毒

丹毒とは，皮膚が突然，朱を塗ったように赤くなる病症である。このうち顔面部に発生するものを顔面丹毒と呼ぶ。西洋医学では，溶血性レンサ球菌によって引き起こされた，顔面の皮膚および皮下組織の急性炎症と考えられている。

病因病機

●顔面部の皮膚を損傷したのちに邪毒を感受するか，あるいは血分に熱があり，これに風熱火毒の侵襲が加わる。邪毒は顔面の皮膚に鬱滞する。

●胎毒内熱があり，そのうえに風熱を感受する。湿邪も同時に感受すると，邪毒は血分に鬱滞して，何度も再発を繰り返し，治癒しがたく慢性化しやすくなる。

弁証

急性は発症が突発的で，顔面部の患部は鮮紅色で光沢がある。その形状はさまざまで，正常の皮膚よりわずかに高く，境界がはっきりしている。灼熱感と疼痛があり，押すと症状はさらに強くなる。大小さまざまな水疱が生じることもあり，急速に周辺に広がっていく。紅斑部を指で押すと退色し，離すと元に戻る。ときに，病状の進行・消退を繰り返すこともある。5～6日経過後，患者の皮膚が鮮紅色から暗紅色に変わると，落屑が始まり，徐々に治癒に向かう。ごくまれに結毒して化膿する場合もある。新生児にみられる赤游丹では，皮膚の壊死を起こすこともある。

●初期：発熱・悪寒・頭痛・関節痛，舌質紅・舌苔薄白あるいは薄黄，脈浮数などの症状がみられる。内熱が盛んな場合は，便秘・小便黄赤色・口渇して冷たいものを飲みたがる・心煩不安，舌質紅絳・舌苔黄膩，脈洪数あるいは滑数などの症状がみられる。
●邪毒熾盛内攻：壮熱・煩躁・意識混濁・譫語〔うわごと〕，小児では痙攣もみられる。
●慢性：発赤・腫脹・灼熱感・疼痛などそれほど強くはなく，患部の境界もはっきりしない。皮膚表面は粗く，罹患歴は長く再発を繰り返す。全身症状はそれほどはっきりしておらず，舌苔白膩あるいは黄膩，脈滑あるいは濡。

処方・手技

【基本穴】顔面部の患部に近い経穴や奇穴・合谷・内庭・血海・霊台

基本穴に瀉法を施し，数分間持続的に行針を行い抜針する。商陽・厲兌を加え，点刺して出血させる。
●初期で発熱・悪寒がある：基本穴に風池・大椎・外関を加えて瀉法を施し，数分間持続的に行針を行い抜針する。便秘があるか，あるいは便秘はまだ現れていないが内熱が盛んな場合は，支溝・上巨虚を加えて瀉法を施し，数分間持続的に行針を行い抜針する。
●邪毒内攻：基本穴に曲沢・少府を加えて瀉法を施

し，数分間持続的に行針を行い抜針する。十二井穴を加え，点刺して出血させる。意識混濁がみられる場合は，さらに水溝・湧泉を加えて瀉法を施し，患者の意識が戻るまで行針を続ける。痙攣がみられる場合は，さらに太衝・陽陵泉を加えて瀉法を施し，痙攣が止まるまで行針を続ける。
- 慢性あるいは再発を繰り返して湿象がみられる：基本穴に脾兪・足三里を加えて補法，陰陵泉・三焦兪を加えて瀉法を施し，数分間持続的に行針を行い抜針する。

処方解説

顔面部の患部に隣接する腧穴は，すべて清熱祛邪解毒・活血消腫止痛作用をもつ。合谷・商陽・内庭・厲兌は循経取穴であり，清熱解毒・消腫止痛作用をもつ。血海は涼血解毒・活血化瘀作用をもち，さらに脾胃の邪熱を清瀉することもできる。霊台は腫毒症治療の経験穴である。風池・大椎・外関は風熱邪毒を疏散させることができる。支溝は三焦の火毒を清瀉し通便する。上巨虚は陽明邪熱を清瀉して通便する。曲沢・少府は清心涼営作用をもち，瀉血により熱毒を分解する。十二井穴は諸経の火毒を清瀉し，さらに開竅醒神作用をもつ。水溝・湧泉は，おもに開竅醒神作用が期待され用いられる。太衝・陽陵泉は清熱平肝・熄風止痙作用をもつ。脾兪・足三里は健脾胃して水湿の運化を促進する。陰陵泉は醒脾清熱利湿作用をもつ。三焦兪は三焦の邪熱を清瀉し，かつ水道を疏調して利湿する。

治療効果

本処方は，本病症に対し非常に優れた治療効果をもっている。一般に，急性で5回前後，慢性で10数回の治療により治癒に至る。

症例

患者：李〇〇，女児，10歳。
初診：1974年4月3日
所見：前日に突然，顔面部に紅斑が現れた。発赤・腫脹し皮膚がつっぱり光沢がある。境界ははっきりしているが，その形状はまちまちで，高さは正常の皮膚よりも少し高い程度である。灼熱感・疼痛があり，押すと痛みがひどくなる。患部はまたたく間に広がっていった。診察時には，左眉毛の上および両側の眼部から頬に至る領域に紅斑があ

り，繋がっていた。ほかに，悪寒・発熱・頭痛・軽度の口渇，舌質紅・舌苔薄黄，脈浮数などの症状がみられる。
治療経過：すぐに上述した基本処方を使用し（顔面部では両側太陽穴・左側頭臨泣・両側大迎を選択した），さらに風池・大椎・外関を加えて治療を行った。抜針後に悪寒・頭痛はすぐになくなり，翌日には，顔面部の紅斑は明らかに軽くなっていた。また発熱も軽減していた。上記処方を4回使用したところ，諸症状はすべて消失し治癒した。

注釈

① 高熱・意識混濁など重篤な症状が現れている場合は，必要に応じて中西両医学のほかの治療法も併用し治療を進めていくべきである。
② 顔面以外の部位にも丹毒がある場合は，患部に近い腧穴を選穴する必要がある。あるいは，その部位を通る経絡の膝あるいは肘から先の腧穴を選択してもよい。諸穴に瀉法を施し，数分間持続的に行針を行い抜針する。また，患部を通る経絡の井穴を選択し，点刺して出血させてもよい。

7 顔面痙攣

顔面痙攣は，表情筋がピクピクと痙攣する病症である。

病因病機

- 肝気の流れが悪く，気鬱化火する。火熱から風が生じ，上昇して顔面部をかき乱す。
- 脾胃熱盛で火熱が上擾する。
- 外風を感受し，経気が調和を失う。
- 血虚により風が生じる。あるいは陰虚陽亢から風が生じる。

弁証論治

顔面部の筋肉が無意識のうちに痙攣する。眼角や口角が引っ張られることもある。
- 肝火生風：頭のふらつき・頭痛・耳鳴り・目のくらみ・イライラする・怒りっぽい・口苦・のどの乾き・脇肋部の灼熱感・便秘・小便黄赤色，舌質

紅・舌苔黄，脈弦数などの症状がみられる。
- ●脾胃実熱：口唇乾燥・口渇して冷たいものを飲みたがる・多食してすぐに空腹感を覚える・便秘・小便が赤い，舌質紅・舌苔黄燥，脈滑数などの症状がみられる。
- ●外風の感受：風にあたると症状が増悪する。風寒に偏る場合は，冷やすと症状が強くなる。舌質淡・舌苔薄白で潤，脈浮緊など。風熱に偏る場合は，温めると症状が強くなる。舌苔薄白乏津あるいは薄黄，脈浮数など。
- ●血虚生風：顔色萎黄・口唇や爪の色に艶がない・動悸・めまい・倦怠感・精神疲労，舌質淡，脈細弦などの症状がみられる。
- ●陰虚陽亢生風：頭のふらつき・頭痛・眼がシバシバする・耳聾・耳鳴り・潮熱・盗汗・腰や膝がだるい・口とのどの乾燥，舌質紅・舌苔少乏津，脈弦細数などの症状がみられる。

処方・手技

【基本穴】太陽穴・迎香・頬車・合谷（健側）
- ●肝火生風：基本穴に百会・風池・太衝を加えて瀉法を施す。数分間持続的に行針を行い抜針する。大敦を加え，点刺して出血させる。
- ●脾胃実熱：基本穴に血海・上巨虚・内庭を加えて瀉法を施す。数分間持続的に行針を行い抜針する。隠白・厲兌を加え，点刺して出血させる。痰熱を伴い，胸脘煩悶・黄痰を吐く・舌苔黄膩などの症状がみられる場合は，さらに中脘・豊隆を加えて瀉法を施し，数分間持続的に行針を行い抜針する。
- ●外風の感受：基本穴に風池・大椎・外関を加える。風寒の場合は，30分間置針し，間欠的に行針を行う。抜針後に艾炷灸あるいは棒灸を加える。風熱の場合は，数分間持続的に行針を行い抜針する。
- ●血虚生風：基本穴に平補平瀉法を施す。脾兪・足三里・心兪・膈兪を加えて補法を施し，20分間置針し，間欠的に行針を行う。
- ●陰虚陽亢生風：基本穴に平補平瀉法を施す。三陰交・腎兪・太渓を加えて補法，行間を加えて平補平瀉法を施す。数分間持続的に行針を行い抜針する。

処方解説

太陽穴・迎香・頬車は患部取穴であり，すべて患側に取穴する。祛邪活絡止痙作用をもつ。合谷は循経取穴であり，活絡止痙作用をもつ。手の陽明大腸経は督脈と水溝で交会したのち，左の脈は右に右の脈は左に向かい，鼻翼の傍らに終わる。したがって，一般に合谷は健側に取穴する。百会・風池は清熱平肝熄風作用をもち，風池はさらに祛風解表作用をもつ。太衝・大敦は肝経の鬱火を清瀉し，熄風の力も強い。血海・上巨虚・内庭・隠白・厲兌は脾胃積熱を清瀉する。血海はさらに涼血化瘀消滞作用をもち，上巨虚は通便作用をもつ。中脘・豊隆は清熱化痰作用をもつ。大椎・外関に瀉法を施し，長く置針し灸を加えれば疏風散寒作用を発揮し，すばやく抜針すれば風熱の邪を疏散させることができる。脾兪・足三里は健脾胃して気血の生化を助ける。心兪は心血を養い，心神を安定させる。膈兪には補血養血作用がある。三陰交は肝腎の陰を補益しかつ脾の運化を助け，生化の源を強化する。腎兪・太渓は腎陰を補益する。行間は平肝潜陽作用をもち，虚火の上擾を抑えることができる。

治療効果

本処方は，本病症に対し優れた治療効果をもっている。一般に，刺針後すぐに痙攣は減弱あるいは停止する。実証では数回，虚証では10～数10回の治療により完治する。

症例

患者：王〇〇，女，39歳。
初診：1977年4月21日
所見：数カ月前から，顔面の左側の筋肉が痙攣するようになった。中西両医学の薬物治療を試したが，効果はあまり良くなかった。痙攣の激しいときには，口角が患側に引っ張られることもあり，発作時には会話も困難である。ほかに，頬の紅潮・潮熱・頭のふらつき・耳鳴り・五心煩熱・腰や膝がだるい・口苦・のどの乾きなどの症状もみられる。舌質紅・舌苔少乏津，脈弦細数。
治療経過：上述した陰虚陽亢生風証に対する処方を使用した。2回の治療では効果がなかったが，3回目の治療ののち，痙攣の回数が減少し，程度も軽減してきた。15回の治療により，痙攣やそのほかの諸症状は明らかに軽くなった。数日間治療を休み，さらに数回治療を行った。その結果，痙攣およびそのほかの諸症状はすべて消失した。しかし，念のため2クールの治療をそのまま継続し

た。数カ月後に経過観察を行ったが，再発は起こっていなかった。

8 顔面神経麻痺

顔面神経麻痺は，口喎・口僻などの別称や，歪嘴風・吊斜風などの俗称がある。斜視と同時に見られる場合は口眼歪斜と呼ばれる。中国では面癱(めんたん)と呼ばれる。

病因病機

- 風寒あるいは風熱の邪が侵入し，経気が不調となり筋脈が緩む。
- 脾が運化機能を失調し，痰濁が内生し，風痰が絡に阻滞する。
- 陰虚陽亢生風あるいは肝鬱化火生風があり，風が痰熱と結合して上昇し，顔面部の脈絡に壅滞する。経気の流れは塞がれ，経脈や筋肉は濡養を失う。
- 外傷などが原因となり，気血が瘀滞する。経気不調となり，筋脈が緩む。
- 気血不足。

弁証

表情筋の麻痺を主症状とする。その多くは一側に起こり，表情筋の随意運動ができなくなり，患側の顔面の表情が失われる。また，流涙や眼瞼の閉合不能・会話時に空気が漏れる・口笛を吹くことができない・頬をふくらませることができない・涎が流れやすい・食事中に食べものが歯と頬の隙間に入り込みやすいなどの症状もみられる。さらに，額や眉間のしわがよらない・口角が健側に引っ張られる・鼻唇溝が浅くなるあるいは歪む・味覚の減退・聴覚過敏などの症状がみられることもある。病症の経過中，患側の表情筋に痙攣が起こり口角が患側に歪むことがあり，これを倒錯現象という。また，線維束攣縮・顔面の引きつり・無表情などもみられる。

- 風寒：風や寒を受けた病歴を聴取できることがある。口渇はなく，悪寒・発熱がある。舌質淡・舌苔薄白で潤，脈浮緊など。
- 風熱：発熱・悪風・急性耳下腺炎・のどの痛み・耳の痛み，舌苔薄白で潤いに欠けるあるいは薄黄，脈浮数など。
- 風痰阻絡：胸脘痞悶・痰涎を喀出する，舌苔白膩，脈弦滑などの症状がみられる。
- 陰虚陽亢生風：頭のふらつき・頭痛・耳鳴り・目のくらみ・口とのどの乾燥・頬の紅潮・潮熱・腰や膝がだるい・心煩・多夢，舌質紅・舌苔少乏津，脈弦細数などの症状がみられる。
- 肝鬱化火生風：頭のふらつき・頭痛・イライラする・怒りっぽい・口苦・のどの乾き・脇肋部の灼熱痛・便秘・小便が赤い，舌質紅で舌辺に顕著・舌苔黄，脈弦数など。痰熱を伴う場合は，胸脘煩悶・黄色く粘ついた痰を喀出する・便秘，舌苔黄膩，脈滑数などの症状がみられる。
- 気滞血瘀：受傷歴がある。精神抑うつ・脇肋脹悶あるいは疼痛，舌質紫暗あるいは紫斑がある，脈弦あるいは渋などの症状がみられる。
- 気血不足：顔色萎黄か蒼白・口唇や爪の色に艶がない・動悸・頭のふらつき・食が進まない・腹脹・倦怠感・力が出ない，舌質淡・舌苔白，脈細弱無力などの症状がみられる。

処方・手技

【基本穴】陽白から魚腰穴への透刺・太陽穴・四白・迎香・頬車・地倉・合谷（合谷以外はすべて患側）
- 風邪の侵襲：基本穴に風池・大椎・外関を加えて瀉法を施す。風寒の場合は，30分間置針し，間欠的に行針を行う。抜針後に艾炷灸あるいは棒灸を加える。風熱の場合は，数分間持続的に行針を行い抜針する。
- 風痰阻絡：基本穴に中脘・豊隆を加えて瀉法を施す。食が進まない・腹脹など脾虚の症状が強い場合は，さらに脾兪・足三里を加えて補法を施し，陽白から魚腰穴への透刺および合谷などに瀉法を施す。諸穴に20分間置針し，間欠的に行針を行う。
- 陰虚陽亢生風：基本穴に平補平瀉法を施す。三陰交・腎兪・太渓を加えて補法を施す。風池・行間を加えて平補平瀉法を施す。諸穴に数分間持続的に行針を行い抜針する。
- 肝鬱化火生風：基本穴に太衝・百会を加えて瀉法を施し，数分間持続的に行針を行い抜針する。大敦を加え，点刺して出血させる。便秘がある場合は，さらに支溝・上巨虚を加え，数分間持続的に行針を行い抜針する。痰熱を伴う場合は，中脘・豊隆を加えて瀉法を施す。長く置針してはならず，

数分間持続的に行針を行い抜針する。厲兌を加え，点刺して出血させる。
- ●気滞血瘀：基本穴に太衝・血海・膈兪を加えて瀉法を施す。20分間置針し，間欠的に行針を行う。
- ●気血不足：基本穴に補法あるいは平補平瀉法を施す。脾兪・足三里・三陰交・心兪・膈兪を加えて補法を施し，20分置針し，間欠的に行針を行う。

処方解説

陽白・魚腰穴・太陽穴・四白・迎香・頰車・地倉は顔面部の局所取穴であり，その祛邪活絡・疏調気血作用により，患部脈絡の正常な機能を回復させる。合谷は循経取穴であり，やはり上述腧穴と同様の働きをもっている。外風侵襲の場合には，合谷はさらに祛風解表作用も発揮する。風池・大椎・外関に瀉法を施し，長く置針し灸を加えれば疏風散寒作用を発揮し，すばやく抜針すれば疏散風熱作用を発揮する。風池に平補平瀉法を施し，すばやく抜針すれば，その平肝潜陽熄風作用により虚風の上擾を抑制することができる。中脘・豊隆に瀉法を施し，長く置針すれば和胃消滞・化痰降濁作用を発揮し，すばやく抜針すれば清火熱痰作用を発揮する。脾兪・足三里は，健脾胃して運化を促進し気血を生化する。三陰交に補法を施し，すばやく抜針すれば，肝腎および脾胃の陰を補うことができる。長く置針すれば，肝腎精血を補益しかつ健脾胃することができる。腎兪・太渓は腎陰を補益する。太衝に瀉法を施し，長く置針すれば疏肝理気解鬱作用を発揮し，すばやく抜針すれば清瀉肝火・平肝熄風作用を発揮する。百会・大敦は平肝熄風作用をもち，大敦はさらに肝火を清瀉する働きをもつ。支溝は三焦の火熱を清瀉して通便する。上巨虚は胃火を清瀉して通便する。厲兌は胃熱を清瀉する。血海・膈兪は活血化瘀消滞作用をもち，膈兪に補法を施せば補血養血もできる。心兪は心血を補益し，心神を安定させる。

治療効果

本処方は，本病症に対し，中薬・西洋薬を服用した場合よりも優れた治療効果をもっている。一般に，発病して1カ月以内のケースならば，20回前後の治療で治癒させることができる。

症例

患者：趙○○，女性，42歳。

初診：1986年9月14日
所見：口眼歪斜が発症して20日余りになる。中西両医学の薬物治療を行ったが効果はない。ここ数カ月，頰の紅潮・潮熱・頭のふらつき・頭痛・耳鳴り・目のくらみ・腰や膝がだるい・口とのどの乾燥などの症状がある。舌質紅・舌苔少乏津，脈弦細数。口角は左に引きつれており，右側の顔面には表情がなく，右目は閉じられない。
治療経過：上述した陰虚陽亢生風証に対する処方を使用した。3回の治療により，口眼歪斜・頭痛・頭のふらつき・耳鳴り・目のくらみはやや軽快した。同処方で，さらに16回治療を行った。その結果，口眼歪斜は治り，諸症状もすべて消失し治癒した。

注釈

舌のこわばり・言葉のつかえ・片麻痺あるいは手足の麻痺などがみられる場合は，上述の処方を選用すると同時に，適宜，患部取穴あるいは循経取穴を加え，さらに相応の刺針法・施灸法・補瀉手法・置針時間を選択して治療にあたる必要がある。例えば，舌のこわばりがある場合は，廉泉・瘂門・通里・湧泉などの腧穴を取穴する。

9 肝斑

肝斑は，俗称を胡蝶斑ともいう。顔面部に生じる黄褐色斑を主症状とする病症である。中国では顔面<ruby>黧黒斑<rt>りこくはん</rt></ruby>と呼ばれる。

病因病機

- ●腎陽不足で水寒が凝滞し，顔面部が温養を失う。
- ●肝気不暢により気滞血瘀が生じる。あるいは，陰虚内熱に肝気不暢が加わり気機が鬱滞する。すると，顔面部の血絡に火熱が滞り血虚不営となる。

弁証

顔面部にさまざまな大きさの黄褐色斑が現れる。ほとんどの場合が対称性である。紫外線により増悪する。本病症は女性が罹患することが多く，栄養障害・妊娠・精神的な緊張・婦人科疾患などで誘発される。

●腎陽不足：褐色斑の色が暗く，顔色㿠白・腰や膝がだるい・小便が澄んで白く量が多い・腰より下の浮腫・顔面部の浮腫・性欲減退・月経量減少あるいは月経の遅延・悪寒・四肢逆冷，舌体胖嫩・質淡・舌苔白，脈沈細無力で尺部で顕著などの症状がみられる。

●気滞血瘀：顔色が暗く，褐色斑は限局性で黒ずんでいる。鼻翼の横に多く生じる。目の周りが青黒く，口の周りや顔色も暗い。精神抑うつ・怒りっぽい・頻発するげっぷ・胸脇脹悶あるいは脹痛や刺痛・月経痛・経血の色が暗いあるいは血塊が混じる・無月経，舌質紫暗あるいは紫斑がある，脈弦あるいは渋など。

●陰虚肝鬱：褐色斑は暗く煙で燻されたような色を呈する。顔面部の皮膚は乾燥し潤いがない。骨蒸潮熱・痩せて虚弱になる・頭のふらつき・耳鳴り・目がシバシバする・目のかすみ・腰や膝がだるい・口やのどの乾き・口苦・抑うつして怒りっぽい・頻発するげっぷ・胸脇脹悶，舌質紅・舌苔少乏津，脈弦細数など。

処方・手技

【基本穴】四白・太陽穴・迎香・頬車・合谷・足三里

●腎陽不足：基本穴に腎兪・復溜・命門を加えて補法を施す。30分間置針し，間欠的に行針を行う。抜針後に艾炷灸あるいは棒灸を加える。

●気滞血瘀：基本穴に太衝・血海・膈兪を加えて瀉法を施す。20分間置針し，間欠的に行針を行う。

●陰虚肝鬱：基本穴に平補平瀉法を施す。三陰交・腎兪・太渓・胃兪を加えて補法を施し，太衝・陽陵泉を加えて瀉法を施す。諸穴に数分間持続的に行針を行い抜針する。

処方解説

四白・太陽穴・迎香・頬車は患部取穴であり，その祛邪活絡消滞作用により顔面部の気血を調える。合谷・足三里は循経取穴であり，上記の腧穴と同様の作用をもつ。足三里は，さらに健脾胃して気血生化の源を強化することができる。腎兪・復溜・命門は温腎壮陽作用をもつ。太衝に瀉法を施し，長く置針すれば疏肝理気解鬱作用を発揮し，すばやく抜針すれば肝経の鬱熱を清瀉することができる。血海・膈兪は活血化瘀消滞作用をもつ。三陰交は肝腎の陰を補益し，さらに健脾して陰津生化の源を強化することができる。腎兪・太渓は腎陰を補益する。胃兪は胃陰を補益する。陽陵泉は疏肝理気解鬱作用をもち，さらに鬱熱を清瀉することもできる。

治療効果

本処方は，本病症に対し優れた治療効果をもっている。一般に，2〜3クールの治療で治癒する。

症例

患者：李○○，女性，19歳。
初診：1987年8月17日
所見：顔面部に黄褐色斑が生じて，すでに1カ月余りになる。症状は徐々に悪化している。1年ほど前から，月経痛がひどく，経血の色は黒紫色で血塊が多くなった。ここ3カ月ほどは月経がまったくない。未婚。ほかに，精神抑うつ・ときに胸脇脹悶，舌質暗で紫斑がある，脈渋などの症状がみられる。証は気滞血瘀に属する。
治療経過：上述した処方を使用し数回治療を行ったところ，月経が来潮した。しかし，まだ色は紫で血塊がある。10数回の治療後，顔面の斑は縮小しかつ色も淡くなってきた。10数日間治療を休み，さらに数回治療を行った。その結果，月経は順調になり，痛みもなくなり，色も量も正常になった。治療は第2クール終了まで継続した（1クールを15回とした）。その結果，顔面部の褐色斑および諸症状はすべて消失し治癒にいたった。

10 顔面疣贅(ゆうぜい)

本病症は，疣贅（いぼ）のうち顔面部に発生するものを指す。俗に面瘊ともいう。

病因病機

●肝経に鬱熱があり，さらに風熱を感受する。風と熱とが相搏ち，顔面部の皮膚に鬱滞する。
●肝血不足により栄養を失い，筋気が外発し気血が凝滞する。

弁証

疣贅には多種類あり，顔面部に発生するのは扁平

疣贅が最も多く，次に多いのが尋常性疣贅である。

扁平疣贅は粟粒大からモロコシ大の扁平隆起であり，表面は平滑で，ほぼ円形を呈している。色は正常な皮膚色あるいは淡褐色で，散在あるいは密集している。また，ひっかき傷に沿って分布するものもある。触ると硬く，青少年に多発する。

尋常性疣贅は米粒大から大豆大以上の扁平隆起であり，表面はザラザラしており，円形あるいは多角形を呈する。色は灰黄色あるいは濁った褐色である。触ると硬く，散在して発生することが多い。青少年や幼児に発生することが多く，成人に発生することは少ない。

前者は，ときに軽度の痒みを覚え，また手背にも発生するのが特徴である。後者は自覚症状はまったくなく，手背・指の背・足の縁・頭皮などにも生じる。本病症には，はっきりとした全身症状はない。
- ●肝熱：口苦・のどの乾き・イライラする・怒りっぽい・脇肋部の灼熱感・便秘・小便が赤い，舌質紅・舌苔黄，脈弦あるいは数などの症状がみられる。
- ●肝血不足：頭のふらつき・目のくらみ・口唇や爪の色に艶がない，舌質淡，脈細などの症状がみられる。

処方・手技

【基本穴】顔面部の扁平疣贅の局所や近部取穴（経穴でも奇穴でもよい）・合谷・足三里・肝兪・三陰交・太衝
- ●肝熱のうえに風熱を感受したもの：基本穴に瀉法を施し，数分間持続的に行針を行い抜針する。
- ●肝血不足：基本穴に補法を施し，20分間置針し，間欠的に行針を行う。疣贅の数が比較的少なくサイズが大きい場合は，毫針を用いて疣贅の頂点から皮膚面の高さの根部まで直刺し，そののち艾炷灸あるいは棒灸を加える。

処方解説

疣贅の局所および近部取穴は，祛邪活絡作用をもち，顔面部の気血を疏調することができる。合谷・足三里は循経取穴であり，上記の腧穴と同様の作用をもつ。足三里に補法を施せば，さらに健脾胃して気血を生化することができる。合谷に瀉法を施しすばやく抜針すれば，風熱を疏散させることができる。肝兪・太衝に瀉法を施しすばやく抜針すれば，肝火を清瀉でき，さらに肝気を理して活血する。補法を施し長く置針すれば，肝血を補益して筋気を養うことができる。三陰交に瀉法を施しすばやく抜針すれば，瀉熱涼血活瘀することができる。三陰交は足三陰経の交会穴であることから，肝にも作用するのである。補法を施し長く置針すれば，肝腎精血を補益して健脾胃する。毫針で疣贅を刺し灸を加えると，比較的大きな疣贅の脱落を促進させ，治癒を早めることができる。

治療効果

本処方は，本病症に対し優れた治療効果をもっている。一般に，10回前後の治療により治癒する。

症例

患者：劉〇〇，女性，18歳。
初診：1989年10月25日
所見：顔面に扁平疣贅ができて，すでに1カ月余りが経つ。中薬・西洋薬などさまざまな薬物治療を試みたが効果はなかった。両側の頬および眉間の部分に密集しており，そのほかの部位にも散在している。小さいものでは米粒大，最も大きなものではモロコシ〔高粱〕大ほどもある。表面は平滑で，色は正常な皮膚よりもやや灰白色ぎみで，軽度の痒みもある。ほかに，口苦・のどの乾き・イライラする・不安などの症状もみられる。舌質紅・舌苔薄黄，脈弦やや数。
治療経過：上述した外感風熱・内動肝火に対する処方を使用した。2回の治療により，疣贅は明らかにその数を減らし，諸症状も軽減した。7回の治療で，疣贅および諸症状はすべて消失し治癒に至った。1年後に経過観察をしたところ，疣贅の再発は起こっていなかった。

11 顔面痤瘡

顔面痤瘡は，粉刺・酒刺とも呼ばれる。顔面に発生する毛囊性丘疹あるいはいわゆるにきびのことで，指で絞ると中から乳白色の歯磨き粉状の物質を絞り出すことができる。本病症は思春期に好発し，普通は成人になれば自然に治癒する。

病因病機

- 肺経の風熱が皮膚に阻滞する。
- 脂っこいものや甘いものを食べすぎ，脾胃に湿熱が蓄積し，顔面を薫蒸する。
- 陰虚内熱し，陽熱が上昇し皮膚に阻滞する。

弁証

本病症は思春期の男女によくみられる。病変部は，針頭大の毛囊性丘疹あるいはいわゆるニキビ状を呈し，中から乳白色の歯磨き粉状の物質を絞り出すことができる。病症の進行過程で，膿疱・脂肪腫あるいは癤腫などが形成されると，治癒したのちに色素沈着を残したり，軽度の陥凹点を残すことがある。皮疹は額部から下に向かって広がり，こちらが治れ ばあちらで発生するというような形で，徐々にその数を増していく。本病症の進行は遅く，思春期を過ぎれば自然に治ってしまうことが多い。

- **肺経風熱**：丘疹は散在して生じる。色は淡紅色あるいは皮膚色。表面はそれほど脂ぎってはいない。舌尖紅・舌苔薄黄，脈弦あるいは弦数。
- **脾胃湿熱**：皮疹は丘疹・膿疱あるいは癤腫などの形をとる。便がスッキリ出ないかあるいは大便が乾燥気味。舌質紅・舌苔黄膩，脈滑数など。
- **陰虚内熱**：皮疹は丘疹以外に，しばしば膿疱・結節・癤腫などの形をとる。また，骨蒸潮熱・口とのどの乾燥・大便乾結・小便黄赤色・頭髪が脱け落ちる・頭のふらつき・耳鳴りなどの症状もみられる。舌質紅・舌苔少乏津，脈弦あるいは数。

処方・手技

【基本穴】印堂穴・陽白・四白・頰車・合谷・内庭

- **肺経風熱**：基本穴に尺沢・列欠を加えて瀉法を施し，数分間持続的に行針を行い抜針する。少商・商陽・厲兌を加え，点刺して出血させてもよい。
- **脾胃湿熱**：基本穴に血海・上巨虚を加えて瀉法を施し，数分間持続的に行針を行い抜針する。商陽・隠白・厲兌を加え，点刺して出血させる。
- **陰虚内熱**：基本穴に瀉法あるいは平補平瀉法を施す。三陰交・腎兪・太渓を加えて補法，行間・風池を加えて平補平瀉法を施す。諸穴に数分間持続的に行針を行い抜針する。

※膿疱あるいは癤腫が発生した場合は，すべて霊台を加えて瀉法を施し，数分間持続的に行針を行い抜針するか，あるいは点刺して出血させる。また，しっかり消毒をしたのちに，三稜針を用いて膿疱を破り膿液を排出させてもよい。あるいは，癤腫を点刺して少し血を滲ませる方法も有効である。

処方解説

印堂穴・陽白・四白・頰車は患部取穴であり，清熱祛邪・活絡消滞・化瘀散結作用をもつ。合谷・内庭は循経取穴であり，上記腧穴と同様の作用をもつ。尺沢・列欠・少商は肺熱を清瀉する。列欠は手の太陰肺経の絡穴であり，特に顔面部の治療には適している。商陽・厲兌は陽明経の邪熱を清瀉するが，やはり顔面部の治療に適した腧穴である。血海・上巨虚・隠白は脾胃湿熱を清瀉し，上巨虚はさらに通便作用を通して邪熱を下方より排出する。三陰交は，肝腎および脾胃の陰を補益し虚火を降ろすことができる。腎兪・太渓は腎陰を補益する。行間・風池は平肝潜陽作用をもち，虚火の上炎を抑制する。霊台は膿毒や癤腫の治療の経験穴である。膿疱は，皮膚を破り膿毒を排出すれば自然に治っていく。癤腫は，点刺瀉血によって毒血を少量排出すれば，その消散を早めることができる。

治療効果

本処方は，本病症に対し，中薬を服用した場合よりも優れた治療効果をもっている。一般に，3クールほどの治療で丘疹は消失し治癒する。ただし，なかには再発する患者もいる。再発した場合にも本処方は有効である。

症例

患者：張○○，女性，19歳。

初診：1976年6月29日

所見：ここ半年，顔面部に針頭大の毛囊性丘疹ができるようになり，その多くがにきび状で，白い歯磨き粉状の物質を絞り出すことができる。最初は額に現れ，徐々に両側の頰にまばらに広がってきた。10日ほど前から，丘疹は密集し始め，膿疱が現れてきた。発赤の著しいものが2つあり，腫脹の範囲は広く灼熱痛などの自覚症状もあり，すでに小癤腫を形成している。顔面の皮膚は全体的に脂ぎっている。ほかに，口渇して冷たいものを飲みたがる・小便に熱感があり赤い，舌質紅・舌苔黄膩，脈滑数などの症状がみられる。

治療経過：基本的に脾胃湿熱証に対する処方を用い、霊台を加えた。膿疱・癤腫の処理方法は上記のとおり。10回の治療により、膿疱・癤腫および大部分の丘疹は消失した。10数日間治療を休み、肺経風熱証に対する処方を加え、さらに20数回治療を行った。その結果、顔面の丘疹は徐々に消失していき治癒に至った。

12 習慣性顎関節脱臼

本病症は、中国では脱頷頻発・落架風・失欠・落下巴・脱頷・頬車骨脱臼・掉下巴などの別称がある。西洋医学では顎関節脱臼に相当する。

病因病機

- 脾気不足で筋肉を主管できず、筋肉が緩み、関竅の収束ができなくなる。
- 気血がともに虚すか、あるいは腎気虧損し、筋脈を温養できなくなる。
- 上述の原因に加え、風寒湿邪の侵襲を受け、関竅〔関節〕不利となり、約束〔安定〕が失われる。
- 大泣き・大笑い・あくび・大きく口を開けすぎる・外傷なども本病症を誘発する。

弁証

一側性の脱臼と、両側性の脱臼がある。一側性の脱臼では、下顎骨が健側に引っ張られ、口角は歪み、歯の嚙み合わせがずれ、言語ははっきりせず、唾液が外に漏れる。患側では骨の異常な突起や陥凹を触れる。口の閉合は障害され、半開きの状態になる。両側性の脱臼では、下顎骨は前下方に移動し、口は半開きの状態になり閉じられなくなる。両耳の前には、陥凹および異常な骨の突出が現れる。また、唾液の流出・言語や食事あるいは咀嚼などの障害もみられる。

- **脾気虚**：食が進まない・腹脹・ときに泥状便・四肢がだるい・力が出ない・顔色萎黄、舌質淡あるいは舌辺歯痕・舌苔白、脈虚弱無力などの症状がみられる。血虚を伴うと、口唇や爪の色に艶がない・動悸・頭のふらつき、脈細などの症状が現れる。
- **腎気虚**：頭のふらつき・耳鳴り・腰や膝がだるい・歯のぐらつき・頭髪が脱け落ちる・動くと息が切れる・滑精・早泄、舌質淡胖嫩・舌苔白、脈沈細無力で尺に著しいなどの症状がみられる。

※上記の病態に風寒湿邪の侵襲が加わると、雨に濡れたり寒い日などに症状が悪化する。患部を温めると気持ちが良く、風にあたったり冷やすのを嫌う。そのほか、風寒湿邪の侵襲に起因する症状も現れる。

処方・手技

針灸治療の前に、徒手整復および包帯などによる固定が必要である。

【基本穴】頬車・下関・合谷・足三里・脾兪

基本穴に補法を施し、20分間置針し、間欠的に行針を行う。

- **気血両虚**：基本穴に肝兪・心兪・三陰交・膈兪を加えて補法を施し、20分間置針し、間欠的に行針を行う。
- **腎気虚**：基本穴に腎兪・復溜・関元を加えて補法を施し、20分間置針し、間欠的に行針を行う。

※風寒湿邪の侵襲あるいは悪寒・四肢逆冷など陽虚の症状がみられるもの：基本穴に30分間置針し、間欠的に行針を行う。抜針後に艾炷灸あるいは棒灸を加える。

処方解説

顎関節脱臼の治療ポイントは、まずは下顎骨を正常な位置に戻すことにある。したがって、脱臼の整復が優先される。包帯で下顎を固定する目的は、整復後の正常な位置を保たせることにある。関節包の回復を促進し、再発を防止することができる。

頬車・下関は患部取穴であり、経気を奮い立たせ、筋脈・肌肉の約束能力〔関節を安定させる力〕を増強し、顎関節の安定性を向上させる。合谷は循経取穴であり、上記の腧穴と同様の作用を有する。足三里・脾兪は健脾益気し運化を促進する作用をもつ。肝兪は肝血を補益する。心兪は心血・心気を補益し、心神を安定させる。三陰交は肝腎精血を補益し、かつ健脾胃する。膈兪は血会であり補血養血できる。腎兪・復溜は腎気・腎精を補益する。関元は下焦の元気を補益し、腎気の回復を促進する。基本穴に長く置針し、抜針後に灸を加えると、陽気を補益する作用が増強される。風寒湿邪侵襲の場合も、長く置針し灸を加えることで、風寒湿邪を温散・祛

除できる。

治療効果

本処方は，本病症に対し優れた治療効果をもっている。一般に，1～3クールの治療により顎関節は脱臼しなくなる。

症例

患者：黄〇〇，男性，75歳。
初診：1989年12月13日
所見：顎関節の脱臼が頻発する。数日に1回発生することもあり，ここ数日間ではすでに4回発生している。前日また起こった。すでに徒手整復は終わっている。ほかに，食が進まない・腹脹・倦怠感・力が出ない・腰や膝がだるい・立つことができない・精神疲労・嗜睡などの症状もみられる。1日中寝たきりの状態で，寝返りも介助を必要とする。また，姿勢を変えたり，物につかまって立ち上がろうとするときなどは，息切れが激しい。両足には浮腫がみられる。舌質淡胖・舌苔白，脈虚弱無力。証は脾腎気虚に属する。
治療経過：上述した処方を使用する。1回の治療で脱臼は発生しなくなった。2クールの治療を行った結果，再発はまったく起こらなくなり，諸症状もすべて好転した。針を怖がるため治療は停止した。1年後に経過観察を行ったところ，治療後，再発は起こっていなかった。

注釈

①顎関節脱臼の整復方法には，口腔内整復法と口腔外整復法がある。

　口腔内整復法の手技は次のようになる。患者の頭を壁に付けるか，あるいは助手に固定させる。術者は患者の前方に立ち，両手の母指にガーゼを巻き患者の口腔内に入れる。母指は下顎の大臼歯に当てる。そのほかの4指は下顎を支える。両母指でまず下方に力を加え，下顎骨が動いたら，後方に押すと同時に，4指で下顎骨を上方に送る。関節に入った音がすれば整復は成功である。音が聞こえたら，母指はすばやく頬側に逃がし口腔から出す。

　口腔外整復法は次のようになる。患者の姿勢は口腔内整復法と同様。術者もまた患者の前方に立つ。両手の母指を両側の下顎体と上顎骨前縁の接する部位に当て，残りの4指は下顎を支える。その後，両手の母指に徐々に力を入れ，下に向かって下顎骨を圧迫する，残りの4指はこれに協調させ下顎を後方に送る。関節に入る音が聞こえたら整復は成功である。

　整復終了後，顎は口を閉じた状態で維持し，包帯で固定する。包帯はまずオトガイ部に当て，4つの末端を頭頂部で結ぶ。固定は1週間前後，またはそれ以上。固定期間中はあまり大きく口を開かないように患者に指示する。また，硬いものを食べたり大声で笑ったりあくびをするのも良くない。

②本病症に対し針灸治療を用いる場合は，一定期間治療を続ける必要があり（一般には少なくとも2クール），虚の症状が消失し正気が戻ってきたら治療を停止する。

13　顎関節の疼痛と違和感

本病症は，顎関節の疼痛と開口障害を主症状とする。西洋医学の顎関節症・顎関節リウマチなどに相当する。

病因病機

●風寒湿あるいは風湿熱などの外邪が侵入し，気血が凝滞し，経脈が塞がれる。
●脾虚により肌肉・筋脈が栄養を失う。あるいは，肝腎精血不足により筋脈が栄養を失う。
●正虚のうえに外邪を感受する。
●外傷により気滞血瘀が生じる。

弁証

顎関節の疼痛および違和感，ときに関節雑音・開口障害などがあり，また咀嚼にも影響する。

●**風寒湿邪の外感**：痛みは雨の日や寒い日に激しくなり，温めると和らぐ。ときに顎関節以外の関節も痛むことがある。舌質淡・舌苔薄白，脈弦緊あるいは濡緩。

●**風湿熱邪の外感**：疼痛が激しく，患部に灼熱感や発赤・腫脹がみられる。痛みは温めると激しくなり，冷やすと楽になる。顎関節以外の関節にも発赤・腫脹・熱感・疼痛がみられることもある。発

熱・悪風・口渇・心煩，舌質紅・舌苔黄，脈滑数などの症状がみられる。
- **脾胃虚弱・気血不足**：疼痛はないか，あっても軽度。顎関節の違和感および開口障害・関節雑音が主症状である。ほかに，顔色萎黄で艶がない・食が進まない・腹脹・ときに泥状便・四肢がだるい・力が出ない・動悸・頭のふらつき，舌質淡・舌苔白，脈細弱無力などの症状がみられる。
- **肝腎虚**：無痛あるいは痛みは軽度。顎関節の違和感・開口障害・関節雑音を主症状とする。肝腎精血不足では，口唇や爪の色に艶がない・頭のふらつき・耳鳴り・腰や膝がだるい，舌質淡・舌苔白，脈沈細などの症状がみられる。陽虚に偏る場合は，顔色㿠白・悪寒・四肢逆冷などの症状がみられる。肝腎陰虚の場合は，頭のふらつき・頭痛・耳鳴り・目のくらみ・目がシバシバする・口とのどの乾燥・頬の紅潮・潮熱・腰や膝がだるい・盗汗・遺精，舌質紅・舌苔少，脈細数あるいは弦などの症状がみられる。
- **外傷に起因する気滞血瘀**：外傷歴を聴取できることが多い。患部のアザや腫脹，あるいは刺痛。舌質紫暗あるいは紫斑があるなど。

処方・手技

【基本穴】上関・下関・翳風・合谷・外関
- **風寒湿邪の外感**：基本穴に瀉法を施し，30分間置針し，間欠的に行針を行う。抜針後に艾炷灸あるいは棒灸を加える。
- **風湿熱邪の外感**：基本穴に瀉法を施し，数分間持続的に行針を行い抜針する。さらに商陽・厲兌・関衝を加え，点刺して出血させる。
- **脾胃虚弱**：基本穴に補法あるいは平補平瀉法を施す。脾兪・足三里を加えて補法を施し，諸穴に20分間置針し，間欠的に行針を行う。
- **肝腎虚**：基本穴に平補平瀉法あるいは補法を施す。肝兪・三陰交・腎兪・太渓を加えて補法を施し，精血不足の場合は，諸穴に20分間置針し，間欠的に行針を行う。陽虚に偏る場合は，諸穴に30分間置針し，間欠的に行針を行い，抜針後に艾炷灸あるいは棒灸を加える。肝腎陰虚の場合は，諸穴に数分間持続的に行針を行い抜針する。あるいは行間を加えて平補平瀉法を施し，数分間持続的に行針を行い抜針する。
- **気滞血瘀**：基本穴に陽陵泉・太衝・血海・膈兪を加えて瀉法を施す。20分間置針し，間欠的に行針を行う。

処方解説

上関・下関・翳風は顎関節の近くにある腧穴であり，患部取穴である。すべて直接，顎関節に作用する。合谷・外関は循経取穴であり，患部に作用する。これら諸穴に瀉法を施し，長く置針し灸を加えれば祛風散寒除湿作用を発揮し，すばやく抜針すれば祛風清熱化湿作用を発揮する。商陽は手の陽明大腸経の井穴であり，厲兌は足の陽明胃経の井穴であり，関衝は手の少陽三焦経の井穴である。したがって，これらを取穴すると顎関節部に作用し，点刺出血させれば，清熱瀉火・祛湿除邪作用を発揮し，風湿熱邪によって生じた病症をよく治療する。脾兪・足三里は健脾胃して気血の生化を助ける。肝兪に補法を施し，長く置針しさらに灸を加えれば肝血を補益し，すばやく抜針すれば肝陰を補益する。三陰交に補法を施し長く置針すれば，肝腎精血を補益しさらに健脾胃できる。また，灸を加えれば温陽作用を発揮し，すばやく抜針すれば肝腎および脾胃の陰を補益することができる。腎兪・太渓は腎の精気を補益し，灸を加えれば温腎壮陽作用を発揮し，すばやく抜針すれば腎陰を補益することができる。行間は清熱平肝潜陽作用により虚火の上炎を抑制する。陽陵泉・太衝は疏肝理気作用により瘀血の消散を助ける。血海・膈兪は活血化瘀作用に特に優れている。

治療効果

本処方は，本病症に対し非常に優れた治療効果をもっている。一般に，罹患歴の短い患者の場合，10回前後の治療で完治し，罹患歴の長い患者の場合，1～2クールの治療でほぼ完治する。

症例

患者：楊○○，女性，41歳。
初診：1976年1月28日
所見：右顎関節に痛みが生じて，すでに10日余りが経つ。スルピリンなどの薬物を服用すれば痛みは消失するが，薬を止めると痛みはすぐに再発する。開口時に痛みは特にひどくなり，関節雑音もある。また冷やすと悪化し，温めると楽になる。ときに頭痛や悪風を覚えることもある。舌質淡・舌苔白滑。風寒湿邪の侵襲と弁証した。

治療経過：上述した処方を使用したところ，最初の治療で疼痛はいくらか軽減された。3回目の治療後，疼痛は大幅に改善され，開口時の音も出なくなった。計6回の治療により，疼痛をはじめとする諸症状はすべて消失し治癒した。1年後に経過観察を行ったところ，その後再発は起こっていなかった。

注釈

顎関節以外の関節に疼痛がある場合は，疼痛部位やその局所にも取穴する必要がある。例えば，肩関節痛ならば，肩髃・肩髎・肩貞・巨骨・肩井などを取穴し瀉法を施す。風寒湿邪に起因する場合は，基本穴に30分間置針し，間欠的に行針を行い，抜針後に艾炷灸あるいは棒灸を加える。風熱湿邪に起因する場合は，基本穴に数分間持続的に行針を行い抜針する。

14 三叉神経痛

本病症は，顔面部の疼痛である。

病因病機

- 風寒あるいは風熱の邪が経絡を侵襲し，気血は阻滞し不通となる。
- 精神抑うつし，肝鬱化火して，肝胃火熱の邪が上昇し，顔面部の経絡を灼傷する。
- 肝胃実熱が痰火を伴い上昇し，顔面部の経絡に凝滞する。
- 久病により陰が傷つき，陰虚陽亢となって，虚火が上擾する。

※西洋医学では，本病症の誘因として以下のものをあげている。冷え，齲歯，ある種の伝染病，鼻・上顎洞・頭蓋内・眼窩内腫瘍による圧迫，そのほかの疾病による刺激など。

弁証

顔面部の疼痛を主症状とする。三叉神経痛に属するものでは，三叉神経の分布領域に，焼かれるような，刃物で切られるような痛みが発作的に短時間生じる。発作時間は1～2分ほどで，1日に数回から数10回起こる。三叉神経は3枝に分かれ，第1枝は眼神経，第2枝は上顎神経，第3枝は下顎神経と呼ばれる。臨床では，第1枝の疼痛は比較的少なく，第2枝と第3枝が同時に痛むケースが多い。中高年の女性に好発する。眼窩上孔・眼窩下孔・オトガイ孔・鼻翼の傍ら・口角などに圧痛点があり，ここに触れると疼痛を誘発する。疼痛発症時には，患部の痙攣や流涙・涎を流すなどの症状がみられる。疼痛の休止期には症状がなく，三叉神経が支配する筋肉にも運動障害はみられない。ただし，腫瘍による神経圧迫が原因の場合には，疼痛の持続時間は長く，顔面部の皮膚に感覚障害がみられる場合もある。例えば，患部の皮膚を刺激しても疼痛を感じなかったり，角膜反射や下顎反射が消失していたり，側頭筋や咬筋の麻痺や萎縮などがみられる。

- 風寒：顔面部の痙攣や線維束攣縮・頭痛・悪寒などがみられ，冷やすと痛みは増す。舌質淡・舌苔薄白，脈浮緊。
- 風熱：焼け付くような痛み・顔面部の熱感・口とのどの乾燥，舌苔薄黄，脈浮数など。
- 肝胃実熱：焼け付くような痛み・顔の紅潮・目の充血・口の乾き・口苦・頭痛・めまい・イライラする・怒りっぽい・胸脇脹悶・便秘・小便が赤い，舌質紅・舌苔黄あるいは黄燥，脈弦数あるいは洪数など。痰火を兼ねる場合は，胸脘煩悶・舌苔黄膩，脈滑などの症状がみられる。
- 陰虚火旺：頭のふらつき・目のくらみ・頬の紅潮・潮熱・五心煩熱・口とのどの乾燥，舌質紅・舌苔少，脈細数などの症状がみられる。

処方・手技

【基本穴】合谷・足三里・梁丘

第1枝の疼痛の場合は，太陽穴・頭維・陽白・攢竹を加え，第2枝の疼痛の場合は，四白・顴髎・下関を加え，第3枝の疼痛の場合は，翳風・聴宮・下関・頬車・地倉・大迎・挟承漿を加える。

- 外邪侵襲：基本穴に風池・大椎・外関を加えて瀉法を施す。風寒の場合は，30分間置針し，間欠的に行針を行い，抜針後に艾炷灸あるいは棒灸を加える。風熱の場合は，諸穴に数分間持続的に行針を行い抜針する。
- 肝胃実熱：基本穴に太衝・行間・解渓・内庭を加える。便秘があるものは，さらに支溝・上巨虚を加える。痰火上擾を兼ねる場合は，さらに中脘・

第6章　五官科病症

豊隆を加える。諸穴に瀉法を施し，数分間持続的に行針を行い抜針する。大敦・商陽・厲兌を加え，点刺して出血させる。
- ●陰虚火旺：基本穴に平補平瀉法を施す。風池・太衝・行間を加えて平補平瀉法を施し，腎兪・太渓・三陰交を加えて補法を施す。諸穴に数分間持続的に行針を行い抜針する。

処方解説

陽明経は顔面部をめぐる。そのため，手の陽明大腸経の原穴である合谷・足の陽明胃経の合穴である足三里および郄穴である梁丘は，顔面部に作用して，祛風除邪・通経活絡止痛作用を発揮する。すばやく抜針すればさらに清熱作用も発揮し，長く置針し灸を加えれば散寒作用を発揮する。表証がある場合は，合谷は解表作用も発揮する。太陽穴・頭維・陽白・攢竹・四白・顴髎・翳風・聴宮・下関・頬車・地倉・大迎・挟承漿は患部取穴であり，すべて祛邪通絡止痛作用を有し，患部の痛みを治療する。風池・大椎・外関は祛風解表作用をもち，長く置針し灸を加えれば散寒作用を発揮し，すばやく抜針すれば清熱作用を発揮する。風池に平補平瀉法を施せば，さらに平肝潜陽作用も発揮する。太衝・行間・大敦は肝火を清瀉し，平肝潜陽する。解渓・内庭・上巨虚・厲兌は胃熱を清瀉し，上巨虚はさらに腸熱を清瀉し，通便を促す特効穴である。支溝は三焦の邪熱を清瀉し，三焦の気機を疏調することにより通便する。中脘・豊隆は和胃消滞・清熱化痰作用をもつ。商陽は大腸および陽明経の邪熱を清瀉する作用をもつ。腎兪・太渓は腎陰を補益する。三陰交は肝腎および脾胃の陰を補益する。

治療効果

本処方は，本病症に対し非常に優れた治療効果をもっている。行針後に疼痛がたちどころに消失することが多い。実証で10回前後，虚証で30回前後の治療で治癒する。

症例1

患者：馮〇，女性，68歳。
初診：1996年4月21日
所見：右顔面痛が始まって3カ月が経つ。中薬・西洋薬いずれも効果がなかった。焼け付くような痛みが数秒間続く。はじめの頃は1日に数回だったが，最近では数10回に達するようになった。頭のふらつき・耳鳴り・口とのどの乾燥・潮熱・盗汗・五心煩熱，舌質紅・舌苔少乏津，脈細やや数などの症状もみられる。証は陰虚火旺に属する。
治療経過：上述した処方を使用し，3回治療を行ったが変化はなかった。4回目の治療後，疼痛の回数が明らかに減少し，痛み自体も軽減した。7回の治療で疼痛は起こらなくなり，頭のふらつき・耳鳴りなどの諸症状もずいぶん軽くなった。15回の治療により，すべての症状が消失した。1年後に経過観察を行ったが，針治療を止めたあとも疼痛をはじめとする諸症状の再発はまったく起こっていなかった。

症例2

患者：李〇〇，女性，42歳。
初診：1984年12月9日
所見：3日前に左顔面に激しい痛みを感じた。痛みは発作性に起こり，10秒余り持続する。疼痛発作時には顔面の筋肉は引きつり，風寒を受けると症状は増悪した。軽度の悪寒もある。舌質淡・舌苔薄白，脈浮緊。証は風寒侵襲に属する。
治療経過：上述した処方を使用したところ，最初の治療で悪寒は消失し，疼痛の回数も減少した。1日1回，計3回の治療で疼痛は消失し再発することはなかった。計8回の治療を行った時点でも再発は起こらず，ここで治療を停止することにした。1年後に偶然出会い，その後再発が起こっていないことを報告された。

第7章
その他の病症

1 車酔い・船酔い

　車酔い・船酔いは，日常よくみられる動揺病の1つで，おもに乗車・乗船して一定の時間が経ったのち，めまいが起き，悪心・嘔吐などを伴うこともある。

病因病機

- 生まれつき天賦不足で体質が弱く，これに加えて乗車や乗船前に睡眠不足・精神状態が良くないなどの要素があったり，嫌な臭いや刺激・車や船が激しく上下に揺れるなどの原因があると，気機の運行が失調し，気血が上昇せず，頭や目を栄養できなくなり発症する。
- 乗車や乗船前に飲食の不摂生があると，痰湿が壅盛して中焦を塞ぎ，そのときに車や船が激しく上下に揺れると，痰濁が上逆して発症する。
- 乗車や乗船前に情志が失調すると，気鬱化火となって肝陽亢盛あるいは陰虚陽亢になり，これに加えて車や船が激しく上下に揺れると，陽亢がさらに盛り上がり，清竅を乱して発症する。

弁証

　乗車や乗船後にめまいが起き，速度の加速，あるいは上下に揺れるなどにより症状が悪化する。

- 気血虧虚：顔色萎黄か蒼白・動悸・息切れ・全身の力が出ない・汗が止まらない・耳鳴り，舌質淡・舌苔白，脈細弱などの症状がみられる。
- 痰濁上逆：胸脘痞悶・悪心はやや激しくひどいときは嘔吐する，舌苔膩，脈滑あるいは弦滑などの症状を伴う。
- 肝陽上亢：頭痛・耳鳴り・顔面紅潮・胸脇脹悶・イライラする・心煩，舌質紅・舌苔黄，脈弦あるいは弦数などの症状を伴う。
- 陰虚陽亢：腰や膝がだるい・潮熱・盗汗・手足心熱，舌質紅・舌苔少，脈弦細数などの症状がみられる。

処方・手技

【基本穴】風池・百会・内関・足三里

- 気血虧虚：基本穴の足三里には補法を施し，残りの基本穴には平補平瀉法を施す。さらに膈兪・気海・三陰交を加えて補法を施す。基本穴の風池・百会・内関に行針を行い，各症状がなくなったら止め，そのほかの各穴に20分間置針して，間欠的に行針を行う。
- 痰濁上逆：基本穴に中脘・豊隆を加えて瀉法を施し，行針を行い，各症状がなくなったら止める。
- 肝陽上亢：基本穴に太衝・行間を加えて瀉法を施す。陰虚陽亢のものには，さらに三陰交・腎兪・太渓を加えて補法を施し，諸穴に数分間行針を行ったのち抜針する。風池・百会・内関にまた行針を行い，各症状がなくなったら止める。

処方解説

　風池・百会は頭部の腧穴で，各種めまいを治療する重要穴である。車酔いや船酔いにも効果があり，両穴に瀉法あるいは平補平瀉法を施すと平肝熄風の効果がある。内関は寧心安神・除煩の作用があり，和胃降逆・止嘔することができる。足三里に補法を施すと脾胃を健やかにして中気を補い，瀉法を施すと和胃降逆・止嘔することができる。膈兪は補血養血の作用がある。気海は元気をおおいに補う。三陰交は補法を施し置針時間を長くすると，脾胃を健やかにし肝腎を補い気血を生化する。補法を施しすばやく抜針すると，肝腎および脾胃の陰分を補益することができる。中脘・豊隆は和胃消滞・化痰降濁の作用がある。太衝・行間は清瀉肝火・平肝潜陽の効果がある。腎兪・太渓は腎陰を補益することができる。

治療効果

　本処方は，本病症に対し非常に優れた治療効果がある。刺針後，めまいなどの症状はすぐに軽減あるいは消失する。抜針後，もし車酔いや船酔いが再発しても，上述の処方でなお効果がある。

症例

患者：王○○，女性，46歳。

初診：1988年12月11日

所見：長距離バスに乗ると毎回車酔いが起きる。今回も長距離バスに乗り車酔いが起きた。胸脘痞悶・悪心・嘔吐・顔面蒼白などの症状がある。舌質・舌苔はいつもと変わらないが，脈は弦滑である。証は痰湿中阻である。

治療経過：急いで上述の処方で治療を行った。数分間行針を行うと，めまい・悪心・嘔吐は治まり，

20分後，顔色は正常に戻った。その後，バスは1時間以上走行したが，めまいは再発しなかった。

注釈

もし車や船上で治療道具がなかったり，患者が針を恐がったり，車中や船上で刺針しにくかったり，酔いがあまりひどくないときは，刺針する代わりに指で上述の腧穴を按圧してもよい。実証のものには，按圧を強くして，患者に強い得気を感じさせるようにし，虚証のものには，按圧を軽くして，弱い得気を感じさせるようにする。

2 禁煙

本項における禁煙は，刺針あるいはそのほかの方法によって耳穴あるいは身体各部の腧穴を刺激することにより，身体の機能を調整して禁煙させるものである。

病因病機

喫煙は人体に多大な危害を与える。多くの研究からも，大量の喫煙は，人体の呼吸器系・循環器系などにさまざまな障害をもたらし，がん・狭心症・肺性心疾患・慢性気管支炎など，多くの疾患の発病率や死亡率を高める要因となっていることがわかっている。中医学では，喫煙は人体の陰陽バランスを崩し，昇降を失調させるため，気血が逆乱し，肺気・心気・脾胃の気・腎気などを損傷し，さまざまな疾患を発症させると考えられている。

弁証

喫煙を好むものは，長期の喫煙習慣などによりなんらかの病症がある。禁煙をしたくても，強い喫煙欲を抑えられないものはタバコ中毒であり，タバコを吸いたくなると，居ても立ってもいられない・煩燥・落ち着かない・感情が高ぶる・苦悶し不快になる・だるくて力が出ないなどの症状がみられる。

処方・手技

耳穴の，口・咽喉・肺・心・脾・胃・交感・皮質下・内分泌を選び，短針を用い刺針する。30分間置針して，瀉法あるいは平補平瀉法を施し，間欠的に行針を行う。王不留行〔ドウカンソウ〕の種あるいは磁気粒を用いる場合は，上述の耳穴にテープで固定する。皮内針を用いる場合は，耳穴に刺入してから細いテープで固定するとよい。その後，患者に，毎日指で按圧して数回刺激し，喫煙したくなったときに吸いたくなくなるまで自分で刺激するよう指示する。さらに，身体部の腧穴の百会・内関・列欠に瀉法を施し，足三里に補法を施し，20分間置針して間欠的に行針を行う。

処方解説

耳穴および身体部の諸穴は，臓腑機能や大脳皮質機能を調整し，喫煙の条件反射をなくし，タバコ中毒の発作を寛解あるいはなくしていく。タバコを吸いたいと思ったとき，上述の諸穴に対して刺激を与えることで，意識を分散させ，それによって喫煙欲を解消することができる。一定期間治療を行えば，タバコを吸いたくなくなり，禁煙できる。口・咽喉などの耳穴に刺激を与えると，患者はタバコの味が変わったと感じ，喫煙をしたいと思わなくなる。心・交感・皮質下・内分泌などの耳穴および身体部の百会・内関を刺激すると，寧心安神・除煩することができ，タバコを吸いたいときの，居ても立ってもいられない・煩燥・落ち着かない・感情が高ぶるなどの症状を，軽減あるいは取り除くことができる。肺・心・脾・胃などの耳穴および身体部の足三里などは，各臓腑の機能を調整・回復させることができ，喫煙の習慣を断つのに役立つ。

治療効果

本処方は一定の禁煙効果があり，もし患者が禁煙の決心をしたら，積極的に治療に取り入れる。およそ10～30回の治療で，喫煙習慣を断つことができる。

症例

患者：張○○，男性，56歳。
初診：1975年11月6日
所見：長年にわたり気管支炎があり，たまに喘息発作が起こった後，微熱・喀血がある。レントゲン撮影で空洞型の肺結核が発見された。患者は，長年にわたる大量の喫煙習慣があり，1日に30本以上吸っている。タバコを吸うと咳が誘発され，

2度の喀血でそれぞれ50mL以上の出血があったため，喫煙の中止を勧め，患者も禁煙の決心をした。

治療経過：上述の処方で治療を行った。はじめの数日は，依然としてタバコを吸いたいという気持ちが強かったが，上述の諸穴を刺激後，喫煙に対する欲求はすぐに消えた。5，6日後，喫煙欲は日ごとに減少し，10日余り経ってもタバコを吸いたいという気持ちはまったく起きていない。試しにいつも吸っているタバコを吸わせてみたが，頭がクラクラして悪心し，タバコが嫌いになっていた。この後，喫煙はみられず禁煙に成功した。

3 肥満症

肥満症とは，人体内に脂肪が過剰に蓄積することにより起こり，単純性と続発性の2種類に分けられる。一般に肥満症とは単純性肥満症を指し，筋肉の発達および水分の貯留などの要因を除いて，体重が基準を20％以上超えているものを肥満と呼ぶ。肥満は，美観や生活そして労働に影響を与えるばかりでなく，健康に対しても危害をもたらす。中高年の肥満は，高血圧・狭心症・脳卒中・糖尿病・痛風・胆石症などを発症させやすいので，肥満の予防は年々人びとから重視されている。

病因病機

- 過食したり脂っこいものや甘いものを好んで食べたりしていると，脾胃を損傷し，運化機能が失調して水湿停聚あるいは湿鬱化熱となり，湿熱が人体内に堆積してネバネバした脂肪になり，孔竅や肌膚〔筋肉と皮膚〕に留まる。
- ほとんど体を動かさないでいると気血の流れが悪くなり，脾胃の活動が停滞して運化機能が失調し，水穀の精微が輸布できず，それが水液やネバネバした脂肪となり，肌膚・臓腑・経絡に留まる。
- 情志抑鬱で肝気が鬱結して肝木乗脾になるか，あるいは気滞血瘀になり，水湿の運化機能が失調して起こる。
- 先天の要素あるいは後天の原因により，腎陽不足となり，水湿を蒸化できず，それが停聚して起こる。
- 労倦などの原因により，脾気不足あるいは気虚血瘀になり，運化機能が失調し水湿濁邪が停聚して肌膚に溢れて起こる。

弁証

身体の肥満を主症状とする。

- 脾虚湿盛：肥満あるいは浮腫・食が進まない・腹脹・泥状便・四肢が重だるい・力が出ない，舌質淡・舌苔白膩，脈細あるいは細滑などの症状がみられる。
- 痰濁中阻：頭のふらつき・頭脹・痰涎を吐く・胸脘痞悶・四肢が重だるい，舌苔白膩，脈滑などの症状を伴う。
- 痰濁化熱：口が渇き粘つく，舌苔黄膩，脈滑数などの症状を伴う。
- 肝木乗脾：上述の脾虚湿盛の脈症以外に，胸脇満悶・ため息・げっぷ・抑うつ・よく怒る，脈弦などの症状を伴う。
- 気虚血瘀：動悸・息切れ・力が出ない・胸脇部の固定痛・月経不順，舌質暗で瘀斑がある，脈渋などの症状を伴う。
- 脾腎陽虚：浮腫・腰や膝がだるい・食が進まない・腹脹・尿量減少・泥状便・精神疲労・力が出ない・畏寒・四肢の冷え，舌質淡で胖嫩・舌苔白，脈沈細で無力あるいは遅などの症状を伴う。

処方・手技

耳穴の，飢点・渇点・脾・胃・内分泌・皮質下を選び，皮内針を刺入し，得気を得たのち，細いテープで固定する。あるいは王不留行を用い，患部を消毒したのち，上述の耳穴にテープで固定する。患者に毎日数回，あるいは空腹時や食事前に押えて刺激し，各穴およそ2分間刺激を加えるよう指示する。15日を1クールとする。

上述の治療と同時に，下記のような弁証にあわせた身体部の腧穴への刺針を加えると治療効果がさらに期待できる。

- 脾虚湿盛：脾兪・足三里に補法を施し，三焦兪・陰陵泉を加えて瀉法を施し，各穴に20分間置針して，間欠的に行針を行う。
- 痰濁中阻：足三里に補法を施し，陰陵泉・三焦兪・中脘・豊隆を加えて瀉法を施し，各穴に20分間置針して，間欠的に行針を行う。
- 痰濁化熱：痰濁中阻と同穴に数分間行針を行ったのち抜針する。

第7章　その他の病症

- ●肝木乗脾：上述の脾虚湿盛に対する処方・手技をもとに，さらに肝兪・太衝・陽陵泉を加えて瀉法を施し，20分間置針して，間欠的に行針を行う。
- ●気虚血瘀：足三里・気海に補法を施し，陰陵泉・三焦兪・膈兪・血海・三陰交を加えて瀉法を施し，各穴に20分間置針して，間欠的に行針を行う。
- ●脾腎陽虚：三焦兪・陰陵泉を加えて瀉法を施し，脾兪・足三里・腎兪・復溜・命門を加えて補法を施し，各穴に30分間置針して，間欠的に行針を行う。刺針後，艾炷灸あるいは棒灸を施す。

処方解説

飢点・渇点は，空腹感・口渇感を減少あるいは消失させ，食事量を少なくさせるため，体重を落とすのに効果的である。耳穴の脾・胃は，脾の運化を促進し水質濁邪を体内に停聚させず，体重を落とすのを助ける。内分泌は，肥満が内分泌の失調に関係があるために取穴する。皮質下は，内分泌および身体すべての機能を調整し正常にさせるので，肥満症を治癒させるのに効果的である。各穴を決まった時間や食事前に刺激することで，患者に節食を促すこともできる（節食を意識させることもできる）。身体部の脾兪・足三里は脾の運化を促進し，水湿濁邪を生成させない。三焦兪は三焦の気機を疏通して化湿をし，陰陵泉は醒脾利湿の作用があり，両穴をすばやく抜針すると清熱利湿の作用がある。中脘・豊隆は和胃消滞・化痰降濁の作用があり，すばやく抜針することで清熱の作用ももつ。肝兪・太衝・陽陵泉は疏肝理気の作用があり，肝気の横逆を抑える。気海は元気を補益する。膈兪・血海・三陰交は活血化瘀の作用があり，三陰交はさらに疏肝理気・醒脾利湿の作用がある。腎兪・復溜・命門は温腎壮陽することができる。

治療効果

本処方は，本病症に対し一定の治療効果がある。30日以上の治療で，程度は異なるが体重の減少がみられ，また正常レベルまで減少させることができる。

症例

患者：朱〇〇，女性，31歳。
初診：1984年4月11日
所見：体があまりにも太りすぎており，刺針によるダイエットを希望。食が進まない・腹脹・体が重だるい・動くと息苦しい・泥状便・精神疲労・力が出ない，舌質淡・舌苔白膩，脈細滑などの症状がみられる。証は脾虚湿盛である。
治療経過：上述の処方を用い，耳穴と身体部の腧穴を併用した。数回後，腹脹・体の重だるさは軽減した。20日余りののち体重はある程度減少した。30日余りののち各症状はなくなり，体重も正常レベルに戻った。

注釈

- ●本処方は単純性肥満に対して有効であり，遺伝性などの要因で起きる肥満にはあまり効果がない。
- ●本処方の治療を行うと同時に，飲食を控えめにし，できる限り食事量を制限する。
- ●もし適度に運動量を増加させれば，内分泌系統の機能が改善し，また体内にある過剰な脂肪を燃焼できるので，肥満に対し非常に効果的である。

4　薬物依存症

中医学では，薬癮ともいう。長期あるいは繰り返しある種の薬物を使用することにより，精神や体が変化を起こし，薬物に対して依存をするようになる。本症の特徴は，患者が持続的にあるいは周期的に非常に強く薬物使用を要求するものであり，1人が1種類以上の薬物に依存することである。中国国内では，改革解放初期にアヘンの流行を阻止することに成功した。近年よくみられるものは鎮静薬・エフェドリン・ホルモン剤などである。

病因病機

おもな原因は，医療用薬物の不適切な使用あるいは乱用である。また患者自身の素質も重要で，患者が往々にして意志薄弱・感情的・自制能力に欠ける・感情が激しい・依存性が強い場合，そのような性格を「薬物依存性格」という。各種の薬物依存の発生メカニズムはすべて同じというわけでないが，おおよそ以下の点では同じである。

- ●心理依存性：患者が心理的に薬物がないと疾患が抑えられないと感じ，薬物の危険性を顧みず使用

し続ける。
- 患者の長期にわたる薬物服用により，体に生理的・生化学的変化が生じ，体内で薬物が持続的に必要となった結果，薬物の使用を停止すると，身体機能の障害や症状の再発あるいは症状が抑制できないなどの状況が発生する。

弁証

薬物依存の臨床的特長の共通点は，1つは薬物依存，もう1つは，薬物使用中止後の症状の再発あるいは有効的に抑制できないなどであるが，薬物の違いにより依存症状も異なる。
- **ステロイド剤の依存**：薬物の使用停止後，その薬物で治療する疾患，例えば関節炎などの症状が再発あるいは悪化する。
- **エフェドリンを用いた喘息治療による薬物依存**：エフェドリン停止後，喘息発作が起こるか，あるいは発作後そのほかの薬物では有効的に抑制できない。
- **催眠薬を用いた不眠治療による薬物依存**：催眠薬停止後，就眠困難になり，しかもいったんある種の薬物に依存し，繰り返し使用すると，その治療効果はしだいに弱まり，満足のいく効果を得るためには薬物量をしだいに増やさなければならない。

薬物の長期使用により起こった薬物依存は，薬物の副作用によりさまざまな精神的あるいは肉体的な異常を発生させる。例えば，大量のプレドニゾロンを使用すると，高血圧・骨粗鬆症・ムーンフェイスなど体の変化が起こり，日常生活に影響し，ひどい場合は労働能力を失う。大量の催眠薬の使用は精神不振などを起こすことがある。

処方・手技

【基本穴】耳穴：心・神門・皮質下・内分泌
- **ステロイド剤の依存**：基本穴に，耳穴の副腎・腎を加える。
- **エフェドリンを用いた喘息治療による薬物依存**：基本穴に，耳穴の肺・気管・耳背肺・脾・胃・耳背脾・腎などを加える。
- **催眠薬を用いた不眠治療による薬物依存**：基本穴に，耳穴の枕・顳〔側頭〕・額・脳幹・耳背心などを加える。

皮内針を用い，上述の耳穴に刺入したのち，テープで固定する。あるいは王不留行などを用い，上述の耳穴のうち，敏感な点にテープで固定する。患者に，毎日指で押えて数回刺激し，薬物依存症状が起きたときは，指で押えるかつまんで諸穴を数分間刺激するか，薬物依存性による欲望や不快感がなくなるまで刺激するように指示する。そのほか使用薬物ごとの薬物依存症状の違いにより，弁証を行い，関連する身体部の腧穴を取穴すれば，治療効果を高めることができる。弁証取穴や治療方法は，前述の哮証・喘証・痺証・不眠などを参考にする。

処方解説

耳穴の心・神門・皮質下は大脳皮質機能を調整し，適度な刺激を与えれば，相関薬物により発生する心理的依存による渇望・欲望を軽減するばかりでなく，少しずつ取り除くことができる。また大脳皮質の調整作用を通じて，相関臓腑の機能を調整し，体の不快感や関連病証を軽減および取り除くことができる。内分泌は，内分泌機能を調整および回復させ，それにより身体機能を調整し，多種の薬物依存により起こる不快感や多種疾患による症状に有効である。副腎・腎は，患者の腎および副腎の機能を調整回復させ，ステロイド剤の心理的および生理的依存性を軽減および取り除くことができる。肺・耳背肺・気管は，肺と気管の機能を調整回復させ，関連する肺と気管の病症を治療することができる。脾・胃・耳背脾は，脾胃の機能を回復させ，健脾益気・和胃消滞・化痰降濁などの作用があり，関連病症の治癒に役立つ。枕・顳〔側頭〕・額・脳幹・耳背心は，すべて大脳皮質の機能を調整し，鎮静安神・寧心除煩などの作用があり，依存性の薬物に代わり，少しずつ不眠などの病症を治療することができる。また相関薬物の心理的依存性から起こる，イライラする・不安・感情が高ぶるなどの不快感を取り除くことができ，何の副作用も起こさない。薬物依存によって生じる病症にもとづき，弁証を行い関連する身体部の腧穴を取穴すると，上述の耳穴を刺針するのと同じ調整作用と効果がある。中医学的にいうと，さらに有効的に病因を取り除くことができ，関連病症を根本的に治癒させることができる。

治療効果

本処方は，本病症に対し非常に優れた治療効果がある。一般的に，30〜60日の治療で，患者の相関薬物の依存性を取り除くことができる。

症例

患者：靳〇〇，女性，46歳。

初診：1995年4月3日

所見：神経性頭痛が長年にわたってあり，痛むときはイライラするが，薬物を服用するとすぐに就眠して，目が覚めると頭痛はない。そのため毎回頭痛が起きると，すぐに就眠できるようフェノバルビタールを服用する。ここ1年間，ほとんど毎日頭痛が起きるのでフェノバルビタールを服用しており，本薬に対し依存性が生じている。この数カ月間はフェノバルビタールを服用しないと就眠できず，また不安感・震顫などといった禁断現象が起きる。

治療経過：上述の処方を用い4回治療を行ったが，効果はなかった。5回目の治療後すぐに眠気が起こり，その晩は睡眠状況も好転したように思えた。そこでフェノバルビタールの量を少しずつ減らし，処方を変えずに毎日1回継続して治療を行った。30回余りでフェノバルビタールなしで就眠が可能となったが，睡眠時間は短く，また目が覚めやすい。50回の治療後，フェノバルビタールなしで就眠できるようになり，頭痛も再発しなくなった。1年余りののち会ったが，治療後再発はしていないということであった。

注釈

本処方を使用するには，できる限り中断せず，しばらく効果がなかったり，あるいはいったん薬物の使用を停止したために不快感や病症が再発や悪化しても，自信を失うことなく治療をし続ければ，きっと治癒するはずである。急に薬物を停止して起こる不快感や突然の悪化を軽減させるため，ゆっくりと薬量を減らし，最終的に薬物を停止するのがよい。さらに再発や禁断症状を防ぐために，治療に成功したのちも，治療効果を強化するために20日間以上は治療を続けるとよい。

付録　十四経穴主治分布図

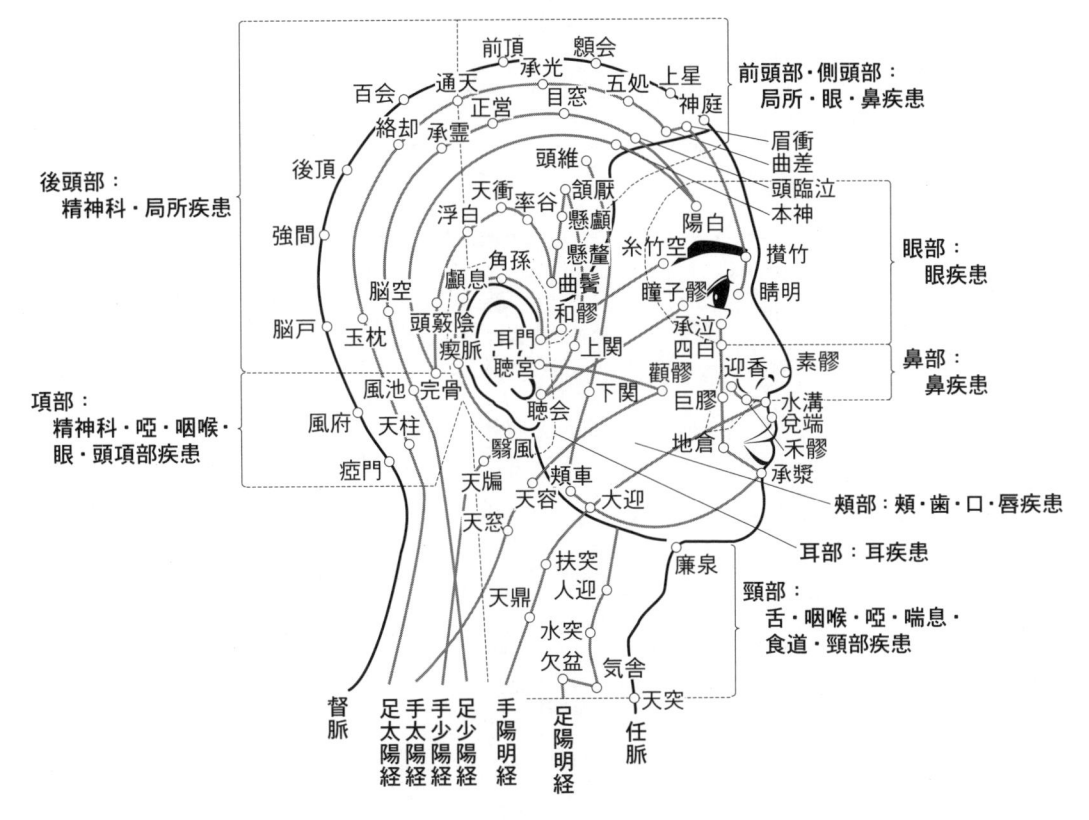

図1　頭部・顔面部・頸部

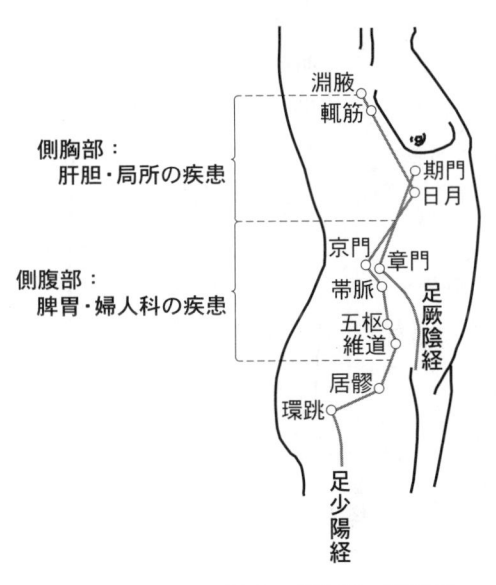

図2　側胸部・側腹部

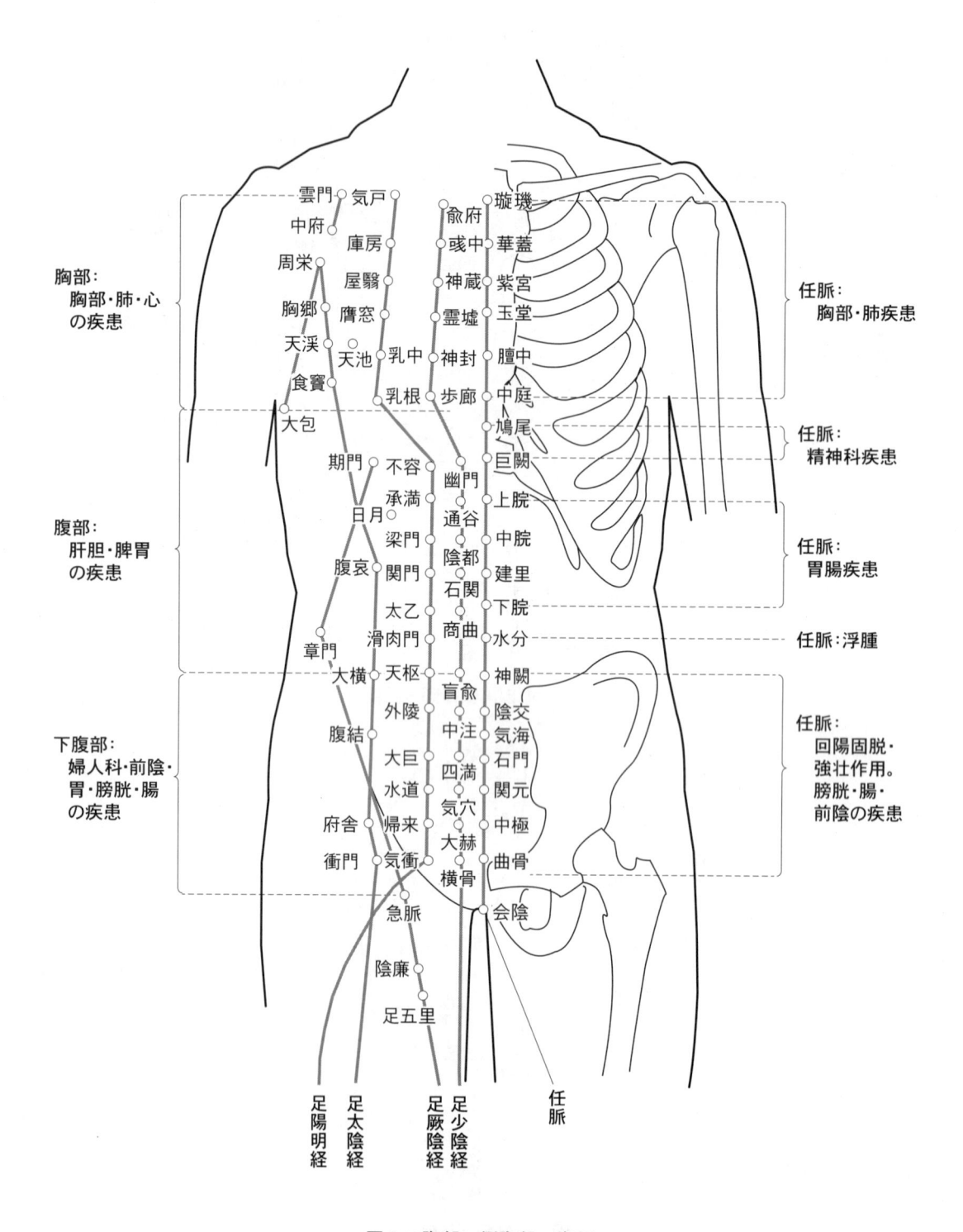

図3　胸部・側胸部・腹部

付録　十四経穴主治分布図

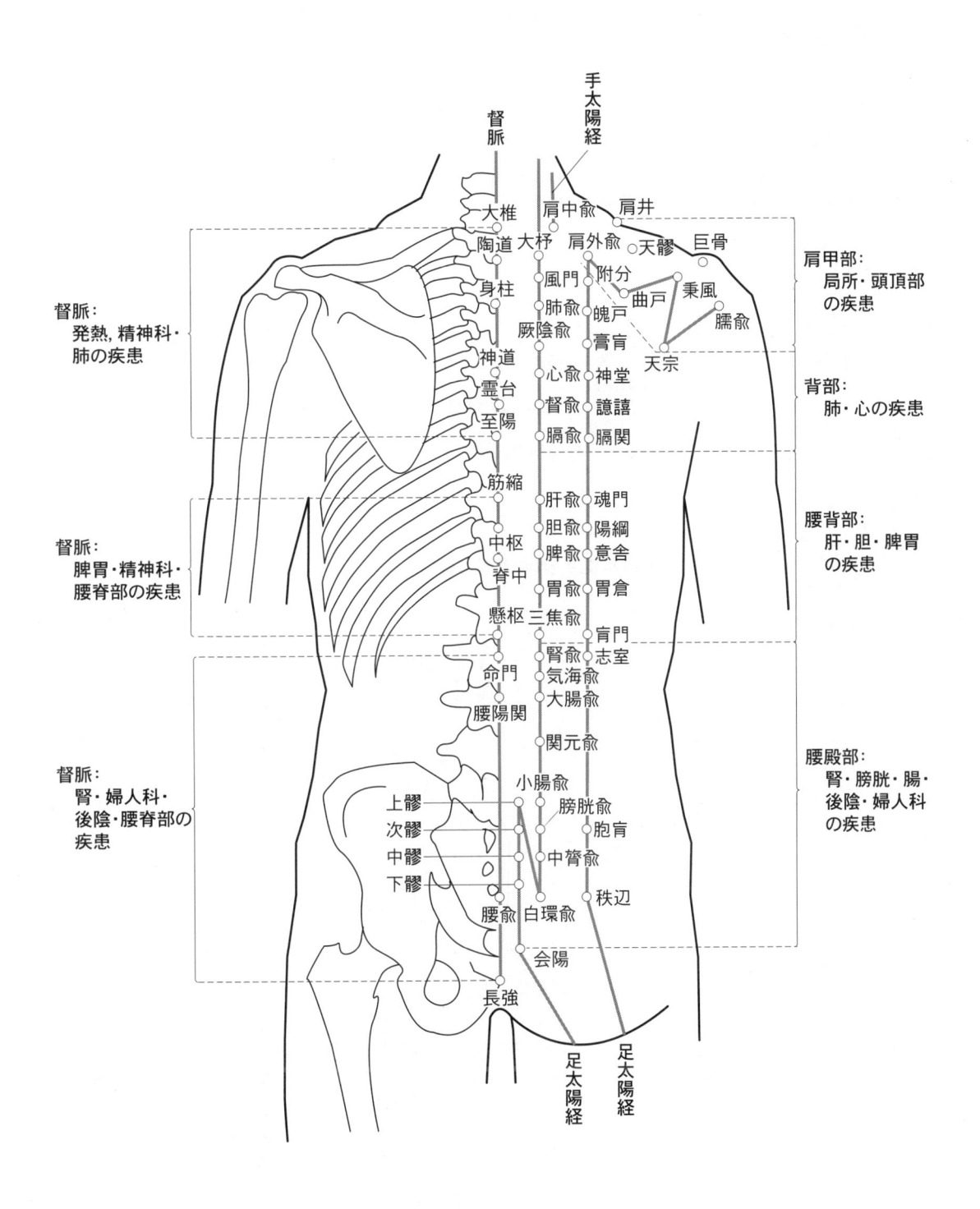

図4　肩・背・腰・殿部

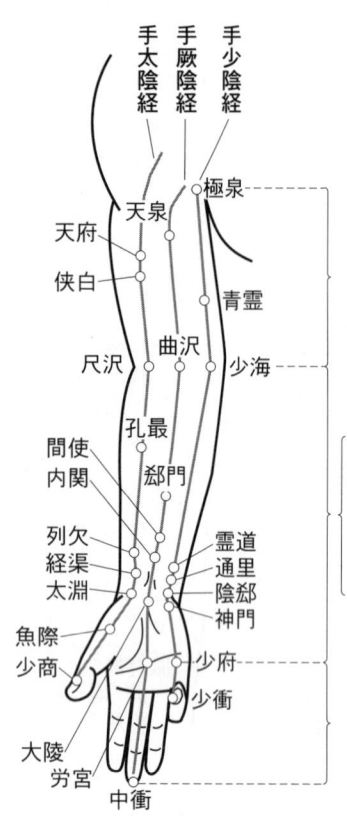

図5　上肢前面部

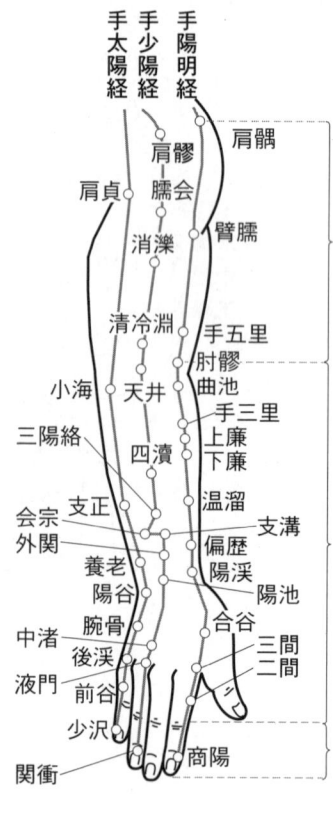

手太陰経／手厥陰経／手少陰経

- 天府
- 侠白
- 天泉
- 極泉
- 青霊
- 尺沢
- 曲沢
- 少海
- 孔最
- 間使
- 内関
- 郄門
- 霊道
- 通里
- 陰郄
- 神門
- 列欠
- 経渠
- 太淵
- 魚際
- 少商
- 少府
- 少衝
- 大陵
- 労宮
- 中衝

上腕前面の疾患

手太陰経：
　胸・肺・咽喉の疾患
手厥陰経：
　胸・心・胃・精神科の疾患
手少陰経：
　胸・心・精神科の疾患

精神科疾患，発熱，昏睡の救急

図6　上肢後面部

手太陽経／手少陽経／手陽明経

- 肩髃
- 肩髎
- 臑会
- 肩貞
- 消濼
- 臂臑
- 清冷淵
- 手五里
- 小海
- 天井
- 肘髎
- 曲池
- 手三里
- 三陽絡
- 四瀆
- 上廉
- 下廉
- 会宗
- 支正
- 温溜
- 外関
- 支溝
- 養老
- 偏歴
- 陽谷
- 陽渓
- 中渚
- 腕骨
- 陽池
- 後渓
- 合谷
- 液門
- 前谷
- 三間
- 二間
- 少沢
- 商陽
- 関衝

肩・腕・肘外側の疾患

手陽明経：
　前頭部・眼・鼻・口・歯・
　咽喉の疾患，発熱
手少陽経：
　側頭部・耳・眼・咽喉・
　側胸部の疾患，発熱
手太陽経：
　後頭部・耳・眼・肩甲部・
　精神科の疾患

咽喉の疾患，発熱，救急

付録　十四経穴主治分布図

図7　下肢後面部

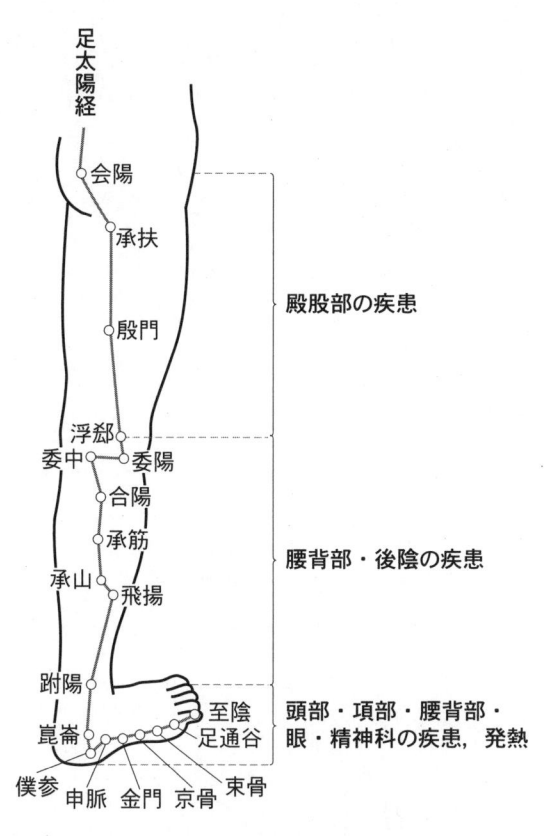

足太陽経
- 会陽
- 承扶
- 殷門 ── 殿股部の疾患
- 浮郄
- 委中・委陽
- 合陽
- 承筋 ── 腰背部・後陰の疾患
- 承山・飛揚
- 跗陽
- 崑崙・至陰・足通谷 ── 頭部・項部・腰背部・眼・精神科の疾患，発熱
- 僕参・申脈・金門・京骨・束骨

図8　下肢内側部

足太陰経／足厥陰経／足少陰経
- 陰廉
- 足五里
- 箕門
- 陰包 ── 婦人科・泌尿器・前陰の疾患
- 血海
- 曲泉
- 陰谷
- 陰陵泉・膝関
- 地機
- 中都・漏谷
  - 足太陰経：婦人科・泌尿器・脾胃の疾患
  - 足厥陰経：婦人科・泌尿器・前陰の疾患
  - 足少陰経：婦人科・泌尿器の疾患
- 蠡溝・築賓
- 三陰交・交信
- 中封・復溜
- 太衝・商丘・太渓
- 行間・大鍾
- 太敦・水泉
- 大都・公孫・照海
- 陰白・太白・然谷
  - 足太陰経：脾胃・婦人科の疾患
  - 足厥陰経：肝・前陰の疾患
  - 足少陰経：腎・肺・咽喉の疾患

湧泉

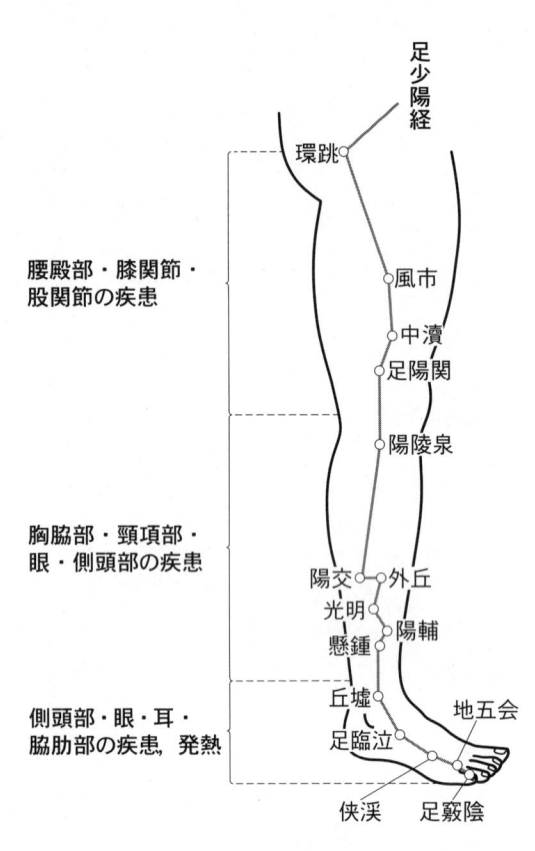

図9 下肢外側部

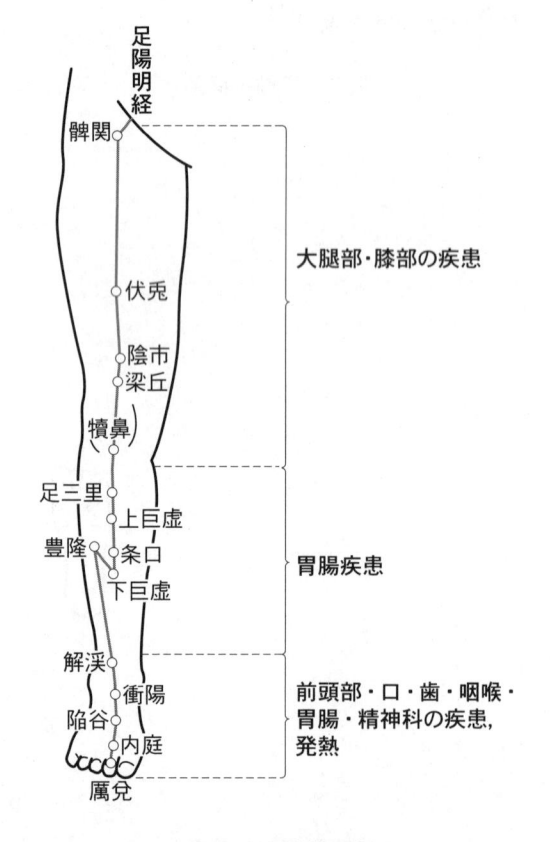

足少陽経
環跳
風市
中瀆
足陽関
陽陵泉
陽交 外丘
光明 陽輔
懸鍾
丘墟 地五会
足臨泣
侠渓 足竅陰

腰殿部・膝関節・股関節の疾患

胸脇部・頸項部・眼・側頭部の疾患

側頭部・眼・耳・脇肋部の疾患，発熱

図10 下肢前面部

足陽明経
髀関
伏兎
陰市
梁丘
犢鼻
足三里 上巨虚
豊隆 条口
下巨虚
解渓 衝陽
陥谷 内庭
厲兌

大腿部・膝部の疾患

胃腸疾患

前頭部・口・歯・咽喉・胃腸・精神科の疾患，発熱

病症索引

あ

あかぎれ	245
亜急性甲状腺炎	178
アキレス腱損傷	228
呃逆	57, 379
悪脈	252
あせも	204
丫疔	160
アフタ性口内炎	677
アメーバ性腸疾患	27
アレルギー性	
——中耳炎	598
——鼻炎	618

い

萎黄	96
胃下垂	65
胃緩	65
胃脘痛	53
畏光羞明	575
意識障害	3
意識不明状態	233
萎縮	234, 561
萎縮性	
——咽頭炎	636
——の歯周病	667
——鼻炎	616
痿証	147, 149
異食症	468
遺精	489
委中疽	163
噎	60
胃痛	53, 352
噎膈	60
一酸化炭素中毒	12
遺尿	77
イレウス	218

遺尿証	481
圓翳内障	555
陰虚喉蛾	627
陰虚喉癬	644
陰茎痰核	507
陰茎疼痛	499
咽梗	640
溵尻瘡	198
咽喉頭異常感症	639
咽喉頭結核	644
陰縦	436
陰縮	413
癮疹	200
陰吹	419
陰瘡	417
陰痛	415
陰挺	412
咽頭炎	628, 630, 636
咽頭角化症	635
咽頭後壁膿瘍	631
陰嚢風	193
インフルエンザ	19, 23, 26
陰痒	414

う

ウイルス性	
——角膜炎	540
——肺炎	19
齲歯歯痛	663
鬱証	111
暈	102
雲霧移睛	558

え

瘰癧	178
疫疔	161
腋癰	163

MBD	479
燕窩瘡	209
円形脱髪	208
円形脱毛症	208
遠視	585
厭食	467

お

嘔	47
横隔膜の痙攣	57
黄耳傷寒	602
黄色帯下	301
黄心白翳	555
黄水瘡	191
黄帯	301
黄疸	95, 445
嘔吐	47, 377
悪寒	343
悪寒発熱	346
瘀証	112
悪阻	306
おむつかぶれ	198
おむつ紅斑	198
悪露	341, 342, 393
悪露不止	342
悪露不尽	342
温瘡	31

か

咳	33
外陰瘙痒症	414
外陰部潰瘍	417
外陰部の冷え	419
咳血	134
外耳湿疹	593
外耳道乳頭腫	611
外傷	621

——後のめまい	235	鵞掌風	187	眼瞼下垂	520
——出血	231	ガス中毒	12	眼瞼の炎症性水腫	518
——性白内障	557	牙宣	667	眼瞼の非炎症性水腫	519
外吹	397	下腿潰瘍	249	間擦疹	200
灰髄炎	455	火帯瘡	185	痄疾	470
蟹睛	545	過多月経	263	汗証	120
疥癬	190	牙虫	663	癎証	309
疥瘡	190	滑翳	555	疳積上目	578
咳嗽	33	脚気	155	汗淅瘡	200
蛔虫病	472	喀血	134	眼赤爛	449
回乳	410	滑精	489	乾癬	205
海綿状血管腫	180	滑胎	332	感染	394
潰瘍	249, 417, 541	下搭疸	165	乾燥性鼻炎	616
潰瘍性アンギナ	637	化膿性		乾燥	418, 642, 686
花翳白陥	541	——角膜炎	543	眼丹	513
化学的眼傷	571	——骨髄炎	168	環跳関	173
火疳	535	——耳下腺炎	704	環跳疽	168
牙関緊急	675	——中耳炎	598	疳毒眼	578
牙関噤急	675	——の耳介軟骨膜炎	595	寒熱往来	348
過期産	390	過敏性大腸炎	27	肝斑	714
過期妊娠	390	下腹部痛	357	眼皮跳	521
夏季熱	461	下腹部の冷え	429	感冒	17, 26, 286
過強陣痛による失神	335	蝦蟆温	706	汗疱疹	204
格	73	蝦蟇嚢腫	697	眼胞疔	160
膈	60	かぶれ	198	顔面痙攣	711
角架風	666	痒み	574, 607	顔面痤瘡	716
顎関節症	719	火瘍	535	顔面神経麻痺	601, 713
顎関節損傷	230	牙癰	664	顔面色素斑	422
顎関節脱臼	718	牙漏腫痛	668	顔面丹毒	710
顎関節の疼痛と違和感	719	関	73	顔面部の浮腫	703
顎関節リウマチ	719	乾嘔	47	顔面疣贅	715
鶴膝痰	173	関格	73	顔面癰腫	709
角膜炎	543, 547	眼角眼瞼炎	517	顔面黧黒斑	714
角膜潰瘍	541	眼角眼瞼結膜炎	529	眼輪筋痙攣	521
角膜実質炎	546	眼窩神経痛	573		
角膜穿孔	545	乾脚気	155	**き**	
角膜軟化症	578	寒瘍	31		
角膜の瘢痕	549	眼球結膜充血	533	気癭	176
霍乱	29	眼球挫傷	570	気管支炎	19, 26
鵞口瘡	679	眼球震顫	589	騎関癰	631
牙咬癰	666	眼球振盪	589	鬼舐頭	208
下肢静脈瘤	181	眼球突出	583	吃音	701
牙歯虫	663	ガングリオン	241	鬼剃頭	208
歌手結節	651	頷下癰	631	亀背痰	173
過少月経	264	眼瞼縁の炎症	516	稀発月経	260

病症索引

脚椏痒爛 … 188	脇痛 … 101, 354	経行精神異常 … 274
逆経 … 280	驚風 … 474	経行泄瀉 … 291
瘧疾 … 30	強膜炎 … 535, 537	経行先期 … 259
脚弱 … 155	強膜ぶどう腫 … 537	経行抽搐 … 273
瘧母 … 31	蜣螂蛀 … 173	経行吐衄 … 280
久瘖 … 650	虚火喉痹 … 630	経行乳脹 … 285
嗅覚減退 … 624	棘上筋腱炎 … 240	経行発熱 … 288
急驚風 … 474	魚鱗風 … 645	経行風疹 … 289
急喉瘖 … 649	虚羸 … 372	経行風疹塊 … 289
急喉風 … 647	虚労 … 128	経行腹脹 … 286
急性	気瘤 … 179	経行腹痛 … 267
——イレウス … 218	切れ痔 … 211	経行浮腫 … 290
——灰白髄炎 … 455	禁煙 … 726	経行不寐 … 275
——化膿性炎症 … 159	金疔 … 534	経行便血 … 292
——化膿性感染 … 160	筋結 … 241	経行腰身痛 … 283
——化膿性股関節炎 … 168	近視 … 584	経事延長 … 265
——気管支炎 … 19, 26	筋聚 … 241	痙症 … 336
——限局性外耳道炎 … 592	銀屑病 … 205	経水過多 … 263
——限局性化膿性炎 … 612	金瘡痙 … 248	経水渋少 … 264
——甲状腺炎 … 178	銀内障 … 555	経水先後無定期 … 262
——喉頭炎 … 649	噤風 … 675	経早 … 259
——喉頭蓋炎 … 646	筋瘤 … 181, 241	経断前後諸証 … 296
——喉頭閉塞 … 647		経遅 … 260
——歯周膿瘍 … 664	**く**	痙病 … 99
——膵炎 … 222		迎風赤爛 … 516
——単純性咽頭炎 … 628, 629	口の粘り … 66	頸部挫傷 … 224
——虫垂炎 … 217	屈筋腱腱鞘炎 … 242	経崩 … 270
——腸疾患 … 383	車酔い … 725	傾眠 … 86
——乳腺炎 … 397	裙辺瘡 … 249	頸癰 … 163
——熱病 … 457		経乱 … 262
——鼻炎 … 614	**け**	稽留分娩 … 389
——副鼻腔炎 … 619		稽留流産 … 389
——ヘルペス性皮膚炎 … 185	経間期出血 … 295	痙攣 … 57, 337, 521, 655, 711
——扁桃炎 … 626	経期延長 … 265	経漏 … 270
——涙嚢炎 … 528	経期錯後 … 260	下血 … 137
牛皮癬 … 189	経期超前 … 259	血翳包睛 … 548
久病失音 … 650	経行音啞 … 282	血栓性静脈炎 … 252
急慢性アメーバ性腸疾患 … 27	経行音瘖 … 282	結核 … 644
急慢性細菌性赤痢 … 27	経行眩暈 … 276	結核性乳腺炎 … 400
驚悸 … 81	経行後期 … 260	血疳 … 203
凝脂翳 … 543	経行口糜 … 281	血管性皮膚病 … 254
教師結節 … 651	経行昏厥 … 272	月経異常 … 437
頬車骨脱臼 … 718	経行而瀉 … 291	月経過少 … 264
頬車疔 … 160	経行失音 … 282	月経過多 … 263
狂証 … 89	経行頭痛 … 277	月経期間延長 … 265

739

月経期精神異常 ………………… 274	下痢 ……………… 62, 291, 382, 465	甲状腺腫 ………………… 176, 177
月経期の	眩 ………………………………… 102	——による甲状腺機能亢進状態
——感冒 ……………………… 286	眩暈 ……………………………… 102	……………………………… 177
——血便 ……………………… 292	肩関節挫傷 ……………………… 224	紅粟疹 …………………………… 204
——下痢 ……………………… 291	肩関節周囲炎 …………………… 239	口瘡 ……………………………… 677
——口内炎 …………………… 281	懸旗風 …………………………… 677	咬創 ……………………………… 247
——痤瘡（にきび） ………… 279	懸球 ……………………………… 519	口中が甘い ………………………… 67
——失神 ……………………… 272	肩凝症 …………………………… 239	喉頭炎 ……………………… 649, 650
——失声症 …………………… 282	肩凝風 …………………………… 239	喉頭蓋炎 ………………………… 646
——身体痛 …………………… 283	顴疔 ……………………………… 160	喉頭感覚異常 …………………… 659
——頭痛 ……………………… 277	瞼弦赤爛 ………………………… 516	喉頭感覚過敏 …………………… 659
——精神異常 ………………… 274	瞼廢 ……………………………… 520	喉頭感覚欠失 …………………… 657
——吐血 ……………………… 280	瞼皮垂緩 ………………………… 520	喉頭感覚減退 …………………… 657
——乳房の脹り ……………… 285	肩峰下滑液包炎 ………………… 241	喉頭痙攣 ………………………… 655
——発熱 ……………………… 288	健忘症 ……………………………… 87	喉頭閉塞 ………………………… 647
——ひきつけ ………………… 273	健忘症状 ………………………… 236	口内炎 ……………………… 281, 312
——鼻出血 …………………… 280	肩癰 ……………………………… 163	控脳砂 …………………………… 619
——風疹 ……………………… 289		紅斑肢痛症 ……………………… 255
——腹脹 ……………………… 286	**こ**	口糜 ……………………………… 679
——浮腫 ……………………… 290		高風雀目 ………………………… 563
——不眠 ……………………… 275	黄液上衝 ………………………… 544	高風内障 ………………………… 563
——めまい …………………… 276	口噤 ……………………………… 713	口僻 ……………………………… 713
——腰痛 ……………………… 283	口蓋麻痺 ………………………… 638	肛門陰窩炎 ……………………… 210
月経後期 ………………………… 260	硬化性角膜炎 …………………… 536	肛門周囲膿瘍 …………………… 215
月経後の排尿異常感 …………… 293	口渇 ……………………………… 638	肛門瘙痒 ………………………… 214
月経困難症 ……………………… 267	合架風 …………………………… 666	喉癰 ……………………………… 631
月経周期不順 …………………… 262	口疳 ……………………………… 685	股関節炎 ………………………… 168
月経先期 ………………………… 259	口眼喎斜 ………………………… 601	股関節損傷 ……………………… 227
月経先後無定期 ………………… 262	紅眼病 …………………………… 531	呼吸不全 …………………………… 6
血腫 ……………………………… 676	喉関癰 …………………………… 631	五硬 ……………………………… 486
厥証 ……………………………… 115	口眼歪斜 ………………………… 713	袴口瘡 …………………………… 249
月食瘡 …………………………… 593	口気膠臭 ………………………… 684	褲口瘡 …………………………… 249
月蝕瘡 …………………………… 593	口吃 ……………………………… 701	褲口毒 …………………………… 249
血精液症（血精） ……………… 490	後期流産 ………………………… 331	腰のだるさ（腰酸） ……………… 75
結石 ………………………… 221, 522	口気穢悪 ………………………… 684	五色帯 …………………………… 303
結節性喉炎 ……………………… 651	口噤 ……………………………… 675	虎須疔 …………………………… 160
血栓性静脈炎 …………………… 252	口腔乾燥 ………………………… 686	語阻 ……………………………… 701
欠乳 ……………………………… 409	口腔内血腫 ……………………… 676	五遅 ……………………………… 483
血尿 ………………………… 139, 324	虹彩脱出 ………………………… 545	臌脹 ………………………………… 97
血便 ………………………… 292, 322	虹彩毛様体炎 …………………… 550	胡蝶斑 …………………………… 714
げっぷ ……………………………… 58	猴子疳 …………………………… 198	骨関節結核 ……………………… 173
結膜炎 ……… 529, 531, 532, 534, 579	紅糸疔 …………………………… 160	骨組織の良性腫瘍 ……………… 182
結膜結石 ………………………… 522	口臭 ……………………………… 684	骨盤疼痛 ………………………… 427
血瘤 ……………………………… 180	哮証 ………………………………… 35	骨盤内血腫 ……………………… 430
血淋 ……………………………… 221	甲状腺炎 ………………………… 178	骨膜下膿瘍 ……………………… 599

740

骨瘤 182
五軟 484
こわばり 699
混睛障 546

さ

顋頜発 706
細菌性食中毒 13, 27
催産 390
臍湿 447
臍出血 447
臍瘡 193, 447
臍突 447
再発性アフタ 677
臍部疾患 447
臍ヘルニア 447
臍癰 163
逆さまつげ 523
錯経 292
鎖口疔 160
坐骨神経痛 146
痄腮 706
痧症 9
挫傷 224, 225, 226, 227, 228, 230, 570
痤瘡 279, 716
撮口 682
擦爛紅斑 200
鎖肚 682
痤痱病 204
砂淋 221
産後
　——嘔吐 377
　——悪寒 343
　——悪露不下 341
　——悪露不絶 342
　——脇痛 354
　——鶏爪風 338
　——欠乳 409
　——拘攣 338
　——失禁 388
　——出血 340
　——小便頻数 388
　——小便不通 387

　——褥労 372
　——身痛 349
　——頭痛 350
　——泄瀉 382
　——臓躁 425
　——大便難 385
　——盗汗 373
　——乳無汁 409
　——の眼科疾患 582
　——発瘧 336
　——腹痛 353
　——浮腫 380
　——不寐 364
　——腰痛 356
　——痢疾 383
三叉神経痛 721
産褥期の
　——しゃっくり（呃逆）379
　——頭のふらつき 365
　——胃痛 352
　——会陰部感染 394
　——会陰部疼痛 394
　——嘔吐 377
　——悪寒 343
　——悪寒発熱 346
　——悪露継続 342
　——悪露滞留 341
　——下腹部痛 357
　——体の痺れ 359
　——体や手足の震え 360
　——寒熱往来 348
　——気血虚損・過労などによって生じる病症 372
　——急性腸疾患 383
　——脇痛 354
　——欠乳 409
　——下痢 382
　——口渇 368
　——自汗 373
　——消化不良 376
　——踵骨痛 358
　——傷食 376
　——視力障害 366
　——身体痛 349
　——頭痛 350

　——精神異常 362
　——喘息 370
　——脱肛 386
　——脱毛 369
　——手足厥冷 361
　——動悸 371
　——頭部の発汗 375
　——難聴 367
　——乳汁自然流出 407
　——尿失禁 388
　——寝汗 373
　——排尿障害 387
　——発熱 344
　——頻尿 388
　——腹痛 353
　——不眠 364
　——便秘 385
　——耳鳴り 367
　——むくみ 380
　——腰痛 356
　——痢疾 383
産前産後の顔面色素斑 422
産難 334
霰粒腫 514

し

眥帷赤爛 517
視一為二 588
子瘖 311
屍咽喉 645
子暈 308
耳介仮性嚢胞 594
紫外線眼炎 572
耳介軟骨膜炎 594, 595
耳殻流痰 594
耳下腺炎 704, 706
耳下の急性リンパ節炎 599
子癇 309
自汗 373
弛緩出血 340
指関節挫傷 226
子気 318
色盲症 564
子宮下垂 412

子宮筋腫　430	失枕　238	酒皶鼻　624
子宮出血　270	湿熱羈絆　254	酒刺　716
子宮脱　412	湿熱瘡　159	聚星障　540
子宮粘膜下筋腫　412	失眠　85	手足厥冷　361
耳菌　611	失明　560	手足発背　164
子懸　310	歯挺　667	手足部疔瘡　160
子眩　308	耳挺　611	腫痛　404, 668, 671
耳眩暈　606	視定反動　565	出血　231, 270, 295, 297, 340, 622, 669, 692
しこり　430	歯肉腫痛　671	
歯根出露　667	歯肉囊胞　673	子癇　503
耳根毒　599	子煩　313	上顎部膿瘍　631
歯根欲脱　667	紫斑　141	上膠癰　631
歯周膿瘍　664	痺れ　132, 359, 690	松花癬　205
四肢および体幹部の疲労無力感　151	歯不生　674	消渇　124
	耳閉　596	消化不良　376
四肢逆冷　254	子満　319	瘴瘧　31
子腫　318	耳鳴　603	上強膜炎　535
視神経萎縮　561	しもやけ　244	傷痙　248
刺針による流産　392	沙眼　515	踵骨痛　358
針刺流産　392	蛇串瘡　185	小産　331
視赤如白証　564	蛇眼疔　160	硝子体混濁　558
耳瘡　592	弱証喉癬　644	承漿疔　160
子嗽　314	斜視　586	傷食　376
耳瘡　592	射精不能症　491	掌心風　187
子痰　505	蛇丹　185	椒瘡　515
肢端紅痛症　254	しゃっくり　57, 379	踵痛症　243
耳痔　611	蛇頭疔　160	上搭疽　165
歯遅　674	邪熱が子宮に入る　298	小児疳眼　578
七日風　682	蛇背疔　160	小児暑温　457
歯虫　663	蛇腹疔　160	小児の
耳脹　596	聚　126	──厭食　467
視聴覚障害　237	習慣性	──下痢　465
歯痛　662, 663	──顎関節脱臼　718	──水痘　454
子痛（睾丸疼痛）　500	──流産　332	──手足の抽搐　473
耳痛　609	皺脚　318	──百日咳　459
湿温　21	绣球風　193	──風疹　453
湿脚気　155, 188	充血　449, 533	──麻疹　451
失欠　718	重舌　696	小児破傷風　682
膝挫傷　227	秋燥　26	小児風湿舞踏症　480
失神　272, 335	臭田螺　155, 188	小児麻痺　455
湿疹　193, 593	羞明症　575	傷風　17
失声　311	手関節部挫傷　225	傷風鼻塞　614
失声症　282, 654	宿翳　549	少腹疽　165
湿瘡　193	縮睾　498	少腹癰　163
漆瘡　194	縮陽　496	小便失禁　77

742

病症索引

上胞下垂	520	——ただれ目・目の充血	449	積聚	126
静脈炎	252	——丹毒	446	赤色帯下	302
静脈瘤	181	新生児不啼	443	脊髄灰白質炎	455
睫毛倒入	523	新生児不乳	444	石癭	159
睫毛乱生	523	唇瘡	684	席瘡	250
上腕骨外上踝炎	241	身体痛	283, 349	積滞	469
上腕骨橈骨滑液包炎	241	人中疔	160	赤帯	302
上腕二頭筋長頭筋腱鞘炎	241	唇疔	160	赤白遊風	200
暑温	23	心痛	83	赤鼻	624
暑痫	10	心煩	313	赤膜下垂	548
初期の流行性角結膜炎	531	侵風	520	赤脈伝睛	529
食床	667	唇風	681	赤游丹	446
褥瘡	250	深部静脈血栓症	252	赤痢	27
食中毒	13, 27	蕁麻疹	200	石淋	221
褥労	372	腎兪虚痰	173	癭	159
暑痙	10	唇癬	684	舌萎	698
暑厥	10			舌咽神経痛	643
女性の性機能低下	435	**す**		舌下嚢胞	697
暑癪	159			絶経後下血	297
舒舌	694	膵炎	222	絶経前後諸証	296
ショック	5, 335	水腫	518, 519	舌血	692
暑風	10	水痘	454	雪口	679
暑閉	10	睢目	520	舌衄	692
暑穢	25	垂簾翳	548	泄瀉	62
耳爛	593	垂簾障	548	舌出血	692
視力障害	366	数堕胎	332	接触性皮膚炎	194
子淋	322	頭蓋内合併症	602	舌瘡	691
歯漏	668	須瘡	209	舌痛	688
歯漏疳	668	頭痛	153, 277, 350, 501	舌のこわばり	699
耳聾	603			舌の痺れ	690
脂漏性皮膚炎	199	**せ**		切迫流産	329
四六風	682			舌痺	690
針眼	513	正瘧	31	癭病	159
震驚内障	557	性機能低下	435	舌扁桃炎	633
神経炎	149	脆脚	318	舌麻痺	690
神経痛	146, 573, 643, 721	精神異常	274, 362	攝領瘡	189
腎結石	221	声帯顆粒細胞腫	651	線維腫	179
人工流産後の悪露流出の継続	393	声帯結節	651	穿拐痰	173
		声帯麻痺	652	疝気	108
真疹	453	怔忡	81	千筋箭	186
尋常性疣贅	186	青風内障	554	旋耳瘡	593
唇胗	684	青盲	561	顫証	106
新生児黄疸	445	咳	314	喘証	36
新生児の		積	126	喘息	370
——臍部疾患	447	赤絲虬脈	533	全身性皮膚瘙痒症	202

743

先天性痴呆 …… 92	胎水腫満 …… 319	膣部のざらつき …… 418
先天性白内障 …… 557	大腿癰 …… 163	痔病 …… 212
前房蓄膿 …… 544	胎中蓄水 …… 319	痴呆 …… 92
前立腺炎 …… 507	胎動不安 …… 329	着痺 …… 149
	胎熱紅眼症 …… 449	中暍 …… 10
そ	胎盤遺残 …… 339	中間期出血 …… 295
	胎風赤爛 …… 449, 516	中脘癰 …… 163
嗽 …… 33	大葉性肺炎 …… 19	肘挫傷 …… 225
走黄 …… 170	胎漏 …… 329	中暑 …… 10
棗花翳 …… 555	掉下巴 …… 718	虫垂炎 …… 217
早期流産 …… 331	唾液分泌異常 …… 307	抽搐 …… 473
早泄 …… 493	托盤疔 …… 160	中毒 …… 12, 13
臓躁 …… 425	堕胎 …… 331	中熱 …… 10
臓毒 …… 210	ただれ目 …… 449	中風 …… 104
糟鼻子 …… 624	脱頷 …… 718	中薬毒 …… 195
瘙痒 …… 202, 214, 320, 414	脱臼 …… 718	癥瘕 …… 430
足関節挫傷 …… 228	脱肛 …… 213, 386	蝶形斑 …… 422
足趾の損傷 …… 229	脱頷頻発 …… 718	腸結 …… 218
束状角膜炎 …… 547	脱骨疽 …… 251	腸疾患 …… 27, 383
足癬 …… 188	脱疽 …… 251	吊斜風 …… 713
足底疔 …… 160	脱毛 …… 369	疔瘡 …… 160
足部白癬 …… 155	多動症 …… 479	腸の吸収機能障害 …… 27
息胞 …… 339	多発性神経炎 …… 149	頂癰 …… 163
猝喑 …… 649	痰飲 …… 122	直腸陰窩炎 …… 210
瘁喑 …… 649	断耳瘡 …… 595	沈翳 …… 555
鼠乳 …… 186	単純性甲状腺腫 …… 176	陳旧性子宮外妊娠 …… 430
その他の部位の損傷 …… 231	単純ヘルペス …… 184	
	男性不妊症 …… 502	**つ**
た	胆石症 …… 219	
	膻中疽 …… 165	痛経 …… 267
胎圧膀胱 …… 325	胆道蛔虫 …… 219	
滞頤 …… 707	丹毒 …… 446, 710	**て**
胎位異常 …… 328	弾撥指 …… 242	
胎痿不長 …… 327	緩風 …… 155	手足のあかぎれ …… 245
胎黄 …… 445	痰包 …… 697	溺水 …… 15
胎患内障 …… 557		滴膿瘡 …… 191
胎気上逆 …… 310	**ち**	テニス肘 …… 241
帯下 …… 300, 301, 302, 303		手白癬 …… 187
対口疽 …… 165	痔 …… 212	てんかん（癲癇） …… 90
胎児発育遅延 …… 327	痔核 …… 212	電気性眼炎 …… 572
胎死不下 …… 389	智歯周囲炎 …… 666	癲狂 …… 89
代償性月経 …… 280	痔疾 …… 212	天行赤眼 …… 531
胎上逼心 …… 310	痔瘡 …… 212	天行赤眼暴翳 …… 532
帯状疱疹 …… 185	膣内膀胱瘤 …… 412	天行赤熱 …… 531
胎水 …… 319	膣部の乾燥 …… 418	天行暴赤 …… 531

癲証		89
伝染性軟属腫		186
転胞		325
天疱瘡		191
田螺疱		188

と

吐		47
動悸		81, 313, 371
倒経		280
撞撃傷目		570
凍結肩		239
瞳孔散大		568
搭頤腫		706
倒睫		523
倒睫拳毛		523
盗針		513
瞳神乾缺		550
瞳神緊小		550
搭疽		165
凍瘡		244
疼痛	394, 427, 499, 500, 634, 719
糖尿病		124
糖尿病性壊疽		251
土疳		513
特発性失明		560
吐血		135, 280
吐酸		50
吐舌		694
胬肉攀睛		530
吐乳		464
土瘍		513
トラコーマ		515
——性パンヌス		548
頓咳		459
呑酸		50

な

内陥		170
内傷発熱		130
内吹		397
夏カゼ		23
軟脚病		155

難産		334
膏薬風		194
難聴		367

に

にきび		279, 716
肉瘦		177
日光皮膚炎		197
日晒瘡		197
日射病		10, 23
日本脳炎		457
乳管拡張症		404
乳管瘻孔		404
乳泣		406
乳衄		405
乳児殿部紅斑		198
乳汁自出		407
乳汁自涌		407
乳腺炎		397
乳腺線維腫		402
乳腺増殖症		402
乳疽		398
乳痰		400
乳頭亀裂		396
乳頭腫		611
乳頭破砕		396
乳頭表皮擦創		396
乳頭風		193, 396
乳発		399
乳癬		402
乳房異常発育症		403
乳房壊死性蜂巣炎		399
乳房結核		400
乳房の脹り		285
乳房部蜂巣炎〔蜂窩織炎〕		399
乳癰		397
乳癧		403
乳漏		404
——による腫痛発作		404
乳癆		400
尿失禁		325, 388, 482
尿濁		79
尿道結石		221
尿の渋り		322

尿閉		71, 325
尿崩症		124
妊娠悪阻		306
妊娠咳嗽		314
妊娠下肢抽痛		318
妊娠癇証		309
妊娠口腔潰瘍		312
妊娠口瘡		312
妊娠失音		311
妊娠腫脹		318
妊娠小便失禁		325
妊娠小便不通		325
妊娠小便淋痛		322
妊娠心煩		313
妊娠臓躁		425
妊娠多涎		307
妊娠中の		
——下肢のひきつれと痛み	317
——眼科疾患		580
——血尿		324
——血便		322
——口内炎		312
——失声		311
——心煩		313
——咳		314
——唾液分泌異常		307
——動悸		313
——尿失禁		325
——尿の渋りと痛み		322
——尿閉		325
——皮膚瘙痒		320
——貧血		326
——腹痛		315
——便秘		321
——むくみ		318
——めまい		308
——腰痛		317
妊娠尿血		324
妊娠尿失禁		325
妊娠尿出		326
妊娠腹痛		315
妊娠便血		322
妊娠便秘		321
妊娠腰痛		317

ね

寝汗	373
寝違え	238
熱癤	159
熱射病	10, 23
熱瘡	184
熱中症	10
熱入血室	298
熱病	457

の

能遠怯近症	585
膿痂疹	191
能近怯遠症	584
膿耳	598
膿耳口眼喎斜	601
脳瀉	619
脳疽	165
囊胞	594, 673, 697
膿疱瘡	191
膿瘍	215, 664
囊癰	506
脳漏	619
のどの乾き	642

は

バージャー病	251
肺痿	43
梅核気	423, 639
肺結核	44
肺性脳症	41
背疽	165
肺脹	40
排尿異常感	293
排尿障害	387
肺膿瘍	39
肺癰	39
肺癆	44
白淫	305
歯茎からの出血	669
白光自現症	566
白口瘡	679

白色帯下	300
白睛溢血	539
白睛青藍	537
白帯	300
白帯下	300
剝脱性口唇炎	681
白癜風	207
白駮風	207
白内障	555, 557
白斑	207
白疕	205
白崩	304
白膜侵睛	536
麦粒腫	513
はしか	451
破傷風	248, 682
ハチ・サソリなどの毒虫による咬創	247
発頤	704
発汗	375
発熱	130, 232, 288, 344
ばね指	242
歯のぐらつき	672
バラ色粃糠疹	203
反胃	48
板牙	673
晩期産後出血	340
半産	331
斑禿	208

ひ

B脳	457
鼻咽頭部疼痛	634
冷え	419, 429
鼻炎	614, 615, 618
鼻淵	619
非化膿性	
——中耳炎	596
——肋軟骨炎	255
鼻疔	613
ひきつけ	273
ひきつれ	337
ひきつれと痛み	317
鼻衄嚏	618

鼻槁	616
微細脳障害	479
痱子	204
鼻𩨨	622
鼻出血	280, 622
痺証	143, 146
眉心疔	160
ヒステリー性失声症	654
脾生痰核	514
鼻前庭炎	613
鼻瘡	613
脾癉	685
鼻窒	615
鼻疔	160, 612
泌尿器系結石	221
避妊リング挿入後の月経異常	437
鼻部外傷	621
皮膚炎	194, 195, 197, 199
皮膚神経線維腫	179
皮膚瘙痒	320
皮膚瘙痒症	202
痞満	52
肥満症	727
びまん性外耳道炎	592
百合病	93
百日咳	459
氷翳	555
飛揚喉	677
表在性血栓性静脈炎	252
眉棱疔	160
脾輪振跳	521
貧血	96, 326
頻尿	388
頻発月経	259

ふ

風温	19
風寒喉痹	629
風弦赤爛	516
風痧	453
風疹	200, 289, 453
風疹塊	200
風水疙瘩	200
風癬	203

風瘡痒	202	
風丹	200	
風熱喉蛾	626	
風熱喉痺	628	
風熱瘡	203	
風熱乳蛾	626	
風膜	200	
風輪赤豆	547	
浮翳	555	
副咽頭間隙膿瘍	631	
複視	588	
腹脹	286	
腹痛	55, 315, 353, 438	
副鼻腔炎	619	
腹皮癰	163	
附骨疽	168	
附骨痰	173	
不射精症	491	
浮腫	117, 290, 703	
負傷後の		
——意識不明状態	233	
——萎縮	234	
——健忘症状	236	
——視聴覚障害	237	
——発熱	232	
——麻痺	234	
腹腔内のしこり	430	
副鼻腔炎	619	
不啼	443	
船酔い	725	
不乳	444	
不妊手術後の腹痛	438	
不妊症	431, 502	
不寐	85, 364	
不眠	85, 275, 364	
ふらつき	365	
フリクテン性角結膜炎	536	
フリクテン性結膜炎	534	
震え	360	
粉刺	716	
分娩後の		
——痙証	336	
——痙攣	337	
——弛緩出血	340	
——失神	335	

——出血多量	340	
——ショック	335	
——胎盤遺残	339	
——ひきつれ	337	

へ

閉経	268, 296	
閉経後の出血	297	
閉経前後の諸症状	296	
閉塞性動脈硬化症	251	
ヘルペス	184	
偏口疽	165	
扁桃炎	626, 627, 633	
扁桃周囲膿瘍	631	
便秘	63, 321, 385	
扁平疣贅	186	

ほ

胞衣不下	339	
暴喑	649	
蜂窩織炎	164	
胞虚如球	519	
胞瞼紅腫	518	
胞瞼腫核	514	
膀胱結石	221	
房事頭痛	501	
冒暑	25	
胞生痰核	514	
胞阻	315	
崩中	270	
胞転	325	
冒風	17	
暴盲	560	
抱輪紅赤	569	
胞輪振跳	521	
崩漏	270	
胞漏	329	
勃起不全	494	
香港脚	155	
奔豚気	424	

ま

マイボーム腺炎	513	
馬牙	673	
麻疹	451	
麻疹併発角結膜炎	579	
末梢神経炎	149	
麻毒攻目	579	
麻痺	234, 455, 638, 652, 713	
麻木	132	
マラリア	31	
慢驚風	474	
慢喉暗	650	
慢性		
——虹彩毛様体炎	550	
——喉頭炎	650	
——大腸炎	27	
——鼻炎	615	
——非特異性潰瘍性大腸炎	27	
——副鼻腔炎	619	
——扁桃炎	627	
——毛囊炎	209	
——涙嚢炎の急性発症	527	
——咽頭炎	630	

み

耳鳴り	367	
耳の痒み	607	

む

むくみ	318, 380	
夢遺	489	
無月経	268	
夢交	433	
無痛分娩	391	
無頭疽	168	
無尿症	71	
胸焼け	50, 51	
夢遊症	477	
無力感	151	

め

目が開けられない	524
メニエール病	606
目の痒み	574
めまい	102, 235, 276, 308
目やに	577
面痲	715
面癱	713
面遊風	199

も

毛細血管腫	180
毛嚢性丘疹	716
網膜色素変性	563
毛様充血	569
目疣	514
目瞼垂緩	520
目眵症	577
目䀮	521
木舌	695
目痛不赤症	539
目閉難開	524
目爛	449
悶気生	443
悶臍生	443

や

夜驚	477
薬癮	728
薬疹	195
薬物依存症	728
薬物性皮膚炎	195
火傷	245
野疹	453
夜啼	476
夜尿症	481

ゆ

疣贅	186, 715
有頭疽	165
疣目	186

輸尿管結石	221
油風	208

よ

癰	163, 165
陽痿	494
陽強	495
羊胡子	209
壅疾	155
癰腫	217, 709
羊水過多	319
腰痛	75, 283, 317, 356
痒風	202
腰部挫傷	230
腰癰	163
翼状片	530
夜泣き	476

ら

落枕	238
落下巴	718
落架風	718
爛牙痛	663
爛弦風	516
爛喉風	637
卵巣嚢腫	430
爛疔	161

り

リウマチ性舞踏病	480
痢瘡	31
裏喉癰	631
痢疾	27
流口水	707
流行性	
——角結膜炎	531, 532
——耳下腺炎	706
——髄膜炎	19
——B型脳炎	23, 457
流産	329, 331, 332, 389, 392
流痰	173
癃閉	71

流涙症	525
緑内障	552, 554
緑風内障	552
淋証	69
リンパ管結核	172
リンパ節炎	599

る

涙嚢炎	527, 528
瘰癧	172
流注	167

れ

レイノー病	254
癧子頸	172
裂肛	211
レプトスピラ症	23

ろ

聾唖	605
労瘵	31
漏下	265, 270
漏肩風	239
老人性	
——認知症	92
——白内障	555
漏睛症	527
漏睛瘡	528
弄舌	694
老鼠瘡	172
漏胎	329
漏乳	407
老年経断復来	297
老爛脚者	249
肋軟骨炎	255
轆轤転関症	589
鸕鶿瘟	706

わ

歪嘴風	713

経穴索引

あ

足竅陰 ……………………… 533
足三里 ………… 5, 9, 12, 14, 25, 30, 31, 45, 47, 49, 50, 51, 53, 54, 56, 57, 59, 61, 62, 66, 74, 95, 97, 129, 136, 148, 150, 152, 155, 167, 169, 172, 204, 220, 250, 291, 298, 311, 316, 318, 320, 322, 326, 328, 335, 338, 343, 348, 352, 369, 372, 376, 378, 379, 382, 391, 392, 410, 412, 422, 429, 444, 456, 464, 467, 468, 469, 472, 474, 480, 484, 485, 564, 578, 715, 716, 718, 721, 725
瘂門 ……… 605, 653, 655, 656, 658, 694, 695, 700, 702
安眠穴 …… 85, 89, 275, 364, 434, 478, 702

い

委中 ………… 9, 76, 146, 227, 230, 248, 317
維道 ……………………… 412, 427
胃兪 ………… 51, 97, 326, 328, 343, 469, 484
陰郄 ……………………… 83, 121
印堂穴 ……… 99, 279, 477, 478, 479, 613, 617, 620, 621, 624, 717
隠白 ……………………… 136, 138
殷門 ……………………… 146
陰陵泉 ……… 14, 22, 25, 62, 70, 72, 74, 95, 98, 118, 123, 148, 150, 198, 199, 200, 204, 205, 215, 227, 290, 294, 300, 301, 303, 304, 318, 319, 320, 381, 382, 387, 446, 454, 486, 594, 686, 703

う

運動区（頭針）………………… 107

え

翳風 ……… 237, 367, 592, 594, 595, 597, 598, 602, 604, 605, 607, 608, 609, 702, 706, 720
翳明穴 ……… 586, 587, 593, 705
会陰 ……………… 7, 413, 504, 505, 506, 507, 508

お

横骨 ……………………… 221
温溜 ……………… 176, 177, 178, 230

か

外関 ………… 25, 31, 123, 125, 148, 150, 159, 162, 163, 164, 166, 167, 169, 171, 172, 179, 191, 192, 195, 196, 199, 201, 202, 205, 226, 237, 251, 338, 348, 362, 367, 454, 516, 544, 592, 593, 594, 595, 597, 598, 600, 602, 604, 605, 608, 609, 629, 646, 705, 706, 720
外丘 ……………………… 198
解渓 …… 148, 150, 156, 189, 251, 318
外膝眼穴 ……………………… 227
膈（耳穴）………………… 57, 379
膈兪 ……… 40, 42, 57, 97, 113, 138, 140, 142, 159, 162, 163, 164, 166, 167, 169, 171, 172, 180, 181, 182, 251, 253, 256, 298, 302, 303, 326, 328, 338, 343, 369, 379, 397, 399, 400, 401, 402, 403, 404, 447, 491, 531, 534, 543, 544, 545, 546, 548, 549, 550, 557, 571, 595, 600, 602, 612, 621, 624, 632, 652
禾髎 ……………………… 678, 680
関元 ……… 5, 109, 326, 330, 333, 338, 343, 369, 370, 408, 412, 419, 427, 429, 432, 435, 494, 502
間使 ……………………… 31
環跳 ……… 146, 148, 150, 227, 486
肝兪 ……… 95, 174, 318, 326, 328, 330, 333, 338, 403, 418, 424, 446, 479, 484, 564, 716

き

気海 ……… 5, 66, 250, 286, 326, 338, 343, 391, 392, 412, 420, 439, 448
気穴 ……………………… 424
気舎 ……………………… 7, 12
気衝 ……… 281, 414, 417, 424, 504, 505, 506, 508
期門 ……… 101, 127, 256, 287, 298, 311, 355, 401, 402, 405
丘墟 ……… 146, 189, 251, 318
球後 ……… 546, 551, 553, 554, 556, 557, 558, 559, 561, 562, 563, 564, 568, 569, 578, 580, 585, 586, 590
侠渓 ……… 31, 348, 367, 446, 533, 593, 595, 597, 598, 600, 602, 604, 605, 608, 609, 705, 706
頬車 ……… 230, 279, 307, 422, 486, 601, 662, 663, 665, 666, 667, 669, 670, 671, 672, 674, 675, 678, 680, 683, 684, 686, 703, 706, 708, 712, 713, 715, 717, 718
夾脊穴 ……… 146, 148, 224, 486
玉液穴 ……………………… 9, 633
曲骨 ……… 391, 392, 394, 413, 414, 416, 417, 418, 419, 420, 434,

749

435, 436, 439, 489, 492, 493, 494, 496, 497, 498, 499, 500, 504, 505, 506, 507, 508
曲泉…………………………… 198
曲沢………………… 9, 159, 162, 163, 164, 166, 167, 169, 171, 172, 180, 397, 399, 400
曲池………………… 19, 22, 24, 25, 26, 40, 142, 148, 150, 191, 195, 196, 197, 199, 201, 202, 203, 205, 225, 233, 241, 289, 320, 362, 389, 447, 452, 453, 454, 456, 462, 480, 486
魚際………………… 283, 312, 630, 634, 635, 636, 638, 639, 642, 645, 646, 650, 651, 652, 653, 655, 656, 658, 660
魚腰穴……………… 513, 514, 515, 516, 518, 519, 520, 522, 524, 525, 534, 535, 539, 545, 549, 557, 570, 571, 573, 574, 575, 576, 577, 580, 583, 601, 713
帰来…………………………… 430
筋縮………………… 99, 338, 413, 474, 475, 497, 498
金津穴………………………… 9, 633

け

迎香………………… 422, 612, 613, 614, 616, 617, 618, 620, 621, 622, 624, 625, 634, 672, 712, 713, 715
下関………………… 230, 666, 675, 683, 705, 718, 720
下脘………………………… 49, 376
郄門………………………………… 83
下巨虚…………………………… 219
厥陰兪…………………………… 83
血海………………… 113, 136, 138, 140, 142, 181, 182, 191, 197, 202, 203, 205, 215, 217, 223, 227, 250, 251, 253, 256, 281, 289, 302, 303, 320, 324, 389, 390, 394, 417, 430, 454, 504, 505, 506, 507, 514, 515, 516, 518, 528, 531, 534, 535, 536, 539, 542, 543, 544, 545, 546, 548, 549,

550, 551, 557, 564, 571, 573, 593, 594, 595, 598, 600, 602, 612, 621, 624, 632, 652, 665, 666, 669, 684, 686, 697, 705, 706, 710
結核穴…………………………… 45
肩髃………………… 148, 150, 224, 239
懸鍾………………… 146, 148, 150, 155, 182, 238, 251, 362
肩井………………………… 239, 240
肩貞………………… 148, 224, 239, 240
肩髎…………………………… 148, 224

こ

後渓………………… 148, 150, 188, 248, 251, 338, 486
膏肓兪…………………… 43, 45, 372
合谷………………… 17, 25, 67, 68, 121, 148, 150, 152, 159, 162, 163, 164, 166, 167, 169, 171, 172, 188, 205, 251, 279, 281, 282, 290, 331, 334, 335, 337, 338, 339, 346, 368, 374, 375, 391, 392, 452, 453, 462, 472, 480, 486, 516, 533, 571, 585, 587, 601, 612, 613, 614, 616, 617, 618, 620, 621, 622, 624, 625, 629, 634, 635, 636, 638, 639, 641, 642, 644, 645, 646, 650, 651, 652, 653, 655, 656, 658, 660, 662, 663, 665, 666, 667, 669, 670, 671, 672, 674, 675, 678, 680, 682, 683, 684, 686, 687, 703, 705, 706, 710, 712, 713, 715, 716, 717, 718, 720, 721
孔最………………… 40, 135, 622
巨闕………………… 82, 83, 89, 94, 363, 371
巨骨…………………………… 240
腰陽関………………………… 76
崑崙………………… 99, 146, 155, 229, 243, 251, 358, 362, 389, 390, 391, 392

さ

三陰交……………… 45, 74, 78, 94, 97, 109, 113, 129, 140, 142, 148, 152,

155, 180, 182, 198, 203, 228, 250, 251, 294, 295, 298, 311, 318, 321, 322, 326, 330, 331, 333, 334, 335, 338, 339, 343, 357, 360, 362, 363, 369, 372, 374, 389, 390, 391, 392, 394, 403, 412, 416, 418, 419, 420, 424, 427, 429, 430, 432, 434, 435, 436, 437, 439, 474, 479, 484, 485, 489, 491, 493, 494, 496, 497, 498, 499, 500, 502, 564, 645, 716
三焦兪……………… 22, 25, 72, 74, 98, 118, 123, 125, 200, 204, 230, 290, 294, 303, 304, 319, 320, 381, 387, 401, 402, 506, 686, 703
攢竹………………… 513, 514, 515, 516, 517, 518, 519, 520, 522, 524, 525, 527, 528, 529, 532, 533, 534, 535, 539, 545, 549, 557, 570, 571, 573, 574, 575, 576, 577, 580, 583, 587, 601

し

至陰……………………… 329, 392
二間……………………… 24, 480
子宮穴……………… 389, 390, 412, 427, 430, 432, 435, 436, 439
支溝………………… 64, 219, 321, 385, 390
四神聡穴…………… 88, 152, 153, 236, 479
糸竹空……………… 517, 518, 520, 522, 524, 574, 587
日月…………………………… 220
四瀆…………………………… 241
四白………………… 279, 422, 513, 514, 516, 518, 519, 522, 524, 525, 528, 532, 534, 535, 540, 570, 571, 573, 574, 577, 583, 588, 703, 713, 715, 717
四縫穴………………………… 472
四満…………………………… 424
耳門………………… 237, 592, 594, 597
尺沢………………… 25, 40, 45, 225, 533, 534, 536, 539, 542, 543, 544, 571, 573, 624, 639
十宣穴………………………… 443

経穴索引

至陽 ……………………… 95, 446
小海 ……………………… 225
少海 ……… 148, 150, 225, 362, 486
照海 ……………………… 645
上関 ……………………… 720
上脘 ……………………… 60, 223
承泣 ……………… 237, 366, 533, 541, 542, 543, 544, 548, 549, 550, 565, 567, 576, 580, 582
条口 ……………………… 150, 155
上巨虚 ……… 28, 49, 62, 64, 138, 210, 211, 215, 217, 219, 298, 321, 322, 382, 384, 385, 466, 544, 639, 684, 697
承山 ……………… 146, 150, 155, 212, 213, 214, 215, 358, 391
少商 ……… 533, 626, 628, 632, 633
承漿 ……… 670, 671, 672, 674, 678, 680, 682, 683, 684, 686
上星 ……………………… 153, 369
少沢 ……… 285, 396, 397, 399, 400, 401, 402, 403, 404, 405, 407, 409, 410
少府 ……………… 125, 188, 697
承扶 ……………………… 146
章門 ……… 101, 127, 223, 256, 355
商陽 ……………… 628, 632, 633, 639
次髎 ……… 259, 261, 262, 263, 265, 266, 273, 274, 275, 277, 278, 279, 282, 283, 284, 285, 286, 287, 288, 289, 290, 291, 293, 294, 295, 296, 298, 300, 301, 302, 303, 304, 305, 339, 340, 341, 342, 345, 350, 354, 388, 393, 437
心（耳穴）……………… 729
人迎 ……………………… 639, 653
神闕 ……………………… 5
身柱 ……………………… 40
神門 ……… 82, 85, 89, 93, 274, 314, 363, 371, 426, 434, 477, 478, 479
神門（耳穴）…………… 729
心兪 ……… 82, 83, 89, 94, 326, 328, 363, 371, 424, 426, 479, 484
腎兪 ……………… 174, 182, 320, 326, 403, 418, 419, 479, 484, 501, 564, 674

す

膵区（耳穴）…………… 223
水溝 ……… 3, 5, 7, 89, 116, 248, 272, 310, 335, 336, 443, 475, 613, 624, 682
水泉 ……………………… 198
水道 ……………………… 98, 118
水突 ……………………… 177, 178
水分 ……… 79, 98, 118, 123, 381, 448
膵兪穴 …………………… 125

せ

精宮 ……………………… 502
睛明 ……… 237, 366, 515, 517, 526, 527, 528, 529, 531, 533, 536, 540, 541, 542, 543, 544, 546, 548, 549, 550, 551, 553, 554, 556, 557, 558, 559, 561, 562, 563, 564, 565, 567, 568, 569, 573, 575, 576, 577, 578, 580, 582, 583, 585, 586, 587, 588, 590

そ

増音穴 …………………… 639
率谷 ……………… 153, 369, 593
素髎 ……………… 5, 7, 12, 443

た

太淵 ……………………… 7, 253, 460
大横 ……………………… 472
太渓 ……… 45, 155, 229, 243, 320, 321, 358, 362, 403, 418, 479, 484, 501, 564, 674
抬肩穴 …………………… 239
大杼 ……………………… 182
太衝 ……… 61, 89, 95, 99, 101, 107, 109, 112, 127, 172, 176, 177, 179, 180, 182, 189, 223, 248, 251, 273, 281, 285, 298, 303, 311, 316, 318, 335, 337, 355, 361, 389, 390, 391, 392, 394, 396, 397, 399, 400, 404, 413, 416, 419, 420, 424, 430, 436, 446, 475, 479, 480, 497, 499, 500, 506, 507, 508, 532, 533, 534, 536, 542, 543, 544, 545, 546, 548, 550, 553, 554, 557, 565, 570, 571, 573, 587, 716
大腸兪 ……… 28, 64, 210, 211, 213, 214, 215, 219, 293, 298, 382, 384, 385, 386
大椎 ……… 17, 19, 22, 24, 26, 31, 40, 87, 89, 99, 131, 153, 159, 162, 163, 164, 166, 167, 169, 171, 172, 174, 203, 224, 233, 248, 288, 345, 346, 348, 351, 374, 375, 397, 399, 400, 447, 452, 453, 456, 458, 462, 479, 480, 602, 612, 614, 629, 646, 650, 683
大敦 ……………………… 109, 533
大包 ……………………… 402
帯脈 ……… 300, 301, 302, 303, 304, 305, 412
太陽穴 ……… 12, 153, 235, 237, 422, 525, 532, 533, 534, 536, 540, 541, 542, 543, 544, 545, 546, 548, 549, 550, 551, 553, 554, 557, 564, 565, 570, 571, 573, 574, 575, 576, 580, 582, 583, 585, 587, 588, 590, 601, 712, 713, 715
大陵 ……………………… 89, 274
膻中 ……… 42, 53, 60, 83, 311, 379, 396, 397, 399, 400, 401, 402, 403, 404, 405, 407, 408, 409, 410
胆嚢穴 …………………… 220
胆兪 ……………………… 95, 446

ち

地倉 ……… 282, 312, 601, 662, 663, 665, 667, 669, 670, 682, 684, 686, 713
秩辺 ……………………… 146
中脘 ……………… 9, 14, 22, 25, 30,

751

47, 49, 50, 51, 53, 54, 56, 57, 59, 60, 66, 74, 89, 95, 97, 136, 138, 306, 311, 343, 352, 369, 376, 378, 379, 382, 444, 464, 467, 468, 469, 505, 507

中極 70, 72, 74, 78, 79, 118, 140, 221, 259, 261, 262, 263, 265, 266, 267, 269, 271, 272, 273, 274, 275, 277, 278, 279, 281, 282, 283, 284, 285, 286, 287, 288, 289, 290, 291, 293, 294, 295, 296, 298, 300, 301, 302, 303, 304, 305, 323, 324, 325, 326, 338, 339, 340, 341, 342, 343, 345, 346, 348, 350, 351, 352, 354, 355, 356, 357, 360, 361, 362, 363, 364, 365, 366, 367, 368, 369, 370, 371, 372, 374, 375, 376, 378, 379, 381, 382, 384, 385, 386, 387, 388, 392, 393, 394, 419, 427, 429, 430, 432, 434, 435, 436, 437, 481, 483, 489, 491, 492, 493, 496, 497, 498, 499, 500, 508, 582

中府 33, 43, 45, 94, 315, 645
肘髎 241
聴会 237, 592, 593, 597, 605
聴宮 237, 367, 594, 595, 598, 602, 604, 605, 607, 608, 609
長強 210, 211, 212, 213, 214, 215, 293, 386

つ

通里 605, 644, 655, 689, 690, 692, 693, 694, 695, 698, 699, 700, 702

て

提胃穴 66
定喘穴 7, 35, 37, 42, 648
手三里 225, 241
天枢 14, 28, 30, 49, 56, 62, 64, 138, 217, 219, 291, 376, 382, 384, 385, 448, 466, 472
天突 35, 42, 60, 176, 177, 178, 312, 423, 628, 629, 630, 632, 633, 635, 636, 638, 639, 641, 645, 646, 648, 650, 651, 652, 653, 656, 658, 660
天容 626, 627, 632, 639, 653

と

頭維 103, 153
瞳子髎 517, 529, 531, 535, 539, 587

な

内関 5, 7, 9, 12, 14, 22, 25, 30, 47, 49, 50, 53, 54, 57, 59, 60, 74, 82, 83, 85, 95, 112, 116, 148, 150, 219, 220, 226, 251, 275, 281, 306, 311, 314, 338, 352, 362, 363, 364, 371, 378, 379, 410, 424, 426, 434, 464, 477, 478, 702, 725
内膝眼穴 227
内庭 24, 67, 68, 159, 162, 163, 164, 166, 169, 171, 172, 189, 197, 205, 279, 396, 399, 400, 404, 405, 447, 462, 480, 516, 534, 580, 624, 666, 667, 669, 671, 684, 686, 705, 706, 710, 717
内分泌（耳穴） 729

に

乳根 285, 396, 397, 399, 400, 401, 402, 403, 404, 405, 407, 408, 409, 410

は

肺兪 22, 25, 33, 35, 37, 40, 42, 43, 45, 94, 121, 135, 179, 315, 453, 460, 645
白環兪 146, 212, 213, 214, 215
八邪穴 150, 188, 251, 474, 486
八風穴 150, 155, 189, 251, 474, 486
八髎穴 146, 221, 267, 269, 271, 414, 427, 434, 492, 494, 508

ひ

髀関 150, 227
痞根穴 127, 430
皮質下（耳穴） 729
臂臑 239
鼻通穴 614, 616, 618, 620, 625
百会 12, 87, 88, 89, 93, 99, 103, 107, 153, 235, 236, 248, 277, 309, 365, 369, 412, 458, 478, 479, 480, 501, 607, 683, 702, 725
百虫窩穴 191, 193, 195, 196, 201, 202, 203, 214, 289, 320, 414, 472
脾兪 22, 35, 66, 97, 174, 204, 320, 322, 326, 328, 338, 343, 369, 372, 401, 402, 403, 474, 484, 485, 578, 594, 718

ふ

風市 148, 179, 191, 193, 195, 196, 202, 289, 320
風池 12, 25, 88, 103, 107, 153, 224, 235, 238, 277, 309, 361, 365, 369, 458, 479, 480, 501, 516, 533, 542, 550, 557, 564, 565, 571, 580, 582, 583, 585, 586, 587, 588, 590, 594, 600, 607, 614, 629, 646, 725
風府 89, 93, 99, 153, 248, 337, 458
風門 17
伏兎 148, 179
復溜 7, 94, 320, 326, 419, 501
舞踏震顫控制区（頭針） 107
扶突 176, 177, 178

へ

秉風 240
扁桃穴 626, 627, 644

ほ

膀胱兪 ……………22, 70, 72, 74, 78, 79, 118, 140, 221, 294, 323, 324, 325, 326, 381, 387, 388, 481, 483, 703

豊隆……………25, 35, 40, 42, 61, 89, 163, 172, 174, 176, 177, 248, 401, 402, 403, 460, 505, 507, 594, 648

め

命門……………… 174, 320, 419

ゆ

湧泉………… 272, 310, 336, 443, 475, 605, 700

よ

陽渓……………………… 226
陽池…………………… 31, 226

陽白……………153, 279, 520, 574, 713, 717

陽陵泉 ………… 95, 99, 101, 107, 146, 148, 150, 220, 227, 248, 256, 273, 310, 318, 337, 338, 348, 355, 361, 413, 474, 475, 480, 486, 497, 498

養老 ……………………… 226

ら

落枕穴 ……………………… 238
闌尾穴 ……………………… 217

り

梁丘 …………… 136, 176, 177, 178, 223, 227, 230, 410, 721
梁門……………………………… 50

れ

蠡溝 ………… 414, 417, 504, 505
厲兌 ……………………………… 639

霊台……………… 40, 159, 162, 163, 164, 166, 167, 169, 171, 172, 174, 178, 192, 215, 217, 250, 251, 397, 399, 400, 401, 404, 417, 447, 506, 518, 528, 592, 593, 595, 598, 600, 602, 612, 632, 665, 666, 669, 684, 705, 710

列欠 …………… 17, 25, 179, 201, 453, 614, 625

廉泉…………… 60, 67, 68, 176, 177, 178, 282, 283, 307, 312, 368, 423, 605, 626, 627, 628, 629, 630, 632, 633, 634, 635, 636, 638, 639, 641, 642, 644, 645, 646, 648, 650, 651, 652, 653, 655, 656, 658, 660, 687, 689, 690, 692, 693, 694, 695, 697, 698, 699, 700, 702, 708

ろ

労宮 ……………………… 188, 697

【著者略歴】

張文進（ちょう・ぶんしん）
1948年6月生まれ。中国河南省鄧州市出身。
河南省南陽張仲景国医学院上級講師，臨床課研究室主任，学院新医療法研究所所長，河南省針灸学会常務理事，豫台自然療法委員会委員。
長年にわたり，中医針灸の臨床研究に力を入れ，数多くの効果的な針灸処方をまとめる。針灸の臨床治療範囲を広く開拓し，その治療効果は患者の賞賛を受けている。多くの慢性疾患に対し，埋線療法を独自に開発・改良。本療法単独，あるいは本療法と中薬の丸（散）剤等を組み合わせて，種々の胃腸疾患・肝胆疾患・呼吸器疾患・各種の関節炎・腰の過労・癲癇・難治性頭痛など，何十種類もの慢性疾患に用い，非常に良い治療効果を得ており，多くの患者は1回の治療で完治している。本書以外にも，『針灸験方』『点穴按摩救急自救法』等3冊の著書があり，他に『中国針灸治療学』等2冊の執筆にも参加している。その優れた業績によって，1993年に河南省優秀専門家に指名され，伝記や成果が『中国当代医学家学術宝庫』など18種類の本に収載されている。

【訳者略歴】

相場美紀子（あいば・みきこ）
通訳案内士（中国語）
はり師，きゅう師（森之宮医療学園専門学校）
言語文化学博士（大阪大学大学院言語文化研究科修了）
メーカー勤務，鍼灸院勤務を経て，現在大阪大学非常勤講師，翻訳・通訳に従事。

柴﨑瑛子（しばざき・えいこ）
1952年　富山県生まれ。
1975年　慶應義塾大学中国文学科卒業。
特許事務所・鍼灸院勤務を経て，中国医学の翻訳に従事。
訳　書：『現代中国針灸配穴辞典』（共訳，燎原書店），『中医病因病機学』『症例から学ぶ中医婦人科』『［詳解］針灸要穴辞典』（東洋学術出版社），ほかに『中医臨床』誌上で文献翻訳多数。

鈴木　聡（すずき・さとし）
1974年　東京都生まれ。
1997年　明治国際医療大学卒業（鍼灸学士）。
2001年　中国中医科学院修士課程卒業（医学修士）。
2005年　北京中医薬大学博士課程卒業（医学博士）。
2005年　鈴鹿医療科学大学助手。
2007年　鈴鹿医療科学大学助教。
2010年　鈴鹿医療科学大学鍼灸学部准教授。

名越礼子（なごし・れいこ）

1939 年　神奈川県生まれ。
1962 年　お茶の水女子大学理学部卒業。
1968 年　同大大学院人文科学研究科修士課程修了（中国現代史専攻）。
1979 年　東京医療専門学校　鍼灸専科卒業。
1980 年　欅鍼灸院開設（東京都府中市）。
2008 年　東京衛生学園専門学校臨床教育専攻科非常勤講師。
著　　書：『中日英医学用語辞典』（共著，三冬社），『家庭でできる温灸療法』（欅鍼灸院）。
訳　　書：『症例から学ぶ中医針灸治療』『針灸三通法』（東洋学術出版社）。
編訳書：『簡明　テキスト「難経」』（ヒューマンワールド）。

野口　創（のぐち・そお）

1970 年　京都府生まれ。
1992 年　行岡鍼灸専門学校卒業，鍼師，灸師，按摩・マッサージ・指圧師免許取得。
1992〜94 年　カナダ・トロント SHIATU SCHOOL OF CANADA SHIATU CLINIC「カナダ指圧学校・指圧クリニック」（Kazu 神谷先生）研修・勤務。
1994〜98 年　北京中医薬大学（朱江教授），同大学付属東直門病院，北京中医病院，中日友好病院（焦樹徳教授・史載祥教授），河南省南陽市立中医病院（李世珍教授），河南省南陽市張仲景国医大学（李伝岐副教授），同大学付属病院針灸科（李宛亮医師）ほか，多数の先生方に直接指導を受け，中国針灸，中国医学（漢方薬）などを研修。
1998 年　奈良市にて登美ヶ丘治療院本院開院。
2007 年　学研奈良登美ヶ丘駅に駅前院開院。
2014 年　奈良市ならやま大通りに本院新規移転開院。
訳　　書：『［チャート付］実践針灸の入門ガイド』（東洋学術出版社）。

渡邊賢一（わたなべ・けんいち）

1965 年　大阪府生まれ。
1988 年　明治鍼灸大学卒業。
1988 年〜1990 年　北京語言学院に留学。
1990 年〜1992 年　北京中医学院に留学。
帰国後，鍼灸・翻訳業務に従事する。
訳　　書：『風火痰瘀論』『針灸二穴の効能』（東洋学術出版社）ほか。

©2002 by Zhang Wenjin, Zhang Yanli, Zhang Yanfang, Zhang Yanxia, Zhang Bo All rights reserved.
First published in China in 2002 by Henan Science & Technology Publishing House.
Japanese translation rights authorized by Henan Science & Technology Publishing House.

針灸治療大全

2014年5月15日　　　第1版第1刷発行

原　著	『五百病症針灸弁証論治験方』 （河南科学技術出版社　2002年刊）
編著者	張文進・張彦麗・張彦芳・張彦霞・張博
翻　訳	相場美紀子・柴崎瑛子・鈴木　聡 名越礼子・野口　創・渡邊賢一
発　行	井ノ上　匠
発行所	東洋学術出版社

　　　　　　本　　社　〒272-0822　千葉県市川市宮久保3-1-5
　　　　　　編 集 部　〒272-0021　千葉県市川市八幡2-11-5-403
　　　　　　　　　　　電話 047（335）6780　FAX 047（300）0565
　　　　　　　　　　　e-mail　henshu@chuui.co.jp
　　　　　　販 売 部　〒272-0823　千葉県市川市東菅野1-19-7-102
　　　　　　　　　　　電話 047（321）4428　FAX 047（321）4429
　　　　　　　　　　　e-mail　hanbai@chuui.co.jp
　　　　　　ホームページ　http://www.chuui.co.jp/

印刷・製本―――モリモト印刷株式会社
◎定価はカバー，帯に表示してあります　◎落丁，乱丁本はお取り替えいたします

©2014 Printed in Japan　　　　　　ISBN 978-4-904224-28-1　C3047

中医学の魅力に触れ，実践する

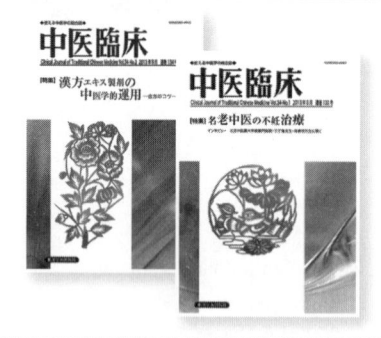

［季刊］中医臨床

●──中国の中医に学ぶ
現代中医学を形づくった老中医の経験を土台にして，中医学はいまも進化をつづけています。本場中国の経験豊富な中医師の臨床や研究から，最新の中国中医事情に至るまで，編集部独自の視点で情報をピックアップして紹介します。翻訳文献・インタビュー・取材記事・解説記事・ニュース……など，多彩な内容です。

●──古典の世界へ誘う
『内経』以来２千年にわたって連綿と続いてきた古典医学を高度に概括したものが現代中医学です。古典のなかには，再編成する過程でこぼれ落ちた智慧がたくさん残されています。しかし古典の世界は果てしなく広く，つかみどころがありません。そこで本誌では古典の世界へ誘う記事を随時企画しています。

●──湯液とエキス製剤を両輪に
中医弁証の力を余すところなく発揮するには，湯液治療を身につけることが欠かせません。病因病機を審らかにして治法を導き，ポイントを押さえて処方を自由に構成します。一方エキス剤であっても限定付ながら，弁証能力を向上させることで臨機応変な運用が可能になります。各種入門講座や臨床報告の記事などから弁証論治を実践するコツを学べます。

●──薬と針灸の基礎理論は共通
中医学は薬も針も共通の生理観・病理観にもとづいている点が特徴です。針灸の記事だからといって医師や薬剤師の方にとって無関係なのではなく，逆に薬の記事のなかに鍼灸師に役立つ情報が詰まっています。好評の長期連載「弁証論治トレーニング」では，共通の症例を針と薬の双方からコメンテーターが易しく解説しています。

- ●定　　価　本体1,571円＋税（送料別210円）
- ●年間予約　本体1,571円＋税　4冊（送料共）
- ●3年予約　本体1,429円＋税　12冊（送料共）

フリーダイヤルＦＡＸ
0120-727-060

東洋学術出版社

〒272-0823　千葉県市川市東菅野1-19-7-102
電話：（047）321-4428
E-mail：hanbai@chuui.co.jp
URL：http://www.chuui.co.jp